제8판

인체해부학

HUMAN ANATOMY

제8판

인체해부학
HUMAN ANATOMY

김범회 김정상 문연자 우원홍 이창현 최성훈
(가나다 순)

Frederic H. Martini, Ph.D.
University of Hawaii at Manoa

Michael J. Timmons, M.S.
Moraine Valley Community College

Robert B. Tallitsch, Ph.D.
Augustana College, Rock Island, IL

with

William C. Ober, M.D.
Art Coordinator and Illustrator

Claire E. Ober, R.N.
Illustrator

Kathleen Welch, M.D.
Clinical Consultant

Ralph T. Hutchings
Biomedical Photographer

PEARSON

인체해부학

8판 개정 발행 2026년 3월 16일

지은이 Martini, Timmons, Tallitsch
옮긴이 김범회, 김정상, 문연자, 우원홍, 이창현, 최성훈
펴낸이 이광재
펴낸곳 도서출판 한미의학(2026 Printed in Korea)

책임편집 서영주
본문편집 오인택
책임교정 이순례, 전용찬
마 케 팅 이종희
경영관리 이종희, 박희숙

출판등록 1999년 7월 13일 제22-1586호
주소 서울시 마포구 동교로 23길 36 리앤리빌딩
전화 02-336-3477
팩스 02-336-6762
메일 k_medical@hanmail.net
www.hanmibook.co.kr

ISBN 979-11-86089-37-8 93510
정가 72,000원

역자 서문

맨눈해부학은 인간의 생명을 다루는 학문에서 기본적으로 알아야 될 필수적인 학문이다. 근래 비약적으로 발전하고 있는 다양한 매스미디어의 발달로 인하여 많은 의학적 지식들이 일반인들에게도 여과 없이 전달되고 있는 현실에서, 의학과 관련된 많은 전문인들에게 보다 깊고 심도 있는 해부학적인 지식이 요구되고 있는 상황이다.

맨눈해부학은 기술방법과 연구방법에 따라 크게 계통해부학과 국소해부학의 두 영역으로 나뉘며, 계통해부학은 인체를 구성하는 11개의 기관계통을 체계적으로 연구하는 학문이다. 디지털화된 진단기기 및 치료기기의 발달로 공간적 관련성을 중요시하는 국소해부학의 중요성이 강조되고 있지만, 인체를 계통별로 연구하여 구조적, 기능적 관점에서의 체계화된 틀을 제공해주는 계통해부학의 장점을 결코 무시할 수는 없다.

빠르게 발전하고 있는 과학의 발달에 따라 의학교육의 교육 과정 중 해부학 교육이 점점 하향화되고, 현실적으로 부여된 시간과 여건의 부족함에 따른 인체의 이해에 대한 해부학 교육의 깊이에 있어서 해부학을 교육하는 사람으로서 개인적으로 많은 부족함을 느끼고 있었다.

30여 년간 8회의 개정판을 집필한 Martini, Timmons, Tallitsch의 인체해부학은 빠르게 발전하고 있는 의료 현장에서 반드시 필요한 새로운 지식과 기법들을 다양한 방법으로 소개하고 있으며, 인체의 체계적인 이해를 위하여 구성과 내용에 있어서 계통해부학의 핵심적인 사항들을 집약하여 표현한 교재로 정평이 나 있다. 또한 이 책은 미국 외 많은 국가에서 자국어로 번역출판하고 있으며, 우리나라도 6판에 이어 8판을 새롭게 한글 번역서로 출판하게 되었다.

이번에 개정된 8판은 학생들이 직접 QR코드를 사용하여 실제 인체해부의 사진과 교재에 표현된 도해를 비교할 수 있게 하여 인체의 구조를 보다 완벽하게 이해하도록 도와줄 것이다. 또한 각 장마다 소개되는 spotlight에서는 의학 전공자가 반드시 알아야 할 부분들을 도표와 도해를 사용하여 핵심적인 내용들을 정리하여 이해를 돕고 있으며, 각 장마다 임상적으로 관련이 있는 질환이나 특징에 대하여 관심 분야를 설명함으로써 학생들의 학업성취 의욕을 제고시키고 있다.

번역에 앞서 용어의 통일 등 원칙을 정하는데 약간의 어려움이 있었지만, 해부학 용어는 신용어 사용을 원칙으로 하고 시작 부분에서만 구용어를 병기하는 방식으로 진행하여 계통해부학을 이해하는데 있어서 번거로움을 최소화시키도록 노력하였다. 번역 작업을 마치면서 역자 교수님들의 헌신적인 노력과 밤샘 작업을 마다하지 않고 끝까지 용어 통일과 알찬 교과서 작업을 마무리해 주어 깊은 감사를 드린다. 또한 다소 부족한 부분이 있겠지만, 앞으로 이 부분에 대하여 깊은 관심을 갖고 지속적인 보완 작업을 할 것을 약속드린다.

끝으로 이 책의 출간을 도와주신 도서출판 한미의학의 이광재 사장님과 임직원들에게도 깊은 감사를 드린다.

해부학을 공부하는 사람들에게 도움을 줄 수 있는 교재가 되기를 바라면서…

역자일동

역자 소개

김범회 동의대학교 한의과대학 해부학교실

김정상 동신대학교 한의과대학 해부학교실

문연자 원광대학교 한의과대학 해부학교실

우원홍 원광대학교 한의과대학 해부학교실

이창현 우석대학교 한의과대학 해부학교실

최성훈 대구한의대학교 한의과대학 해부학교실

(가나다 순)

저자와 편집팀 소개

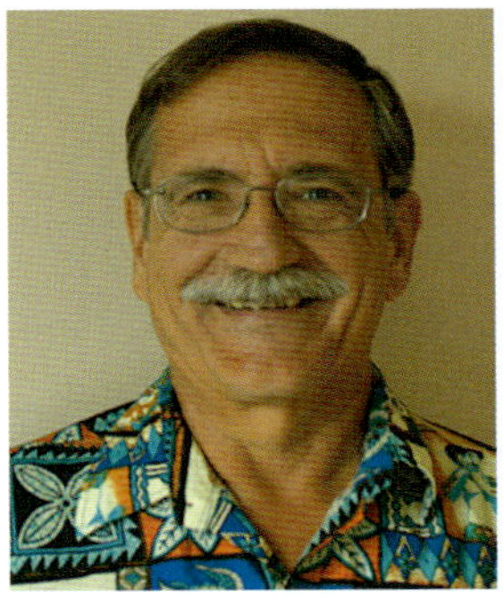

Frederic (Ric) Martini

Author

Dr. Martini received his Ph.D. from Cornell University in comparative and functional anatomy for work on the pathophysiology of stress. In addition to professional publications that include journal articles and contributed chapters, technical reports, and magazine articles, he is the lead author of ten undergraduate texts on anatomy and physiology or anatomy. Dr. Martini is currently affiliated with the University of Hawaii at Manoa and has a long-standing bond with the Shoals Marine Laboratory, a joint venture between Cornell University and the University of New Hampshire. He has been active in the Human Anatomy and Physiology Society (HAPS) for 20 years and was a member of the committee that established the course curriculum guidelines for A&P. He is now a President Emeritus of HAPS after serving as President-Elect, President, and Past-President over 2005–2007. Dr. Martini is also a member of the American Physiological Society, the American Association of Anatomists, the Society for Integrative and Comparative Biology, the Australia/New Zealand Association of Clinical Anatomists, the Hawaii Academy of Science, the American Association for the Advancement of Science, and the International Society of Vertebrate Morphologists.

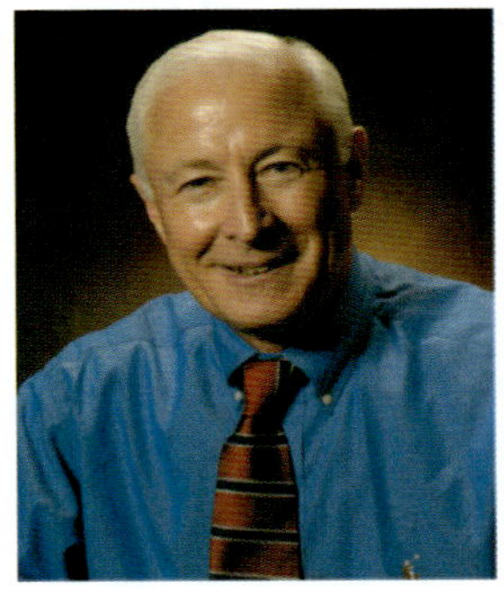

Michael J. Timmons

Author

Michael J. Timmons received his degrees from Loyola University, Chicago. For more than three decades he has taught anatomy to nursing, EMT, and pre-professional students at Moraine Valley Community College. He was honored with the Professor of the Year Award by MVCC and the Excellence Award from the National Institute for Staff and Organizational Development for his outstanding contributions to teaching, leadership, and student learning. He is the recipient of the Excellence in Teaching Award by the Illinois Community College Board of Trustees. Professor Timmons, a member of the American Association of Anatomists, has authored several anatomy and physiology lab manuals and dissection guides. His areas of interest include biomedical photography, crafting illustration programs, and developing instructional technology learning systems. He chaired the Midwest Regional Human Anatomy and Physiology Conference and is also a national and regional presenter at the League for Innovation Conferences on Information Technology for Colleges and Universities and at Human Anatomy and Physiology Society meetings.

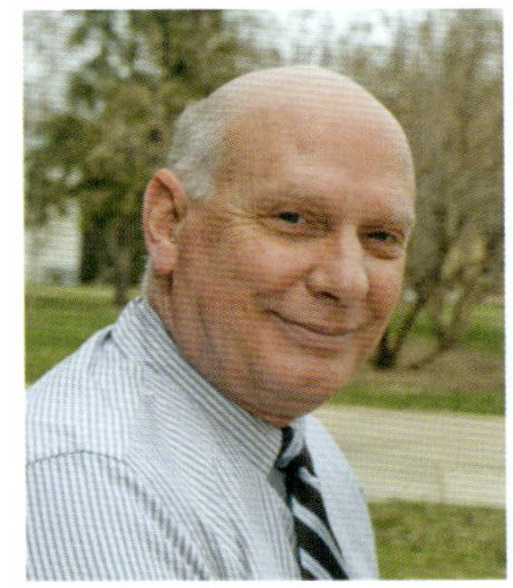

Robert B. Tallitsch

Author

Dr. Tallitsch received his Ph.D. in physiology with an anatomy minor from the University of Wisconsin–Madison at the ripe old age of 24. Dr. Tallitsch has been on the biology faculty at Augustana College (Illinois) since 1975. His teaching responsibilities include Human Anatomy, Neuroanatomy, Histology, and Cadaver Dissection. He is also a member of the Asian Studies faculty at Augustana College, teaching a course in Traditional Chinese Medicine. Dr. Tallitsch has been designated numerous times as one of the "unofficial teachers of the year" by the graduating seniors at Augustana. Dr. Tallitsch is a member of the American Physiological Society (APS); American Association of Anatomists, where he serves as a Career Development Mentor; American Association of Clinical Anatomists, where he is a member of the Educational Affairs Committee; and the Human Anatomy and Physiology Society. In addition to his teaching responsibilities at Augustana College, Dr. Tallitsch has served as a visiting faculty member at the Beijing University of Chinese Medicine and Pharmacology (Beijing, PRC), the Foreign Languages Faculty at Central China Normal University (Wuhan, PRC), and in the Biology Department at Central China Normal University (Wuhan, PRC).

William C. Ober
Art Coordinator and Illustrator

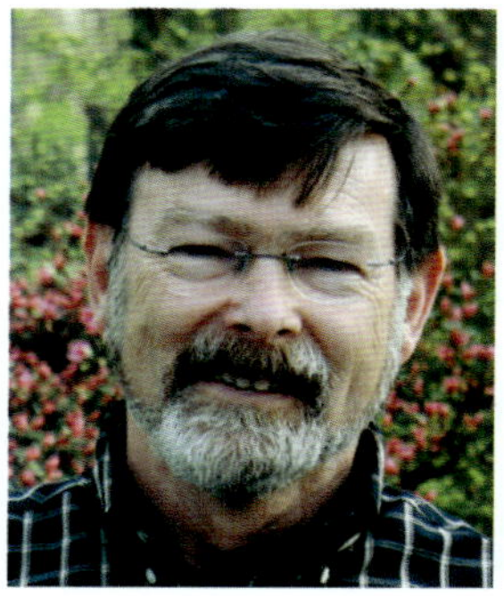

Dr. Ober received his undergraduate degree from Washington and Lee University and his M.D. from the University of Virginia. He also studied in the Department of Art as Applied to Medicine at Johns Hopkins University. After graduation, Dr. Ober completed a residency in Family Practice and later was on the faculty at the University of Virginia in the Department of Family Medicine and in the Department of Sports Medicine. He also served as Chief of Medicine of Martha Jefferson Hospital in Charlottesville, VA. He is currently a Visiting Professor of Biology at Washington and Lee University, where he has taught several courses and led student trips to the Galapagos Islands. He was on the Core Faculty at Shoals Marine Laboratory for 22 years, where he taught Biological Illustration every summer. Dr. Ober has collaborated with Dr. Martini on all of his textbooks in every edition.

Claire E. Ober
Illustrator

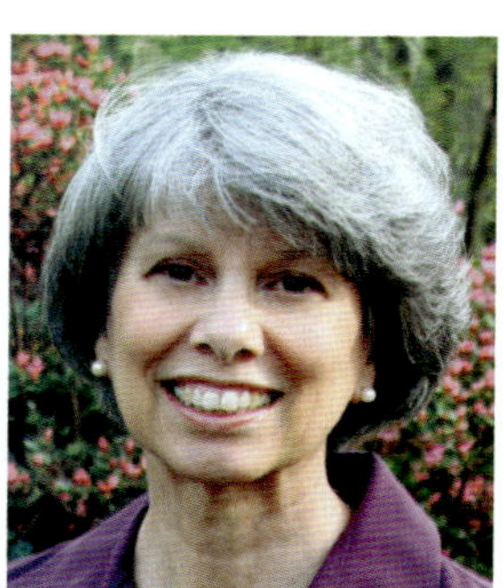

Claire E. Ober, R.N., B.A., practiced family, pediatric, and obstetric nursing before turning to medical illustration as a full-time career. She returned to school at Mary Baldwin College, where she received her degree with distinction in studio art. Following a five-year apprenticeship, she has worked as Dr. Ober's partner in Medical & Scientific Illustration since 1986. She was on the Core Faculty at Shoals Marine Laboratory and co-taught the Biological Illustration course with Dr. Ober for 24 years. The textbooks illustrated by Medical & Scientific Illustration have won numerous design and illustration awards.

Kathleen Welch
Clinical Consultant

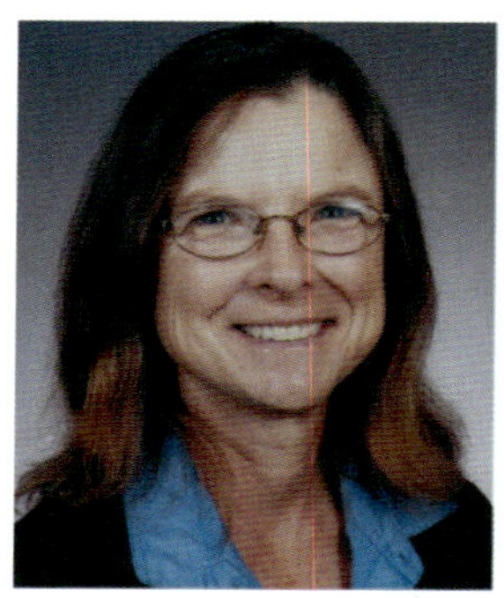

Dr. Welch received her B.A. from the University of Wisconsin–Madison, her M.D. from the University of Washington in Seattle, and did her residency in Family Practice at the University of North Carolina in Chapel Hill. Participating in the Seattle WWAMI rural medical education program, she studied in Fairbanks, Anchorage, and Juneau, Alaska, with time in Boise, Idaho, and Anacortes, Washington, as well. For two years, she served as Director of Maternal and Child Health at the LBJ Tropical Medical Center in American Samoa and subsequently was a member of the Department of Family Practice at the Kaiser Permanente Clinic in Lahaina, Hawaii, and on the staff at Maui Memorial Hospital. She has been in private practice since 1987 and is licensed to practice in Hawaii and Washington State. Dr. Welch is a Fellow of the American Academy of Family Practice and a member of the Maui County Medical Society and the Human Anatomy and Physiology Society (HAPS). With Dr. Martini, she has coauthored both a textbook on anatomy and physiology and the A&P Applications Manual. She and Dr. Martini were married in 1979, and they have one son.

Ralph T. Hutchings
Biomedical Photographer

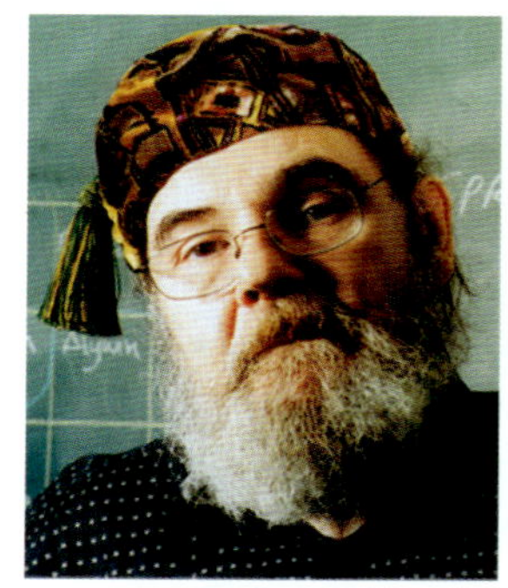

Mr. Hutchings was associated with The Royal College of Surgeons of England for 20 years. An engineer by training, he has focused for years on photographing the structure of the human body. The result has been a series of color atlases, including the Color Atlas of Human Anatomy, the Color Atlas of Surface Anatomy, and The Human Skeleton (all published by Mosby-Yearbook Publishing). For his anatomical portrayal of the human body, the International Photographers Association has chosen Mr. Hutchings as the best photographer of humans in the twentieth century. He lives in North London, where he tries to balance the demands of his photographic assignments with his hobbies of early motor cars and airplanes.

저자 서문

In this eighth edition of Human Anatomy, we have made a highly visual book even more visual in an effort to support student understanding of the intricacies of the human body. The new visuals are especially apparent in the new Spotlight Figures. Student learning is further supported by new highly visual and interactive activities in MasteringA&P®, the online homework, tutorial, and assessment system.

New to the Eighth Edition

To build on the strengths of previous editions while meeting the needs of today's students, the author team and the publisher conducted student focus groups and gathered input from numerous instructors who teach the human anatomy course. The changes presented below reflect advancements resulting from the invaluable input of students and instructors.

- **NEW Spotlight Figures** are one- and two-page presentations that seamlessly integrate text and visuals to guide students through complex topics. With the explanations built directly into the illustrations, students can find everything they need to understand a topic in one place—with no page flipping. Students study the Spotlight Figures in the book, and then instructors can assign them in MasteringA&P. The 22 new Spotlight Figures are listed on the inside front cover of this book.
- **NEW QR Codes** in the chapters on the skeletal and muscular systems let students use their smartphones to link directly from figures in the book to figures in the Practice Anatomy Lab™ (PAL™) virtual anatomy program, giving students additional views to help them learn bones (Chapters 6 and 7) and muscles (Chapters 10 and 11).
- **NEW Learning Outcomes** on each chapter-opening page indicate to students what they should be able to do after studying the chapter. These Learning Outcomes are coordinated by number to the main chapter headings, creating a predictable one-to-one correspondence and allowing students to check their understanding by both Learning Outcomes and chapter topics. The Learning Outcomes correlate with the **Concept Check questions** that close out each main section and ask students to pause and check their understanding before moving to the next section. (The answers are at the back of the book.) Additionally, the assessments in MasteringA&P are organized by these Learning Outcomes, allowing instructors to assign homework, assess understanding, and demonstrate teaching results by Learning Outcomes.
- **NEW Visual Study Outlines** at the end of each chapter have memory-triggering visuals to help students remember chapter content.
- **NEW MasteringA&P activities** include the following:
    - **NEW Spotlight Figure Coaching Activities** are highly visual, assignable activities designed to bring interactivity to the one- and two-page Spotlight Figure presentations in the book. Multi-part activities include the ranking and sorting types that ask students to manipulate the visuals.
    - **NEW Dynamic Study Modules** help students acquire, retain, and recall information faster and more effectively than before. The modules are available as a self-study tool or can be assigned by the instructor. They can be easily accessed with smartphones.
    - **NEW Bone Videos (29 total) and Dissection Videos (16 total) Coaching Activities** with hints and specific wrong answer feedback help students preview or review for lab exercises involving bone and dissection identification.

감사의 글

The creative talents and patience brought to this project by our artist team, William Ober, M.D., Claire E. Ober, R.N., and Anita Impagliazzo, M.F.A., are inspiring and valuable beyond expression. Bill, Claire, and Anita worked intimately and tirelessly with us, imparting a unity of vision to the book while making each illustration clear and beautiful. Their superb art program is greatly enhanced by the incomparable bone and cadaver photographs of Ralph T. Hutchings, formerly of The Royal College of Surgeons of England. In addition, Dr. Pietro Motta, Professor of Anatomy, University of Roma, La Sapienza, provided several superb SEM images for use in the text. We also gratefully acknowledge Shay Kilby, Ken Fineman, and Steve Sandy of Fovia, Inc., and Donna Wefers and Cormac Donovan of TeraRecon, Inc., for creating and providing the 3-D spiral scans that appear in this edition. We are deeply indebted to Jim Gibson of Gibson Design Associates for his wonderful work on the spectacular design of the Eighth Edition of Human Anatomy.

We would like to acknowledge the many users and reviewers whose advice, comments, and collective wisdom helped shape this text into its final form. Their passion for the subject, their concern for accuracy and method of presentation, and their experience with students of widely varying abilities and backgrounds have made the revision process interesting and educating.

Reviewers

Pamela Byrd-Williams, *Los Angeles Valley College*
David L. Chambers, *Clarion University*
Lu Anne Clark, *Lansing Community College*
Brian Cross, *Tulsa Community College*
John Duncan, *Pacific Union College*
Gregary Edwards, *Snow College*
Kerry Hansknecht, *Lander University*
Jerry Ingraham, *University of North Carolina—Greensboro*
Lindsey Jenny, *Michigan State University*
Judy Jiang, *Triton College*
Dennis Landin, *Louisiana State University—Baton Rouge*
Greg Loftin, *Metropolitan Community College—Longview*
Eric McElroy, *College of Charleston*
David McLeod, *University of Kansas*
Judy Sullivan, *Antelope Valley College*
Teresa Trendler, *Pasadena City College*
Pamela Van der Werff, *Simpson University*
Anthony Weinhaus, *University of Minnesota*
David Wisner, *Central Michigan University*
David Woodman, *University of Nebraska—Lincoln*
Michael Yard, *Indiana University-Purdue University Indianapolis*
Scott Zimmerman, *Missouri State University*

We are also indebted to the Pearson staff, whose efforts were vital to the creation of this edition. A special note of thanks and appreciation goes to the editorial staff at Pearson, especially Leslie Berriman, Executive Editor, for her dedication to the success of this project. Thanks to Nicole George-O'Brien, Project Editor, for her management of the text and its supplements. Thanks also to Barbara Yien, Director of Development, and Cady Owens, Assistant Editor. We express thanks to Aimee Pavy and Julia Akpan for their work on the media programs that support Human Anatomy, especially MasteringA&P and Practice Anatomy Lab™ (PAL™). Thanks also to Caroline Ayres, Project Manager, for her steady hand managing this complex text, and Mike Early, Norine Strang, Maureen Spuhler, Donna Kalal, and Stacey Weinberger for their roles in the production of the text.

We are very grateful to Paul Corey, President, and Frank Ruggirello, Editorial Director, for their continued enthusiasm and support of this project. We appreciate the contributions of Derek Perrigo, Senior Anatomy & Physiology Specialist, and Allison Rona, Senior Marketing Manager, who keep their fingers on the pulse of the market and help us meet the needs of our customers, and the remarkable and tireless Pearson Science sales reps.

We are also grateful that the contributions of all the aforementioned people have led to this text receiving the following awards: The Association of Medical Illustrators Award, The Text and Academic Authors Award, the New York International Book Fair Award, the 35th Annual Bookbuilders West Award, and the 2010 Text and Academic Authors Association "Texty" Textbook Excellence Award.

Finally, we would like to thank our families for their love, patience, and support during the revision process. We could not have accomplished this without the help of our wives—Kitty, Judy, and Mary—and the patience of our children—P.K., Molly, Kelly, Patrick, Katie, Ryan, Molly, and Steven.

No three people could expect to produce a flawless textbook of this scope and complexity. Any errors or oversights are strictly our own rather than those of the reviewers, artists, or editors. In an effort to improve future editions, we ask that readers with pertinent information, suggestions, or comments concerning the organization or content of this textbook send their remarks to Robert Tallitsch directly, by the e-mail address below, or care of Publisher, Applied Sciences, Pearson Benjamin Cummings, 1301 Sansome Street, San Francisco, CA 94111.

Frederic H. Martini, Haiku, HI
Michael J. Timmons, Orland Park, IL
Robert B. Tallitsch, Moline, IL
(RobertTallitsch@augustana.edu)

목차

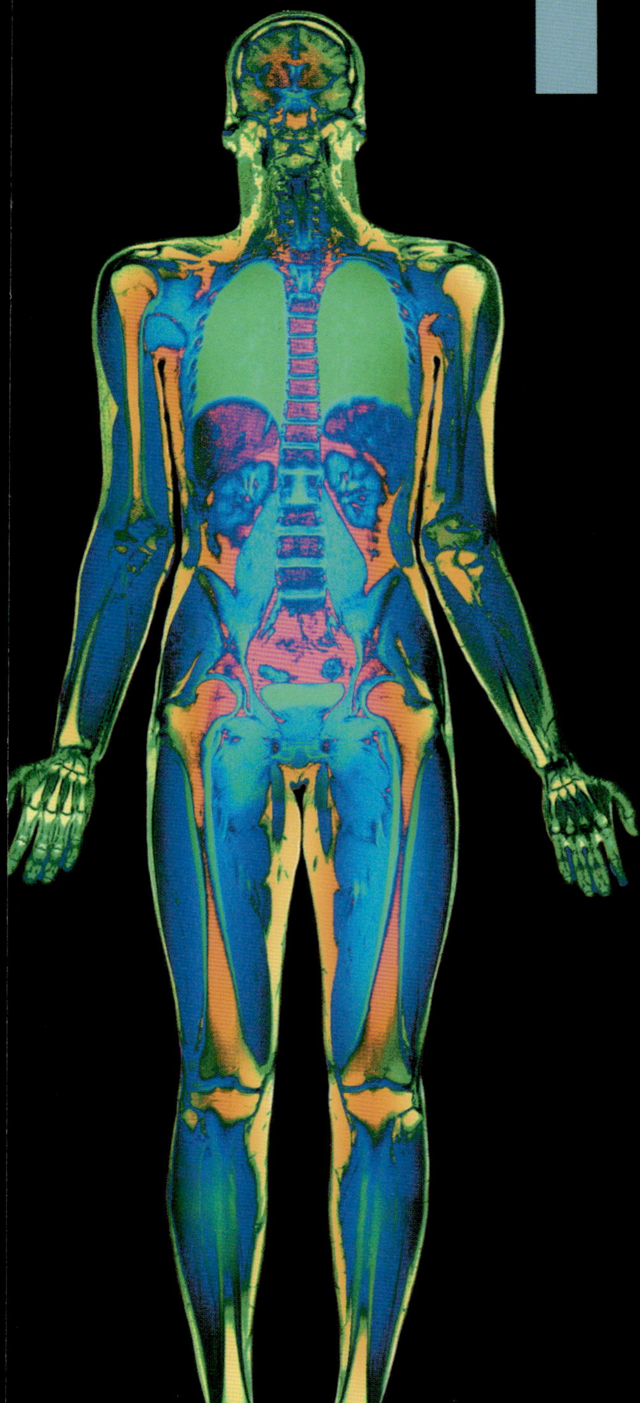

1 기초
Foundations

해부학 입문
An Introduction to Anatomy

학습목표

- **1.1** 현미해부학의 한계를 정의하며, 세포학과 조직학의 차이를 설명한다.
- **1.2** 맨눈해부학에 접근하는 다양한 방법들의 차이를 설명한다.
- **1.3** 해부학에 관련된 다양한 전공 분야를 정의한다.
- **1.4** 생명체의 주요한 조직구성 단계를 설명한다.
- **1.5** 인체의 다양한 기관계통을 확인하며, 주요 기능의 차이를 설명한다.
- **1.6** 해부학적 용어와 방향에 관한 용어를 정확하게 이해한다.

우리는 해부학(anatomy)이라는 학문을 전문적으로 배우지 않았더라도, 친구들과 가족을 식별하는데 있어서 뚜렷한 해부학적 특징을 기억하며, 다른 사람들의 생각과 감정의 실마리를 제공하는 신체 움직임이나 자세의 미묘한 변화를 확인할 수 있다. 엄밀히 말하면, 해부학은 인체의 외부와 내부 구조물과 신체 각 부분의 육체적인 연관성을 연구하는 학문으로 인체에 대한 철저한 관찰이라고 할 수 있다. 인체의 구조에 대한 해부학적인 정보는 가능한 기능들에 대한 실마리를 제공해주는데, 인체의 기능에 관하여 연구하는 학문은 생리학(physiology)이지만, 인체의 생리학적인 기전은 오직 해부학을 기반으로 한 용어로서 설명될 수 있다. 왜냐하면, 모든 특정한 기능은 특정한 구조물들에 의해서 수행되기 때문이다. 예를 들어, 코안(nasal cavity)은 흡입한 공기를 여과하고, 따뜻하게 하며, 적절한 습도를 유지시켜주는 기능을 수행하는데, 코안에 돌출되어 있는 뼈의 모양이 흡입된 공기의 난기류를 야기시키고, 또한 공기를 축축한 내면을 따라 소용돌이치게 만들기 때문이다. 이러한 접촉이 흡입한 공기를 따뜻하게 하고, 적절한 습도를 유지하게 하며, 또한 부유되어 있는 먼지들을 축축한 표면에 달라 붙게 함으로써 흡입된 공기는 허파에 도달하기 전에 온도가 조절되고 여과된다.

구조와 기능 사이의 연관성은 항상 존재하는 것이지만 모든 것이 항상 구조에 의하여 이해되는 것만은 아니다. 예를 들어, 심장에 대한 외견상의 해부학적 특징은 이미 15세기에도 명확하게 기술되었지만, 거의 200년 정도가 지나서 심장의 펌프작용이 증명되었다. 다른 한편으로, 많은 중요한 세포들의 기능들은 전자현미경으로 세포의 기능에 대한 해부학적인 근거가 밝혀지기 수십 년 전에 인정되었다.

이 교재는 인체에 대한 3차원적인 해부학적 이해와 함께 보다 전문적이고 세분화된 전공 분야에서 해부학, 생리학, 그리고 이와 관련된 학문을 연구하는데 있어서 준비 단계로서의 지식을 제공하게 될 것이다.

1.1 현미해부학

현미해부학(microscopic anatomy)은 맨눈으로 보이지 않는 구조물들을 확대하여 관찰하는 학문으로, 현미해부학 또는 미세해부학(fine anatomy)의 영역은 사용되는 장비들의 한계에 의해 결정된다(**그림 1.1**). 간단한 돋보기를 사용할 경우, 단지 육안적인 구조를 벗어나는 사항들만 볼 수 있지만, 반면에 전자현미경의 경우 구조적인 세부사항을 최소 백만 배 이상 크게 확대하여 관찰할 수 있다.

현미해부학은 다루어지는 특징적인 크기의 범위를 고려하여 세부적인 분야를 구분하는데, **세포학(cytology)**은 가장 작은 생명의 단위인 **세포(cell)**의 내부 구조를 분석한다. 살아 있는 세포는 다양한 조합인 복합화합물로 구성되며, 우리의 생명은 인체를 구성하는 수십조의 세포들에서 일어나는 화학적 과정에 의존하게 된다.

조직학(histology)은 세포학보다 넓은 분야를 다루는데, 특정한 기능을 수행하기 위하여 만들어진 세포들의 집단인 조직(tissue)을 다루게 된다. 인체의 조직은 제3장에서 설명될 상피조직, 결합조직, 근육조직, 신경조직의 네 가지 기본적인 유형으로 이루어진다.

조직은 다시 유기적으로 결합되어, 심장, 콩팥, 간, 뇌와 같은 **기관(organ)**을 형성하며, 이 기관들은 많은 기능들을 수행하는 해부학적인 단위가 된다. 많은 조직과 대부분의 기관들은 현미경의 사용 없이 쉽게 관찰할 수 있으므로 현미경의 활용 유무에 의하여 현미해부학과 맨눈해부학 사이의 영역을 구분하게 된다.

	✓	**1.1 개념확인**
1	☐	조직학자들은 어떤 구조물들을 연구하는가?
2	☐	기관(organ)의 개념을 정의하라.

1.2 맨눈해부학

맨눈해부학(gross anatomy) 또는 거시해부학(macroscopic anatomy)은 육안으로 직접 볼 수 있는 큰 구조물들과 특징들을 다루며, 접근 방법에 의하여 다시 세분할 수 있다.

- **표면해부학(surface anatomy)**은 일반적인 형태를 연구하므로 **형태학(morphology)**이라고도 하며, 표면상의 해부학적 특징을 연구한다.
- **국소해부학(regional anatomy)**은 머리, 목, 또는 몸통 같은 인체의 특정한 부분의 외부적, 내부적인 모든 특징들을 연구한다. 해부학이 응용되는 진단 과정 등에서 구조물들 사이의 공간적 관련성이 강조되고 있기 때문에, 최근에는 국소적인 접근이 중요시되고 있다.
- **계통해부학(systemic anatomy)**은 뼈대나 근육계통 같은 주된 **기관계통(organ system)**들에 대하여 연구한다. 기관계통이란 조직화된 작용을 만들어 내기 위해 함께 작용하는 기관들의 모임을 말하는데 예를 들어, 심장, 혈액, 혈관 등은 심장혈관계통(cardiovascular system)이라 하며, 이들은 산

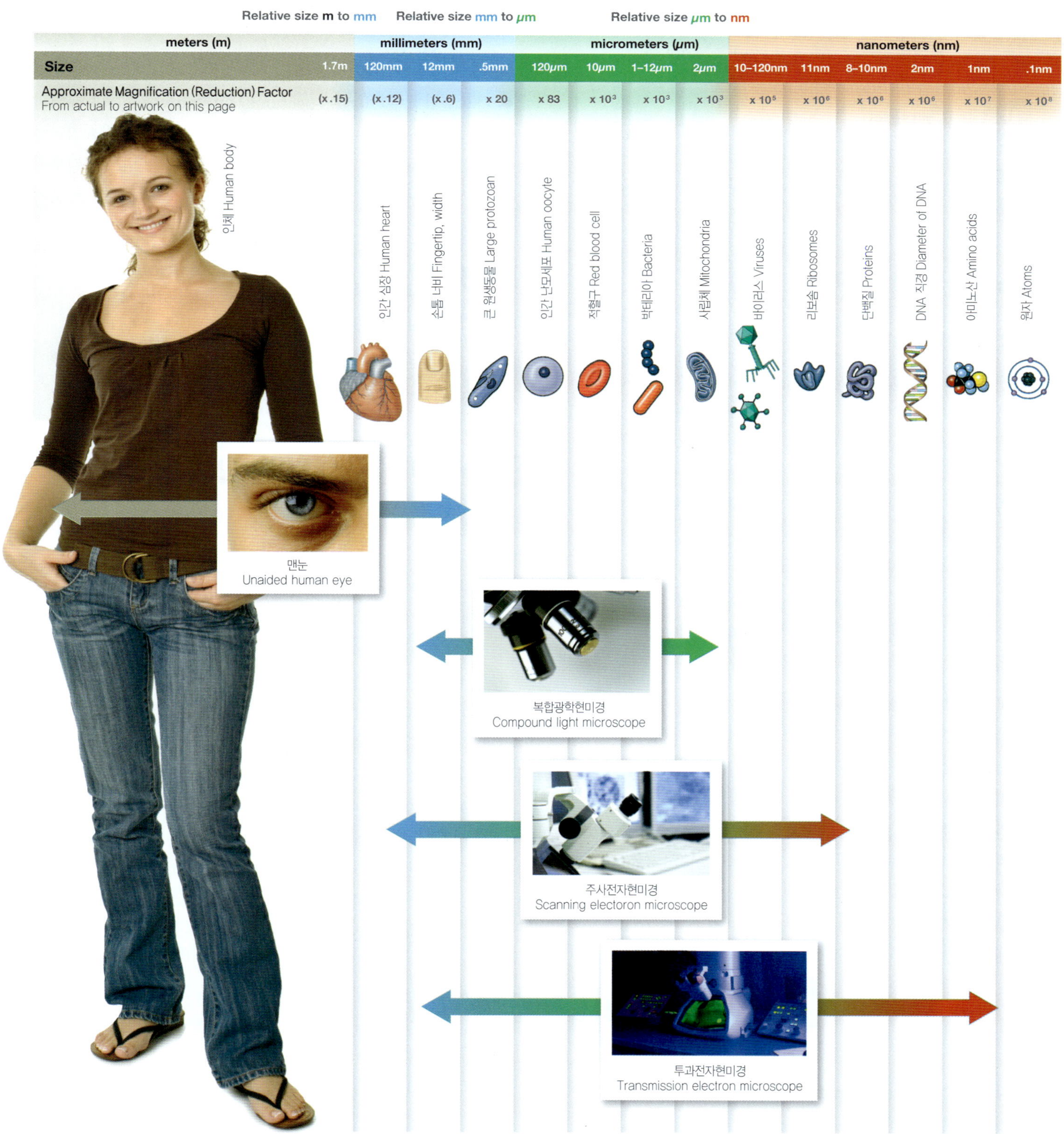

■ 그림 1.1 크기에 따른 해부학의 범위

인식되는 세밀한 부분은 연구의 방법 및 확대의 정도에 달려 있다.

소와 영양분을 전신에 분배해 준다. 인체에는 11개의 기관계통이 있으며, 계통해부학은 중요한 구조적, 기능적인 관점에서 체계화된 정보의 틀을 제공해 준다.

1.2 개념확인

1. 맨눈해부학 연구는 조직학 연구와 어떻게 다른가?
2. 기관계통이란 무엇이며, 계통해부학에서 어떻게 적용되는가?

1.3 해부학의 관련 분야

해부학과 관련된 많은 전공 분야가 있다.

- **발생해부학**(developmental anatomy)은 인간의 난자와 정자가 수정되어 형성되는 임신 태아와 육체적인 성숙기 사이에서 발생하는 형태학적 변화를 연구한다. 하나의 단일 세포에서 출발하여 성인에 이르기까지 아주 넓은 범위를 다루므로 발생해부학은 현미해부학과 맨눈해부학의 연구를 모두 수반하게 된다. 또한 발생해부학은 많은 구조적인 이상(abnormality)이 발생 과정에서 일어날 수 있기 때문에 매우 중요한 분야이다. 가장 집중적인 구조적인 변화는 발생 과정의 처음 두 달 사이에 일어나며, **발생학**(embryology)은 이러한 이른 시기의 발생학적 과정을 연구한다.
- **비교해부학**(comparative anatomy)은 서로 다른 종류의 동물들에 대한 해부학적인 구성을 연구하며, 관찰된 유사점들은 진화적인 관련성을 반영하게 된다. 인간, 도마뱀, 그리고 상어는 모두 척추동물(vertebrate)이라고 불리는데, 다른 그룹의 동물에서는 발견할 수 없는 특징으로 모든 척추동물은 개별적인 척추골로 구성된 척주(spinal column)를 가지고 있다(**그림 1.2a**). 비교해부학은 맨눈해부학, 현미해부학, 발생해부학의 기술 방법을 이용하며, 발생해부학의 정보는 서로 관계있는 동물들이 전형적으로 매우 비슷한 발달 단계를 거친다는 것을 알 수 있게 해준다(**그림 1.2b, c**). 여러 가지 다른 맨눈해부학적 전공 분야들은 의학적 진단 과정에서 중요하게 작용한다.
- **임상해부학**(clinical anatomy)은 질병이 있을 때 인식할 수 있는 병리학적 변화에 대한 해부학적 특징을 집중적으로 연구한다.
- **외과해부학**(surgical anatomy)은 외과 수술 과정을 위하여 중요한 해부학적인 랜드마크(landmark)들을 연구한다.
- **방사선해부학**(radiographic anatomy)은 X-선, 초음파촬영 또는 인체에 해를 끼치지 않고 수행되는 다른 특별한 과정에 의해 가시화할 수 있는 해부학적 구조에 대하여 연구한다.
- **가로절단해부학**(cross sectional anatomy)은 CT(컴퓨터단층촬영, computerized tomography)와 MRI(자기공명단층촬영, magnetic resonance imaging) 같은 방사선해부학의 새로운 발전에 따라, 맨눈해부학의 새로운 전문 분야로써 부상하고 있다.

1.3 개념확인

1. 외과해부학의 연구와 임상해부학의 연구는 어떻게 다른가?
2. 가로절단해부학은 어떤 해부학 분야에서 파생된 하위전공 분야인가?

1.4 인체 구성의 단계적 접근

인체에 대한 연구는 세포 수준에서의 전반적인 이해로부터 시작하여, 각각의 기관계통에 대한 맨눈해부학과 현미해부학의 과정을 거치게 된다.

생물체의 구성 요소를 화학적 또는 분자적 단계에서 보면, 인체는 십 여 가지 이상의 서로 다른 물질들로 이루어져 있지만, 전체 원자(atom) 중 수소, 산소, 탄소, 질소의 네 가지가 99%이상을 차지한다(**그림 1.3a**). 화학적 수준에서 보면 원자는 특수한 특징을 가진 3차원적인 화합물을 형성하기 위하여 상호작용을 하며, 인체를 구성하는 주요한 화합물의 종류는 **그림 1.3b**에 설명되어 있다.

그림 1.4는 인체를 구성하는 시작 단계인 화학적 단계(chemical level)에서부터 완전한 인간이 이루어지는 높은 단계까지의 관계를 보여준다. 인체 구성의 세포학적 단계(cellular level)에서 보면, 인체는 가장 작은 생명체의 단위인 세포로 구성된다. 세포는 세포질에 세포소기관(organelle)이라 불리는 내부구조물들을 함유하고 있으며, 세포와 세포소기관은 복잡한 회합물들을 생성한다(세포 안에서 발견되는 주요한 세포소기관의 구조와 기능은 2장에서 설명된다). **그림 1.4**에서 보면, 이러한 화학적 상호작용은 심장의 근육세포안에서 복잡한 단백질을 합성하며, 근육세포는 강력하게 수축하여 세포의 긴세로축을 따라 짧아질 수 있다.

심장근육세포는 인체 구성의 조직 단계(tissue level)에서 독특한 근육조직을 형성하기 위하여 연결된다. 근육조직의 층들이 속이 빈 3차원적 기관인 심장의 벽을 형성하는 것을 인체 구성의 기관 단계(organ level)라 한다.

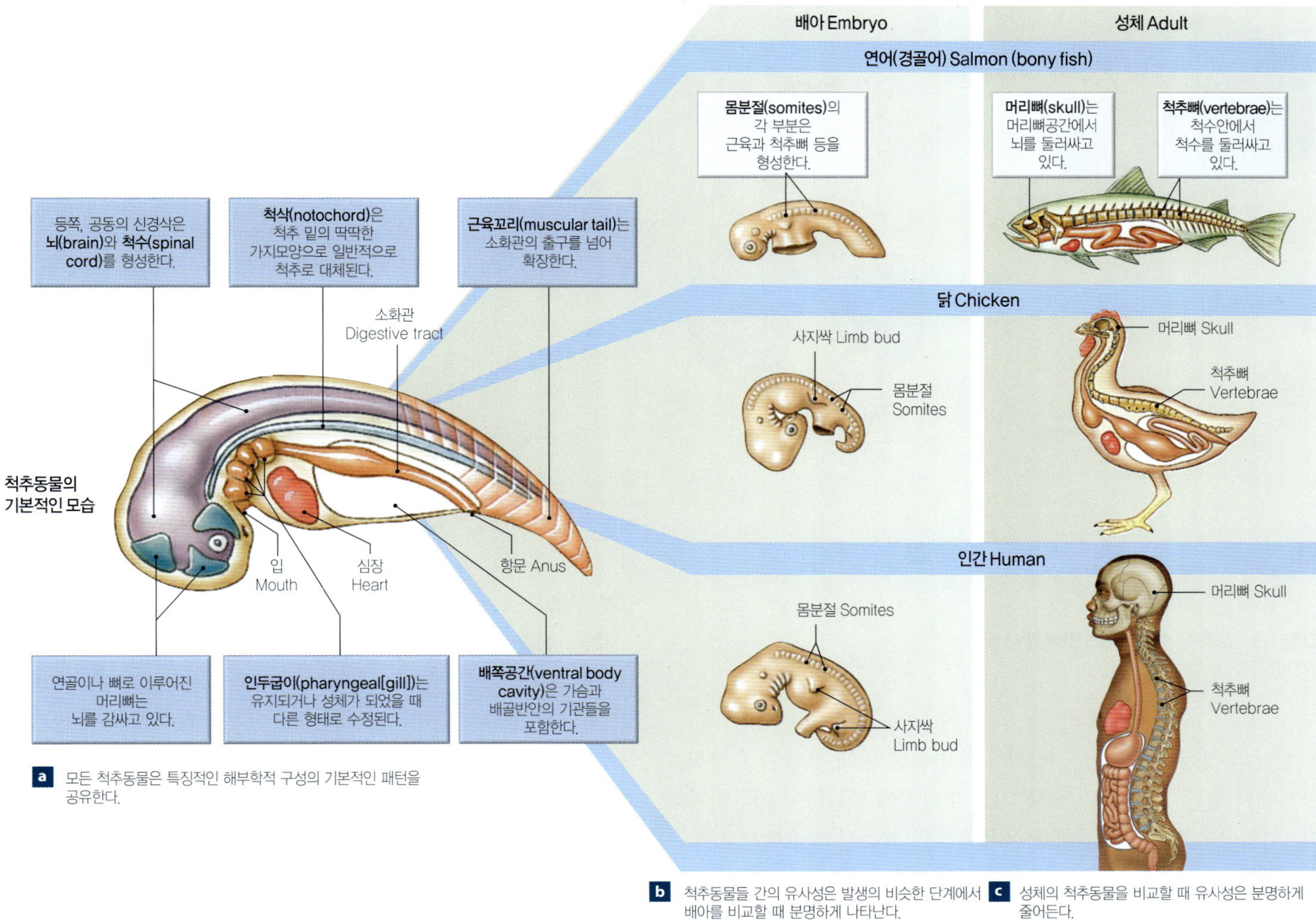

■ **그림 1.2 비교해부학**
인간은 척추동물로, 척추동물에는 물고기, 닭, 고양이 같은 다른 동물도 포함된다.

임상 노트

질병, 병리학, 그리고 진단

질병의 연구를 위한 학문은 **병리학(pathology)**으로, 서로 다른 질병들도 전형적으로 유사한 신호와 증상들을 발생시킨다. 예를 들어, 입술이 일반사람에 비하여 창백하고, 힘이 없고, 숨이 찬다고 불평하는 사람은 아마도, (1) 정상적인 혈액과의 산소교환을 방해하는 호흡기 문제가 있는 폐기종(em-physema) (2) 전신의 정상적인 혈액순환을 방해하는 심장혈관계통에 문제가 있는 심부전(heart failure) (3) 적절한 양의 산소를 혈액에 공급하지 못하는 실혈(blood loss) 또는 혈액 생성(blood formation)의 문제 등을 의심할 수 있다. 이러한 가능성에서 의사들은 반드시 질문을 하고, 문제의 원인을 결정하기 위해 정보를 수집해야 한다. 많은 경우 환자의 병력이나 몸 상태에 대한 질문만으로도 충분한 진단을 할 수도 있지만, 정확한 진단을 위하여 다른 임상적인 검사나, X-선과 같은 영상 연구가 일반적으로 필요하다.

진단(diagnosis)은 질병의 본질에 대하여 결정하는 것으로 진단 과정은 여러 가지 평가된 잠재적인 문제점 중에서 가장 가능성 있는 한 가지를 선택해야 하는 배제의 과정으로 설명할 수 있다. 모든 진단 과정은 인체의 정상적인 구조와 기능의 이해를 전제로만 가능하므로 해부학은 매우 중요한 학문이다.

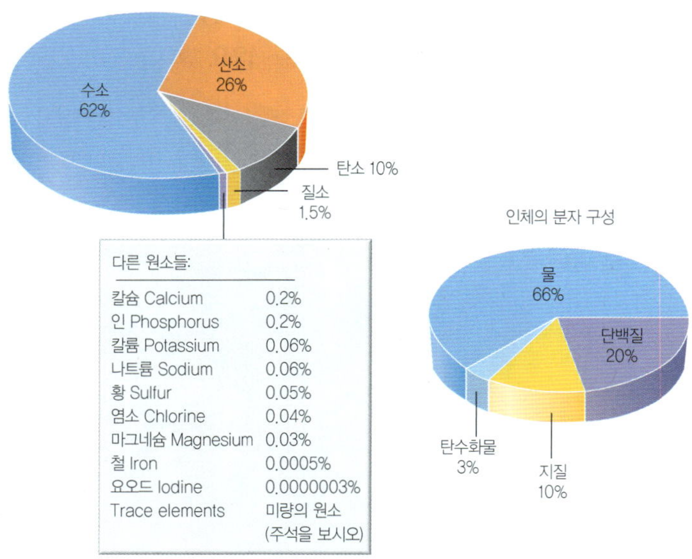

a 인체의 성분 구성. 미량의 성분은 실리콘, 불소, 망간, 아연, 셀레늄, 코발트, 몰리브덴, 카드뮴, 크롬, 주석, 알루미늄, 붕소를 포함한다.

b 인체의 분자적 구성

그림 1.3 화학적 수준에서의 인체의 구성
원자와 주요 분자의 구성 비율.

심장의 정상적인 기능은 밀접하게 연관된 인체 구성의 화학적 단계에서 출발하여 세포, 조직, 기관의 단계에 도달하여 이루어지며, 심장근육조직은 인접한 근육세포들의 협조적인 수축으로 심장박동을 만들어낸다. 박동이 일어나면 심장 내부의 해부학적인 구조가 펌프질 기능을 수행하며, 수축할 때마다 심장은 혈액을 혈관의 연결 네트워크인 순환계통(circulatory system)으로 밀어내어 혈액순환이 이루어지게 된다. 심장, 혈액, 그리고 순환계통이 모여서 기관계통 단계(organ system level)인 심장혈관계통(cardiovascular system)을 형성하게 된다.

인체 구성의 각 단계는 서로 유기적으로 관련되어 있다. 예를 들어, 세포 단계, 조직 단계, 또는 기관 단계의 손상은 전체적인 체계에 영향을 줄 수 있으며, 따라서 심장근육세포의 화학적인 변화는 심장박동의 비정상적인 수축 혹은 심박동(heartbeat)의 정지까지 야기할 수 있다. 가슴 부위 손상과 같이 물리적인 근육조직이 손상을 입었을 때, 비록 대부분의 심장근육세포들이 손상되지 않은 상태일지라도 심장의 기능을 비효율적으로 만들 수 있다. 심장 구조의 유전적인 기형 또한 비록 근육세포와 근육조직이 완벽하게 정상일지라도 비효율적인 펌프질을 만들 수 있다.

마지막으로, 기관계통에 영향을 미치는 것은 궁극적으로 그 기관계통의 구성요소까지 영향을 미친다는 것을 반드시 주목해야 한다. 예를 들어, 인체의 특정 부위에서 중요한 혈관이 손상되어 대량의 혈액 손실이 있다면, 심장은 혈액을 효율적으로 펌프질하지 못한다. 만약 심장이 펌프질을 정상적으로 하지 못하고 혈액이 정상적으로 흐르지 못하게 되면 산소와 영양분들을 제대로 분배할 수 없게 되어 매우 짧은 시간 안에 심장근육세포는 산소와 영양분 부족으로 죽어가며 조직 또한 붕괴되기 시작한다.

물론, 심장이 효율적인 펌프질을 하지 못할 때 일어나는 변화는 심장혈관계통에만 한정되지 않고, 우리 몸 안에 있는 대부분의 세포, 조직, 기관에 손상을 입히게 된다. 이것은 우리로 하여금 인체 구성의 또 다른 더 높은 단계의 유기체(organism)인 인간의 단계를 설명하게 한다. 인체가 마지막으로 완성되는 이 단계는 모든 기관계통의 상호작용을 반영하며, 모든 것이 생명유지에 필수적인 것이다. 모든 기관계통이 적절하게 작동해야 하고 다른 기관계통과 함께 조화를 이루어야 하는데, 그렇지 않으면 인간의 생존은 불가능하게 된다. 이러한 기관계통이 정상적으로 작동할 때 생명 유지의 내부 환경은 모든 단계에서 안정되며, 이러한 생명적인 안정적 상태를 **항상성(homeostasis)**이라고 부른다.

임상노트

질병의 진단

항상성(homeostasis)은 인체 세포와 조직의 생존에 비교적 알맞은 끊임없는 내부환경의 유지현상이다. 이 항상성 유지의 실패가 질병으로 이어진다. 질병 과정은 처음에는 특별한 조직, 기관, 기관계통에 영향을 주지만, 궁극적으로 인체 전체의 세포 구조와 기능에 변화를 야기한다. 어떤 질병은 인체의 방어작용에 의하여 극복될 수 있을 것이며, 다른 질병은 중재와 도움을 요구한다. 예를 들어, 외상(trauma)이 발생하여 심각한 출혈이나 내부 장기의 손상이 있을 때, 외과적인 중재는 항상성 회복을 위하여 필수적이며, 치명적인 합병증을 예방할 수 있다.

V 1.4 개념확인

1 ☐ 청색증(cyanosis)은 조직에 적절한 산소 공급이 이루어지지 않아 입술과 손톱 끝이 청색으로 변하는 상태를 말한다. 청색증을 나타내는 환자를 진찰할 때 환자의 심장을 검사하고 추가적으로 환자의 폐를 검사하는 이유는 무엇인가?

1.5 기관계통의 구성

인체에는 11개의 기관계통이 있으며, 각각의 기관계통에 포함되는 주요한 기관과 주요한 기능들은 **그림 1.5**와 **그림 1.6**에 설명되어 있다. 그리고 모든 살아 있는 유기체(organism)는 아래와 같은 기능을 수행한다.

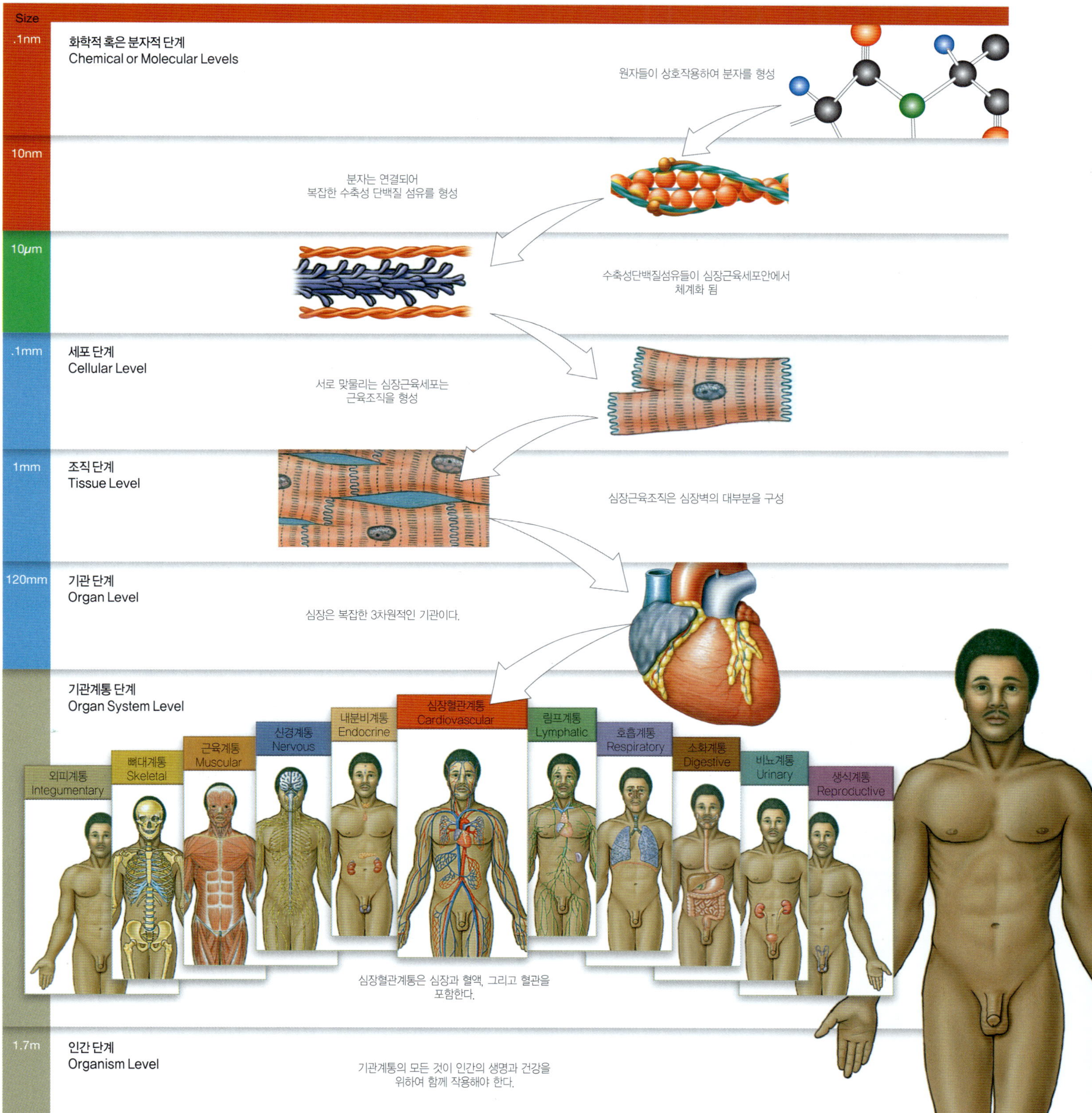

■ 그림 1.4 인체의 단계적 접근

기관계통		주요 기능
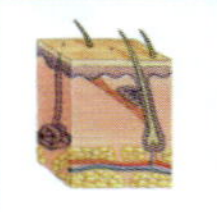	외피계통 Integumentary system	환경적인 위험물질로부터 보호; 온도 조절
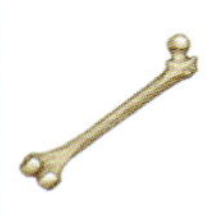	뼈대계통 Skeletal system	지지, 부드러운 조직의 보호; 무기물 저장; 혈액 생성
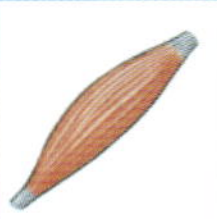	근육계통 Muscular system	운동, 지지, 열 생산
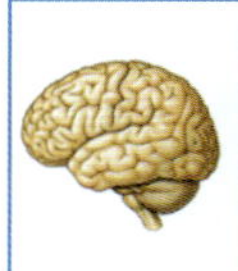	신경계통 Nervous system	자극에 대한 직접적이고 즉각적인 반응, 다른 기관계통의 활동을 통합
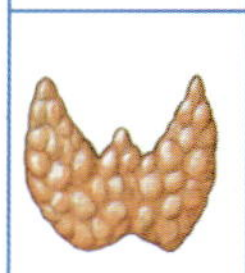	내분비계통 Endocrine system	다른 기관계통의 활동에 대한 직접적인 장기간 변화 조절
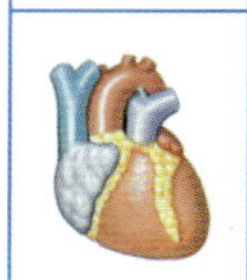	심장혈관계통 Cardiovascular system	영양물질, 노폐물, 가스 등을 포함하는 용해물질의 세포 내부 수송
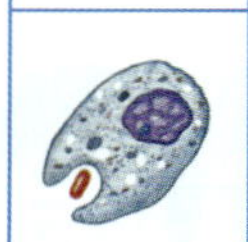	림프계통 Lymphoid system	감염과 질병에 대한 방어
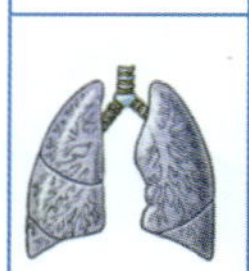	호흡계통 Respiratory system	공기와 순환혈액 사이에서 가스교환이 일어날 수 있는 부위로 공기를 전달
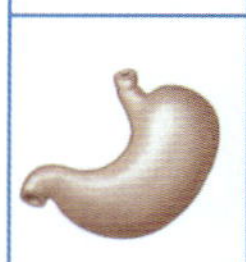	소화계통 Digestive system	음식물 소화 과정과 영양물질, 무기물, 비타민, 물의 흡수
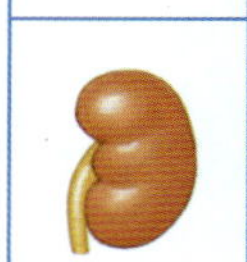	비뇨계통 Urinary system	과도한 물, 염분, 노폐물 제거; pH 조절
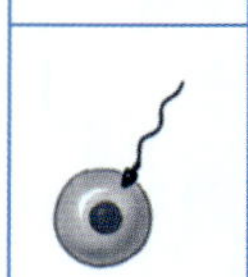	생식계통 Reproductive system	생식세포와 호르몬 생산

■ **그림 1.5** **인체 기관계통**
11개 기관계통의 개요 및 주요 기능

- **반응성**(responsiveness): 주변의 즉각적인 환경변화에 대응하는 유기체의 능력을 반응성이라 하며, 이러한 특성을 자극감수성(irritability)이라고도 한다. 뜨거운 물건에 손이 닿게 되면 재빨리 손을 떼게 된다거나, 개가 낯선 사람을 보면 짖는다거나, 물고기들이 큰 소음에 도망가 버린다거나, 아메바가 잠재적인 먹이를 향해 나아가는 것 등이다. 유기체는 또한 그들의 환경에 적응할 수 있도록 지속적인 변화를 한다. 예를 들어, 겨울이 다가오면 동물들은 외피를 두껍게 하거나 따뜻한 기후의 지역으로 이동을 한다. 이렇게 환경에 대하여 적절하게 순응의 과정을 가지는 역량을 적응(adaptability)이라고 한다.
- **성장과 분화**(growth and differentiation): 일생동안 유기체는 세포의 크기나 수를 증가시키면서 성장한다. 다세포로 이루어진 인체에서 각각의 세포들은 특별한 기능을 수행하기 위해 특수화되며, 이 과정을 **분화**(differentiation)라고 한다. 세포와 유기체에서 성장과 분화 과정은 종종 형태나 기능면에서의 변화를 일으킨다. 예를 들면, 성인의 해부학적 비율과 생리학적 능력은 유아 시기와 비교하면 많은 차이를 나타낸다.
- **번식**(reproduction): 유기체들은 단세포 또는 다세포에 관계없이, 자신의 다음 세대를 만들기 위하여 생식기능을 수행한다.
- **운동**(movement): 유기체들은 내부적으로나 외부적으로 움직임을 만들어낼 수 있다. 내부적으로는 음식, 혈액 그 밖의 몸 안에 있는 물질의 이동이고, 외부적으로는 주위 상황에 대한 움직임이다.
- **대사와 배출**(metabolism and excretion): 유기체들은 반응, 성장, 번식, 운동을 수행하기 위한 에너지를 생산하기 위하여 복잡한 화학적 반응에 의존하게 되며, 단백질과 같은 복잡한 화학 물질을 합성해야 한다. **대사**(metabolism)라는 용어는 몸 안에서 일어나는 모든 화학적 작용을 말하는 것으로, **이화작용**(catabolism)은 복잡한 분자가 단순한 것으로 나뉘는 것이며, **동화작용**(anabolism)은 단순한 분자가 복잡한 것으로 합성되는 것이다. 정상적인 대사작용은 외부로부터 물질의 **흡수**(absorption)가 요구되며, 에너지를 효율적으로 발생시키기 위해서 대부분의 세포들은 다양한 영양 물질과 대기의 산소를 필요로 한다. **호흡**(respiration)이란 용어는 세포에 의한 산소의 흡수, 이동, 활용을 말한다. 대사작용은 종종 불필요하고 잠재적인 위험성을 지닌 노폐물을 생산하는데, 이러한 물질들은 **배출작용**(excretion)을 통해 제거된다.

외피계통 The Integumentary System

환경적 위험물질에 대한 보호;
체온 조절을 도움

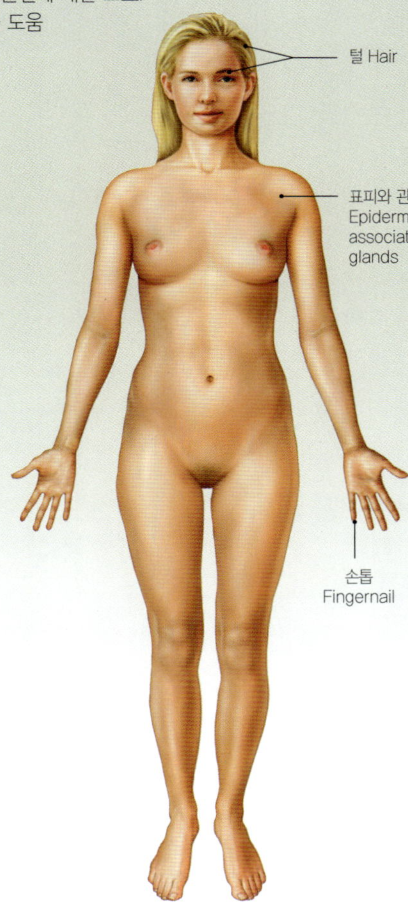

기관/구성요소	주요 기능
피부 Skin	
표피 Epidermis	표면을 덮음; 깊은 부위 조직을 보호
진피 Dermis	표피에 영양공급; 강도를 제공; 피부부속샘을 포함
털주머니 Hair Follicles	머리카락 생산; 감각신경 분포
털 Hairs	머리를 위한 보호작용 제공
기름샘 Sebaceous glands	털줄기와 표피를 윤활하게 하는 지질 분비
땀샘 Sweat Glands	열 발산을 위하여 땀 생산
손톱 · 발톱 Nails	손가락 · 발가락의 끝부분 보호 및 강화
감각수용체 Sensory Receptors	촉각, 압각, 온각, 통각 제공
피부밑층 Subcutaneous Layer	지질 저장; 피부를 깊은 층의 구조물과 연결하고 열손실 방지를 위한 절연체

뼈대계통 The Skeletal System

지지작용, 조직 보호;
무기물 저장; 혈액세포 형성

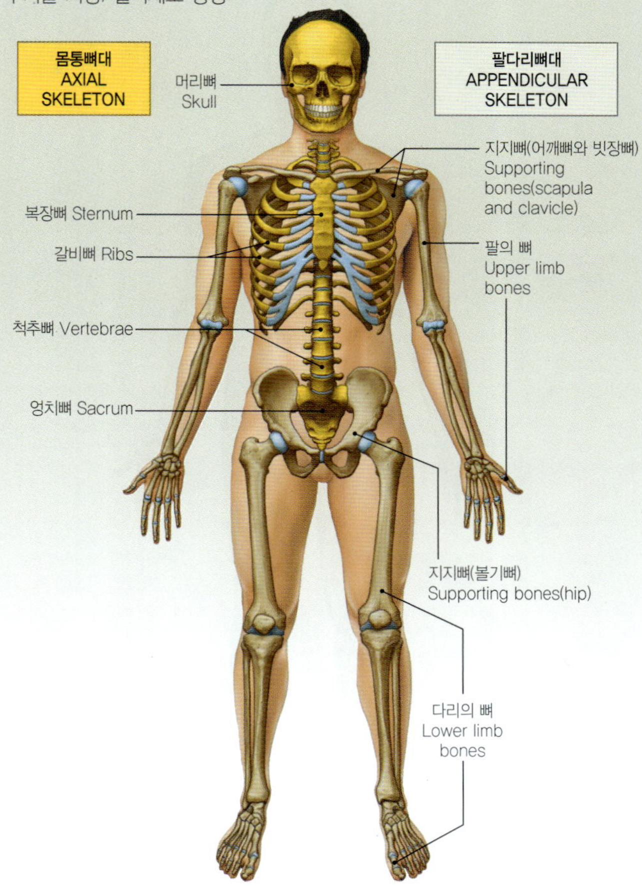

기관/구성요소	주요 기능
뼈 Bones, 연골 Cartilages, 관절 Joints	지지 : 연조직 보호; 뼈들은 무기물 저장
몸통뼈대 Axial skeleton – 머리뼈, 척추뼈, 엉치뼈, 꼬리뼈, 복장뼈, 지지하는 연골과 인대	뇌, 척수, 감각 기관, 그리고 가슴안의 연조직을 보호; 다리뼈의 체중 지지
팔다리뼈대 Appendicular skeleton – 팔다리와 지지하는 뼈와 인대	내부적 지지 제공과 팔다리뼈의 배치; 몸통뼈대의 지지와 운동
골수 Bone Marrow	혈액세포 생산의 주된 부위(적색골수); 지방세포로서 에너지 저장(황색골수)

■ 그림 1.6 인체의 기관계통

근육계통 The Muscular System

운동 허용; 지지 제공; 열 생산

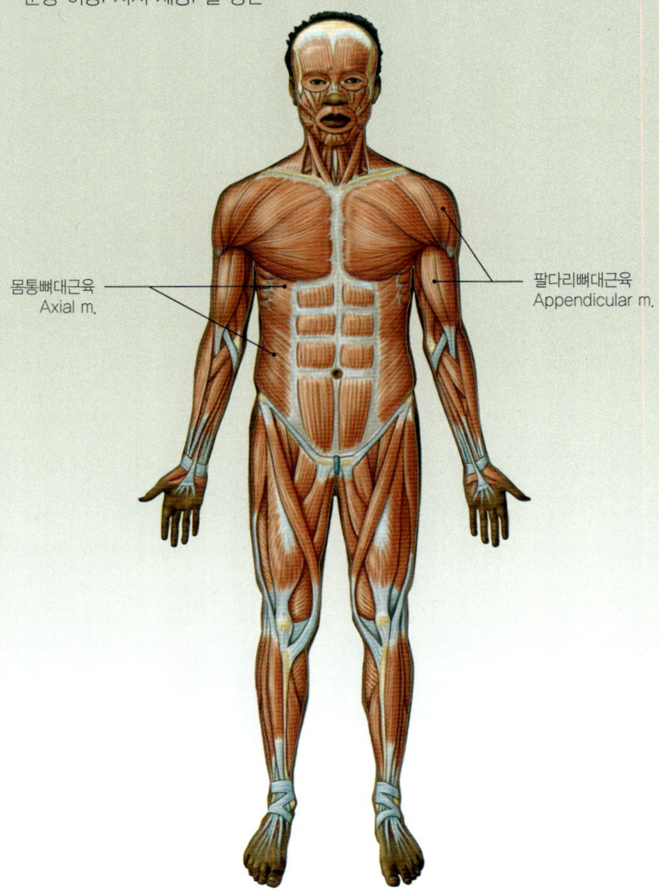

기관/구성요소	주요 기능
뼈대근육 **Skeletal Muscles**	뼈대의 운동 제공; 소화관과 기도관의 입구 조절 및 소화관과 비뇨관의 출구 조절; 열 생산 : 뼈대 지지; 연조직 보호
몸통뼈대근육(Axial m.)	몸통뼈대의 지지, 위치잡이
팔다리뼈대근육 (Appendicular m.)	지지, 운동, 팔다리의 버팀대
힘줄 Tendons과 **널힘줄 Aponeuroses**	특정한 일 수행을 위한 수축의 힘 발생 장치

신경계통 The Nervous System

자극에 대한 즉각적인 반응; 일반적으로 다른 기관계통의 활동을 통합

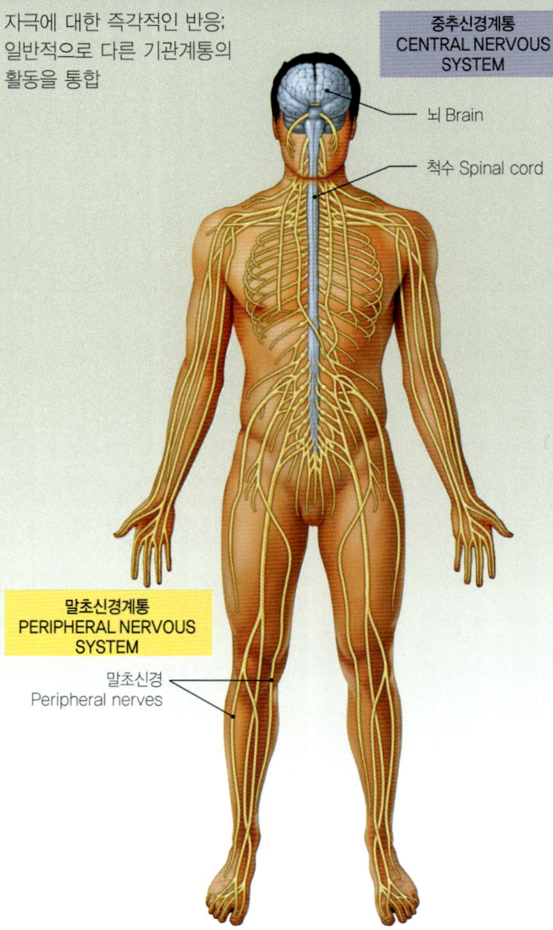

기관/구성요소	주요 기능
중추신경계통 **Central Nervous System (CNS)**	신경계통의 조절중추 역할; 정보 처리; 다른 기관계통의 활동을 단기간 조절 제공
뇌 Brain	복잡한 통합적인 기능 수행; 의식적이며 자율적인 활동 조절
척수 Spinal cord	뇌로부터 들어오고 나가는 정보의 교체; 덜 복잡한 통합 기능 수행; 단순한 무의식적인 활동을 지휘
특수감각 Special senses	시각, 청각, 후각, 미각, 평형감각과 관련된 감각적인 정보를 뇌에 제공
말초신경계통 **Peripheral Nervous System (PNS)**	중추신경계통을 다른 기관계통과 감각기관으로 연결

내분비계통 The Endocrine System

다른 기관계통의 활동에 대한
장기간 변화를 조절

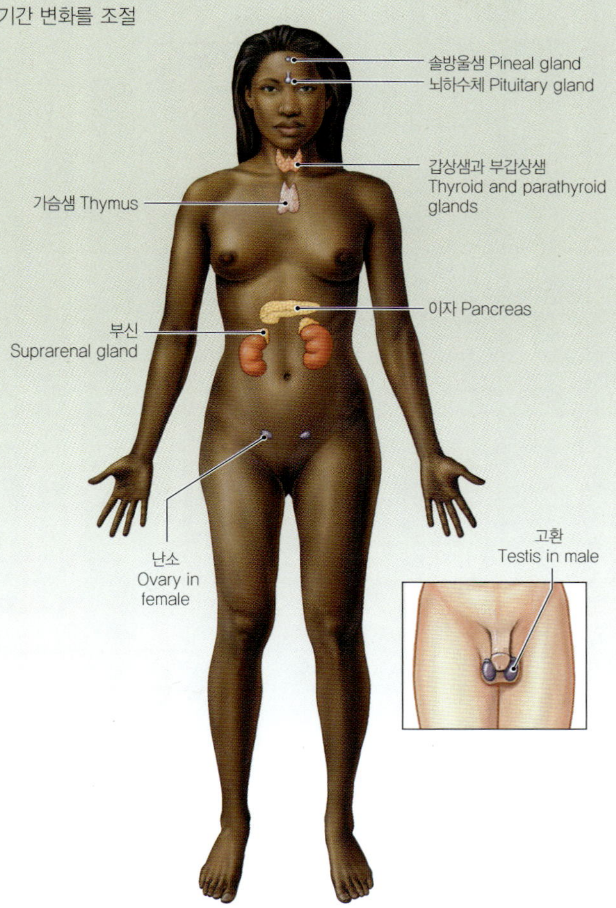

기관/구성요소	주요 기능
솔방울샘 Pineal Gland	생식 주기와 주야의 생체 리듬을 조절할 것으로 생각
뇌하수체 Pituitary Gland	다른 내분비샘의 제어; 성장과 체액의 균형 조절
갑상샘 Thyroid Gland	조직의 신진대사율 제어; 칼슘 수위 조절
부갑상샘 Parathyroid Glands	갑상샘과 함께 칼슘 수위 조절
가슴샘 Thymus	림프구의 성숙 조절
부신 Suprarenal Glands	물 균형, 조직 신진대사, 심혈관계와 호흡기계의 활동 조절
콩팥 Kidneys	적혈구 생성과 혈압 상승 제어
이자 Pancreas	혈액내 혈당수준 조절
생식샘 Gonads	
고환 Testes	남성의 성징과 생식기능 발현
난소 Ovaries	여성의 성징과 생식기능 발현

심혈관계통 The Cardiovascular System

세포와 영양분, 노폐물, 가스를
포함하는 용해물질의 수송

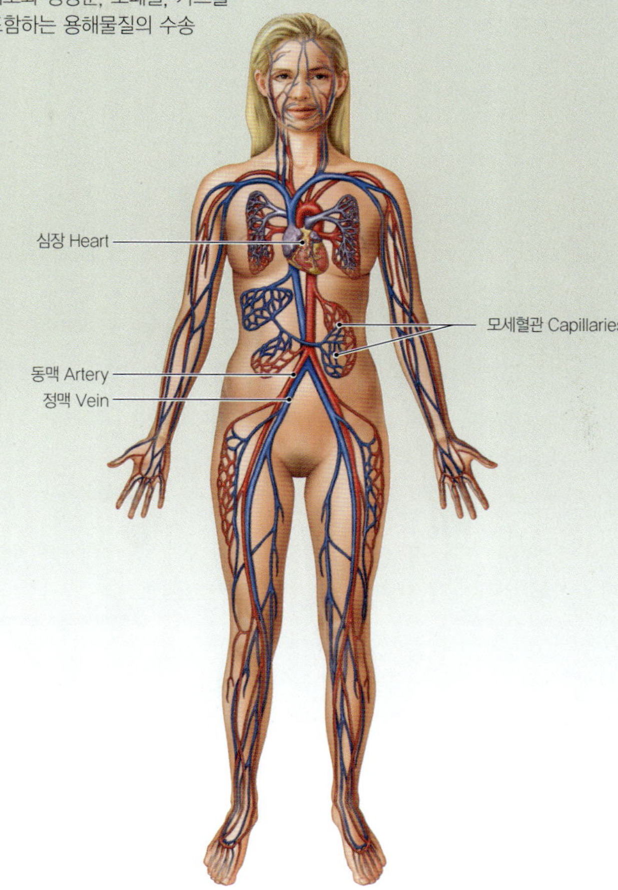

기관/구성요소	주요 기능
심장 Heart	혈액 분사; 혈압의 유지
혈관 Blood Vessels	인체 전체에 혈액 분배
동맥 Arteries	심장으로부터 모세혈관까지 혈액 운반
모세혈관 Capillaries	혈액과 사이질액 사이의 확산 허용
정맥 Veins	모세혈관으로부터 심장으로 혈액 귀환
혈액 Blood	산소, 이산화탄소의 가스교환과 혈구세포 운반; 영양 물질과 호르몬 운반; 노폐물 제거; 체온 조절과 질병에 대한 방어

림프계통 The Lymphatic System

감염과 질병에 대한 방어;
순환계로의 조직액 귀환

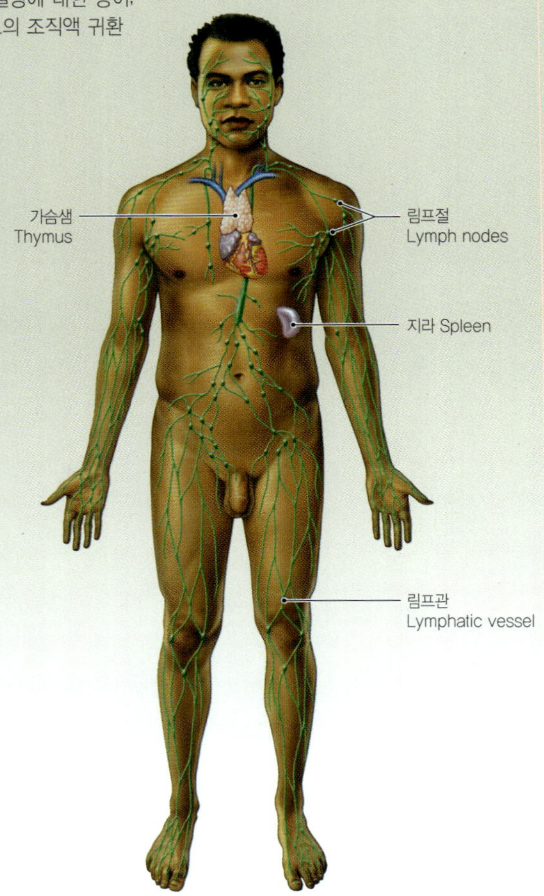

기관/구성요소	주요 기능
림프관 Lymphatic Vessels	림프(수분과 단백질)와 림프구를 말초조직으로부터 심장혈관계통의 정맥으로 운반
림프절 Lymph Nodes	림프의 구성물 감시; 병원균 탐식; 면역 반응 자극
지라 Spleen	순환 혈액 감시; 병원균 탐식, 적혈구의 재활용; 면역 반응 자극
가슴샘 Thymus	한 계열의 림프구(T세포)에 대한 발생과 유지 조절

호흡계통 The Respiratory System

공기와 순환하는 혈액 사이에서
가스교환이 일어나는 부위로
공기의 전달; 소리의 생성

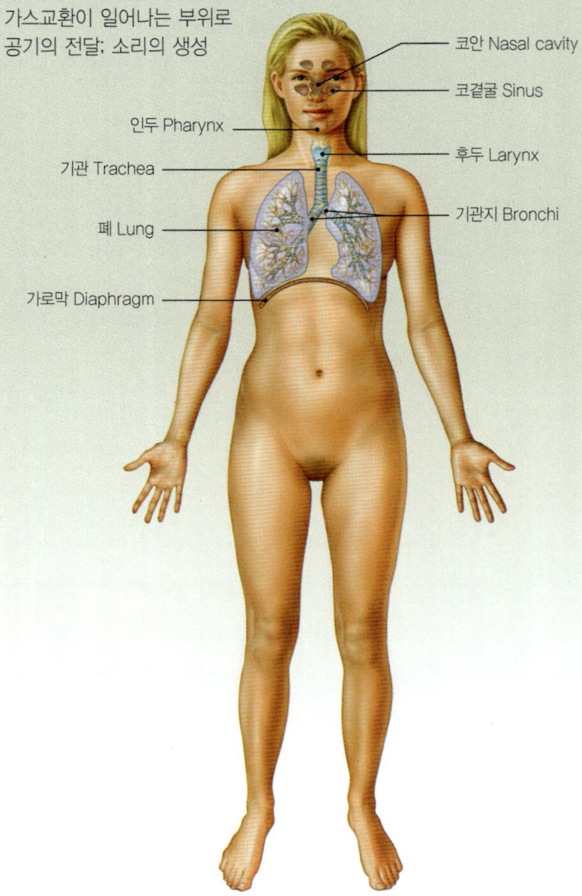

기관/구성요소	주요 기능
코안 Nasal Cavities**과** **코곁굴** Paranasal Sinuses	공기 여과, 온도 상승, 습도 유지; 냄새 감지
인두 Pharynx	공기를 후두로 전도; 소화관과 공간을 공유
후두 Larynx	성대를 포함하는 기관의 열림을 보호
기관 Trachea	공기 여과, 점액으로 입자를 거름, 폐로 공기 전도; 연골은 공기 통로 유지
기관지 Bronchi	기관과 같은 역할 수행, 분지를 내는 곳에서 직경 감소
허파 Lungs	갈비뼈와 가로막의 움직임으로 공기 흐름을 담당; 공기 통로와 허파꽈리를 포함
허파꽈리 Alveoli	세기관지의 가장 작은 가지 끝에 있는 막힌주머니; 공기와 혈액 사이의 가스교환이 일어나는 부위

소화계통 The Digestive System

음식물의 소화 과정과
영양물질의 흡수

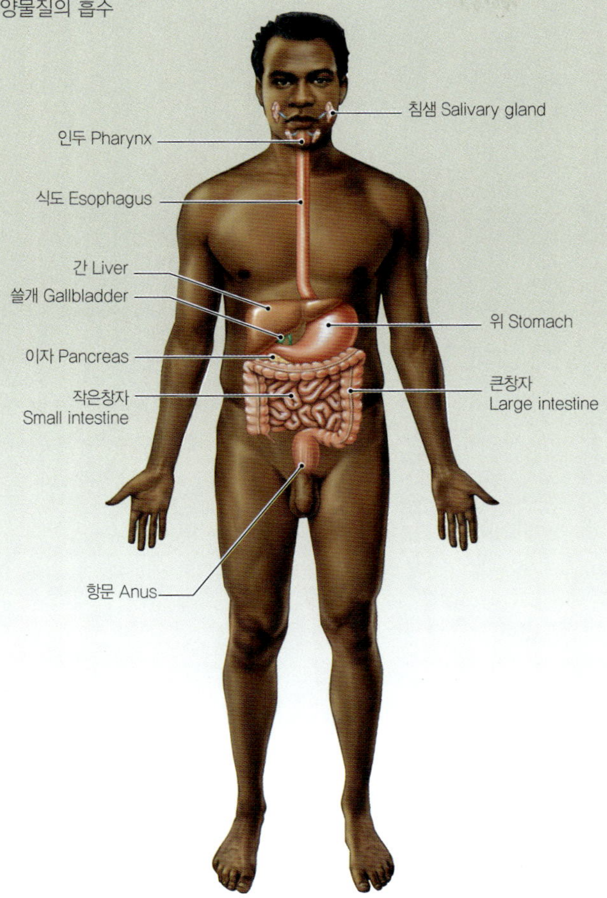

기관/구성요소	주요 기능
입안 Oral Cavity	음식물 저장소; 혀와 이가 연계되어 음식물 분쇄와 음식물과 액상물질의 인두 이동
침샘 Salivary Glands	완충작용과 윤활작용 제공; 소화를 시작하는 효소 생산
인두 Pharynx	고형 음식물과 액상물질의 식도 전도; 호흡기계와 공간 공유
식도 Esophagus	위장으로 음식물 전달
위 Stomach	산과 효소 분비
작은창자 Small Intestine	소화효소, 완충액, 호르몬의 분비; 영양물질 흡수
간 Liver	쓸개즙 분비; 혈액의 영양 구성요소 조절
쓸개 Gallbladder	작은창자 안으로 분비하기 위한 쓸개즙의 농축과 저장
이자 Pancreas	소화효소와 완충액 분비, 내분비샘 세포 함유
큰창자 Large Intestine	대변의 수분 제거; 노폐물 저장

비뇨계통 The Urinary System

초과된 수분, 염분, 그리고
노폐물의 제거

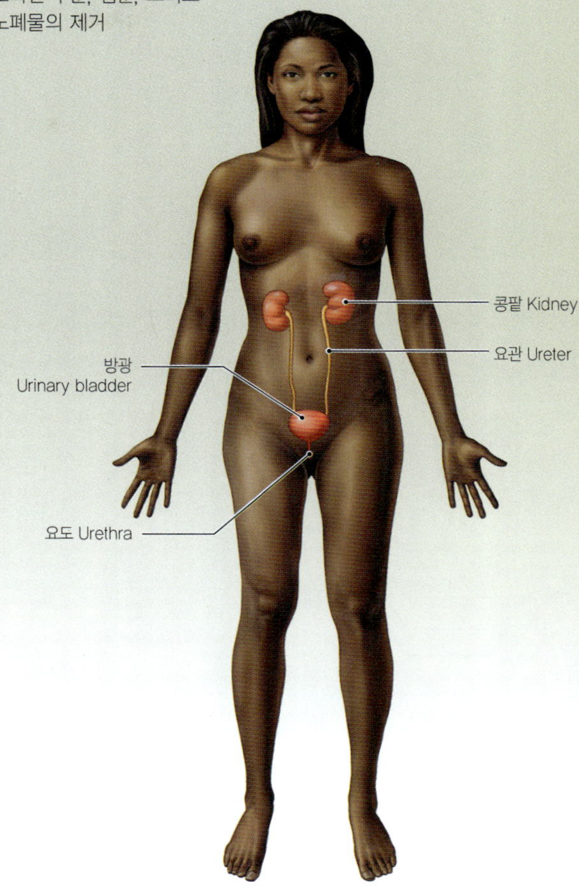

기관/구성요소	주요 기능
콩팥 Kidneys	소변의 농축과 생성; 혈액 pH와 이온농도 조절; 내분비샘으로 작용
요관 Ureters	콩팥으로부터 방광으로 소변 수송
방광 Urinary Bladder	실질적인 배설을 위한 소변 저장
요도 Urethra	소변을 체외로 전도

남성생식계통 The Male Reproductive System

생식세포와 호르몬의 생산

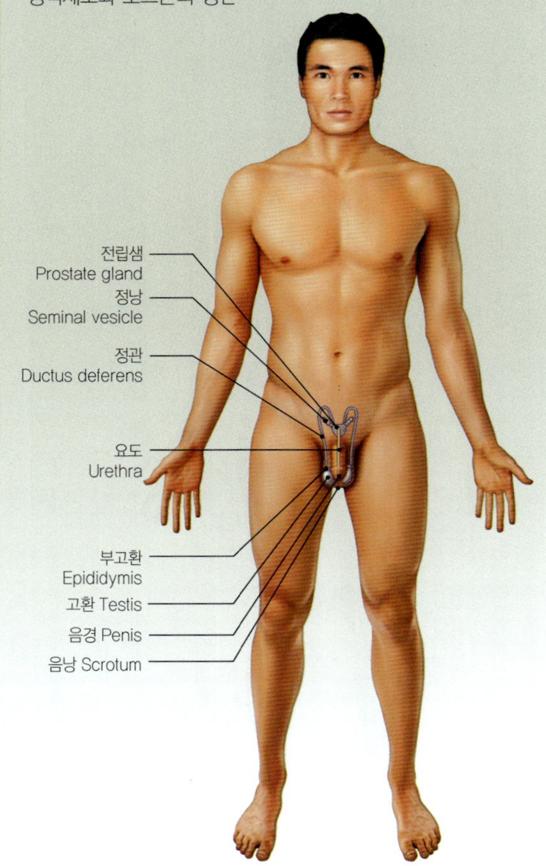

여성생식계통 The Female Reproductive System

생식세포와 호르몬 생산;
수정에서 출산에 이르기까지의
배아 발달 지원

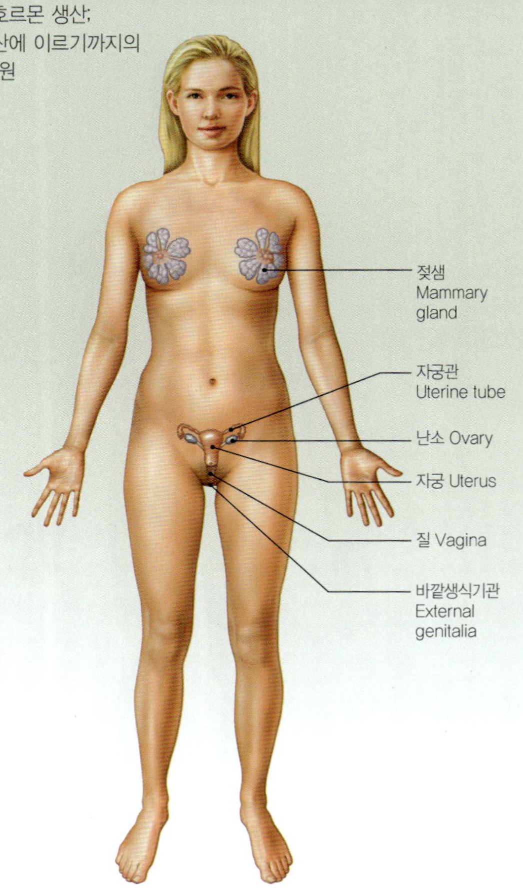

기관/구성요소	주요 기능
고환 Testes	정자와 호르몬의 생산
부속기관 Accessory Organs	
부고환 Epididymis	정자 성숙의 장소로 작용
정관 Ductus deferens (sperm duct)	부고환으로부터 정자 수송과 정액샘의 관과 합병
정낭 Seminal vesicle	정액의 대부분을 차지하는 액체 분비
전립샘 Prostate gland	액체와 효소의 분비
요도 Urethra	정액을 외부로 수송
바깥생식기관 External Genitalia	
음경 Penis	발기조직 함유; 여성 질 안으로 정자의 이동; 성적 행위시 성적 쾌감
음낭 Scrotum	고환을 둘러싸며, 온도를 조절

기관/구성요소	주요 기능
난소 Ovaries	난모세포와 호르몬의 생산
자궁관 Uterine Tubes	난모세포나 배아를 자궁으로 안내; 수정의 정상 부위
자궁 Uterus	배아의 발달과 모체와 태아의 혈액 교환 장소
질 Vagina	정자가 모이는 장소; 출산 시 태아의 통로로 작용; 월경 기간동안 출혈 통로
바깥생식기관 External Genitalia	
음핵 Clitoris	발기조직 함유; 성적 행위 시 성적 쾌감 제공
음순 Labia	질 입구를 윤활하게 하는 샘 함유
젖샘 Mammary Glands	신생아에게 수유하는 모유 생산

매우 작은 유기체들은 노출된 표면을 통하여 흡수와 호흡을 하며, 물질들의 이동을 포함하는 배설 등을 수행한다. 그러나 몇 mm 이상만 될지라도 유기체들은 자신들의 외부환경에서 직접적으로 영양물질을 흡수하는 경우는 매우 드물다. 예를 들어, 인간은 사과나 아이스크림을 직접적으로 흡수할 수 없으며, 먼저 흡수된 음식을 화학적 구조물로 변경해야만 한다. 이 과정을 **소화(digestion)**라고 하며, 소화의 과정은 복잡한 음식들이 쉽게 흡수될 수 있도록 단순한 성분으로 나눠는 것으로 특별한 부위에서 일어난다. 호흡과 배출 역시 큰 유기체에서 보다 복잡한 과정을 거치는데, 가스교환을 담당하고 있는 허파와 노폐물질을 배출하는 기관인 콩팥을 가지고 있다. 결국 흡수, 호흡, 배출은 신체의 각각 다른 부분에서 일어나기 때문에, 이것들은 내부적인 이동 체계 또는 심장혈관계통(cardiovascular system)에 의하여 이루어질 수밖에 없다.

	✔	**1.5 개념확인**
1	☐	분화(differentiation)란 무엇인가?
2	☐	땀샘, 손톱, 발톱, 그리고 털주머니와 같은 구조물들을 포함하는 기관계통은 무엇인가?

1.6 해부학 용어

만약 우리가 새로운 대륙을 발견한다면, 발견한 것들을 기록하기 위해 어떻게 정보를 모을 것인가? 먼저 발견한 영역의 자세한 지도를 구성해야 하며, 완성된 지도는 산이나 계곡, 화산과 같은 두드러진 랜드마크와 랜드마크 사이의 거리, 그리고 한 장소에서 다른 곳으로 이동하기 위한 방향을 포함시켜야 할 것이다. 거리는 표준적으로 사용되는 단위를 사용해야 하며, 방향 또한 북, 남, 북동, 남서 등 나침반을 활용하여 정확하게 기록해야 할 것이다. 이렇게 명확한 지도만 있다면 누구든지 새로운 대륙에서 특별한 장소를 정확하게 찾을 수 있을 것이다.

마찬가지로 초기 해부학자들은 의사소통에 있어 비슷한 문제에 직면했었다. 예를 들어, 종기가 "등 위에 있다"라고 말하는 것은 종기의 위치에 대한 정확한 정보를 주지 않는 것이므로 해부학자들은 신체의 지도를 만들었다. 랜드마크는 두드러진 특징을 나타내는 해부학적 구조물로 길이와 간격은 통용되는 단위로 정확하게 측정하였다. 사실 해부학을 처음 배우는 경우 반드시 알아야 하는 특별한 용어를 사용하게 된다. 이것은 많은 시간과 노력이 필요하지만, 만약 우리가 그림 1.7에서 보여주는 것과 같은 혼돈된 상황을 피하기 원한다면 절대적으로 필요한 것이다.

의학적인 기술들이 진보함에 따라 새로운 해부학 용어들이 계속 출현하지만, 예전부터 사용되어 왔던 단어와 숙어들은 지금도 사용되고 있다. 결과적으로 해부학의 어휘는 역사적인 기록의 형태를 나타낸다. 라틴어와 그리스어의 단어와 관용구가 많은 해부학 용어의 기초로 사용되었으며, 2,000년 전에 특정한 구조를 표현하는데 사용된 많은 라틴어들이 오늘날에도 여전히 쓰이고 있다.

라틴어 어원과 패턴을 아는 것은 해부학 용어를 보다 쉽게 이해할 수 있게 해주며, 단어의 파생어를 포함한 특징들도 쉽게 이해할 수 있도록 도와줄 것이다. 영어에서는 어떤 것 중에 하나 이상을 가리키고 싶을 때 girl/girls, doll/dolls처럼 이름에 항상 s를 붙이지만, 라틴어는 어미에 다른 변환이 오게 된다. -us 같은 어미는 -i로 바꾸고, -um 같은 어미는 -a로, -a 같은 어미는 -ae로 변환이 된다. 해부학 단어의 어원, 접두사, 접미사, 그리고 결합 형태의 부가적 정보는 부록에서 찾아볼 수 있다.

하지만 라틴어와 그리스어의 용어만이 해부학 용어로 사용되는 것은 아니다. 많은 해부학적 구조와 임상에서 질병을 표기하는 경우 대부분 처음에 발견한 사람이나, 질병의 사례 또는 가장 유명한 희생자의 이름 등을 따라 명명되었다. 이렇게 이루어진 용어의 가장 큰 문제점은 구조나 질병, 질병명 사이의 연결을 기억하기가 어렵다는 점으로 지난 백 년 동안 이렇게 명칭이나 이름에서 유래한 대부분의 용어는 보다 명확한 용어로 대체되어 왔다.

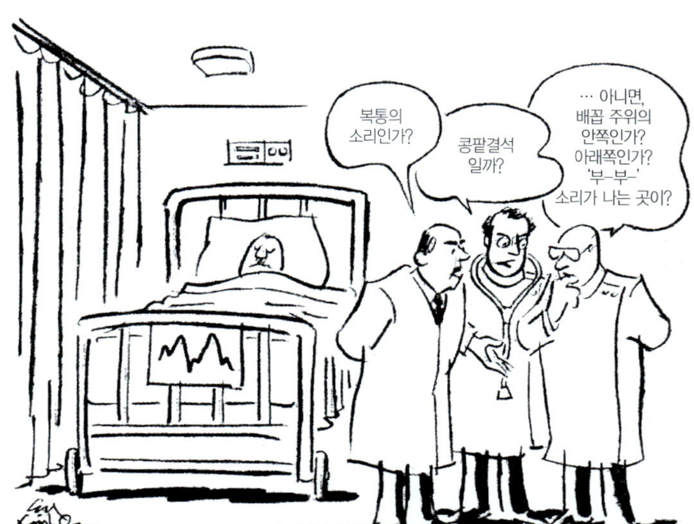
복통의
소리인가?
콩팥결석
일까?
… 아니면,
배꼽 주위의
안쪽인가?
아래쪽인가?
'부-부-'
소리가 나는 곳이?

그림 1.7 정확한 용어 사용의 중요성
당신이라면 이 환자이고 싶겠습니까? [©The New Yorker Collection 1990 Ed Fisher from cartoonbank.com. All Rights Reserved.]

인체 부위별 용어

직접 눈으로 볼 수 있는 외피계통(integument system) 외의 기관계통들은 인체 표면에서 볼 수 없기 때문에 주요한 해부학적 랜드마크들과 방향적인 관계에 대한 익숙한 이해는 앞으로 설명될 부분들을 쉽게 이해할 수 있도록 도와줄 것이다.

부위별 랜드마크

중요한 해부학적 랜드마크는 **그림 1.8**에 설명되어 있다. 해당 부위의 해부학적인 용어뿐 아니라 용어들의 형용사적인 형태에도 익숙해진다면, 특정한 구조물의 명칭과 위치를 기억하는데 도움을 줄 것이다. 예를 들어, 위팔(brachium)이라는 용어는 팔을 의

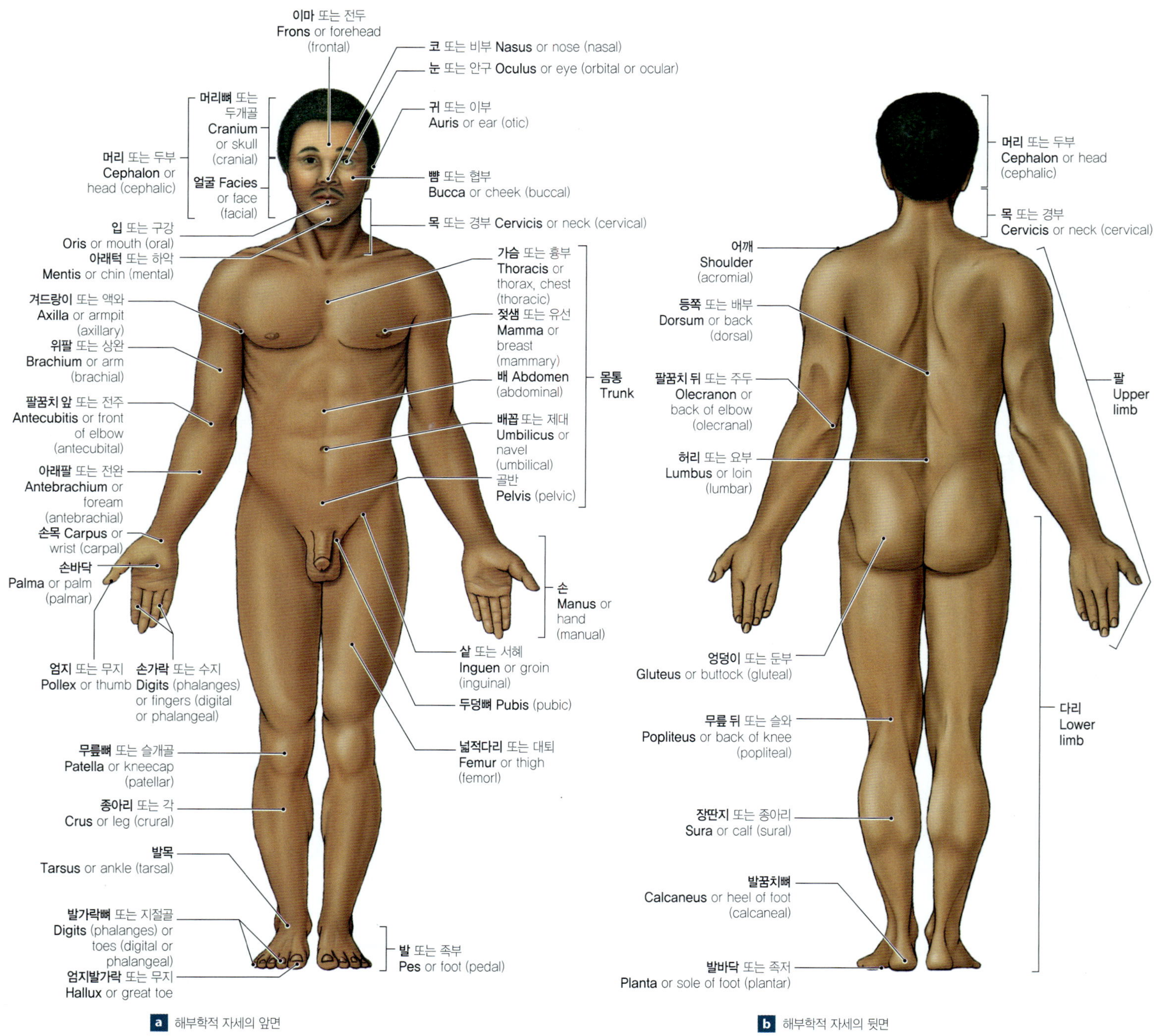

■ 그림 1.8 부위별 랜드마크
해부학 용어들은 굵은 글씨로 표기되었으며, 사용된 용어들의 일반명은 보통 글씨로 표기되었다. 그리고 해부학 용어의 형용사형들은 괄호 안에 표기되어 있다.

미하는 것으로, 뒷장에서 소개될 위팔근육(brachialis muscle)과 위팔동맥(brachial artery)의 가지에 대해 설명할 때 도움이 될 것이다.

표준화된 해부학 도해들은 인간의 모습을 모두 **해부학적 자세(anatomical position)**를 기준하여 설명된다. 해부학적 자세는 두 다리는 한데 모으고 발은 바닥에 편평하게 붙인 채 서서, 손은 손바닥이 앞쪽을 향하게 옆에 두며, 시선은 앞을 향하는 자세를 말한다. 그림 1.8에서 해부학적 자세의 앞면(그림 1.8a)과 뒷면(그림 1.8b)을 보여주고 있다. 이러한 해부학적 자세는 다른 특별한 사항들이 표기되어 있지 않더라도, 인체를 언급한 모든 설명은 이 해부학적 자세를 기준하여 논의된다는 것을 기억해야만 된다. 해부학적 자세에서 위를 향하고 누운 것을 **누운자세(앙와위, supine)**라 하고, 아래를 향하고 누운 것을 **엎드린자세(복와위, prone)**라 한다.

해부학적 부위

인체의 주요한 부위들은 표 1.1에 설명되어 있으며, 부가적인 부위와 해부학적 랜드마크들은 그림 1.8에 표기되어 있다. 해부학자들과 임상의사들은 배 부위(복부, abdominal region)와 골반 부위(pelvic region)의 특정 부위를 지칭하는 전문화된 특정한 용어들을 종종 사용하는데, 두 가지 방법이 있다. 하나는 **배골반부사분면(abdominopelvic quadrants)**으로 배꼽을 중심으로 가로지르는 가로와 세로로 이루어진 가상의 선에 의하여 네 부분으로 나타낸다. 이것은 그림 1 .9a에서 보이는 바와 같이 간단한 방법으로 통증이나 손상 부위를 설명할 때 매우 유용하며, 부위에 대한 특징은 가능성 있는 원인을 결정하는 것을 도와 줄 것이다. 예를 들어, 오른아래사분면(right lower quadrant; RLQ)이 누를 때마다 매우 아픈 경우에는 막창자꼬리염(appendicitis)이 의심되는 증상이며, 반면 오른위사분면(right upper quadrant; RUQ)이 누를 때마다 매우 아픈 경우에는 쓸개나 간에 문제가 생겼을 때 잘 발생하는 증상이 된다.

또한 **배골반부(abdominopelvic region)**에 속한 내부기관의 위치와 기원을 보다 정확하게 묘사하는 다른 구분 방법이 있는데, 이것은 그림 1.9b에서처럼, 왼 · 오른 배곧은근(left and right rectus abdominis)의 가쪽에 위치하는 두 개의 수직선과 갈비뼈 아래를 연결하는 수평선, 그리고 볼기뼈(hip bone)의 윗면을 연결하는 아래의 수평선으로 배골반 부위를 9개의 구역으로 세분하는 방법이다. 그림 1.9c는 배골반 부위의 사분면과 9개의 구역 그리고 내부기관들 사이의 관계를 보여준다.

표 1.1 인체의 부위

해부학적 명칭	해부학적 부위	가리키는 지역
Cephalon	Cephalic	머리의 영역
Cervicis	Cervical	목의 영역
Thoracis	Thoracic	가슴
Brachium	Brachial	몸통에 밀접한 위팔 부분 팔
Antebrachium	Antebrachial	아래팔
Carpus	Carpal	손목뼈
Manus	Manual	손
Abdomen	Abdominal	배
Pelvis	Pelvic	골반(일반적으로)
Pubis	Pubic	앞골반
Inguen	Inguinal	샅 몸통과 넙다리뼈 사이의 주름선
Lumbus	Lumbar	허리
Gluteus	Gluteal	엉덩이
Femur	Femoral	넙다리
Patella	Patellar	무릎뼈
Crus	Crural	다리, 무릎부터 발목까지
Sura	Sural	장딴지
Tarsus	Tarsal	발목뼈
Pes	Pedal	발
Planta	Sole	발바닥

* 그림 1.8과 1.9를 참고

해부학적 방향

그림 1.10은 인체의 방향에 관련된 용어와 사용되는 예들을 보여준다. 방향에 관련된 용어들은 매우 많이 존재하며, 일부는 서로 혼용할 수도 있다. 이러한 방향의 용어들을 포함한 모든 해부학적인 방향 용어는 해부학적 자세를 기준으로 하여 언급된다는 것을 기억해야 된다. 예를 들어, 인체에서 anterior는 몸의 앞면을 뜻하며, 인체에서 실제로는 복부면을 뜻하는 ventral과 동일하다. 비록 부가적인 다른 용어들을 사용할 수도 있지만, 뒷장에서 자주 언급되는 용어들은 그림 1.10에서 강조되었다. 해부학적인 기술을 할 때 왼쪽과 오른쪽이란 용어는 항상 그 대상 자체의 왼쪽, 오른쪽을 언급하는 것이지, 관찰자의 입장이 아니라는 것을 기억하여야 한다. 또한 몇몇 단어들-posterior와 dorsal, 혹은 anterior와 ventral-이 동일한 의미로 사용되며, 해부학적인 기술에서 이들은 반대되는 쌍으로서 사용한다는 것을 알아야 한다. 예를 들어, posterior 대 anterior, 혹은 dorsal 대 ventral은 둘 다 상대적인 방향성을 말한다.

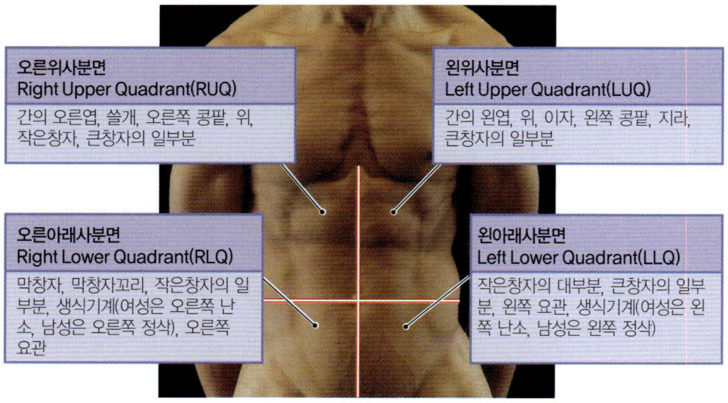

a 배골반부사분면은 4개의 부분으로 나뉘며, 이 용어들이나 약어들은 임상적인 부분에서도 빈번하게 사용된다.

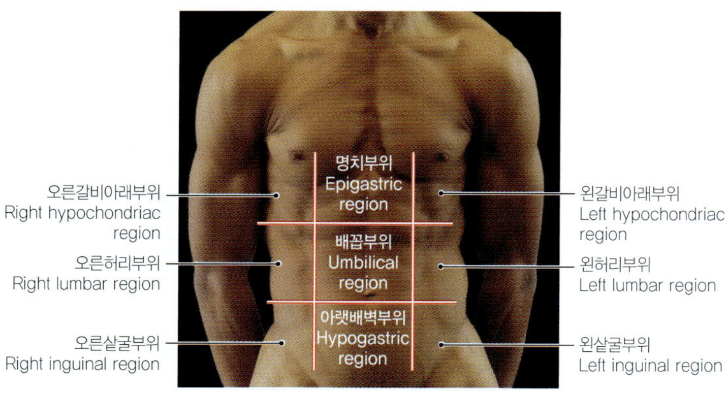

b 보다 정확한 해부학적 기술을 위하여 배골반구역을 9개의 구역으로 나눈다.

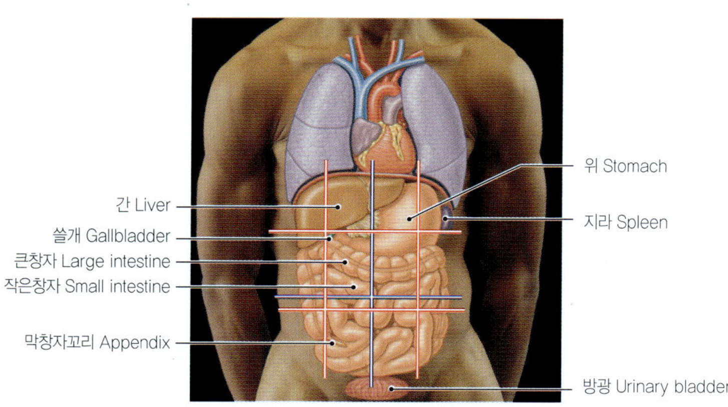

c 배골반부 4분면과 9구역 방법은 표피적인 해부학적 랜드마크와 인체 내부기관들 사이의 관련성을 파악할 수 있는데 유용하다.

그림 1.9 배골반 부위의 사분면과 9구역
배골반 부위 표면은 해부학적 랜드마크를 보다 명확하게 확인하고 내부에 위치하는 장기들을 보다 정확하게 파악하기 위하여 구역을 나눈다.

절단면에 관한 용어

절단면에 대한 표현은 때로는 3차원적인 물체에 대한 각 부분들의 연관성을 설명하는 유일한 방법이 된다. 외과적으로 확인하는 작업 없이도 생체의 내부를 볼 수 있는 전자영상기술이 많이 발달되어, 절단면에 대한 이해의 중요성은 점점 증가하고 있다.

면과 절단면

3차원적인 물체에서 얻은 어떤 조각도 그림 1.11에 설명된 것처럼 세 부분의 **절단면(sectional plane)**으로 기술할 수 있다. **가로면(transverse plane)**은 몸의 세로축에 직각으로 놓여 있는 면으로 이 가로면을 따라 나누는 것을 **가로절단면(transverse section 또는 cross section)**이라고 부른다. **이마면(frontal plane)** 또는 관상면(coronal plane), 그리고 **시상면(sagittal plane)**은 몸의 세로축에 평행으로 지나는 면이다. 이마면은 좌우로 가로지르는 면으로 몸을 앞(anterior)과 뒤(posterior)의 절단면으로 나눈다. 시상면은 앞으로부터 뒤를 가로지르는 면으로 몸을 왼쪽(left)과 오른쪽(right)의 절단면으로 나눈다. 몸의 정중선을 따라, 왼쪽과 오른쪽의 반으로 나누어 주는 **정중시상면(midsagittal section 또는 median sagittal section)**이 있고, 이 면과 평행으로 만들어지는 많은 **주변시상면(parasagittal section)**들이 존재한다.

때때로 각각의 면에 의해 만들어지는 절단면에 대한 정보를 비교하는 것이 도움이 될 수 있다. 각각의 절단면은 몸의 구조를 여러 관점으로 볼 수 있게 해주며, 외부적인 관찰과 결합하게 되면, 비교적 완전한 그림을 만들 수 있다. 한 개의 절단면을 선택한 후 더 작은 간격으로 연속적인 일련의 단면도를 만든다면, 더 정확하고 완전한 그림을 만들어 낼 수 있다. 이 과정을 연속적 재구성(serial reconstruction)이라고 부르는데, 이것은 상대적으로 복잡한 구조의 분석도 가능하게 한다. 그림 1.12는 단순하게 구부러진 수도관의 연속적 재구성 과정으로, 이 과정은 작은 혈관의 경로나 내장의 구불거림의 경로를 시각화하기 위하여 이용될 수 있다. 연속적 재구성은 조직학적인 구조 연구와 복잡한 임상 과정을 통해 만들어진 이미지를 분석하는데 매우 중요한 방법이 된다.

몸공간

절단면의 관점에서 보면, 인체는 속이 차 있는 대상이 아니며 생명 유지를 위한 많은 기관들이 몸공간(체강, body cavity)이라 부르는 내부의 비어 있는 공간에 떠 있는 상태로 존재한다. 이러한 몸공간은 걷거나 달릴 때 등 일상적으로 우연히 발생할 수 있는 충격으로부터 섬세한 기관들을 보호하며 완충역할을 하게 된다. 배쪽공간(복측체강, ventral body cavity)은 coelom이라고

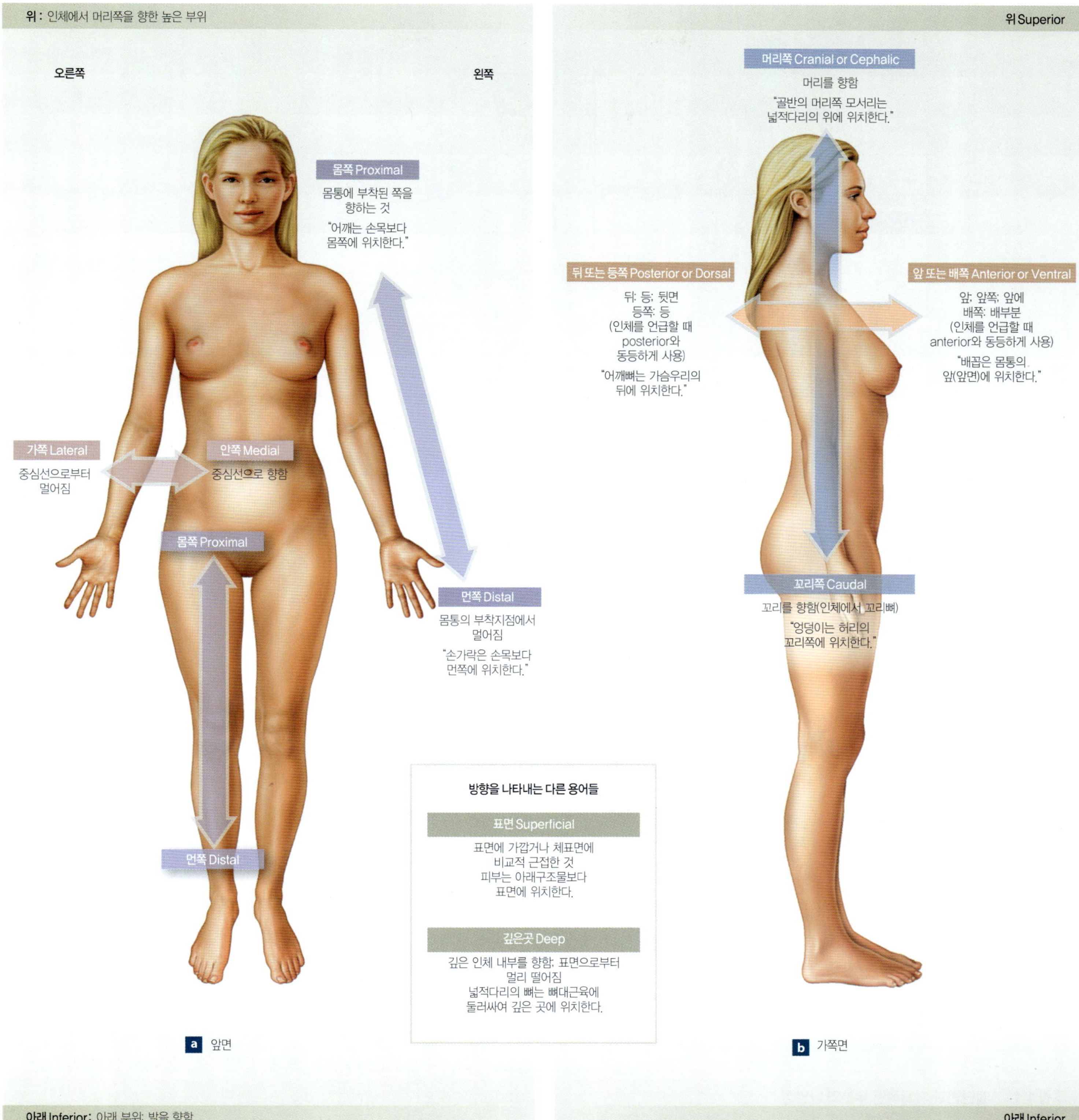

■ **그림 1.10 인체의 방향**
해부학에서 활용되는 중요한 방향이 화살표로 표시되어 있다.

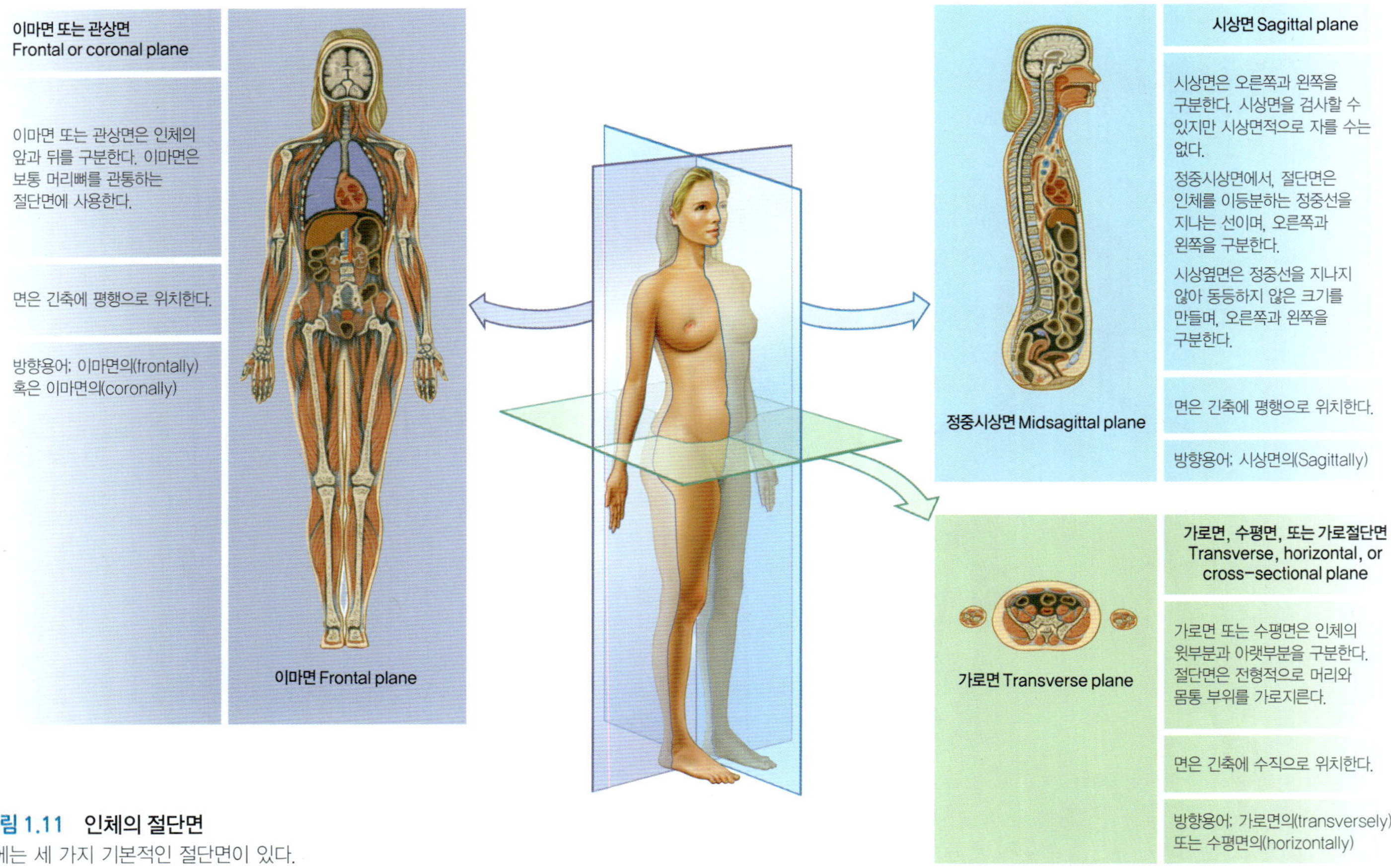

■ **그림 1.11 인체의 절단면**
인체에는 세 가지 기본적인 절단면이 있다.

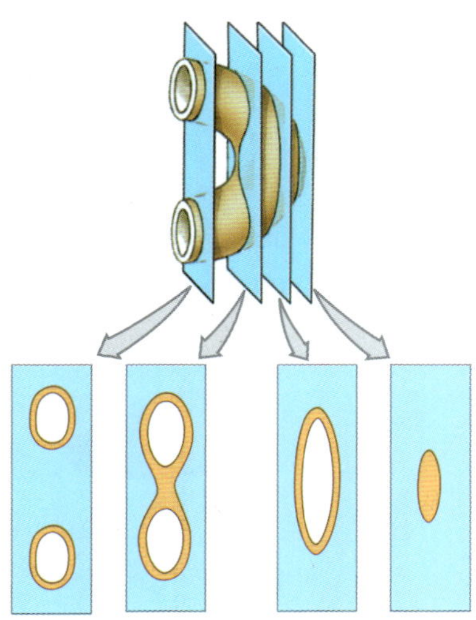

그림 1.12 절단면과 가시적인 부분의 다양성
구부러진 수도관 같은 구조물에 대하여 연속적인 절편을 만들어 본 것으로 곡면을 따라 어느 부위가 절단되는지에 따른 단면의 변화를 살펴본다. 절단면에 따른 변화는 현미경으로 관찰 시 반드시 기억해야 하며, CT나 MRI스캔 등을 사용하여 내부적인 장기를 부분적인 시각으로 볼 때도 영향을 미치게 된다. 예를 들면, 비록 간단한 관 모양의 작은창자의 경우, 어느 부위를 절단하였는지에 따라 두 개의 관으로 보일 수도 있고 아령, 타원형 또는 속이 찬 구조처럼 보일 수도 있다.

도 부르며, 호흡, 심혈관, 소화, 비뇨, 그리고 생식과 관련된 기관계통을 포함하고 있다. 이 기관계통들은 배쪽공간 안으로 부분적으로 또는 전체가 돌출되어 있기 때문에 둘러싸고 있는 주위 조직의 비틀림이나 인접 기관의 활동을 방해하는 작용 없이 기관의 크기와 모양이 유효하게 변할 수 있다.

발생학적 과정에서 내부기관들은 성장하고 자신들의 상대적인 위치가 변화하게 된다. 이러한 변화는 배쪽공간의 세분화를 야기한다. 여러 가지 세분화된 배쪽공간의 상호 관련성은 **그림 1.13a**에 설명되어 있다. 가로막(diaphragm)은 둥근 지붕 모양의 근육성 판으로, 배쪽공간을 위로는 가슴벽에 둘러싸인 가슴안(thoracic cavity)과, 아래로는 복부의 벽과 골반으로 둘러싸인 배골반안(abdominopelvic cavity)으로 분리한다.

이러한 몸공간 안에 포함되는 대부분의 기관들은 자신들의 기능을 수행하기 위하여 크기와 모양이 변화할 수 있다. 예를 들어, 위는 음식을 먹으면 팽창하고, 심장은 각각의 박동에 따라 수축과 확장을 반복한다. 이러한 기관들은 촉촉한 내부공간으로 돌출

임상 노트

Visible Human Project

이 사업은 U.S National Library of Medicine이 지원하는 사업으로 해부학의 시각적 응용을 용이하게 하기 위하여 인체에 대한 세밀한 가로면의 수집된 데이터를 정교하게 재구성하여 컴퓨터화된 인체를 표현하는 것을 목표로 하고 있다. 데이터는 Victer Spitzer와 동료들이 남성의 데이터는 1 mm의 간격으로, 여성의 데이터는 0.33 mm 간격으로 힘들게 준비한 가로절단의 디지털 이미지로 구성되었다. 비교적 저해상도의 데이터 세트이지만 남성절편은 총 14GB, 여성절편은 총 40GB로 방대한 자료로 이루어져 있다. 이 이미지들은 http://www.nim.nih.gov/reserch/visible/visible_human.html 웹 사이트에서 볼 수 있다. 이러한 데이터들은 다양한 향상된 이미지들의 생성과 교육적 프로젝트로 사용되어 왔다.

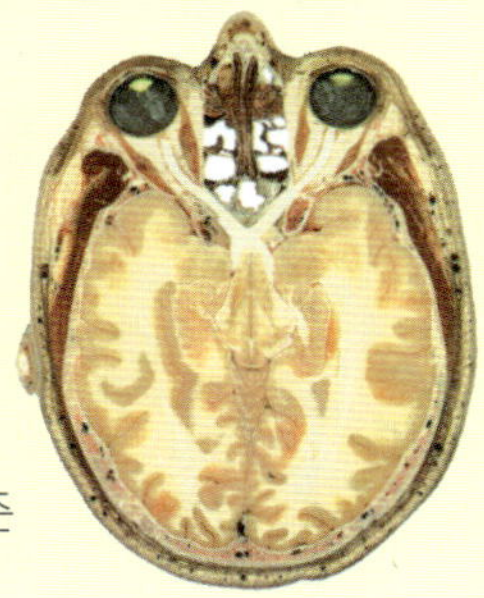

되어 있어 팽창과 함께 제한된 움직임을 허용하지만, 마찰을 방지한다. 가슴안에는 세 개의 공간이, 배골반안에는 하나의 공간이 있으며, 이 공간안으로 돌출된 내부기관들을 내장(viscera)이라고 한다.

가슴안 **가슴안(흉강, thoracic cavity)**에는 호흡계통, 심장혈관계통, 림프계통과 관련된 허파와 심장뿐만 아니라 가슴샘(흉선, thymus)과 식도의 아랫부분이 위치한다. 가슴안의 경계는 가슴벽을 이루는 뼈와 근육들, 그리고 배골반안으로부터 가슴안을 분리하는 가로막으로 이루어진다(그림 1.13a,c 참고).

가슴안은 다시 가슴세로칸(종격, mediastinum)에 의해 왼쪽과 오른쪽의 가슴막안(흉막강, pleural cavity)으로 나뉜다(그림 1.13a,b).

각각의 **가슴막안**(pleural cavity)은 허파를 포함하고 있다. 가슴막안은 맑고 미끄러운 장막(serous membrane)에 의해 덮여 있는데, 이 장막은 호흡하는 동안 허파가 팽창하고 다시 수축할 때 생기는 마찰을 줄여준다. 가슴막안을 덮고 있는 장막은 **가슴막(흉막, pleura)**이라고 불리며, 안쪽의 **허파가슴막(장측흉막, visceral pleura)**은 폐의 바깥표면을 덮고 있으며, 바깥층인 **벽가슴막(벽측흉막, parietal pleura)**은 맞닿고 있는 가슴세로칸의 면과 체내의 벽을 덮고 있다.

가슴세로칸(mediastinum)(그림 1.13a,b)은 식도, 기관, 가슴샘, 그리고 심장에서 출입하는 주요 혈관들을 둘러싸면서, 지지하고 안정화시키는 결합조직의 덩어리로 이루어져 있다. 또한 가슴세로칸은 심장을 둘러싸고 있는 작은 공간인 **심장막안(심막강, pericardial cavity)**을 포함한다(그림 1.13b,c,d). 심장과 심장막안의 관계는 풍선을 밀고 들어오는 주먹의 모양과 닮았다(그림 1.13d). 손목은 심장의 바닥(붙어 있는 부분)에 부합하고, 풍선은 심장막안을 덮고 있는 장막에 부합한다. 심장을 둘러싸고 있는 막은 **섬유심장막(fibrous pericardium)**과 **장막심장막**(serous pericardium)으로 구성되어 있다. 심장을 둘러싸는 장막은 **내장층(장측심막, visceral layer)**이라 하고, 반대편의 장막은 **벽층(벽측심막, parietal layer)**이라 한다. 심장이 박동하는 동안 심장은 크기와 모양이 변한다. 심장막안은 이러한 심장의 변화를 가능하게 하고, 매끄러운 심장막은 심장과 가슴세로칸에서 인접한 구조물들과의 사이에서 마찰을 줄여준다.

배골반안 그림 1.13a,c에서 보여주는 **배골반안(복골반강, abdominopelvic cavity)**은 윗부분의 배안(복강, abdominal cavity)과 아랫부분의 골반안(골반강, pelvic cavity)으로 나누어진다. 배골반안은 **복막**(peritoneum)으로 알려진 장막에 의하여 싸여 있는 내부 공간인 **복막안(복막강, peritoneal cavity)**을 가지고 있다(그림 1.13c). 몸통 벽을 둘러싸는 **벽복막(벽측복막, parietal peritoneum)**과 인접한 기관들을 둘러싸고 있는 **내장복막(장측복막, visceral peritoneum)**과의 좁은 사이에는 액체가 채워진 공간으로 분리되어 있다. 그리고 위, 작은창자, 큰창자의 일정부분은 **창자사이막(장간막, mesentery)**이라 불리는 두 겹의 복막에 의해 복막안 내부에 매달려 있으며, 창자사이막은 제한된 운동을 가능하게 하면서 지지와 안정성을 제공한다.

- **배안(복강, abdominal cavity)**은 가로막의 아랫면으로부터 가장 아래 척추의 아랫면과 다리이음뼈(pelvic girdle)의 앞가장자리와 위가장자리로 이루어지는 가상의 면까지 확장된다(그림 1.13a,c). 배안은 간, 위, 지라, 콩팥, 이자, 그리고 작은창자와 대부분의 큰창자를 포함한다(이들 기관의 위치는 그림 1.9a,c에서 확인할 수 있다). 이 기관들은 복막안으로 부분적으로 또는 전체적으로 돌출되어 있으며, 심장과 허파는 각각 심장막안과 가슴막안으로 돌출되어 있다.

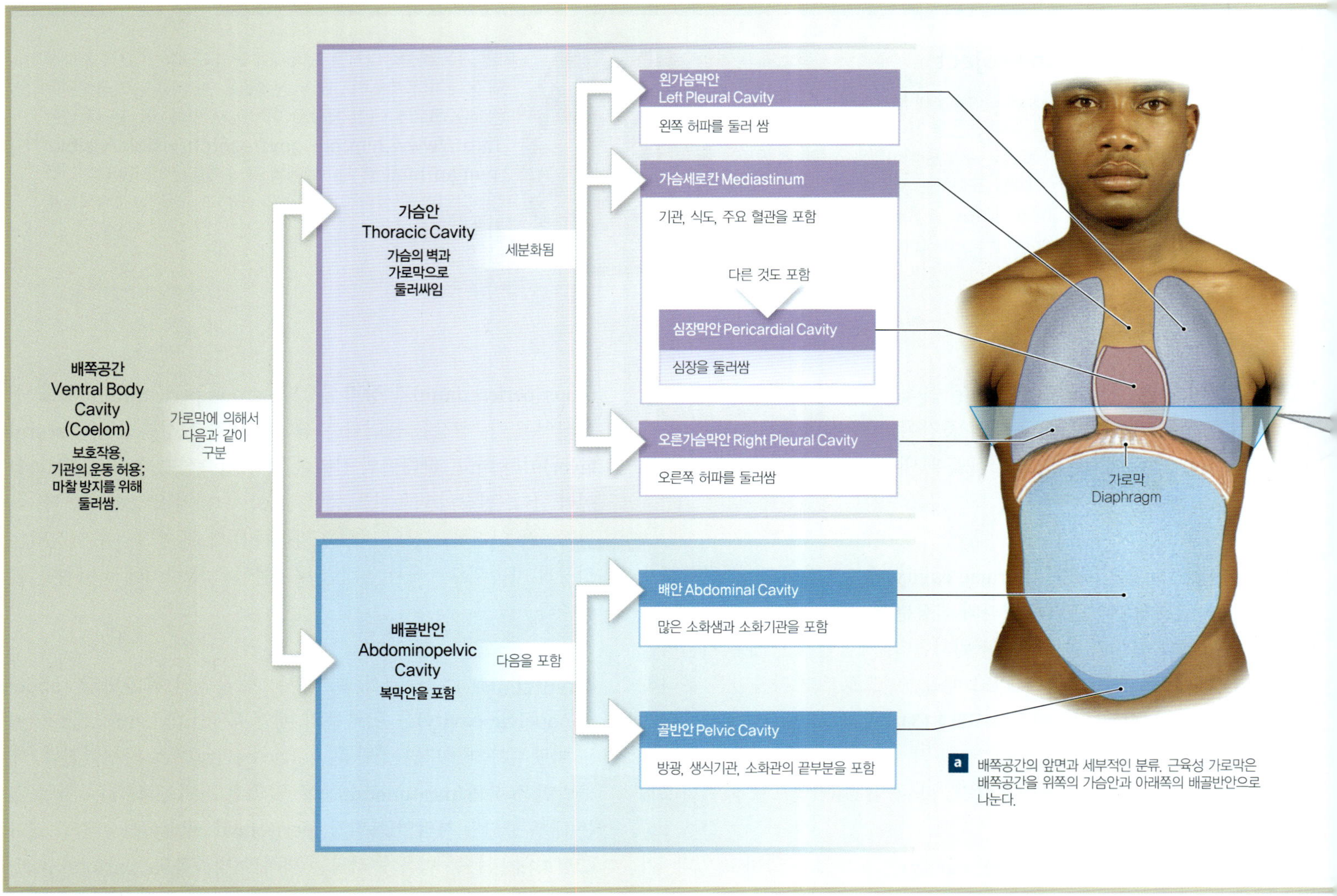

■ **그림 1.13 인체의 몸공간**
배쪽공간의 분류에 따른 관련성, 내용물, 그리고 주요 기능

- 배골반안의 아랫부분에는 **골반안(골반강, pelvic cavity)**이 있다(**그림 1.13a,c**). 골반안은 골반을 이루는 뼈들로 둘러싸이며, 큰창자의 끝부분, 방광, 그리고 다양한 생식계통의 기관들을 포함한다. 예를 들어, 여성의 골반안에는 난소, 자궁관, 그리고 자궁을 포함하며 남성의 경우 전립샘, 정액샘(seminal gland)을 포함한다. 복막안의 아랫부분은 골반안으로 확장된다. 여성에서 자궁관, 난소, 그리고 자궁의 윗부분, 남성과 여성에서의 방광의 윗부분은 복막(peritoneum)으로 덮여 있다.

이 장은 각 기관계통의 주요 구성요소의 위치와 기능에 대한 개요를 제공하고 있으며, 이후의 장에서 설명될 보다 자세한 해부학적인 기술을 이해하는데 필요한 해부학 용어를 소개하고 있다. 살아 있는 인체의 가시적인 해부학적인 구조를 나타내는 현대적인 방법들은 임상 노트에 요약되어 있다. 해부학의 진정한 이해는 절단면의 형상, 절단면과 절개에 바탕을 둔 설명적인 삽화, 그리고 직접 관찰에 의한 것 등의 제공되는 정보들을 통합하여 이루어진다. 이 교재는 설명적인 삽화, 절단면 사진, 실생활 사진 등을 통하여 기본적인 정보를 제공할 것이다. 그러나 이러한 관점들을 통

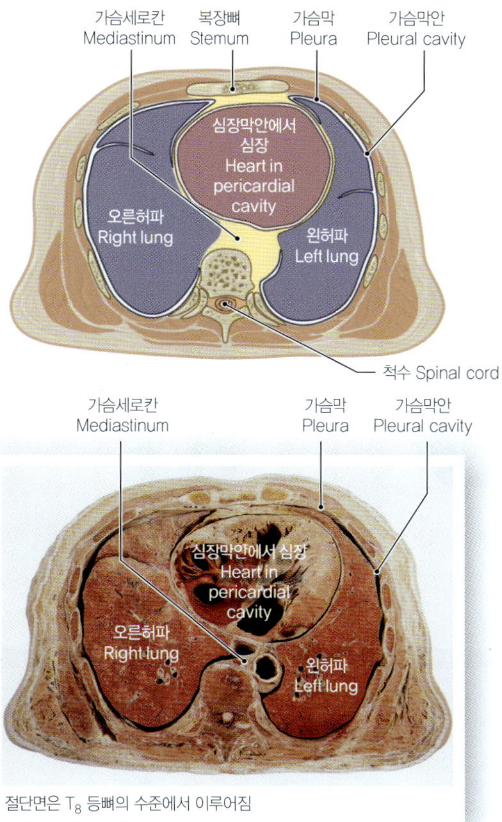

b 가슴안의 일부 단면. 다른 언급이 없다면 모든 절단면 영상은 아래쪽에 본 관점이다.

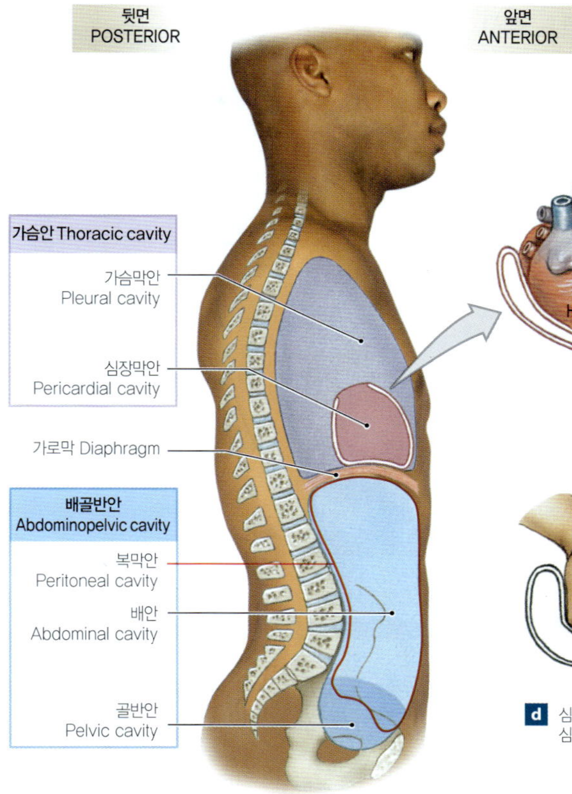

c 배쪽공간의 분류에 따른 가쪽면.

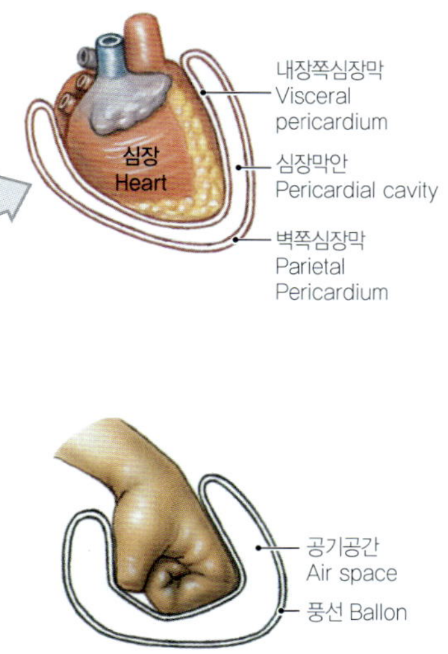

d 심장은 마치 주먹을 풍선안으로 미는 것처럼 심장막안으로 돌출된다.

합하여 발전시켜야 하며, 해부학적 구조물에 대한 관찰과 상상 능력을 개발해야 된다. 이 과정 중 모든 구조물들은 각기 특별한 기능을 가지고 있다는 것을 잊지 않아야 된다. 해부학의 목적은 단순히 상세한 구조물을 열거하고 확인하는 것만이 아니고, 이들 구조물들 간의 3차원적인 관련성과 인체에서 다양하고 수많은 기능을 수행하기 위하여 이러한 구조물들이 어떻게 상호작용을 하는가를 이해하는 것이다.

V 1.6 개념확인

1. ☐ 아래 부위를 설명하는 해부학적 이름은 무엇인가? Groin, buttock, hand
2. ☐ 어떤 절단면이 두 눈을 분리하는가?
3. ☐ 창자사이막(mesentery)의 일반적인 기능은 무엇인가?
4. ☐ 외과의사가 가로막의 바로 아랫면을 절개한다면, 어떤 몸공간이 열리게 되는가?

임상노트

임상해부학과 테크노로지

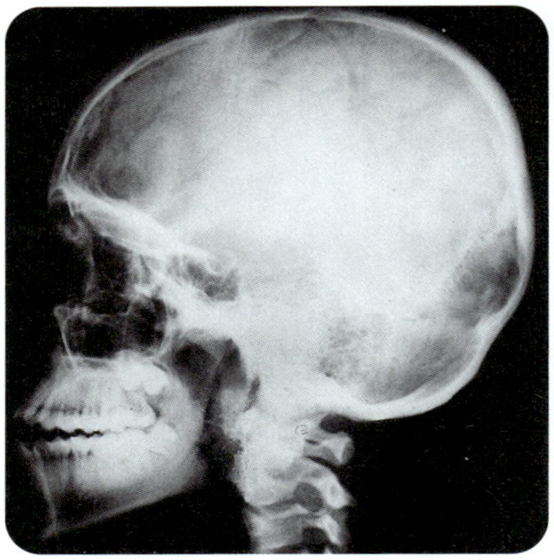
X-ray

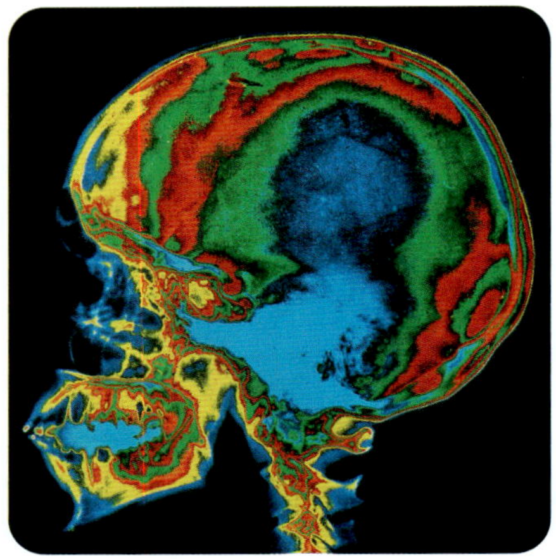
Color-enhanced x-ray

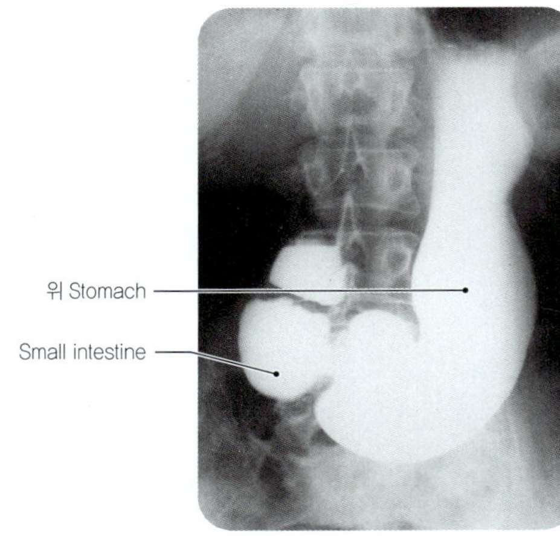

바륨(barium) 대비 X-선

방사선 응용 분야 과정들은 인체 내부 구조물들의 이미지를 만들기 위하여 방사선동위원소(radioisotopes), 방사선(radiation), 자기장(magnetic fields) 등 다양한 비침습성 기술들을 활용한다. 이러한 진단학적 이미지의 수행과 분석은 방사선 전문가에 의하여 수행된다. 방사선학 과정들은 인체 내부의 계통과 구조물의 상세한 정보를 제공해준다.

X-선은 살아 있는 조직을 통과할 수 있는 고에너지방사선의 형태이다. 가장 일반적인 과정은 X-선이 인체를 투과하고 단순필름에 감광하여 이루어지는데, 투사된 X-선이 모두 필름에 도달하는 것은 아니고, 인체를 통과하는 동안 어떤 부위에서는 흡수되고, 편향되기도 한다. X-선 투과에 대한 저항성은 방사선밀도(radiodensity)라고 불리며 인체의 구조물들의 방사선 밀도는 공기, 지방, 간, 혈액, 근육, 뼈 순으로 증가한다. 그 결과 X-선이 잘 투과되지 않는 조직인 뼈는 필름에 하얗게 나타나고, 반면에 투과가 어느 정도 이루어지는 치밀조직은 회색에서 검정으로 음영을 만들게 된다.

윗부분 소화기의 **바륨(barium) 대비 X-선**. 조영제인 바륨은 방사선 밀도가 매우 높은 물질로, 흰색으로 표현되는 바륨 용액에 의하여 위장과 작은창자의 윤곽이 보인다.

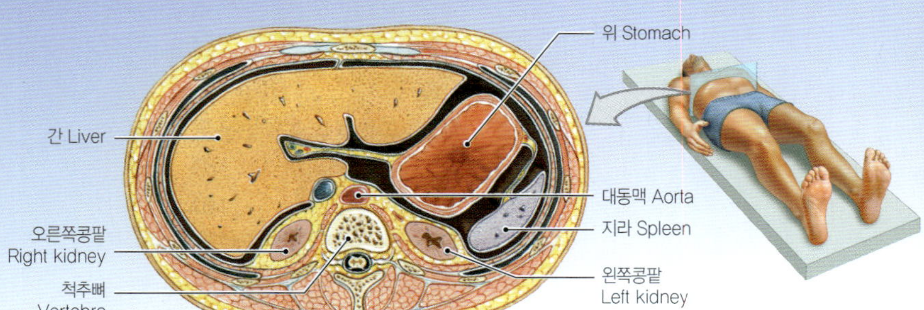

스캔 영상의 상대적인 위치와 방향은 오른쪽에서 보여준다.

가로절단면의 해부학적인 도해나 스캔 영상을 관찰할 때 절단면은 누운자세의 대상을 발쪽에서 머리쪽을 향하여 보는 것처럼 나타낸다는 것을 주목한다.

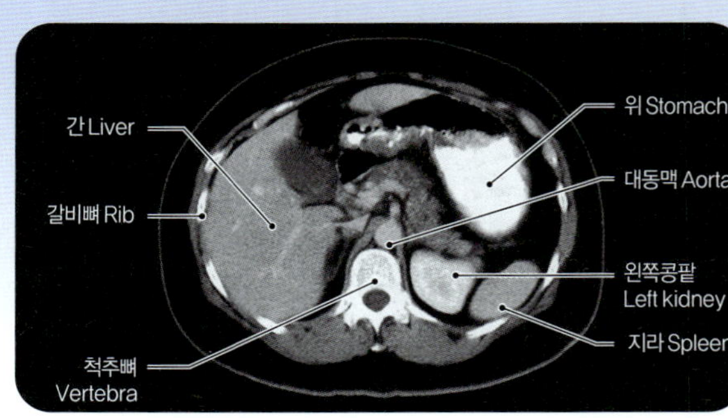

복부의 컴퓨터단층촬영술(CT)사진

컴퓨터단층촬영술은 이전에 CAT(computerized axial tomography)로도 불렸으나 하나의 X-선을 몸의 주변을 회전하는데 사용한다. X-선 탐지기는 단면을 통과한 방사선의 양을 컴퓨터에 의해 측정한다. 아주 짧은 시간 안에 몸의 주변을 한 번 회전하면서 자료가 만들어지며, 약간의 거리를 이동하여 반복적으로 작업한다. 회전하면서 얻어진 각각의 지점에서 얻어진 정보를 비교하여 컴퓨터는 신체의 3차원적인 구조를 재구성하며, 그 결과 절단면 영상은 일반적으로 검은색과 흰색으로 나타나지만 색의 영상을 첨가할 수도 있다. 컴퓨터단층촬영술(CT)은 인체의 3차원적인 관련성과 연조직의 구조를 일반적인 X-선 영상보다 더 선명하게 보여준다.

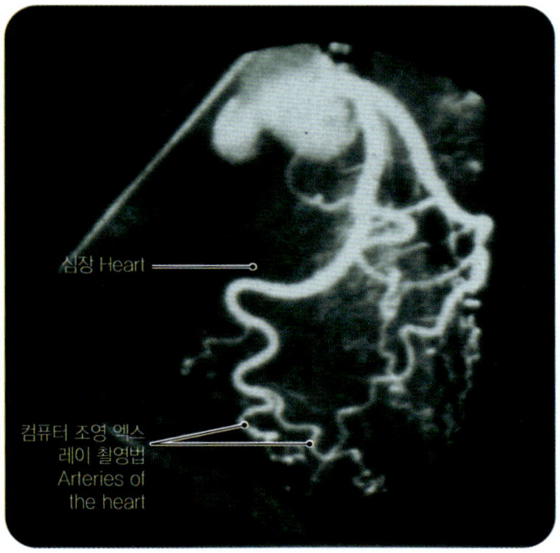

컴퓨터 조영 X-선 촬영법

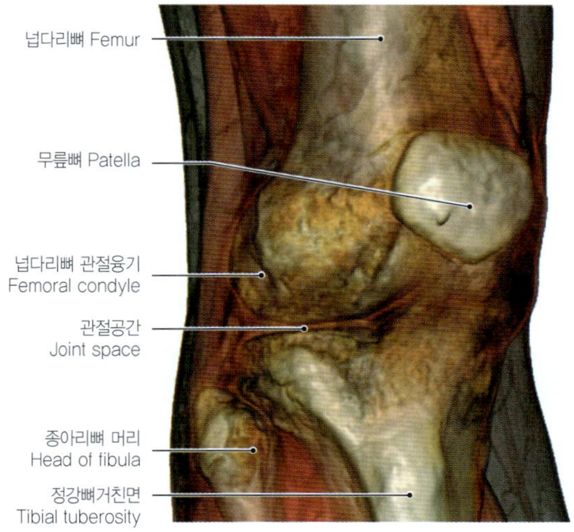

나선형 단층촬영 [Image rendered with High Definition Volume Rendering® software provided by Fovia, Inc.]

컴퓨터조영X-선촬영법(DSA; Digital subtraction angiography)은 뇌, 심장, 폐, 그리고 콩팥 등 특정 장기의 혈액흐름을 관찰하기 위하여 사용된다. 방사선비투과성염료(radiopaque dye)를 투여하는 과정의 전과 X-선 촬영을 하고, 컴퓨터로 두 이미지의 차이를 비교한다. 염료의 분포가 보여주는 아주 높은 해상력을 가진 이미지를 얻을 수 있다.

나선형컴퓨터단층촬영술(spiral-CT scan)은 helical CT scan이라고도 하는데, 3차원적 이미지 기술을 얻는 새로운 형태의 진단방법으로 임상에서 점차 그 중요성이 증가하고 있는 기술이다. 환자를 플랫폼에 안정된 상태로 유지하고 환자 주변을 지속적으로 회전하면서 X-선 사진을 얻는다. X-선 탐지기는 데이터를 빠르고 지속적으로 모을 수 있으므로 높은 질감을 가진 이미지를 만들 수 있으며, 환자는 일반적인 CT 장치보다 저용량의 방사선에 노출된다. 반면 정보의 수집에는 많은 시간이 걸리며, 한 시간에 한 부위 정도의 정보를 모을 수 있다.

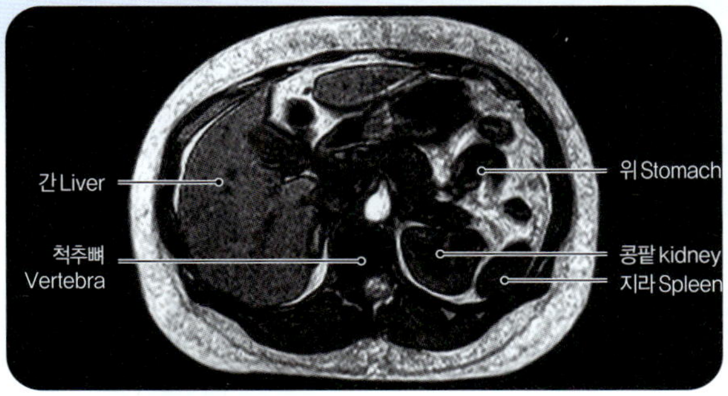

복부의 자기공명영상(MRI)사진

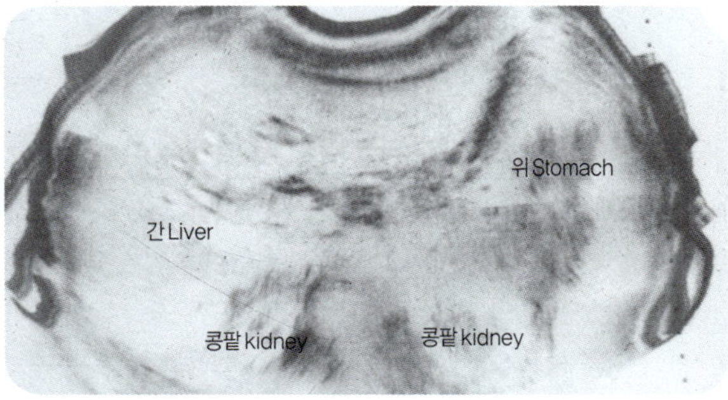

복부의 초음파촬영사진(ultrasound scan)

MRI(magnetic resonance imaging)는 신체의 일부분 또는 전체를 지구의 자기장보다 약 3,000배 정도 강한 자기장으로 둘러싼다. 이 자기장은 몸 구석구석의 원자핵 안에 있는 양자(proton)에 영향을 미쳐 마치 지구의 자기장 안에서의 나침반 바늘처럼 자기력선을 따라 일렬로 줄을 서게 한다. 적당한 주파수의 전자파에 의해 충돌시키면 양자는 에너지를 흡수하고, 전자파의 파동이 끝나면 에너지는 방출되고, 방사선의 에너지 근본은 MRI 컴퓨터에 의해 저장된다.

초음파촬영술(ultrasound)은 조직에서 반사되는 초음파의 파동을 기록함으로써, 인체의 얕은 구조물 또는 깊은 구조물을 보는 방법이다. 피부에 접촉되어 있는 작은 송신기가 짤막하고 폭이 좁아 폭발적인 고주파의 음파를 내고, 음파들은 뼈나 연조직 같은 내부의 구조물들에 의해 경계면에서 메아리로 반사되어 나온다. 메아리는 모아져 전기적 에너지로 바뀌게 되며, 이 전기적 신호는 모니터에 단층영상으로 표시된다. 초음파촬영술로 얻어진 자료는 다른 과정들에 의하여 얻어지는 자료보다 명확성이 떨어지는 것은 사실이지만, 인체에 해가 없는 음파의 사용으로 부작용이 없어, 신생아의 발달 과정의 진단 등 산부인과 영역에서 많이 활용된다.

임상용어

나선형컴퓨터단층촬영술(spiral CT scan) 인체 주위에 X-선을 지속적으로 회전하면서 얻어지는 영상 기술

방사선 전문의(radiologist) 진단학적인 영상 과정을 수행하고 분석하는 전문화된 의사

배골반부사분역(abdominopelvic quadrant) 복부 표면의 네 부분 중 하나

배골반부위(abdominopelvic region) 복부 표면의 아홉 부분 중 하나

병리학(pathology) 질병 연구에 대한 공식적인 명칭

자기공명영상(MRI; magnetic resonance imaging) 미세한 구조적 차이를 묘사하기 위해 자기장과 음파를 이용하는 영상 기술

진단(diagnosis) 질병의 성질에 대한 결정

질병(disease) 항상성 유지에 실패한 몸의 상태

징후(sign) 질병의 육체적 발현

증상(symptom) 정상 신체기능에서 변화에 대한 환자의 인식

초음파촬영(ultrasound scan) 내부 구조물에 대하여 반사된 짧은 고주파 음파를 사용하여 만들어지는 영상 기술

컴퓨터(축성)단층촬영[CT, CAT(computerized [axial] tomography)] 인체의 3차원인 구조를 재현하는 영상 기술

X-선(x-rays) 살아 있는 조직을 투과할 수 있는 고에너지 방사선

핵심정리

개요

- 해부학(Anatomy)은 인체의 내부, 외부 구조물과 신체 각 부분들 사이의 신체적 연관성을 연구하는 학문이다. 특별한 해부학적 구조물들은 특정한 기능들을 수행한다.

1.1 현미해부학

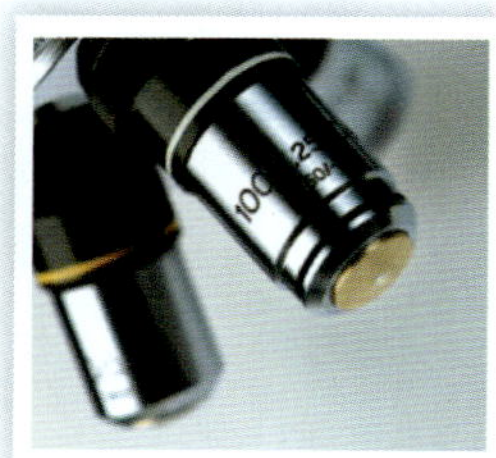

- 현미해부학의 분야는 이용되는 장비들의 한계에 의해 나뉜다. 세포학(cytology)은 생명체의 가장 작은 단위인 각각의 세포들의 내부 구조를 연구하는 학문이다. 조직학(histology)은 특정한 기능을 수행하기 위한 세포들의 집단인 조직을 연구하는 학문이다. 조직들의 특정한 배열은 다양한 기능을 수행하는 해부학적 단위인 기관을 형성하며, 기능별로 모아진 기관들의 집합은 기관계통을 형성한다(그림 1.1).

1.2 맨눈해부학

- 맨눈해부학은 현미경의 사용 없이 눈으로 직접 볼 수 있는 구조물들을 다룬다. 이것은 표면해부학(일반적인 형태와 표면적인 특징을 연구), 국소해부학(인체의 일정 부분에 대한 표면적이고 내부적인 특징들을 연구), 그리고 계통해부학(주요 기관계의 구조를 연구)을 포함한다.

1.3 해부학의 관련 분야

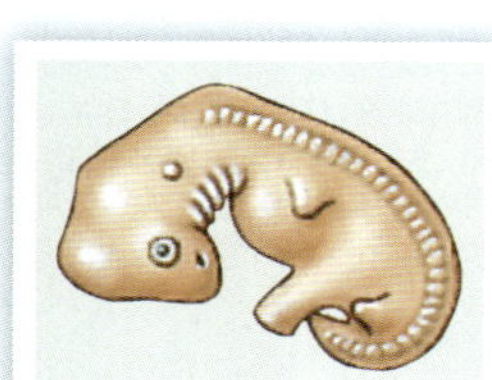

- 발생학은 태아기와 육체적인 성숙기 사이의 기간 동안 발생하는 형태의 변화를 연구하며, 발생학(embryology)은 발생의 처음 2개월 동안 일어나는 이른 시기의 발생학적 과정을 연구한다.
- 비교 해부학은 서로 다른 동물들의 해부학적 기관들의 유사성과 연관성을 연구한다(그림 1.2).
- 실제 임상에서 활용되는 중요한 해부학의 전공 분야가 많다. 질병이 있을 때 진행되는 특징적인 변화에 따른 해부학적 특징을 연구하는 임상해부학, 외과적인 수술 과정에서 중요한 랜드마크를 중시하는 외과해부학, 인체에 대하여 특별한 과정으로 영상화되는 해부학적 구조를 연구하는 방사선해부학, 그리고 가로절단해부학의 분야가 있다.

1.4 유기체의 단계적 접근

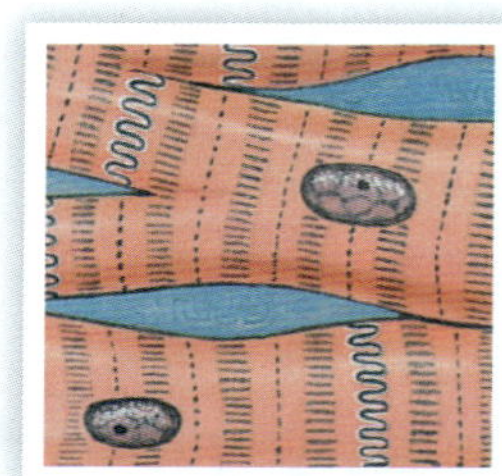

- 해부학적인 구조물은 화학적/분자 수준에서 출발하여 세포/조직의 수준을 거치고, 기관/기관계통/인체의 수준까지 이르는 일련의 체계적인 과정으로 이루어진다(그림 1.3/1.4).

1.5 기관계통의 구성

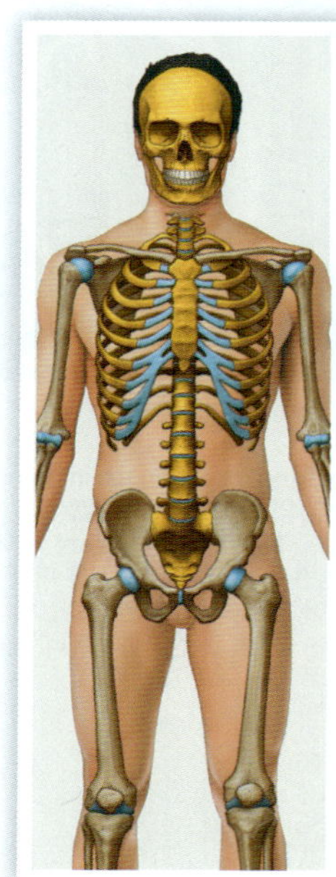

- 모든 살아 있는 생물체는 생명유지에 필요한 본능과 일련의 과정들을 거치는 것으로 인식된다. 환경에 대하여 적응성을 나타내며, 성장하고, 분화하고, 미래 세대를 창조하기 위하여 생식작용을 하는 등 환경적인 변화에 반응을 한다. 운동을 할 수 있으며, 외부 환경에서 영양 물질을 흡수하고, 대사작용을 한다. 유기체는 호흡작용을 통해 산소를 흡수하여 사용하며, 배설작용에 의하여 배설물을 배출

한다. 소화작용은 인체에서 사용하기 위하여 복잡한 영양분을 분해하며, 심장혈관계통은 신체의 각 영역 사이의 내부적인 수송 체계를 형성한다(그림 1.5/1.6).

- 인체의 11개의 기관계통은 인체의 항상성을 유지하기 위하여 살아 있는 기능들을 수행한다(그림 1.5).

1.6 해부학 용어

- 해부학은 특히 라틴어 및 그리스어에서 파생된 많은 학술 용어 및 관용구를 포함하는 특별한 언어를 사용한다(그림 1.7~1.14).

인체의 부위별 용어

- 해부학의 도해는 해부학적 자세를 중심으로 보여준다. 해부학적 자세는 바닥 위에 편평하게 두 다리를 모으고 서 있으며, 손은 측면에 붙인 상태로 손바닥이 정면을 향하는 자세이다(그림 1.8/1.10).
- 해부학적 자세에서 누웠을 경우 얼굴이 위를 향하는 누운자세(supine)와 얼굴이 아래를 향하는 엎드린자세(prone)가 있다.
- 특정한 용어는 특정한 해부 부위와 연관되어 있다. 예를 들면, 머리 부위는 cephalic, 목의 부위는 cervical, 가슴 부위는 thoracic이라 한다. 다른 용어로서, 배 abdominal, 골반 pelvic, 요추의 lumbar, 엉덩이의 gluteal, 두덩뼈의 pubic, 위팔의 brachial, 아래팔의 antebrachial, 손의 manual, 넙다리뼈의 femoral, 무릎뼈의 patellar, 다리의 crural, 종아리의 sural, 발의 pedal 등이 몸의 특정 부위에 적용되어 사용된다(그림 1.8/표 1.1).

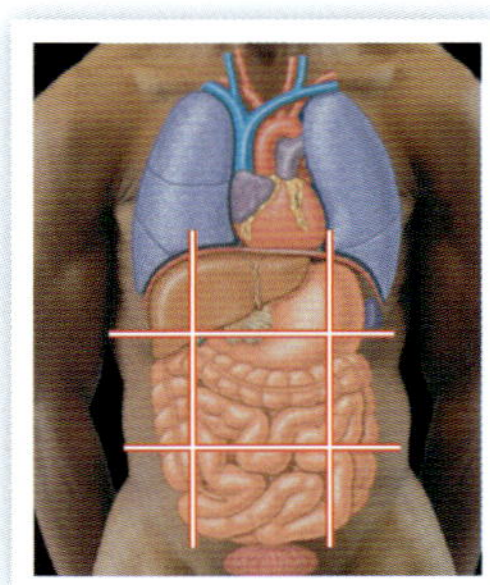

- 배골반부 사분면과 배골반부의 9부위는 인체의 복부와 두덩뼈 부위에서의 위치를 표현하는 두 개의 다른 접근 방식이다(그림 1.9).
- 인체의 상대적인 위치를 가리키기 위하여 특정한 방향을 나타내는 용어가 사용된다. 예를 들면, 정면과 앞을 나타내기 위해 앞(anterior), 뒤와 뒤쪽을 의미하는 뒤(posterior), 그리고 뒤를 의미하는 등쪽(dorsal)이 있다. 다른 방향성 용어로는 배쪽(ventral), 위(superior), 안쪽(medial), 가쪽(lateral), 머리쪽의(cephalic), 꼬리쪽의(caudal), 몸쪽의(proximal), 먼쪽(distal) 등의 용어가 있다(그림 1.10/표 1.2).

인체의 절단면에 관한 용어

- 인체를 설명할 때 세 개의 절단면이 있다. 앞면과 뒷면을 만들어 주는 전두면 또는 관상면, 오른쪽과 왼쪽을 만들어 주는 시상면, 그리고 위와 아래를 만들어 주는 가로면이 있다. 3차원적인 인체에서 일정 부분에 대한 관련성을 설명하기 위하여 절단면과 절단면에서 유래한 용어들이 활용된다(그림 1.11).

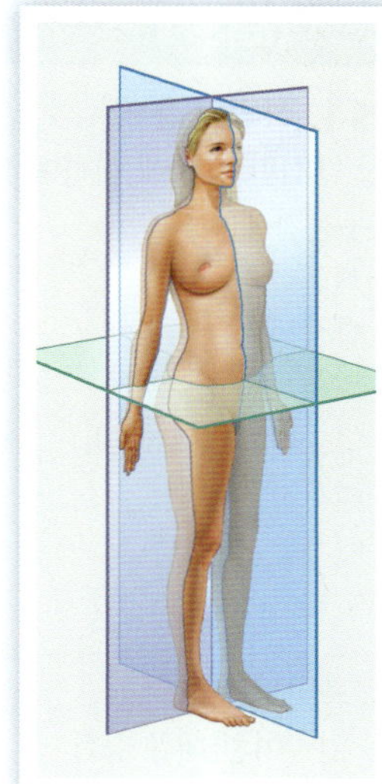

- 연속적인 재구성 방식은 조직학적인 구조 연구와 방사선학 과정에서 생성된 영상을 분석하는데 매우 중요하다(그림 1.12).
- 몸공간은 인체의 연약한 기관을 보호하고, 내장 기관의 크기와 모양에 있는 변화를 허용할 수 있게 한다. 배쪽공간은 coelom이라고도 부르는데, 호흡계통, 심장혈관계통, 소화계통, 비뇨계통, 그리고 생식계통의 기관들을 둘러싸고 있다(그림 1.13).
- 가로막은 중앙부의 몸공간을 위의 가슴안과 아래의 배골반안으로 나눈다(그림 1.13).
- 배안은 가로막의 아랫면에서부터 가장 아래 척추의 아랫면과 다리이음뼈의 앞가장자리와 위가장자리로 이루어지는 가상선까지를 말한다. 이 가상선보다 아래 위치하는 배의 몸공간 부분은 골반안이다(그림 1.13).

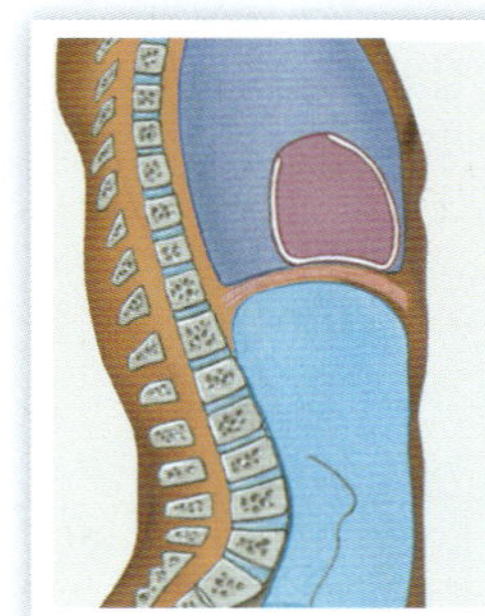

- 배쪽공간은 장막에 의해 싸여 있으며, 액체로 채워진 좁은 공간을 가지고 있다. 가슴안은 가슴세로칸에 의하여 분리된 각각의 허파를 둘러 싸는 두 개의 가슴막안으로 구성된다(그림 1.13).
- 가슴세로칸은 가슴샘, 기관, 식도, 혈관 및 심장을 둘러싸는 심장막안을 포함하고 있다. 가슴막안을 싸고 있는 막을 가슴막이라 하고, 심장막안을 싸고 있는 막을 심장막이라 한다(그림 1.13).
- 배골반안은 복막에 의하여 싸여 있는 복막안을 포함한다. 많은 소화계통의 기관들이 창자사이막에 의하여 지지되고 안정화되어 있다(그림 1.13).
- 인체 내부 구조에 대하여 세밀한 정보를 제공하는 중요한 방사선학적인 과정들로 X-선 촬영, 컴퓨터단층촬영(CT scan), 자기공명영상(MRI), 초음파촬영 등의 방법이 있다. 이 과정과 판독을 하는 의사를 방사선 전문의(radiologist)라 한다.

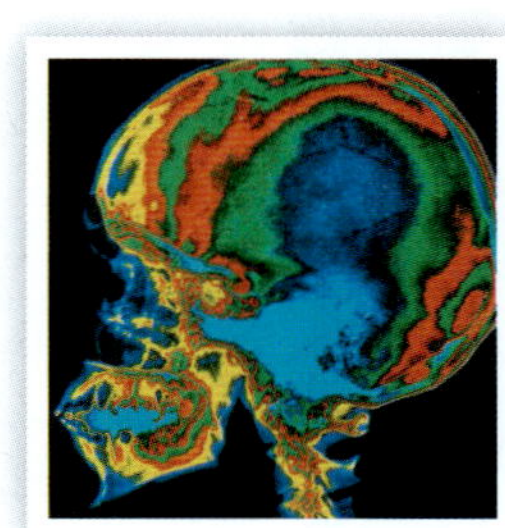

단원 연습문제

For answers, see the blue Answers tab at the back of the book.

단계 1. 정의와 용어

가장 근접한 항목에 대하여 짝을 지으시오.

1. 누운자세(앙와위) ☐
2. 세포학 ☐
3. 항상성 ☐
4. 허리 ☐
5. 엎드린자세(복와위) ☐
6. 대사작용 ☐
7. 배쪽공간 ☐
8. 조직학 ☐

a. 조직의 연구
b. 얼굴이 아래를 향함
c. 가슴과 배골반의
d. 인체에서 일어나는 모든 화학적 활동
e. 세포에 대한 연구
f. 얼굴이 위를 향함
g. 끊임없는 내부환경
h. 등 아랫부분

9. 아래 그림에 시상면, 수평면, 이마면을 표기하시오.

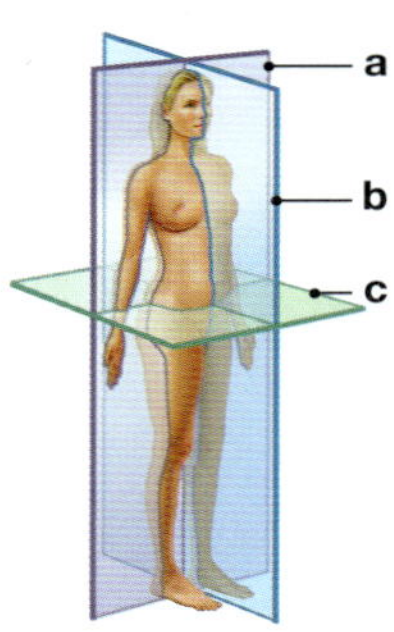

(a) ______________
(b) ______________
(c) ______________

10. 아래 그림에 abdominal cavity, pleural cavity, pelvic cavity, pericardial cavity를 쓰시오.

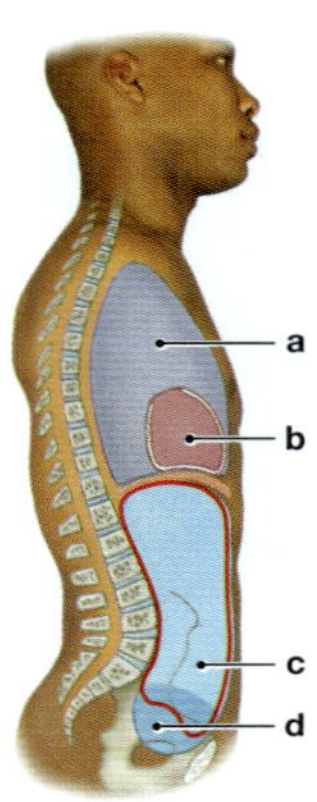

(a) ______________
____
(b) ______________
____
(c) ______________
____
(d) ______________

11. ____________의 중요한 기능은 영양분과 노폐물 및 가스의 내부 수송이다.
(a) 소화계통 (b) 심장혈관계통
(c) 호흡계통 (d) 비뇨계통

12. 가슴세로칸 안에서 둘러싸인 구조물로 나타나는 것은 어느 것인가?
(a) 허파, 식도, 심장
(b) 심장, 기관, 허파
(c) 식도, 기관, 가슴샘
(d) 인두, 가슴샘, 큰 혈관

13. 혈액세포를 생산하는 주된 기관계통은?
(a) 심장혈관계통 (b) 뼈대계통
(c) 외피계통 (d) 림프계통

14. 다음 용어 중 팔에 관련된 용어는?
(a) cervical (b) brachial
(c) femoral (d) pedal

단계 2. 개념 정리

1. 방향에 관한 용어에서 ventral, posterior, superior, inferior와 동일한 의미의 용어는 무엇인가?
(a) anterior, dorsal, cephalic, caudal
(b) dorsal, anterior, caudal, cephalic
(c) caudal, cephalic, anterior, posterior
(d) cephalic, caudal, posterior, anterior

2. 살아 있는 모든 생명체가 가지는 고유한 특징과 과정은 무엇인가?

3. 다음 그림을 이용하여 몸쪽과 먼쪽, 안쪽과 가쪽의 관계를 설명하시오.

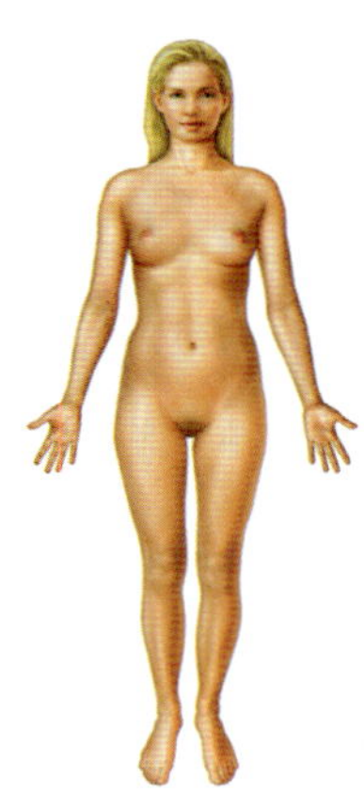

4. 인체에서 위기 상황 관리를 위하여 짧은 시간 내에 빠르게 지시하여 특별한 반응을 나타내는 기관계통은 무엇인가?
(a) 림프계통 (b) 신경계통
(c) 심장혈관계통 (d) 내분비계통

5. 절단면의 개념을 적용할 때 인체의 얼굴을 그대로 유지하며 분할하는 절단면은?
(a) 시상면 (b) 이마면
(c) 정중시상면 (d) 위와 관련없음

6. 왜 큰 유기체는 순환계통을 가져야 하는지를 분석하시오.

단계 3. 종합적 사고

1. 유기체 완성의 단계적 접근 관점에서 볼 때 생물체는 모든 기관계통이 상호 의존적으로 작용한다. 만약 세포의 골수안 세포들의 정상적인 세포분열 과정이 파괴되었을 경우 어떤 상태가 나타날 수 있을까?

2. 심한 구개파열(cleft palate)을 가지고 태어나 코안과 입천장을 복구하기 위해 외과적인 수술이 요구되는 아이가 있다. 구개파열은 어떤 인체 기관계통에 영향을 미치게 될까? 또한 이러한 문제의 발생과 해결방법을 알기 위하여 다른 포유동물에 대한 연구는 우리에게 유익하게 작용할 것이며, 구개파열을 확인하고 교정하는데 있어 어떤 해부학 관련 과목들이 포함되는가?

2 기초
Foundations

세포
The Cell

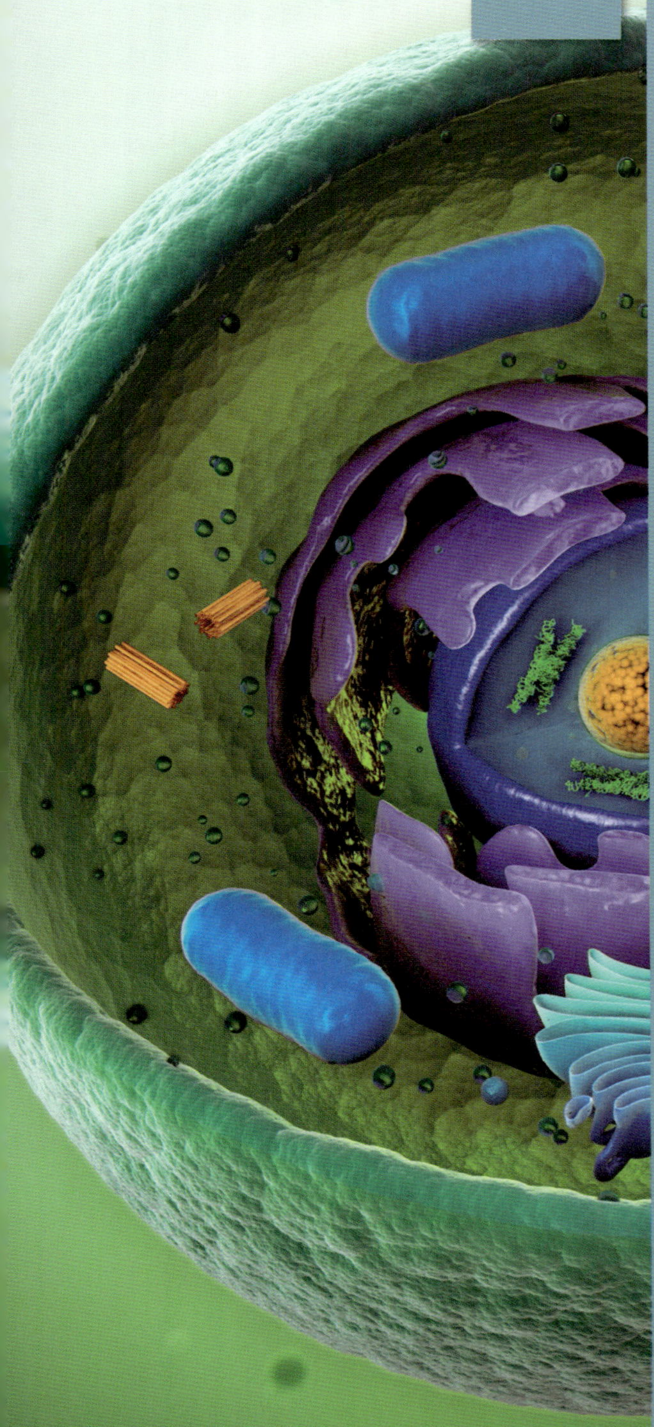

학습목표

2.1 형질막, 세포질, 그리고 막성 · 비막성 세포소기관을 확인하고 기능을 설명한다.

2.2 세포들이 인체 조직에서 구조적 안정성을 유지하기 위하여 어떻게 상호 연결되어 있는지를 설명한다.

2.3 세포의 생명주기와 어떻게 세포가 유사분열 과정에 의하여 분열하는지를 요약한다.

우리가 건축기자재 상점을 둘러본다면, 벽돌, 바닥타일, 문짝, 그리고 많은 품목의 잡동사니들을 보게 될 것이다. 각각의 품목 자체는 평범하고 매우 제한된 곳에 사용되겠지만, 만약 모든 품목을 충분하게 가지고 있다면 기능적인 단위체가 되는 집이라는 것을 완성할 수 있을 것이다. 인체 역시 세포라고 불리는 개별적인 성분의 모임으로 구성된다. 개개의 벽돌과 잡동사니들이 모여 집의 벽을 만드는 것처럼, 각각의 세포들이 모여 심장의 근육벽과 같은 조직을 형성한다.

영국의 과학자인 Robert Hooke는 1665년경 초기의 광학 현미경으로 건조된 코르크를 관찰하여 수천 개의 작은 빈 방을 관찰하고, 세포(cell)라는 용어를 처음으로 사용하였다. 그 후 많은 과학자들이 살아 있는 식물에서 세포를 관찰하고 세포 공간에는 젤라틴성 물질로 채워져 있는 것을 알게 되었다. 175년간의 연구에 의해 세포는 모든 살아 있는 생명체의 기본 단위가 된다는 **세포이론(cell theory)**이 세워졌으며, 1830년대 이후 세포이론은 인체에 관련된 여러 가지 기본적인 개념을 구체화하기 위해 계속 발전되어 왔다.

- 세포는 모든 식물과 동물의 구조적인 기본 단위가 된다.
- 세포는 기존에 존재했던 세포의 분열에 의해 생겨난다.
- 세포는 모든 생명 기능들을 수행하는 가장 작은 구조적 단위이다.

인체는 수조 개의 세포를 가지고 있으며, 모든 활동들은 수백만 개 혹은 수십억 개 세포들의 조합된 반응에 의해 이루어진다. 그러나 각각의 세포는 "큰 그림" 안에서의 각자의 역할에 대해 알지 못하며, 각 세포는 단순하게 주변 환경의 변화에 반응할 뿐이다. 세포는 인체의 구조물 모두를 형성하고, 모든 생명 활동을 수행하기 때문에 인체에 대한 탐구는 기초적인 세포생물학에서 시작해야만 한다.

인체의 세포에는 **성세포(sex cell)**와 **몸세포(somatic cell)**의 두 종류의 세포가 있으며, 성세포 또는 생식세포(germ cells or reproductive cells)는 남성의 정자(sperm)이거나 여성의 난모세포(oocyte)이다. 몸세포(soma, body)는 인체에서 성세포가 아닌 모든 세포를 포함한다. 이 장에서는 몸세포에 대하여 논의할 것이며, 성세포의 경우 뒷부분의 생식계통(제27장)에서 논의할 것이다.

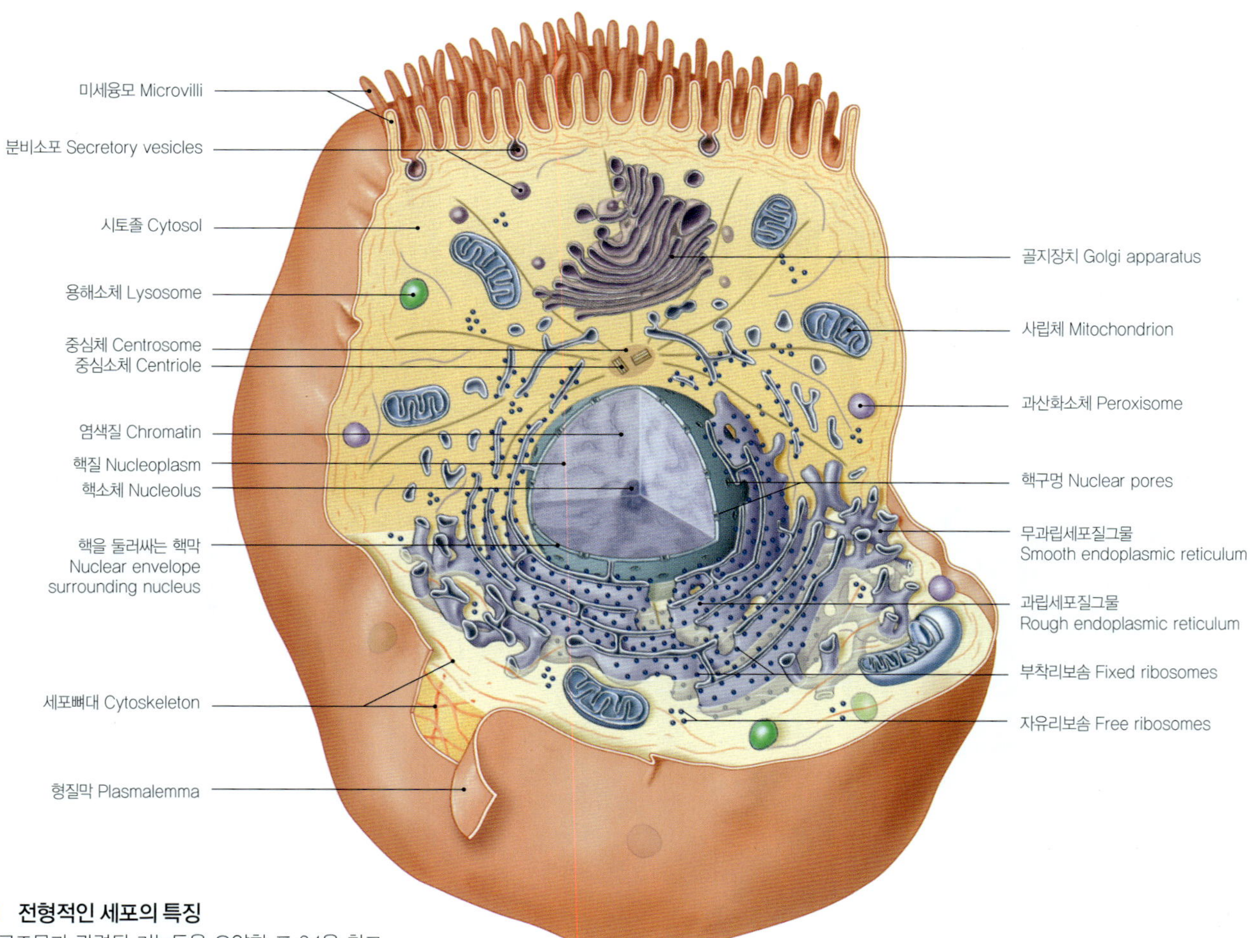

■ 그림 2.1 전형적인 세포의 특징
다양한 세포구조물과 관련된 기능들을 요약한 표 2.1을 참고.

2.1 세포해부학

전형적인 세포라는 것은 평균적인 것을 의미하는 것으로 설명되는 전형적인 세포 모델은 인체 대부분의 세포가 공유하고 있는 특징들을 설명한다. 그림 2.1은 전형적인 세포 내부 구조를 시각적으로 보여주고 있으며, 표 2.1은 세포내 소기관들이 가지는 주요구조와 기능을 요약하고 있다.

그림 2.2는 이 장의 구성에 대하여 간단히 소개한 것이다. 전형적인 세포들은 **세포바깥액(extracellular fluid)**으로 알려진 수분이 많은 매질(medium)에 잠겨 있으며, 형질막(plasmalemma)은 세포바깥액으로부터 세포내용물 또는 세포질을 분리해 준다. 세포질(cytoplasm)은 액체성 물질인 시토졸(cytosol)과 세포소기관(organelle)으로 잘 알려진 세포내 구조물들로 더욱 세분화될 수 있다.

형질막

세포의 외부 경계면은 **형질막(plasmalemma)**이라 하며, **세포막(cell membrane)** 또는 원형질막(plasma membrane)이라고도 한다. 형질막은 6~10 nm(1 nm = 0.001 ㎛) 정도의 두께로 매우 얇다. 형질막의 일반적인 기능은 다음과 같다.

- 물리적인 격리(physical isolation): 형질막의 지질 이중층은 주위의 세포바깥액으로부터 세포의 내부를 분리시키는 물리적인 장벽을 형성한다.
- 환경에 따른 출입 조절(regulation of exchange with the environment): 형질막은 이온과 영양물질의 진입과 노폐물의 제거, 그리고 분비 물질을 방출한다.
- 자극 반응성(sensitivity): 형질막은 세포바깥액의 변화에 영향을 받는 세포의 첫 부분이며, 또한 세포가 위치하는 환경에서 특정 분자를 인식하고 반응하는 다양한 수용기를 포함하며, 다른 세포와 서로 교통한다.
- 세포와 세포의 소통(cell to cell communication): 부착(adhesion), 그리고 구조적인 지지(structural support): 두 인접한 형질막 사이나 형질막과 세포바깥물질막 사이에서 세포와 세포의 소통, 부착, 그리고 조직에 안정된 구조를 제공한다.

형질막은 인지질, 단백질, 당지질, 그리고 스테롤로 이루어진 복잡한 구조로 이루어지며, 세포의 기능에 따라 다양할 수 있다. 전형적인 형질막의 구조는 그림 2.3에서 설명하고 있다.

형질막은 인지질이 뚜렷한 두 개의 층을 형성하기 때문에 **인지질이중층(phospholipid bilayer)**이라 하며, 각 층의 인지질 분자들의 머리 부분은 표면쪽에, 꼬리 부분은 내부에서 맞대고 있다(그림 2.3b). 용해된 이온과 수용성 화합물은 지질꼬리 부분이 물분자와 결합하지 않기 때문에 형질막의 지질 부분을 통과할 수 없다. 이 특징은 막이 외부의 액체 환경으로부터 세포질을 효과적으로 격리시킬 수 있도록 만든다. 이러한 격리는 세포질의 구성이 세포바깥액체와 다른 차이를 만들기 때문에 매우 중요하며, 이러한 차이가 유지될 수 있는 것이다.

막단백질에는 일반적인 두 가지 형태의 단백질이 있다(그림 2.3a). **주변막단백질(peripheral protein)**은 내부 혹은 외부의 막 표면에 부착되어 있으며, **필수막단백질(integral protein)**은 막 안에 내장되어 있다. 대부분의 필수막단백질은 한 번 혹은 여러 번, 막의 전체 폭을 통과하므로 관통막단백질(transmembrane protein)이라고도 부른다. 필수막단백질의 일부는 물분자, 이온, 작은 수용성 화합물을 세포 내부나 외부로 통과시키는 **통로(channel)**를 형성하며, 세포 내부와 외부 사이의 대부분의 교통은 이 통로를 통해 발생한다. 통로의 일부는 물질의 이동을 조절하기 위해 규칙적으로 열리거나 닫힐 수 있으므로 **관문(gate)**이라 부르며,

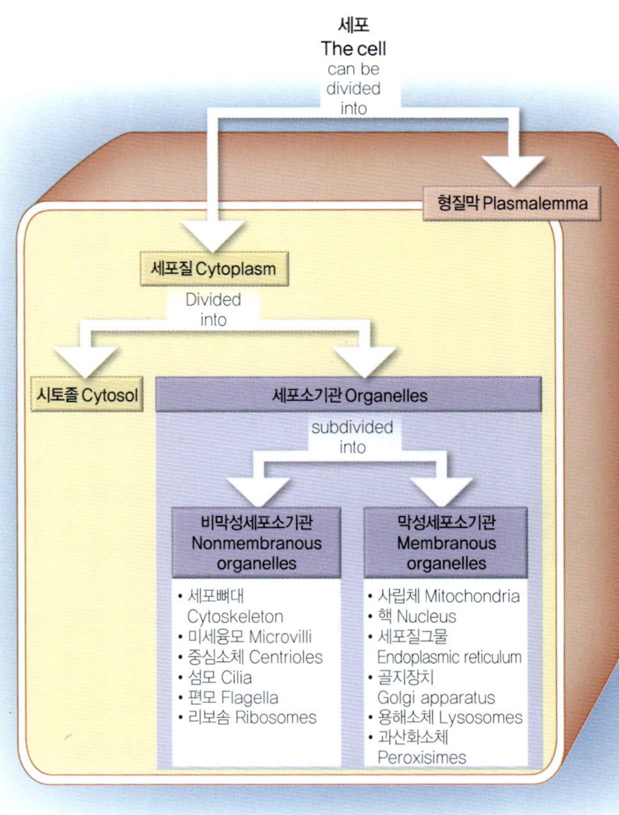

그림 2.2 세포 구조물의 체계적 분류
세포질은 시토졸과 세포소기관으로 구분된다. 세포소기관은 비막성세포소기관과 막성세포소기관으로 세분된다.

표 2.1 대표적인 세포의 해부학(전형적인 세포의 구조물)

외관	구조	구성	기능
형질막과 시토졸 PLASMALEMMA AND CYTOSOL			
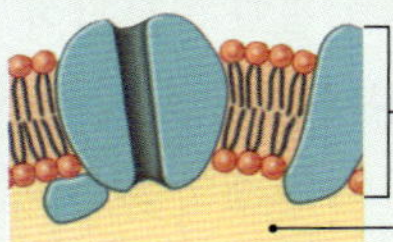	형질막 Plasmalemma	지질이중층으로 인지질, 스테로이드 단백질과 탄수화물을 함유	분리; 보호; 감수성; 지지; 물질의 출입조정
	시토졸 Cytosol	세포질의 액체성 성분으로 세포내 포함물과 비용해성 물질들을 함유	확산에 의한 물질의 분배; 글리코겐과 색소 및 다른 물질들의 저장
비막성세포소기관 NONMEMBRANOUS ORGANELLES			
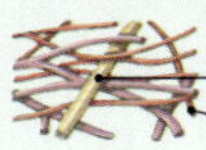	세포뼈대 Cytoskeleton 미세관 Microtuble 미세잔섬유 Microfilament	단백질들이 미세잔섬유 또는 가느다란 관을 구성	강도와 지지작용; 세포내 구조물과 물질들의 이동
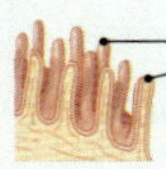	미세융모 Microvilli	막의 연장 부분으로 미세잔섬유를 함유	세포바깥물질들의 흡수를 촉진하기 위하여 표면적 증가
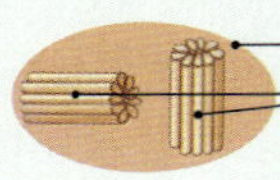	중심체 Centrosome 중심소체 Centrioles	세포질은 직각을 이루는 2개의 중심소체를 함유하고, 각각의 중심소체는 9개의 미세관세짝으로 구성	세포분열 동안 염색체 이동에 필수요소; 세포뼈대작용을 하는 미세관의 형성
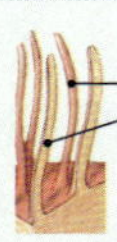	섬모 Cilia	막의 연장 부분으로 9+2로 배열하는 미세관두짝	세포 표면에서 물질들의 이동
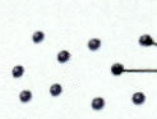	리보솜 Ribosomes	RNA+단백질, 부착리보솜은 과립세포질그물에 붙어 있고, 유리리보솜은 세포질에 흩어져 존재	단백질 합성
막성세포소기관 MEMBRA NOUS ORGANELLES			
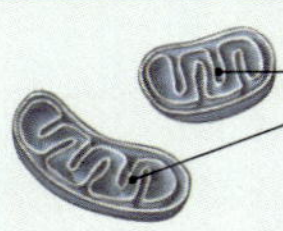	사립체 Mitochondria	이중막으로 속막은 주름구조의 능선을 만들며 대사작용 효소로 싸임	세포에 의하여 요구되는 ATP의 95% 생산
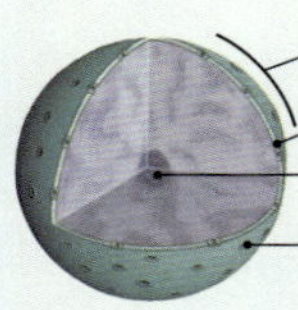	핵 nucleus 핵막 nuclear envelope 핵구멍 nuclear pore	핵질은 뉴클레오티드, 효소, 핵단백질, 염색질을 함유, 핵구멍을 가진 이중막인 핵막으로 싸임	대사작용의 조절; 유전적 정보의 저장과 과정 수행; 단백질 합성 조절
	핵소체 nucleolus	핵질안의 치밀 구역으로 DNA와 RNA 함유	리보솜 아단위의 집합과 rRNA의 합성 부위
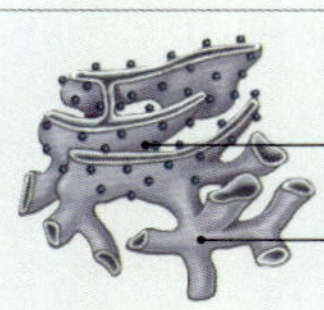	세포질그물 Endoplasmic reticulum(ER)	세포질 전체에 퍼져 있는 막성 채널의 망	물질분비의 합성; 세포내 저장과 이동
	과립세포질그물 Rough ER	막에 결합된 리보솜을 가짐	새로 합성된 단백질의 변형과 포장
	무과립세포질그물 Smooth ER	부착된 리보솜 결여	지질, 스테로이드, 탄소화합물 합성; 칼슘이온의 저장
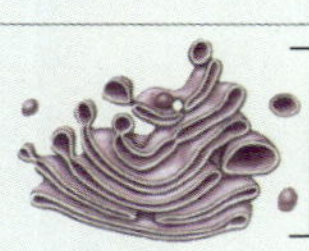	골지장치 Golgi apparatus	공동을 가지는 편평한 막(수조)들의 더미	분비 물질과 용해소체 효소의 저장, 변경, 포장
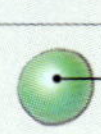	용해소체 Lysosome	소화효소를 함유하는 소포	손상된 세포소기관 또는 병원체의 세포내 제거
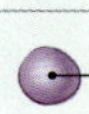	과산화소체 Peroxisome	분해하는 효소를 함유하는 소포	지방과 다른 유기 성분들의 이화작용; 대사 과정 중 발생하는 독성물질의 중화

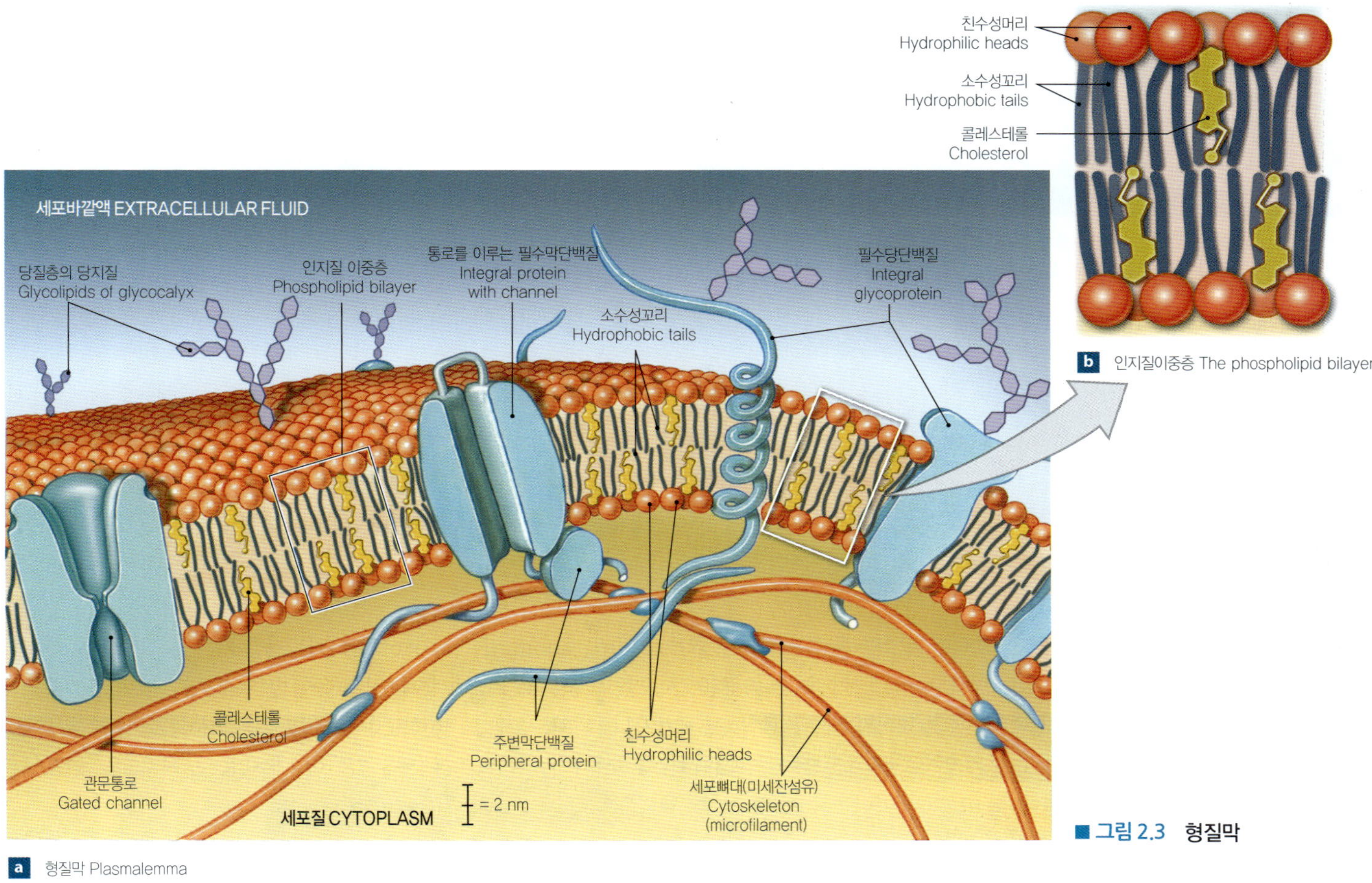

■ 그림 2.3 **형질막**

다른 필수막단백질은 촉매(catalysts)나 수용체 부위(receptor sites) 또는 세포인식(cell-cell recognition)으로 작용할 수 있다.

형질막의 내부나 외부 표면은 단백질과 지질의 구성에서 차이가 있다. 형질막의 외부면으로부터 확장되는 당지질(glycolipid)과 당단백질(glycoprotein)의 탄수화물(*glyco-*) 성분은 표면에 점성을 가진 **당질층(glycocalyx)**을 형성하며, 당질층의 일부는 수용체로 작용한다. 세포바깥액체에 특정 분자가 결합할 때, 막수용체는 세포활성을 변화시키는 방아쇠로 작용할 수 있다. 예를 들어, 형질막의 내면에 있는 세포질의 효소들은 필수막단백질에 결합하고 있을 것이며, 이들 효소의 활성은 막표면의 변화에 의하여 영향을 받을 것이다.

스테롤(sterols)은 막 구조를 안정화시키고, 막의 유동성을 유지하도록 한다. 인체 세포의 형질막에서 가장 일반적인 스테롤은 콜레스테롤(cholesterol)이다. 막의 유동성은 필수막단백질이 음료수에 떠다니는 얼음 같이 막 내부를 움직일 수 있기 때문에 발생한다. 부가적으로 형질막의 구성은 막 성분의 제거와 교체를 통하여 시간이 흐르면서 변화할 수 있다.

막 투과성: 수동운반 과정

막의 **투과성**은 장벽으로서 효과를 결정하는 성질이다. 투과력이 크다는 것은 물질들이 쉽게 막을 쉽게 가로지른다는 것이다. 만약 막을 통과하는 것이 아무 것도 없다면 **불투과(impermeable)**라 하고, 어떤 물질도 어려움이 없이 통과할 수 있다면 그 막은 **자유로운투과(freely permeable)**라고 한다. 형질막들은 이들 사이에 있으므로 **선택적투과(selectively permeable)**라고 한다. 선택적으로 투과하는 막은 어떤 물질에 대하여 자유로운 통로를 허용하기도 하고 통로를 제한할 수 있다. 투과력에서의 차이는 크기, 전기적 전하, 분자 모양, 물질의 용해도, 또는 이런 요소들의 조합 등에 의하여 제한될 수 있다.

형질막의 투과성은 막지질과 단백질의 구성과 특징에 의해 다양하게 나타난다. 이러한 과정들은 능동적이거나 수동적일 수 있다. Spotlight 그림 2.4는 세 가지 수동적인 과정인 **확산(diffusion)**, **삼투(osmosis)**, **촉진확산(facilitated diffusion)**과 그리고 세 가지 능동적인 과정인 **능동수송(active transport)**, **세포내섭취(endocytosis)**, **세포외배출(exocytosis)**을 설명하고 있다.

SPOTLIGHT

그림 2.4
막투과성: 능동수송과 수동수송

물질들은 형질막을 수동적(세포의 에너지 사용이 필요 없음)으로,
또는 능동적(저장된 세포에너지 소비가 요구)으로 통과할 수 있다.

수동수송 과정

세포에너지가 요구되지도 활용되지도 않음

확산

확산(diffusion)은 농도가 비교적 높은 곳에서 농도가 낮은 쪽으로 분자들의 이동을 말한다. 고농도와 저농도의 차이는 **농도기울기(concentration gradient)**로, 확산은 농도기울기가 사라질 때까지 계속된다.

영향을 미치는 인자들:
막투과성; 농도기울기의 크기; 확산분자의 크기, 전하, 그리고 지질용해성; 막통로단백질의 존재; 온도

포함된 물질(모든 세포):
가스, 작은 무기이온과 분자, 지용성물질

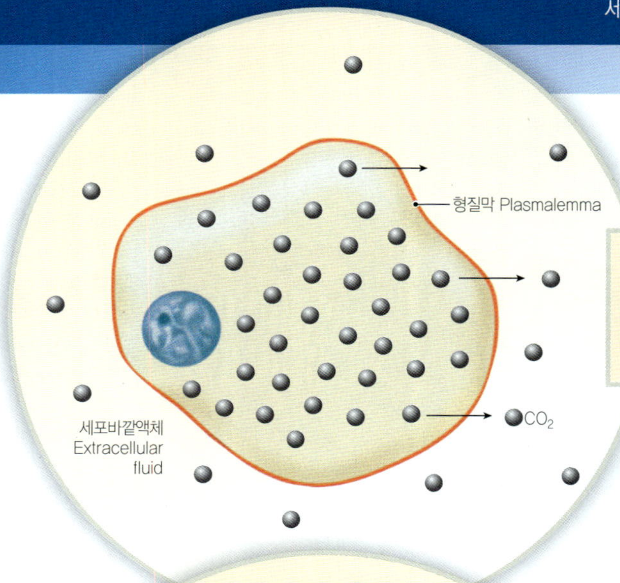

예
세포내의 이산화탄소 농도가 세포 밖보다 높을 때, 이산화탄소는 세포 밖으로 확산되며 세포바깥액체로 들어간다.

삼투압

삼투압(osmosis)은 선택적인 투과성 막을 가로지르는 물분자(용질일 수 있지만)의 확산이다. 물분자가 낮은 물농도 지역으로 확산한다는 것은 높은 용질 농도쪽으로 이동한다는 것을 알아야 한다. 왜냐하면 용질 농도는 삼투압에 의한 물 움직임의 방향과 크기를 나타내므로 쉽게 결정될 수 있다.

영향을 미치는 인자들:
용질농도기울기의 크기; 반대 압력

포함된 물질:
물 자체

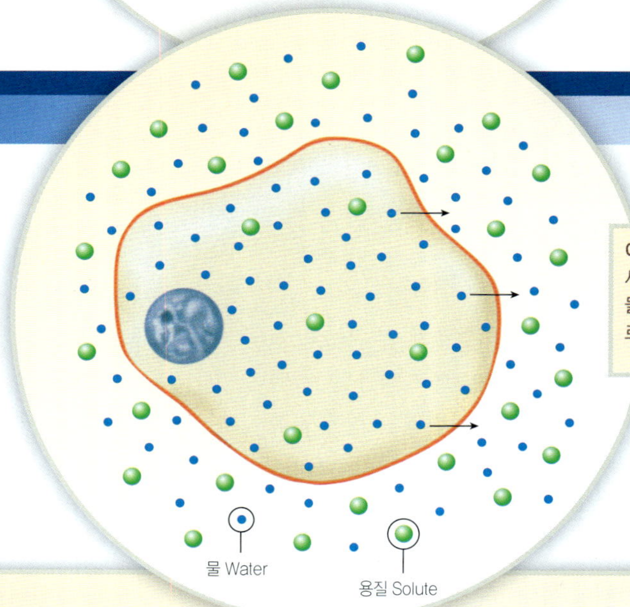

예
세포 밖의 용질농도가 세포 안보다 클 때, 물분자는 형질막을 가로질러 세포바깥액체로 이동한다.

촉진확산

촉진확산(facilitated diffusion)에서 용질은 운반단백질(carrier protein)에 의하여 형질막을 가로질러 수동적으로 이동한다. 마치 단순확산처럼, 이동의 방향은 농도기울기에 따른다.

영향을 미치는 인자들:
농도기울기의 크기; 용질의 크기, 전하, 그리고 용질의 용해도; 온도; 운반단백질의 활용도

포함된 물질;
글루코스와 아미노산

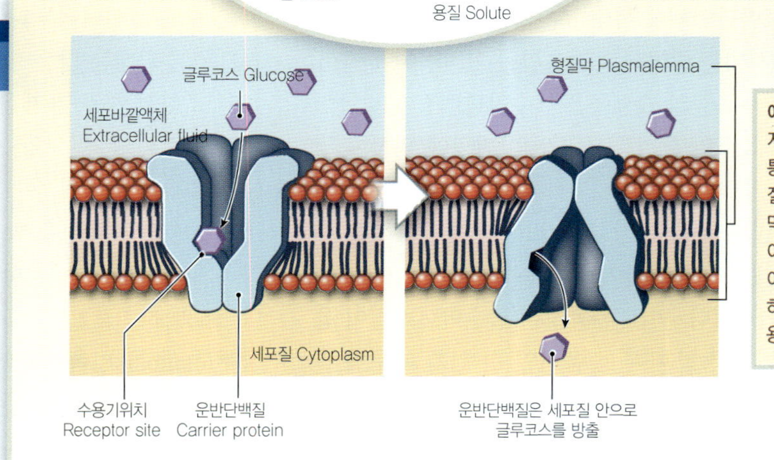

예
지방에 녹지 않거나 너무 커서 막통로를 통과하지 못하는 영양물질은 운반담백질에 의하여 형질막을 가로질러 이동할 수 있을 것이다. 많은 운반단백질은 세포 안이나 세포 밖 한 방향으로만 작용하는 특별한 물질이며, 특별한 수용체 부위에 부착한다.

능동수송 과정

ATP 또는 다른 에너지 자원이 요구됨

능동수송

능동수송을 활용하면서 운반단백질은 반대되는 농도기울기에도 불구하고 형질막을 가로질러 특별한 물질들을 이동시킬 수 있다. 한 방향에서 하나의 용질이 이동하고 반대 방향에서 다른 용질이 이동하는 운반단백질은 **교환펌프**라고 불린다.

영향을 미치는 인자들:
운반단백질, 용질, ATP의 유용성.

포함된 물질:
Na^+, K^+, 소금, Mg^{2+}(모든 세포들); 특별한 경우에 다른 용질

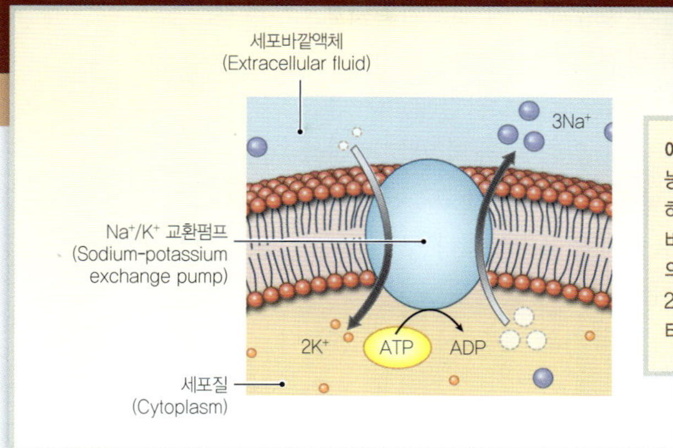

예
능동수송의 가장 일반적인 것 중의 하나는 Na^+/K^+ 교환펌프이다. 소비된 ATP의 각각의 분자에서 3개의 Na이온이 세포로부터 방출되고 2개의 K이온이 세포바깥물질로부터 회수된다.

세포내섭취

세포내섭취(endocytosis)는 세포내수송을 위하여 세포바깥물질을 막으로 싸인 주머니로 포장한다.

포음작용

포음작용(pinocytosis)에서 형질막에서 형성된 소포(vesicles)는 세포 안으로 작은 분자와 세포바깥액체를 가져온다. 이 과정은 자주 "cell drinking"이라고도 부른다.

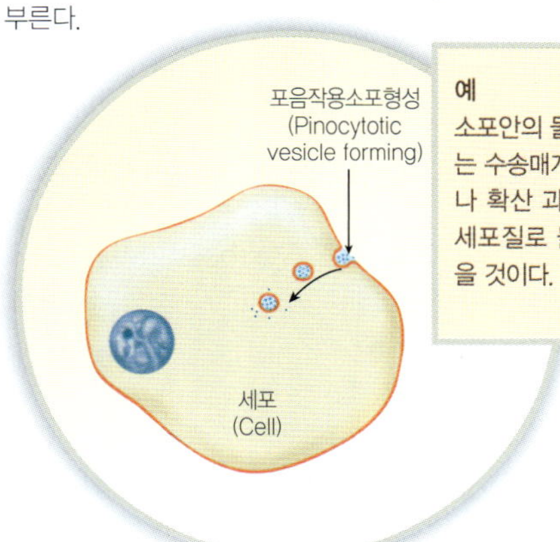

예
소포안의 물과 작은분자는 수송매개운반 과정이나 확산 과정에 의하여 세포질로 들어올 수 있을 것이다.

영향을 미치는 인자들:
자극요인과 기전은 아직 잘 모름

포함된 물질:
바깥세포액체와 관련된 용질들

포식작용

포식작용(phagocytosis)에서 형질막에서 형성된 소포(vesicles)는 단단한 입자를 세포 안으로 가져온다. 이 과정을 종종 "cell eating"이라고 부른다.

영향을 미치는 인자들:
세포바깥의 병원체 또는 세포부스러기의 존재와 양의 정도

포함된 물질:
박테리아, 바이러스, 세포부스러기, 그리고 다른 외부 물질

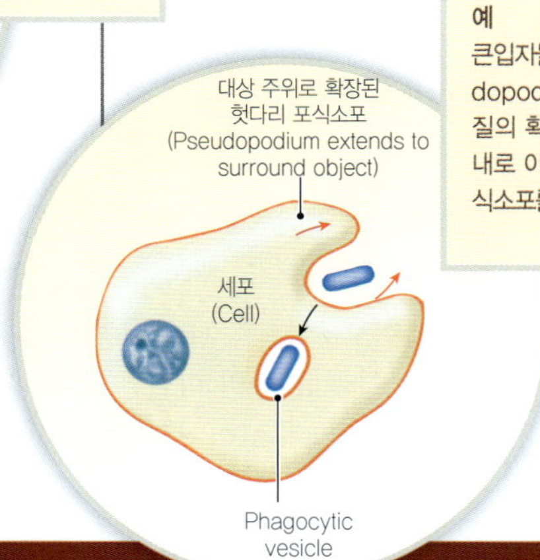

예
큰입자들은 헛다리(pseudopodia)라 불리는 세포질의 확장에 의하여 세포내로 이입되며, 그리고 포식소포를 형성하게 된다

수용체매개세포내섭취

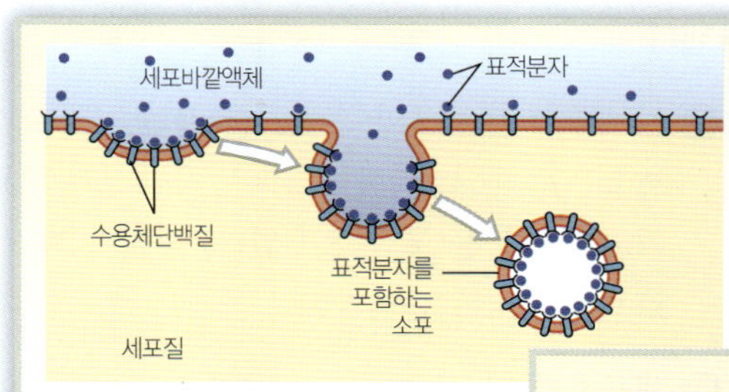

수용체매개세포내섭취(receptor-mediated endocytosis)에서 표적분자(target molecule)는 막표면에서 특별한 수용체단백질과 결합하고, 소포형성을 유발한다.

예
각각의 세포는 세포바깥물질의 특별한 민감성을 가지며, 형질막에 존재하는 수용체 단백질의 종류에 의존한다.

영향을 미치는 인자들:
형질막에 존재하는 많은 수용체와 리간드(ligand)라 불리는 표적분자의 농도

포함된 물질들(모든 세포):
콜레스테롤과 철이온을 포함하는 많은 예 존재

세포외배출

세포외배출(exocytosis)은 세포내소포가 형질막에 융합될 때 액체나 고체 형태로 방출되는 것이다.

영향을 미치는 인자들:
자극요인과 기전은 완전하게 알려져 있지 않음

포함된 물질들(모든 세포):
액체와 세포 폐기물; 분비물은 여러 가지 세포에 의하여 분비된다.

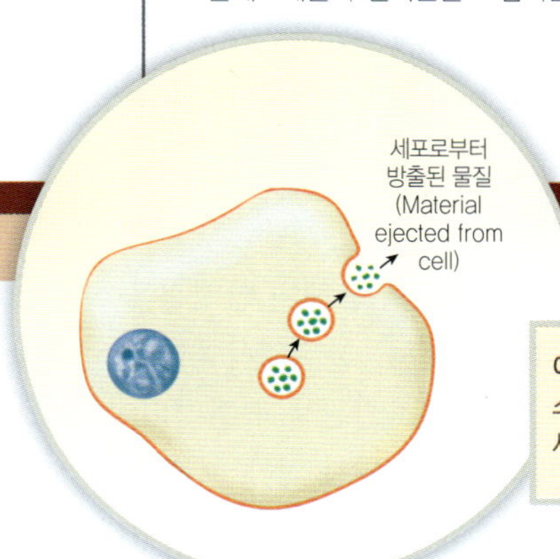

예
소포 안에 축적된 세포폐기물은 세포로부터 밖으로 방출된다.

형질막의 확장: 미세융모

형질막에서 작고 손가락 모양의 돌출된 부분을 **미세융모(microvilli)**라 한다. 작은창자와 콩팥과 같이 세포바깥액체로부터 물질을 흡수하는 세포들에서 발견된다(그림 2.5a,b). 미세융모는 흡수를 위하여 표면적을 증가시키는 장치로 각각의 미세융모 안에는 미세잔섬유(microfilament)가 있어 아래의 세포뼈대를 이루는 종말그물(종망, terminal web)에 견고하게 고정시킨다. 세포뼈대에 고정된 미세잔섬유는 물결처럼 움직이거나 구부러지는 운동을 할 수 있어, 미세융모 근처의 액체의 순환을 도와주고 용해된 영양소를 세포막 표면에 있는 수용기와 접촉하는 것을 돕는다.

세포질

세포의 내부에 있는 모든 물질을 **세포질(cytoplasm)**이라 하며, 세포질은 세포바깥액체보다 더 많은 단백질을 포함한다. 단백질은 세포 무게의 15~30%를 차지한다. 세포질은 크게 두 부분으로 나뉜다.

1. **시토졸** 또는 세포안액체(**cytosol** or intracellular fluid): 시토졸은 용해된 영양분과 이온, 용해성과 비용해성 단백질, 그리고 노폐물을 포함하고 있다. 형질막은 주위 세포바깥액체로부터 시토졸을 분리한다.
2. **세포소기관(organelle)**은 특정한 기능을 수행하는 세포내 구조물이다.

시토졸

시토졸(cytosol)은 세포바깥액체와는 다른 세 가지 중요한 차이점이 있다.

1. 시토졸은 세포바깥액체가 높은 나트륨이온(Na+) 농도를 갖고 있는 것에 비해, 높은 농도의 칼륨이온(K+)을 함유하고 있다. 음이온과 양이온의 수는 막을 기준으로 균형을 유지하고 있지 않는다; 막의 바깥은 양전하가 초과되어 있고, 안은 음전하가 초과되어 있다. 다른 전하의 구성은 막전위를 형성한다.
2. 시토졸은 비교적 높은 농도의 용해된 단백질을 함유하고 있다. 이런 단백질들의 대부분은 물질대사를 조절하는 효소이고, 그 외에는 다양한 세포소기관들과 관련되어 있으며, 단백질들은 시토졸이 다양한 밀도를 갖게 해준다.
3. 시토졸은 비교적 적은 양의 탄수화물과 많은 아미노산과 지질을 가지고 있다. 탄수화물은 에너지를 공급하기 위해 분해되고, 아미노산은 단백질을 만드는데 사용된다. 세포 안에 저장된 지질은 대개 탄수화물을 이용할 수 없을 때 에너지 공급원으로 사용된다.

세포의 시토졸은 **세포포함물(inclusion)**로 알려져 있는 불용성의 물질 덩어리들을 포함하고 있다. 가장 흔한 세포포함물로는 저장된 영양물질들로, 예를 들면, 간이나 뼈대근육세포에 저장된 글리코겐 입자들, 또 지방세포의 지질입자들이다.

세포소기관

세포소기관(organelle)들은 세포 유형에 따라 그 종류와 수가 다르지만, 인체의 모든 세포(그림 2.1)에서 발견된다. 각각의 세포소기관은 정상적인 세포의 구조, 유지, 대사에 필수적인 특정한 기능을 수행한다. 세포질의 세포소기관들은 항상 시토졸과 접촉하고 있는 **비막성세포소기관(nonmembranous organelle)**과 막으로 둘러싸여 시토졸과 분리되어 있는 내용물을 포함하는 **막성세포소기관(membranous organelle)**의 두 개의 큰 범주로 나누어진다(표 2.1).

비막성세포소기관

비막성세포소기관은 세포뼈대(cytoskeleton), 중심소체(centriole), 섬모(cilia), 편모(flagella), 그리고 리보솜(ribosome)을 포함한다.

세포뼈대

전자현미경으로 세포를 관찰하면 치밀하고, 겉보기에는 무질서한 미세잔섬유의 모임처럼 보인다. 보다 자세한 연구에서 이 미세잔섬유들은 두 세포를 서로 붙여준다거나 형질막에서 둘러싸는 세포바깥공간으로 돌출되는 다발을 형성하는 형태로 자주 발견된다. 이들 섬유의 다발은 세포의 세포질 안으로 확장되고, 섬유의 뼈대를 형성하면서 세포질에 강도(strength)와 유연성(flexibility)을 제공해 준다. 이렇게 세포질에 강도와 유연성을 제공하는 섬유들의 내부뼈대를 **세포뼈대(cytoskeleton)**라 한다. 세포뼈대는 미세잔섬유, 중간미세잔섬유, 굵은미세잔섬유, 그리고 미세관의 4개의 주요 구성성분으로 이루어진다.

미세잔섬유 주로 **액틴(actin)** 단백질로 구성된 가느다란 가닥을 **미세잔섬유(microfilament)**라 한다. 대부분의 세포에서, 미세잔섬유는 시토졸의 도처에 흩어져 있으며, 형질막 아래에서 치밀한 연결망을 형성한다. 그림 2.5a,b는 작은창자의 세포에서 미세잔섬유

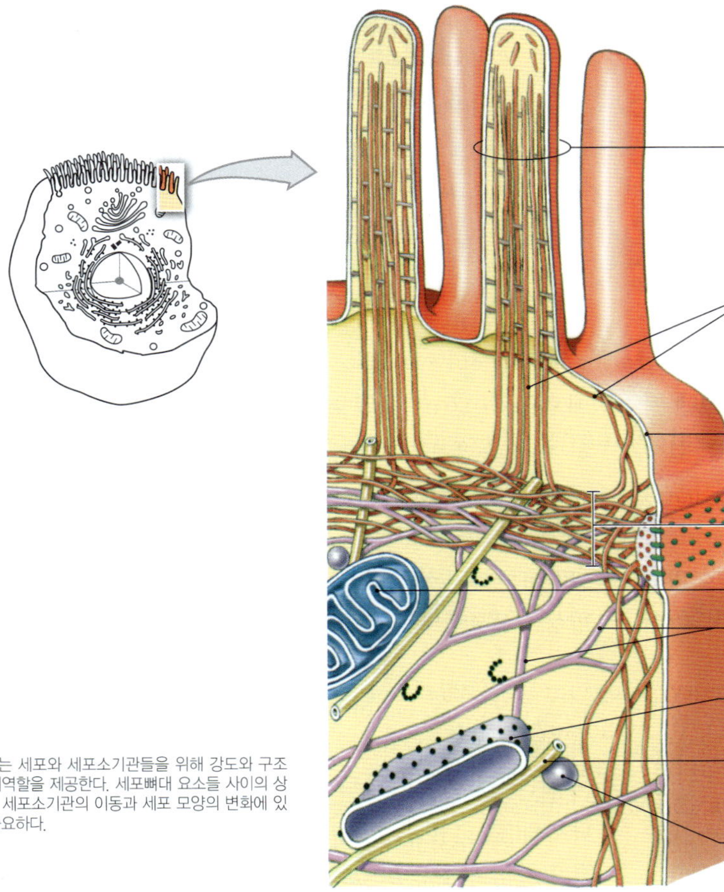

a 세포뼈대는 세포와 세포소기관들을 위해 강도와 구조적인 지지역할을 제공한다. 세포뼈대 요소들 사이의 상호작용은 세포소기관의 이동과 세포 모양의 변화에 있어서도 중요하다.

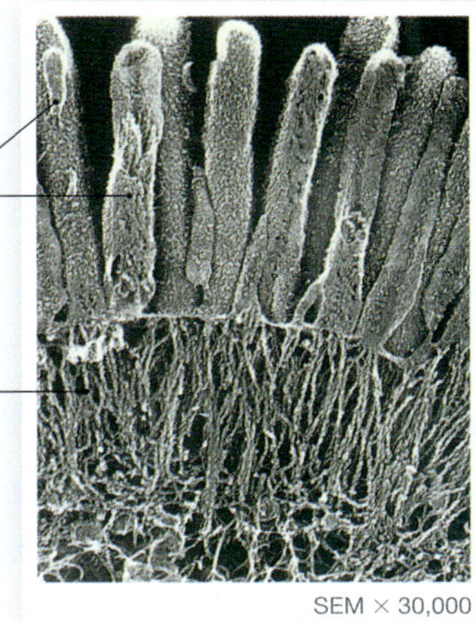

b 작은창자 세포의 미세융모와 미세잔섬유의 주사전자현미경 사진

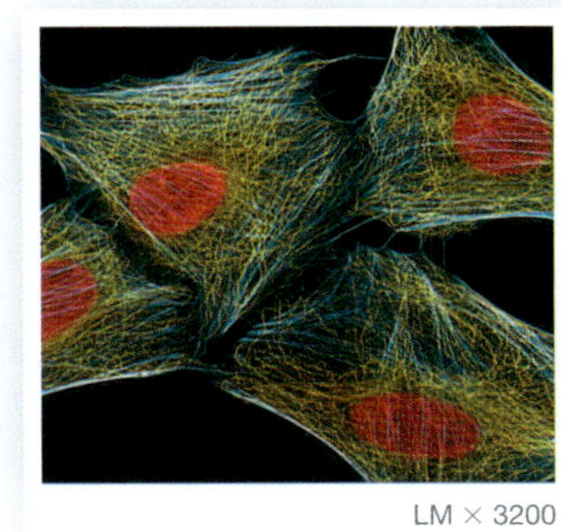

c 특별한 형광 물질로 표지한 후 관찰한 살아있는 세포의 미세관

■ **그림 2.5 세포뼈대**

의 표면층을 보여준다.

미세잔섬유는 두 가지 주요한 기능을 가지고 있다.

❶ 미세잔섬유는 형질막의 필수막단백질에 세포뼈대를 고정시켜, 막 단백질의 위치를 안정화시키고, 형질막에 견고하게 붙여주어 세포에 부가적인 기계적 힘을 제공한다.

❷ 액틴미세잔섬유는 굵은미세잔섬유(thick filament)와 상호작용하여, 세포에 부분적으로 활동적인 움직임을 만들어 낼 수 있고, 혹은 전체 세포의 모양에 변화를 줄 수 있다.

중간미세잔섬유 중간미세잔섬유(intermediate filament)는 주로 두께에 의하여 정의되며, 구성물질은 세포 유형에 따라 다양한 것이 특징이다. 중간미세잔섬유는 (1) 강도(strength)를 제공하고, (2) 세포소기관의 위치를 안정화시키며, (3) 세포질 내에서 물질들을 수송한다. 예를 들어, **신경미세잔섬유(neurofilament)**라 불리우는 특별한 중간미세잔섬유가 신경원(neuron)에서 발견되는데, 신경원의 세포질돌기로 이루어진 축삭(axon)은 길이가 1 m에 이를 수도 있으며, 중간미세잔섬유가 구조적인 지지작용을 제공한다.

굵은미세잔섬유 **미오신(myosin)** 단백질로 이루어진 비교적 굵은 섬유를 **굵은미세잔섬유(thick filament)**라 한다. 굵은미세잔섬유는 강력한 수축을 하기 위해 액틴미세잔섬유와 상호작용하는 근육세포에서 풍부하게 존재한다.

미세관 모든 세포는 **튜불린(tubulin)**이라는 단백질로 구성된 속이 빈 **미세관(microtubule)**을 가지고 있다. **그림 2.5a,c**와 **그림 2.6**은 대표적인 세포의 미세관을 보여주고 있다. 미세관은 필요에 의해 튜불린 분자의 집합체로 형성되기도 하고, 개별적인 튜불린 분자들로 다시 흩어지기도 한다. 미세관의 배열은 중심체(centrosome) 또는 미세관형성체(microtuble organizing center)로 알려진 지역인 세포의 핵 가까이 집중된다. 미세관은 중심체에서 세포바깥쪽으로 퍼져나간다.

미세관은 다양한 기능을 가지고 있다.

- 미세관은 세포뼈대의 일차적인 성분으로, 세포에 강도와 견고함 그리고 주요 세포소기관들의 위치를 고정시켜 주는 역할을 한다.

- 미세관의 집합과 분해가 세포의 모양을 변화시키는 기전을 제공하고, 세포의 운동을 도울 수 있다.
- 미세관은 세포소기관과 다른 세포내물질들에 부착할 수 있어, 그들을 세포 내에서 움직일 수 있게 한다.
- 세포분열 과정 중, 미세관은 복제된 염색체를 반대편 세포의 끝으로 분배하는 방추사(spindle apparatus)를 형성한다.
- 미세관은 중심소체(centiole), 섬모(cilia), 편모(flagella) 등 세포소기관의 구조적인 구성요소를 이룬다. 비록 이 세포소기관들은 형질막과 연관되어 있다 할지라도, 세포소기관 자체의 막을 가지지 않으므로 비막성세포소기관으로 간주된다.

중심소체, 섬모 그리고 편모

세포뼈대는 개별적으로 기능하는 수많은 미세관들을 가지고 있다. 미세관들은 모여 중심소체, 섬모, 그리고 편모를 형성하며, 이들의 구조는 표 2.2에 요약되어 있다.

중심소체 **중심소체(centriole)**는 짧은 미세관으로 이루어진 원통 모양의 구조물이다(그림 2.6a). 총 9개 미세관세짝(triplet)으로 이루어져 있으며, 중심부에는 미세관이 없기 때문에 9+0 의 배열로 이루어졌다고 한다. 대부분의 중심소체는 한 쌍이 서로 직각으로 배치되어 있으며, 세포분열을 하는 동안 염색체의 움직임을 지도하며, 성숙적혈구나 뼈대근육세포와 같이 분열하지 않는 세포들에서는 중심소체가 없다. **중심체(centrosome)** 또는 미세관형성체(*microtuble organizing center, MTOC*)는 중심소체의 쌍이 관찰되는 세포질의 밝은구역으로, 세포뼈대작용을 하는 미세관의 형성을 유도한다.

표 2.2 중심소체, 섬모, 편모의 비교

구조	미세관 구성	위치	기능
중심소체 CENTRIOLE	9개의 미세관세짝으로 구성되며, 짧은 원통형 형성	세포핵 가까이의 중심체	세포분열하는 동안 염색체의 이동을 위한 방추사 형성
섬모 CILIUM	중심에 한 쌍의 미세관과 9개의 미세관두짝으로 구성	세포의 표면	세포 표면에서 액체나 고체를 이동
편모 FLAGELLUM	섬모와 동일	세포의 표면	정자세포의 운동

섬모 **섬모**(단수, **cilium**)는 한 쌍의 중심미세관과, 주변부의 9쌍 미세관두짝(doublet)으로 구성되어 있으므로, 이를 9 + 2 배열이라 한다(그림 2.6b). 섬모는 중심소체와 공통점을 가지는 조밀한 **바닥소체(basal body)**와 연결되어 있으며, 세포 표면으로 돌출된 부분은 형질막으로 완전하게 덮여 있다. 섬모는 율동적으로 움직여

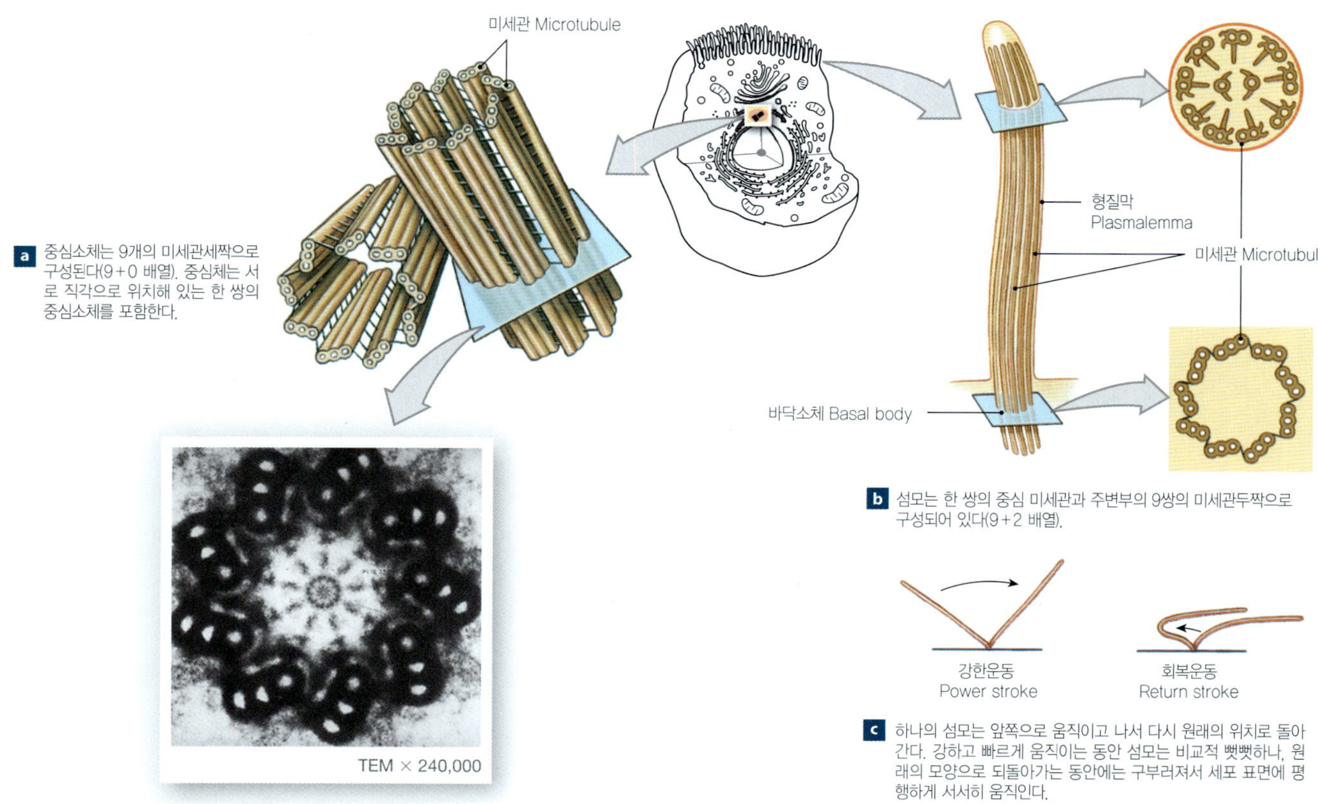

a 중심소체는 9개의 미세관세짝으로 구성된다(9+0 배열). 중심체는 서로 직각으로 위치해 있는 한 쌍의 중심소체를 포함한다.

b 섬모는 한 쌍의 중심 미세관과 주변부의 9쌍의 미세관두짝으로 구성되어 있다(9+2 배열).

c 하나의 섬모는 앞쪽으로 움직이고 나서 다시 원래의 위치로 돌아간다. 강하고 빠르게 움직이는 동안 섬모는 비교적 뻣뻣하나, 원래의 모양으로 되돌아가는 동안에는 구부러져서 세포 표면에 평행하게 서서히 움직인다.

■ 그림 2.6 중심소체와 섬모

액체와 분비물들을 세포 표면에서 움직이게 한다(그림 2.6c). 섬모는 호흡관 상피에서 잘 관찰되며, 먼지입자 등을 포함한 끈적끈적한 점액(mucus)을 목구멍 쪽으로 이동시키므로 호흡기의 표면을 보호한다. 만약 섬모가 손상되거나 과도한 흡연이나 대사작용의 문제 등으로 인하여 움직이지 못하게 되면, 염증을 일으키는 물질들을 더 이상 제거하지 못할 것이므로 만성적인 호흡기 질환이 발생하게 된다.

편모 **편모(flagella)**는 섬모와 구조적으로 유사하나 훨씬 더 길다. 정자세포(sperm cell)는 편모를 가지고 있는 인간의 유일한 세포로, 여성 생식기 안에서 정자를 움직이게 하는데 사용된다. 만약 정자의 편모가 마비되거나 비정상이 된다면, 여성생식자인 난모세포(oocyte)에 도달할 수 없어 수정되지 못하므로 불임이 발생할 것이다.

리보솜

리보솜(ribosome)은 광학현미경으로는 관찰되지 않는 작고 치밀한 구조물로 전자현미경으로 관찰하면 직경이 25 nm 정도의 치밀한 입자들로 관찰된다. 리보솜은 모든 세포에서 발견되지만, 세포의 종류와 활동에 따라 다양하게 분포한다. 각각의 리보솜은 대략 60%의 RNA와 40%의 단백질로 이루어져 있으며, 적어도 80종류 이상의 리보솜 단백질들이 밝혀졌다. 리보솜은 핵의 DNA에서 정보를 제공받아 단백질을 생산하는 세포 속의 공장이라고 할 수 있는데, 리보솜은 단백질 합성의 시작 부위로서 끼워 맞춰져 있는 두 개의 아단위(subunit)로 구성되어 있으며(그림 2.7b), 단백질 합성물이 완성되었을 때 아단위들은 분리된다.

리보솜은 크게 자유리보솜과 부착리보솜의 두 개의 유형이 있다(그림 2.7a). **자유리보솜(free ribosome)**들은 세포질의 도처에 뿔뿔이 흩어져 있으며, 그들이 만들어 내는 단백질들은 시토졸에 진입한다. **부착리보솜(fixed ribosome)**들은 막성세포소기관인 세포질그물에 붙어 있으며, 생산되는 단백질들은 세포질그물의 속공간으로 들어가고, 방출되기 위해서는 변형되고 포장되는 과정을 겪게 된다.

막성세포소기관

각각의 막성세포소기관(membranous organelle)들은 인지질 이중층의 막에 의하여 완전히 둘러싸여 있어, 형질막의 구조와 유사하다. 이 막은 주위의 시토졸 부분으로부터 차단하여, 세포소기관이 분비물, 효소, 또는 세포질에 불리한 영향을 줄 수 있는 독소 등을 만들거나 저장할 수 있게 해준다. 표 2.1은 막성세포소기관인 사립체, 핵, 세포질그물, 골지장치, 용해소체, 그리고 과산화소체의 6가지 유형을 보여준다.

사립체

사립체(mitochondria)는 특이하게 이중막을 가지고 있는 세포소기관이다(그림 2.8). 바깥막은 전체 세포소기관을 둘러싸고 있으며, 두 번째 막인 속막은 **능선(crista)**이라 불리는 접혀진 부분들을 많이 포함하고 있다. 능선은 사립체에 의하여 생산되는 대부분의 ATP 생산에 관련된 효소의 구성을 위한 넓은 표면적을 제공해준다. 사립체 활동은 세포가 살 수 있는데 필요한 에너지의 95%를 생산한다. 사립체는 산소를 소모하고 이산화탄소를 생성하는 일련의 반응들 속에서 유기분자를 분해함으로써 ATP를 생산한다.

사립체는 길고 얇은 것으로부터 짧고 두툼한 것까지 다양한 모

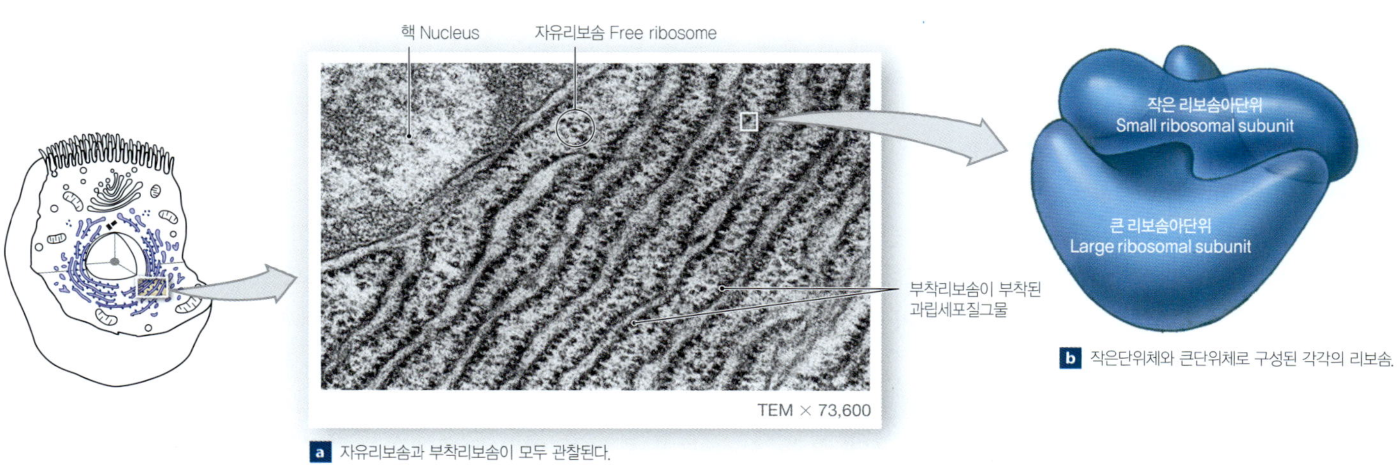

a 자유리보솜과 부착리보솜이 모두 관찰된다.

b 작은단위체와 큰단위체로 구성된 각각의 리보솜.

■ **그림 2.7 리보솜**
작고 치밀한 구조물들은 단백질 합성에 관여한다.

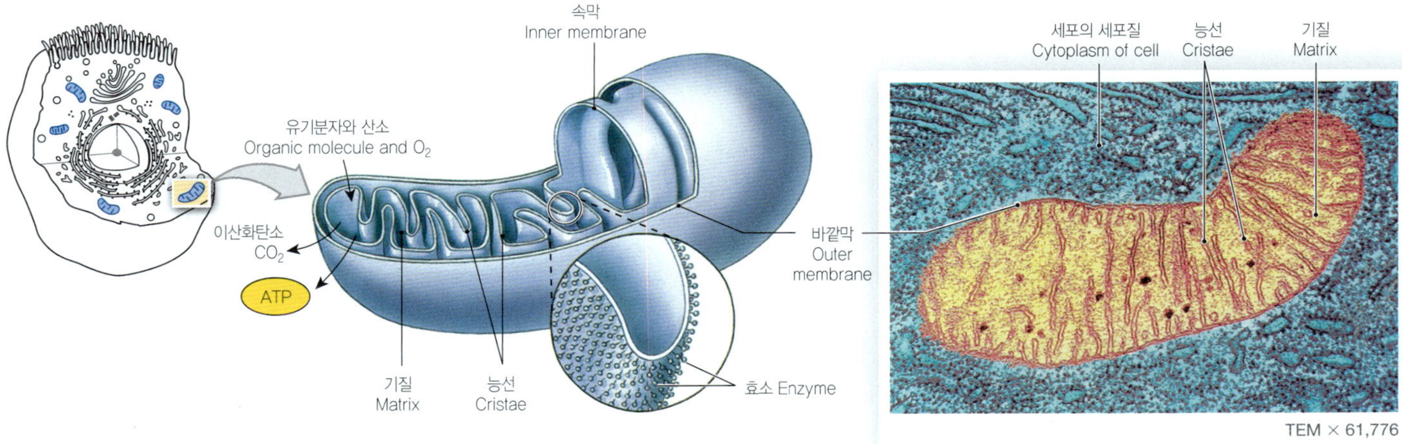

■ **그림 2.8 사립체**
사립체의 3차원적 구성과 색으로 강화된 TEM이 보여주는 전형적인 사립체 단면

양을 가지고 있다. 스스로 자신의 유지, 성장, 그리고 재생을 조절하며, 특정 세포 내의 사립체 수는 그 세포의 에너지 요구량에 따라 다양하다. 적혈구의 경우 사립체는 부족하지만, 간세포나 뼈대근육세포들은 보통 300여 개나 되는 많은 사립체를 가지고 있다. 근육세포들은 높은 에너지 소비율을 가지며, 시간이 경과할수록 사립체는 복제를 통해 증가된 에너지 요구량에 대해 응답한다. 사립체의 수적 증가는 에너지를 빠르게 공급할 수 있으며, 늘어난 양은 근육 운동능력을 향상시킨다.

핵

핵(nucleus)은 세포의 조직적인 활동을 위한 제어 중추이다. 하나의 핵은 인간 몸속의 대략 10만 개의 각기 다른 단백질 합성에 필요한 모든 정보들을 저장한다. 핵은 합성된 단백질과 양의 제어에 의하여 세포의 구조적 및 기능적 특징을 결정한다. 대부분의 세포들은 하나의 핵을 가지는 것이 보통이지만, 뼈대근육세포들은 많은 핵을 가지고 있어 **다핵세포**라 불리며, 성숙한 적혈구들은 핵이 없기 때문에 **무핵세포**라 불린다.

그림 2.9는 전형적인 핵의 구조로 **핵막**(nuclear envelope)은 핵을 둘러싸고 있어 시토졸로부터 핵을 분리시킨다. 핵막은 좁은 **핵주위공간**(perinuclear space)을 가지고 있는 두 겹의 막이다. 속핵막은 염색체를 위한 부착장소로서 제공되는 단백질을 함유하고 있으며, 반면에 바깥핵막의 구성은 세포질그물과 유사하다. 여러 부위에서 핵막은 그림 2.1에서 보는 것과 같이 과립세포질그물에 연결되어 있다.

핵과 시토졸 사이의 화학적 통신은 핵 안과 바깥에서 일어나는 고분자의 이동을 통제하는 단백질 합성물인 **핵구멍**(nuclear pore)을 통해 일어나며, 대략 핵 표면의 10%를 차지하고 있다. 이 핵구멍들은 물, 이온, 그리고 작은 분자의 이동은 허용하지만, 큰 단백질, RNA, 그리고 DNA의 이동은 통제한다.

핵형질(nucleoplasm)이란 용어는 핵 안의 액상 내용물로 사용된다. 핵형질은 이온, 효소, RNA와 DNA 단량체, 단백질, 소량의 RNA와 DNA를 포함한다. DNA 가닥은 염색체로 알려진 복잡한 구조를 형성한다. 핵형질은 **핵기질**(nuclear matrix)이라는 섬세한 섬유성 물질로 이루어진 망상구조물을 함유하는데, 이것은 구조적 지지대 역할을 제공하고 유전적 활동을 조절하는 물질을 포함하고 있다. 각각의 **염색체**(chromosome)는 **히스톤**(histone)이라 불리는 특별한 단백질들에 감겨 있는 DNA 가닥들을 포함하며, 각각의 세포핵은 23쌍의 염색체를 가지고 있다. 각 쌍의 하나는 아버지로부터, 다른 하나는 어머니로부터 유래하며, 전형적인 염색체의 구조는 그림 2.10에 도식화되어 있다.

DNA 가닥들은 간격을 두고 **뉴클레오솜**(nucleosome)이라고 알려진 복합체를 형성하면서 히스톤 단백질 주변에 감긴다. 뉴클레오솜의 전체 사슬은 다른 히스톤 단백질 주변을 감는데, 꼬임의 정도가 염색체가 길고 얇은지 또는 짧고 두꺼운지를 결정한다. 분열하는 세포에서 염색체들이 매우 치밀하게 꼬이면, 광학 현미경이나 전자 현미경으로 독립된 구조물로서 분명하게 볼 수 있다. 분열하지 않는 세포에서의 염색체들은 **염색질**(chromatin)이라고 불리는 얽힌 실 모양으로 느슨하게 꼬여 있다. 각각의 염색체는 일부 꼬여 있는 모양을 가지고 있고, 오직 이 부분에서만 분명하게 염색이 되어 핵은 거칠고 덤불 모양을 가진다.

염색체들은 또한 RNA 합성에 대해 직접적인 조절을 한다. 대부분의 핵들은 1~4개의 어두운 염색 부위를 가지는데 이를 **핵소체**(nucleoli)라 한다. 핵소체는 리보솜의 성분을 합성하는 핵의 세포소기관이다. 핵소체는 RNA와 마찬가지로 히스톤과 효소를 포함하고, 리보솜 단백질과 RNA를 생산하기 위한 유전적 지시를 포함하는 염색체 부분 주위에 형성된다. 핵소체는 간세포나 근육세

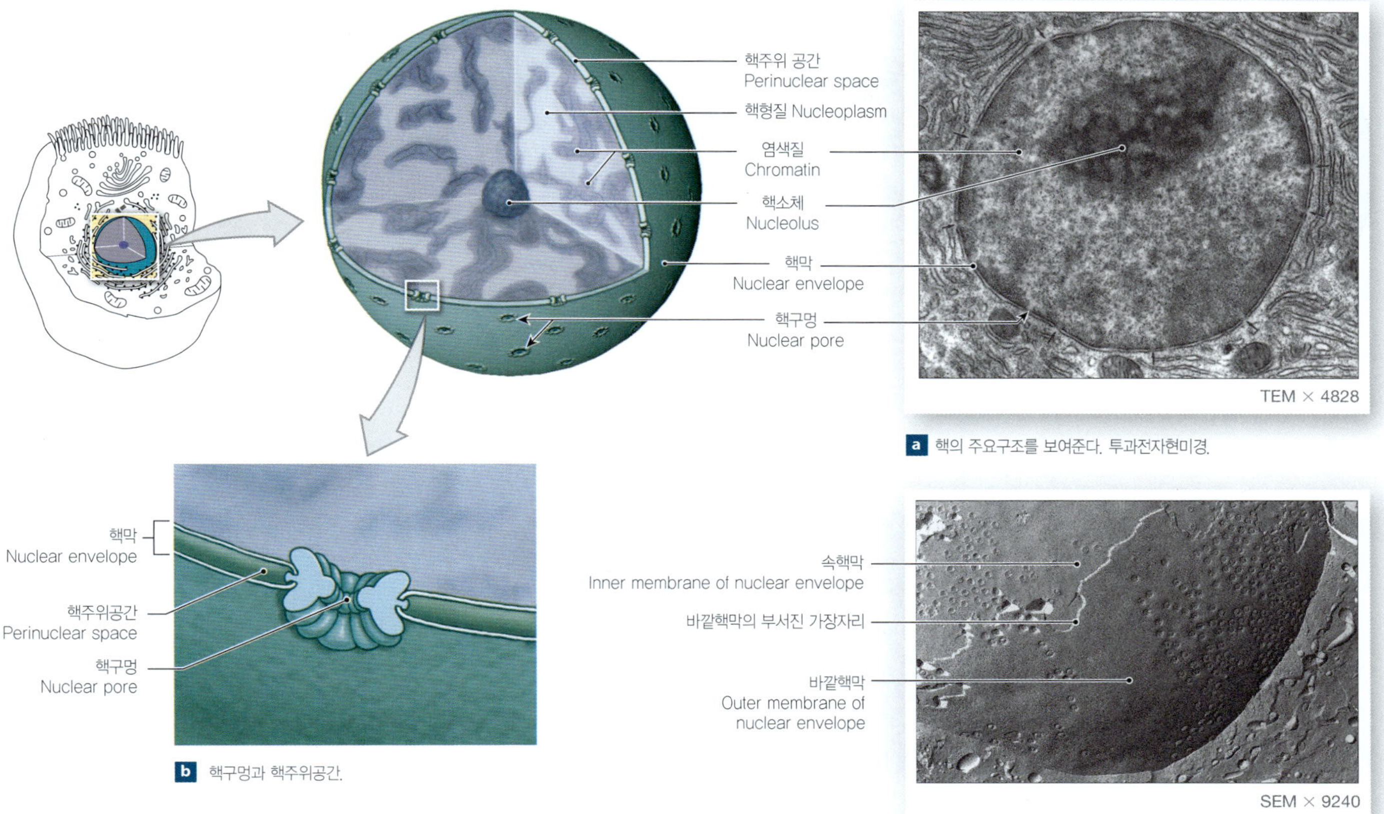

a 핵의 주요구조를 보여준다. 투과전자현미경.

b 핵구멍과 핵주위공간.

c 동결할단법(freeze fracture technique)을 사용하여 주사전자현미경으로 내부구조를 관찰한 것이다. 핵막의 바깥막으로부터 부서져 떨어져 나간 핵막과 핵구멍들이 관찰되며, 핵의 잘려진 경계가 보인다.

■ **그림 2.9 핵**
핵은 세포활동을 위한 제어중추이다.

포와 같이 많은 양의 단백질을 합성하는 세포 내에서 가장 뚜렷한데, 이러한 세포들은 많은 양의 리보솜을 필요로 하기 때문이다.

세포질그물

세포질그물(endoplasmic reticulum)은 ER이라 불리는 세포소기관으로, 속이 빈 편평한 판 모양으로 둥근 공간 모양을 형성하는 세포 내의 막에 의한 그물망이다(**그림 2.11**). 공간들은 수조(cisterna)라 불린다.

세포질그물은 네 가지 주요한 기능을 가진다.

❶ 합성(synthesis): 세포질그물의 막은 지질, 막단백질, 그리고 분비되는 단백질을 만드는 효소들을 포함한다. 이 가공된 생산물은 세포질그물의 수조에 저장된다.

❷ 저장(storage): 세포질그물은 다른 세포 과정의 영향없이 시토졸로부터 흡수된 합성 분자나 물질을 저장할 수 있다.

❸ 수송(transport): 물질들은 세포 내부에서 세포질그물의 수조를 통하여 이동할 수 있다.

❹ 해독(detoxification): 세포 유해 물질들은 세포질그물로 흡수될 수 있고 세포질그물의 막에 있는 효소들에 의해 중화될 수 있다.

세포질그물은 합성, 저장, 선적의 장소로서, 새롭게 합성된 많은 단백질들은 화학적 변화를 진행하고 다음 목적지로 운송되기 위해 포장되는 장소인 골지장치로 간다. 세포질그물에는 **과립세포질그물(RER)**과 **무과립세포질그물(SER)**의 두 가지의 유형이 있다.

과립세포질그물(rough endoplasmic reticulum)의 바깥면은 부착리보솜들을 가지고 있다. 리보솜들은 RNA의 가닥에 의해 제공되는 명령을 받아 단백질들을 합성한다. 그 결과 폴리펩티드 사슬이 길어지면, 세포질그물의 수조로 들어가 더욱더 변경된다. 과립세포질그물에 의해 생산되는 대부분의 단백질들과 당단백질(glycoprotein)들은 세포질그물의 끝이나 표면에서 떨어지는 작은 막 주머니로 포장된다. 이 **운반소포(transport vesicle)**들은 골지장치라 하는 다른 세포소기관으로 단백질을 운반한다.

무과립세포질그물(smooth endoplastmic reticulum)에는 리보솜이 없다. SER은 지질, 스테로이드, 탄수화물의 합성의 중추

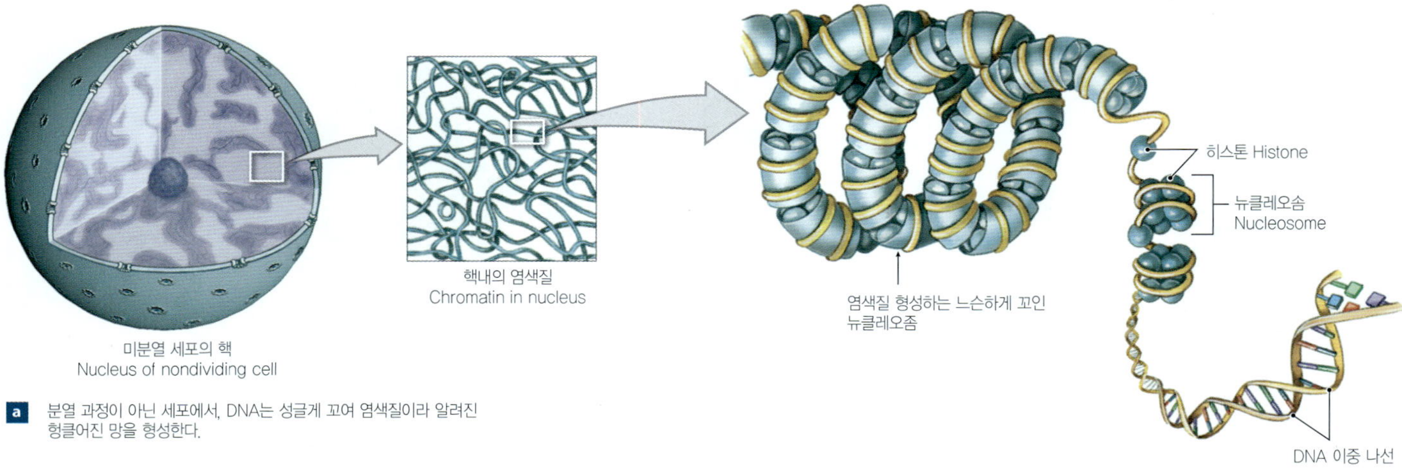

a 분열 과정이 아닌 세포에서, DNA는 성글게 꼬여 염색질이라 알려진 헝클어진 망을 형성한다.

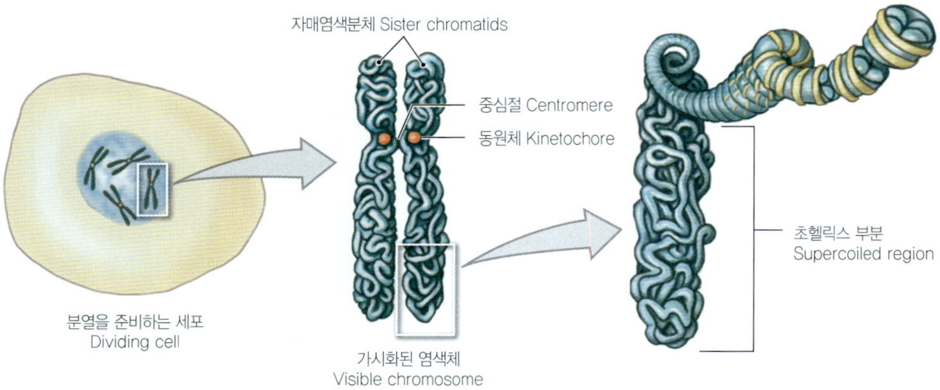

b 세포분열을 준비하기 위하여 보다 더 치밀하게 꼬일 때 DNA는 염색체라 불리는 뚜렷한 구조물로서 가시화된다. 염색체는 중심절이라는 한 지점에서 부착된 두 개의 자매염색분체로 구성된다. 동원체는 유사분열하는 동안 방추사가 부착하는 중심절의 부위이다.

■ 그림 2.10 염색체 구조
DNA 가닥들은 뉴클레오좀을 형성하기 위해 히스톤 주변을 감싸면서 꼬인다. 뉴클레오좀은 매우 치밀하거나 혹은 덜 느슨한 코일을 형성한다.

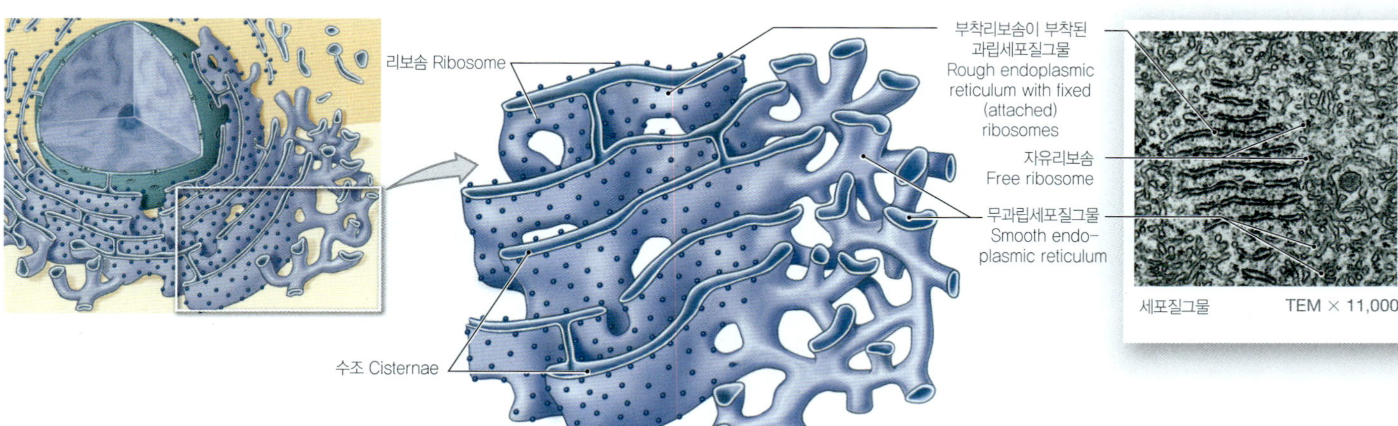

■ 그림 2.11 세포질그물
세포 내의 막으로 이루어진 망상 구조이다. 이 개략적인 스케치는 과립세포질그물과 무과립세포질그물의 3차원적인 관계를 보여준다.

로서, 칼슘 이온의 저장장소로서 독성물질의 비활성화 제거 등 다양한 기능을 가지고 있다.

세포질그물의 양이나 과립세포질그물과 무과립세포질그물의 비율 등은 세포의 유형과 진행되는 활동에 따라서 다양하다. 예를 들어, 소화 효소를 만드는 이자의 세포들은 광범위한 과립세포질그물을 가지고 있으나 무과립세포질그물은 상대적으로 적다. 이러한 상황은 생식 기관에서 스테로이드 호르몬을 합성하는 세포의 경우 반대로 나타난다.

골지장치

골지장치(Golgi apparatus) 또는 골지복합체(*Golgi complex*)는 수조(cisternae)라고 불리는 편평한 막 원판으로 구성되어 있다. 전형적인 골지장치는 그림 2.12에서처럼 5~6개의 수조로 구성되어 있다. 활동적으로 분비작용을 하는 세포에서는 휴식기의 세포보다 더 많고 큰 수조들을 가지고 있다. 대부분의 활동적인 분비세포들은 많은 수의 수조를 가지고 있으며, 이 수조의 무리는 세포의 핵 가까이에 위치한다.

골지장치의 주요 기능은 다음과 같다.

- 점액소(mucin)나 효소와 같은 분비물의 합성과 포장
- 시토졸에서 사용하기 위한 특별한 효소의 포장
- 형질막의 재생 혹은 변경

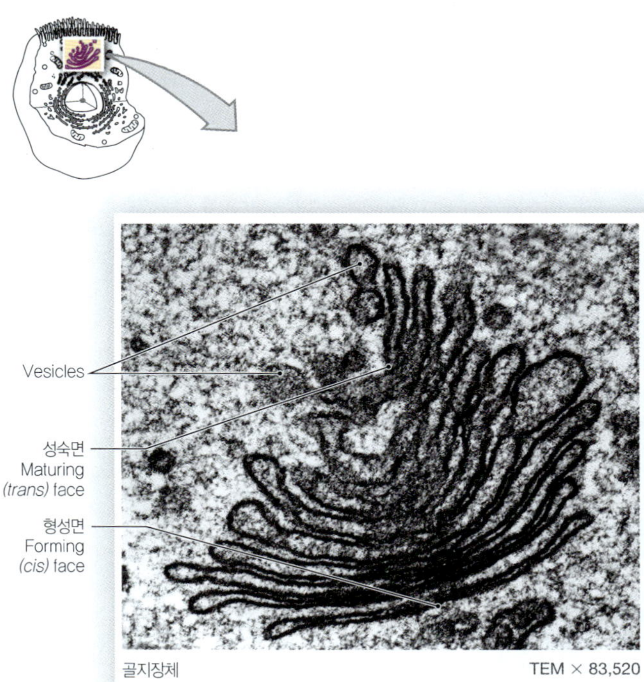

그림 2.12 골지장치의 투과 전자현미경 사진

골지장치의 이 기능들은 Spotlight 그림 2.13에서 설명되고 있다.

용해소체

골지장치에서 생산되는 소포의 대부분은 결코 세포질을 벗어날 수 없다. 이것들 중 가장 중요한 것은 **용해소체**(lysosome)이다. 용해소체는 과립세포질그물에 의하여 형성된 소화효소들로 채워진 소포들이며 골지장치에 의하여 용해소체 안에서 포장된다. **일차용해소체**(primary lysosome)는 비활성화된 효소들을 포함하고 있다. 활성화된 효소를 함유하고 있는 **이차용해소체**(secondary lysosome)는 일차용해소체가 손상된 사립체의 막과 같은 다른 막에 의해 한계된 소포와 융합할 때 형성된다. 이 활성화된 효소들은 이차용해소체의 내용물들을 분해한다. 재사용이 가능한 영양물질은 시토졸로 다시 들어가고, 남아 있는 노폐물질은 세포외배출(exocytosis)에 의하여 제거된다.

또한 용해소체는 질병에 대한 방어기능을 수행한다. 세포내섭취 과정에 의해, 세포는 액체나 유기물의 파편과 마찬가지로 소포 안에서 포위하고 격리시켜 박테리아를 제거할 수 있다. 용해소체는 이러한 방식으로 만들어지는 소포와 융합할 수 있으며, 이차용해소체 내의 효소가 내용물을 분해하고, 당분 또는 아미노산과 같은 사용 가능한 물질들을 방출하게 된다. 이러한 방식으로 세포는 병원균으로부터 스스로를 보호할 뿐만 아니라, 유용한 가치가 있는 영양물을 얻게 된다.

또한 용해소체는 세포의 내부에서 필수적인 청소와 재생기능도 수행한다. 예를 들어, 근육세포가 비활성일 때 용해소체들은 수축성단백질을 점진적으로 분해한다. 만약 세포가 다시 활성화되면 이 파괴현상은 멈추게 된다. 이 규칙적인 기전은 손상되거나 죽은 세포에서는 일어나지 않는다. 용해소체는 그 다음에 시토졸로 활성적인 효소를 방출하면서 분해된다. 이 효소들은 세포의 단백질과 포소기관들을 빠르게 파괴하는데, 이 과정을 **자가분해**(autolysis)라고 한다.

Hot Topics

유방암치료에서 유용한 목표물로서 용해소체

말라리아 치료제인 artesunate는 유방암세포에서 용해소체 신호에 의해 사립체 바깥막의 투과성을 변화시켜 apoptosis라고 알려진 예정된 세포죽음을 활성화시키는 것으로 보고되어 왔다. 사립체막의 투과성 변화는 궁극적으로 유방암세포의 죽음을 초래할 수 있는 사립체의 죽음을 야기한다.

Hamacher-Brady, A. et al. 2011. Artesunate activates mitochondrial apoptosis in breast cancer cells via iron-catalyzed lysosomal reactive oxygen species production. *J. Biol. Chem.* 286:6587–6601.

SPOTLIGHT

그림 2.13
골지장치의 기능

골지장치의 편평한 막 원판이나 수조들은 소포의 형성, 이동, 그리고 융합에 의하여 **세포질그물(ER)**과 세포 표면에 연결되어 있다.

골지장치의 세 가지 주요 기능

시토졸에서 사용 가능한 효소의 포장(Packaging of enzymes)

골지에 의하여 포장된 소포와 세포질에 남아 있는 소포 사이에는 손상받은 막성 소기관들처럼 병원체나 외부에서 탐식된 물질을 분해하는 효소로 채워진 용해소체가 있다.

형질막의 재생 혹은 변경(Renewal or modification)

골지장치가 **성숙(maturing 혹은 trans)**면에서 소포의 생성을 통하여 잃어버리는 막 만큼, **형성(forming 혹은 cis)**면에서 운반소포의 융합에 의하여 막을 얻게 된다. 골지가 생산한 소포들이 형질막에 융합할 때 세포의 표면에서 세포내섭취로 생기는 막으로 균형을 맞추게 된다. 시간이 지나면서 이 과정 세포의 기능과 민감도에 따라 변화할 수 있다. 활동적으로 분비하는 세포에서 변화는 빨라질 수 있으며, 전체 형질막은 매 시간 변경될 수 있을 것이다.

분비물의 합성과 포장(Synthesis and packaging)

성숙면에서, 골지장치에서 떨어져서 물질들을 운반하는 소포들이 형성된다. 소포들은 분비될 물질들을 포함하고 있어 분비소포라 불린다. 분비소포가 형질막에 융합되면 내용물은 세포바깥액으로 분비된다. 이 과정은 세포외분비로 알려져 있다. 분비물의 합성과 포장의 과정은 이 장의 오른쪽에 기술하였다.

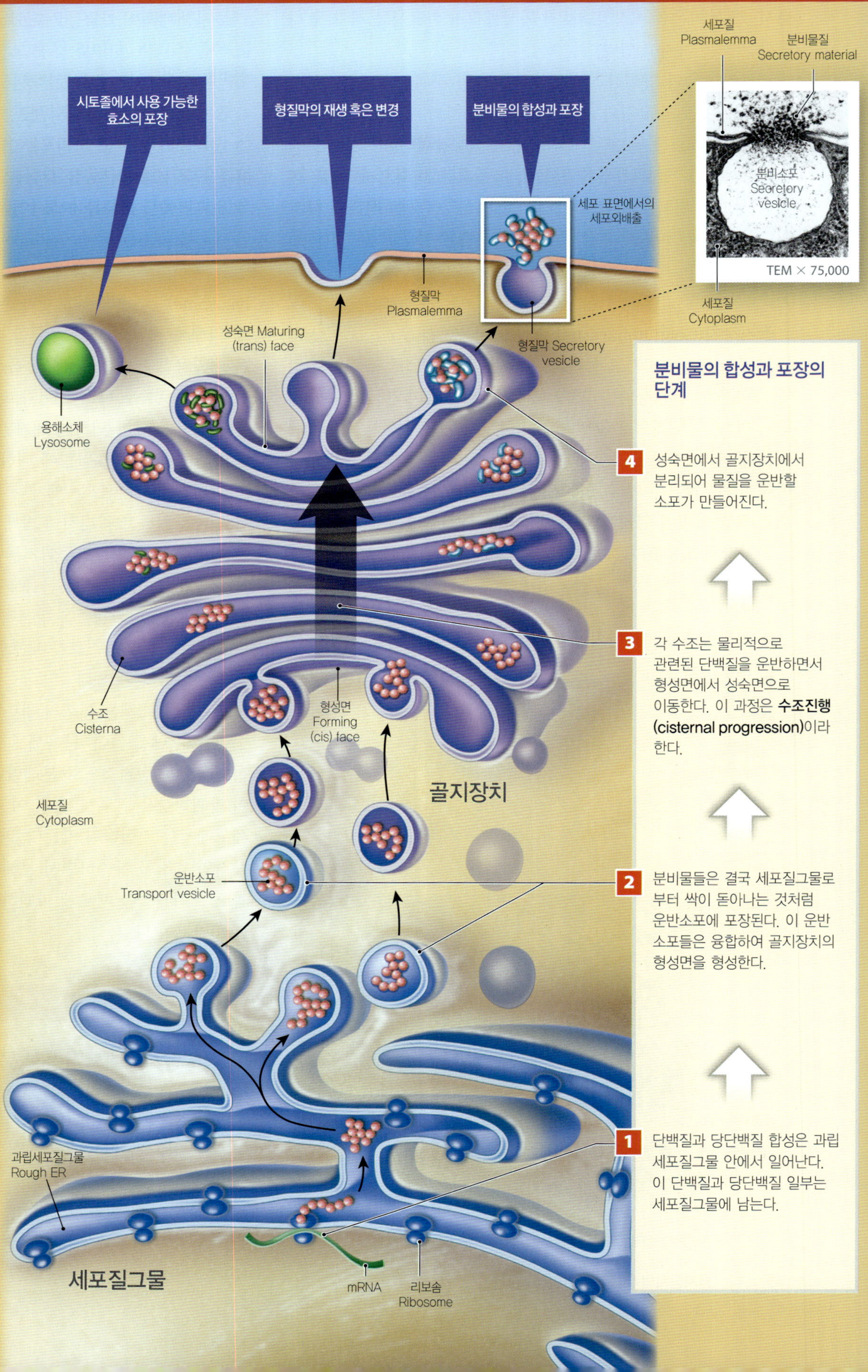

분비물의 합성과 포장의 단계

4 성숙면에서 골지장치에서 분리되어 물질을 운반할 소포가 만들어진다.

3 각 수조는 물리적으로 관련된 단백질을 운반하면서 형성면에서 성숙면으로 이동한다. 이 과정은 **수조진행(cisternal progression)**이라 한다.

2 분비물들은 결국 세포질그물로부터 싹이 돋아나는 것처럼 운반소포에 포장된다. 이 운반소포들은 융합하여 골지장치의 형성면을 형성한다.

1 단백질과 당단백질 합성은 과립세포질그물 안에서 일어난다. 이 단백질과 당단백질 일부는 세포질그물에 남는다.

용해소체 막의 파괴는 소화효소의 방출에 의한 세포를 파괴할 수 있기 때문에 용해소체는 세포의 "자살소포(suicide packet)"라고 불려왔다. 그러나 용해소체의 활동을 어떻게 제어하는가, 또는 세포가 손상되지 않는 한 용해소체 내의 효소가 왜 용해소체의 막을 소화하지 않는지는 아직 모른다. 용해소체 효소 생산의 문제는 유전적으로 악영향을 미치고 있는 30가지 이상의 심각한 질병을 초래할 수 있다. 용해소체축적증(lysosomal storage disease)이라 불리는 이 질병들은 특정 용해소체 효소의 부족으로 일반적으로 용해소체에 의해 제거되고 재생되는 폐기물과 파편들이 축적되어 초래되는 질병이다. 이러한 질병은 심장과 같은 경우 살아 있는 세포가 기능을 더 이상 지속할 수 없을 때 죽게 될 것이다.

과산화소체

과산화소체(peroxisome)는 용해소체보다 작고, 용해소체와는 다른 그룹의 효소를 운반한다. 과산화소체의 효소는 세포질 내의 자유리보솜에 의해 형성된다. 이 효소들은 그 다음 이전에 존재했던 과산화소체의 막안으로 삽입된다. 그러므로 신생 과산화소체들은 활성효소들을 더 이상 포함하지 않는 이전 과산화소체의 세포재순환의 늦은 결과물이다.

과산화소체는 세포 기능의 넓은 다양성을 수행하는 효소들을 포함하고 있다. 산화효소(oxidase)는 유기물질을 과산화수소로 분해하는 효소의 하나이다. 세포의 독성 물질인 과산화수소는 과산화수소분해효소(catalase)에 의해 물과 산소로 전환하며, 과산화소체 안에는 다른 형태의 효소가 발견된다. 또한 과산화소체는 지방산을 분해하고 흡수할 수 있다. 과산화소체는 소화기에서 흡수되는 독소를 제거하고, 중화시키는 간세포에서 가장 풍부하다.

막 흐름

사립체를 제외하고, 세포 안의 모든 막성세포소기관들은 상호 연결되어 있거나, 소포의 움직임을 통하여 교류하고 있다. RER과 SER은 연속되어 있으며, 핵막에 연결되어 있다. 또한 운반소포는 ER과 골지장치를 연결하고, 분비소포는 골지장치와 형질막을 연결한다. 마지막으로, 세포의 노출되는 표면에서 형성되는 소포는 형질막의 단편들을 제거하고 재생시킨다. 이 연속적인 움직임과 교환을 **막 흐름(membrane flow)**이라고 부른다(Spotlight 그림 2.13).

막의 흐름은 세포가 동적인 성질을 가진다는 보기가 된다. 막흐름은 세포가 자라고 성장하고 또는 특정한 환경 자극에 반응함에 따라 그들의 형질막(지질, 수용체, 채널, 고정, 효소)의 특징을 변화시키는 기전을 제공한다.

	V	2.1 개념확인
1	☐	형질막의 투과성을 설명하기 위하여 사용되는 용어는 무엇인가?
2	☐	세포내섭취의 세 가지 형태는 무엇인가? 그들은 어떻게 다른가?
3	☐	세포질을 크게 두 부분으로 나누고 각각의 기능을 확인하라.
4	☐	세포의 현미경관찰에서 많은 사립체가 관찰되었다. 이것은 이 세포가 에너지 필요요건의 관점에서 시사하는 바는 무엇인가?
5	☐	난소와 고환의 세포에서 많은 양의 무과립세포질그물(SER)이 관찰되었다. 이유는?

2.2 세포 사이 부착

많은 세포들은 영구적 또는 일시적으로 다른 세포들과 또는 세포바깥물질들과 부착구조(attachment)를 형성한다(그림 2.14). 세포 간의 연결은 반대편 형질막과의 사이에 광범위한 부분을 포함하기도 하고, 또는 특별한 부착 부위에 집중될 수 있다. 형질막의 넓은 영역에서 각각의 세포와 세포바깥물질(extracellular material)들은 **세포부착분자(cell adhesion molecules; CAMs)**라 불리는 막 안팎의 단백질에 의해 서로 연결된다. 예를 들어, 세포부착분자는 바닥면 부위에서 아래를 지나는 바닥판(basal lamina)에 붙는 것을 도와주며, 인접한 세포들의 막 또한 얇은 단백당(proteoglycan)으로 구성된 **세포사이접합제(intercellular cement)**를 함유하여 결합하고 있다. 이 단백당은 glycosaminoglycans로 알려진 탄수화물 유도체를 함유하고 있으며, 가장 잘 알려진 것으로는 **하이아루론산**이 있다.

세포연접장치(cell junction)에는 두 가지의 주요한 형태가 있다: (1) 교통연접(communicating junctions), 그리고 (2) 부착연접(adhering junctions)

- **교통연접**(또는 gap junction, nexus)에서 두 세포는 **코넥손(connexon)**이라 불리는 막단백질에 의하여 연결되어 있다(그림 2.14b). 이것들은 통로단백질이기 때문에 이온, 작은 대사산물, 그리고 조절분자들이 세포에서 세포로 통과할 수 있는 좁은 통로가 된다. 교통연접은 상피세포 사이에서 일반적이며, 섬모의 움직임 같은 조화로운 기능을 돕는다. 이 장치는 심장근육과 민무늬근육 조직에서도 역시 발달되어 있으며, 근육세포 수축의 조화를 이루는데 필수적으로 작용한다.
- 부착연접에는 여러 가지 형태가 있다. **폐쇄연접**(tight junction, *occluding junction*이라고도 함)에서 두 형질막의 지질부분은 서로 맞물리는 막단백질에 의해 단단하게 결합된다(그림 2.14c). 폐쇄연접은 인접세포들의 형질막 제일 위의

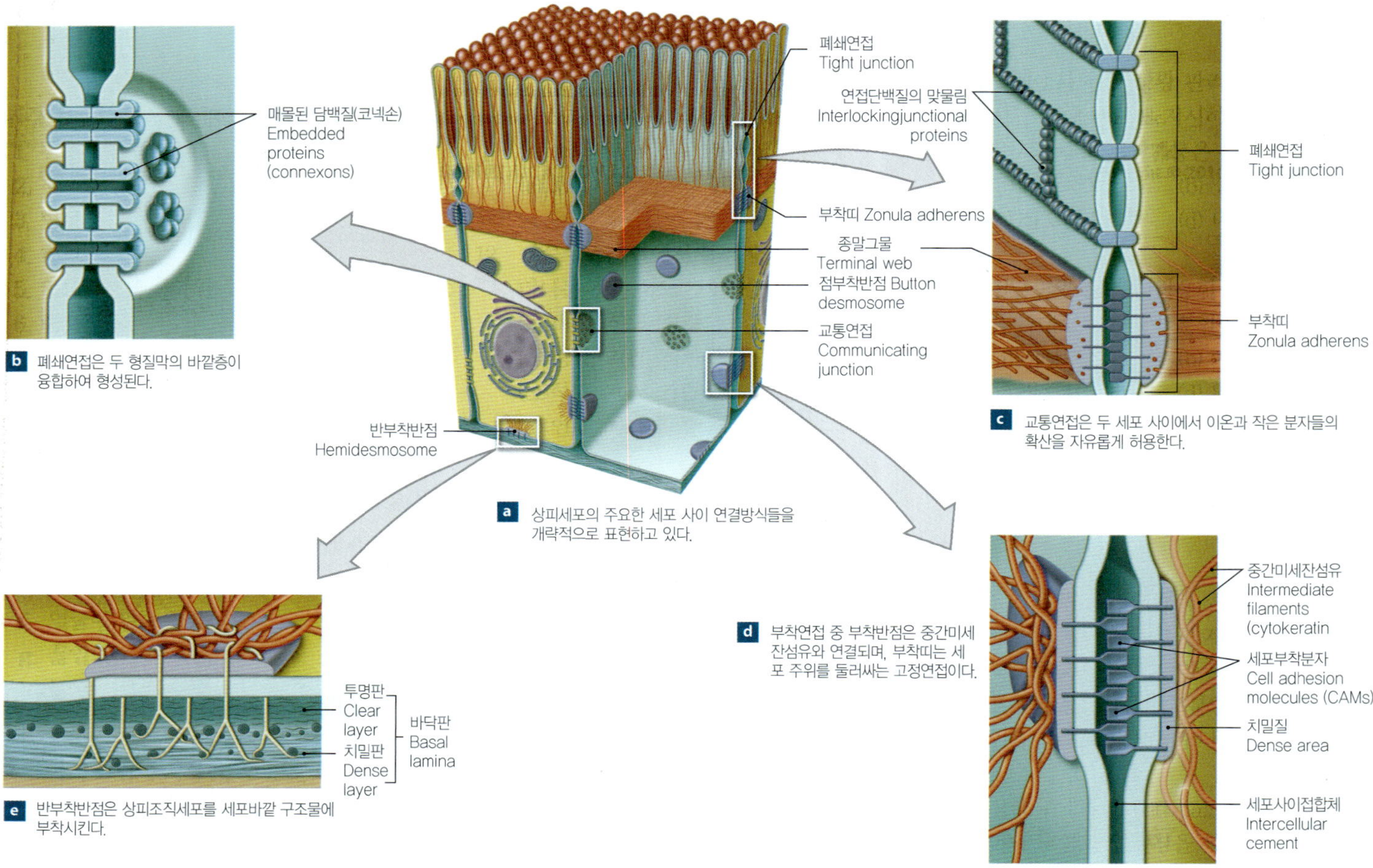

■ **그림 2.14 세포부착장치**

정점 부위에서 서로 단단하게 밀봉되어, 물질이 통과하는 것을 완벽하게 막아준다. 폐쇄연접은 세포 사이 공간을 통하여 물과 다른 분자들이 이동하는 것을 막아주도록 작용하며, 그렇게 함으로써 조직 구획과 물리적이며 화학적인 분리를 유지할 수 있다. 이 확산장벽들은 세포나 하나의 세포에서 다른 세포로의 물질 통과하기 위해서 에너지가 필요하는 능동수송 과정의 활용을 요구하게 된다.

고정연접(anchoring junction)은 세포의 가쪽면에서 두 이웃하는 세포를 기계적으로 연결하거나 아래의 바닥판(basal lamina)을 상피세포에 부착시키기도 한다(**그림 2.14d**). 이 기계적인 결합은 세포부착단백질과 반대편 막을 연결하는 단백당 그리고 이웃 세포 안에서 세포뼈대의 연결에 의하여 이루어진다. 고정연접은 매우 강하며, 그리고 늘어남과 비틀림에 저항할 수 있다. 고정연접을 이루는 각각의 세포는 형질막의 내면의 치밀지역(dense area)으로 알려진 층으로된 단백질복합체를 가지고 있다. 시토케라틴(cytokeratin) 단백질로 구성된 세포뼈대 미세잔섬유는 이 치밀구역에 결합된다. 고정연접에는 부착띠(zonula adherens)와 부착반점(macula adherens)이라고 하는 두 가지 형태가 세포의 가쪽면에서 확인된다. 부착띠(또는 adhesion belt)는 판 모양의 고정장치이며, 부착반점(또는 desmosome)은 인접하는 이웃세포를 안정화시키기 위하여 작고 국소화된 반점 같은 고정장치이다(**그림 2.14d**). 이러한 연결은 피부 표면층의 세포들 사이에서 매우 풍부하며, 반면에 부착띠는 강하여 죽은 피부세포들이 개별적인 것보다 두꺼운 판상으로 떨어지도록 강한 연결을 만든다. 연구자들은 상피조직이 결합조직과 맞닿는 곳에서 두 가지의 부가적인 형태의 고정연접을 발견하였다. 초점연접(focal adhesion 또는 focal contacts)은 세포 내의 미세잔섬유들을 바닥판의 단백질 섬유에 연결시키는 역할을 담당한다. 이러한 형태는 상처회복 과정 중 상피세포의 이동처럼 동적인 변화를 겪고 있는 상피조직에서 발견된다. 반부착반점(hemidesmosome)은 마모와 기계적인 힘을 받는 곳의 바닥막에 강한 부착을 필요로 하는 상피조직에서 발견된다(**그림 2.14e**). 반부착반점은 눈의 각막, 피부, 그리고 여성의 질, 입안, 식도의 점막에서 발견된다.

2.2 개념확인

1 ☐ 조직화된 기능을 수행하는 세포들은 그들 사이에 교통연접(communicating junction)을 가지는 이유가 무엇인가?

2 ☐ 부착연접(adhering junction)의 다른 두 가지 형태를 기술하라.

2.3 세포주기

성숙된 인간이 되기 위하여 한 세포로부터 출발한 세포는 수없이 많은 **세포분열**(cell division)이라 불리는 세포복제 과정을 통해 수많은 세포들로 증가된다. 세포의 경이로운 수의 증가는 세포분열이라는 복제 과정에 의하여 발생한다. 세포의 분열은 원래 세포의 반절 크기인 한 쌍의 딸세포를 생산하고, 이 세포들이 원래의 세포로 대체된다.

발생 과정이 마무리되었다 해도 세포분열은 생존을 위하여 필수적으로 지속된다. 비록 세포가 높은 적응력을 가지고 있다 할지라도 세포는 물리적 마모와 유해한 화학물질, 온도변화, 그리고 다른 환경적 위험으로 인하여 손상을 입을 수 있다. 세포의 생명주기는 세포 유형과 환경적인 영향에 의해 한 시간에서부터 십년까지 다양하다. 전형적인 세포들은 인간 수명만큼 살 수 없으므로 세포의 개체수는 세포분열에 의하여 유지될 수 있을 것이다.

세포분열에는 DNA복제 과정으로 세포의 유전물질을 정확하게 두 배로 늘리는 과정과 각각의 딸세포에 유전정보를 분배하는 과정의 두 가지 중요한 단계가 있으며, 이 분배 과정을 **유사분열**(mitosis)이라 한다. 생식세포를 제외한 인체의 모든 세포를 체세포(somatic cell)라 하며, 유사분열은 체세포가 분열할 때 발생한다. 생식세포는 정자와 난자를 생산하며, 정자와 난자는 배우자(gamete)로 불린다. 이들은 체세포 염색체의 반절을 가지는 특별한 세포로 배우자의 생산 과정은 감수분열(meiosis)에 의하여 이루어진다(감수분열은 27장에서 설명된다). 전형적인 체세포의 세포주기 개요는 그림 2.15에 있다.

사이기

대부분의 체세포들은 짧은 시간을 세포분열에 사용하고, 대부분의 시간을 세포의 기능적인 삶을 위한 **사이기**(interphase)에 소비한다. 사이기에서 세포는 모든 정상적인 기능을 수행하며, 만약 필요하다면 분열을 위한 준비를 하게 된다. 분열을 위한 준비단계에서 사이기는 G_1, S, G_2기로 구분된다(그림 2.15). G_0기의 사이기 세포는 유사분열을 준비하지 않고, 세포의 정상적인 모든 기능을 수행한다. 뼈대근육세포나 대부분의 신경세포와 같은 성숙세포에서는 영원히 **G_0기**에 머물러 유사분열을 겪지 않으며, 유사분열이 결코 일어나지 않을 수도 있다. 대조적으로 줄기세포(stem cell)들은 매우 짧은 사이기를 겪으면서, 반복적으로 분열하여 절대 G_0기로 돌아가지 않는 특성을 가지고 있다.

G_1기에 있는 세포는 두 개의 기능적인 세포들을 만들기 위해 사립체, 중심소체, 세포뼈대 요소, 세포질그물, 리보솜, 골지막, 시토졸을 충분하게 생산한다. 아주 빠른 속도로 분열하는 세포에서 G_1기는 적어도 8~12시간 정도 걸릴 것이다. 이러한 세포들은 모든 에너지를 유사분열에 집중하여, 세포의 모든 다른 활동들은 멈추게 된다. 만약 G_1기가 며칠, 몇 주, 혹은 몇 개월 동안 지속된다면, 유사분열 준비는 세포가 정상적인 기능을 수행하는 동안에 일어난다. G_1기가 완벽하게 끝나면 세포는 S기로 들어간다. 세포들은 6~8시간 정도 DNA와 관련된 히스톤의 합성도 포함된 염색체를 복제한다.

세포가 살아가는 동안 핵속의 DNA 가닥은 본래대로 유지된다. DNA 합성(DNA synthesis) 또는 **DNA 복제**(DNA replication)라는 것은 유사분열과 감수분열을 준비하는 세포들에서 일어난다. 복제의 목표는 핵에 있는 유전적 정보를 복제하여 한 쌍의 염색체를 만들고 생산될 두 개의 세포들에게 각각을 분배하기 위한 것이다. 여러 가지 다른 효소들이 이 과정을 위하여 필요하다.

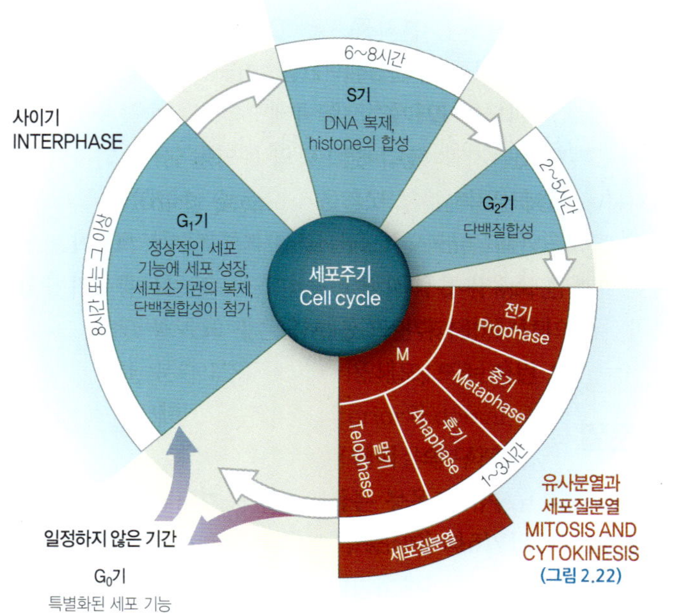

■ **그림 2.15 세포주기**
세포주기는 사이기와 세포분열을 위한 G_1, S, G_2기, 그리고 유사분열기로 구분된다. 유사분열이 일어나는 동안, 핵과 세포질분열이 일어나 두 개의 딸세포가 형성된다.

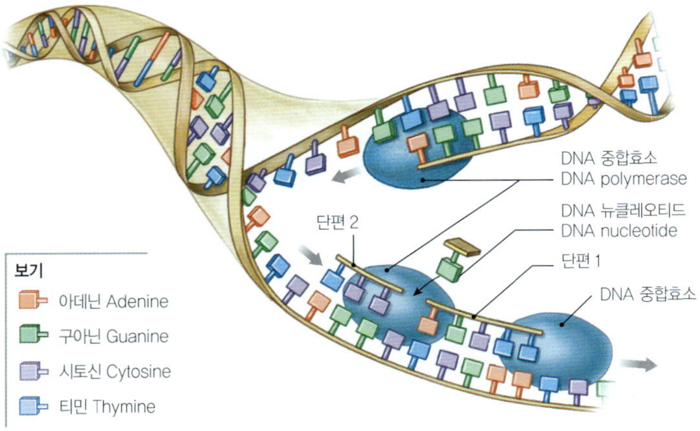

■ **그림 2.16 DNA 복제**
DNA 복제에서 원래 쌍으로 이루어진 가닥들은 풀려 있고, DNA 중합효소는 각 가닥을 따라 상보적인 DNA 뉴클레오티드를 붙이기 시작한다. 이 과정은 원래 DNA 분자를 두 개의 DNA로 복제한다.

DNA 복제

각각의 DNA 분자는 상보성의 질소 염기들 사이에 수소 결합에 의하여 이루어진 한 쌍의 뉴클레오티드 가닥(nucleotide strand)들로 이루어져 있다(그림 2.16). DNA 복제는 질소 염기 사이의 결합이 약해졌을 때 가닥이 풀리면서 시작한다. **DNA 중합효소(DNA polymerase)**가 노출되는 질소염기에 부착하고, 이 효소들은 DNA의 질소염기와 핵형질 안에 부유되어 있는 상보적인 DNA 뉴클레오티드(nucleotides)의 결합을 촉진한다.

DNA 중합효소의 많은 분자들은 각 DNA 가닥의 다른 장소에 따라 동시에 작용한다. 이 과정은 **연결효소(ligase)**라 불리는 효소에 의해 서로 연결되어 있는 짧은 뉴클레오티드 사슬들을 생산한다. DNA 복제의 마지막 결과는 한 쌍의 동일한 DNA 입자가 만들어지는 것이다.

한번 DNA 복제가 완성되면, 2~5시간 정도의 짧은 **G_2기**가 있으며 막판까지 단백질 합성에 기여한다. 그리고 세포는 **M기**에 들어가며, 유사분열을 시작한다(그림 2.15).

유사분열

유사분열(mitosis)은 **전기(prophase)**, **중기(metaphase)**, **후기(anaphase)**, **말기(telophase)**의 4단계로 구성되어 있다. 단계별 이동은 자연스럽게 이루어지며, 자세한 부분은 Spotlight 그림 2.17에 설명되고 있다.

세포분열의 빈도는 주어진 시간에서 나타나는 유사분열한 세포의 수로 측정할 수 있다. 그 결과, **유사분열률(mitotic rate)**은 세포분열의 속도를 말할 때 자주 사용된다. 일반적으로, 더 긴 수명을 가질 것으로 예상되는 세포 유형일수록 유사분열 속도는 느리다. 근육세포나 신경세포처럼 비교적 오래 사는 세포들은 아주 특별한 상황이 아니고서는 결코 분열하지 않는다. 하지만 소화관을 덮고 있는 다른 세포들은 단지 몇 시간이나 며칠을 살 수 있는데, 이 세포들은 화학물질, 병원균, 그리고 마모 등에 의하여 지속적으로 공격의 대상이 되기 때문이다. **줄기세포(stem cell)**라 불리는 특별한 세포들은 세포분열의 반복적인 주기를 통하여 세포의 수를 유지하고 있다.

임상노트

세포분열과 암

정상 조직에서 세포분열률은 세포의 손실과 파괴에 대하여 균형을 맞추어 준다. 이 균형이 깨졌을 때 조직은 비정상적인 성장과 분열에 의해 **종양(tumor)**이나 **신생물(neoplasm)**이 만들어진다. **양성종양(benign tumor)**은 세포들이 결합조직 피막 안에 남아 있는 것으로 자체로는 생명에 거의 위험하지는 않지만, 만약 크기와 위치가 인접한 조직의 기능을 방해할 때는 일반적으로 외과적 수술에 의해 제거된다.

악성종양(malignant tumor)의 세포들은 더 이상 정상적인 조절 기전에 대응하지 않으며, 이 세포들은 신속히 분열하며, 주변 조직을 비롯하여 다른 조직들과 기관들로 쉽게 퍼져 나간다. 이와 같은 퍼짐을 **전이(metastasis)**라 하는데, 새로운 부위로 전이되어 2차적인 종양이 생성되므로 매우 위험하고 제어하기 또한 힘들다.

암(cancer)이라는 단어는 악성 세포들에 의하여 특성화된 질병을 지칭한다. 암세포들은 점진적으로 정상 세포들에 대한 유사성을 잃어가며, 크기와 모양을 바꾸는데 종종 커지거나 비정상적이지만 작아지기도 한다. 암세포들이 증가할수록 기관의 기능은 악화되기 시작하며, 암세포들은 원래의 기능을 전혀 수행하지 못하게 된다. 또한 암세포는 정상 세포들과 공간과 영양분에 있어서 경쟁하는데, 정상적인 조직들에 비교하여 빠른 성장과 증식을 하며, 에너지를 매우 효율적으로 사용하지도 못한다. 그러므로 말기 암 환자의 경우 마지막 단계에서 병약하고 굶주린 모습을 나타내게 된다.

V 2.3 개념확인

1	☐	세포분열(cell division)이란 무엇인가?
2	☐	세포가 분열되기 이전에 유사분열(mitosis)이 일어난다. 유사분열이란 무엇인가?
3	☐	사이기와 유사분열의 각 단계를 순서별로 각각의 단계별 상황을 열거하라.

유사분열

유사분열은 복제된 DNA를 두 개의 딸세포에 전달하는 과정이다. 이것은 4단계로 이루어져 있으며, 각 단계별 이행 과정은 자연스럽게 이루어진다.

사이기 Interphase

사이기 동안, DNA 가닥들은 느슨하게 꼬여 있으며 염색체는 출현하지 않는다.

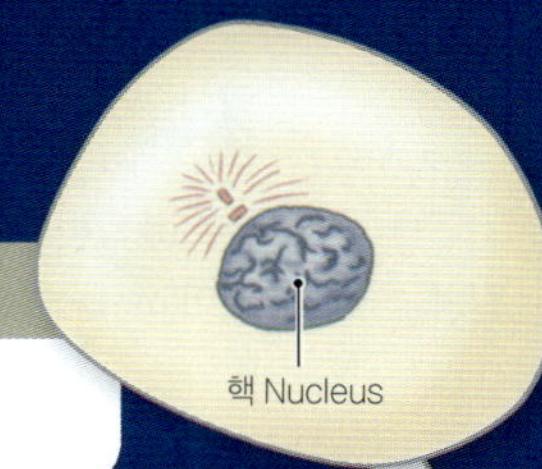

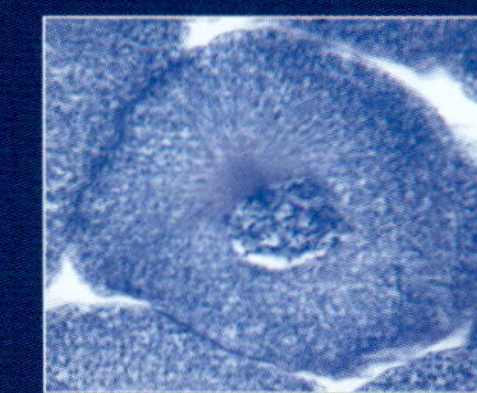

전기 Prophase

이른 전기

전기는 DNA 복제 후에 시작된다. 전기 동안 DNA 가닥의 꼬임은 너무 견고하여 마침내 복제된 염색체들은 개별적인 구조물로 보이기 시작한다. 이른 전기 동안 방추사에 의하여 연결된 두 쌍의 중심체는 각각 반대 방향으로 이동한다. 성상선(astral ray)으로 불리는 아주 작은 미세관들이 세포질 주변으로 방사된다.

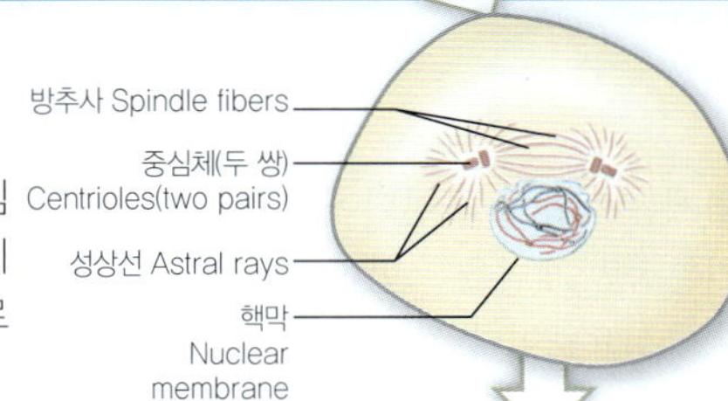

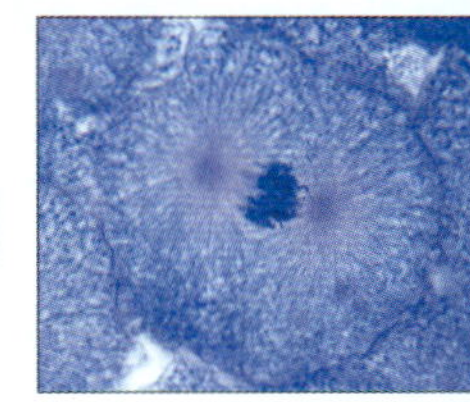

늦은 전기

염색체가 꼬임을 멈추고, 핵막은 해체된다. 각 염색체의 두 복사본은 **염색분체(chromatid)**라 하고, 이 단계에서 이들은 **중심절(centromere)**이라 하는 한 지점에서 연결된다. 방추사는 계속 염색체를 따라 확장되며, 몇몇 방추사는 중심체에 부착한다. 이 섬유들을 염색체미세관(chromosomal microtubule)이라 한다

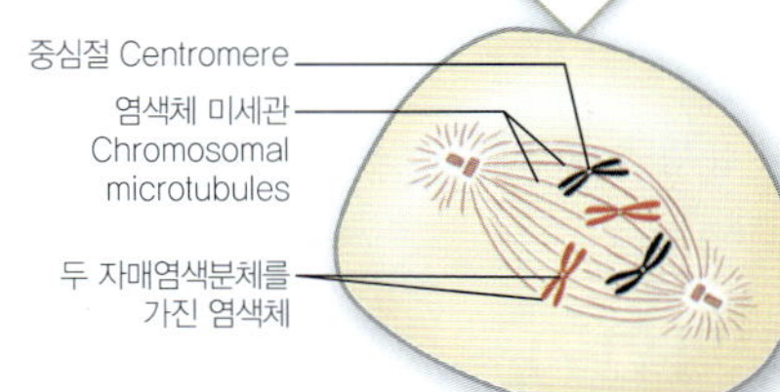

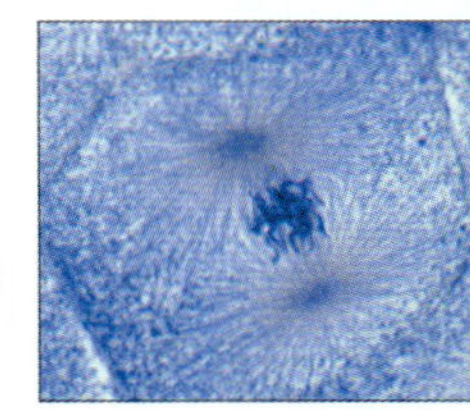

중기 Metaphase

중기에서 중심절은 **중기판(metaphase plate)**으로 불리는 중심의 좁은 부분으로 염색체미세관을 따라 이동한다.

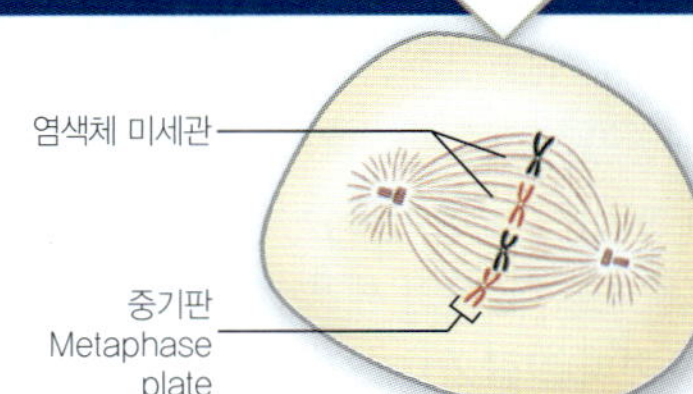

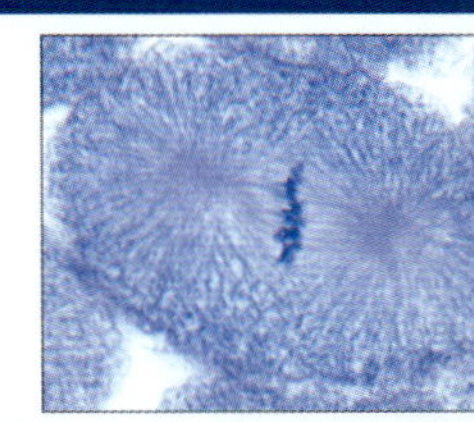

후기 Anaphase

후기는 각 염색분체의 중심절이 분리될 때 시작한다. **딸염색체(daughter chromosome)**라 불리는 두 개의 염색분체는 염색체미세관을 따라 세포의 반대 방향 끝을 향하여 끌려간다. 후기는 딸염색체가 분열할 세포의 반대편의 중심소체 가까이에 도달하면 끝난다.

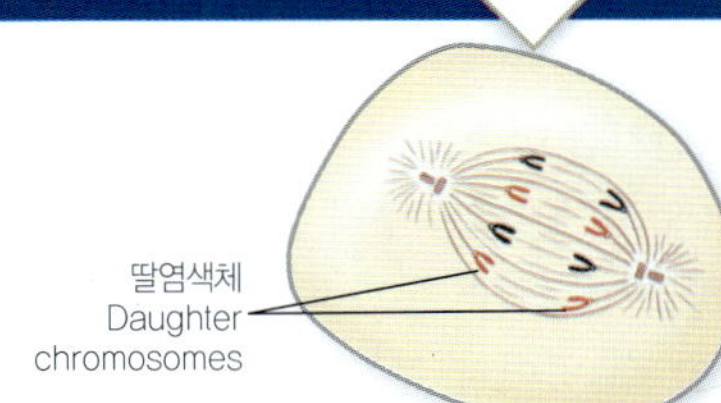

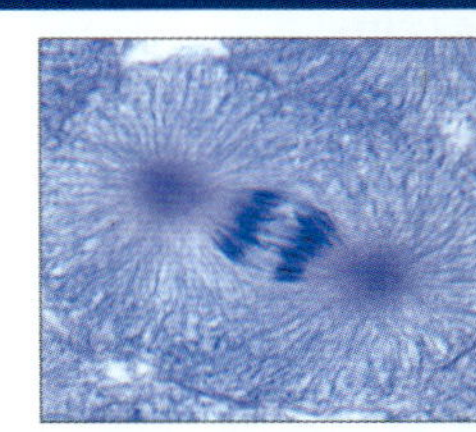

말기 Telophase

말기는 세포가 사이기의 상태로 돌아가기 위하여 여러모로 준비하는 전기의 반전이다. 핵막이 형성되고, 염색체들은 점차적으로 풀리면서 핵들이 확장된다. 염색체 꼬임이 사라지면 볼 수 없고, 더 이상 관찰할 수 없으며, 핵소체가 나타나고, 핵은 사이기 세포의 모습과 비슷해진다.

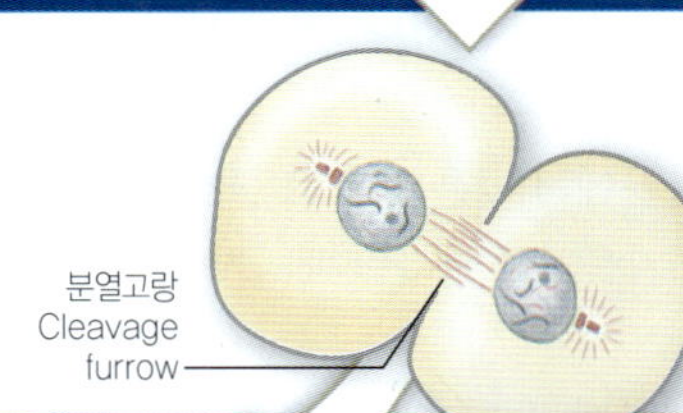

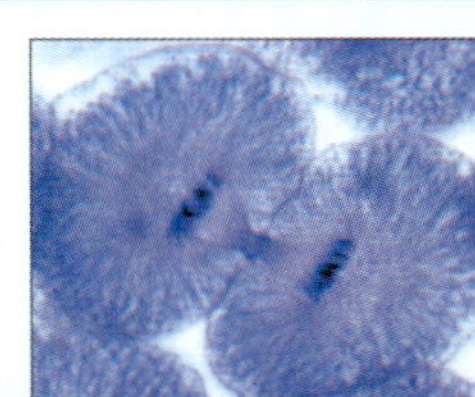

세포질분열 Cytokinesis

말기는 유사분열의 끝을 나타내지만, 세포분열 이전에 원래 세포의 세포질은 두 개의 딸세포에 분배되어야 한다. 이 분리 과정을 **세포질분열(cytokinesis)**이라 하며, 딸염색체가 방추사의 끝 부분에 도달했을 때 시작한다. 세포질은 중기판의 면을 따라 수축하면서 두 개의 딸세포가 분리될 때까지 깊어지는 **분열고랑(cleavage furrow)**을 형성한다. 이 과정은 세포분열의 완료와 그리고 다음 사이기 과정의 시작을 나타낸다.

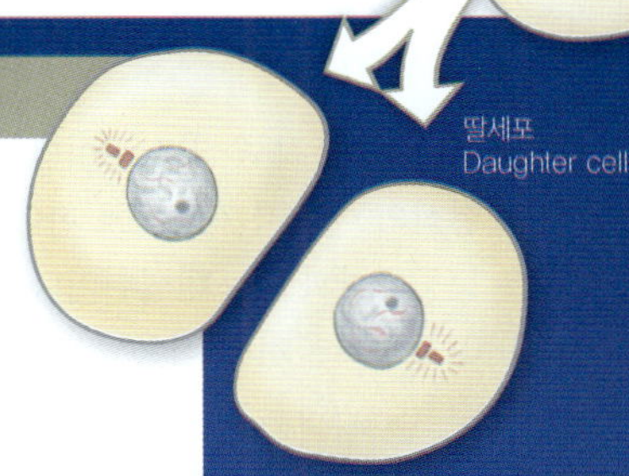

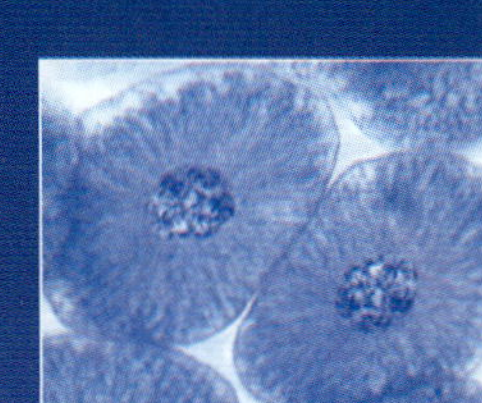

임상용어

악성종양(malignant tumor) 세포가 더 이상 정상적인 통제 과정에 반응하지 않고, 빠르게 분열하여 만들어진 덩어리나 팽창물

암(cancer) 악성세포에 의하여 특별화된 질병

양성종양(benign tumor) 결합조직피막 안에 남아 있는 세포들이 팽창하거나 덩어리진 것으로 거의 생명에 위협적이지 않다.

전이(metastasis) 악성세포들이 주변이나 멀리 떨어진 조직과 장기에 퍼지는 것

종양(tumor, neoplasm) 비정상적인 세포 성장과 분열로 발생된 덩어리나 팽창물

핵심정리

개요

- 모든 살아 있는 생명체는 세포로 구성되어 있으며, 현대의 세포이론은 몇 가지 기본적인 개념을 포함하고 있다. (1) 세포는 모든 식물과 동물의 구성요소이다. (2) 세포는 이미 존재하는 세포들에 의해 만들어진다. (3) 세포는 모든 생체기능을 수행하는 가장 작은 단위이다.
- 인체는 두 가지 세포 유형을 포한한다: 성세포(생식세포)와 몸세포

2.1 세포해부학(세포의 연구)

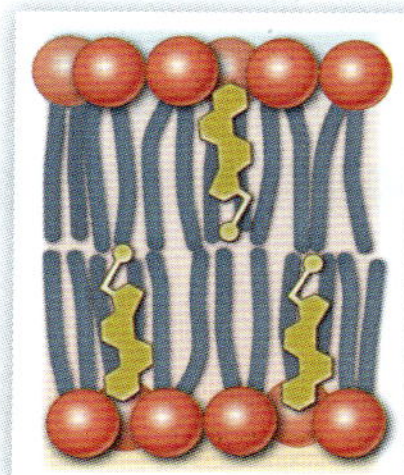

- 세포는 세포바깥물질의 얇은 막에 의하여 둘러싸여 있다. 세포의 바깥 경계는 형질막 또는 세포막이다. 이것은 단백질과 콜레스테롤을 함유하는 인지질의 이중층으로 이루어진다. 표 2.1은 전형적인 세포의 특징을 요약한 내용이다(그림 2.1/2.3/2.5와 Spotlight 그림 2.4).

형질막

- 필수막단백질은 막의 인지질 이중층 사이에 묻혀 있으며, 주변막단백질은 막에 붙어 있지만 막으로부터 분리될 수도 있다. 통로들은 물과 이온이 막을 가로질러 통과하도록 허용한다. 어떤 통로는 열리거나 닫힐 수 있어 관문통로라고 한다(그림 2.3/Spotlight 그림 2.4).
- 형질막은 선택적 투과를 할 수 있다. 어떤 물질은 자유롭게 통과를 할 수 있다.
- 확산은 농도가 높은 곳에서 낮은 곳으로 물질이 이동하는 것을 말한다. 확산은 농도기울기가 사라질 때까지 일어난다(Spotlight 그림 2.4).
- 물의 농도 차이에 의하여 막을 가로지르는 확산은 삼투압이라 한다.
- 촉진확산은 운반단백질이 있어야 하는 수동적 운반 과정이다.
- 모든 능동적 막운반 과정은 ATP 형식의 에너지를 필요로 한다. 두 가지 중요한 능동운반 과정은 능동운반과 세포내섭취이다.
- 능동운반 기전은 ATP를 소모하고 농도기울기에 적용받지 않는다. 어떤 이온펌프는 교환펌프이다(Spotlight 그림 2.4).
- 세포내섭취는 세포 안으로의 이동으로 세 가지 형태 중 하나로 발생하는 능동운반 과정이다: 포음작용, 포식작용, 또는 수용체 매개세포내섭취(Spotlight 그림 2.4)
- 미세융모는 형질막의 작고 손가락 같은 돌기로 세포 외부 환경에 노출되는 표면적을 증가시킨다(그림 2.5/표 2.1).

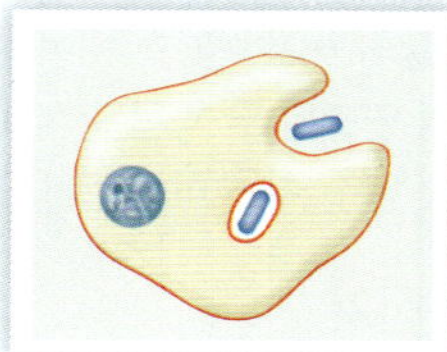

세포질

- 세포질은 특정 기능을 수행하는 세포소기관들을 가지고 있으며, 이들은 세포내액체인 시토졸에 존재한다(그림 2.1/2.2와 표 2.1).

비막성세포소기관

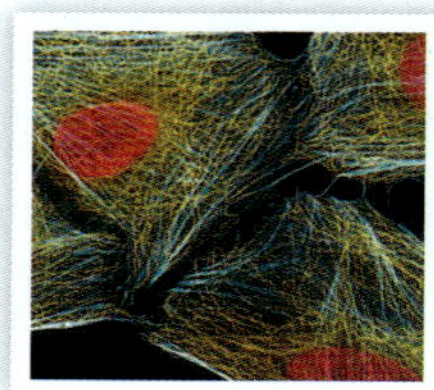

- 비막성세포소기관들은 막으로 둘러싸여 있지 않으며, 항상 시토졸과 접촉하고 있다. 이들은 세포뼈대, 미세융모, 중심소체, 섬모, 편모, 그리고 리보솜을 포함한다(그림 2.5/2.6과 표 2.1).
- 세포뼈대는 세포질에 강도와 유연성을 제공하는 내부의 단백질 그물구조로 미세잔섬유, 중간미세잔섬유, 굵은미세잔섬유, 미세관의 네 가지 요소로 구성된다(그림 2.5와 표 2.1).
- 중심소체는 세포분열 과정 중 염색체의 이동을 주관하는 세포소기관으로 미세관을 포함하는 작은 원통형 구조이다(그림 2.6과 표 2.2).
- 바닥소체에 의하여 고정된 섬모는 세포표면으로부터 머리카락처럼 나온 돌기들로 미세관을 가지고 있으며, 세포표면을 지나는 액체나 분비물을 움직이기 위하여 율동적인 움직임을 한다(그림 2.6과 표 2.2).
- 채찍과 같은 편모는 안정적인 세포가 액체를 움직이는 것보다 주변의 액체를 통과하여 움직일 수 있도록 한다. 표 2.2는 중심소체, 섬모, 편모의 비교를 보여준다.
- 리보솜은 작은 아단위와 큰 아단위로 구성되는 세포내 단백질 합성 공장이다. 리보솜은 시토졸 안에 있는 자유리보솜과 세포질그물에 결합된 부착리보솜의 두 가지 형태가 있다(그림 2.7과 표 2.1).

막성세포소기관

- 막성세포소기관은 시토졸로부터 그들을 분리시키는 지질막으로 둘러싸여 있다. 그들은 사립체, 핵, 세포질그물(과립과 무과

립), 골지장치, 용해소체, 그리고 과산화소체를 포함한다.

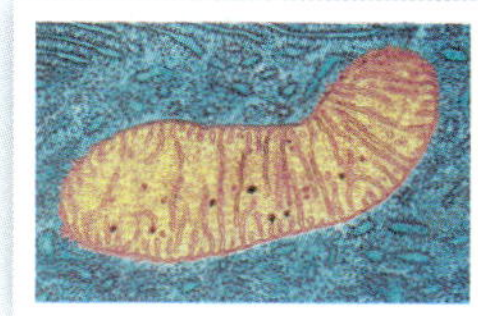

- 사립체는 전형적인 세포에서 ATP의 95%를 생산한다(그림 2.8과 표 2.1).
- 핵은 세포 기능의 조절 중추의 역할을 한다. 핵막에 의해 둘러싸여 있으며, 핵구멍을 통하여 시토졸과 교통한다. 핵에는 23쌍의 염색체가 존재한다(그림 2.9/2.10과 표 2.1).
- 세포질그물은 합성, 저장, 운반, 해독작용과 관련된 세포속막의 그물구조이다. 세포질그물은 비어 있는 관, 편평한 층판, 그리고 둥근 방을 형성하는데 수조라고 한다. 여기에는 두 가지 형태가 있다: 리보솜이 붙어 있는 과립세포질그물과 리보솜을 가지지 않는 무과립세포질그물(그림 2.11과 표 2.1)
- 골지장치는 용해소체, 과산화소체, 분비소포, 그리고 형질막과 합병되는 막 분절을 위한 물질을 포장하는 장소이다. 분비물질은 세포바깥유출작용을 통하여 세포 밖으로 배출된다(그림 2.12와 Spotlight 그림 2.13).
- 용해소체는 소화효소로 차 있는 소포이다. 세포내섭취 과정은 박테리아와 찌꺼기들을 제거하는데 중요한 역할을 한다. 세포내섭취 소포는 용해소체와 융합하여 내용물을 소화시킨다(Spotlight 그림 2.13).
- 과산화소체는 유기물 분자의 분해에 사용되는 효소를 운반하고 독소를 중화한다.

막의 흐름

- 핵막, 골지장치, 세포질그물, 소포, 형질막 사이에는 막의 지속적인 이동이 있으며, 이를 막의 흐름이라 한다.

2.2 세포 사이 부착

- 세포연접의 두 가지 다른 형태에 의하여 세포들은 다른 세포와 또는 바깥세포단백질섬유에 붙는다.
- 인체의 특정 부위의 세포는 세포연접의 조합들에 의하여 연결된다(그림 2.14).

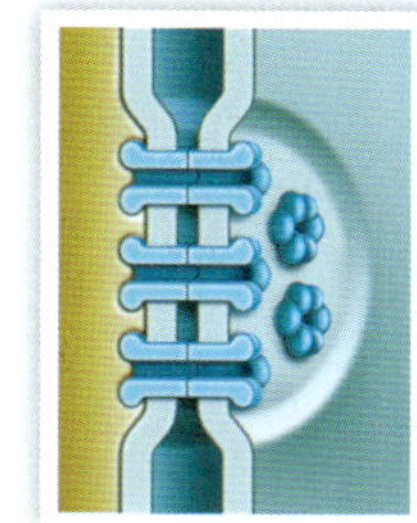

- 교통연접에서 두 세포는 맞물린 막 단백질에 의해 연결되어 있다. 이들은 좁은 통로를 형성하는 통로단백질들이다(그림 2.14b).
- 부착연접의 여러 가지 형태가 있다. 폐쇄연접에서 두 형질막의 지질부분은 세포 사이의 공간을 밀봉하도록 함께 결합되어 있다(그림 2.14c).
- 부착연접의 두 번째 형태인 고정연접은 두 인접세포의 가쪽면이나 바닥면에서 기계적인 연결을 제공한다(그림 2.14d).
- 반부착반점은 세포를 세포바깥 미세잔섬유와 섬유로 부착한다(그림 2.14e).

2.3 세포의 주기

- 세포분열은 세포의 생산 과정이다. 생식세포는 감수분열을 통하여 배우자(정자나 난자)를 만든다. 분열 과정의 세포에서 사이기 혹은 성장기와 유사분열이라는 핵분열기가 교대로 나타난다(Spotlight 그림 2.17).

사이기

- 대부분의 체세포들은 성장기간인 사이기에서 대부분의 시간을 보낸다.

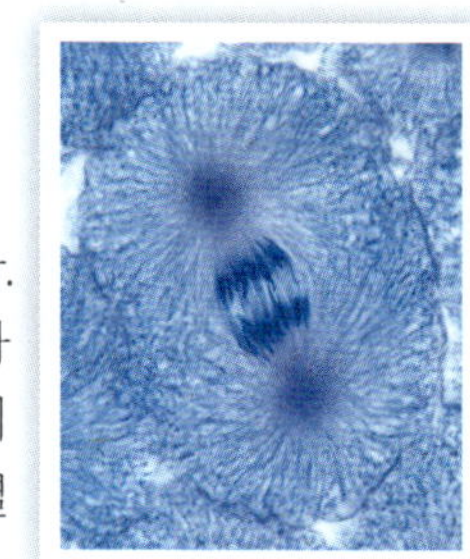

유사분열

- 유사분열은 체세포의 핵분열을 지칭한다.
- 유사분열은 4개의 분명하고 연속적인 과정으로 진행된다: 전기, 중기, 후기, 말기
- 세포분열의 마지막 단계인 세포질분열에서 세포질은 두 개의 딸세포로 나뉜다.
- 일반적으로 더 긴 수명을 가질 것으로 예상되는 세포 유형일수록 유사분열 속도는 느리다. 줄기세포(stem cell)는 특별한 세포로 다른 세포로 교체하기 위하여 반복적인 유사분열을 겪는다.

단원 연습문제

For answers, see the blue Answers tab at the back of the book.

단계 1. 정의와 용어

가장 근접한 항목에 대하여 짝을 지으시오.

1. 리보좀 ☐
2. 용해소체 ☐
3. 필수막단백질 ☐
4. 골지장치 ☐
5. 세포내섭취 ☐
6. 세포뼈대 ☐
7. 폐쇄연접 ☐
8. 핵 ☐
9. S기 ☐

a. DNA 복제
b. 편평한 막성 원반, 포장
c. 결합단백질의 띠에 의해 부착한 인접한 형질막
d. 세포 안으로 물질을 들이기 위한 포장
e. RNA와 단백질; 단백질 합성
f. 제어 중추; 유전정보의 저장
g. 소화효소를 가진 세포의 소포
h. 형질막 안에 파묻힘
i. 세포질에 있는 내부단백질 뼈대

10. 다음의 막 운반 작용기전 중 수동운반이 아닌 것은?
(a) 촉진 확산 (b) 소포 운반
(c) 확산 (d) 여과

11. 형질막의 바깥 표면 위에서 점성을 가지면서 표면을 덮는 것은?
(a) 인지질이중층
(b) 관문통로의 망
(c) 당질층
(d) 형질막

12. 세포내액체와 비교하여 세포바깥액체가 포함하는 것은?
    (a) Na 이온의 동등한 양
    (b) 지속적인 K 이온의 높은 농도
    (c) 보다 많은 효소들
    (d) 용해된 단백질의 낮은 농도

13. 아래 그림에 세포소기관들을 표기하시오.
    - 자유리보솜
    - 사립체
    - 골지장치
    - 핵소체
    - 과산화소체
    - 과립세포질그물
    - 용해소체

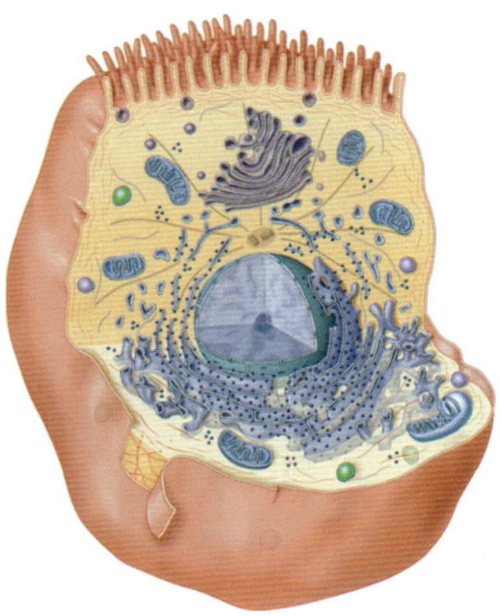

14. 막의 흐름은 무엇을 위한 기전을 제공하는가?
    (a) 막 특성의 지속적인 변화
    (b) 세포 크기의 증가
    (c) 특별한 환경적 자극에서 세포의 반응
    (d) 위 모두

15. 세포에 만약 사립체가 없다면, 사립체가 없으므로 나타나는 즉각적인 결과는?
    (a) 단백질의 생산
    (b) ATP의 상당한 양의 생산
    (c) 부착리보솜에 의하여 생산된 단백질의 포장
    (d) 자체적인 복제

16. 세포질그물의 세 가지 주요한 기능은 무엇인가?
    (a) 가수분해, 확산, 삼투
    (b) 독성제거, 포장, 변경
    (c) 합성, 저장, 운반
    (d) 포음작용, 포식작용, 저장

17. 형질막을 선택적으로 투과하는 기능은?
    (a) 자유롭게 세포의 출입을 하도록 오직 수용 물질만 허용
    (b) 특정 시점에 모든 물질이 세포로 들어가는 것을 막는 것
    (c) 어떤 물질의 자유로운 통과는 허락하나 또 다른 것들에 대해서는 제한하는 것
    (d) 오직 능동운반 과정으로만 세포 출입하는 물질을 허용하는 것

18. 세포바깥액체로 침입한 병원체는 어떤 기전에 관여되어 면역세포를 자극할 수 있는가?
    (a) 포음작용
    (b) 포식작용
    (c) 수용체매개포음작용
    (d) 대량운반

단계 2. 개념 정리

1. 막으로 둘러싸인 핵을 가지고 있기 때문에 가질 수 있는 세포의 이점을 확인하시오.

2. 현대 세포학설이 만들어진 세 가지 기본 개념을 확인하시오.

3. 물질들이 세포의 안과 밖으로 이동하는 세 가지 수동적 운반 과정을 확인하시오.

4. 촉진확산과 능동운반을 비교하시오.

5. 물질이 형질막을 가로질러 확산할 수 있는지를 결정하는 세 가지 주요 요인들을 분석하시오.

6. 세포소기관을 정의하고 아울러 세포소기관을 두 가지 넓은 범주로 나누어 비교하시오.

7. 유사분열의 발생 순서에 따라 각 단계를 아래에 표기하시오.

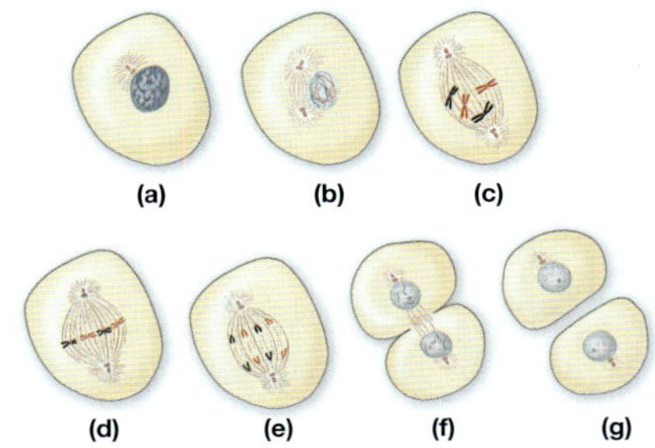

(a) ____________ (e) ____________
(b) ____________ (f) ____________
(c) ____________ (g) ____________
(d) ____________

8. 형질막의 네 가지 일반적인 기능을 확인하시오.

단계 3. 종합적 사고

1. 손을 물 안에 오래 담그면, 왜 손의 피부는 부풀고 주름이 지는지 설명하시오.

2. 피부가 햇볕에 탄 후 손상되어 벗겨질 때, 표피세포의 큰 부분이 자주 일제히 벗겨진다. 왜 피부가 이 방법으로 벗겨지는지 가설을 세워보시오.

3. 특정 분자의 운반에서 아래와 같은 실험적 증거들이 증명되었다. (1) 분자는 농도 기울기에 반하여 움직인다. (2) 운반을 위해 세포에너지가 요구된다. 이 실험적 증거에 기초한 운반 과정은 어떤 형태인지 판단하시오.

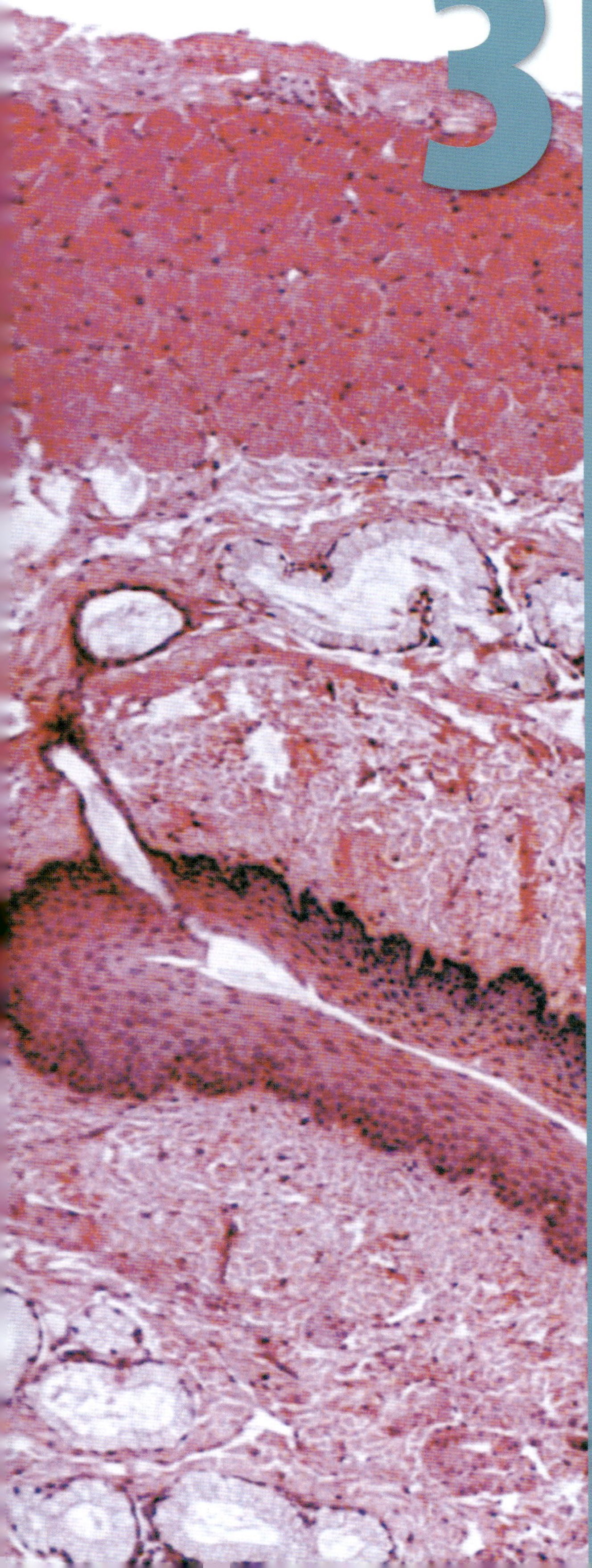

3 기초
Foundations

조직과 초기 발생학
Tissues and Early Embryology

학습목표

3.1 상피조직의 기능, 상피조직 분류의 기준, 상피조직의 각 유형의 기능, 그리고 상피조직의 각 유형에 따른 한 개 이상의 부위를 열거한다.

3.2 결합조직의 세 가지 범주, 기능, 그리고 각각의 범주에서 발견되는 세포 유형을 기술한다.

3.3 점막, 장막, 피부막, 그리고 윤활막의 특징을 비교하고 차이를 설명한다.

3.4 결합조직이 인체의 뼈대를 어떻게 구성하는지 요약한다.

3.5 세 가지 근육조직의 구조, 기능, 그리고 위치를 비교하고 차이를 설명한다.

3.6 신경세포와 신경아교세포를 구별하고 각각의 기능을 논의한다.

3.7 영양과 나이가 조직에 어떻게 영향을 미치는지 기술한다.

3.8 상피조직과 결합조직의 형성에서 핵심적인 발생학적 단계를 열거하고 설명한다.

세포는 분화(differentiation)라는 과정을 통해 특징적인 구조의 모양과 제한된 종류의 기능을 수행하도록 발전된다. 비록 인체는 수조 개의 세포들로 구성되었지만, 단지 200여 가지의 세포 유형만이 존재한다. 이 세포의 유형들은 비교적 제한된 수의 기능을 수행하는 특수화된 세포와 세포 생산물을 생산하기 위해 결합하여 조직을 형성한다. 인체에는 상피조직(epithelial tissue), 결합조직(connective tissue), 근육조직(muscle tissue), 신경조직(neural tissue)의 네 가지 **기본적인 조직(primary tissue)**이 있으며, 각각의 기본적인 기능은 그림 3.1에 설명되고 있다.

이 장은 세포의 구성과 조직의 기능 사이에서의 관련성에 초점을 맞추어 각각의 주요한 조직 유형의 특징들을 논의할 것이다. 조직학은 특정한 기능을 수행하기 위하여 함께 작업하는 세포, 조직, 기관의 그룹을 연구하는 학문이다. 이 장은 뒷장에서 다룰 기관과 기관계통의 조직 간의 상호작용을 이해하기 위하여 필요한 기본적인 조직학적 개념을 설명한다.

조직표본을 현미경으로 관찰하기 위하여 관찰 이전에 상당히 많은 작업이 필요하다는 것을 알아야 한다. 예를 들어, 채취된 조직샘플들은 고정액에 보존되고, 얇은 조직절편이 가능하도록 파라핀과 같은 매체를 사용하여 포매되어야 한다. 절단면은 포매된 조직의 방향에 의해 결정되므로 다양한 절단면을 가질 수 있으며, 우리는 3차원적인 구조에 대하여 단지 하나의 절단면만을 얻을 수 있는 것이다. 세포와 조직의 내부 구성은 절단면의 변화에 따라 다양하게 나타날 수 있으므로 현미경사진을 볼 때 이러한 한계점들을 꼭 기억해야만 한다.

3.1 상피조직

상피조직(epithelial tissue)은 상피(epithelia)와 샘(gland)을 포함하며, 샘은 상피에서 유래된 분비 구조물이다. **상피(epithelium)**는 노출된 표면을 덮고 있거나 혹은 체내의 공간이나 통로의 내부를 덮고 있는 세포의 얇은 판으로, 각각의 상피세포는 특정한 성질을 가진 장벽의 역할을 수행한다. 상피는 노출된 모든 몸의 표면을 덮고 있는 피부가 좋은 예가 되며, 외부와 교통하고 있는 소화관, 호흡관, 생식관, 비뇨관 등을 덮고 있다. 또한 가슴안(chest cavity), 뇌에서 액체로 채워진 방(chamber), 눈(eye), 속귀(inner ear), 그리고 심장과 혈관의 안쪽 표면과 같은 통로를 덮고 있다.

상피의 중요한 특징들은 다음과 같다.

- 세포밀집(cellularity): 상피를 구성하는 세포는 세포연접에 의해 매우 근접하게 결합되어, 상피조직은 세포 사이공간이 전혀 없거나 거의 없다(대부분의 다른 조직은 세포바깥액체나 섬유들에 의하여 세포가 떨어져 있다).
- 극성(polarity): 상피는 항상* 신체의 외부나 혹은 체내 공간에 노출된 **꼭대기면(apical surface)**을 가지고 있으며, 또한 인접한 조직에 부착되어 있는 곳인 **바닥면(basal surface)**을 가지고 있다. 각각의 면은 형질막의 구조와 기능면에서 서로 다르다. 상피가 단층이든 중층이든 층에 관계없이 세포소기관들과 다른 세포질의 성분들은 균등하게 분포되지 않는다. **극성(polarity)**은 이러한 비균등성 분포를 일컫는 말이며, 상피의 구성은 세포의 기능에 의하여 결정된다.
- 부착(attachment): 전형적인 상피의 바닥면은 얇은 바닥판(basal lamina)에 부착된다. 바닥판은 상피와 아래 존재하는 결합조직의 세포에 의해 생산되는 복잡한 구조물이다.
- 무혈관성(avascularity): 상피는 혈관을 가지지 않는 **무혈관(avascular)** 상태이기 때문에 상피세포는 반드시 꼭대기면 또는 바닥면을 가로지르는 확산과 흡수에 의해 영양분을 얻어야만 된다.
- 층 또는 얇은 판 배열(arranged into sheets or layer): 모든 상피조직은 세포층이 하나의 얇은 판이나 혹은 여러 층으로 구성되어 있다.
- 재생(regeneration): 표층에서 손상되거나 상처를 입은 상피세포는 상피 내에 존재하는 줄기세포의 분열을 통해 지속적으로 대체된다.

상피조직의 기능

상피는 여러 가지 필수적인 기능들을 수행한다.

- 물리적인 보호작용 제공(provide physical protection): 상피는 노출된 표면과 내부 표면을 마모, 탈수로부터 보호하고, 그리고 화학적 혹은 생물학적 요인들에 의한 파괴로부터 보호한다.
- 투과성 조절(control permeability): 인체에 들어오거나 나가는 어떤 물질도 상피를 통과해야만 한다. 일부 상피조직은 비교적 불투과성이지만, 반면 다른 것들은 단백질만큼 큰 화합물을 투과할 수 있다. 많은 상피조직은 선택적인 흡수 또는 분비를 위해 필요한 분자적인 장치를 가지고 있다. 상피

*특정 부위에서 상피세포들은 자유면을 가지지 않는데, 이를 상피양세포(epitheloid cells)라 하며 대부분 내분비샘에서 발견된다.

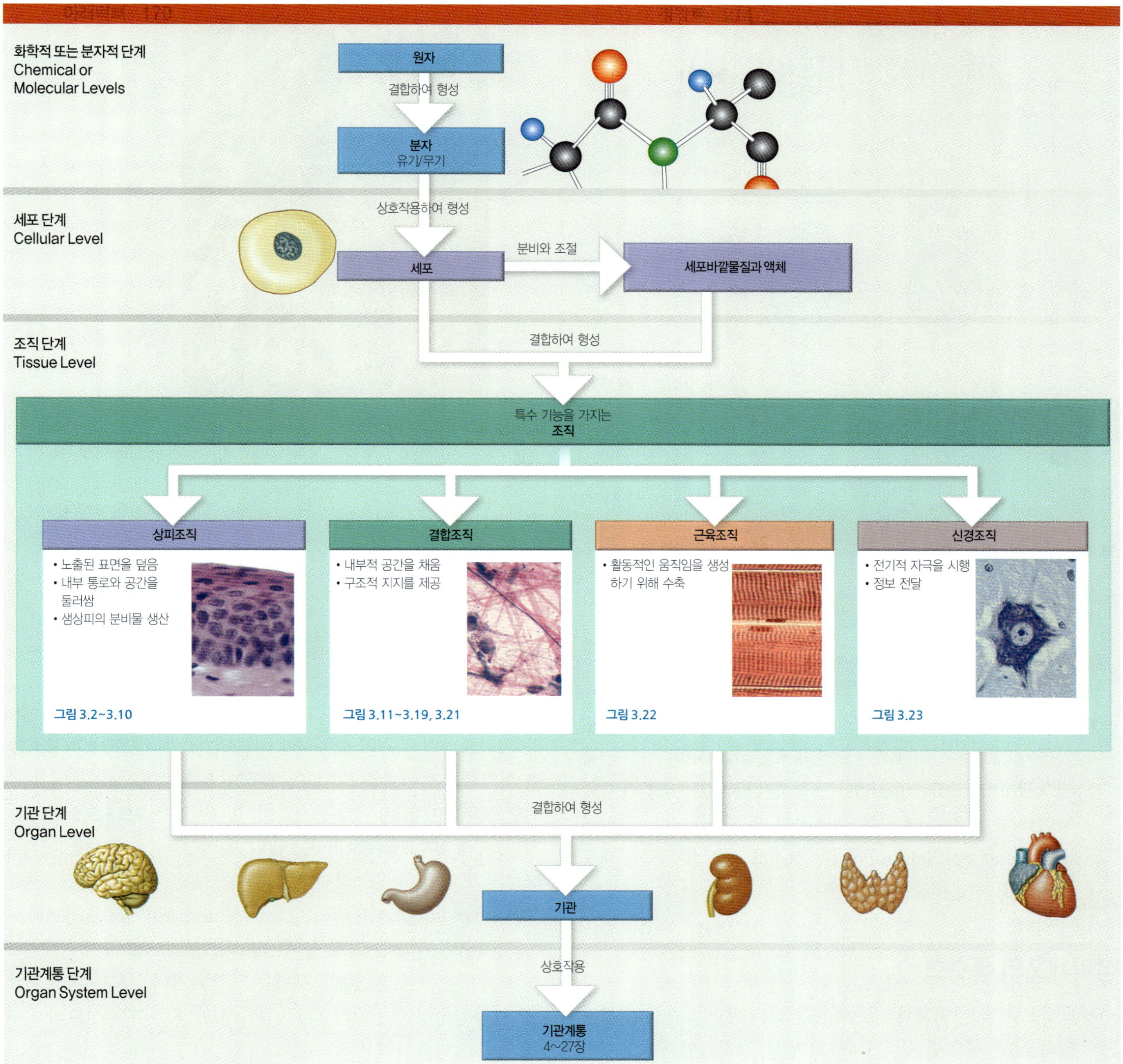

■ 그림 3.1 인체 형성의 단계별 접근과 조직
인체 구성의 단계별 개요와 네 가지 기본 조직의 종류 및 대표적인 기능에 관한 소개

조직의 장벽은 다양한 형태의 자극에 대한 반응으로 조절되고 변형될 수 있다. 예를 들어, 호르몬은 상피세포를 통하여 이온과 영양물질의 운반에 영향을 미칠 수 있다. 육체적인 압박(스트레스)도 상피의 구조를 변경시키고 성질을 변하게 할 수 있다. 장시간 동안 거친 일을 했을 때 손에 생기는 굳은살(callus)을 생각한다.

- 감각 제공(provide sensation): 대부분의 상피조직은 감각신경이 광범위하게 분포하고 있다. 특정 상피세포는 환경의 변화를 감지할 수 있고, 변화들에 정보를 신경계통으로 전달한다. 예를 들어, 피부의 가장 깊은 상피층에 있는 촉각수용체는 가까운 감각신경자극에 의하여 압력에 반응한다. **신경상피(neuroepithelium)**는 특수화된 감각상피이다. 신경상

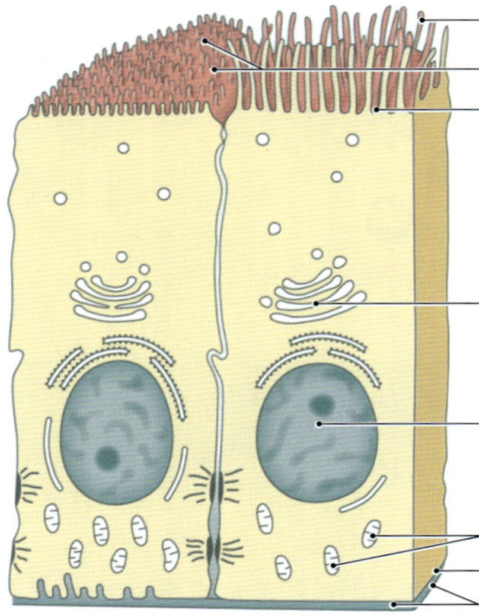

a 많은 상피세포는 꼭대기면과 바닥판 사이에서 내부의 구성이 다르다. 꼭대기면은 빈번하게 미세융모를 가지고 있으며, 자주는 아니지만 섬모도 가지고 있다. 폐쇄연접은 병원체의 움직임이나 세포 사이의 용해된 물질들의 확산을 막으며, 세포의 바닥 가까이 있는 형질막의 주름은 바닥판에 노출된 표면적이 증가되는 장치이다.

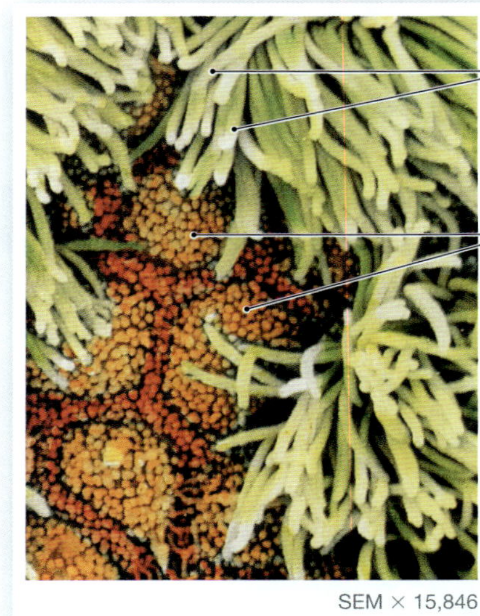

b 대부분의 호흡관을 덮고 있는 상피의 표면을 보여주는 주사전자현미경 사진이다.

■ **그림 3.2 상피세포의 극성**

피는 냄새, 맛, 시각, 평형, 청각 등을 제공하는 특수감각기관에서 발견된다.

- 특정 분비물 생산(produce specialized secretion): 분비물을 생산하는 상피세포들을 **샘세포(gland cell)**라 한다. **홑세포샘(unicellular glands)**은 상피에서 다른 세포 유형들 사이에 종종 흩어져 있는 개별적인 샘세포들이다. **샘상피(glandular epithelium)**에서는 상피세포의 전부 또는 대부분의 세포가 분비물을 생산한다.

상피세포의 특수화

상피세포는 다른 인체의 세포와 구분되는 여러 특수화된 특징들이 있다. 많은 상피세포는 분비물의 생산, 상피표면에서 액체의 움직임, 또는 상피세포 자체를 통과하는 액체의 움직임 등을 위해 특수화되어 있다. 이러한 특수화된 상피세포는 보통 외부나 내부의 환경에 노출되어 있는 곳인 꼭대기면(apical surface)으로부터 확장된 축을 따라서 바닥판과 이웃하는 상피세포들과 접촉하는 곳인 **바닥가쪽면(basolateral surface)**까지 뚜렷한 극성(polarity)을 보여준다. 이 극성은 세포내부의 세포소기관들이 일정하지 않게 분포되어 있고, 꼭대기와 바닥가쪽면의 형질막이 관련된 단백질과 기능이 다르다는 것을 의미한다. 세포소기관의 실제적인 배열은 개별적인 세포의 기능에 따라 다양하다.

대부분의 상피세포는 노출된 꼭대기면에 미세융모를 가지고 있다. 거의 없을 수도 있고, 전체 면에 융단처럼 많을 수도 있다. 미세융모는 소화관과 비뇨관의 상피와 같이 흡수와 분비가 일어나는 상피표면에서 특히 풍부하게 나타난다. 미세융모를 가지고 있는 상피세포는 미세융모가 없는 세포에 비해 적어도 흡수와 분비를 위한 표면적이 20배 이상 증가되며, 미세융모는 그림 3.2에서 볼 수 있다. **부동섬모(stereocilia)**는 200 ㎛ 이상 되는 매우 긴 미세융모로 섬모와 달리 운동성이 없다. 부동섬모는 남성 생식기계통의 부고환(epididymis)과 속귀의 털세포(hair cell)에서 발견된다.

그림 3.2b는 **섬모를 가진 상피(ciliated epithelium)**의 꼭대기면을 보여준다. 전형적인 섬모세포는 약 250개의 섬모를 가지고 있으며, 물질들이 에스컬레이터처럼 동시에 움직이는 섬모의 운동에 의해 상피표면에서 지속적으로 움직이게 된다. 예를 들어, 호흡기를 덮고 있는 섬모상피는 점액(mucus)을 허파로부터 목구멍(throat)으로 옮기며, 점액은 입자나 병원체를 포획하여 허파에서 깊은 쪽의 섬세한 표면으로부터 벗어나도록 운반한다.

상피의 유지

상피의 완전한 상태를 유지하기 위하여 세 가지 요인이 관여한다: (1) 세포 사이 연결, (2) 바닥판 부착, (3) 상피의 유지와 재생.

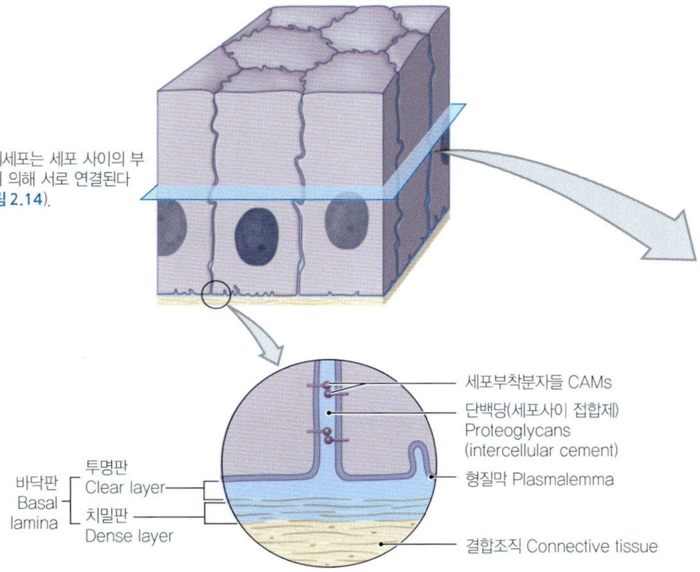

a 상피세포는 세포 사이의 부착에 의해 서로 연결된다 (그림 2.14).

b 바닥면에서 상피는 상피세포와 아래 지나는 결합조직 사이의 경계를 만드는 바닥판에 부착된다.

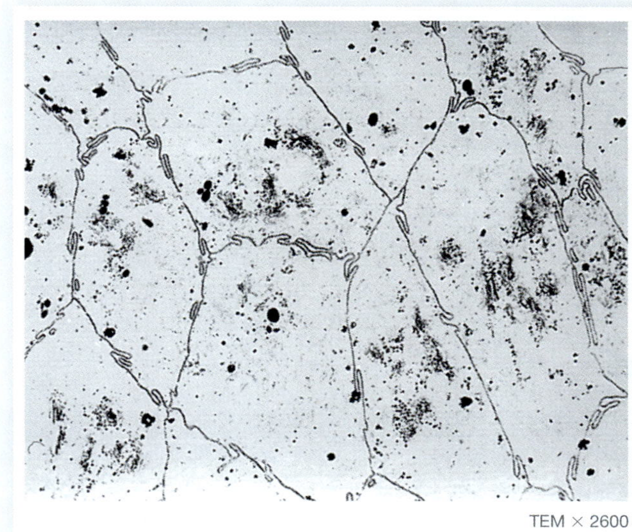

c 인접한 상피의 형질막은 종종 맞물려 있다. 2,600배로 확대된 주사전자현미경 사진은 원주 상피세포들 사이의 맞물리는 정도를 보여준다.

■ **그림 3.3 상피와 바닥판**
상피를 완전한 상태로 유지하는 것은 인접한 상피세포 사이의 연결과 아래에 있는 바닥판과의 부착에 달려있다.

세포 사이 연결

상피에서 세포는 다양한 세포연접장치(cell junction)에 의해 서로 결합되어 있다. 세포가 서로 맞물릴 수 있도록 세포의 반대편 형질막과 광범위한 주름이 종종 발견되고 세포결합의 표면적을 증가시킨다. 그림 3.3a,c에서 형질막 사이의 맞물리는 정도를 주목하라.

세포 사이에서 형성되는 광범위한 연결은 세포들을 연결시키고, 자유면(free surface)에 접촉할 수 있는 화학물질이나 병원체로부터 접근을 막을 것이다. 세포결합의 조합, 세포부착분자들(CAMs), 세포 사이의 접합제, 그리고 물리적 연결은 상피에 강도(strength)와 안정성(stability)을 제공한다.

바닥판의 부착

상피세포는 서로 부착되어 있을 뿐 아니라, 아래의 결합조직과의 연결도 견고하게 되어 있다. 전형적인 상피의 바닥면은 **바닥판(basal lamina)**에 부착되어 있으며, 바닥판의 표면 부분은 당단백질(glycoprotein)과 미세섬유의 그물구조로 이루어진 **투명판(clear layer** 또는 *lamina lucida*)으로 구성되어 있다. 상피세포들은 바닥판의 투명판을 분비하고, 투명판은 아래의 결합조직으로부터 상피로 이동하는 단백질과 큰 분자를 제한하는 장벽으로서 역할을 한다. 대부분의 상피조직에서 바닥판은 두 번째 깊은층을 가지고 있는데, 이를 **치밀판(dense layer** 또는 *lamina densa*)이라 하며, 아래의 결합조직 세포에 의하여 분비된다.

치밀판은 바닥판의 견고함을 제공하는 단백질 섬유다발을 가지고 있으며, 투명층과 치밀판 사이의 단백질 섬유는 서로 부착되어 있다.

상피의 유지와 재생

상피는 계속해서 스스로 복구와 재생을 해야 하며, 세포분열의 비율은 표면에서 상피세포의 손실 정도에 따라 다양하게 나타난다. 상피세포의 경우 파괴 효소, 유독 화학물질, 병원성 박테리아, 기계적인 마모 등에 항시 노출되어 있기 때문에 자주 대체되어야만 한다. 작은창자의 경우 처할 수 있는 혹독한 조건에 따라 상피세포는 1~2일 정도의 수명을 가진다. 상피가 지속적으로 유지될 수 있는 유일한 방법은 결국 줄기세포의 분열을 통해서 이루어지는데, 발아세포(germinative cell)로도 알려진 이 줄기세포는 보통 바닥판 근처에서 발견된다.

상피의 분류

상피는 세포 층의 수와 노출된 표면에 존재하는 세포의 모양에 따라 분류한다. 세포층에 의하여 단층(simple layer)과 중층(stratified)의 2종류가 있고, 모양에 의해서는 편평(squamous), 입방(cuboidal), 원주(columnar)의 세 가지가 있다.

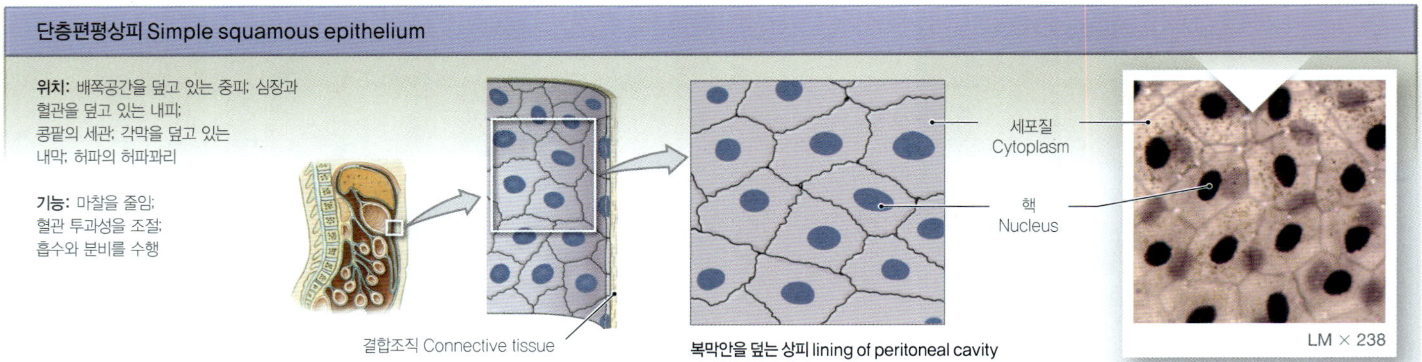

a 단층편평상피. 복막안을 덮고 있는 중피로도 불리는 단층편평상피. 3차원적인 그림은 절단면과 표층의 모습을 보여준다.

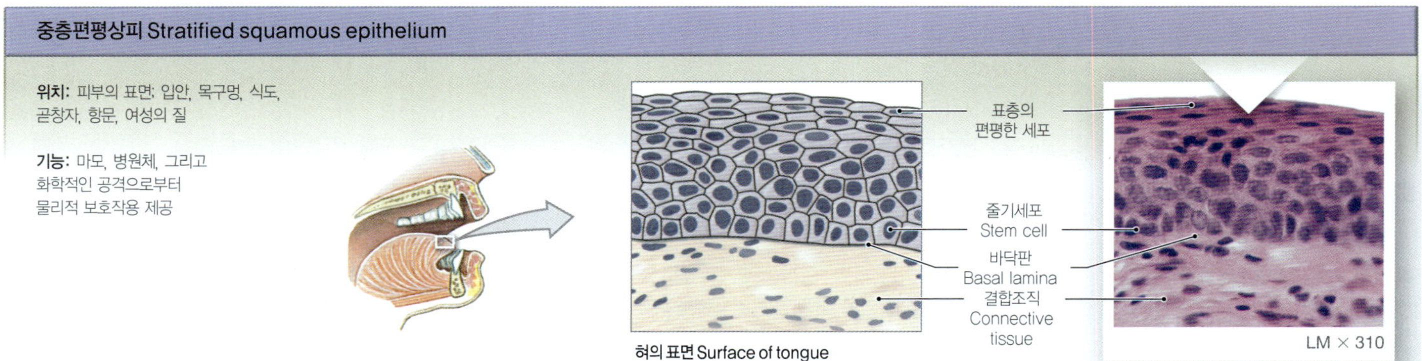

b 중층편평상피. 혀를 덮고 있는 중층편평상피의 절단면

■ **그림 3.4 편평상피의 조직 구조**

만약 바닥판을 덮고 있는 세포가 한층으로 존재한다면 **단층상피(simple epithelium)**이다. 단층상피세포에서 모든 세포가 같은 극성을 가질 것이므로 세포의 핵은 바닥판으로부터 대략 비슷한 거리에 줄을 지어 출현한다. 단층상피세포는 비교적 얇은 특징이 있으며, 파괴되기도 쉽다. 단층인 세포들은 많은 기계적인 보호 작용을 제공할 수 없으며, 모든 혈관과 배쪽몸공간(ventral body cavity), 심장의 공간과 같은 내부의 칸과 통로를 덮고 있는 인체 내부의 보호된 부위에서만 발견된다.

단층 상피는 허파의 가스교환과 창자 내면을 덮고 있는 것처럼 또한 분비, 흡수 또는 여과의 기능을 가진다. 이들의 부위에서는 상피세포의 얇은 단층의 배열이 물질들의 상피장벽을 통과하는 시간과 확산의 거리를 줄여주는 이점을 제공한다.

중층상피(stratified epithelium)는 바닥판 위에 두 층 또는 그 이상의 층을 가진다. 중층상피에서 세포의 높이와 모양은 층마다 다를 것이며 가장 표층에 존재하는 세포의 모양에 따라 명명된다.

중층상피는 피부의 표면과 입안을 덮는 상피와 같이 일반적으로 기계적, 화학적 충격을 받기 쉬운 위치에서 발견된다. 중층상피에서 세포의 많은 층들은 상피를 단층상피보다 두껍고 견고하게 만든다. 줄기세포(stem cell)는 항상 바닥판이나 바닥판 가까운 곳에 존재하는데, 이것은 단층상피에서 줄기세포가 노출된 상피표면을 형성하고 있는 반면 중층상피는 보다 많은 표층의 세포들에 의하여 덮여 있다는 것을 의미한다.

인체의 모든 상피조직은 층수에 의한 단층과 중층, 그리고 모양에 의한 편평, 입방, 원주의 세포 모양을 결합시켜 설명할 수 있다.

편평상피

편평상피(squamous epithelium)의 세포는 얇고 편평하며, 퍼즐 조각처럼 다소 불규칙한 모양이다(그림 3.4). 절단면에서 보면 달걀 프라이드처럼 핵은 세포의 가장 두꺼운 부분을 차지하고 있고, 전체적으로 세포는 비슷하게 편평하다. **단층편평상피(simple squamous epithelium)**(그림 3.4a)는 인체에서 가장 섬세한 종류의 상피이다.

이 상피는 허파꽈리(alveoli)와 같은 호흡 교환 표면이나, 배쪽몸안(ventral body cavity)을 덮고 있는 장막(serous membrane), 그리고 순환계통의 내부 표면처럼 흡수가 일어나거나 미끄럽고 마찰을 줄이는 부위에서 발견된다.

일부 단층편평상피는 외부와 교통하지 않는 공간과 통로를 덮는 상피가 있다. 그러므로 이 상피의 유형은 특별한 명칭으로 불

Hot Topics

손상된 심장의 개축(rebuiding)*

사이토카인 치료는 허혈성 심장질환을 위한 비침습적 치료방법의 하나로 관심을 받고 있다. 사이토카인은 기전의 다양함에 의하여 내피세포 성장을 촉진하여, 심장에서 **혈관형성(angiogenesis)**에 영향을 미친다고 생각된다. 만약 사이토카인 치료가 효과적이라고 입증된다면, 궁극적으로 심장의 부가적인 혈관 성장을 촉진하는데 활용될 것이다. 이 부가적인 관상혈관(coronary vessels)은 허혈성 심장근육세포에 필요한 많은 산소와 영양물질을 가져올 수 있을 것이며, 가능한 심근경색(heart attack)을 예방할 수 있을 것이다.

* Beohar, N. et al. 2010. Rebuilding the damaged heart: The potential of cytokines and growth factors in the treatment of ischemic heart disease. *J. Am. Coll. Cardiology*. 56(16):1287–1297.

린다. 가슴안의 가슴막(pleura), 배공간을 덮는 복막(peritoneum), 심장을 둘러싸는 심장막(pericardium)과 같은 배쪽몸안의 벽과 속면을 덮고 있는 단층편평상피를 **중피(mesothelium)**라 한다. 심장과 모든 혈관을 덮고 있는 단층편평상피는 **내피(endothelium)**라고 불린다.

중층편평상피(stratified squamous epithelium)(그림 3.4b)는 보통 기계적인 힘이 심하게 가해지는 곳에서 출현한다. 피부와 입안, 목구멍, 식도, 곧창자, 질, 그리고 항문을 덮는 표면의 상피는 보다 많은 보호작용을 제공한다. 기계적인 압박과 탈수가 발생하는 노출된 몸표면은 잠재적인 문제들을 가지는데, 상피세포의 꼭대기 층에는 **케라틴(keratin)** 단백질로 구성된 미세섬유가 가득 채워져 있다. 그 결과 표면의 층은 강하고 물에 저항하며, **각질화(keratinized)** 중층편평상피라고 불린다. **비각질화(nonkeratinized)** 또는 점막 중층편평상피는 마모에 저항성을 제공하지만, 습기를 유지하지 못한다면 마르고 악화될 수 있다. 비각질화 중층편평상피는 입안, 인두, 식도, 곧창자, 항문, 그리고 여성의 질 등에서 발견된다.

입방상피

입방상피(cuboidal epithelium)의 세포들은 작은 6각 상자의 주사위 모양이다. 핵은 상피높이의 거의 비슷한 위치와 거리에서 세포의 중앙에 위치한다. **단층입방상피(simple cuboidal epithelium)**는 제한된 보호작용을 제공하고, 콩팥 세관을 덮고 있는 상피처럼 분비나 흡수를 담당하는 부위에서 관찰된다(그림 3.5a).

중층입방상피(stratified cuboidal epithelium)는 매우 드물게 출현한다. 이것은 땀샘의 관을 덮고 있으며(그림 3.5b) 젖샘과 같은 외분비샘의 큰 관에서도 발견된다.

원주상피

원주상피(columnar epithelium)는 가로절단면에서 입방상피 세포와 비슷한 모양이지만, 입방상피와 비교하면, 넓이보다 키가 매우 큰 모양이다. 핵은 바닥판 가까이 좁은 띠처럼 밀집되어 있으며, 상피의 높이는 두 핵 사이 거리의 여러 배가 된다(그림 3.6a). **단층원주상피(simple columnar epithelium)**는 단층입방상피보다 약간 많은 보호작용을 제공하고 위, 창자관, 자궁관, 그리고 많은 분비관과 같은 분비 또는 흡수가 일어나는 부위에서 관찰된다(그림 3.6a).

중층원주상피(stratified columnar epithelium)는 비교적 드물며, 인두, 요도, 항문, 몇몇 큰 분비관을 따라 보호작용을 제공한다. 이 상피는 두 개의 층을 가지거나(그림 3.6b) 보다 많은 층을 가질 수 있다. 많은 층으로 구성될 경우 오직 표면의 세포만 전형적인 원주세포 모양으로 나타난다.

거짓중층상피와 이행상피

상피의 두 가지 특별한 범주가 호흡기 계통의 통로와 비뇨기 계통을 이루는 비어 있는 기관들을 덮고 있는 상피에서 발견된다(그림 3.7).

호흡계통에는 **거짓중층원주상피(pseudostratified columnar epithelium)**라고 불리는 특별한 혼합된 형태의 원주상피를 포함한다. 핵들이 표면으로부터 다양한 거리에 위치해 있기 때문에 중층의 모습으로 보일 것이다. 그래도 모든 세포들이 이 상피의 바닥판에 부착되어 있으므로 실질적으로 단층 상피이며, 거짓중층원주상피로 알려져 있다. 노출된 상피세포들은 전형적으로 섬모를 가지고 있어 자주 **거짓중층섬모원주상피(pseudostratified ciliated columnar epithelium)**라 불린다(그림 3.7a). 상피의 이 유형은 코안의 대부분, 기관, 기관지, 남성의 생식관 부분에서 관찰된다.

이행상피(transitional epithelium)는 콩팥깔때기, 요관, 방광을 덮고 있는 상피이다(그림 3.7b). 이행상피는 팽창되고 늘어지는 특별한 특징을 가지고 있는 중층상피이다. 늘어날 때(그림 3.7b), 이행상피는 둘 내지 세층을 가진 중층의 비각질화 상피와 닮았다. 비어 있는 방광에서 상피는 많은 층을 가진 것으로 보이고, 가장 표층의 세포들은 전형적으로 둥근 입방세포들이다. 이행상피는 구성세포들의 손상없이 상피의 상당한 팽창을 허용한다.

샘상피

많은 상피는 분비물을 생산하는 샘세포들을 포함한다. 외분비샘들은 상피표면 위로 분비물을 방출하며, 분비되는 분비물의 종

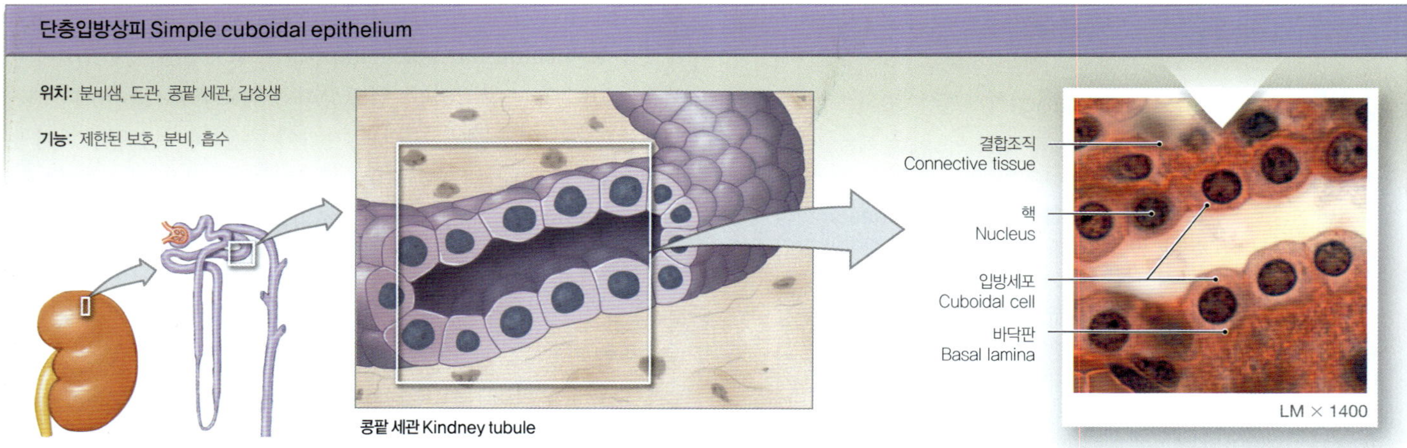

a 단층입방상피. 콩팥세관을 덮고 있는 단층입방세포.

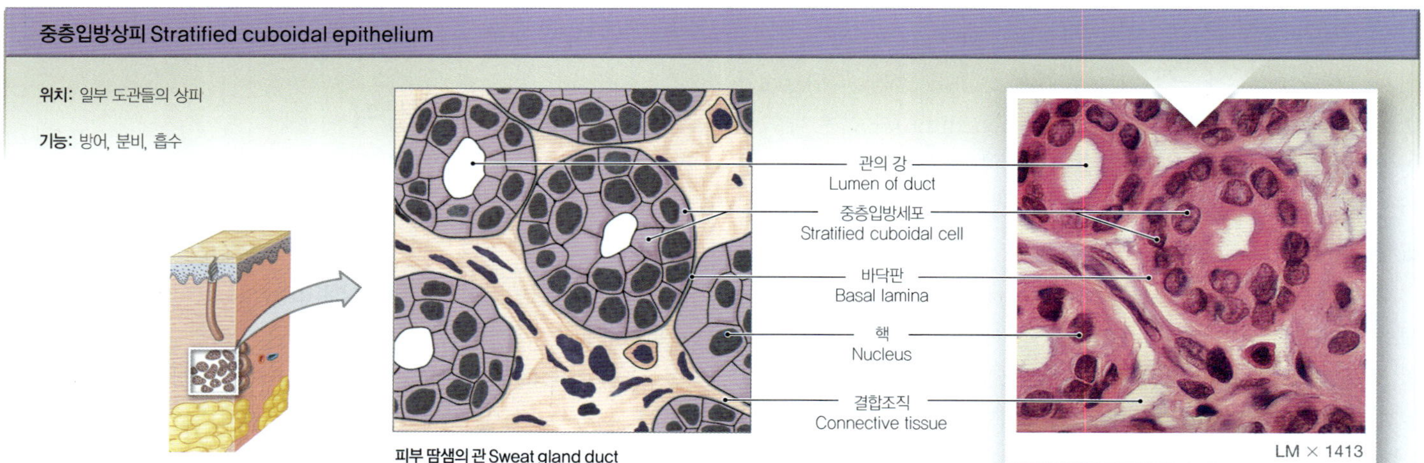

b 중층입방상피. 피부의 땀샘을 덮고 있는 절단표본의 중층입방상피.

■ 그림 3.5 입방상피의 조직 구조

류, 샘의 구조, 그리고 분비물의 양상에 의하여 분류된다. 홑세포 또는 뭇세포이든지 외분비샘은 점액소(mucin), 효소, 물, 그리고 노폐물을 분비한다. 이들의 분비는 개개의 샘 세포의 꼭대기면으로 배출된다.

분비의 유형

외분비샘(exocrine gland)은 피부 표면이나 상피의 표면과 연결된 상피성 도관을 통해 표면과 상피의 표면으로 방출된다. 이 관들은 분비물의 성분 변경 없이 분비하거나, 또는 재흡수, 분비, 맞교환 등의 다양한 기전을 통하여 분비물을 변경시킬 수도 있다. 소화관으로 들어가는 효소, 피부의 땀 흘리기, 젖샘에서 생산되는 젓들은 외분비샘의 예가 된다.

외분비샘은 만들어진 분비물의 성질에 따라서 분류될 수 있다.

- **장액샘**(serous gland)은 보통 침샘에서 분비되는 아밀라아제(amylase) 같은 효소를 함유한 묽은 용액을 분비한다.
- **점액샘**(mucous gland)은 침샘의 점액처럼 미끄러운 점액을 만들기 위해 물을 흡수하는 점액소(mucin)라는 당단백질을 분비한다.
- **혼합샘**(mixed gland)은 한 가지 유형 이상의 세포로 구성되어 있고, 장액과 점액의 두 가지의 다른 외분비 물질들을 만들어 낼 수 있다.

내분비샘(endocrine gland)은 세포외배출(exocytosis)에 의하여 샘세포로부터 세포 바깥으로 분비물을 방출한다. 이 분비물을 호르몬(hormone)이라 부르며, 다양한 조직과 기관, 기관계통의 활동을 조절하거나, 조정하는 부위인 몸의 다른 부위로 분배하기 위해 혈액 속으로 확산된다.

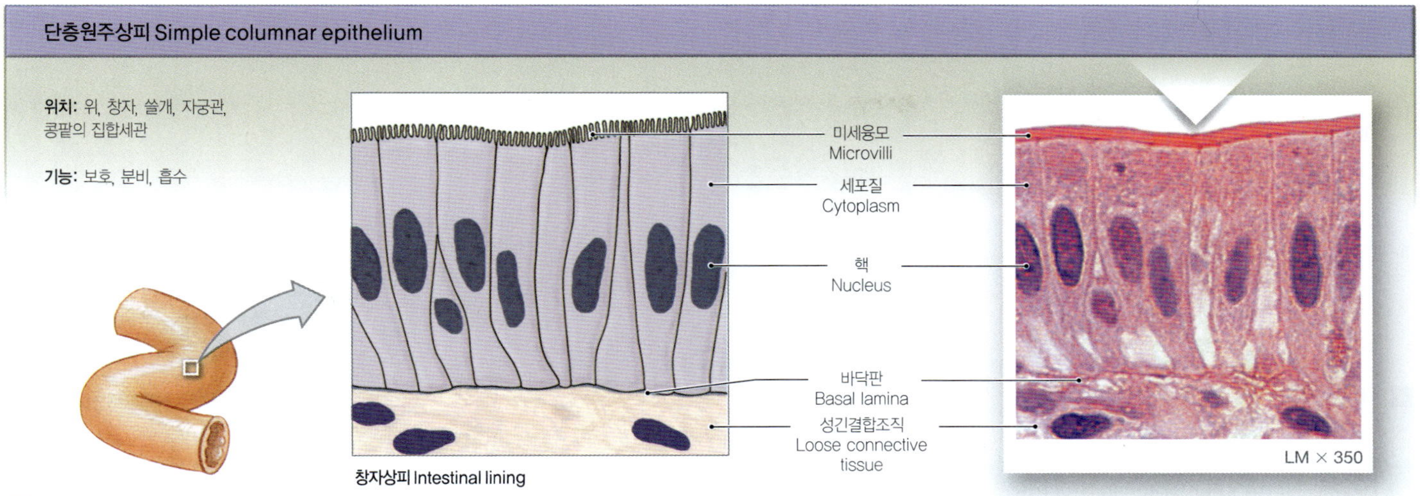

a 단층원주상피. 각각 세포의 높이와 넓이 사이의 관계, 핵의 위치, 그리고 인접 핵 사이의 거리를 주목한다.

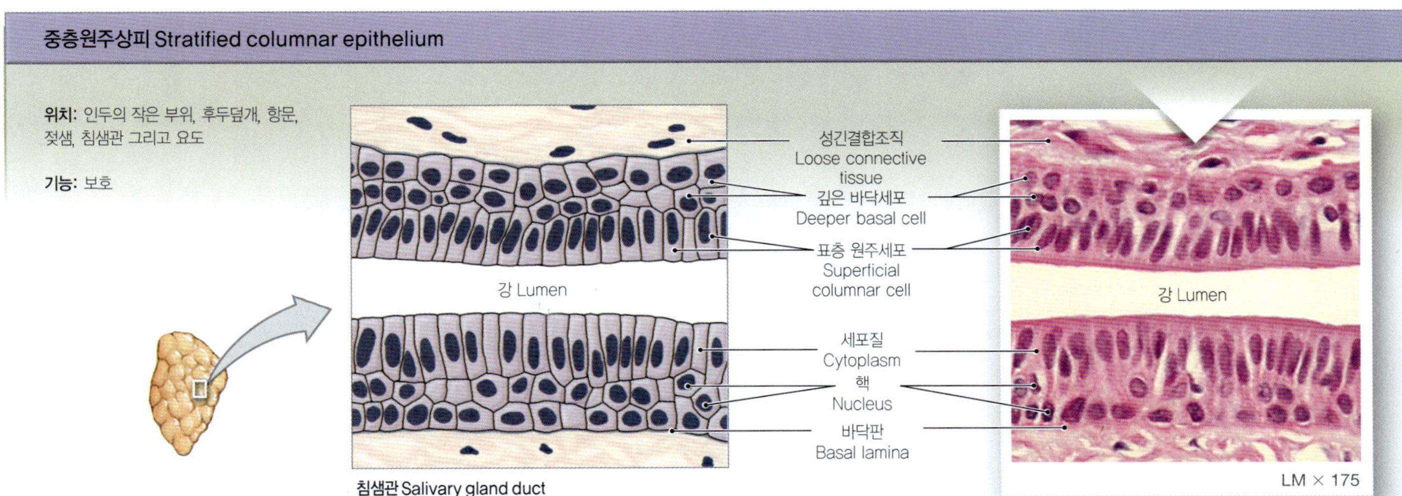

b 중층원주상피. 중층원주상피는 때때로 침샘의 관을 이룬다.

■ **그림 3.6 원주상피의 조직 구조**

샘의 구조

흩어져 있는 샘세포들을 포함하고 있는 상피에서 개별적인 분비세포를 **홑세포샘(unicellular gland)**이라 한다. **뭇세포샘(multicellular gland)**은 샘상피를 포함하고 외분비 또는 내분비물을 생산하는 샘세포들이 모여 형성된다.

홑세포 외분비샘은 점액소(mucin)를 분비하며, **술잔세포(goblet cell)**와 **점액세포(mucous cell)**의 두 가지 종류가 있다. 술잔세포와 점액세포는 다른 상피세포들 사이에서 흩어져 발견된다. 예를 들어, 점액세포는 기관을 덮고 있는 거짓중층섬모원주상피 속에서 발견되며, 반면 술잔세포는 작은창자와 큰창자의 원주상피 속에서 흩어져 존재한다.

가장 간단한 뭇세포 외분비샘은 **분비판(secretory sheet)**으로 불리며, 분비판에서 샘세포들은 상피에서 현저하고 분비물을 안쪽 구획으로 방출한다(그림 3.8a). 위(stomach)를 덮고 있는 점액분비세포가 분비판의 좋은 예로, 이들의 지속적인 분비는 위가 포함하고 있는 산과 효소로부터 위를 보호한다.

대부분의 다른 뭇세포샘들은 상피표면으로부터 함몰되어 형성되며, 그림 3.8b는 점액과 소화효소를 생산하는 침샘으로 뭇세포샘의 예를 보여준다. 이 뭇세포 외분비샘은 분비물을 생산하는 샘부분(glandular portion)과 분비물을 상피표면으로 운반해 주는 관

거짓중층섬모원주상피 Pseudostratified ciliated columnar epithelium

위치: 코안, 기관, 기관지, 남성의 생식관 부분

기능: 보호, 분비

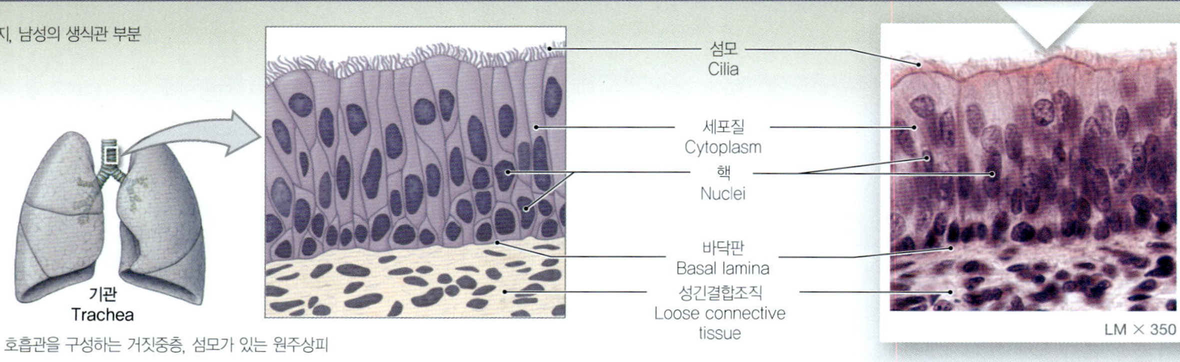

a 거짓중층섬모원주상피. 호흡관을 구성하는 거짓중층, 섬모가 있는 원주상피

이행상피 Transitional epithelium

위치: 방광, 콩팥깔때기, 요관

기능: 확장 허용, 팽창 후에 되돌림

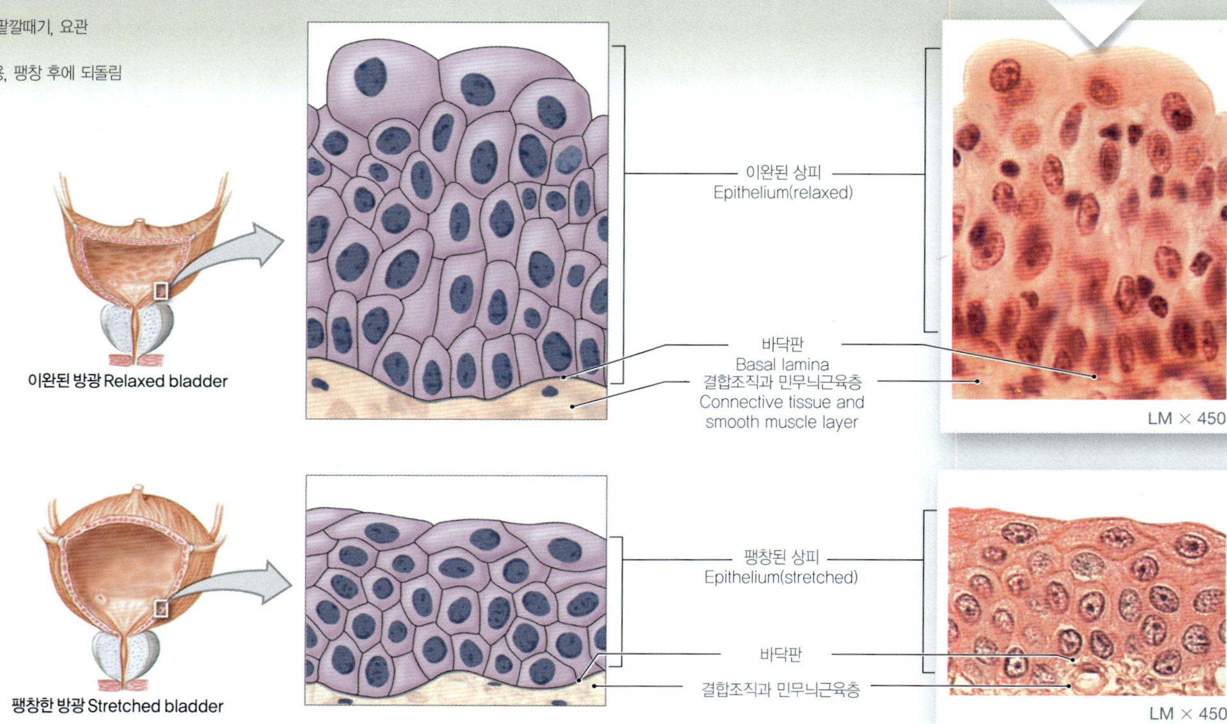

b 이행상피. 방광을 이루는 이행상피로 이완된 상태의 방광과 팽창된 상태의 방광의 모습

■ 그림 3.7 거짓중층섬모원주상피와 이행상피의 조직 구조

부분(ductus portion)의 두 가지 상피성분을 가지고 있다.

뭇세포샘은 (1) 샘의 분비부분 모양 (2) 관의 분지 양상의 두 가지 특징을 활용하여 형태학적으로 구분한다.

❶ 분비부가 관 모양으로 배열된 샘은 **대롱샘**(tubular gland)이며, **꽈리 모양**(alveolar or acinar)으로 막힌 주머니를 형성한다. 두 개의 배열을 결합하여 **대롱꽈리샘**(tubuloalveolar or tubuloacinar gland)이라 불린다.

❷ 관은 분지되어 있지 않으면 **단순**(simple)이라 하고 반복적으로 분지되어 있다면 **복합**(compound)이라 한다. 각각의 샘 영역은 자신만의 관을 가질 것이며, 분지된 샘의 경우 많은 샘이 공통된 관을 공유할 것이다.

분비면 Secretory sheet

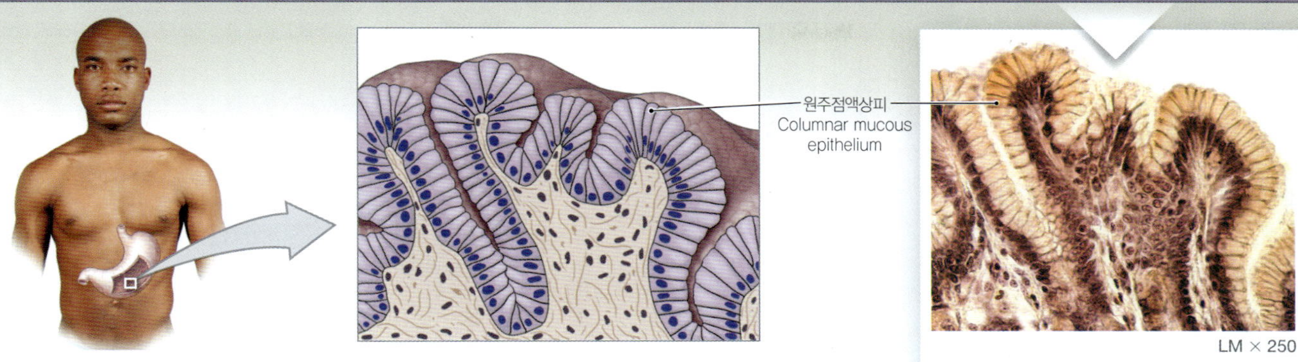

a 위의 내면은 산과 효소로부터 위벽을 보호하는 분비물에 의하여 덮여 있다.

혼합외분비샘 Mixed exocrine gland

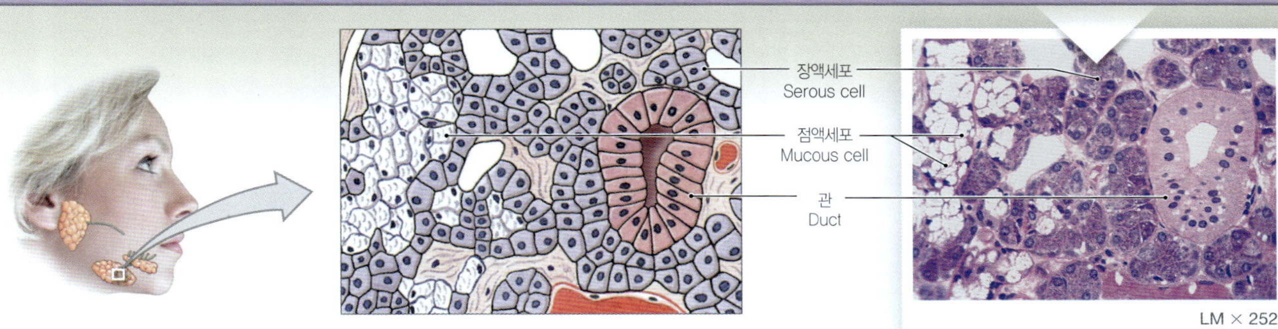

b 턱밑샘은 장액과 점액을 생산하는 혼합샘이다. 점액세포들은 점액소를 함유하고 있어, 희미하고 거품이 있는 것처럼 보이는 큰 소포들을 가지고 있다. 장액세포들은 효소들을 분비하고, 단백질들은 어둡게 염색된다.

■ 그림 3.8 점액샘과 혼합샘 상피의 조직 구조

분비의 기전

샘상피세포는 **샘분비**(merocrine secretion), **부분분비**(apocrine secretion), **온분비**(holocrine secretion)라는 분비물을 배출하는 세 가지 방법 중 하나를 활용할 것이다. 이 세 가지 분비 기전은 Spotlight 그림 3.10에 설명되고 있다.

V 3.1 개념확인

1 ☐ 현미경 관찰을 할 때 단층편평상피를 보고 있다. 이것은 피부 표면의 조직표본이 될 수 있을까?

2 ☐ 온분비작용에 의하여 분비물을 방출하는 샘에서 왜 상피의 재생은 필수적인가?

3 ☐ 바깥귓길의 귀지샘(ceruminous gland)은 부분분비에 의하여 분비물을 방출한다. 분비의 이 방식에는 어떤 일이 일어나는가?

4 ☐ 단층원주상피와 관련된 기능은 무엇인가?

3.2 결합조직

결합조직(connective tissue)은 인체의 도처에서 발견되지만, 상피조직과 달리 인체의 외부 환경에는 결코 노출되지 않는다. 결합조직은 모습과 기능이 전혀 다른 조직인 뼈, 지방, 그리고 혈액을 포함한다. 그럼에도 불구하고 모든 결합조직은 세 가지의 기본적인 성분으로 구성되어 있다: (1) 특수화된 세포, (2) 세포바깥단백질섬유, (3) 바탕질(ground substance)이라 불리는 액체. 세포바깥섬유와 바탕질은 세포를 둘러싸는 기질(matrix)을 구성한다. 상피조직은 거의 세포들로만 이루어지지만, 결합조직은 세포바깥기질의 대부분으로 이루어져 있다.

결합조직은 단지 몸의 여러 부분을 연결하는 단순한 역할뿐만 아니라 보다 많은 다양한 기능들을 수행한다. 이 기능들은 아래와 같다.

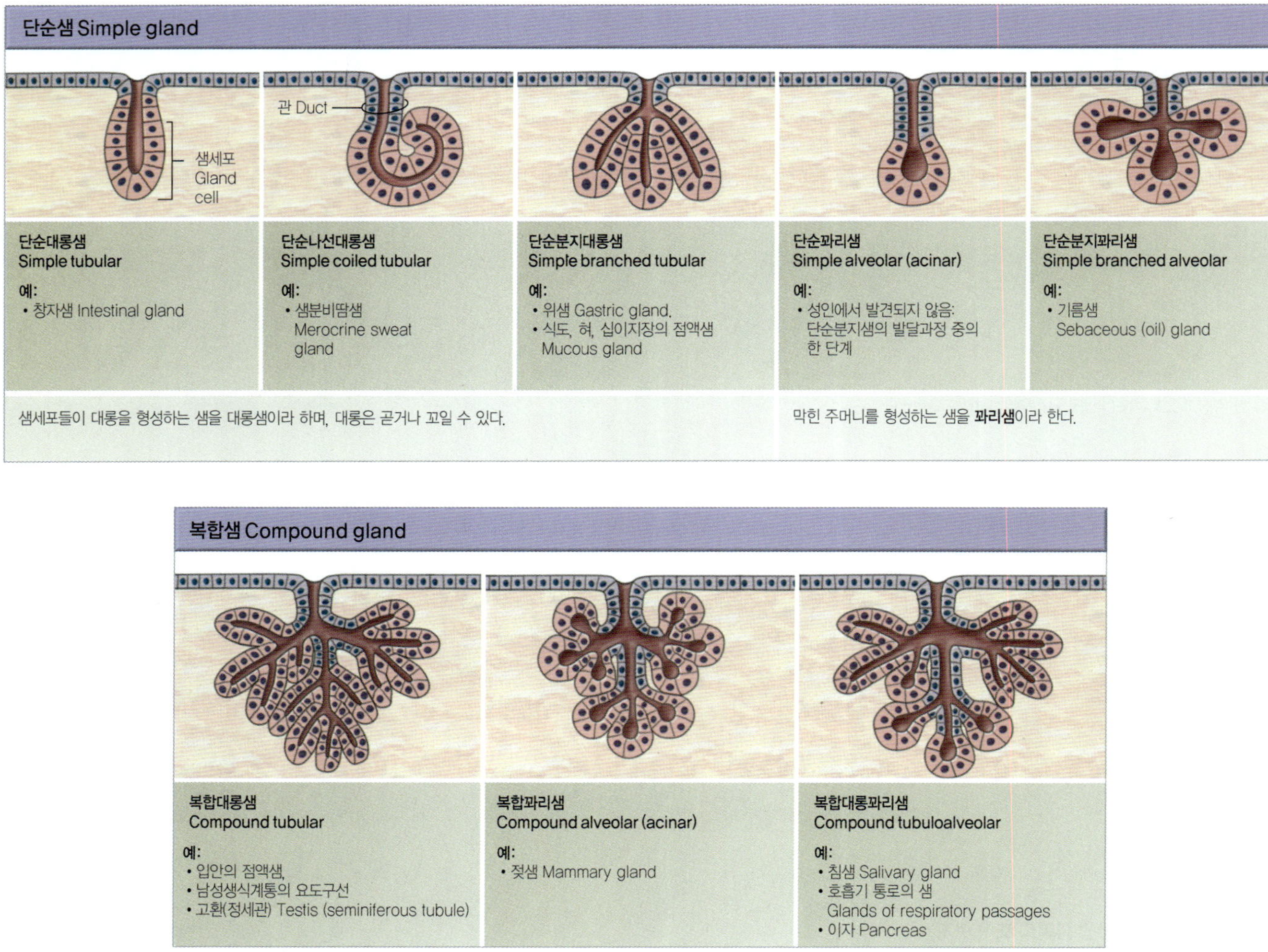

■ 그림 3.9 **단순샘과 복합샘의 형태학적 분류**

- 인체의 구조적인 뼈대를 만든다.
- 인체의 특정 부위에서 다른 부위로 체액과 용해된 물질을 이동시킨다.
- 섬세한 기관들의 보호작용을 제공한다.
- 다른 조직 유형들을 지지하고 둘러싸며 서로 연결시킨다.
- 지질과 같은 형태로 에너지를 저장한다.
- 미생물의 침입으로부터 인체를 방어한다.

비록 대부분의 결합조직이 다수의 기능들을 수행하지만, 이 기능들 모두를 하나의 결합조직이 수행하지는 않는다.

결합조직의 분류

결합조직은 (1) 고유결합조직, (2) 액체성 결합조직, (3) 지지성 결합조직의 세 가지 범주로 구분할 수 있으며, 그림 3.11에 설명되어 있다.

❶ 고유결합조직은 끈적끈적한 바탕질 내에 다양한 유형의 세포들과 세포바깥섬유들로 이루어진 결합조직을 말한다. 이러한 결합조직은 조직내 세포 종류의 수와 기질과 섬유의 상대적 특성 및 비율에 따라 다를 수 있다. 지방조직, 인대, 그리고 힘줄은 크게 다르지만, 이 예들은 모두 고유결합조직이다.

❷ 액체성 결합조직은 용해된 단백질을 함유하는 액체성 기질에 떠 있는 특유의 세포집단으로 이루어져 있으며, 혈액과 림프의 두 가지 종류가 있다.

SPOTLIGHT

그림 3.10
샘분비의 기전

샘상피세포는 **샘분비**(merocrine secretion), **부분분비**(apocrine secretion), **온분비**(holocrine secretion)라는 분비물을 배출하는 세 가지 방법 중 한 가지 방식에 의하여 분비된다.

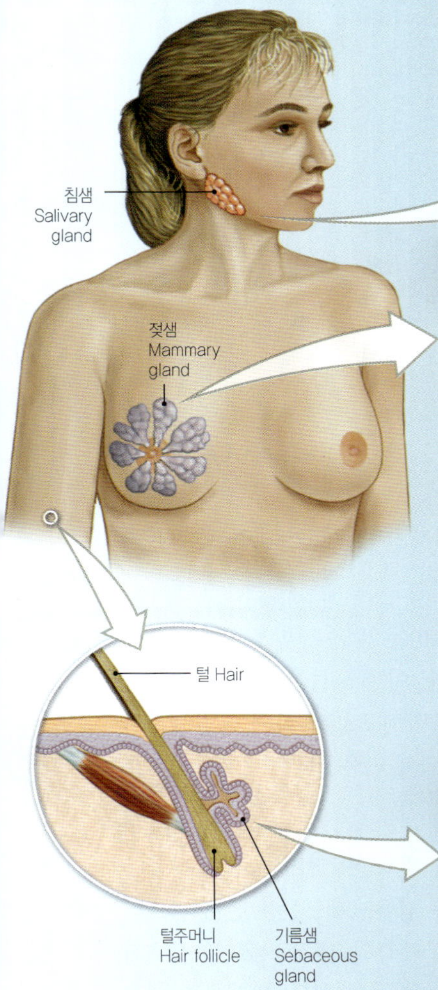

샘분비 Merocrine secretion

예: 침샘의 장액세포

샘분비에서 분비소포에 포장된 분비물은 세포 표면으로 exocytosis에 의하여 분비한다. 이것은 분비의 가장 일반적인 방식이다. 분비의 이 유형의 예는 침샘에서 장액세포로부터 침의 분비, 또는 장에서 술잔세포로부터 점액소의 분비 현상이다.

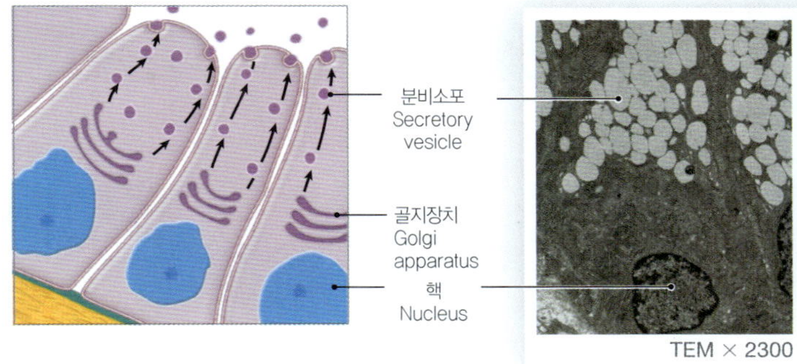

부분분비 Apocrine secretion

예: 젖샘의 젖샘세포(lactiferous cells)

부분분비에서, 분비물은 분비소포로 포장되면서 세포질의 꼭대기 부분이 탈락되는 동안 분비물을 다음 방출한다. 샘세포들은 그 후 재성장을 진행하고 부가적인 분비소포를 생산한다.

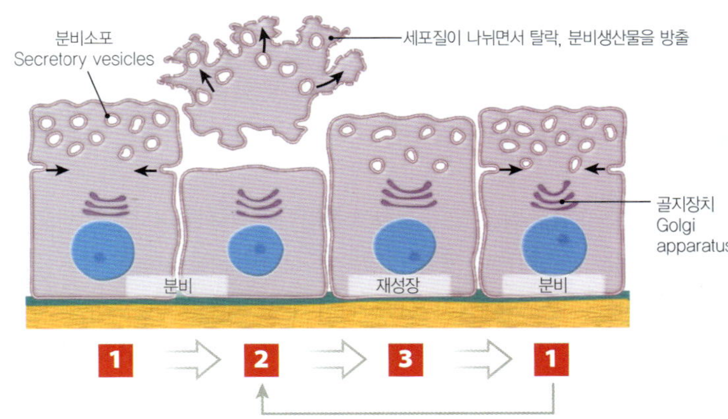

온분비 Holocrine secretion

예: 기름샘 세포

온분비는 샘세포를 파괴한다. 온분비작용이 일어나는 동안 분비물은 세포질에 채워지고, 세포가 터지면서 분리된다. 분비물이 방출되고 세포는 죽는다. 추가적인 분비는 상피의 깊은 곳에서 발견되는 줄기세포에 의해 대체되는 세포에 달려 있다.

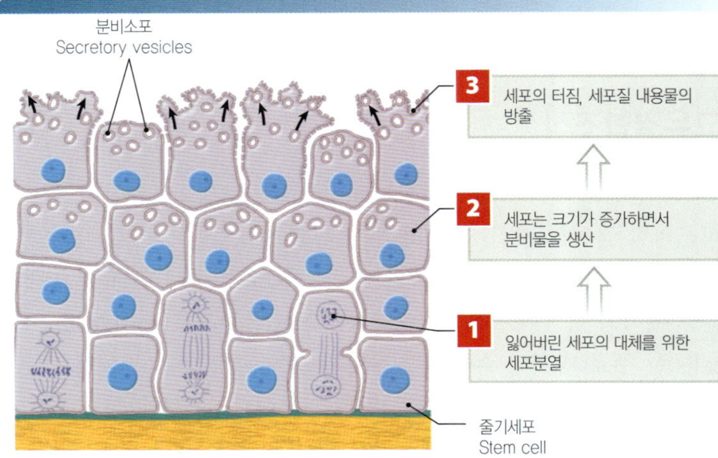

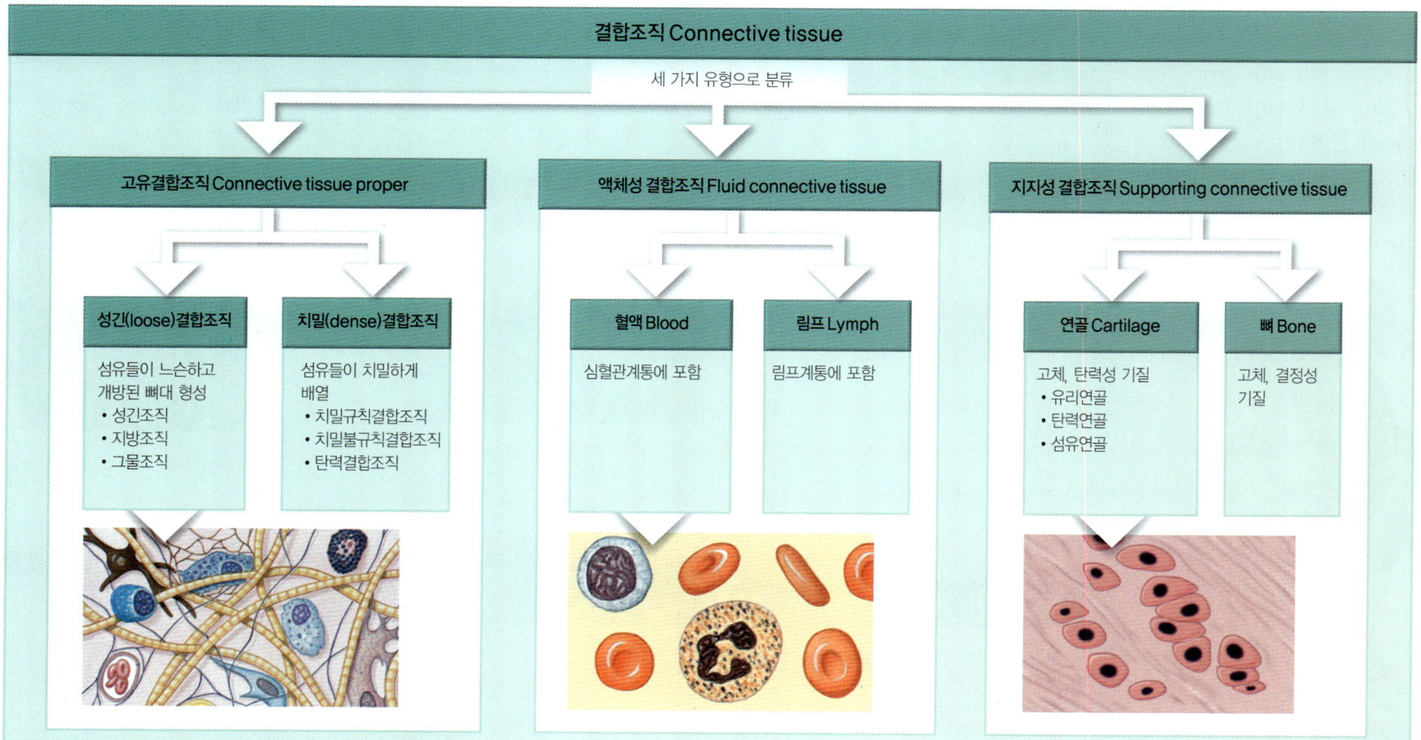

■ 그림 3.11 결합조직의 분류

❸ 지지성 결합조직은 고유결합조직보다는 다양하지 않은 세포 집단과 아주 치밀하게 모여 있는 섬유들을 함유하는 기질을 가지고 있다. 여기에는 연골과 뼈의 두 가지 지지성 결합조직이 있다. 연골기질은 겔성 물질로 우세한 섬유의 유형에 따라 다양한 특징을 가진다. 뼈의 기질은 석화화되었다고 말하는데, 뼈기질은 주로 칼슘염인 무기질 침착물이 있기 때문이며, 이 무기질은 뼈의 강도(strength)와 단단함(rigidity)을 제공한다.

고유결합조직

고유결합조직(connective tissue proper)은 세포바깥섬유, 끈적끈적한 점성의 기질, 그리고 두 부류의 세포들을 가지고 있다. **고정세포(fixed cells)**는 안정적이며 주로 국소적인 유지, 복구, 그리고 에너지 저장과 같은 기능을 수행한다. **유주세포(wandering cells)**는 주로 방어와 손상된 조직의 복구에 관여한다. 주어진 상황에서 세포의 수는 국소적인 상황에 의존한다. 그림 3.12와 표 3.1은 고유결합조직의 세포와 섬유를 설명하고 있다.

고유결합조직의 세포

고정세포(fixed cell) 고유결합조직의 고정세포는 중간엽세포, 섬유모세포, 섬유세포, 고정큰포식세포, 지방세포, 그리고 아주 적은 부위에서 멜라닌세포를 포함한다.

- **중간엽세포(mesenchymal cell)**는 많은 결합조직에 존재하는 중간엽줄기세포라고도 한다. 이 세포들은 섬유모세포, 큰포식세포 그리고 다른 결합조직세포로 분화되는 딸세포를 생산하여 국소적인 손상과 감염에 반응한다.

- **섬유모세포(fibroblast)**는 고유결합조직에서 가장 풍부한 두 가지 세포들 중 하나이며 오직 세포만이 떨어져서 존재한다. 이 가늘고 별 모양을 하고 있는 섬유모세포는 모든 결합조직 섬유의 생산을 책임지고 있다. 각각의 섬유모세포는 상호작용하는 단백질 아단위를 분비하여 큰 세포바깥섬유를 형성하기 위해 상호작용한다. 부가적으로 섬유모세포는 바탕질의 일정한 점도를 유지하는 히알루론산(hyaluronan)을 분비한다.

- **섬유세포(fibrocyte)**는 섬유모세포로부터 분화되고, 고유결합조직에서 두 번째로 많은 고정세포이다. 이 별 모양의 세포는 고유결합조직의 결합조직섬유를 유지한다. 이들의 합성활동 수준은 매우 낮아 세포질 염색은 아주 빈약하게 되며, 표준적인 조직학적 표본에서 오직 핵만이 관찰된다. 결합조직이 상처를 입으면 섬유세포는 섬유모세포로 분화할 수 있

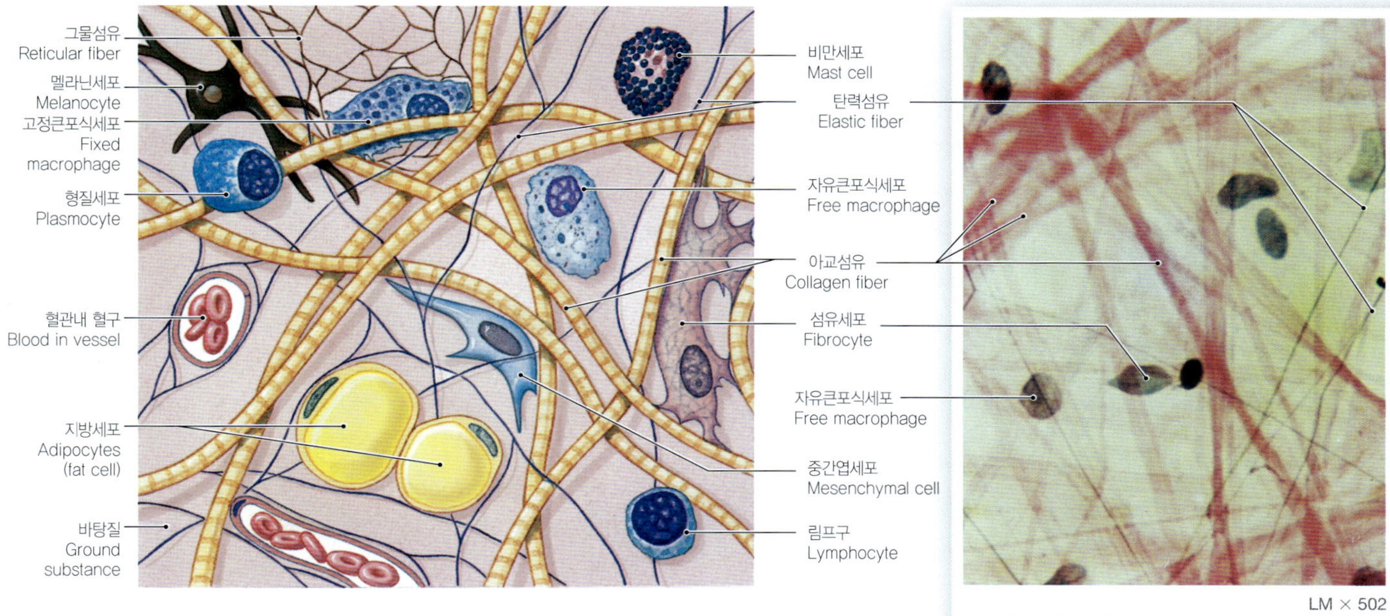

a 고유결합조직의 가장 일반적인 형태인 성긴조직에서의 세포와 섬유의 모습

b 광학현미경에서 복막을 덮는 중피를 지지하는 성긴조직

■ **그림 3.12** 고유결합조직의 세포와 섬유의 조직 구조

표 3.1 고정세포와 유주세포의 기능 비교

세포 종류	기능
고정세포	
섬유모세포	결합조직섬유 생산
섬유세포	결합조직섬유와 바탕질 유지
고정큰포식세포	병원체와 손상세포의 탐식
지방세포	지방 저장
중간엽세포	다른 형태의 세포로 분화되는 결합조직의 줄기세포
멜라닌세포	멜라닌 합성
유주세포	
자유큰포식세포	움직이고 이동하는 탐식세포(혈액의 단핵구로부터 유래)
비만세포	국소적인 염증 자극
림프구	면역반응에 참여
호중구와 호산구	감염과 조직 손상시 이동하는 작은 탐식성 혈구세포

어, 손상된 결합조직의 복구 작업에 참여할 수 있다.

- **고정큰포식세포(fixed macrophage)**는 섬유 사이에 나타나는 큰 아메바 모양의 세포로 손상된 세포나 조직으로 들어온 병원체를 탐식한다. 인체의 방어작용을 촉진하는 역할을 하며, 자극을 받으면 면역계통을 활성화하는 화학물질을 분비하고 인체의 방어기전에 포함된 많은 수의 유주세포를 끌어모은다.
- **지방세포(adipocyte)**는 fat cell이나 adipose cell로도 알려져 있다. 전형적인 지방세포는 홑칸의 큰 지방방울을 가지고 있으며, 핵과 다른 세포소기관들은 한쪽으로 치우쳐 있어 단면에서 보면 반지 모양을 하고 있다. 지방세포의 수는 결합조직의 종류나 신체의 부위 또는 개인에 따라서 다양하다.
- **멜라닌세포(melanocyte)**는 갈색색소인 **멜라닌(melanin)**을 합성하고 저장하는 세포로 피부색을 결정하는데 중요한 역할을 한다. 멜라닌세포는 지역별, 개인별, 그리고 인종별 요인에 따라 분포가 다양하고, 피부의 상피에 주로 존재하지만 결합조직인 진피에서도 발견된다. 멜라닌세포는 눈의 결합조직에서도 풍부하게 나타난다.

유주세포 자유큰포식세포, 비만세포, 림프구, 형질세포, 호중구, 그리고 호산구 등이 유주세포(wandering cell)이다.

- **자유큰포식세포(free macrophages)**는 유주탐식세포 또는 조직구(histocyte)라고도 불리며, 인체의 결합조직을 통하여 빠르게 유주하는 비교적 큰 탐식세포이다. 혈액 내를 순환할 때 이들은 단핵구(monocytes)라 불린다. 효과면에서 아주 적은 조직 내의 고정큰탐식세포가 방어의 최전선을 형성하며 자유탐식세포와 다른 특수화된 세포들을 끌어모아 방어 능력을 강화시킨다.

- **비만세포(mast cell)**는 작고, 느린 운동을 하는 결합조직세포로 자주 혈관 근처에서 발견된다. 비만세포의 세포질에는 **히스타민(histamine)**과 **헤파린(heparin)**으로 채워진 분비과립으로 충만되어 있으며, 이 물질들은 상처나 감염 후 방출되어 국소적인 염증반응을 일으킨다.
- **림프구(lymphocyte)**는 자유큰탐식세포처럼 몸 전체를 이동할 수 있다. 수는 손상이 발생한 조직에서 두드러지게 증가하고, 일부 세포는 **형질세포(plasmocytes)**로 발달할 수도 있다. 형질세포는 질병에 대해 신체를 방어하는 것과 관련된 단백질인 **항체(antibody)** 생산을 책임진다.
- **호중구(neutrophils)**와 **호산구(eosinophils)**는 단핵구보다 작은 탐식성 혈구세포로 적은 수가 결합조직을 통해 이동한다. 감염이나 상처가 발생했을 때 큰포식세포와 비만세포가 방출하는 화학물질이 많은 수의 호중구와 호산구를 모이게 한다.

결합조직섬유

결합조직에는 아교섬유(collagen fiber), 그물섬유(reticular fiber), 탄력섬유(elastic fiber)의 세 가지 종류의 섬유가 있다.

- **아교섬유(collagen fiber)**는 고유결합조직에서 가장 일반적인 섬유로 길고 곧으며 가지를 치지 않는 강한 섬유다. 각각의 아교섬유는 세 개의 섬유 단백질 아단위가 밧줄의 가닥처럼 서로 꼬여 이루어지며, 유연성이 있으면서 잡아당기는 힘에 매우 강하게 작용한다. 이런 종류의 주어진 힘을 **장력(tension)**이라 하며, 장력에 대항하는 능력을 **인장강도(tensile strength)**라 한다. 뼈대근육을 뼈에 연결시키는 힘줄(tendon)은 거의 전체가 아교섬유로 구성된다(그림 3.15a). 전형적인 인대(ligament)는 힘줄과 비슷하나 뼈와 뼈를 연결한다. 힘줄과 인대에서 아교섬유의 평행 배열은 엄청난 힘에 대항할 수 있도록 한다.
- **그물섬유(reticular fiber)**는 아교섬유와 마찬가지로 같은 단백질 아단위로 구성되지만, 아단위가 다른 방식으로 상호작용한다. 그물섬유는 아교섬유보다 얇으며, 가지를 형성하고, 강하지만 유연성을 가지는 장기의 뼈대구조를 형성한다. 그물섬유는 복잡한 3차원적인 그물망(network)을 만들어 지라와 간과 같은 기관에 풍부하거나, 기관의 특정 기능을 수행하는 **실질(parenchyma)**을 지지해주는 기질(stroma)을 지지해준다(그림 3.12a와 그림 3.14c). 그물섬유는 망을 형성하면서 많은 다양한 방향으로부터 적용되는 힘에 저항할 수 있으므로 그물섬유는 중력의 잡아당김과 변화된 위치에도 불구하고 기관의 세포들, 혈관, 그리고 신경의 상대적 위치를 안정화시킬 수 있다.
- **탄력섬유(elastic fiber)**는 **엘라스틴(elastin)**이라는 단백질을 함유한다. 가지를 치고 파도 모양으로 꾸불꾸불하게 출현하는데, 원 길이의 150%까지 늘어날 수 있으며, 원래 크기로 회복될 수 있다. 탄력인대는 아교섬유보다 탄력섬유를 많이 가지고 있으며, 인접한 척추뼈를 상호 연결시키는 것과 같이 많은 탄력성이 요구되는 비교적 한정적인 부위에서 발견된다(그림 3.15b).

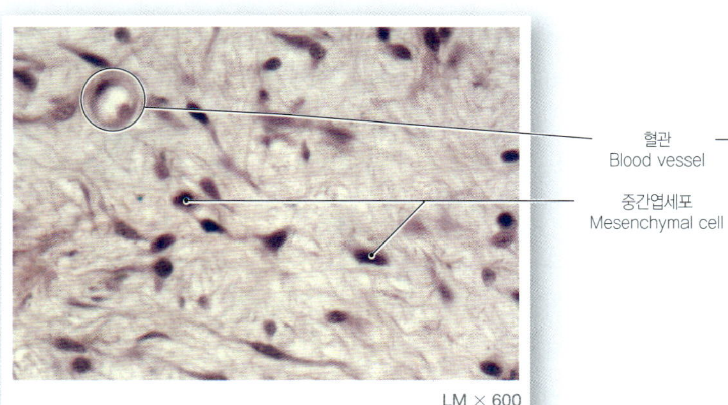

a 중간엽. 배아에서 나타나는 첫 번째 결합조직이다.

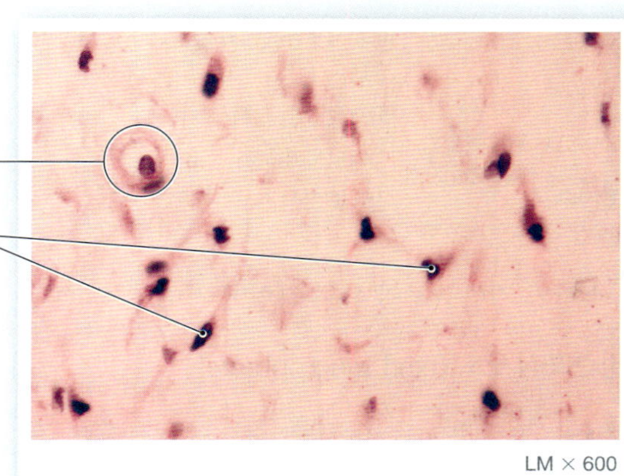

b 점액결합조직(Wharton's Jelly). 이 조직은 태아의 탯줄에서 얻어진다.

■ 그림 3.13 배아결합조직의 조직 구조
배아결합조직은 다른 모든 결합조직을 발생시킬 수 있다.

임상노트

지방흡입술

지방흡입술(liposuction)은 비만을 치료하는 방법 중 많이 알려진 방법 중 하나로 원하지 않는 지방조직을 제거하는 외과적 방법이다. 지방조직은 유연하지만, 성긴조직만큼은 탄력적이지 않고 비교적 쉽게 찢어지기 때문에 먼저 피부를 작게 절개하고, 지방조직 밑으로 관을 삽입하여 흡입을 시행한다. 이 방법은 많은 광고들이 쉽고 안전하고 효과적인 방법이라고 추켜세우지만, 사실 쉬운 것은 아니며 위험할 수도 있고 제한된 효과를 갖기도 한다.

지방조직의 밀도는 사람마다, 개인의 신체 부위에 따라 다르기 때문에 관을 통해 흡입시킨다는 것이 항상 쉬운 작업은 아니며, 혈관이 늘어나고 찢어져 광범위한 출혈이 발생할 수도 있다. 수술 시 사용되는 마취제의 경우 통증을 조절하기 위해 사용되어야 하지만, 심장발작(heart attack), 폐 색전(pulmonary embolism), 체액균형 문제(fluid balance problem) 등 치명적인 결과를 야기할 수 있는 위험을 항상 가지고 있다. 이 시술에서의 사망률은 1/5,000이며, 문제점은 지방조직의 경우 시간이 지남에 따라 회복된다는 점이다. 지방흡입술을 통해 제거된 지방이 다시 회복되지 않을 수 있는 확실하고 유일한 방법은 적합한 식생활과 적절한 운동을 생활양식에 적용시키는 것이다. 개선된 생활양식은 지방흡입술 없이 동일한 체중 감량 효과를 가질 것이며, 외과적인 비용이나 위험도 없애줄 것이다.

바탕질

결합조직의 세포성 성분과 섬유성 성분은 바탕질(ground substance)이라고 알려진 용액에 잠겨 있다(**그림 3.12a**). 정상적인 고유결합조직에서 바탕질은 투명하고 무색이며, 바탕질은 히알루로산 이외에 바탕질의 밀도를 결정하는 다양한 단백당질과 당단백질의 혼합체를 함유한다.

고유결합조직은 세포, 섬유, 바탕질의 상대적인 분포비율에 따라, 성긴결합조직(loose connective tissue)과 치밀결합조직(dense connective tissue)으로 나뉜다.

배아조직

배아조직(embryonic tissue)은 발생시기에 의해 구분한다. 중간엽(mesenchyme)은 발생 배아에서 나타나는 최초의 결합조직이다(**그림 3.13a**). 중간엽은 매우 가는 단백질 미세섬유를 가지고 있는 기질에 의하여 분리되어 있는 별 모양의 세포들을 가지고 있으며, 이 결합조직은 액체성 결합조직, 연골, 뼈를 포함한 모든 다른 결합조직들을 발생시킨다. **점액결합조직(mucous connective tissue)** 또는 Wharton's Jelly는 탯줄(umbilical cord)을 포함한 배아의 많은 부분에서 발견되는 성긴결합조직이다(**그림 3.13b**).

이러한 배아결합조직들은 성인에서는 발견되지 않지만, 많은 성인의 결합조직들은 결합조직이 상처를 입거나 손상된 후에 회복되는데 도움을 주는 줄기세포인 중간엽세포들을 함유하고 있다.

성긴결합조직

성긴결합조직(loose connective tissue)은 기관 사이의 공간들을 채워주고, 완충작용을 하며, 상피세포를 지지한다. 또한 혈관과 신경들을 둘러싸고 지지하며, 지방을 저장하고, 물질들의 확산을 위한 통로로서 작용한다. 성긴조직, 지방조직, 그물조직의 세 가지 종류의 성긴결합조직이 있다.

성긴조직 성인 몸에서 가장 적게 특수화된 결합조직은 **성긴결합조직(areolar connective tissue)**이 일반적으로 loose connective tissue와 동일하게 사용한다. 이 조직은 모든 고유결합조직에서 발견되는 모든 세포와 섬유를 포함하고 있다(**그림 3.14a**). 성긴결합조직은 열린 뼈대를 가지며, 바탕질이 부피의 대부분을 차지하고 있다. 성긴결합조직의 점성 액체는 충격에 대하여 완충작용을 하며, 섬유들이 성글게 배열되기 때문에 조직은 손상없이 비틀어질 수 있을 것이다. 성긴조직의 탄력섬유 존재는 상당한 저항력을 만들어 외부 압력이 없어진 후에 본래 모양으로 돌아갈 수 있도록 한다.

성긴조직은 깊은 구조물들로부터 피부를 분리해주는 층을 형성하며, 속을 채워주는 역할 외에 이 층의 탄력섬유들은 상당한 양의 독립적인 움직임을 가능하게 해준다. 그러므로 팔의 피부를 꼬집는다 해도 피부밑 근육에 영향을 주지 않으며, 역으로 아래에 있는 근육들이 수축한다 해도 피부를 잡아당기지는 못한다. 이 조직은 광범위한 혈액 공급을 받기 때문에 피부 아래의 성긴조직으로 주사된 약물은 혈류로 빠르게 흡수된다.

부가적으로 산소와 영양분을 운반하고 그리고 CO_2와 노폐물을 제거하며, 모세혈관은 성긴조직에서 유주세포를 운반한다. 상피세포는 항상 성긴조직의 층에 의하여 덮여 있으며, 섬유세포는 바닥판의 치밀층 유지를 위한 역할을 한다. 상피세포는 바닥판을 가로지르는 확산에 의존하며, 아래 위치하는 결합조직의 모세혈관이 필요한 산소와 영양분을 제공하게 된다.

지방조직 지방세포는 대부분의 성긴조직에서 발견된다. 어떤 부위에서는 지방세포가 매우 풍부하게 존재하는데, 이를 **지방조직(adipose tissue)**이라고 한다. 이러한 지방세포들은 이동할 수 없으며, 바닥판에 둘러싸이고, 촘촘히 모여 있는 포도송이처럼 뭉쳐지게 되어 지방조직을 형성하게 된다. 성긴조직에서 조직 용량의 대부분은 세포 사이에 존재하는 액체와 섬유로 구성되며, 지방조직의 대부분은 지방세포로 구성된다(**그림 3.14b**).

성긴조직 Areolar tissue

위치: 피부 진피의 안과 깊숙한 곳, 소화관, 호흡관, 비뇨관 등의 상피에 의하여 덮여 있다; 근육 사이; 혈관, 신경, 관절 주위

기능: 기관의 완충작용; 지지작용을 하나 독립적 움직임을 가능하게 한다. 탐식성 세포들은 병원체에 대한 방어작용을 제공한다.

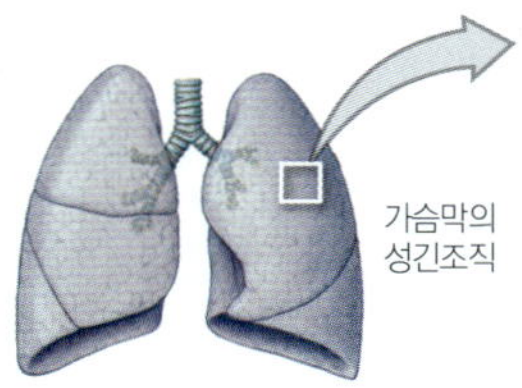

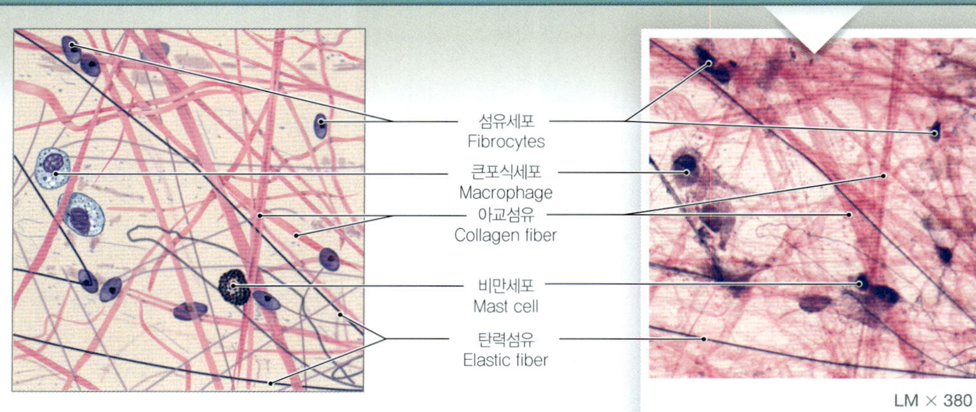

a **성긴조직.** 개방된 뼈대구조로 모든 고유결합조직의 세포들이 성긴조직에서 발견된다.

지방조직 Adipose tissue

위치: 피부 깊숙이 존재하며, 특히 가슴과 엉덩이의 측면; 눈과 콩팥 주위를 채워줌

기능: 공간을 채워주고, 충격에 대한 완충작용; 열 손실 감소와 같은 절연체 역할; 에너지 저장

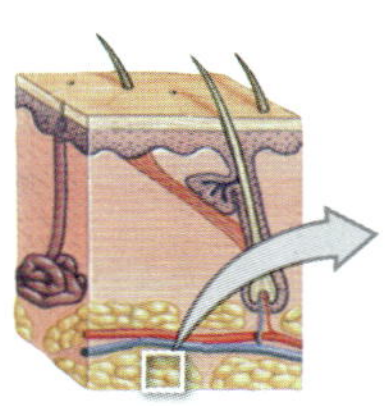

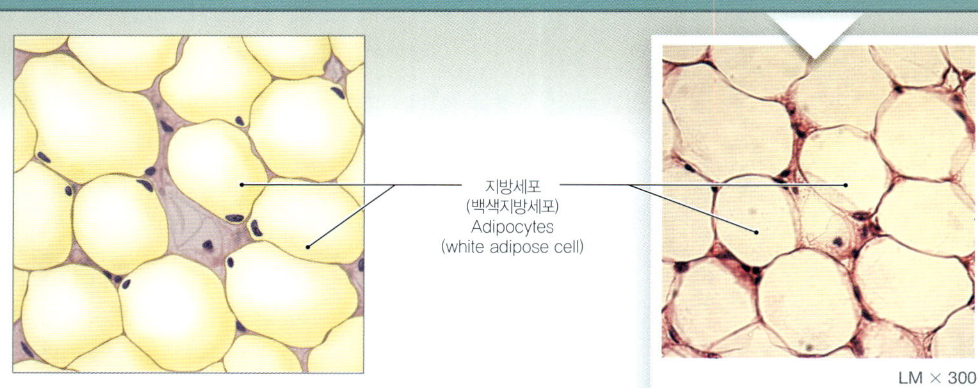

b **지방조직.** 지방조직은 지방세포에 의해 형성되는 성긴결합조직이다.

그물조직 Reticular tissue

위치: 간, 콩팥, 지라, 림프절과 골수

기능: 지지 뼈대 역할 제공

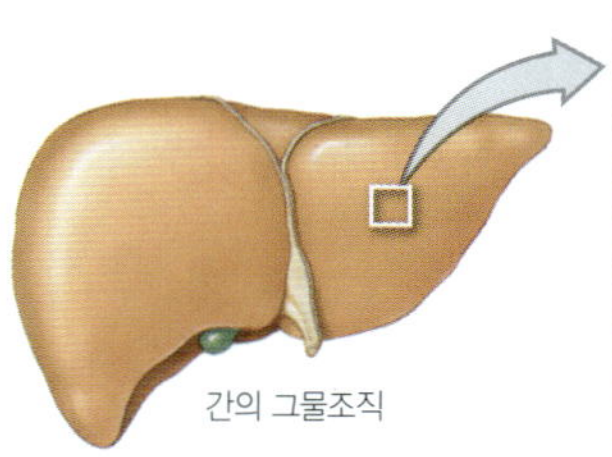

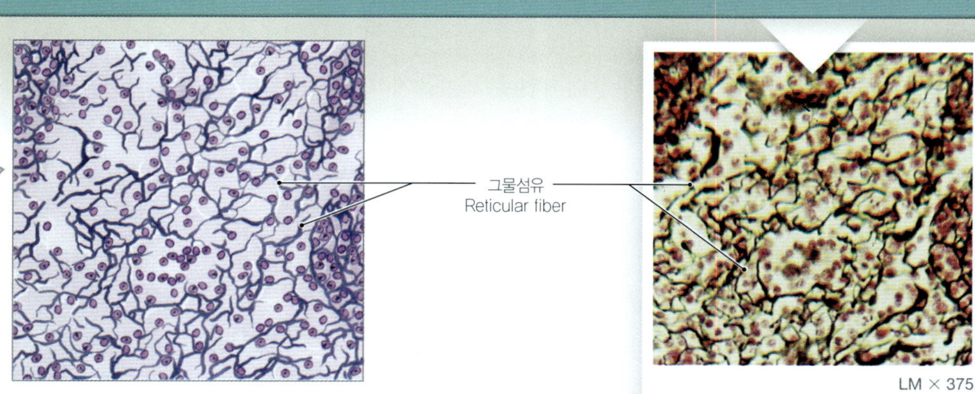

c **그물조직.** 그물조직은 그물섬유로 이루어진 개방된 뼈대구조를 가진다.

■ **그림 3.14 성긴결합조직의 조직 구조**
이것은 인체의 포장물질이며, 다른 구조물들과의 공간을 채운다.

지방조직에는 일반적으로 백색지방(white fat)과 갈색지방(brown fat)의 두 가지 종류가 있다. **백색지방(white fat)**은 일반적으로 성인에서 흔히 발견되며, 흐린 황백색을 띠므로 **백색지방세포(white adipose cell)**라 불린다. 이 백색지방세포는 비교적 불활성이며, 하나의 큰 지방방울을 함유하므로 홑칸지방세포(*unilocular adipose cell*)라고도 불린다. 지방방울은 세포질의 대부분을 차지하고 핵과 다른 세포소기관들이 한쪽으로 밀려나므로 조직표본에서 세포는 반지 모양과 닮았다. 백색지방조직은 구조물들 주위를 싸고 공간을 채워주며, 충격에 대하여 완충작용과 피부를 통한 열손실을 지연시키는 절연체로써 작용하며, 구조물들 주위에서 포장 또는 충전제로서 작용한다. 백색지방조직은 사타구니, 옆구리, 엉덩이나 젖가슴 피부 아래에서 흔하며, 또한 눈 뒷부분 눈확 부위를 채워주고, 콩팥주위를 감싸며, 심장막안과 배안에서 광범위한 부위에 현저하게 출현한다.

갈색지방(brown fat)은 성인보다는 유아와 어린이에서 보다 풍부하다. 지방은 **갈색지방세포(brown adipose cell)**의 세포질에 수많은 소포들로 저장되어 있어, 이 세포들을 뭇칸지방세포(multilocular adipose cell)라고도 부른다. 갈색지방조직에는 상당히 많은 혈관이 분포하고 각각의 세포는 수많은 미토콘드리아를 함유하여 있어 조직에 깊고 풍부한 색을 제공하므로 갈색지방이라 한다. 갈색지방은 생화학적으로 매우 활성적이어서 신생아와 영아의 체온 유지에 중요하게 작용한다. 출생 시 유아의 체온조절 기전은 완전히 정상적으로 작동하지 못하는데, 갈색지방은 체온을 빠르게 상승시키는 기전을 제공하며, 어깨뼈 사이, 목주위, 그리고 신생아의 가능한 상체 부위에서 발견된다. 갈색지방세포는 자율신경의 교감신경에 의하여 지배를 받으며, 교감신경이 자극되면 갈색지방의 지방분해작용이 가속화된다. 지방산의 이화작용을 통하여 얻어진 에너지는 주변 조직에 열로서 방출되며, 이 열은 빠르게 혈액을 덥혀 주고, 혈액은 인체의 곳곳에 열을 분배해 준다. 이 방법으로 유아에서는 아주 빠르게 100% 대사성 열생산을 가속화시킬 수 있다. 그러나 나이와 체형이 증가하면서 체온은 보다 안정적인 상태가 되며, 갈색지방의 중요성은 줄어들게 된다. 그러므로 성인의 경우 갈색지방이 아주 적거나 없을 수 있다.

그물조직 그물섬유, 큰포식세포, 섬유모세포, 그리고 섬유세포로 이루어진 결합조직을 **그물조직(reticular tissue)**이라 한다(**그림 3.14c**). 그물조직의 섬유는 간, 지라, 림프절, 골수의 기질(stroma)을 형성한다. 그물조직의 고정큰포식세포, 섬유모세포, 그리고 섬유세포는 거의 관찰할 수 없는데, 이것은 이들 기관을 구성하는 실질세포가 수적으로 매우 우세하기 때문이다.

치밀결합조직

치밀결합조직(dense connective tissue)의 대부분은 섬유로 채워져 있으며, 아교섬유가 현저히 많기 때문에 아교조직(collagenous tissue)이라고도 한다. 인체의 치밀결합조직에는 (1) 치밀규칙결합조직과 (2) 치밀불규칙결합조직의 두 가지 유형이 있다.

치밀규칙결합조직 **치밀규칙결합조직(dense regular connective tissue)**의 내부는 빽빽하게 많은 아교섬유들이 힘이 작용하는 방향과 평행으로 배열되어 있으며 힘줄, 널힘줄, 탄력조직, 그리고 인대가 주요한 예가 된다.

- **힘줄(tentons)**은 뼈대근육을 뼈와 연골에 부착시켜주는 치밀규칙결합조직이다. 아교섬유들은 힘줄의 장축을 따라 배열되어 있으며, 근육이 수축할 때 당기는 힘을 뼈나 연골에 전달한다. 많은 수의 섬유세포(fibrocyte)들이 아교섬유 사이에서 관찰된다(**그림 3.15a**).
- **널힘줄(aponeuroses)**은 편평하고 넓은 힘줄을 닮은 아교질의 판 또는 리본으로, 널힘줄은 근육의 표면을 덮고, 다른 근육 또는 구조물에 근육을 붙이는데 도움을 준다.
- **탄력조직(elastic tissue)**은 아교섬유보다 더 많은 탄력섬유를 함유하며, 용수철 같은 탄력성을 갖는다. 탄력조직은 늘어나고 되돌아오는 능력으로 확장과 수축의 주기적 운동에 견딜 수 있어, 자주 이행상피의 아랫부분에서 관찰된다(**그림 3.7b**), 또한 혈관과 호흡기 통로 주변의 벽에서도 발견된다.
- **인대(ligaments)**는 힘줄과 유사하지만, 보통 연골과 연골, 뼈와 연골, 뼈와 다른 뼈를 연결한다. 인대는 아교섬유뿐만 아니라 많은 수의 탄력섬유를 포함하여 어느 정도 늘어남에 대하여 견딜 수 있다. 탄력섬유가 아주 높은 비율로 발견되는 탄력인대(elastic ligament)는 척추를 따라 나타나며, 척추뼈의 위치를 안정시키는 작용을 한다(**그림 3.15b**).

치밀불규칙결합조직 **치밀불규칙결합조직(dense irregular connective tissue)**의 섬유들은 여러 방향으로 조밀하게 서로 얽혀서 배열되어 일정한 양상을 나타내지 않는다(**그림 3.15c**). 이 조직은 강도(strength)를 제공하고 여러 방향으로부터 압력을 받는 부위를 지지해준다. 진피(dermis)의 경우 치밀불규칙결합조직은 동물의 가공된 가죽과 같이 피부에 강도를 제공한다. 관절을 제외한 부분에서 치밀불규칙결합조직은 연골막과 뼈막을 형성하고, 또한 간, 콩팥, 지라와 같은 내장기관의 두꺼운 섬유성피막(fibrous capsule)을 형성한다.

치밀규칙결합조직 Dense regular connective tissue

위치: 뼈대와 뼈대근육 사이에 힘줄과 널힘줄; 뼈 사이의 인대로 내부 기관의 위치 안정화; 뼈대근육을 덮는 곳; 깊은근막

기능: 강한 부착 제공; 근육의 당김 작용을 수행; 근육 사이의 마찰을 줄임; 뼈를 안정시킴

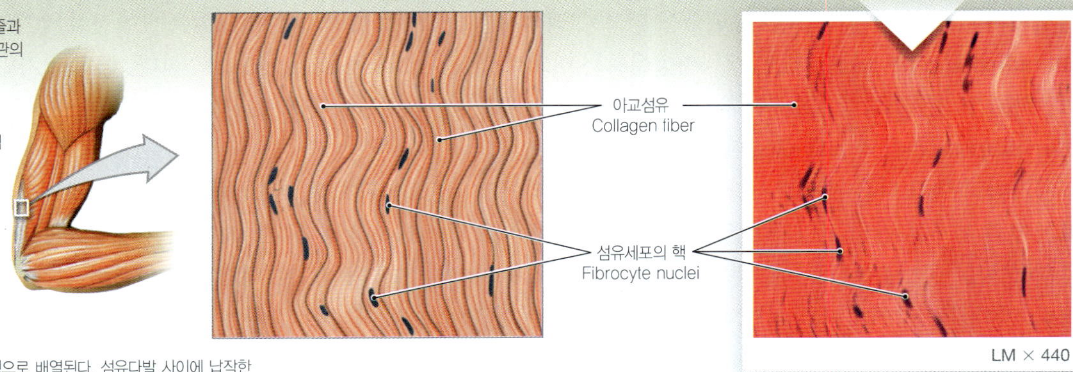

a **힘줄.** 치밀한 아교섬유다발이 평행으로 배열된다. 섬유다발 사이에 납작한 섬유세포의 핵이 보인다.

탄력조직 Elastic tissue

위치: 황색인대와 목덜미인대 같은 척주의 척추뼈 사이; 음경을 지탱하는 인대; 이행상피를 지탱하는 인대; 혈관벽 내부

기능: 척추와 음경의 위치를 안정화; 충격의 완충작용; 기관의 팽창과 수축 허용

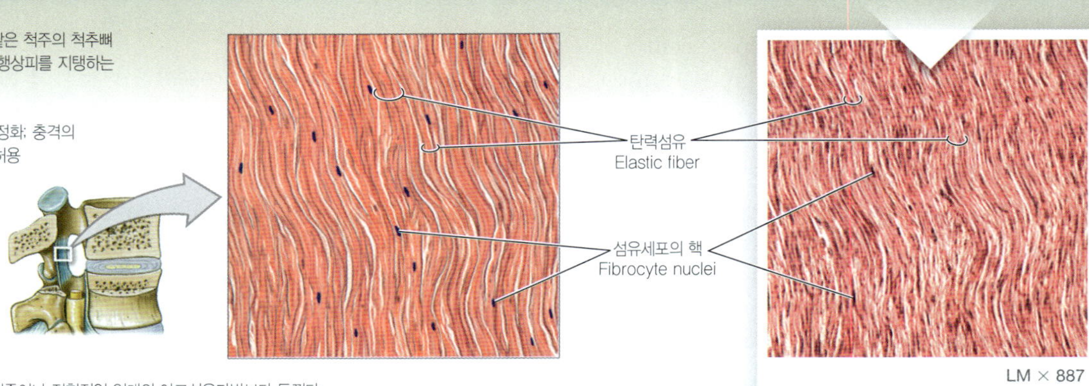

b **탄력인대.** 탄력섬유의 다발은 힘줄이나 전형적인 인대의 아교섬유다발보다 두껍다.

치밀불규칙결합조직 Dense irregular connective tissue

위치: 내장기관의 피막; 뼈막과 연골막; 신경과 근육막; 진피

기능: 여러 방향으로 작용하는 힘에 대한 저항력 제공; 방광과 같은 기관의 과도한 팽창을 막아줌

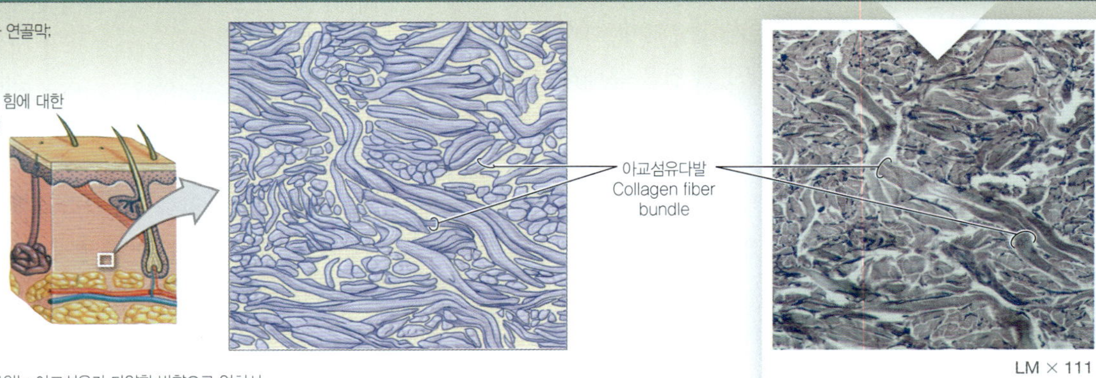

c **진피.** 피부의 진피아래 깊은 부위는 아교섬유가 다양한 방향으로 얽혀서 배열되어 두꺼운 층을 이룬다.

■ **그림 3.15** 치밀결합조직의 조직 구조

액체성 결합조직

혈액(blood)과 림프(lymph)는 액체성 기질 내에 특징적인 세포인 혈구를 가지고 있는 결합조직이다. 혈액과 림프를 구성하는 물 같은 기질은 정상 상태에서는 불용해성 섬유를 형성하지 않는 많은 부유단백질들과 세포들을 포함하고 있다.

혈액(blood)은 유형성분으로 알려진 혈액세포인 적혈구, 백혈구, 혈소판의 세 가지를 가지고 있다. 홑세포 형태의 **적혈구**(**red blood cell 또는 erythrocyte**)는 혈액 부피의 거의 반을 차지하며, 산소와 이산화탄소의 수송을 담당한다. **혈장**(**plasma**)이라 알려진 혈액의 물 같은 기질은 또한 적은 양의 **백혈구**(**white blood cell 또는 leukocyte**)를 가지고 있다. 백혈구는 호중구(neutrophil), 호산구(eosinophil), 호염기구(basophil), 림프구(lymphocyte), 단핵구(monocyte)를 포함하며, 감염과 질병으로부터 인체를 보호하는 면역계통의 중요한 구성 요소가 된다. 막으로 둘러싸인 아주 작은 혈소판(platelet)은 효소와 특정한 단백질들을 가지고 있어, 혈액응고 반응에서 손상된 혈관벽을 막아 주는 기능을 수행한다.

세포바깥액체는 혈장(plasma), 사이질액(interstitial fluid), 림프(lymph)라는 세 가지의 주요한 부분을 포함한다. 혈장은 일반적으로 순환계통의 혈관에 한정되어 있으며, 심장의 수축에 의하여 순환하게 된다. **동맥**(**artery**)은 심장으로부터 혈액을 **모세혈관**(**capillary**)이라 불리는 가늘고 얇은 혈관으로 운반하는 혈관이며, **정맥**(**vein**)은 모세혈관에서 혈액이 심장으로 혈액을 운반하여 혈액순환을 마무리하도록 한다. 조직에서 여과(filtration)는 물 성분과 작은 용질들이 모세혈관 밖으로 빠져 나와 세포들을 잠기게 하며, 혈장과 사이질액의 중요한 차이는 혈장에는 많은 종류의 단백질을 포함하고 있다는 것이다.

림프(**lymph**)는 사이질액(interstitial fluid)을 형성하고, 심장혈관계통으로 돌아가는 작은 길인 **림프관**(**lymphatic vessel**)으로 들어간다. 이 과정을 따라 면역계통의 세포는 림프의 구조를 감시하고, 상처 또는 감염 등의 징후에 반응하게 된다. 림프에 있는 세포들은 다양할 수 있으나 대개 99%가 림프구이며, 나머지는 주로 탐식성의 큰포식세포, 호산구, 그리고 호중구이다.

지지성 결합조직

연골과 뼈는 신체를 지지하는 강력한 뼈대 구조물을 제공하기 때문에 **지지성 결합조직**(**supporting connective tissue**)이라 불린다. 이 결합조직에서 기질은 많은 섬유들을 포함하고, 어떤 경우 불용성의 칼슘염을 침착하기도 한다.

연골

연골(**cartilage**)의 기질은 **콘드로이틴황산염**(**chondroitin sulfates**)이라 불리는 복잡한 다당류를 포함하는 단단한 겔 상태로 존재하며, 콘드로이틴황산염은 단백당을 형성하는 단백질을 가진 복합물이다. **연골세포**(**cartilage cell** 또는 **chondrocyte**)는 연골 기질 내에서 발견되는 유일한 세포로 이들 세포들은 연골세포방(lacuna)이라고 알려진 작은 방에 갇혀 있다. 연골의 물리적 특징들은 기질의 성질에 의존하는데, 아교섬유는 인장강도(tensile strength)를 제공하고, 세포바깥섬유와 바탕질의 결합으로 이루어진 특징들은 연골의 유연성과 복원력을 제공해 준다.

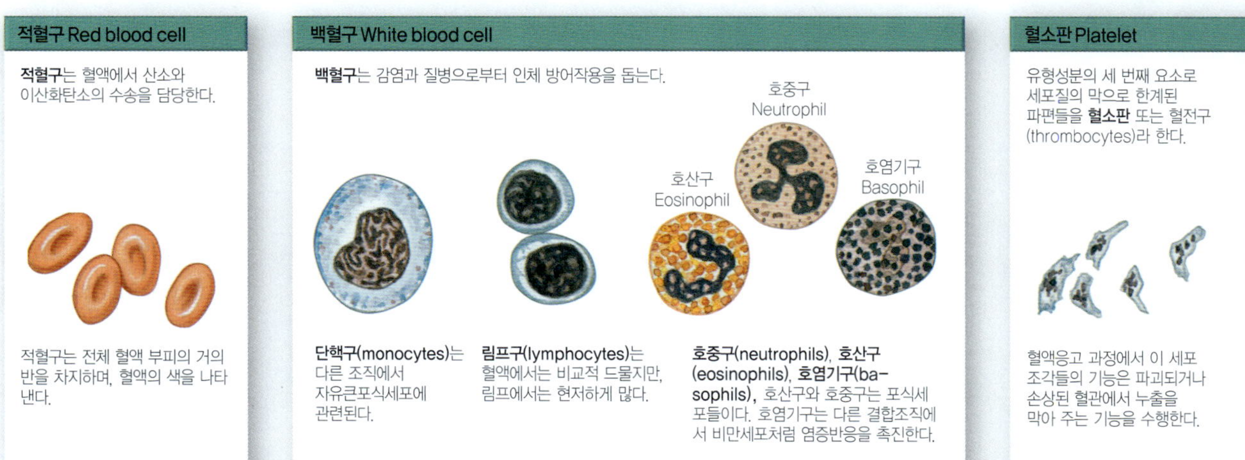

■ 그림 3.16 혈액의 유형성분

연골은 연골세포가 혈관의 형성을 막는 화학물질을 생산하므로 무혈관 조직이며, 모든 영양물질과 노폐물의 교환은 반드시 기질을 통해 확산에 의하여 이루어져야만 한다. 연골은 보통 섬유성 **연골막(perichondrium)**에 의해 주위 조직 세포들과 분리된다(그림 3.17a). 연골막은 두 개의 뚜렷한 층인 바깥의 치밀불규칙결합조직인 섬유층과 속의 세포층을 가지고 있다. **섬유층(fibrous layer)**은 기계적인 지지와 보호를 제공하고 다른 구조물에 연골을 부착시켜 주며, **세포층(cellular layer)**은 연골의 성장과 유지에 있어서 중요하다.

연골의 성장방식에는 두 가지가 있다. **덧붙이성장(appositional growth)**의 경우, 연골막 안쪽 층에 있는 줄기세포의 반복적인 분열에 의하여 이루어진다. 가장 안쪽의 세포들은 연골모세포(chondroblast)로 분화하고, 기질을 생산하기 시작한다. 세포들이 후에 완전히 연골기질에 둘러싸이면 연골모세포는 연골세포로 분화하게 된다. 이 성장방식은 점차적으로 연골 표면에 첨가되면서 연골의 크기를 증가시킨다. 추가적으로 연골기질 내에서 연골세포들은 분열을 진행할 수 있으며, 분열되어 생성된 딸세포들은 부가적인 기질을 생산한다. 이 과정은 연골을 안으로부터 연골을 확장시키며, 이 과정을 **사이질성장(interstitial growth)**이라고 한다. 성인의 연골은 덧붙이성장이나 사이질성장도 일어나지 않으므로 대부분의 연골은 심각한 손상을 입은 후에 스스로 복구될 수 없다.

연골의 유형 연골은 유리연골, 탄력연골, 섬유연골의 세 가지 주요한 유형의 연골이 있다.

- **유리연골(hyaline cartilage)**은 연골의 가장 일반적인 유형이다. 유리연골의 기질은 아주 밀집된 아교섬유를 포함한다. 비록 유리연골은 튼튼하지만, 어느 정도 구부러질 수 있으며, 연골 중 가장 약한 연골의 유형에 속한다. 기질 내의 아교섬유는 염색이 잘 되지 않기 때문에 광학현미경에서 항상 분명하게 나타나지 않는다(그림 3.18a). 성인에서 관찰되는 유리연골에는 (1) 갈비뼈와 복장뼈 사이의 연결 부분, (2) 호흡관의 통로에서 지지해 주는 연골, (3) 팔꿈치나 무릎관절처럼 윤활관절 내에서 마주보는 뼈의 표면을 덮는 관절연골 등이 있다.
- **탄력연골(elastic cartilage)**은 많은 탄력섬유를 가지고 있으며, 극도의 탄력성과 유연성을 가질 수 있다. 다른 구조물들 사이에서 탄력연골은 귓바퀴라고 하는 바깥귀의 날개 부분, 중간귀의 공기통로인 귀관, 후두의 작은 쐐기연골 등을 형성한다(그림 3.18b). 비록 코의 끝부분 연골이 매우 유연할지라도 귓바퀴나 후두덮개와 같이 풍부한 양의 탄력섬유를 가지고 있지 않기 때문에 진정한 탄력연골로 분류되는 데에는 이견이 있다.

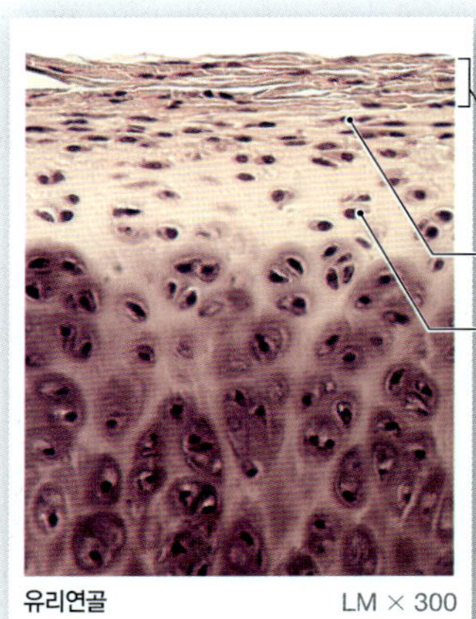

a 유리연골의 작은 조각과 주위를 싸고 있는 연골막을 보여준다.

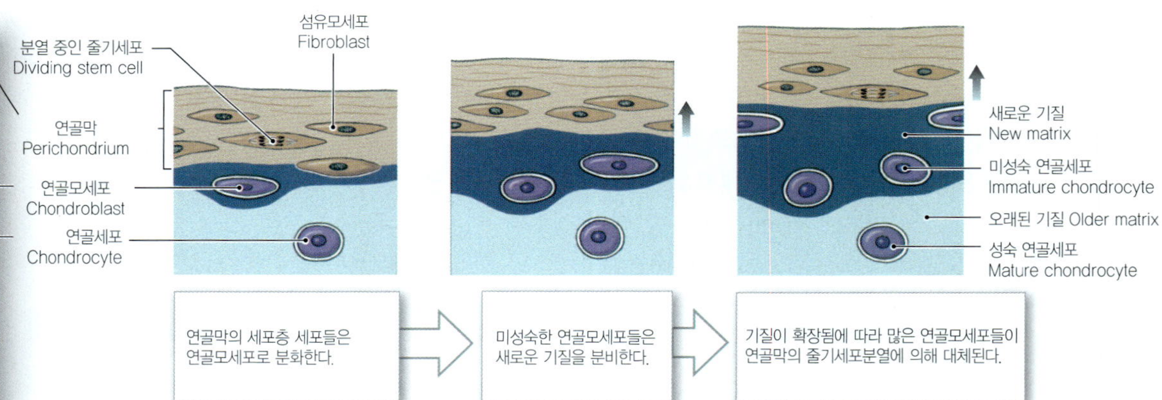

b **덧붙이성장.** 연골막의 세포층에서 섬유모세포가 연골세포로 분화하여, 연골의 외부 표면이 성장한다.

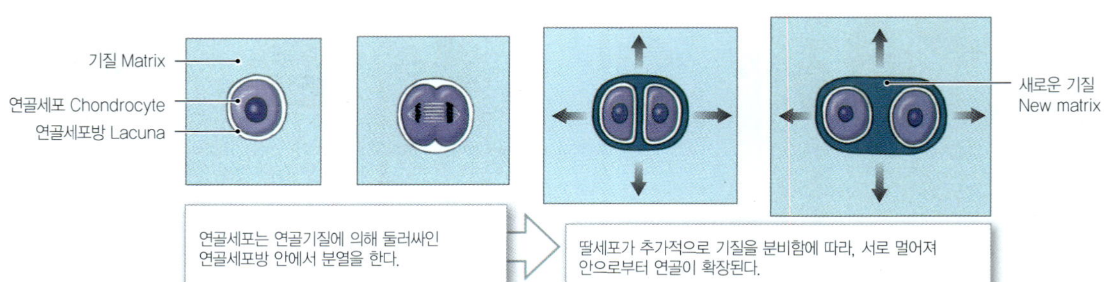

c **사이질성장.** 연골은 기질 내에서 연골세포가 분열, 성장, 그리고 새로운 기질을 생산하면서 내부가 확장된다.

■ **그림 3.17 연골의 형성과 성장**

유리연골 Hyaline cartilage

위치: 갈비뼈의 끝부분과 복장뼈의 사이; 윤활관절에서 뼈 표면을 덮는 부위; 후두, 기관 및 기관지를 지지하는 부위; 코중격을 형성하는 부분

기능: 굳은 조직이지만 약간은 탄력성 있는 지지를 제공; 뼈 표면들 사이의 마찰 감소

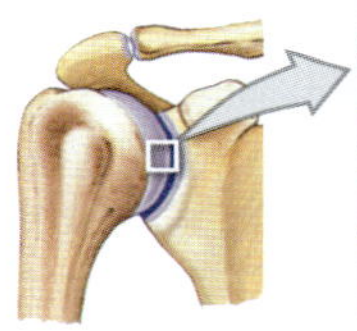

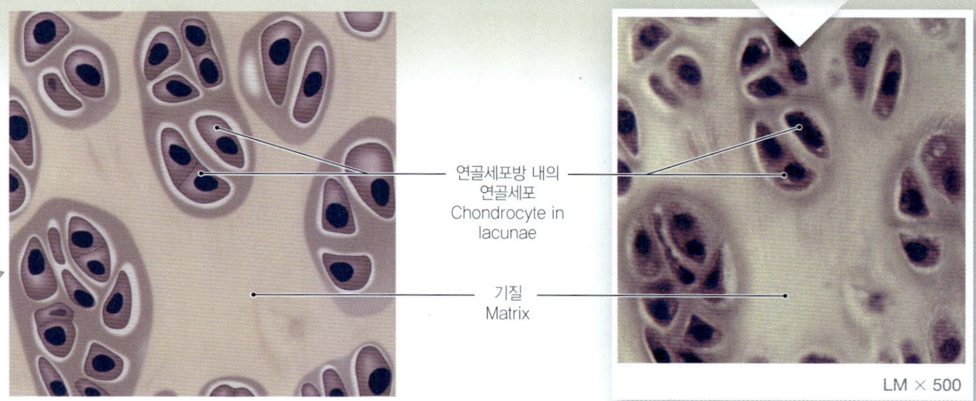

a **유리연골.** 반투명의 기질을 가지며, 두드러진 섬유가 나타나지 않는다.

탄력연골 Elastic cartilage

위치: 바깥귀의 귓바퀴; 후두덮개; 귀길; 후두의 쐐기연골

기능: 지지작용을 하나, 손상 없이 변형을 견디고 원래 모양으로 회복시킴

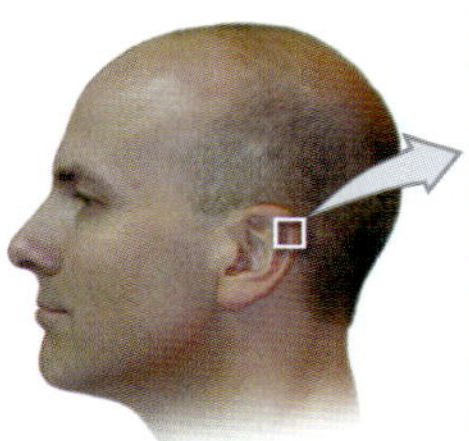

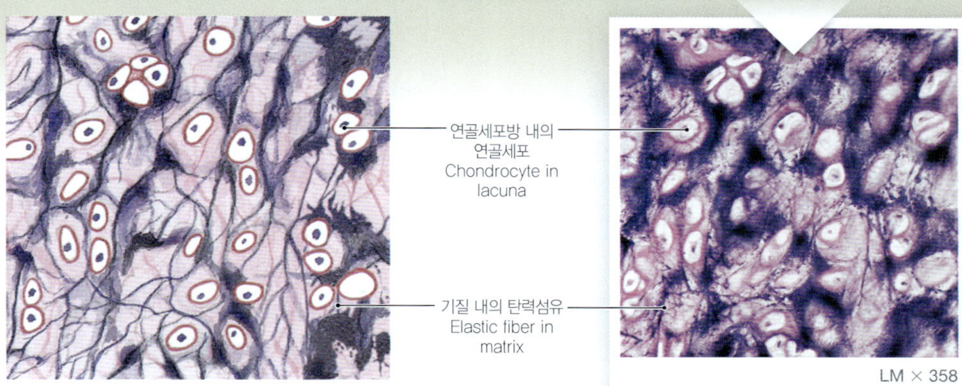

b **탄력연골.** 빽빽이 차있는 탄력섬유를 연골세포들 사이에서 볼 수 있다.

섬유연골 Fibrous cartilage

위치: 무릎관절 내의 덧댐; 골반의 두덩결합 사이; 척추사이원반

기능: 압박에 저항; 뼈와 뼈의 접촉을 방지; 관련 운동을 제한

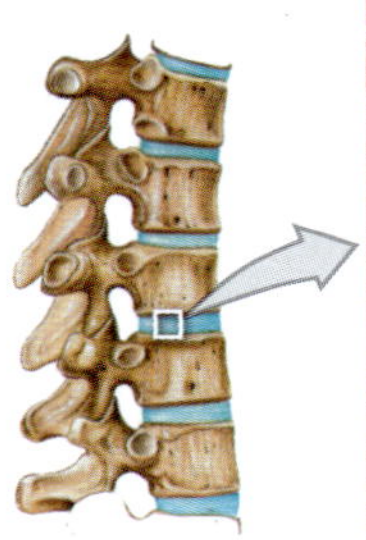

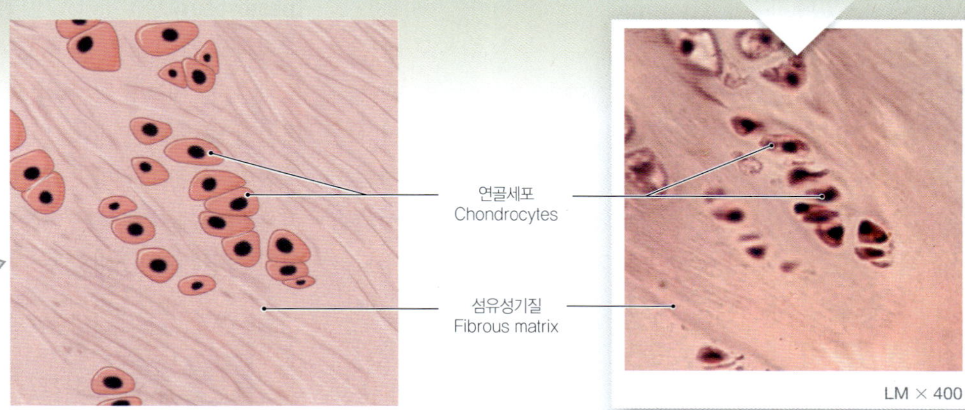

c **섬유연골.** 아교섬유가 극도로 밀집되어 있으며, 연골세포들은 비교적 멀리 떨어져 있다.

■ **그림 3.18 세 가지 종류의 연골 조직 구조**
연골은 견고하고, 젤라틴성인 기질을 가지는 지지성 결합조직이다.

표 3.2 연골과 뼈의 비교

특징	연골	뼈
구조적 모양		
세포	연골세포방 내의 연골세포	뼈세포방 내의 뼈세포
기질	단백질을 함유한 콘드로이틴 황산염, 수화된 단백당질 형성	인산칼슘과 탄산칼슘의 불용성 결정
섬유	아교, 탄력, 그물섬유 (비율 다양)	아교섬유 현저함
혈관성	없음	풍부함
바깥막	연골막, 두 층	뼈막, 두 층
강도	제한됨: 쉽게 구부러지지만, 깨지기 어려움	강함: 파열점에 도달할 때까지 뒤틀림에 저항
성장	사이질성장과 덧붙이성장	오직 덧붙이성장으로만 성장
회복능력	제한된 능력	광범위한 능력
산소요구량	낮음	높음
영양분 운반	기질을 통한 확산	뼈세관 내에서 액체와 세포질을 통한 확산

- **섬유연골**(fibrous cartilage 또는 *fibrocartilage*)은 바탕질이 거의 없으며, 기질에는 아주 많은 아교섬유를 가지고 있고 연골막이 없다. 섬유연골은 척추뼈 사이, 골반의 두덩뼈 사이, 그리고 몇몇 관절과 힘줄의 안과 주위 같이 고도의 압력이 가해지는 부위에 출현한다. 이 부위의 섬유연골들은 압력에 저항하고, 충격을 흡수하며, 뼈와 뼈가 접촉할 때의 손상을 막아준다. 섬유연골 내의 아교섬유는 특정한 부위에서 마주치는 압박선에 따르게 되므로 유리연골이나 탄력연골보다 더 규칙적인 섬유 배열을 하게 된다. 연골은 느리고 빈약하게 치유되므로 관절에서 손상된 섬유연골은 정상 활동을 방해할 수 있다.

뼈

연골과 뼈의 중요한 유사성과 차이점은 **표 3.2**에 요약되어 있다. **뼈**(bone) 또는 뼈조직(osseous tissue)의 조직학적 구조는 5장에서 다루어진다. 뼈기질은 대략 1/3이 유기질인 아교섬유로 구성되어 있으며, 나머지 2/3는 주로 85% 정도의 인산칼슘과 10% 정도의 탄산칼슘으로 구성된 칼슘염으로 구성되어 있다. 칼슘염은 매우 강하지만 부서지기가 쉽고, 아교섬유는 약하지만 비교적 유연하여 뼈에 뚜렷한 특징을 제공하며, 뼈에서 무기질은 아교섬유 주위를 조직화한다. 강하고 어느 정도 유연한 이러한 결합의 결과로 매우 강한 충격에 저항할 수 있으며, 이 종합적인 성질들은 뼈를 철근콘크리트와 견줄 수 있게 한다.

뼈조직의 일반적인 구성은 **그림 3.19**에서 볼 수 있다. 뼈기질 내의 뼈세포방(lacuna)은 **뼈세포**(osteocyte)를 포함하며, 뼈세포방은 뼈기질을 통해 분지되어 있는 혈관 주위에 흔히 형성되어 있다. 비록 확산작용이 칼슘염 때문에 발생하지 않더라도, 뼈세포는 혈관과 가는 세포질 확장을 통해 이웃하는 다른 세포와 교통하고 있다. 이 세포질 확장은 길고 가는 통로를 통하는데 이를 **뼈세관**(canaliculi)이라 하며, 혈관과 뼈세포 사이에서 물질의 교환을 위하여 가지를 친 망상구조를 형성한다. 뼈는 **치밀뼈**(compact bone)와 **해면뼈**(spongy bone)의 두 가지 종류가 있다.

대부분의 뼈 표면은 섬유바깥층과 세포속층으로 구성된 **뼈막**(periosteum)에 둘러싸인다. 뼈막은 뼈들이 관절하는 관절면을 제외하고 주위 조직들, 힘줄과 인대와 관련된 곳에서 뼈의 부착을 도와준다. 세포층은 뼈의 성장과 손상 후 뼈의 재생에 참여하며, 연골과 달리 뼈는 기본적 틀에서 강력한 재구성을 하고 심각한 손상이 있더라도 완벽한 회복이 이루어진다. 또한 뼈들은 뼈에 가해지는 압력에 대해서도 대응하는 동적인 기관으로 운동과 함께 굵어지고 강해지며, 비활동적이면 가늘고 약해지기도 한다.

임상노트

연골과 무릎 부상

무릎은 유리연골과 섬유연골 모두를 포함하는 매우 복잡한 관절이다. 유리연골은 뼈 표면을 모자처럼 씌우고 있으며, 동시에 관절 안에 섬유연골의 덧댐(pad)은 움직이고 있을 때 뼈끼리 부딪히는 것을 방지한다. 많은 스포츠 손상들은 섬유연골의 덧댐이나 지지인대가 찢어지는 것을 포함한다: 지지와 완충 부위의 손실은 보다 더 유리연골에 부담을 주고, 관절손상을 야기하게 된다. 관절연골들은 무혈관 조직일 뿐만 아니라 연골막을 가지고 있지 않으므로 다른 연골들 보다 훨씬 더 늦게 치유되며, 수술 또한 단지 일시적이거나 불완전하게 치료되게 된다. 이러한 이유로 경쟁적인 스포츠에서 무릎 손상을 줄일 수 있도록 강화된 규칙들을 가지고 있다.

최근 조직배양의 기술 발전에 따라 부상 환자들의 무릎에서 제거된 연골세포를 인위적인 아교섬유의 뼈대구조에서 배양하여, 손상된 관절에 삽입할 수 있는 섬유연골의 덩어리를 만들 수 있게 되었다. 시간이 지나면 이 수술적인 덧댐은 모양이 변하면서 성장하여 정상적인 관절 기능을 회복하게 되는데, 이 노동집약적인 기술들은 심한 관절 부상을 당한 운동선수들의 치료를 위하여 활용되고 있다.

3.2 개념확인

1. 모든 결합조직을 구성하는 세 가지 기본적인 요소를 확인하라.
2. 고유결합조직과 지지성 결합조직과의 사이에서 가장 큰 차이점은 무엇인가?
3. 고유결합조직에 존재하는 세포의 두 가지 일반적인 분류는 무엇이며, 각각의 범주에는 어떤 세포들이 포함되는가?

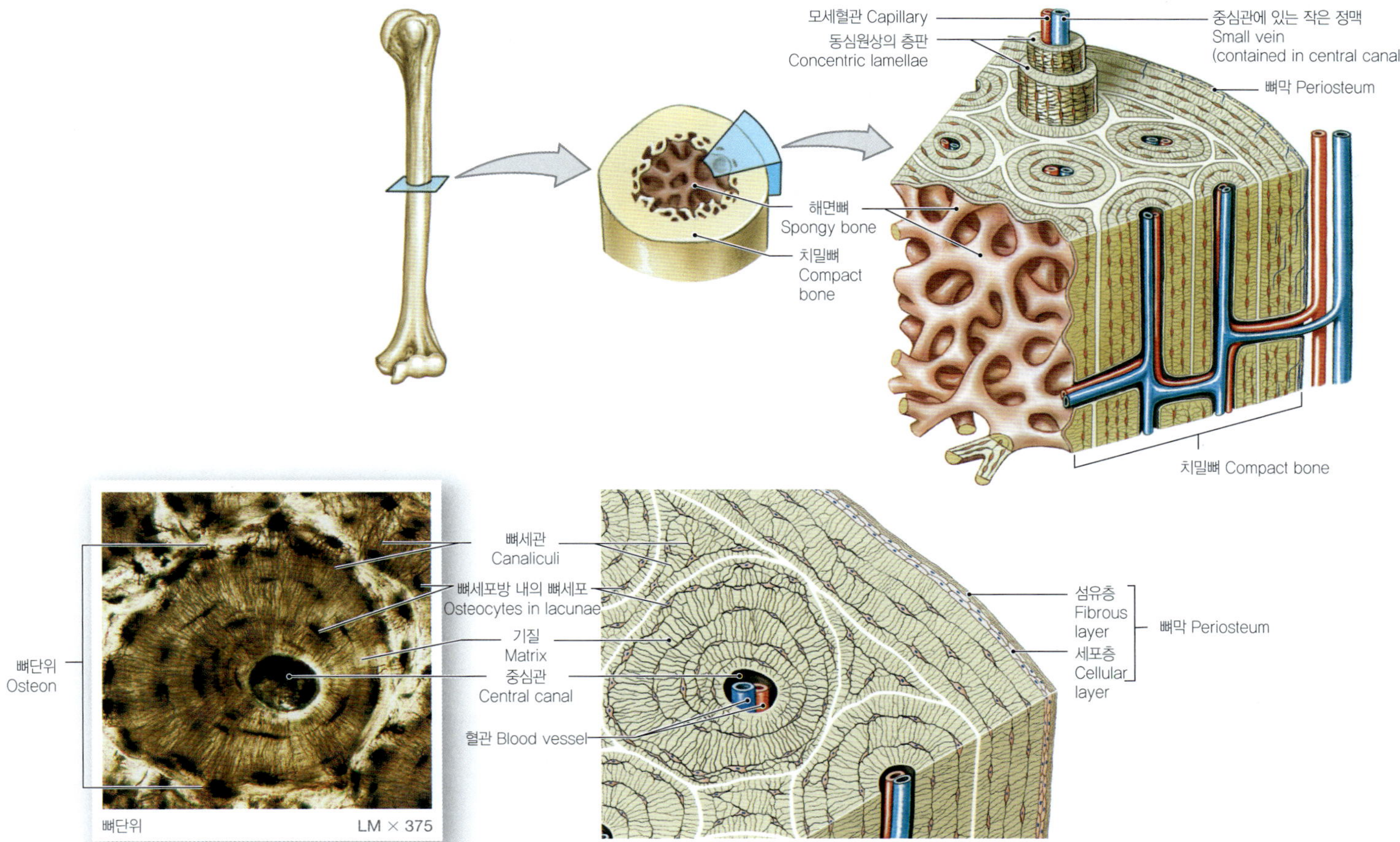

■ **그림 3.19 뼈의 육안 및 조직학적 구조**
뼈는 단단한 기질로 이루어진 지지성 결합조직이다. 치밀뼈의 뼈세포는 혈관을 포함하는 중심부 주위에 집단으로 형성되어 있다.

3.3 막

상피와 결합조직이 결합하여 **막(membrane)**을 형성하며, 각각의 막은 상피층과 상피 아래에 있는 결합조직 층으로 구성된다. 막은 인체에서 다른 구조물들과 조직을 덮어 보호하며, 막에는 (1) 점막(mucous membrane), (2) 장막(serous membrane), (3) 피부막(cutaneous membrane), (4) 윤활막(synovial membrane)의 네 가지의 종류가 있다.

점막

점막(mucous membrane 또는 *mucosa*)은 소화관, 호흡관, 생식관, 비뇨관 등 외부와 교통하고 있는 통로를 덮고 있으며, 병원체의 침입을 막아주는 장벽을 형성한다(그림 3.20a). 상피표면은 점액 또는 다른 샘 분비물 또는 소변이나 정액과 같은 액체에 의하여 표면이 매끄러워지며, 항시 촉촉한 상태를 유지한다. 점막의 성긴조직성분은 **점막고유판(lamina propria)**이라 하며, 점막고유판은 상피와 아래의 구조물들과 연결 다리를 형성한다. 이것은 상피로 공급하는 혈관과 신경을 위한 지지작용을 제공하며, 특정 점막의 구성에 대해서는 다음 장에서 더 구체적으로 살펴볼 것이다.

많은 점막들은 흡수 혹은 분비기능을 수행하기 위하여 소화관의 단층원주상피처럼 단층상피에 의하여 덮여 있다. 상피의 다른 유형도 포함될 수 있는데, 예를 들어, 입안의 점막은 중층편평상피로 구성되고, 비뇨관을 구성하는 대부분의 점막은 이행상피로 이루어져 있다.

장막

장막(serous membrane)은 배쪽공간의 세분화된 부분을 덮고 있으며, 세 가지 장막이 존재한다. 각각의 장막은 혈관과 림프혈관이 풍부한 성긴결합조직에 의하여 지지되는 중피로 구성된다

(그림 3.20b). 이 세 가지의 장막은 허파를 싸고 있으면서 가슴막안을 덮고 있는 가슴막(pleura), 복막안을 덮으면서 포함된 기관들의 표면을 둘러싸는 복막(peritoneum), 그리고 심장막안의 공간과 심장을 덮고 있는 심장막(pericardium)으로 구성된다. 장막은 매우 얇고, 그리고 몸벽과 장막이 덮고 있는 기관들을 강하게 부착시킨다. 심장이나 위와 같은 장기를 살펴보면, 투명한 장막을 통하여 기관의 조직을 실제로 볼 수 있다.

장막의 벽쪽과 내장쪽 부분은 항상 밀접하게 접촉하고 있으며, 장막의 주된 기능은 마주하는 면 사이의 마찰을 최소화하는 것이다. 중피는 매우 얇기 때문에 장막은 비교적 투과성이 있으며, 조직액(tissue fluid)이 노출된 표면에 확산되어, 표면을 촉촉하고 미끄럽게 유지시킨다.

장막의 표면에서 형성되는 액체를 **누출액(transudate)**이라 부르며, 출처에 따라 가슴막액(pleural fluid), 복막액(peritoneal fluid), 심장막액(pericardial fluid)이라고 불린다. 정상적으로 건강한 사람들에 있어서 단위 시간 내의 누출액 생산량은 단지 공간의 벽과 내부 장기 표면의 사이에서 마찰을 예방하기에만 필요한 매우 적은 양이다. 그러나 상해나 어떤 질병 상황 후에, 누출액의 양은 극적으로 늘어날 것이며, 이는 복잡한 의학적 문제나 새로운 문제들을 야기할 수도 있다.

피부막

피부막(cutaneous membrane) 또는 피부는 몸의 표면을 덮고 있으며, 각질화된 중층편평상피와 치밀결합조직층에 의하여 강화되는 성긴결합조직에 의하여 이루어진다(그림 3.20c). 장막과 점막과는 달리 피부막은 두껍고 비교적 방수작용이 있으며 일반적으로 건조한 상태로 존재한다(피부는 4장에서 자세하게 다룬다).

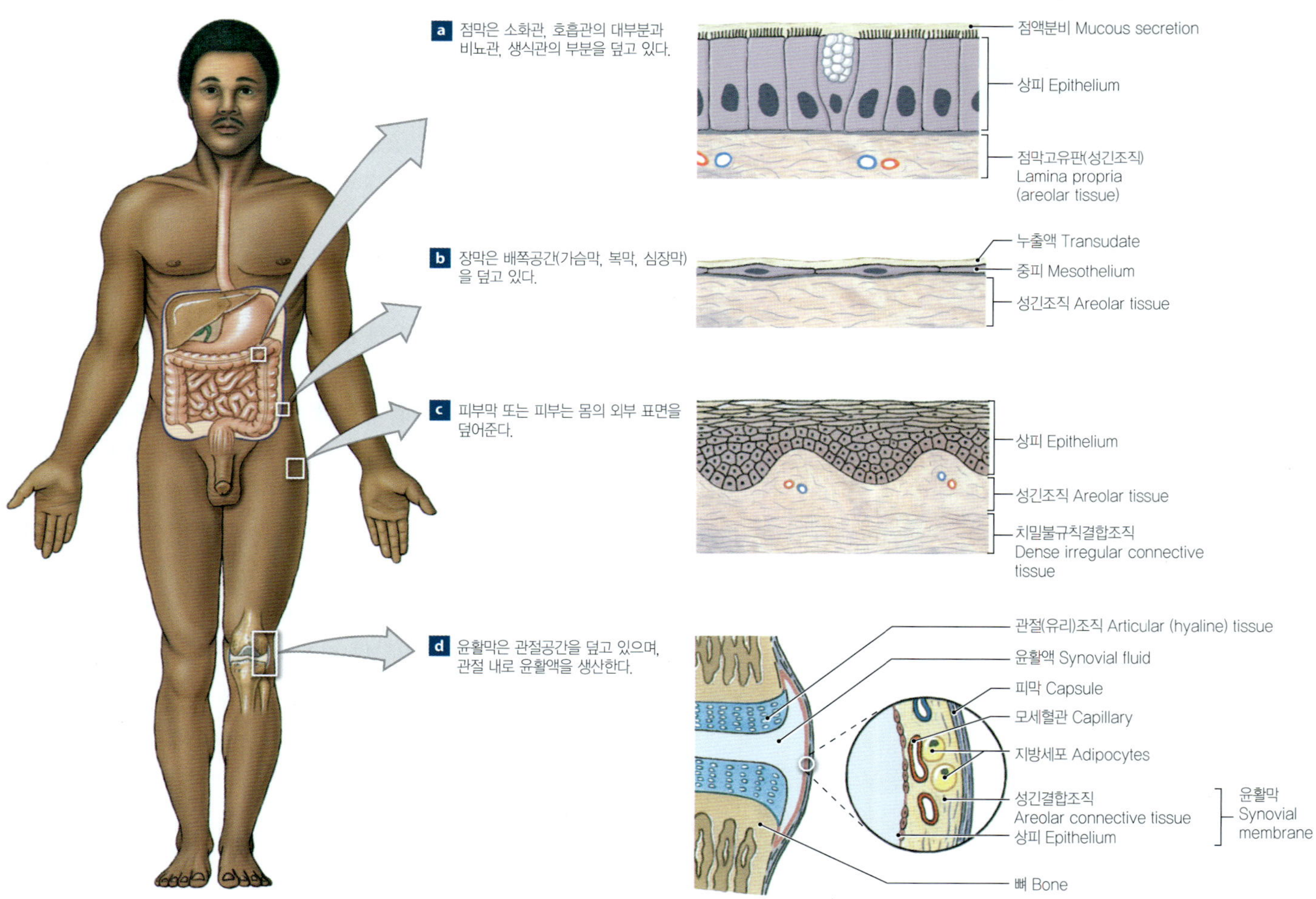

■ 그림 3.20 막
막은 다른 조직이나 기관을 덮어 보호하는 작용을 한다.

윤활막

뼈들은 관절(joints or articulations)에서 서로 접촉한다. 상당한 운동을 허용하는 관절은 섬유성피막(fibrous capsule)에 의해 둘러싸이며, 관절공간은 **윤활막(synovial membrane)**에 의해 덮여 있다. 성긴조직의 넓은 부분으로 이루어지는 윤활막은 편평세포나 입방세포로 이루어진 불완전한 표면층에 의해 경계를 형성한다(그림 3.20d). 비록 윤활막의 표층을 상피라고 부르지만, 관절공간을 덮는 윤활막은 결합조직 내에서 발생되고, 세 가지 관점에서 상피와는 다르다: (1) 윤활막에는 바닥판 또는 그물판이 없다. (2) 세포의 층은 인접 세포 사이에 간격이 형성되어 불완전하다. (3) 상피세포들은 인접한 결합조직의 포식세포와 섬유모세포로부터 유래한다. 윤활막을 덮고 있는 세포들의 일부는 탐식성이 있고, 다른 것은 분비성이 있다. 탐식성 세포들은 관절 활동을 방해할 수 있는 세포성 파편이나 병원체를 제거하며, 분비성 세포들은 관절공간 내의 **윤활액(synovial fluid)**의 구성을 조절한다. 윤활액은 관절에서 연골을 매끄럽게 하며, 산소와 영양물질을 나누어주며 충격에 대한 흡수작용을 한다.

V 3.3 개념확인

1 ☐ 인체에 나타나는 네 가지 유형의 막은 어디에 있으며, 그들의 기능은 무엇인가?

3.4 인체의 결합조직 뼈대

결합조직은 인체의 내부적인 뼈대(framework)를 형성하며, 결합조직의 층들은 인체의 몸공간 안에서 기관들을 연결한다. 이 층들은 강도(strength)와 안정성(stability)을 제공하고, 내부 기관들의 상대적인 위치를 유지하며, 혈관, 림프관, 그리고 신경을 분배하기 위한 통로로서 제공된다.

근막(fascia)은 육안 해부학에서 보이는 결합조직의 층 또는 얇은 판에 대한 일반적인 용어이다. 이 층들은 얕은근막, 깊은근막, 장막밑근막의 세 가지 주요한 요소로 나눌 수 있다(그림 3.21).

- **얕은근막(superficial fascia)** 또는 **피부밑층(subcutaneous layer)**은 피부밑조직(hypodermis)이라고도 불린다. 성긴결합조직의 이 층은 아래 위치하는 조직과 기관을 피부와 분리한다. 이것은 절연체와 충전물로서 작용하고 피부나 아래 구조물들을 독립적으로 움직일 수 있게 한다.
- **깊은근막(deep fascia)**은 치밀규칙결합조직으로 구성되며, 섬유의 조직구성은 마치 합판의 구조를 닮았다. 개별적인 층에서 섬유들은 같은 방향으로 주행하지만, 섬유의 성향은 층이 바뀔 때 변화한다. 이 다양성은 다양한 방향으로부터 적용되는 힘에 저항하는 것을 돕는다. 연골주위의 연골막과 뼈주위의 뼈막, 그리고 근육의 결합조직 싸개들 역시 깊은근막으로 연결된다. 목 부위와 팔다리의 깊은근막은 기능적 · 발

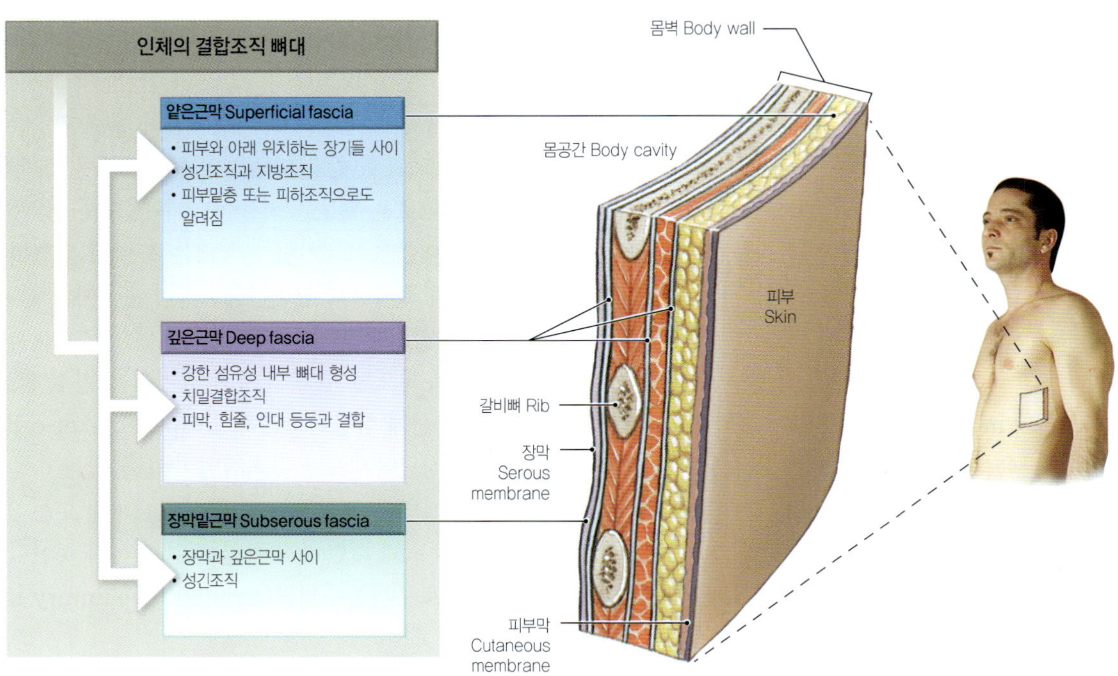

■ 그림 3.21 근막
인체의 결합조직 요소들에 대한 해부학적 관련성

생학적으로 다른 근육들을 칸 또는 집단으로 나누어주는 근육사이막(intermuscular fascia)으로서 근육의 집단 사이를 지난다. 이들의 치밀결합조직 요소들은 근육주위의 깊은근막이 뼈막에 섞이는 것처럼 힘줄로 섞이며 서로 뒤섞이게 된다. 이 배열은 몸에 강한 섬유성 연결구조를 형성하며 구조적인 요소들을 함께 묶게 된다.

- **장막밑근막(subserous fascia)**은 몸공간을 덮고 있는 장막과 깊은근막 사이에 존재하는 성긴결합조직의 층이다. 이 층은 장막을 깊은근막으로부터 분리해주기 때문에 근육이나 근육성 장기들의 움직임이 연약한 안층을 심하게 왜곡시키지 않는다.

V 3.4 개념확인

1 ☐ 얕은근막의 다른 이름을 제시하고, 어떤 기능을 수행하는가?

2 ☐ 깊은근막과 장막 사이에는 근막의 어떤 층이 있으며, 기능은 무엇인가?

3.5 근육조직

근육조직(muscle tissue)은 수축을 위하여 특수화되었다(그림 3.22). 근육세포들은 다른 세포들과 구분되는 세포소기관과 특성들을 가지고 있으며, 세포의 긴 축을 따라 세포를 짧게 하는 강력한 수축을 할 수 있다. 근육세포는 전형적인 세포들과는 다르기 때문에 근육세포의 세포질은 **근육세포질(sarcoplasm)**이라 하며, 형질막은 **근육세포막(sarcolemma)**이라는 용어를 사용한다.

인체에는 (1) 뼈대근육[1], (2) 심장근육, (3) 민무늬근육의 세 가지 종류의 근육조직이 있다. 세 가지 모두 수축기전은 유사하지만, 내부조직의 구성에는 차이가 있다. 각각의 근육에 대한 자세한 부분은 뒤에 설명될 것이며, 여기서는 일반적인 특징들을 설명한다.

뼈대근육조직

뼈대근육조직(skeletal muscle tissue)은 매우 큰 근육세포로 구성된다. 개개의 뼈대근육세포는 비교적 길고 가는 모양이기 때문에 항상 **근육섬유(muscle fiber)**라고 불린다. 뼈대근육섬유는 발에서는 길이가 30 cm 또는 그 이상이 되며, 각각의 세포는 근육세포막 아래에 수백 개의 핵을 가지는 **뭇핵세포(multinucleate cell)**로 매우 특이하다(그림 3.22a). 뼈대근육섬유는 분열할 수 없지만, 성인의 뼈대근육조직에서 유지되는 중간엽세포인 **근육위성세포(myosatellite cell** 또는 *satellite cell*)에 의해 새로운 근육섬유가 생산될 수 있다. 결과적으로 뼈대근육조직은 손상 받은 후 적어도 부분적으로라도 스스로 회복될 수 있다.

뼈대근육섬유는 기능적 그룹으로서 조직화되어 있는 평행하게 배열된 액틴필라멘트와 미오신필라멘트를 함유하며, 그 결과 뼈대근육섬유는 줄무늬나 띠 모양으로 나타난다. 정상적으로 뼈대근육섬유는 신경에 의하여 자극되지 않는 한 수축할 수 없으며, 신경계통은 근육활동을 수의적으로 조절할 수 있다. 그러므로 뼈대근육을 **가로무늬수의근(striated voluntary muscle)**이라고도 부른다.

뼈대근육조직은 성긴결합조직에 의해 함께 묶여 있다. 아교섬유와 탄력섬유는 각각의 세포를 둘러싸고, 뼈대의 뼈에 수축작용의 힘을 수행하는 힘줄(tendon)이나 널힘줄(aponeurosis)의 섬유와 뒤섞여 있다. 근육조직이 수축할 때 뼈를 당겨주므로 뼈는 움직일 수 있다.

심장근육조직

심장근육조직(cardiac muscle tissue)은 오직 심장에만 존재한다. 전형적인 **심장근육세포(cardiac muscle cell)**는 뼈대근육섬유보다 작고, 중앙 부위에 하나의 핵을 가지고 있다. 중요한 가로무늬는 뼈대근육의 가로무늬와 유사하다(그림 3.22b). 심장근육세포는 **사이원반(intercalated disc)**이라고 알려진 특별한 구조로 광범위한 연결을 형성하며, 그 결과 심장근육조직은 서로 연결된 근육세포의 분지된 망으로 이루어진다. 부착연접은 수축의 힘 발생 경로를 도와주며, 사이원반의 교통반접은 개개의 심장근육세포들이 조화로운 활동을 만들어낼 수 있도록 도와준다. 심장근육세포는 뼈대근육섬유처럼 분열하는 능력이 없으며, 그리고 근육위성세포의 결핍으로 심장근육조직이 손상이나 질병에 의하여 손상되었을 경우 재생되지 않는다.

심장근육세포는 수축 개시에 있어서는 신경 활동에 의존하지 않는다. 대신에 **심장전도근육세포(pacemaker cell)**라 불리는 특수화된 심장근육세포가 규칙적인 수축을 만들어 준다. 비록 신경계통이 심장박동 조절활동 비율을 변경시킬 수는 있지만, 개개의 심장근육세포에 대한 수의적인 조절은 하지 못한다. 그래서 심장근육을 **가로무늬불수의근(striated involuntary muscle)**이라고 부른다.

[1] The *Terminologia Histologica: International Terms for Human Cytology and Histology* (TH, © 2008) splits this category into skeletal striated muscle and noncardiac visceral striated muscle, based on location and function.

뼈대근육조직 Skeletal muscle tissue

세포는 길고 원통형이며,
가로무늬가 있고 다핵 세포이다.

위치: 뼈대근육 내에 결합조직과 신경조직이 결합되어 있다.

기능: 뼈대의 자세를 움직이거나 안정화시킨다: 소화관, 호흡관, 비뇨관의 입구와 출구를 보호한다. 열을 발생시킨다. 내부 기관들을 보호한다.

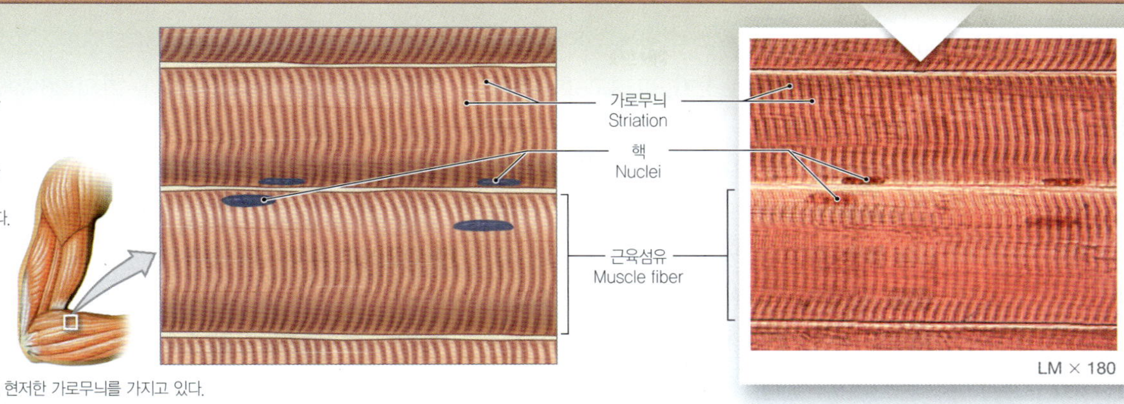

a **뼈대근육섬유.** 큰 크기의 섬유와 현저한 가로무늬를 가지고 있다.

심장근육조직 Cardiac muscle tissue

세포는 짧고, 가지를 치며, 가로무늬가 있다. 보통 하나의 단일한 핵을 가진다. 세포는 사이원반에 의해 서로 연결되어 있다.

위치: 심장

기능: 혈액을 순환시키고, 혈압(정수압)을 유지한다.

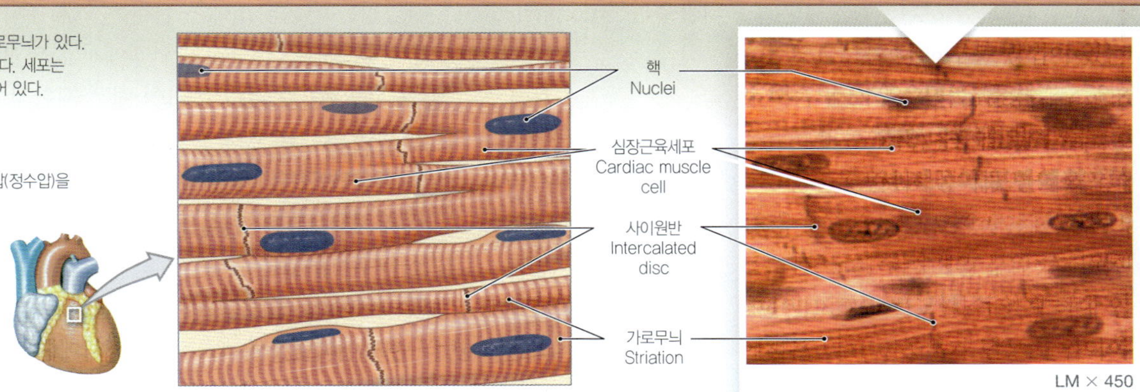

b **심장근육세포.** 크기가 뼈대근육세포보다 작고, 가지를 치며, 가로무늬를 가지고 있다.

민무늬근육조직 Smooth muscle tissue

세포는 짧고, 방추형 모양이며, 가로무늬가 없다. 중앙에 하나의 핵을 가진다.

위치: 혈관의 벽, 소화기, 호흡기, 비뇨기, 생식기의 기관들에서 발견된다.

기능: 음식, 소변, 생식관 분비물을 이동시킨다. 호흡기 통로의 직경을 조절한다. 혈관의 직경을 조절한다.

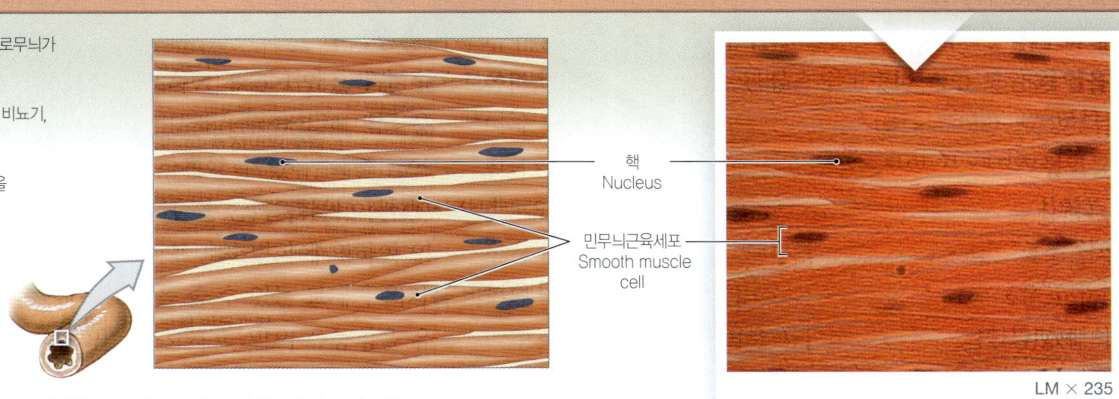

c **민무늬근육세포.** 작고 방추형이며, 중앙에 핵을 가지고 있다. 가지를 치지 않으며, 가로무늬도 없다.

■ **그림 3.22** 근육조직의 조직 구조

민무늬근육조직

민무늬근육조직(smooth muscle tissue)은 털주머니의 바닥부분, 혈관의 벽, 방광과 같은 속이 비어 있는 장기, 그리고 호흡, 순환, 소화, 생식관 주위의 층에서 발견된다. 민무늬근육세포는 끝이 가늘어지는 작은 세포로 중앙에는 하나의 타원형 핵을 가지고 있다(그림 3.22c). 민무늬근육세포는 분열할 수 있으며, 손상 후 재생할 수 있다. 민무늬근육세포에서 액틴과 미오신필라멘트는 뼈대근육과 심장근육과는 다르게 조직화되어 있으며, 그 결과 가로무늬가 없는 유일한 근육조직이다. 민무늬근육세포는 언제나 박동조율기세포(pacemaker cell)의 활동을 통하여 스스로 수축한다. 비록 민무늬근육 수축이 신경활동에 의해 촉발되고 있지만, 신경계통은 다른 근육의 수축처럼 민무늬근육은 수의적으로 조절할 수 없다. 결과적으로 민무늬근육을 **비가로무늬불수의근**(nonstriated involuntary muscle)이라 한다.

	V	3.5 개념확인
1	☐	근육조직은 어떤 기능을 수행하기 위하여 특수화되었는가?
2	☐	뼈대근육, 심장근육, 그리고 민무늬근육은 어떻게 다른가?

3.6 신경조직

신경조직(neural tissue 또는 *nervous tissue*)은 전기적 자극을 전도하도록 특수화되었다. 거의 96%에 이르는 대부분의 신경조직은 신경계통의 통제센터인 뇌와 척수에 집중되어 있다. 신경조직은 **신경원**(neurons) 또는 신경세포(*nerve cells*)라 부르는 세포와 몇 가지 종류의 지지세포로 이루어진 **신경아교세포**(neuroglia)의 두 가지 기본적인 유형의 세포들을 가지고 있다. 신경원은 형질막을 통해 전기적 자극을 전달하며, 신경계통의 모든 기능은 개별적인 신경원에 의해 수행되는 자극의 패턴과 빈도의 변화에 관련이 있다. 신경아교세포는 신경조직의 뼈대 지지, 사이질액의 구성 조절, 신경원에 영양물질 제공 등 다양한 기능을 수행한다.

신경원은 거의 1 m에 도달하는 인체에서 가장 긴 세포이다. 대부분의 신경원은 정상적인 환경에서 분열할 수 없으며, 손상 후에 스스로 회복할 수 있는 능력이 매우 제한적이다. 전형적인 신경원은 크고 뚜렷한 핵을 가진 **세포체**(cell body 또는 *soma*)를 가지고 있다(그림 3.23). 일반적으로 세포체는 **가지돌기**(dendrite)라 불리는 여러 가지 분지된 돌기와 한 개의 축삭(axon)을 가지고 있다. 가지돌기는 들어오는 자극을 받아들이는 구심성으로 작용하며, 축삭은 자극을 내보내는 원심성으로 작용한다. 축삭의 길이는 신경

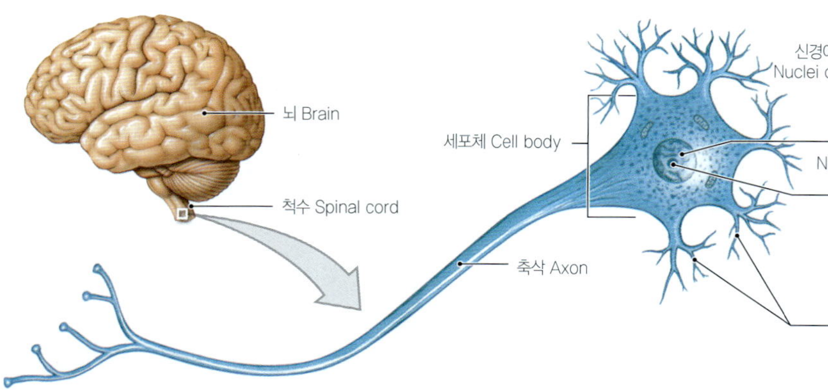

a 전형적인 신경세포

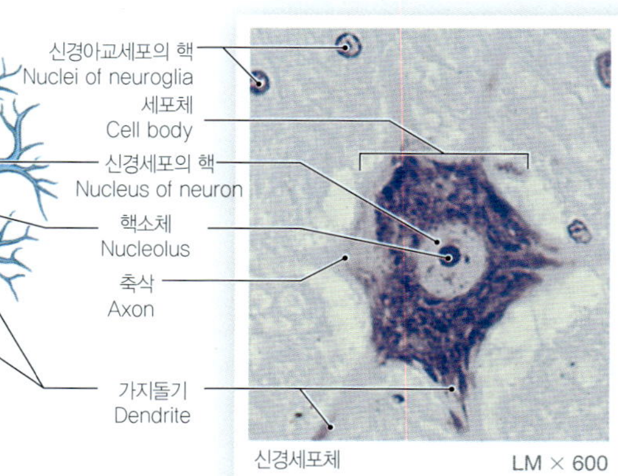

b 조직학적 특징을 보여주는 신경세포의 개괄적인 모습

■ 그림 3.23 신경조직의 구조
신경세포는 인체에서 비교적 먼 부위까지 전기적 자극을 전도할 수 있도록 특수하게 분화되었다.

세포를 길게 만들 수 있는데, 축삭은 매우 가늘고 길어 **신경섬유(nerve fiber)**라고 불린다. 신경조직의 특성과 추가적인 조직학적, 세포학적 세부사항은 제13장에서 설명될 것이다.

3.6 개념확인

1 ☐ 신경조직은 어떤 기능을 수행하기 위하여 특수화되었는가?

2 ☐ 신경조직에서 발견되는 세포의 두 유형은 무엇이며, 기능은 무엇인가?

3.7 조직과 노화

조직(tissue)은 나이와 함께 변하게 된다. 전반적으로 복구와 유지 활동은 점점 비효율적이며, 호르몬 조합이 변화되고 생활양식의 변경 등은 많은 조직들의 구조와 화학적 구성에 영향을 미치게 된다. 상피는 점점 얇아지고, 결합조직은 부서지기 쉽다. 인체는 쉽게 타박상을 입고 뼈는 잘 부러지게 되어, 관절통과 부러진 뼈들은 흔한 불편을 야기한다. 심장근육세포와 신경원들은 교체될 수 없으므로 비교적 작은 손상부터 누적적인 손실은 심장혈관계통 질병이나 정신기능 악화와 같은 주요한 건강문제를 발생시킬 수 있다.

다음 장들에서 구체적인 장기들과 계통에 미치는 노화(aging)의 영향에 대하여 고려할 것이며, 이러한 변화의 일부는 유전적으로 계획되어 있다. 예를 들면, 나이든 사람의 연골세포는 젊은 사람보다 약간 다른 형태의 당단백질(proteoglycan)을 만든다. 이 차이가 아마 연골의 두께와 탄력성에 있어 관찰되는 변화로 설명될 수 있다. 다른 경우 조직의 변성은 일시적으로 느려지기도 하고 또는 빨라지기도 할 것이다. 여성은 나이와 관련되어 뼈 강도가 감소되는데, 이를 **골다공증(osteoporosis)**이라 한다. 골다공증은 종종 무활동, 낮은 칼슘 섭취, 여성 성호르몬인 순환하는 에스트로겐(estrogen)의 감소 등의 조합에 의해 자주 야기된다. 운동요법과 칼슘 식이보조제, 때때로 호르몬 대체요법 등이 오랫동안 정상적인 뼈 구조를 유지할 수 있는 치료방법으로 활용되어 왔다(호르몬 대체요법에 의하여 얻을 수 있는 잠재적인 효과와 이에 따른 위험성은 개인별 상황에 맞게 주의 깊게 고려되어야 한다).

3.7 개념확인

1 ☐ 개인의 나이에 따라 인체의 조직 내에서 발생하는 일반적인 변화는 무엇인가?

임상 노트

종양(tumor)의 형성과 성장

암(cancer)의 확진과 치료에 전문화되어 있는 의사를 **종양전문의(oncologist)**라 부른다. 암은 세포의 외관과 기원 부위에 의해 백여 가지 이상의 암이 밝혀졌으나, 일차종양의 통상적인 위치에 의하여 분류되는 방법이 활용된다. 표 3.3은 이 장에서 설명된 조직에 관련한 양성(benign)과 악성(malignant) 종양(암)에 관한 정보를 요약하고 있다.

암은 그림 3.24에 설명된 것처럼, 일련의 단계별 진행방식에 의해 발전한다. 처음에 암세포가 한 부위에서 제한적으로 출현한다면, **일차종양(primary tumor)** 또는 **일차신생물(primary neoplasm)**이라 한다. 종양에서 모든 암세포는 일반적으로 하나의 악성세포에서 유래하는 딸세포들로 일차종양의 성장은 먼저 조직을 왜곡되게 하고, 기본 조직의 구성은 그대로 남아 있다. 암세포의 전이(metastasis)는 일차종양의 급속한 분열에 의하여 시작되고, 주위 조직으로 침투하게 되는데, 근처의 혈관을 관통하여 이루어진다면 암세포는 몸 전체를 순환하게 된다.

아직 알려지지 않은 신호들에 반응하면서 암세포들은 순환계통을 벗어나 다른 부분에서 **이차종양**을 유발한다. 이 종양들은 신진대사가 극단적으로 활성화 되어 있고, 그 부위에 혈관성장을 촉진하며, 증가한 순환계통 공급은 추가적인 영양을 제공하고 종양의 성장과 전이를 더욱 가속화시킨다. 결국 중요한 장기들이 압박을 받게 되거나, 기능이 없는 암세포가 중요 장기들의 정상 세포를 죽이거나 대체해서, 혹은 왕성한 식욕을 가진 암세포에 의한 정상 조직의 필수영양소의 결핍 등에 의하여 생명을 잃게 될 것이다.

표 3.3 주요 조직 종류별 양성과 악성 종양

조직	설명
상피조직	
암 Carcinoma	상피 기원의 모든 암
선암 Adenocarcinoma	샘상피의 암
혈관육종 Angiosarcoma	내피세포의 암
중피종 Mesothelioma	중피세포의 암
결합조직	
섬유종 Fibroma	섬유모세포 기원의 양성 종양
지방종 Lipoma	지방조직의 양성 종양
지방육종 Liposarcoma	지방조직의 암
백혈병 Leukemias, 림프종 lymphoma	조혈조직의 암
연골종 Chondroma	연골의 양성 종양
연골육종 Chondrosarcoma	연골의 암
뼈종 Osteoma	뼈의 양성 종양
뼈육종 Osteosarcoma	뼈의 암
근육조직	
근종 Myoma	양성 근종양
근육종 Myosarcoma	뼈대근육조직의 암
심육종 Cardiac sarcoma	심장근육조직의 암
평활근종 Leiomyoma	민무늬근육조직의 양성 종양
평활근육종 Leiomyosarcoma	민무늬근육조직의 암
신경조직	
신경아교종 Glioma, 신경종 neuroma	신경아교세포 기원의 암

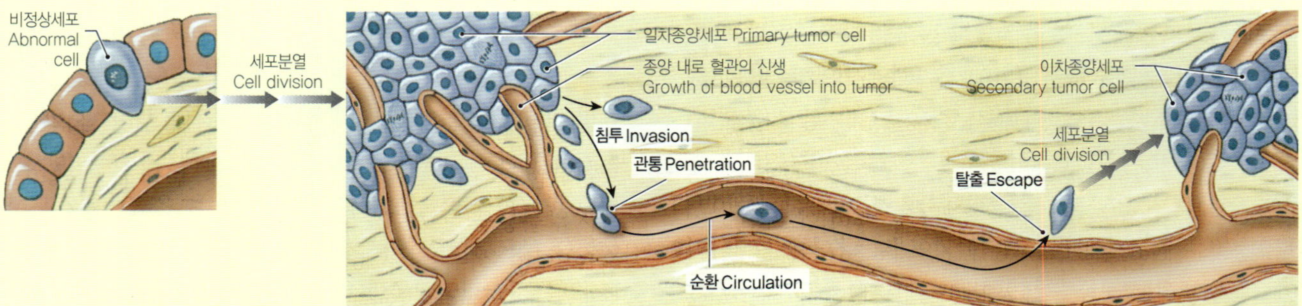

■ **그림 3.24 암의 발생**
종양이 발생하는 비정상적 분열에 대한 도해. 혈관들이 종양 내로 자라고, 종양세포는 혈관을 침투하여 신체의 곳곳으로 옮겨다닌다.

3.8 초기발생학 요약

조직의 형성

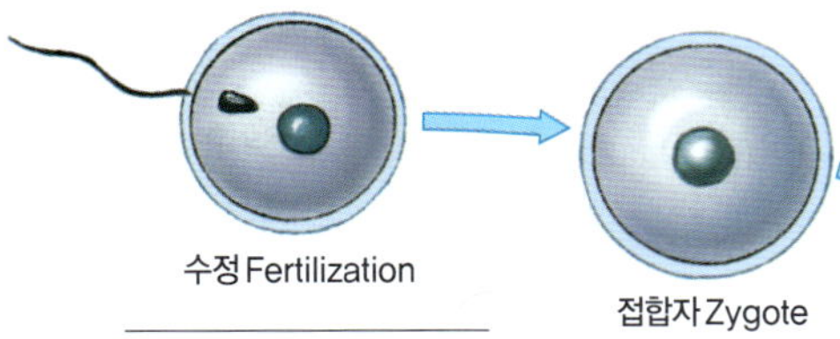

수정은 46개의 정상 염색체를 포함하는 홑세포 또는 **접합자(zygote)**를 생산한다.

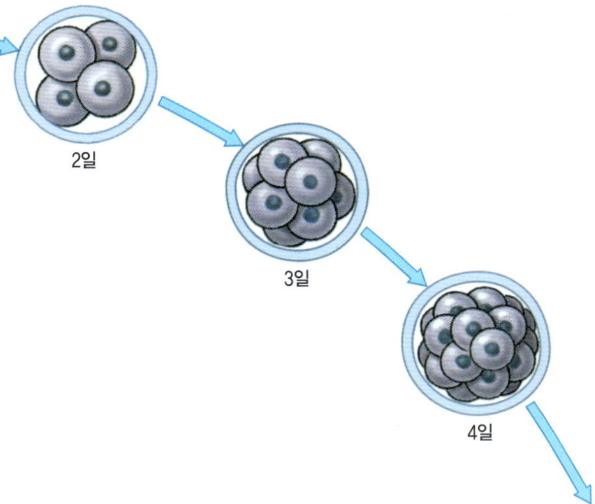

난할(cleavage)을 거치면서, 세포분열은 **배반포(blastocyst)**라 불리는 속이 빈 공 모양의 세포들을 만든다. 이 과정은 완결되려면 약 1주일이 걸린다.

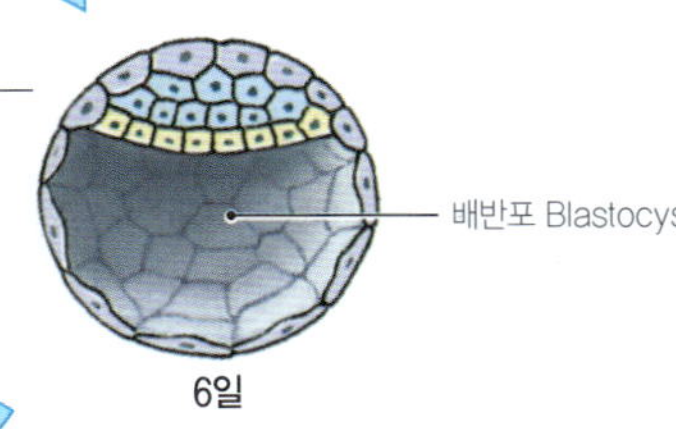

절단표본에서 배반포는 매우 다른 운명을 가지는 두 집단의 세포들로 구성된다. 바깥층, 혹은 **영양막(trophoblast)**은 발달된 배아에 영양을 공급할 태반(placenta)을 구성할 것이다. 안쪽의 **속세포덩이(내세포괴, inner cell mass)**는 사실상의 배아(embryo)를 구성할 것이다.

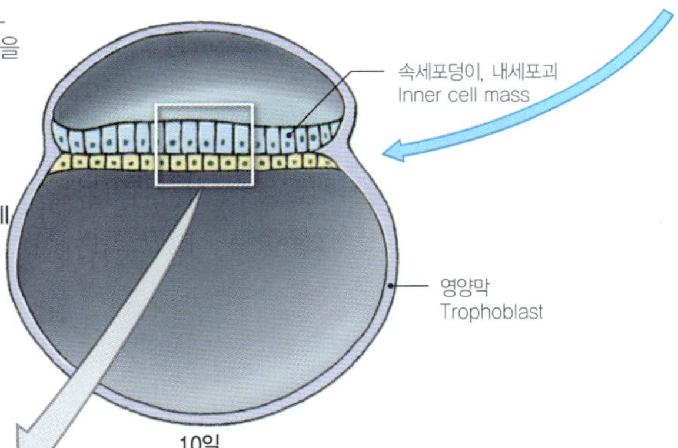

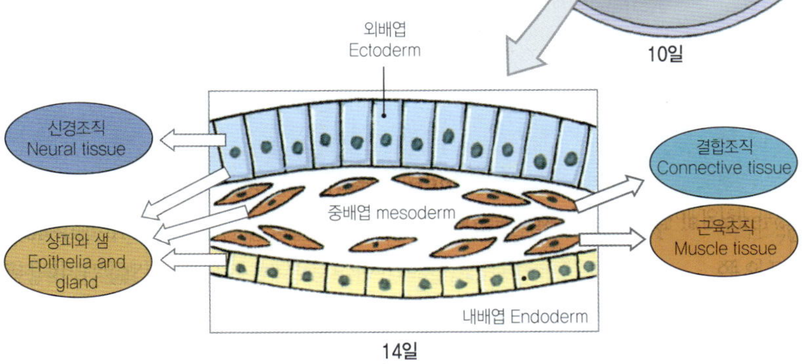

발생 2주째, 내세포괴에서 다른 세포집단이 발견되며, 이들 세포들은 **외배엽(ectoderm)**, **중배엽(mesoderm)**, **내배엽(endoderm)**의 세 가지의 **주요한 배엽(primary germ layer)**을 구성한다. 초기의 배엽이 더욱 분화하면 주요 조직의 유형을 만들 것이다.

세 개의 배엽(germ layer)은 기능적인 기관과 기관계통의 형성에 참여한다. 이들의 상호작용은 후에 특정 기관계를 다룰 때 자세하게 설명된다.

상피의 발생

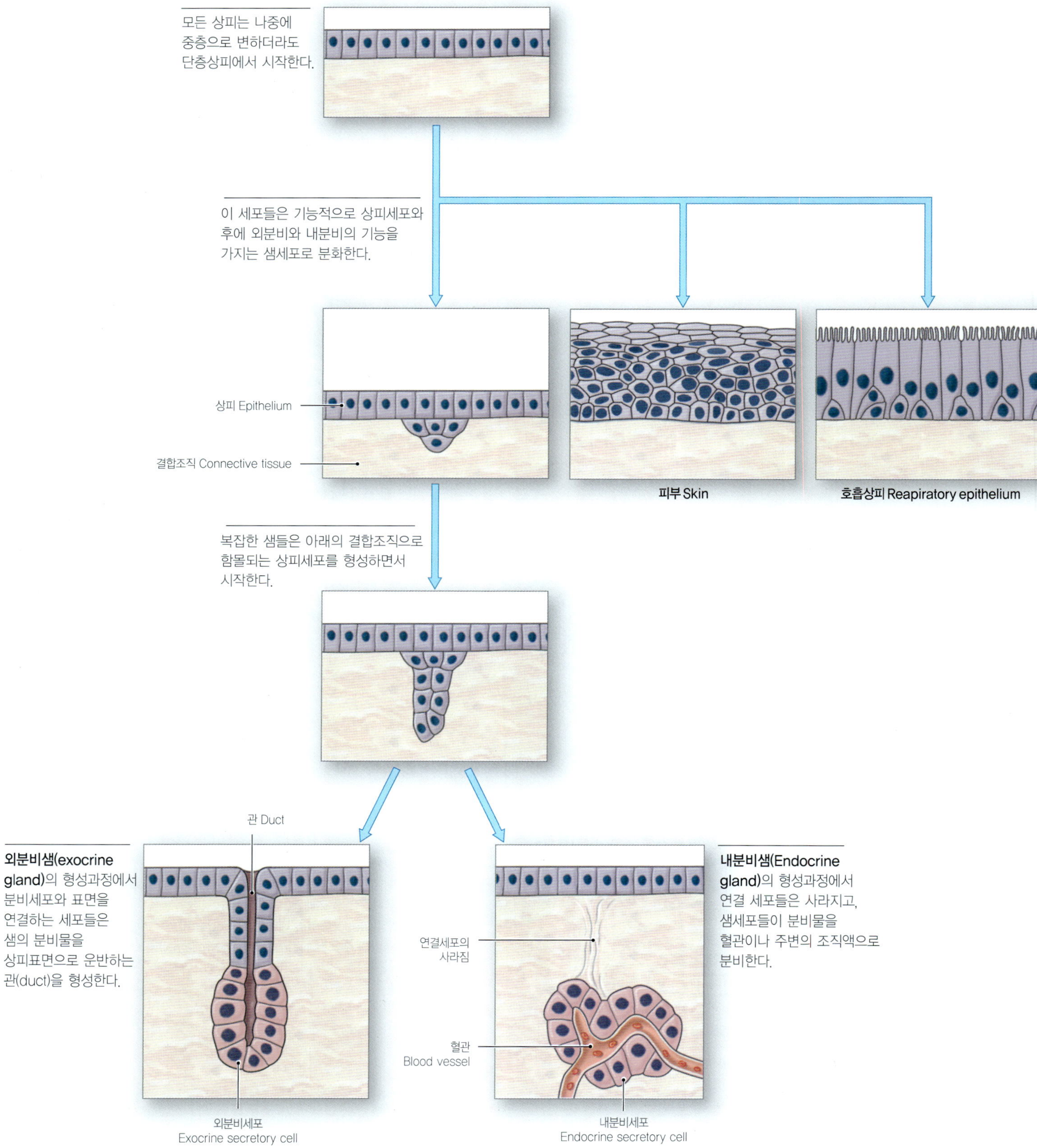
모든 상피는 나중에 중층으로 변하더라도 단층상피에서 시작한다.
이 세포들은 기능적으로 상피세포와 후에 외분비와 내분비의 기능을 가지는 샘세포로 분화한다.
상피 Epithelium
결합조직 Connective tissue
피부 Skin
호흡상피 Reapiratory epithelium
복잡한 샘들은 아래의 결합조직으로 함몰되는 상피세포를 형성하면서 시작한다.
관 Duct
외분비샘(exocrine gland)의 형성과정에서 분비세포와 표면을 연결하는 세포들은 샘의 분비물을 상피표면으로 운반하는 관(duct)을 형성한다.
외분비세포
Exocrine secretory cell
연결세포의 사라짐
혈관
Blood vessel
내분비세포
Endocrine secretory cell
내분비샘(Endocrine gland)의 형성과정에서 연결 세포들은 사라지고, 샘세포들이 분비물을 혈관이나 주변의 조직액으로 분비한다.

결합조직의 기원

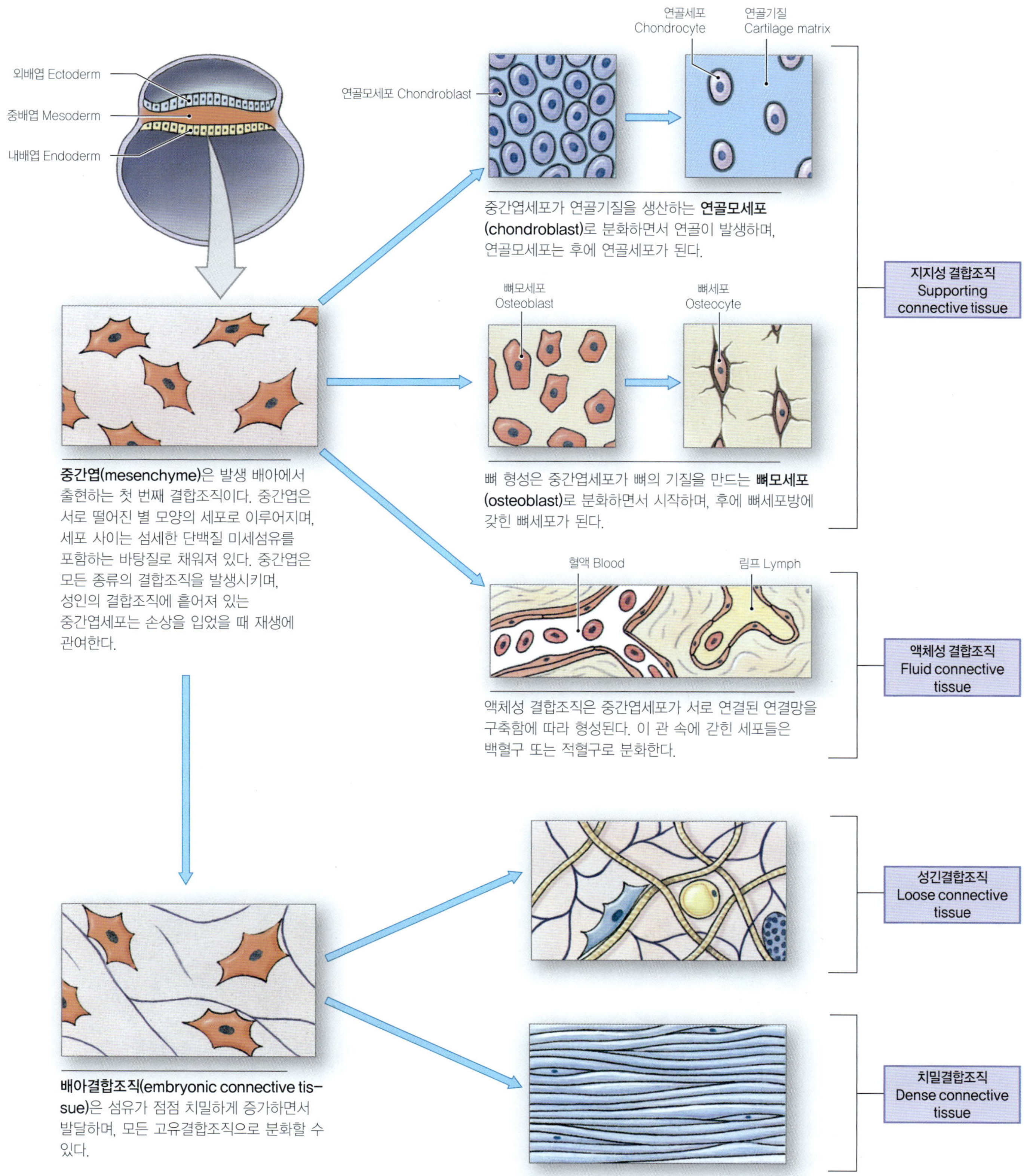

중간엽세포가 연골기질을 생산하는 **연골모세포(chondroblast)**로 분화하면서 연골이 발생하며, 연골모세포는 후에 연골세포가 된다.

중간엽(mesenchyme)은 발생 배아에서 출현하는 첫 번째 결합조직이다. 중간엽은 서로 떨어진 별 모양의 세포로 이루어지며, 세포 사이는 섬세한 단백질 미세섬유를 포함하는 바탕질로 채워져 있다. 중간엽은 모든 종류의 결합조직을 발생시키며, 성인의 결합조직에 흩어져 있는 중간엽세포는 손상을 입었을 때 재생에 관여한다.

뼈 형성은 중간엽세포가 뼈의 기질을 만드는 **뼈모세포(osteoblast)**로 분화하면서 시작하며, 후에 뼈세포방에 갇힌 뼈세포가 된다.

액체성 결합조직은 중간엽세포가 서로 연결된 연결망을 구축함에 따라 형성된다. 이 관 속에 갇힌 세포들은 백혈구 또는 적혈구로 분화한다.

배아결합조직(embryonic connective tissue)은 섬유가 점점 치밀하게 증가하면서 발달하며, 모든 고유결합조직으로 분화할 수 있다.

기관계통의 발생

많은 다른 기관계통은 유사한 조직 구성의 양상을 보인다. 예를 들어, 소화계통, 호흡계통, 비뇨계통, 생식계통은 각각 통로가 상피로 덮이며, 민무늬근육의 층들로 둘러싸인다. 이 양상들은 발생 2개월 안에 이루어지는 발생학적 과정의 결과이다.

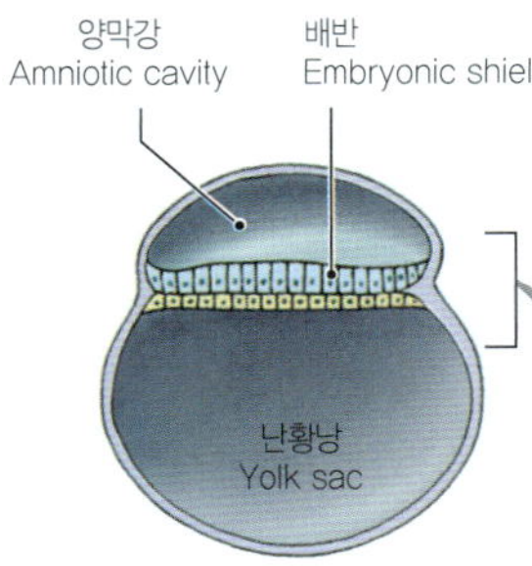

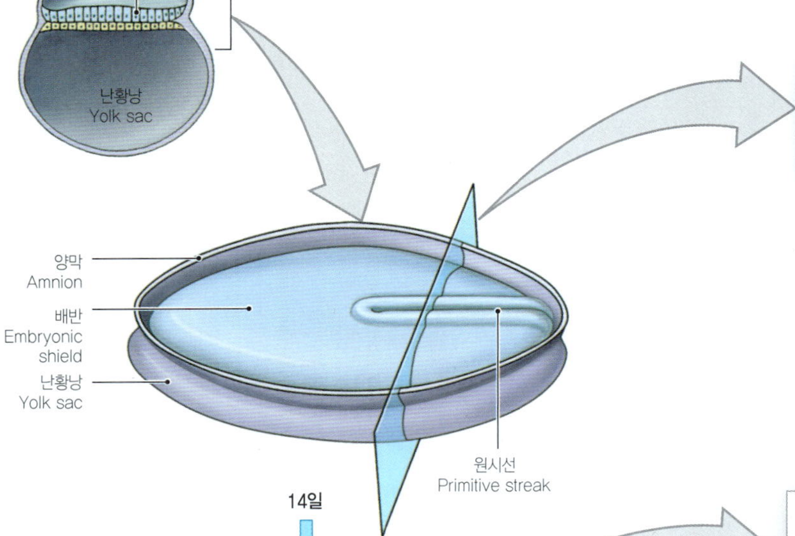

14일

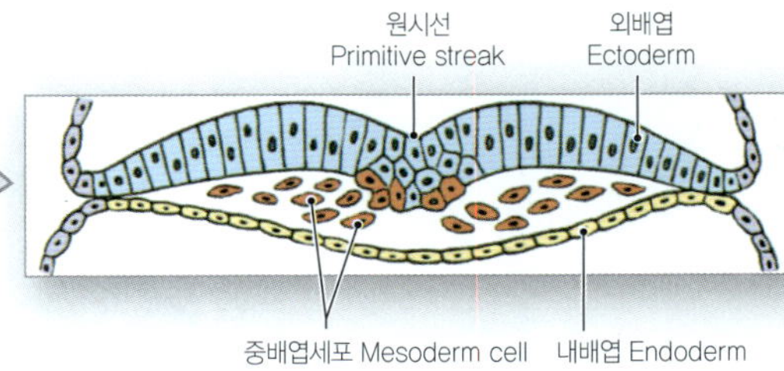

발생 2주 쯤, 내세포괴는 길이가 겨우 1mm 정도이다. 배발생의 부위를 **배반(embryonic shield)**이라 부르며, 위쪽의 외배엽과 아래의 내배엽의 한 쌍의 상피세포층을 포함한다.
원시선(primitive streak)이라고 불리는 부위에서 표층세포가 이 두 배엽 사이로 이주하면서 중배엽의 중간층이 첨가된다.

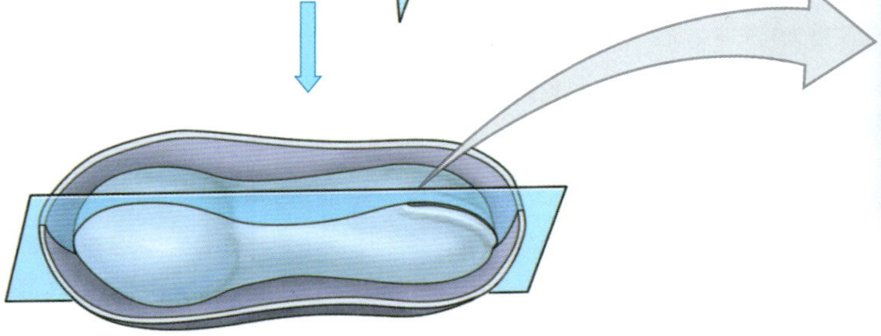

18일

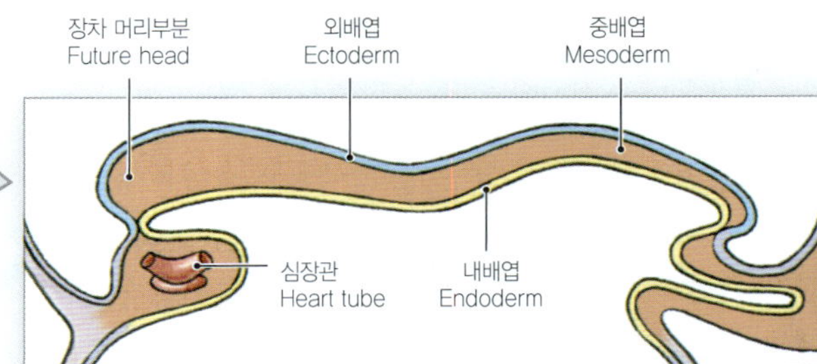

18일이 경과 후 배아는 배반의 표면으로 올라오기 시작한다. 심장과 많은 혈관은 이미 형성되어 있고, 다른 기관계통의 근원이 형성된다. 특별한 언급이 없다면 기관계통 발생의 설명은 추후에 이 시기부터 시작하는 단계를 다룬다.

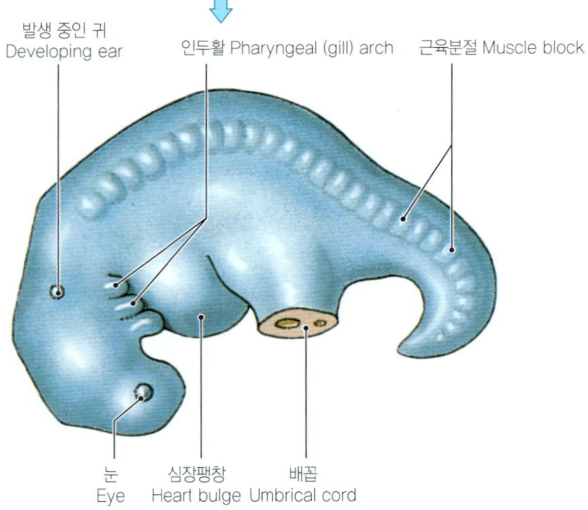

28일

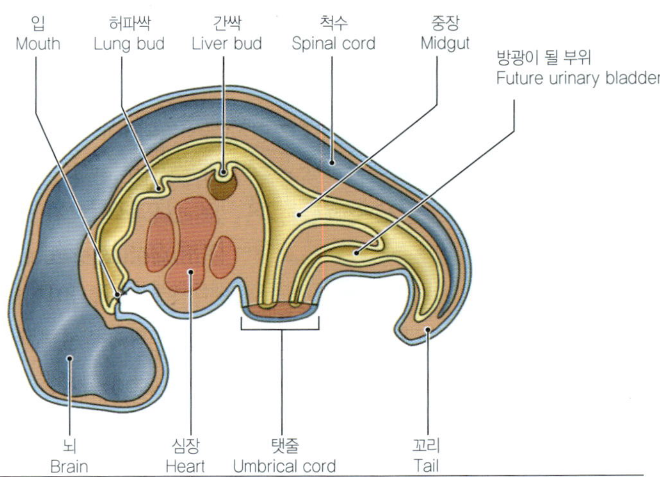

한 달 후, 주요한 기관계통의 시작을 발견할 수 있다. 기관의 형성에 원시배아층에서 형성되는 각각의 역할은 요약되어 있다. 자세한 것은 뒤의 발생학 요약부분에서 설명된다.

임상용어

병리전문의(pathologists) 주로 체액, 조직 샘플, 기타 해부학적 단서를 통해 질병을 진단하는 전문적인 의사
복막염(peritonitis) 복막에 생기는 염증
복수(ascites) 두드러지는 복부팽만을 유발하는 복막액의 축적
삼출(effusion) 몸공간 내에 발생하는 체액의 축적
심장막염(pericarditis) 심장막(심낭)에 생기는 염증
유착(adhesions) 외과적 수술, 감염, 다른 손상의 결과로 인해 발생하는 장막의 제한적인 섬유성 연결
이차종양(secondary tumor) 일차종양으로부터 퍼지는 전이에 의하여 형성된 암성세포의 집락
일차종양(primary tumor, primary neoplasm) 암이 최초로 발생한 자리
종양전문의(oncologists) 암을 진단하고 치료하는 전문적인 내과의사
지방흡입술(liposuction) 불필요한 지방조직을 관을 통해 빨아내는 외과적인 과정
혈관형성(angiogenesis) 새로운 혈관의 성장
흉막염(pleuritis, pleurisy) 가슴막 내를 덮고 있는 중피의 염증

핵심정리

개요

- 조직이란 비교적 제한된 몇 가지 기능을 수행하기 위해 구성된 특수화된 세포와 세포생산물의 집합이다. 인체에는 상피조직, 결합조직, 근육조직, 신경조직의 기본적인 네 가지 조직 유형이 있다(그림 3.1).
- 조직학은 조직을 연구하는 학문이다.

3.1 상피조직

- 상피조직은 표면을 덮는 상피세포와 상피로부터 유래한 분비구조물인 샘으로 이루어진다. 상피조직은 덮거나 관의 속공간을 둘러싸면서 표면을 형성하는 무혈관성 얇은 막이다. 상피는 세포바깥물질보다는 세포끼리 직접 치밀하게 결합되어 있다(그림 3.2~3.9와 Spotlight 그림 3.10).
- 상피세포는 줄기세포 활동에 의해 지속적으로 교체된다.

상피조직의 기능

- 상피는 물리적 보호, 투과성 조절, 감각 제공, 특정 분비물 생산 등의 기능을 담당한다. 샘세포는 분비물을 생산하는 상피 또는 상피에서 유래한 세포들이다.

상피세포의 특수화

- 상피세포는 상피조직의 물리적인 완전한 상태를 유지하고, 분비 또는 수송기능을 수행하기 위해 특수화되어 있다.
- 상피는 바닥면부터 꼭대기 부분까지 극성을 보인다. 세포들은 이웃하는 세포와 측면에서 결합한다. 일부 상피세포는 꼭대기면에 미세융모를 가지고 있다. 개별적 상피세포의 꼭대기면과 바닥가쪽면 사이에는 구조적, 기능적 차이가 흔히 있다(그림 3.2).
- 섬모상피의 섬모의 조직화된 움직임은 상피표면의 물질들을 이동시킨다(그림 3.2).

상피의 유지

- 모든 상피조직은 상피세포에 의하여 생산되는 투명층(lamina lucida)과 아래 결합조직에 의하여 분비되는 깊은 치밀층(lamina densa)의 두 층으로 구성된 바닥판에 의지한다. 화학적, 물리적으로 심한 자극을 받는 노출 부위에서는 발아세포(germinative cell)가 죽은 상피세포를 대체한다(그림 3.3a).

상피의 분류

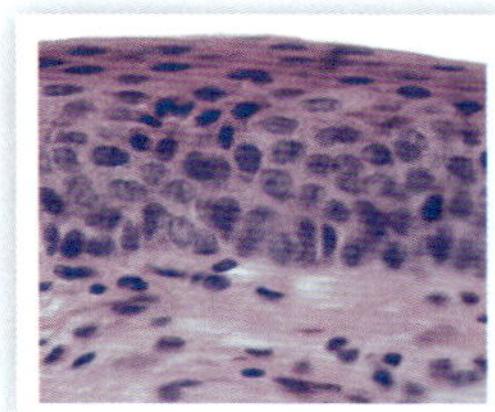

- 상피는 상피세포층의 수 또는 상피의 표면에 노출된 세포의 모양에 따라 분류된다(그림 3.4~3.7).
- 단층상피는 바닥판을 덮고 있는 한 층의 세포층으로 중층상피는 여러 층으로 되어 있다. 편평상피에서 표면세포들은 얇고 편평하며, 입방상피에서 세포들은 짧은 6각형의 주사위 모양이다. 원주상피의 경우 세포들은 6각형이지만, 비교적 키가 크고 가늘다. 거짓중층원주상피는 원주세포를 포함하는데, 일부 원주세포는 섬모와 점액을 분비하는 세포를 가지며, 중층처럼 보이지만 실제로는 단층이다. 이행상피는 신축성을 허용하도록 배열된 입방형과 편평한 세포들이 섞여 있는 특징을 가진다(그림 3.4~3.7).

샘상피

- 샘은 생산하는 분비물의 종류, 샘의 구조, 또는 분비의 유형에 따라 구분된다(그림 3.8/3.9와 Spotlight 그림 3.10).
- 외분비물은 피부로 나가는 관이나 외부와 교통하는 상피표면을 통해 분비물이 배출된다. 호르몬으로 알려진 내분비물은 샘세포에 의해 세포를 둘러싸고 있는 사이질액으로 방출된다.

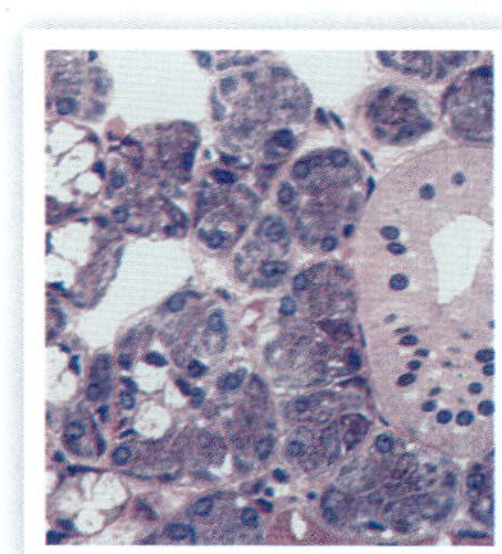

- 외분비샘은 대개 효소를 포함한 수분이 많은 용액을 생산하는 장액샘, 끈적하고 점성이 있는 점액을 생산하는 점액샘, 또는 두

가지 분비물을 모두 생산하는 혼합샘으로 분류할 수 있다.

- 흩어진 샘세포들을 함유한 상피에서, 개별적 분비세포들은 홑세포샘이라 한다. 뭇세포샘은 외분비물 또는 내분비물을 생산하는 샘세포의 집합이나 샘상피이다(그림 3.8/3.9).
- 샘상피세포는 분비물을 샘분비, 부분분비, 온분비 기전을 통해 방출한다(Spotlight 그림 3.10).
- 가장 일반적인 분비방식인 샘분비에서 분비물은 세포외배출 방법으로 방출된다. 부분분비는 분비물과 약간의 세포질의 손실을 포함한다. 이 두 방법과는 다르게 온분비는 분비물이 세포질에 채워지고 터지면서 샘세포가 파괴된다(Spotlight 그림 3.10).

3.2 결합조직

- 모든 결합조직은 세 가지 요소를 가지고 있다; 특수화된 세포, 세포바깥단백질섬유, 그리고 바탕질. 단백질 섬유들과 바탕질의 결합은 조직의 기질을 형성한다.
- 상피는 거의 전체가 세포들로 이루어져 있지만, 결합조직 부피의 대부분은 세포바깥기질이 차지하고 있다. 그러므로 지방조직을 제외한 결합조직은 세포바깥기질의 특징에 의해 구별된다.
- 결합조직은 구조적인 뼈대의 수립을 포함하여 많은 중요한 기능을 수행하는 내부 조직이다; 액체와 용해된 물질의 수송; 섬세한 장기의 보호; 조직의 지지, 둘러쌈, 상호연결; 두상호연결; 에너지 저장; 그리고 미생물로부터 신체의 방어

결합조직의 분류

- 고유결합조직은 다양한 세포 집단과 점성의 바탕질에 있는 다양한 섬유들을 포함하는 모든 결합조직을 말한다(그림 3.11).
- 액체성 결합조직은 용해된 단백질을 포함하는 물 같은 바탕질에 부유된 특이한 세포 집단을 가지고 있다. 혈액과 림프는 액체성 결합조직의 예이다(그림 3.11).

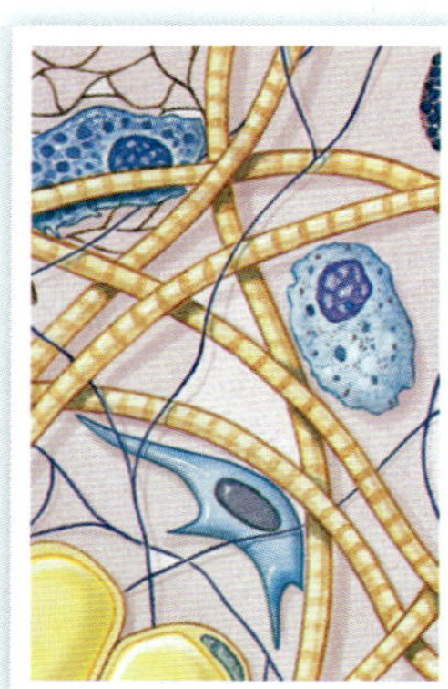

- 지지성 결합조직은 고유결합조직보다 다양한 세포 집단을 가지지 않는다. 부수적으로, 밀접하게 모여 있는 섬유들을 포함하는 치밀한 기질을 가진다. 지지성 결합조직에는 연골과 뼈의 두 가지 유형이 있다(그림 3.11).

고유결합조직

- 고유결합조직은 세포바깥섬유, 점성의 바탕질, 그리고 고정세포와 유주세포의 두 가지 종류의 세포로 구성된다(그림 3.12와 표 3.1).
- 결합조직에는 아교섬유, 그물섬유, 그리고 탄력섬유의 세 가지 유형의 섬유가 있다(그림 3.12/3.14/3.15).
- 모든 결합조직은 배발생의 중간엽에서 유래한다(그림 3.13).
- 고유결합조직은 성긴결합조직과 치밀결합조직을 포함한다. 성긴결합조직에는 세 가지 유형이 있다; 성긴조직, 지방조직, 그물조직. 성긴결합조직 부피의 대부분은 충격완화작용을 하는 점성의 액체로 이루어진 바탕질이다. 치밀결합조직 부피의 대부분은 세포바깥단백질섬유로 구성된다. 치밀결합조직에는 두 가지 유형이 있다; 압력의 선을 따라 평행하게 배열된 섬유를 가지는 치밀규칙결합조직과 섞여 있는 그물망 구조를 형성하는 섬유를 가지는 치밀불규칙결합조직(그림 3.14/3.15).

액체성 결합조직

- 혈액과 림프는 액체성 결합조직의 예로, 각각 물 같은 기질에 특유한 세포를 가진다. 혈액과 림프는 둘 다 세포와 정상 상태에서는 불용해성 섬유를 형성하지 않는 부유된 단백질을 포함하고 있다(그림 3.16).
- 세포바깥액체는 혈액의 혈장을 포함한다; 다른 결합조직 내에 있는 사이질액(intersitial fluid)과 다른 조직 유형들; 그리고 림프계통의 혈관에 한정된 림프

지지성 결합조직

- 연골과 뼈는 몸을 지탱하기 때문에 지지성 결합조직이라 불린다(그림 3.17/3.18).

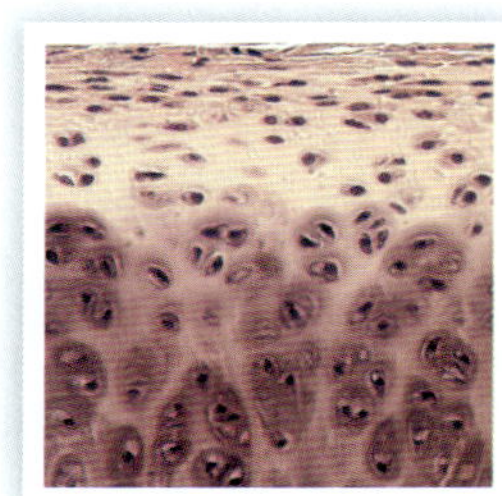

- 연골기질은 콘티로이틴 황산염을 포함하는 견고한 젤이다. 연골모세포로 불리는 미성숙 세포에 의해 생성되며, 연골세포로 불리는 성숙한 세포에 의해 유지된다. 연골은 연골과 주위조직을 분리하는 섬유성 연골막에 싸여 있으며, 표면에서 일어나는 덧붙이성장과 내부에서 일어나는 사이질성장의 두 가지 다른 방식으로 성장한다(그림 3.17).
- 연골에는 세 가지 유형의 연골이 있다: 유리연골, 탄력연골, 그리고 섬유연골(그림 3.18과 표 3.2)
- 뼈(뼈조직)는 아교섬유와 독특한 특성을 제공하는 칼슘염으로 이루어진 기질을 가지고 있다(그림 3.19).
- 뼈세포방에 있는 뼈세포는 영양분을 받기 위해서 세포 사이연결 또는 뼈세관을 통한 확산에 의존한다(그림 3.19와 표 3.2).
- 관절 공간을 제외한 모든 뼈 표면은 섬유층과 세포층으로 이루어진 뼈막에 의해 덮여 있다. 뼈막은 주위의 조직, 힘줄, 인대에 뼈가 붙는 것을 도와주고, 손상된 후에 뼈의 복구에 참여한다(그림 3.20).

3.3 막

- 막은 장벽 또는 경계면을 형성한다. 상피와 결합조직은 다른 구조 및 조직을 덮고 보호하는 막을 형성하기 위해 결합한다. 막

은 점막, 장막, 피부막, 윤활막의 네 가지 유형이 있다.

점막

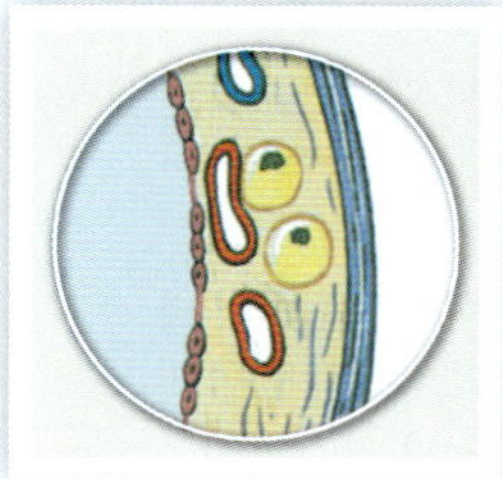

- 점막은 소화관과 호흡관과 같은 외부와 교통하고 있는 통로를 덮고 있다. 이들 표면은 항시 점액분비물에 의해 젖어 있다. 점막고유판이라 불리는 성긴조직을 함유하고 있다(그림 3.20a).

장막

- 장막은 속 공간을 덮고 있으며 섬세하고, 촉촉하고, 투과력이 크다. 예로는 가슴막, 복막, 심장막이 있다. 각각의 장막은 누출액이라는 액체를 형성한다(그림 3.20b).

피부막

- 피부막 또는 피부는 몸 표면을 덮는다. 다른 막과 달리 상대적으로 두껍고, 방수작용이 있으며 일반적으로 건조하다(그림 3.20c).

윤활막

- 윤활관절의 공간 내에 위치한 윤활막은 관절안을 채워주는 윤활액을 생산한다. 윤활액은 관절을 매끄럽게 하는 것을 도와주고, 무릎과 같은 관절에서 유연한 운동을 촉진시킨다(그림 3.20d).

3.4 인체의 결합조직 골격

- 모든 기관계통은 얕은근막(피부를 아래에 위치하는 조직과 기관으로부터 분리해주는 피부밑층 또는 피부밑조직), 깊은근막(치밀결합조직), 그리고 장막밑근막(몸공간을 덮고 있는 장막과 깊은근막 사이에 있는 층)을 포함하는 망상(네트워크) 고유결합조직에 의해 서로 연결되어 있다(그림 3.21).

3.5 근육조직

- 근육조직은 주로 수축을 위해 특수화된 세포로 구성되어 있다. 근육조직에는 세 가지 다른 유형이 있다; 뼈대근육, 심장근육, 민무늬근육(그림 3.22)

뼈대근육조직

- 뼈대근육조직은 아교섬유와 탄력섬유에 의하여 서로 연결된 매우 큰 원통형의 근육섬유를 가지고 있다. 뼈대근육섬유는 수축성 단백질의 구성에 의해 형성된 가로무늬를 가지고 있다. 뼈대근육의 조정과 수축은 신경계통을 통하여 이루어지므로 뼈대근육을 가로무늬수의근육으로 분류한다. 새로운 근육섬유는 근육위성세포의 분열에 의해 생성된다(그림 3.22a).

심장근육조직

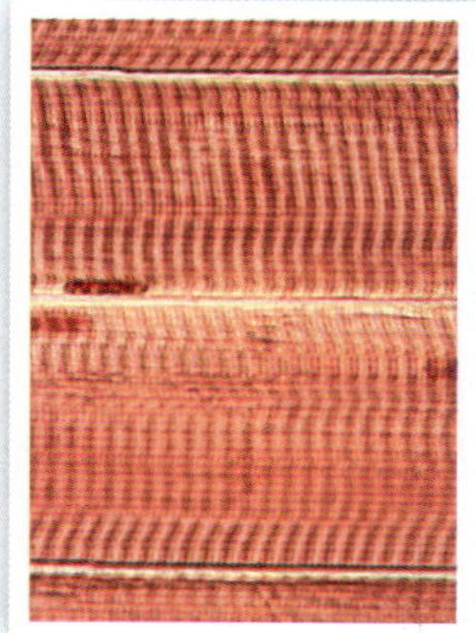

- 심장근육조직은 오직 심장에서만 발견된다. 분지된 짧은 세포인 홑세포로 구성된다. 신경계통은 심장근육세포를 수의적으로 조절할 수 없다. 따라서 심장근육은 가로무늬불수의근육으로 분류한다(그림 3.22b).

민무늬근육조직

- 민무늬근육조직은 하나의 핵을 가지는 짧고, 끝이 가는 세포들로 구성된다. 혈관의 벽, 속이 비어 있는 장기, 다양한 기관계통 주위의 층에서 발견된다. 민무늬근육은 비가로무늬불수의근으로 분류되며, 분열할 수 있어서 손상 이후에 재생될 수 있다(그림 3.22c).

3.6 신경조직

- 신경조직은 몸의 한 부위로부터 다른 부위로 전기적 자극을 전도하기 위해 특수화되었다.
- 신경조직은 두 종류의 세포 유형으로 구성된다; 신경원과 신경아교세포. 신경원들은 전기적 자극으로 정보를 전달한다. 여러 종류의 신경아교세포들이 있으며, 신경조직 뼈대지지 역할을 제공하고 신경원에 영양을 제공하는 역할을 수행하는 등 다양한 기능을 수행한다(그림 3.23).
- 신경원은 크고 뚜렷한 핵을 포함하는 세포체를 가진다. 세포체로부터 확장되는 다양하게 분지된 돌기들인 가지돌기와 하나의 축삭(또는 신경섬유)이 세포체로부터 확장된다. 가지돌기는 들어오는 자극을 받는다. 축삭은 다른 세포로 정보를 전달한다(그림 3.23).

3.7 조직과 노화

- 조직은 나이와 함께 변화한다. 복구와 유지는 점점 비효율적으로 변하며, 많은 조직들의 구조와 화학 구성은 달라진다.

3.8 초기발생학의 개요

- 초기발생학은 조직의 형성, 상피의 발생, 결합조직의 발생, 그리고 기관계통의 발생을 포함한다.

단원 연습문제

For answers, see the blue Answers tab at the back of the book.

단계 1. 정의와 용어

가장 근접한 항목에 대하여 짝을 지으시오.

1. 뼈대근육 ☐
2. 비만세포 ☐
3. 무혈관성의 ☐
4. 이행성의 ☐
5. 술잔세포 ☐
6. 아교질 ☐
7. 연골 ☐
8. 단층상피 ☐
9. 바탕질 ☐
10. 온분비 ☐

a. 모든 상피
b. 단일 세포층
c. 방광
d. 파괴된 세포
e. 결합조직 성분
f. 홑세포, 외분비샘
g. 힘줄
h. 유주세포
i. 연골세포방
j. 가로무늬를 가진

11. 사진을 보고 적절한 확인 용어를 쓰시오.
- 뼈대근육
- 힘줄
- 민무늬근육
- 유리연골
- 이행상피

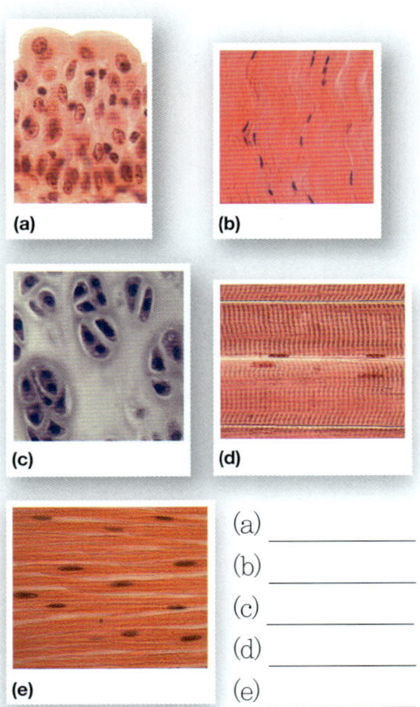

(a) ________
(b) ________
(c) ________
(d) ________
(e) ________

12. 많은 장기들을 둘러싸는 피막과 결합하는 치밀결합조직을 말하는 것은 무엇인가?
(a) 얕은근막 (b) 피부밑조직
(c) 깊은근막 (d) 장막밑근막

13. 내부공간의 내장쪽과 벽쪽면 사이에서 마찰을 줄여주는 것은 무엇의 기능 때문인가?
(a) 피부막 (b) 점막
(c) 장막 (d) 윤활막

14. 상피세포의 특징이 아닌 것은 무엇인가?
(a) 상피세포는 단일 또는 다수의 세포층을 구성한다.
(b) 상피세포는 항상 외부 환경이나 내부 공간 또는 통로에서 노출된 자유면을 갖는다.
(c) 상피세포는 무혈관성이다.
(d) 상피세포는 적은 세포와 많은 양의 세포바깥물질로 구성된다.

15. 결합조직의 기능 중 해당되지 않는 것은?
(a) 인체를 위한 구조적인 뼈대를 만든다.
(b) 액체와 용해된 물질들을 운반한다.
(c) 비축된 에너지를 저장한다.
(d) 감각을 제공한다.

16. 지지성 조직의 어떤 유형이 귓바퀴와 코끝에서 발견되는가?
(a) 뼈 (b) 섬유연골
(c) 탄력연골 (d) 유리연골

17. 상피는 아래를 지나는 결합조직과 무엇으로 연결되는가?
(a) 바닥막 (b) 소관계
(c) 부동섬모 (d) 단백당질

18. 고유결합조직에서 발견되는 유주세포들은 무엇인가?
(a) 고정큰포식세포
(b) 중간엽세포와 지방세포
(c) 섬유모세포와 멜라닌세포
(d) 호산구, 호중구, 비만세포

단계 2. 개념 정리

1. 인체에서 조직의 역할과 단일세포의 역할을 비교하시오.

2. 제한된 기능을 수행하는 미세한 단백질 섬유들의 그물구조와 당단백질의 층이 함께 결합조직으로부터 상피로 이동하는 단백질과 큰 분자들의 이동을 제한하는 장벽으로 작용한다. 이것은 무엇의 구조와 기능을 묘사하고 있는가?
(a) 면사이의 관 (b) 그물층
(c) 바닥판 (d) 성긴조직

3. 분열에 의하여 상해나 감염에 반응하는 결합조직세포로 다른 세포로도 분화할 수 있는 딸세포를 생산할 수 있다. 아래 세포 중 이 특징을 가지는 세포는?
(a) 비만세포 (b) 섬유모세포
(c) 형질세포 (d) 중간엽세포

4. 힘줄과 인대의 기능을 비교하시오.

5. 외분비와 내분비를 비교하시오.

6. 호흡상피 위에 있는 섬모의 중요성을 분석하시오.

7. 일반적으로 피부를 꼬집어도 피부 모양이 비틀어지거나 내부 근육이 손상되지 않는 이유를 분석하시오.

8. 힘줄과 널힘줄을 비교하시오.

9. 줄기세포에는 어떤 것들이 있는지 확인하고, 기능을 분석하시오.

단계 3. 종합적 사고

1. 샘분비물을 분석하면 약간의 DNA, RNA, 인지질 같은 막성분을 포함하는 것으로 나타났다. 이것은 어떤 종류의 분비이며, 이유는 무엇인가?

2. 흡연은 호흡상피의 많은 세포들에서 발견되는 섬모를 파괴한다. 이것이 흡연자의 기침에 한 원인이 되는 이유를 설명하시오.

3. 왜 심장근육의 허혈(산소 부족)은 뼈대근육의 허혈보다 더 생명을 위협하는지 평가하시오.

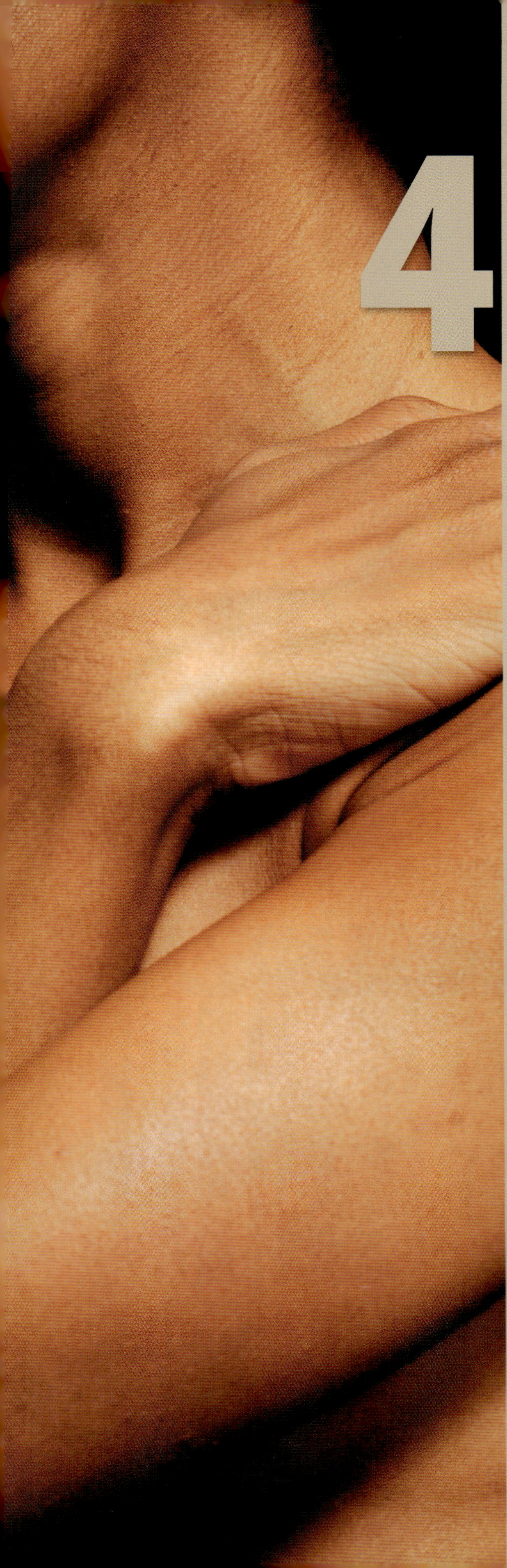

4 외피계통
The Integumentary System

학습목표

4.1 외피계통의 구조와 기능을 설명한다.

4.2 표피를 구성하는 조직학적 층들을 기술하고 각 층의 기능과 각 층에서 발견되는 특수화된 세포를 열거한다.

4.3 진피를 구성하는 조직학적 층들을 기술하고 각 층의 기능과 각 층에서 발견되는 특수화된 세포를 열거한다.

4.4 피부밑층의 구조와 중요성을 분석한다.

4.5 털, 샘, 손발톱 등과 같은 피부부속기의 해부학적 구조와 기능의 차이를 설명한다.

4.6 상처에 대한 피부의 작용과 자가 회복에 대해 설명한다.

4.7 피부 노화의 영향을 요약한다.

외피계통(integumentary system) 또는 외피(integument)는 피부와 털, 손발톱, 땀샘, 피부기름샘, 젖샘과 같이 피부에서 유래한 피부부속기로 구성되어 있다(**그림 4.1**). 외피계통은 가장 자세히 관찰할 수 있고 또 매일 거의 완전한 형태를 볼 수 있는 유일한 장기일 것이다.

대부분의 사람들은 건강한 피부가 부드러운 광택이 있다거나, 젊은 피부가 주름이 거의 없다든가 하는 피부의 일반적인 상태로 전반적인 건강이나 나이를 추정하기도 한다. 또한 피부는 분노에 의한 것인지, 쑥스러움에 의한 것인지 얼굴이 붉어지는 등 감정 상태를 알 수 있는 실마리를 제공한다. 피부에 문제가 발생하면, 그 영향은 빠르고 분명하게 나타난다. 우리는 피부의 작은 문제나 흠집은 즉시 신경을 쓰지만, 반면 다른 계통의 심각한 문제들은 자주 무시된다. 이것은 아마 TV광고에서 혈압조절이나 치명적인 심혈관 문제보다 여드름 또는 피부 상태에 대한 공공연한 광고가 훨씬 많이 차지하기 때문일 것이다. 피부는 다른 기관계통의 일반적인 건강 상태를 반영하고 있기 때문에 임상의는 예를 들어, 간 질환을 앓고 있는 경우 피부색이 변하는 것처럼 피부의 상태로 병의 징후를 발견하는데 이용할 수 있다.

인체에서 피부는 주변 환경으로부터 인체를 보호해주며, 피부 수용기는 주변의 많은 정보들을 받아들이고, 체온을 일정하게 유지시키는 등 피부는 미용 이상의 역할을 하고 있다. 이 장에서 외피계통을 기능해부학적으로 살펴봄으로써 보다 중요한 여러 가지 기능을 만나게 될 것이다.

4.1 외피계통의 구조와 기능

외피계통은 눈의 앞면과 바깥귀길의 끝부분에 있는 고막을 포함한 전신의 표면을 덮고 있다. 콧구멍, 입술, 항문, 요도, 질의 외피는 호흡기, 소화기, 비뇨기, 생식관을 덮고 있는 안쪽의 점막과 접하고 있으며, 이행부위는 아주 매끄럽게 이루어지면서 상피의 방어기능은 온전하게 유지된다.

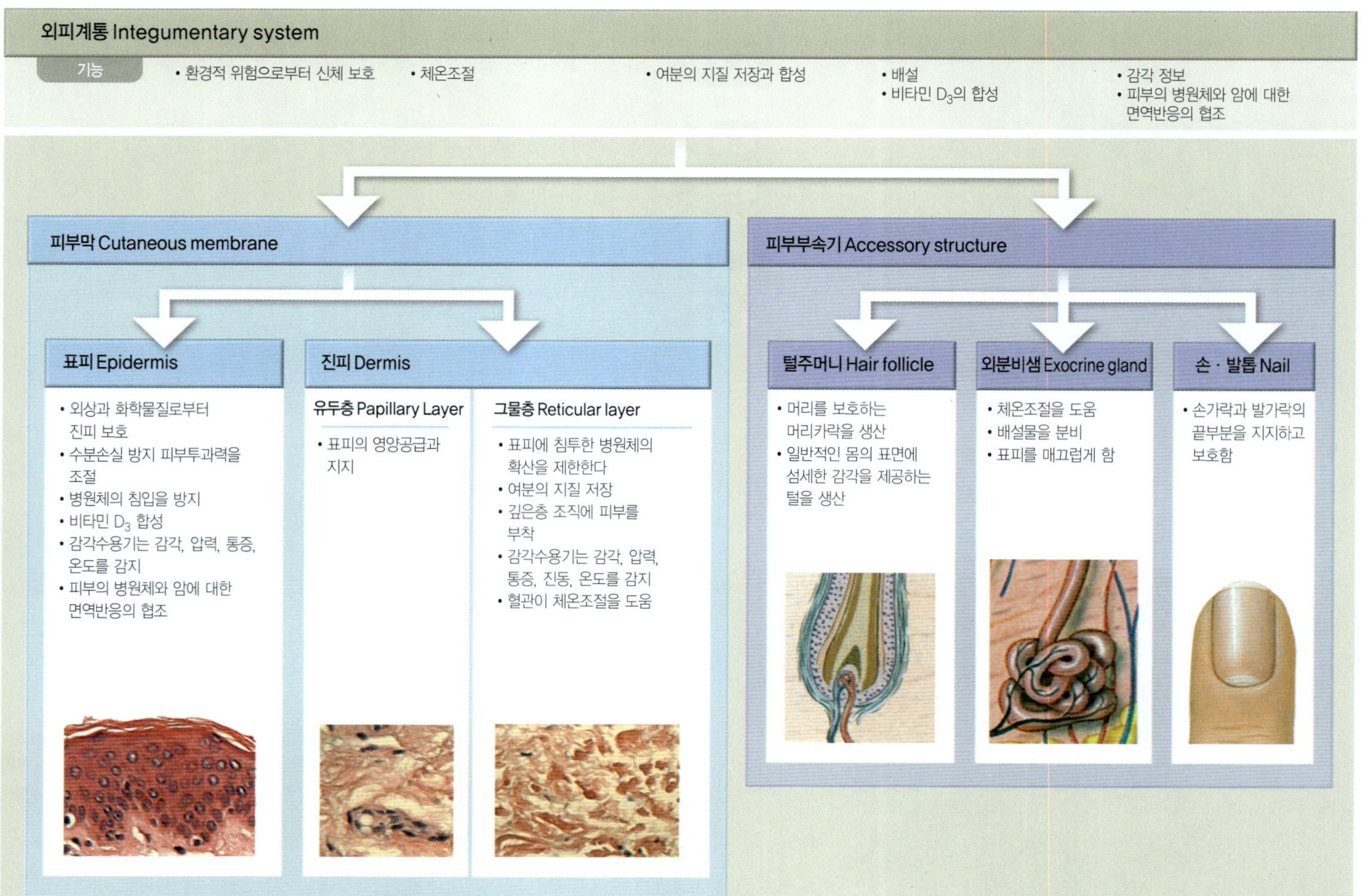

■ **그림 4.1** 외피계통의 구조와 기능
외피계통 구성성분 사이의 관계를 보여주는 흐름도

외피계통에는 네 가지 종류의 모든 조직이 존재한다. 상피는 외피의 표면을 덮고 있으며, 아래 위치하는 결합조직은 견고성과 탄력성을 제공하고 결합조직 안의 혈관은 표피세포에 영양을 공급한다. 외피의 민무늬근육조직은 혈관직경과 몸 표면 위로 나오는 털의 위치를 조절하며, 신경조직은 민무늬근육을 조절하고, 감각, 압력, 온도, 그리고 통증의 감각을 수용하는 감각수용기들을 감시한다.

외피는 신체보호, 체온조절, 배설(분비), 영양(합성), 감각과 면역반응을 포함한 수많은 기능들을 가지고 있으며, 그림 4.1은 외피계통의 기능적 특성을 보여주고 있다. 외피는 피부(피부막)와 피부부속기의 두 개의 주된 요소로 구성된다.

1. **피부(skin)**는 **표피(epidermis)**라고 하는 표면상피와 아래 위치하는 결합조직인 **진피(dermis)**로 이루어져 있다. 진피의 깊은 부분은 피부밑층(subcutaneous layer)의 성긴결합조직으로 얕은근막(superficial fascia) 또는 피부밑조직(hypodermis)으로 알려져 있으며, 피부밑층은 근육이나 뼈와 같이 다른 장기를 둘러싸고 있는 깊은근막으로부터 외피를 분리하고 있다. 비록 보통 피부밑조직을 외피의 부분으로 보지 않지만, 진피와 광범위하게 상호작용을 하고 있기 때문에 이 장에서 살펴볼 것이다.

2. **피부부속기(accessory structures)**에는 털, 손발톱, 그리고 다양한 뭇세포성 외분비샘이 있다. 이들 구조는 진피에 위치하며 표피를 통해 표면으로 나온다.

V	4.1 개념확인
1 ☐	외피계통 구성요소인 네 가지 조직 유형이 어떻게 이루어는지 예를 제시하라.

4.2 표피

피부의 표피는 그림 4.2와 같이 중층편평상피로 이루어져 있다. 표피에는 각질세포, 멜라닌세포(melanocytes), 촉각세포(머켈세포, Merkel cell), 랑거한스세포(Langerhans cell)의 네 가지 종류 세포가 있다. 가장 많이 존재하는 상피 세포는 **각질세포(keratinocytes)**로 몇 개의 층을 이루고 있으며, 광학현미경 사진에서 층 사이의 명확한 경계를 관찰하기는 어렵다. 두꺼운 피부인 손바닥이나 발바닥에서는 5개의 층으로 구분되고, 몸의 나머지 부분을 덮고 있는 얇은 피부에서는 네 개의 층으로 구분된다. 멜라닌세포는 표피에서 색소를 형성하는 세포이며, 촉각세포는 감각을 인지하는 역할을 담당한다. 랑거한스세포(또한 수지상세포 dendritic cell라 함)는 유주하는 탐식세포로 인체의 면역반응에서 중요한 작용을 하며, 이들 네 가지 세포는 모두 각질세포 사이에 흩어져 있다.

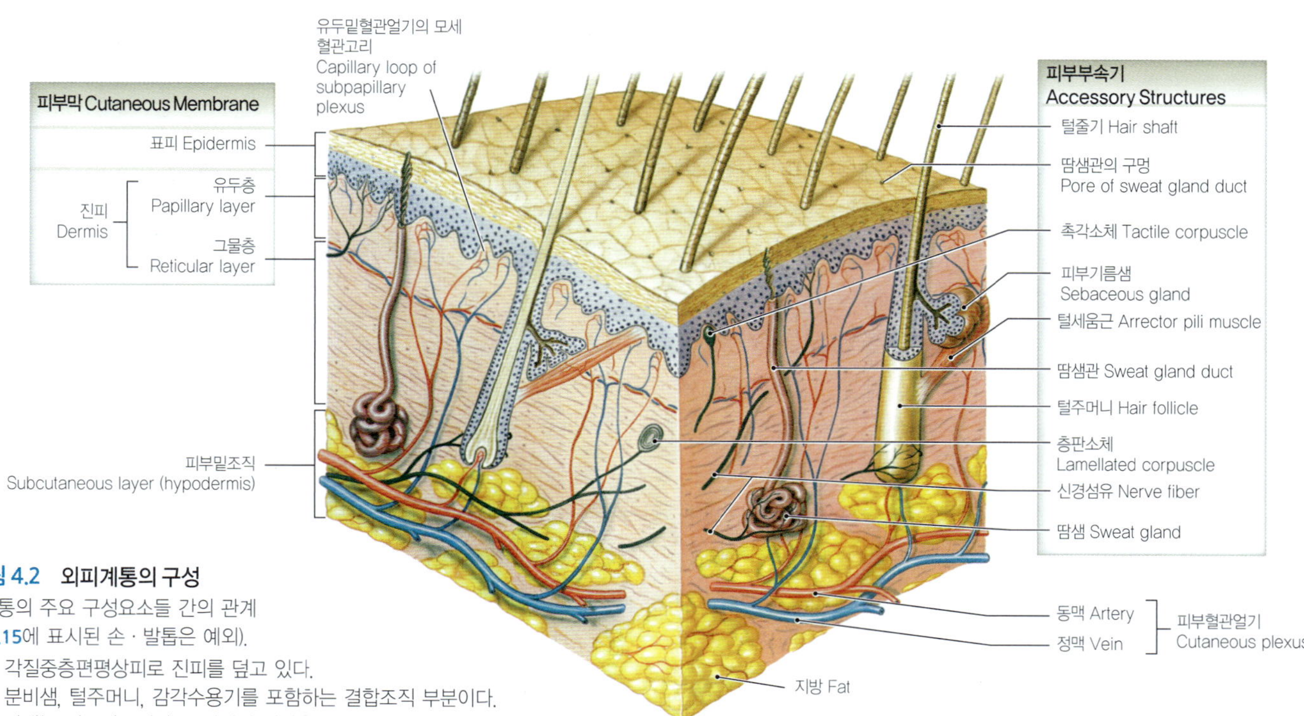

■ 그림 4.2 외피계통의 구성
외피계통의 주요 구성요소들 간의 관계 (그림 4.15에 표시된 손·발톱은 예외).
표피는 각질중층편평상피로 진피를 덮고 있다.
진피는 분비샘, 털주머니, 감각수용기를 포함하는 결합조직 부분이다.
진피의 아래는 피부밑조직이고, 진피에 영양을 공급하는 지방과 혈관이 있다.

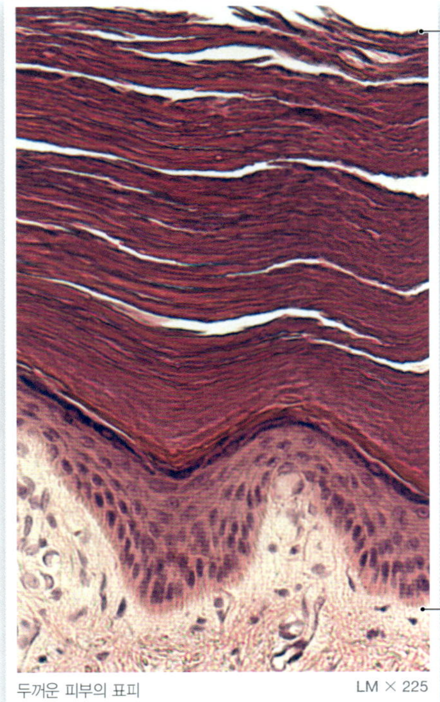

Epidermis (five layers)	특징
각질층	• 납작하고, 죽은, 서로 맞물려 있는 여러 층의 각질세포 • 대체로 상대적으로 건조 • 물에 대해 저항성이 있지만, 방수는 아님 • 불감땀남(insensible perspiration)에 의한 느린 수분손실
투명층	• 두꺼운 피부에서만 유리 같은 층이 출현
과립층	• 각질세포는 각질유리질(keratohyalin)과 각질(keratin)을 생산 • 각질섬유(keratin fiber)는 세포가 더 얇고 편평하게 될수록 발달 • 점차적으로 세포막이 두껍게 되면 세포소기관은 붕괴하고, 세포는 죽음
가시층	• 각질세포들은 세포골격(cytoskeleton)의 당김원섬유(tonofibril)와 붙어 있는 부착반점(macula adheren)에 의해 서로 연결 • 약간의 각질세포는 이 층에서 분열 • 랑게르한스세포와 멜라닌세포가 종종 출현
바닥층	• 가장 깊은, 바닥층 • 바닥판에 붙어 있음 • 표피 줄기세포, 멜라닌세포, 촉각세포가 있음
진피 Dermis	

■ 그림 4.3 **표피의 구조와 층**
두꺼운 피부에 있는 표피의 주요 층들을 보여주는 광학현미경 사진

표피의 층

그림 4.3은 두꺼운 피부 표본에서 5개의 층들을 나타내고 있다. 표피는 바닥판에서 시작하여 외부의 상피 표면을 향하여 바닥층, 가시층, 과립층, 투명층, 각질층으로 구성된다.

바닥층

표피의 가장 깊은 층은 **바닥층(stratum basale 또는 stratum germinativum)**이다. 세포의 단층으로 이루어진 이 층은 인접한 진피의 성긴결합조직과 표피를 구분하는 바닥판에 단단히 부착되어 있다. 큰 줄기세포 또는 **바닥세포(basal cell)**는 바닥층에서 뚜렷하며, 줄기세포의 분열은 상피 표면에서 손실되거나 떨어져 나간 각질세포를 대체한다. 피부의 갈색은 3장에서 소개된 색소세포인 **멜라닌세포(melanocytes)**의 합성 활동에 의한 것으로 멜라닌세포는 바닥층의 바닥세포 사이에 산재되어 있다. 멜라닌세포는 많은 세포질 돌기를 통해 검은색, 황갈색, 또는 갈색의 **멜라닌색소(melanin)**를 여러 층에 있는 각질세포에 주입한다. 바닥세포와 멜라닌세포의 비율은 측정 부위에 따라 4:1에서 20:1 사이의 범위에 있으며 뺨, 이마, 젖꼭지, 생식기 부분에서 가장 풍부하다. 개인과 인종 간의 피부색 차이는 멜라닌세포의 수가 다르기 때문이 아니라, 멜라닌세포의 활성 수준이 다르기 때문이다. 알비노(albino)인 사람도 멜라닌세포의 수는 정상인의 수만큼 존재하며, **백색증(albinism)**인 색소결핍증은 멜라닌세포가 멜라닌을 만들어내지 못하는 유전병으로 대략 10,000명 중에 1명 빈도로 나타난다.

머리털이 없는 피부 표면에는 **촉각세포(머켈세포, Merkel cell)**로 알려진 특수화된 상피세포가 존재한다. 이 세포는 바닥층의 세포들 사이에서 발견되며, 피부가 눌려질 때 촉각에 민감하게 반응한다. 촉각세포는 감각신경말단을 자극하는 화학 물질을 분비하여 피부에 접촉되는 물체에 대한 정보를 전달한다. 촉각수용체의 종류는 매우 다양하며, 진피에는 많은 다른 종류의 촉각수용체가 있고 뒷부분에서 소개될 것이다. 피부에 있는 모든 수용체는 제18장에서 설명한다.

가시층

바닥세포가 분열할 때마다 딸세포 중 하나는 다음의 표면층인 **가시층(stratum spinosum)**으로 밀리며, 이곳에서 각질세포로 분화되기 시작한다. 가시층은 여러 층의 세포로 이루어진 두꺼운 층으로, 가시층에서의 각질세포는 **당김원섬유(tonofibril)**라 불리는 단백질 미세섬유 다발을 가지고 있다. 이 다발들은 각질세포의 부착반점(desmosome)에서 시작하여 인접한 각질세포의 부착반점에서 끝난다. 당김원섬유는 세포의 연결을 강화하고 지지하는 가로대(cross braces)로서 역할을 수행하며, 부착반점과 당김원섬유의 상호결합된 연결망은 가시층에서 모든 각질세포를 묶는다. 현미경 관찰을 위한 기본적인 조직표본을 준비하는 과정 중에 세포질은 수축하지만 당김원섬유와 부착반점은 손상되지 않은 상태로 남아 있다. 이것들이 세포를 소형 바늘방석처럼 보이게 만들며, 초기의 조직학자들은 이 층을 가시층(spiny layer)이라 하였다.

바닥층에서 이 층으로 이동한 세포들 중 몇몇은 계속 분열하여 상피의 두께가 좀 더 두꺼워진다. 멜라닌세포는 보통 이 층에 존재하며, 기본 조직표본에서는 구별할 수 없지만 **랑거한스세포(Langerhans cell)**도 존재한다. 랑거한세포는 상피의 3~8%를 차지하고 있으며, 일반적으로 가시층의 표면부분에 존재한다. 이 세포들은 상피의 표면을 뚫고 침입하는 병원체와 표피암세포에 대하여 면역반응을 시작하는데 중요한 역할을 담당한다.

과립층

가시층의 표면쪽 세포층은 **과립층(stratum granulosum, granular layer)**으로 이 층은 핵을 여전히 포함하고 있는 관점에서 보면 피부의 가장 표층이 된다.

과립층은 가시층에서 이동해 온 각질세포로 이루어져 있다. 이 층에 도달할 때까지 세포들은 많은 양의 **각질유리질(keratohyalin)**과 각질(keratin)이라는 단백질을 만들어 왔다. 각질유리질은 각질유리과립이라 불리는 전자밀집 과립에 축적되고, 이 과립들은 각질미세섬유(keratin filament)를 둘러싸는 세포내기질을 형성한다. 또한 이 층의 세포들은 세포바깥유출 현상으로 내용물을 방출할 막에 한계된 입자들을 포함하며, 이 물질은 완전한 방수층을 형성한다. 표피의 보다 표면층의 세포 주위에 만들어지는 이 방수층은 상피를 보호하지만, 또한 영양물질의 확산과 세포 안

임상노트

각질생성 이상장애(disorders of keratin production)

모든 피부 징후가 감염이나 외상, 혹은 알레르기에 의해 생기는 것은 아니다. 일부는 환경적 스트레스에 대한 정상적인 반응이다.

건선(psoriasis)은 바닥층의 줄기세포가 비정상적으로 활동적인 경우로, 종종 머리피부, 팔꿈치, 손바닥, 발바닥, 사타구니, 손톱과 같은 특정 부위의 과각화증을 유발한다. 일반적으로, 개개의 줄기세포는 매 20일마다 분열하지만 건선의 경우, 매일 혹은 반나절마다 분열한다. 각질화(keratinization) 과정은 일반적으로 바깥층이 탈락할 때까지 비정상적이고 불완전하며, 병변 부위는 지속적으로 떨어지는 수많은 작은 은백색의 비늘이 덮여 있는 붉은 바닥면으로 되어 있다. 건선은 유전적 성향의 조건을 가진 20~30%의 개체에서 나타나고, 미국의 약 5% 인구가 어느 정도의 건선이 있으며, 근심과 걱정에 의해 증상이 악화된다. 대부분의 경우는 고통이 없고 관리가 가능하지만, 치유는 되지 않는다.

과각화증(hyperkeratosis)으로 불리는 각질의 과다생성 반응이 그 중의 하나로, 굳은살과 티눈(corn)에서 가장 명확하게 볼 수 있다. 굳은살은 손바닥이나 발바닥, 발뒤꿈치 같이 두꺼운 피부에 장기간에 걸친 자극이나 뒤틀림이 가해져서 생기고, 티눈은 얇은 피부나 발가락 사이 같은 좀 더 국소적인 부위에 각질이 과다 생성된 것이다.

건조증(xerosis) 혹은 건조한 피부는 노인들과 건조한 기후에 사는 사람들의 공통적인 질환이다. 건조증에 걸리면 피부의 바깥층에 있는 세포막(plasmalemmae)이 점차적으로 악화되고 표피의 각질층이 비늘들의 퇴적물층이 되어 간다. 비늘 모양의 표면은 손상되지 않은 각질층보다 더 투과성이 강해서 불감땀남(insensible perspiration)의 비율이 75배 이상 증가할 수 있다.

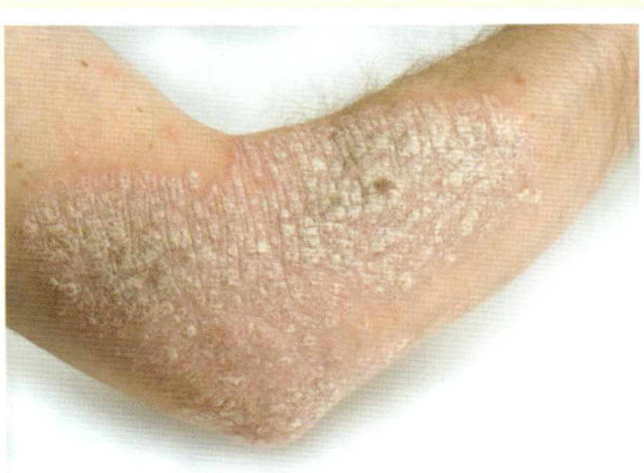

건선 Psoriasis

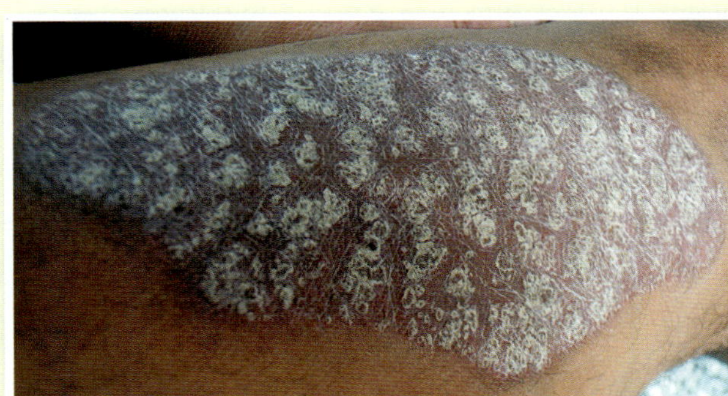

건조증 Xerosis

팎으로의 노폐물 이동을 막음으로써 보다 표면층의 세포들을 죽게 만든다.

각질세포의 각질유리질과 각질의 합성 속도는 환경적 요인에 의하여 자주 영향을 받는다. 피부에 마찰이 증가할 경우 과립층의 각질세포에서는 각질유리질과 각질의 합성이 증가하며, 그 결과 국소적으로 피부가 두꺼워지는데 역도 선수의 손바닥이나 복싱, 태권도 선수의 손가락관절에서 보이는 굳은살(callus)을 형성한다.

사람의 경우, 각질은 털이나 손발톱의 기본적인 구성성분을 형성한다. 각질은 매우 다용도의 물질로 다른 척추동물의 경우, 개나 고양이의 발톱, 소와 코뿔소의 뿔, 새의 날개, 뱀의 비늘, 고래의 수염 등 다른 흥미로운 표피성 구조물들을 형성한다.

투명층

손바닥이나 발바닥의 두꺼운 피부에서는 과립층을 덮고 있는 유리질의 **투명층(stratum lucidum**, clear layer)이 있다. 이 층의 세포들은 세포소기관과 핵이 존재하지 않으며, 편평해지고, 치밀하게 층을 형성하며, 피부 표면에 평행으로 배열된 각질섬유로 채워져 있다. 이 층의 세포는 기본 조직표본에서 잘 염색되지 않는다.

각질층

각질층(stratum corneum, horney layer)은 얇은 피부와 두꺼운 피부 모두에서 가장 표층에 존재하는 층이다. 이 층은 두꺼운 형질막을 가진 편평하고 죽은 세포로 많은 층을 구성하며, 이 탈수된 세포들은 세포소기관과 핵을 가지지 않으나 많은 양의 각질섬유를 포함하고 있다. 이층의 세포들은 언제나 개별적으로 존재하기보다는 큰 그룹이나 시트를 형성한다.

많은 양의 케라틴을 축적하고 있는 상피세포는 **각화(keratinized 또는 cornified)**되어 있다고 한다. 정상적으로 각질층은 많은 미생물들이 살기에 부적절한 피부 표면을 만들도록 비교적 건조한 상태를 유지하고 있다. 이 장벽의 유지는 기름샘과 땀샘과 같은 피부샘 분비물에 의한 피부 표면의 코팅작용을 포함한다. **각질화(keratinization)** 과정은 눈의 앞 표면을 덮고 있는 부위를 제외하고 노출된 피부 표면의 어느 부위에서든지 발생한다.

비록 피부 각질층이 방수기능을 한다 해도 물을 완전히 차단하는 것은 아니며, 세포사이액체의 수분은 서서히 표면으로 투과되어 주변의 공기 속으로 증발된다. 이 과정을 불감땀남(불감성 발한, insensible perspiration)이라 하며, 대략 하루에 500 ml 정도의 수분이 손실된다.

각질세포가 바닥층에서 각질층까지 이동되는데 약 15~30일 정도 걸리며, 죽은 세포는 보통 2주 정도 외부에 노출된 각질층에 있다가 박리되거나 씻겨 나간다. 그러므로 상피세포의 깊은 부분과 그 아래의 조직은 항상 넓게 펼쳐진 내구력이 있는 죽은 세포층으로 보호되고 있다.

피부의 방어적 특성은 심각한 화상과 같이 피부가 광범위하게 손상을 입었을 때 가장 쉽게 볼 수 있다. 2도나 3도 화상을 입었을 때 의사들은 독성물질의 흡수와 조직액의 과다 손실, 화상 부위의 감염을 걱정하게 되고, 이 모든 것들은 피부의 보호작용이 손상되었을 때 생기는 의학적인 문제점들이다.

두꺼운 피부와 얇은 피부

피부에서 '두껍다, 얇다' 라는 용어들은 외피 전체의 두께를 말하는 것이 아니라, 상대적인 표피의 두께를 말한다. 대부분의 몸 표면은 **얇은 피부(thin skin)**로 덮여 있으며, 얇은 피부는 조직표본에서 일반적으로 투명층이 없기 때문에 네 개의 층만 존재한다. 표피 두께는 단지 0.08 mm 정도이고, 각질층은 단지 몇 개의 세포층으로 이루어진다(그림 4.4a,b).

손바닥이나 발바닥에서 관찰되는 **두꺼운 피부(thick skin)**는 30층 또는 그 이상의 각질세포층으로 덮여 있다. 결과적으로 이 부위의 표피는 5층으로 나타나며, 일반적인 몸 표면을 둘러싸고 있는 표피 두께보다 6배 정도 두껍다.

표피능선

표피의 바닥층은 진피 속으로 들어가 **표피능선(epidermal ridge)**을 형성하고, 표피와 진피 사이의 접촉 면적을 넓히고 있다. 진피에서 표피 속으로 돌출된 구조인 **진피유두(dermal papillae)**는 그림 4.4a,c와 같이 인접한 표피능선 사이로 확장된다.

피부 표면의 윤곽은 능선의 형태를 따라 얇은 피부의 작은 원뿔못 모양에서부터 손바닥과 발바닥의 두꺼운 피부에서 보이는 복잡한 물레바퀴 모양까지 다양하다. 손바닥과 발바닥에서 능선은 피부의 표면적을 증가시키고, 안정적으로 물건을 잡을 수 있도록 마찰력을 증가시킨다. 능선의 모양은 유전적으로 결정되며, 개인에 따라 고유한 모양을 가지고 있으며 일생 동안 변하지 않는다. 그러므로 손가락 끝에 있는 지문의 형태는 개개인을 확인하는데 사용하며, 수세기 동안 범죄수사에 사용되어 왔다(그림 4.5).

피부색

표피의 색깔은 진피의 혈액공급, 각질층의 두께, 카로틴과 멜라닌 두 가지 색소의 양적 차이의 조합에 의해 기인한다. 혈액에는 헤모글로빈을 운반하는 적혈구가 있다. 헤모글로빈이 산소와 결합하면 밝은 붉은색을 띠고, 진피의 혈관이 담홍색으로 보이게 하

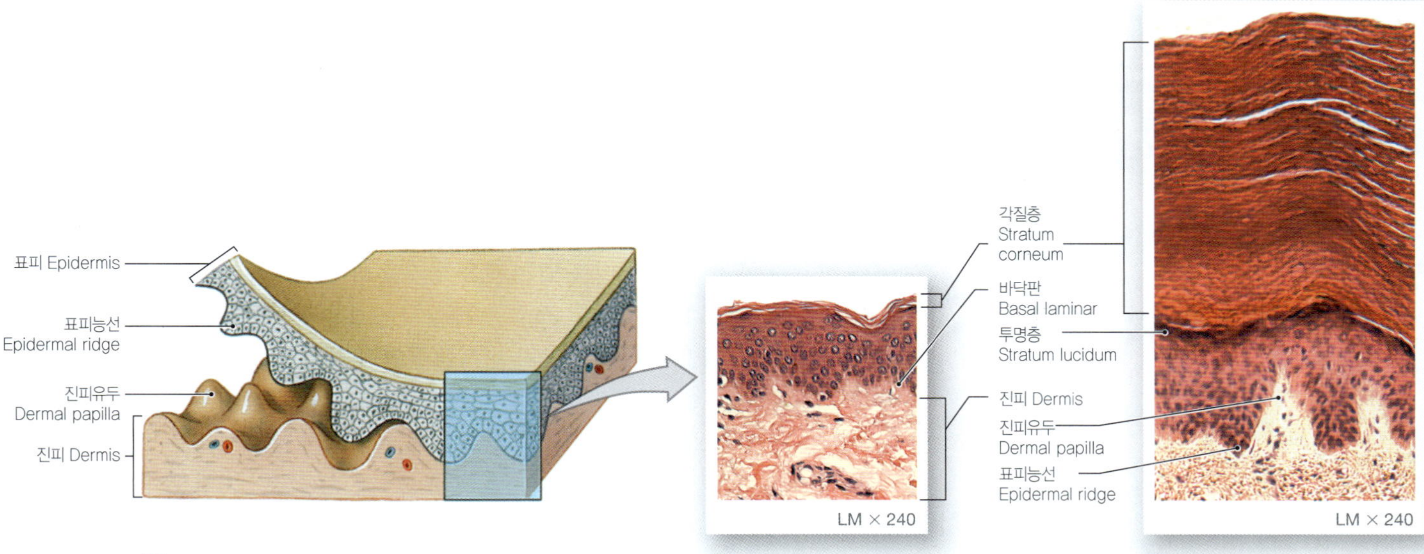

a 표피의 기본 구성. 표피의 두께, 특히 각질층의 두께는 샘플채취 부위에 따라 다르다.

b 얇은 피부는 대부분 노출된 몸 표면을 덮고 있다 (표본제작 과정 중 각질층은 표피의 나머지 부분과 분리된다).

c 두꺼운 피부는 손바닥과 발바닥 면을 덮고 있다.

■ **그림 4.4 얇은 피부와 두꺼운 피부**
표피는 중층편평상피로 이루어져 있고, 그 두께는 다양하다.

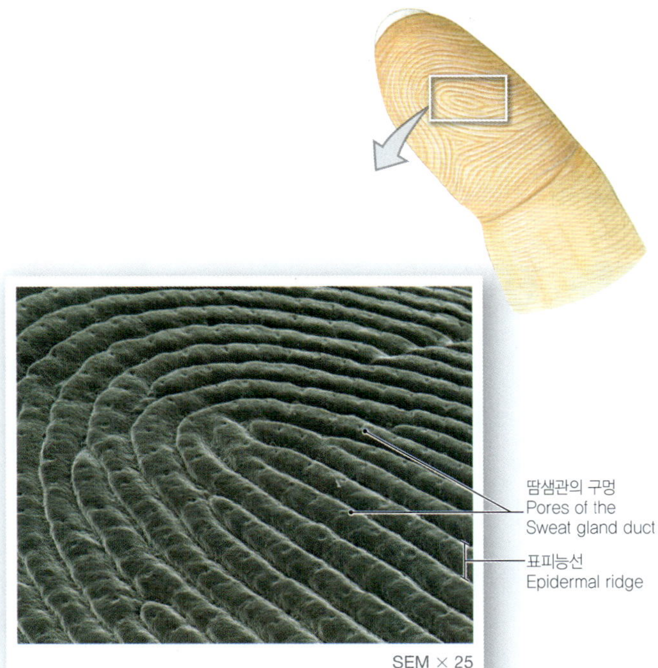

■ **그림 4.5 두꺼운 피부의 표피 능선**
지문은 두꺼운 피부에서 표피능선의 형태를 나타낸다. 주사전자현미경 사진은 손가락 끝의 능선을 보여준다. 구멍은 땀샘의 구멍이다(SEM×25).

며, 하얀 피부를 가진 사람에서 쉽게 볼 수 있다. 염증 상태와 같이 혈관이 확장되면 붉은색은 더욱 진해진다.

멜라닌과 카로틴의 생성은 유전적으로 조절되고, 유전인자 발현의 다양성이 개인의 피부색을 결정한다.

진피 혈액순환(dermal blood supply) 일시적으로 혈액순환이 감소하면, 피부는 상대적으로 창백해진다. 지속적으로 혈액순환이 감소되면, 표면 혈관의 혈액에서 산소가 손실되고 헤모글로빈의 색깔도 탁한 붉은색으로 변하게 된다. 표면에서 볼 때 피부가 푸른빛을 띠는 경우 **청색증(cyanosis)**이라고 하며, 청색증은 본래의 피부색깔과 관계없이 입술이나 손톱 아래와 같이 얇은 피부에서 가장 잘 나타난다. 청색증은 극심한 추위에 대한 반응이거나, 심장마비나 심한 천식과 같이 혈액순환 또는 호흡기 질환의 결과로 나타날 수 있다.

표피의 색소(epidermal pigment content) 카로틴(carotin)은 당근, 옥수수 및 호박과 같은 각종 주황색 야채에서 발견되는 주황색 색소이다. 카로틴은 상피의 유지와 눈의 광수용기에서 시각색소의 합성에 필요한 비타민A로 변환될 수 있다. 카로틴은 정상적으로 각질세포 안에 축적되며, 특히 탈수된 각질층과 피부밑지방에서 뚜렷하게 나타난다. **멜라닌(melanin)**은 멜라닌세포에서 생성되고 저장되며(그림 4.6), 검은색, 황갈색 또는 갈색 멜라닌은 **멜라닌소체(melanosome)**라 불리는 세포내 소포에서 형성된다(그림 4.6). 멜라닌소체는 각질세포로 온전하게 이동되어 용해소체에 의해 분해될 때까지 일시적으로 각질세포의 색깔을 나타낸다. 표피의 보다 표면층에 있는 세포들은 멜라닌소체 수가 점차 줄어들어 밝은 색을 띠게 된다. 밝은 피부를 가진 사람의 경우, 멜라닌소체의 이동은 바닥층과 가시층에서 일어나고, 보다 표면의 세포일수록 색소를 잃게 된다. 어두운 피부를 가진 사람의 경우, 멜라닌소

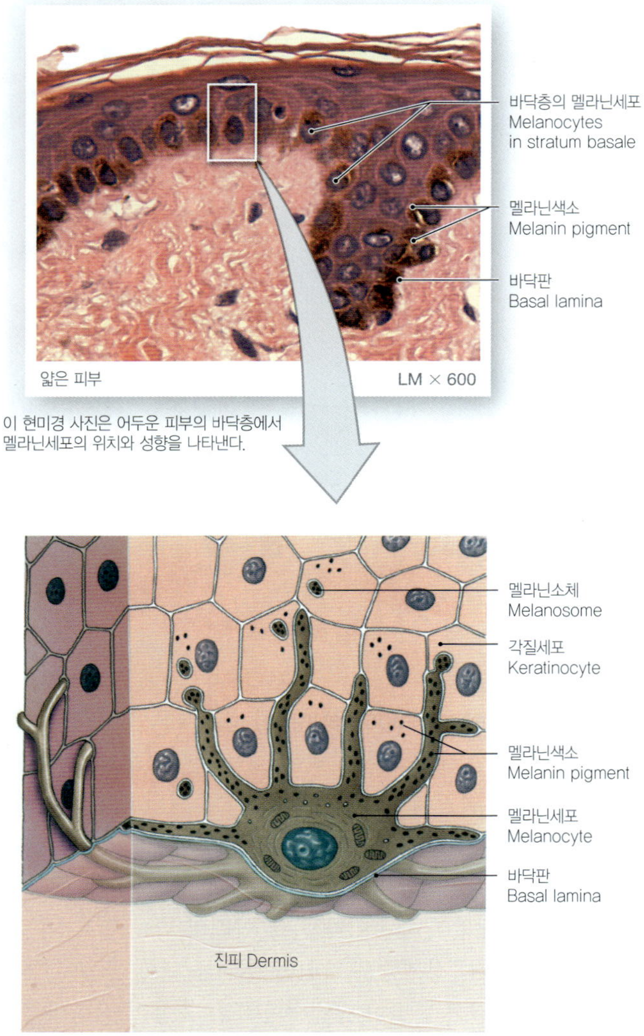

a 이 현미경 사진은 어두운 피부의 바닥층에서 멜라닌세포의 위치와 성향을 나타낸다.

b 멜라닌세포는 멜라닌을 생산하고 저장한다.

■ **그림 4.6 멜라닌세포**
현미경 사진 및 그림은 어두운 피부를 가진 사람의 바닥층에 있는 멜라닌세포의 위치와 형태를 나타낸다.

체는 더 크며 과립층에서도 멜라닌소체의 이동이 일어나기 때문에 색소는 더 검고 오래 지속된다. 멜라닌색소는 태양광선의 **자외선**(ultraviolet, UV)을 흡수하여 피부 손상을 방지한다. 약간의 자외선의 경우 피부에서 콜레스테롤과 관련된 스테로이드 전구체를 비타민 D[1]로 전환하는데 필요하고, 비타민 D는 소장에서 정상적으로 칼슘과 인을 흡수하기 위해 필요하다. 비타민 D의 결핍은 뼈의 유지와 성장에 손상을 주지만, 너무 많은 자외선에 노출이 되면 염색체가 손상되고 중등도의 화상에 의한 조직손상과 비슷한 광범위한 조직 손상을 초래할 수 있다. 표피에서 멜라닌은 전체적으로 진피를 보호하며, 각질세포 내에서 멜라닌소체는 세포핵 주위에 가장 풍부하게 분포한다. 이것은 자외선이 핵 DNA를 손상시키기 전에 멜라닌소체가 자외선을 흡수할 가능성을 높여준다.

멜라닌세포는 바닷가에서 일광욕을 할 때처럼 자외선에 노출되면 멜라닌의 합성과 이동률이 높아진다. 이 반응은 첫날 햇빛에 의해 피부 화상을 입는 것을 방지할 만큼 빠르게 일어나지는 않으며 약 10일 정도가 소요된다. 누구나 햇빛에 의해 화상을 입을 수 있지만 검은 피부를 가진 사람은 초기 자외선으로부터 더 큰 방어능력을 가질 수 있다. 피부가 그을릴 만큼 충분한 자극을 반복적으로 받게 되면, 자외선은 진피와 표피에 장기적인 피부손상을 가져올 수 있다. 진피에서는 섬유세포가 손상되어 비정상적인 결합조직 구조를 야기할 수 있고 주름을 만들 수 있다. 표피에서는 배아세포 또는 멜라닌세포의 염색체 손상으로 인한 피부암이 발생할 수 있다.

	V	4.2 개념확인
1	☐	표피를 구성하는 세 번째 층은 어떤 층인가?
2	☐	각질화 과정이란 무엇이며, 이 과정은 어떤 단계를 거치는가?
3	☐	표피색을 나타내는 근원을 확인하라.
4	☐	표피능선과 진피유두 사이의 관련성을 기술하라.

4.3 진피

진피는 표피 아래에 위치한다(그림 4.2). 진피는 표면의 유두층과 깊은 곳의 그물층의 두 가지 주요 구성성분으로 이루어져 있다.

진피의 구성

표면의 **유두층**(papillary layer)은 성긴결합조직으로 구성되어 있다(그림 4.7a). 유두층에는 표피에 혈액을 공급하는 모세혈관과 진피와 표피에 있는 수용체를 감지하는 감각신경의 축삭이 있다. 유두층은 표피능선 사이에 돌출되어 있는 진피유두에서 그 이름이 유래하였다(그림 4.4).

깊은 부분인 **그물층**(reticular layer)은 혈관, 털주머니, 신경, 땀샘, 그리고 피부기름샘을 둘러싸고 있는 치밀불규칙결합조직의 그물망(interwoven meshwork)을 형성하는 섬유들로 구성된다(그림 4.7b). 이 층의 이름 또한 아교섬유 다발이 뒤섞인 배열로 출현하기 때문에 붙여진 이름이다. 그물층에서 아교섬유의 일부는 유두층까지 이어져 있고, 두 개의 층을 서로 연결하고 있으므로 두

[1]특히 비타민 D_3 또는 *cholecalciferol*로 활성호르몬인 *calcitriol*로서 순환하기 이전에 간이나 콩팥에서 변환된다.

층의 경계선은 불분명하다. 그물층의 아교섬유는 더 깊은 곳의 피부밑조직까지 이어져 있다(그림 4.7c).

주름, 임신선, 장력선

그물층의 아교섬유망은 상당한 장력을 제공하며, 광범위하게 배열되어 있는 탄력섬유는 정상적인 활동 중에 진피가 반복적으로 늘어나고 줄어들 수 있게 한다. 나이, 호르몬, 자외선의 파괴적인 영향 등으로 진피의 두께와 유연성은 감소되며, 주름과 처진 피부를 만들게 된다. 임신이나 일시적인 체중 증가에 따라 복부에서 발생하는 진피의 광범위한 뒤틀림은 종종 피부의 탄력 범위를 초과하게 된다. 이 경우 탄력섬유와 아교섬유는 파괴되고, 출산이나 과도한 체중 감소 후에도 원래의 크기로 돌아가지 않고 크고 작은 주름으로 망상의 **임신선(stretch marks)**이 생기게 된다.

Tretinoin(Retin-A)은 피부에 사용하는 비타민 A의 유도체로 여드름을 치료하기 위해 크림이나 겔 형태로 개발되었으나, 진피의 혈액순환 개선과 진피 복구의 자극을 위하여 사용되기도 한다. 그 결과 주름생성률은 감소되고 기존의 주름을 작게 만들어 주는데, 개선의 정도는 개개인마다 다르다.

피부에서 대부분의 아교섬유와 탄력섬유는 평행한 다발로 배열되어 있으며, 이 다발의 방향은 정상 활동 중 피부에 발생하는 압력에 의존한다. 섬유의 다발은 적용된 힘에 저항할 수 있도록 나란히 배열하며, 그 결과 섬유다발은 피부의 **장력선(tension line)** 또는 피부분할선(lines of cleavage)을 형성한다(그림 4.8). 장력선은 피부절개 시 장력선에 따라 평행하게 절개하면 피부가 닫힌 상태가 되지만 직각으로 절개하는 경우 잘린 탄력섬유가 움추려 들어 열린 상태로 당길 것이므로 임상적으로 중요하다. 외과의사는 피부의 장력선을 따라 절개함으로써 최소화한 흉터와 보다 빠른 치유를 기대할 수 있다.

임상 노트

피부암

대부분의 사람들은 피부에 주근깨나 사마귀와 같이 몇 군데의 양성 병소(benign lesion)가 있다. 피부암(skin cancer)은 가장 일반적인 암이며, 대부분의 피부암은 태양에 장시간 노출되어 발생한다.

바닥세포암종(basal cell carcinoma)은 바닥층에서 기원한 악성 종양으로 가장 보편적인 피부암이며 약 2/3는 만성적으로 UV에 노출되기 쉬운 부위에서 발견된다. 최근 이 암은 유전인자와 관련되어 있다고 알려져 있다.

편평세포암종(squamous cell carcinoma)은 일반적이지 않지만, 거의 대부분 태양에 노출된 부위에서 제한적으로 나타난다. 편평세포암종은 전이가 거의 일어나지 않고, 바닥세포암종은 전이되지 않기 때문에 이 암에 걸린 대부분의 사람들은 생존한다. 일반적인 치료법은 종양을 수술로 제거하는 것으로 적어도 95% 이상의 환자들이 수술 후 5년 또는 그 이상 생존한다.

그러나 **악성흑색종(malignant melanoma)**은 매우 위험하다. 암성 멜라닌세포는 빠르게 성장하며, 림프계를 타고 전이한다. 장기 생존 예측 결과는 진단 시의 상태에 따라 극적으로 차이가 있다. 만일 특정 부위에 국한되어 있으면 5년 이상 생존할 확률은 90%지만, 광범위하게 퍼졌다면 10% 이하로 떨어진다.

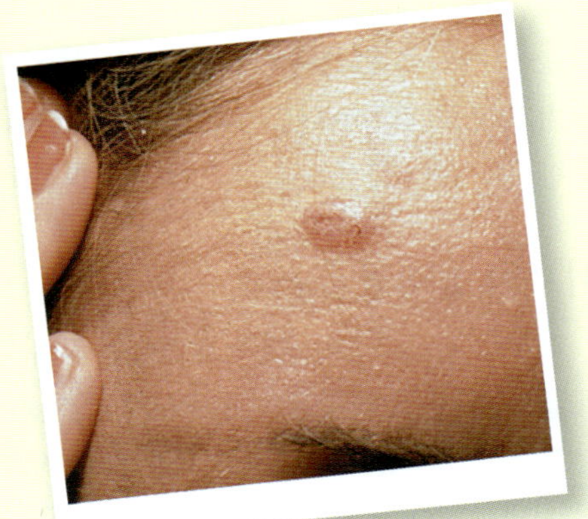
a 바닥세포암종

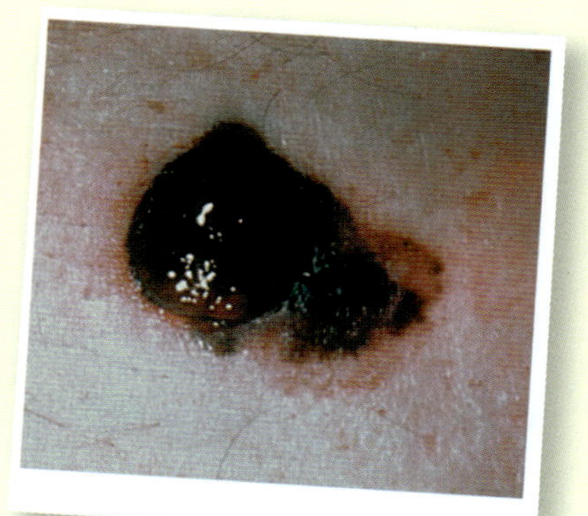
b 흑색종

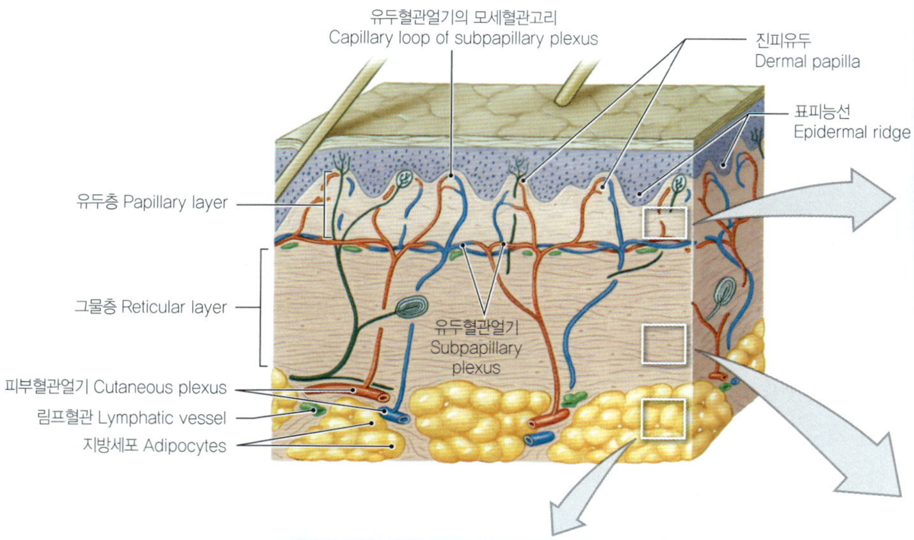

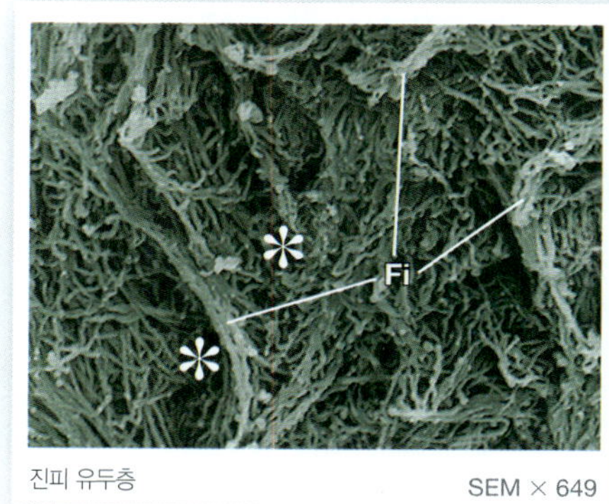

a 진피의 유두층은 많은 혈관(BV)과 섬유(Fi), 대식세포(화살표)가 있는 성긴결합조직으로 구성되어 있다. 열린 공간(*)은 액체성 바탕질로 차 있다.

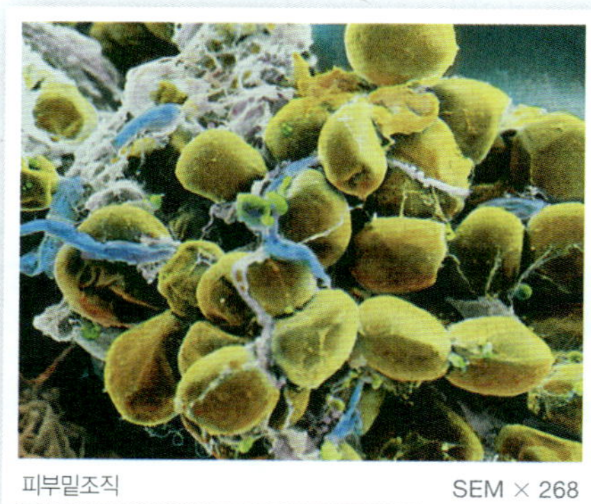

c 피부밑조직은 성긴결합조직 안에 많은 수의 지방세포가 있다.

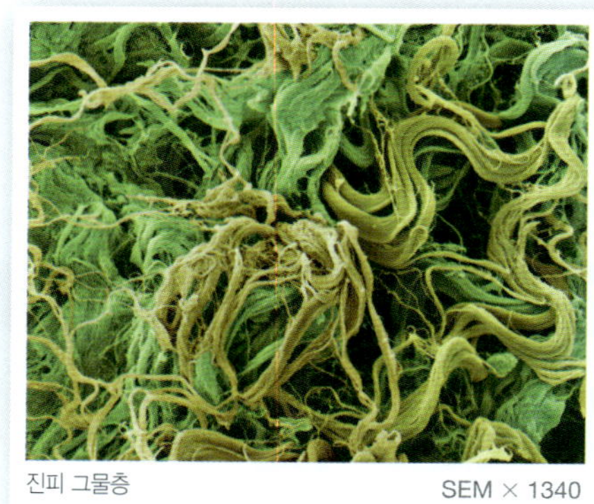

b 진피의 그물층은 치밀불규칙결합조직으로 이루어져 있다.

■ **그림 4.7　진피와 피부밑조직의 구조**
진피는 표피의 아래에 있는 결합조직층이다. 피부밑조직(hypodermis)은 진피의 아래에 있는 결합조직층이다.

> **Hot Topics**
>
> **피부이식술의 새로운 접근**
>
> 피부색은 복원하는 피부이식술 시행 후에 변하게 되므로 전체 두께에서 깊은 화상을 입은 경우 피부이식술 후의 피부색은 환자나 의사에게 자주 관심거리가 된다. 매일 수술 부위에 basic fibroblast growth factor(bFGF)를 뿌려준 피부이식 실험에서 bFGF를 뿌리지 않은 환자와 비교했을 경우 의미있게 빠르게 치유되고, 흉터의 질도 나았으며, 그리고 수술 후 1년에서 멜라닌세포의 밀도가 높게 나타난다는 것이 증명되었다. 덧붙여 피부의 색깔이나 색소침착에 관련된 환자와 의사의 주관적인 만족도는 매일 bFGF를 처리한 환자가 bFGF를 처리하지 않은 환자보다 상당히 높게 나타났다.
>
> Akita, S. et al. 2010. Basic fibroblast growth factor is beneficial for postoperative color uniformity in split-thickness skin grafting. *Wound Repair and Regeneration* 18(6):560–566.

진피의 다른 구성요소

진피에는 세포바깥단백질섬유 이외에 고유결합조직의 모든 세포들을 가지고 있으며, 털주머니와 땀샘과 같은 표피부속기관도 진피 속으로 확장된다(그림 4.9). 또한 진피의 그물층과 유두층에는 혈관, 림프관, 신경섬유들의 망을 포함하고 있다(그림 4.2).

피부의 혈액공급

피부로 공급되는 동맥과 정맥들은 피부밑조직에서 그물층의 경계를 따라 서로 연결된 망인 **피부혈관얼기(cutaneous plexus)**를 형성하고, 동맥의 가지들은 피부의 조직뿐만 아니라 피부밑조직의 지방조직에도 분포한다(그림 4.2). 작은 크기의 동맥들은 표피를 향해 가지를 내어 털주머니, 땀샘, 진피 내의 다른 구조물에 분포하며, 유두층에 도달하면서 이 작은 크기의 동맥들은 또 다른 망인 **유두밑혈관얼기**(subpapillary plexus) 또는 유두혈관얼기(papillary plexus)를 형성한다. 이곳으로부터 표피-진피의 경계를 따라 모세혈관고리(capillary loop)를 형성하며, 이 모세혈관들은 유두혈관얼기의 섬세한 정맥망으로 들어가고, 더 큰 정맥들은 더 아래에 위치하는 피부혈관얼기로 들어간다(그림 4.7a).

피부의 혈액순환이 엄격하게 조절되어야 하는 두 가지 이유가 있다. 첫째, 체온을 조절하는 중요한 **체온조절**(thermoregulation) 역할을 하기 때문이다. 체온이 올라가면 피부로의 혈액순환이 증가되어 초과된 열을 발산하고, 반대로 체온이 내려가면 피부로의 혈액순환이 감소되어 체온을 보존하게 된다. 둘째, 혈액의 총 부피는 비교적 일정하기 때문에 피부로의 혈류가 증가하면 다른 장기로의 혈류가 감소하게 된다. 신경계통, 심혈관계통, 내분비계통들이 상호작용하여 다른 장기와 계통에 적당한 혈류가 흐르도록 피부로 가는 혈류량을 조절한다.

피부의 신경

피부의 신경섬유는 혈액의 흐름과 샘의 분비 속도를 조절하며, 진피와 표피의 깊은 곳에 있는 감각수용체들을 감지한다. 앞부분에서 이미 설명되었듯이 표피의 깊은 층에는 촉각세포(Merkel cells)가 있다. 이 세포들은 **촉각원반**(tactile disc)으로 알려진 감각신경종말에 의하여 감지되는 촉각수용체들이다. 표피에는 또한 통각과 온도에 반응할 것으로 믿고 있는 감각섬유의 수지상돌기를 포함하고 있다. 진피에는 이와 유사한 수용체뿐만 아니라 좀 더 특수한 다른 수용체들이 있다. 진피 유두와 털주머니를 둘러싼 털뿌리신경얼기에 있는 가벼운 접촉에 민감한 수용체(촉각소체, tactile corpuscle), 그물층에 있는 장력에 민감한 수용체(루피니소체, Ruffini corpuscle), 그물층에 있으면서 압력과 진동에 민감한 수용체(층판소체, lamellated corpuscle) 등으로 수용체는 18장에서 다룬다.

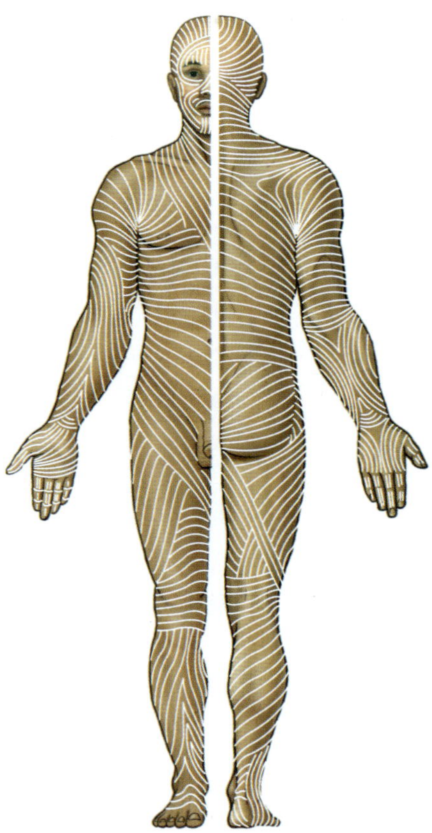

■ 그림 4.8 피부 분할선
피부 분할선은 긴장선을 따라서 있고 진피의 아교섬유다발의 방향을 나타내고 있다.

		4.3 개념확인
1	☐	진피의 아교섬유다발과 피부분할선 사이의 관련성은 무엇인가?
2	☐	피부혈관얼기에 대하여 설명하라.

4.4 피부밑층

그물층의 결합조직섬유들은 **피부밑층**(subcutaneous layer)의 섬유들과 광범위하게 서로 얽혀 있으며, 피부밑층은 피부밑조직(hypodermis) 또는 얕은근막(superficial fascia)이라고도 불린다. 그물층과 피부밑층의 경계는 거의 구별되지 않는다(그림 4.2). 피부밑조직은 때때로 외피의 부분으로 고려되지 않지만, 뼈대근육이나 다른 기관들과 같은 그 아래 조직들과 관련하여 피부의 위치를 안정화시키며, 독립적인 움직임을 허용하기도 한다.

피부밑층은 풍부한 지방세포들을 가지고 있는 성긴결합조직으로 이루어져 있다(그림 4.7c). 영아와 유아들은 대개 열손실의 감소를 도와주는 많은 유아지방(baby fat)을 가지고 있다. 피부밑지방 또한 상당한 에너지 보존과 어린 시절의 거칠고 급작스런 활동으로 생긴 충격을 흡수하는데 기여하고 있다.

성장하면서 피부밑지방의 분포는 변한다. 남성의 경우 주로 목, 위팔, 허리를 따라 엉덩이에 축적되며, 여성의 경우 가슴과 엉덩이, 허벅지에 주로 축적된다. 남녀 성인 모두 손등과 발등의 피부밑층에는 거의 지방세포가 없으나, 반면 배 부위는 지방조직의 상당량이 축적되어 '배불뚝이(pot belly)'를 만들 수 있다.

피부밑층은 매우 탄력적이다. 피부밑층의 표면 부분에만 큰 동맥과 정맥들이 분포하고, 나머지 부분은 한정된 수의 모세혈관만 가지며 생명유지와 관련된 필수적인 장기가 없다. 이러한 특징 때문에 피부밑주사(subcutaneous injection)가 약물투여에 유용하게 이용되고, 피부밑주사침(hypodermic needle)이라는 용어는 주사의 대상 표적 부위를 가르킨다.

4.4 개념확인

1 ☐ 피부밑층의 기능은 무엇인가?

4.5 피부부속기

외피의 피부부속기에는 털주머니, 피부기름샘, 땀샘, 손발톱이 있다(그림 4.2). 배아 발생기 동안 이러한 피부부속기들은 표피의 함몰이나 접힘을 통하여 형성된다.

털주머니와 털

털은 발의 옆면과 바닥면, 손바닥, 손가락과 발가락의 옆면, 입술, 바깥생식기관[2]의 일부를 제외한 피부 표면의 거의 모든 부분에 존재한다. 인체에는 약 500만 개의 털이 있으며, 그중 98%는 머리가 아닌 몸 표면에 존재한다. 털은 살아 있지 않은 구조물로 **털주머니(hair follicle)**라 불리는 기관에서 형성된다.

[2] 남성의 경우 귀두와 음경포피; 여성의 경우 음핵, 소음순, 대음순의 안쪽면.

털의 생성

털주머니는 진피 안으로 깊숙이 들어가 있고, 가끔 피부밑층 아래까지 돌출되어 있기도 한다. 털주머니 바닥 부위 상피는 모세혈관과 신경들이 있는 결합조직의 못인 작은 **털유두(hair papilla)**를 둘러싸고 있다. **털망울(hair bulb)**은 털유두를 둘러싸는 상피세포로 이루어져 있는 팽대된 부분이다.

털은 특수한 각질화 과정에 의해 생성된다. **털바탕질(hair matrix)**은 털을 생성하는 상피세포층으로 표면의 바닥세포가 분열하고 딸세포가 털이 자라는 표면쪽으로 밀려나게 된다. 대부분의 털은 안쪽의 **털속질(medulla)**과 바깥쪽의 **털겉질(cortex)**로 되어 있다. 털속질은 비교적 부드럽고 유연한 **연각질(soft keratin)**로 되어 있으며, 자라고 있는 털의 가장자리에 가까운 털기질 세포는 비교적 단단한 털겉질을 형성한다(그림 4.9b와 4.10). 털겉질은 털에 단단함을 주는 **경각질(hard keratin)**로 되어 있다. 털의 바깥층에 존재하는 한 층의 각질화된 죽은 세포들은 포개져 털을 감싸는 **털껍질(cuticle)**을 형성한다.

털뿌리(모근, hair root)는 털망울에서 털의 체내조직이 끝나는 끝부분까지 뻗어 있어 털과 털주머니를 연결하고 있다. 표면에서 보는 부분인 **털줄기(모간, shaft)**는 보통 피부 표면의 중간지점인 체내조직의 끝부분에서부터 노출되어 있는 털의 끝부분까지 뻗어 있고, 털줄기의 크기, 모양, 빛깔은 매우 다양하다.

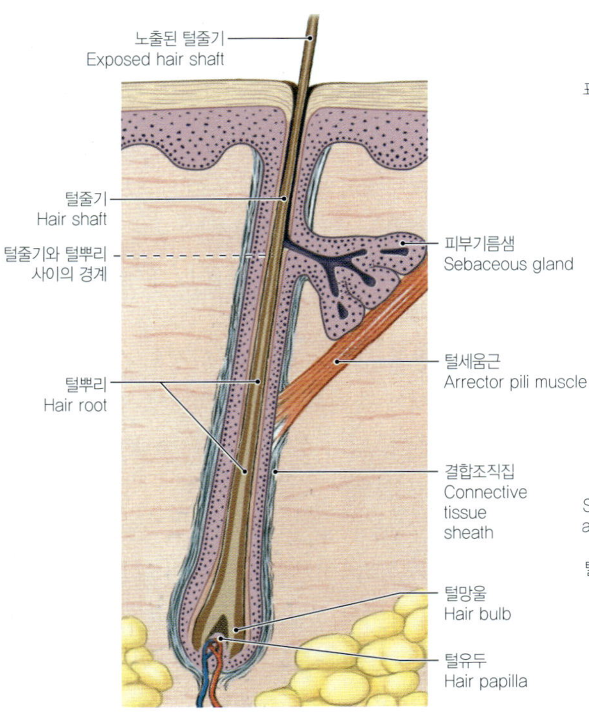

a 털주머니의 도식적 그림

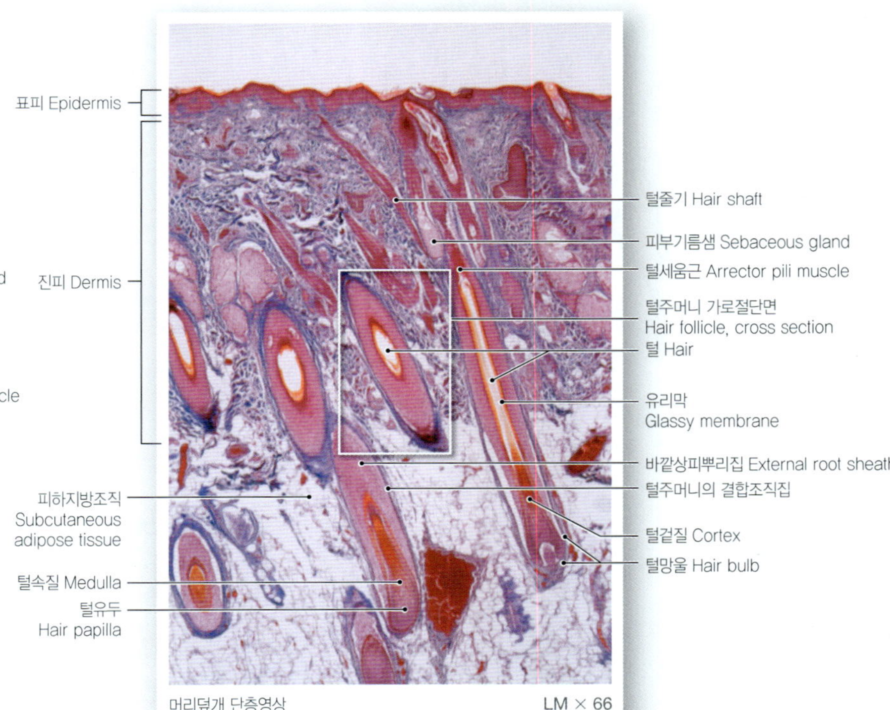

b 머리피부 단면의 형태를 보여주는 광학현미경 사진. 풍부한 털주머니와 진피로 들어가 있는 형태를 주목한다.

■ 그림 4.9 피부부속기

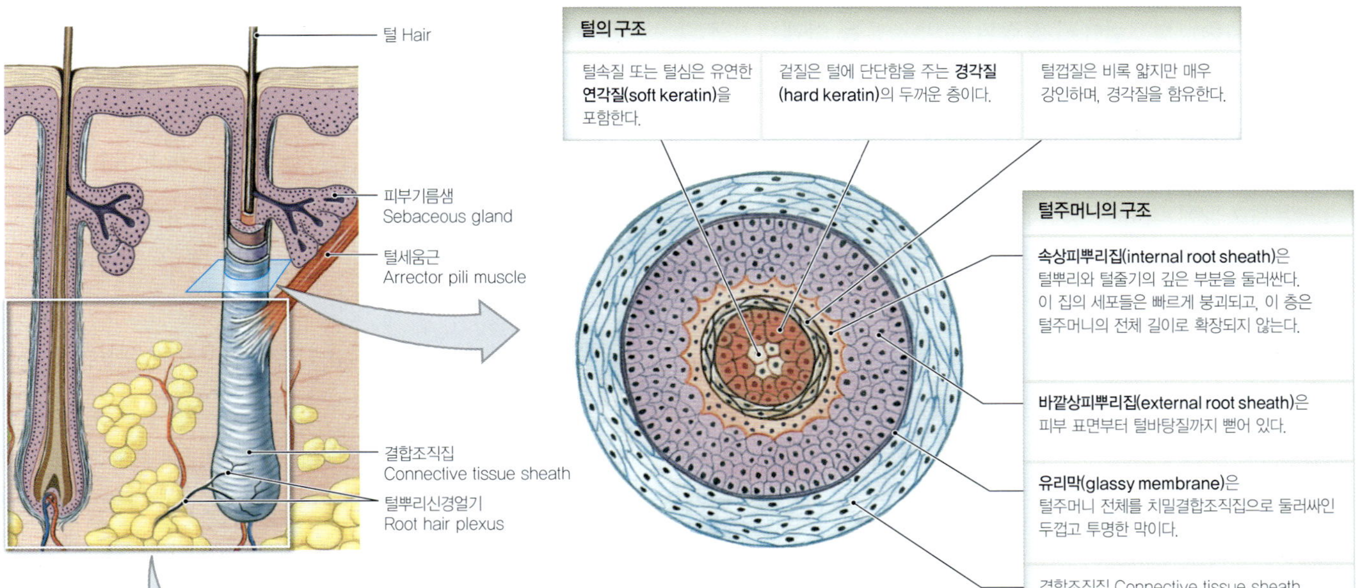

a 털주머니의 세로절단면과 가로절단면

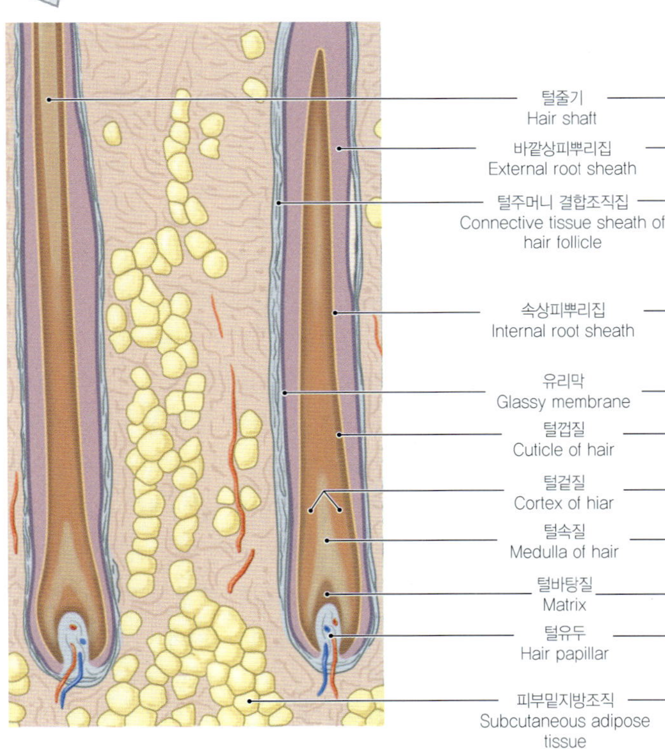

b 털주머니 세로절단면의 도식적인 그림

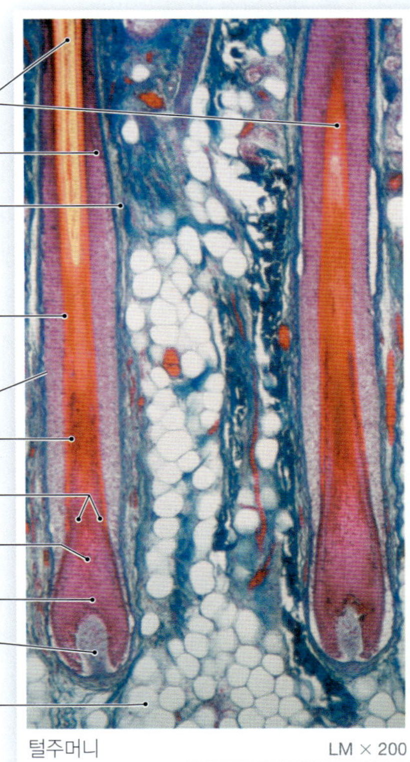

c 털주머니 세로절단면의 조직학적 표본

■ **그림 4.10 털주머니**

털은 털주머니에서 만들어지는 복잡한 기관이다.

털주머니의 구조

털주머니의 벽을 구성하고 있는 세포들은 동심원의 층을 이루고 있다(그림 4.10a). 털껍질에서 시작되는 이 층들은 아래의 구조로 이루어져 있다.

- **속상피뿌리집(내모근피, internal root sheath)**: 이 층은 털뿌리와 털줄기의 깊은 부분을 둘러싸고 있으며, 털바탕질의 바깥 세포들에 의하여 생성된다. 속상피뿌리집의 세포들은 비교적 빠르게 붕괴되기 때문에 이 층은 털주머니의 전체에 걸쳐 존재하지 않고 보통 털주머니에 부착하는 피부기름샘의 샘관이 끝나는 곳까지 존재한다.
- **바깥상피뿌리집(외모근피, external root sheath)**: 이 층은 피부 표면부터 털바탕질까지 뻗어 있다. 바깥상피뿌리집은 표면의 표피에서 볼 수 있는 모든 세포층을 가지고 있다. 바깥상피뿌리집이 털바탕질과 연결될지라도 세포들은 피부의 바닥층 세포와 유사하다.
- **유리막(glassy membrane)**: 치밀결합조직집(sheath)으로 둘러싸여 있는 두꺼워진 바닥판이다.

털의 기능

인체에 있는 5백만 개 정도의 털은 중요한 기능을 수행한다. 이 중 머리에 있는 약 10만 개의 털은 자외선으로부터 머리피부를 보호하고, 머리에 대한 충격을 완화시키며, 머리뼈의 절연체로서 기능을 제공하고 있다. 콧구멍의 입구와 바깥귀길을 보호하는 털들은 외부 입자들과 벌레들의 진입을 막고, 속눈썹은 눈의 표면에서 비슷한 기능을 수행하게 된다. 감각신경의 **털뿌리신경얼기(root hair plexus)**는 각 털주머니의 바닥 부위를 둘러싸고 있으며, 그 결과, 털 한 개의 움직임도 감지할 수 있다(그림 4.10a). 이러한 감각의 민감성은 피해를 막는데 도움을 주는 조기 경보체계를 제공하는데, 예를 들면, 모기가 피부 표면에 접근하기 전에 찰싹 때려 쫓아낼 수 있게 한다.

민무늬근육인 **털세움근(입모근, arrector pili muscle)**은 진피의 유두층으로부터 털주머니를 둘러싸고 있는 결합조직집에 연결되어 있다(그림 4.9와 4.10a). 자극을 받으면 털세움근은 수축하여 털주머니를 당기고 털을 세운다. 두려움 또는 분노와 같은 감정적인 상태 또는 추위에 대한 반응으로 야기될 수 있는 수축은 특징적인 피부의 닭살(goose bumps) 현상을 만든다. 모피 포유동물에서 이 작용은 옷을 더 입는 것처럼 단열재 외투의 두께를 증가시킨다. 비록 인체는 이와 비슷한 단열재의 이점을 가지고 있지 않지만, 반사적 반응만큼은 여전히 지속된다.

털의 종류

털은 대략 태아 발생 3개월 후에 처음으로 출현한다. 이 털은 통틀어 **솜털(취모, lanugo)**로 알려져 있으며, 매우 가늘고 착색되어 있지 않다. 대부분 솜털은 출생 전에 빠지고, 성인에서 나타나는 털로 바뀌며, 성인의 외피에는 가는털(연모, vallus hair), 중간털(중모, intermediate hair), 굵은털(성모, terminal hair)의 세 가지 주요한 유형의 털이 있다.

- **가는털(vallus hair)**은 대부분 몸 표면에서 발견되는 복숭아 솜털과 같은 가는 솜털이다.
- **중간털(intermediate hair)**은 위팔이나 다리의 털과 같이 분포 부위에 따라 변화하는 털이다.
- **굵은털(terminal hair)**은 굵고 보다 많이 착색되어 있으며, 때때로 곱슬머리로 존재한다. 눈썹과 속눈썹을 포함한 머리에 있는 털들은 굵은털에 속한다.

이 장의 앞에서 기술된 털의 구조는 굵은털의 경우에 해당한다. 가는털과 중간털의 구조는 굵은털과 매우 유사하지만, 분명한 털속질은 가지고 있지 않는다. 털주머니는 순환하는 호르몬의 반응에 따라 털의 구조를 변경할 수 있다. 따라서 가는털을 생성하는 털주머니가 다음에는 중간털을 생성할 수 있으며, 이는 사춘기에 시작되는 털분포에서 나타나는 많은 변화를 설명한다.

털의 색

털의 색이 다양한 것은 털의 구조가 다르고, 멜라닌세포에 의해 생성되는 색소가 다르기 때문이다. 이러한 특성은 유전적으로 결정되지만, 털의 상태는 호르몬이나 환경적인 요소에 의해 영향을 받는다. 털의 색은 털겉질에 있는 멜라닌의 밀도에 따라 검은색인지 갈색인지 달라지고, 빨간 털은 생화학적으로 다른 형태의 멜라닌에 의한 것이다. 나이를 먹음에 따라 색소 생산이 줄어들면 털색은 회색으로 점점 옅어진다. 백색의 머리는 색소의 결핍과 털줄기의 털속질 안에 기포가 생성되는 조합에 의해 나타난 결과이다. 털 자체는 죽고 활력이 없기 때문에 색은 점진적으로 변하게 되며, 공포소설처럼 털이 하룻밤 사이에 하얗게 변하지는 않는다.

털의 성장과 재생

머리피부의 털은 2~5년 동안 대략 0.33 mm/day의 비율로 성장한다. 털의 성장률과 **털의 성장주기(hair growth cycle)**의 변화는 그림 4.11에 설명되며, 자르지 않은 털에서의 길이에 대한 개인적 차이를 설명한다.

털의 길이 성장이 진행되는 동안 털뿌리는 털주머니의 털바탕질에 단단히 고정되어 있다. 성장기 말에 털주머니는 비활성화되

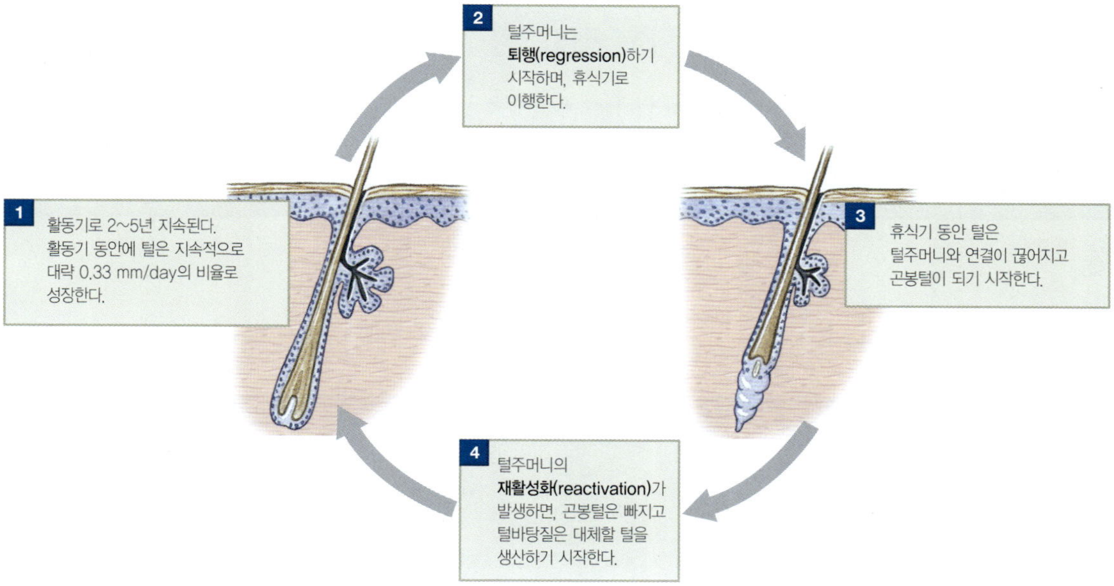

■ **그림 4.11 털의 성장주기**
각각의 털주머니는 활동단계와 휴지단계의 성장주기를 가진다.

기 시작하고, 이때의 털주머니를 **곤봉털**(club hair)이라 한다. 털주머니는 점점 작아지고, 시간이 경과되면서 털바탕질과 곤봉뿌리 사이의 연결이 끊어진다. 또 다른 성장주기가 시작되면, 털주머니는 새로운 털을 생산하고 수명을 다한 곤봉털은 표면쪽으로 밀려나게 된다.

건강한 성인에서, 매일 대략 50개 정도의 털이 빠지는데, 이 비율은 여러 가지 요인에 의해 영향을 받는다. 매일 100개 이상의 털 손실이 지속된다면 대개 신체의 이상 징후를 의미한다. 털 손실의 일시적인 증가는 약이나 식이요인, 방사선, 고열, 스트레스, 임신과 관련된 호르몬 요인에 의한 결과일 수 있다. 수집된 털의 샘플은 몇몇 질병을 진단하는데 도움이 될 수도 있다. 예를 들어, 납중독이나 다른 중금속에 중독된 사람의 털은 다량의 중금속 이온을 함유하고 있다. 남성의 경우, 순환 혈액의 성호르몬 수치 변화가 머리피부에 영향을 주어 굵은털이 가는털로 바꾸어지는데 이를 **남성형 탈모**(male pattern baldness)라 부른다.

피부의 샘

피부에는 피부기름샘과 땀샘의 두 종류 외분비샘이 있다. 피부기름샘은 표피와 털줄기를 덮는 기름기가 있는 지질을 생산한다. 땀샘은 물과 같은 액체를 생산하고 특별한 기능을 수행한다. 그림 4.12는 피부 외분비샘의 기능적 분류를 요약한 것이다.

피부기름샘

피부기름샘(sebaceous gland) 또는 기름샘(oil gland)은 털주머니로 밀랍, 오일성 분비물을 분비한다(그림 4.13). 샘세포들은 성숙함에 따라 다량의 지질을 생산하고, 지질생산물은 온분비방식으로 배출한다. 피부기름샘은 관부분이 짧고, 여러 피부기름샘이 하나의 털주머니로 열리게 된다. 샘들이 공동 관을 사용하는지에 따라 피부기름샘은 단순꽈리샘(각각의 샘은 자신의 관을 가짐) 또는 단순분지꽈리샘(여러 샘이 하나의 관으로 흐름)으로 분류할 수 있다.

피부기름샘 세포에 의해 분비된 지질은 샘의 열린 통로나 내강으로 들어간다. 털을 들어올려 기름샘을 짜내는 털세움근의 수축은 털주머니와 표피로 밀랍 분비물을 내보낸다. 이 분비물을 **피지**(sebum)라 부르며, 피부를 미끄럽게 하고 세균의 성장을 억제한다. 케라틴은 단단한 단백질로 죽은 각질세포가 환경에 노출되면 마르고 부스러지기 쉽게 되고 피지는 털줄기의 케라틴과 피부주변을 부드럽게 하고 보호하게 된다. 샴푸로 씻으면 자연적인 오일코팅은 제거되기 때문에 과도한 머리세척은 털을 뻣뻣하고 부스러지기 쉽게 만든다.

기름샘주머니(sebaceous follicle)는 표피와 직접 연결되어 있는 큰 피부기름샘이다. 털이 없는 얼굴, 등, 가슴, 젖꼭지, 남성 생식기관을 덮는 외피에서 발견되며, 결코 털을 생산할 수 없다. 생성된 피지가 항균 작용이 있다고 하지만, 어떤 조건에서는 세균이 피부기름샘이나 기름샘주머니로 침입한다. 샘이나 털주머니에서 세균의 존재는 털주머니염(folliculitis)이라는 국소 염증을 유발

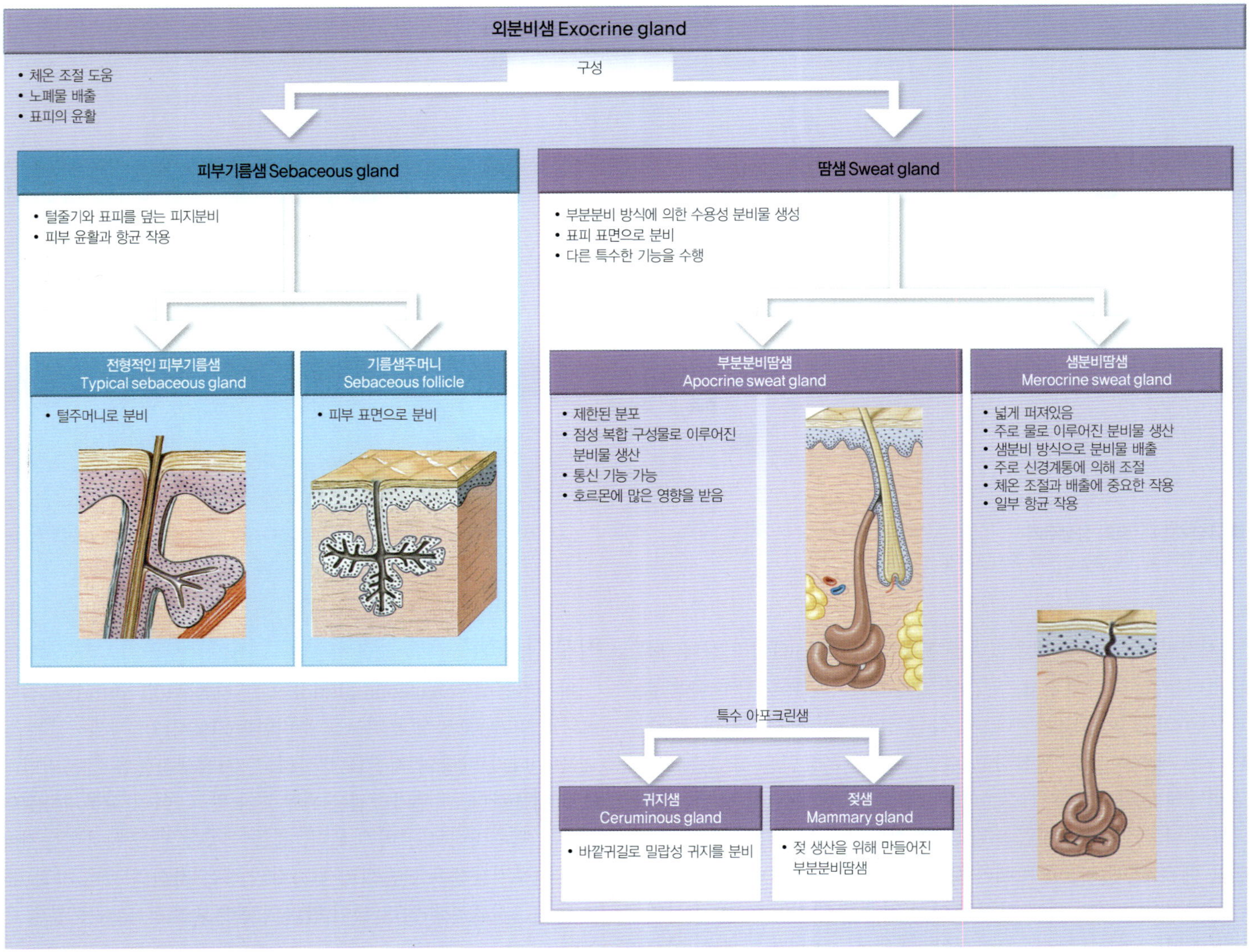

■ **그림 4.12 피부 외분비샘 분류**
피부기름샘과 땀샘의 관계 및 분비물의 특징과 기능

임상 노트

여드름과 지루성 피부염

피부기름샘과 기름샘주머니는 성호르몬의 농도 변화에 매우 민감하고, 분비샘 활동은 사춘기에 왕성해진다. 큰 피부기름샘을 가진 사람은 청춘기에 특히 **여드름**이 발생하기 쉽다. 여드름은 피지관이 막히고 분비물이 축적되어, 세균 감염을 위한 좋은 환경을 제공함으로써 염증을 야기하게 된다.

지루성 피부염(seborrheic dermatitis)은 비정상적으로 활동적인 피부기름샘 주변의 염증으로 영향을 받은 부위는 붉게 되고 보통 표피가 벗겨지는데 머리피부의 피부기름샘에서 가장 자주 발생한다. 유아기 때 경미한 증상일 경우, 대개 머리피부의 지루성 피부염이라 하고, 성인에서는 비듬(dandruff)이라고 한다. 걱정, 스트레스, 음식 알레르기 등은 진균감염을 동시에 발생시키면서 염증을 악화시킬 수 있다.

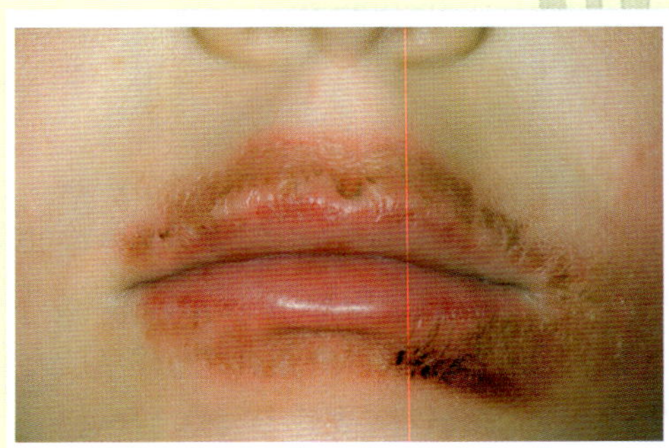

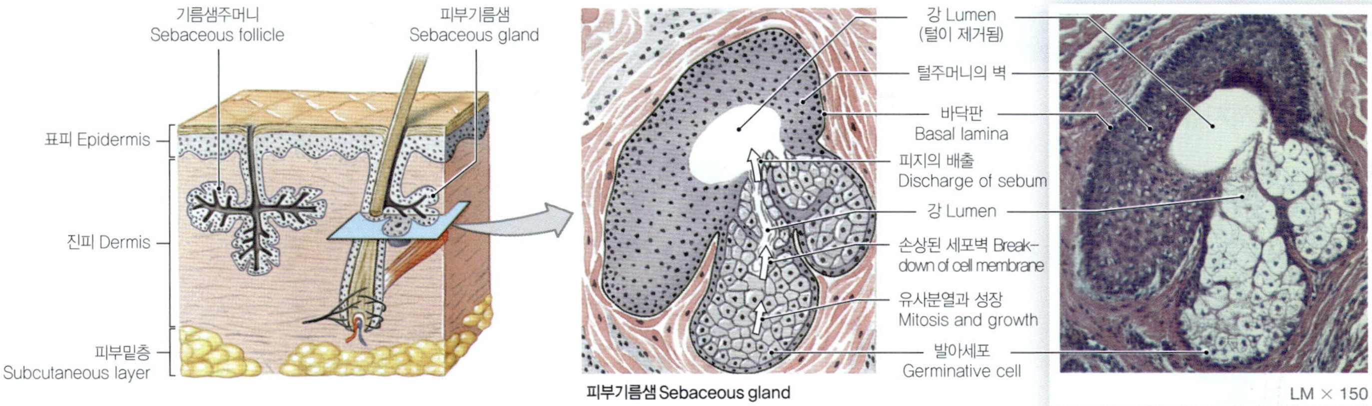

■ 그림 4.13 **피부기름샘과 기름샘주머니**
피부의 피부기름샘과 기름샘주머니의 구조

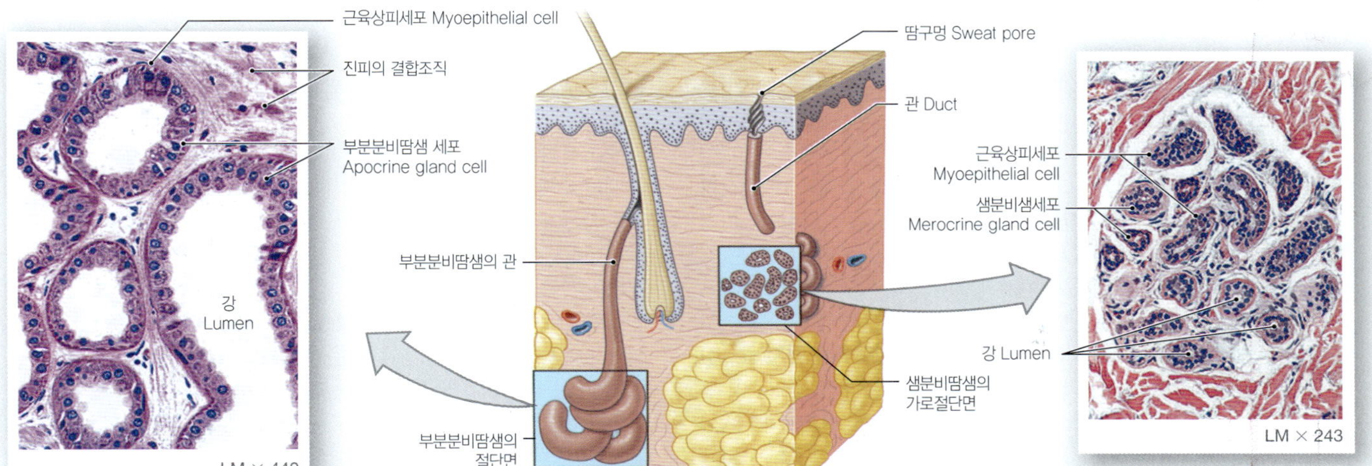

a 부분분비땀샘은 겨드랑이, 사타구니, 젖꼭지에 분포한다. 이 샘은 걸쭉하고 잠재적으로 냄새가 나는 액체를 생산한다.

b 샘분비땀샘은 보통 감지땀납 또는 땀이라 불리는 물 같은 체액을 생산한다.

■ 그림 4.14 **땀샘**

할 수 있다. 또한 분비샘의 관이 막히게 되면, 종기(furuncle, 또는 boil)라는 특징적인 농양이 발생하며, 절개하거나 터뜨려 고름을 빼내 치료한다.

땀샘

피부는 부분분비(apocrine)땀샘과 샘분비(merocrine 또는 eccrine)땀샘의 두 가지 땀샘을 가지고 있다(그림 4.12와 그림 4.14). 이 두 종류의 샘에는 샘세포들과 그 아래 바닥막 사이에 존재하는 특수한 상피세포인 **근육상피세포(myoepithelial cells)**가 있다. 근육상피세포는 샘을 짜내는 방식의 수축으로 축적된 분비물을 배출한다. 샘세포의 분비 활동과 근육상피세포의 수축은 자율신경계통과 함께 순환하는 호르몬에 의해 조절된다.

부분분비땀샘 **부분분비땀샘(apocrine sweat gland)**은 겨드랑이, 젖꼭지 주위, 그리고 사타구니에 있는 털주머니로 분비물을 방출하는 땀샘이다. 부분분비라는 말은 샘세포가 분비물을 부분분비 방식으로 배출하기 때문에 붙여진 이름이다. 비록 지금은 분비물이 샘분비 방식으로 생산된다는 것을 알고 있지만, 이름은 바꾸어지지 않았다. 부분분비땀샘은 나선대롱샘(coiled tubular gland)으로 점성이 있고 혼탁하며 잠재적으로 냄새가 날 수 있는 분비물을 생산한다. 사춘기 때 분비되기 시작하면서 생성된 땀은 세균의 활동에 의하여 특이한 냄새를 만들 수 있다. 분비물은 잠재의식 수준에서 다른 사람과 정보를 소통하는 화학물질인 **페로몬(pheromones)**을 함유하고 있을 수도 있다. 성숙한 여성의 부분분비 분비물은 다른 여성의 월경주기를 바꾼다는 사실은 알려져

임상노트

피부의 상처치유

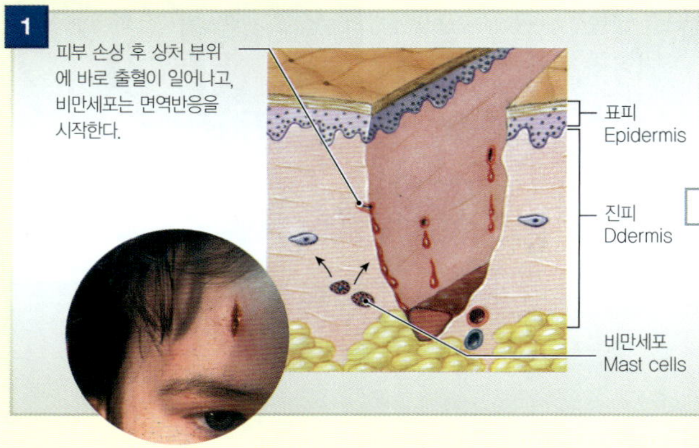

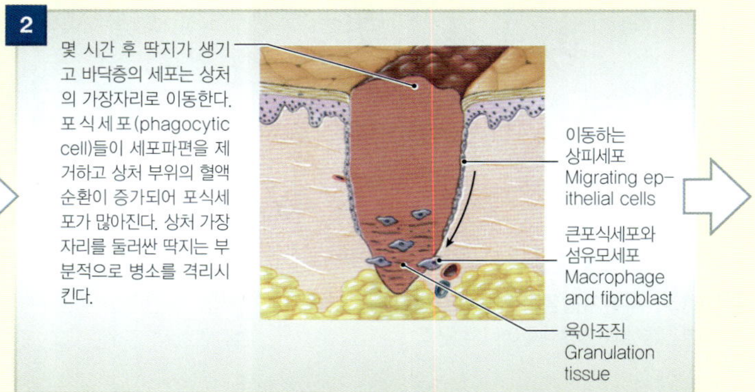

피부는 상피조직과 결합조직에 줄기세포가 존재하기 때문에 심한 손상을 받은 후에도 효과적으로 재생된다. 표피세포의 손실은 바닥세포가 분열하여 대체하고, 진피세포의 손실은 중간엽세포(mesenchymal cell)가 분열하여 대체하는데, 이 과정은 느리게 일어날 수 있다. 피부가 광범위하게 손상되었을 때 감염이나 체액 손실의 문제가 상황을 더 복잡하게 만들 수 있다. 피부 상처치유의 속도와 효율성은 상처의 종류에 따라 다양한데, 가늘고 직선적인 상처가 더 넓은 표면이 회복되어야 하는 깊게 벗겨진 찰과상보다 상대적으로 빠르게 치유된다.

피부의 재생은 네 단계로 진행된다. 표피를 통해 진피에 이르는 손상은 일반적으로 출혈이 일어난다(단계 1). 표면에 **핏덩이** 또는 **딱지(scab)**가 형성되어 일시적으로 표피의 온전함을 복원시켜주고, 상처 부위에 부가적인 미생물들의 침입을 막아준다(단계 2). 대부분 딱지는 비수용성 섬유소 연결망(network of fibrin)으로 이루어져 있다. 섬유소는 혈액응고 과정 중에 혈액 단백질로부터 생성된 섬유성 단백질이며, 딱지의 색깔은 포획된 적혈구의 색이다. 바닥층의 세포들은 빠르게 분열하고, 손실된 표피세포를 대체하기 위해 상처의 가장자리로 이동한다. 한편 큰포식세포들은 진피의 손상된 부분을 순찰하면서 파편이나 병원체를 잡아 먹는다.

만약 상처가 광범위하거나 얇은 피부라면 상피세포가 표면을 덮기 전에 진피의 복구가 먼저 진행되어야 한다. 섬유모세포와 중간엽세포의 분열은 상처의 깊은 부분으로 이동이 가능한 세포를 생산한다. 손상된 혈관의 내피세포도 분열을 시작하고, 섬유모세포를 따라 모세혈관이 생겨 혈액순환을 증가시킨다. 혈액응고, 섬유모세포와 광범위한 모세혈관망의 조합을 **육아조직(granulation tissue)**이라고 한다.

시간이 지나면, 응괴의 깊은 곳은 용해되고 모세혈관은 감소한다. 섬유모세포는 아교섬유와 전형적인 바탕질(ground substance)을 만든다(단계 3). 그러나 재생은 외피를 원래의 상태로 복원시키지는 못하는데, 재생된 진피는 이전보다 비정상적으로 아교섬유가 많고, 혈관의 수는 더 적기 때문이다. 심하게 손상된 털주머니, 피부기름샘 또는 땀샘, 근육세포와 신경은 거의 복구되지 못하고, 대신 섬유조직으로 대체된다.

있지만, 이러한 페로몬의 의미와 남성에서의 분비물 역할에 대해서는 아직 알려져 있지 않다.

샘분비땀샘 **샘분비땀샘(merocrine sweat gland)**은 부분분비땀샘보다 훨씬 많고 넓게 분포되어 있으며, 에크린땀샘(eccrine sweat gland)이라고도 한다(**그림 4.12**와 **4.14b**). 성인의 외피에는 약 3백만 개의 샘분비땀샘이 있으며, 부분분비땀샘보다 작고 진피 깊은 곳까지는 이르지 않는다. 특히 손바닥과 발바닥에 고도로 밀집되어 분포하며, 특히 손바닥에는 1 cm^2당 대략 500개 정도가 있다. 샘분비땀샘은 나선대롱샘으로 분비물을 피부의 표면 위에 직접 배출한다.

샘분비땀샘에서 만들어진 맑은 분비물을 **땀(sweat)** 또는 **감지성땀남(sensible perspiration)**이라고 한다. 땀의 대부분은 물(99%)로 구성되며, 약간의 전해질(주로 NaCl), 대사산물, 노폐물 등을 함유한다. 이 중 염화나트륨은 땀에 약간 달면서 짠맛을 제공하게 된다. 샘분비땀샘의 기능은 아래와 같다.

- 체온조절(thermoregulation). 땀은 피부 표면을 냉각시키고 체온을 감소시킨다. 이 냉각작용은 감지성 땀남의 주기능으로 분비 활동은 신경과 호르몬기전에 의해 조절된다. 만약 모든 샘분비땀샘이 최대로 활동을 하면, 땀분비율은 한 시간당 1갤론을 초과할 수 있으며, 이 경우 체액과 전해질의 손실로 위험해질 수 있다. 따라서 지구력을 요하는 운동선수들은 빈번하게 액체를 섭취해야만 한다.
- 배설(excretion). 샘분비땀샘에서 일어나는 분비는 많은 약물들과 마찬가지로 수분과 전해질의 중요한 배설 경로가 된다.

3

1주일 후 딱지는 섬유모세포의 활동으로 생성된 그물망 위로 이동해 들어온 상피세포에 의해 용해된다. 병소 주위의 식세포 활동은 거의 끝나고 섬유소 응괴(fibrin clot)는 분해된다.

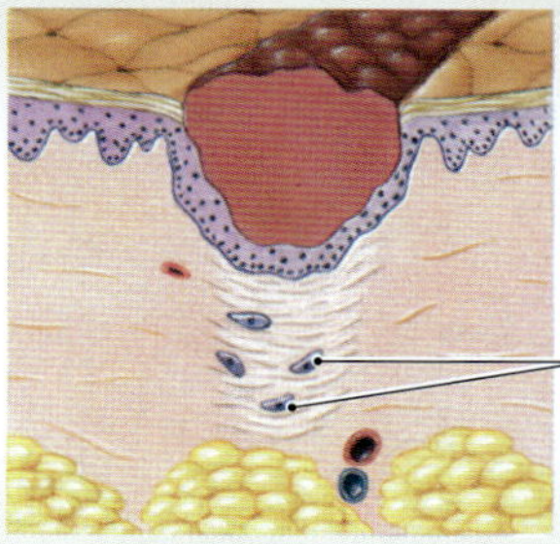

4

딱지는 떨어져 나가고 표피가 완성된다. 얕게 패인 부위는 상처 부위이다. 그러나 진피의 섬유모세포는 반흔조직을 계속 생산하여 점차 덮고 있는 표피를 들어올린다.

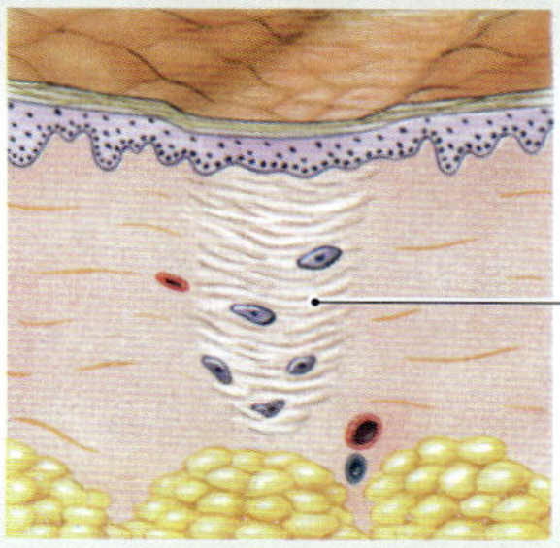

유연성이 떨어지고 섬유성이며 비세포성 **반흔조직(scar tissue)**의 형성은 상처치유과정의 실질적인 제한요소이다(단계 4).

반흔조직 형성의 정도를 무엇이 조절하는지는 알지 못하며, 그 과정은 매우 다양하다. 예를 들어, 태아에게 수행된 외과적인 수술은 반흔을 남기지 않는데, 이는 아마 손상된 태아조직은 성인조직과 같은 동일한 성장인자를 생산하지 않기 때문이다. 특히 어두운 피부를 가진 일부 성인에서 자주 나타나는 현상으로 반흔조직의 형성이 조직 복구의 요구량을 넘어 지속될 수 있다. 그 결과 반흔조직은 두꺼워지고 상처 부위가 자라나 주변 진피로 성장하는데, 이 두꺼워진 융기된 반흔조직은 반질반질하고 매끄러운 표피면으로 덮이는데 이를 **켈로이드(keloid)**라 부른다. 켈로이드는 일반적으로 등의 윗부분, 어깨 부위, 앞가슴이나 귓불에 생기지만 위험하지는 않다; 실제로, 어떤 원주민들은 신체를 꾸미기 위해 의도적으로 켈로이드를 만든다.

세계의 다양한 사회에서 사람들은 문화적으로 중요한 표시를 하기 위해 피부를 꾸민다. 외모를 향상시키기 위해 문신, 피어싱, 켈로이드, 다른 상처무늬, 그리고 심지어 최신 유행의 메이크업이 이용된다. 난절법(scarification)은 몇몇 아프리카 문화에서 행해지는데, 피부에 복잡하고 부푼 상처를 남긴다. 폴리네시아 문화에서는 문신을 오랫동안 지위와 미의 상징으로 선호해왔다. 바늘이나 상어이빨, 뼈 조각 등을 이용해 어두운 색소를 피부 진피층으로 주입하고, 감염이 일어나지 않는 한 평생 동안 이 표시는 표피 바깥으로 분명하게 나타난다. 최근 미국 대중문화에서 문신이 몸을 장식하는 최신 유행이 되었고, 일반적으로 사용되는 색잉크는 덜 지속적이어서 오래되면 희미해진다.

문신은 부분적으로나 전체적으로 제거될 수 있는데, 제거 과정은 시간이 필요하고, 종종 흉터가 남게 된다. 큰 문신을 제거하기 위해서는 10단계 이상의 과정이 필요하다. 문신을 지우기 위해서는 강력하고 집중된 레이저 광선이 진피에 있는 잉크 분자를 부수어야 하는데 동시에 주위의 진피조직을 태우게 된다. 화상의 흔적은 적지만, 축적되어 영구적인 반흔조직을 만들게 된다.

- 보호(protection). 샘분비땀샘에서의 분비는 유해한 화학물질을 희석시키고, 미생물의 성장을 억제함으로써 환경적인 해로운 물질로부터 보호한다.

분비샘의 조절

피부기름샘과 부분분비땀샘은 자율신경계통의 지배를 받아 활동하고 멈출 수 있으나, 국소적으로는 조절되지 않는다. 이것은 하나의 피부기름샘이 활성화되었을 때 다른 피부기름샘도 모두 활성화된다는 것을 의미한다. 샘분비땀샘의 경우보다 더 정교하게 조절되는데, 해부학 시험을 긴장하면서 기다릴 때 손바닥에 땀이 나기 시작하는 것처럼 분비되는 양과 범위는 독립적으로 다양하게 조절될 수 있다.

다른 외피의 샘

피부기름샘과 샘분비땀샘은 거의 모든 신체 표피에 분포하고, 부분분비땀샘은 상대적으로 제한된 부위에 분포한다. 또한 피부에는 특정한 부위에만 존재하는 여러 가지의 특수한 샘들이 있으며, 대부분 뒤의 단원에서 설명될 것이다. 두 가지 중요한 예를 살펴보자.

❶ 가슴의 **젖샘(mammary glands)**은 해부학적으로 부분분비땀샘과 관련이 있다. 이들 조직의 발달과 분비는 성호르몬과 뇌하수체 호르몬의 복잡한 상호작용에 의해 조절된다. 젖샘의 구조와 기능은 27장에서 다루어질 것이다.

❷ **귀지샘(ceruminous gland)**은 바깥귀길에 있는 땀샘이 변형된 것으로 내강이 크고 색소과립이 있으며 다른 땀샘에서

발견되지 않는 지방방울들이 있다라는 것이 샘분비땀샘과는 다른 점이다. 귀지샘의 분비물은 근처 피부기름샘의 분비물과 합쳐져 귀지(cerumen 또는 earwax)라고 불리는 혼합물을 형성하며, 귀지는 귓구멍의 작은 털들과 함께 외부 입자들이나 작은 벌레들을 포획하여 고막까지 접근하지 못하도록 막아 준다.

손발톱

손발톱(조갑, nail)은 손가락과 발가락 끝의 등쪽면에 형성되며, 손가락과 발가락의 노출된 끝부분을 보호하고, 물건을 집거나 달릴 때 받을 수 있는 기계적인 충격으로부터 뒤틀림을 제한해준다. 그림 4.15에서 보는 바와 같이 **손톱몸통(조체, nail body)**은 **손톱바닥(조상, nail bed)**을 덮고 있으나, 손발톱생성은 표면에서 보이지 않는 상피성주름인 **손톱뿌리(조근, nail root)**에서 일어난다. 손톱뿌리의 가장 깊은 부분은 끝마디뼈의 뼈막에 매우 근접하게 위치하고 있다.

손톱몸통은 주변 상피 아래로 우묵하게 들어간 **손톱고랑(조구, nail groove)**과 **손톱주름(조주름, nail fold)**을 형성한다. 손톱뿌리 가까이에 있는 손톱주름의 각질층은 노출된 손톱의 위로 미끄러져 나오는데, 이것을 **손톱위허물(조상막, eponychium)**이나 손톱껍질(cuticle)이라 한다. 아래 위치하는 혈관들은 손발톱에 특징적인 분홍빛을 띠게 하며, 손톱뿌리 근처에서 이 혈관들이 희미해져 창백한 초승달 모양인 **반달(반월, lunula)**을 남기게 된다. 손톱몸통의 자유가장자리 끝부분에는 두터워진 각질층 위로 확장된 **손발톱끝아래허물(조하막, hyponychium)**이 있다.

손발톱의 모양, 구조, 또는 외형 변화는 인체의 대사작용에 영향을 주는 질병 과정의 존재를 나타낼 수 있으므로 임상적으로 중요하다. 예를 들어, 만성적인 호흡기질환, 갑상샘 기능의 이상, 또는 에이즈를 겪고 있는 환자의 경우 손발톱은 노랗게 바뀌며, 건선(psoriasis)에서는 움푹 패이거나 뒤틀리고 일부 혈관질환에서는 오목하게 된다.

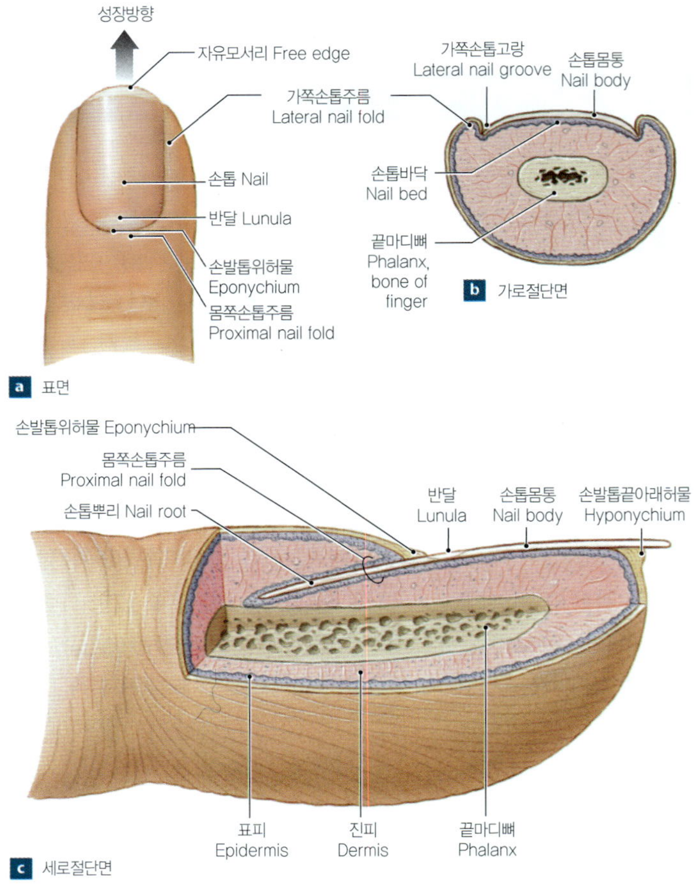

■ **그림 4.15 손톱의 구조**
전형적인 손톱의 특징을 나타내는 그림

V 4.5 개념확인

1. ☐ 털의 기능은 무엇인가?
2. ☐ 털의 세 가지 종류는 무엇인가?
3. ☐ 부분분비땀샘과 샘분비땀샘을 비교하고 대조하라.
4. ☐ 전형적인 손톱의 뚜렷한 특징들을 열거하라.

4.6 외피 기능의 국소적 조절

외피계통은 기능적으로 상당히 독립되어 있으므로 국소적인 영향에 대해 신경이나 내분비계통에 관계없이 직접적이고 자율적으로 반응한다. 예를 들어, 피부가 기계적인 스트레스를 받게 되면, 피부 바닥층의 줄기세포는 더 빠르게 분열하게 되고 표피 두께는 증가한다. 이것은 육체적인 노동을 했을 때 손바닥에 굳은살(callus)이 생기는 이유이며, 보다 극적인 국소적 조절은 피부가 손상된 후 회복 과정에서 볼 수 있다.

피부가 심하게 손상된 경우 피부는 상처치유 과정을 거쳐 재생되지만, 본래의 형태로는 재생되지 못한다. 상처 부위에는 비정상적인 아교섬유 밀도와 비교적 매우 적은 혈관을 가지게 되며, 손상된 털주머니, 피부기름샘, 땀샘, 근육세포와 신경들은 거의 복원되지 못하고 대부분 섬유조직으로 대체된다. 보다 유연성이 떨어지고 섬유성이면서 비세포성인 반흔조직(scar tissue)의 형성은 상처치유 과정의 실질적인 한계가 된다. 피부복원의 경우 젊고 건강한 사람일수록 더욱 빠르게 일어난다. 예를 들어, 젊은 성인의 경우 물집이 완전히 치유되는데 3~4주가 소요되며, 같은 복구라도 65~75세에서는 6~8주가 걸린다. 하지만 이것은 나이가 들어감에 따라 외피계통에 발생할 수 있는 변화의 단지 하나의 예에 불과할 뿐이다.

4.6 개념확인

1 ☐ 외피계통의 국소적 조절에 관련된 한 가지 예를 열거하라.

4.7 노화와 외피계통

외피계통의 모든 구성요소에 영향을 미칠 수 있는 노화의 영향은 그림 4.16에 요약되어 있다.

- 바닥세포의 활동이 감소함에 따라 표피가 얇아지며, 나이 든 사람의 경우 상처와 피부감염에 더욱 쉽게 노출된다.
- 랑거한스세포 수가 성숙기(약 21세) 수준의 대략 50% 정도로 감소한다. 이것은 면역계통의 민감성을 떨어뜨리고, 피부 손상과 감염을 더욱 증가시킨다.
- 비타민 D 생성이 약 75% 정도 감소한다. 그 결과 근육의 약화와 뼈의 견고성을 감소시킬 수 있다.
- 멜라닌세포의 활동이 감소하고, 백인의 피부는 매우 창백해지기 시작한다. 피부에서 멜라닌이 부족하므로 나이 든 사람은 햇빛 노출에 더 민감하게 되고 보다 많은 일광화상을 입을 수 있다.
- 분비샘의 활동이 감소한다. 피지생성의 감소로 피부는 건조해지고 종종 비늘로 떨어지며, 샘분비땀샘의 활동도 감소한다. 땀남(발한, perspiration)의 기능이 손상되어 젊은 사람들처럼 빠르게 열을 발산시킬 수 없으므로 나이 든 사람은 더운 환경에서 고열이 될 위험성이 크다.
- 땀샘의 활동이 감소되는 동시에 진피의 혈액 공급도 줄어든다. 이러한 조합은 나이먹은 사람에게 체온을 발산하기 어렵게 만들고, 사우나 등 고온에 과도하게 노출되었을 때 치명적으로 체온이 높아질 수 있다.
- 털주머니의 기능이 멈추거나 얇고 미세한 털만을 생산한다. 멜라닌세포의 활동 감소와 함께 털은 회색이나 백발로 변하게 된다.
- 진피가 얇아지기 시작하며, 탄력섬유 망은 크기가 줄어든다. 그러므로 외피는 점점 약해지고 탄력성이 줄어들어 늘어지고 주름이 발생한다. 이 현상은 햇빛에 노출된 부위에서 보다 뚜렷하게 나타난다.

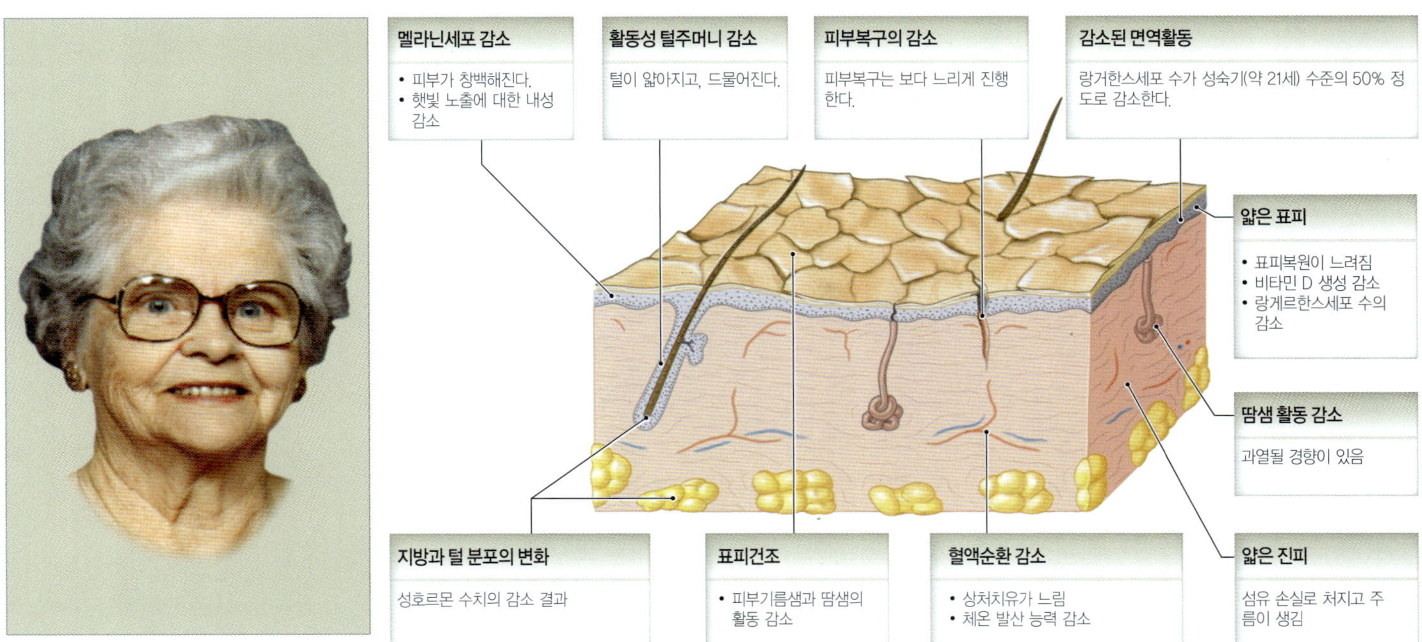

■ **그림 4.16 피부의 노화**
노화 과정 동안 피부의 특징적인 변화: 원인과 결과

- 성호르몬 수치가 변화되는 것처럼, 털과 지방 분포에서 나타내었던 이차성징들이 점점 사라지게 된다. 결과적으로, 90~100세의 노인들은 양쪽의 성과 모든 인종 사이에서 매우 닮게 된다.
- 피부 복구는 비교적 느려지고, 되풀이되는 감염들이 발생할 수 있다.

4.7 개념확인

1 ☐ 나이를 먹으면서 외피계통에 어떤 변화가 오는지 세 가지 예를 열거하라.

임상용어

건선(psoriasis) 머리피부, 팔꿈치, 손바닥, 발바닥, 사타구니, 손톱의 바닥층에 있는 줄기세포의 빠른 분열로 인한 고통이 없는 증상. 증상이 있는 부위는 건조하고 비늘처럼 벗겨진다.

건조증(xerosis) 건조한 피부, 노인이나 건조한 기후지역에 사는 대부분의 사람들의 일반적인 증상

과도각화증(hyperkeratosis) 표피에서 케라틴의 초과된 생산

딱지(scab) 피부에 난 상처의 표면에 형성되는 섬유소응괴(fibrin clot)

바닥세포암종(basal cell carcinoma) 바닥층에서 기원한 악성종양. 가장 흔한 피부암으로 이 암의 약 2/3가 장기간에 걸쳐 자외선에 노출된 부위에 발생한다. 암의 전이는 거의 일어나지 않는다.

부분층피부이식(split-thickness skin graft) 피부 이식의 이 유형은 건강한 부위로부터 결함이 있는 부위까지 피부 위의 층을 이식하는 것과 관련된다. 이 이식은 궤양, 화상, 마모, 그리고 조직 제거 시 형성된 외과적인 상처와 같은 피부손상에 적절하다.

악성흑색종(malignent melanoma) 악성 멜라닌세포에서 기원한 피부암. 잠재적이고 치명적인 전이가 자주 일어난다.

여드름(acne) 분비물의 축적으로 인한 피부기름샘의 염증

육아조직(granulation tissue) 염증 후 조직 치유 중에 형성되는 섬유소, 섬유모세포, 그리고 모세혈관들의 조합

지루성피부염(seborrheic dermatitis) 비정상적으로 활성화된 피부기름샘 주변의 염증

켈로이드(keloid) 반흔 조직의 두꺼운 부분으로 밝고 부드러운 표피 표면으로 덮여 있다. 주로 어두운 피부를 가진 사람의 등 위쪽, 어깨, 앞가슴에 자주 발생한다.

편평세포암종(squamous cell carcinoma) 햇빛에 노출된 피부에 국한된 흔하지 않은 피부암의 일종. 많이 진행된 상태를 제외하고 전이는 거의 일어나지 않는다.

피부염(dermatitis) 진피의 유두 부분을 주로 포함한 피부의 염증.

피부이식(skin graft) 3도 화상과 같은 광범위한 손상 부위를 덮기 위해서 피부의 한 부분을 이식하는 것

피하주사침(hypodermic needle) 약물을 피부밑조직에 주입할 때 사용하는 주사기

핵심정리

개요

- 외피계통 혹은 외피는 주변 환경으로부터 개체를 보호한다. 피부의 수용체는 바깥세계에 대한 정보를 알려주며, 피부는 몸의 체온조절을 돕는다.

4.1 상피조직

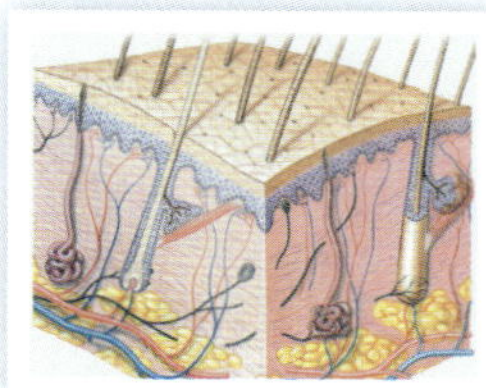

- 외피계통은 피부막(cutaneous tissue 또는 피부)과 피부부속기로 구성되어 있다. 피부막은 표면의 표피와 아래의 진피로 이루어져 있으며, 피부부속기는 털주머니, 손발톱, 외분비샘으로 이루어져 있다. 피부밑층은 피부막 아래 깊이 위치한다(**그림 4.1/4.2**).

4.2 표피

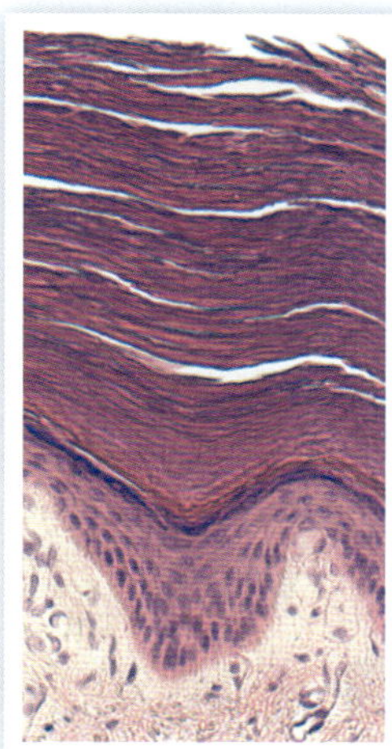

- 표피에는 네 가지 종류의 세포가 있다. 각질세포는 가장 많이 존재하는 상피세포이고, 멜라닌세포는 색소를 만드는 세포이다. 촉각세포는 감각을 감지하는 세포이며, 랑거한스세포는 면역계통의 큰포식세포이다. 멜라닌세포, 촉각세포, 랑거한스세포는 각질세포 사이에 흩어져 있다.
- 표피는 중층 편평상피이다. 두꺼운 피부의 표피는 각질세포의 5개의 층으로 이루어지고, 얇은 피부의 표피는 4개의 층으로 이루어져 있다(**그림 4.4**).

표피의 층

- 바닥층의 바닥세포는 분열하여 새로운 각질세포를 만들고, 표면쪽 세포를 대체한다(**그림 4.3**).
- 새롭게 형성된 표피는 분화함에 따라 가시층, 과립층, 투명층(두꺼운 피부)과 각질층을 통과하게 된다. 각질세포는 표면쪽으로 이동하면서 각질화 과정을 통해 많은 양의 각질을 축적한다. 최종적으로 세포는 상피표면에서 떨어져 나간다(**그림 4.3**).

두꺼운 피부와 얇은 피부

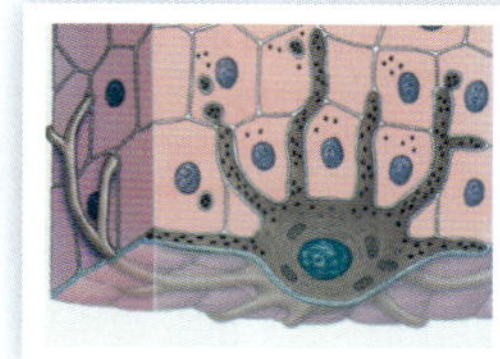

- 얇은 피부는 몸의 대부분을 덮고 있다. 두꺼운 피부는 손바닥이나 발바닥처럼 심하게 마멸되는 표면을 덮고 있다(**그림 4.4**).
- 손바닥과 발바닥에 있는 표피능선은 물건을 잡는 능력을 향상시키고 피부의 감지능력을 증가시킨다. 표피능선의 형태는 유전적으로 결정된다. 이 능선은 아래쪽 진피의 진피유두와 서로 맞물려 있다(**그림 4.4/4.5**).
- 피부의 색은 세 가지 요인의 결합에 의해 결정된다. 진피의 혈액공급, 각질층의 두께, 그리고 카로틴과 멜라닌 이 두 색소 양의 변화에 따라 달라진다. 멜라닌은 과도한 자외선 조사에 의한 손상으로부터 피부를 보호한다(**그림 4.6**).

4.3 진피

진피의 구성

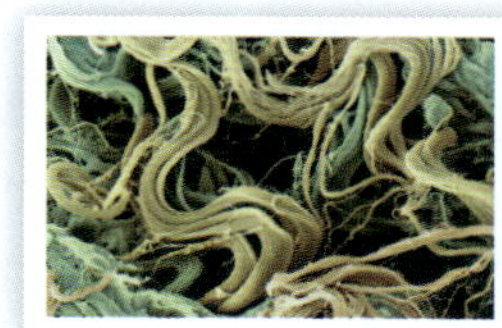

- 진피는 두 층으로 구성되어 있다: 표면의 유두층과 깊은 곳의 그물층(**그림 4.2/4.4/4.7~4.9**).
- 유두층은 진피유두에서 그 이름이 유래되었다. 유두층에는 혈관, 림프관, 감각신경이 있으며, 위쪽에 있는 표피를 지지하고 영양분을 공급한다(**그림 4.4/4.7**).
- 그물층은 피부에 가해지는 모든 방향의 압력에 저항하도록 아교섬유와 탄력섬유의 그물망으로 이루어져 있다(**그림 4.7/4.8**).

다른 진피 구성물

- 피부에는 피부혈관얼기와 유두혈관얼기가 있어 많은 양의 혈액이 공급된다. 유두층에는 이들 혈관얼기의 정맥으로 들어가는 풍부한 모세혈관을 가지고 있다(**그림 4.2**).

4.4 피부밑층

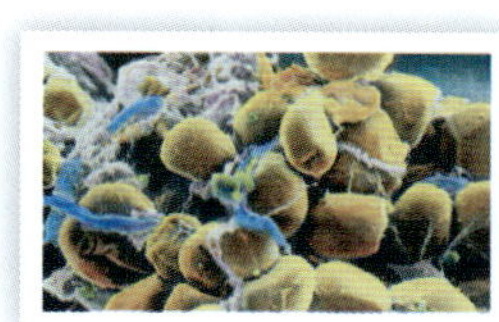

- 피부밑층은 피부밑조직 또는 얕은근막으로 불린다. 외피의 부분은 아니지만, 아래쪽에 있는 기관과 조직에 대해 피부의 위치를 안정시키고 제한된 독자적인 운동을 허용한다(**그림 4.2/4.7**).

4.5 피부부속기

털주머니와 털

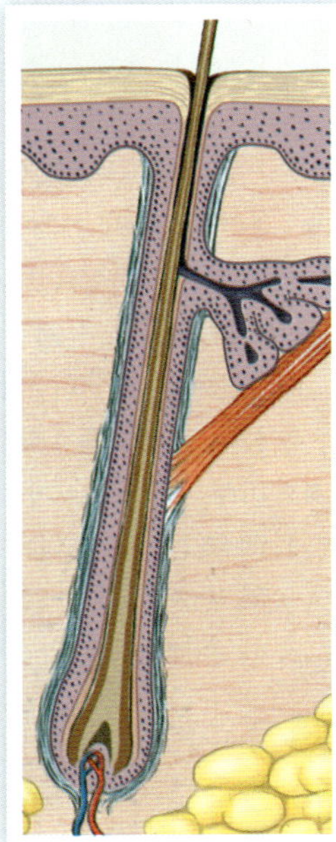

- 털은 진피 속으로 들어가 있는 털주머니라 불리는 복잡한 기관에서 기원한다. 각각의 털은 털망울, 털뿌리, 털줄기로 되어 있다. 털의 생성은 털바탕질 상피세포의 특수한 각질화 과정에 의해 만들어진다. 털바탕질의 가운데에 있는 세포는 부드러운 털속질 또는 중심을 형성한다. 가장자리에 있는 세포는 단단한 털겉질을 형성한다. 털껍질은 털을 덮고 있는 각질화된 죽은 세포로 이루어진 단단한 층이다(그림 4.9/4.10).
- 털주머니의 내강은 털바탕질에서 생성된 속상피뿌리집으로 싸여 있다. 바깥상피뿌리집은 피부 표면에서 털바탕질까지 속상피뿌리집을 감싸고 있다. 유리막은 바깥상피뿌리집 바깥의 바닥판이 두터워진 것이며, 치밀결합조직층으로 둘러싸여 있다(그림 4.9).
- 감각신경의 털뿌리신경총은 각각의 털주머니의 바닥 부위를 감싸고 있고, 털줄기의 움직임을 감지한다. 털세움근이 수축하면 털주머니를 당겨 털을 세운다(그림 4.9/4.10).
- 가는털, 중간털, 굵은털이 우리 몸의 털 분포를 이루고 있다.
- 털은 털성장주기에 따라 자라고 빠진다. 한 가닥의 털은 2~5년 동안 자라고 그 후에 빠진다(그림 4.11).

피부의 샘

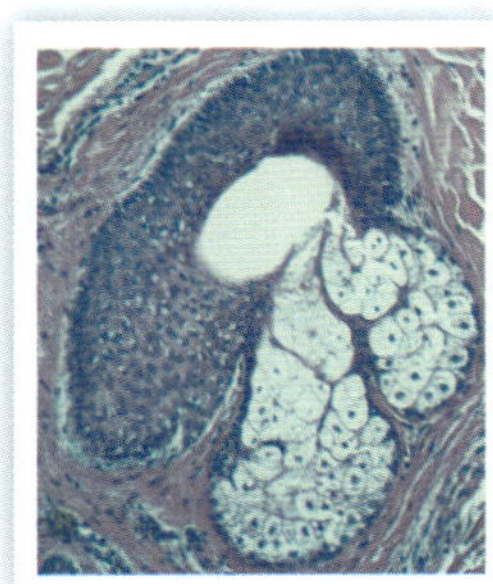

- 피부기름샘은 털주머니로 피지라 하는 찰진 기름분비물을 배출한다. 기름샘주머니는 털을 생성하지 않는 큰 피부기름샘이고, 표피로 직접 연결되어 있다(그림 4.12).

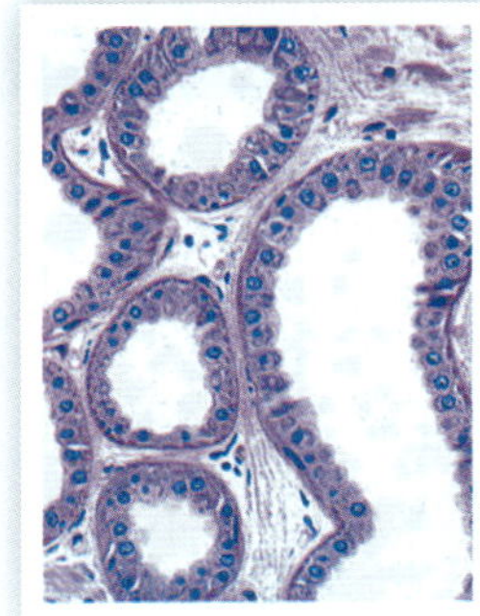

- 부분분비땀샘은 냄새가 나는 분비물을 생성한다. 보다 많은 샘분비땀샘 또는 에크린땀샘은 감지성땀남 또는 땀으로 알려진 묽은 수용성 분비물을 생산한다(그림 4.12/4.14).
- 가슴의 젖샘은 크고 복잡한 부분분비땀샘과 유사하며, 활동적인 젖샘에서는 젖을 분비한다. 귓구멍 속의 귀지샘은 귀지를 생성하는 변형된 땀샘이다.

손발톱

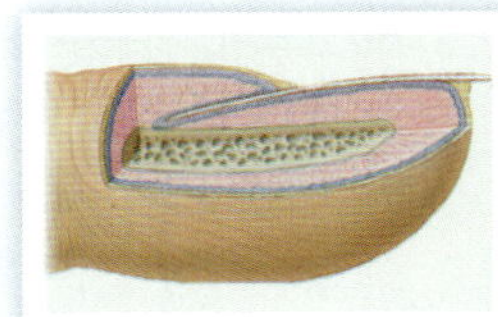

- 손발톱은 손가락과 발가락의 끝을 보호하고, 기계적인 힘을 받을 때 뒤틀림을 제한한다.
- 손톱몸통은 손톱바닥을 덮고 있으며, 손톱뿌리에서 자라 나온다. 손톱위허물은 손톱뿌리에서부터 노출된 부위의 손발톱 사이에 있는 각질층 주름으로 이루어져 있다(그림 4.15).

4.6 외피 기능의 국소적 조절

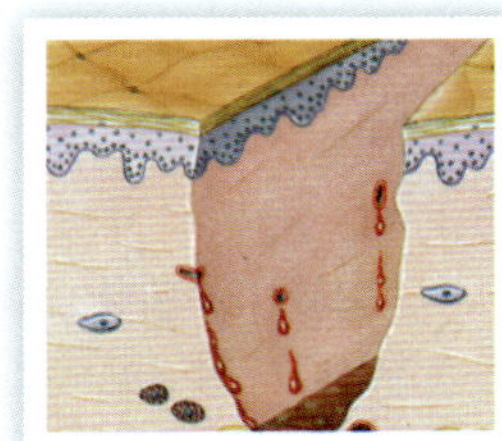

- 피부는 심각한 절단이나 중등도 화상 같은 심한 손상을 받은 후에도 효과적으로 재생될 수 있다.
- 진피와 피부부속샘의 심각한 손상은 완전하게 복구되지 않으며, 섬유성의 흉터조직이 손상 부위에 남는다.

4.7 노화와 외피계통

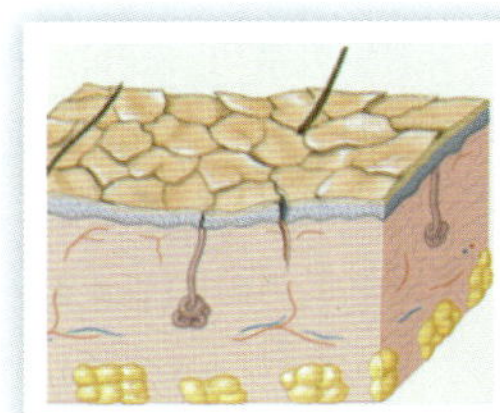

- 노화는 외피계통의 모든 층과 피부부속기에 영향을 준다(그림 4.16).

단원 연습문제

For answers, see the blue Answers tab at the back of the book.

단계 1. 정의와 용어

가장 근접한 항목에 대하여 짝을 지으시오.

1. 피부밑조직 ☐
2. 진피 ☐
3. 줄기세포 ☐
4. 각질화된 ☐
5. 멜라닌세포 ☐
6. 표피 ☐
7. 피부기름샘 ☐
8. 땀샘 ☐
9. 반흔조직 ☐

a. 섬유질의, 비세포성의
b. 온분비; 기름성분 분비물
c. 색소세포
d. 바닥층
e. 얇은근막
f. 유두층
g. 각질층
h. 중층편평상피
i. 샘분비; 맑은 분비물

10. 외피계통의 도해를 보고 아래 구조물들을 기입하시오.
- 진피
- 표피
- 땀샘
- 층판소체
- 피부기름샘
- 털세움근

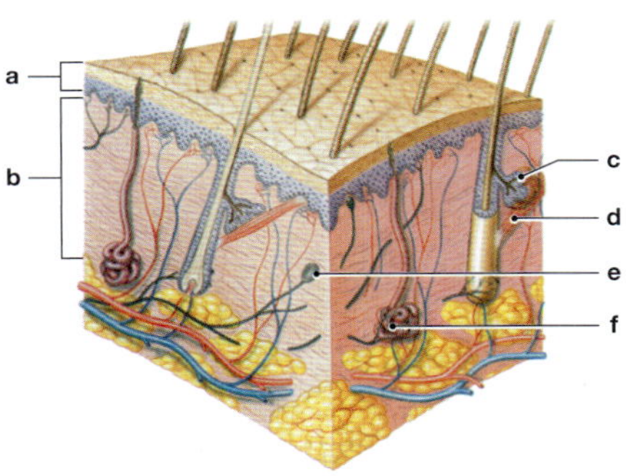

(a) ________ (b) ________
(c) ________ (d) ________
(e) ________ (f) ________

11. 피부 노화의 결과에 포함되는 것은?
(a) 피부기름샘의 활동 감소
(b) 비타민 D의 생산 증가
(c) 표피의 두꺼워짐
(d) 진피 혈액공급의 증가

12. 피부색은 무엇의 산물인가?
(a) 진피의 혈액 공급
(b) 색소의 구성
(c) 색소의 농도
(d) 모두 다 포함

13. 다음 그림에서 아래 구조물들을 기입하시오.

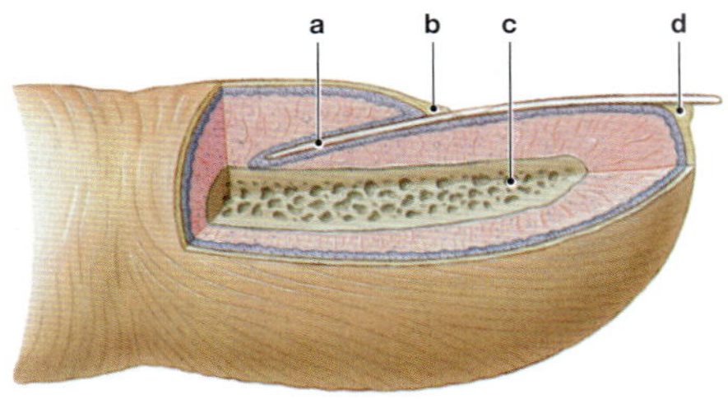

(a) ________ (b) ________
(c) ________ (d) ________

14. 아교섬유와 탄력단백질인 엘라스틴의 그물망 다발이 존재하며, 피부의 견고함을 담당하는 피부의 층은?
(a) 유두층 (b) 그물층
(c) 표피층 (d) 피부밑층

15. 분열하는 세포가 존재하는 표피의 층은?
(a) 각질층 (b) 바닥층
(c) 과립층 (d) 투명층

16. 다음 중 노화의 증상이 아닌 것은?
(a) 피부의 표피가 얇아짐
(b) 랑거한스세포의 수 증가
(c) 멜라닌세포의 활동 감소
(d) 분비샘의 활동 감소

17. 다음 중 외피계통의 기능이 아닌 것은?
(a) 아래 위치하는 조직의 보호
(b) 배출
(c) 비타민 C의 합성
(d) 체온조절

18. 카로틴은 무엇인가?
(a) 표피세포 안에 축적되는 주황-노랑색의 색소
(b) 멜라닌의 다른 이름
(c) 표피를 보호하기 위해 과립층 세포에 쌓이는 것
(d) 헤모글로빈의 특징적인 색을 나타내는 색소

19. 털뿌리를 가장 잘 설명한 것은?
(a) 털망울에서 털의 내부 조직이 끝나는 곳까지 이르는 부분이다.
(b) 털에서 죽어 있는 부분이다.
(c) 피부 표면 깊이 털의 모든 부분을 에워싼다.
(d) 털주머니의 모든 구조물들을 포함한다.

단계 2. 개념 정리

1. 피부가 흰 사람은 왜 피부가 검은 사람보다 햇빛으로부터 더 많이 자신을 보호해야 하는지를 설명하시오.

2. 굳은살이 어떻게, 왜 발생하는지를 분석하시오.

3. 임신선은 체중을 올린 사람들에게서 자주 보인다. 해부학적 논리를 활용하여 살찐 사람에게서 왜 임신선이 보이는지를 증명하시오.

4. 케라틴 단백질은 어떻게 외피계통의 외형과 기능에 영향을 미치는지 분석하시오.

5. 다른 인체의 층들과 비교하여 피부밑층 부분이 자주 피하주사의 표적이 되는 특징들을 열거하시오.

6. 피부를 씻는 것과 탈취제가 부분분비땀샘의 냄새를 어떻게 줄이는지 분석하시오.

7. 피부청색증에 걸린 사람에게는 어떤 일이 일어나는가와 어떤 신체 부위가 이런 상태를 가장 쉽게 보여주는지를 분석하시오.

8. 왜 노인들은 지나친 온도에서 적응력이 떨어지는가를 분석하시오.

단계 3. 종합적 사고

1. 이제 곧 수술을 받으려 한다. 수술 담당의사가 왜 분할선에 대한 정확한 이해를 하고 있는 것이 중요한지를 설명하시오.

2. 많은 약물들이 피부 표면에 약물을 함유하는 패치를 붙이는 피부 투과 방식으로 사용될 수 있다. 이런 패치는 손바닥과 발바닥을 제외하고는 모든 부분에 붙일 수 있다. 그 이유는 무엇인지 설명하시오.

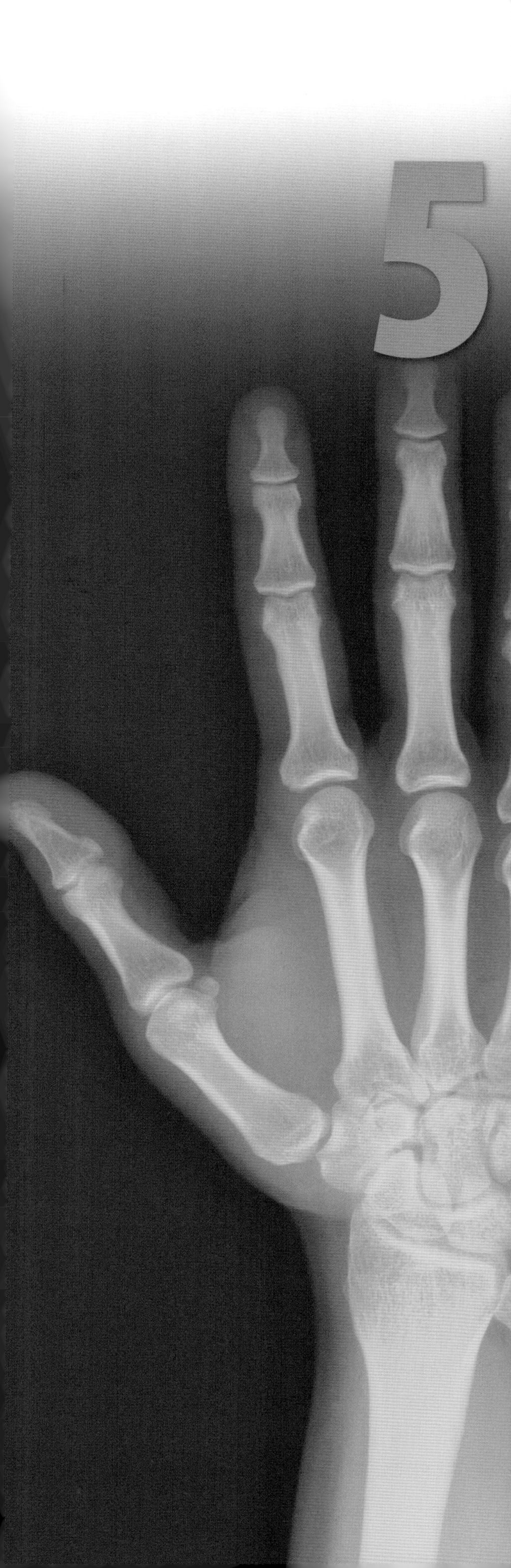

5

뼈대계통
The Skeletal System

뼈조직과 뼈대의 구조
Osseous Tissue and Skeletal Structure

학습목표

5.1 발생 중인 뼈와 성숙뼈에서 관찰되는 여러 가지 유형의 세포들의 구조와 기능의 차이를 비교한다. 이 세포들은 어떻게 치밀뼈와 해면뼈의 형성에 관여하는가. 또한 뼈막과 뼈속막의 구조와 기능에 어떻게 관여하는가.

5.2 뼈의 형성과 성장에 관여하는 기전의 차이를 비교한다.

5.3 여러 가지 유형의 골절을 정의하고, 골절의 치유기전을 설명한다.

5.4 뼈를 모양에 따라서 분류하고 각 유형별로 1개 이상의 예를 든다.

5.5 뼈의 정상적인 기능, 성장 및 재구성이 어떻게 일어나는지를 설명하고, 뼈대계통이 치유될 때 인체의 다른 계통과 어떻게 통합되는지를 설명한다.

뼈대계통(골격계통)이란 뼈대를 이루고 있는 여러 종류의 뼈, 연골, 인대 및 그들을 연결하거나 지지하기 위한 결합조직으로 구성된다. 뼈는 뼈대계통을 이루고 있는 기관으로 근육을 부착시키는 지주대 이상의 많은 기능을 한다. 뼈는 체중을 지지하며, 근육과 함께 작용하여 통제되고, 정교한 운동을 가능하게 한다. 뼈의 지주대가 고정되지 않으면, 수축하는 근육은 더욱 짧아지거나 더욱 두껍게 될 것이다. 체중을 지탱하며, 운동을 가능하게 하는 지렛대 역할을 한다. 근육을 수축하여 뼈대를 잡아당겨서 앉거나, 서거나, 걷거나, 달리는 등의 동작을 가능하게 한다. 뼈대는 다양한 생체기능을 하고 있지만 일부 기능은 우리에게 친숙하지 않은 기능도 갖고 있다. 그래서 이 장에서는 뼈대계통의 주요 기능들을 요약하였다.

- 지지(support): 뼈대계통은 우리 몸 전체의 형태를 유지하기 위한 지지 구조이다. 각각의 뼈들은 연조직이나 장기가 부착되는 틀을 제공한다.
- 무기질 저장(storage of minerals): 뼈는 칼슘염, 인산염 등의 많은 무기질이 저장되어 있으며, 체액내 칼슘과 인 이온 농도를 정상적으로 유지하는데 이용된다. 칼슘은 우리 몸에서 가장 풍부한 무기질이며, 성인의 경우 약 1~2 kg이 있다. 이 칼슘의 98% 이상은 뼈에 저장되어 있다.
- 혈액세포 생산(blood cell production): 많은 뼈의 속에는 적골수가 차 있으며, 이 골수에서 적혈구, 백혈구 및 혈소판이 생산된다. 골수의 조혈기능에 대해서는 다음에 나오는 장(심장혈관계통 및 림프계통)에서 보다 자세히 다루어질 것이다.
- 보호(protection): 우리 몸에서 정교하고 중요한 조직 또는 장기들은 뼈로 둘러싸여 있다. 갈비뼈는 심장과 허파를 보호하고, 머리뼈는 뇌를 둘러싸고 있으며, 척추는 척수를 보호하고 있으며, 골반은 다치기 쉬운 소화기관과 생식기관을 보호한다.
- 지렛대(leverage): 뼈대를 이루는 많은 뼈는 운동 시 지렛대 역할을 한다. 근육에 의해서 생성된 힘은 지렛대에 의해서 방향이 전환되거나 증폭된다. 뼈의 지렛대로서의 역할로 인해서 손가락으로 물건을 집는 정교한 운동은 물론 우리 몸 전체의 위치를 변화시키는 힘 있는 운동을 가능하게 한다.

이 장에서는 뼈의 구조, 발달 및 성장에 대해서 설명하고, 이어지는 장에서는 머리뼈, 척주, 복장뼈 및 갈비뼈를 포함하는 **몸통뼈대(체간골격, axial skeleton)**에 대해서 설명하고, 연속되는 장에서는 팔다리를 이루는 뼈와 이를 몸통뼈대에 연결시키는 뼈를 포함하는 **팔다리뼈대(사지골격, appendicular skeleton)**에 대해서 설명한다. 뼈대계통의 마지막 장에서는 뼈 사이의 연결 방식과 관절운동에 대해서 설명할 것이다.

뼈대계통을 구성하는 뼈는 뼈조직, 신경조직, 민무늬근육 및 다른 결합조직으로 구성된 복잡하고 활동적인 기관이다.

5.1 뼈의 구조와 기능

뼈 또는 뼈조직(osseous tissue)은 지지하는 결합조직의 한 종류이다. 다른 결합조직과 같이 뼈조직은 특수하게 분화된 세포들과 단백섬유 및 바탕질(ground substance)로 이루어진 뼈바탕질(골기질, bone matrix)로 구성된다. 뼈바탕질은 단백섬유 주위에 칼슘염이 침착되어 있으므로 매우 단단하고 견고하다.

뼈조직은 섬유성 뼈막(periosteum)에 의하여 주위의 바깥조직과 분리되어 있다. 뼈조직이 다른 조직을 둘러싸고 있을 때, 안쪽에 있는 뼈의 표면(속면)은 세포성 뼈속막(endosteum)으로 덮여서 주위와 경계를 이룬다.

성숙뼈의 조직학적 구성

뼈조직의 기본적인 구성에 대한 내용은 제3장에 설명되어 있다. 이 장에서는 뼈조직을 이루는 바탕질과 뼈세포에 대하여 좀 더 자세히 설명하고자 한다.

뼈바탕질

뼈바탕질(골기질, bone matrix)은 무기질과 유기질의 복합체로 이루어진다. 무기질인 인산칼슘염(calcium phosphate, [$Ca_3(PO_4)_2$])은 뼈 무게의 약 2/3를 차지한다. 뼈에서 인산칼슘염은 수산화칼슘과 반응하여 수산화인회석(hydroxyapatite, [$Ca_{10}(PO_4)_6(OH)_2$]) 결정을 형성하며, 수산화인회석은 탄산칼슘염과 같은 다른 종류의 칼슘염과 결합되거나, 또는 이온(나트륨, 마그네슘, 불소 등)과 결합한다. 이렇게 형성된 무기질 복합물은 물리적인 힘에 저항할 수 있는 강도를 제공하게 된다. 유기질인 아교섬유(교원섬유, collagen fibers)는 대략 뼈 무게의 약 1/3을 차지하며 뼈에 장력을 제공한다. 뼈세포와 다른 유형의 세포들은 일반적으로 뼈 무게의 약 2% 내외를 차지한다.

인산칼슘 결정체는 매우 단단하지만 상대적으로 덜 유연하므로 압력에 저항하는 힘은 강하지만 순간적인 충격이 가해질 시 잘 부스러진다. 이에 반해서 아교섬유는 매우 유연하므로 굽히거나 비틀거나 또는 순간적인 충격에 잘 저항하지만 강한 압력이 가해지면 쉽게 단절된다. 또한 아교섬유는 무기질 결정 형성을 위한 기

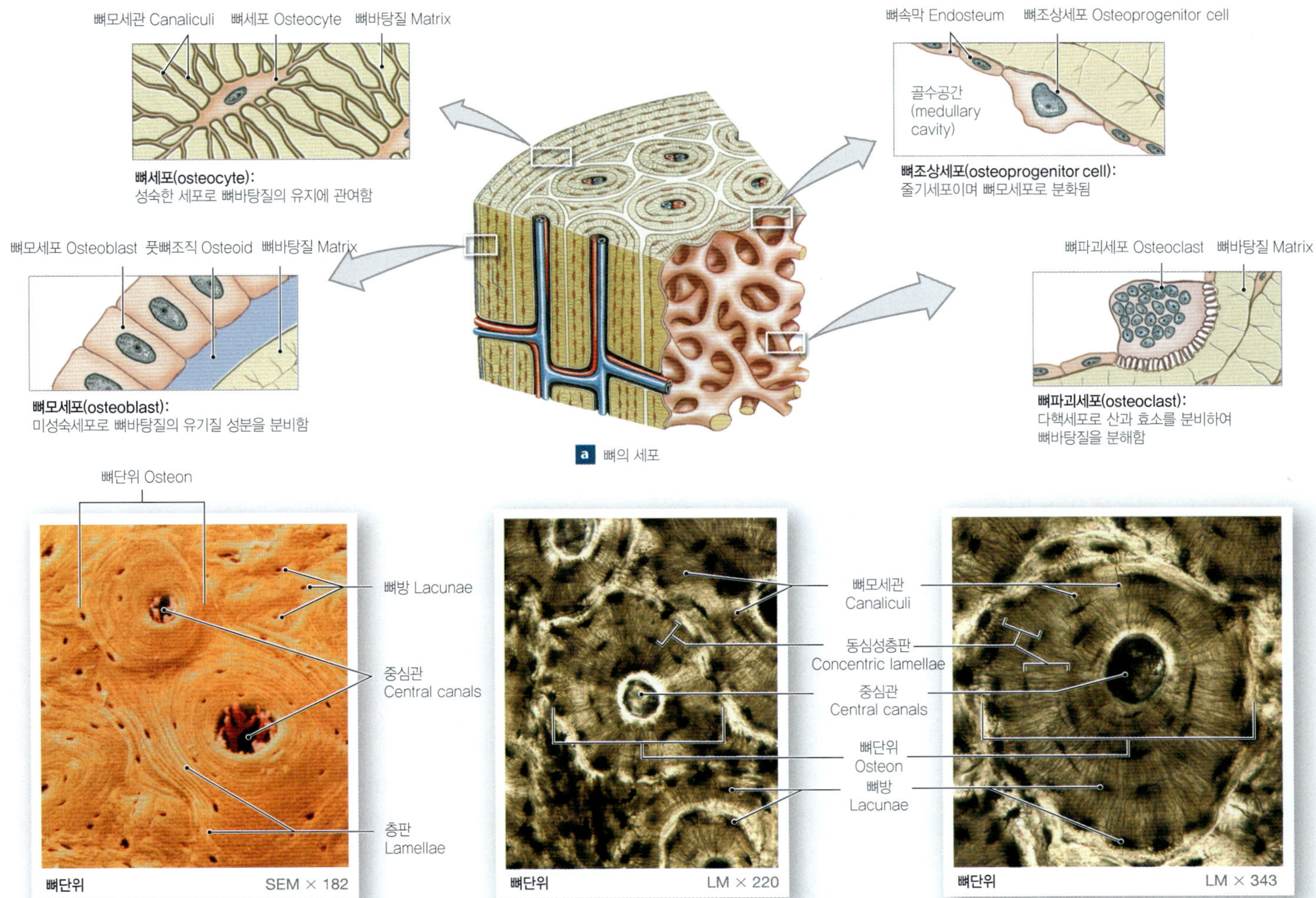

a 뼈의 세포

b 뼈단위가 관찰되는 치밀뼈의 주사전자현미경 사진

c 치밀뼈 연마표본의 광학현미경 사진: 뼈바탕질과 중심관은 하얗게 보이며 뼈방과 뼈모세관은 검게 관찰됨

d 뼈단위의 확대 사진

■ 그림 5.1 전형적인 뼈의 조직학적 구조
뼈조직은 특수하게 분화된 여러 종류의 세포들과 칼슘염이 침착된 치밀한 뼈바탕질로 구성된다.

본 틀을 제공한다. 이러한 아교섬유 틀에 수산화인회석 결정은 작은 판상구조로 부착된다. 이러한 결과로 아교질과 무기질이 연결된 단백질-무기질 결정 복합물이 형성되어 뼈는 상당한 정도의 강도 및 장력을 지니게 된다.

성숙뼈의 세포

뼈에는 뼈조상세포(골조세포, osteoprogenitor cell), 뼈모세포(골아세포, osteoblast), 뼈세포(골세포, osteocyte) 및 뼈파괴세포(파골세포, osteoclast)와 같은 특징적인 세포들이 있다(그림 5.1a).

뼈세포 뼈조직에서 최종적으로 분화되어 성숙된 세포를 **뼈세포(골세포, osteocyte)**라 한다. 뼈세포는 주위를 둘러싸는 뼈바탕질의 유기질과 무기질 성분의 유지와 조절에 관여한다. 뒤에 설명하겠지만 뼈바탕질을 이루는 무기질은 침착과 분해가 반복적으로 진행된다. 뼈세포는 칼슘을 뼈에서 혈액으로 유리시키거나 뼈바탕질에 칼슘염을 침착시키는데 관여한다. 뼈세포들은 석회화된 바탕질에 의해서 형성된 작은 공간인 **뼈방(골소강, lacuna)**에 위치한다. 이러한 뼈바탕질 층을 **층판(lamella)**이라고 한다(그림 5.1b-d). 이 층판 구조의 바탕질에는 **뼈모세관(골세관, canaliculi)**이라는 미세한 관이 뼈방에서 다른 뼈방까지 또는 혈관 주위까지 방사상으로 뻗어 있어 층판 사이의 뼈방들은 서로 연결된다. 뼈모세관에는 뼈세포의 미세한 세포질 돌기가 뻗어 있다. 이러한 세포질 돌기들은 폐쇄띠(치밀연접, tight junction)로 서로 연결되며, 뼈세포의 세포질 돌기 사이에 있는 교통반점(교통연접, gap junction)을 통해서 영양분과 대산산물이 확산된다.

뼈모세포 **뼈모세포(골아세포, osteoblast)**는 입방형의 세포이며, 뼈의 속면 또는 바깥면에 한 줄로 배열되어 있다. 뼈모세포는 세포 주위에 유기질 성분을 분비하며, 유기질은 점차 칼슘염이 침착되어 석회화가 진행된다. 석회화가 진행되기 전 단계의 뼈바탕질을 **풋뼈조직(유골질, osteoid)**이라 한다. 석회화가 진행되는 기전은 아직 명확히 알려져 있지 않다. 뼈모세포는 뼈발생(골발생, osteogenesis)에서 중심적인 역할을 담당한다. 뼈발생을 개시하는 정확한 자극은 불명확하지만, 아마도 물리적 또는 호르몬의 자극에 뼈모세포가 반응해서 뼈발생을 개시하는 것으로 생각된다. 뼈모세포는 주위에 분비한 풋뼈조직에 스스로 매몰되면서 점차 뼈세포로 성숙된다.

뼈조상세포 뼈조직에는 소수의 편평한 모양의 줄기세포인 뼈조상세포가 존재한다. **뼈조상세포(골조세포, osteoprogenitor cell)**는 중간엽조직(간엽조직, mesenchymal tissue)에서 분화된 세포로 뼈막의 가장 안쪽 층에 위치하거나 또는 골수공간을 감싸는 뼈속막에 위치해 있다. 뼈조상세포는 분열능력이 뛰어나고, 분열된 후 뼈모세포로 분화된다. 이러한 분화능력은 특히 골절된 뼈의 수복에 결정적인 기여를 한다. 이에 대해서는 뼈의 수복에 관한 항목에서 보다 자세히 설명할 것이다.

뼈파괴세포 **뼈파괴세포(파골세포, osteoclast)**는 여러 개의 핵을 지니고 있는 매우 큰 세포이다. 이 세포는 단핵구 또는 호중구를 생산하는 동일한 줄기세포(stem cell)에서 기원한다. 뼈파괴세포는 용해소체(lysosome)에 있는 산성 물질을 세포외배출(exocytosis) 방법으로 주위에 분비하며, 이로 인해서 뼈바탕질이 분해되어 아미노산, 저장된 칼슘 및 인산염이 유리된다. 이러한 부식과정–**뼈용해(골용해, osteolysis)**–을 통해서 체액내 칼슘과 인산염의 농도가 증가된다. 뼈파괴세포는 항상 뼈바탕질을 분해하여 무기질을 유리시키며, 반면 뼈모세포는 항상 뼈바탕질을 생산하여 무기질의 침착을 유도한다. 뼈의 유지에 있어서 뼈파괴세포와 뼈모세포의 활성능력의 균형은 매우 중요하다. 만일 뼈모세포에 의한 무기질 침착보다 뼈파괴세포의 활성으로 인한 뼈용해의 증가는 뼈를 약하게 하며, 반대로 뼈모세포의 활성이 보다 왕성할 경우에는 뼈의 강도와 뼈함량이 지나치게 증가된다.

Hot Topics

새로운 연구결과들은 뼈엉성증을 줄이는데 도움을 줄 것이다.

뼈엉성증 또는 뼈조직의 부식은 감소된 뼈모세포의 활성과 과도한 뼈파괴세포의 활성에 의하여 야기된다. 연구결과에 의하면 1년에 한 번 3년 이상 5 mg의 zoledronic acid를 주입하면 뼈밀도가 유의성 있게 증가하고 상당히 젊은 사람에게서나 볼 수 있을 정도의 뼈 구조가 형성되므로 뼈엉성증의 발병률을 유의성 있게 감소시킨다고 한다.

* Gamsjaeger, S. et al. 2011. Bone material properties in actively bone-forming trabeculae in postmenopausal women with osteoporosis after three years of treatment with once-yearly zoledronic acid. J Bone and Mineral Research 26(1):12–18.

치밀뼈와 해면뼈

뼈는 **치밀뼈(치밀골, compact bone)**와 **해면뼈(해면골, spongy bone)**라는 두 가지 종류가 있다. 치밀뼈는 상대적으로 단단하고 치밀한 구조이며, 해면뼈는 잔기둥이 망상으로 연결된 엉성한 구조이다. 전형적인 긴뼈(위팔뼈와 넙다리뼈)는 치밀뼈와 해면뼈가 모두 함께 존재한다. 주로 치밀뼈는 뼈의 기둥을 이루며, 해면뼈는 뼈의 양 끝과 **골수공간(medullary cavity)**의 양 끝에 위치한다(그림 5.2a). 골수공간은 **골수(bone marrow)**로 채워져 있다. 골수는 일종의 결합조직으로 나이가 든 사람에서는 지방세포가 풍부한 **황색골수(yellow bone marrow)**가 관찰되고, 혈구형성이 왕성한 시기에는 분화 중인 적혈구 및 백혈구, 그리고 그들의 줄기세포들로 구성된 **적색골수(red bone marrow)**가 관찰된다.

치밀뼈와 해면뼈의 구조적 차이

치밀뼈와 해면뼈에서 뼈바탕질의 구성 성분은 동일하지만 뼈세포, 뼈모세관 및 층판의 공간적 배열에는 큰 차이가 있다.

치밀뼈 성숙한 치밀뼈의 기본적, 기능적 단위를 원주상의 **뼈단위(골원, osteon, Haversian system)**라고 한다(그림 5.1b-d). 뼈단위에서 뼈세포들은 중심관(central canal, Haversian canal) 주위를 동심원 모양으로 층판상으로 배열된다. 일반적으로 중심관은 뼈 표면과 평행하게 배열된다(그림 5.2a). 또 다른 관인 **관통관(perforating canal, Volkmann's canal)**은 뼈 표면에 직각으로 위치하며 인접한 중심관과 중심관을 연결한다(그림 5.2b). 관통관을 통해서 뼈단위와 골수공간에 혈액을 공급하는 혈관들이 지나간다. 각 뼈단위의 층판들은 중심관 주위에서 뼈의 장축 방향에 평행하게 원주상으로 배열되는데 이를 **동심성층판(concentric lamella)**

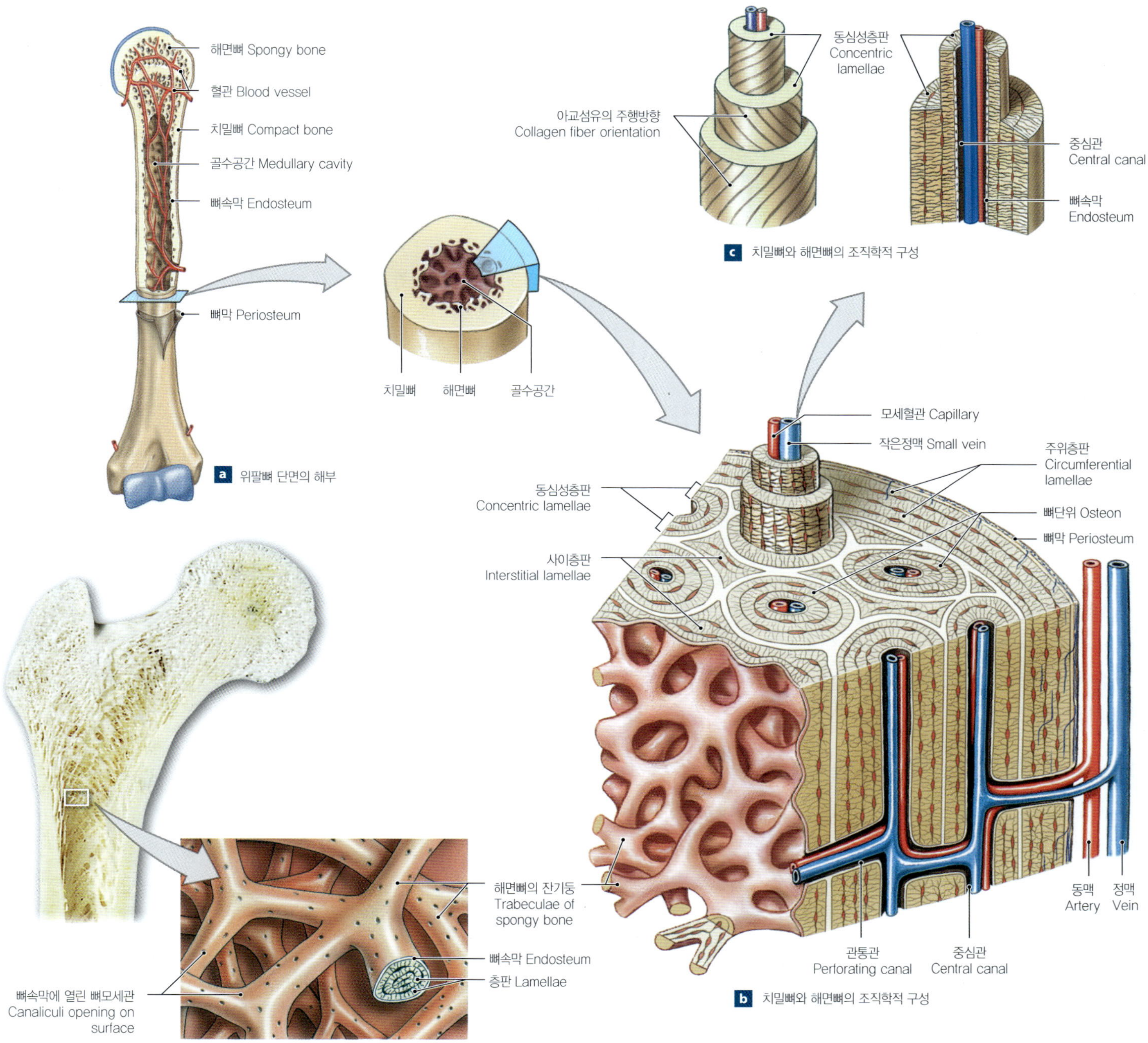

a 위팔뼈 단면의 해부

b 치밀뼈와 해면뼈의 조직학적 구성

c 치밀뼈와 해면뼈의 조직학적 구성

d 넙다리뼈 몸쪽끝의 단면에서 관찰되는 해면뼈의 위치와 구조

■ 그림 5.2 전형적인 뼈의 구성
전형적인 뼈에서 관찰되는 치밀뼈와 해면뼈의 구성.

이라 한다(그림 5.2b,c). 동심성층판에서 아교섬유는 각 층판의 길이 방향을 따라서 나선상으로 배열되는데, 인접한 층판에서의 나선상 배열 방향은 각각 다르게 향한다. 이러한 아교섬유의 다양한 배열은 뼈의 장력을 증가시키는데 기여한다. 뼈단위에서 뼈모세관은 각기 다른 뼈방들을 연결시키며, 다양한 분지를 내어 중심관에도 연결된다. 치밀뼈에서 각각의 뼈단위 사이의 공간은 **사이층판**

(간질층판, interstitial lamella)으로 채워져 있다. 사이층판은 뼈가 성장되는 동안 새롭게 형성된 뼈단위의 일부분이거나 또는 뼈의 수복 및 재구축 과정에서 뼈파괴세포의 작용으로 사라진 뼈단위의 일부분이다. 층판의 세 번째 종류는 **주위층판(circumferential lamella)**으로 뼈의 바깥쪽 또는 안쪽에 위치한다. 위팔뼈와 넙다리뼈와 같은 긴뼈에서 주위층판은 뼈몸통(골간, body of bone)의 바깥 면과 안쪽 면을 이루고 있다(그림 5.2b).

해면뼈 **해면뼈(해면골, 이를 trabecular bone 또는 cancellous bone이라고도 불림)**는 뼈조직이 뼈잔기둥(골소주, trabecula) 또는 조각뼈(골침, spicule)의 형태로 배열되는 것이 치밀뼈와의 주된 차이점이다. 해면뼈의 뼈잔기둥 사이에는 수많은 공간이 있어 해면체와 같은 상태를 나타낸다. 해면뼈에도 층판구조는 있으며, 두꺼운 뼈잔기둥에서는 치밀뼈와 같이 전형적인 뼈단위도 관찰된다.

층판의 구성 및 구조 그리고 관련된 세포들의 종류는 해면뼈와 치밀뼈 간에 차이가 없다. 해면뼈는 빈 공간이 풍부한 구조이며(그림 5.2d), 그 결과 치밀뼈보다 매우 가볍다. 비록 뼈잔기둥 사이에 많은 공간이 있으므로 가볍기는 하지만, 뼈잔기둥이 격자 형태로 복잡하게 연결되어 있어서 상당한 장력을 지니게 된다. 따라서 해면뼈는 뼈의 무게를 감소시켜 뼈를 움직이는 근육의 작용을 용이하게 한다. 해면뼈는 무거운 하중을 받지 않는 뼈나 여러 방향으로부터 전달된 힘을 받는 뼈에서 관찰된다.

치밀뼈와 해면뼈의 기능적 차이

모든 뼈의 표면은 치밀뼈로 둘러싸여 있으며, 이 층의 두께는 뼈의 종류 및 부위에 따라서 각각 다양하다. 치밀뼈의 제일 바깥은 **뼈막(골외막, periosteum)**이라는 결합조직으로 덮여 있으며 주위의 깊은근막(deep fascia)과 연결된다. 뼈막은 두 뼈가 연결되는 관절면을 제외하고는 뼈의 모든 표면을 감싼다. 일부 관절에서 두 뼈는 아교섬유 또는 연골판에 의하여 연결되어 있다. 두 뼈가 인대 또는 연골에 의해서 연결된 부위의 뼈 표면은 치밀뼈로 덮여 있지만, 윤활관절(synovial joint)을 이루는 곳에서 두 뼈의 관절면은 유리연골(초자연골, hyaline cartilage)로 덮여 있다.

각 뼈에서 치밀뼈의 두께는 뼈에 전달되는 물리적인 스트레스에 비례한다. 그림 5.3a는 다리의 몸통 쪽 뼈인 넙다리뼈의 일반적인 해부학적 구조를 보여준다. 치밀뼈는 골수공간 주위에 잘 발달되어 있다. 넙다리뼈와 같은 긴뼈는 두 개의 말단 부위인 **뼈끝(골단, epiphysis)**과 뼈끝 사이를 연결하는 원통형의 **뼈몸통(골간, diaphysis)** 부위로 구분된다. 뼈끝과 뼈몸통 사이의 좁은 부위를 **뼈몸통끝(골간단, metaphysis)**이라 한다. 그림 5.3은 넙다리뼈 속의 치밀뼈와 해면뼈의 구성을 보여준다. 정상적으로 치밀뼈로 이루어진 뼈몸통 부위는 한쪽 뼈끝에 전달된 스트레스를 다른 쪽 뼈끝에 전달하는 역할을 한다. 예를 들면, 똑바로 선 자세에서 엉덩이에서 전해지는 체중은 넙다리뼈의 뼈몸통을 지나 무릎 쪽으로 전달된다. 뼈몸통 부위에서 뼈단위(osteon)는 뼈의 길이 방향과 평행하게 배열된다. 따라서 넙다리뼈는 길이 방향으로 전달되는 하중에 가장 강하다. 하나의 뼈단위를 벽이 매우 두꺼운 빨대라고 생각해보자. 만일 그 빨대를 위아래에서 힘을 가하면 잘 구부러지지 않을 것이다. 그러나 양 끝을 잡고 측면에서 힘을 가하면 쉽게 부러질 것이다. 마찬가지로 긴뼈는 길이 방향으로 전달되는 물리적인 압력에는 매우 강하지만, 측면에서 가해지는 충격에는 쉽게 **골절(fracture)**이 된다.

해면뼈는 치밀뼈처럼 치밀한 구조를 이루고 있지는 않지만, 다양한 방향에서 전달되는 스트레스에 저항하는 힘은 보다 강하다. 넙다리뼈와 같은 긴뼈의 뼈끝은 해면뼈로 채워져 있다. 넙다리뼈의 몸쪽 뼈끝에서 뼈잔기둥(trabeculae)의 배열 방향은 그림 5.3b,c에서 보는 바와 같다. 뼈잔기둥은 스트레스 방향에 따라서 배열되며, 뼈잔기둥 간에는 광범위하고 다양한 교차가 형성된다. 넙다리뼈 몸쪽 뼈끝에 있는 뼈잔기둥은 엉덩이에서 전달되는 체중을 뼈몸통끝을 통해서 뼈몸통으로 전달하며, 먼쪽 뼈끝에 있는 뼈잔기둥은 그 스트레스를 무릎관절을 지나 종아리(leg)로 전달한다. 해면뼈의 뼈잔기둥은 여러 방향에서 전달되는 스트레스를 분산시키고 전달하는 역할과 함께, 뼈잔기둥의 해면상의 구조는 골수에 있는 세포들을 수용하고 지지하는 기능도 지닌다. 황색골수는 뼈몸통의 골수공간에서 종종 관찰되는데 이 부위가 에너지 저장소로서 매우 중요한 기능을 한다. 적색골수가 풍부하게 관찰되는 넙다리뼈 뼈끝의 해면뼈는 혈구형성이 일어나는 중요한 부위이다.

뼈막과 뼈속막

뼈의 표면은 일반적으로 **뼈막(골외막, periosteum)**으로 덮여 있다(그림 5.4a). 뼈막은 (1) 뼈를 주위 조직으로부터 분리와 방어, (2) 혈관과 신경의 부착점 및 통로 제공, (3) 뼈의 발달과 수복에 능동적으로 참여, (4) 깊은근막의 부착 등의 기능을 담당한다. 뼈막은 종자뼈(sesamoid bone)에는 없으며, 관절연골 표면에도 없고, 힘줄과 인대 및 관절주머니(관절낭)가 부착되는 부위에도 없다.

뼈막은 2층으로 구분되는데 바깥층은 치밀섬유결합조직인 **바깥섬유층(outer fibrous layer)**이며 속층은 뼈조상세포가 위치한 **속세포층(inner cellular layer)**이다.

관절을 이루는 부위에서 뼈막은 관절 주위의 결합조직에 연속

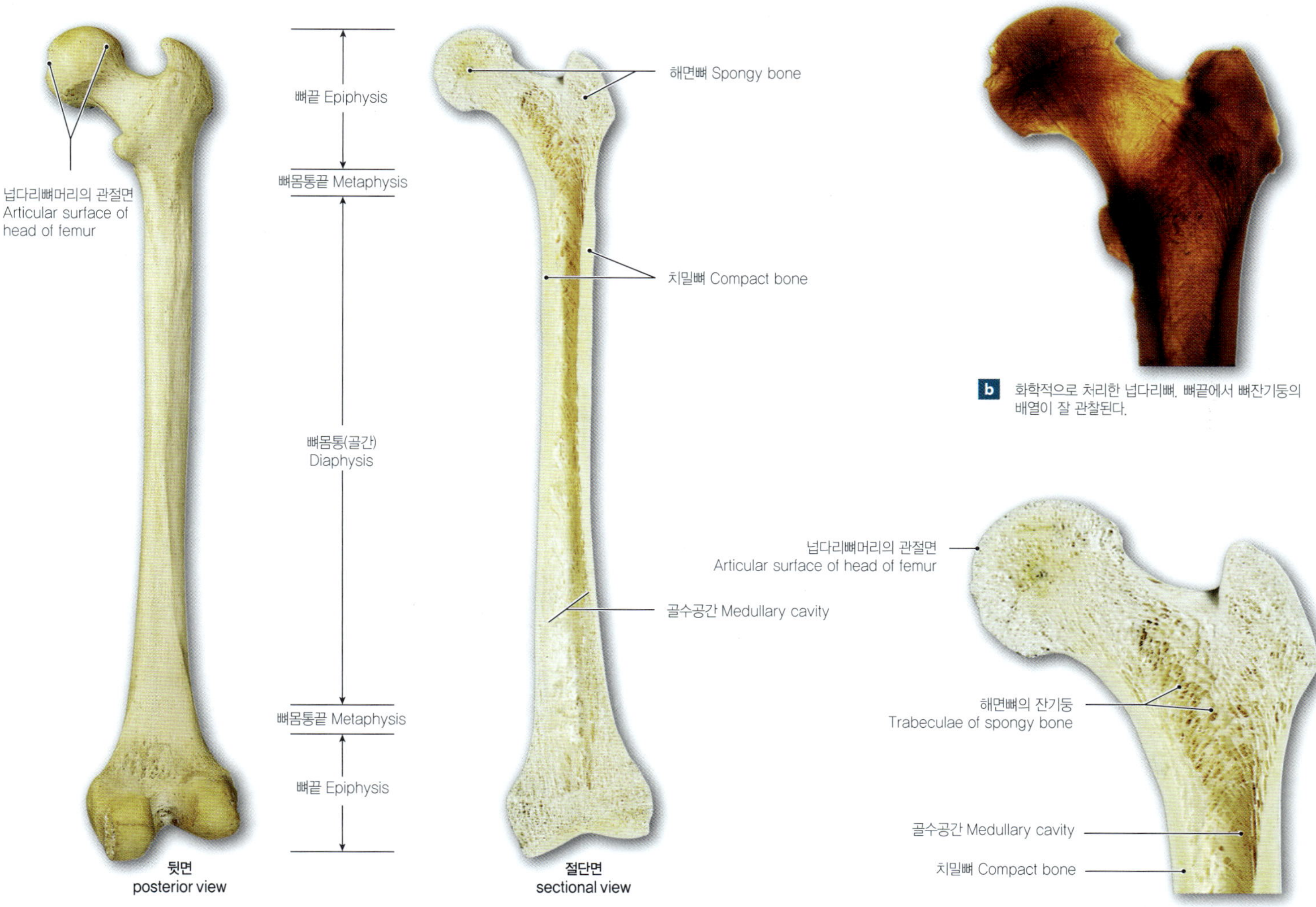

a 넙다리뼈의 뒷면 및 절단면. 뼈몸통의 벽은 치밀뼈로 구성되고 양 뼈끝은 해면뼈로 채워져 있다. 뼈몸통끝은 뼈끝과 뼈몸통의 경계이다. 상체의 체중은 엉덩관절을 통해서 넙다리로 전달된다. 엉덩관절은 넙다리뼈의 축에서 벗어나 위치하기에 체중은 넙다리뼈 몸쪽끝의 해면뼈를 통해서 고르게 전달되며, 뼈몸통의 안쪽 부분은 압력에 저항하는 힘이 크며, 뼈몸통의 가쪽 부분은 장력에 저항하는 힘이 크다.

b 화학적으로 처리한 넙다리뼈. 뼈끝에서 뼈잔기둥의 배열이 잘 관찰된다.

c 뼈끝 절단면

■ 그림 5.3 긴 뼈의 육안 구조

되어 관절을 안정화하는데 도움을 준다. 윤활관절에서 뼈막은 관절을 둘러싸는 관절주머니(관절낭, articular capsule)에 연속되며, 뼈막섬유들은 뼈에 부착된 힘줄의 섬유들과 교차되면서 연속된다(그림 5.4c). 뼈가 발육되면서 힘줄(tendon)의 섬유들은 뼈모세포에 의해서 새롭게 형성된 뼈 표면의 얇은층판 속에 매몰된다. 힘줄 또는 뼈막에서 유래되어 뼈조직에 매몰되는 아교섬유들을 **관통섬유(perforating fibers, 또는 Sharpey's fibers)**라 한다(그림 5.4a). 힘줄을 구성하는 섬유 일부가 뼈조직에 매몰되므로 힘줄의 부착력은 더욱더 증가된다. 따라서 강력한 힘이 힘줄 또는 인대에 가해질 시 때때로 뼈 표면에서 섬유가 단절되기보다는 뼈가 부서지는 손상을 동반하는 결과를 초래하기도 한다.

뼈의 속면에서 세포성 **뼈속막(골내막, endosteum)**이 골수공간의 표면을 덮고 있다(그림 5.4b). 뼈속막에는 뼈조상세포들이 배열되어 있다. 뼈속막은 해면뼈의 뼈잔기둥 표면을 둘러싸고, 뼈단위의 중심관과 관통관의 속면을 감싼다. 뼈속막에 있는 세포들은 뼈가 발육 중에 있거나 또는 수복 및 재구축이 진행될 때에 활성화된다. 뼈속막은 일반적으로 한 층의 세포들로 이루어지며 전체가 연속된 막은 아니어서 부위에 따라서는 뼈바탕질이 골수공간에 노출되어 있다.

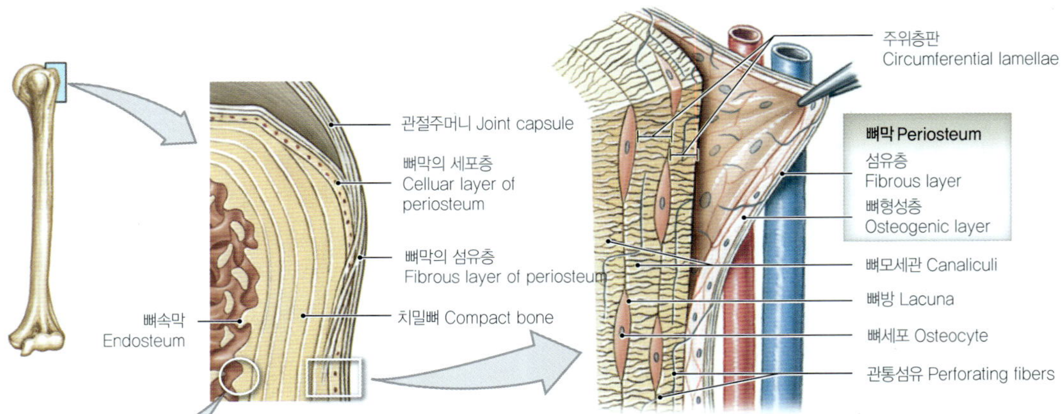

a 뼈막은 바깥섬유층과 속세포층의 두 층으로 구성된다. 뼈막의 아교섬유는 뼈바탕질, 주위의 관절주머니, 힘줄 및 인대의 아교섬유와 연결된다.

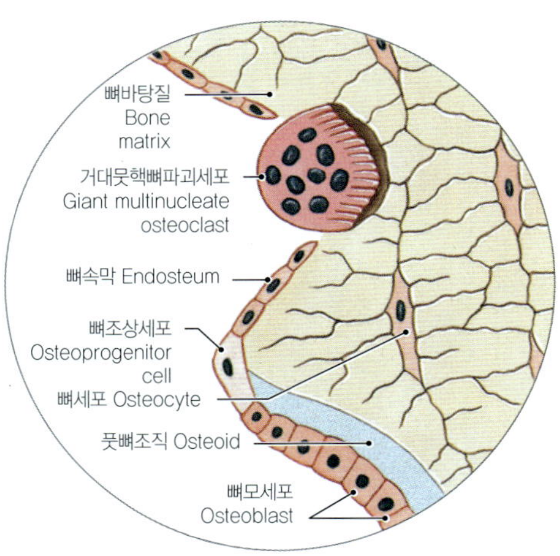

b 뼈속막은 한 층의 세포로 덮인 불완전한 막이며, 뼈모세포, 뼈조상세포 및 뼈파괴세포가 위치한다.

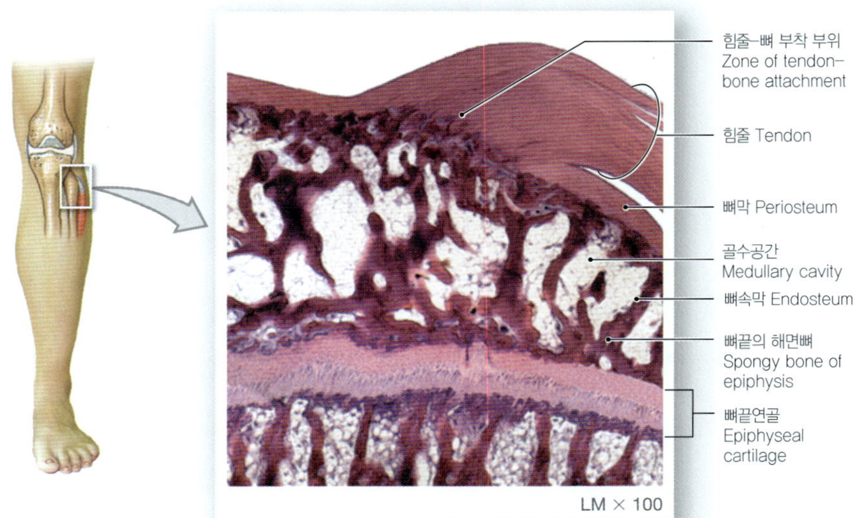

c 힘줄–뼈 부착 부위

■ 그림 5.4 뼈막과 뼈속막의 조직학적 구조
뼈막과 뼈속막의 위치와 다른 구조와의 관련성을 나타낸 그림과 사진.

V 5.1 개념확인

1	☐	칼슘염(수산화인회석)에 대한 아교질의 비율이 증가한다면 뼈의 장력에는 어떻게 영향을 미치는가?
2	☐	중심관 주위에 원심상으로 배열된 층판 구조가 관찰되는 표본이 있다. 이 표본은 해면뼈인가 또는 치밀뼈인가?
3	☐	만일 뼈파괴세포의 활성이 뼈모세포의 활성보다 크다면 뼈함량은 어떻게 변하겠는가?
4	☐	만일 어떤 독성물질로 인해서 뼈조상세포가 선택적으로 파괴되었다면 어떤 결과가 예상되는가? 정상적인 뼈형성 과정에 문제가 초래될 것인가?

5.2 뼈의 발달과 성장

뼈대의 성장은 체형과 신장을 결정하는 주요 요인이 된다. 뼈는 수정 후 약 6주경부터(배아의 크기가 약 12 mm 정도인 시기) 발생되기 시작한다. 이 시기 전까지 모든 뼈의 성분은 중간엽조직(mesenchymal tissue) 또는 연골 상태이다. 이 시기 이후부터 뼈는 매우 빠르게 성장한다. 뼈의 성장은 사춘기까지 지속되며, 일부 뼈들은 약 25세까지도 성장이 지속된다. 뼈의 모든 성장 과정은 미세하게 조절되며, 적절하게 조절되지 못한 뼈의 성장은 궁극적으로 신체의 모든 계통에 영향을 미친다. 본 항목에서는 뼈의 성장과 **뼈발생**(osteogenesis) 과정에 대해서 설명하게 될 것이며, 다음 항목에서는 성인 뼈에서 뼈조직의 유지, 재구성 및 수복에 대해서 다루게 될 것이다.

배아 발생기 동안 중간엽조직 또는 연골조직은 뼈로 대치된다. 이와 같이 다른 조직이 뼈조직으로 대치되는 과정을 **뼈되기(골화, ossification)**라고 한다. 반면, **석회화(calcification)**란 용어는 조직 내에 칼슘염이 침착되는 과정을 의미한다. 석회화는 어느 조직에서도 발생될 수 있지만 뼈되기 과정은 뼈의 발생에서만 볼 수 있다. 뼈되기에는 **막뼈되기**(intramembranous ossification)와 **연골뼈되기**(endochondral ossification)라는 두 종류의 방식이 있다. 막뼈되기에서 뼈는 중간엽조직 또는 결합조직에서 유래되며, 연골뼈되기는 이미 만들어진 연골 주형이 뼈로 대치되는 방식이다. 팔다리를 구성하는 뼈와 체중을 지탱하는 척추뼈와 같은 뼈는 연골뼈되기 방식으로 만들어진다. 빗장뼈, 아래턱뼈 및 머리뼈와 같은 납작뼈는 막뼈되기 방식으로 만들어진다.

막뼈되기

그림 5.5a는 10주령 태아의 머리에서 막뼈되기 방식에 의하여 형성되는 머리뼈의 모습을 보여준다. 막뼈되기의 기전을 진피뼈되기(dermal ossification)라고 하며 Spotlight 그림 5.6에 설명하였다.

연골뼈되기

그림 5.5에서 10주와 16주 태아에서 연골뼈되기(연골내골화, endochondral ossification)에 의하여 형성되는 팔다리뼈대의 모습을 보여준다. 연골뼈되기(연골내골화, endochondral ossification)의 기전을 Spotlight 그림 5.7에 설명하였다.

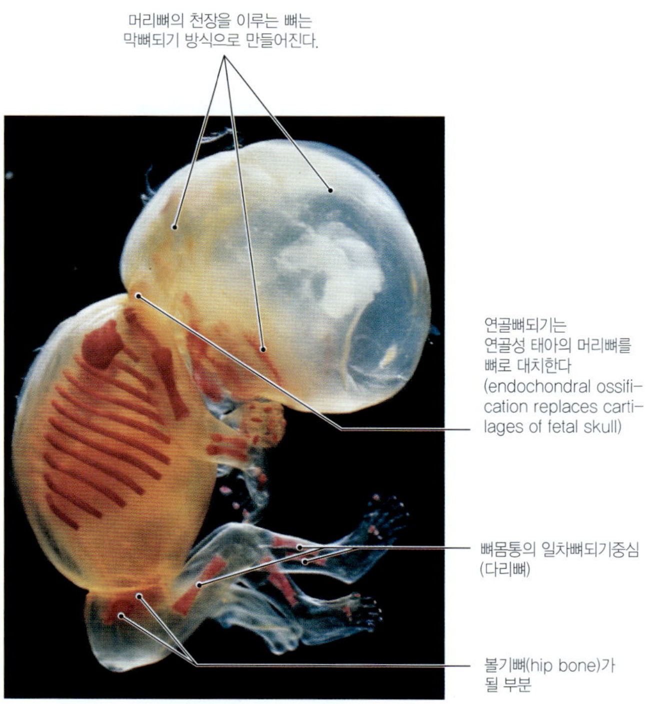

a 약 10주령 태아. 머리뼈는 막뼈되기와 연골뼈되기 방식으로 발생된다. 이 시기에서는 머리뼈를 구성하는 각 뼈의 윤곽이 불분명하다.

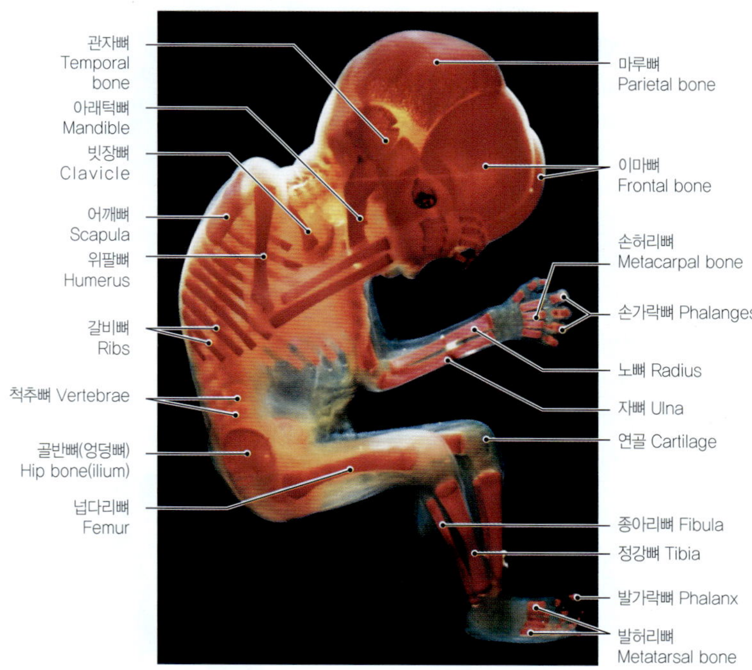

b 약 16주령 태아. 머리뼈를 구성하는 각 뼈의 윤곽이 관찰된다. 대부분의 팔다리뼈대는 연골뼈되기 방식으로 발생된다.

■ 그림 5.5 태아의 막뼈되기 및 연골뼈되기
10주령 및 16주령의 태아. Alizarin red 염색. 발달 중인 뼈대 성분이 잘 관찰된다.

뼈끝연골 폐쇄

뼈가 성숙할 때 뼈의 성장이 멈추는 것을 **뼈끝연골 폐쇄(골단연골 폐쇄, epiphyseal closure)**라고 하며, Spotlight 그림 5.7에 설명하였다. 성장이 정지된 뼈에서 뼈끝연골이 있었던 부위는 선상의 흔적을 남기는 데 이 흔적을 **뼈끝선(골단선, epiphyseal line)**이라고 하며 X-선 촬영에서 뚜렷하게 관찰된다.

발생 중인 뼈의 직경의 증가

뼈의 두께는 뼈몸통의 표면에서 부가성장(appositional growth) 방식으로 증가된다. 부가성장이란 기존 뼈에 뼈조직이 추가로 첨가되어 성장되는 방식을 말한다. 뼈막의 속세포층에 위치한 뼈조상세포가 뼈모세포로 분화되고 이어서 뼈 표면에 뼈바탕질이 첨가된다. 이렇게 첨가된 뼈조직은 뼈의 주위층판(circumferential lamella)을 이루게 된다. 시간이 지남에 따라 먼저 형성된 주위층판은 흡수되거나 재구축되면서 치밀뼈의 전형적인 뼈단위(osteon)가 된다.

뼈막의 혈관과 아교섬유들은 새로 형성된 뼈바탕질 내로 진입하거나 뼈바탕질로 둘러싸이기도 한다. 이러한 경우 뼈막에서의 부가성장은 그림 5.9a에 설명한 것처럼 더욱 복잡한 과정을 거친다.

뼈 표면에서 새로운 뼈조직이 첨가되는 동안, 뼈의 속면에서는 뼈파괴세포의 작용으로 뼈바탕질이 흡수된다. 그 결과 뼈의 직경이 증가됨에 따라 골수공간도 점차 넓어진다(그림 5.9b).

임상노트

뼈대의 선천성 질환

거인증

사춘기 전에 성장호르몬이 지나치게 많이 분비되면 성장이 과도하여 거인증을 초래한다.

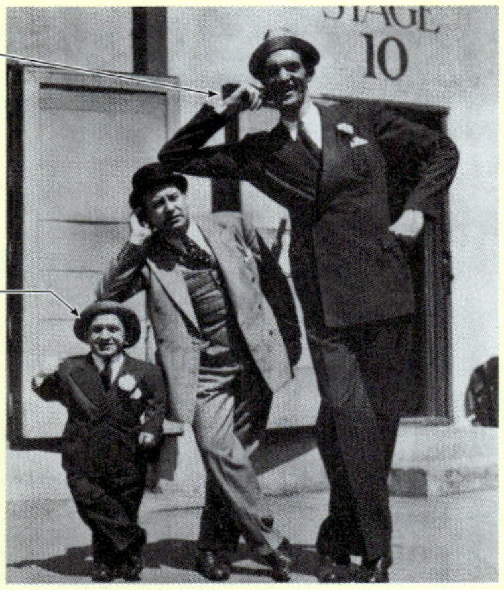

뇌하수체성 왜소증

사춘기 전에 성장호르몬의 분비가 부족하면 뇌하수체성 왜소증을 유발한다. 이 질환에 이환된 사람은 키가 매우 작지만 연골형성부전성 난장이(achondroplastic dwarfs)와는 다르게 연골의 비율은 정상이다.

연골형성부전증

비정상적인 뼈끝연골의 활성장애에 의하여 발생한다. 성장기 중 뼈끝연골이 매우 느리게 증식하기 때문에 성인이 되어서도 땅딸막한 팔다리를 지닌다. 다른 뼈대에도 영향을 주지만 몸통뼈대는 정상적인 크기를 유지하며, 성적 및 지적발달에는 장애가 없다. 연골형성부전증에 이환된 성인을 연골형성부전성 난장이라 한다. 이 질환은 섬유모세포 성장인자와 관련된 4번 염색체 유전자의 이상으로 초래된다. 대부분 개체 돌연변이로 발생한다. 만일 부모 모두가 이 질환에 이환되어 있다면 자녀의 25%는 정상이고, 50%는 어느 정도 영향을 받고, 25%는 매우 심한 기형이 초래되거나 또는 사망하게 된다.

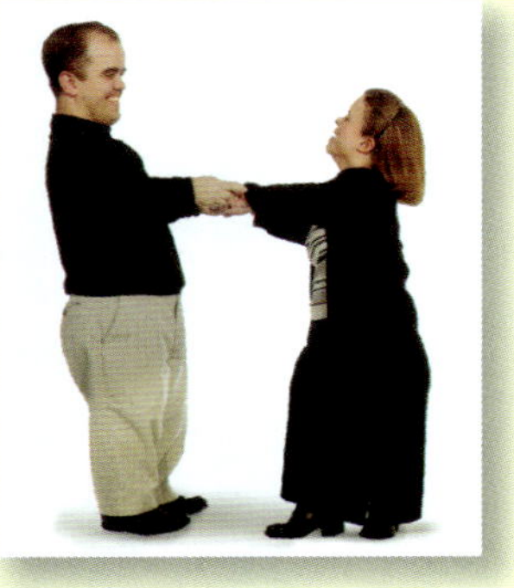

마르팡증후군

결합조직의 구조이상에 의하여 초래되는 유전질환이다. 이 질환은 뼈끝연골 부위에서 연골이 과도하게 형성되어 뼈의 길이가 현저히 길어져 팔다리가 얇고 매우 길어지는 외형적 특징을 나타낸다. 이 질환은 단백원섬유의 형성과 관련된 15번 염색체의 이상이 원인인 것으로 알려져 있다. 뼈대의 변화가 두드러지게 나타나지만 아교섬유의 이상으로 인한 동맥벽이 약해지므로 더욱 위험한 상태를 초래한다.

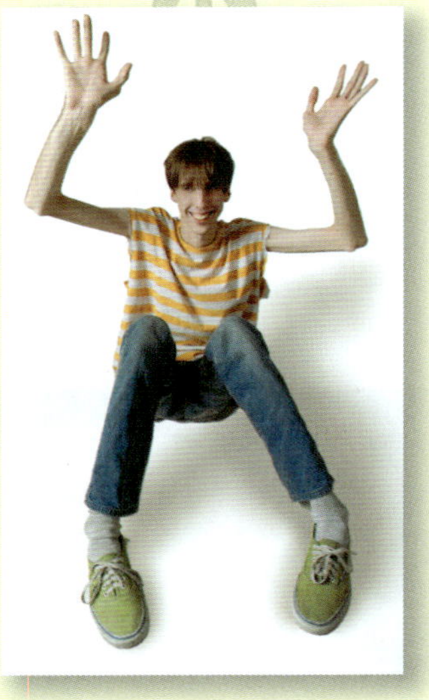

뼈연화증

뼈연화증은 뼈대의 크기는 정상이지만 뼈의 무기질 함량이 감소하여 뼈의 강도가 유연해지는 질환이다. 이 질환은 뼈모세포의 활성은 정상이지만 뼈바탕질내 칼슘 침착이 부족하여 발생한다. 뼈연화증은 칼슘섭취가 감소하거나 또는 비타민 D_3가 결핍될 때 발생하며, 사춘기 이전에 발생할 시 구루병이 초래된다.

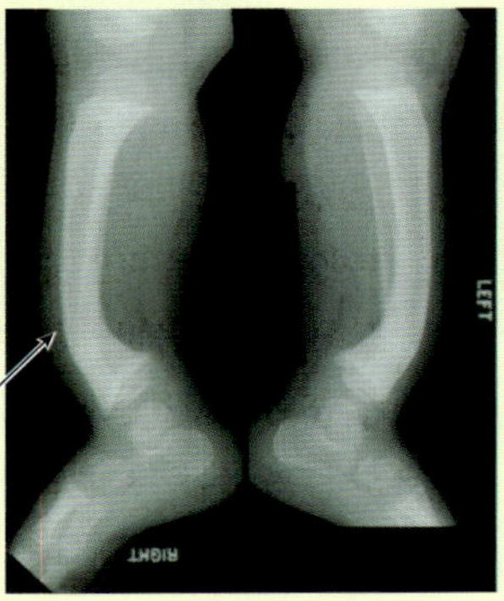

불충분한 칼슘 침착에 의하여 뼈의 기형이 초래된 정강뼈.

SPOTLIGHT 그림 5.6 막뼈되기

막뼈되기는 피부뼈되기라고 하며 배아발생 8주째에 시작한다. 이러한 유형의 뼈되기는 진피의 깊은 층에서 일어나므로 피부뼈 또는 막뼈라고도 한다.

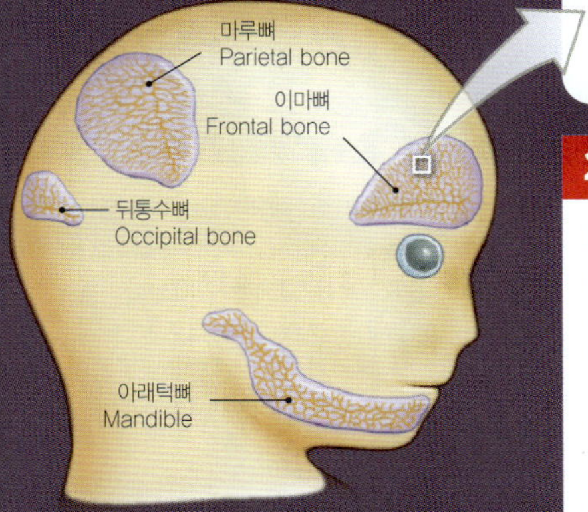

막뼈되기 방식으로 발생된 뼈를 예로 들면, 머리뼈의 천장을 이루는 뼈(이마뼈[frontal bone]와 마루뼈[parietal bone]), 뒤통수뼈, 아래턱뼈(mandible)가 있다.

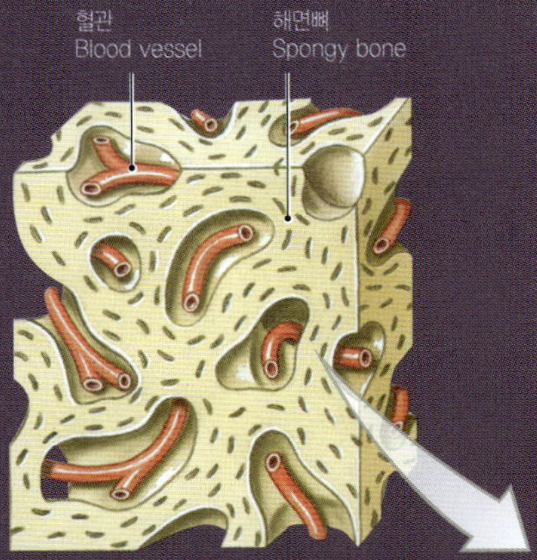

3차원적인 해면뼈의 구조. 해면뼈가 제거되어 골수공간을 형성한다. 뼈모세포와 뼈파괴세포에 의한 재구축에 의하여 해면뼈는 치밀뼈로 대치되는데 성숙한 머리뼈에서 관찰된다.

1 중간엽내 뼈모세포의 분화

뼈가 만들어질 부위의 중간엽조직(mesenchymal tissue)에 많은 혈관이 신생되며, 중간엽세포(mesenchymal cell)는 점차 커지면서 뼈모세포로 분화된다. 뼈모세포는 집결되어 덩어리를 형성하고 세포 주위에 유기성분을 분비하여 풋뼈조직(유골조직, osteoid tissue)이 되며, 칼슘염의 결정화 과정을 통한 무기질 침착이 진행되어 뼈가 된다. 뼈되기가 진행되는 부위를 **뼈되기중심(골화중심, ossification center)**이라 한다.

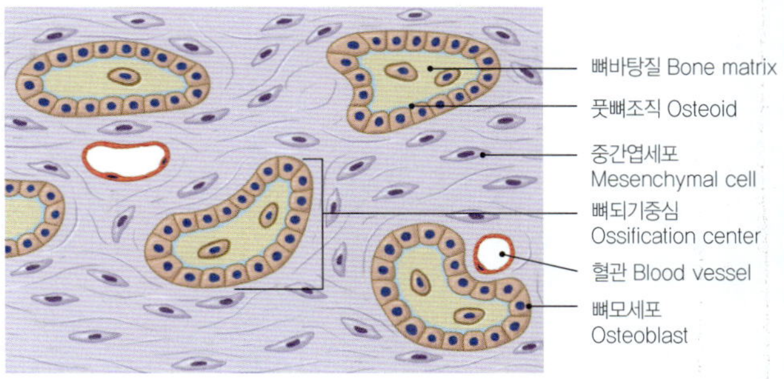

2 조각뼈의 형성

뼈되기가 진행되면서 뼈모세포는 뼈바탕질에 매몰되고 뼈세포로 분화된다. 뼈세포들은 **뼈방(골소강, lacuna)**이라고 하는 작은 공간에에 매몰된다. 뼈되기중심에서 바깥쪽으로 뼈되기가 지속되어 작은 **조각뼈(골침, spicules)**가 만들어진다. 증식되는 뼈의 표면에 뼈모세포가 여전히 존재하고 있지만 중간엽세포가 분열하여 지속적으로 뼈모세포가 뼈 표면에 첨가된다.

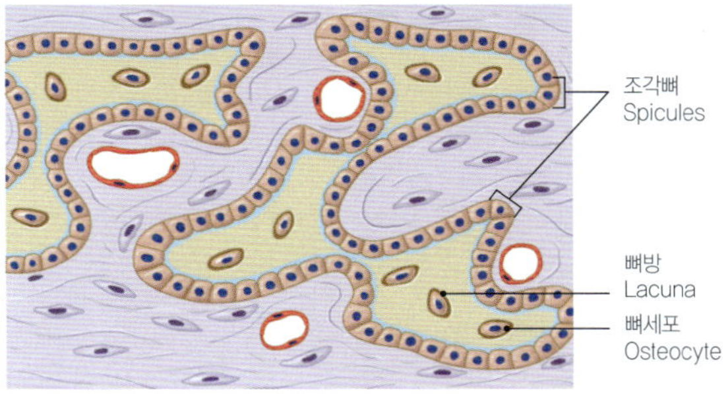

3 혈관의 갇힘

뼈의 성장은 활동적인 과정이므로 뼈모세포에 필요한 산소와 영양성분이 충분히 공급되어야 한다. 혈관이 뼈되기가 진행되는 조직 속으로 그리고 조각뼈 사이의 공간에 분지되면서 뼈의 성장은 급속히 진행된다.

조각뼈가 서로 연결되면서 혈관들은 뼈 내에 갇히게 된다.

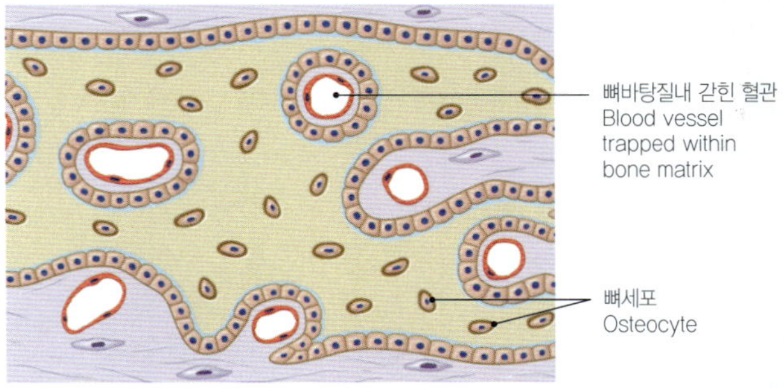

4 해면뼈의 형성

뼈모세포에 의하여 뼈가 계속 침착되어 뼈판이 만들어지지고 이 부위에 혈관이 관통한다. 인접한 뼈판은 서로 융합되어 점점 복잡한 뼈의 구조가 형성된다.

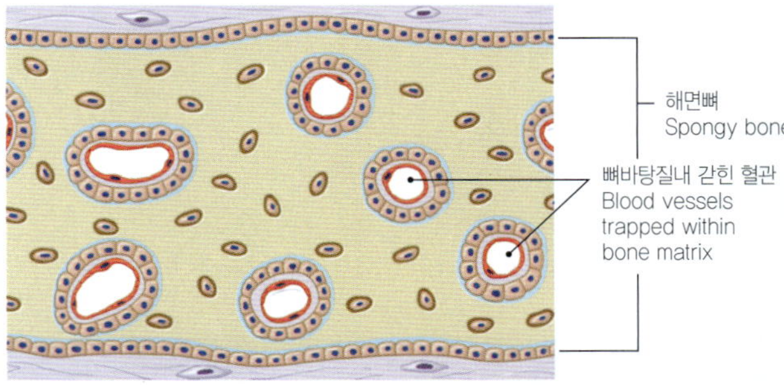

SPOTLIGHT

그림 5.7
연골뼈되기

연골뼈되기는 유리연골이 뼈가 만들어질 주형을 형성하면서 시작된다. 팔다리의 긴뼈는 이러한 방식으로 발생되는 대표적인 예이다. 배아 6주령이 되면 전적으로 연골로 이루어진 위팔뼈(humerus) 및 넙다리뼈(femur)와 같은 긴뼈의 주형이 만들어진다. 이 연골 주형은 연골바탕질이 첨가되어 더욱 두꺼워지고(사이질성장), 새로운 연골이 증식되어 더욱 길어진다(부가성장).

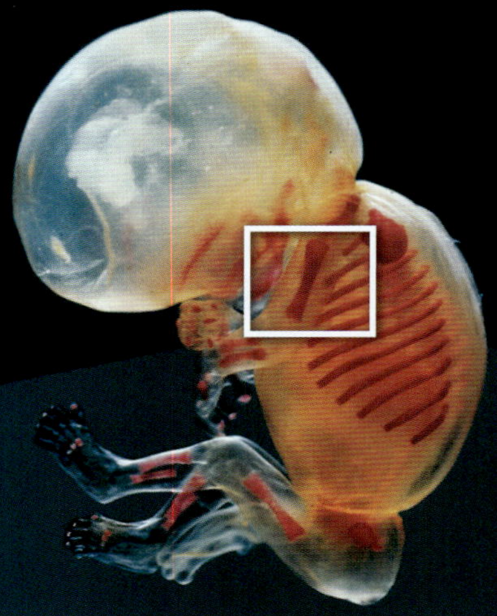

발생 중인 뼈에서 뼈되기의 개시(1~4단계)

1

연골이 점차 커지면서 중심부에 위치한 연골세포는 점차 크기가 증가되며, 주위의 연골바탕질은 석회화된다. 이로 인해서 확산을 통한 영양성분 공급이 차단되어 중심부의 연골세포는 괴사되고 붕괴된다.

2

연골 주형 주위에 혈관이 신생되고, 연골막에 위치한 세포들은 뼈모세포로 분화한다. 연골막은 뼈막으로 대치되고 안쪽의 뼈형성층은 연골 주형의 몸통을 둘러싸는 얇은층의 치밀뼈인 뼈고리를 형성한다.

3

위와 같은 변화가 진행되는 동안 뼈막의 혈관은 증식되며, 점차 붕괴된 중심부로 혈관이 진입되고 혈관을 통해서 혈액원시세포와 뼈모세포가 연골의 중심부로 이주된다. 중심부의 붕괴된 연골은 흡수되고, 뼈모세포에 의해서 해면뼈가 형성된다. 이 중심부를 **일차뼈되기중심(일차골화중심, primary ossification center)**이라 하며, 이 부위에서 연골 주형의 양 끝으로 뼈가 발달된다.

4

중심부의 직경이 작을 때에는 일차뼈되기중심은 해면뼈로 가득 채워진 상태이지만 직경이 커지면서 뼈되기중심은 뼈파괴세포의 작용으로 침식되어 골수공간(medullary cavity)이 형성된다. 뼈의 몸통은 더욱 두꺼워지고 뼈몸통끝의 연골은 뼈기둥을 만드는 뼈모세포가 침입하게 된다. 뼈의 성장에는 길이로의 성장과 두께로의 성장 두 가지 방식에 의하여 성장한다(그림 5.9).

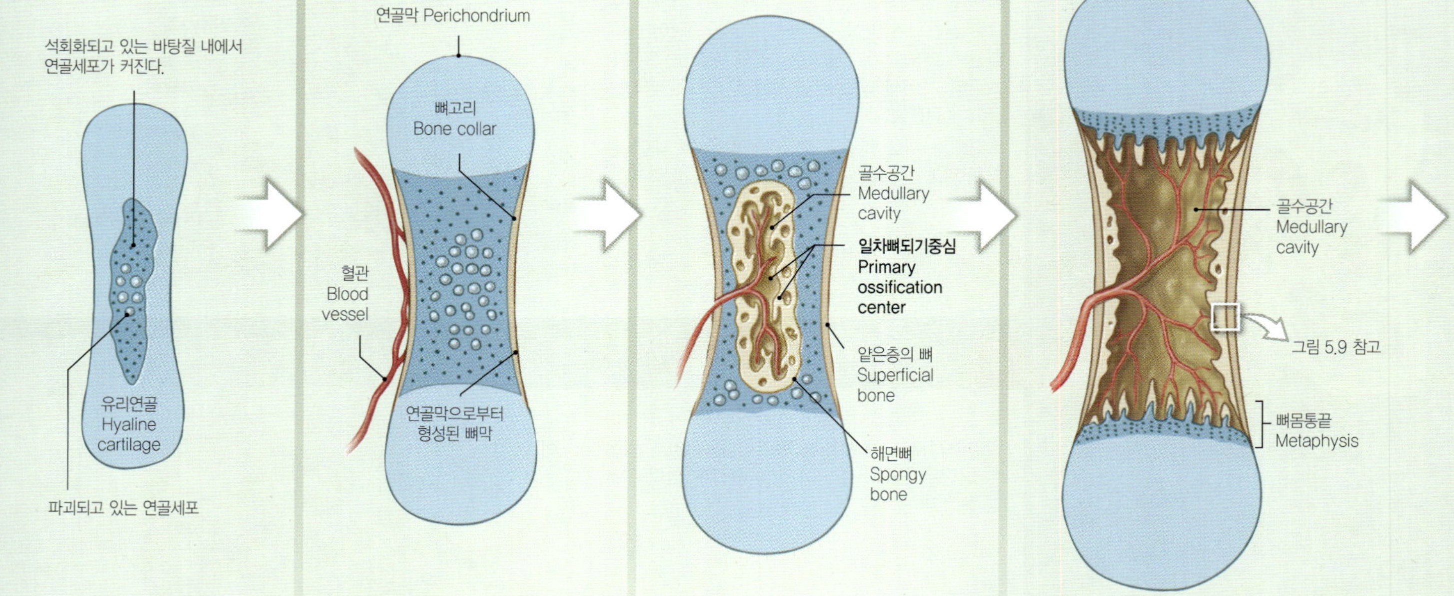

발생 중인 뼈에서 길이로의 성장(5~7단계)

뼈되기의 초기 단계 동안 뼈모세포는 일차뼈되기중심에서 뼈끝 쪽으로 이동한다. 뼈되기가 진행되는 동안에도 주형의 양 끝에서는 지속적으로 연골이 증식되므로 뼈가 성장하는 기간 중에는 연골 주형이 모두 뼈로 대치되지는 않는다. 앞뒤로 서서 조깅하는 것과 같은 상황이다. 둘이 같은 속도로 달릴 때 충돌없이 수킬로미터를 달릴 수 있다. 이런 경우에 뼈모세포와 뼈끝은 일차뼈되기중심으로부터 멀어진다. 그 결과 뼈대요소가 계속 길어지지만 뼈모세포는 뼈끝 쪽으로 따라가지 못한다.

5

모세혈관과 뼈모세포가 석회화된 부위로 진입되어 **이차뼈되기중심(이차골화중심, secondary ossification center)**이 만들어진다. 이차뼈되기중심이 나타나는 시기는 사람마다 다르며, 또한 뼈의 종류에 따라서 각각 다르다. 일반적으로 위팔뼈, 넙다리뼈 및 정강뼈는 출생 시 뼈의 양 끝에 2개의 이차뼈되기중심이 관찰되지만 어떤 뼈는 유년기 동안 이차뼈되기중심이 형성되지 않고 연골 상태로 지속된다.

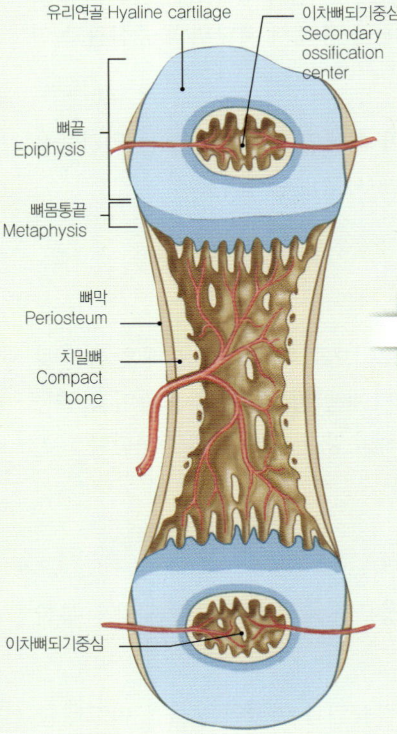

6

뼈끝은 궁극적으로 해면뼈로 채워진다. 즉 뼈끝과 뼈몸통은 뼈몸통끝 내에 비교적 폭이 좁은 연골층인 **뼈끝연골(골단연골, epiphyseal cartilage)** 또는 뼈끝판(골단연골판, epiphyseal plate)에 의하여 분리되어 있다. 뼈모세포는 뼈끝연골의 몸통 쪽으로 침투하여 뼈끝연골이 사이질성장하여 확장한 만큼 연골을 뼈로 대치한다. 이러한 확장에 의하여 뼈끝이 뼈몸통으로부터 멀어지게 하여 뼈가 길이로 성장을 하게 한다.

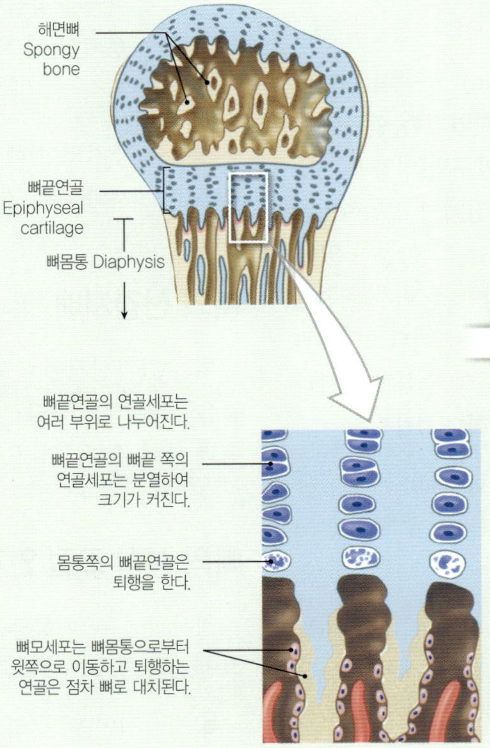

7

뼈가 성숙할 때, 뼈끝연골의 확장률이 느려지고 뼈모세포의 활성이 가속화된다. 그 결과 뼈끝연골은 점점 좁아져서 결국에는 사라진다. 이러한 현상을 뼈끝연골의 폐쇄라고 한다. 성장이 끝난 후 뼈끝연골이 있던 위치에 선상의 흔적을 나타내는데 이를 뼈끝선이라고 한다.

연골모델의 뼈끝에 얇게 붙어서 관절공간에 노출된 구조물을 관절연골이라고 한다. 이 연골은 관절공간 내에서 뼈와 뼈가 접촉할 때 손상을 방지하는 역할을 한다.

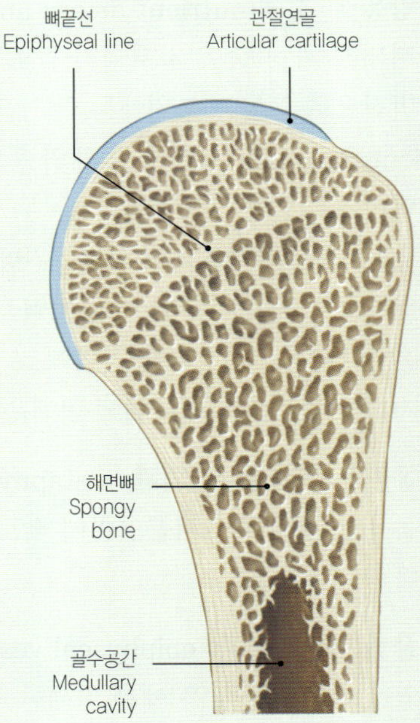

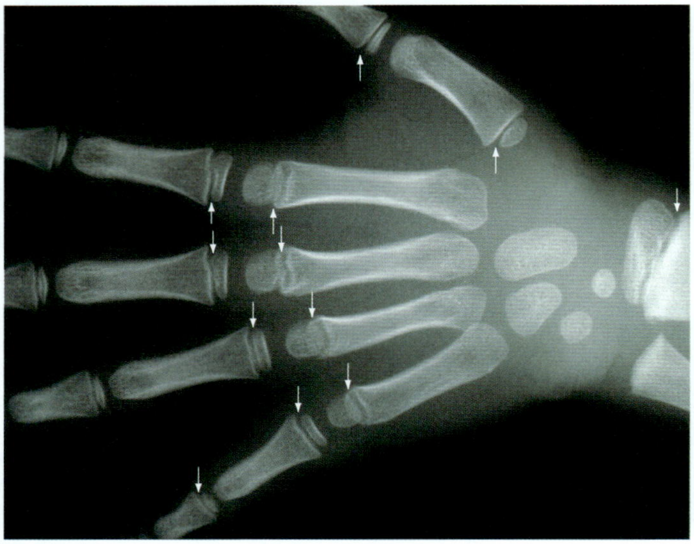

a 어린이 손의 X-선 사진. 뼈끝연골의 위치가 화살표로 지시됨

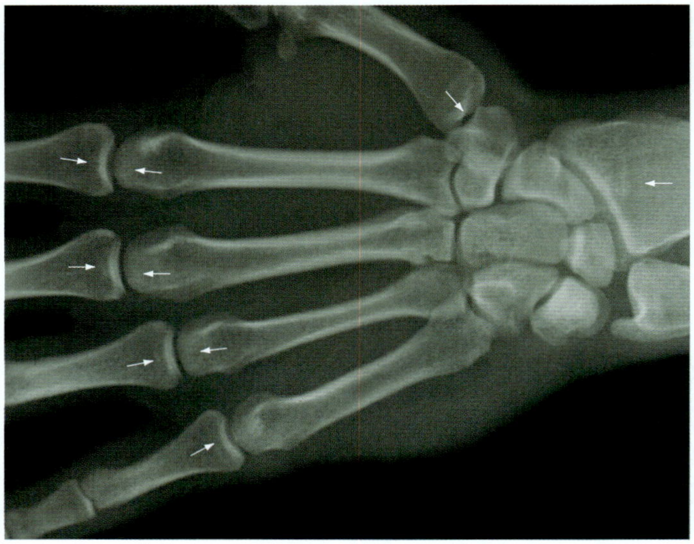

b 성인 손의 X-선 사진. 뼈끝선이 화살표로 지시됨

■ **그림 5.8 뼈끝연골 및 뼈끝선**
긴뼈에서 뼈의 길이성장이 진행되는 시기에는 뼈몸통끝에서 뼈끝연골이 관찰된다. 뼈의 길이성장이 종료되면 뼈끝연골은 뼈끝선이란 흔적으로 남는다.

혈관과 림프관의 분포

뼈조직은 다양한 혈관에 의해서 혈액이 공급되는 혈관이 풍부한 조직이다. 위팔뼈와 같은 전형적인 뼈에는 4종류의 혈관이 발달된다(그림 5.10).

1. **영양동맥·정맥(nutrient artery and vein)**: 영양혈관은 연골뼈되기 과정 중 일차뼈되기중심으로 진입되는 혈관이다. 일반적으로 뼈몸통 부위에는 한 개의 **영양구멍(영양공, nutrient foramen)**이 있어 한 개의 동맥과 정맥이 진입하지만 넙다리뼈와 같은 몇몇 뼈에서는 두 개 또는 그 이상이 있다. 이 혈관은 뼈를 관통하여 골수공간에 도달한다. 이후 위쪽과 아래쪽으로 더욱 분지되어 양쪽 뼈끝까지 분포한다. 이 혈관들은 관통관을 지나 다시 치밀뼈로 진입하여 중심관을 따라 분지되어 치밀뼈의 뼈단위에 혈액을 공급한다(그림 5.2b).
2. **뼈몸통끝혈관(골간단혈관, metaphyseal vessel)**: 이 혈관은 뼈몸통끝 부위에서 뼈끝연골이 뼈로 대치되는 부위에 분포한다.
3. **뼈끝혈관(골간혈관, epiphyseal vessel)**: 뼈끝의 끝 부위(관절연골로 덮이지 않은)에는 미세한 구멍들이 산재되어 있으며 이 구멍으로 작은 혈관들이 진입하여 뼈끝의 뼈조직과 골수공간에 분포된다.
4. **뼈막혈관(골외막혈관, periosteal vessel)**: 뼈막에 있는 혈관들은 그림 5.9에 설명한 바와 같이 증식되는 뼈 표면에 매몰되어 표면에 위치한 뼈단위에 혈액을 공급한다. 연골뼈되기가 진행되는 동안 이 혈관은 뼈끝으로 진입하여 이차뼈되기중심에 혈액을 공급한다. 또한 뼈막에는 광범위한 림프관 얼기가 형성되어 있으며 관통관을 통해서 뼈단위의 중심관과 연결된다.

성장이 중지되어 뼈끝연골이 폐쇄되면 이러한 모든 혈관들은 그림 5.10에서와 같이 광범위하게 서로 문합된다.

뼈의 신경지배

뼈는 감각신경이 분포한다. 그러므로 뼈의 손상은 매우 심한 통증을 유발한다. 감각신경은 뼈막에 광범위하게 분포하며 영양동맥과 함께 주행하면서 뼈속막, 골수공간 및 뼈끝에 분포한다.

뼈의 성장 조절 인자

정상적인 뼈의 성장은 영양성분과 호르몬의 영향과 같은 복합적인 작용으로 조절된다.

- 정상적인 뼈의 성장에는 칼슘염과 인산염은 물론 마그네슘, 구연산, 탄산 및 나트륨 등의 성분이 지속적으로 공급되어야 한다.

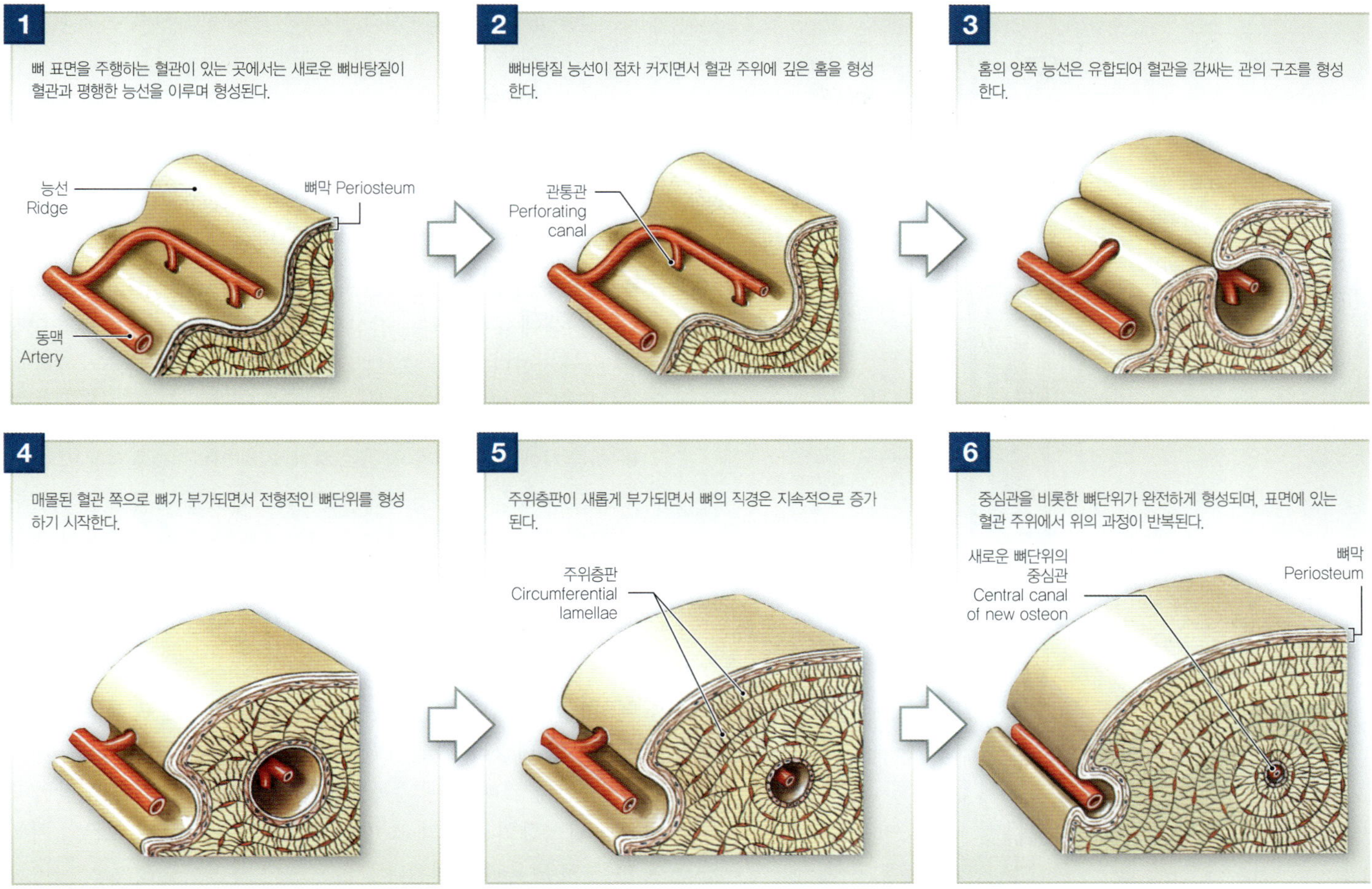

a 성장 중인 뼈의 두께성장 기전을 설명한 그림.

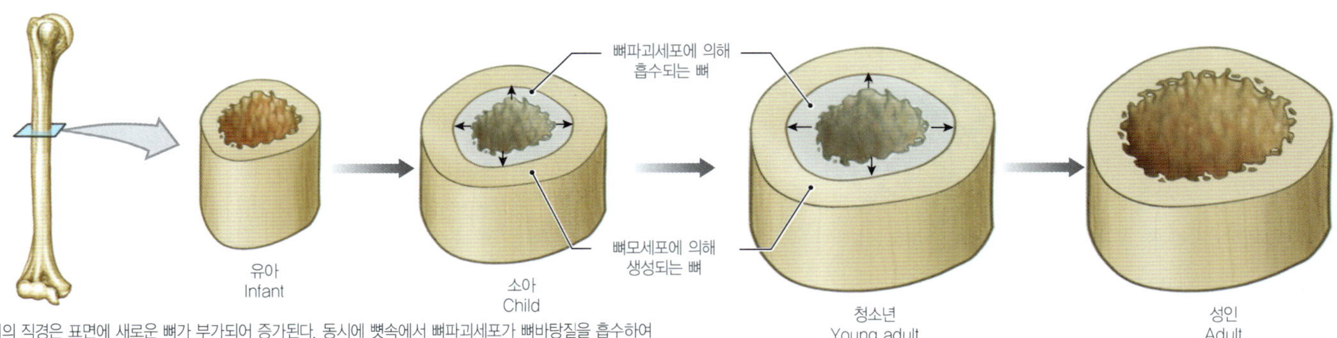

b 뼈의 직경은 표면에 새로운 뼈가 부가되어 증가된다. 동시에 뼛속에서 뼈파괴세포가 뼈바탕질을 흡수하여 골수공간이 넓어진다.

■ **그림 5.9 뼈의 두께성장**

- 비타민 A와 비타민 C는 정상적인 뼈발생과 재구축에 필수적인 요소이다. 이러한 비타민은 음식을 통해서 공급되어야 한다.
- 비타민 D는 뼈의 칼슘 대사에 결정적인 역할을 담당한다. 비타민 D는 음식물에 포함된 칼슘의 흡수를 촉진하며, 뼈에서 칼슘과 인 이온의 재흡수를 촉진하는 호르몬의 작용을 보조한다. 음식을 통해서 섭취하거나 피부에서 자외선의 작용으로 합성된 콜레칼시페롤(cholecalciferol)은 콩팥에서 비타민 D의 활성형인 칼시트리올(calcitriol)로 전환된다.

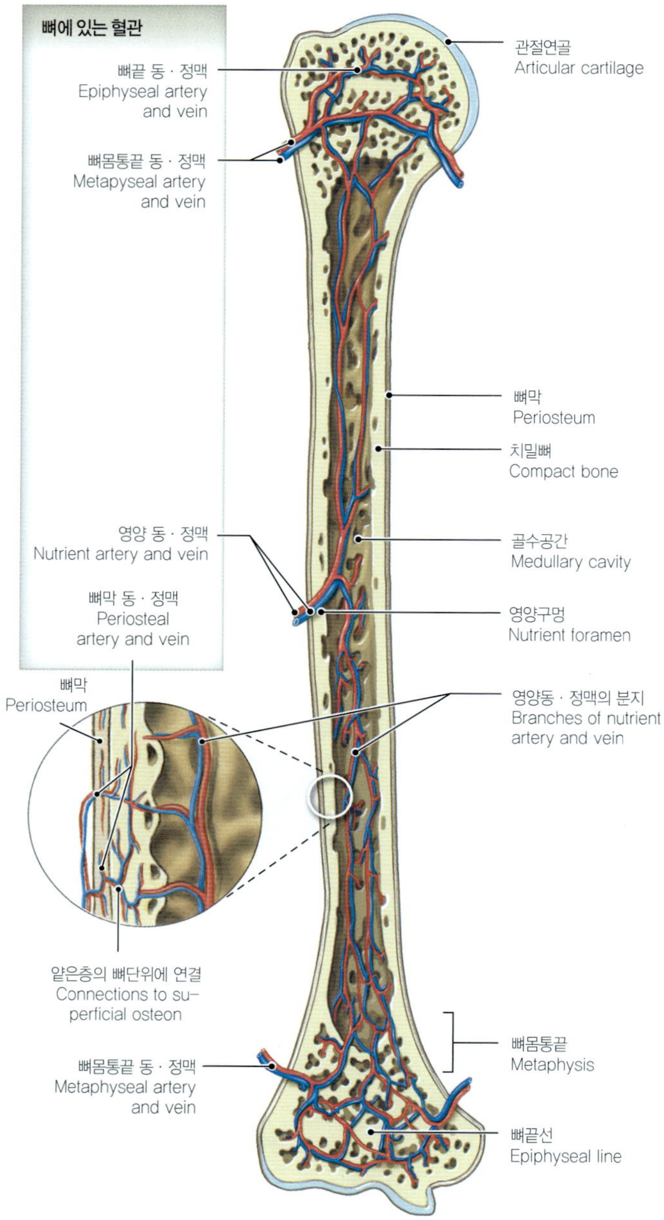

■ 그림 5.10 성숙뼈의 혈관 분포
위팔뼈와 같은 전형적인 긴뼈에는 4종류의 혈관이 분포된다.

여러 호르몬들이 뼈모세포와 뼈파괴세포의 활성 비율을 조절하여 뼈의 성장에 관여한다.

- 부갑상샘(부갑상선, parathyroid gland)에서 분비되는 부갑상샘호르몬(parathormone)은 뼈모세포의 활성을 억제하고 뼈파괴세포의 활성을 증가시키며, 작은창자를 통한 칼슘의 흡수율을 증가시키고, 콩팥에서 칼슘의 재흡수를 촉진시킨다. 부갑상샘호르몬의 작은창자에 대한 작용은 콩팥에서 활성화되는 칼시트리올의 존재하에서 이루어진다.
- 어린 아이와 임신한 여성에서는 갑상샘의 C 세포(C cells)에서 칼시토닌(calcitonin)이 분비된다. 이 호르몬은 뼈파괴세포의 활성을 억제하며 콩팥에서 칼슘의 배출을 촉진한다. 비임신 성인에서 이 호르몬의 뼈에 대한 기능은 뚜렷하지 않다.
- 뇌하수체에서 분비되는 성장호르몬(growth hormone)과 갑상샘에서 분비되는 갑상샘호르몬(thyroxine)은 뼈의 성장을 촉진한다. 이들 호르몬의 적절한 작용으로 사춘기까지 뼈끝연골의 정상적인 활성이 유지된다.
- 사춘기에 뼈의 성장은 급속하게 진행된다. 성호르몬인 에스트로겐(또는 테스토스테론)은 뼈모세포를 자극하여 뼈끝연골의 증식 속도보다 빠르게 뼈형성을 촉진한다. 나이가 증가함에 따라 뼈끝연골은 얇아지고 궁극적으로 폐쇄된다. 성인에서도 성호르몬의 지속적인 생산은 뼈함량의 유지에 필수적이다.

뼈성장이 종료되는 시점은 개인에 따라서 그리고 뼈의 종류에 따라서 각각 다양하다. 발가락 뼈는 약 11세가 되면 뼈되기가 종료된다. 반면 볼기뼈 또는 손목뼈의 일부는 약 25세까지 성장한다. 여성과 남성간의 신체의 크기 및 부위의 차이는 성호르몬의 차이에 따른 뼈 발육과 관련된다.

	V	5.2 개념확인
1	☐	넙다리뼈의 X-선 영상으로 개인의 성장이 종료되었는지 어떻게 알 수 있는가?
2	☐	막뼈되기 과정을 간략하게 설명하라.
3	☐	뼈의 직경이 어떻게 증가되는지 설명하라.
4	☐	뼈끝연골판(성장판)이란 무엇인가? 어디에 위치하는가? 왜 중요한가?

5.3 뼈의 유지, 재구성 및 수복

뼈의 성장은 뼈모세포에 의한 뼈바탕질 형성률이 뼈파괴세포에 의한 뼈흡수율보다 높을때 지속된다. 뼈의 재구성과 수복이 진행되는 과정에서 뼈의 형태와 내부구조의 변화 또는 뼈에 침착된 무기질의 함량 변화 등이 동반된다. 성인에서 뼈세포는 주위의 기질에 침착된 칼슘염을 지속적으로 제거하고 교체시킨다. 뼈모세포와 뼈파괴세포의 활성은 성장기는 물론 생애 전 과정을 통해서 지속된다. 젊은 성인에서는 뼈모세포와 뼈파괴세포의 활성은 균형을 유지하므로 뼈형성률과 뼈흡수율은 동일하게 유지된다. 뼈모세포의 활성으로 새로운 뼈단위(osteon)가 만들어지며, 반면 뼈파괴세포의 활성으로 기존의 뼈단위는 파괴된다. 무기질의 교체율은 매우 높아 일 년에 약 1/5의 양이 제거되고 새로운 무기질로 바뀌게 된다. 모든 뼈의 모든 부위가 이러한 과정을 거치는 것은 아니며 뼈의 종류 또는 부위에 따라서 교체되는 비율에 차이가 있다. 예를 들어, 넙다리뼈머리에 있는 해면뼈는 일 년에 약 2~3차례 교체되지만 뼈몸통의 치밀뼈는 거의 교체되지 않는다. 뼈조직의 높은 교체율은 나이가 들어서도 계속되지만 노인이 되면서 점차 뼈모세포의 활성이 뼈파괴세포의 활성보다 빠르게 감소된다. 그 결과로서 뼈흡수율이 뼈형성률보다 높아져 뼈는 점차 약해진다.

뼈의 재구성

뼈는 매우 단단하고 치밀한 조직이지만 뼈에 가해지는 환경에 반응하여 형태가 변화될 수 있다. 뼈의 재구성은 뼈조직의 제거와 새로운 뼈조직의 형성을 촉진하는 자극이 있을 시 진행된다. 예를 들면, 뼈의 재구성은 비뚤어진 치아를 바로 잡는 치열교정에서 잘 관찰된다. 교정기를 통해서 전달되는 물리적인 압박에 반응하여 이틀(치조)에서 뼈의 흡수와 재형성이 진행되어 치아의 위치가 교정된다. 근력운동을 지속적으로 하는 경우에도 근육과 힘줄이 부착되는 부위에 전달되는 스트레스에 반응해서 뼈의 재구성이 진행된다.

뼈에 스트레스가 가해지면 뼈는 뼈바탕질의 무기질과 재순환을 통해서 적응하게 된다. 뼈모세포는 전기적 신호에 매우 민감한 것으로 알려져 있다. 전기적 신호는 뼈의 구조와 구성을 조절하는 기전으로 여겨지고 있다. 뼈에 스트레스가 가해지면 무기질 결정은 미세한 전기장을 형성하며 뼈모세포는 형성된 전기장에 부착되어 새로운 뼈바탕질을 만든다. 또한 전기장은 골절의 수복을 촉진하는 것으로 알려져 있다.

뼈의 이러한 적응능력으로 인해서 뼈의 형태와 외형적 특징은 뼈에 가해지는 물리적인 힘에 따라서 다양해진다. 예를 들어, 뼈의 표면에 있는 능선 또는 결절 등은 그 부위에 근육, 힘줄, 인대 등이 부착할 수 있도록 형성이 된다. 심한 스트레스가 가해지는 뼈는 두껍고 단단해지며, 반면 스트레스가 거의 없는 뼈는 가늘고 약하게 된다. 따라서 규칙적인 운동은 뼈에 일정 정도의 스트레스를 지속적으로 제공하므로 뼈의 정상적인 구조를 유지하는데 필수적이다. 특히 성장기 아동, 폐경 후 여성 및 노인에서 운동은 뼈의 성장과 유지에 매우 중요하다.

비교적 단기간일지라도 뼈에 스트레스가 가해지지 않으면 뼈는 쉽게 퇴행성 변화를 보인다. 예를 들어, 교통사고로 다리뼈가 손상되어 깁스를 하고 있다면 불과 몇 주 후에 뼈함량의 약 1/3이 감소된다. 그러나 다시 정상적인 스트레스가 가해지면 빠르게 재구성되어 원래의 상태를 유지하게 된다.

손상과 수복

뼈는 장력과 압력에 견디는 힘이 강하지만 과도한 압력, 급작스런 충격, 또는 비정상적인 방향으로 가해지는 힘 등에 의해서 금이 가거나 부러질 수 있다. 이런 상태를 **골절(fracture)**이라 한다. 매우 심한 손상이 있더라도 뼈막과 뼈속막의 세포성분이 살아 있고 혈액이 공급된다면 골절의 치유 과정이 진행된다. 수복된 뼈는 원래의 상태보다 약간 두껍고 더 강해지므로 뼈에 비정상적인 스트레스가 다시 가해지면 다른 부위가 골절이 될 것이다.

노화와 뼈대계통

노화가 되면서 뼈대를 이루고 있는 뼈는 점차 가늘어지고 상대적으로 약해진다. 뼈흡수를 보상할 정도의 뼈되기가 진행되지 못하여 **뼈감소증(골감소증, osteopenia)**이 초래된다. 모든 사람은 나이가 들면서 필연적으로 미약한 정도의 뼈감소증 상태에 놓이게 된다. 뼈함량의 감소는 30~40대 사이에서 일어나기 시작한다. 이 시기에는 뼈파괴세포의 활성은 이전의 수준과 비슷한 정도이지만 뼈모세포의 활성은 서서히 감소되기 시작한다. 뼈함량이 감소되기 시작하면 여성은 10년에 약 8% 정도가, 그리고 남성은 약 3% 정도가 감소된다. 뼈함량의 감소는 모든 뼈 부위에서 동일하게 진행되는 것은 아니다. 특히 긴뼈의 뼈끝, 척추뼈 및 아래턱뼈에서 진행되는 뼈함량의 감소는 뼈의 다른 부위 또는 다른 종류의 뼈보다 빠르게 진행된다. 그 결과 노인이 되면서 팔다리뼈가 약해지고, 키가 감소되고 치아가 탈락된다. 나이든 여성의 상당수 및 나이든 남성의 소수에서 **뼈엉성증(골다공증, osteoporosis)**이 발생된다. 뼈엉성증은 뼈함량의 감소와 뼈의 정상적인 구조를 유지하던 미세구조의 변화가 특징적으로 나타나며, 그 결과 비교적 가벼운 충격에도 쉽게 골절된다.

	V	5.3 개념확인
1	☐	운동선수가 근육을 강화시키기 위한 훈련을 지속하였다면 운동 전후의 뼈 상태에 차이가 있겠는가?
2	☐	어떤 비타민과 호르몬이 뼈성장을 조절하는가?
3	☐	15세와 30세에서 진행되는 뼈성장을 비교하면 어떤 차이가 가장 뚜렷할까?

임상노트

골절과 골절의 치유

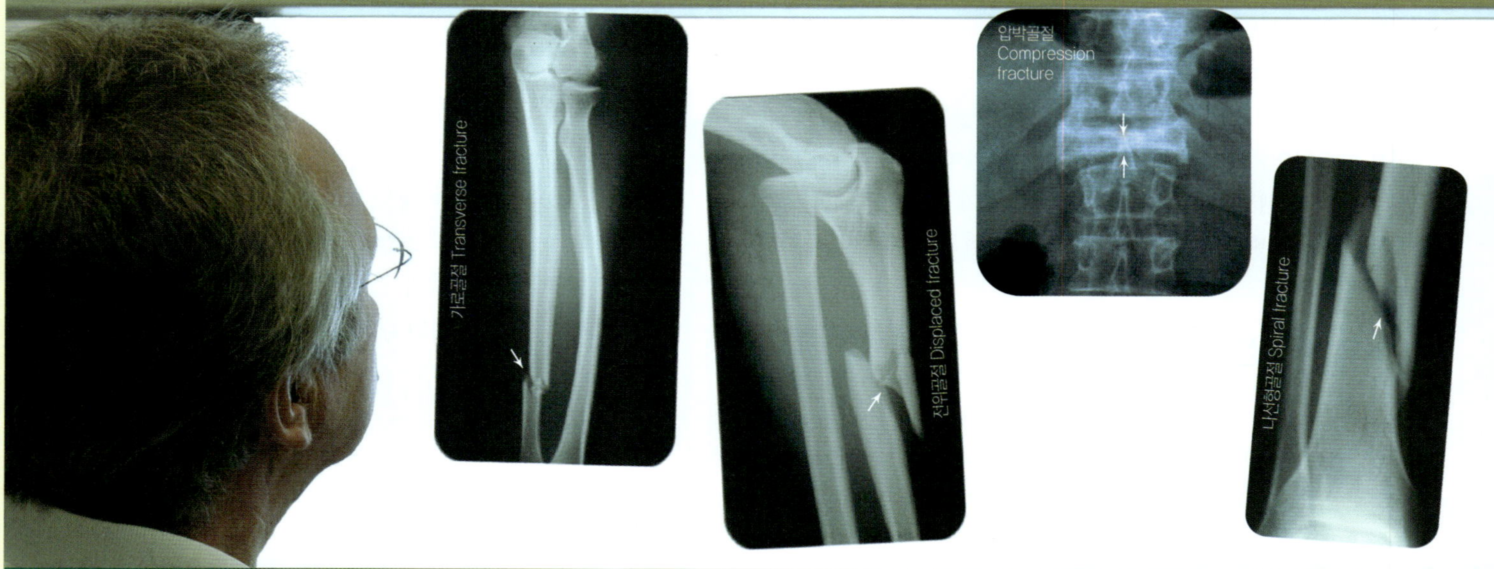

골절의 유형

골절의 유형은 위치, 외부 모습 및 뼈의 균열 상태에 따라 명명한다. 중요한 골절의 유형을 대표적인 X-선으로 나타내었다. 광범위하고도 일반적인 분류는 폐쇄골절과 개방골절이다. 폐쇄 또는 단순골절은 뼛속에서 골절이 된 경우로서 피부의 손상이 없기 때문에 X-선으로만 확인이 가능하다. 개방 또는 복합골절은 피부를 통하여 돌출된 골절로서 감염과 출혈로 인하여 더욱 위험하다. 많은 골절들은 한 종류 이상으로 나타난다.

자뼈의 골절과 같은 가로골절은 뼈의 장축에 대하여 가로로 뼈몸통이 부러지는 골절이다.

전위골절은 새로운 비정상적인 배열을 나타낸다; 비전위골절은 뼈나 뼈조각의 정상적인 배열을 나타낸다.

압박골절은 땅에 엉치뼈로 넘어질 때 받은 충격과 같은 스트레스를 받은 척추뼈에서 발생한다.

나선형골절은 뼈의 길이를 따라 전파된 뒤틀림 스트레스를 받은 정강뼈의 골절에서 발생한다.

골절의 치유

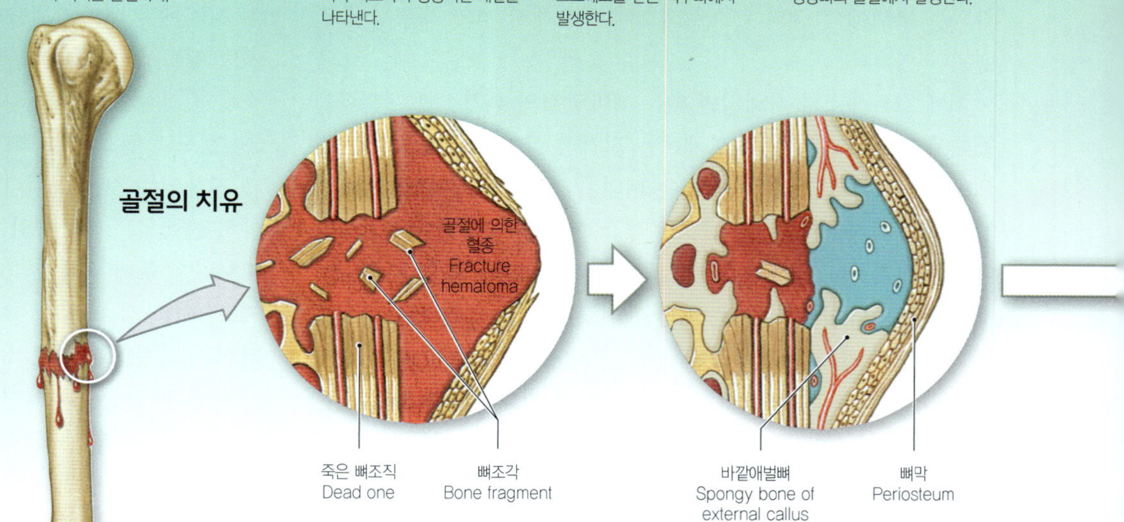

1 골절된 직후 다량의 출혈이 발생하며, 수시간 후에 혈액이 응고되어 혈종을 형성한다.

2 그물 모양의 해면뼈는 안쪽애벌뼈를 형성하여 뼈의 안쪽을 연결하며, 연골과 뼈로 구성된 바깥애벌뼈는 바깥쪽을 안정화한다.

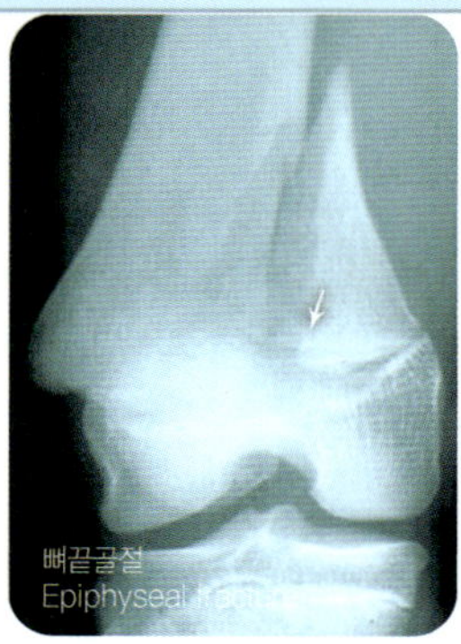

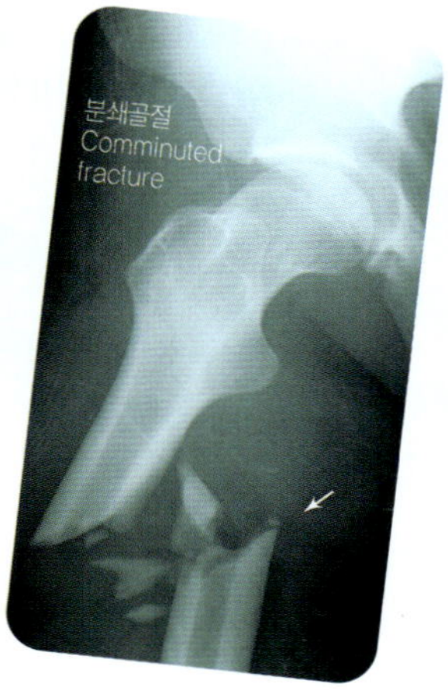

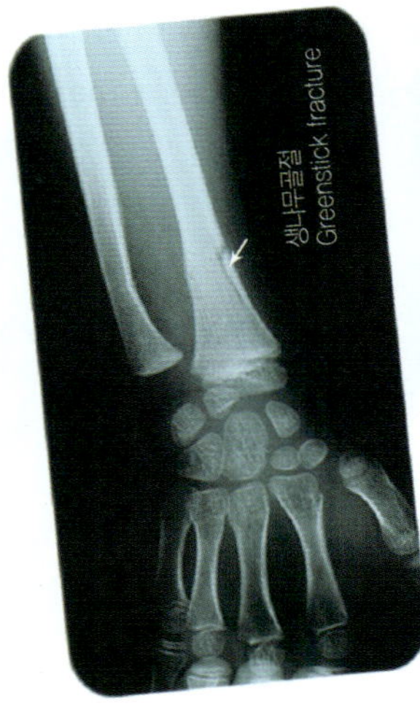

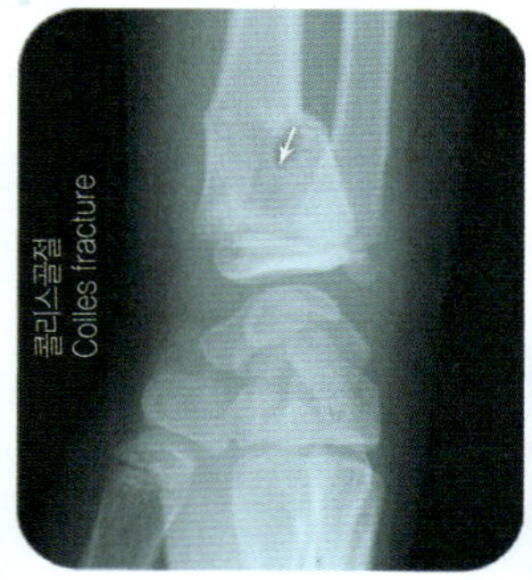

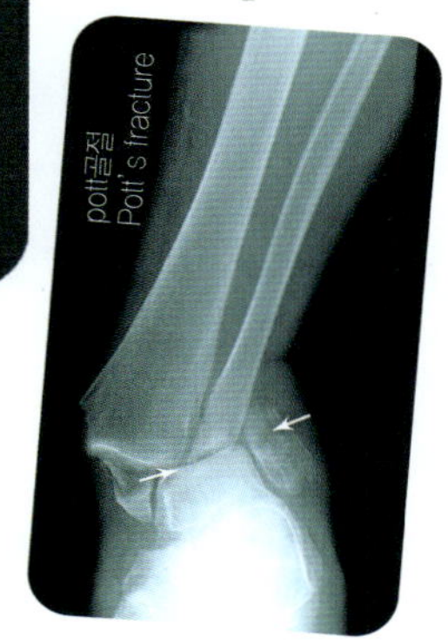

넙다리뼈 골절과 같은 뼈끝골절은 뼈바탕질이 석회화되거나 연골세포가 죽어가는 부위에서 발생한다. 뼈끝선을 따라 발생한 가로골절은 잘 치유된다. 뼈끝과 뼈끝연골 사이의 골절을 주의깊게 치료하지 않으면 영원히 성장이 멈출 것이다.

넙다리뼈 골절과 같은 분쇄골절은 영향을 받은 부위가 산산히 여러 개의 뼈조각으로 부서진다.

노뼈의 골절과 같은 생나무골절은 뼈몸통의 한쪽면은 골절이 일어나고 다른쪽은 굽어지는 골절이다. 이러한 골절은 완전히 뼈되기가 완성되지 않은 어린이에게서 발생한다.

콜리스골절은 노뼈 먼쪽 부분의 골절에서 발생한다. 넘어지면서 손목을 뒤로 젖힌 상태로 손을 짚을 때 발생한다.

Pott골절은 발목에서 발생하며, 다리의 정강뼈와 종아리뼈에 영향을 미친다.

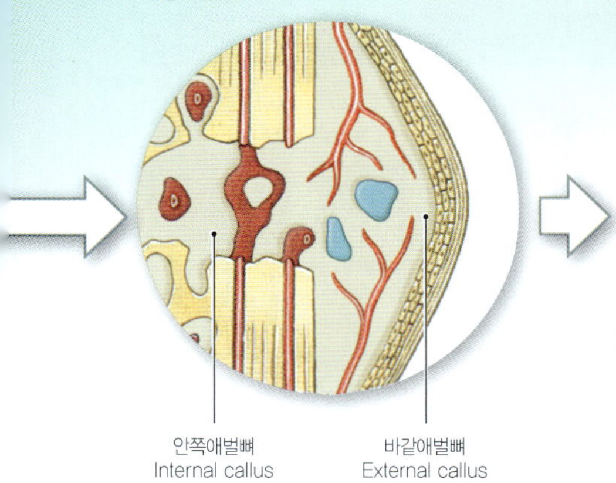

3 바깥애벌뼈의 연골은 뼈로 대치되고, 해면뼈 기둥이 부러진 부위 양끝을 결합한다. 괴사된 뼈조직과 뼈조각은 제거되고 재생된다.

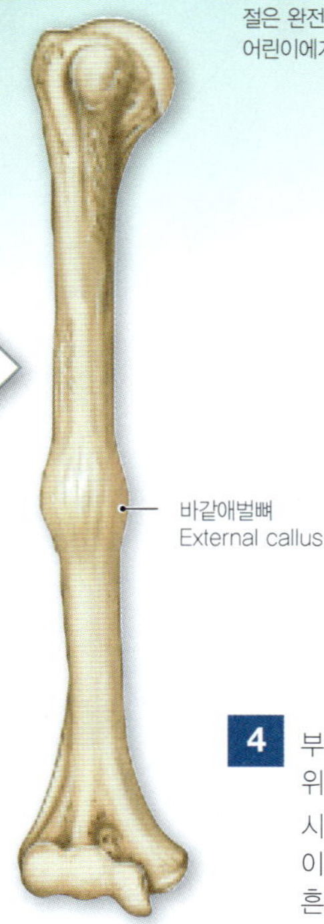

4 부종은 처음으로 골절의 위치를 나타낸다.
시간이 지나면서 이 부위는 재구축되어 흔적만을 남긴다.

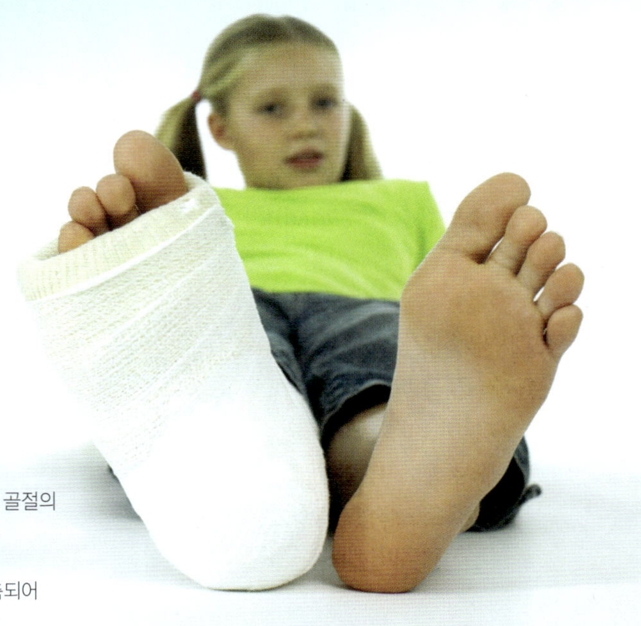

5.4 뼈대요소의 해부학적 구조

사람의 뼈대는 206개의 뼈로 이루어져 있다. 뼈는 그 모양에 따라서 크게 6종류로 구분된다.

뼈의 분류

그림 5.11에 다음과 같은 **유형(긴뼈, 짧은뼈, 납작뼈, 불규칙뼈, 공기뼈, 종자뼈, 봉합뼈)**에 따라 해부학적으로 분류하였다.

뼈의 외형

모든 뼈의 속 구조 및 바깥 구조는 독특한 특징을 지닌다. 인접한 뼈와 관절되는 부위 또는 힘줄 및 인대 등이 부착되는 부위는 융기되거나 돌출되어 있다. 신경과 혈관들이 지나는 부위에는 그에 알맞은 자국(압흔, depression), 고랑(구, groove), 구멍(공, foramen) 또는 관(tunnel)이 형성된다. 이러한 뼈의 **표면적인 특징(bone markings, surface features)**을 세밀하게 관찰하면 상당한 양의 해부학적 정보를 알 수 있다. 법인류학자는 발굴된 뼈의

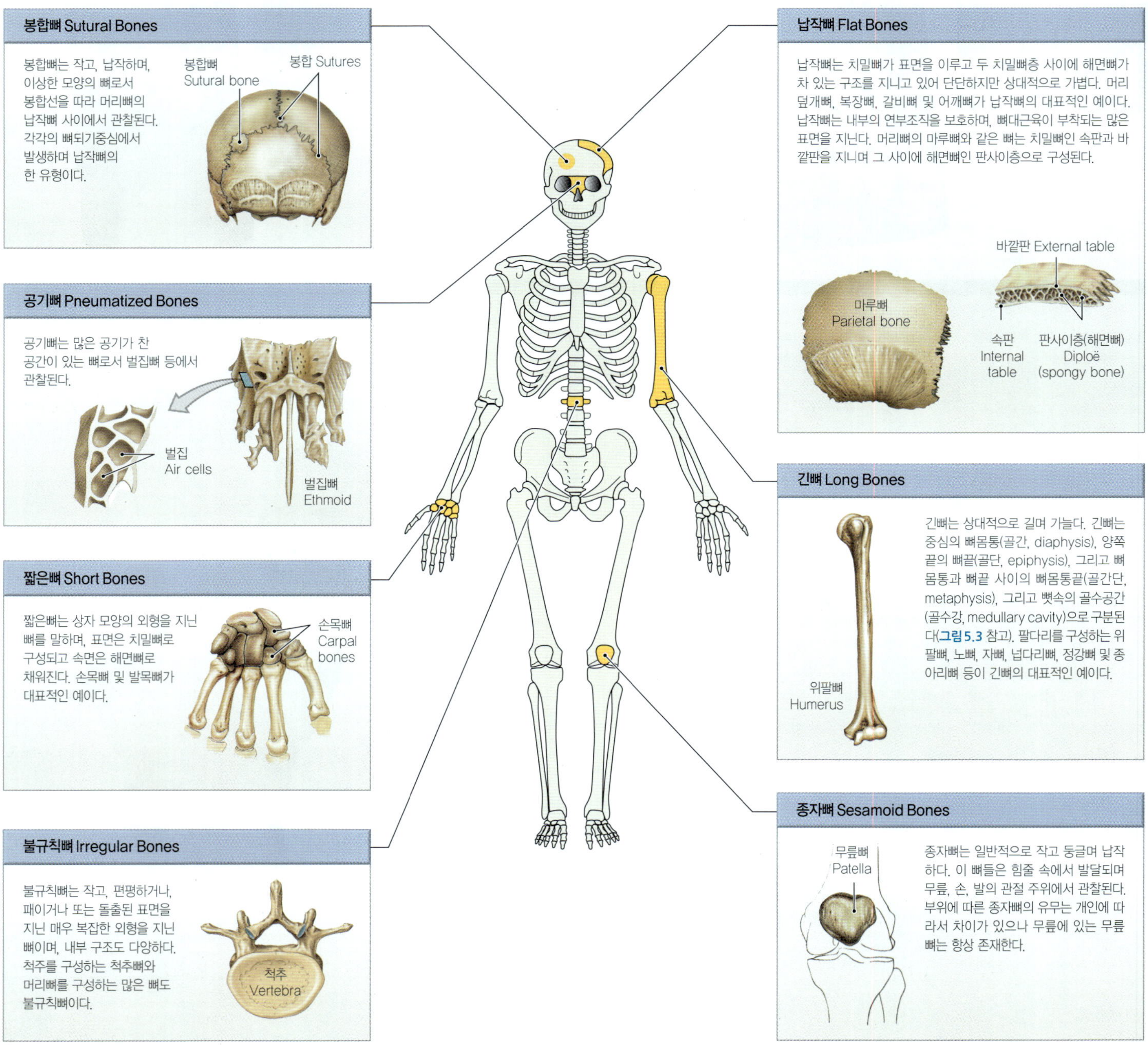

■ 그림 5.11 뼈의 모양

해부학적 외형을 토대로 생전의 나이, 신체크기, 성 및 외형 등을 판단한다. 이에 대해서는 제6장에서 보다 상세히 설명될 것이다. 뼈의 표면적인 특징에 대한 용어는 그림 5.12에 묘사하였다. 이러한 뼈의 표면적인 특징은 다른 계통에서 연부조직의 위치를 파악하고 이해하는데 유용한 고정된 지표로 활용될 것이다. 특수한 해부학적 용어는 여러 가지 융기와 오목을 설명하는데 사용된다.

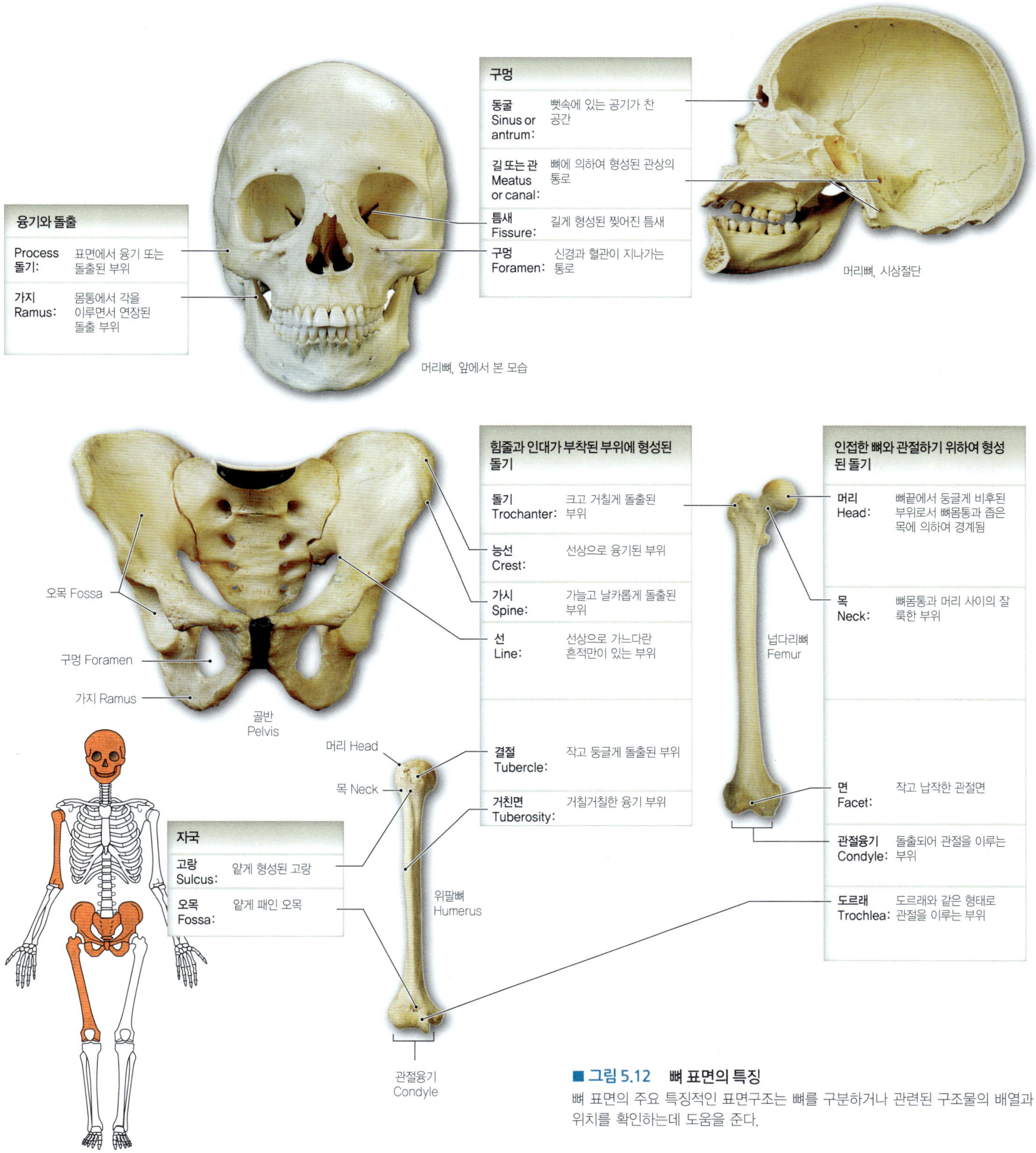

■ 그림 5.12 뼈 표면의 특징
뼈 표면의 주요 특징적인 표면구조는 뼈를 구분하거나 관련된 구조물의 배열과 위치를 확인하는데 도움을 준다.

	V	5.4 개념확인
1	■	뼈 표면의 특징적인 구조를 이해하는 것은 임상에서 매우 중요하게 응용된다. 왜 일까?
2	■	불규칙뼈(irregular bone)와 종자뼈(sesamoid bone) 간의 주요 차이점은 무엇인가?
3	■	봉합뼈(sutural bone)는 어디에서 관찰되는가?

5.5 다른 계통과의 통합

성숙뼈는 활성이 거의 없는 기관으로 느끼기 쉽지만, 실제로 뼈는 매우 역동적인 기관이다. 뼈대계통은 다른 계통과 밀접하게 관련되어 있다. 뼈는 근육계통에 부착되어 있으며, 심혈관계통 및 림프계통과 광범위하게 연결되어 있고, 또한 내분비계통의 생리적인

임상 노트

뼈엉성증(골다공증)과 연령에 따른 뼈대의 이상

뼈엉성증에 이환되면 뼈의 정상적인 기능을 유지하기 어려울 정도로 뼈함량이 감소된다. 뼈함량은 20대 초반에 최고에 달하고 그 후 조금씩 감소된다. 성장기 동안 칼슘의 섭취가 부족하면 최대 뼈함량이 감소되기에 뼈엉성증에 이환될 위험이 증가된다. 나이가 들면서 정상적으로 진행되는 뼈감소증(osteopenia)과 임상적 증상을 나타내는 뼈엉성증은 뼈함량 감소의 정도 차이일 뿐이다.

최근의 조사에 의하면 45~79세까지 여성의 약 29%가 뼈엉성증에 이환된다. 여성에서 폐경 후에 발생률이 높은 것은 폐경 후 에스트로겐의 감소와 관련이 있다. 동일 연령대의 남성에서 뼈엉성증 발생률은 18%로 조사되었다.

뼈엉성증에서 뼈는 매우 취약하여 쉽게 부러지며 또한 골절의 수복도 방해받는다. 종종 척추뼈의 미세골절로 척주가 내려앉고 척추뼈 관절의 뒤틀림으로 인해서 척수신경이 압박되기도 한다. 에스트로겐을 보충하거나, 혈중 칼슘 농도를 증가시키는 식이요법을 하거나, 운동을 하거나, 또는 칼시토닌을 코안으로 분무하는 등의 방법으로 뼈엉성증의 진행을 늦출 수는 있어도 진행을 멈출 수는 없다. 최근에 개발된 Fosmax와 같은 비스포스포산염(bisphosphonates) 약제는 뼈파괴세포 활성을 억제하여 폐경 후 여성에서 척추뼈 및 볼기뼈의 골절을 개선하는 효과가 있다고 알려져 있다. 비스포스포산염의 장기 복용과 함께 지속적인 운동 및 칼슘보충은 뼈엉성증 개선에 적극 추천되고 있다.

뼈엉성증은 또한 몇몇 암에서 이차적으로 발생되기도 한다. 골수암, 유방암 및 몇몇의 종양에서 뼈파괴세포활성인자(osteo-clastactivating factors)가 유리된다. 이 인자는 뼈파괴세포의 증식 및 활성을 유도하여 심한 뼈엉성증을 초래한다.

뼈속질염(골수염, osteomyelitis)은 일반적으로 세균감염으로 심한 통증 및 뼈 손상을 초래하는 질환이다. 이 질환은 50대의 연령에서 가장 흔하게 호발되며 심각한 전신성 감염증의 원인이 되기도 한다.

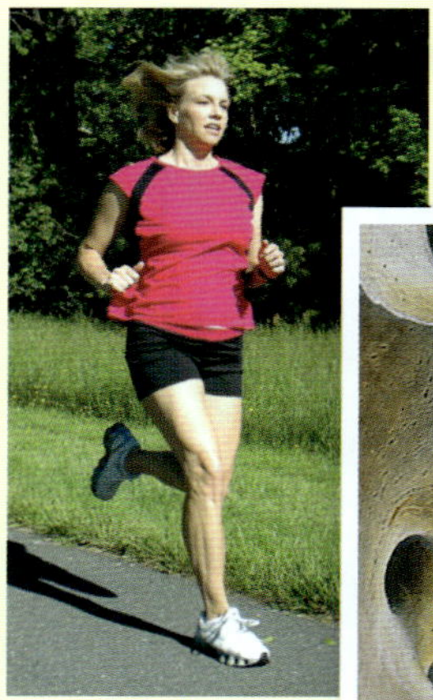

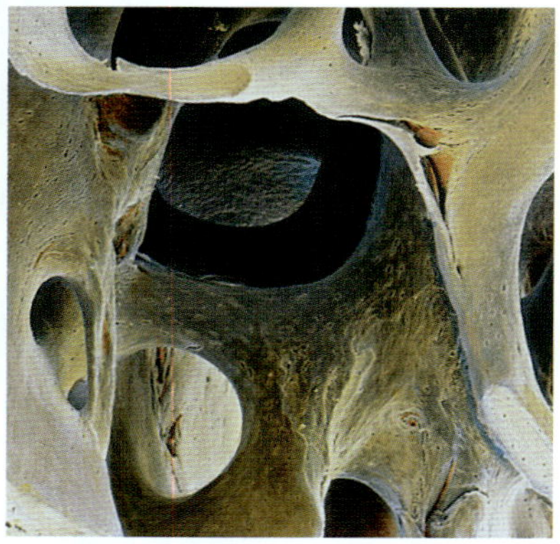

정상적인 해면뼈 SEM × 25

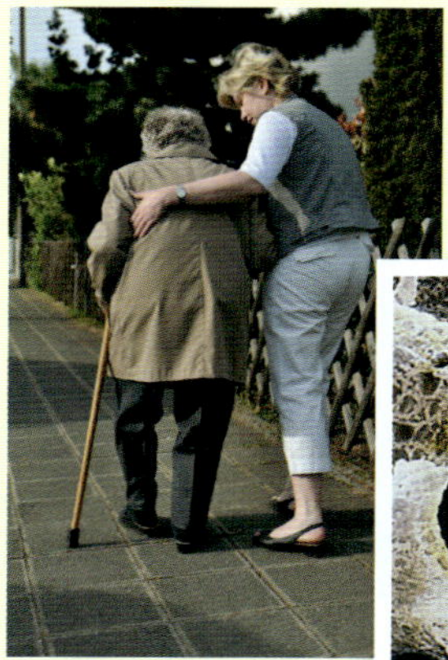

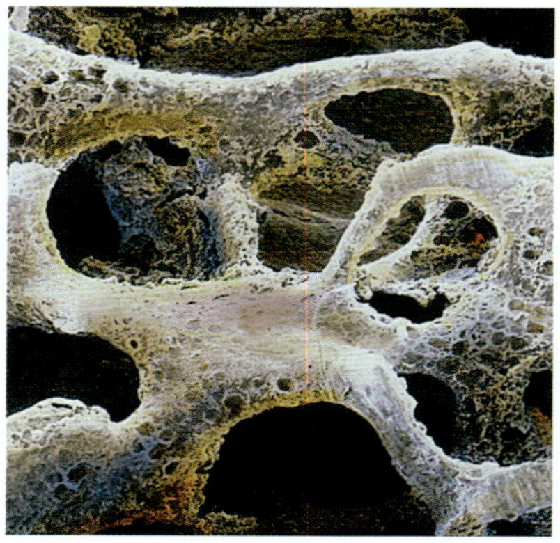

뼈엉성증의 해면뼈 SEM × 21

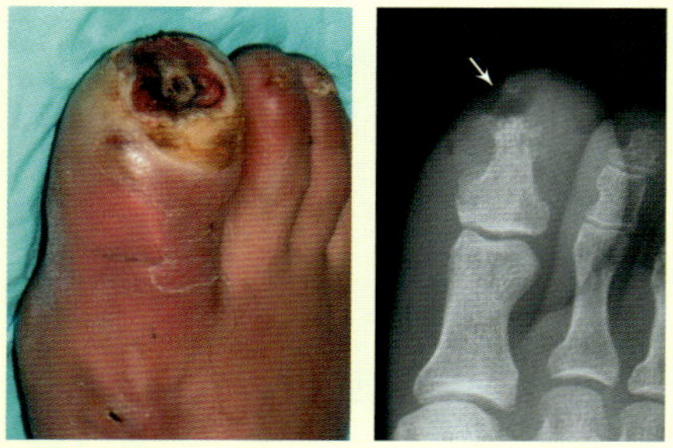

엄지발가락의 뼈속질염(골수염)

조절과 밀접하게 연관된다. 소화계통과 비뇨계통은 뼈의 성장에 필수적인 칼슘과 인산염과 같은 무기질을 제공하는데 중요한 역할을 한다. 반대로 뼈대계통은 음식내 이온공급의 변화에 대하여 보충할 수 있는 칼슘, 인산염 및 기타 무기질의 저장소이다.

V 5.5 개념확인

1 ☐ 칼슘이 부족한 음식을 섭취한 사람들은 뼈에 어떻게 영향을 미치는가?

임상노트

뼈대계통의 검사

뼈대계통의 뼈는 상대적으로 정교하고 복잡하므로 의료기계 없이는 관찰할 수 없다. 그러나 많은 신체적인 증상들은 뼈 또는 관절질환을 진단하는데 도움을 준다. 다음과 같은 신체검사 시 검사할 중요한 인자들을 정리하였다.

- 운동의 제약 또는 강직
- 염증 및 관련된 관절의 분포
- 관절의 운동과 관련된 소리
- 비정상적인 뼈의 침착 유무
- 비정상적인 자세

표 5.1에 뼈대계통의 이상유무를 판단하는 정보들을 얻기 위해 사용되는 가장 중요한 진단 과정과 실험적 검사방법을 기술하였다.

표 5.1 뼈와 관절질환을 진단하는데 사용하는 검사법

진단 과정	방법과 결과	대표적으로 사용하는 예
뼈와 관절의 X-선	일반적인 X-선	골절, 종양, 탈구, 뼈밀도의 감소 및 뼈의 감염(뼈골수염)을 탐지
뼈 스캔	주입한 방사선이 표지된 인산염을 뼈에 축적시킨 후 조사한 방사선이 상으로 변하게 한다.	전이성 뼈암의 진단에 사용;골절, 초기감염, 일부 퇴행성 뼈질환의 탐지
관절천자술	윤활액을 흡인하기 위해서 관절에 주삿바늘을 삽입하는 시술임	비정상적인 윤활액의 탐지
관절경검사법	관절공간에 광섬유관을 삽입하여 관찰; 관절의 내부 모습을 관찰함	비정상적인 반달연골, 인대 및 관절면의 탐지; 관절질환의 차이를 진단하는데 이용
자기공명영상	표준화된 자기공명영상은 컴퓨터로 처리한 영상을 만든다.	뼈와 연조직의 비정상을 탐지; 비침습적 습임
이중에너지 X-선 흡수계측법(뼈엉성증검사법)	이중에너지 흡수계측법; 1% 정도의 적은 양의 뼈밀도 변화를 측정	뼈엉성증과 뼈감소증 환자에서 뼈밀도의 양을 측정하거나 소실 정도를 검사

임상용어

거인증(gigantism) 사춘기 이전에 성장호르몬이 과다 분비되어 뼈가 비정상적으로 과잉 성장되는 질환

골연화증(osteomalacia) 뼈바탕질에 무기질 침착이 감소되어 뼈가 연해지는 상태

골절(fracture) 뼈가 부러지거나 연속성이 단절된 상태

골절혈종(fracture hematoma) 골절된 부위에서 출혈로 인해서 형성된 혈액덩어리

구루병(rickets) 뼈조직에 칼슘염의 침착이 부족하여 뼈대가 쉽게 휘어지는 상태. 종종 무릎관절 부위에서 다리가 가쪽으로 벌어지는 내번슬(bow-leg) 상태가 나타난다.

마르팡증후군(Marfan's syndrome) 결합조직 성분인 당단백(glycoprotein)의 생성장애를 특징으로 하는 유전질환. 이 질환은 외형적으로 매우 큰 키와 길고 가는 팔다리가 특징이다.

바깥애벌뼈(가골, external callus) 골절된 부위의 뼈를 안정화하고 연결하기 위해서 증식된 강한 결합조직

뼈감소증(osteopenia) 뼈함량과 뼈밀도가 감소된 상태

뼈속질염(osteomyelitis) 주로 세균감염으로 발생되는 골과 골수의 염증으로 심한 통증을 초래함

뼈엉성증(osteoporosis) 뼈바탕질과 무기질의 함량이 동일한 비율로 감소되어 전체적인 뼈의 함량이 감소된 상태. 뼈의 경도가 감소되기에 쉽게 골절된다.

안쪽애벌뼈(internal callus)는 골절된 부위의 골수쪽에 있는 뼈의 부러진 부분의 뼈끝을 결합시키는 다리역할을 하는 해면뼈기둥

연골형성부전증(achondroplasia) 정상적인 뼈끝연골 활성이 장애 초래됨. 뼈끝연골이 매우 느리게 증식되기에 사지를 구성하는 긴뼈의 길이가 짧아 팔다리가 땅딸막하다. 그러나 몸통뼈대는 정상적인 크기를 유지하며, 성적 및 지적발달에는 문제가 없다.

하수체성 성장부전(pituitary dwarfism) 뇌하수체에서 분비되는 성장호르몬이 감소되어 발생되는 왜소증(dwarfism)의 한 형태

핵심정리

개요

- 뼈대계통이란 다양한 종류의 뼈, 연골 및 인대로 이루어지며, 또한 그들을 연결하거나 지지하기 위한 결합조직을 포함한다. 뼈대계통은 신체의 지지, 무기질 및 지질의 저장, 혈구세포생산, 미세한 조직과 주요 장기의 보호 및 운동의 지렛대 역할을 수행한다.

뼈의 구조

- 뼈조직(osseous tissue)은 특수하게 분화된 여러 종류의 세포들과 단백섬유 및 무형질로 이루어진 단단한 세포밖바탕질인 뼈바탕질(matrix)로 구성된다.

성숙뼈의 조직학적 구성

- 뼈바탕질을 이루는 성분 중 수산화인회석(hydroxyapatite) 결정은 뼈무게의 약 2/3를 차지하며 아교섬유 및 기타 소량의 칼슘염이 나머지 1/3을 차지한다. 뼈의 세포 성분은 일반적으로 뼈무게의 약 2% 내외를 차지한다.
- 뼈세포(osteocyte)는 단단한 뼈바탕질에 매몰되어 있는 성숙한 세포로서 뼈방(lacuna)이라 불리는 작은 공간에 위치하며 뼈모세관(canaliculi)이라는 미세한 관에 의해서 서로 연결되어 있다. 석회화된 뼈바탕질을 층판(lamellae)이라고 한다(그림 5.1).

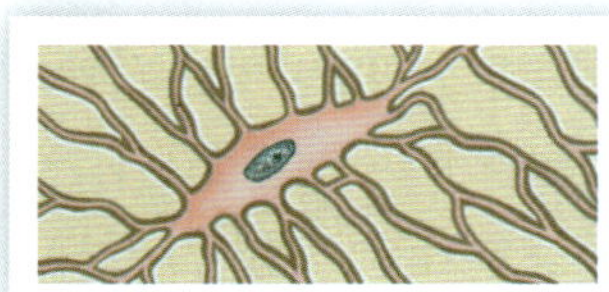

- 뼈모세포(osteoblats)는 뼈발생 과정에서 뼈바탕질을 분비하는 미성숙 세포이다. 뼈모세포는 주위에 바탕질을 분비하여 풋뼈조직(osteoid)을 형성하며 풋뼈조직은 점차 석회화된다(그림 5.1).
- 뼈조상세포(osteoprogenitor)는 중간엽세포에서 유래되어 뼈모세포로 분화되며, 특히 골절된 뼈의 수복에 중요한 역할을 한다(그림 5.1).
- 뼈파괴세포(osteoclasts)는 매우 큰 다핵 세포이며, 뼈용해(osteolysis) 과정을 통해서 뼈바탕질을 분해시킨다. 이 세포는 체액내 칼슘과 인산염의 농도 조절에 중요한 역할을 한다(그림 5.1).

치밀뼈와 해면뼈

- 뼈는 치밀뼈(compact bone)와 해면뼈(spongy bone)라는 두 종류가 있다. 종류에 따라 뼈바탕질, 층판 그리고 세포의 구성에는 차이가 없으나 뼈세포, 층판, 뼈모세관의 3차원적 배열 상태가 다르다(그림 5.1/5.2).

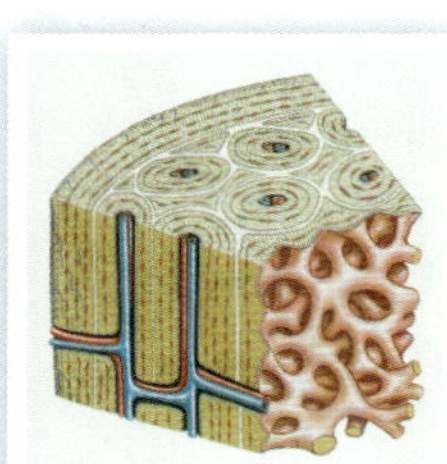

- 치밀뼈의 기본적인 기능적 단위를 뼈단위(osteon, Haversian system)라 한다. 뼈세포는 중심관(central canal) 주위에 동심원상으로 배열된 층판에 위치한다(그림 5.1b-d/5.2).
- 해면뼈는 작은 골편인 뼈잔기둥(trabeculae)이 격자 형태로 연결된 구조이다(그림 5.2).
- 치밀뼈는 뼈의 표면을 이룬다. 치밀뼈는 제한된 방향으로 가해지는 압력을 받는 부위에서 가장 두껍게 발달하였다. 해면뼈는 뼈의 속면에 위치하며 압력의 방향이 다양하거나 약한 곳에서 발달되었다(그림 5.3).

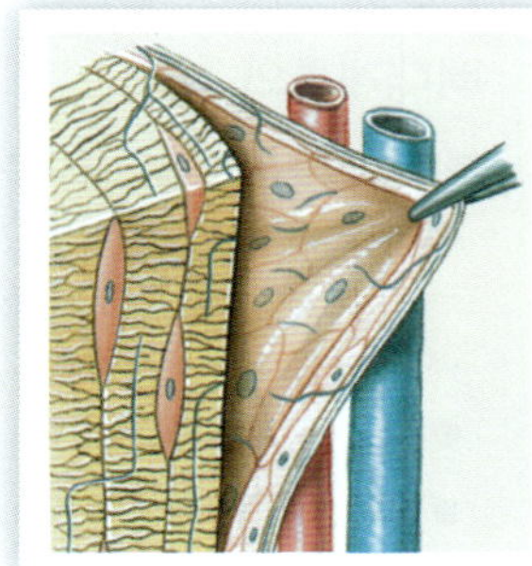

뼈막과 뼈속막

- 뼈의 바깥표면은 두 층의 뼈막으로 덮여 있다. 뼈막은 바깥섬유층과 속세포층으로 구분된다. 뼈의 속면은 세포성 뼈속막으로 덮여 있다.

5.2 뼈의 발달 및 성장

- 뼈되기(ossification)란 다른 조직이 뼈조직으로 대치되는 것을 말하며, 석회화란 조직에 칼슘염이 침착되는 것을 말한다.

막뼈되기

- 막뼈되기(intramembranous ossification)는 진피뼈되기(dermal ossification)라고 하며, 중간엽세포가 뼈모세포로 분화되어 뼈되기중심을 형성하면서 시작된다. 주로 납작뼈와 긴뼈의 직경은 이러한 방식으로 성장한다(Spotlight 그림 5.6).

연골뼈되기

- 연골뼈되기(endochondral ossification)는 유리연골에 의하여 뼈가 만들어질 주형을 먼저 형성하고 연골 주형이 점차 뼈로 대치되는 과정이다. 주로 긴뼈는 이러한 방식으로 성장한다(Spotlight 그림 5.7).
- 성장 중인 뼈는 뼈끝과 뼈몸통의 경계부에 있는 뼈끝연골의 증식으로 길게 성장한다. 이 뼈끝연골의 뼈끝 쪽에서 새로운 연골이 증식되며, 동

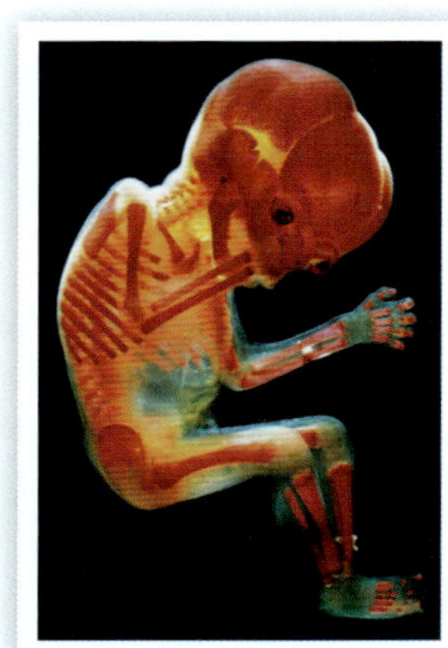

시에 뼈몸통 쪽에서는 퇴행된 연골이 뼈조직으로 대치된다. 뼈끝연골폐쇄 시기는 뼈의 종류와 개인에 따라 차이가 있다(그림 5.8).

- 긴뼈의 직경은 뼈몸통의 표면에서 진행되는 막뼈되기에 의한 부가성장으로 커진다(그림 5.9).

혈관과 림프관의 분포

- 연골뼈되기 방식으로 성장된 전형적인 뼈에는 영양혈관, 뼈몸통끝혈관, 뼈끝혈관, 뼈막혈관이라는 4종류의 혈관이 분포한다. 림프관은 뼈막에 분포하며 영양구멍과 관통관을 통해서 뼈단위로 진입한다(Spotlight 그림 5.7과 그림 5.10).

뼈의 신경지배

- 감각신경은 뼈막에 광범위하게 분포하며 영양동맥과 함께 주행하면서 뼈속막, 골수공간 및 뼈끝에 분지한다.

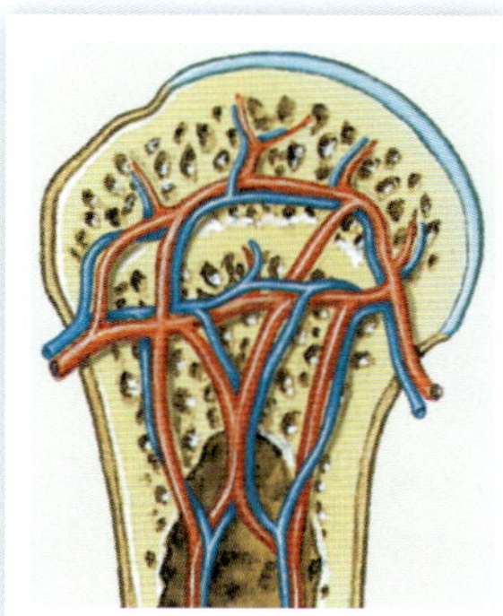

뼈의 성장 조절 인자

- 뼈의 성장 과정에는 적절하고 충분한 양의 무기질, 비타민 및 호르몬 등이 요구된다.
- 부갑상샘에서 분비되는 부갑상샘호르몬은 뼈모세포의 활성을 억제하고 뼈파괴세포의 활성을 증가시킨다. 반면 갑상샘의 C 세포에서 분비되는 칼시토닌은 뼈파괴세포의 활성을 억제하며 콩팥에서 칼슘의 배출을 촉진한다. 이런 호르몬의 작용으로 뼈에 침착되는 무기질의 양이 조절되며, 체액내 칼슘 이온 농도가 조절된다.
- 성장호르몬, 갑상샘호르몬 및 성호르몬 등도 뼈모세포의 활성을 유도하여 뼈의 성장을 자극한다.

5.3 뼈의 유지, 재구성 및 수복

- 뼈의 교체율은 매우 높은 편이다. 성인 뼈대의 약 1/5은 매년 분해되고 재구성된다.

뼈의 재구성

- 뼈의 재구성이란 기존에 형성된 뼈가 제거되고 새로운 뼈가 생성되는 과정을 의미한다.
- 뼈는 무기질 교체 및 재순환을 통해서 뼈에 가해지는 물리적 자극에 적응한다.
- 신체에서 칼슘은 가장 풍부한 무기질이며, 칼슘의 98% 이상은 뼈에 있다.

손상과 수복

- 뼈에 금이 가거나 부러지는 상태를 골절이라고 한다. 골절된 부위에서 뼈막과 뼈속막의 세포성분이 살아 있고 혈액이 공급된다면 치유 과정은 진행된다.

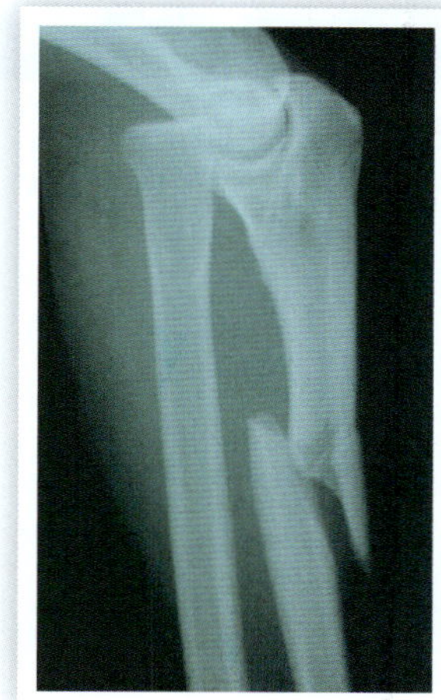

노화와 뼈대계통

- 노화가 진행되는 동안 뼈는 점차 가늘어지고 약해진다. 뼈감소증은 피할 수 없는 노화의 과정이지만 심한 경우에는 뼈엉성증이 초래되어 뼈는 가벼운 충격에도 쉽게 골절된다.

5.4 뼈대요소의 해부학적 구조

뼈의 분류

- 뼈는 형태학적 특징을 기준으로 긴뼈, 납작뼈, 공기뼈, 짧은뼈, 봉합뼈 및 종자뼈로 구분된다(그림 5.11).

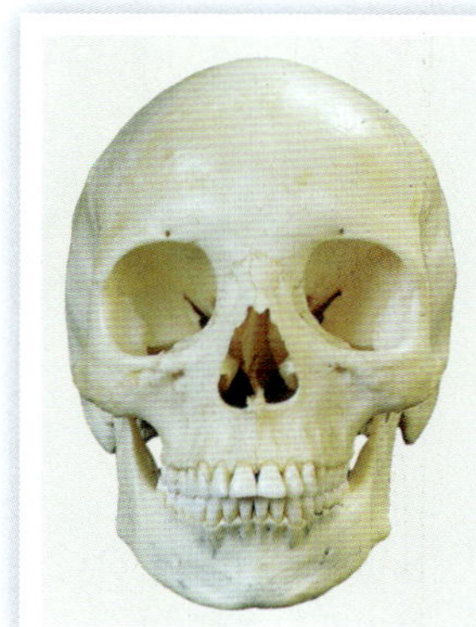

뼈의 외형

- 뼈의 표면에는 특수한 형태의 융기, 오목, 구멍을 구분하는데 사용된다(그림 5.12).

5.5 다른 계통과의 통합

- 뼈대계통은 구조적으로 또는 생리학적으로 다른 계통과 밀접하게 연결된다. 또한 뼈대계통은 칼슘, 인산염 및 기타 무기질의 저장소이다.

단원 연습문제

For answers, see the blue Answers tab at the back of the book.

단계 1. 정의와 용어

1. 아래에 있는 긴뼈에서 다음과 같은 구조들을 표시하시오.
   - 뼈몸통
   - 뼈의 몸통끝 관절면
   - 뼈끝
   - 뼈의 먼쪽끝 관절면

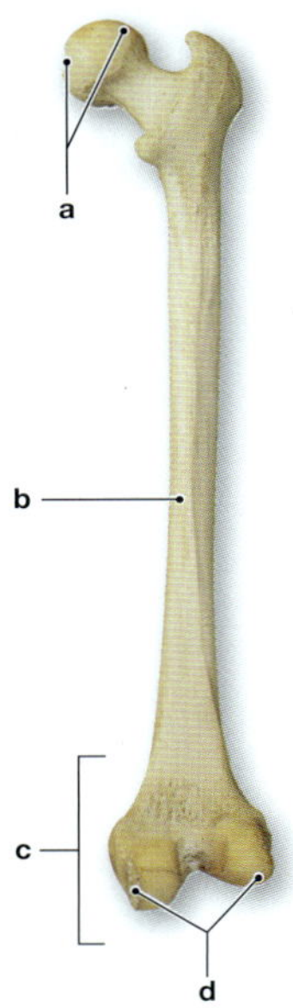

2. 해면뼈는 다음 중 어느 것이 격자 형태로 연결된 구조인가?
   (a) 뼈단위 (b) 뼈잔기둥
   (c) 동심원상의 층판 (d) 뼈기둥

3. 성숙한 치밀뼈의 기본적인 기능적 단위는?
   (a) 뼈단위 (b) 뼈모세관
   (c) 층판 (d) 중심관

4. 연골뼈되기는 무엇이 형성되면서 시작되는가?
   (a) 섬유성 결합조직 주형
   (b) 유리연골 주형
   (c) 막 주형
   (d) 석회화된 주형

5. 성호르몬의 분비가 증가되면 뼈의 성장은?
   (a) 느리게 감소됨 (b) 빠르게 촉진됨
   (c) 느리게 증가됨 (d) 영향이 없음

6. 뼈끝연골선이 관찰된다는 것의 의미는?
   (a) 뼈끝연골의 성장이 중지됨
   (b) 뼈끝연골의 성장이 막 시작됨
   (c) 뼈의 두께성장이 막 시작됨
   (d) 뼈는 그 부위에서 골절됨

7. 나이가 들면서 일어나는 부적절한 뼈되기의 결과는?
   (a) 뼈감소증 (b) 뼈골수염
   (c) 뼈염 (d) 뼈엉성증

8. 성장 중인 뼈의 직경이 증가되는 과정은?
   (a) 표면의 부가성장
   (b) 기질에서 진행되는 사이질성장
   (c) 층판 성장
   (d) 하버스 성장

9. 복장뼈는 뼈의 모양에 따라 분류하면 어느 뼈에 해당되는가?
   (a) 납작뼈 (b) 긴뼈
   (c) 불규칙골 (d) 종자뼈

10. 뼈의 표면이 거칠거칠한 부위는 무엇인가?
   (a) 가지 (b) 거친면
   (c) 돌기 (d) 가시

단계 2. 개념 정리

1. 뼈바탕질 성분 중 무기질 성분이 유기질 성분에 비해서 감소되면 뼈의 물리적인 특성은?
   (a) 덜 유연해진다.
   (b) 더 강해진다.
   (c) 잘 부서지기 쉽다.
   (d) 더 유연해진다.

2. 다음 중 조기에 뼈끝연골 폐쇄가 진행되는 경우는?
   (a) 성호르몬의 과다 분비
   (b) 비타민 D의 증가
   (c) 부갑상샘호르몬의 감소
   (d) 성장호르몬의 과다 분비

3. 뼈에 따라서 진행되는 뼈되기 유형을 결정하는 주된 인자는 무엇인가?

4. 긴뼈의 길이 성장은 언제 어떻게 종료되는가?

5. 긴뼈의 양 끝에는 해면뼈가 있다. 이 부위의 해면뼈는 치밀뼈에 비해서 어떤 장점이 있는가?

6. 긴뼈의 성장 과정 시 직경은 어떻게 증가되는가?

7. 골절된 후 치유된 부분이 재차 골절되기란 쉽지 않다. 그 이유는 무엇인가?

8. 주로 지질성분으로 이루어진 식품만을 섭취할 경우 골절의 치유가 방해받는다. 그 이유는 무엇인가?

9. 종자뼈와 봉합뼈를 구별하는 가장 큰 특징은 무엇인가?

10. 뼈되기와 석회화를 비교하여 설명하시오.

단계 3. 종합적 사고

1. 어린 아이가 자전거를 타다 넘어지면서 위팔뼈가 골절되었다. 병원에서 뼈를 맞추고 깁스붕대를 하여 잘 치유되었다. 깁스붕대를 제거한 후 골절부위에 돌출된 뼈 융기부가 만져졌다. 몇 개월 후에 이 융기부는 사라지고 정상과 똑같은 상태로 만져졌다. 골절 치유 과정에서 어떤 일이 벌어진 것일까?

2. 어린이에서 발생되는 팔다리뼈 골절은 뼈의 한쪽에 금이 가고 반대쪽은 구부러지는 부전골절이 일반적이다. 그러나 이런 골절은 성인에서는 매우 드물다. 이런 차이는 왜 나타나는 것일까?

3. 노인이 되면서 비교적 가벼운 운동 또는 자리에서 벌떡 일어나는 등의 운동으로도 골절이 발생될 수 있다. 왜 노인에서는 골절이 쉽게 발생될까? 뼈의 어떤 세포의 활성이 이러한 결과와 밀접한 관련이 있는가? 이러한 상태를 개선하려면 어떻게 해야 하는가?

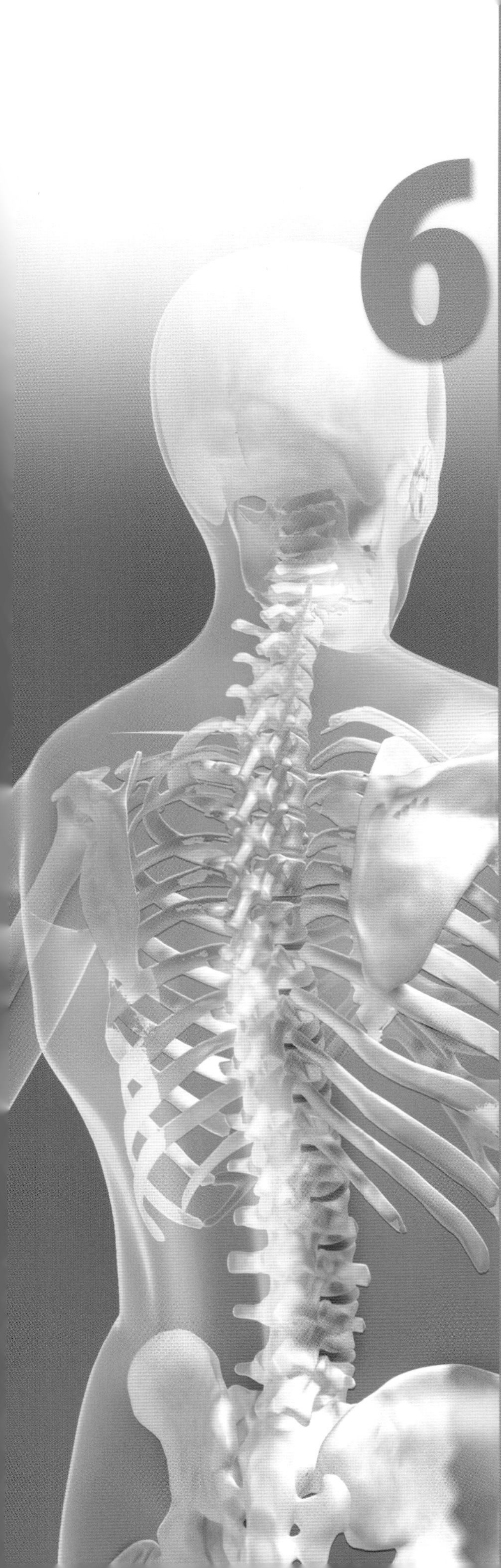

6 뼈대계통 The Skeletal System

몸통뼈대 Axial Division

학습목표

6.1 머리뼈를 구성하는 뼈의 이름을 열거하고, 머리뼈와 관련된 뼈들의 용어를 설명한다.

6.2 머리뼈의 주요 봉합의 차이를 이해하고 비교한다.

6.3 뇌머리뼈를 이루는 뼈를 열거하고 설명한다.

6.4 얼굴뼈를 구분하고 설명한다.

6.5 눈확과 코복합체를 이루는 뼈들을 구분하고 기능을 설명한다.

6.6 유아, 어린이, 성인의 머리뼈의 구조적 차이를 비교한다.

6.7 척추뼈의 종류에 따른 차이를 구분하고, 이들의 구조적, 기능적 차이를 설명한다.

6.8 등뼈, 갈비뼈, 복장뼈 사이에 형성된 관절의 중요성을 설명한다.

인체 뼈대의 기본적인 특징은 진화되면서 형성되었지만, 개인의 연령, 식생활, 운동량, 호르몬 상태가 각각 다르므로 뼈의 모양도 사람마다 조금씩 차이가 있다. 5장에서 설명한 바와 같이 뼈는 일생 동안 재구축 또는 재형성 과정을 거치게 된다. 그러므로 뼈 구성성분의 비율은 나이에 따라 다르며, 노인이 되면서 점차 골다공증이 진행된다. 이 장에서는 뼈대의 또 다른 역동적인 특징(기어다닐 때와 걸어다닐 때 등의 운동양식 변화에 따른 척주 모양의 변화와 같은)을 부가적으로 설명할 것이다.

인체의 뼈대는 몸통뼈대(체간골격, axial division)와 팔다리뼈대(사지골격, appendicular division)로 구분된다. 그림 6.1에서 노란색과 하늘색으로 표시된 뼈가 **몸통뼈대(axial skeleton)**이다.

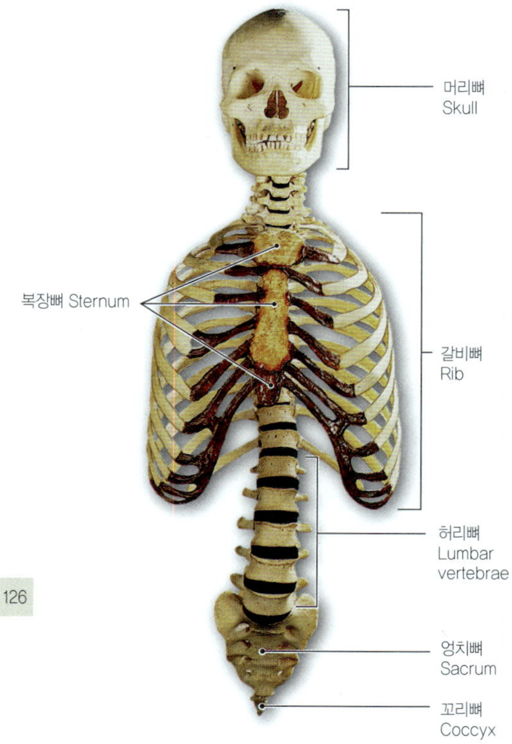

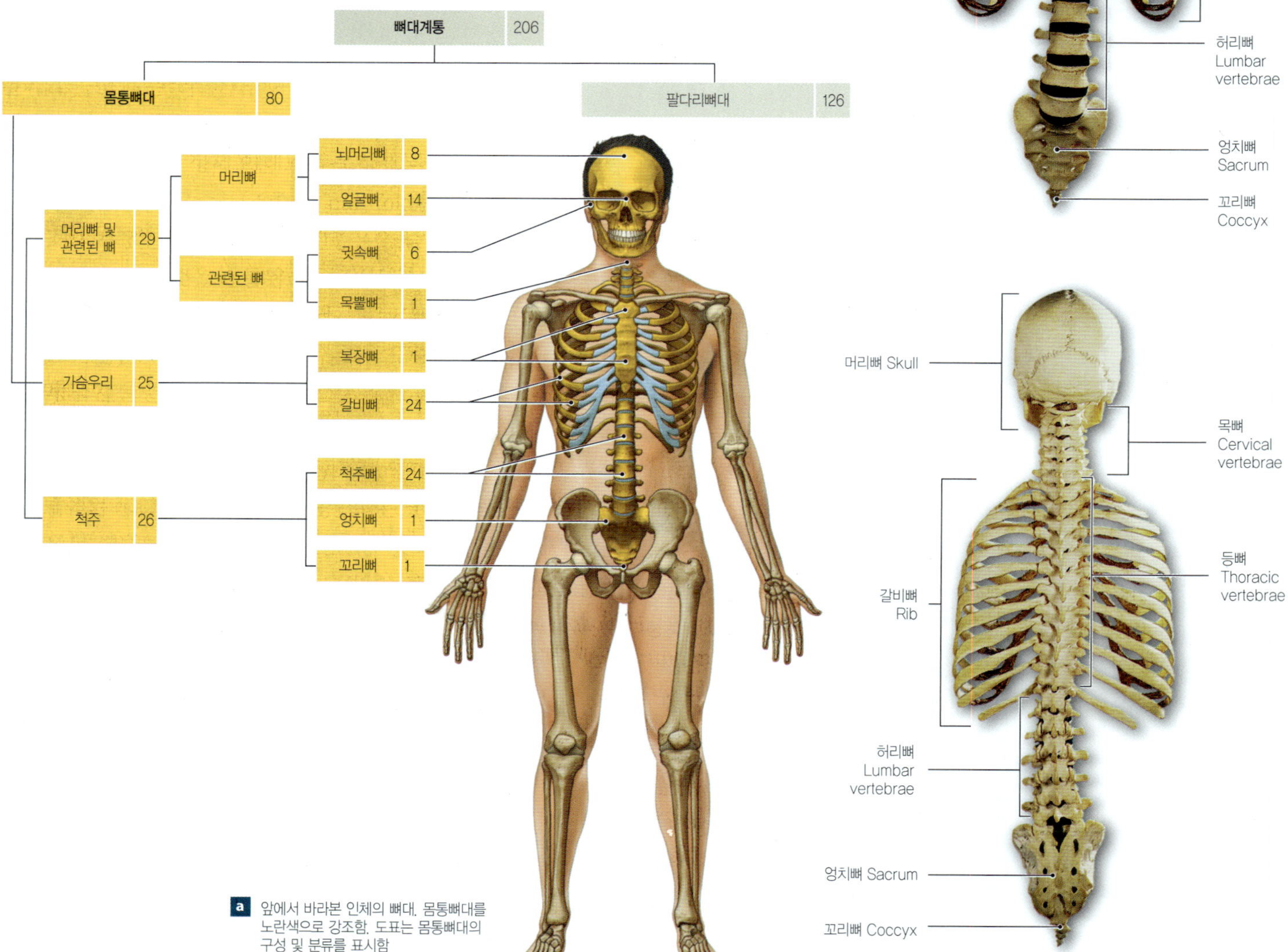

a 앞에서 바라본 인체의 뼈대. 몸통뼈대를 노란색으로 강조함. 도표는 몸통뼈대의 구성 및 분류를 표시함

b 앞에서 바라본 몸통뼈대(위), 뒤에서 바라본 몸통뼈대(아래)

■ 그림 6.1 몸통뼈대

뼈대계통은 206개의 독립된 뼈 그리고 뼈와 관련된 많은 연골로 구성된다. 몸통뼈대는 몸통의 중심인 머리, 가슴우리 및 척주를 형성하는 80개의 독립된 뼈로 구성된다. 몸통뼈대는 전체 뼈대의 40% 정도를 차지하며 아래와 같이 구분된다.

- 머리뼈(두개골, skull): 22개
- 머리뼈와 관련된 뼈: 6개의 귓속뼈(이소골, auditory ossicle)와 한 개의 목뿔뼈(설골, hyoid bone)
- 척주(vertebral column): 24개의 척추뼈(추골, vertebra), 한 개의 엉치뼈(천골, sacrum)와 한 개의 꼬리뼈(미골, coccyx)
- 가슴우리(흉곽, thoracic cage): 24개의 갈비뼈(늑골, rib)와 한 개의 복장뼈(흉골, sternum)

몸통뼈대는 다음과 같은 여러 가지 기능을 수행한다.

- 배쪽몸공간(ventral body cavity)에 있는 기관을 보호하고 지지하는 신체의 기본 틀이 된다.
- 미각, 후각, 청각, 평형감각, 시각과 같은 특수 감각기관을 수용한다.
- 머리, 목 및 몸통의 움직임을 조절하고, 호흡운동을 수행하고, 팔다리뼈대의 움직임 또는 안정화 등과 관련된 근육의 부착을 위한 광범위한 표면적을 제공한다.
- 척추뼈, 복장뼈 및 갈비뼈와 같은 뼈에는 골수가 있어서 팔다리의 긴뼈에서와 같이 혈구세포의 생산에 관여한다.

이 장에서는 몸통뼈대의 해부학적 구조를 설명할 것이며, 먼저 머리뼈부터 시작할 예정이다. 학습에 앞서 그림 1.10에 설명한 방향과 관련된 참고자료와 그림 5.12에 있는 용어를 복습하는 것이 도움이 될 것이다. 나머지 126개의 뼈는 **팔다리뼈대**(appendicular skeleton)이다. 이 뼈대에는 팔다리뼈, 팔다리를 몸통에 연결하는 팔이음뼈와 다리이음뼈로 구성된다. 팔다리뼈대에 대해서는 7장에서 설명한다.

6.1 머리뼈와 관련된 뼈들

머리뼈는 22개의 뼈로 이루어지며, 8개의 뇌머리뼈(뇌두개골, cranial bone)와 14개의 얼굴뼈(안면골, facial bone)로 구분된다(그림 6.2~6.5).

뇌머리뼈(cranium)는 뇌를 직접 감싸며 보호하는 뼈로서 독립된 뒤통수뼈(후두골, occipital bone), 이마뼈(전두골, frontal bone), 나비뼈(접형골, sphenoid bone) 및 벌집뼈(사골, ethmoid bone)와 한 쌍인 마루뼈(두정골, parietal bone) 및 관자뼈(측두골, temporal bone)로 구성된다. 뇌머리뼈는 뇌를 지지하고 충격을 흡수하는 액체로 차 있는 공간인 **머리뼈공간(두개강, cranial cavity)**을 형성한다. 뇌머리뼈의 속면에는 뇌의 위치를 유지시키는 막이 부착되며, 이 막에는 많은 혈관과 신경이 분포한다. 뇌머리뼈의 바깥 면에는 눈, 아래턱 및 머리를 움직이는 많은 근육들이 광범위하게 부착된다. 뒤통수뼈와 제1목뼈사이 관절은 머리뼈와 척주를 강하게 연결하면서도 동시에 상당한 범위의 움직임이 가능한 특별한 구조를 이루고 있다.

얼굴뼈(facial bone)는 얼굴의 틀을 이루는 뼈로서 소화계통과 호흡계통의 입구를 형성하고 보호한다. 얼굴머리뼈는 한 쌍인 위턱뼈(상악골, maxilla), 입천장뼈(구개골, palatine bone), 코뼈(비골, nasal bone), 광대뼈(관골, zygomatic bone), 눈물뼈(누골, lacrimal bone) 및 아래코선반뼈(하비갑개, inferior nasal concha)와 한 개로 이루어진 보습뼈(서골, vomer) 및 아래턱뼈(하악골, mandible)로 구성된다(그림 6.2). 얼굴머리뼈에는 얼굴의 표정을 담당하는 근육과 음식물의 씹기 및 삼키기와 관련된 근육들이 부착한다.

	V	6.1 개념확인
1	☐	머리뼈를 이루고 있는 뼈는 무엇이며, 몇 개로 구성되었는가?
2	☐	머리뼈공간의 기능은 무엇이며, 머리뼈공간을 구성하는 뼈의 해부학적 이름은 무엇인가?

6.2 머리뼈의 봉합

머리뼈사이의 경계는 움직일 수 없는 관절인 **봉합**(suture)으로 연결되어 있다. 각 머리뼈는 봉합에서 치밀결합조직과 함께 단단하게 연결되어 있다. 머리뼈에는 많은 봉합이 있지만 아래에서 설명되는 5개가 주된 봉합이다.

- **시옷봉합(람다봉합, lambdoid suture)**은 머리뼈 뒤쪽에 있는 활꼴 모양으로 뒤통수뼈와 마루뼈 사이에 형성된 봉합이다(그림 6.3a). 이 봉합선에는 한 개 이상의 **봉합뼈**(sutural bone, *Wormian bone*)가 있기도 하며, 크기는 미세한 것에서부터 마름모꼴의 매우 큰 것까지 다양하다.
- **시상봉합**(sagittal suture)은 머리뼈 윗면 정중선상에 위치하며 시옷봉합에서 관상봉합까지 마루뼈 사이에 형성된 봉합이다(그림 6.3b).
- **관상봉합**(coronal suture)은 머리뼈 윗면에 위치하며 이마뼈

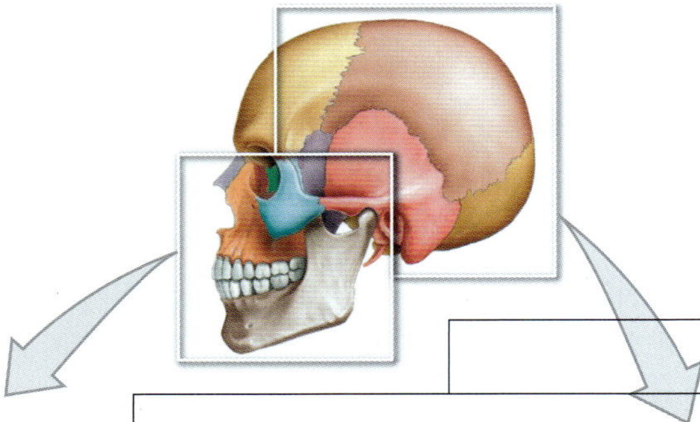

얼굴머리뼈 FACE	14
위턱뼈 Maxillae	2
입천장뼈 Palatine bones	2
코뼈 Nasal bones	2
코선반뼈 nasal concha	2
광대뼈 Zygomatic bones	2
눈물뼈 Lacrimal bones	2
보습뼈 Vomer	1
아래턱뼈 Mandible	1

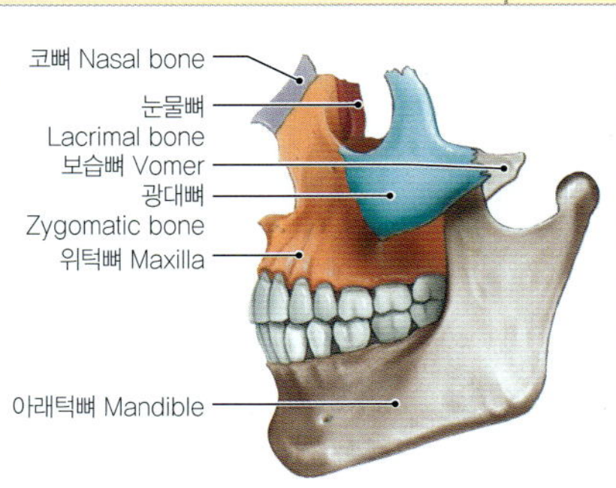

뇌머리뼈 CRANIUM	8
뒤통수뼈 Occipital bone	1
마루뼈 Parietal bones	2
이마뼈 Frontal bone	1
관자뼈 Temporal bones	2
나비뼈 Sphenoid	1
벌집뼈 Ethmoid	1

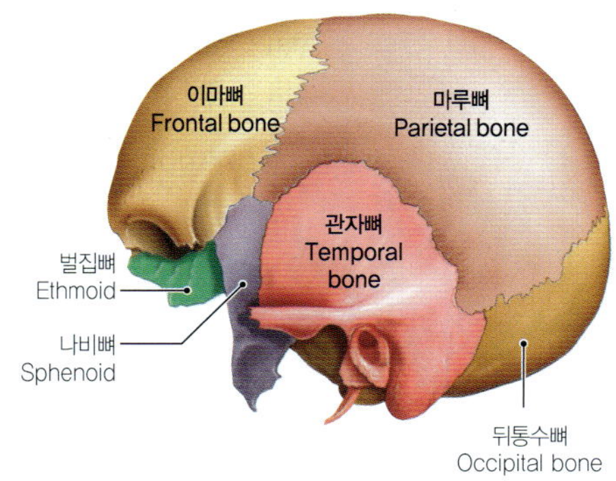

관련된 뼈 ASSOCIATED BONES	7
목뿔뼈	1
관자뼈에 둘러싸인 귓속뼈(18장에서 학습함)	6

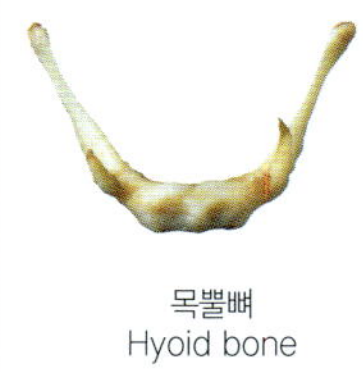

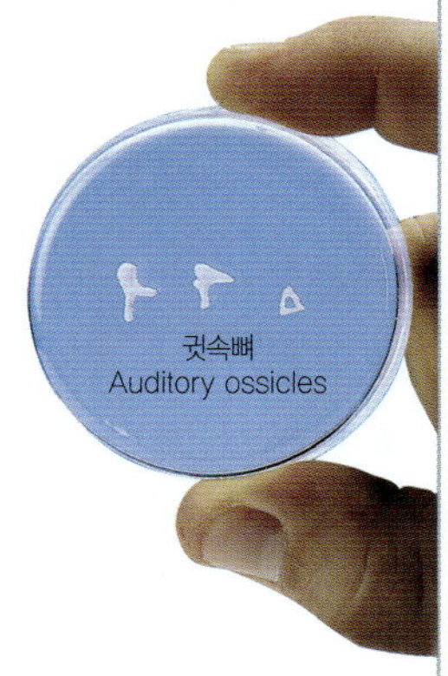

■ **그림 6.2 뇌머리뼈와 얼굴머리뼈**
머리뼈는 뇌머리뼈와 얼굴머리뼈로 구분된다. 이 그림에서 얼굴머리뼈인 입천장뼈 및 코선반뼈, 그리고 머리뼈와 관련된 귓속뼈와 목뿔뼈는 보이지 않음.

와 이뼈의 뒤쪽에 있는 마루뼈 사이에 형성된 봉합으로 시상봉합과 직각으로 교차한다(그림 6.3b). 뒤통수뼈, 마루뼈 및 이마뼈가 **머리덮개뼈(두개관, calvaria,** *cranial vault*)를 형성한다.

- **비늘봉합(인상봉합, squamous suture)**은 머리뼈의 양쪽 측면에서 관자뼈와 마루뼈 사이에 형성된 한 쌍의 봉합이다. 그림 6.3a에서 보는 것처럼 비늘봉합은 시옷봉합과 만난다. 비늘봉합의 위치는 그림 6.3c의 머리뼈의 오른쪽면에서 잘 관찰된다.
- **이마코뼈봉합(전두비골봉합, frontonasal suture)**은 두 개의 코뼈 윗면에서 이마뼈와 연결되는 부위에 형성된 봉합이다(그림 6.3c,d).

몸통뼈대에 있는 얕은층(천층)의 많은 융기 부위와 능선들은 10장에서 설명할 뼈대근육과 관련되어 있다. 지금 뼈의 이름을 학습하면 10장을 공부할 때 많은 도움을 줄 것이다. 표 6.1과 6.2에 다음 단락에 언급할 머리뼈나 관련된 뼈에 있는 구멍이나 틈새와 관련된 정보들을 요약하였다. 표 6.1에는 머리뼈의 구멍이나 틈새와 관련된 자료이며, 표 6.2는 머리뼈의 구멍과 표면의 특징들에 대한 자료이다. 이 자료들은 신경계통과 심혈관계통을 다루는 뒷장에서 학습할 때 특히 중요하다.

V 6.2 개념확인

1. ☐ 이마뼈와 마루뼈를 분리하는 머리뼈의 윗면을 지나는 봉합은 무엇인가?
2. ☐ 뒤통수뼈와 마루뼈를 분리하는 봉합은 무엇인가?

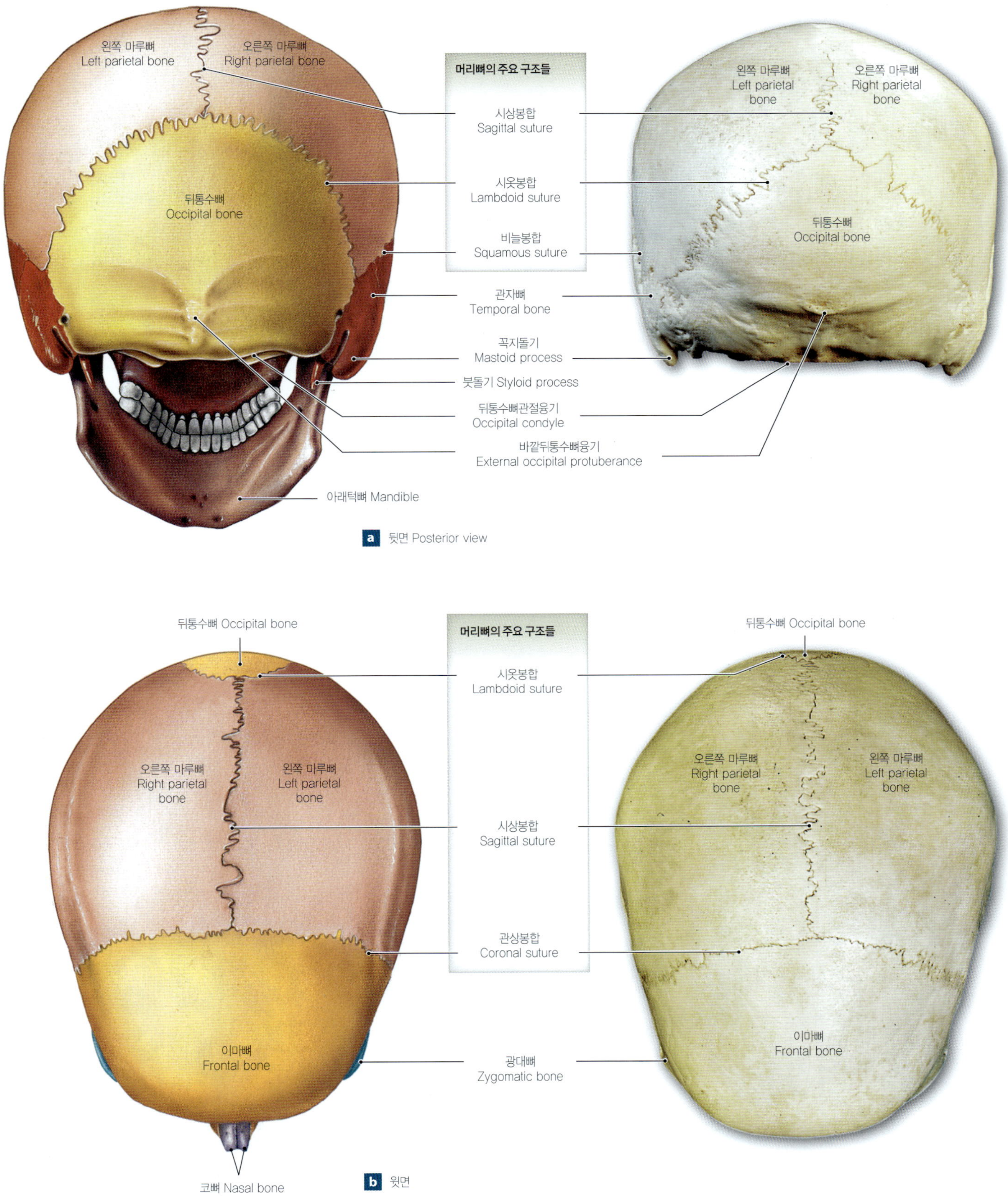

a 뒷면 Posterior view

b 윗면

■ 그림 6.3 성인의 머리뼈

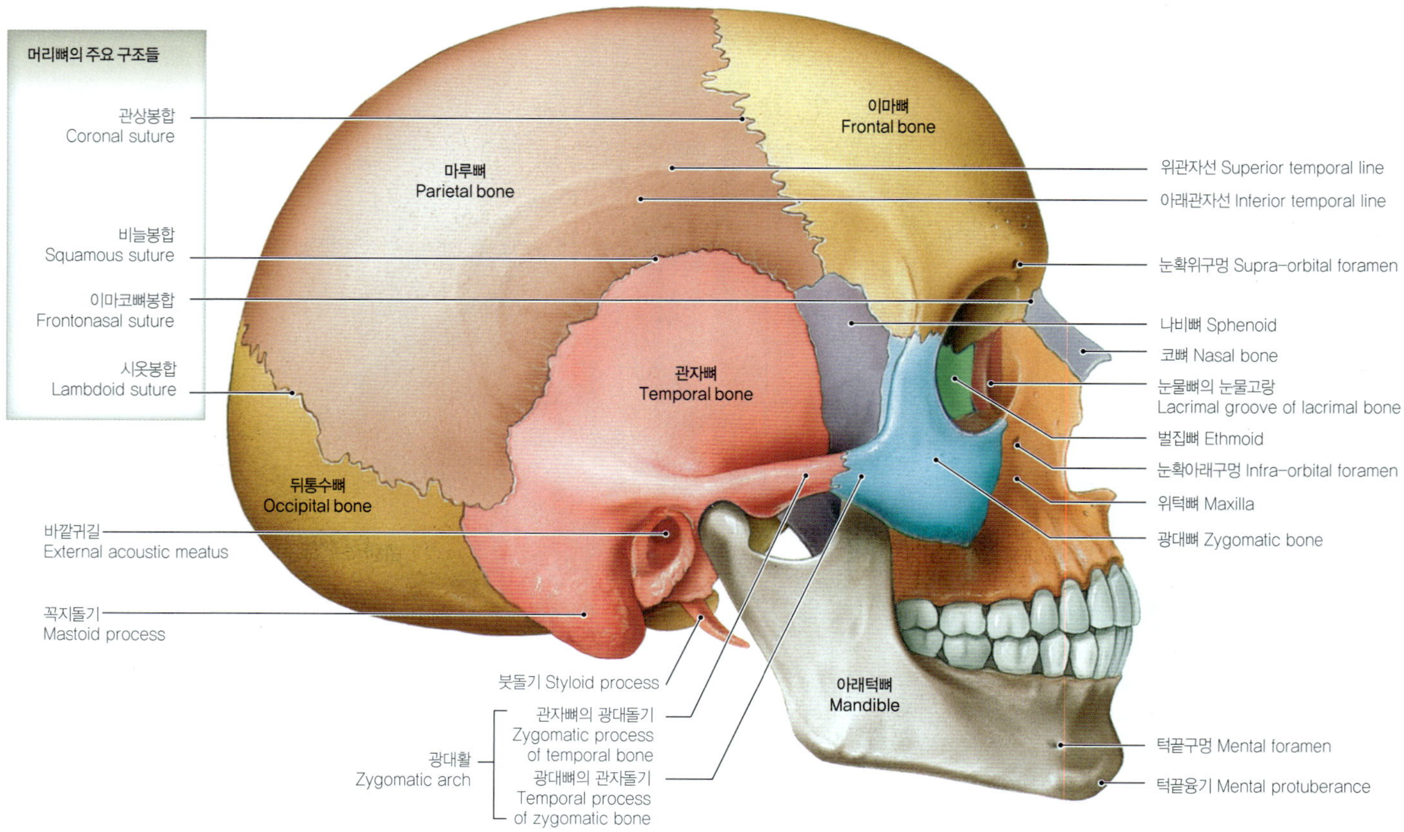

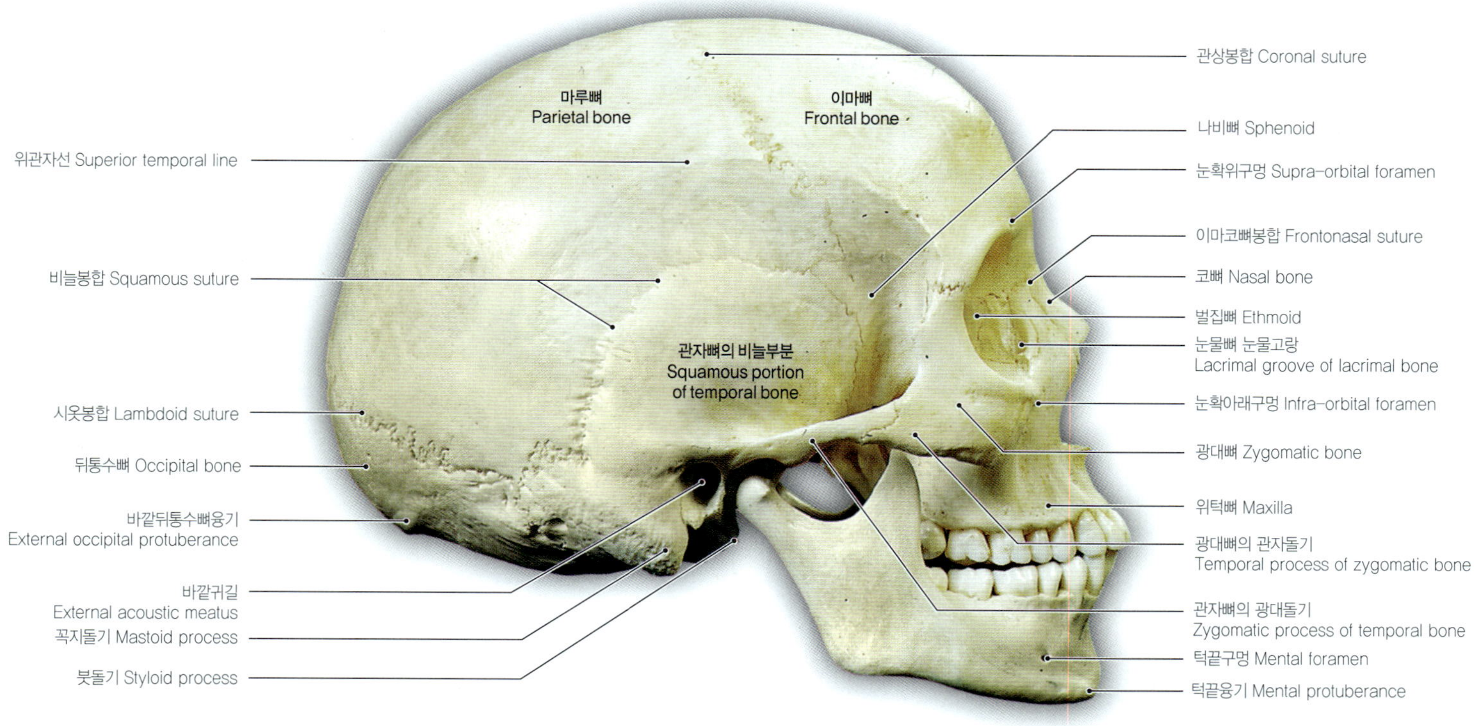

c 가쪽면

■ 그림 6.3(계속) 성인의 머리뼈

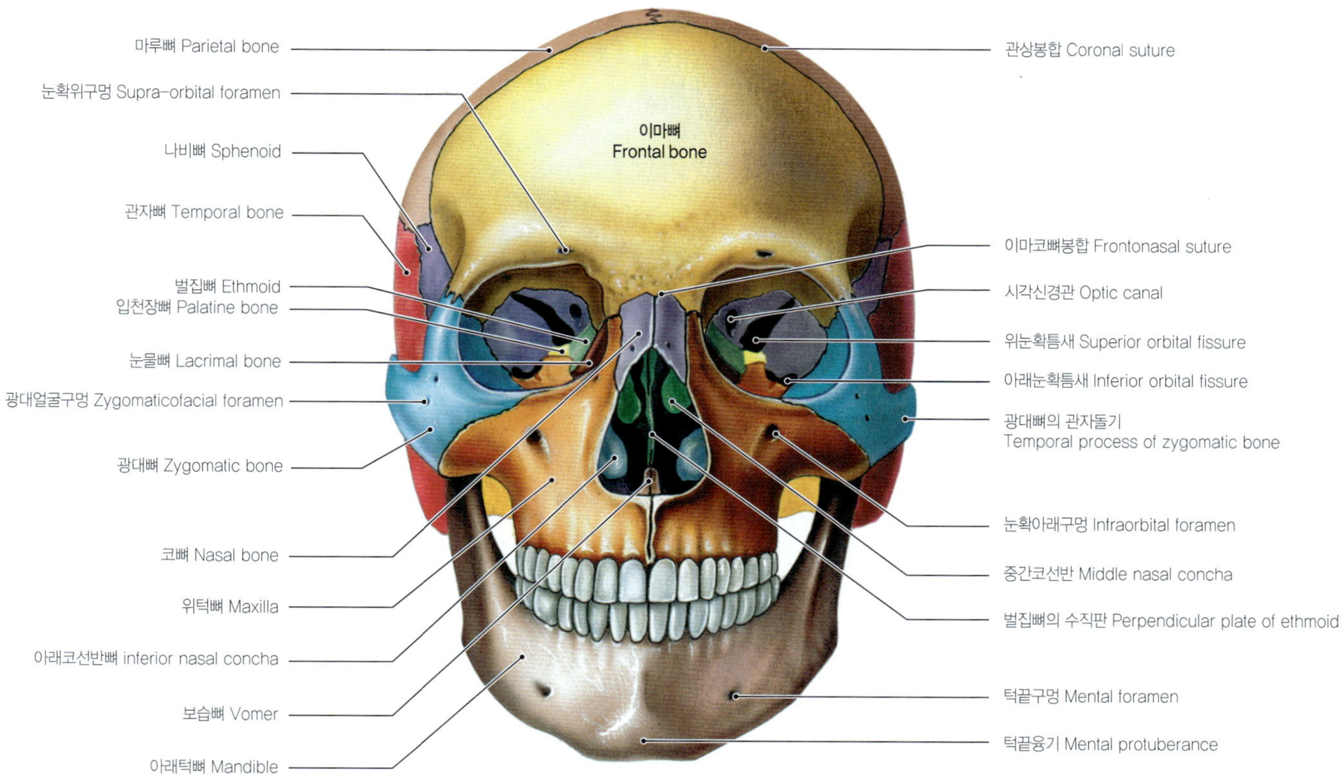

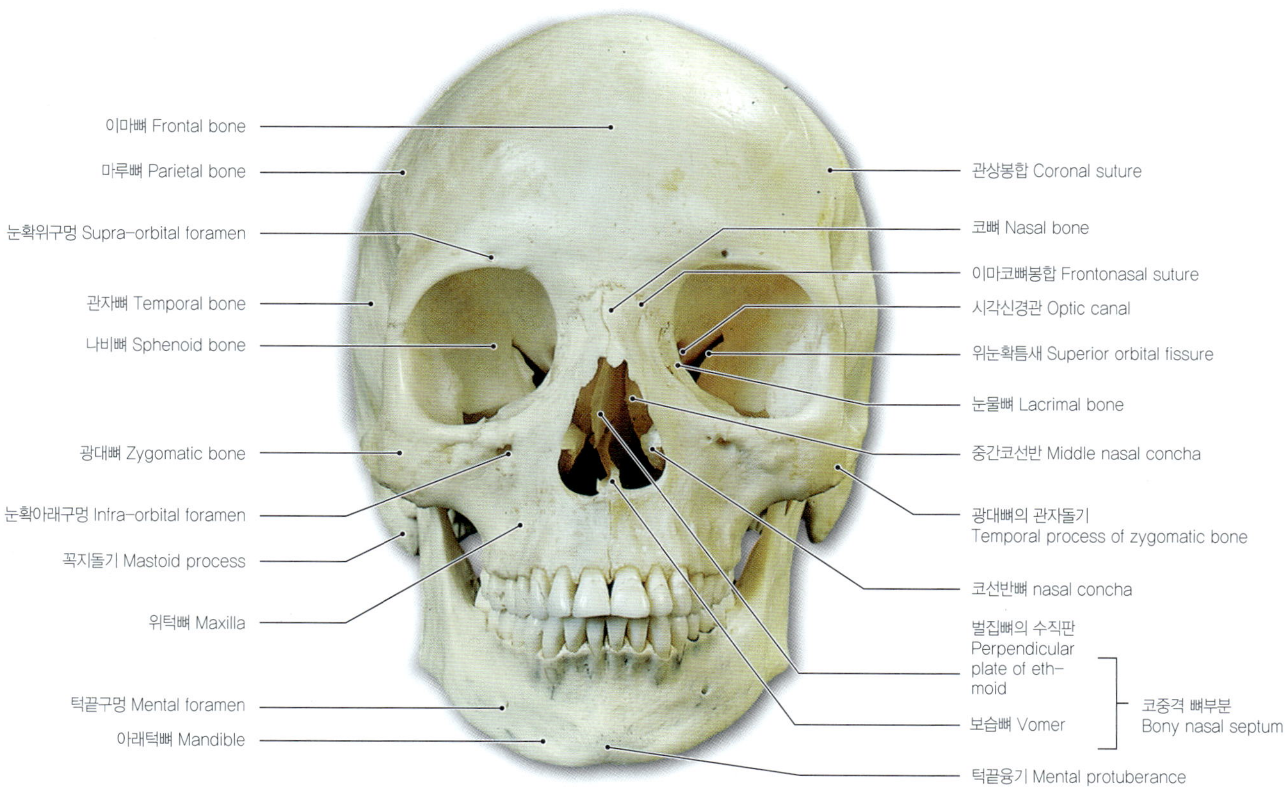

d 앞면

■ **그림 6.3(계속)** 성인의 머리뼈

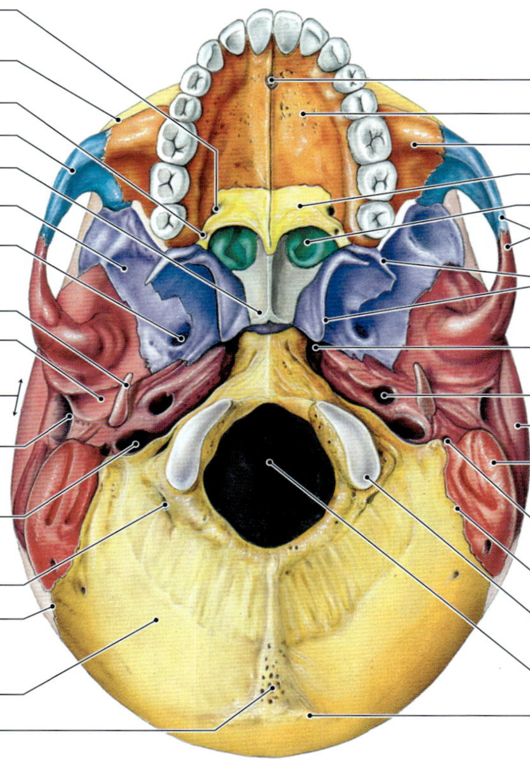

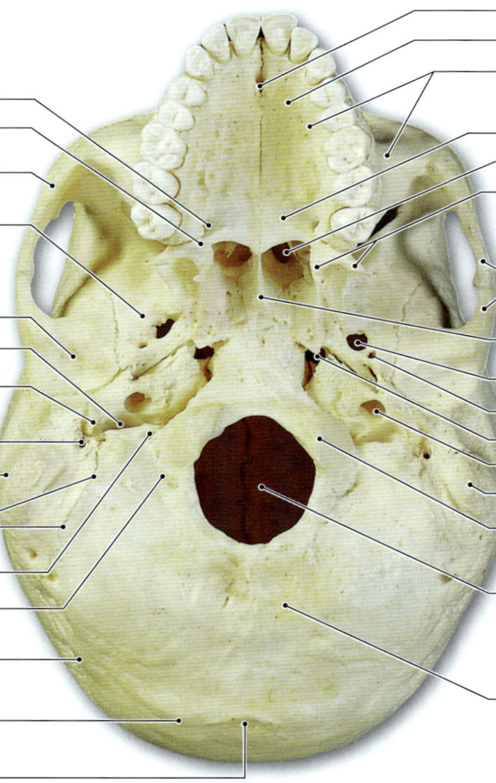

e 아랫면, 아래턱뼈를 제거함

■ **그림 6.3(계속)** 성인의 머리뼈

표 6.1	머리뼈의 구멍과 관련된 주요 구조		
		통과되는 주요 구조	
뼈	구멍(foramen) / 틈새(fissure)	신경조직	혈관 및 기타 구조
뒤통수뼈	큰구멍(foramen magnum)	숨뇌, 더부신경(XI): 등, 인두, 후두의 근육을 조절	뇌까지 가는 척추동맥과 중추신경계를 지지하는 뇌막
(관자뼈와 함께)	혀밑신경관(hypoglossal canal)	혀밑신경(XII): 혀의 운동을 조절	
	목정맥구멍(jugular foramen)	혀인두신경(IX): 혀의 미각 및 감각 수용, 미주신경(X): 내장의 부교감 신경, 더부신경(XI): 등과 목의 주요 근육에 분포	속목정맥: 뇌의 정맥혈을 심장으로 보내는 중요 혈관임
이마뼈	눈확위구멍/패임(supraorbital foramen/notch)	눈확위신경: 눈신경의 감각가지로 눈꺼풀 및 이마굴에 분포	이 부위를 지배하는 눈확위혈관
관자뼈	꼭지구멍(mastoid foramen)		중추신경계를 둘러싸고 있는 뇌막을 지배
	붓꼭지구멍(stylomastoid foramen)	얼굴신경(VII): 얼굴근육의 운동을 담당	
	목동맥관(carotid canal)		속목동맥: 뇌로 들어가는 주요 동맥임
	바깥귀길(external acoustic meatus)		소리의 진동을 고막으로 전달
	속귀길(internal acoustic meatus)	속귀신경(VIII): 청각 및 평형감각 수용, 얼굴신경(VII): 얼굴근육의 운동신경으로, 이 부위로 진입되어 붓꼭지구멍으로 나옴	속귀동맥
나비뼈	시각신경관(optic canal)	시각신경(III) 은 눈의 정보를 뇌에 전달한다	눈확으로 들어가는 눈동맥
	위눈확틈새(superior orbital fissure)	눈돌림신경(III), 도르래신경(IV), 갓돌림신경(VI), 삼차신경(V)의 눈신경(V1): 눈신경은 이마부 피부, 눈 및 눈확의 감각 수용, 다른 신경은 눈의 운동을 담당	눈확에서 나오는 눈정맥
	원형구멍(foramen rotundum)	삼차신경의 위턱신경(V2): 위턱 피부의 감각 수용	
	타원구멍(foramen ovale)	삼차신경의 아래턱신경(V3): 씹기근육의 운동 담당 및 아래턱 피부의 감각 수용	
	뇌막동맥구멍(foramen spinosum)		중추신경계를 둘러싸고 있는 뇌막을 지배하는 혈관; 속목동맥은 목동맥관을 떠나 파열구멍 윗면을 따라 지나감
(관자뼈 및 뒤통수뼈와 함께)	파열구멍(foramen lacerum)		중추신경계를 둘러싸고 있는 뇌막을 지배하는 혈관; 속목동맥은 목동맥관을 떠나 파열구멍 윗면을 따라 지나감
(위턱뼈와 함께)	아래눈확틈새(inferior orbital fissure)	삼차신경의 위턱신경(나비뼈의 원형구멍을 참고)	
벌집뼈	체판구멍(cribriform foramina)	후각신경(I): 후각을 수용	
위턱뼈	눈확아래구멍(infraorbital foramen)	삼차신경의 아래턱신경의 가지인 눈확아래신경은 아래눈확틈새로 나와 얼굴을 지배	이 부위를 지배하는 눈확아래혈관
	앞니관(incisive canal)	코입천장신경	입천장면까지 가는 작은동맥
광대뼈	광대얼굴구멍(zygomaticofacial foramen)	위턱신경의 감각신경가지인 광대얼굴신경은 뺨을 지배	
눈물뼈 (위턱뼈와 함께)	코눈물관(nasolacrimal canal)		코안으로 눈물이 흐르는 관
아래턱뼈	턱끝구멍(mental foramen)	위턱신경의 감각신경가지인 턱끝신경은 턱과 아랫입술을 지배	아랫입술과 턱끝을 지배하는 턱끝혈관
	턱뼈구멍(mandibular foramen)	아래턱신경의 감각신경가지인 아래이틀신경은 잇몸과 치아를 지배	이 부위를 지배하는 아래이틀혈관

표 6.2 머리뼈(Skull)의 표면구조 및 관련 기능

영역/뼈(수)	관절	표면구조 및 기능			
		구조	기능	구멍	기능
뇌머리뼈(8)					
뒤통수뼈(1) (그림 6.6)	마루뼈, 관자뼈, 나비뼈	**바깥면:** 뒤통수뼈관절융기(occipital condyle)	고리뼈와 관절	목정맥구멍(jugular foramen)	머리뼈공간내 정맥을 모은 속목정맥이 통과
		바깥뒤통수뼈능선(ext. occipital crest), 바깥뒤통수뼈융기(ext. occipital protuberance), 아래목덜미선(inf. nuchal line), 위목덜미선(sup. nuchal line)	머리의 운동과 고리뒤통수관절을 지지하는 근육 및 인대가 부착	혀밑신경관(hypoglossal canal)	혀의 운동를 조절하는 혀밑신경이 통과
		안쪽면: 속뒤통수뼈능선(int. occipital crest)	뇌의 위치를 지지하는 뇌막이 부착		
마루뼈(2) (그림 6.6)	뒤통수뼈, 이마뼈, 관자뼈, 나비뼈	**바깥면:** 위 · 아래 관자선(sup. & inf. temporal line)	주요 씹기근이 부착		
		마루뼈융기(parietal eminence)	머리덮개를 뼈에 부착		
이마뼈(1) (그림 6.7)	마루뼈, 코뼈, 광대뼈, 나비뼈, 벌집뼈, 위턱뼈	**바깥면:** 이마봉합(frontal suture)	이마뼈의 발생 과정에서 두 뼈가 유합	눈확위구멍(supraorbital foramen)	위눈꺼풀 및 이마의 피부에 분포되는 눈신경의 감각분지 및 눈확위혈관이 통과
		비늘부분(squamous part)	머리덮개근이 부착		
		눈확위모서리(supraorbital margin)	눈을 보호		
		눈물샘오목(fossa for lacrimal gl.)	눈물샘을 수용		
		이마굴(frontal sinus)	뼈를 가볍게 하고, 점액을 분비		
		이마뼈능선(frontal crest)	대뇌낫(falx cerebri)이 부착		
관자뼈(2) (그림 6.8)	뒤통수뼈, 마루뼈, 이마뼈, 광대뼈, 나비뼈, 아래턱뼈, 속에 귓속뼈, 목뿔뼈와는 붓목뿔인대로 연결	**바깥면:** 비늘부분(squamous part); 비늘(squama)	씹기근이 부착	**바깥면:** 속목동맥관(carotid canal)	뇌의 주된 동맥인 속목동맥이 지남
		턱관절오목(mandibular fossa), 관절결절(articular tubercle)	아래턱뼈와 관절	붓꼭지구멍(stylomasoid foramen)	얼굴근육의 운동을 조절하는 얼굴신경이 나옴
		광대돌기(zygomatic process)	광대뼈와 연결되어 광대활을 형성	목정맥구멍(jugular foramen)	머리뼈공간내 정맥이 모두 모인 속목정맥이 통과
		바위부분(petrous part); 꼭지돌기(mastoid process)	머리의 회전 및 폄에 관련된 근육이 부착	바깥귀길(ext. acoustic meatus)	고막까지의 소리의 통로
		붓돌기(styloid process)	목뿔뼈의 근육 및 붓목뿔인대가 부착	꼭지구멍(mastoid foramen)	이끌정맥의 통로
		안쪽면: 꼭지벌집(mastoid air cells)	꼭지돌기를 가볍게 함	**안쪽면:** 파열구멍(foramen lacerum); 나비뼈 및 뒤통수뼈와 함께	섬유연골막으로 폐쇄
		바위부분(petrous part)	중간귀 및 속귀를 수용하고 보호	귀관(auditory tube)	고실과 인두를 연결하여 고실과 외계의 압력 평형
				속귀길(int. acoustic meatus)	속귀신경 및 얼굴신경이 진입

표 6.2 머리뼈(Skull)의 표면구조 및 관련 기능 (계속)

영역/뼈(수)	관절	표면구조 및 기능			
		구조	기능	구멍	기능
나비뼈(1) (그림 6.9)	뒤통수뼈, 이마뼈, 관자뼈, 광대뼈, 입천장뼈, 위턱뼈, 벌집뼈, 보습뼈	**안쪽면:** 안장(sella turcica) 앞 · 뒤 침대돌기(ant. & post. clinoid process) 교차고랑(chiasmatic groove) **바깥면:** 날개돌기(pterygoid process)	뇌하수체를 수용 뇌하수체를 보호 시각신경교차가 놓임 씹기근이 부착	시각신경관(optic canal) 위눈확틈새(sup. orbital fissure) 원형구멍(foramen rotundum) 타원구멍(foramen ovale) 뇌막동맥구멍(foramen spinosum)	시각신경이 지남 눈의 운동을 조절하는 신경이 지남 얼굴의 감각을 수용하는 위턱신경이 지남 씹기근의 운동을 조절하는 아래턱신경이 지남 중간뇌막혈관이 지남
벌집뼈(1) (그림 6.10)	이마뼈, 코뼈, 입천장뼈, 눈물뼈, 나비뼈, 위턱뼈, 보습뼈	볏돌기(crista galli) 벌집뼈미로(ethmoidal labyrinth) 위 · 중간 코선반(sup. & mid. nasal concha) 수직판(perpendicular plate)	대뇌낫(falx cerebri)이 부착 뼈를 가볍게 하고 점액을 분비 코안에서 공기의 와류를 일으킴 벌집뼈 및 중격연골과 함께 코중격을 이룸	체판구멍(ciribriform foramina)	후각신경이 지남
얼굴머리뼈(14)					
위턱뼈(2) (그림 6.12)	이마뼈, 광대뼈, 입천장뼈, 눈물뼈, 나비뼈, 벌집뼈, 코선반뼈	눈확모서리(orbital margin) 입천장돌기(palatine process) 위턱굴(maxillary sinus) 이틀돌기(alveolar process)	눈을 보호 단단입천장의 대부분을 이룸 뼈를 가볍게 하고 점액을 분비 치아를 수용	아래눈확틈새(inf. orbital fissure) 및 눈확아래구멍(infraorbital foramen) 코눈물관(nasolacrimal canal); 눈물뼈와 함께	위턱신경의 감각신경이 이를 지나 원형구멍으로 진입 눈물이 눈물샘주머니에서 코안으로 흐르는 통로
입천장뼈(2) (그림 6.13)	나비뼈, 위턱뼈, 보습뼈		단단입천장의 뒤쪽 및 눈확의 일부를 이룸		
코뼈(2) (그림 6.3d)	이마뼈, 벌집뼈, 위턱뼈		코의 윗부분 덮개		
보습뼈(1) (그림 6.5)	벌집뼈, 위턱뼈, 입천장뼈		코중격의 뒤아랫부분을 이룸		
코선반뼈(2) (그림 6.11)	위턱뼈, 입천장뼈		코안내 공기의 와류를 일으킴		
광대뼈(2) (그림 6.3d)	이마뼈, 관자뼈, 나비뼈, 위턱뼈	관자돌기(temporal process)	관자뼈의 광대돌기와 연결되어 광대활을 이룸		
눈물뼈(2) (그림 6.3c)	벌집뼈, 이마뼈, 위턱뼈, 코선반뼈			눈물샘주머니오목(fossa for lacrimal sac); 위턱뼈의 이마돌기와 함께	눈물샘주머니를 수용
아래턱뼈(1) (그림 6.14)	관자뼈	가지(ramus) 관절돌기(condylar process) 근육돌기(coronoid process)	관자뼈와 관절 관자근이 부착	턱뼈구멍(mandibular foramen) 턱끝구멍(mental foramen)	치아 및 잇몸의 감각신경이 지남 턱끝 및 입술의 감각신경이 지남

표 6.2 머리뼈(Skull)의 표면구조 및 관련 기능 (계속)

영역/뼈(수)	관절	표면구조 및 기능			
		구조	기능	구멍	기능
아래턱뼈(1) (그림 6.14)		이틀돌기(alveolar process) 턱목뿔근선(mylohyoid line) 턱밑샘오목(submandibular fossa)	치아를 수용 입안 바닥을 이루는 근육이 부착 턱밑샘을 수용		
머리뼈 관련 뼈(7)					
목뿔뼈(1) (그림 6.17)	붓돌기와 인대로 연결, 후두와 인대로 연결	큰뿔(greater horn) 작은뿔(lesser horn)	혀와 인두의 근육 및 인대가 부착 붓목뿔인대가 부착		
귓속뼈(6)	관자뼈의 고실에 위치		고막에 전달된 음파의 진동을 속귀로 증폭 전달		

6.3 뇌머리뼈

뇌머리뼈(뇌두개골)를 이루는 뼈를 하나 하나 살펴보도록 하겠다. 각 뼈의 융기부와 구멍들은 나중에 자세히 다루게 될 근육의 주요 부착점이나 신경과 혈관 등이 통과하는 구조가 된다. 성인 머리뼈의 표면과 단면의 구조는 그림 6.3, 6.4 및 6.5에 잘 묘사되었다. 앞에 설명한 그림을 보고 개별 뼈에 대한 3차원적인 관점을 갖고 참고하길 바란다.

뒤통수뼈

뒤통수뼈(후두골, occipital bone)는 머리덮개뼈의 뒤쪽아래가쪽을 이룬다(그림 6.3a-c,e). 뒤통수뼈의 아랫면에는 원형의 매우 큰 구멍인 **큰구멍(대후두공, foramen magnum)**이 있으며, 이 구멍을 통해서 머리뼈공간(cranial cavity)이 척주에 의해서 형성된 척수공간(spinal cavity)과 연결된다(그림 6.3e). 큰구멍의 양쪽 가쪽에는 제1목뼈인 고리뼈와 관절되는 **뒤통수뼈관절융기(후두과, occpital condyle)**가 돌출되어 있다. 뒤통수뼈의 뒤쪽 바깥면에는 많은 능선과 융기부가 있다(그림 6.6a). 뒤쪽 아랫면의 중심부에 돌출된 뚜렷한 융기부를 **바깥뒤통수뼈융기(외후두융기, external occipital protuberance)**라 한다. 이 융기에서 큰구멍 쪽으로 수직으로 형성된 능선을 **바깥뒤통수뼈능선(외후두능, external occipital crest)**이라 하며, 이 능선에서 수평으로 형성된 두 개의 선상 능선을 각각 **위목덜미선(상항선, superior nuchal line)**과 **아래목덜미선(하항선, inferior nuchal line)**이라 한다. 이러한 선과 능선에는 뒤통수뼈와 목뼈 사이의 연결을 보강하는, 그리고 머리의 균형을 이루거나 무게를 지지하는 많은 근육 및 인대가 부착된다. 뒤통수뼈의 아래가쪽면은 **목정맥구멍(경정맥공, jugular foramen)**의 일부를 형성한다(그림 6.3e). 이 구멍을 통해서 뇌의 정맥혈을 운반하는 속목정맥(내경정맥, internal jugular v.)이 지나간다. 양쪽 뒤통수뼈관절융기의 앞쪽 가쪽면에는 **혀밑신경관(설하신경관, hypoglossal canal)**이 있어 혀밑신경이 지나는 통로가 된다(그림 6.6a). 혀밑신경(설하신경, hypoglossal n.)은 제XII뇌신경으로 혀의 운동을 조절하는 신경이다.

머리뼈 안쪽에서, 혀밑신경관은 큰구멍 인접 부위의 뒤통수뼈 안쪽면에 열려 있다(그림 6.6b). 뒤통수뼈의 안쪽면은 뇌를 수용하기 위해 넓고 오목한 형태를 이루며, 주요 혈관들이 지나는 많은 고랑이 있고, 뇌의 위치를 안정화시키는 뇌막이 부착되는 많은 융기 또는 능선이 형성되어 있다.

마루뼈

한 쌍의 **마루뼈(두정골, parietal bone)**는 머리덮개뼈 위가쪽을 이루며 머리뼈공간의 대부분을 구성한다(그림 6.3b,c). 마루뼈의 가쪽면에는 두 개의 능선, 즉 **위관자선(상측두선, superior temporal line)**과 **아래관자선(하측두선, inferior temporal line)**이 있다(그림 6.6c). 이 선은 씹기운동을 초래하는 주요 근육인 관자근(측두근, temporalis m.)이 부착점이 되는 경계가 된다. 이 선의 위쪽에서 가장 바깥으로 돌출된 부위를 **마루뼈융기(두정융기, parietal eminence)**라 한다. 마루뼈의 안쪽면에는 주요 혈관에 의한 많은 고랑과 자국이 형성되어 있다(그림 6.5).

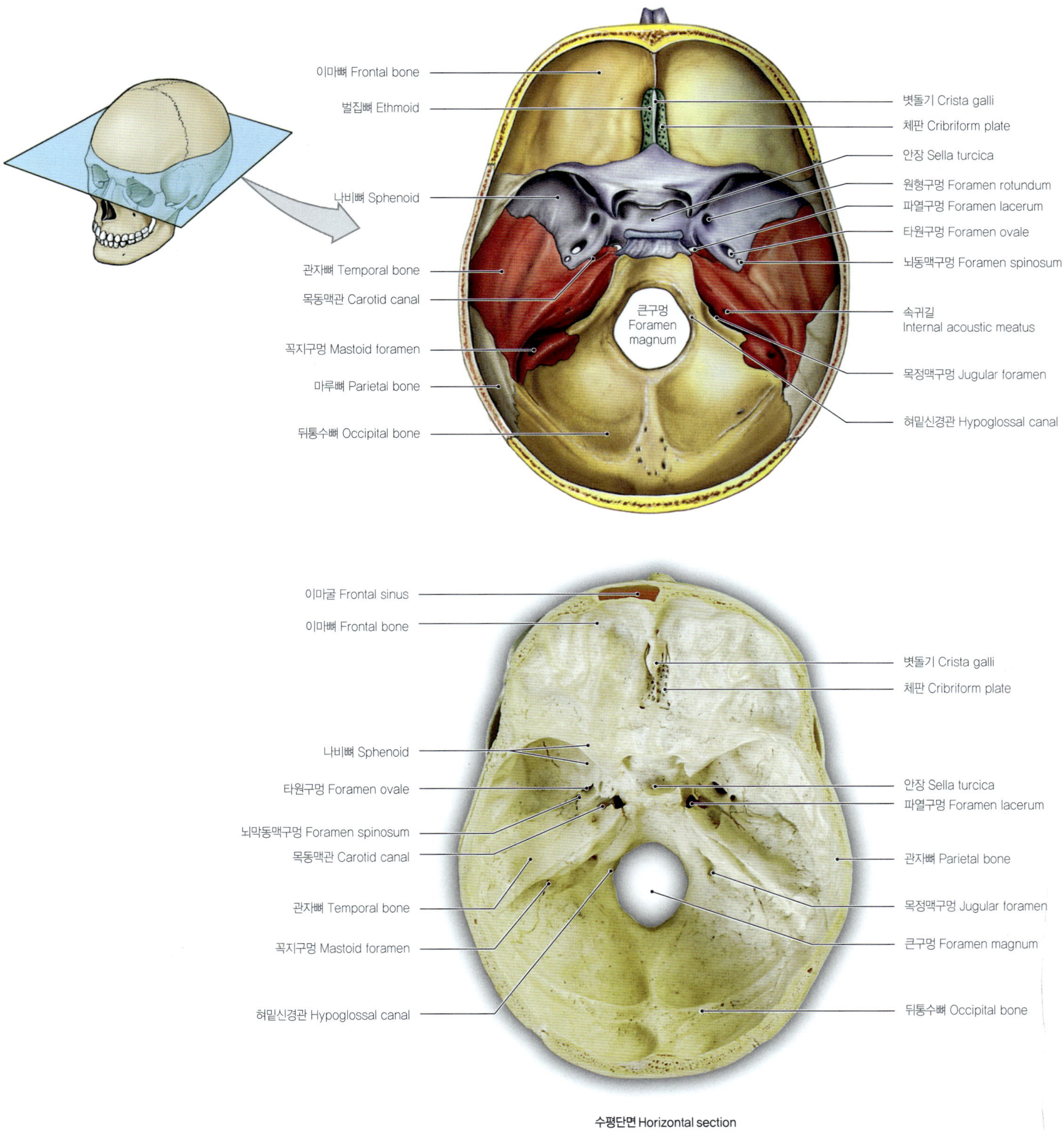

■ **그림 6.4 머리뼈의 시상단면**

코중격 때문에 오른쪽 코안의 구조는 관찰되지 않음.

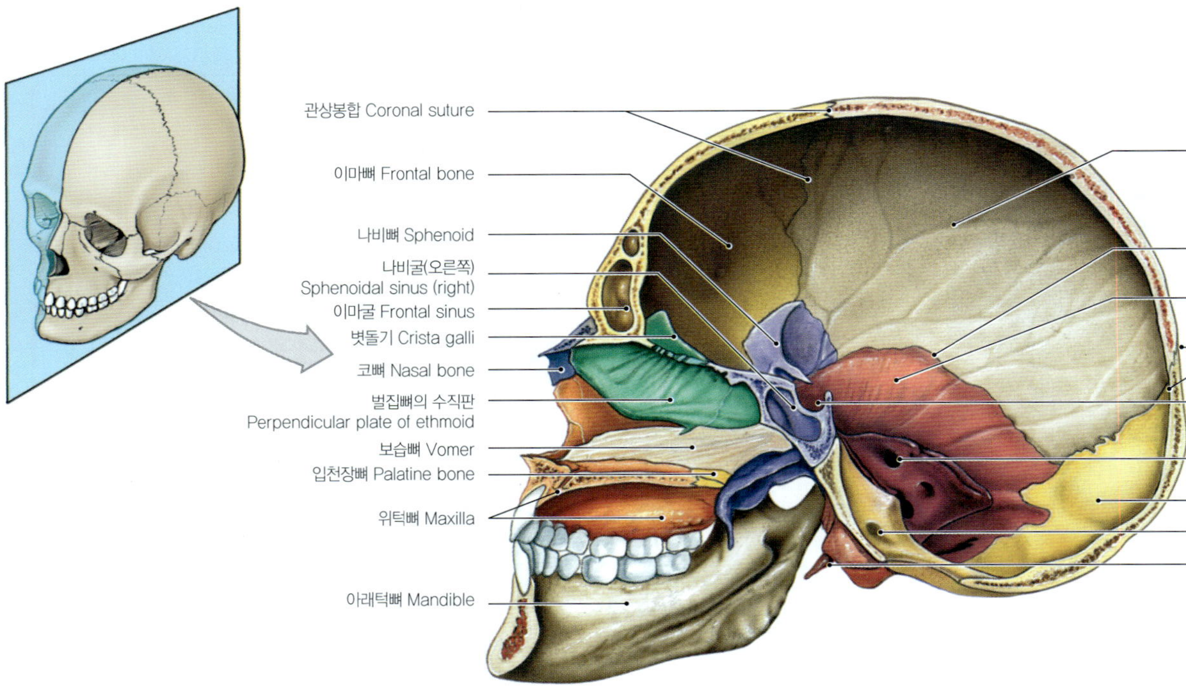

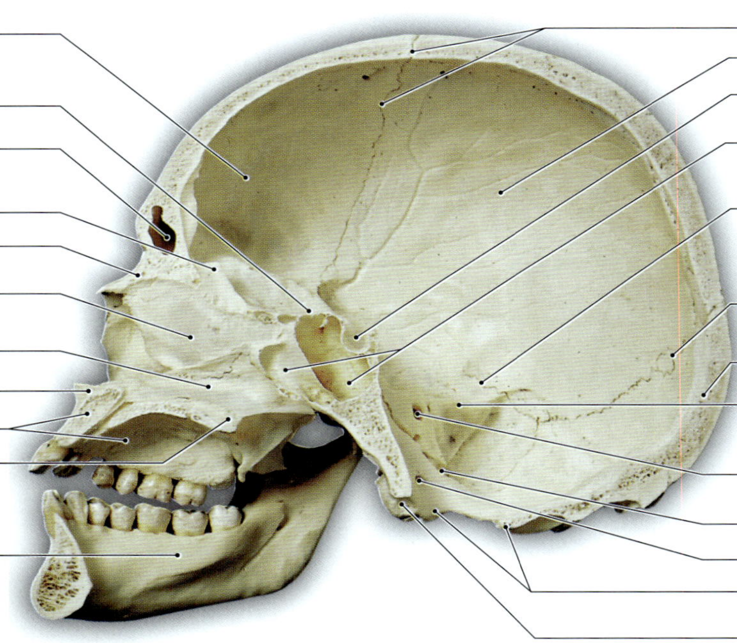

시상단면 Sagittal section

■ **그림 6.5 머리뼈의 시상단면**

머리뼈의 오른쪽 반을 안쪽에서 본 모습. 코중격 때문에 오른쪽 코안의 구조는 관찰되지 않음.

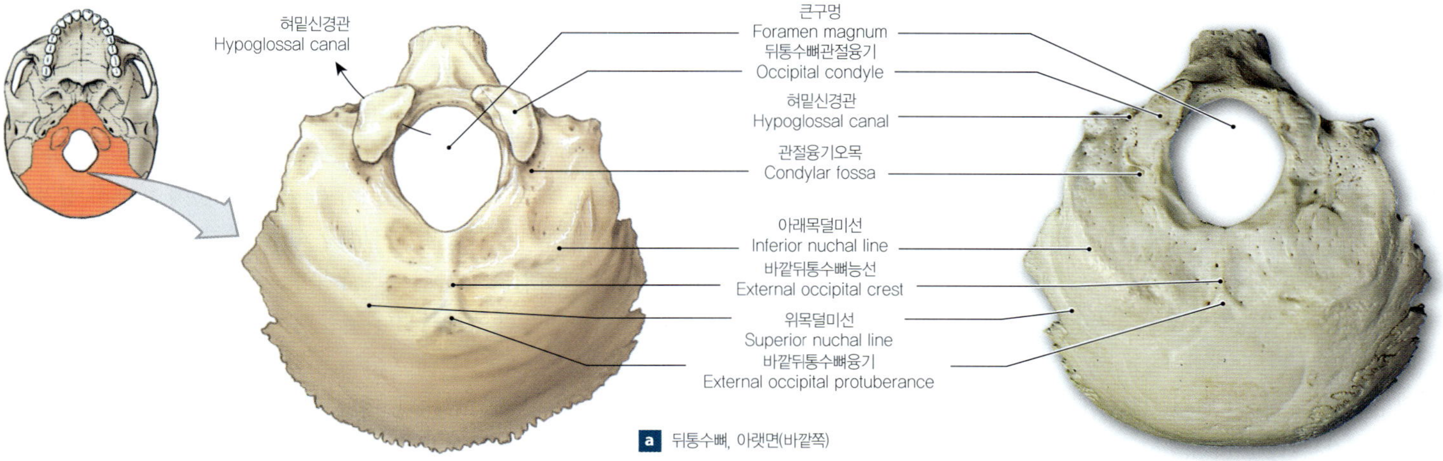

a 뒤통수뼈, 아랫면(바깥쪽)

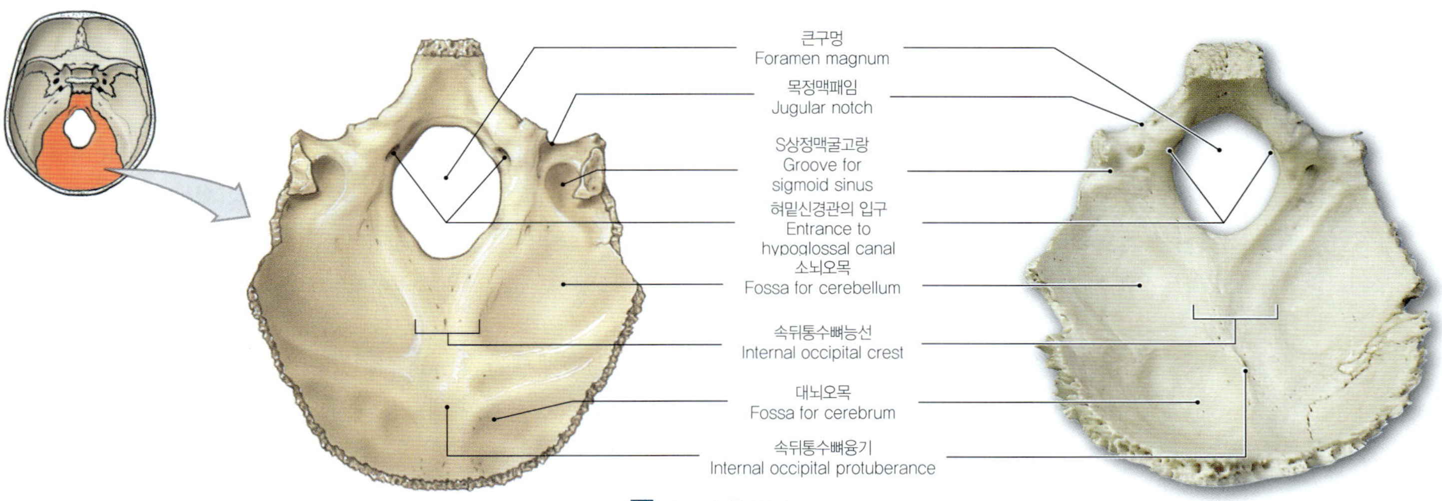

b 뒤통수뼈, 윗면(안쪽)

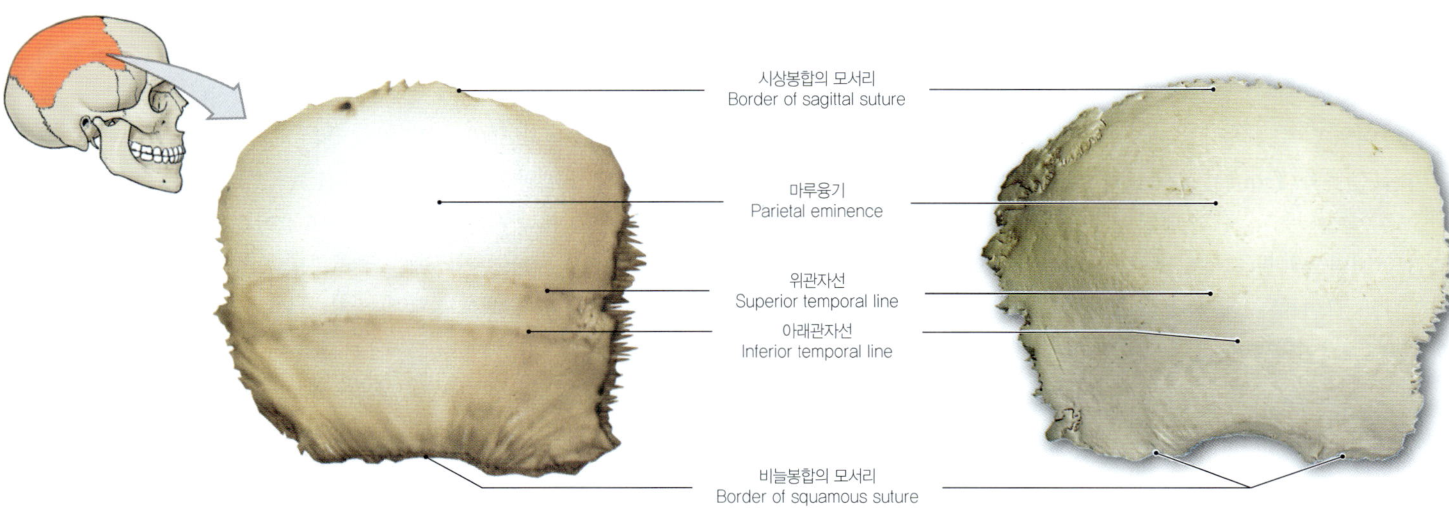

c 마루뼈, 가쪽면

■ **그림 6.6 뒤통수뼈 및 마루뼈**
머리뼈의 오른쪽 반을 안쪽에서 본 모습. 코중격 때문에 오른쪽 코안의 구조는 관찰되지 않음.

이마뼈

이마뼈(전두골, frontal bone)는 이마와 눈확(안와)의 천장을 이루는 뼈이다(그림 6.3b-d). 이마뼈는 두 개의 뼈로 발생하며 출생 시에도 완전하게 유합되지 않는다. 이 시점까지 이마뼈는 **이마봉합(frontal suture)**에 의해서 연결되어 있다. 약 8세가 되면서 이마봉합은 완전히 결합되어 단일 뼈가 되며, 성인에서는 이마봉합 부위에 약간의 흔적만이 남아 있다.

이마뼈 발생 시 뼈되기중심 부분은 이마의 양 가쪽면에서 약간 돌출된 상태로 남게 된다. 이 돌출 부위를 **이마뼈융기(전두융기, frontal eminence)**라 한다(그림 6.7a). 이마뼈의 이마쪽 표면을 **이마뼈비늘(전두린, squama of frontal bone)**이라 하며, 가쪽에서 위관자선과 연속된다. 이마뼈비늘의 아래 모서리는 눈확의 위쪽 경계인 **눈확위모서리(안와상연, supraorbital margin)**를 이루며, 이 부위에 **눈확위패임(안와상절흔, supraorbital notch)** 또는 **눈확위구멍(안와상공, supraorbital foramen)**이 있다. 눈확위패임의 바로 위에서 약간 돌출되어 눈썹을 지지하는 부분을 눈썹활(미궁, supercillary arch)이라 한다.

이마뼈의 **눈확부분(안와부, orbital part)**은 눈확 천장의 대부분을 이루며 비교적 편평하며, 아래쪽으로는 밋밋하다. 눈확에는 머리뼈공간과 눈확의 구조물 사이를 연결하는 신경 및 혈관이 지나는 작은 구멍들이 형성되어 있다. 눈확부분의 가쪽에는 눈물샘(누선, lacrimal gl.)을 수용하는 **눈물샘오목(누선와, fossa for lacrimal gl.)**이 위치한다(그림 6.7b).

이마뼈의 안쪽면은 뇌의 앞쪽 부위를 수용하며(그림 6.4, 6.7c), 앞쪽 중앙에는 현저하고 날카롭게 돌출된 **이마뼈능선(전두능, frontal crest)**이(그림 6.7c) 있어 뇌막인 대뇌낫(대뇌겸, falx cerebri)이 부착된다.

이마뼈의 앞쪽 뼛속에는 다양한 크기를 지닌 한 쌍의 빈 공간인 **이마굴(전두동, frontal sinus)**이 있으며(그림 6.5, 6.7b), 대체로 6세 이후에 발달하나 전혀 발달이 안 되는 경우도 있다. 이 공간은 코안과 이마코뼈관(전두비관, frontonasal canal)으로 연결된다. 이마굴과 코안 주위에 위치한 굴(동, sinus)에 대해서는 뒤에 다시 설명할 것이다.

관자뼈

관자뼈(측두골, temporal bone)는 좌우 한 쌍으로 머리덮개뼈의 가쪽아래측을 이루며, 뺨의 광대활(관골궁, zygomatic arch)을 형성하고, 아래턱뼈와 관절을 이루며, 뼛속에 청각과 평형감각기관을 수용하는 복잡한 뼈이다. 관자뼈의 바깥면은 마루뼈와 함께 넓고 밋밋한 면을 이루어 씹기운동과 머리의 움직임과 관련된 근육들이 부착되는 면을 제공한다(그림 6.3c). 관자뼈는 광대뼈, 마루뼈, 뒤통수뼈, 나비뼈 및 아래턱뼈와 관절된다. 관자뼈는 비늘부분, 고막틀부분 및 바위부분이라는 3부분으로 구분된다.

비늘부분(인부, squamous part)은 관자뼈의 가쪽면을 이루는 넓고 밋밋한 부위로 비늘봉합(squamous suture)에 의해서 경계된다(그림 6.8a,d). 비늘부분의 바깥면은 다소 불룩한 형태이며, 속면은 대뇌의 관자엽을 수용하도록 우묵한 형태를 이루고 있다. 비늘부분의 아랫면에서 **광대돌기(관골돌기, zygomatic process)**가 가쪽앞쪽으로 돌출되어 광대뼈(zygomatic bone)의 **관자돌기(측두돌기, temporal process)**와 만나 **광대활(관골궁, zygomatic arch)**을 형성한다. 비늘부분에서 광대돌기가 돌출되는 아랫면에는 아래턱뼈와 관절되는 **턱관절오목(하악와, mandibular fossa)**이 있으며, 턱관절오목의 바로 앞쪽에는 턱관절의 탈구를 억제하는 **관절결절(articular tubercle)**이란 돌출된 구조가 있다(그림 6.8a,c).

고막틀부분(고실부, tympanic part)은 턱관절오목(mandibular fossa)의 바로 뒤쪽에 위치하며 **바깥귀길(외이도, external acoustic meatus)**의 입구를 둘러싸고 있다(그림 6.8b). 바깥귀길은 바깥귓구멍에서 얇은 **고막(tympanic membrane)**까지 이어지는 관이다.

바위부분(추체부, petrous part)은 비늘부분과 고막틀부분을 제외한 부위로 관자뼈의 대부분을 차지한다. 바위부분은 청각과 평형감각기관을 내부에 수용하고 보호한다. 가쪽면에서 바깥귀길의 아래쪽에 뭉퉁하게 돌출된 부위를 **꼭지돌기(유양돌기, mastoid process)**라 한다(그림 6.8a-c). 이 돌기는 머리를 회전하거나 굽히거나 펴는데 관여하는 많은 근육의 부착점을 제공한다. 이 돌기 속에는 수많은 작은 공간이 서로 연결된 꼭지벌집(유양봉소, mastoid air cells)이 있으며(그림 6.8b), 간혹 호흡기도의 감염이 이 부위로 확산되어 유양봉소염(mastoiditis)을 초래하기도 한다.

바위부분의 아랫면에는 주요한 구조들이 많이 형성되어 있다(그림 6.8c). 꼭지돌기의 뒤쪽에는 꼭지구멍(유양공, mastoid foramen)이 있어 이끌정맥(도출정맥, emissary v.)이 통과하여 뇌막과 연결된다. 꼭지돌기의 안쪽에는 날카롭고 긴 돌기인 **붓돌기(경상돌기, styloid process)**가 있으며, 이 돌기에는 목뿔뼈를 고정시키는 인대가 부착되며 또한 혀, 인두 및 후두의 많은 근육이 부착된다. 꼭지돌기와 붓돌기 사이에 위치한 **붓꼭지구멍(경상유돌공, stylomastoid foramen)**을 통하여 얼굴근육의 운동을 관장하는 얼굴신경(안면신경, facial n.)이 나온다. 꼭지돌기의 안쪽에 목정맥구멍(경정맥공, jugular foramen)이 위치하며, 이 구멍은 관자뼈와 뒤통수뼈에 의해서 형성된다(그림 6.3e). 목정맥구멍의 약간 앞쪽안쪽

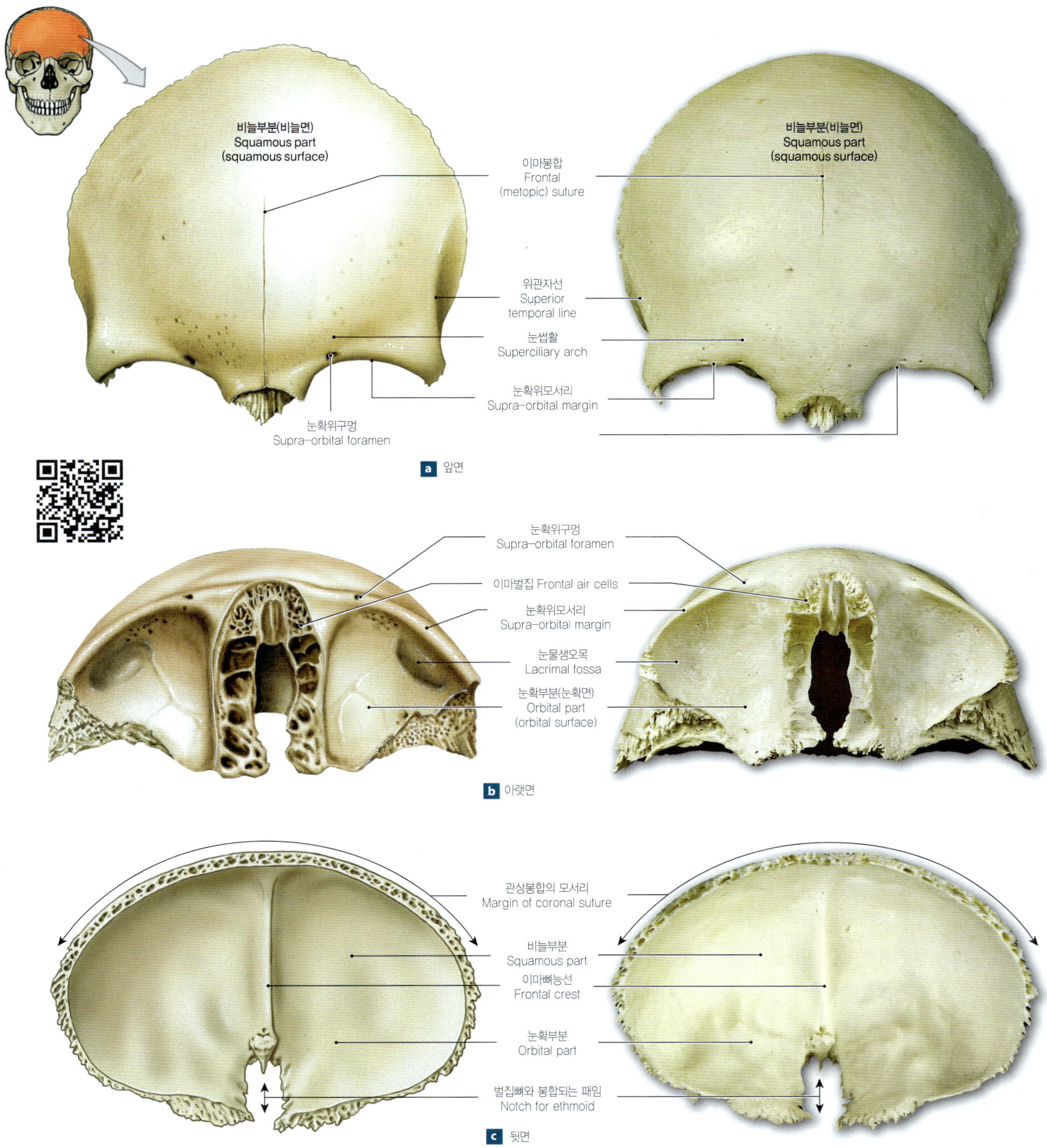

비늘부분(비늘면)
Squamous part
(squamous surface)
이마봉합
Frontal
(metopic) suture
위관자선
Superior
temporal line
눈썹활
Superciliary arch
눈확위모서리
Supra-orbital margin
눈확위구멍
Supra-orbital foramen
a 앞면
눈확위구멍
Supra-orbital foramen
이마벌집 Frontal air cells
눈확위모서리
Supra-orbital margin
눈물샘오목
Lacrimal fossa
눈확부분(눈확면)
Orbital part
(orbital surface)
b 아랫면
관상봉합의 모서리
Margin of coronal suture
비늘부분
Squamous part
이마뼈능선
Frontal crest
눈확부분
Orbital part
벌집뼈와 봉합되는 패임
Notch for ethmoid
c 뒷면

■ 그림 6.7 이마뼈

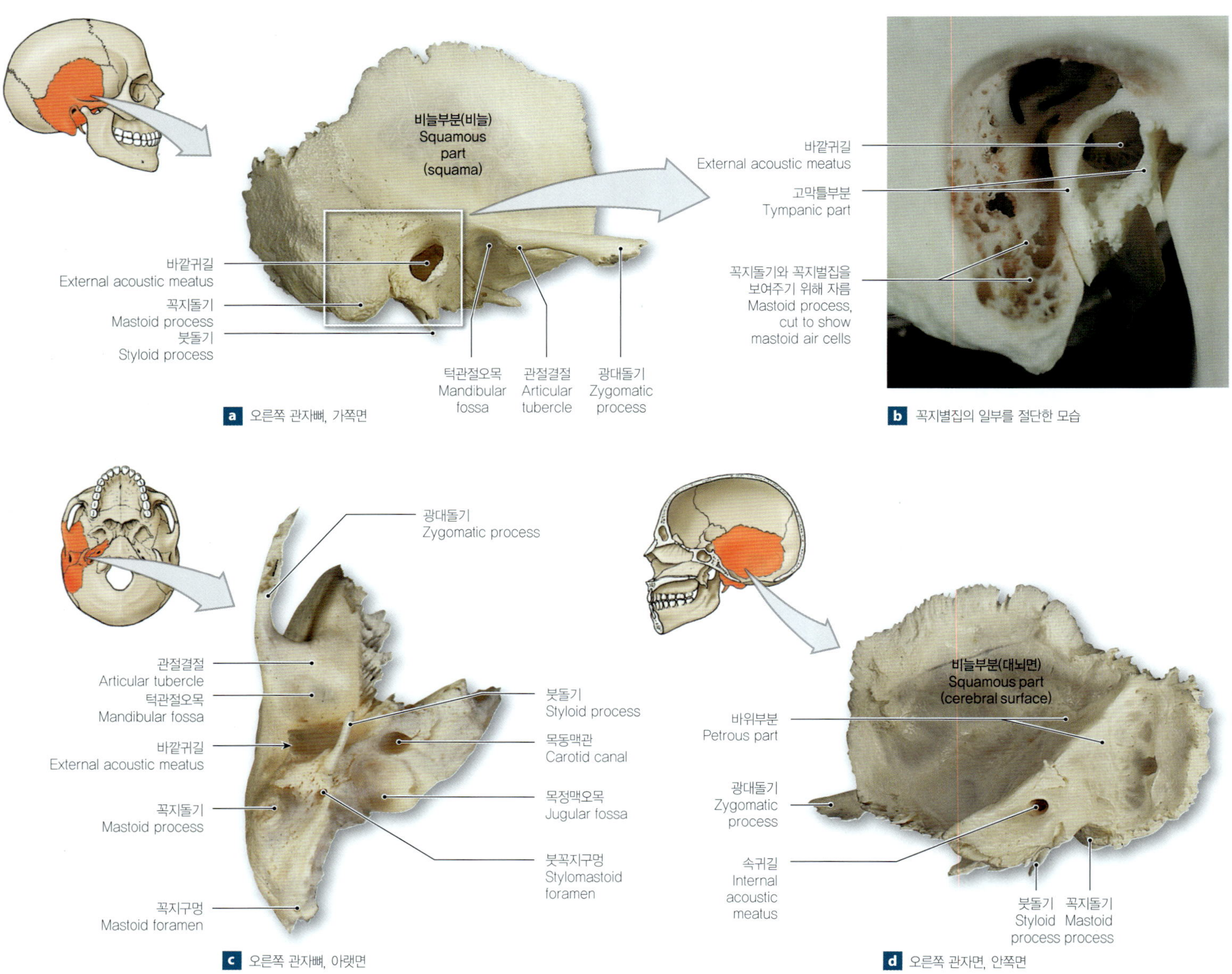

■ **그림 6.8 관자뼈**
주요 해부학적 구조가 관찰되는 관자뼈.

에는 **목동맥관(경동맥관, carotid canal)**의 입구가 위치하며, 뇌에 혈액을 공급하는 주된 혈관인 속목동맥(내경동맥, internal carotid a.)이 이 통로를 통해서 머리뼈공간으로 들어간다. 목동맥관 입구의 앞쪽안쪽에서 뒤통수뼈, 나비뼈 및 관자뼈가 만나는 부위에 위치하며 불규칙한 모양으로 된 구멍을 **파열구멍(파열공, foramen lacerum)**이라 한다. 생체에서 이 구멍은 섬유연골조직으로 폐쇄되어 있다.

목동맥관의 바깥앞쪽에서 관자뼈는 나비뼈와 관절된다. 이 두 뼈가 관절되는 부위에 **귀관(이관, auditory tube)**이 위치한다(그림 6.8c). 귀관은 또한 유스타키오관(Eustachian tube)이라고도 불리며, 인두에서 관자뼈 속의 고실을 연결하는 연골성 관으로 인두와 고실 간에 기압의 평형을 유지하게 한다. 중간귀(중이, middle ear)를 이루는 고실에는 **귓속뼈(이소골, auditory ossicle)**가 위치한다. 귓속뼈는 매우 작은 세 개의 뼈로서 고막의 진동을 속귀(내이, internal ear)의 수용체에 전달하여 청각을 인지하는 기능을 한다.

바위부분은 관자뼈의 안쪽면 대부분을 차지한다(그림 6.8d). 바위부분의 뒤쪽면에는 **속귀길(내이도, internal acoustic meatus)**

이 위치하여 이 통로로 신경과 혈관이 통과하여 속귀로 들어가게 하고, 또한 얼굴신경을 붓꼭지구멍까지 지나가게 하는 통로 역할을 한다. 관자뼈의 안쪽면에는 머리뼈의 속면을 따라 지나가는 혈관의 위치를 나타내는 고랑이 있다. 바위부분의 속면에 있는 날카로운 능선은 뇌의 위치를 안정화하는 뇌막의 부착점이 된다.

나비뼈

나비뼈(접형골, sphenoid bone)는 여러 종류의 머리뼈와 관절하며 머리뼈공간 바닥의 중앙 부위를 차지하는 뼈이다. 이 뼈는 매우 크나 많은 부위가 다른 뼈에 덮여 있으며, 뇌머리뼈와 얼굴머리뼈를 연결하는 다리 역할을 한다. 나비뼈는 이마뼈, 뒤통수뼈, 마루뼈, 벌집뼈 및 관자뼈와 관절하며, 얼굴머리뼈인 입천장뼈, 광대뼈, 위턱뼈 및 보습뼈와 관절한다(그림 6.3c-e). 나비뼈는 머리뼈의 가쪽을 보강하는 버팀대 기능을 하며, 나비뼈의 **몸통(body)**은 이 뼈의 중심에 위치한다.

나비뼈의 일반적인 모양은 넓게 펼친 날개를 갖고 있는 거대한 박쥐와 비교된다(그림 6.4, 6.9a). 외형적으로 몸통(체, body)과 두 개의 날개(익, wing) 및 날개돌기(익상돌기, pterygoid process)를 지닌 나비 모양의 뼈이다. 나비뼈의 **큰날개(대익, greater wing)**와 **작은날개(소익, lesser wing)**는 머리뼈의 안쪽면에서 뚜렷하게 관찰된다.

몸통의 내부에는 한 쌍의 빈 공간인 나비굴(접형골동, sphenoidal sinus)이 있으며 코안에 열려 있다. 몸통의 내면 중앙에 있

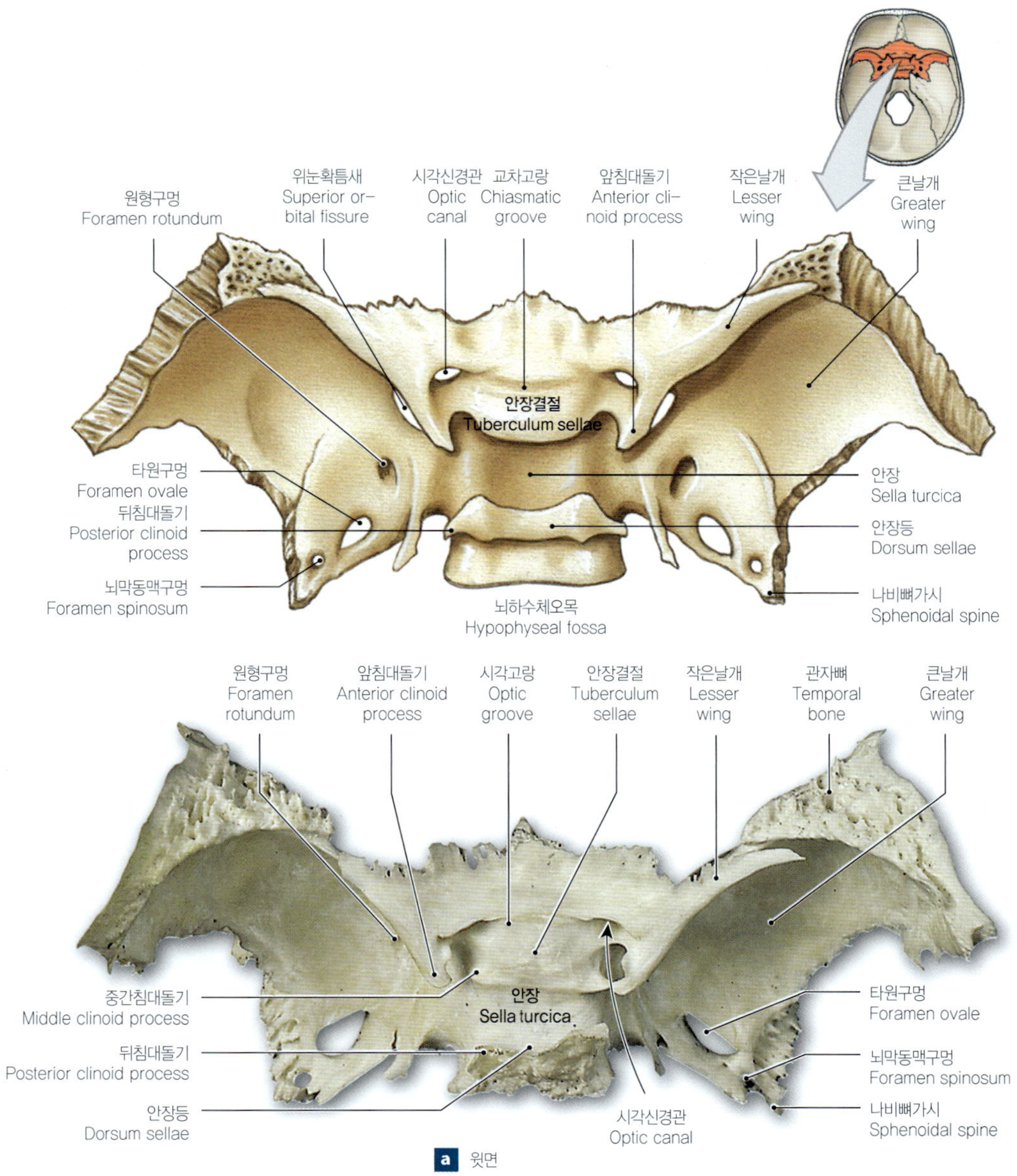

■ 그림 6.9 나비뼈
주요 해부학적 구조가 관찰되는 나비뼈

는 깊고 오목한 부위를 **뇌하수체오목(뇌하수체와, hypophyseal fossa)**이라 하며 뇌하수체가 위치한다. 뇌하수체오목을 뼈가 둘러싸는데 이 부위를 **안장(터어키안, sella turcica)**이라 한다. 안장의 앞쪽 양 끝에 있을 작은날개에서 가장 뒤쪽으로 돌출된 돌기를 **앞침대돌기(전상돌기, anterior clinoid process)**라 한다. 안장의 앞쪽을 경계하는 결절을 **안장결절(안결절, tuberculum sellae)**이라 하고, 뒤쪽을 경계하는 결절을 **안장등(안배, dorsum sellae)**이라 한다. 안장등의 양 끝에서 가쪽으로 향한 돌기를 **뒤침대돌기(후상돌기, posterior clinoid process)**라 한다. 작은날개는 삼각형의 형태로 뇌의 이마엽을 떠받치고, 눈확의 뒤쪽 일부를 이루며 눈확으로 진입하는 혈관과 눈을 지배하는 뇌신경의 통로인 **위눈확틈새(상안와열, superior orbital fissure)**의 경계를 이룬다.

안장의 바로 앞에 시각신경교차가 놓이는 가로 방향의 고랑을 **시각고랑(시신경구, optic groove)**이라 하며, 이 고랑의 양 끝에는 **시각신경관(시신경관, optic canal)**이 위치한다. 이 관을 통해서 눈의 시각정보를 뇌로 전달하는 제II뇌신경인 시각신경이 통하게 된

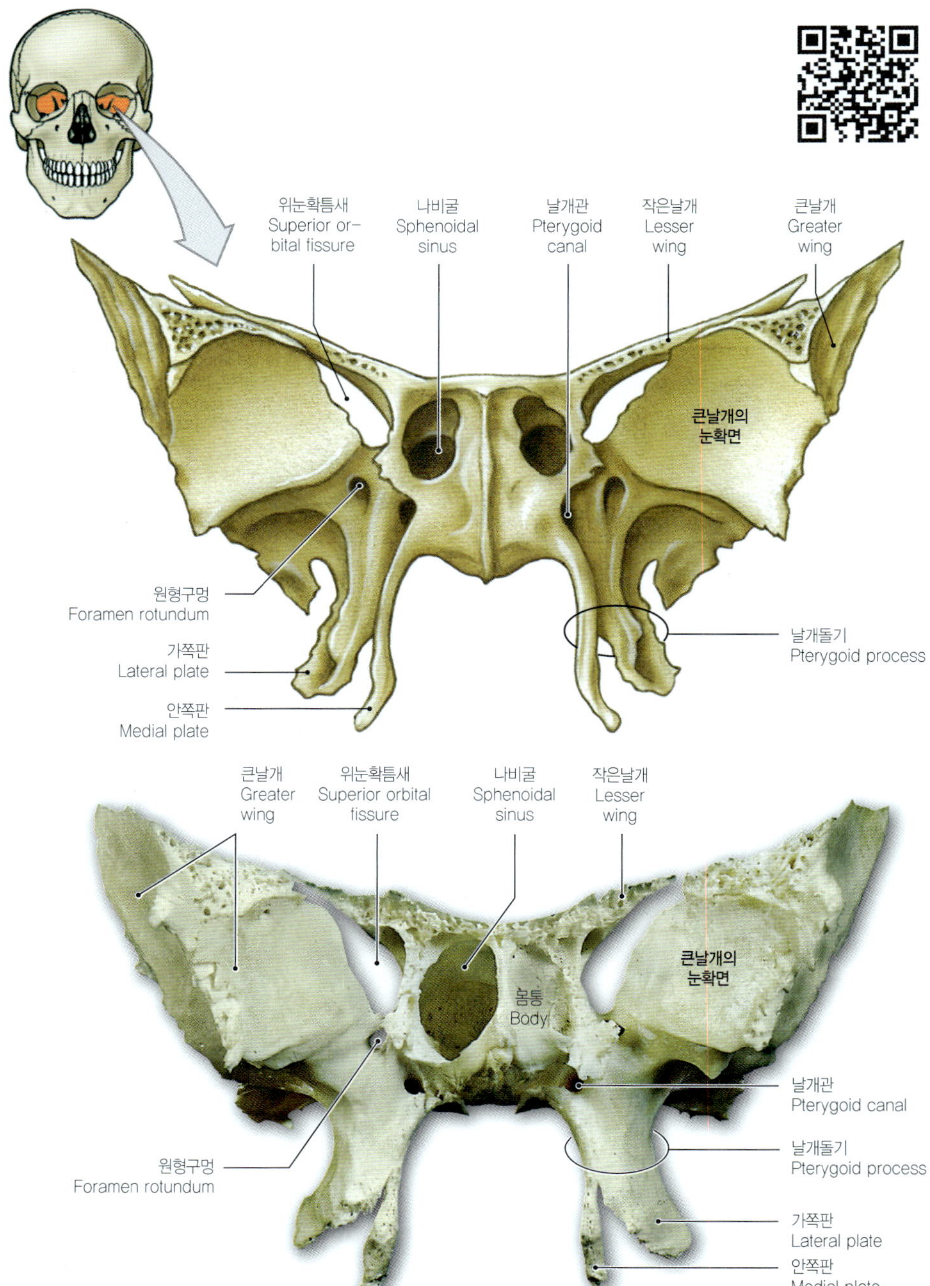

b 앞면

■ **그림 6.9(계속)** 나비뼈
주요 해부학적 구조가 관찰되는 나비뼈

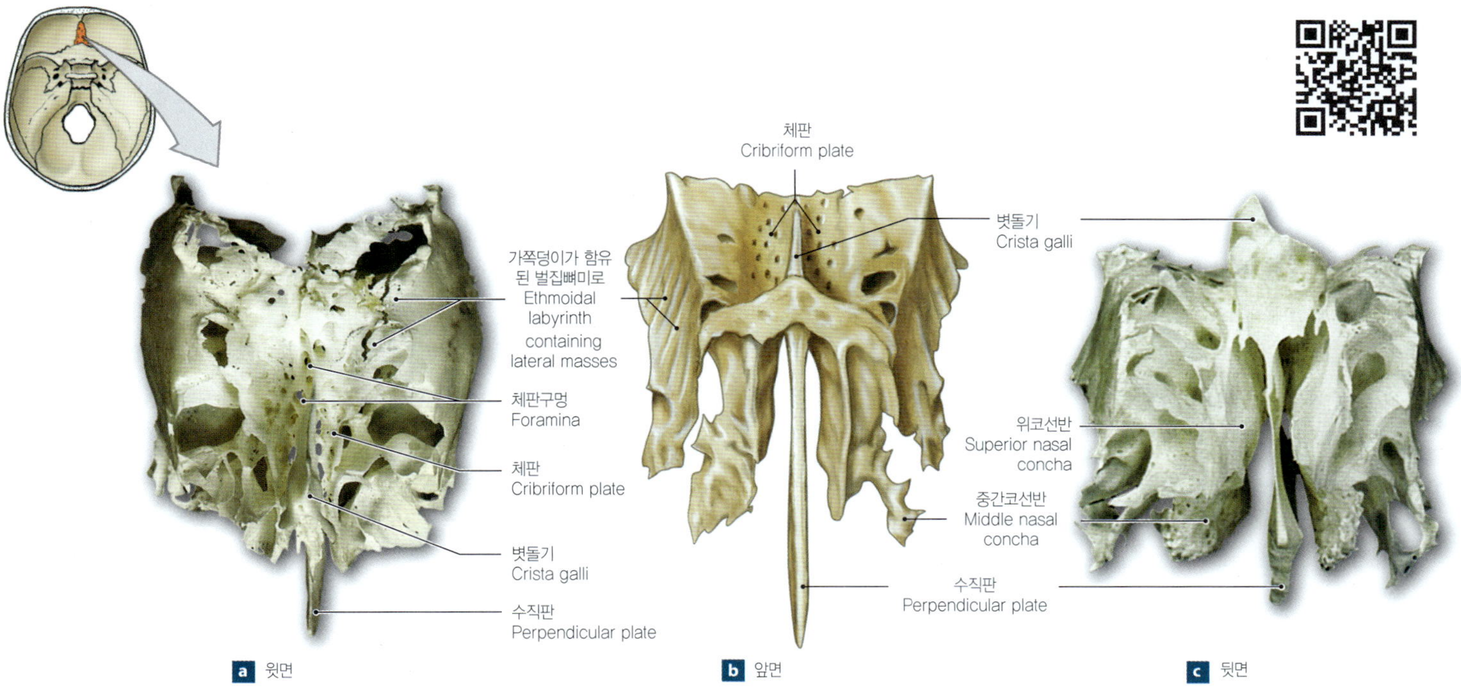

■ **그림 6.10 벌집뼈**
주요 해부학적 구조가 관찰되는 벌집뼈

다. 안장결절의 양쪽의 큰날개에는 **원형구멍(정원공, foramen rotundum)**, **타원구멍(난원공, foramen ovale)**, **뇌막동맥구멍(극공, foramen spinosum)**이라는 구멍이 위치한다. 이러한 구멍으로 눈확, 얼굴 및 턱을 지배하는 혈관과 뇌신경이 통과한다. 이 구멍 뒤쪽과 가쪽에는 큰날개가 날카로운 모양의 **나비뼈가시(접형골극, sphenoidal spine)**로 끝난다(그림 6.9b)

나비뼈의 **날개돌기(pterygoid process)**는 큰날개와 작은날개의 경계 부위에서 기시하는 수직으로 뻗어 있는 돌기이다. 이 돌기는 안쪽과 가쪽의 판(plate)으로 구성되며, 아래턱과 물렁입천장을 움직이는 중요한 근육의 부착점이 된다. 각 날개돌기의 바닥 부에는 물렁입천장과 인접한 구조를 지배하는 작은 혈관과 신경이 지나가는 통로인 **날개관(익돌관, pterygoid canal)**이 위치한다.

벌집뼈

벌집뼈(사골, ethmoid bone)는 매우 불규칙한 형태의 뼈로 눈확의 일부 벽(그림 6.3d), 뇌머리뼈의 앞쪽 중앙(그림 6.4), 코안의 천장 및 코중격의 일부(그림 6.5)를 형성한다. 벌집뼈는 체판(사골판, cribriform plate), 벌집뼈미로(사골미로, ethmoidal labyrinth) 및 수직판(perpendicular plate)이라는 3부분으로 구성된다(그림 6.10).

벌집뼈의 윗면에는(그림 6.10a) 체판이 위치한다. 체판에는 체판구멍(사골소공, cribriform foramina)이라는 작은 구멍이 많이 있으며, 후각을 전도하는 후각신경(olfactory n.)의 가지가 통과한다. 체판의 중앙에는 닭 벼슬 모양의 날카로운 돌기인 **볏돌기(계관, crista galli)**가 머리뼈공간쪽으로 돌출되어 있으며, 뇌경질막이 대뇌반구 사이를 나누는 격막 구조인 대뇌낫(대뇌겸, falx cerebri)이 부착된다.

벌집뼈미로는 **코안의 위코선반(상비갑개, superior nasal concha)** 및 **중간코선반(중비갑개, middle nasal concha)**을 구성하며(그림 6.10b,c), 벌집뼈미로의 속은 작은 공간인 벌집뼈벌집(사골봉소, ethmoidal air cells)이 그물같이 연결되어 있다. 벌집뼈벌집은 이마굴의 아랫부분과 연결되기도 하며, 코안의 가쪽벽에 개별적으로 열려 있다.

코선반은 코안의 가쪽벽에서 코안으로 돌출된 얇은 두루마리뼈로 코안에서 공기를 소용돌이치게 하고 흐름을 조절하는 기능을 지닌다. 이러한 결과로 공기의 흐름이 지연되어, 외부의 공기가 코안을 지나 섬세한 호흡기도로 들어가기 전에 공기를 덥혀주고, 습윤하게 하며, 공기 중의 먼지를 제거하는 기능을 한다.

수직판(perpendicular plate)은 보습뼈(서골, vomer) 및 중격연골(septal cartilage)과 함께 코중격(비중격, nasal septum)을 형성한다. 냄새를 받아들이는 후각수용체는 체판의 아랫면, 위코선반 및 수직판의 윗면을 덮는 점막상피에 위치한다.

머리뼈우묵

뇌머리뼈의 안쪽면은 뇌의 외형과 매우 흡사한 형태를 지닌다. 머리뼈공간 바닥은 수평면 상에서 나비뼈의 작은날개를 경계로 앞쪽 부분과 뒤쪽 부분의 2단 형태를 지닌다(그림 6.11a). 머리뼈공간 바닥을 위에서 관찰할 때, 전반적으로 3부위의 우묵한 **머리뼈우묵(두개와, cranial fossa)**을 이룬다(그림 6.11b). **앞머리뼈우묵(전두개와, anterior cranial fossa)**은 이마뼈, 벌집뼈 및 나비뼈의 작은날개로 형성되며 대뇌반구의 이마엽(frontal lobe)을 수용한다. **속콧구멍(internal nares)**에서 관자뼈 바위(추체)의 윗면 사이에 형성된 깊고 우묵한 부위를 **중간머리뼈우묵(중두개와, middle cranial fossa)**이라 하며 나비뼈, 관자뼈 및 마루뼈에 의해서 형성된다. 이 부위는 대뇌반구의 관자엽(temporal lobe)과 사이뇌(diencephalon) 및 brain stem(mesencephalon)의 앞쪽 부분을 수용한다. 관자뼈의 바위 윗면 뒤쪽에 있는 우묵한 부위를 **뒷머리뼈우묵(후두개와, posterior cranial fossa)**이라 하며, 주로 뒤통수뼈, 관자뼈 및 마루뼈의 일부에 의해서 형성된다. 이 부위는 대뇌반구의 뒤통수엽(occipital lobe), 소뇌(cerebellum), 다리뇌뇌(교, pons) 및 숨뇌(연수, medulla oblongata)를 수용한다.

	V	6.3 개념확인
1	☐	속목정맥은 머리의 중요한 혈관이다. 이 혈관이 통과하는 구멍은 무엇인가?
2	☐	안장이라고 하는 움푹 패인 곳이 위치하는 뼈는 무엇인가?
3	☐	벌집뼈의 벌집체판이 제대로 형성되지 않으면 오감가운데 어느 감각에 이상이 있는가?

6.4 얼굴뼈

얼굴뼈(안면골)는 한 쌍의 위턱뼈, 입천장뼈, 코뼈, 코선반뼈, 광대뼈, 눈물뼈 및 쌍을 이루지 않는 보습뼈와 아래턱뼈인 총 8종류 14개의 뼈로 구성된다.

위턱뼈

위턱뼈(상악골, maxilla)는 좌우 한 쌍으로 얼굴뼈 중 가장 크며 위턱을 이룬다. 위턱뼈는 아래턱뼈를 제외한 모든 얼굴뼈와 서로 관절된다(그림 6.3d). **눈확면(안와면, orbital surface)**은 눈확의 아래벽을 이루며 눈확의 구조물을 보호한다(그림 6.12a), 각 위턱뼈의 **이마돌기(전두돌기, frontal process)**는 이마뼈 및 코뼈와 관절한다. 위턱뼈의 **이틀돌기(치조돌기, alveolar process)**는 입의 경계가 되며 윗니를 수용한다. 눈확 속에 있는 긴 **아래눈확틈새(하안와열, inferior orbital fissure)**는 위턱뼈와 나비뼈사이에 위치한다.

(그림 6.3d). 몸통의 앞면에서 눈확의 아랫부분에 **눈확아래구멍(안와하공, infraorbital foramen)**이 있으며, 이 구멍은 눈확면에 있는 **눈확아래고랑(안와하구, infraorbital groove)**에 연속된다(그림 6.15). 얼굴의 감각을 담당하는 주요 감각신경이 이 구멍 및 고랑을 지나고 아래눈확틈새를 지나 나비뼈의 원형구멍(정원공, foramen rotundum)을 통해서 뇌줄기에 연결된다.

안쪽면과 수평단면에서 가장 큰 코곁굴인 **위턱굴(상악동, maxillary sinus)**이 관찰되며(그림 6.12b,c), 치아 위쪽에 있는 위턱뼈의 무게를 감소시키며, 점액을 분비하여 코안의 아래쪽을 세척하는 기능을 한다. 절단면은 또한 위턱뼈의 **입천장돌기(구개돌기, palatine process)**는 입안의 뼈로 된 지붕인 단단입천장 대부분을 형성한다. 입천장돌기의 아래쪽 정중선에 위치한 **앞니오목(절치와, incisive fossa)**은 앞니관(절치관, incisive canal)의 구멍을 가지며, 이 구멍을 통하여 작은 혈관과 신경이 지난다(그림 6.3e).

입천장뼈

입천장뼈(구개골, palatine bone)는 좌우 한 쌍인 L자 형의 뼈로 수평판(horizontal plate)과 수직판(perpendicular plate)으로 구분된다(그림 6.13). 수평판은 위턱뼈 입천장돌기와 관절하여 단단입천장(경구개, hard palate)을 이룬다(그림 6.12c). 수평판의 아랫면 가쪽에는 위턱뼈 입천장돌기와 만나는 부위에 큰입천장구멍(대구개공, greater palatine foramen)이 있으며(그림 6.3e), 그 뒤쪽에 한 개 이상의 작은입천장구멍(소구개공, lesser palatine foramen)이 있다. 좌우 입천장뼈가 만나는 부위에서 코안쪽으로 돌출된 코능선(비능, nasal crest)은 보습뼈와 관절된다. L자의 수직부분은 입천장뼈의 수직판에 의하여 형성되고, 이 수직판은 위턱뼈, 나비뼈, 벌집뼈 및 코선반뼈와 관절한다. 수직판의 안쪽면에는 코선반능선(비갑개능, conchal crest)과 벌집뼈능선(사골능, ethmoidal crest)이 있어 각각 코선반뼈 및 벌집뼈의 중간코선반과 관절한다. 수직판의 윗부분에 있는 눈확돌기(안와돌기, orbital process)는 눈확 뒤쪽의 일부를 이룬다(그림 6.15).

코뼈

코뼈(비골, nasal bone)는 좌우 한 쌍으로 얼굴의 정중선에 있는 이마코뼈봉합(frontonasal suture)에서 이마뼈와 관절한다(그림 6.3c,d). 코뼈의 아래쪽 가장자리에 부착된 연골은 코의 유연한 부위인 바깥콧구멍을 지지한다. 각 코뼈의 가쪽면은 위턱뼈의 이마돌기와 관절한다(그림. 6.3c, 6.15).

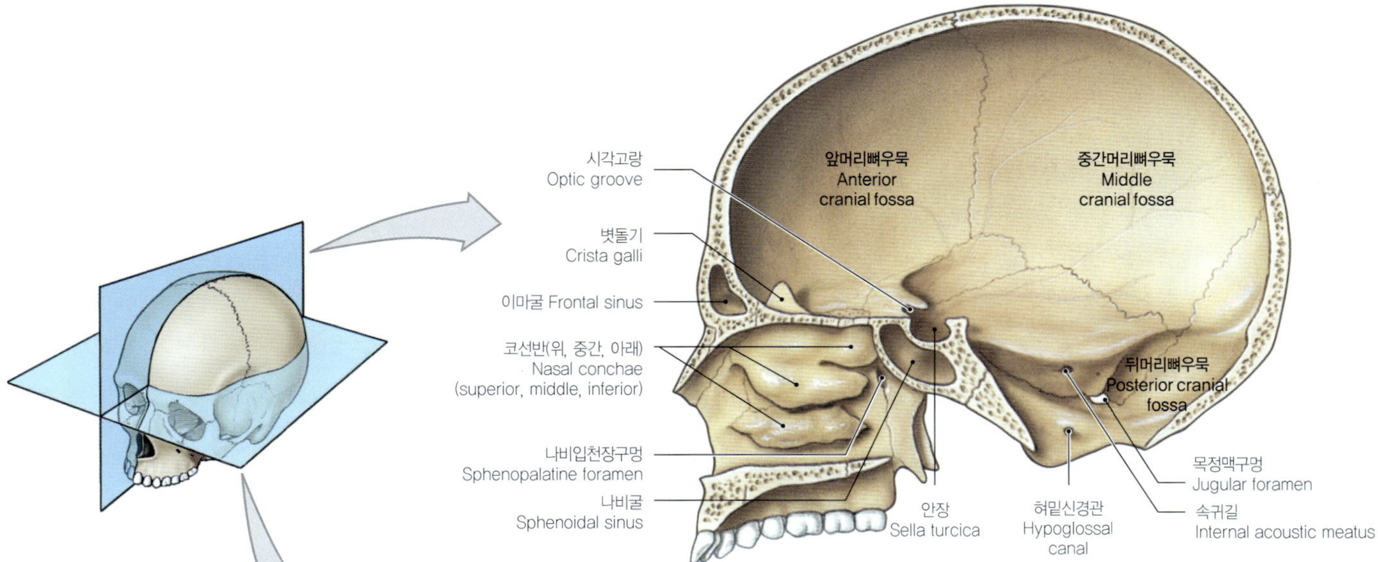

a 머리뼈를 시상절단한 단면으로서 머리뼈우묵의 상대적인 위치를 보여준다.

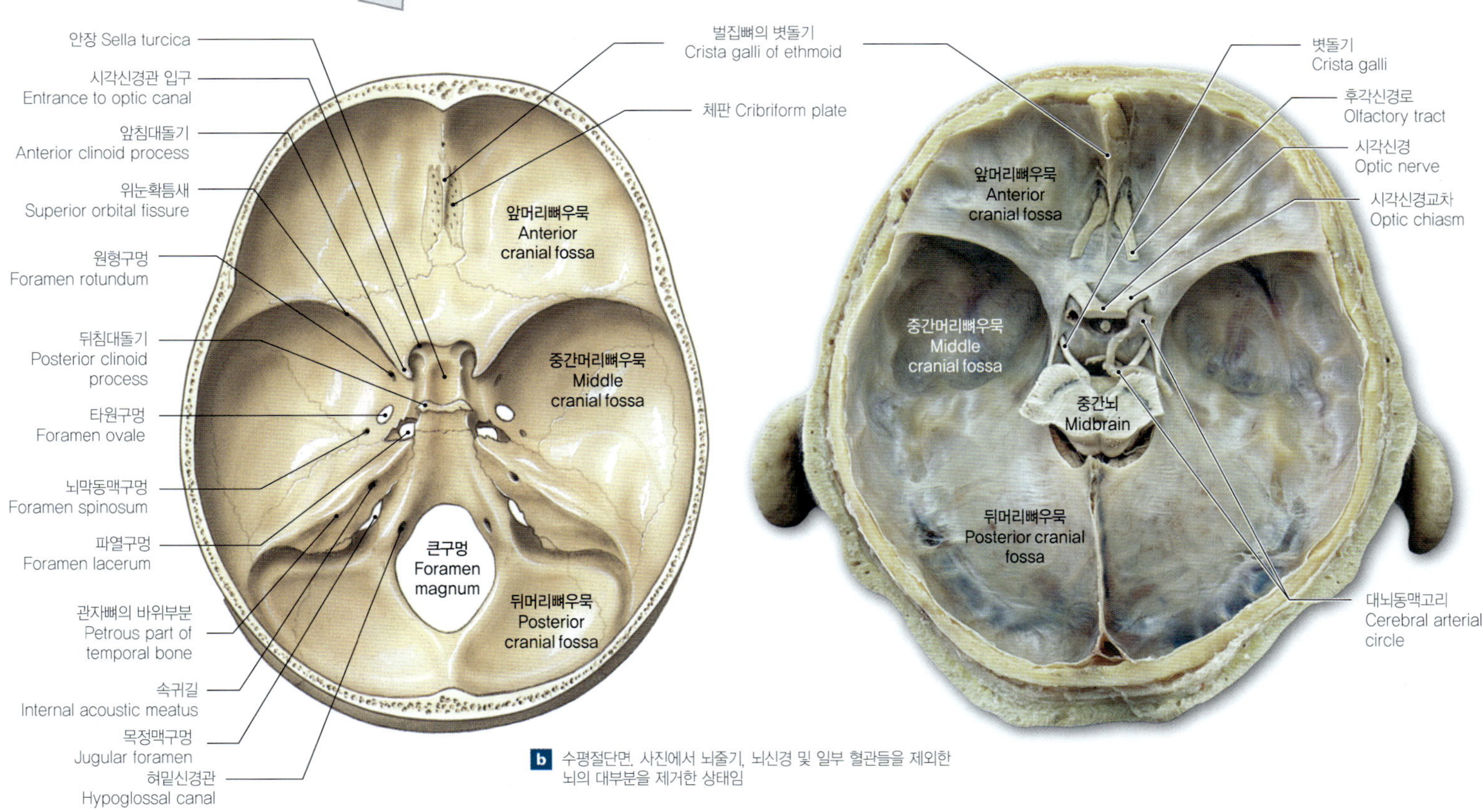

b 수평절단면. 사진에서 뇌줄기, 뇌신경 및 일부 혈관들을 제외한 뇌의 대부분을 제거한 상태임

■ **그림 6.11 머리뼈우묵**
머리뼈우묵은 뇌를 수용하기 위해서 머리뼈공간 바닥에 형성된 우묵한 부위를 말한다.

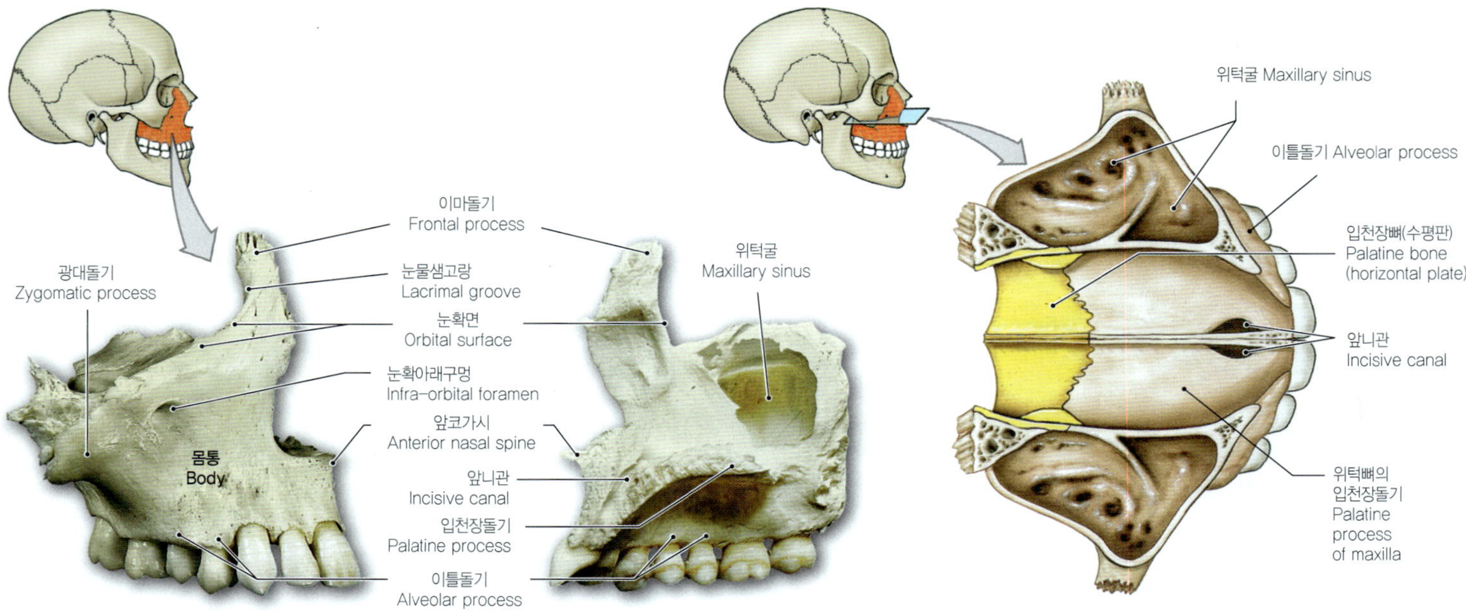

a 오른쪽 위턱뼈, 가쪽면

b 오른쪽 위턱뼈, 안쪽면

c 수평절단면에서 위에서 바라본 모습. 위턱굴의 위치 및 크기, 그리고 단단입천장의 구조가 잘 나타남.

■ **그림 6.12 위턱뼈**
주요 해부학적 구조가 관찰되는 오른 위턱뼈.

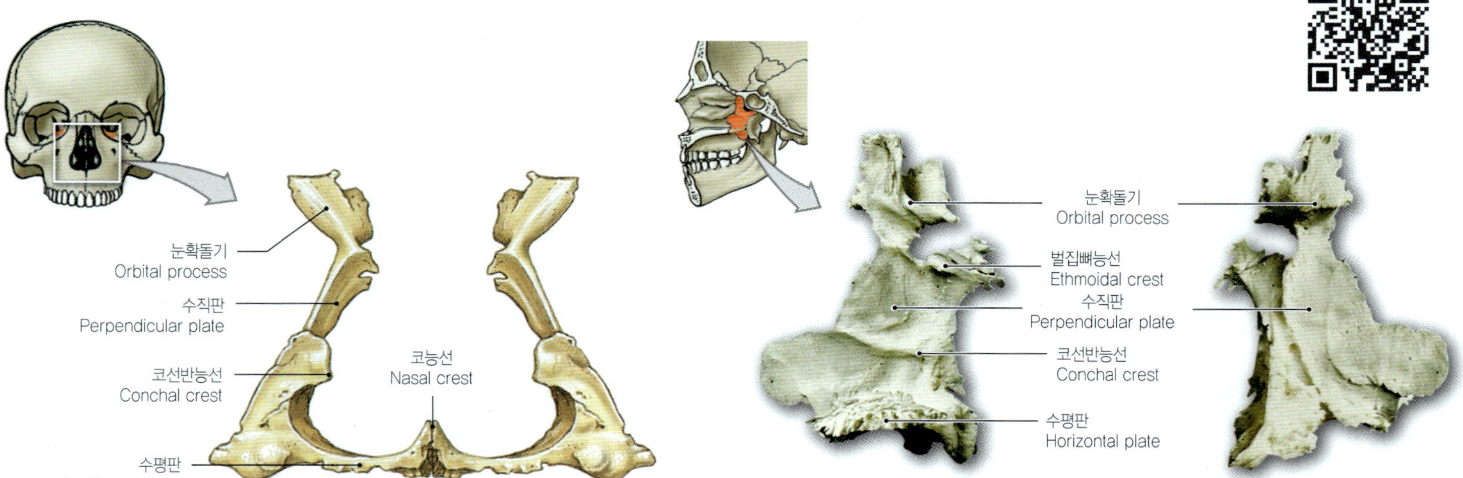

a 앞면

b 오른쪽, 안쪽면

c 오른쪽, 가쪽면

■ **그림 6.13 입천장뼈**
주요 해부학적 구조가 관찰되는 입천장뼈.

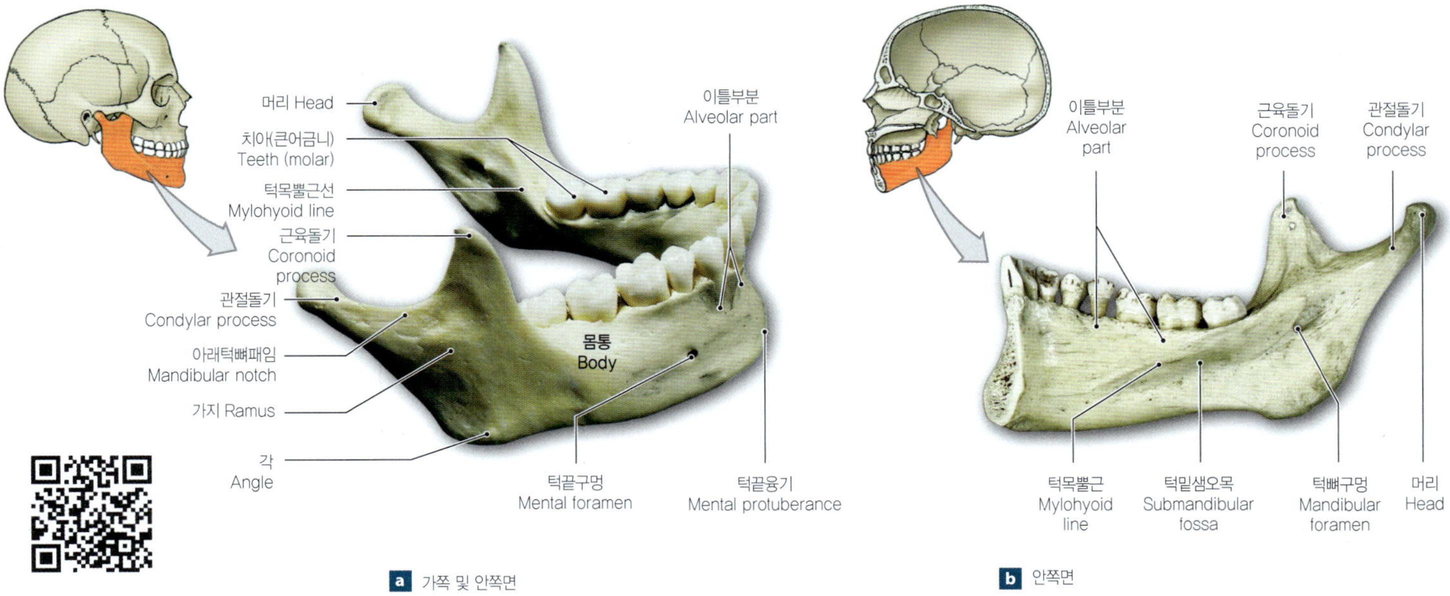

■ 그림 6.14 아래턱뼈
주요 해부학적 구조가 관찰되는 아래턱뼈.

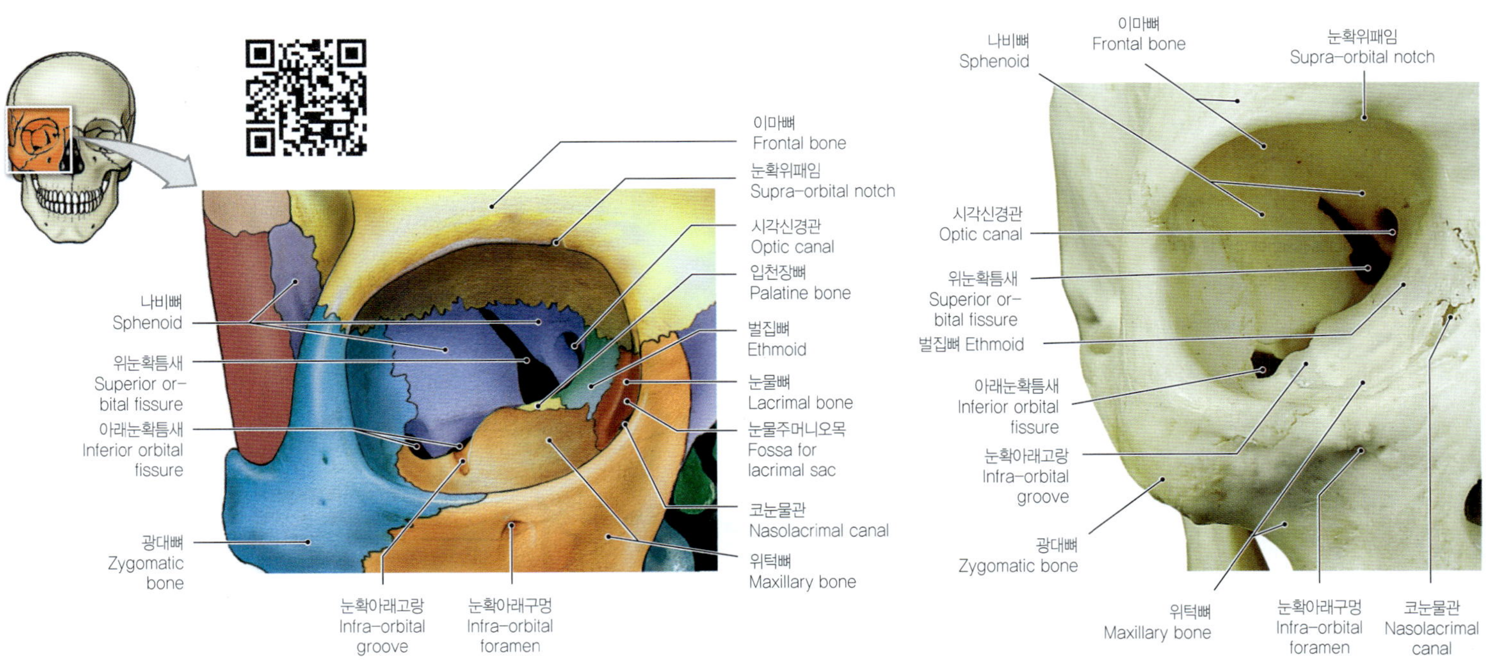

■ 그림 6.15 눈확
오른쪽 눈확의 구성. 눈확은 7개의 뼈로 구성되며 눈을 수용하고 보호한다.

아래코선반뼈

아래코선반뼈(하비갑개, inferior nasal concha)는 좌우 한 쌍의 뼈로 벌집뼈의 중간코선반 및 위코선반과 유사한 두루마리 모양의 뼈이다(그림 6.3d, 6.16). 코선반뼈의 기능은 벌집뼈 코선반의 기능과 동일하다.

광대뼈

광대뼈(관골, zygomatic bone)에서 광대뼈의 관자돌기와 관자뼈의 광대돌기가 관절하여 광대활(관골궁, zygomatic arch)을 형성한다(그림 6.3c,d). 각 광대뼈의 앞면에는 **광대얼굴구멍(관골안면공, zygomaticofacial foramen)**이 있어 광대 부위에 분포하는 감각신경이 지난다. 광대뼈는 눈확의 가쪽 가장자리를 형성하여(그림 6.15) 아래쪽 눈확의 벽을 형성한다.

눈물뼈

눈물뼈(누골, lacrimal bone)는 머리뼈 중 가장 작은 한 쌍의 뼈로 눈확의 안쪽에 위치하며 이마뼈, 위턱뼈 및 벌집뼈와 관절된다(그림 6.3c,d, 6.15). 오목하게 패인 **눈물고랑(lacrimal groove)**은 눈물뼈와 위턱뼈에 의하여 형성된 좁은 통로인 **코눈물관(비루관, nasolacrimal canal)**으로 이어진다. 이 관은 코안을 향하여 지나가는 눈물 도관을 둘러싸고 있다.

보습뼈

보습뼈(서골, vomer)는 **코중격(비중격, nasal septum)**의 뼈부분 아래를 이루는 뼈이다(그림 6.5). 보습뼈는 코안의 바닥에 위치하여 정중선을 따라 입천장뼈 및 위턱뼈와 관절한다. 보습뼈의 수직부분은 얇고, 휜 위쪽면은 나비뼈 및 좌우 코안을 분리시키는 뼈로 된 코중격을 형성하는 벌집뼈의 수직판과 관절한다(그림 6.3d,e). 앞쪽으로 보습뼈는 코의 근육부분과 연속되고, 바깥콧구멍을 분리하는 코중격의 연골부를 지지한다.

아래턱뼈

아래턱뼈(하악골, mandible)는 아래턱을 이루는 뼈이다(그림 6.3c,d, 6.14). 아래턱뼈는 아랫니를 수용하는 수평면상의 **몸통(체, body)**과 뒤쪽에서 위로 돌출되는 가지(지, ramus)로 구분되며, 몸통과 가지가 경계되는 모서리를 **아래턱뼈각(하악각, angle of mandible)**이라 한다. **관절돌기(condylar process)**는 아래턱뼈의 머리에 있는 밋밋한 관절면까지 펼쳐져 있다. 아래턱뼈의 관절돌기 머리는 관자뼈의 턱관절오목(mandibular fossa)과 관절하여 턱관절을 이룬다. 턱관절은 씹거나 말하는 등의 동작에서와 같이 운동범위가 매우 넓은 특성을 지닌 반면, 앞쪽 또는 옆쪽으로 가해지는 힘에 의해서 쉽게 탈골되기도 한다. 근육돌기에는 입을 강하게 닫는 근육인 관자근이 부착된다. 앞쪽으로 턱의 양쪽면에 **턱끝구멍(턱공, mental foramen)**이 있으며 이 구멍을 통하여 턱과 아랫입술로부터 온 감각정보를 뇌까지 전달하는 신경이 관통한다. **근육돌기(근돌기, coronoid process)**와 관절돌기(condylar process) 사이에 패인 부위를 **턱뼈패임(하악절흔, mandibular notch)**이라 한다. 아래턱뼈의 **이틀부분(치조부, alveolar part)**은 두꺼우며, 이곳에는 이틀과 치아의 뿌리가 위치한다(그림 6.14b).

턱목뿔근선(악설골근선, mylohyoid line)은 아래턱뼈의 몸통 안쪽면에 위치하며, 혀와 입의 바닥을 지지하는 턱목뿔근이 기시하는 부위이다. 턱밑샘은 턱목뿔근선 아래에 있는 오목하게 패인 **턱밑샘오목(악하선와, submandibular fossa)**에 위치한다. 뒤쪽 가까이의 턱목뿔선의 위쪽 끝에는 **턱뼈구멍(하악공, mandibular foramen)**이 위치하여 몸통 속의 **턱뼈관(하악관, mandibular canal)**으로 연결된다. 이 통로로는 아래 치아에 분포하는 신경과 혈관이 지나가는 통로이며, 이 통로를 지나가는 신경은 치아와 잇몸의 감각정보를 운반한다. 치과의사가 아랫니를 치료할 때, 이 신경을 마취하여 감각을 차단한다.

6.4 개념확인

1 ☐ 얼굴뼈를 이루고 있는 뼈의 이름과 기능은 무엇인가?

6.5 눈확과 코복합체 및 목뿔뼈

여러 개의 얼굴뼈는 뇌머리뼈와 관절하여 눈을 둘러싸는 공간인 눈확복합체와 코안을 둘러싸는 코복합체를 형성한다.

눈확복합체

눈확(안와, orbit)은 눈을 둘러싸고 보호하는 뼈에 의한 공간을 말한다. 눈확에는 눈 이외에도 눈물샘(누선, lacrimal gl.), 지방조직, 근육, 혈관 및 신경 등을 수용하고 있다. 눈확은 7종의 뼈가 관절하여 **눈확복합체(orbital complex)**를 형성한다(그림 6.15). 눈확의 윗면은 이마뼈에 의해 형성되고, 바닥인 아랫면은 위턱뼈에 의해 형성된다. 눈확의 안쪽으로부터 가쪽으로 가면서 벽을 구성하는 뼈는 위턱뼈, 눈물뼈, 벌집뼈의 가쪽덩이에 의해 형성

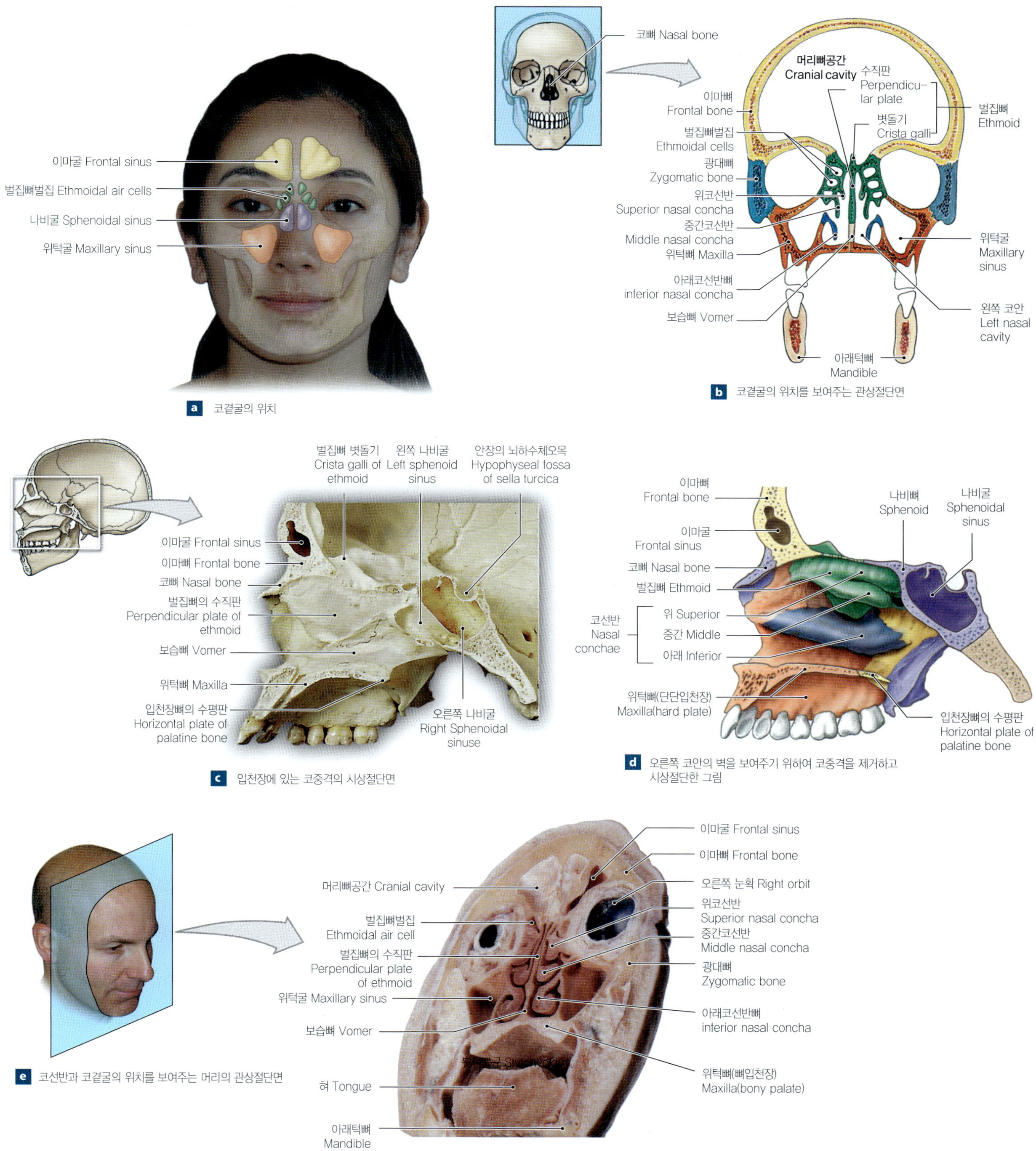

a 코곁굴의 위치

b 코곁굴의 위치를 보여주는 관상절단면

c 입천장에 있는 코중격의 시상절단면

d 오른쪽 코안의 벽을 보여주기 위하여 코중격을 제거하고 시상절단한 그림

e 코선반과 코곁굴의 위치를 보여주는 머리의 관상절단면

■ **그림 6.16 코복합체와 코곁굴**

코복합체를 이루는 뼈와 코곁굴의 위치와의 관계를 보여주는 머리뼈와 머리의 절단면

되며 이들 뼈는 나비뼈와 일부 입천장뼈와 관절을 이룬다. 나비뼈는 눈확의 뒤쪽면을 형성하고, 나비뼈 또는 나비뼈와 위턱뼈 사이에는 뚜렷한 구멍과 틈새가 존재한다. 가쪽으로는 나비뼈와 위턱뼈는 광대뼈와 관절하여 눈확의 가쪽벽과 눈확 가장자리를 형성한다.

코복합체

코복합체는 코안(비강, nasal cavity) 그리고 코안과 연결된 공기가 찬 공간인 코곁굴을 둘러싸고 있는 많은 뼈와 연골에 의해서 이루어졌다(그림 6.16). 코복합체는 **바깥콧구멍**(external nares)에서 **속콧구멍**(internal nares)까지 펼쳐져 있다(그림 6.3e).

코안의 천장은 이마뼈, 나비뼈 및 벌집뼈에 의해서 이루어진다. 벌집뼈 및 보습뼈의 수직판(perpendicular plate)은 코중격의 뼈부분을 이룬다(그림 6.5, 6.16a). 가쪽벽은 주로 위턱뼈, 눈물뼈, 벌집뼈 및 코선반뼈로 이루어졌다(그림 6.16b-d). 콧등은 위턱뼈와 코뼈에 의해서 지지된다. 코의 연조직들은 코안에서 앞쪽으로 돌출한 콧등과 코중격 연골부분을 지지하고 둘러싸고 있다.

코곁굴

코곁굴(부비동, paranasal sinus)은 이마뼈, 나비뼈, 벌집뼈 및 위턱뼈 속에 공기가 차 있는 공간을 말하며, 이 공간은 직접 또는 관을 통해서 코안에 열려 있다. **이마굴(전두동, frontal sinus)**, **나비굴(접형골동, sphenoidal sinus)**, **위턱굴(상악동, maxillary sinus)** 및 **벌집뼈벌집(사골봉소, ethmoidal air cells)**의 위치는 그림 6.16에 표시하였다. 코곁굴은 뼈의 무게를 가볍게 해주고, 점액을 생산하며, 발성 시 소리의 공명장치로 이용된다. 생산된 점액은 코안으로 분비되고, 코안점막의 섬모상피세포에 의해서 목으로 삼켜진다. 코안 내로 유입된 공기는 점막층을 지나면서 습윤해지고 덥혀지며, 먼지 및 미생물과 같은 이물질은 끈끈한 점액에 접착되어 삼켜진다. 이러한 작용으로 약한 폐조직의 섬세한 가스교환이 일어나는 점막표면을 보호한다.

목뿔뼈

목뿔뼈(설골, hyoid bone)는 머리뼈의 아래에서 **붓목뿔인대(경상설골인대, stylohyoid lig.)**에 의해서 관자뼈와 연결될 뿐, 다른 어떤 뼈와도 직접 연결되지 않는다(그림 6.17). 목뿔뼈는 몸통(체, body), **작은뿔(소각, lesser horn)** 및 **큰뿔(대각, greater horn)**로 구분된다. 몸통은 혀 및 후두의 운동과 관련된 많은 근육이 부착된다. 목뿔뼈는 단지 근육 및 인대에 의해서 다른 뼈와 연결되기에 목뿔뼈의 움직임은 매우 자유스럽다. 몸통에서 뒤쪽으로 길게 돌출된 큰뿔은 인두를 지지하고 혀를 움직이는 근육이 부착된다. 몸통의 측면에서 위쪽으로 짧게 돌출된 작은 뿔은 붓목뿔인대에 의해서 관자뼈의 붓돌기에 연결된다. 이 인대에 의해서 목뿔뼈는 머리뼈 아래에서 그네와 같은 형태로 매달려 움직이게 된다.

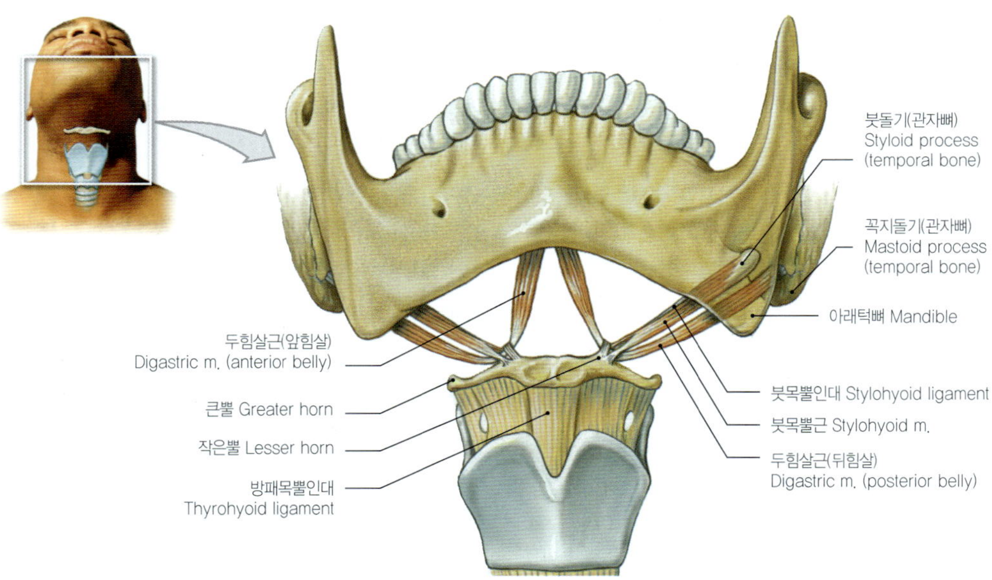

a 목뿔뼈와 머리뼈, 후두 및 일부 뼈대근육과의 관계를 보여주는 앞면의 모습

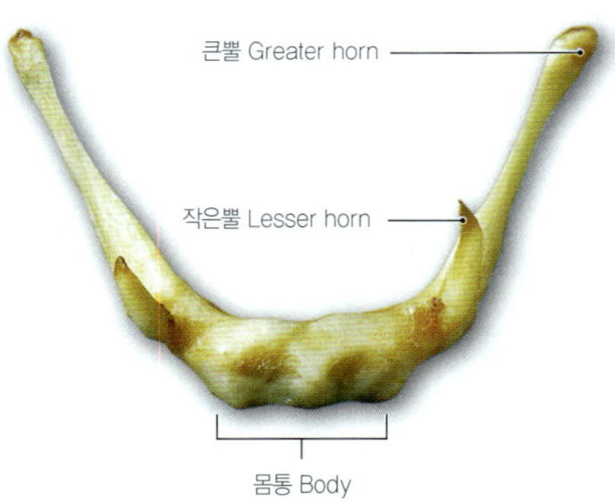

b 목뿔뼈, 앞윗면

■ 그림 6.17 목뿔뼈

몸통뼈대에서 관찰되는 많은 종류의 돌출부 및 능선 등은 뼈대근육(골격근)과 밀접한 관련이 있다. 이러한 구조의 명칭을 익히는 것은 근육은 물론 신경 및 혈관을 이해하는데 상당히 유용할 것이다. 표 6.1에서는 머리뼈에서 관찰되는 구멍 및 틈새와 관련된 내용을 요약하였으며, 표 6.2에서는 머리뼈에서 관찰되는 특징적인 표면 구조 및 관련된 내용을 요약하였다.

V 6.5 개념확인

1 ☐ 코곁굴의 기능은 무엇인가?

2 ☐ 눈확복합체를 형성하는 뼈는 무엇인가?

6.6 유아, 소아 및 성인의 머리뼈

발생 중인 머리뼈의 각 뼈는 여러 개의 뼈되기중심을 지닌다. 뼈가 성장하면서 뼈되기중심에서 형성된 뼈와 뼈들은 서로 유합되어 몇 개의 독립된 뼈가 된다. 예를 들어, 나비뼈는 발생 중에 14개의 각기 다른 뼈되기중심을 지닌다. 출생 시에도 뼈의 융합은 완전히 진행되지 못해 이마뼈는 두 개의 뼈, 뒤통수뼈는 네 개의 뼈, 관자뼈 및 나비뼈는 여러 개의 뼈로 관찰된다.

머리뼈는 발달 중인 뇌를 둘러싸면서 성장된다. 분만 시점이 되면 뇌는 대단히 빠른 속도로 커진다. 머리뼈도 빠른 속도로 성장하지만 뇌의 발육속도에 미치지 못한다. 그 결과 신생아 머리뼈를 구성하는 각 뼈는 섬유결합조직에 의해서 연결되어 있다. 이러한 연결로 인하여 신생아 머리뼈는 매우 부드러우며, 분만 시 머리가 산도를 통과할 때 산도에 적응하여 머리뼈의 변형이 가능하다.

출생 후에도 섬유결합조직으로 연결된 부위가 넓은 막의 형태로 여러 부위에 남아 있는데, 이를 **숫구멍(천문, fontanelle, fontanel)**이라 한다(그림 6.18).

- **앞숫구멍(대천문, anterior fontanelle).** 이마봉합, 시상봉합 및 관상봉합이 만나는 지점에 형성된 숫구멍으로 대개 생후 약 2~5년 사이에 뼈가 된다.
- **뒤숫구멍(소천문, posterior fontanelle).** 시상봉합과 시옷봉합이 만나는 지점에 형성된 숫구멍으로 대개 생후 약 1~2개월 사이에 뼈가 된다.
- **앞가쪽숫구멍(전측두천문, sphenoidal fontanelle).** 관상봉합과 비늘봉합이 만나는 지점에 형성된 숫구멍으로 대개 생후 약 1~2개월 사이에 뼈가 된다.
- **뒤가쪽숫구멍(후측두천문, mastoid fontanelle).** 시옷봉합과 비늘봉합이 만나는 지점에 형성된 숫구멍으로 대개 생후 약 1~2개월 사이에 뼈가 된다.

유아 및 성인에서 머리뼈를 구성하는 각 뼈의 크기, 모양 및 수에 많은 차이가 있다. 머리뼈의 성장은 뇌의 빠른 성장이 중지되고 각 봉합이 완성되는 시기인 5세 이전에 두드러지게 진행된다. 그 후에는 뇌머리뼈의 성장은 점차 느려지고 상대적으로 얼굴뼈의 성장이 빠르게 일어난다. 신생아의 머리뼈에서 뇌머리뼈와 얼굴머리뼈가 차지하는 비율은 약 8:1 정도이지만, 성인에서는 약 1:1 정도가 된다.

V 6.6 개념확인

1 ☐ 숫구멍이란 무엇인가?

2 ☐ 태아의 머리뼈에 있는 4개의 숫구멍의 이름과 위치는 무엇인가?

6.7 척주

성인의 **척주(vertebral column)**는 총 26개의 뼈(24개의 척추뼈와 엉치뼈 및 꼬리뼈로) 이루어진다. 척주는 머리, 목 및 몸통의 체중을 지지하고 궁극적으로 체중을 다리의 뼈대로 전달한다. 척주는 또한 척수(spinal cord)를 수용하고 보호하며, 척수에 연결된 말초신경의 통로를 제공하며, 앉거나 또는 기립 상태에서 몸을 똑바로 세우는 역할을 한다.

척주는 뒤통수뼈와 연결되는 부위에서부터 목부분, 등부분, 허리부분, 엉치부분 및 꼬리부분이라는 5부위로 구분된다(그림 6.19). 각 부위는 기능적으로 차이가 있으며, 각 부위를 구성하는 척추뼈는 그 기능에 적합한 형태학적 구조를 지닌다. 경계부에 있는 척추뼈들은 각 부위의 특징적인 구조가 중복되어 있기도 한다.

목부분을 구성하는 목뼈(경추, cervical vertebra)는 7개로 첫째목뼈는 양쪽에서 뒤통수뼈관절융기(후두과, occipital condyle)와 한 쌍의 관절을 이루며 일곱째목뼈는 첫째등뼈와 관절한다. 등부분은 12개의 등뼈(흉추, thoracic vertebra)로 구성되며 마지막 등뼈는 첫째허리뼈와 관절한다. 각 등뼈는 1쌍 또는 2쌍의 갈비뼈와 관절한다. 허리부분은 5개의 허리뼈(요추, lumbar vertebra)로 구성되며 마지막 허리뼈는 엉치뼈(천골, sacrum)와 관절하며, 엉치뼈는 이어서 꼬리뼈(미골, coccyx)에 연결된다. 엉치뼈는 발생 과정 중 5개 분절의 엉치뼈(sacral vertebra)가 유합되어 형성되며, 꼬리뼈는 3~5개의 꼬리뼈(coccygeal vertebra)와 관절한다. 5개의 엉치뼈는 약 25세 전후로 완전히 결합되어 하나의 엉치뼈가 된다. 꼬리뼈는 일반적으로 사춘기 이후에 결합되지만 그 시기는 개인마다 차이가 있다. 성인에서 척주 전체의 길이는 약 70~75 cm에 달한다.

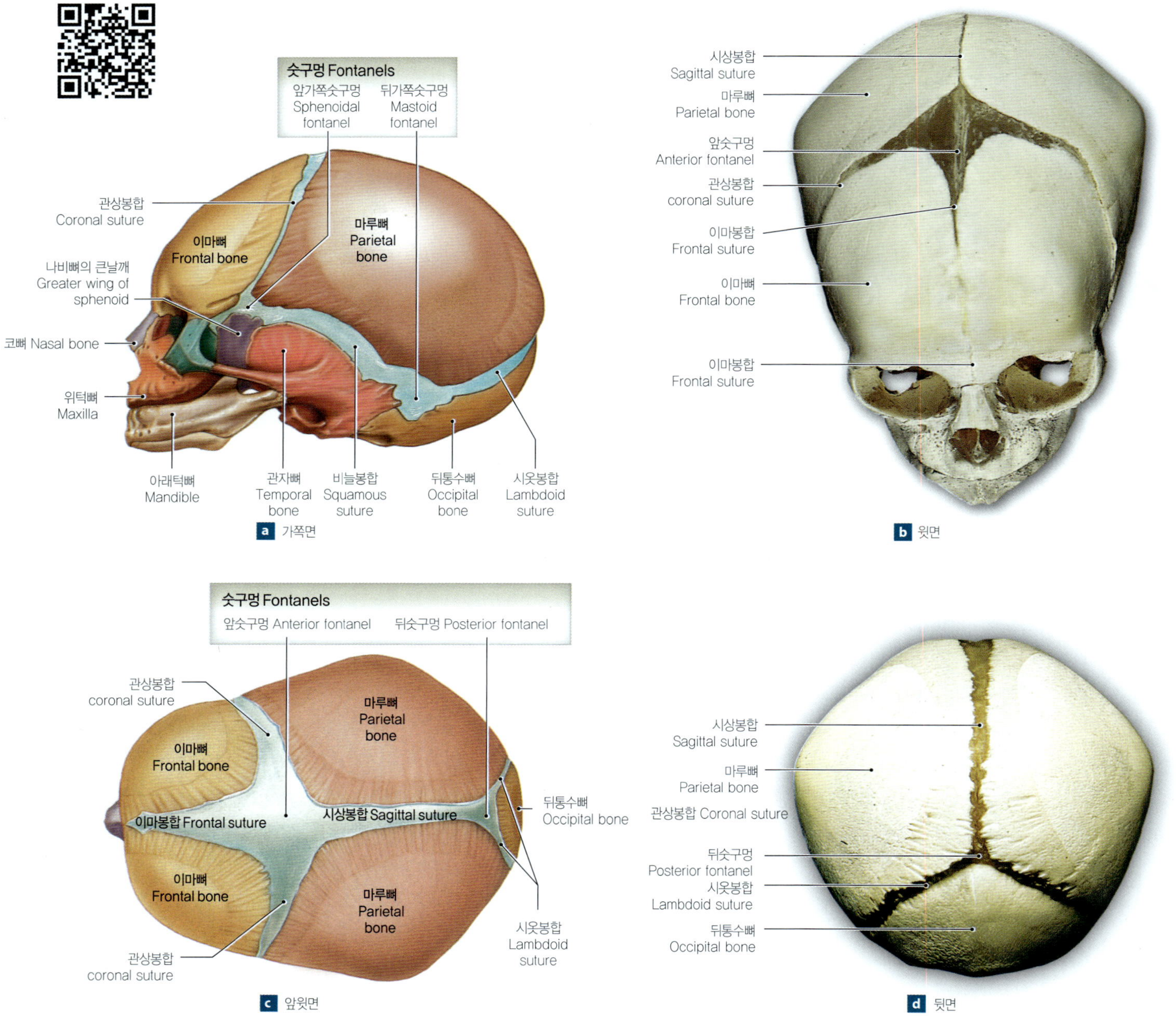

■ **그림 6.18 신생아 머리뼈**

신생아 머리뼈를 이루고 있는 납작뼈는 숫구멍에 의하여 분리되어 있다. 이러한 구조는 분만 시 머리뼈를 변형시키고, 뇌의 빠른 성장을 가능하게 한다. 약 5세가 되면 모든 숫구멍은 사라지고 머리뼈의 성장은 끝이 난다.

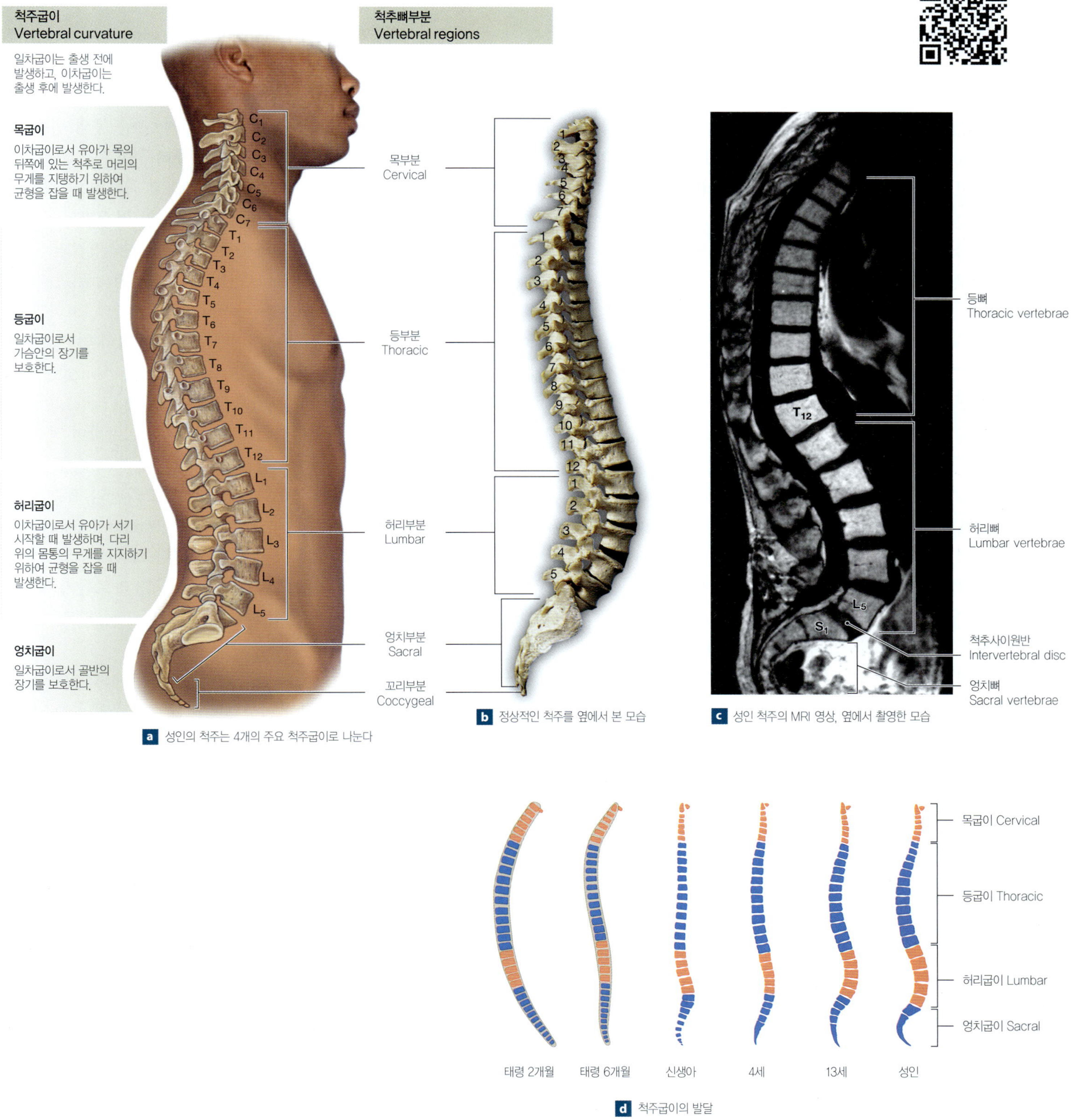

■ **그림 6.19 척주**
척주를 옆에서 본 모습

척주굽이

척주는 일자로 쭉 뻗은 구조가 아니며, 성인의 척주는 측면에서 보면 구부러져 있다. 이러한 굽이를 **척주굽이(척주만곡, vertebral curvature)**라 하며, **목굽이(경추만곡, cervical curvature)**, **등굽이(흉추만곡, thoracic curvature)**, **허리굽이(요추만곡, lumbar curvature)** 및 **엉치굽이(천추만곡, sacral curvature)**라는 4개의 굽이가 있다(그림 6.19a-c). 척주굽이는 태아에서 성인이 되면서 완성되어 간다(그림 6.19d). 태아의 척주는 C자 모양이며, 성인의 척주는 뒤집힌 S자 모양이다. 등굽이 및 엉치굽이는 태아 발생기부터 지속된 굽이이기에 일차굽이(일차만곡, primary curvature)라 한다. 목굽이 및 허리굽이는 태생기에는 없으며 생후 수개월부터 형성되기에 이차굽이(이차만곡, secondary curvature)라 한다. 목굽이는 아이가 목을 가누면서, 허리굽이는 아이가 일어서기 시작하면서 형성되기 시작한다. 아장아장 걷는 아이가 걸음을 배우거나 뛰거나 하는 과정 중에 이차굽이는 두드러진다. 약 10세 전후가 되면 척주의 네 굽이는 완전히 형성된다.

기립상태에서 체중은 척주에서 골반으로 그리고 다리로 전달된다. 신체의 많은 부위는 척주의 앞쪽에 놓여 있지만 척주의 다양한 굽이로 신체의 무게 중심은 몸의 중심에 위치하게 된다. 무거운 물건을 손으로 떠받치고 있다고 생각해보자. 물건을 떨어뜨리지 않기 위해서 허리굽이를 더욱 앞으로 구부려 무게 중심을 신체 중심에 위치하려는 자세를 취하게 될 것이다. 그러나 이런 자세가 지속되면 척주에 무리를 주게 된다. 임신말기의 여성은 태아의 무게로 인해서 허리를 앞으로 구부려 지내게 된다. 그 결과 종종 허리통증을 호소하게 되는 것이다. 머리에 무거운 짐을 이는 행동, 또는 어깨에 물지게를 지는 것과 같은 행동은 척주에 무리를 초래하기는 하지만, 중량 부하가 척주 중심에 수직으로 전달되기에 비교적 척주굽이에 미치는 영향은 작다고 할 수 있다.

척추뼈의 해부학적 구조

대부분의 척추뼈는 공통적인 구조를 지닌다(그림 6.20). 척추뼈는 앞쪽의 비교적 두껍고 둥근 형태의 몸통(체, body)과 뒤쪽의 활 모양으로 연장된 척추뼈고리(추궁, vertebral arch)로 구분된다. 척추뼈고리에서 많은 돌기가 돌출되어 근육 및 인대가 부착되며, 좌우 한 쌍의 위 · 아래 관절돌기(articular process)가 있어 인접한 척추뼈사이와 관절을 이룬다(그림 6.20d,e).

척추뼈몸통

척추뼈몸통(추체, vertebral body)은 척추뼈의 몸통 부위로 척주를 통해 전달되는 체중을 다리로 전달한다(그림 6.20e). 각 척추뼈는 인접한 척추뼈와 관절되며, 각 척추뼈몸통사이에 섬유연골인 **척추사이원반(추간원판, intervertebral disc)**이 끼워져 있다.

척추뼈고리

척추뼈고리(추궁, vertebral arch)는 척추뼈몸통의 뒤쪽에서 고리 모양으로 연결된 부위를 말하며, **척추뼈구멍(추공, vertebral foramen)**의 뒤가쪽을 형성한다(그림 6.20). 각 척추뼈몸통의 척추뼈구멍은 연속되어서 척수가 지나는 통로인 **척주관(vertebral canal)**을 형성한다. 척추뼈고리에서 척추뼈몸통에 연결되는 부위를 **고리뿌리(추궁근, pedicle)**라 하며, 척추뼈구멍의 뒤쪽을 이루는 판상의 부위를 **고리판(추궁판, lamina)**이라 한다. 고리뿌리의 윗면에는 얇은 패임이 있고 아랫면에는 깊은 패임이 있는데 이 부위를 각각 위척추뼈패임(상추절흔, superior vertebral notch) 및 아래척추뼈패임(하추절흔, inferior vertebral notch)이라 한다(그림 6.20b). 인접한 척추뼈의 위아래 패임은 마주하여 척수에서 유래되는 척수신경이 지나는 통로인 척추사이구멍(추간공, intervertebral foramen)을 이룬다(그림 6.20e). 고리판의 정중선에서 뒤쪽으로 돌출된 돌기를 **가시돌기(극돌기, spinous process)**라 하며, 이 돌기는 등의 피부에서 잘 만져진다. 고리뿌리와 고리판이 만나는 부위에서 가쪽으로 돌출된 돌기를 **가로돌기(횡돌기, transverse process)**라 하며, 근육의 부착점을 제공하고, 등뼈에서는 갈비뼈와 관절된다.

고리뿌리와 고리판이 만나는 부위에서 위 · 아래로 각각 돌출되어 각 척추뼈 사이에 관절을 이루는 돌기를 각각 **위관절돌기(상관절돌기, superior articular process)** 및 **아래관절돌기(하관절돌기, inferior articular process)**라 한다. 위관절돌기는 뒤안쪽으로 관절면이 향하고, 아래관절돌기는 앞가쪽으로 관절면이 형성되어 있다(그림 6.20).

부위에 따른 척추뼈의 구조

척추뼈의 종류는 영문 대문자로 표시하며 대문자에 이어서 표시된 숫자는 그 위치를 나타낸다. 예를 들어, C_3는 제3목뼈를 의미하며, L_4는 제4허리뼈를 의미한다(그림 6.19a). 각 척추뼈마다 형태는 매우 다양하다. 하지만, 척추뼈의 구조를 이해함에 있어서, 각 척추뼈의 주요 기능과 관련된 구조를 중심으로 학습하는 것이 바람직하다. 표 6.3에 부위별 척추뼈의 전형적인 구조를 비교하였다.

목뼈

목뼈(경추, cervical vertebra)는 7개로 뒤통수뼈의 아랫면에서 등

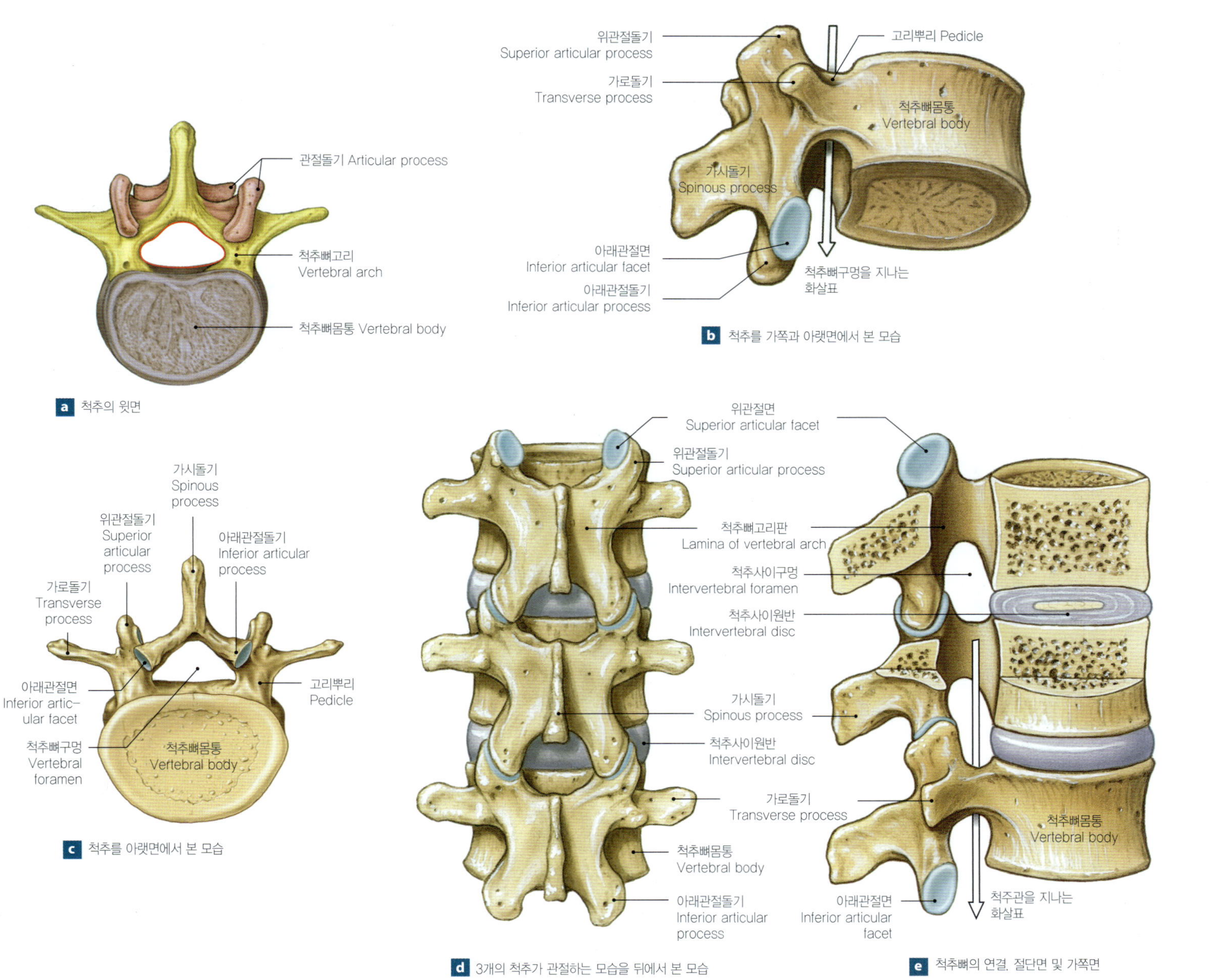

■ **그림 6.20 척추의 해부학적 구조**
전형적인 척추의 해부학적 구조와 척추 사이의 관절의 구조

표 6.3 부위별 척추뼈의 특징 및 기능

종류(수)	척추뼈몸통	척추뼈구멍	가시돌기	가로돌기	기능
목뼈(7) (그림 6.22)	작고, 난원형이며, 관절면이 휘어 있음	크다	길고, 갈라져 있으며, 끝이 아래로 향함	가로돌기구멍이 있음	머리뼈를 지지, 뇌와 척수의 위치를 안정화, 머리의 움직임을 조절
등뼈(12) (그림 6.24)	중간, 하트 모양, 관절면이 편평, 갈비뼈와 관절하는 면이 있음	작다	길고, 가늘며, 갈라져 있지 않고, 끝이 아래로 향함	T_{11}, T_{12}을 제외한 모든 등뼈는 갈비뼈와 관절하는 관절면이 있다	머리, 목, 팔, 가슴안의 내장의 무게를 지지, 갈비뼈와 관절하여 가슴우리의 용적의 변화를 조절
허리뼈(5) (그림 6.25)	크고, 난원형, 관절면이 편평함	작다	뭉툭하고, 돌기의 끝은 넓으며 아래로 향함	짧고, 관절면이 없거나 가로돌기 구멍이 없다	머리, 목, 팔, 가슴안과 배안의 내장을 지지

임상노트

후만증(kyphosis), 전만증(lordosis) 및 측만증(scoliosis)

머리 및 몸통을 움직이고, 균형을 잡으며 지지하기 위해 척주를 비롯한 많은 뼈와 관절이 관여된다. 이와 관련된 뼈, 근육 및 신경 등의 손상은 척주의 형태 이상 및 기능장애를 초래한다. **척주후만증(kyphosis)**에서는 등굽이가 과도하게 형성되어 등이 둥글게 굽어져 보인다. 이런 상태는 (1) 골다공증으로 인해서 척추뼈몸통의 앞쪽이 압박골절된 결과로 나타나거나, (2) 척추뼈에 붙는 근육의 만성적인 수축에 의해 나타나거나, (3) 또는 비정상적인 척추뼈의 성장에 의해 나타난다. **척주전만증(lordosis)**에서는 허리굽이가 과도하게 형성되어 허리가 앞쪽으로 과도하게 돌출되고 엉덩이가 뒤쪽으로 돌출된다. 이런 상태는 주로 복부의 지나친 비만 또는 복벽을 구성하는 근육이 약해져서 나타난다. **척주측만증(scoliosis)**은 척주가 가쪽으로 굽어지는 상태로 척주굽이 이상의 가장 흔한 형태이다. 이런 상태는 척추뼈의 발생 이상 또는 등의 한쪽 근육 마비, 또는 결핵성 척추뼈염의 결과로 나타난다. 일반적으로 측만증에 대해 다섯 가지 사례 중 네 가지의 경우는 그 발생 원인을 알 수 없다. 이러한 특발성 측만증은 일반적으로 성장속도가 매우 빠른 사춘기 소녀에서 발생된다. 측만증의 치료는 운동요법과 함께 자세교정기를 사용한다. 아주 심한 경우라면 외과적으로 금속 막대 또는 관을 이식하여 교정하기도 한다.

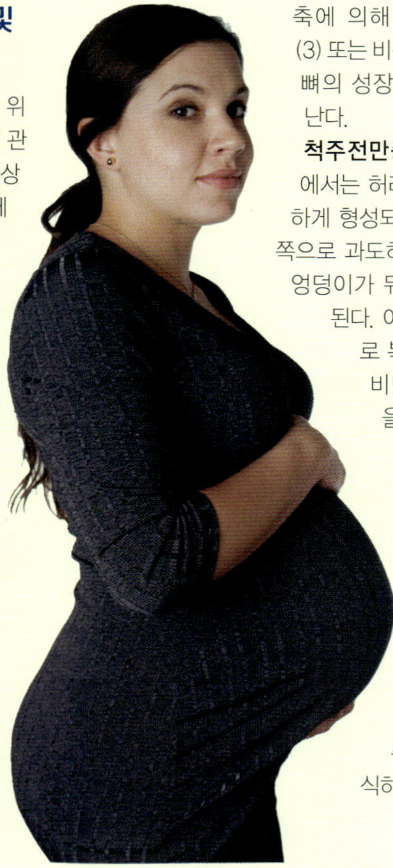

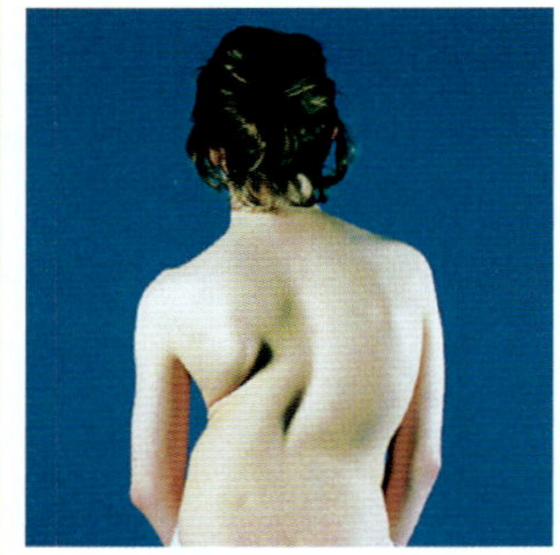

측만증 Scoliosis

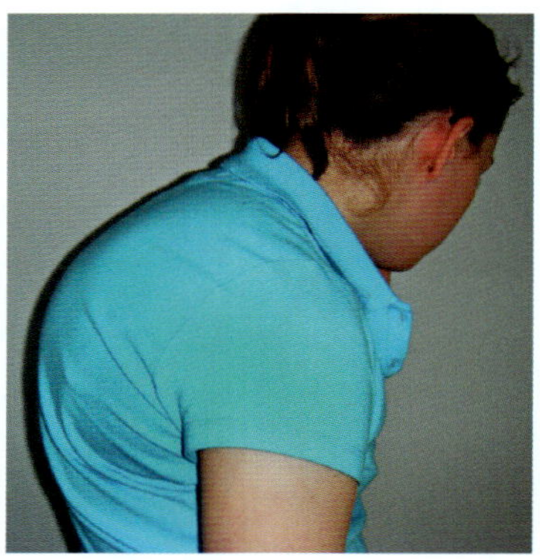

후만증 Kyphosis

뼈사이에 놓여 목의 기둥을 이루며 척추뼈 중에서 가장 작다(그림 6.21). 이제 우리가 살펴볼 것처럼 C_1, C_2, C_7 목뼈는 독특한 특징을 지녀서 비전형적인 목뼈로 여겨진다. 반면에 $C_{3\sim6}$ 목뼈는 비슷한 특징을 보여서 전형적인 목뼈로 여겨진다. 목뼈의 척추뼈몸통은 머리의 무게만을 지지하기에 상대적으로 작으며 가볍다. 위에서 아래로 갈수록 부하되는 체중이 증가하기에 척추뼈몸통은 아래로 갈수록 커진다. 또한 이 부위를 지나는 척수는 뇌와 신체의 다른 부위를 연결하는 대부분의 신경섬유를 포함하고 있기에 다른 부위에 비해서 굵다. 따라서 목뼈의 척추뼈구멍은 상대적으로 넓으며 삼각형의 형태를 보인다. 아래로 내려갈수록 척수의 굵기가 가늘어지기에 척추뼈구멍의 연속인 척주관은 아래로 내려갈수록 내경이 좁아진다.

전형적인 목뼈($C_{3\sim6}$)에서, 가시돌기는 상대적으로 뭉툭하고 길이는 일반적으로 척추뼈구멍의 지름보다 짧다. 각 가시돌기는 C_7을 제외하고는 뚜렷한 패임을 가진다. 패임을 가진 가시돌기를 **두갈림(bifid)**이라 한다. 가로돌기는 척추뼈몸통의 배가쪽에서 일어나는 **갈비돌기(늑골돌기, costal process)**와 가쪽에서 합쳐진다. 갈비돌기는 목갈비뼈(cervical rib)의 잔유물이 융합된 것이다. 갈비돌기와 가로돌기는 둥글고 뚜렷한 **가로돌기구멍(횡돌공, transverse foramen)**을 형성한다. 이 구멍은 뇌로 가는 혈관인 척추동맥과 척추정맥을 보호한다.

$C_{3\sim7}$목뼈에서 서로 맞물린 척추뼈몸통의 관절은 다른 부위보다 더 큰 유연성을 보인다. 표 6.3에 목뼈의 특징을 요약하였다.

고리뼈(C_1)

고리뼈(환추, atlas)는 윗면에서 머리뼈의 뒤통수뼈관절융기와 관절하여 머리를 받친다(그림 6.22a,b). Atlas란 용어는 그리스신화에서 하늘을 두 어깨로 떠받치고 있는 거인을 의미한다. 이 뼈는 발생 중 척추뼈몸통이 분리되어 전체적으로 고리 모양을 하고 있으므로 고리뼈라 명명되었다. 고리뼈와 뒤통수뼈 사이의 관절에서는 머리를 앞뒤로 움직이는 소위 'yes' 운동이 가능하지만, 머리를 좌우로 돌리는 운동은 일어나지 않는다. 고리뼈는 다른 척추뼈와는 다음과 같은 차이가 있다. (1) 척추뼈몸통이 없으며 (2) 활 모양의 **앞고리(전궁, anterior arch)**와 **뒤고리(후궁, posterior arch)**가 있으며, 앞

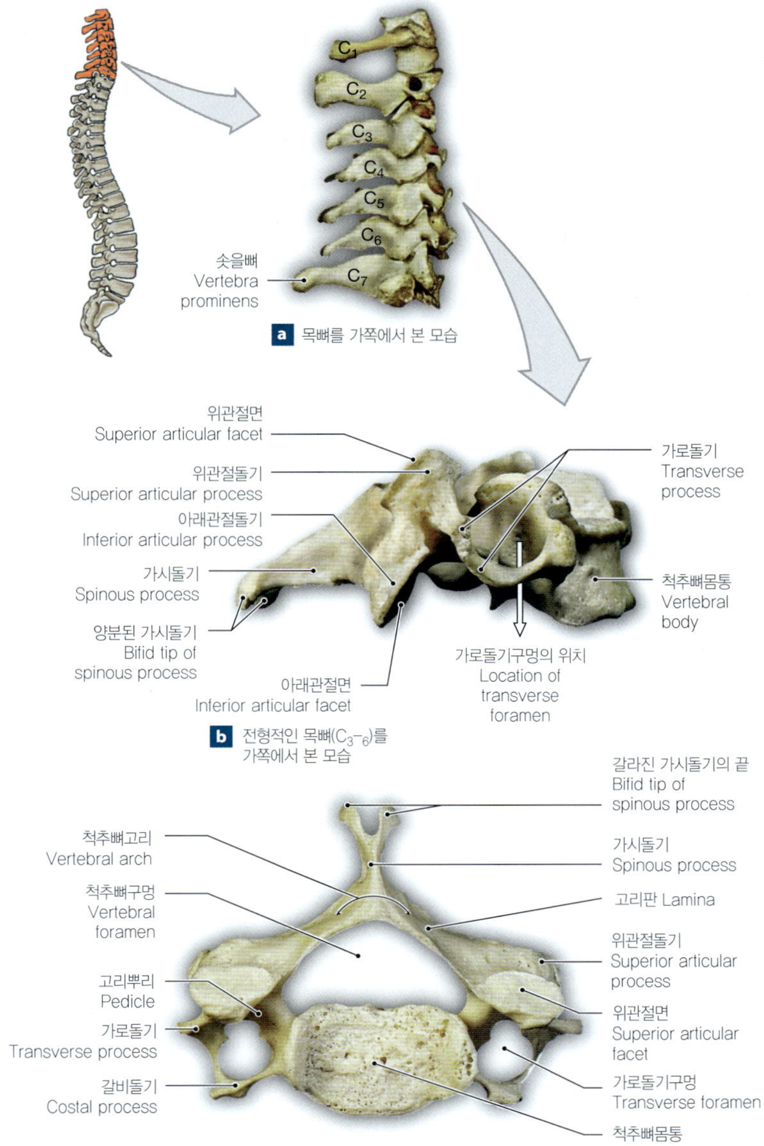

a 목뼈를 가쪽에서 본 모습

b 전형적인 목뼈(C_{3-6})를 가쪽에서 본 모습

c 전형적인 목뼈(C_{3-6})를 윗쪽에서 본 모습이며 특징적인 구조를 표 6.3에 설명함

■ **그림 6.21 목뼈**
이 뼈는 가장 작고 가장 윗쪽에 위치한 뼈이다.

고리 및 뒤고리의 바깥 중앙에는 **앞결절(전결절, anterior tubercle)** 및 **뒤결절(후결절, posterior tubercle)**이 있고, (3) 윗면에는 앞뒤로 긴 타원형의 **위관절면(상관절면, superior articular facet)**, 아랫면에는 원형의 **아래관절면(하관절면, inferior articular facet)**이 있으며, (4) 척추뼈 중 가장 큰 척추뼈구멍을 지니고 있다.

고리뼈의 윗면에는 뒤고리가 시작되는 부위에 척추동맥고랑(추골동맥구, groove for vertebral a.)이 있어 가로돌기구멍을 지난 척추동맥이 이 부위를 지나 머리뼈공간으로 진입된다. 고리뼈는 아래에서 제2목뼈인 중쇠뼈(axis)와 관절하여 머리를 좌우로 돌리는 소위 'no' 운동을 가능하게 한다.

중쇠뼈(C_2)

중쇠뼈(축추, axis)는 고리뼈와 관절하여 머리를 좌우로 돌리는 운동의 중심축을 이루기에 중쇠뼈라 명명되었다(그림 6.22c,d). 발생 중 고리뼈의 척추뼈몸통은 분리되며 제2목뼈의 척추뼈몸통에 유합되어 **치아돌기(치돌기, dens, odontoid process)**가 된다. 따라서 고리뼈와 중쇠뼈 사이에는 척추사이원반이 없다. 치아돌기는 고리뼈 속에서 앞쪽에서는 고리뼈 앞고리와 관절하며, 뒤에서는 고리뼈가로인대(transverse lig. of atlas)와 관절하여 회전운동의 축을 이루게 된다(그림 6.22e,f). 중쇠뼈의 가시돌기는 뭉툭하고 머리와 목의 위치를 조절하는 중요 근육이 부착된다.

어린아이에서는 치아돌기와 중쇠뼈의 유합이 완전하지 않기에 충격 또는 심한 흔들림 등으로도 치아돌기가 골절되어 척수의 심한 손상을 초래할 수 있다. 성인에서는 교통사고 등의 충격으로 고리중쇠관절이 손상될 수 있으며, 이 경우 치아돌기의 이탈로 인한 척수 또는 숨뇌의 압박성 손상으로 치명적인 결과를 초래하기도 한다.

솟을뼈(C_7)

솟을뼈(융추, vertebra prominens)는 제7목뼈를 말한다. 척추가 한 부위에서 다른 부위로 연속될 때 인접한 척추뼈는 모양이 매우 유사하다. 제7목뼈의 가시돌기는 다른 목뼈에 비해서 길며, 앞쪽으로 굽은 목굽이와 뒤쪽으로 굽은 등굽이의 경계에 위치하기에 제7목뼈의 가시돌기는 목 뒤 아랫부분에서 잘 만져진다. 이러한 이유로 제7목뼈를 솟을뼈라고 한다(그림 6.21a, 6.23a). 솟을뼈의 가로돌기는 크며 가로돌기구멍은 작거나 또는 없기도 한다. 솟을뼈의 가시돌기에서 위쪽으로 바깥뒤통수뼈능선(external occipital crest)에 이르기까지 넓고 판상인 **목덜미인대(항인대, nuchal lig.)**가 연결된다. 이 인대는 모든 목뼈의 가시돌기에 부착된다. 머리를 똑바로 들고 있을 시, 이 인대는 활시위와 같이 목굽이를 유지하는 역할을 한다. 만일 머리가 앞으로 숙여져 있는 상태라면 이 인대의 탄력성은 머리를 다시 똑바로 하는데 도움이 된다.

머리는 마치 손가락 끝에 올려진 국그릇과 같이 목뼈의 위에 올려진다. 이러한 상태에서 머리가 비교적 자유롭게 운동을 하면서도 균형을 유지하기 위해 주위에 작은 근육들이 많이 발달되어 있다. 높은 곳에서 추락하거나 교통사고 등으로 머리 또는 목에 과도한 힘이 전달되면 근육 및 인대가 손상된다. 그 결과 목뼈의 부분 또는 완전 이탈이 초래되어 척수에 심각한 손상을 초래하기도 한다. 급격한 가속 또는 감속과 같은 상태에서는 비교적 운동성이 활발한 상위 네 개의 **목뼈(채찍의 줄, whiplash)**와 비교적 운동성이 제한된 하위 세 개의 목뼈(채찍의 손잡이) 사이 즉, 제4목뼈와 제5목뼈 사이의 이탈이 흔하게 발생된다. 이러한 손상을 편타손상(채찍질손상, whiplash injury)이라 한다.

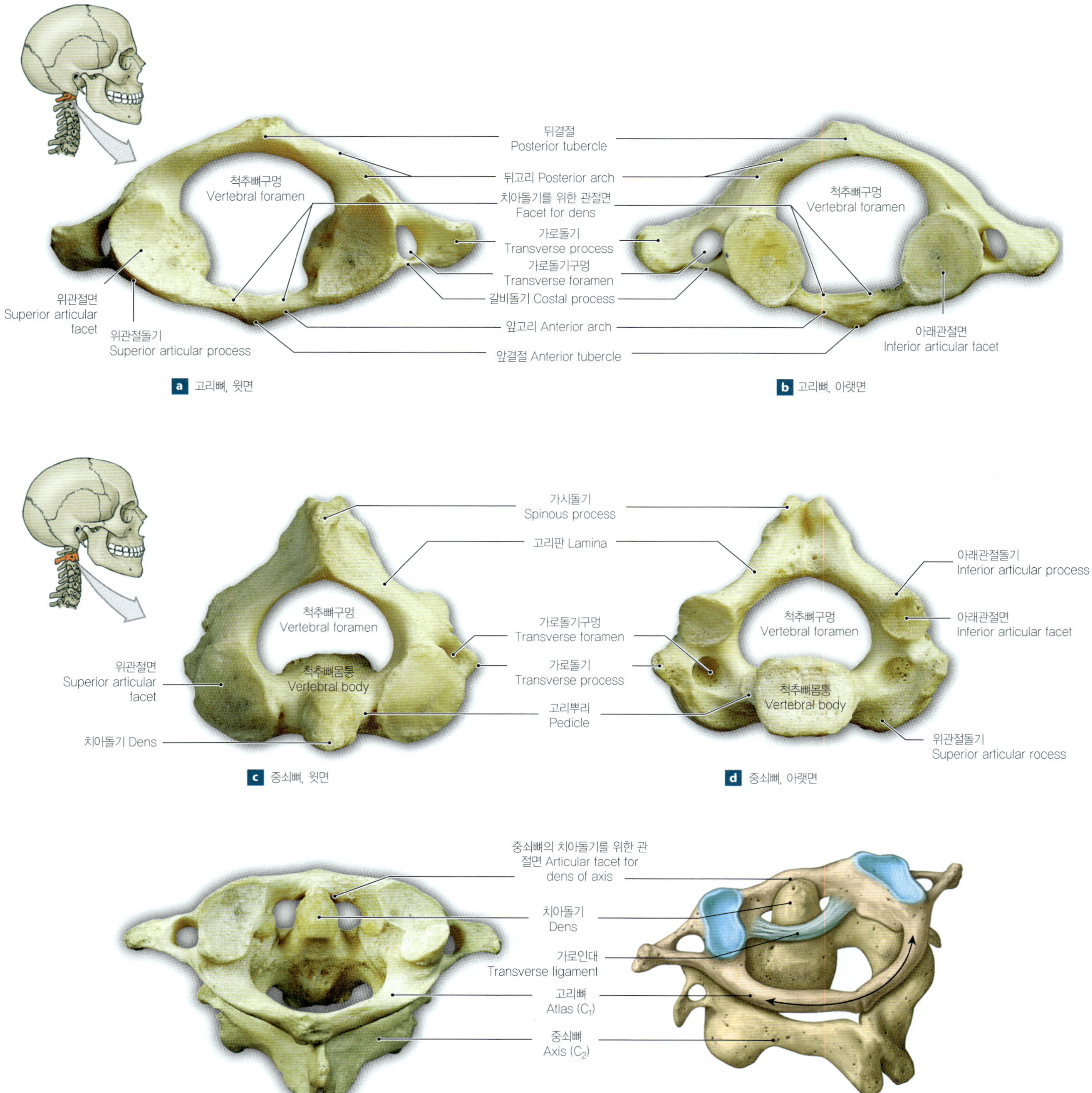

a 고리뼈, 윗면

b 고리뼈, 아랫면

c 중쇠뼈, 윗면

d 중쇠뼈, 아랫면

e 고리뼈와 중쇠뼈의 연결, 위뒷면

f 고리뼈와 중쇠뼈의 연결, 고리뼈가로인대의 위치 및 운동 방향에 주목한다.

■ 그림 6.22 고리뼈와 중쇠뼈의 구조
고리뼈와 중쇠뼈는 독특한 구조를 지닌다.

임상노트

척추갈림증(이분척추, spina bifida)

배아발생 3주 동안에 발생 중인 척수(spinal cord) 주위에 척추뼈고리가 형성된다. 신경관(neural canal)의 발생이상은 척수의 이상 발달을 초래하고, 이는 척추뼈고리의 형성 장애를 초래한다. 그 결과 척추뼈고리가 정중앙에서 유합되지 못하고 벌어진 상태를 척추뼈 갈림증이라고 한다. 척추뼈 갈림증에서는 벌어진 간격으로 척주관을 감싸는 척수막이 바깥으로 돌출되기도 한다. 이 질환은 신경계 기형의 흔한 형태로 신생아 1,000명당 4명꼴로 발생된다. 신경관 발생이상의 원인은 확인되지 않았지만, 아마도 유전 또는 임신 전 및 임신 초기에 엽산(folic acid) 부족이 관련되리라 예상되고 있다. 임신한 여성은 하루 400 ㎍ 이상의 엽산 섭취가 권장된다. 미국에서는 밀, 쌀 및 옥수수를 함유한 식품에 엽산을 강화하는 기준을 1998년에 제정하였다. 2001년의 신경관 발생이상은 1998년에 비해서 19%가 감소되었으며, 이는 엽산결핍이 신경관 발생이상과 관련이 있음을 의미하는 통계라 생각된다.

척추갈림증이 생기는 부위 및 수는 매우 다양하다. 가장 흔하게 발생되는 부위는 아래 부위 등뼈, 허리뼈 및 엉치뼈 부위이며, 일반적으로 3~6개의 척추뼈가 동시에 관련된다. 벌어진 간격이 비교적 적을 때에는 결합조직으로 채워져서 증상이 나타나지 않기도 한다. 척추뼈 갈림증이 진단되면 외과적으로 결손 부위를 수복시킬 수 있다. 결손 부위가 척주 전체에 걸쳐 있으면 척수와 뇌의 형성에 심각한 장애를 초래하여 유산되며, 출생하여도 분만 후 수일 또는 수시간 이내에 사망에 이른다.

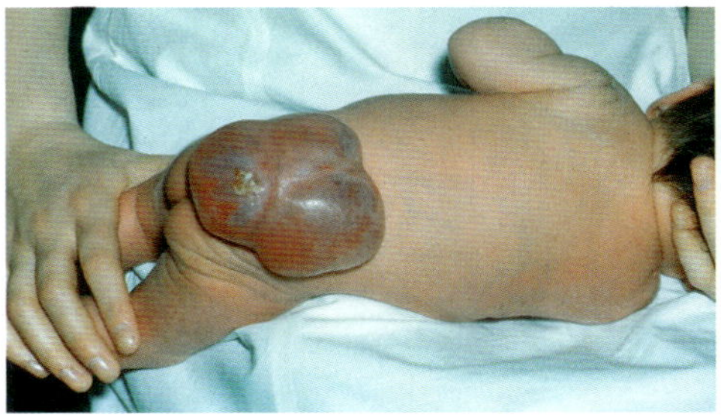
척추갈림증 Spina bifida

등뼈

등뼈(흉추, thoracic vertebra)는 12개이다. 등뼈의 척추뼈몸통은 목뼈보다 크며 하트 모양이고, 척추뼈구멍은 원형이고 상대적으로 작으며, 가시돌기는 길고 가늘며 뒤아랫방향으로 돌출된다(그림 6.23). 등굽이가 허리굽이로 이행되는 부위인 제10등뼈에서 제12등뼈의 가시돌기는 아랫부분으로 갈수록 허리뼈와 유사한 형태를 지닌다. 상체의 체중은 대부분 아래 부위 등뼈와 허리뼈에 의해서 전달되기에, 높은 곳에서 뛰어내리는 것과 같은 압력으로 발생되는 압박골절 및 탈구(dislocation)는 대부분 마지막 등뼈 또는 처음 2개의 허리뼈에서 발생된다.

등뼈는 가쪽면에서 갈비뼈와 관절된다. 관절되는 부위 및 구조는 등뼈마다 조금씩 다르다(그림 6.23b,c). 제1등뼈에서 제8등뼈까지는 고리뿌리(pedicle)로 이어지는 척추뼈몸통의 위 · 아랫면에 각각 한 쌍의 **위갈비오목(상늑골와, superior costal facet)** 및 **아래갈비오목(하늑골와, inferior costal facet)**이 있어 인접한 등뼈의 위 · 아래 갈비오목이 함께 하나의 갈비뼈머리(head of rib)와 관절된다. 제9등뼈에서 제12등뼈에는 한 쌍의 독립된 갈비오목 만을 지니고 있다. 제1등뼈에서 제10등뼈의 가로돌기는 상대적으로 두터우며 돌기의 앞가쪽에 **가로돌기갈비오목(횡돌기늑골와, transverse costal facet)**이 있어 갈비뼈의 결절과 관절된다. 즉 제1갈비뼈에서 제10갈비뼈는 등뼈와 2부위에서 관절되며, 이러한 관절로 등뼈는 다른 척추뼈에 비해서 운동성이 제한된다. 표 6.3에 등뼈의 특성을 요약하였다.

허리뼈

허리뼈(요추, lumbar vertebra)는 5개이며 척추뼈 중 가장 크다. 척추뼈몸통은 등뼈보다 두껍고 크며 타원형의 형태를 지닌다(그림 6.24). 등뼈와는 달리 척추뼈몸통 및 가로돌기에는 갈비뼈와 관절되는 면이 없으며, 척추뼈구멍은 삼각형의 모양이다. 가로돌기는 비교적 가늘며 뒤가쪽으로 돌출되고, 가시돌기는 뭉툭하며 뒤쪽으로 돌출된다.

허리뼈는 대부분의 체중을 지탱하기에 척추에 가해지는 압박으로 인한 척추뼈 및 척추사이원반의 손상은 대부분 이 부위에서 발생된다. 이러한 손상 중 가장 흔한 것은 척추사이원반 탈출증(intervertebral disc dislocation)이다. 허리뼈의 뭉툭한 가시돌기에는 허리굽이를 유지 또는 조절하기 위한 많은 근육들이 부착된다. 표 6.3에 허리뼈의 특성을 요약하였다.

엉치뼈

엉치뼈(천골, sacrum)는 5개의 엉치뼈(sacral vertebra)가 유합된 뼈이다(그림 6.25). 각 엉치뼈는 사춘기 전후에 빠르게 유합되기 시작하여 약 25~30세 사이에 완전한 엉치뼈가 된다. 엉치뼈는 한 쌍의 볼기뼈(관골, hip bone)와 관절하여 골반을 형성하고 생식, 소화 및 비뇨계통 장기를 보호한다. 엉치뼈의 넓은 뒷면은 넙다리의 운동과 관련된 주요 근육이 부착된다.

엉치뼈는 역삼각형의 형태로 뒤쪽으로 구부러진 모습이다(그림 6.25a). 아래의 좁은 부위를 **끝(첨, apex)**이라 하고, 위의 넓은 부

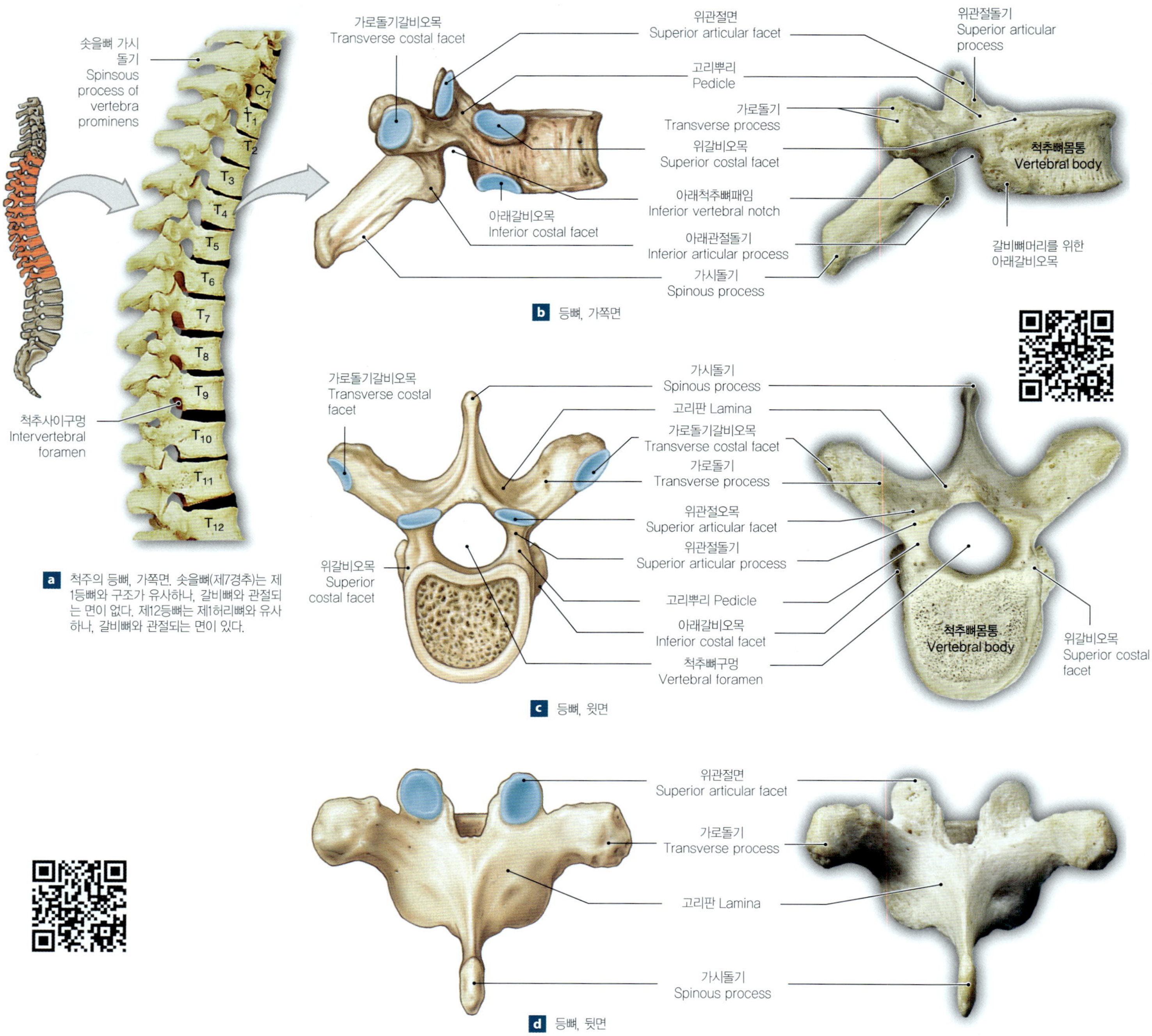

■ **그림 6.23 등뼈의 구조**
각 등뼈의 몸통은 갈비뼈와 관절된다. 표 6.3에 기술된 척추뼈의 특성을 참고

위를 **바닥(저, base)**이라 한다. 바닥의 윗면에서 앞쪽으로 급격히 굽어진 부위를 **엉치뼈곶(천골갑각, sacral promontory)**이라 하며, 여성의 골반을 관찰할 때 주요 지표로 이용된다. 바닥의 측면에서 날개 모양으로 넓어진 부위를 **엉치뼈날개(천골익, ala 또는 wing)**라 한다. 바닥의 뒷면에서 위로 돌출된 한 쌍의 위관절돌기(superior articular process)는 제5허리뼈와 관절된다. 엉치뼈의 척추뼈구멍은 뼈가 유합되면서 **엉치뼈관(천추관, sacral canal)**을 형성한다. 엉치뼈관의 안쪽면은 척수막이 연속되어 감싸며, 척수에서 유래한 척수신경이 이 관을 지난다.

엉치뼈의 가시돌기는 유합되어 **정중엉치뼈능선(정중천골능,**

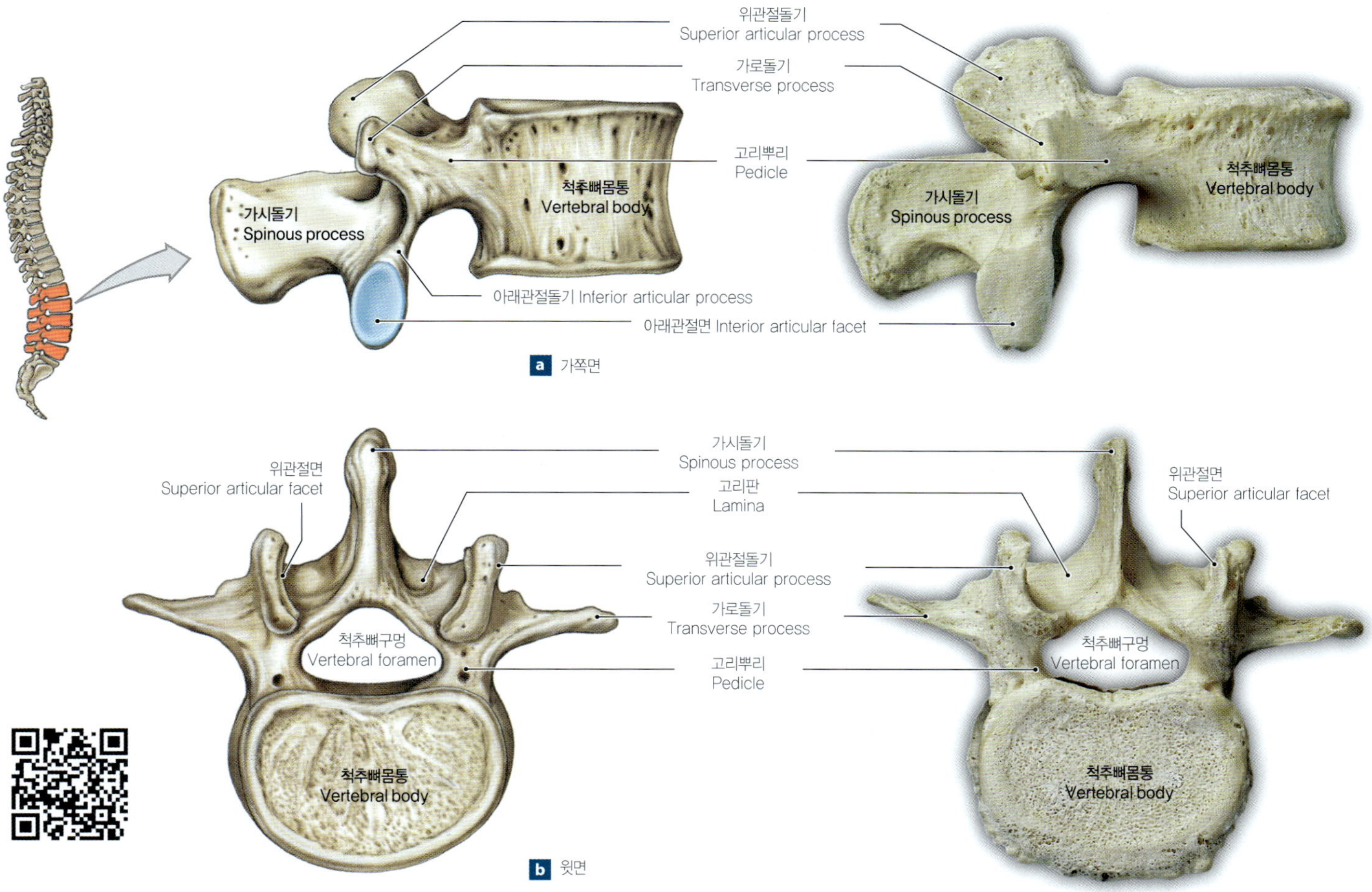

■ **그림 6.24 허리뼈의 구조**
허리뼈는 가장 큰 척추뼈이며 체중의 대부분을 지지한다.

median sacral crest)을 형성하고, 가로돌기가 유합되어 **가쪽엉치뼈능선(외측천골능, lateral sacral crest)**을 이루고, 관절돌기가 유합되어 중간엉치뼈능선(중간천골능, intermediate sacral crest)을 형성한다. 이러한 엉치뼈능선에는 **엉치엉덩관절(sacroiliac joint)**을 보강하는 강력한 인대와 등의 아랫부분 및 엉덩이의 근육이 부착된다. 마지막 엉치뼈의 고리판은 서로 유합되지 못하고 결절의 형태로 단절된다. 이를 **엉치뼈뿔(천골각, sacral cornu)**이라 하며 이 사이에 벌어져 있는 틈새를 **엉치뼈틈새(천골열공, sacral hiatus)**라 한다. 생체에서 이 열공은 결합조직으로 채워져 있다. 엉치뼈의 앞면 및 뒷면에는 서로 연결되는 구멍이 있어 각각 앞뒤엉치뼈구멍(전후천골공, anterior & posterior sacral foramen)이라 한다. 이 구멍은 엉치뼈의 척추사이구멍과 연속되어 척수신경이 지나는 통로를 제공한다. 가쪽면에서 보면 엉치굽이는 뚜렷하게 보인다. 굽이의 정도는 여성보다 남성이 더욱 크다 (표 7.1 참고). 측면에 볼기뼈(관골, hip bone)와 관절되는 귀 모양의 **귓바퀴면(이상면, auricular surface)**이 있으며, 이 면의 뒤쪽에 있는 넓고 거칠은 면을 **엉치뼈거친면(천골조면, sacral tuberosity)**이라 한다. 이 거친면에는 엉치엉덩관절을 보강하는 강한 인대가 부착된다. 엉치뼈의 골반면에는 가로선(횡선, transverse line)이 있으며(그림 6.25c), 이 선은 엉치뼈의 척추뼈몸통이 유합된 흔적이다. 볼기뼈 사이에 쐐기와 같이 위치한 엉치뼈는 몸통뼈대를 통해서 전달되는 체중을 볼기뼈 및 넙다리뼈로 전달하는 중심적인 뼈대이다.

꼬리뼈

꼬리뼈(미골, coccyx)는 네 개의(3개 또는 5개인 경우도 있음) 퇴화된 꼬리뼈(미추, coccygeal vertebra)가 유합되어 이루어진 뼈다. 네 개의 분절은 약 26세 전후에 유합되기 시작한다. 꼬리뼈

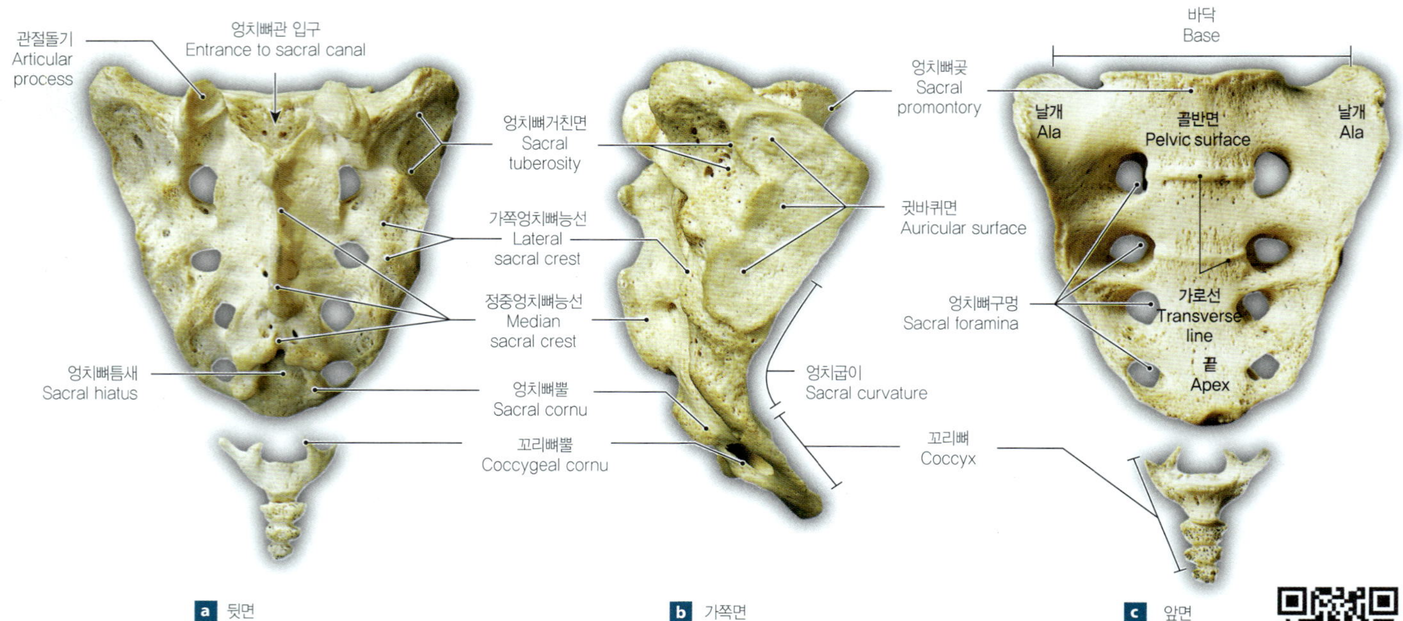

■ **그림 6.25 엉치뼈와 꼬리뼈의 구조**
엉치뼈와 꼬리뼈는 각각 여러 개의 척추뼈의 유합에 의해서 형성된다.

는 항문과 관련된 근육 및 인대가 부착된다. 처음 두 개의 꼬리뼈에만 흔적적인 가로돌기가 있을 뿐이며, 척추뼈구멍 및 가시돌기와 같은 척추뼈의 구조는 없다. 첫째꼬리뼈의 위관절돌기는 흔적적인 돌기인 **꼬리뼈뿔(미골각, coccygeal cornu)**이 되며 엉치뼈뿔과 마주한다. 각 꼬리뼈는 중년이 되어도 완전히 유합되지 못한다. 남성에서는 꼬리뼈의 끝이 앞쪽으로 향하고, 여성에서는 아래쪽으로 향한다. 노인에서는 꼬리뼈가 엉치뼈와 유합되어 있기도 하다.

	✓	**6.7 개념확인**
1	☐	조는 치아돌기 바닥에서 가는선 골절로 고생하고 있다. 어느 뼈가 골절되었으며, 어디에서 관찰되는가?
2	☐	5개의 척추 부위는 무엇인가? 각 부위의 뼈를 구분하는 특징은 무엇인가?
3	☐	척주굽이를 위에서부터 순서대로 이름을 쓴다.

6.8 가슴우리

가슴우리(흉곽, thoracic cage)는 등뼈, 갈비뼈 및 복장뼈로 이루어진 가슴의 뼈대를 이루는 틀을 말한다(그림 6.26a,c). 가슴우리는 가슴안의 벽을 형성하며 지지한다. 가슴우리의 위쪽은 좁고 아래쪽은 넓고 약간 편평한 상태이며, 아래의 두 기능을 지닌다.

- 심장, 폐(허파), 가슴샘 및 기타 가슴안 장기를 수용하고 보호한다.
- 호흡을 초래하는 근육, 척주를 유지하는 근육, 팔이음뼈 및 팔뼈의 운동과 관련된 근육이 부착된다.

갈비뼈

갈비뼈(늑골, rib)는 가슴우리의 대부분을 구성하는 12쌍의 뼈로 한 개 또는 두 개의 등뼈와 관절한다(그림 6.26). 갈비뼈는 길고, 굽어져 있으며 납작한 형태이다. 처음 7개의 갈비뼈는 개별적으로 **갈비연골(늑연골, costal cartilage)**에 의해서 직접 복장뼈와 관절되기에 **참갈비뼈(진늑골, true rib)**라 한다. 제1갈비뼈에서 제7갈비뼈로 가면서 길이 및 굽은 정도는 점차 증가된다. 제8갈비뼈에서 제12갈비뼈는 복장뼈와 직접 연결되지 못하기에 **거짓갈비뼈(가늑골, false rib)**라 한다. 거짓갈비뼈 중 8~10번째 갈비뼈는 각각의 갈비연골이 순차적으로 연결된 후 복장뼈와 연결된다(그림 6.26a). 마지막 두 개의 갈비뼈는 복장뼈와 연결되지 못하고 뒤쪽 배벽에 매몰되어 있는 상태이기에 **뜬갈비뼈(부유늑골, floating rib)**라고 한다.

그림 6.26c는 전형적인 갈비뼈를 위에서 바라본 모습이다. 등뼈의 위 · 아래 갈비오목(costal facet)과 관절되는 부위를 **머리(두, head)**라 하고, 이에 연속된 폭이 좁은 부위를 **목(경, neck)**이라 하

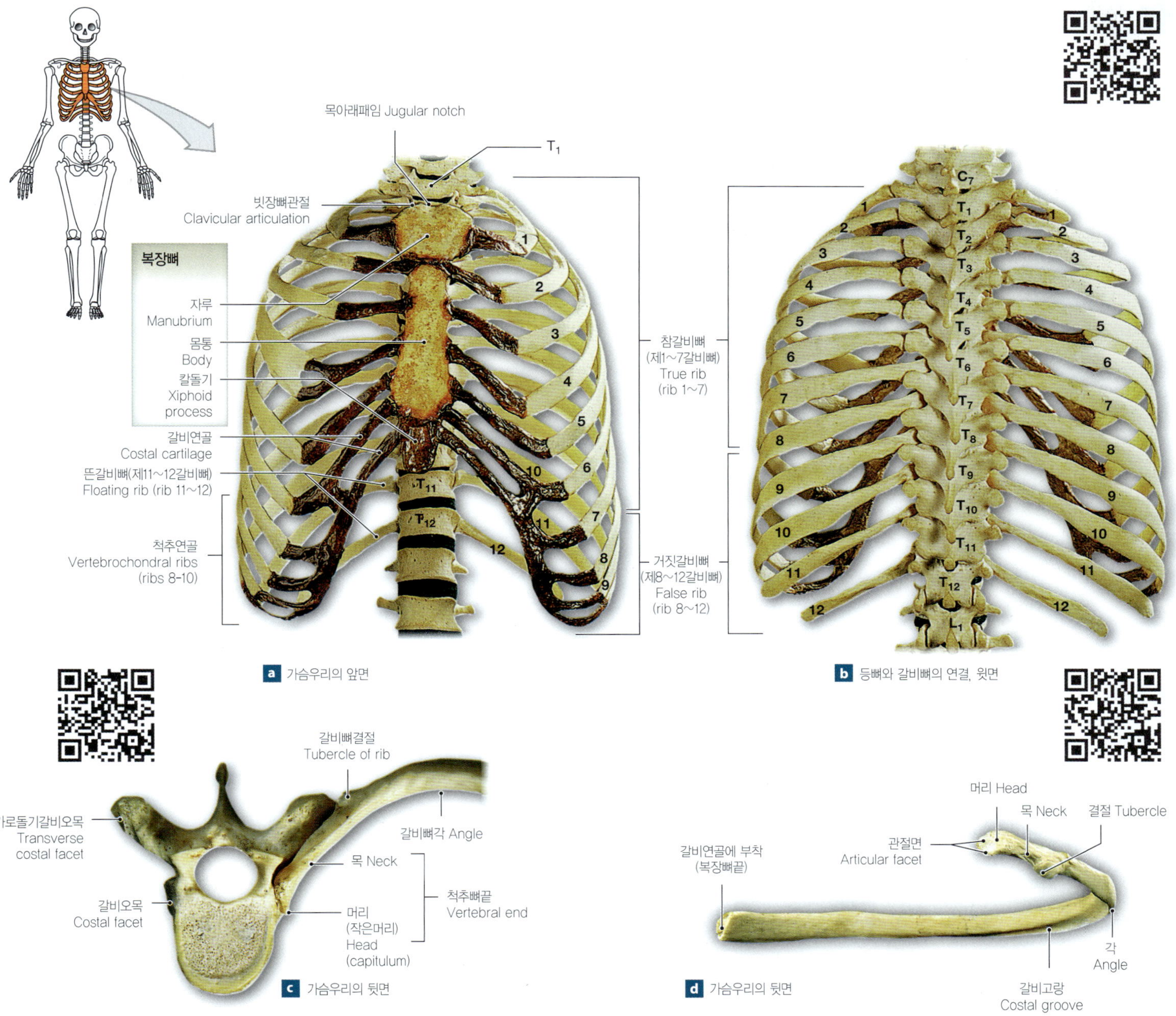

■ 그림 6.26 가슴우리
엉치뼈와 꼬리뼈는 각각 몇 개의 척추뼈의 유합에 의해서 형성된다.

며, 나머지 부위를 몸통(체, body)이라 한다. 목의 가쪽에서 뒤쪽으로 돌출된 부위를 **결절(tubercle)**이라 하며, 이 결절의 아랫부분에는 등뼈의 가로돌기갈비오목(transverse costal facet)과 관절되는 면이 있다. 제1갈비뼈에서 제10갈비뼈는 각각 등뼈와 두 부위에서 관절되나, 마지막 두 개의 갈비뼈는 결절이 없기에 등뼈의 가로돌기와 관절되지 못한다(그림 6.23, 6.26c,d).

갈비뼈는 등뼈와 관절된 후 앞쪽으로 급격히 굽어진다. 이 부위를 **갈비뼈각(늑골각, angle)**이라 한다. 갈비뼈몸통의 안쪽 아랫면에는 혈관 및 신경이 지나는 통로인 **갈비뼈고랑(늑골구, costal groove)**이 형성되어 있다. 갈비뼈의 바깥면에는 팔이음뼈 및 몸통뼈대의 근육이 부착되고, 갈비뼈사이에는 갈비사이근(intercostal m.)이 부착된다.

임상노트

갈비뼈 골절

하키선수가 벽에 몸을 부딪히거나, 농구선수가 공을 가로 채어 던진 후 관중석으로 돌진하거나, 미식축구선수가 공을 받을 때 상대편에 부딪히거나 하는 등의 갑작스런 충격의 힘은 대부분 갈비뼈에 전달된다. 갈비뼈는 바깥의 얇은 치밀뼈로 덮여 있는 해면뼈로 구성되어 있다. 갈비뼈는 결합조직에 의해서 단단히 둘러싸여 있으며, 주위의 여러 층의 근육으로 연결되어 있다. 이러한 이유로 갈비뼈가 부러져도 이탈골절(displaced fracture)은 잘 발생되지 않으며 또한 비교적 효과적으로 치유된다. 그러나 심한 충격으로 갈비뼈가 부러지면 잘린 부위에 의해서 가슴안 장기가 손상될 수 있다. 폐를 손상시키면 가슴막공간에 공기가 가득 차는 **기흉(pneumothorax)**이 발생되며, 혈관의 손상 또는 심장의 손상으로 **혈흉(hemothorax)**이 발생될 수 있다. 이러한 상태에서는 가슴막안(흉막강)에 유입된 공기 또는 혈액에 의한 압박으로 폐허탈(lung collapse)이 발생되어 심한 호흡곤란이 초래된다.

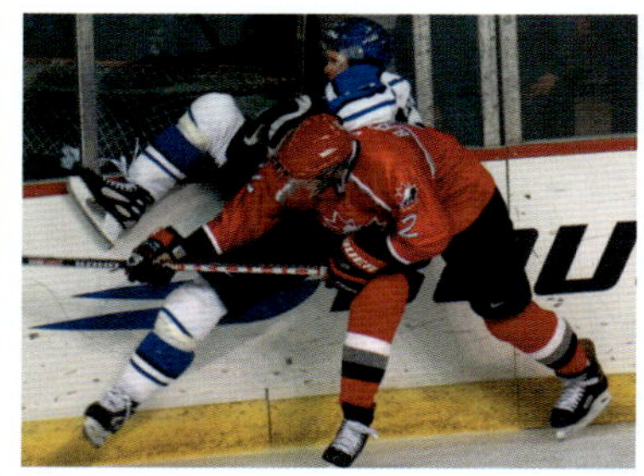

갈비뼈는 등뼈와 두 부위에서 관절을 이루며, 복장뼈와는 갈비연골에 의해서 유연하게 연결되고, 많은 근육이 부착되어 있기에 비교적 움직임이 원활하다. 이러한 가동성으로 인해서 가슴우리를 위로 올리거나 아래로 내리는 것이 용이하다. 가슴우리를 올리면 가슴우리의 용적이 증가하여 숨을 들이마시는 것이 가능해지고, 가슴우리를 내리면 용적이 감소되어 숨을 내쉬게 된다.

복장뼈

복장뼈(흉골, sternum)는 납작한 뼈이며 가슴의 앞쪽 중앙에 위치한다(그림 6.26a). 성인의 복장뼈는 3부분으로 구분된다.

- **자루(병, manubrium)**는 복장뼈의 가장 윗부분이며 넓은 삼각형의 구조이다. 복장뼈자루는 팔의 뼈대인 빗장뼈와 관절되며 맨 위 두 개의 갈비뼈와 갈비연골에 의해서 연결된다. 자루의 윗면에 있는 얕은 패임을 **목아래패임(경절흔, jugular notch)**이라 하며, 목아래패임의 양 측면에는 빗장뼈와 관절되는 빗장패임(쇄골절흔, clavicular notch)이 있다.
- **몸통(체, body)**은 복장뼈의 중심 부분이며, 가쪽면에서 제 2~7갈비뼈와 갈비연골에 의해서 연결된다.
- **칼돌기(검상돌기, xiphoid process)**는 몸통의 아래에 부착된 작은 부위이며, 가로막(횡격막)과 배곧은근이 부착한다.

복장뼈는 발생 시 6개의 분절로 발생되며 약 25세 전까지는 완전히 유합되지 않는다. 가운데 네 개의 분절은 사춘기 시절부터 유합되기 시작하여 약 25세 전후에 완전히 유합되어 복장뼈몸통을 이루며, 유합된 부위는 가로선(횡선, transverse line)이란 흔적을 남긴다. 자루와 몸통은 약 40세 전후에 뼈결합으로 유합되며, 칼돌기는 약 40세 전후에 뼈되기가 시작하여 노령에서 뼈결합으로 몸통과 유합된다. 몸통과 칼돌기의 연결은 때때로 강한 충격 및 압박으로 부서질 수 있으며, 부서진 조각에 의해서 간에 열상을 초래할 수 있다. 따라서 손으로 심폐소생술을 실시할 시 이 부위를 압박하는 것을 삼가야 한다.

	V	6.8 개념확인
1	☐	심폐소생술을 부적절하게 했을 경우 어느 뼈의 골절이 일어나는가?
2	☐	갈비고랑에는 어떤 구조가 관찰되는가?

임상노트

가슴우리와 가슴수술

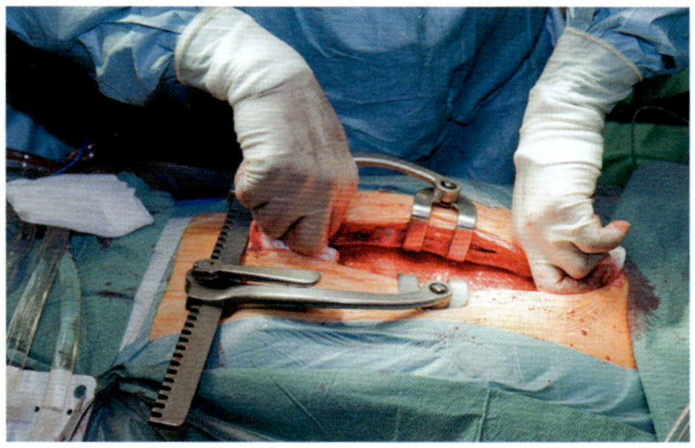

심장, 허파 및 기타 가슴안 장기를 **수술**하기 위해서는 가슴안을 개방해야 한다. 갈비뼈는 복장뼈와 갈비연골로 연결되어 움직임이 상당히 풍부하기에 갈비뼈 사이를 벌려서 가슴안을 개방할 수 있다. 만일 가슴안을 완전히 개방할 필요가 있는 경우라면, 복장뼈에 연결된 갈비연골을 절단하여 복장뼈를 들어서 가슴안을 충분히 개방시킬 수 있다. 수술 후 갈비연골을 재접합하면 비교적 쉽고 빠르게 연결된다.

가슴수술 후에는 **가슴막삼출액(흉수)**의 배출 및 표본 채취를 위해서 가슴벽에 구멍을 뚫고 관을 삽입하게 된다. 이러한 과정을 가슴천자술(thoracentesis)이라 하며, 이때 가슴벽에 구멍을 내는 부위는 갈비뼈의 위모서리를 선택한다. 이는 갈비뼈의 아래모서리에 있는 갈비고랑(costal groove)으로 혈관 및 신경이 지나기 때문이다.

임상용어

공기가슴증(pneumothorax) 가슴막안(흉막강)에 공기가 차 있는 상태

이탈코중격(deviated nasal septum) 코중격이 가쪽으로 휘어진 상태. 코곁굴의 입구를 막아 코곁굴 분비물의 배출장애가 생기며 주로 만성비염의 결과로 발생된다.

척주전만증(lordosis) 허리굽이가 과도하게 형성되어 허리가 앞쪽으로 굽어지고 엉덩이가 뒤로 두드러진 상태

척주측만증(scoliosis) 척주가 옆으로 굽어져 있는 상태

척주후만증(kyphosis) 등굽이가 과도하게 형성되어 등이 둥글게 굽어진 상태

척추갈림증(spina bifida) 발생 과정 중 고리판이 정중에서 유합되지 못한 상태. 종종 뇌 및 척수의 기형적 발달을 동반하기도 한다.

편타성외상(whiplash) 자세의 급격한 변화로 초래되는 목뼈의 이탈성 손상

혈액가슴증(혈흉, hemothorax) 가슴막안(흉막강)에 혈액이 고인 상태

핵심정리

개요

- 뼈대계통은 몸통뼈대와 팔다리뼈대로 구분된다. 몸통뼈대는 머리뼈, 머리뼈와 관련된 뼈인 귓속뼈 및 목뿔뼈, 척주, 가슴우리인 갈비뼈 및 복장뼈로 이루어진다(그림 6.1).
- 팔다리뼈대는 팔 및 다리를 구성하는 뼈와 팔 및 다리를 몸통뼈대에 연결하는 팔이음뼈 및 다리이음뼈로 이루어진다(그림 6.1).

6.1 머리뼈와 관련된 뼈들

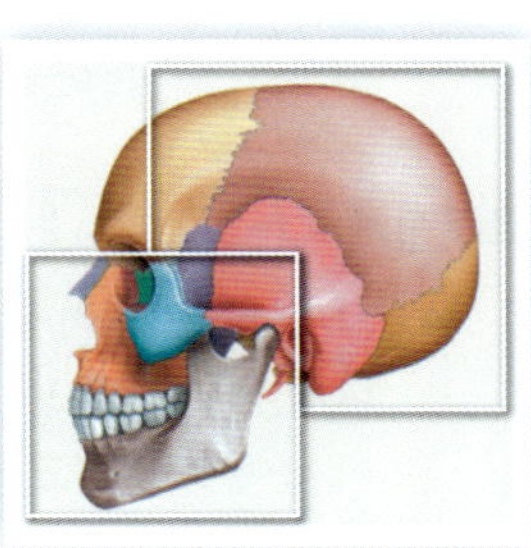

- 머리뼈는 뇌머리뼈와 얼굴머리뼈로 구분된다. 뇌머리뼈는 8개의 뼈로 머리뼈공간을 이루며 뇌를 수용하고 보호한다. 얼굴머리뼈는 얼굴의 틀을 이루는 뼈로 소화계통 및 호흡계통 입구를 형성하고 각 장기를 보호한다(그림 6.1~6.15, 12.1과 12.9와 표 6.1/6.2).
- 머리뼈를 이루는 각 뼈는 부동관절인 봉합으로 연결된다. 시옷, 시상, 관상, 비늘 및 이마코뼈 봉합이 대표적인 봉합이다(그림 6.3a-d와 표 6.1/6.2).

6.2 머리뼈 봉합

- 머리뼈 얕은층의 특징적인 구조는 시옷봉합, 시상봉합, 관상봉합, 비늘봉합 및 이마코봉합이 위치한다. 이러한 봉합은 머리뼈 사이에서 경계를 형성하는 움직일 수 없는 관절이다(그림 6.3a-d와 표 6.1/6.2).

6.3 뇌머리뼈

- 뇌머리뼈의 연결 및 얼굴뼈와의 연결은 표 6.2를 참고한다.

뒤통수뼈

- 뒤통수뼈는 머리덮개뼈의 바닥 및 뒤쪽을 이루며, 바닥에는 큰

구멍이 위치하고 목정맥구멍의 일부를 구성한다(그림 6.3a~c,e/6.6a,b).

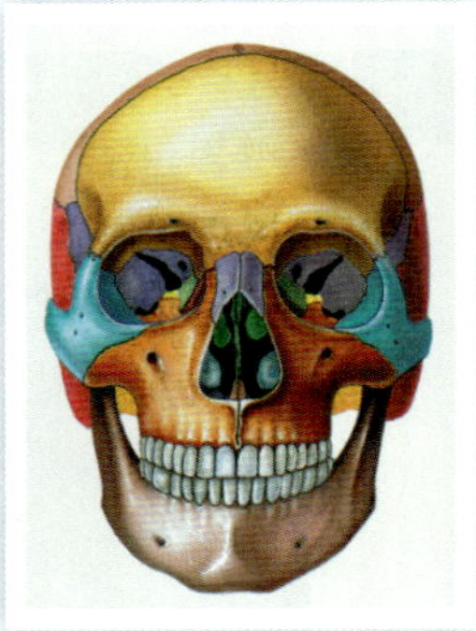

마루뼈

- 마루뼈는 머리덮개뼈의 위가쪽 면을 이룬다(그림 6.3b,c/6.5/6.6c).

이마뼈

- 이마뼈는 이마와 눈확의 위벽을 이룬다(그림 6.3b-d/6.5/6.7).

관자뼈

- 관자뼈는 목정맥구멍의 일부를 구성하고 속목동맥관이 지난다. 관자뼈의 바위부분은 귓속뼈가 위치한 고실을 수용한다. 귓속뼈는 고막에 전달된 음파의 진동을 속귀에 전달한다(그림 6.3c~e/6.8).

나비뼈

- 나비뼈는 머리덮개뼈의 아랫면 중앙 부위를 이루며 뇌머리뼈와 얼굴뼈를 연결하는 다리 역할을 한다. 제1뇌신경인 시각신경이 시각신경관을 통해서 눈확에서 머리뼈공간으로 진입된다. 날개돌기는 두 개의 판상 구조로 아래턱뼈의 운동을 담당하는 근육이 부착된다(그림 6.3c~e/6.4/6.9).

벌집뼈

- 벌집뼈는 매우 복잡한 형태의 뼈로 눈확의 벽 및 코안의 천장을 이룬다. 체판에는 후각신경이 통과하는 많은 구멍이 열려 있으며, 수직판은 코중격의 일부를 이룬다(그림 6.3d/6.4/6.5/6.10).

머리뼈우묵

- 뇌머리뼈의 바닥면은 뇌의 외형에 알맞은 세 부위의 머리뼈우묵을 이룬다. 앞머리뼈우묵은 이마뼈, 벌집뼈 및 나비뼈 작은날개로 형성되며, 중간머리뼈우묵은 나비뼈, 관자뼈 및 마루뼈에 의해서 형성되고, 뒷머리뼈우묵은 주로 뒤통수뼈에 의해 형성되며 관자뼈 및 마루뼈의 일부에 의해서 형성된다(그림 6.11).

6.4 얼굴뼈

- 각 얼굴뼈의 연결 및 뇌머리뼈와의 연결은 표 6.2를 참고.

위턱뼈

- 위턱뼈는 얼굴뼈 중 가장 크며 위턱을 이루는 뼈다(그림 6.3.d/6.12).

입천장뼈

- 입천장뼈는 좌우 한 쌍인 L자 형의 뼈로 단단입천장의 뒷부분과 눈확의 바닥을 이룬다(그림 6.13e/6.13).

코뼈

- 코뼈는 좌우 한 쌍으로 이마코뼈봉합으로 이마뼈와 관절하고, 코뼈의 아랫부분에 연골들이 부착되어 코의 유연한 부위를 이루게 된다(그림 6.3c,d/6.15/6.16).

코선반뼈

- 코선반뼈는 코안의 가쪽 벽에서 코안으로 돌출된 뼈로 벌집뼈의 위·중간 코선반과 유사한 형태이다. 코선반은 코안의 표면적을 증가시키고 흡입된 공기를 소용돌이치게 하는 기능을 지닌다(그림 6.3d/6.16).

광대뼈

- 광대뼈는 얼굴의 광대 부위를 이루며, 광대뼈의 관자돌기는 관자뼈의 광대돌기와 연결되어 광대활을 형성한다(그림 6.3c,d/6.15).

눈물뼈

- 눈물뼈는 머리뼈 중 가장 작은 한 쌍의 뼈로 눈확의 앞안쪽에 위치한다. 위턱뼈의 이마돌기와 함께 눈물주머니(누낭)가 수용되는 눈물주머니오목을 이루며, 이곳에서 코안까지 코눈물관으로 이어진다(그림 6.3c,d/6.15).

보습뼈

- 보습뼈는 코중격 뼈부분의 아랫부분을 이루며, 코안 바닥의 정중선에서 위턱뼈, 입천장뼈와 관절하고 위로는 벌집뼈의 수직판과 연결된다(그림 6.3d,e/6.5/6.16).

아래턱뼈

- 아래턱뼈는 아래턱을 이루는 뼈이며, 관자뼈와 관절하여 턱관절을 이룬다(그림 6.3c,d/6.14).

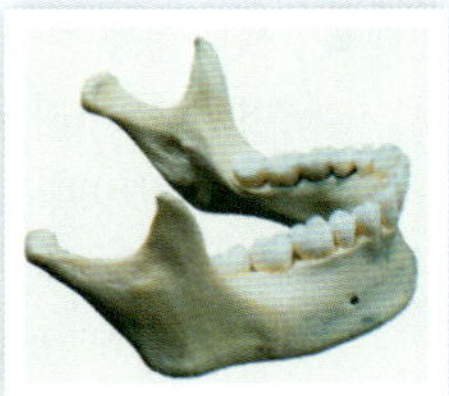

6.5 눈확과 코복합체 및 목뿔뼈

눈확복합체

- 눈을 수용하는 눈확은 이마뼈, 눈물뼈, 입천장뼈, 광대뼈, 벌집뼈, 나비뼈 및 위턱뼈에 의해서 이루어진다(그림 6.15).

코복합체

- 코복합체는 여러 개의 뼈와 연골에 의해서 이루어진다. 이마뼈, 나비뼈, 벌집뼈 및 위턱뼈의 속면에는 공기가 차 있는 코곁굴이 있어 코안과 교통된다(그림 6.5/6.16).

목뿔뼈

- 목뿔뼈는 몸통, 큰뿔 및 작은뿔의 세 부위로 구분되며, 붓목뿔인대에 의해서 관자뼈의 붓돌기와 연결된다. 목뿔뼈에는 혀 및 후두의 운동과 관련된 많은 근육이 부착된다(그림 6.17).

6.6 유아, 소아 및 성인의 머리뼈

- 머리뼈의 각 뼈가 연결되는 많은 부위에서 생후에도 골화되지 못하고 섬유결합조직이 막의 형태로 남아 있게 된다. 이러한 구조를 숫구멍이라 하며, 유아 및 소아의 뇌 성장에 따른 머리뼈의 지속적 성장을 가능하게 한다(그림 6.18).

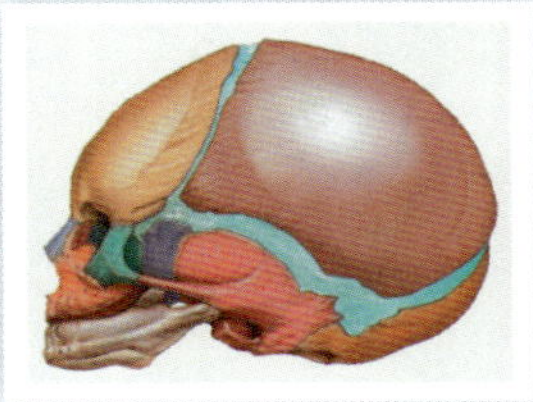

6.7 척주

- 척주는 24개의 척추뼈와 엉치뼈 및 꼬리뼈라는 총 26개의 뼈로 이루어진 기둥이다. 목뼈는 7개이며, 첫째목뼈는 뒤통수뼈와 관절된다. 등뼈는 12개로 갈비뼈와 관절되고, 허리뼈는 5개로 마지막 허리뼈는 엉치뼈와 관절된다. 엉치뼈 및 꼬리뼈는 여러 개의 척추뼈가 유합되어 형성된 독립된 뼈다(그림 6.19~25).

척주굽이

- 척주는 가쪽면에서 보면 목굽이, 등굽이, 허리굽이 및 엉치굽이와 같이 네 개의 굽이가 있다. 등굽이 및 엉치굽이는 태생기부터 유지된 일차굽이이고, 목굽이 및 허리굽이는 출생 후에 형성된 이차굽이이다(그림 6.19).

척추뼈의 해부학적 구조

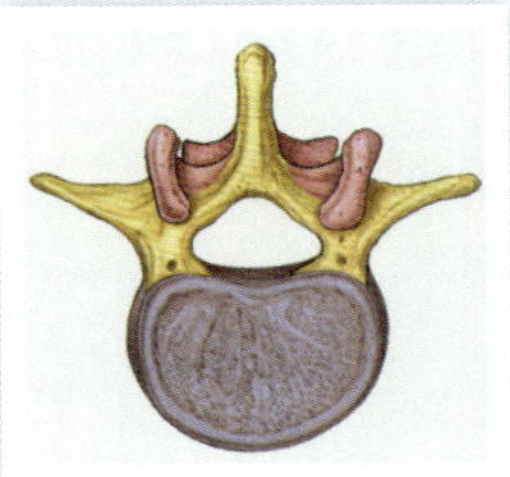

- 척추뼈는 체중의 지지 부분인 몸통과 몸통의 뒤쪽에서 활 모양으로 연결된 척추뼈고리로 구분된다. 척추뼈고리는 몸통과 연결되는 고리뿌리와 판상 구조인 고리판으로 구분된다. 척추뼈몸통과 척추뼈고리에 의해서 형성된 구멍을 척추뼈구멍이라 하며 척수가 지난다. 좌우 한 쌍의 위·아래 관절돌기가 있어 인접한 척추뼈사이가 관절된다(그림 6.20).
- 척추뼈몸통과 척추뼈몸통사이에는 섬유연골인 척추사이원반이 끼어 있다. 위아래 척추뼈가 연결되면서 척수에서 유래되는 척수신경이 지나는 통로인 한 쌍의 척추사이구멍이 형성된다(그림 6.20).

부위에 따른 척추뼈의 구조

- 뼈의 몸통은 작으며, 척추뼈구멍은 상대적으로 크고, 가로돌기에는 가로돌기구멍이 있고, 극돌기는 끝이 양분되어 있다(그림 6.19/6.21/6.22와 표 6.3).
- 등뼈의 몸통은 하트 모양이며, 가시돌기는 길고 가늘다. 등뼈는 갈비뼈와 두 부위에서 관절된다(그림 6.19/6.23).
- 허리뼈는 상체 중량의 대부분 지지한다. 이런 이유로 몸통은 가장 크며 뼈사이의 움직임이 가장 제한된다(그림 6.19/6.24).
- 엉치뼈는 생식기, 소화기 및 비뇨기를 수용하고 보호한다. 엉치뼈의 귓바퀴면에서 골반뼈와 관절하여 골반을 이루며, 또한 꼬리뼈와 연결된다(그림 6.25/12.14).

6.8 가슴우리

- 가슴우리는 등뼈, 갈비뼈 및 복장뼈에 의해서 구성된다(그림 6.26a,c).

갈비뼈

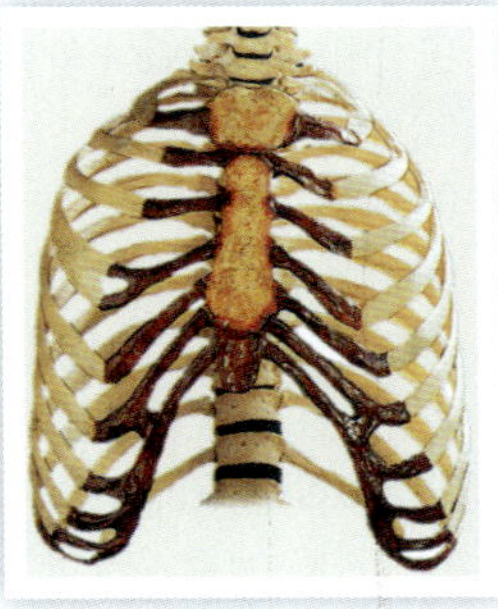

- 갈비뼈는 12쌍의 뼈로 처음 7개의 갈비뼈를 참갈비뼈라 하고, 제8~12갈비뼈를 거짓갈비뼈라 한다. 마지막 두 개의 갈비뼈를 뜬갈비뼈라 한다. 갈비뼈는 등뼈몸통과 관절되는 머리, 이에 연속된 폭이 좁은 목 및 나머지 부위인 몸통으로 구분된다. 목의 가쪽에서 뒤쪽으로 돌출되어 등뼈 가로돌기와 관절되는 부위를 결절이라 한다. 갈비뼈가 급격히 굽어진 부위를 갈비뼈각이라 하며, 몸통의 안쪽면 아래쪽에는 혈관 및 신경이 지나는 통로인 갈비뼈고랑이 있다(그림 6.23/6.26).

복장뼈

- 복장뼈는 자루, 몸통 및 칼돌기 세 부위로 구분된다(그림 6.26a/12.2a/12.3).

단원 연습문제

For answers, see the blue Answers tab at the back of the book.

단계 1. 정의와 용어

가장 근접한 항목에 대하여 짝을 지으시오.

1. 봉합 ☐
2. 큰구멍 ☐
3. 꼭지돌기 ☐
4. 시각신경관 ☐
5. 볏돌기 ☐
6. 관절돌기 ☐
7. 가로구멍 ☐
8. 갈비오목 ☐
9. 복장뼈자루 ☐
10. 눈확아래구멍 ☐

a. 아래턱뼈	f. 복장뼈
b. 머리뼈사이의 경계	g. 등뼈
c. 위턱뼈	h. 관자뼈
d. 목뼈	i. 벌집뼈
e. 뒤통수뼈	j. 나비뼈

11. 벌집뼈와 관련되어 맞는 것은?
(a) 볏돌기가 있다.
(b) 체판이 있다.
(c) 대뇌낫이 부착된다.
(d) 모든 내용이 사실이다.

12. 안장(sella turcica)을 설명한 것은?
(a) 뇌하수체를 수용하고 보호한다.
(b) 뇌막동맥구멍에 의해서 측면이 경계된다.
(c) 출생 전에는 발달되지 않는다.
(d) 시각신경이 지나는 경로를 제공한다.

13. 아래 그림에서 다음과 같은 구조를 표시하시오.
• 이마뼈 • 광대뼈의 관자돌기
• 시옷봉합 • 나비뼈
• 붓돌기

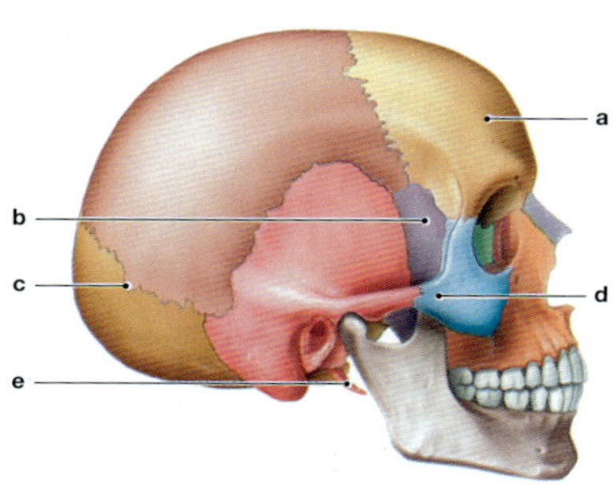

14. 척추를 위에서 본 아래 그림의 다음과 같은 구조를 표시하시오.
• 고리뿌리 • 가로돌기
• 고리판 • 가시돌기

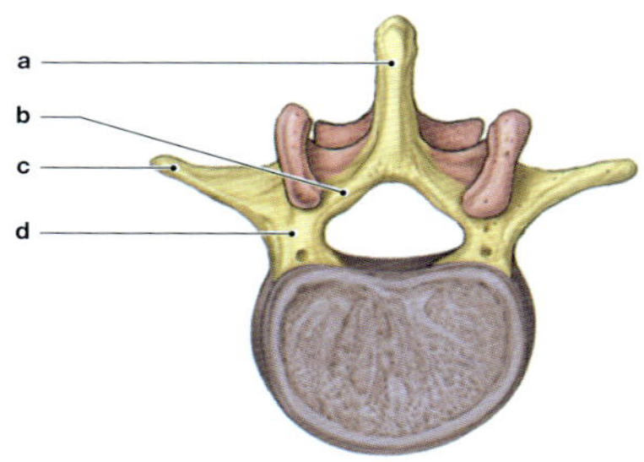

15. 숫구멍의 기능은?
(a) 유아 및 소아의 뇌발달을 수용하기 위한 구조이다.
(b) 얼굴뼈의 뼈되기중심을 이룬다.
(c) 머리뼈를 단단하게 한다.
(d) 머리뼈를 가볍게 한다.

16. 엉치뼈는?
(a) 생식기, 소화기 및 비뇨기를 보호한다.
(b) 이차굽이를 이루는 부위이다.
(c) 팔이음뼈와 관절된다.
(d) 여러 개의 척추뼈가 유합된 뼈이며, 사춘기 이전에 완전히 유합된다.

17. 복장뼈에서 빗장뼈와 결합되는 부위는?
(a) 자루 (b) 몸통 (c) 칼돌기 (d) 각

18. 갈비뼈몸통의 안쪽면 아래에 위치한 구조는?
(a) 갈비사이근이 부착된다.
(b) 갈비뼈고랑이라 한다.
(c) 혈관 및 신경이 지나는 통로이다.
(d) (b) 및 (c) 모두 맞다.

19. 아래턱뼈는 관자뼈의 어느 부위와 관절되는가?
(a) 턱관절오목 (b) 꼭지돌기
(c) 앞침대돌기 (d) 체판

20. 목뿔뼈는?
(a) 혀의 운동과 관련된 근육이 부착되는 지지대의 기능을 한다.
(b) 아래턱뼈의 일부이다.
(c) 후두의 아래에 위치한다.
(d) 위턱뼈와 관절된다.

21. 척추뼈의 가시돌기는 다음 중 어느 부위에서 돌출되는가?
(a) 척추뼈몸통 (b) 가로돌기
(c) 아래관절돌기 (d) 척추뼈고리

단계 2. 개념 정리

1. 머리를 숙일 때 척수를 수용하는 공간이 고리뼈에서 가장 큰 것을 느낄 수 있을 것이다. 이 부위에서 척수공간이 큰 이유를 설명하시오.

2. 뇌하수체와 나비뼈의 관계를 설명하시오.

3. 척주의 이차굽이는 생후 수개월부터 형성된다. 이차굽이가 형성되면서 몸통의 체중은 다리로 전달된다. 체중의 전달과 관련하여 이차굽이가 지니는 의의를 설명하시오.

4. 서 있는 상태에서 머리의 위치를 유지하는 것과 관련하여 목덜미인대는 어떠한 역할을 하는가?

5. 코곁굴의 점막에서 점액분비 항진을 초래하는 인자에 대해서 설명하시오.

6. 허리뼈의 척추뼈몸통이 가장 큰 이유는?

7. 관자뼈와 귀의 관련성은?

8. 체판(cribriform plate)에 작고 많은 구멍이 있는 이유는?

단계 3. 종합적 사고

1. 감기 또는 독감으로 인해서, 치아에 아무런 형태학적 손상이 없음에도 윗니의 통증을 종종 경험하게 된다. 또한 얼굴의 중압감을 느끼곤 한다. 감기 또는 독감과 관련되어 이러한 증상을 초래하게 되는 해부학적 원인은 무엇일까?

2. 한 모델은 사진이 매우 잘 받으나 종종 광대뼈가 돌출된 것과 큰 눈에 대해 불만이다. 이러한 특징을 해부학적 기초로 하여 설명하고 또는 다른 방식으로 설명할 수 있는가?

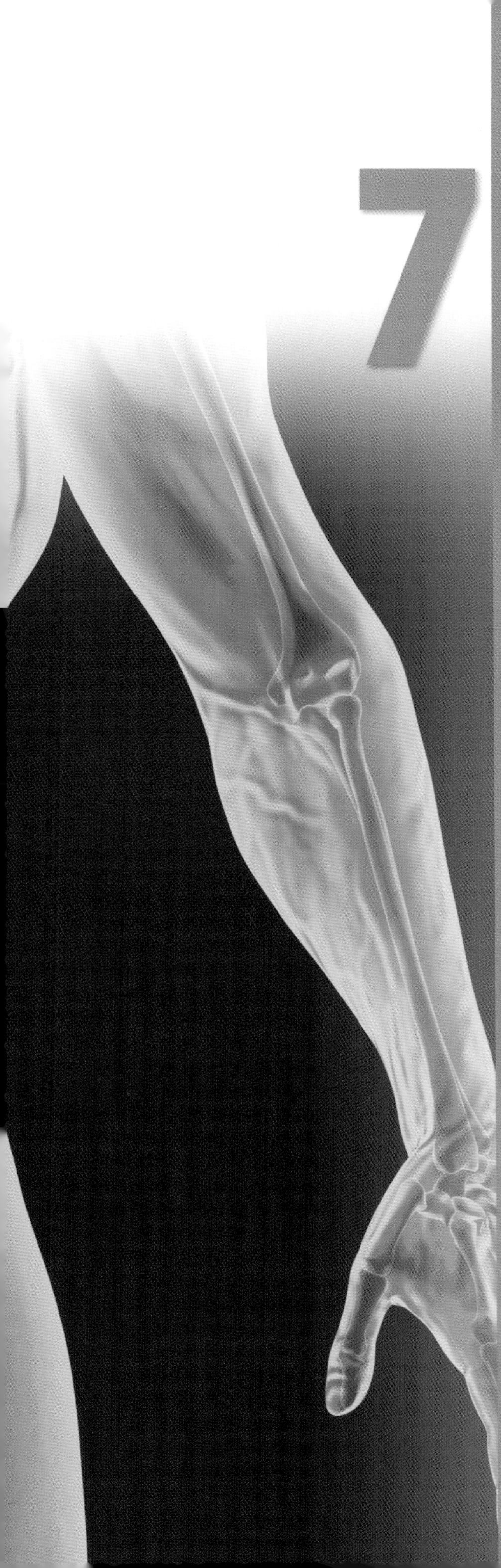

7 뼈대계통 The Skeletal System

팔다리뼈대 Appendicular Division

학습목표

7.1 팔이음뼈와 팔뼈를 구성하는 뼈를 구분하고 이들의 두드러진 표면의 특징을 확인한다.

7.2 다리이음뼈와 다리뼈를 구성하는 뼈를 구분하고, 이들의 두드러진 표면의 특징을 확인한다.

7.3 뼈대에 대한 학습이 개인에 대한 중요한 정보를 어떻게 밝힐 수 있는지 설명한다.

이 단원의 내용을 살펴보면 팔다리뼈대(사지골격, appendicular skeleton)가 우리 생활에서 얼마나 중요한 역할을 하고 있는지를 알 수 있을 것이다. 일어서기, 걷기, 쓰기, 먹기, 옷 입기, 악수하기, 책의 페이지 넘기기 등 나열하자면 끝도 없다. 몸통뼈대(축골격, axial skeleton)는 내장기관을 보호, 지지하고 호흡과 같은 생명기능을 하지만 팔다리뼈대는 주위 환경을 조절하고 공간상에서 위치를 바꾸게 하며 움직일 수 있도록 운동을 수행하는 뼈대계통이다.

팔다리뼈대(사지골격, appendicular skeleton)는 팔과 다리의 뼈들과 이들이 몸통에 연결될 수 있도록 지지하는 이음뼈를 가리킨다(그림 7.1). 이 단원에서는 6장과 같이 기능적으로 중요한 표면의 특징을 강조해서 설명하고 뼈대계통과 다른 계통 사이의 상호작용에 대해 중점적으로 다루었다. 이 단원에 나오는 많은 해부학적 특징들은 뼈대근육의 부착점이거나 뼈와 몸의 장기에 영양을 공급하는 혈관과 신경이 지나가는 구멍들이다.

뼈대계통과 근육계통 사이에는 직접적인 해부학적 연관성이 있다. 4장과 5장에서 설명했듯이 뼈대근육을 둘러싸는 깊은 근막의 결합조직은 힘줄의 결합조직과 연결되어 있어 뼈막과 연결되고 힘줄이 부착하는 위치에서 뼈바탕질의 일부가 된다. 또한 근육의 수축은 칼슘의 세포외 농도가 상대적으로 낮은 범위에 있을 때 일

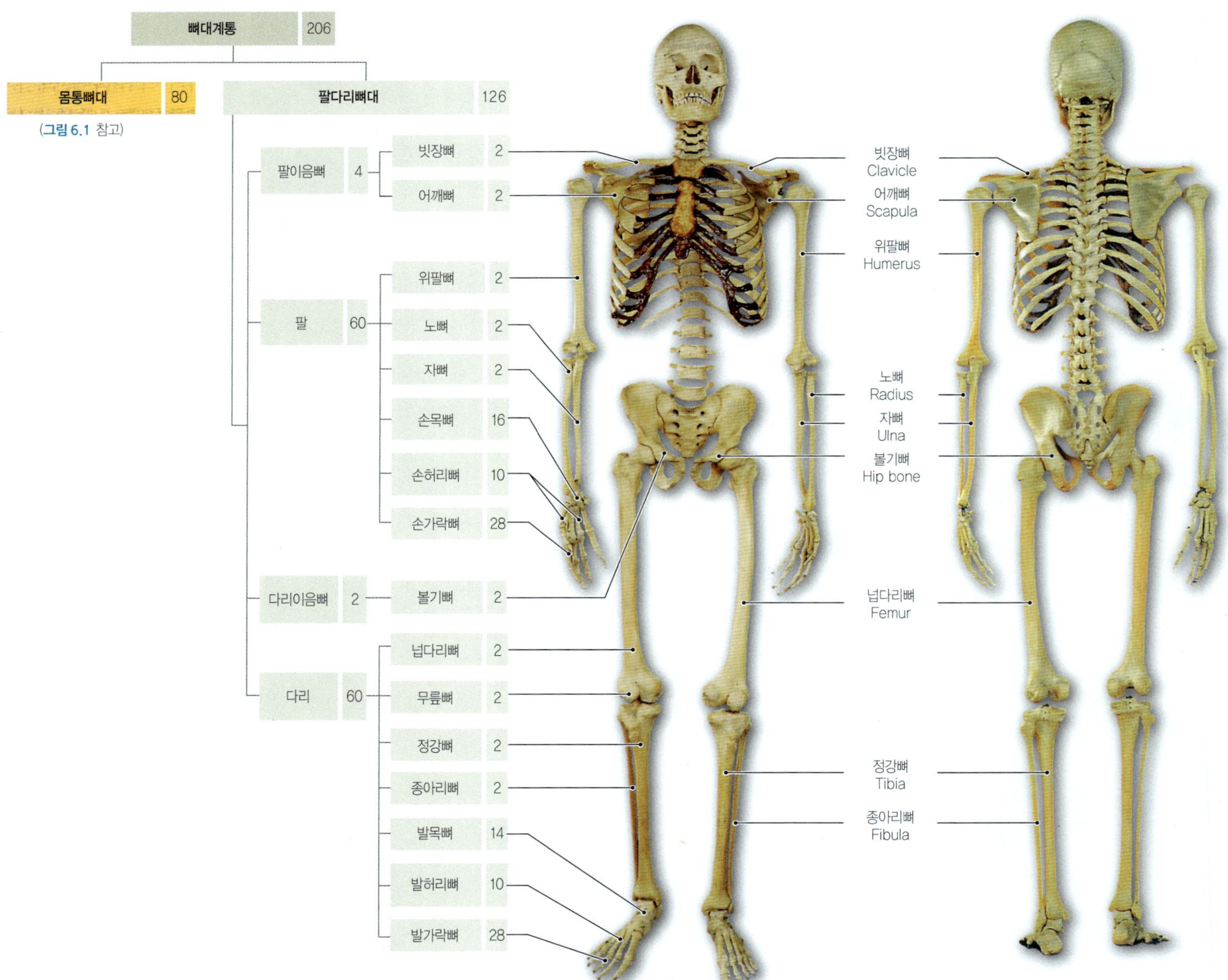

a 인체 뼈대의 앞면. 네모 안의 숫자는 성인 뼈대를 구성하는 뼈의 수를 가리킨다.

b 인체 뼈대의 뒷면

■ **그림 7.1 팔다리뼈대**
도표는 팔다리뼈대의 구성을 보여준다.

어날 수 있기 때문에 근육과 뼈는 생리학적으로 연관되어 있다. 뼈대는 인체에서 칼슘을 가장 많이 함유하고 있으며, 이러한 칼슘의 저장은 칼슘의 항상성에 필수적으로 작용한다.

7.1 팔이음뼈와 팔

각각의 팔은 **팔이음뼈(상지대, shoulder girdle)**를 통해 몸통과 관절을 이룬다. 팔이음뼈는 그림 7.2에서 보듯이, S자 모양의 빗장뼈와 넓고 편평한 어깨뼈(견갑골, scapula)로 이루어졌다. 빗장뼈는 복장뼈자루와 관절을 이루며 팔이음뼈와 몸통뼈대 사이의 유일한 직접적인 연결이 된다. 가슴우리에 직접적으로 뼈나 인대에 의하여 결합하지 않는 어깨뼈는 뼈대근육들이 지지하고 위치를 고정한다. 각각의 팔은 위팔, 아래팔, 손목 그리고 손으로 구성된다. 팔의 뼈대는 위팔의 위팔뼈, 아래팔의 자뼈와 노뼈, 손목의 손목뼈, 그리고 손을 구성하는 손허리뼈와 손가락뼈로 구성된다.

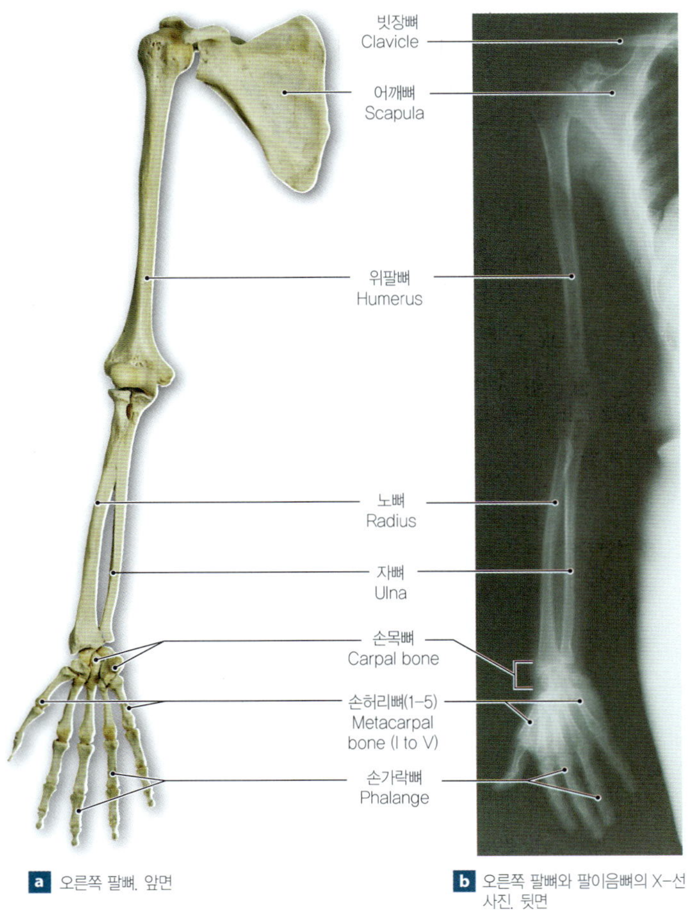

■ 그림 7.2 팔이음뼈와 팔뼈
팔뼈는 팔이음뼈를 통하여 몸통뼈대와 관절한다.

팔이음뼈

빗장뼈와 어깨뼈의 동작은 어깨관절(견관절, shoulder joint 또는 glenohumeral joint)의 위치를 결정하고 팔이 광범위하게 움직일 수 있는 기초를 제공한다. 일단 어깨관절이 자리를 잡으면 팔이음뼈에서 시작하는 근육은 위팔이 움직이는 것을 돕는다. 그러므로 어깨뼈와 빗장뼈의 표면은 근육이 부착하는 곳으로서 매우 중요하다. 이러한 근육은 뼈의 능선과 모서리와 같은 곳에 부착점을 만들며, 고랑과 구멍 같은 자국은 근육을 지배하는 신경이나 근육과 뼈에 영양을 공급하는 혈관이 지나가는 부위를 나타낸다.

빗장뼈

빗장뼈(쇄골, clavicle)는 팔이음뼈와 몸통뼈대를 연결한다(그림 7.3). 빗장뼈는 어깨를 고정하고 팔의 무게의 일부를 몸통뼈대로 옮긴다. 각각의 빗장뼈는 복장뼈자루의 머리쪽 가쪽 경계인 목아래패임(경절흔, jugular notch 또는 suprasternal notch)의 가쪽에서 시작한다(그림 6.26a, 그림 7.4). 빗장뼈는 피라미드 모양의 **복장끝(흉골단, sternal end)**에서부터 가쪽과 등쪽으로 S자 모양으로 휘어져서 어깨뼈의 봉우리(견봉, acromion)와 관절한다. **봉우리끝(견봉단, acromial end)**은 복장끝보다 넓고 편평하다.

빗장뼈의 밋밋한 윗면은 피부 바로 밑에 있다. 봉우리끝의 거친 아랫면에는 뚜렷한 선과 결절이 있어서 근육과 인대가 붙는 곳이 된다. **원뿔인대결절(원추인대결절, conoid tubercle)**은 봉우리끝 아랫면에 있고 **갈비거친면(늑골조면, costal tuberosity)**은 복장끝에 위치한다. 이 부위가 어깨의 인대들이 붙는 부착점이 된다.

우리는 어깨뼈와 빗장뼈 사이의 상호작용을 직접 알아볼 수 있다. 양쪽 빗장뼈 사이의 목아래패임에 손가락을 올리고, 어깨를 움직이면 빗장뼈의 위치가 변하는 것을 느낄 수 있다. 따라서 빗장뼈는 피부에 매우 가까이 있으며 가쪽으로 어깨뼈와 관절하는 곳을 만질 수 있다. 어깨의 동작은 그림 7.4와 같이 복장빗장관절에 있는 빗장뼈의 위치에 의해 제한된다. 관절의 구조는 8장에서 설명할 것이다. 빗장뼈 가쪽 1/3 부분에서 골절이 흔히 발생하는 이유는 팔을 쭉 뻗은 상태로 손바닥을 짚으면서 넘어질 때 생긴 압박력이 빗장뼈와 복장뼈자루 사이의 관절로 전달되기 때문이다. 그러나 다행히 이런 골절은 대개 석고붕대 없이도 빠르게 치료된다.

어깨뼈

어깨뼈(견갑골, scapula)의 **몸통(body)**은 넓은 삼각형 형태로서 근육, 힘줄, 인대가 부착되는 곳을 나타내는 많은 표면 자국을 지닌다(그림 7.5a,d). 어깨뼈는 세 모서리인 **위모서리(superior border)**, **안쪽(척추)모서리(medial border)**, **가쪽(겨드랑)모서리**

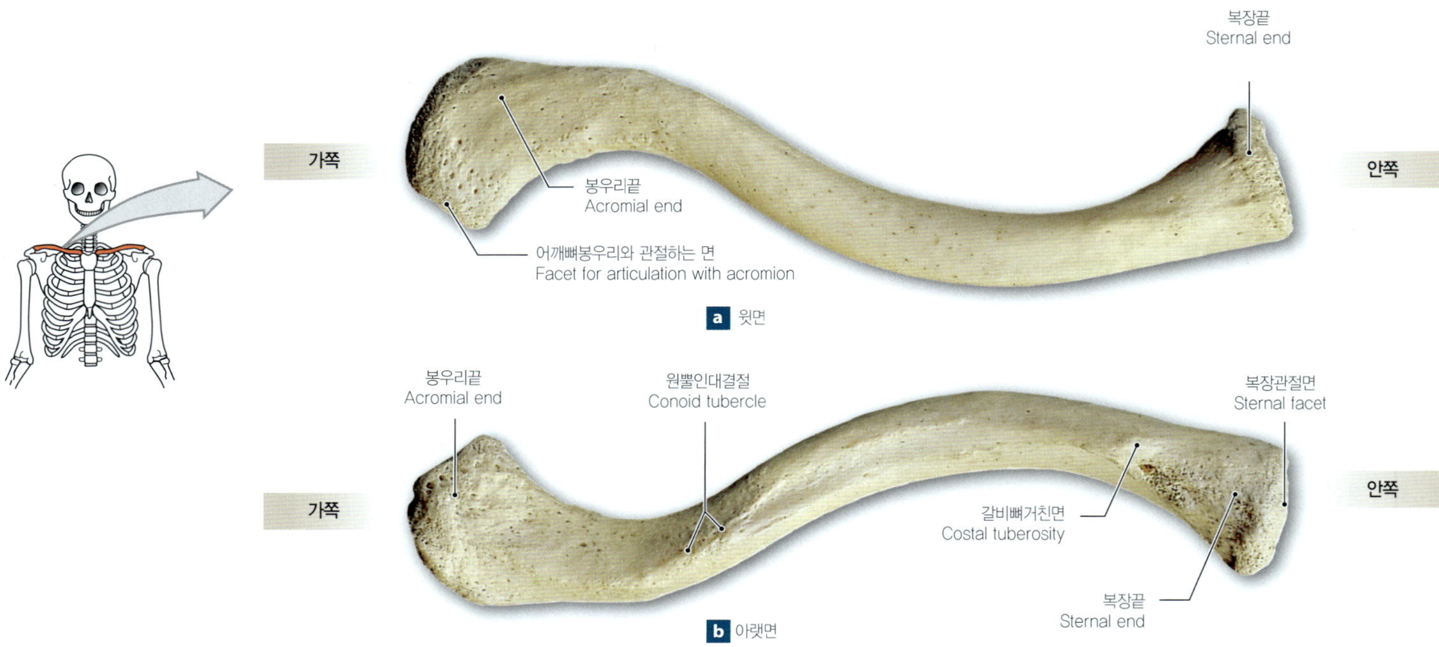

■ 그림 7.3 팔다리뼈대
빗장뼈는 팔이음뼈와 몸통뼈대 사이에서 유일하게 직접 연결된다.

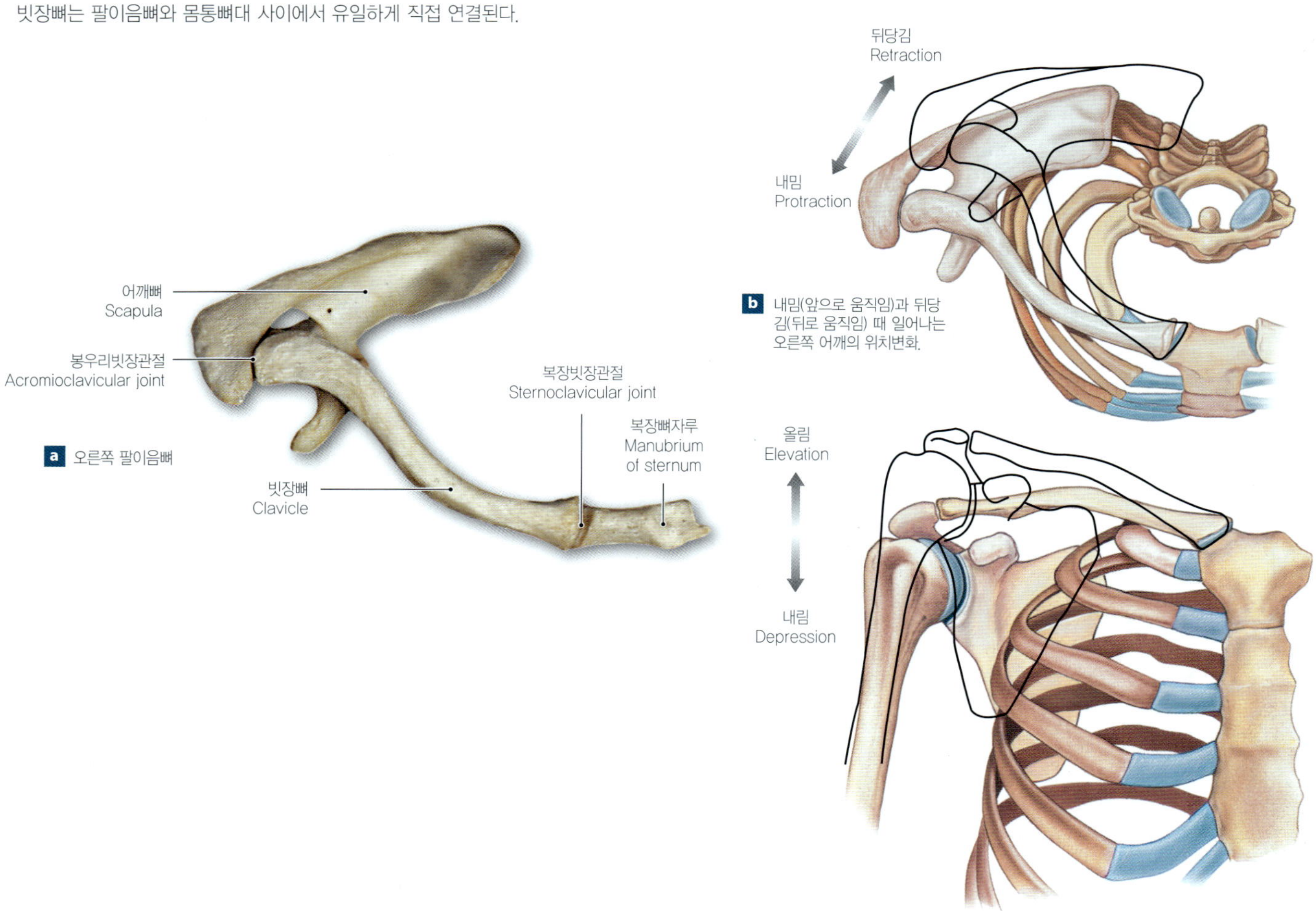

c 올림(위로 움직임)과 내림(아래로 움직임)운동을 할 때 일어나는 오른쪽 어깨의 위치변화. 각각의 경우에 빗장뼈가 움직임의 범위를 제한한다(**그림 8.5d,f** 참고).

■ 그림 7.4 팔이음뼈의 움직임
팔이음뼈의 정상 운동을 도식화한 그림

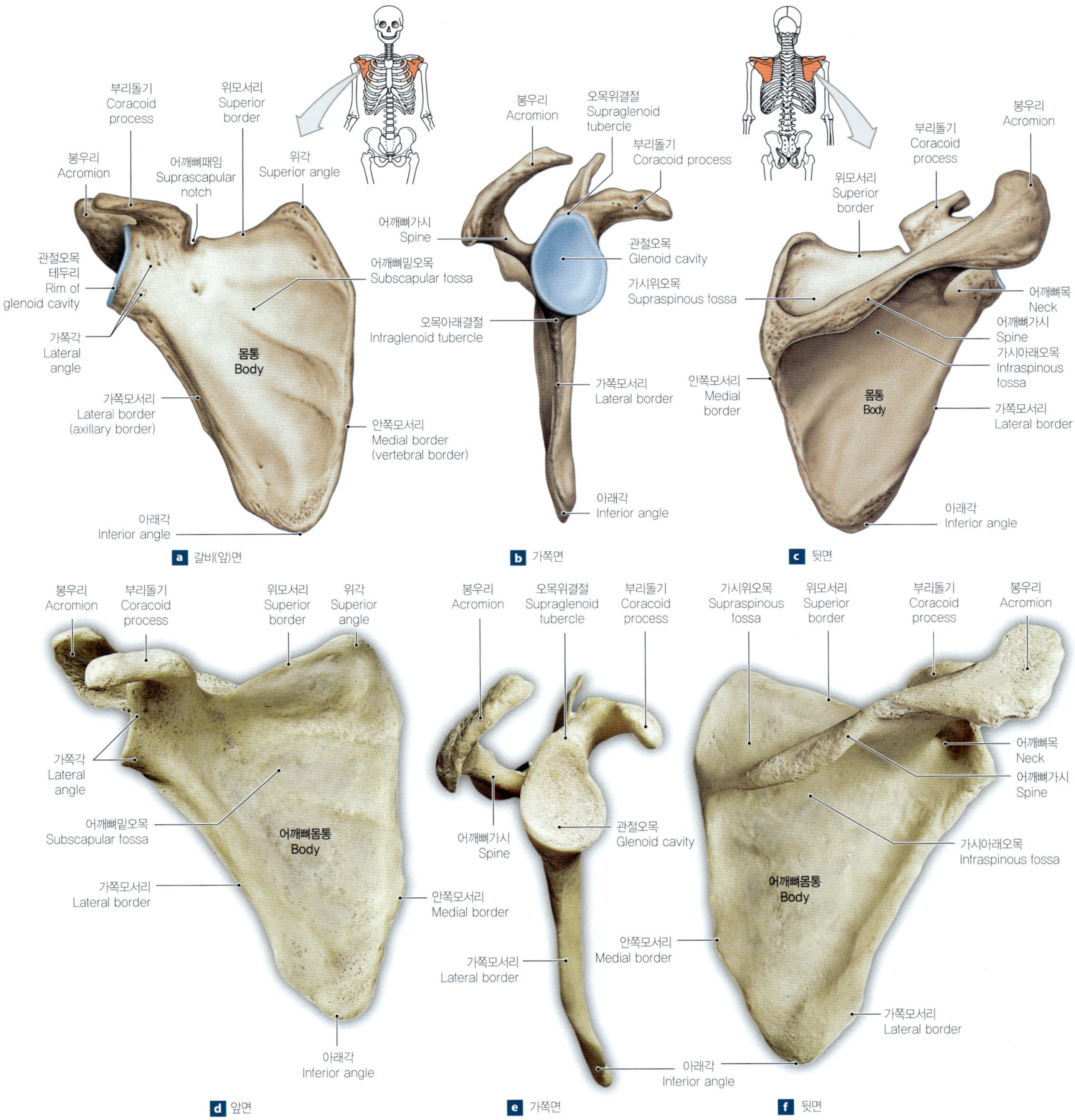

■ **그림 7.5 어깨뼈**
어깨뼈는 팔이음뼈 중 하나로서 팔뼈와 관절한다.

(lateral border)로 구분한다. 어깨뼈에 부착되는 근육이 이 모서리를 따라 붙어 있다. 어깨뼈 삼각의 꼭지점들을 **위각**(superior angle), **아래각**(inferior angle), **가쪽각**(lateral angle)이라고 한다. 가쪽각에 위치하는 어깨뼈머리는 컵 모양의 **관절오목**(**관절와**, glenoid cavity 혹은 glenoid fossa)을 구성하는 큰 돌기를 형성한다. 관절오목에서 어깨뼈는 위팔뼈의 몸쪽 끝부분과 관절을 이룬다. 이 관절이 **오목위팔관절(상완와관절, glenohumeral joint)** 또는 **어깨관절(견관절, shoulder joint)**이다. 가쪽각은 둥근 목(neck)에 의해 어깨뼈 몸통과 구분된다. 상대적으로 부드럽고 오목한 **어깨뼈밑오목(견갑하와, subscapular fossa)**은 어깨뼈 앞면의 대부분을 형성한다.

두 개의 큰 어깨뼈 돌기가 위팔뼈머리보다 더 위로 관절오목의 위쪽모서리를 넘어 돌출되었다. 상대적으로 작은 앞쪽의 돌기를 **부리돌기(오훼돌기, coracoid process)**라고 한다. 이 돌기는 앞쪽 그리고 약간 가쪽으로 나와 있는데 팔의 앞면에서 매우 중요한 근육인 위팔두갈래근(상완이두근, biceps brachii m.)의 짧은갈래의 부착점이 된다. **어깨뼈패임(견갑절흔, suprascapular notch** 또는 *scapular notch*)은 부리돌기의 뿌리보다 안쪽에 위치하는 패임이다. 상대적으로 더 큰 뒤쪽의 돌기인 **봉우리(견봉, acromion)**는 어깨뼈가시(견갑극, scapular spine)의 가쪽 끝에서 90° 의 각도로 앞쪽으로 뻗어 등에 있는 등세모근(승모근, trapezius m.)의 일부 부착점이 된다. 손가락을 어깨관절의 위 표면을 따라서 움직여 보면 이 돌기를 확인할 수 있다. 봉우리는 빗장뼈와 **봉우리빗장관절(견봉쇄골관절, acromioclavicular joint)**(그림 7.4a)에서 관절을 이룬다. 봉우리와 부리돌기 모두 어깨관절과 관련 있는 인대와 힘줄이 부착한다. 자세한 내용은 8장에서 설명한다.

어깨뼈 표면에 있는 대부분의 자국은 어깨와 팔에 위치하는 근육의 부착점이 된다. 예를 들어, **오목위결절(관절상결절, supraglenoid tubercle)**은 위팔두갈래근의 긴갈래의 이는곳이다. **오목아래결절(관절하결절, infraglenoid tubercle)**은 역시 팔의 뒤쪽에서 중요한 근육인 위팔세갈래근(상완삼두근, triceps brachii m.)의 긴갈래가 이는곳이다. **어깨뼈가시(견갑극, scapular spine)**는 안쪽모서리에서부터 어깨뼈 몸통을 가로질러 어깨뼈 등쪽면을 두 부분으로 나눈다. 어깨뼈가시 윗부분은 **가시위오목(극상와, supraspinous fossa)**을 이루며, 어깨뼈가시 밑부분은 **가시아래오목(극하와, infraspinous fossa)**을 이룬다. 어깨뼈가시는 가시위근(극상근, supraspinatus m.)을 가시아래근(극하근, infraspinatus m.)으로부터 분리시키며, 어깨뼈가시의 돌출된 뒤쪽 능선은 어깨세모근(삼각근, deltoid m.)과 등세모근(승모근 trapezius m.)의 부착점이 된다.

팔

팔의 뼈는 위팔뼈, 자뼈와 노뼈, 손목의 손목뼈, 손을 구성하는 손허리뼈와 손가락뼈로 이루어졌다(그림 7.2).

위팔뼈

위팔뼈(상완골, humerus)는 팔에서 몸쪽에 위치한 뼈이다. 몸쪽 뼈끝의 위쪽과 안쪽 부분은 매끄럽고 둥근데 이것이 위팔뼈의 **머리**(head)이며 관절오목에서 어깨뼈와 관절을 이룬다. 뼈끝의 가쪽 가장자리는 튀어나와서 위팔뼈의 **큰결절(대결절, greater tubercle)**을 이룬다(그림 7.6a,b). 큰결절은 어깨의 가쪽 경계를 이룬다. 봉우리 끝에서 앞쪽, 아래쪽으로 몇 cm 떨어진 곳의 융기된 부분을 만져봄으로써 확인할 수 있다. 큰결절에는 어깨뼈에서 이는 세 근육의 부착면 역할을 하는 매끄럽고 편평한 자국이 있다. 가시위근(극상근, supraspinatus m.)은 가장 위쪽, 가시아래근(극하근, infraspinatus m.)은 가운데, 작은원근(소원근, teres minor m.)은 가장 아래쪽의 자국에 닿는다. **작은결절(소결절, lesser tubercle)**은 뼈끝의 앞쪽, 안쪽면에 있다. 작은결절은 어깨밑근(견갑하근, subscapularis m.)의 닿는곳이 된다. 작은결절과 큰결절은 **결절사이고랑(결절간구, intertubercular sulcus)**에 의해 분리된다. 위팔두갈래근의 힘줄은 어깨뼈의 오목위결절에서 시작하여 결절사이고랑을 따라 지나간다. **해부목(해부경, anatomical neck)**은 위팔뼈머리의 아래에 있는 좁은 부분으로 어깨관절의 관절주머니가 부착하는 먼쪽 끝부위이다. 해부목은 큰결절, 작은결절과 위팔뼈머리의 매끈한 관절면 사이에 위치한다. 결절 먼쪽의 좁은 **외과목(외과경, surgical neck)**은 성장하는 뼈의 뼈몸통끝(골간단, metaphysis)에 해당한다. 이 부위에 골절이 빈번히 생기는 것을 이 이름에서 알 수 있다.

위팔뼈의 몸쪽 **몸통**(shaft)은 단면이 원형이다. **어깨세모근거친면(삼각근조면, deltoid tuberosity)**은 위팔뼈 길이의 절반 가까이까지 몸통의 바깥쪽 경계를 따라 튀어나와 이어진다. 어깨세모근거친면은 그곳에 붙는 어깨세모근(삼각근, deltoid m.)의 부착점이 되기 때문에 이름을 명명하였다. 위팔뼈 몸통의 앞면에는 결절사이고랑이 어깨세모근거친면까지 이어진다.

관절융기(과, condyle)는 위팔뼈의 먼쪽의 아랫면을 주로 차지한다(그림 7.6a,c). 얕은 능선이 관절융기를 가로질러 두 개의 분리된 관절 부위로 나눈다. **도르래(활차, trochlea)**는 실 꾸러미 모양의 안쪽 부위로 아래팔의 안쪽 뼈인 자뼈(ulna)와 관절한다. 도르래는 앞면의 **갈고리오목(구상돌기와, coronoid fossa)**의 바닥에서 뒷면의 **팔꿈치오목(주두와, olecranon fossa)**까지 이어진다(그림 7.6a,d). 갈고리오목과 팔꿈치오목은 팔꿉관절이 최대로 굽힘

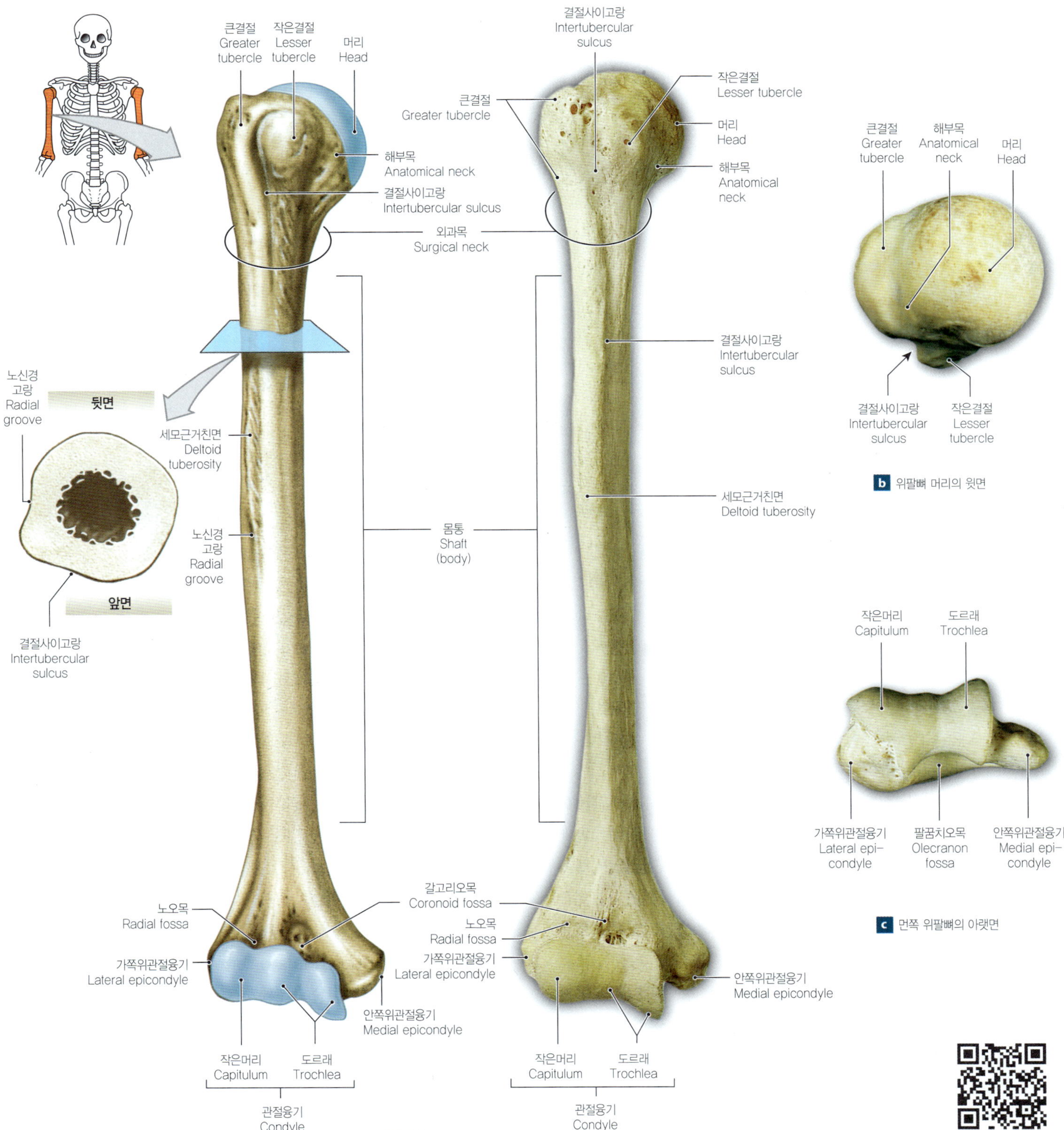
큰결절
Greater tubercle
작은결절
Lesser tubercle
머리
Head
해부목
Anatomical neck
결절사이고랑
Intertubercular sulcus
외과목
Surgical neck
노신경 고랑
Radial groove
뒷면
세모근거친면
Deltoid tuberosity
노신경 고랑
Radial groove
앞면
결절사이고랑
Intertubercular sulcus
몸통
Shaft
(body)
결절사이고랑
Intertubercular sulcus
작은결절
Lesser tubercle
머리
Head
해부목
Anatomical neck
큰결절
Greater tubercle
결절사이고랑
Intertubercular sulcus
세모근거친면
Deltoid tuberosity
노오목
Radial fossa
가쪽위관절융기
Lateral epicondyle
갈고리오목
Coronoid fossa
노오목
Radial fossa
가쪽위관절융기
Lateral epicondyle
안쪽위관절융기
Medial epicondyle
안쪽위관절융기
Medial epicondyle
작은머리
Capitulum
도르래
Trochlea
관절융기
Condyle
작은머리
Capitulum
도르래
Trochlea
관절융기
Condyle
a 앞면
큰결절
Greater tubercle
해부목
Anatomical neck
머리
Head
결절사이고랑
Intertubercular sulcus
작은결절
Lesser tubercle
b 위팔뼈 머리의 윗면
작은머리
Capitulum
도르래
Trochlea
가쪽위관절융기
Lateral epi-condyle
팔꿈치오목
Olecranon fossa
안쪽위관절융기
Medial epi-condyle
c 먼쪽 위팔뼈의 아랫면

■ 그림 7.6 위팔뼈

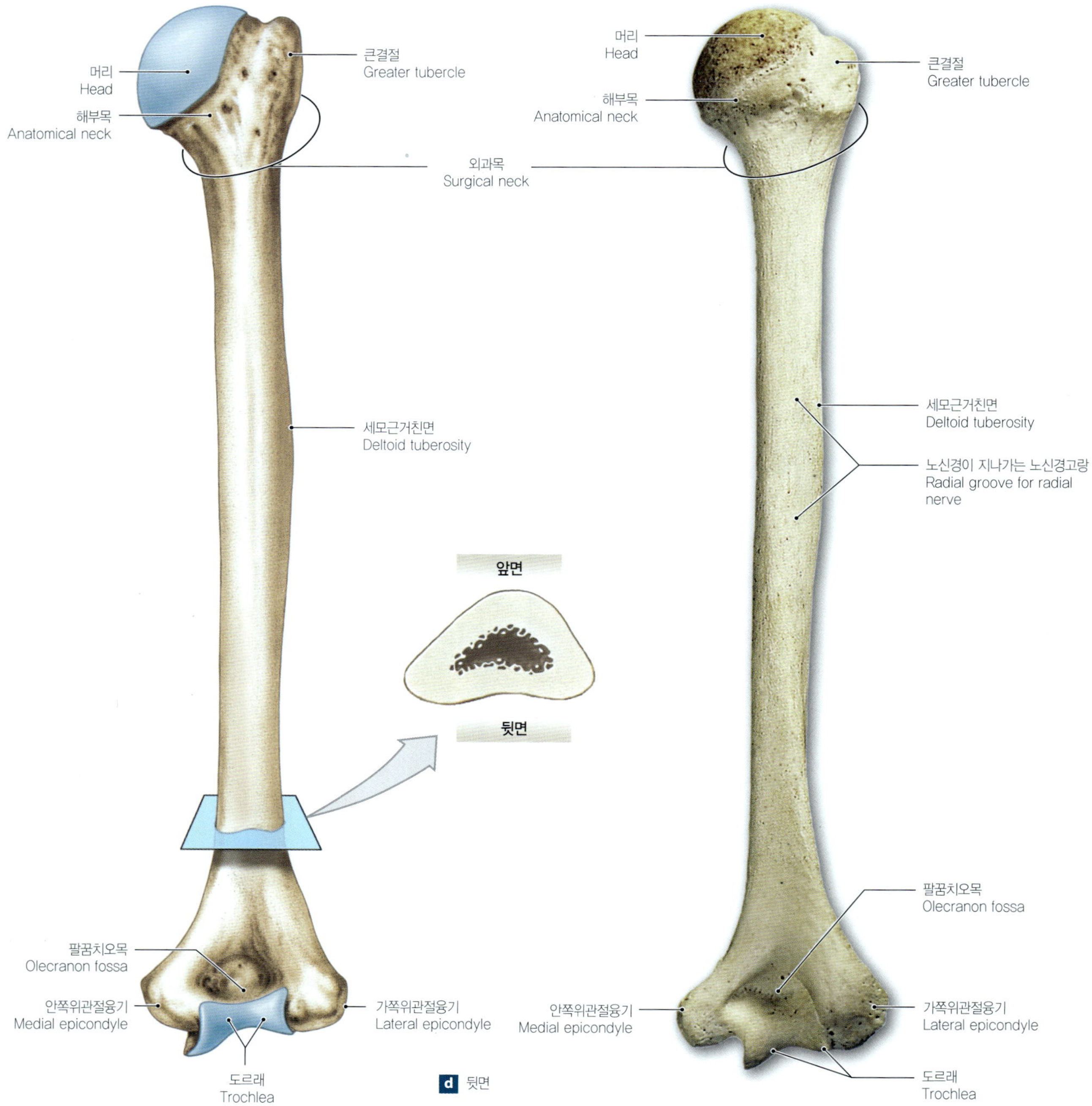

■ 그림 7.6(계속) 위팔뼈

과 폄운동을 할 때 자뼈의 돌기를 받아들인다. 둥근 **작은머리(소두, capitulum)**는 관절융기의 가쪽면을 형성한다. 작은머리는 아래팔의 가쪽 뼈인 노뼈의 머리와 관절을 한다. 작은머리 위쪽에 있는 얕은 **노오목(요골와, radial fossa)**은 아래팔이 위팔뼈에 접근할 때 노뼈머리(요골두, head of radius)가 들어맞도록 해준다.

뒷면에는(그림 7.6d), **노신경고랑(요골신경구, radial groove)**이 어깨세모근거친면의 뒤쪽 경계를 따라 달린다. 이 패임으로 노신경(요골신경, radial n.)이 지나간다. 노신경은 손등의 감각정보를 받아들이고 팔꿈치를 펴는 근육의 운동을 담당하는 큰 신경이다. 노신경고랑은 신경이 팔의 앞면으로 방향을 바꾸는 세모근거친면의 아래쪽 경계에서 끝난다. 위팔뼈의 먼쪽 끝 근처에서 위팔뼈몸통은 넓은 삼각형 모양으로 확장된다. **위관절융기(상과, epicondyle)**는 팔꿉관절 몸쪽 부위의 돌기이면서 근육의 부착점이 된다. **안쪽위관절융기(내측상과, medial epicondyle)**와 **가쪽위관절융기(외측상과, lateral epicondyle)**는 팔꿉관절에 있는 위팔뼈 먼쪽 끝에서 양방향으로 튀어나온 돌기이다(그림 7.6c,d). 자신경은 안쪽위관절융기의 뒷면을 지나간다. 팔꿉관절의 위팔뼈 쪽을 부딪히면 이 신경에 충격을 줄 수 있으며 아래팔 앞쪽 부분에 있는 근육의 일시적인 저림과 마비를 가져올 수 있다. 묘한 감각을 주기 때문에 종종 이 부분을 기묘한 뼈(funny bone)라고 부른다.

자뼈

자뼈(척골, ulna)와 노뼈(요골, radius)는 아래팔을 지지하는 평행한 뼈이다(그림 7.2). 해부학적 자세에서 자뼈는 노뼈의 안쪽에 위치한다(그림 7.7a). 자뼈의 **팔꿈치머리(주두, olecranon** 혹은 주두돌기, olecranon process)는 팔꿈치의 끝을 이룬다(그림 7.7b). 이 돌기는 자뼈의 몸쪽 끝의 위쪽과 뒤쪽에 위치한다. 이 돌기의 앞면에 있는 **도르래패임(활차절흔, trochlear notch)**이 위팔뼈의 도르래(활차, trochlea)와 연결된다(그림 7.7c-e). 팔꿈치머리는 도르래패임의 위쪽 끝을 이루고, **갈고리돌기(구상돌기, coronoid process)**는 아래쪽 끝을 이룬다. 팔꿈치를 펴면, 팔꿈치머리는 위팔뼈의 뒷면에 있는 팔꿈치오목으로 들어간다. 팔꿈치를 굽히면, 갈고리돌기는 위팔뼈 앞면에 있는 갈고리오목(구상돌기와, coronoid fossa)으로 들어간다. 갈고리돌기 가쪽에는 매끈한 **노패임(노뼈절흔, radial notch)** (그림 7.7d,e)이 몸쪽노자관절(근위요척관절, proximal radioulnar joint)에서 노뼈머리와 관절한다.

자뼈 몸통의 단면은 대략 삼각형을 이룬다. 매끈한 안쪽면이 삼각형의 바닥을 이루고 가쪽 경계가 꼭지점을 이룬다. 섬유성의 **아래팔뼈사이막(전완골간막, antebrachial interosseous membrane)**은 자뼈의 가쪽 경계와 노뼈의 안쪽 경계를 연결하고 근육의 추가적인 부착점 역할을 한다(그림 7.7a,d). 먼쪽으로 가면 자뼈 몸통은 좁아지고 원반 모양의 **자뼈머리(척골두, ulnar head)**로 끝나는데 그 뒤쪽 경계에 짧은 붓돌기(경상돌기, styloid process)가 위치한다. 삼각형의 관절 연골이 붓돌기에 붙어서 자뼈머리를 손목뼈와 분리시킨다. 먼쪽노자관절(원위요척관절, distal radioulnar joint)은 자뼈머리의 가쪽 경계에 위치한다(그림 7.7f).

팔꿉관절(주관절, elbow joint)은 두 부분으로 된 안정성 있는 관절로서 경첩과 같은 기능을 한다(그림 7.7b,c). 안정성은 대부분 도르래와 도르래패임이 맞물려 이루어지는 위팔자관절(상완척골관절, humeroulnar joint)로부터 나온다. 다른 부분은 위팔노관절(상완요골관절, humeroradial joint)로 작은머리와 노뼈머리의 편평한 윗면으로 이루어진다. 팔꿉관절의 구조에 대해서는 8장에서 학습한다.

노뼈

노뼈(요골, radius)는 아래팔의 가쪽에 위치하는 뼈다(그림 7.7). 원반 모양의 노뼈머리(요골두, head of radius)는 위팔뼈의 작은머리(소두, capitulum)와 관절한다. 좁은 목이 노뼈머리에서 위팔두갈래근의 부착점인 **노뼈거친면(요골조면, radial tuberosity)**까지 이어진다. 이 근육은 팔꿉관절을 굽혀서 아래팔이 위팔 쪽으로 굽혀지게 한다. 노뼈의 몸통은 길이를 따라 굽어 있고, **먼쪽 끝 (distal extremity)**은 자뼈의 먼쪽 부분보다 상당히 크다. 왜냐하면 관절연골과 관절원반이 자뼈를 손목에서 분리시켜서, 노뼈의 먼쪽 끝만 손목관절을 이루기 때문이다. 먼쪽 끝 가쪽면의 **붓돌기 (경상돌기, styloid process)**가 손목의 안정에 도움을 준다.

노뼈 먼쪽 끝의 안쪽면에 **자패임(척골절흔, ulnar notch of the radius)**이 있어서 자뼈머리와 관절하여 먼쪽노자관절(원위요척관절, distal radioulnar joint)을 형성한다. 몸쪽노자관절(근위요척관절, proximal radioulnar joint)은 노뼈머리의 안쪽돌림, 또는 가쪽돌림을 가능하게 한다. 몸쪽노자관절의 안쪽돌림 시 자패임은 자뼈머리의 둥근 면을 가로지르며 회전한다. 노자관절에서의 안쪽돌림은 손목과 손을 해부학적 위치로부터 안쪽으로 돌린다. 이러한 돌림운동을 **엎침(pronation)**이라고 한다. 노자관절에서 이와 반대 방향의 운동인 가쪽돌림을 **뒤침(supination)**이라고 한다.

손목뼈

손목은 8개의 **손목뼈(수근골, carpal bone)**로 이루어진다. 4개의 **몸쪽 손목뼈(근위수근골, proximal carpal bone)**와 4개의 **먼쪽 손목뼈(원위수근골, distal carpal bone)**가 2열을 이룬다. 몸쪽 손목뼈에는 손배뼈, 반달뼈, 세모뼈, 콩알뼈가 있다. 먼쪽 손목뼈에는 큰마름뼈, 작은마름뼈, 알머리뼈, 갈고리뼈가 있다(그림 7.8). 손목뼈는 관절로 서로 연결되어 제한된 미끄러짐과 비틀림이 가능하다. 인대는 손목뼈를 서로 연결하여 손목을 안정화하는데 도움을 준다.

몸쪽 손목뼈

- **손배뼈(주상골, scaphoid)**는 노뼈의 붓돌기와 인접한 손목의 가쪽 경계에 있는 몸쪽 손목뼈이다.
- 쉼표 모양의 **반달뼈(월상골, lunate)**는 손배뼈의 안쪽에 있으며 손배뼈처럼 노뼈와 관절을 이룬다.
- **세모뼈(삼각골, triquetrum)**는 반달뼈의 안쪽에 있는 작은 피라미드 모양의 뼈이다. 손목에서 자뼈머리 사이에 있는 섬유연골과 관절한다.
- 작은 콩 모양의 **콩알뼈(두상골, pisiform)**는 세모뼈의 앞쪽에 있으며 다른 몸쪽 열 또는 먼쪽 열의 손목뼈들보다 안쪽으로 튀어나와 있다.

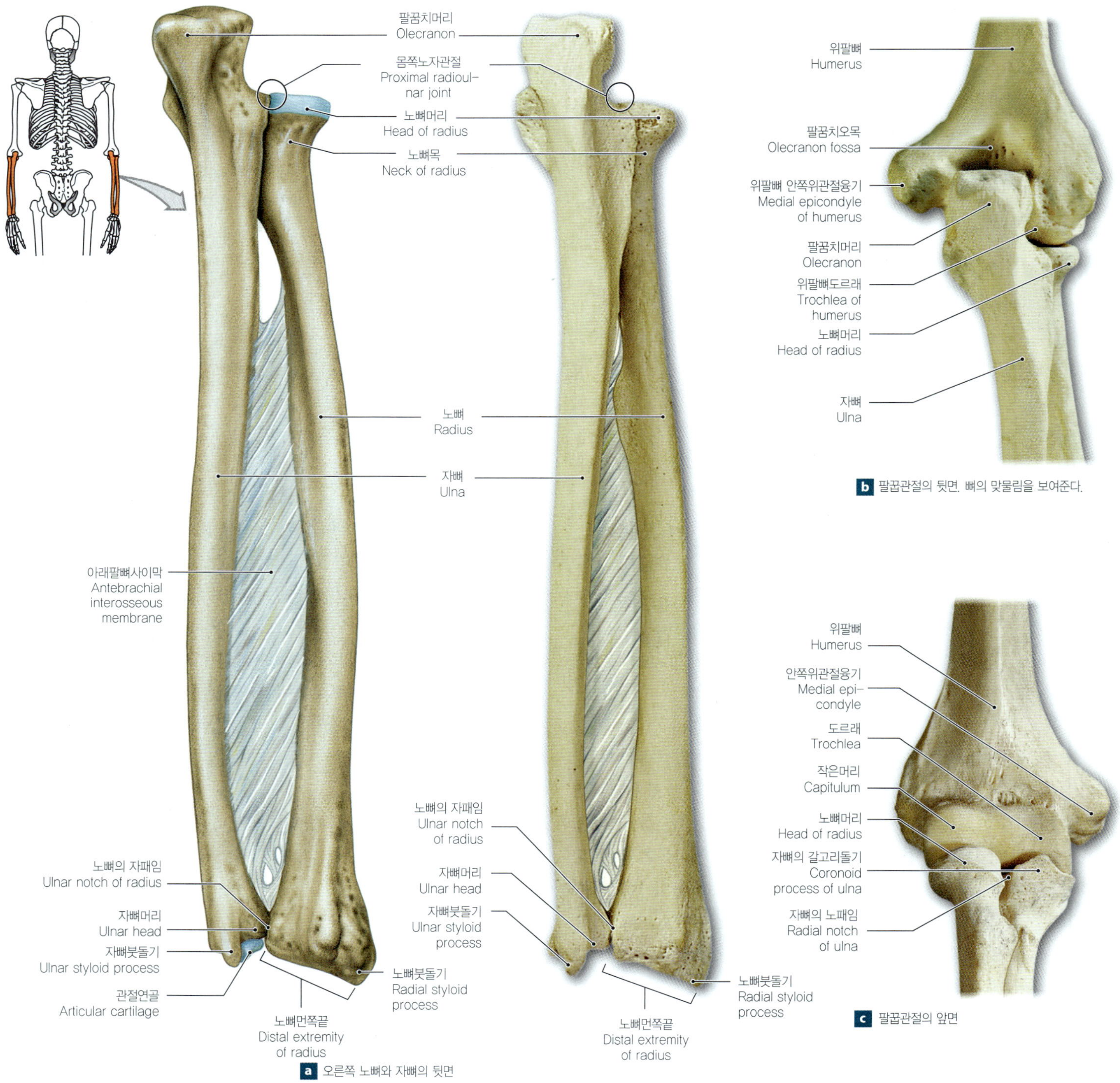

■ 그림 7.7 **노뼈와 자뼈**

노뼈와 자뼈는 아래팔의 뼈이다.

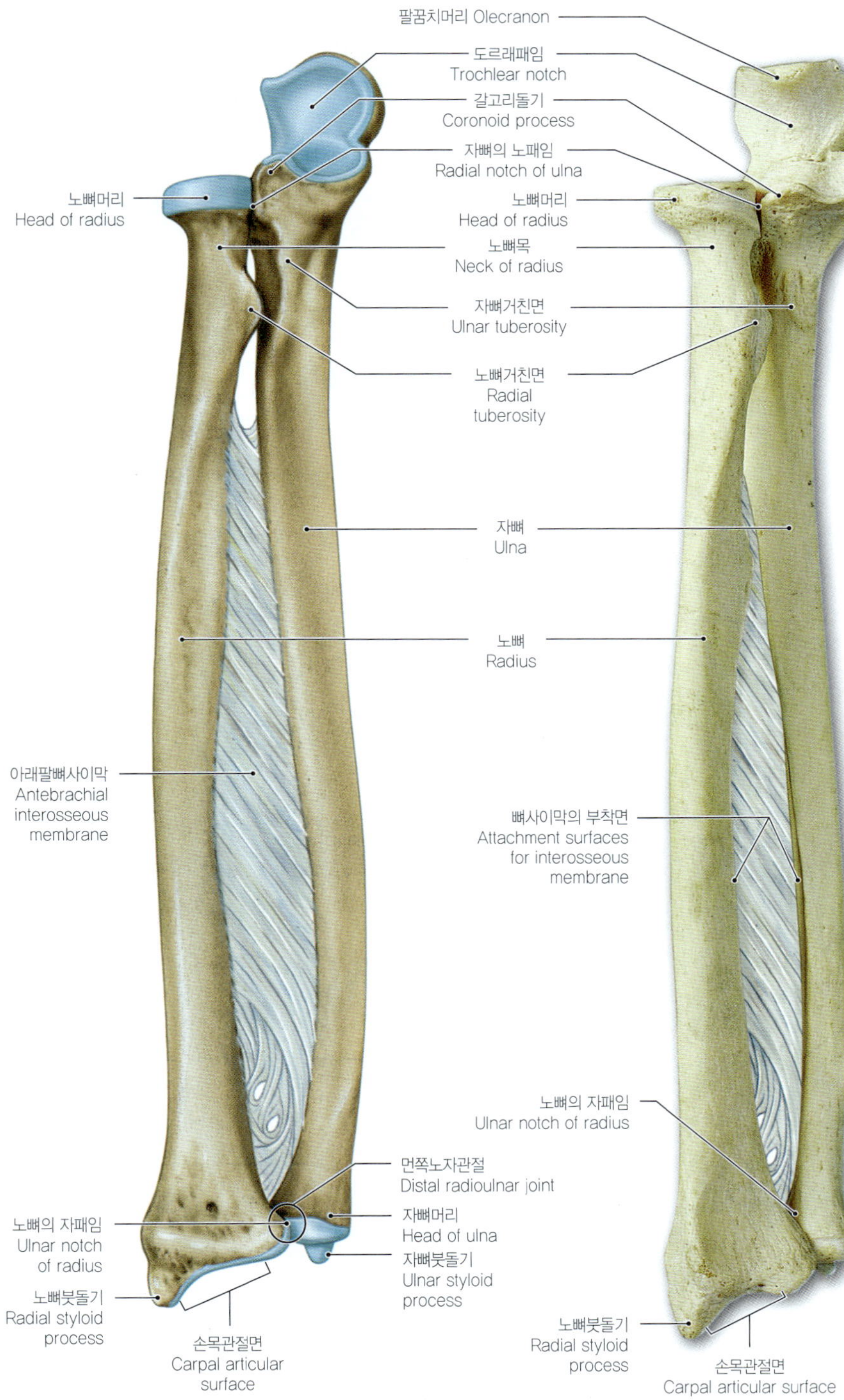

d 노뼈와 자뼈의 앞면

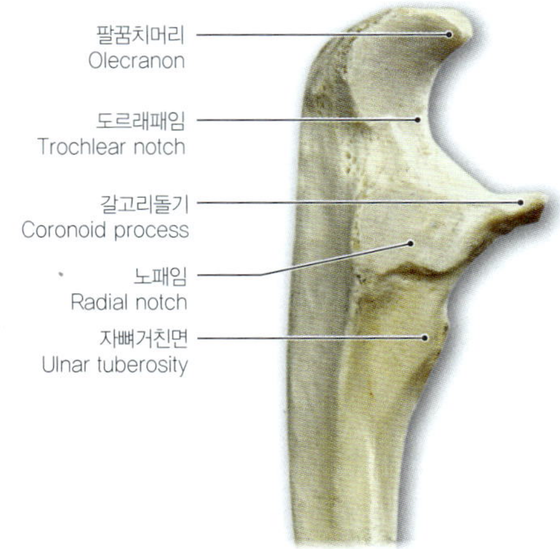

e 몸쪽 자뼈의 가쪽면

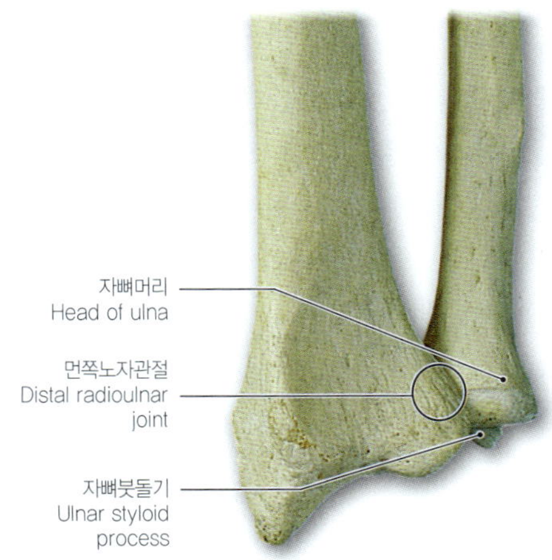

f 먼쪽 노뼈와 자뼈의 앞면,
그리고 먼쪽노자관절.

■ **그림 7.7(계속) 노뼈와 자뼈**
노뼈와 자뼈는 아래팔의 뼈이다.

먼쪽 손목뼈

- **큰마름뼈(대능형골, trapezium)**는 먼쪽 열의 가쪽 뼈로 손배뼈와 몸쪽 관절을 이룬다.
- 쐐기 모양의 **작은마름뼈(소능형골, trapezoid)**는 큰마름뼈의 안쪽에 있으며 가장 작은 먼쪽 손목뼈이다. 큰마름뼈처럼 손배뼈와 몸쪽에서 관절한다.
- **알머리뼈(유두골, capitate)**는 가장 큰 손목뼈로 작은마름뼈와 갈고리뼈 사이에 위치한다.
- **갈고리뼈(유구골, hamate)**는 갈고리 모양의 안쪽에 위치한 먼쪽 손목뼈이다.

손목뼈의 이름을 순서대로 기억하는데 도움이 되는 구절로 "Sam likes to push the toy car hard"이 있다. 각 단어의 첫 번째 철자가 뼈의 첫 번째 철자와 일치한다. 가쪽부터 안쪽의 순서대로 앞의 네 개의 뼈는 몸쪽, 뒤의 네 개의 뼈는 먼쪽에 위치한다.

손허리뼈와 손가락뼈

5개의 **손허리뼈(중수골, metacarpal bone)**는 먼쪽 손목뼈와 관절을 이루며 손바닥을 지지한다(그림 7.8b,c). 가쪽 손허리뼈부터 로마숫자 I~V로 손허리뼈를 표시한다. 각 손허리뼈는 긴뼈(장골, long bone)의 축소형 같아서 넓고 오목한 몸쪽을 바닥(base)이라 하고, 작은 몸통으로 먼쪽에 위치한 부위를 머리(head)라고 한다. 손허리뼈는 먼쪽에서 손가락의 뼈인 **손가락뼈(지골, phalange)**와 관절한다. 한쪽 손에는 14개의 손가락뼈가 있다. **엄지(무지, thumb 혹은 pollex)**는 두 개의 손가락뼈(첫마디뼈, 끝마디뼈)로 이루어져 있고, 다른 손가락들은 세 개의 손가락뼈(첫마디뼈, 중간마디뼈, 끝마디뼈)로 이루어져 있다.

임상노트

손배뼈 골절

손배뼈는 가장 빈번히 골절되는 손목뼈로 대개 손을 편 상태로 넘어져서 생기고 뼈의 긴축에 수직으로 일어난다. 나이가 들면서 손배뼈 몸쪽 부분으로 가는 혈액공급이 줄어들기 때문에 이러한 골절은 보통 잘 낫지 않고 종종 부분적 괴사를 일으키기도 한다.

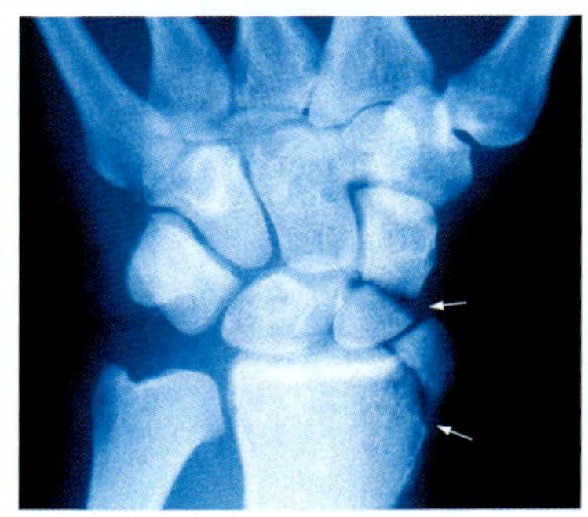

7.1 개념확인

1	☐	빗장뼈가 부러지면 어깨뼈의 운동에 영향을 주는 이유는 무엇인가?
2	☐	해부학적 자세에서 아래팔의 가쪽에 있는 뼈는 무엇인가?
3	☐	팔꿈치머리의 작용은 무엇인가?
4	☐	팔이음뼈(pectoral girdle)와 몸통뼈대(axial skeleton)를 직접 연결하는 뼈는 무엇인가?

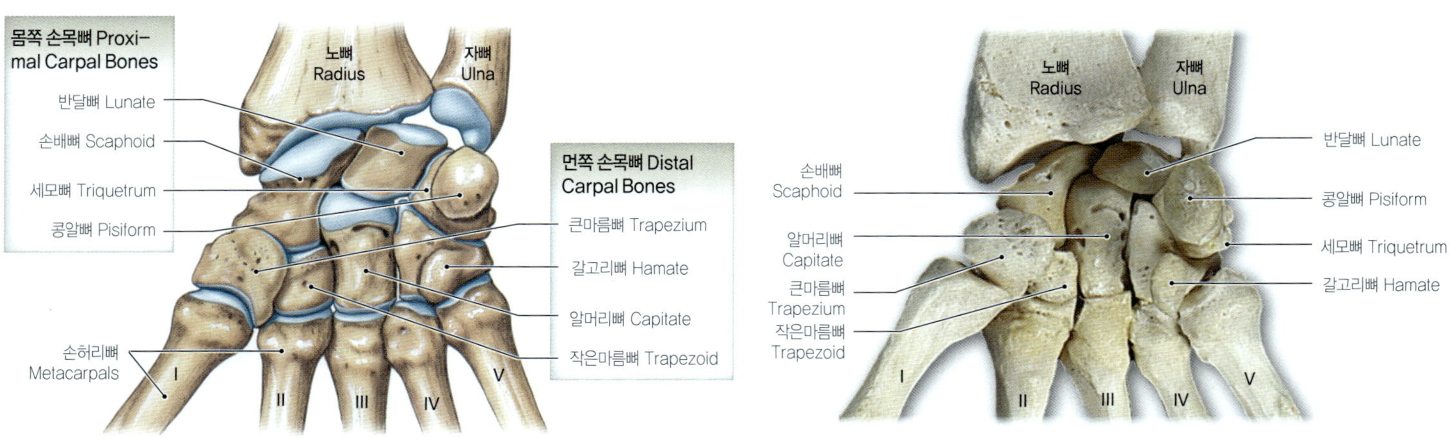

a 오른쪽 손목뼈의 앞면(손바닥)

■ 그림 7.8 손목과 손의 뼈
손목뼈는 손목을 형성하고 손허리뼈와 손가락뼈는 손을 형성한다.

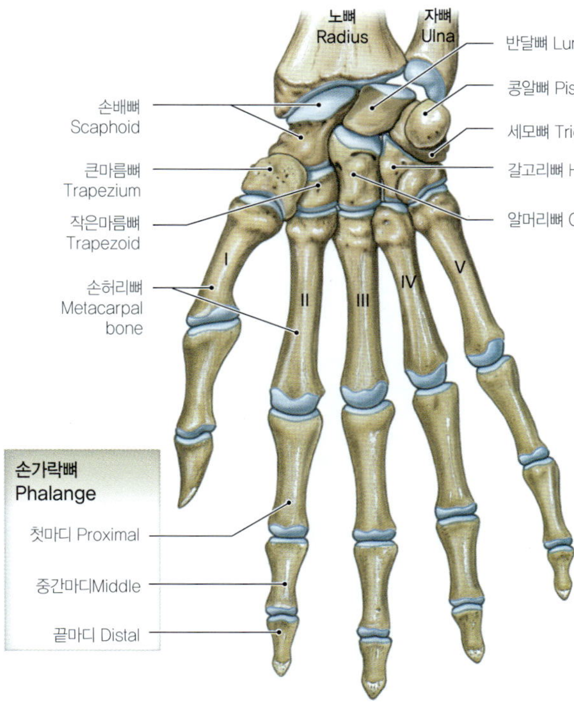

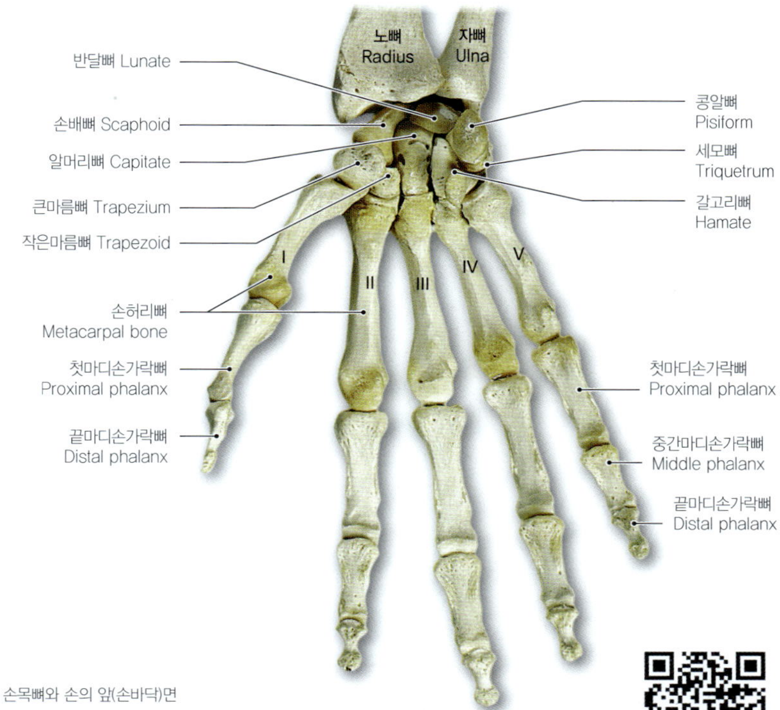

b 오른쪽 손목뼈와 손의 앞(손바닥)면

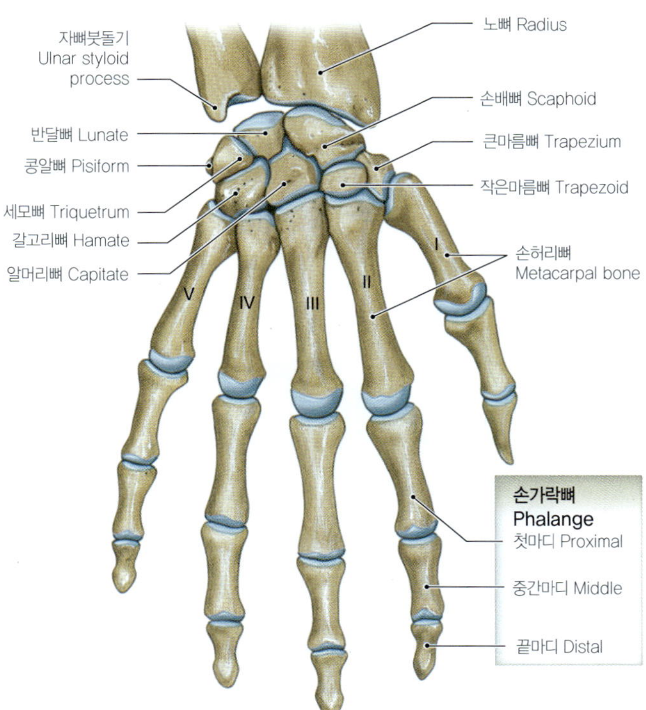

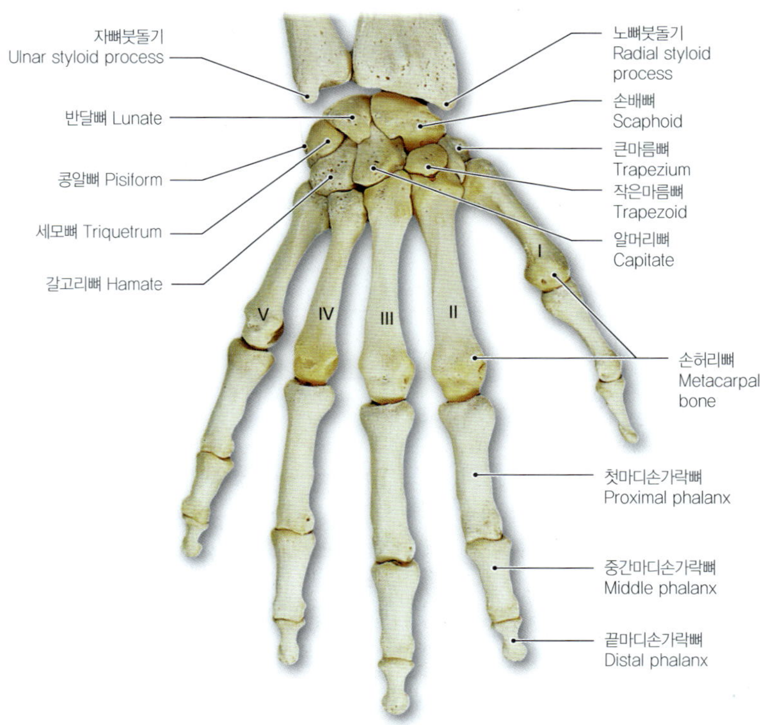

c 오른쪽 손목뼈와 손의 뒷면(손등)

■ 그림 7.8(계속) 손목과 손의 뼈
손목뼈는 손목을 형성하고 손허리뼈와 손가락뼈는 손을 형성한다.

7.2 다리이음뼈와 다리

다리이음뼈(하지대, pelvic girdle)의 뼈들은 생식기관과 태아(임신한 여성의 경우)를 포함하는 아래쪽 골반장기를 지지하고 보호한다. 골반뼈(pelvic bone)는 체중 전달과 보행을 위해서 팔이음뼈의 뼈보다 더 크다. 다리의 뼈도 비슷한 이유로 팔의 뼈보다 크다. 다리이음뼈는 두 개의 **볼기뼈(관골, hip bone)**로 이루어져 있는데 엉덩관절뼈(고관절골, coxal bone)나 무명뼈(innominate bone)라 불리기도 한다. 골반은 팔다리뼈대의 볼기뼈와 몸통뼈대의 엉치뼈와 꼬리뼈를 포함하는 복합 구조물이다. 각 다리의 뼈에

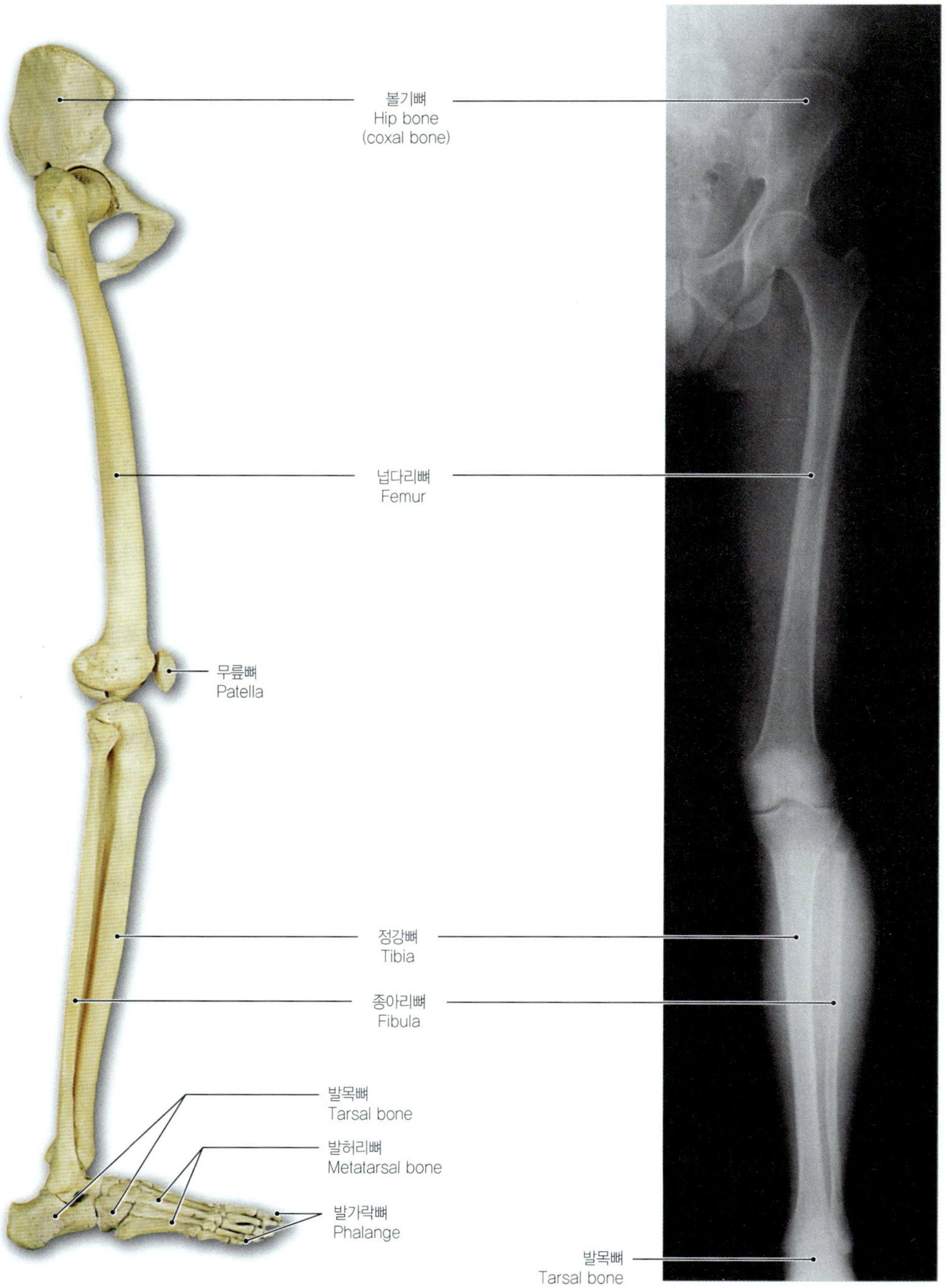

a 오른쪽 다리의 가쪽면

b 다리이음뼈와 다리의 X-선, 앞/뒤 촬영

■ 그림 7.9 다리이음뼈와 다리
각각의 다리는 다리이음뼈를 통해 몸통뼈대와 관절한다.

는 넓적다리의 넙다리뼈, 무릎의 무릎뼈, 종아리의 정강뼈와 종아리뼈, 발목의 발목뼈 및 발의 발허리뼈와 발가락뼈가 있다(그림 7.9). 해부학 용어에서 종아리(leg)는 다리의 전부가 아니라 다리의 먼쪽만을 가리킨다. 위쪽 다리(upper leg)는 넓적다리(thigh)라 하고, 아래쪽 다리(lower leg)를 종아리라고 한다.

다리이음뼈

성인의 다리이음뼈인 각각의 볼기뼈는 엉덩뼈(장골, ilium), 궁둥뼈(좌골, ischium), 두덩뼈(치골, pubis)의 세 가지 뼈가 융합되어 이루어진다(그림 7.10). 출생 시 세 뼈는 유리연골에 의해 분리되어 있으며, 세 뼈가 성장하고 융합하여 하나의 볼기뼈가 되고 이것은 대개 25세 정도에 끝난다. 엉덩뼈의 뒤쪽, 안쪽에서 볼기뼈와 엉치뼈 귓바퀴면 사이의 관절이 엉치엉덩관절(sacroiliac joint)을 이룬다. 볼기뼈의 앞쪽과 안쪽면은 섬유연골원반에 의해 연결되어 두덩결합(치골결합, pubic symphysis)을 형성한다. **볼기뼈절구(관골구, acetabulum)**는 볼기뼈의 가쪽면에 위치하며, 넙다리뼈의 머리가 오목한 이 절구와 관절하여 엉덩관절(hip joint)을 이룬다.

볼기뼈절구는 골반뼈 중심의 아래쪽, 앞쪽에 위치한다(그림 7.10a). 볼기뼈절구의 벽으로 둘러싸인 공간을 절구오목(관골구와, acetabular fossa)이라 하며 지름이 5 cm 정도이다. 볼기뼈절구에는 C자 모양의 부드럽게 굽은 곡선 부분이 있다. 이것을 **반달면(월상면, lunate surface)**이라고 하는데, 이 부위가 넙다리뼈의 머리와 관절한다. 볼기뼈절구의 가쪽과 위쪽 가장자리에는 뼈의 능선이 있지만 앞쪽과 아래쪽의 가장자리에는 뚜렷한 능선은 없다. 이 틈새공간을 **절구패임(관골구절흔, acetabular notch)**이라고 한다.

볼기뼈

엉덩뼈, 궁둥뼈, 두덩뼈는 마치 세 조각으로 나눈 과자처럼 절구오목안에서 결합된다. 가장 큰 뼈인 **엉덩뼈(장골, ilium)**는 절구 표면의 2/5를 차지하는 위쪽 조각이다. 절구오목의 위쪽에 위치한 넓은 엉덩뼈의 가쪽면에는 근육, 힘줄, 인대의 넓은 부착점이 된다(그림 7.10a). **앞볼기근선(전둔근선, anterior gluteal line)**, **뒤볼기근선(후둔근선, posterior gluteal line)**, **아래볼기근선(하둔근선, inferior gluteal line)**은 넙다리뼈를 움직이는 볼기근육(둔근, gluteal m.)의 부착점이 된다. 엉덩뼈의 날개는 **활꼴선(궁상선, arcuate line)** 위에서 시작한다(그림 7.10b). 앞쪽의 경계에서 **아래엉덩뼈패임(하장골절흔, inferior 또는 iliac notch)** 위에 **아래앞엉덩뼈가시(하전장골극, anterior inferior iliac spine)**가 있으며 앞쪽으로 **위앞엉덩뼈가시(상전장골극, anterior superior iliac spine)**로 이어진다. 위쪽 경계는 뒤로 굽어져서 인대와 근육이 부착하는 능선인 엉덩뼈능선(장골능, iliac crest)을 형성한다. 엉덩뼈능선은 **위뒤엉덩뼈가시(상후장골극, posterior superior iliac spine)**에서 끝난다. 엉덩뼈의 뒤쪽 경계는 위뒤엉덩뼈가시 아래쪽에서 둥근 **아래뒤엉덩뼈가시(하후장골극, posterior inferior iliac spine)**로 이어진다. 그 아래로 다리를 지배하는 궁둥신경(좌골신경, sciatic nerve)이 지나가는 **큰궁둥패임(대좌골절흔, greater sciatic notch)**이 위치하고 있다.

절구의 위쪽과 뒤쪽 가장자리 근처에서 엉덩뼈는 뒤쪽 절구 표면의 2/5를 차지하는 **궁둥뼈(좌골, ischium)**와 융합된다. 궁둥뼈는 골반뼈(coxal bone) 중에서 가장 튼튼한 뼈이다. 절구 뒤쪽에서 궁둥뼈가시(좌골극, ischial spine)가 돌출되고 그 아래로 **작은궁둥패임(소좌골절흔, lesser sciatic notch)**이 위치한다. 궁둥뼈의 나머지 부분은 안쪽과 아래쪽으로 돌아가는 강한 돌기를 형성한다. **궁둥뼈거친면(좌골조면, ischial tuberosity)**은 궁둥뼈의 뒤쪽 가쪽 경계를 형성한다. 앉을 때 궁둥뼈거친면이 체중을 지지한다. 폭이 좁은 궁둥뼈의 **궁둥뼈가지(좌골지, ischial ramus)**는 **두덩뼈(치골, pubis)**와 앞쪽에서 융합한다.

융합하는 지점에서, 궁둥뼈가지는 앞쪽의 **두덩뼈아래가지(치골하지, inferior ramus of the pubis)**와 만난다. 앞쪽에서, 두덩뼈아래가지는 **두덩뼈결절(치골결절, pubic tubercle)**에서 시작하여 두덩뼈위가지(치골상지, superior ramus of the pubis)와 만난다. 두덩뼈위가지의 앞쪽, 윗면에는 거친 능선인 **두덩뼈능선(치골능, pubic crest)**이 형성되어 안쪽으로 이어진다. 두덩뼈와 궁둥뼈의 가지는 **폐쇄구멍(폐쇄공, obturator foramen)**을 형성하고 이 공간은 아교섬유막에 의해 막혀 있고 안쪽과 바깥쪽면이 엉덩근육의 부착을 위한 단단한 기반이 된다. 두덩뼈위가지는 볼기뼈절구의 앞쪽 가장자리에서 시작하고 절구안에서 두덩뼈가 엉덩뼈, 궁둥뼈와 닿는다.

그림 7.10b와 7.11a는 오른쪽 볼기뼈의 안쪽과 앞면에서 볼 수 있는 부가적인 특징을 보여준다.

- **엉덩뼈오목(장골와, iliac fossa)**의 오목한 안쪽면은 배안의 장기(abdominal organ)를 지지하고, 근육의 부착점이 된다. 활꼴선은 엉덩뼈오목의 아래쪽 경계가 된다.
- 두덩뼈의 앞쪽, 안쪽면은 거친 영역으로 반대쪽 두덩뼈와 관절한다. **두덩결합(치골결합, pubic symphysis)**이라 불리는 이 관절에서 두 두덩뼈는 중앙의 섬유연골원반에 부착되어 있다.
- **두덩근선(치골근선, pectineal line)**은 두덩결합 근처에서 시작하고 대각선으로 두덩뼈를 가로질러 활꼴선과 융합하고

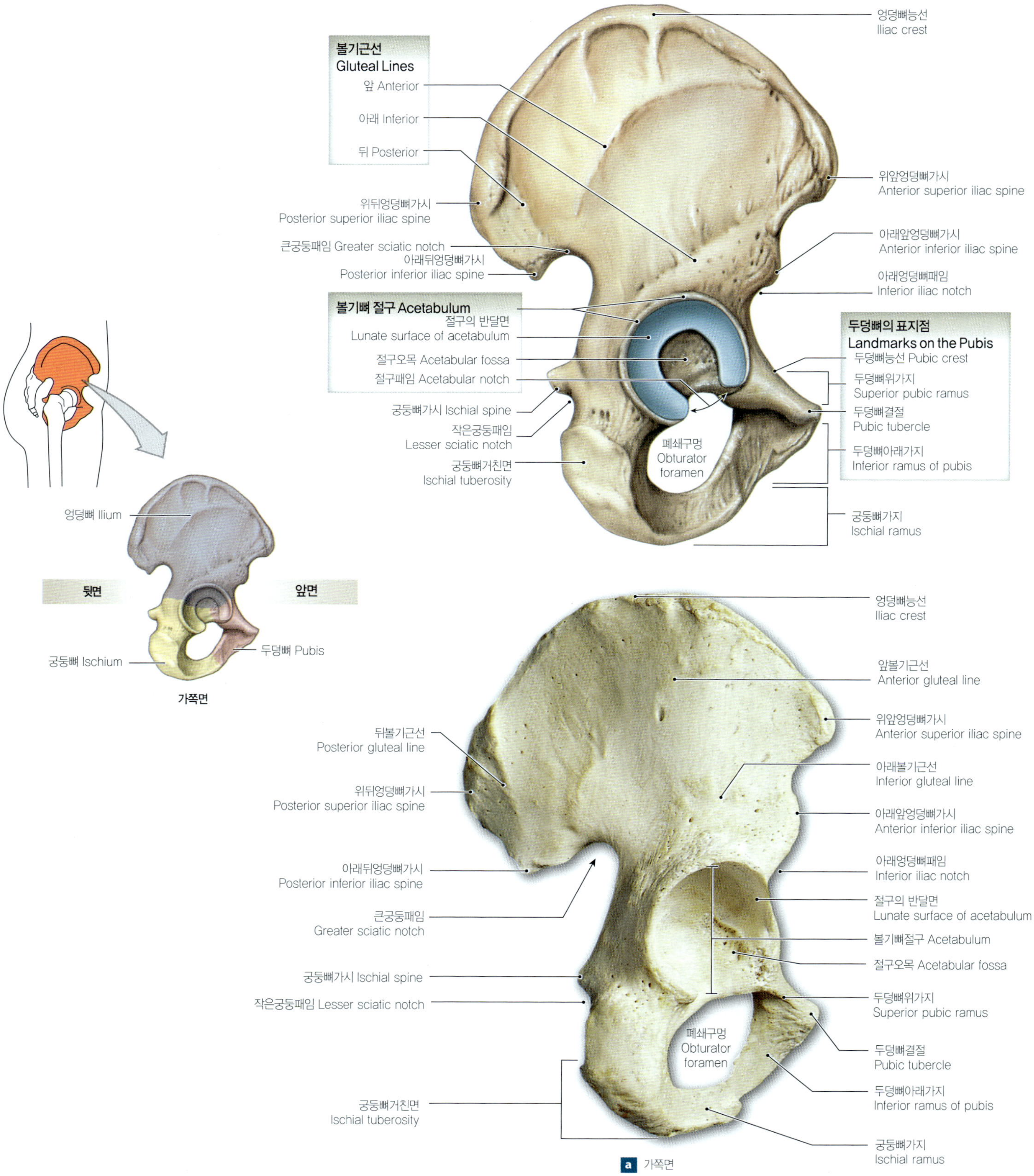

■ **그림 7.10 다리이음뼈**
다리이음뼈는 두 개의 볼기뼈로 구성된다. 각 볼기뼈는 엉덩뼈, 궁둥뼈, 두덩뼈가 융합되어 형성된다.

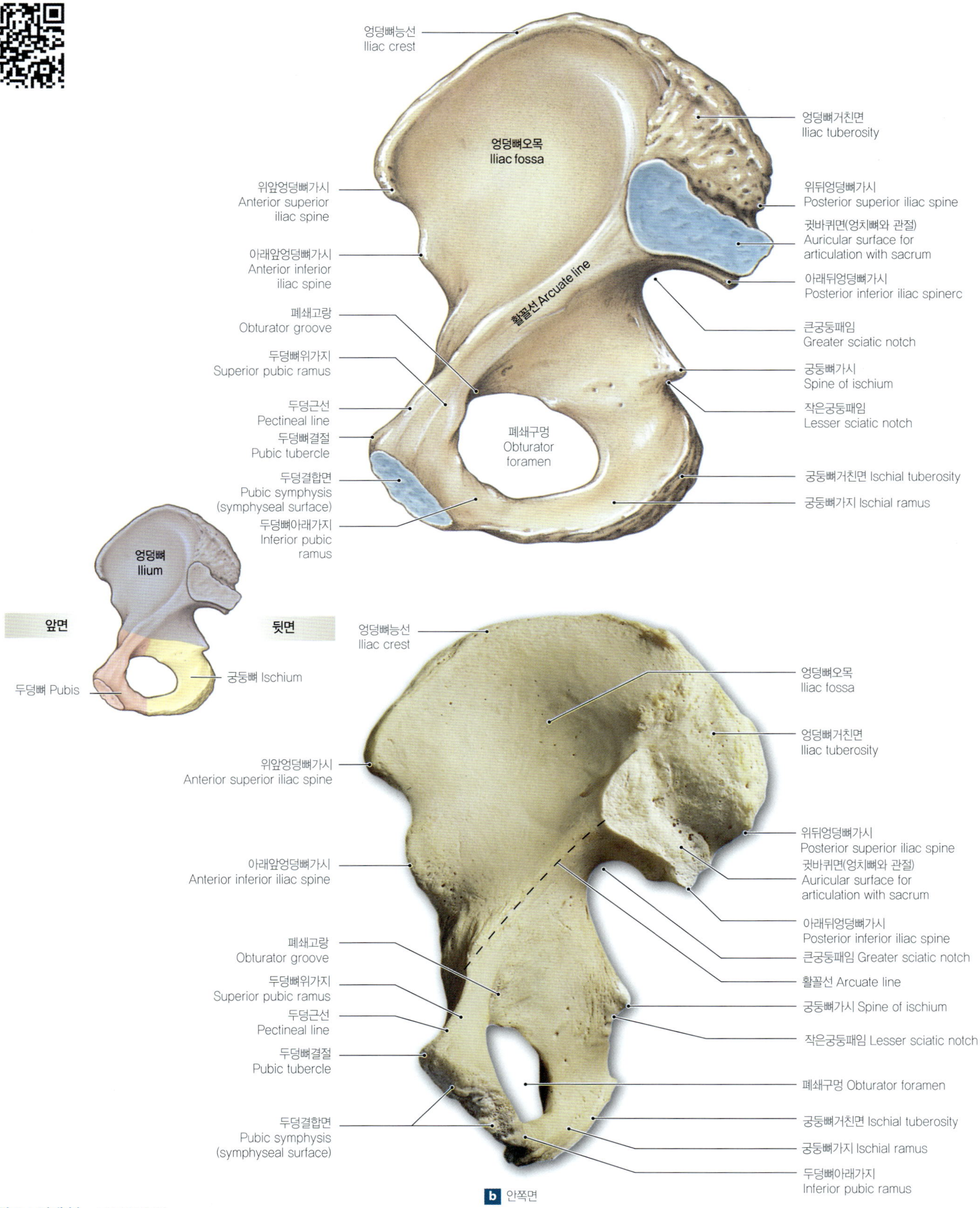

■ **그림 7.10(계속)** **다리이음뼈**

다리이음뼈는 두 개의 볼기뼈로 구성된다. 각 볼기뼈는 엉덩뼈, 궁둥뼈, 두덩뼈가 융합되어 형성된다.

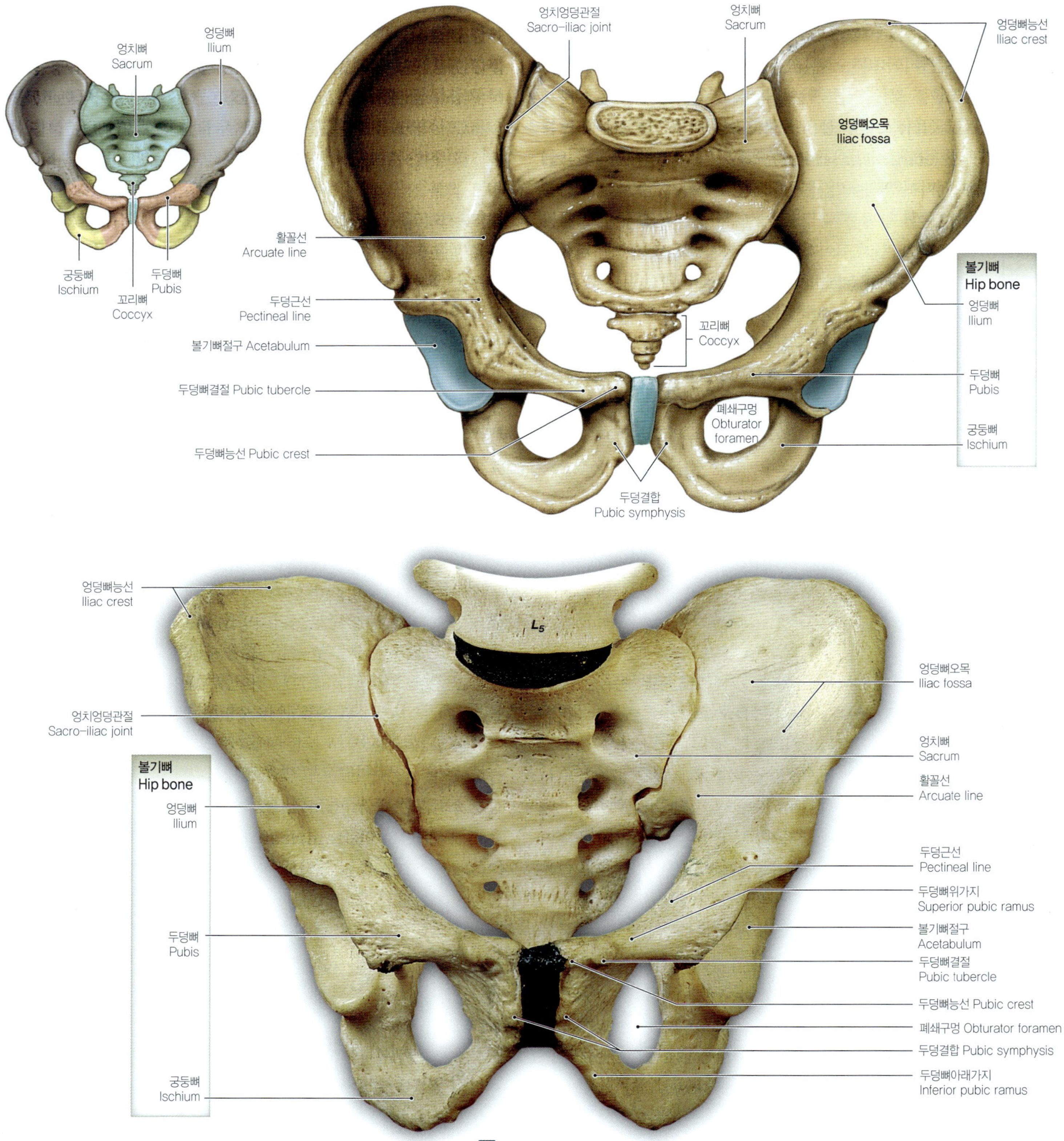

a 성인 남성골반의 앞면

■ **그림 7.11 골반**

골반은 두 개의 볼기뼈, 엉치뼈, 꼬리뼈로 구성된다.

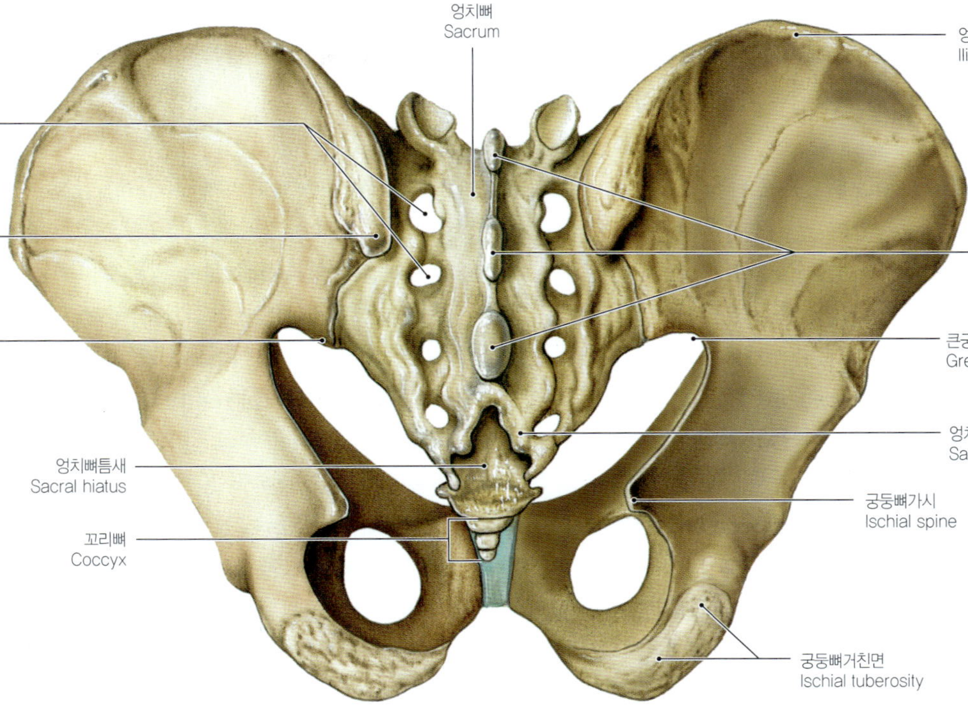

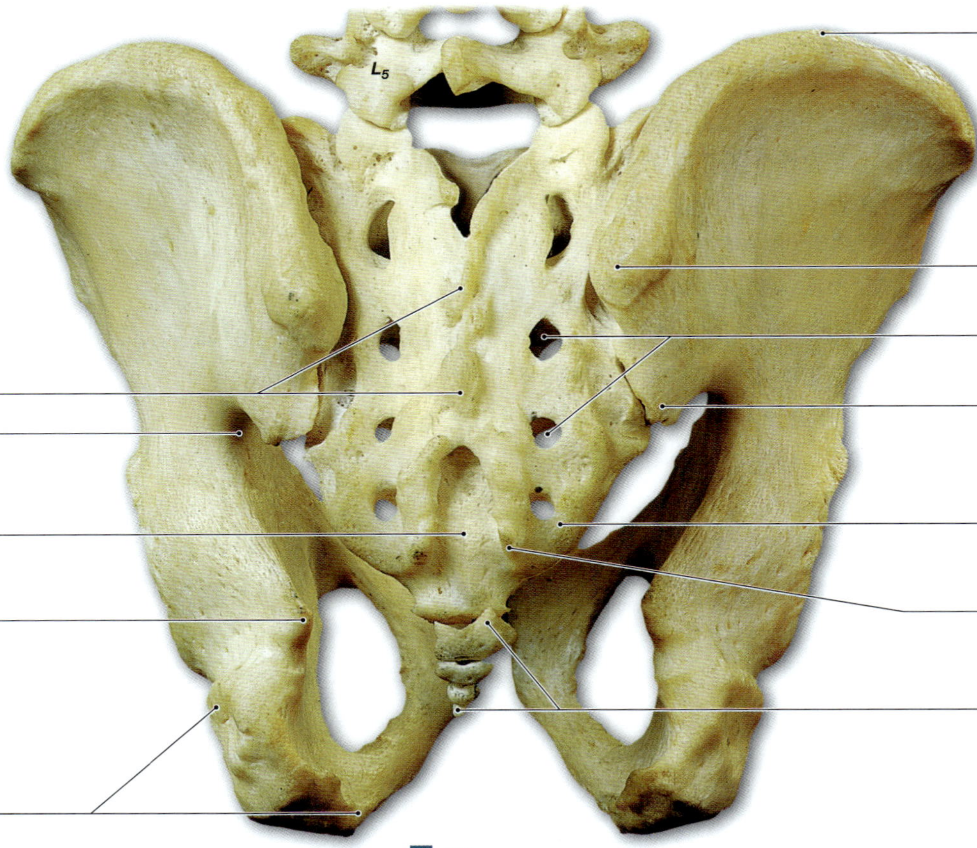

b 뒷면

■ 그림 7.11(계속) 골반

골반은 두 개의 볼기뼈, 엉치뼈, 꼬리뼈로 구성된다.

엉덩뼈의 **귓바퀴면(이상면, auricular surface)**으로 이어진다. 엉덩뼈와 엉치뼈의 귓바퀴면이 결합하여 엉치엉덩관절(천장관절, sacro-iliac joint)을 형성한다. **엉덩뼈거친면(장골조면, iliac tuberosity)**에서 일어난 인대가 이 관절을 안정화시킨다.

- 두덩뼈위가지의 안쪽면에는 **폐쇄고랑(폐쇄구, obturator groove)**이 있다. 절단면에서 폐쇄혈관과 신경을 이 고랑에서 볼 수 있다.

골반

그림 7.11은 네 개의 뼈로 이루어진 **골반(pelvis)**의 앞쪽과 뒤쪽 모습이다. 골반은 두 개의 볼기뼈, 엉치뼈, 꼬리뼈로 구성되었다. 골반은 고리 형태의 뼈로서, 볼기뼈가 앞쪽과 가쪽 부분을 형성하고, 엉치뼈와 꼬리뼈가 뒤쪽 부분을 형성한다. 광범위한 인대결합 그물이 엉치뼈의 가쪽 경계와 엉덩뼈능선, 궁둥뼈결절, 궁둥뼈가시, 엉덩두덩선(장치골선, iliopectineal line)을 연결한다. 다른 인대들은 엉덩뼈를 뒤쪽 허리뼈와 묶어준다. 이러한 상호 연결이 골반의 안정성을 높인다.

골반은 **큰골반[대골반, greater (false) pelvis]**과 **작은골반[소골반, lesser (true) pelvis]**으로 나눈다. 각각의 경계는 그림 7.12에서 볼 수 있다. 큰골반은 엉덩두덩선 위에 있는 넓은 날개 모양의 엉덩뼈로 이루어진다. 큰골반은 배안의 아래쪽에 있는 장기들을 둘러싸고 있다. 엉덩두덩선 아래의 구조물들은 골반안의 경계를 이루어 작은골반을 형성한다. 이 골반 구조물에는 엉덩뼈의 아랫부분, 두덩뼈, 궁둥뼈, 엉치뼈, 꼬리뼈가 있다. 안쪽에서 볼 때(그림 7.12b) 작은골반의 위쪽 경계는 엉치뼈의 바닥(base)에서 확장된 선으로 엉덩두덩선에서 두덩결합의 위쪽 가장자리까지 이어진다. 작은골반의 뼈 가장자리를 **골반가장자리(골반상협부, pelvic brim)**라고 한다. 골반가장자리로 둘러싸인 공간이 **위골반문(골반상구, pelvic inlet)**이다.

아래골반문(골반하구, pelvic outlet)은 골반의 아래쪽 가장자리에 의해 경계되는 구멍으로(그림 7.12a-c), 특히 꼬리뼈, 궁둥뼈결절, 그리고 두덩결합의 아랫부분으로 형성된다. 아래골반문 부분을 샅(회음, perineum)이라고 한다. 골반근육은 골반안의 바닥을 형성하고 그 속의 장기를 지지한다. 이 근육들은 10장에서 다루었다.

여성의 골반 모양은 남성의 골반과 상당히 다르다(그림 7.12d). 이러한 차이가 나는 부분적 이유는 몸의 크기와 근육량이 다르기 때문이다. 여성이 일반적으로 남성보다 근육이 적기 때문에 성인 여성의 골반은 대개 더 유연하고 가벼우며 근육이나 인대가 부착되는 곳의 두드러짐도 적다. 그 밖의 다른 차이들은 그림 7.12d에 설명한 바와 같이 출산에 적응하기 위해 변화된 것이다.

다리

다리의 뼈는 넙다리뼈, 무릎뼈, 정강뼈, 종아리뼈, 발목뼈, 발허리뼈, 그리고 발가락뼈(그림 7.9)로 이루어진다. 다리의 뼈는 주로 몸무게를 지탱하기 때문에 팔과 매우 다르다.

넙다리뼈

넙다리뼈(대퇴골, femur)는 몸에서 가장 길고 무거운 뼈이다(그림 7.13). 넙다리뼈의 먼쪽은 무릎관절에서 정강뼈와 관절한다. 몸쪽에서 넙다리뼈의 둥근 머리(head)가 골반의 절구(그림 7.9)와 관절한다. 관절을 안정시키는 인대(넙다리뼈머리인대)가 **넙다리뼈머리오목(대퇴골두와, fovea of femoral head)**에 부착된다(그림 7.13b). 넙다리뼈머리의 먼쪽인 목(neck)은 약 125°의 각도로 몸통과 연결된다. 몸통은 강하고 튼튼하지만 길이를 따라 구부러져 있다(그림 7.14a,d,e). 이러한 가쪽으로 휨이 몸무게를 지탱하고 균형을 잡는 것을 도와주고 뼈대가 약해지면 더 크게 휜다. 휜 다리는 5장에서 다룬 대사성 질환인 구루병의 특징이다.

큰돌기(대전자, greater trochanter)는 목과 몸통의 이음부분으로부터 가쪽으로 돌출되어 있다. **작은돌기(소전자, lesser trochanter)**는 넙다리뼈의 뒤쪽, 안쪽면에서 일어난다. 큰돌기와 작은돌기는 큰 힘줄들이 넙다리뼈에 부착하는 부착점이다. 넙다리뼈의 앞면 위에 있는 융기된 **돌기사이선(전자간선, intertrochanteric line)**은 관절주머니의 먼쪽 가장자리가 부착하는 곳이다(그림 7.13a,c). 이 선은 뒷면으로 이어져서 **돌기사이능선(전자간릉, intertrochanteric crest)**으로 큰돌기와 작은돌기의 아래를 통과한다(그림 7.13b,d). 돌기사이능선 아래에 안쪽의 **두덩근선(치골근선, pectineal line** 혹은 **나선선, spiral line)**과 **볼기근거친면(둔근조면, gluteal tuberosity)**은 각각 두덩근과 큰볼기근의 부착점이 된다. 두드러진 **거친선(조선, linea aspera)**은 넙다리뼈 몸통의 뒷면의 가운데를 따라서 내려간다. 이 능선은 다른 강력한 엉덩이 근육(모음근)의 부착점이 된다. 먼쪽에서 거친선은 **안쪽관절융기위능선(내측과상능, medial supracondylar ridge)**, **가쪽관절융기위능선(외측과상능, lateral supracondylar ridge)**으로 나뉘어 평평한 삼각형 모양의 **오금면(슬와면, popliteal surface)**을 형성한다. 안쪽관절융기위능선은 **안쪽위관절융기(내측상과, medial epicondyle)** 위쪽 융기부이고, 거칠게 튀어나온 **모음근결절(내전근결절, adductor tubercle)**에서 끝난다. 가쪽관절융기위능선은 **가쪽위관절융기(외측상과, lateral epicondyle)**에서 끝난다.

매끈하고 둥근 **안쪽관절융기(내측과, medial condyle)**와 **가쪽관절융기(외측과, lateral condyle)**는 일차적으로 위관절융기의 먼쪽에 위치한다. 관절융기는 넙다리뼈의 아랫면에서 앞면으로 가로질러 이어지는데 결과적으로 앞쪽에서 관절과 만나는 매끈한 관절면이 만들어진다. 이것이 무릎뼈가 미끄러지는 **무릎면(patellar surface)**이다. **융기사이오목(과간와, intercondylar fossa)**에서는 이어지지 않는다. 뒷면에서는 두 개의 관절융기가 깊은 융기사이오목에 의해 분리된다.

무릎뼈

무릎뼈(슬개골, patella)는 무릎을 펴는 근육 가운데 하나인 넙다리네갈래근(대퇴사두근, quadriceps femoris)의 힘줄 안에서 형성된 종자뼈이다. 이 뼈는 넙다리네갈래근 힘줄을 보강하고 무릎관절의 앞면을 보호하며 넙다리네갈래근의 수축력을 증가시킨다. 삼각형 모양의 무릎뼈의 앞면은 거칠고 볼록하다(그림 7.14a). 무릎뼈는 넓은 위쪽을 **바닥(base)**이라 하고 거칠고 뾰족한 아래쪽을 **꼭지(apex)**라고 한다. 거친 표면과 넓은 바닥은 넙다리네갈래

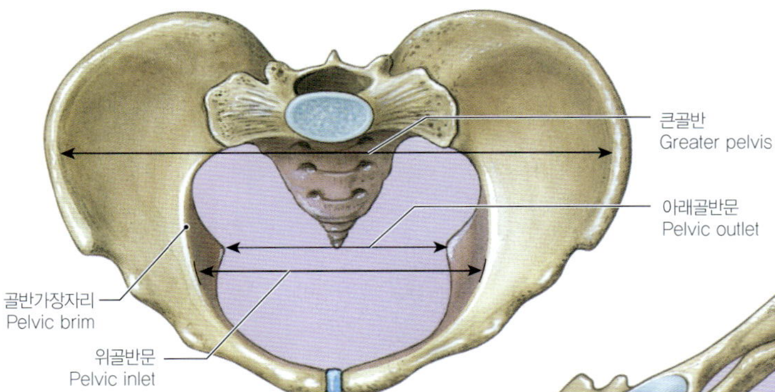

a 윗면, 남성의 위골반문과 골반가장자리를 보여준다.

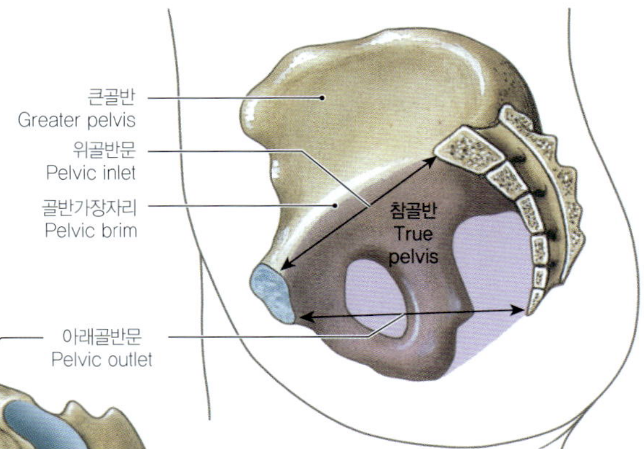

b 가쪽면, 거짓골반과 참골반의 경계를 보여줌

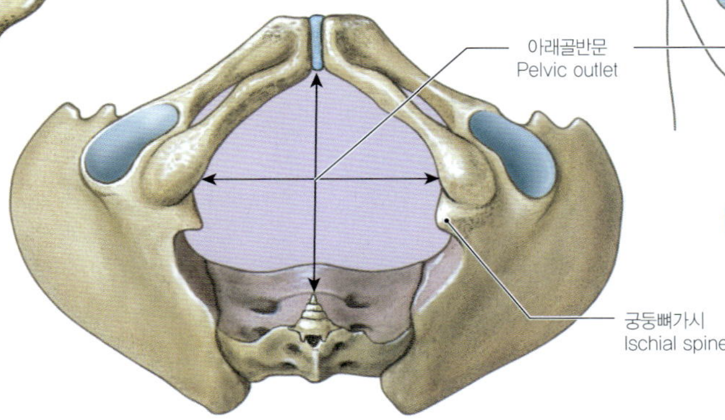

c 아랫면, 아래골반문의 경계를 보여줌

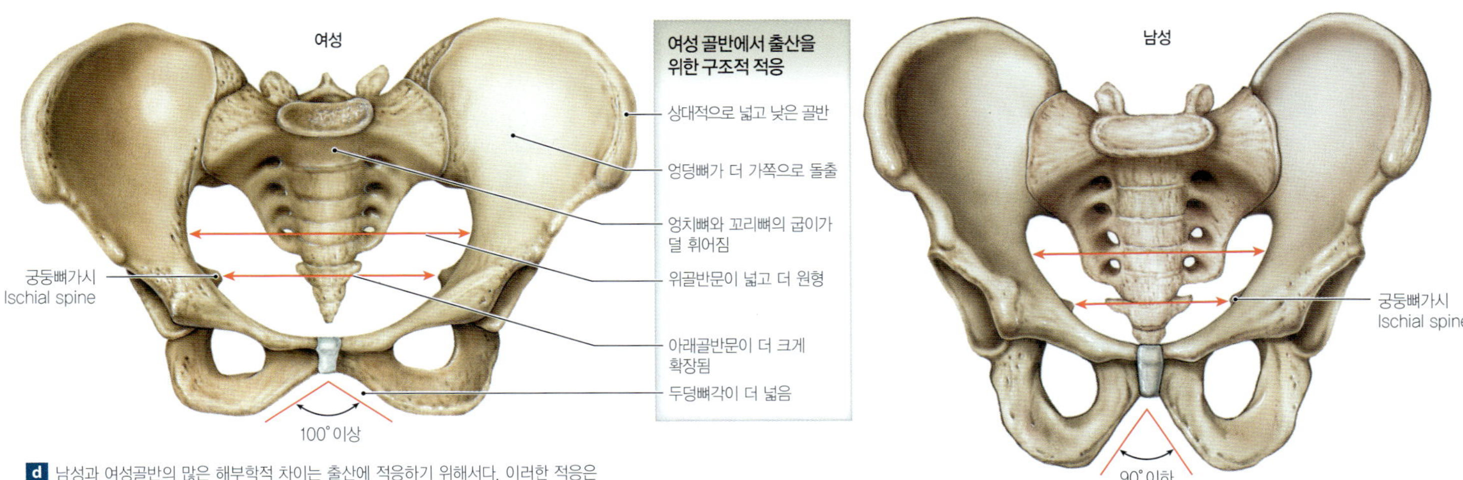

d 남성과 여성골반의 많은 해부학적 차이는 출산에 적응하기 위해서다. 이러한 적응은 발생 중인 태아의 무게와 자궁을 지지하고 분만 시 신생아가 산도를 잘 빠져 나갈 수 있도록 도와준다. 다른 차이는 뼈몸통의 크기와 근육의 양에서 차이가 있다.

■ **그림 7.12 골반의 구분 및 남성과 여성골반의 해부학적 차이**
골반은 참(작은)골반과 거짓(큰)골반으로 나눈다.

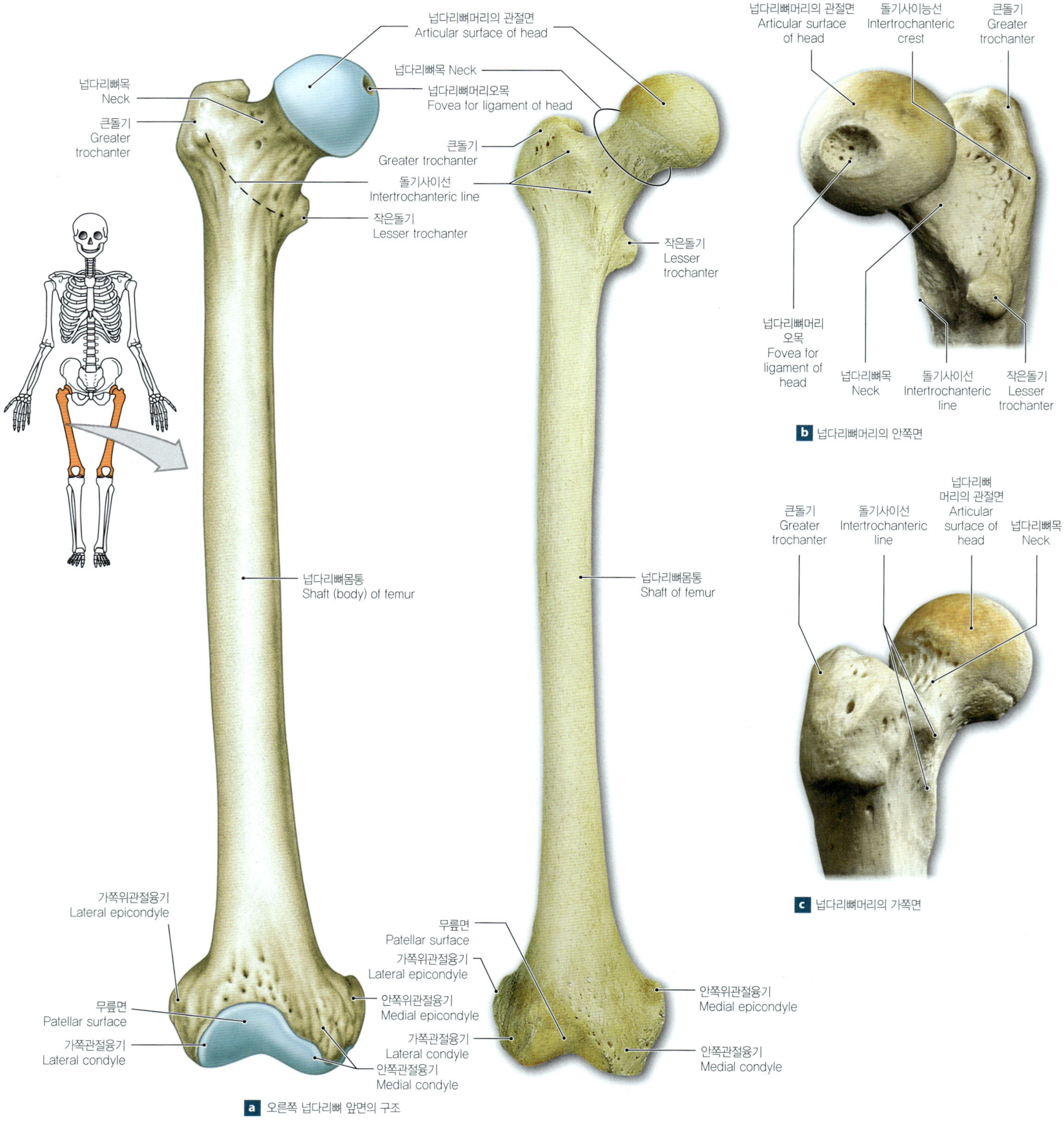
넙다리뼈머리의 관절면
Articular surface of head
넙다리뼈목
Neck
큰돌기
Greater trochanter
넙다리뼈목 Neck
넙다리뼈머리오목
Fovea for ligament of head
큰돌기
Greater trochanter
돌기사이선
Intertrochanteric line
작은돌기
Lesser trochanter
작은돌기
Lesser trochanter
넙다리뼈몸통
Shaft (body) of femur
넙다리뼈몸통
Shaft of femur
가쪽위관절융기
Lateral epicondyle
무릎면
Patellar surface
가쪽관절융기
Lateral condyle
안쪽위관절융기
Medial epicondyle
안쪽관절융기
Medial condyle
무릎면
Patellar surface
가쪽위관절융기
Lateral epicondyle
가쪽관절융기
Lateral condyle
안쪽위관절융기
Medial epicondyle
안쪽관절융기
Medial condyle
a 오른쪽 넙다리뼈 앞면의 구조
넙다리뼈머리의 관절면
Articular surface of head
돌기사이능선
Intertrochanteric crest
큰돌기
Greater trochanter
넙다리뼈머리오목
Fovea for ligament of head
넙다리뼈목
Neck
돌기사이선
Intertrochanteric line
작은돌기
Lesser trochanter
b 넙다리뼈머리의 안쪽면
큰돌기
Greater trochanter
돌기사이선
Intertrochanteric line
넙다리뼈머리의 관절면
Articular surface of head
넙다리뼈목
Neck
c 넙다리뼈머리의 가쪽면

■ 그림 7.13 넙다리뼈

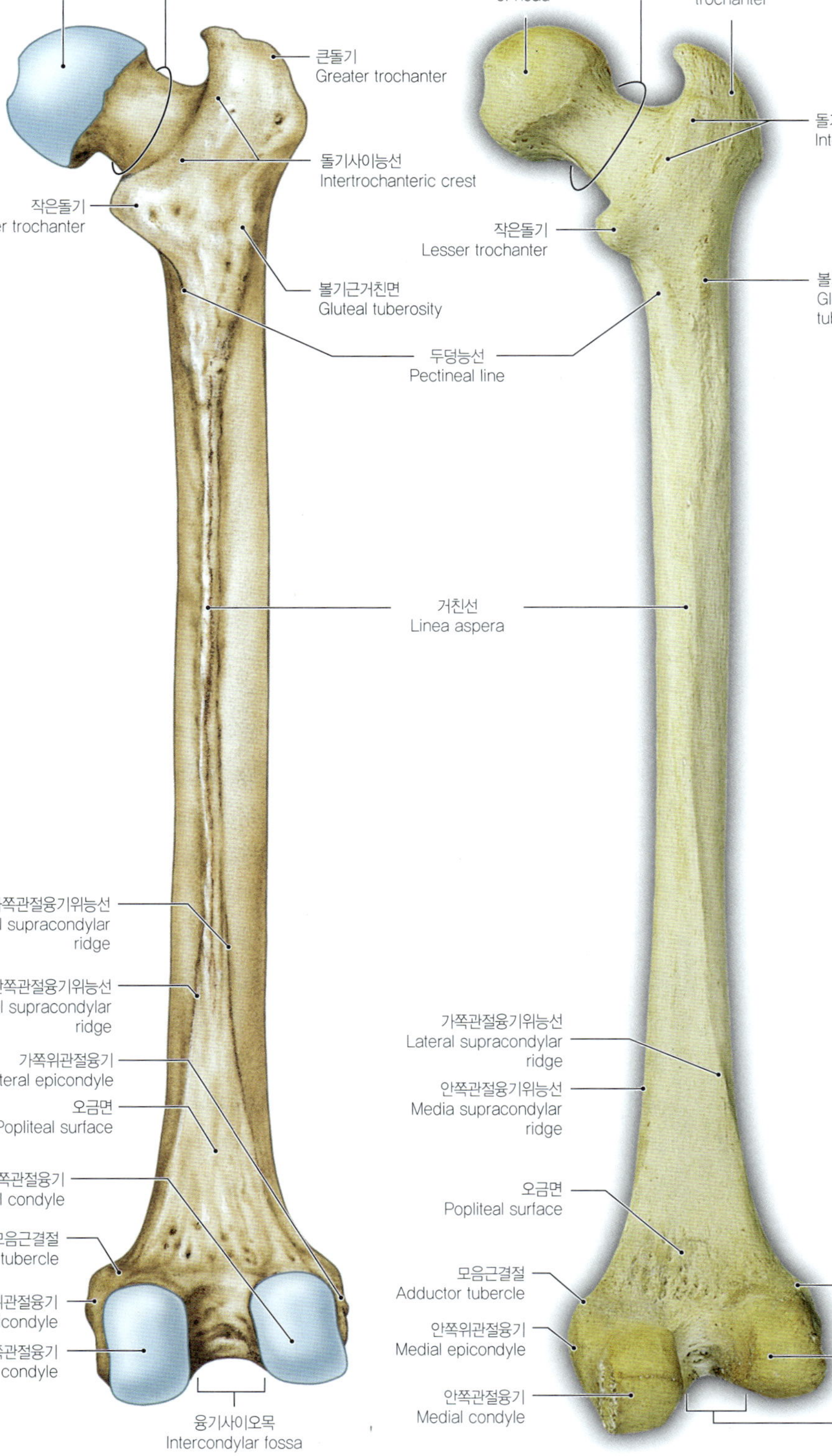

d 오른쪽 넙다리뼈 뒷면의 구조

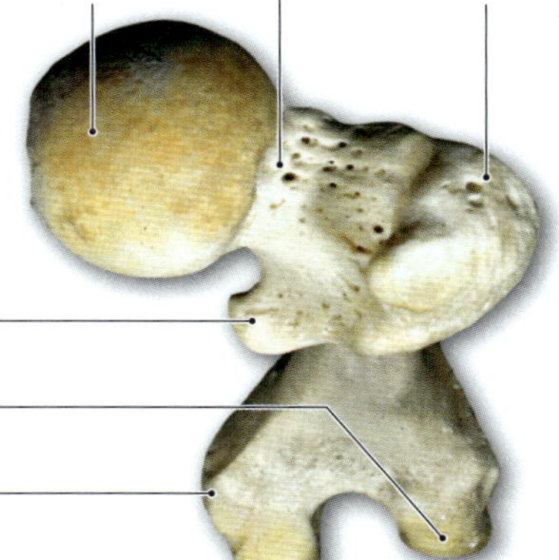

e 넙다리뼈의 윗면

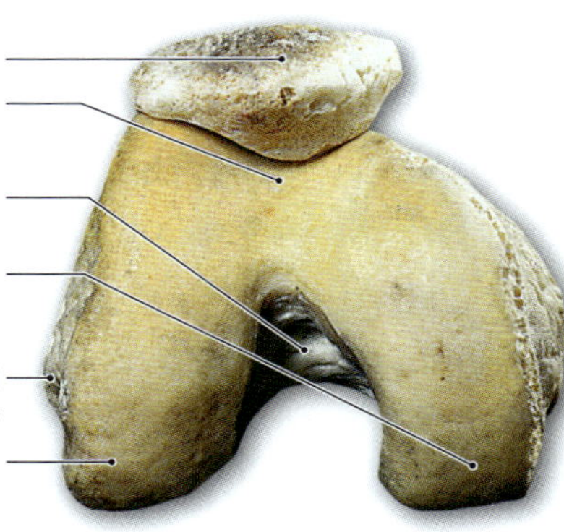

f 오른쪽 넙다리뼈 아랫면, 무릎관절을 구성하는 관절면이 보인다.

■ **그림 7.13(계속)** 넙다리뼈

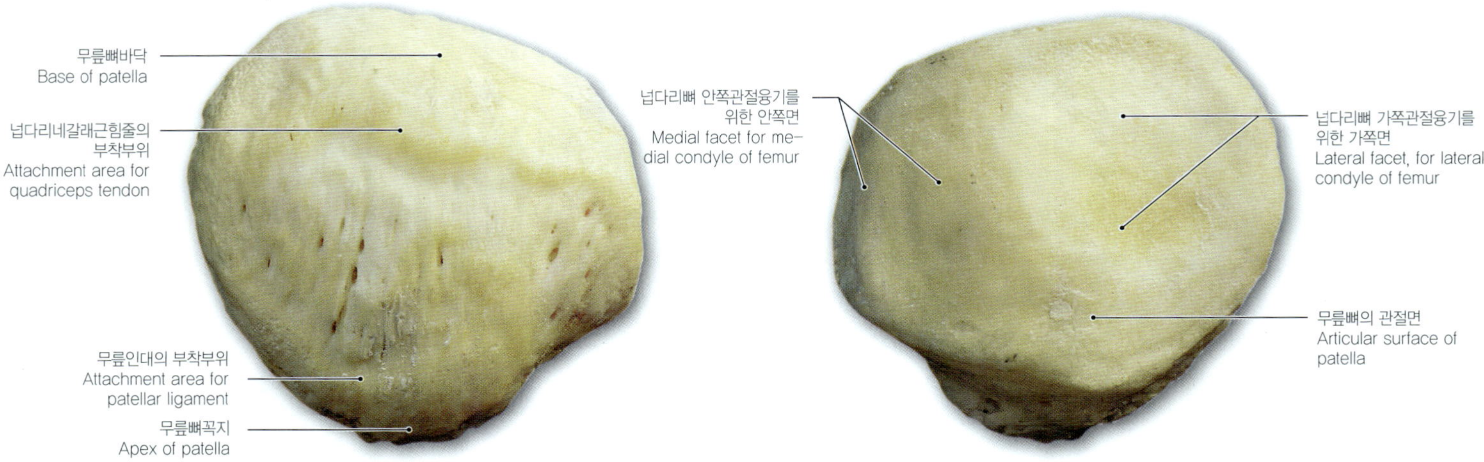

a 오른쪽 무릎뼈의 앞면 **b** 뒷면

■ **그림 7.14 무릎뼈**
넙다리네갈래근의 힘줄 내에서 형성되는 종자뼈이다.

근의 힘줄(앞과 윗면)과 무릎인대(앞과 아랫면)의 부착점이 된다. 무릎인대(patellar ligament)는 무릎뼈의 끝에서 정강뼈로 이어진다. 무릎뼈 뒷면에는 넙다리뼈의 안쪽과 가쪽관절융기와 관절하는 움푹한 두 관절면이 있다(그림 7.13a,f).

정강뼈

정강뼈(경골, tibia)는 종아리 안쪽의 큰 뼈이다(그림 7.15). 넙다리뼈의 안쪽관절융기 및 가쪽관절융기는 정강뼈 몸쪽 끝의 **안쪽** 및 **가쪽관절융기(내측** 및 **외측과, medial and lateral condyle)**와 관절을 이룬다. 가쪽관절융기가 조금 더 돌출되어 있으며, 몸쪽정강종아리관절(proximal tibiofibular joint)에서 종아리뼈와 관절을 이루는 면을 가진다. **융기사이융기(과간융기, intercondylar eminence)**는 정강뼈의 안쪽관절융기와 가쪽관절융기를 나누고(그림 7.15b,d) 두 개의 결절(tubercle; 안쪽과 가쪽)이 위치한다. 정강뼈의 앞면에는 돌출된 거친 **정강뼈거친면(경골조면, tibial tuberosity)**이 위치하는데 종아리의 피부 아래에서 쉽게 만질 수 있다. 이 거친면에는 질긴 무릎인대가 부착한다.

앞모서리(전연, anterior margin)는 정강뼈거친면의 먼쪽 끝에서 시작해서 앞쪽 정강뼈 표면을 따라 먼쪽으로 이어지는 모서리로 피부에서 만져진다. 정강뼈 몸통의 가쪽 모서리는 **뼈사이모서리(골간연, interosseous border)**라고 한다. 이곳에 섬유막이 종아리뼈의 안쪽 모서리까지 연결되어 있다. 먼쪽에서 정강뼈는 가늘어지고 안쪽 경계는 큰 돌기인 **안쪽복사(내과, medial malleolus)**에서 끝난다. 정강뼈의 아랫면(그림 7.15c)은 발목의 몸쪽 뼈인 목말뼈와 경첩관절을 형성한다. 여기서 정강뼈는 넙다리뼈로부터 받은 무게를 무릎과 발목관절을 거쳐서 발로 전달한다. 안쪽복사는 발목관절을 안쪽에서 지지하여 정강뼈가 목말뼈를 가로질러 가쪽으로 미끄러지는 것을 방지한다. 정강뼈의 뒷면에는 돌출된 **가자미근선(오금선, soleal line)**(그림 7.15d)이 있다. 이 부위에 오금근 및 가자미근과 같은 종아리근육이 부착한다.

종아리뼈

가느다란 **종아리뼈(비골, fibula)**는 정강뼈의 가쪽 모서리와 평행하게 위치한다(그림 7.15). 종아리뼈의 **머리(head)**는 정강뼈 가쪽관절융기의 아래쪽과 뒷면에서 몸쪽정강종아리관절을 이룬다. 종아리뼈의 몸통은 가늘고 안쪽에서 종아리뼈의 **뼈사이모서리(골간연, interosseous border)**부터 정강뼈의 뼈사이모서리까지 뻗어 있는 종아리뼈사이막에 의해서 정강뼈와 연결된다. 종아리뼈와 정강뼈의 몸통을 지나는 절단면(그림 7.15e)에서 정강뼈와 종아리뼈의 뼈사이모서리를 서로 연결하는 종아리의 뼈사이막을 볼 수 있다. 이 막은 두 뼈의 위치를 고정시키고 근육의 부착을 위한 추가적인 부착점을 제공한다.

종아리뼈는 무릎관절에서 제외되므로 몸무게를 발목과 발에 전달하지 않지만 근육의 부착에 있어서 중요한 부위이다. 게다가 종아리뼈의 먼쪽 끝은 가쪽에서 발목관절을 지지한다. 이 종아리뼈의 돌기 즉 **가쪽복사(외과, lateral malloulus)**는 정강뼈가 목말뼈 위에서 안쪽으로 미끄러지는 것을 방지함으로써 발목관절을 안정화시킨다.

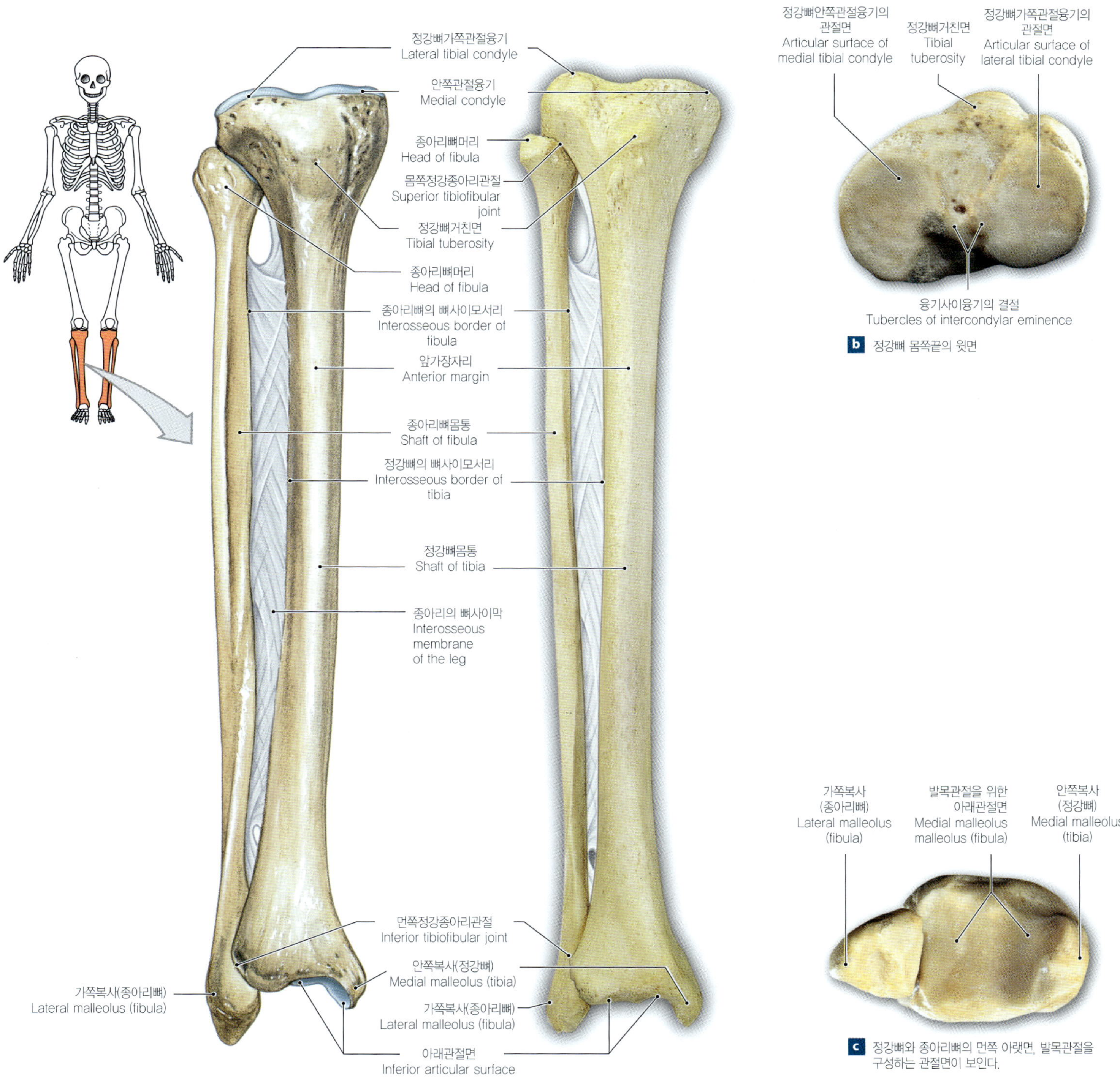

a 오른쪽 정강뼈와 종아리뼈의 앞면

b 정강뼈 몸쪽끝의 윗면

c 정강뼈와 종아리뼈의 먼쪽 아랫면, 발목관절을 구성하는 관절면이 보인다.

■ 그림 7.15 정강뼈와 종아리뼈

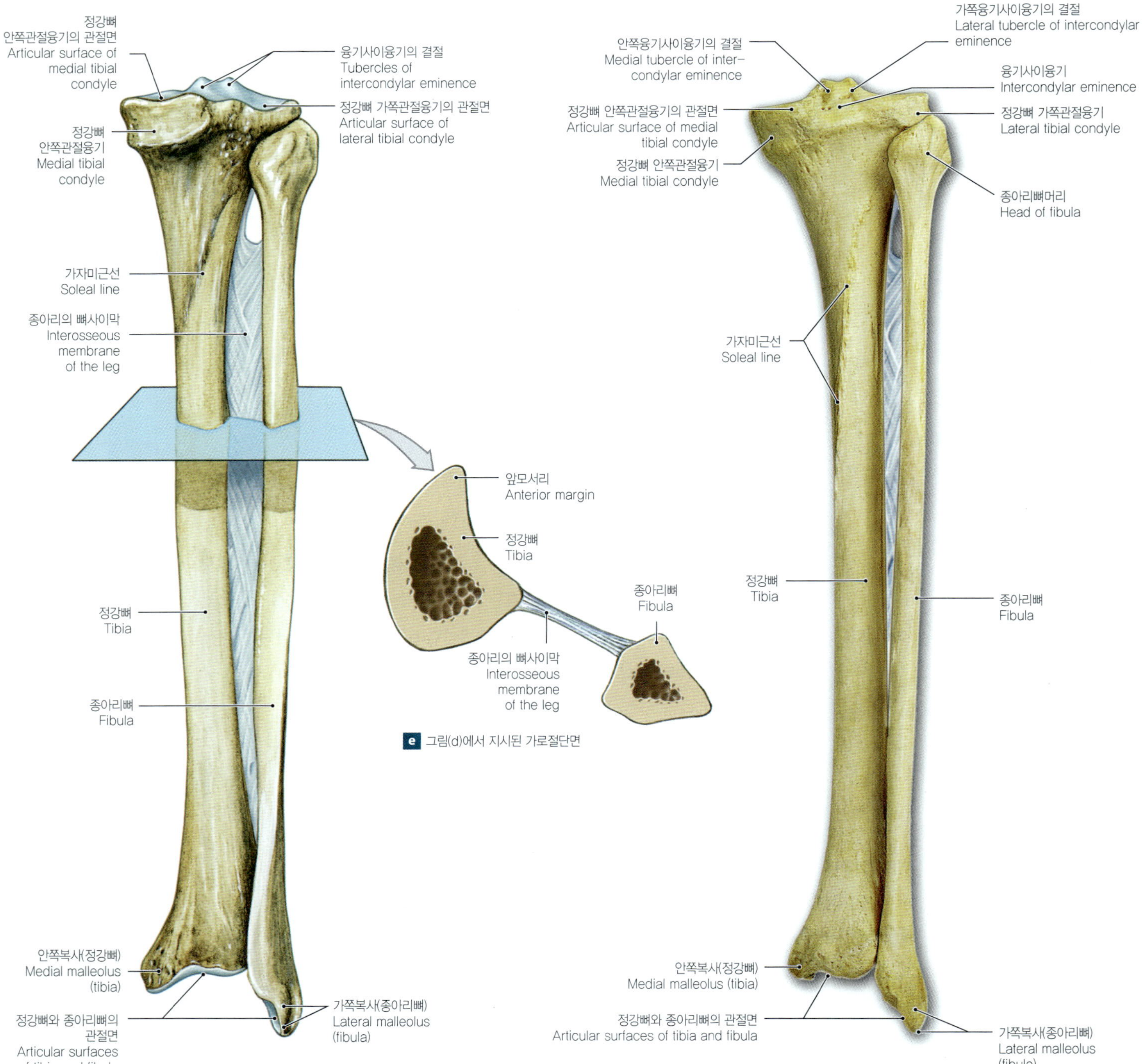

e 그림(d)에서 지시된 가로절단면

d 오른쪽 정강뼈와 종아리뼈의 뒷면

■ **그림 7.15(계속)** 정강뼈와 종아리뼈

발목뼈

발목(족근, tarsus)은 7개의 **발목뼈(족근골, tarsal bone)**로 구성된다: 목말뼈, 발꿈치뼈, 입방뼈, 발배뼈, 그리고 세 개의 쐐기뼈(그림 7.16).

- **목말뼈(거골, talus)**는 발에서 두 번째로 큰 뼈이다. 이 뼈는 몸무게를 정강뼈에서 앞쪽의 발끝으로 전달한다. 주된 발목의 관절은 목말뼈와 정강뼈 사이에서 이루어진다. 여기에는 **목말뼈도르래(거골활차, trochlea)**의 매끄러운 윗면이 포함된다.

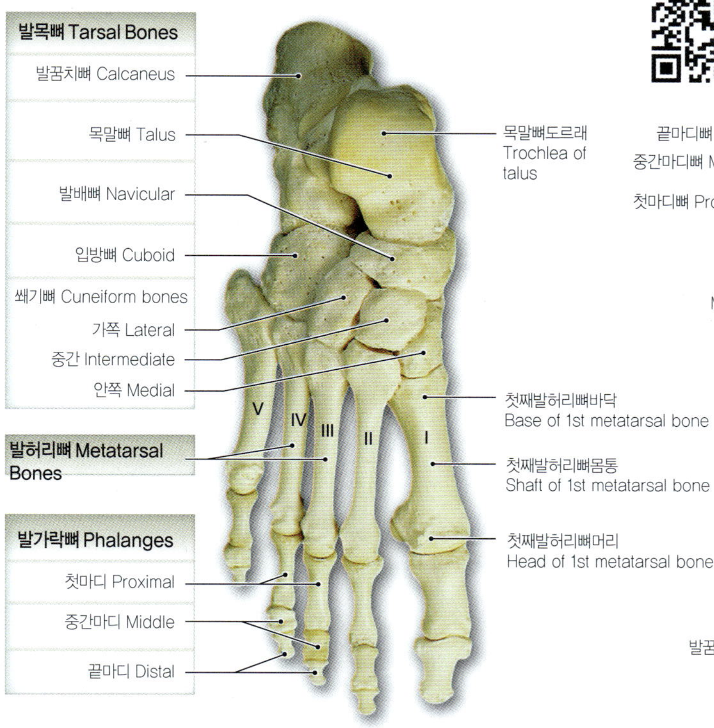

a 오른쪽 발뼈의 윗면. 몸무게를 발꿈치와 발바닥으로 전달하는 발목뼈의 방향에 주목한다.

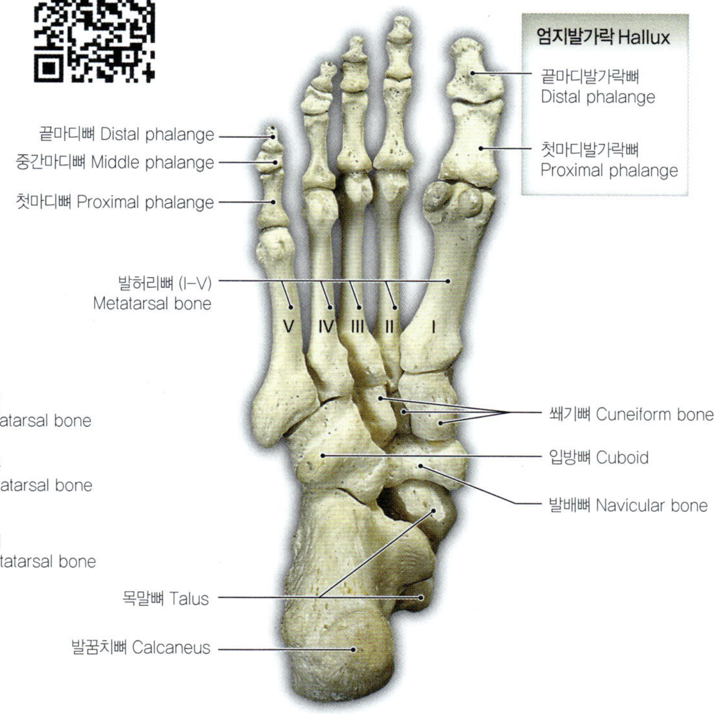

b 아랫면(발바닥)

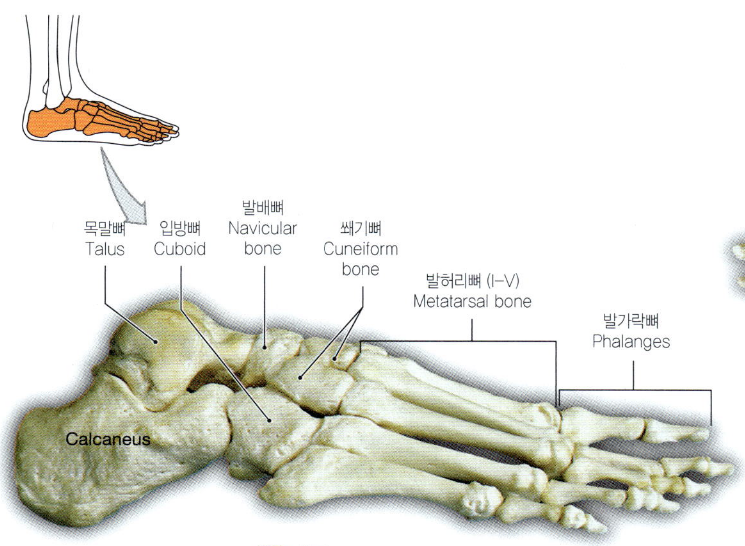

c 가쪽면

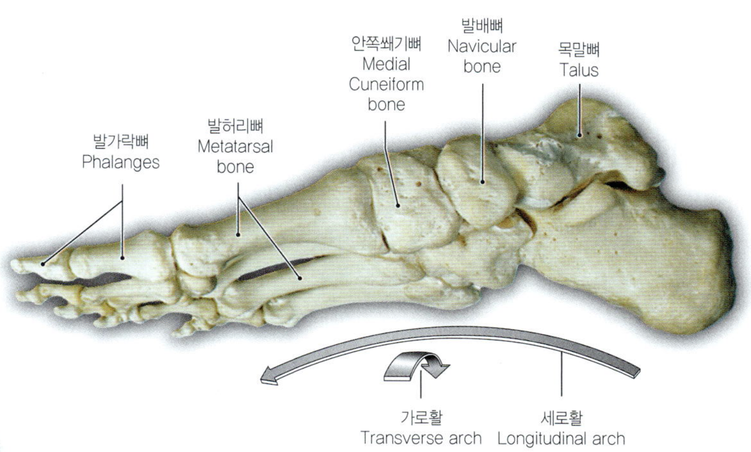

d 안쪽면, 세로활과 가로활의 방향과 발목뼈의 위치관계를 보여준다.

■ **그림 7.16 발목과 발의 뼈**

도르래의 가쪽, 안쪽면으로 확장된 부분이 가쪽복사(종아리뼈) 및 안쪽복사(정강뼈)와 관절한다. 목말뼈의 거친 가쪽면에서 정강뼈와 종아리뼈에 연결되는 인대가 일어나서 발목관절을 안정화시킨다.

- **발꿈치뼈(종골, calcaneus)**는 가장 큰 발목뼈로 쉽게 만져진다. 정상적으로 서 있을 때 몸무게의 대부분은 정강뼈로부터 목말뼈, 발꿈치뼈, 지면의 순서로 전달된다. 발꿈치뼈의 뒷면은 거칠고 손잡이 모양으로 돌출되어 있다. 이곳은 강한 장딴지근(calf muscle)에서 일어나는 발꿈치힘줄(calcaneal tendon 또는 Achilles tendon, 아킬레스건)의 부착점이다. 이 근육들은 발끝으로 섰을 때 뒤꿈치를 세워서 땅으로부터 발바닥을 들어올린다. 발꿈치뼈의 위쪽과 앞면은 다른 발목뼈들과 관절을 이루는 매끄러운 관절면을 형성한다.
- **입방뼈(입방골, cuboid)**는 발꿈치뼈의 앞쪽, 가쪽면과 관절한다.
- **발배뼈(주상골, navicular)**는 발목의 안쪽에 있으며 목말뼈의 앞면과 관절을 이룬다. 발배뼈의 먼쪽면은 세 개의 쐐기뼈와 관절한다.
- 세 개의 **쐐기뼈(설상골, cuneiform bones)**는 쐐기 모양의 뼈로 서로 관절을 이루며 한 줄로 배열되어 발배뼈의 앞에 위치한다. 이 뼈들은 위치에 따라서 **안쪽쐐기뼈(내측설상골, medial cuneiform)**, **중간쐐기뼈(중간설상골, intermediate cuneiform)**, **가쪽쐐기뼈(외측설상골, lateral cuneiform bone)**라고 한다. 몸쪽에서 쐐기뼈들은 발배뼈의 앞면과 관절한다. 또한 가쪽쐐기뼈는 입방뼈의 안쪽면과도 관절한다. 입방뼈의 먼쪽면과 쐐기뼈의 먼쪽면은 발의 발허리뼈와 관절한다.

발허리뼈와 발가락뼈

발허리뼈(중족골, metatarsal bone)는 다섯 개의 긴 뼈로 발의 발허리(metatarsus)를 이룬다(그림 7.16). 발허리뼈는 안쪽으로부터 가쪽으로 발바닥을 가로질러 로마숫자 I–V로 번호를 매겨 구분한다. 몸쪽에서 처음 세 개의 발허리뼈와 세 개의 쐐기뼈가 관절을 이루고 그 다음 두 개의 발허리뼈는 입방뼈와 관절을 이룬다. 먼쪽에서 각각의 발허리뼈는 각기 다른 첫마디뼈와 관절한다. 발허리뼈는 서고, 걷고, 달릴 때 몸무게를 지지하는 것을 돕는다.

14개의 **발가락뼈(지골, phalange)**는 손가락의 손가락뼈와 같은 해부학적 구조를 가지고 있다. **엄지발가락(무지, hallux)**은 두 개의 발가락뼈(첫마디뼈, 끝마디뼈)로 구성되며 나머지 다른 네 개의 발가락은 각각 세 개의 발가락뼈(첫마디뼈, 중간마디뼈, 끝마디뼈)로 구성된다.

발바닥활(arch of the foot) 발바닥활은 두 개의 대조되는 일을 위해 존재한다. 첫째, 발은 걷거나 뛰는 동안 변화하는 지면에 적응하면서 동시에 몸무게를 지탱해야 한다. 이렇게 하기 위해서는 지면의 윤곽에 적응하면서 충격을 완화할 수 있을 만큼 활이 유연해야 한다. 둘째, 발은 서 있는 동안에 몸무게를 지지할 수 있을 만큼 안정된 지지대의 기능을 해야 한다. 이를 위해서 발바닥활은 몸무게를 발 구석구석으로 분배하는 고정된 지렛대 역할을 해야 한다.

체중의 이동은 발바닥의 **세로활(종족궁, longitudinal arch)**을 따라 일어난다(그림 7.16d). 인대와 힘줄은 발꿈치뼈를 발허리뼈의 먼쪽 부분에 묶어서 활을 유지한다. 정상적으로 서 있을 때 발의 가쪽은 몸무게의 대부분을 지탱한다. 세로활의 발꿈치뼈 부분은 안쪽의 목말뼈 부분보다 굽힘이 덜하다. 또한 목말뼈 부분의 세로활은 발꿈치뼈 부분보다 탄력성이 더 좋다. 결과적으로 안쪽 발바닥면은 지면보다 높고 발의 아래쪽에 공급되는 혈관, 근육, 신경은 발허리뼈와 지면 사이에 눌려지지 않는다. 또한 이 탄력성은 갑작스런 체중부하의 변화로 인한 충격을 흡수하는 것을 도와준다. 예를 들어, 발레나 달리기를 할 때 생기는 압력은 세로활의 탄력성 때문에 충격이 완화된다. 발의 안쪽과 가쪽의 만곡의 차이 때문에 **가로활(횡족궁, transverse arch)**이 형성된다. 편평발(flatfeet)이라고 알려진 상태는 정상적인 활이 없어지거나 혹은 전혀 형성되지 않은 것이다. 이런 사람들은 먼 거리를 걸을 수 없다.

정상적으로 서 있을 때, 몸무게는 발꿈치뼈와 발허리뼈의 먼쪽 끝 사이에 고르게 분산되어 있다. 앞쪽으로 옮겨지는 무게는 발의 위치와 몸무게의 위치에 따라 달라진다. 발꿈치로 땅을 팔 때처럼 발을 발등굽힘하는 동안에는 모든 몸무게가 발꿈치뼈에 쏠린다. 발바닥굽힘과 "발끝으로 서 있기(standing on tiptoe)"를 할 때 목말뼈와 발꿈치뼈에서 발허리뼈와 발가락뼈쪽으로 몸무게가 더 이동된다.

7.2 개념확인

1	☐	볼기뼈를 구성하는 세 개의 뼈는?
2	☐	종아리뼈는 무릎관절에 포함되지 않고 굽혀지지도 않는다. 그러나 골절이 되면 걷기가 힘들어지는 이유는 무엇 때문인가?
3	☐	10살 된 아이가 집에서 뒷걸음질하며 점프를 하다가 오른쪽 발꿈치로 착지하여 골절이 되었다. 어떤 뼈가 골절이 되었을까?
4	☐	남성골반과 여성골반의 차이점을 세 가지 이상 기술하라.
5	☐	발등굽힘을 하는 동안 몸무게는 어디에 가장 많이 실리는가? 발바닥굽힘을 하는 동안에는 어디에 몸무게가 가장 많이 실리는가?

7.3 뼈대계통에서의 개인적 차이

사람의 뼈대에 관한 전반적인 연구를 통해 개인에 대한 중요한 정보를 밝힐 수 있다. 예를 들어, 머리뼈와 같은 뼈대계통에는 인종에 따라 특징적인 차이점이 있으며 다양한 능선의 발달 상태와 뼈의 질량을 통해 근육의 발달 정도를 측정할 수 있다. 치아 상태와 골절 치료의 흔적과 같은 구체적 사항들이 개인의 병력에 대한 정보를 제공할 수 있다. 성별과 나이는 표 7.1과 표 7.2에서 보듯이 측정의 기본이 되는 두 가지 중요한 항목이다. 표 7.1은 남성과 여성 뼈대의 특징적인 차이를 보여준다. 그러나 모든 뼈에서 특징이 나타나는 것은 아니다. 머리뼈, 머리뼈의 용량, 뼈의 생김새에 나타나는 일반적인 특징 등의 여러 가지 차이점은 평균적인 몸의 크기, 근육량 및 근육의 강도의 차이를 반영한다. 나이에 따른 뼈대계통의 일반적인 변화를 표 7.2에 요약되어 있다. 이 변화가 3개월부터 시작하여 어떻게 계속되는지 주의 깊게 관찰하기 바란다. 예를 들어, 뼈끝연골의 융합은 약 3세에 시작한다. 반면에 정상적인 뼈대계통에서 뼈기질의 무기물 성분의 감소와 같은 퇴행성 변화는 30~45세까지 시작되지 않는다.

V 7.3 개념확인

1 ☐ 남성과 여성의 뼈대를 구분하는 데 도움을 주는 뼈대의 세 부위와 세 가지 특징을 열거하라.

발생학적 요약

팔다리뼈대의 성장에 관한 요약은 28장을 참고한다.

임상노트

여성과 스포츠손상

여성이 스포츠의료진으로 많이 참여하므로 남성보다 여성에서 스포츠손상을 초래하는 빈도가 증가하고 있다. 여성에서 운동손상의 발병률의 증가는 골반구조의 성적인 차이, 남성과 비교하여 여성의 신장 길이에 비해 다리가 짧기 때문으로 생각하고 있다(표 7.1 참고).

부정렬증후군(miserable alignment)은 여성 운동선수에게서 많이 발생하는 스포츠손상이다. 부정렬증후군의 여성 환자는 (1) 걷거나 뛸 때 발이 안쪽으로의 움직임이 증가하고, (2) 편평발 발병률이 증가하며, (3) 걷거나 뛸 때 무릎뼈에 가해지는 힘이 증가하며, (4) 넙다리뼈가 안쪽으로 회전되는 경우가 발생한다. 이러한 인자들은 정강뼈와 종아리뼈에 피로골절의 발병률을 증가시키고 무릎뼈의 손상과 같은 다리의 손상을 일으킨다.

무릎넙다리통증증후군(patellofemoral pain syndrome)은 넙다리뼈의 무릎뼈면과 무릎뼈에 힘이 가해질 때 발생하여 부정렬증후군을 초래한다. 이 증상은 다리를 움직일 때 넙다리뼈의 무릎뼈면 내에서 무릎뼈가 비정상적으로 움직이게 한다. 달리기나 점프를 할 때와 같이 무게가 가해지는 운동을 할 때 무릎뼈 아래에서 통증을 느끼게 된다. 이러한 증상은 무릎관절내 구조물이나 무릎뼈와 관련된 다른 스포츠손상과는 흔히 별개로 진단한다.

피로골절(stress fracture)은 흔히 뼈주사(bone scan)로 진단하며, 달리기할 때나 점프할 때 뼈에 반복적으로 힘이 가해질 때 초래된다. 운동에 의해 비정상적인 월경주기를 나타내는 여성 운동선수에게서 피로골절의 발병률이 증가한다는 이론이 있지만 정상적인 월경주기를 갖고 있는 여성 운동선수에게서 피로골절의 발병률이 증가한다는 어떤 이론도 설득력이 없다.

표 7.1 성인뼈대의 성별 차이

부위/모양	남성	여성
머리뼈 SKULL		
일반적인 외형 General appearance	무겁고 표면이 거침	가볍고 표면이 부드러움
이마 Forehead	비스듬	수직
동굴 Sinus	큼	작음
머리뼈 Cranium	대략 평균 10% 더 큼	대략 10% 더 작음
아래턱뼈 Mandible	크고 튼튼함	가볍고 작음
치아 Teeth	큼	작음
골반 PELVIS		
일반적인 외형 General appearance	좁고, 튼튼하고, 더 무겁고, 더 거친 표면	넓고, 가볍고, 더 부드러운 표면
위골반문 Pelvic inlet	심장 모양	둥근 타원형
엉덩뼈오목 Iliac fossa	깊음	얕음
엉덩뼈 Ilium	더 수직적, 더 위로 확장	덜 수직적, 엉치엉덩관절 위로 덜 확장
두덩뼈결합(pubic symphysis)의 아래쪽각도	90° 이하	100° 이상
볼기뼈절구 Acetabulum	가쪽 방향	가쪽뿐만 아니라 약간 앞쪽으로도 향함
폐쇄구멍 Opturator foramen	타원형	삼각형
궁둥뼈가시 Ischial spine	안쪽을 가리킴	뒤쪽을 가리킴
엉치뼈 Sacrum	길고 좁은 삼각 모양, 두드러진 엉치곱이	넓고 짧은 삼각 모양, 덜 굽어진 엉치곱이
꼬리뼈 Coccyx	앞쪽을 가리킴	아래쪽을 가리킴
다른 뼈대요소 OTHER SKELETAL ELEMENTS		
뼈무게 Bone weight	무거움	가벼움
뼈표지 Bone marking	더 두드러짐	덜 두드러짐

임상노트

발목과 발에 관련된 문제들

발바닥활은 대개 태어날 때부터 존재한다. 그러나 종종 정상적으로 발달하지 못하는 경우도 있다. **선천성 발끝모음조막발증(선천성 내반첨족, congenital talipes equinovarus, clubfoot)**은 비정상적인 근육의 발달로 인해서 성장하는 뼈와 관절이 뒤틀리는 병이다. 한쪽 발 또는 양쪽 발 모두 그럴 수 있고 정도도 다양하다. 대부분의 경우, 정강뼈, 관절, 발등이 영향을 받는데 가로활이 비대해지거나 발이 안쪽이나 가쪽으로 돌아가기도 한다. 양쪽 발에 모두 이상이 생기면 발바닥이 마주보게 된다. 이러한 경우는 1,000명 중 2명 정도 발생하는데 일반적으로 여성보다 남성이 거의 두 배 정도 많다. 유아기에 석고붕대나 다른 지지대를 사용하여 신속하게 처리하면 상태를 완화시킬 수 있고, 수술을 필요로 하는 경우는 절반에 미치지 않는다.

편평발(flatfeet)은 가로활이 없어지거나 발달하지 않은 것이다. 편평발은 힘줄과 인대의 탄력성이 떨어지거나 늘어나서 생긴다. 성인의 40% 이상은 편평발이지만 통증이 없다면 치료를 필요로 하지 않는다. 발바닥활이 비정상적으로 형성된 사람들은 대부분 발허리뼈 손상으로 고생한다. 비만이나 오랜 시간 서 있거나 걷는 직업을 가진 사람은 이러한 질병이 생길 수 있다. 아이들은 매우 활동적인 관절과 탄력성 있는 인대를 가지고 있어서 대부분 유연하면서 편평한 발을 가지고 있다. 아이들은 서 있을 때만 발이 편평해 보이고 발끝으로 서 있거나 앉아 있을 때는 활이 나타난다. 대부분의 경우에 이러한 증상은 성장함에 따라 사라진다.

갈퀴발(취조족, clawfeet)은 근육의 이상으로 생긴다. 갈퀴발을 가진 사람들은 발바닥굽힘이 발등굽힘을 압도하기 때문에 안쪽 세로활이 비대해진다. 그 원인은 근육의 퇴화나 신경마비가 원인이 되고 나이가 들어감에 따라 점점 악화되는 경향이 있다.

정상적인 관절이나 발도 일상적인 활동 중에 다양한 스트레스를 받는다. **염좌(sprain)**란 일부 아교섬유가 찢어져서 인대가 늘어나는 것이다. 인대의 기능은 유지되고 관절의 구조는 영향을 받지 않는다. 발목염좌의 가장 흔한 원인은 강한 안쪽 번짐 때문에 가쪽 인대가 늘어나는 것이다. 냉찜질은 일반적으로 부기를 내리는 데 이용된다. 휴식과 지지를 통한 관절 치료로 대략 3주 정도면 치료된다.

더 심각한 경우에는 전체 인대가 찢어지거나 인대와 가쪽복사 사이의 연결이 너무 강해서 인대 대신에 뼈가 부러지기도 한다. 일반적으로 끊어진 인대보다 부러진 뼈가 더 효율적으로 빨리 치료된다. 이런 경우에는 탈구가 동반되기도 한다.

무용수 골절(dancer's fracture)은 다섯째발허리뼈의 몸쪽 부분이 부러진 것이다. 대개 몸무게 전체가 세로활에 지지되는 경우에 발생한다. 활의 안쪽 부분으로부터 덜 탄력적인 가쪽 부분으로 갑작스런 중심이동이 다섯째발허리뼈를 골절시킨다.

표 7.2 나이에 따른 뼈대의 변화

부위/모양위치/구조	변화양상	나이
일반적인 뼈대 GENERAL SKELETON		
뼈기질 Bony Matrix	무기질량의 감소	30~45세에서 시작; 45~65세 사이에 남성과 여성의 차이가 나타난다; 65세 이후의 감소는 남녀 모두 비슷하다.
표지 Marking	크기와 거칠기 감소	나이가 증가함에 따라서 그리고 근육의 강도와 양이 감소함에 따라서 점차 감소
머리뼈 SKULL		
숫구멍 Fontanel	닫힘	2세 때 완성
이마봉합 Frontal suture	융합	2~8세
뒤통수뼈 Occipital bone	뼈되기중심의 융합	1~6세
붓돌기 Styloid process	관자뼈와 융합	12~16세
목뿔뼈 Hyoid bone	전체 뼈되기 및 융합	25~30세 또는 이보다 늦다.
치아 Teeth	"유치(baby teeth)"의 상실; 영구치의 출현; 큰어금니의 이돋이	25장(소화기계)에서 자세하게 다룬다.
아래턱뼈 Mandible	치아 상실; 뼈 질량의 감소; 턱뼈패임의 각도 변화	나이가 들수록 빨라진다(60세).
척추뼈 VERTEBRAE		
굽이 Curvature	주요 굽이의 출현	3개월~10세(그림 6.19)
척추사이원반 Intervertebral disc	크기 감소; 높이에 기여하는 비율의 감소	나이가 들수록 빨라진다(60세).
긴뼈 LONG BONE		
뼈끝연골 Epiphyseal cartilage	융합	개별 뼈에 따라서 범위가 다르다. 그러나 일반적인 분석은 대략적인 나이를 결정할 수 있다(3~7세, 15~22세 등).
팔이음뼈와 다리이음뼈 PECTORAL AND PELVIC GIRDLE		
뼈끝연골 Epiphyseal cartilage	융합	긴뼈보다는 좁은 범위에서 약간 중복된다(14~16세, 16~18세, 22~25세).

임상용어

무용수 골절(dancer's fracture) 다섯째발허리뼈의 골절로 몸쪽의 관절 주위에서 발생한다.
선천성 발끝모음조막발증(선천성 내반첨족, congenital talipes equinovarus) 한쪽 발 또는 양쪽 발에 영향을 미치는 선천적 기형이다. 이차적으로 비정상적인 신경근육의 발달을 일으킨다.
염좌(sprain) 아교섬유가 찢어져서 인대가 늘어났을 때 발생한다. 완전히 찢어지지 않으면 인대는 기능을 유지하고 관절의 구조도 영향을 받지 않는다.
편평발(flatfeet) 가로활의 소실 또는 부재

핵심정리

개요

- 팔다리뼈대는 팔뼈와 다리뼈 및 이를 지지하고 몸통에 연결하는 팔이음뼈와 다리이음뼈로 구성된다(그림 7.1).

7.1 팔이음뼈와 팔

- 팔(상지)은 어깨뼈와 빗장뼈로 구성되는 팔이음뼈를 통해 몸통과 관절한다(그림 7.2~7.5).

팔이음뼈

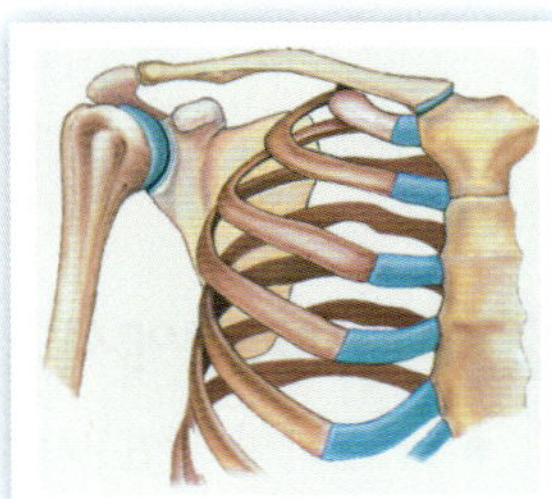

- 빗장뼈와 어깨뼈는 어깨관절의 위치를 결정하고, 팔의 운동을 도와주며, 근육의 부착점을 제공한다(그림 7.1).
- 빗장뼈는 복장뼈자루와 어깨뼈의 봉우리 사이에 있는 S자 모양의 뼈로 팔이음뼈와 몸통뼈대 사이를 유일하게 직접 연결한다(그림 7.3/7.4/7.5/12.2/12.10).
- 어깨뼈는 어깨뼈의 관절오목에서 위팔뼈머리와 관절을 이루며 이를 오목위팔관절(어깨관절)이라고 한다. 어깨뼈돌기인 부리돌기와 봉우리는 어깨관절을 이루는 인대와 힘줄이 붙는다. 봉우리는 봉우리빗장관절에서 빗장뼈와 관절을 이룬다. 봉우리는 어깨뼈의 뒷면을 가로지르는 어깨뼈가시로 이어진다(그림 7.5/12.2b/12.10).

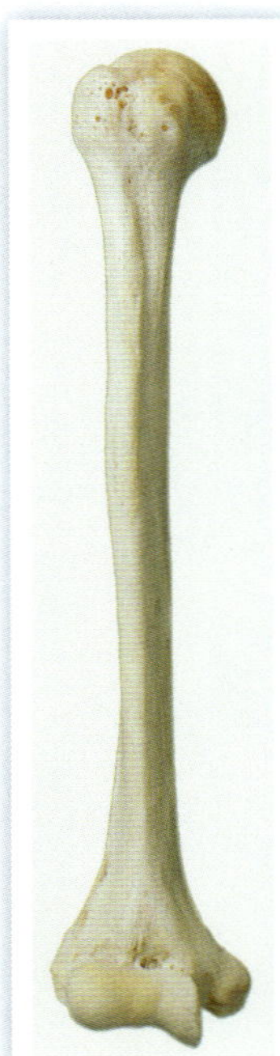

팔

- 위팔뼈는 어깨뼈의 관절오목과 관절을 이룬다. 어깨의 관절주머니는 위팔뼈의 해부목의 먼쪽에 붙는다. 두 개의 두드러진 돌기인 큰결절과 작은결절은 근육이 붙는 중요한 장소이다. 다른 두드러진 표면적 특징으로 어깨세모근의 부착점인 어깨세모근거친면, 가쪽의 작은머리와 안쪽의 도르래로 나뉜 관절 구역인 관절융기, 노신경이 지나가는 노신경고랑 그리고 여러 근육이 붙는 안쪽위관절융기와 가쪽위관절융기가 있다(그림 7.2/7.6/7.7).
- 먼쪽 위팔뼈는 자뼈, 그리고 노뼈와 관절한다. 도르래는 갈고리오목에서부터 팔꿈치오목까지 이어진다(그림 7.6).
- 자뼈와 노뼈는 아래팔에 평행하게 위치한 뼈이다. 위팔뼈의 팔꿈치오목은 팔꿉관절을 뻗은(폄) 상태에서 자뼈의 팔꿈치머리를 받아들이고 갈고리오목은 팔꿉관절을 접은(굽힘) 상태에서 갈고리돌기를 받아들인다(그림 7.2/7.7).
- 손목의 손목뼈는 몸쪽줄과 먼쪽줄로 이루어진다. 가쪽에서 안쪽으로, 몸쪽열은 손배뼈, 반달뼈, 세모뼈, 콩알뼈로 이루어진다. 먼쪽열은 큰마름뼈, 작은마름뼈, 알머리뼈, 갈고리뼈로 이루어진다(그림 7.8).

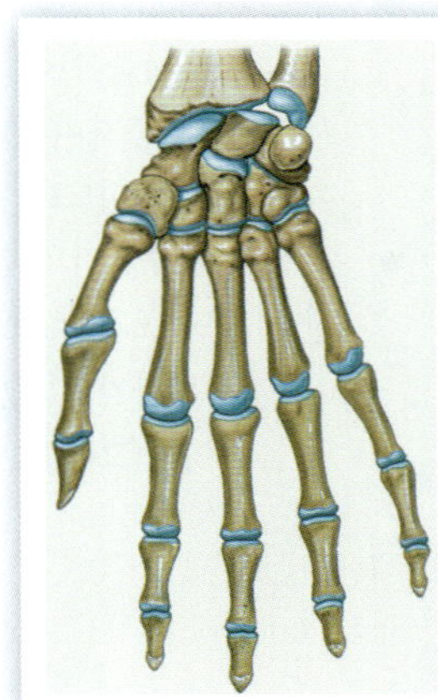

- 다섯 개의 손허리뼈는 먼쪽 손목뼈와 관절한다. 먼쪽에서 손허리뼈는 손가락뼈와 관절한다. 손가락 네 개에는 세 개의 손가락뼈로 구성되며, 첫째손가락(엄지)에는 두 개의 손가락뼈로 구성된다(그림 7.8).

7.2 다리이음뼈와 다리

다리이음뼈

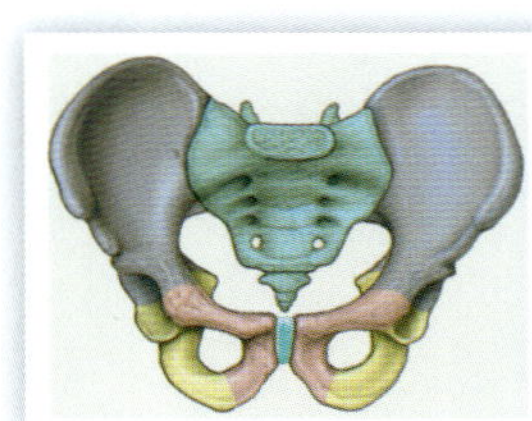

- 다리이음뼈는 엉덩관절뼈 또는 무명뼈라고도 불리는 두 개의 볼기뼈로 이루어졌다. 각 볼기뼈는 엉덩뼈, 궁둥뼈, 두덩뼈가 결합되어 형성된다(그림 7.9/7.10).
- 엉덩뼈는 볼기뼈 중에서 가장 큰 뼈이다. 볼기뼈절구 안에서 엉덩뼈는 뒤쪽의 궁둥뼈, 앞쪽의 두덩뼈와 결합한다. 두덩결합은 좌우 볼기뼈 사이의 움직임을 제한한다(그림 7.10/7.11/7.12/

12.3/12.14).

- 골반은 두 개의 볼기뼈, 엉치뼈, 꼬리뼈로 구성된다. 골반은 다시 큰골반과 작은골반으로 나뉘며 작은골반은 골반안을 에워싼다(그림 7.11/7.12).

다리

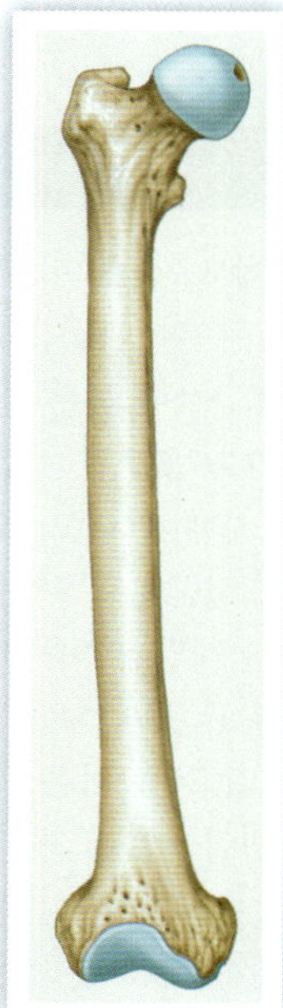

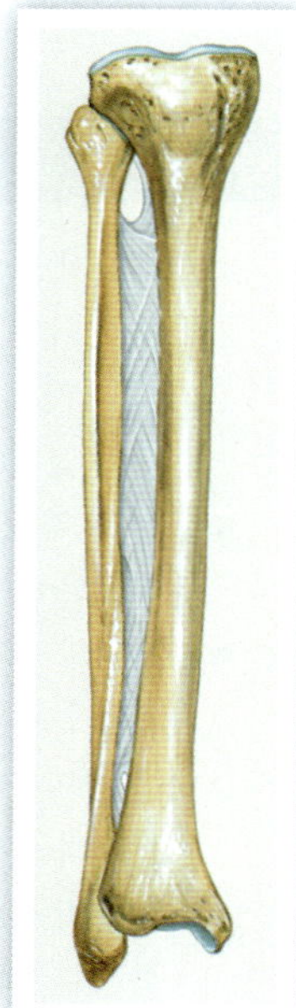

- 넙다리뼈는 몸에서 가장 긴 뼈이다. 둥근 넙다리뼈머리는 볼기뼈절구에서 골반과 관절하고, 넙다리뼈의 먼쪽 끝의 안쪽관절융기, 가쪽관절융기는 무릎관절에서 정강뼈와 관절한다. 넙다리뼈의 큰돌기와 작은돌기는 큰 인대가 부착하는 넙다리뼈머리 부근의 돌출된 부분이다(그림 7.9/7.13).
- 무릎뼈는 넙다리네갈래근의 힘줄 안에서 형성된 종자뼈이다. 무릎인대는 무릎뼈에서 정강뼈거친면까지 뻗어 있다(그림 7.13f/7.14/12.7a).
- 정강뼈는 종아리의 안쪽에 위치한 큰 뼈이다. 정강뼈의 두드러진 거친면 표지 부위로는 정강뼈거친면, 앞모서리, 뼈사이모서리, 안쪽복사가 있다. 안쪽복사는 발목관절의 안쪽을 지지하는 큰 돌기이다(그림 7.15/12.7).
- 종아리뼈는 정강뼈 가쪽의 가느다란 뼈이다. 무릎 아래에서 종아리뼈머리는 정강뼈 가쪽관절융기의 아래쪽, 약간 뒤쪽과 관절한다. 종아리뼈의 돌기인 가쪽복사는 정강뼈가 목말뼈의 안쪽 방향으로 가로지르는 움직임을 방지함으로써 발목관절을 안정시킨다(그림 7.15/12.7).
- 발목은 7개의 발목뼈로 구성된다. 목말뼈 도르래의 부드러운 윗면은 정강뼈 및 종아리뼈와 관절한다. 도르래의 부드러운 면이 안쪽과 가쪽으로 확장되어 안쪽복사 및 가쪽복사와 관절한다. 정상적으로 섰을 때 몸무게의 대부분은 발꿈치뼈로 전해지고, 나머지는 발허리뼈로 전해진다(그림 7.16).

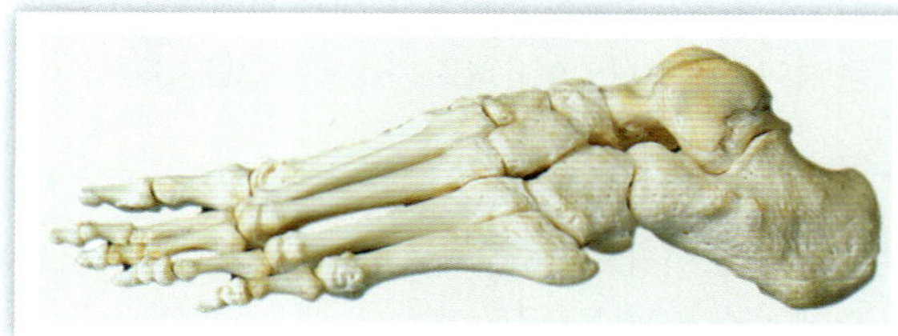

- 발의 발허리뼈와 발가락뼈의 기본적인 구성은 손의 손허리뼈 및 손가락뼈와 같다(그림 7.16).
- 몸무게의 이동은 발의 세로활과 가로활을 따라 이뤄진다(그림 7.16).

7.3 뼈대계통에서의 개인적 차이

- 사람의 뼈대 연구를 통해 인종, 병력, 성별, 신체 크기, 근육량, 나이와 같은 중요한 정보를 알 수 있다(표 7.1/7.2).
- 나이와 관련된 변화와 현상들은 뼈대계통에서 많이 나타난다. 이러한 변화는 대략 3세에서 시작하여 일생 동안 계속된다(표 7.1/7.2).

단원 연습문제

For answers, see the blue Answers tab at the back of the book.

단계 1. 정의와 용어

가장 근접한 항목에 대하여 짝을 지으시오.

1. 어깨 ☐
2. 엉덩이 ☐
3. 어깨뼈 ☐
4. 도르래 ☐
5. 자패임 ☐
6. 볼기뼈 ☐
7. 큰돌기 ☐
8. 안쪽복사 ☐
9. 발꿈치 ☐
10. 발가락 ☐

a. 정강뼈
b. 팔이음뼈
c. 노뼈
d. 발가락뼈
e. 다리이음뼈
f. 넙다리뼈
g. 가시아래오목
h. 발꿈치뼈
i. 엉덩뼈
j. 위팔뼈

11. 아래에 있는 그림은 어깨뼈를 가쪽에서 본 모습이다. 다음의 구조를 아래 그림에서 찾아 표시하시오.
   - 봉우리
   - 관절오목
   - 부리돌기
   - 어깨뼈가시

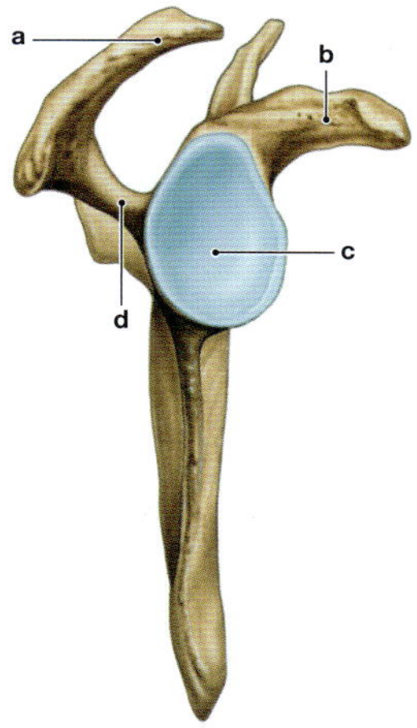

12. 어깨뼈와 관절하는 넓고, 상대적으로 편평한 빗장뼈 부위는?
   (a) 복장끝
   (b) 원뿔인대결절
   (c) 봉우리끝
   (d) 갈비뼈거친면

13. 아래 그림은 자뼈의 몸쪽끝을 가쪽에서 본 모습이다. 다음의 구조를 아래 그림에서 찾아 표시하시오.
   - 자뼈거친면
   - 팔꿈치머리
   - 노패임
   - 갈고리오목

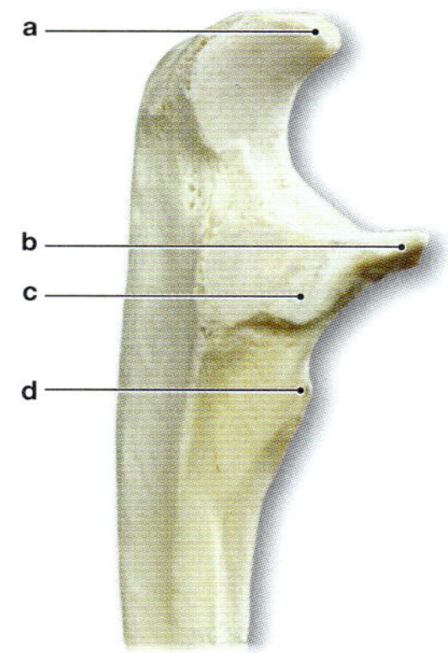

14. 발목의 가쪽에서 손으로 만질 수 있는 튀어나온 부분은?
   (a) 가쪽복사
   (b) 가쪽관절융기
   (c) 정강뼈거친면
   (d) 가쪽위관절융기

15. 인체의 무게를 견디기 적합하게 하는 다리이음뼈의 구조적인 특징은?
   (a) 무거운 뼈
   (b) 안정적인 관절
   (c) 제한된 범위의 움직임
   (d) 위 사항 모두(동일 관절에서)

16. 다음 중 손목뼈가 아닌 것은?
   (a) 손배뼈
   (b) 갈고리뼈
   (c) 입방뼈
   (d) 세모뼈

17. 아래 그림은 골반을 가쪽에서 본 모습이다. 다음의 구조를 아래 그림에서 찾아 표시하시오.
   - 아래뒤엉덩뼈가시
   - 위앞엉덩뼈가시
   - 두덩뼈위가지
   - 앞볼기근선

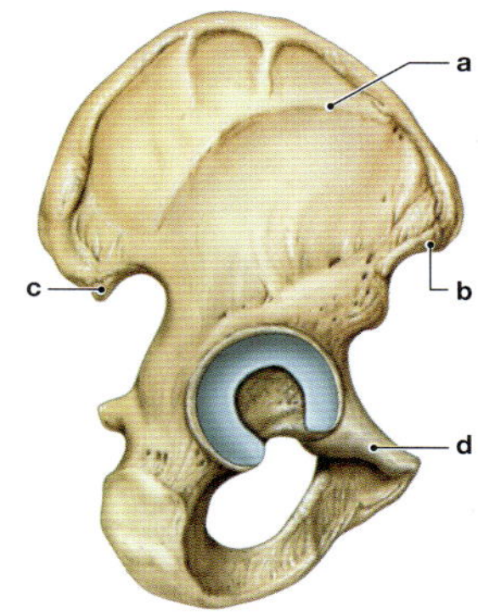

18. 노뼈의 ____________은/는 손목관절이 안정되도록 돕는다.
   (a) 팔꿈치머리
   (b) 갈고리돌기
   (c) 붓돌기
   (d) 노뼈거친면

단계 2. 개념정리

1. 뼈대의 나이를 결정하는데 있어서 어떤 정보가 유용한가?
2. 세로활의 적당한 구부러짐을 유지하는 것은 왜 중요한가?
3. 빗장뼈의 골절은 흔한가?

4. 발과 발목으로의 무게 전달에 정강뼈는 관련되나 왜 종아리뼈는 왜 그렇지 않은가?

5. 자뼈 팔꿈치머리의 기능은 무엇인가?

6. 몸무게는 어떻게 발허리뼈로 전해지는가?

단계 3. 종합적 사고

1. 왜 뼈엉성증을 앓는 사람은 어깨보다 골반이 더 잘 부러져서 고생하기 쉬운가?

2. 법의학자들은 숲에서 발견된 뼈대의 일부가 여성의 것인지 남성의 것인지 어떻게 결정할 수 있는가?

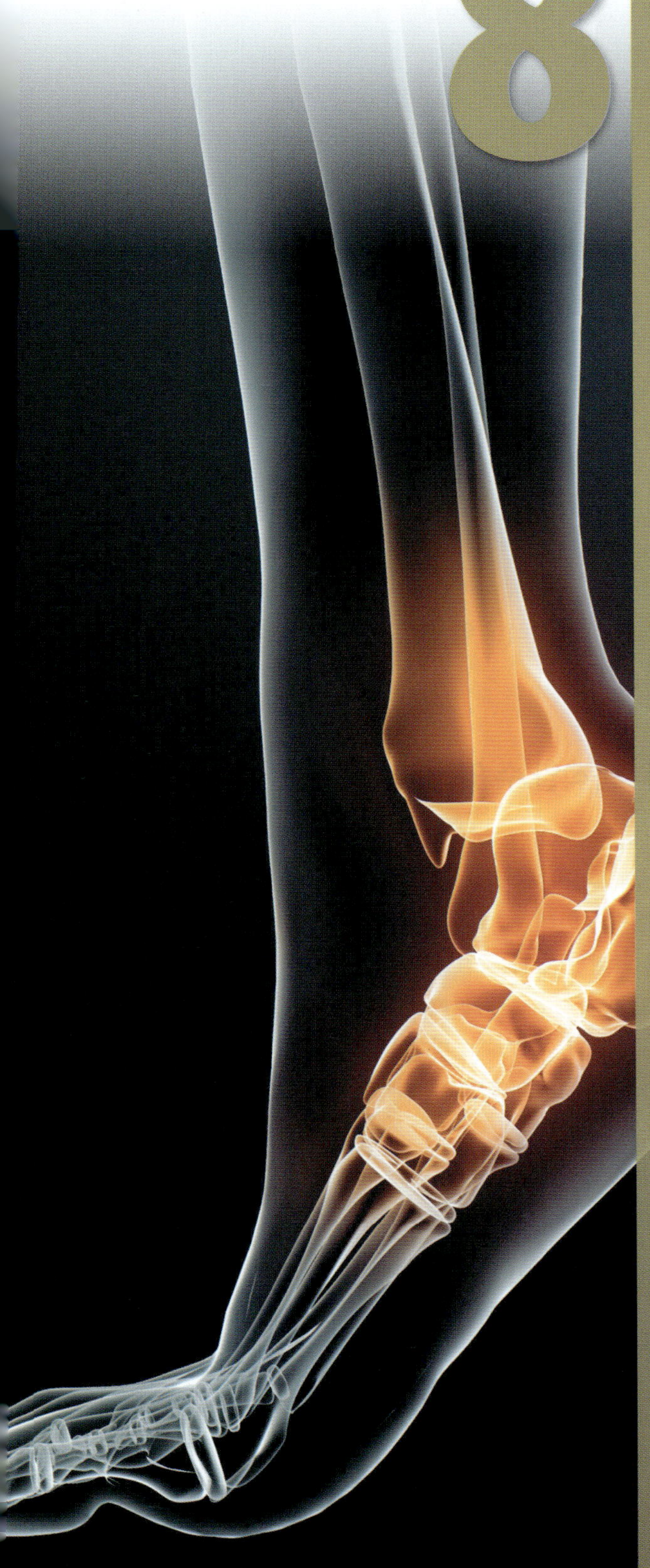

8 뼈대계통 The Skeletal System

관절 Articulations

학습목표

8.1 관절을 분류하는 두 가지 방법의 차이를 서로 비교하여 설명한다.

8.2 전형적인 윤활관절에서 일어나는 운동의 유형을 설명하고, 이 관절에서 일어나는 운동의 범위와 유형에 따라 어떻게 분류하는가를 설명한다.

8.3 아래턱뼈와 관자뼈 사이의 관절의 구조와 기능을 설명한다.

8.4 척주의 척추뼈 사이에서 관절의 구조와 기능을 설명한다.

8.5 어깨복합체를 구성하는 관절의 기능과 구조를 설명한다.

8.6 팔꿉관절과 손의 위치를 용이하게 해주는 노자관절의 구조를 설명한다.

8.7 손목과 손에서 관절의 구조와 기능을 설명한다.

8.8 엉덩관절의 구조와 기능을 설명하고, 어깨관절의 구조와 기능과의 차이를 비교한다.

8.9 무릎관절의 구조와 기능을 설명하고, 팔꿉관절의 구조와 기능과의 차이를 비교한다.

8.10 발목과 발에서 관절의 구조와 기능을 설명한다.

8.11 노화가 관절에 어떻게 영향을 미치는가를 설명한다.

8.12 뼈대계통과 근육계통은 기능적으로 어떻게 서로 의존적인가?

우리는 뼈에 의지하여 우리 몸을 지탱한다. 그러나 움직임 없이 지탱하기만 하는 것은 동상(statue)과 다를 바 없다. 몸의 움직임은 뼈대의 움직임 범위 내에서 제한을 받는다. 예를 들어, 위팔뼈의 몸통이나 넙다리뼈의 몸통은 구부릴 수 없으며, 움직임은 관절에 한정되어 일어난다. **관절(joint; articulation)**은 둘 이상의 뼈가 만나는 곳이면 어디에나 존재한다. 관절은 직접 맞닿아 있거나, 섬유조직, 연골 또는 체액에 의해 분리되어 있을 수 있다. 각각의 관절은 특정한 범위의 움직임이 가능하며, 여러 가지 뼈의 표면, 연골, 인대, 힘줄과 근육들이 함께 작용하여 정상 범위의 움직임을 유지한다. 이 장에서는 뼈가 어떻게 서로 연결되어 우리 몸을 자유롭게 움직일 수 있게 해 주는지에 초점을 맞추었다. 각 관절 운동의 기능과 범위는 각각의 해부학적 구조에 달려 있다. 어떤 관절은 맞물려(interlocking) 있어 움직임을 전혀 할 수 없다. 반면 어떤 관절은 조금 움직이거나 자유롭게 움직이기도 한다. 움직일 수 없는 관절과 조금 움직일 수 있는 관절은 대개 몸통뼈대에서 관찰된다. 반면 자유롭게 움직일 수 있는 관절은 팔다리뼈대에서 주로 관찰된다.

8.1 관절의 분류

관절을 분류하는 단순한 한 가지 방법은 없다. 해부학자는 관절의 조직학적 구조인 뼈의 융합, 섬유조직, 연골조직 또는 윤활액에 기초하여 관절을 분류한다. 관절을 분류하는 다른 방법인 기능적인 방법은 표 8.1에 설명한 바와 같이 관절에서 일어나는 운동의 범위에 기초하여 분류한다. 관절의 세 가지 기능적 분류는 관절의 움직임이 가능한 범위에 따라 구분된다. 움직일 수 없는 관절을 **부동관절(섬유관절, synarthrosis)**이라고 한다. 조금 움직일 수 있는 관절은 **반관절(amphiarthrosis)**이라고 한다. 자유롭게 움직일 수 있는 관절은 **가동관절(완전관절, diarthrosis)**이라고 한다.

각 관절의 기능적인 분류를 더 세부적으로 나누면 명확한 구조적 차이가 관찰된다. 부동관절이나 반관절은 섬유성 혹은 연골성으로 분류되며, 가동관절은 움직임이 허용되는 범위에 따라 분류된다. 다른 분류방법으로는 관절의 구조(뼈융합, 섬유조직, 연골조직, 윤활액)만으로 구분하는 방법이 있다. 이 분류법은 표 8.2에 나타내었다. 우리는 관절의 조직학적 구조보다는 움직임이 가능한 범위에 초점을 맞추었기 때문에 이 책에서는 기능적 분류법을 사용하였다.

부동관절(움직일 수 없는 관절)

부동관절에서 뼈의 가장자리는 서로 붙어 있거나 또는 맞물려(interlocking) 있다. **봉합(suture)**은 오직 머리뼈에서만 관찰되는 부동관절이다. 뼈의 가장자리는 맞물려 있고 결합조직에 의해 봉합되어 함께 결합되어 있다. 이러한 결합조직을 **봉합인대(sutural ligament)** 또는 **봉합막(sutural membrane)**이라고 한다. 봉합막은 뼈가 발생되는 배아의 중간엽막이 골화되지 못하고 남은 잔유물이다. 부동관절은 최소한으로 관절을 움직여 한 뼈에서 다른 뼈로 쉽게 힘이 전달되도록 설계되어 있다. 그러므로 손상의 위험이 적다. **못박이관절(정식, gomphosis)**은 섬유조직으로 이루어진 특수화된 부동관절로서 이틀뼈(bony socket)에 각각의 이(tooth)를 고정시킨다. 이러한 섬유성 결합조직을 **치아인대(치주인대, periodontal ligament)**라고 한다.

성장 중인 뼈에서 뼈몸통과 뼈끝은 뼈끝연골에 의해 고정되어 연골성 부동관절을 이룬다. 이런 연결을 **유리연골결합(연골결합, synchondrosis)**이라 한다. 간혹 분리되어 있던 두 개의 뼈가 실제로 서로 융합되어 그 경계가 사라지기도 한다. 이럴 경우에는 **뼈융합(synostosis)**을 형성하여 완전히 고정되어 움직일 수 없는 관절이 된다.

반관절(약간 움직일 수 있는 관절)

반관절은 매우 제한적인 움직임만 가능한 관절이다. 일반적으로 뼈 사이가 부동관절보다는 더욱 멀리 떨어져 있다. 뼈 사이는 아교섬유나 연골에 의해 연결되기도 한다. **인대결합(syndesmosis)**은 인대에 의해 연결되는 결합이며 인대에 의해 관절의 움직임이 제한된다. 정강뼈와 종아리뼈 사이의 먼쪽 관절이나 노뼈와 자뼈 사이의 뼈 사이막이 그 예이다. **섬유연골결합(symphysis)**은 뼈들이 쐐기나 원반 모양의 섬유연골에 의해 분리되어 있다. 이런 형태를 가진 관절은 이웃한 척추뼈 사이의 관절(척추사이원반을 통하여)과 두덩뼈 사이의 관절에서 관찰된다.

가동관절(쉽게 움직일 수 있는 관절)

가동관절, 즉 **윤활관절(synovial joint)**은 움직임이 특화되어 넓은 범위의 움직임이 가능한 관절이다. 정상적 조건에서 관절하는 뼈의 표면은 **관절연골(articular cartilage)**에 의해 덮여 있어 서로 접촉하지 않는다. 관절연골은 충격을 흡수하고 마찰을 줄이는데 도움을 준다. 관절연골은 여러 가지가 유리연골과 닮았다. 그러나 관절연골에는 연골막이 없으며, 전형적인 유리연골보다 그 내

표 8.1	관절의 기능적 그리고 구조적 분류		
기능적 분류	**구조적 분류 및 유형**		**설명 및 예**
부동관절 SYNARTHROSIS(움직임이 없음)			
뼈의 가장자리는 서로 붙어 있거나 심지어 맞물려(interlocking) 있다. 이러한 강한 관절은 뼈 사이의 움직임이 일어나지 못하는 곳에 위치한다	섬유성 Fibrous	봉합 Suture 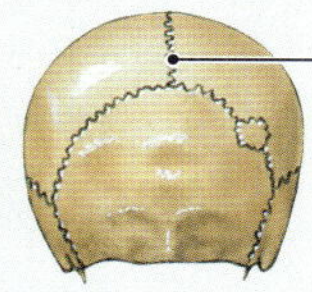	봉합은 부동관절로서 오직 머리뼈에서만 볼 수 있는 부동관절이다. 뼈의 가장자리는 맞물려 있고 치밀결합조직에 의해 봉합되어 함께 묶여 있다.
		못박이관절 Gomphosis 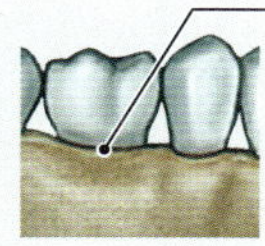	못박이관절은 부동관절로서 치아를 아래턱뼈와 위턱뼈의 이틀뼈에 연결한다. 치아와 이틀뼈를 연결하는 섬유성 인대를 치아인대라고 한다.
	연골성 Cartilaginous	유리연골관절 Synchondrosis 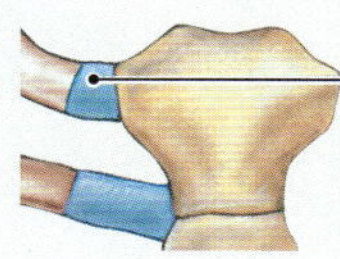	유리연골결합은 결합을 이루고 있는 두 뼈 사이에 딱딱한 연골에 의하여 연결된다. 첫 번째 한 쌍의 척추복장갈비뼈와 복장뼈 사이의 관절에서는 연골에 의하여 연결된 유리연골결합이다.
	뼈융합 Bony fusion	뼈융합 Synostosis 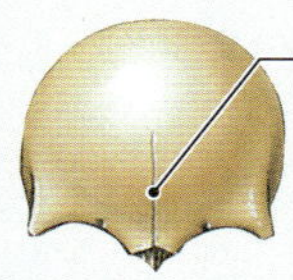	뼈융합은 두 뼈가 융합되어 두 뼈 사이의 경계가 사라져 전체적으로 딱딱하고 움직일 수 없는 관절이다. 이마뼈의 이마봉합과 성숙한 긴뼈의 뼈끝판에서 관찰된다.
반관절 AMPHIARTHROSIS(약간의 움직임이 있음)			
이 관절은 부동관절보다 움직임이 많은 관절이다. 그러나 자유롭게 움직이는 관절보다 더욱 강하다. 관절을 이루고 있는 뼈들은 아교섬유나 연골에 의하여 연결되어 있다.	섬유결합 Fibrous	인대결합 Syndesmosis 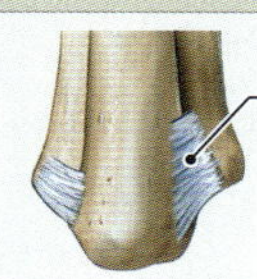	인대결합에서 뼈는 인대에 의하여 연결된다. 종아리뼈와 정강뼈 사이의 먼쪽 관절에서 관찰된다.
	연골결합 Cartilaginous	섬유연골결합 Symphysis 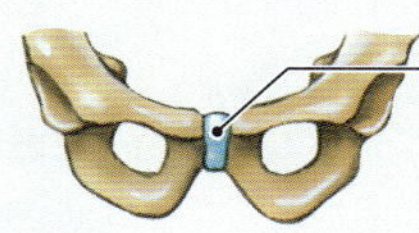	섬유연골결합에서 관절을 이루고 있는 뼈들은 쐐기나 원반 모양의 섬유연골에 의해 분리되어 있다. 이런 형태를 가진 관절은 두덩뼈 사이의 관절에서 관찰된다.
가동관절 DIARTHROSIS(자유로운 움직임이 가능)			
		윤활관절 Synovial 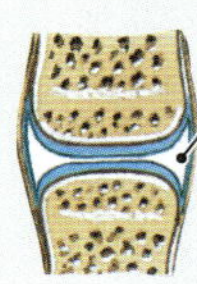	가동관절인 윤활관절은 다른 유형의 관절보다 넓은 범위의 움직임이 가능한 관절이다. 이 관절은 일반적으로 팔다리뼈와 같이 긴뼈(long bone)의 끝부분에서 관찰된다.
	• 일축성관절 Monaxial(한 면에서 움직임이 가능)		팔꿉과 발목관절은 일축성관절임
	• 이축성관절 Biaxial(두 면에서 움직임이 가능)		갈비뼈와 손목관절은 이축성관절임
	• 삼축성관절 Triaxial(세 면에서 움직임이 가능)		어깨와 엉덩관절은 삼축성관절임

부에 더 많은 양의 액체를 포함하고 있다 윤활관절은 일반적으로 팔다리뼈와 같이 긴뼈(long bone)의 끝부분에서 발견된다.

그림 8.1은 전형적인 윤활관절을 소개하고 있다. 윤활관절은 다음과 같은 동일한 기본적 특성을 갖는다. (1) 관절주머니, (2) 관절연골, (3) 윤활액으로 채워진 관절공간(joint cavity), (4) 관절주머니의 속면을 둘러싸고 있는 윤활막(synovial membrane), (5) 보조 구조물, (6) 관절의 안과 밖을 지배하는 감각신경과 혈관.

윤활액

윤활관절은 **관절주머니(관절낭, joint capsule, articular capsule)**로 둘러싸여 있으며, 두꺼운 치밀결합조직으로 구성되어 있다. 윤활막은 관절공간을 경계지으며 관절연골의 모서리에 부착한다. 윤활막에서 관절공간을 채우는 **윤활액(synovial fluid)**이 생산된다. 윤활액은 다음과 같은 세 가지 기능을 가진다.

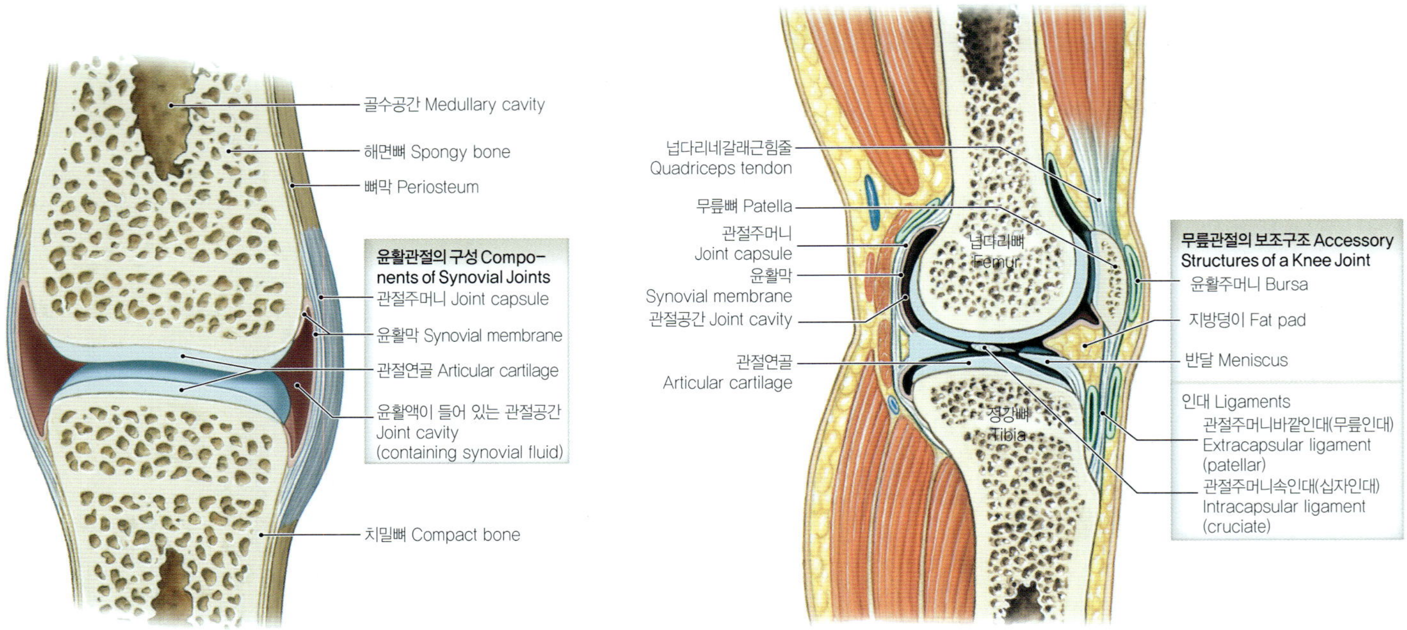

a 단순관절　　**b** 무릎관절의 절단면

■ 그림 8.1　윤활관절의 구조
윤활관절은 넓은 범위의 운동이 가능한 가동관절이다.

❶ 윤활기능; 관절주머니의 안쪽면과 관절연골의 표면에 있는 얇은 층의 윤활액은 윤활기능을 제공하여 마찰을 줄여준다. 이러한 기능은 관절 안에 있는 연골 표면 사이의 마찰을 얼음 조각 사이에서 생기는 마찰의 약 1/5 수준으로 줄여주는 윤활액 속의 히알루론산(hyaluronan)과 루브리신(lubricin) 성분에 의한 것이다.

❷ 연골세포의 영양; 관절 내 윤활액의 총량은 무릎관절과 같은 큰 관절에서도 3 ml를 넘지 않는다. 비교적 적은 양의 액체가 관절연골의 연골세포에서 영양분과 노폐물을 처리하기 위해서는 순환이 중요하다. 윤활액의 순환은 관절의 움직임을 통해서 이루어지며 관절의 움직임은 마주하는 관절연골의 압박과 팽창을 반복하게 한다. 압박 시에는 윤활액이 관절연골 밖으로 밀려나오고 팽창 시에는 윤활액이 다시 연골로 이끌려 들어온다. 윤활액이 관절연골 속으로 출입하는 이러한 흐름을 통해 연골세포는 영양분을 제공받는다.

❸ 충격흡수제; 윤활액은 압박을 받기 쉬운 관절에서 충격을 완화시켜준다. 예를 들어, 엉덩이, 무릎 및 발목관절은 걷는 동안 압박을 받으며 걷거나 달릴 경우에는 보다 심하게 압박을 받는다. 갑작스럽게 압력이 증가하면 윤활액이 충격을 흡수하여 관절면 전체에 이를 분산시킨다.

보조 구조물

윤활관절은 다양한 보조 구조물을 가지고 있는데, 연골과 지방덩이, 인대, 힘줄, 윤활주머니 등이다(그림 8.1).

연골과 지방덩이(Cartilage and Fat Pad) 무릎관절과 같은 복잡한 관절에서는(그림 8.1b), 보조 구조물들이 서로 마주 보는 관절면 사이에 위치하며 관절면의 모양을 변형시킨다. 다음과 같은 종류가 있다.

- **반달**(meniscus) 혹은 **관절원반**(articular disc)은 윤활 공간을 나누는 섬유연골덩이로서 윤활액이 흐르는 길이 되며, 관절면의 모양을 변형시키고 때로는 관절의 움직임을 제한한다.
- **지방덩이**(fat pad)는 윤활막에 결합되어 종종 관절 주위에서 발견된다. 지방덩이는 관절연골을 보호하며, 관절 전체를 하나로 싸는 포장 물질이 된다. 그리고 뼈가 움직이거나 관절 공간의 모양이 바뀔 때 생기는 빈 공간을 채운다.

인대(Ligament) 관절 전체를 싸고 있는 관절주머니는 관절하는 뼈의 뼈막과 연속되어 있다. **덧인대**(accessory ligament)는 윤활관절을 지지하고 보강한다. 그 중 **자체인대(내재인대,** intrinsic

임상노트

윤활관절의 탈구

탈구(dislocation 혹은 luxation)가 일어나면 관절면은 본래의 위치에서 벗어난다. 이러한 탈구는 관절연골에 손상을 가하여 연골을 찢어지게 하고 관절주머니를 변형시킬 수 있다. 비록 관절 내부에는 통증을 감각하는 곳이 없지만, 관절주머니, 인대, 힘줄을 지배하는 신경은 상당히 예민하여 탈구가 일어나면 심한 통증을 유발한다. **부분 탈구(partial dislocation; subluxation)**는 동반되는 손상의 정도가 덜하다. "이중 관절을 가진(double-jointed)"이라고 말하는 사람들은 안정성이 약한 관절을 가지고 있다. 비록 그들의 관절은 다른 사람들보다 더 넓은 운동범위를 가지고 있지만 보다 쉽게 부분 혹은 완전 탈구로 고통받을 수 있다.

ligament), 즉 **관절주머니인대(capsular ligament)**는 관절주머니가 국소적으로 두꺼워져서 만들어진 것이다. **바깥인대(외재인대, extrinsic ligament)**는 관절주머니와 분리되어 있다. 이 인대들은 관절주머니의 속 혹은 바깥에 위치하며 각각 관절주머니속인대(intracapsular ligament), 관절주머니바깥인대(extracapsular ligament)라고 불린다(그림 8.1b).

힘줄(건, Tendon) 관절 자체를 구성하는 것은 아니지만(그림 8.1b), 일반적으로 힘줄은 보통 관절을 가로지르거나 감싼다. 정상적인 근육수축은 이들 힘줄의 긴장을 유지하며 힘줄은 관절의 운동 범위를 제한한다. 몇몇 관절에서는 힘줄이 관절주머니의 구성요소가 되며 관절주머니를 보강한다.

윤활주머니(활액낭, Bursa) 결합조직으로 구성된 액체가 가득 차 있는 작은 주머니를 **윤활주머니(bursa)**라 부른다(그림 8.1b). 윤활주머니는 윤활액으로 채워져 있으며, 윤활막에 의해 경계가 나뉜다. 윤활주머니는 관절주머니와 연결되어 있거나 혹은 완전히 분리되어 있다. 윤활주머니는 힘줄이나 인대가 다른 조직과 마찰을 일으키는 곳에 형성된다. 그 기능은 마찰을 줄이고 충격을 흡수하는 것이다. 윤활주머니는 어깨관절같은 대부분의 윤활관절 주변에서 볼 수 있다. **윤활힘줄집(synovial tendon sheath)**은 힘줄이 뼈 표면을 가로지를 때 그 밖을 감싸고 있는 관 모양의 주머니이다. 또한 윤활주머니는 마찰이나 압력에 노출된 뼈를 덮고 있는 피부 아래나 다른 결합조직 속에서 발견되기도 한다. 비정상적인 스트레스에 의해 제 위치가 아닌 곳에 만들어진 윤활주머니를 **바깥막윤활주머니(adventitious bursa)**라고 한다.

강도 대 운동성

관절은 운동성이 좋으면서 동시에 강도가 강할 수는 없다. 관절의 운동범위가 넓으면 넓을수록 강도는 더 약해진다. 가장 강력한 형태의 관절인 부동관절은 움직임을 허락하지 않는다. 그러나 어떤 가동관절은 정상 범위 이상으로 움직일 수도 있으므로 손상을 입을 수 있다. 몇몇 요소들이 결합되어 운동성을 제한하고 손상의 가능성을 줄이게 된다.

- 관절주머니에 있는 덧인대와 아교섬유의 존재
- 특정한 방향으로 움직임을 방지하는 관절면의 모양
- 관절 주위에 있는 다른 뼈, 뼈돌기, 뼈대근육 혹은 지방덩이
- 관절하는 뼈에 부착된 힘줄의 긴장. 뼈대근육이 수축하여 힘줄을 당기면 특정한 방향으로 움직임이 일어나거나 혹은 제한된다.

V	8.1 개념확인
1 ☐	부동관절과 반관절의 차이를 구분하라.
2 ☐	윤활관절의 두 가지 기능을 설명하라.

8.2 관절의 형태와 기능

사람에서 신체의 움직임을 이해하기 위해서는 각각의 관절에서 그 구조와 기능 사이의 관계를 알아야 한다. 움직임을 기술하기 위해서는 정확한 소통을 가능하게 하는 참고틀(frame of reference)이 있어야 한다.

역동적인 움직임과 윤활관절의 구조적인 분류에 대한 기술

윤활관절은 해부학적으로 기능적 특성에 따라 자유롭게 움직이는 가동관절이다. Spotlight 그림 8.2에 다음과 같이 설명하였다.

- 단순화된 모델을 사용하여 전형적인 윤활관절에서 일어나는 운동의 유형
- 모든 관절운동에서 일어나는 운동의 축
- 윤활관절에서 일어나는 운동범위와 유형에 따라 분류되는 윤활관절 방법

SPOTLIGHT

그림 8.2
관절의 운동

관절의 운동을 단순화한 모형

연필(또는 펜)을 모델로 잡고, 책상이나 탁자 표면에 똑바로 세워 보자. 연필은 뼈를 대신하는 것이고, 책상은 관절면을 나타낸다. 여러 가지 비틀기, 누르기, 그리고 당기기를 해 보면, 이 모형에서 움직이는 방법은 단지 세 가지 뿐이라는 것을 알 수 있을 것이다.

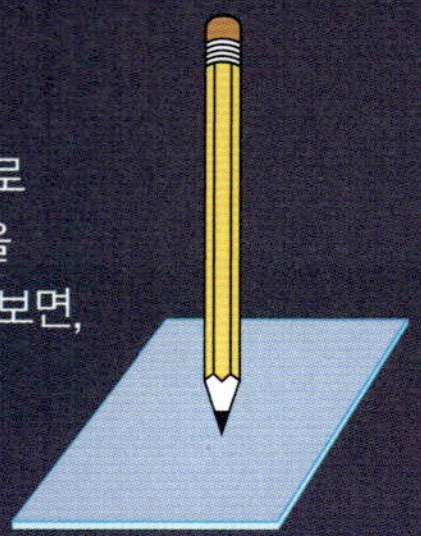

운동축

관절의 운동은 **운동축**을 따라 일어난다. 운동축은 관절운동이 일어나는 상상의 면이다. 운동축에는 3종류가 있다. 아래 그림의 어깨관절과 같이 세 면 모두에서 일어나는 운동을 **삼축성관절**이라고 한다. 두축을 따라 운동이 일어나는 관절을 **이축성관절**이라 하고, 오직 한 면으로만 움직이는 관절을 **일축성관절**이라고 한다.

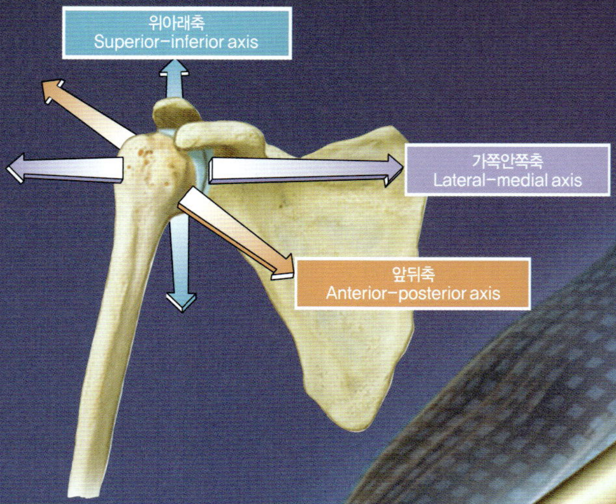

끝을 움직이는 것

직선운동 Linear motion

미끄러짐은 **직선운동**이다. 연필을 수직으로 세우고 연필끝을 처음 위치에서 왼쪽, 오른쪽, 위, 아래로 움직이는 운동이다.

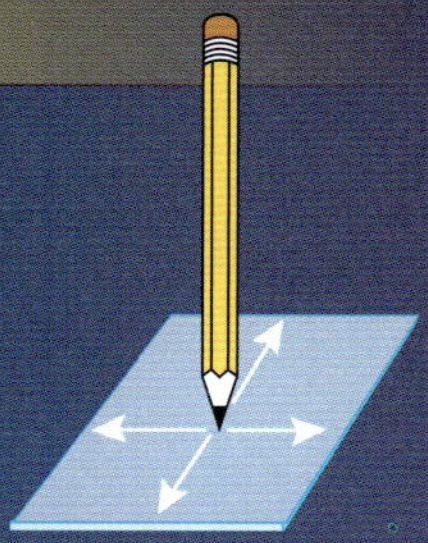

몸통의 각도를 바꾸는 것

각운동 Angular motion

각 운동 중 연필끝은 제자리에 고정시키고 나머지 한쪽끝을 앞, 뒤 및 다른쪽으로 움직여 몸통과 관절면 사이의 각을 변화시키는 운동이다.

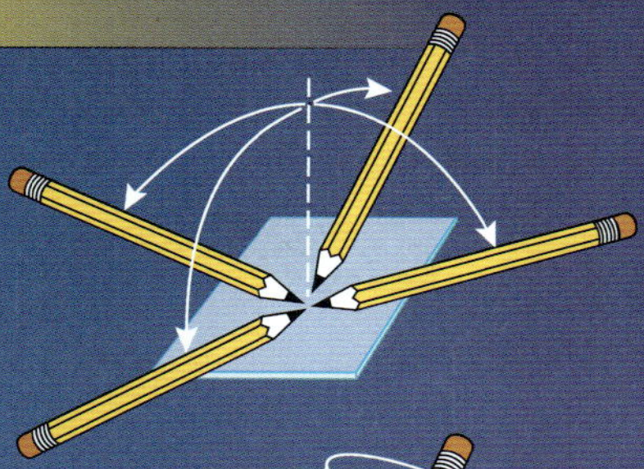

휘돌림 Circumduction

휘돌림은 특수한 형태의 각 운동이다. 이 운동은 연필끝을 제자리에 고정시키고 몸통을 90도 이하의 각을 유지하면서 나머지 끝이 완전한 원을 그리도록 움직인다.

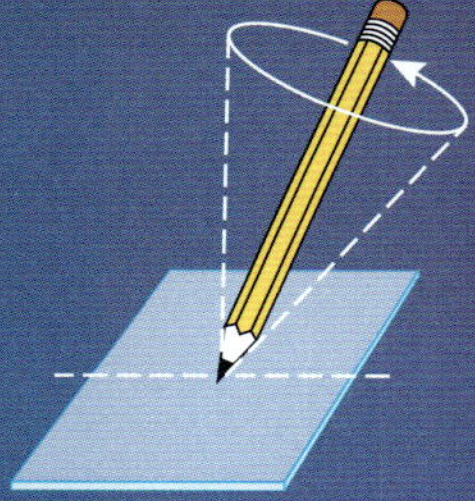

몸통의 회전

회전 Rotation

회전 시 연필끝은 제 위치에 고정하고 몸통의 각은 변하지 않으면서 몸통이 긴축 주위를 도는 운동이다.

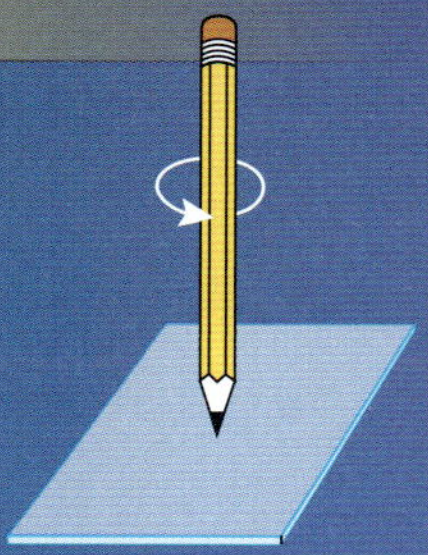

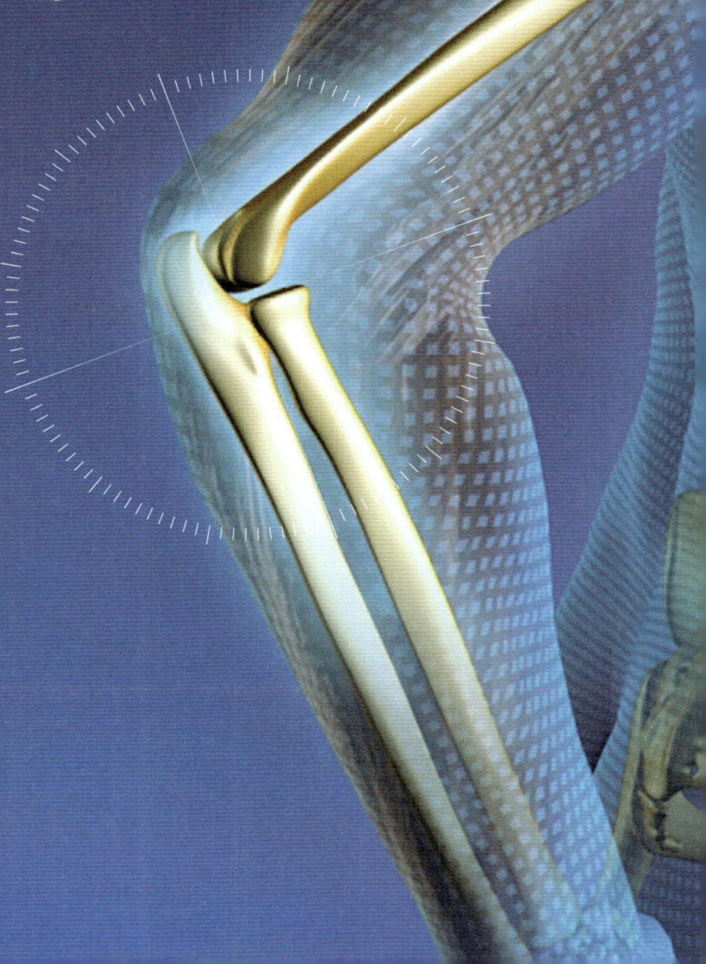

윤활관절의 분류

윤활관절(synovial joint)은 자유롭게 움직이는 가동관절이다. 윤활관절은 광범위하게 움직이기 때문에 운동방식과 운동범위에 따라 분류된다. 관절의 구조가 관절의 움직임을 결정한다. 윤활관절은 관절면의 모양을 기초로하여 **평면관절, 중쇠관절, 안장관절, 경첩관절, 타원관절** 및 **절구관절**로 나눈다.

미끄럼관절 Gliding joint

미끄럼관절은 편평하거나 약간 곡선 형태의 관절면을 이루고 마주보는 편평한 관절면이 서로 미끄러지면서 움직이지만, 그 움직이는 정도는 매우 미약하다.

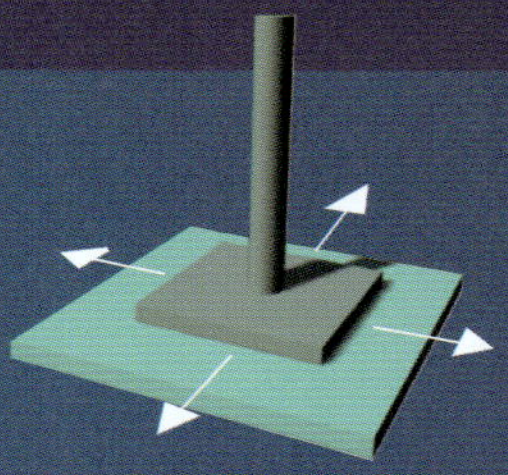

설명: 일축성
운동: 약간의 직선운동

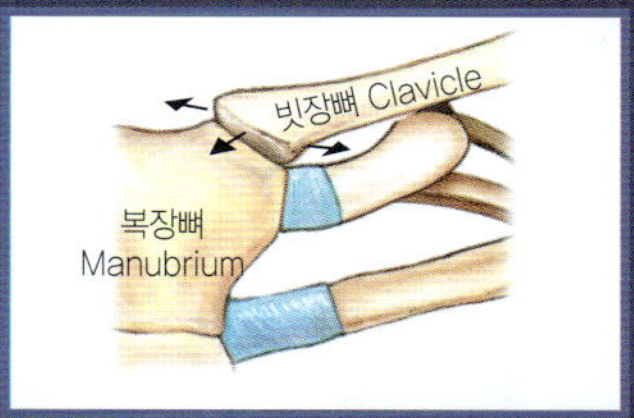

예:
- 복장빗장관절과 봉우리빗장관절 Sternoclavicular and acromioclavicular joint
- 손목뼈사이관절과 발목뼈사이관절 Intercarpal and intertarsal joint
- 척추갈비관절 Vertebrocostal joints
- 엉치엉덩관절 Sacro-iliac joint

중쇠관절 Pivot joint

중쇠관절은 오직 회전운동을 가능하게 한다.

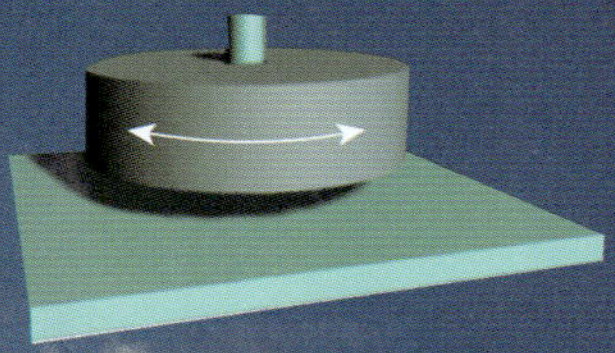

설명: 일축성
운동: 회전운동

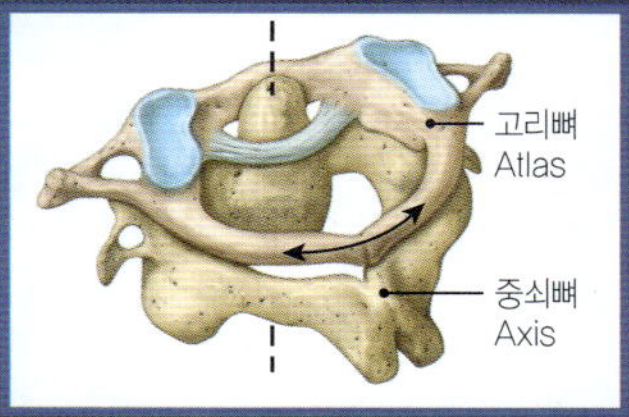

예:
- 고리중쇠관절 Atlanto-axial joint
- 몸쪽노자관절 Proximal radioulnar joint

안장관절 Saddle joint

안장관절은 복잡한 관절면을 가지고 있다. 각 관절은 하나의 축은 오목하고 다른 축은 볼록하기 때문에 안장 모양을 닮았다.

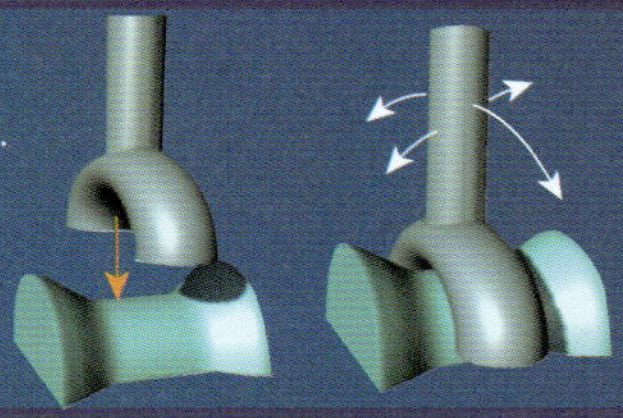

설명: 이축성
운동: 각운동

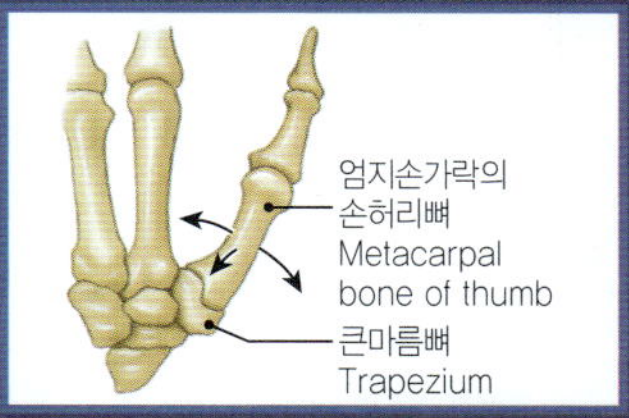

예:
- 제1손목손허리관절 First carpometacarpal joint

경첩관절 Hinge joint

경첩관절은 문을 열고 닫는 것처럼 하나의 평면상에서 각을 이루는 운동을 한다.

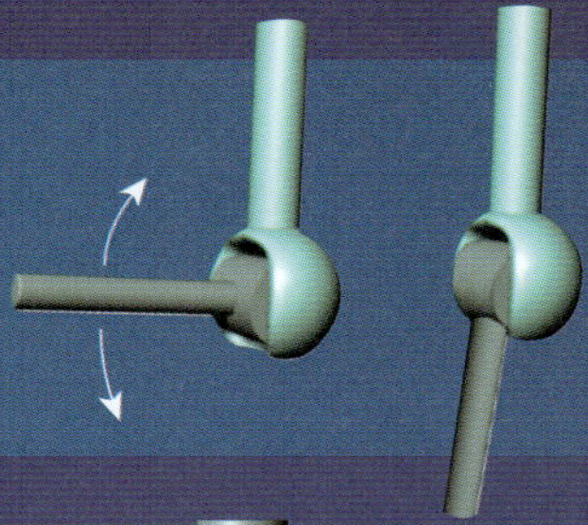

설명: 일축성
운동: 각운동

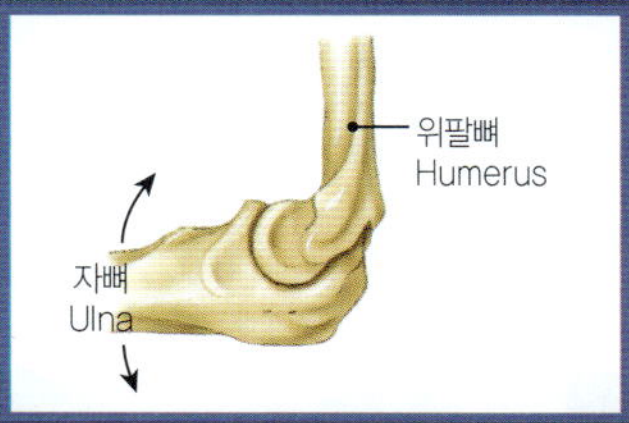

예:
- 팔꿉관절 Elbow joint
- 무릎관절 Knee joint
- 발목관절 Ankle joint
- 손(발)가락뼈사이관절 Interphalangeal joint

타원관절 Ellipsoid joint

타원관절에서 타원형의 관절면은 반대쪽 면의 오목 안에 자리 잡게 된다

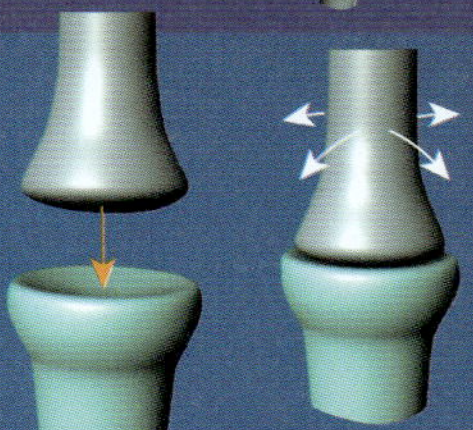

설명: 이축성
운동: 각운동

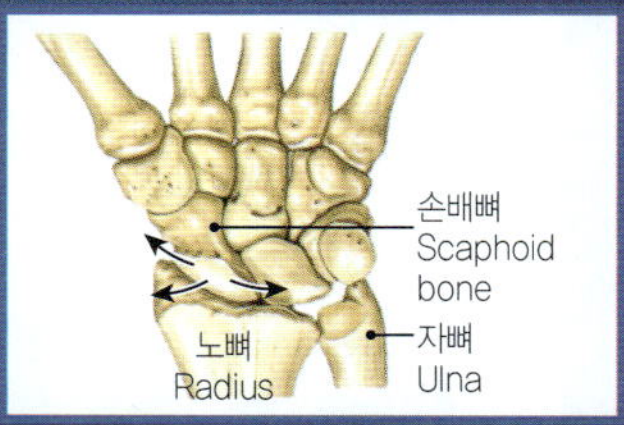

예:
- 제2-5손허리손가락관절 Metacarpophalangeal joints 2-5
- 손목관절 Radiocarpal joint
- 손허리손가락관절 Metatarsophalangeal joint

절구관절 Ball-and-socket joint

절구관절에서 한쪽 뼈의 둥근 머리 부분은 다른쪽 뼈에 있는 컵 모양의 오목 안에 위치한다.

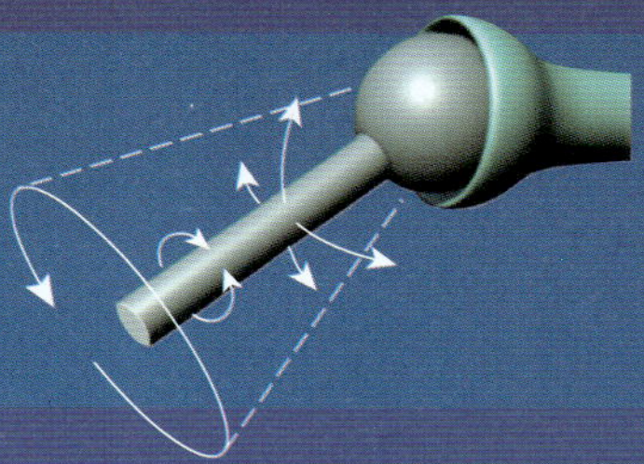

설명: 삼축성
운동: 각운동, 휘돌림, 회전운동

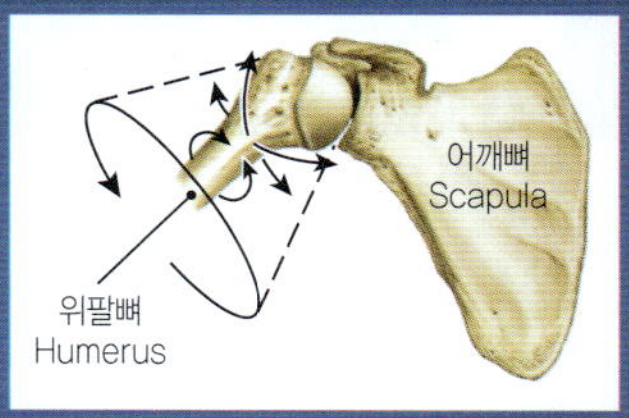

예:
- 어깨관절 Shoulder joint
- 엉덩관절 Hip joint

운동의 종류

모든 움직임은 달리 지시되어 있지 않다면 해부학적 자세를 기본으로 하여 기술한다. 윤활관절에서 움직임을 기술할 때 해부학자들은 특징적인 의미를 가진 기술적 용어를 사용한다. 이러한 움직임을 앞 절에서 언급한 움직임의 기본적 분류와 연관지어 고려해 보자.

각운동

각운동의 예로는 벌림(abduction), 모음(adduction), 굽힘(flexion), 폄(extension)이 있다. 각각 움직임에 대한 기술은 해부학적 자세를 기준으로 한다(그림 8.3).

- **벌림(abduction)**은 관상면에서 몸의 세로축으로부터 멀어지는 움직임이다. 예를 들어, 위팔을 양옆으로 들어 올리는 것은 위팔의 벌림이다. 벌림을 원래대로 돌려놓는 것이 모음

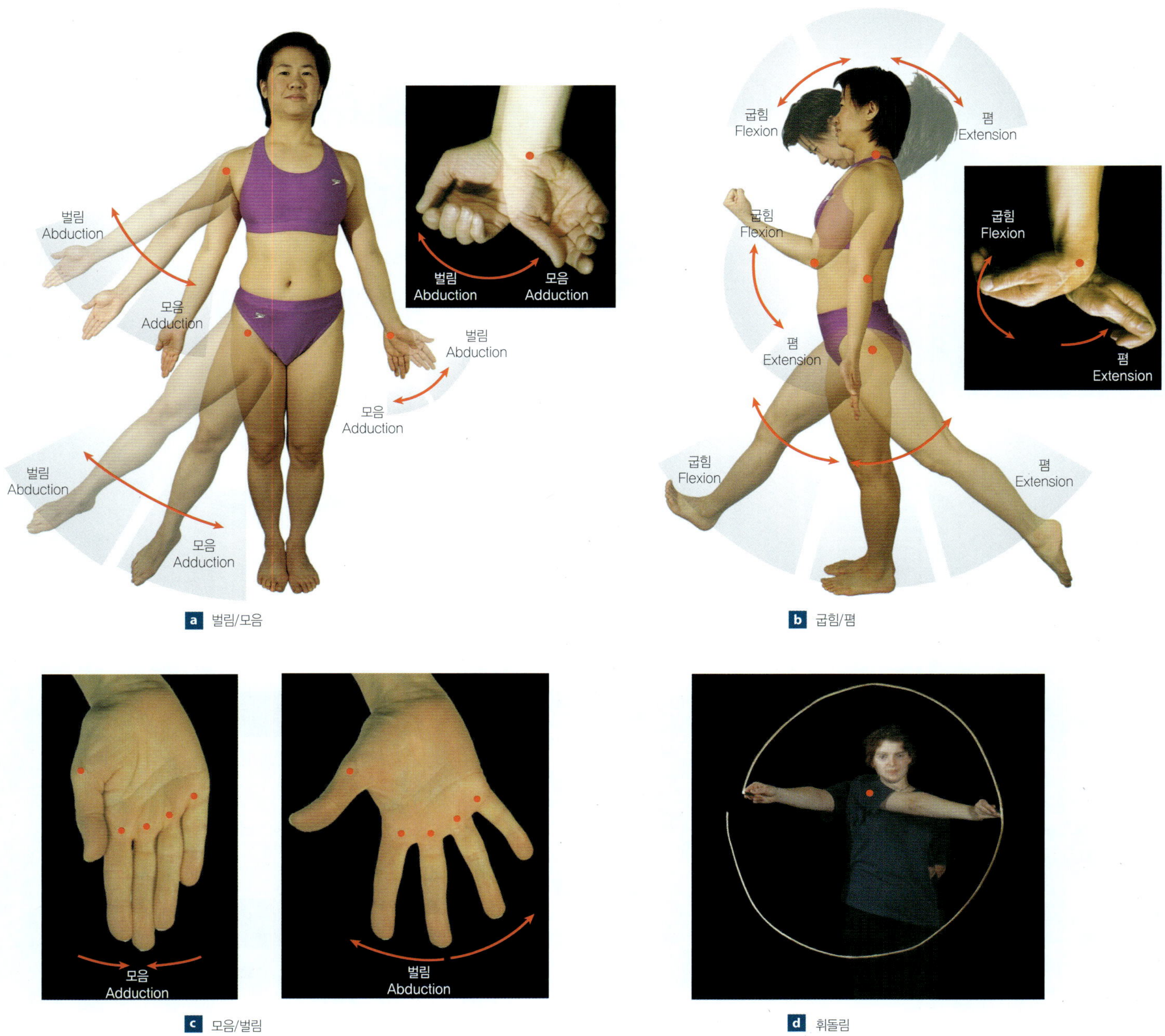

■ 그림 8.3 각운동
축과 관절면 사이의 각도가 변화하는 운동들. 붉은 점은 운동이 일어나는 관절의 위치를 가리킨다.

(adduction)이다. 손목의 벌림은 엄지두덩이 몸으로부터 멀어지는 것이고 반대로 모음은 몸쪽으로 움직이는 것이다. 손가락이나 발가락은 펼치는 것이 벌림이다. 왜냐하면 가운뎃손가락(발가락은 두 번째 발가락)으로부터 멀어지기 때문이다. 벌림과 모음은 항상 팔다리뼈대의 움직임과 관련된다(그림 8.3a,c).

- **굽힘**(flexion)은 시상면에서 관절의 각도를 줄이는 동작이다. **폄**(extension)은 같은 평면상에서 일어나지만 관절의 각도를 늘리는 동작이다(그림 8.3b). 머리를 가슴 쪽으로 숙이면 목의 척추사이관절을 굽히는 것이다. 발가락을 만질 정도로 몸을 구부리면 척추뼈 전체의 척추사이관절을 굽히는 것이다. 폄은 굽힘과 같은 평면상에서의 동작이지만, 반대 방향으로 움직이는 동작이다. 폄은 팔다리를 해부학적 자세, 혹은 그 이상으로 되돌린다. **젖힘**(hyperextension)은 정상적인 한계를 뛰어넘게 팔다리를 펴서 관절의 손상을 일으키는 동작을 일컫는 용어이다. 과다젖힘은 일반적으로 인대, 뼈돌기 또는 관절을 둘러싸는 연조직들에 의해 방지된다.

어깨 또는 엉덩이에서의 굽힘은 팔다리를 앞쪽으로 움직이는 동작이고, 반면에 폄은 뒤쪽으로 움직이는 동작이다. 손목에서의 굽힘은 앞쪽으로 손바닥을 움직이는 동작이고, 폄은 뒤쪽으로 움직이는 동작이다.

- 각운동의 특수한 유형인 팔다리 **휘돌림**(circumduction)(그림 8.3d)도 참고틀에 포함된다. 휘돌림의 쉬운 예는 칠판에 커다란 원을 그릴 때 당신의 팔이 원을 그리며 움직이는 동작이다.

돌림

머리의 돌림은 "아니오"하며 머리를 흔드는 것으로 **왼쪽돌림**(left rotaion) 또는 **오른쪽돌림**(right rotation)이 있다. 팔다리 동작의 분석에서 팔다리의 앞면이 안쪽으로, 즉 몸의 배쪽면을 향해서 돌면 **안쪽돌림**(internal rotation) 혹은 **안쪽돌림**(medial rotation)을 하는 것이다. 바깥쪽으로 돌리면 **바깥돌림**(external rotation) 혹은 **가쪽돌림**(lateral rotation)을 하는 것이다. 이러한 돌림 동작들은 그림 8.4에 나타나 있다.

노뼈와 자뼈 사이의 관절에서 노뼈의 먼쪽 끝은 해부학적 자세에서 자뼈의 앞면을 가로지르는 돌림이 가능하다. 이 동작은 손목과 손을 손바닥이 앞을 보는 자세에서 손바닥이 뒤를 보는 자세로 움직이는 것이다. 이 동작을 **엎침**(pronation)이라고 한다. 반대되는 동작으로 손바닥이 앞을 보도록 하는 것을 **뒤침**(supination)이라고 한다.

특수한 동작들

다수의 특징적 용어가 특수한 관절 또는 몇몇 종류의 동작에 적용된다(그림 8.5).

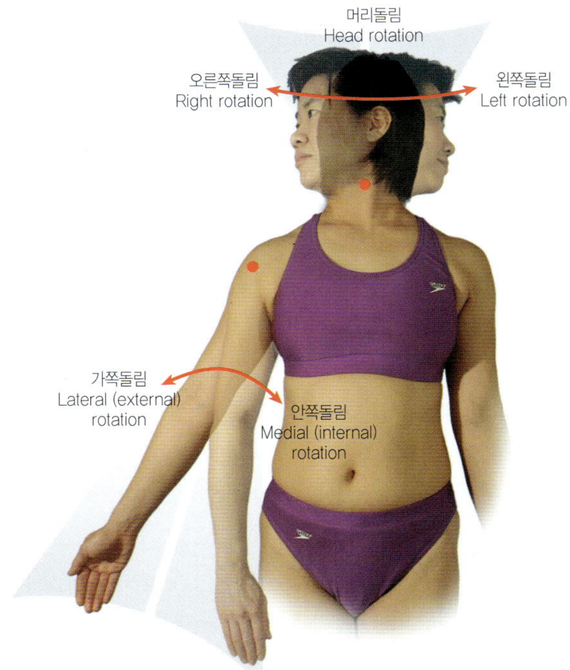

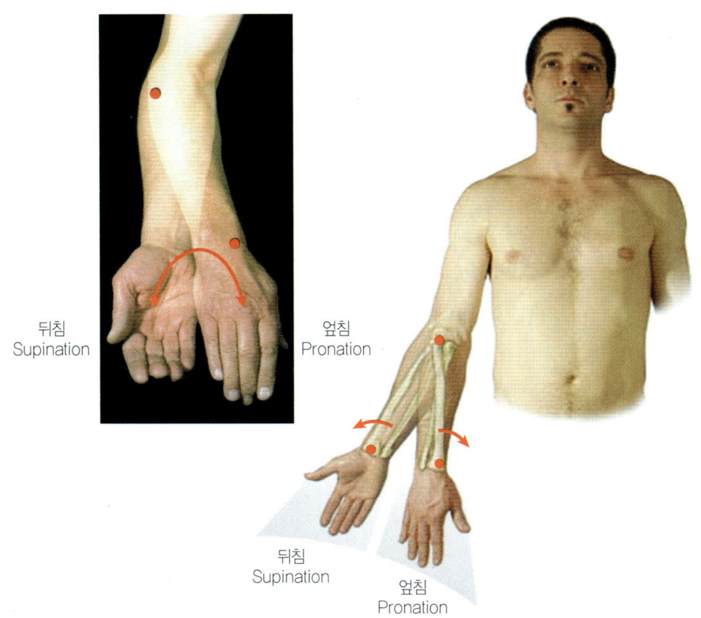

■ **그림 8.4 돌림**
뼈의 축을 따라 일어나는 돌림의 예

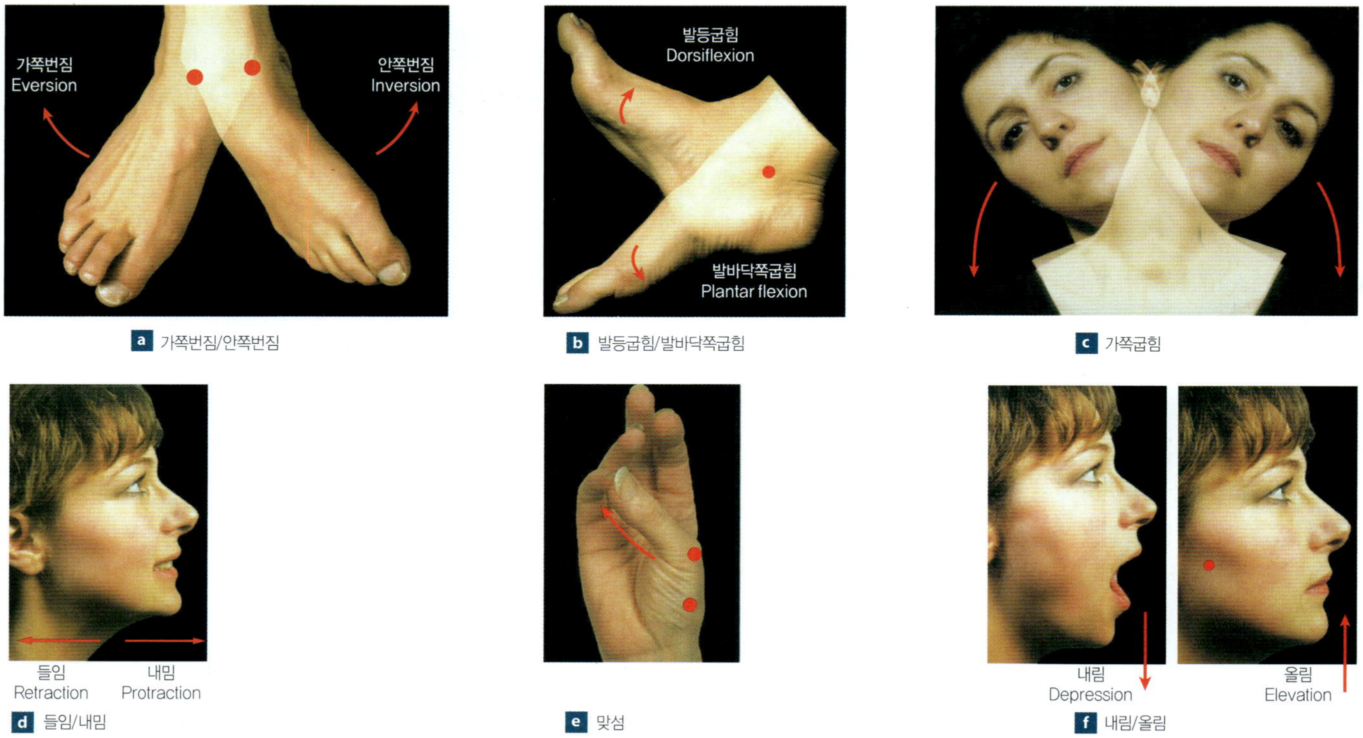

■ 그림 8.5 특수한 동작들
특정 관절에서 일어나는 운동이나 특정 방향으로 움직이는 운동의 예들

- **가쪽번짐**(eversion)은 발바닥을 가쪽으로 돌리기 위하여 발을 비트는 동작이다(그림 8.5a). 반대로 발바닥을 안쪽으로 돌리는 **안쪽번짐**(inversion)이 있다.
- **발등굽힘**(**배측굴곡**, **dorsiflexion**)과 **발바닥쪽굽힘**(**족저굴곡**, **plantar flexion**)은 발의 동작과 관련된다(그림 8.5b). 발등굽힘 또는 발목굽힘(ankle flexion)은 "뒤꿈치로 땅을 팔 때"처럼 발과 발가락의 먼 쪽을 들어올리는 동작이다. 발바닥쪽굽힘 또는 발목폄(ankle extension)은 발끝으로 설 때처럼 뒤꿈치와 발의 몸쪽을 들어올리는 동작이다.
- **가쪽굽힘**(lateral flexion)은 척주를 옆으로 굽힐 때 발생한다. 이 동작은 목과 가슴 부위에서 가장 뚜렷하게 나타난다(그림 8.5c). 왼쪽 가쪽굽힘의 반대 동작은 오른쪽 가쪽굽힘이다.
- **내밈**(protraction)은 몸의 한 부분이 수평면상에서 앞으로 움직이는 것을 가리킨다. **들임**(retraction)은 반대 동작이다(그림 8.5d). 아랫니로 윗입술을 물 때 턱을 내미는 동작과 팔을 교차할 때 빗장뼈를 내미는 동작이다.
- **맞섬**(opposition)은 엄지손가락이 손바닥 또는 다른 손가락과 접촉하는 엄지손가락의 특수한 동작이다. 다섯째손허리뼈의 굽힘은 이 동작을 지지해준다. 맞섬의 반대는 **물러섬**(reposition)이라고 부른다(그림 8.5e).
- **올림**(elevation)과 **내림**(depression)은 한 구조물이 위 또는 아래 방향으로 움직일 때 일어난다. 입을 열 때 아래턱뼈를 내리거나 입을 닫을 때 아래턱뼈를 올리는 동작이다(그림 8.5f). 또 다른 유사한 올림은 어깨를 으쓱할 때 일어난다.

이 단락에서는 관절기능의 원리를 보여주는 중요한 예를 살펴볼 것이다. 첫 번째로 몸통뼈대의 여러 관절들: (1) 아래턱뼈와 관자뼈 사이에 있는 턱관절(측두하악관절, temporomandibular joint, TMJ), (2) 인접한 척추뼈 사이에 있는 척추사이관절(추간관절, intervertebral joint), (3) 빗장뼈와 복장뼈 사이에 있는 복장빗장관절(흉쇄관절, sternoclavicular joint)을 살펴볼 것이다. 다음은 팔다리뼈대의 윤활관절을 조사해 볼 것이다. 어깨는 넓은 운동성을 가지고 있고, 팔꿈치는 강한 강도를 가지고 있으며, 손목은 손바닥과 손가락의 위치설정을 훌륭하게 조절한다. 다리에 있는 관절의 기능은 팔의 관절과 매우 다르다. 왜냐하면 엉덩이, 무릎, 발목의 관절은 체중을 지면으로 전달해야 하고 달리고, 뛰고, 비트는 운동을 하는 동안 적용되는 힘이 체중보다 상당히 크기 때문이다. 비록 이 단락에서는 대표적인 관절에 대해 고찰하고 있지만,

표 8.3, 8.4, 8.5에서는 인체 대부분의 관절과 관련된 정보를 요약하고 있다.

	V	8.2 개념확인
1	☐	윤활관절을 일축성관절, 이축성관절 및 삼축성관절로 분류하는 것은 무엇을 기준으로 분류한 것인가?
2	☐	다음과 같은 각 유형의 운동에 대한 적절한 용어를 설명하라: (a) 위팔뼈를 신체의 정중선에서 멀어지는 운동, (b) 손바닥이 앞을 향하는 운동, (c) 팔꿉을 굽히는 운동.

8.3 턱관절

턱관절(temporomandibular joint)(그림 8.6)은 관자뼈의 턱관절오목과 턱뼈의 관절돌기 사이의 작지만 복잡한 뭇축성 관절이다. 서로 관절하는 뼈들은 섬유연골성의 두꺼운 관절원반에 의해 분리되어 있다. 이 연골은 수평으로 뻗어 있고, 관절공간을 두 개의 방으로 나눈다. 결국 턱관절은 실제로는 두 개의 윤활관절로서 하나는 관자뼈와 관절원반 사이에 또 다른 하나는 관절원반과 턱뼈 사이에 존재한다.

이 관절을 둘러싸고 있는 관절주머니는 잘 구분되지 않는다. 관절돌기의 목 부위보다 윗부분에 있는 관절주머니는 상대적으로 느슨하나, 연골성 관절원반 아래쪽 관절주머니는 꽤 팽팽하다. 관절주머니의 구조는 움직임의 범위를 넓게 할 수 있게 되어 있다. 그래서 이 관절은 안정성이 약하기 때문에 턱뼈의 강한 가쪽 또는 안쪽 움직임으로 인해 부분 또는 완전탈구가 일어날 수 있다.

상대적으로 두꺼운 관절주머니의 가쪽 부분을 **가쪽(턱관절)인대**[lateral (temporomandibular) ligament]라고 부른다. 또한 다른 두 개의 관절주머니바깥인대가 있다.

- **붓아래턱인대(경돌하악인대,** stylomandibular ligament)는 붓돌기에서 턱뼈각의 뒤쪽 모서리까지 이어진다.
- **나비아래턱인대(접형하악인대,** sphenomandibular ligament)는 나비뼈가시에서 턱뼈가지의 안쪽면까지 이어진다. 이 인대의 닿는곳은 턱목뿔근선의 뒷부분을 덮는다.

턱관절은 일차적으로 경첩관절이다. 그러나 느슨한 주머니와 상대적으로 편평한 관절면은 작은 미끄럼운동을 가능하게 해준다. 이러한 움직임은 음식을 잘게 부수는 미끄럼운동에 중요한 역할을 한다.

	V	8.3 개념확인
1	☐	턱관절의 비교적 편평한 관절면과 관절주머니의 독특한 구조는 이 관절의 기능에 어떻게 영향을 미치는가?
2	☐	관절원반의 배열은 턱관절의 해부학적 구조에 어떻게 영향을 미치는가?

8.4 척추사이관절

C_2에서 S_1까지의 모든 척추는 척추몸통 사이에서 섬유연골결합을 이루며, 관절면 사이에서는 윤활관절을 이룬다. 그림 8.7은 돌기사이관절의 구조를 설명하였다.

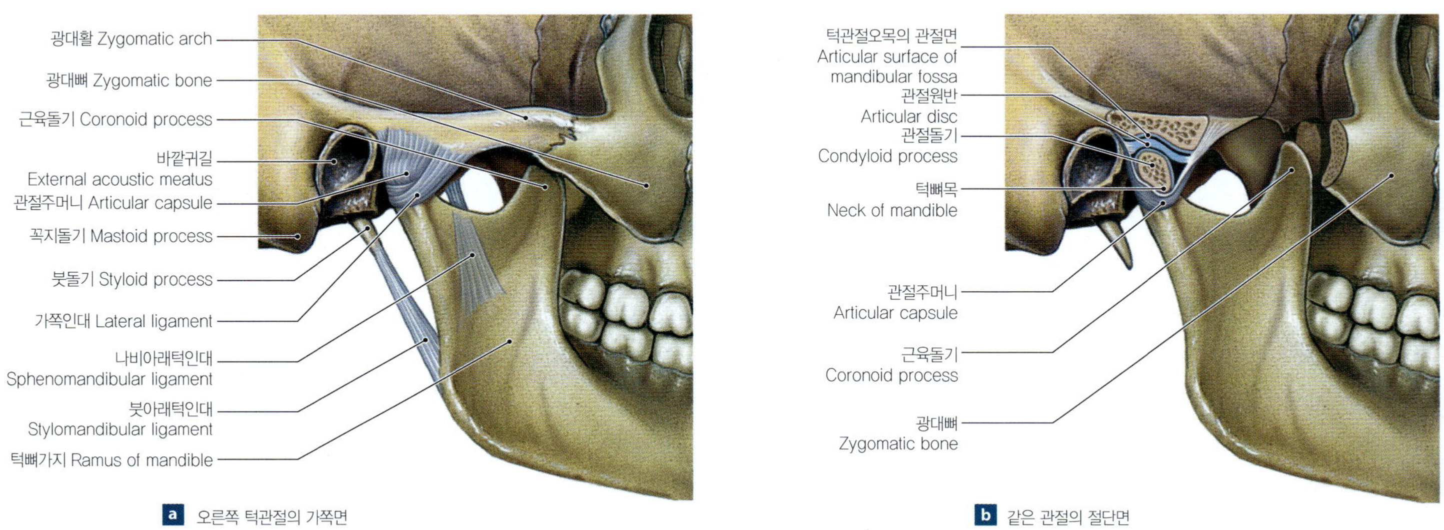

■ **그림 8.6 턱관절**
아래턱뼈의 관절돌기와 관자뼈의 턱관절오목에 의해서 형성된 경첩관절

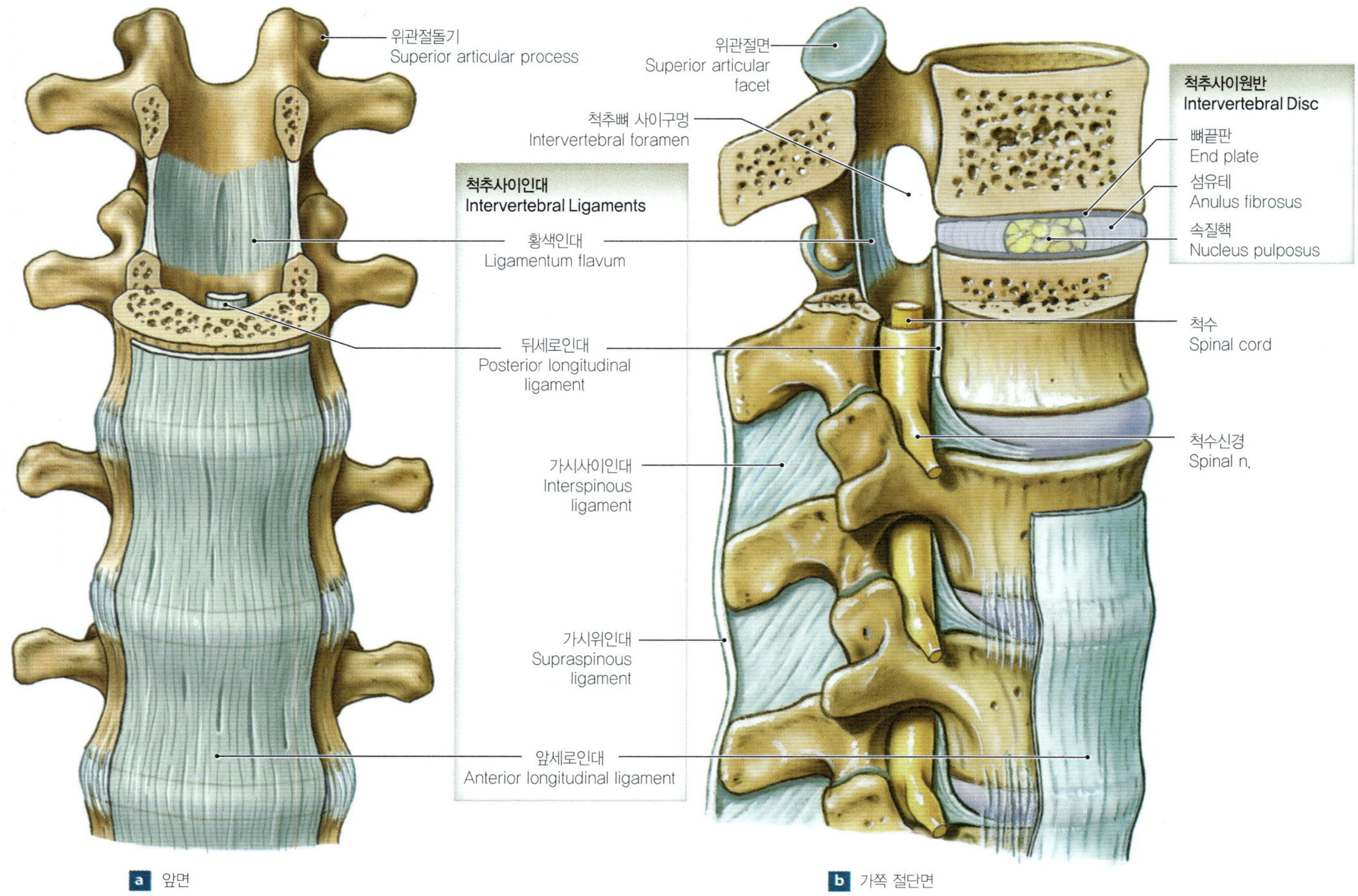

■ **그림 8.7** **척추사이관절**
인접한 척추뼈는 위관절돌기와 아래관절돌기가 관절을 형성한다. 척추사이원반이 척추뼈 몸통을 분리한다.

돌기사이관절

돌기사이관절은 인접한 척추뼈의 위, 아래 관절돌기 사이에서 관찰되는 윤활관절이다(그림 8.7과 6.20). 이러한 평면관절의 관절면은 유리연골로 덮여 있고, 관절의 크기, 구조 및 복잡성은 척주 내 부위에 따라 다양하다. 이 관절은 굽힘, 폄, 가쪽굽힘 그리고 척추돌림과 관련된 작은 움직임까지 가능하게 한다.

척추사이원반

C_2에서 엉치뼈의 인접한 척추몸통 사이의 관절을 연골결합(symphysis)이라고 한다. 척추몸통 사이에는 섬유연골 판인 **척추사이원반(추간원판, intervertebral disc)**에 의하여 분리되고, 완충작용을 한다. 척추사이원반은 엉치뼈와 꼬리뼈같이 척추뼈가 융합된 곳에서는 관찰할 수 없으며, 첫째와 둘째목뼈 사이에서도 관찰할 수 없다. 첫째와 둘째목뼈 사이의 관절은 6장에 기술되어 있다.

척추사이원반은 두 가지 기능을 한다. (1) 각각의 척추뼈를 서로 나누고, (2) 한 척추뼈에서 다른 척추뼈로 부하를 전달하는 역할을 한다. 척추사이원반(그림 8.7)은 두 부분으로 구성되어 있다. 첫 부분은 거친 섬유연골성 바깥층인 **섬유테(섬유륜, anulus fibrosus)**이다. 섬유테는 척추사이원반의 두 번째 부분인 **속질핵(수핵, nucleus pulposus)**을 둘러싸고 있다. 속질핵은 부드럽고 탄력성 있는 아교질의 핵이며, 주로 물(약 75%)로 구성되어 있고 그물섬유와 탄력섬유도 포함하고 있다. 속질핵은 원반에 탄력성을 제공하고 충격을 흡수할 수 있게 해준다. 척추사이원반의 위와 밑면은 얇은 척추뼈끝판(vertebral end plate)에 의해 거의 모두 덮여 있다. 끝판은 유리연골과 섬유연골로 구성되어 있다. 척추뼈끝판은 척추사이원반의 섬유테에 결합되어 인접한 척추에 약하게 결합한다. 척추뼈 사이의 결합은 척추사이원반의 위치를 안정화하는데 충분한 도움을 주고, 다음에 언급할 척추사이인대에 의해 더욱 강화된다.

임상노트

척추사이원반의 질환

척추사이원반은 정상적인 한계를 넘어서는 압력을 받게 되면 일시적 혹은 지속적인 손상을 받을 수 있다.

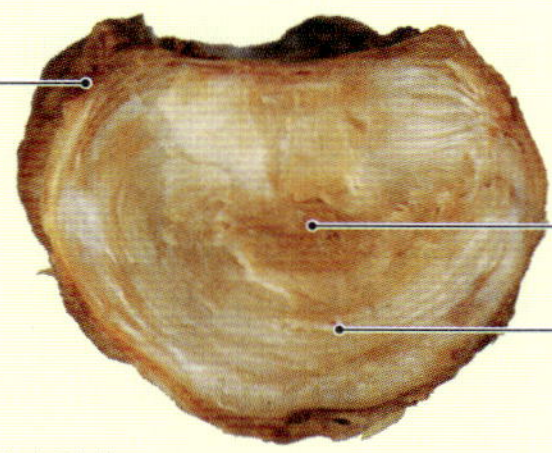

분리된 척추사이원반의 윗면

미끄러진 척추사이원반

만약 뒤세로인대가 약해지면(나이가 들면서 종종 생긴다) 압력을 받은 속질핵은 섬유테를 찢고 일부가 척추관으로 밀려 나간다. 이런 상태를 **미끌어진 척추사이원반(slipped disc)**이라고 한다. 비록 원반의 미끄러짐이 일어난 것은 아니지만 그렇게 부른다. 가장 빈번하게 발생하는 곳이 C_5–C_6, L_4–L_5, L_5–S_1이다.

척추사이원반탈출증

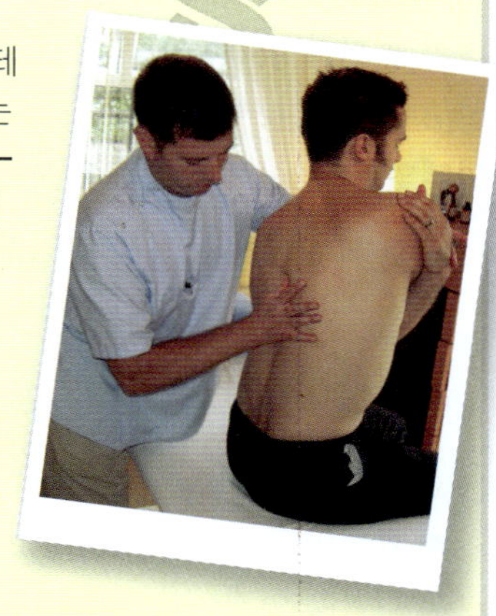

강한 압력을 받게 되면 속질핵은 섬유테를 완전히 뚫고 척주관에 들어가게 되는데 이것을 **척추사이원반탈출증(herniated disc)**이라고 한다. 원반이 탈출해서 감각신경의 손상이 일어나면 통증이 발생한다. 또한 돌출된 부분은 척추사이구멍을 지나는 신경을 누르게 된다. **궁둥신경통(좌골신경통, sciatica)**은 궁둥신경의 뿌리부분이 눌려서 발생한 통증을 가리키고, 허리통증(요통, lumbago)은 허리의 급성 초기 통증을 가리킨다.

허리뼈 척추사이원반의 문제는 대부분 휴식, 등 받침대, 진통제, 물리치료를 서로 조합함으로써 성공적으로 치료가 된다. 허리뼈 척추사이원반탈출증의 약 10%만이 증상을 완화시키기 위한 수술이 필요하다. 이 수술에서는 원반을 제거하고, 움직이지 못하도록 척추뼈몸통을 서로 붙이게 된다. 불편을 주는 원반에 접근하기 위해서 외과의사는 가장 가까운 척추뼈고리판을 깎아서 척추뼈고리를 제거한다. 이런 이유로 이 수술은 **고리판절제술(척추후궁절제술 , laminectomy)**이라고 알려져 있다.

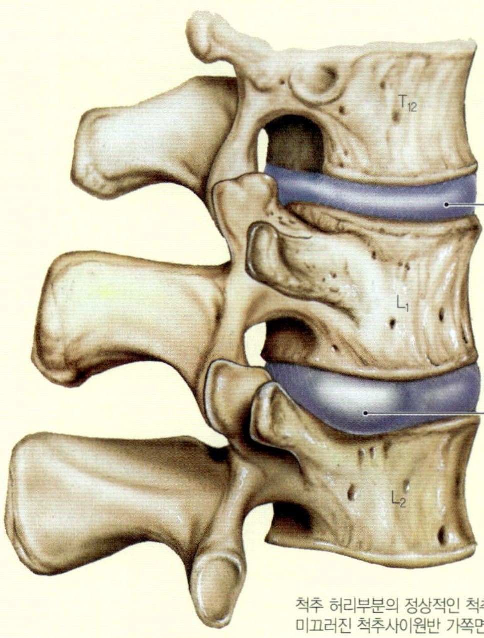

척추 허리부분의 정상적인 척추사이원반과 미끄러진 척추사이원반 가쪽면의 모습

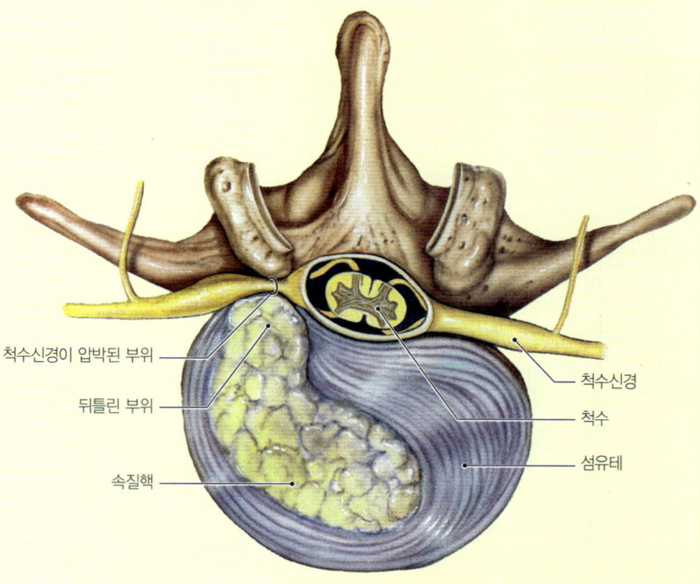

속질핵이 이탈하여 인접한 척수와 척수신경에 영향을 미치는 척추사이원반탈출증의 모습

척추의 움직임은 속질핵을 압박하여 반대 방향으로 이동시킬 수 있다. 이 이동은 모든 척추뼈의 정렬을 유지한 채로 각각의 척추뼈에 부드러운 미끄럼운동을 일으킨다. 척추사이원반은 사람의 키에 중요한 역할을 한다. 척추사이원반은 엉치뼈보다 위에 있는 척주 길이의 대략 1/4을 차지한다. 나이가 들면서 각각의 원반사이에 있는 속질핵의 수분이 감소하여 척추사이원반은 점차 효과적으로 충격흡수를 하지 못하며 척추질환에 노출될 기회가 많아진다. 척추사이원반내 수분의 감소는 또한 척주의 길이를 감소시킨다. 따라서 나이가 들어감에 따라 키가 줄어들게 된다.

척추사이인대

많은 인대들이 척추뼈의 몸통과 돌기에 부착되어 척추뼈의 몸통과 돌기를 함께 묶고 척주(vertebral column)를 안정화시킨다(그림 8.7). 척추뼈를 연결하는 인대로는 앞세로인대, 뒤세로인대, 황색인대, 가시사이인대, 가시위인대 등이 있다.

- **앞세로인대(전종인대, anterior longitudinal ligament)**는 각 척추뼈몸통의 앞면을 연결한다.
- **뒤세로인대(후종인대, posterior longitudinal ligament)**는 앞세로인대에 평행하게 각 척추뼈몸통의 뒷면을 연결한다.
- **황색인대(ligamentum flavum)**는 인접한 척추의 척추뼈고리판을 연결한다.
- **가시사이인대(극간인대, interspinous ligament)**는 인접한 척추뼈의 가시돌기를 연결한다.
- **가시위인대(극상인대, supraspinous ligament)**는 일곱째 목뼈(C_7)에서 엉치뼈까지 가시돌기를 연결한다. 6장에서 언급한 **목덜미인대(항인대, ligamentum nuchae)**는 C_7에서 머리뼈 바닥까지 뻗어 있는 가시위인대이다.

척주운동

척주는 다음과 같은 동작이 가능하다. (1) **앞쪽굽힘(anterior flexion, 앞쪽으로 구부림)**, (2) **폄(extension, 뒤쪽으로 구부림)**, (3) **가쪽굽힘(lateral flexion, 가쪽으로 구부림)**, (4) **돌림(rotation) 또는 비틈(twisting)**.

표 8.2에 관절과 몸통뼈대의 움직임을 요약한다.

✔	8.4 개념확인
1 ☐	척주를 안정화시키는 기능을 하는 다섯 개의 인대는 무엇인가?
2 ☐	연골결합은 척주의 어디에서 관찰되는가? 돌기사이관절과 어떤 차이가 있는가?

8.5 어깨복합체

어깨복합체는 빗장뼈, 어깨뼈 및 위팔뼈로 구성되었다. 이 세 개의 뼈는 위팔을 가슴에 연결하고, 복장빗장관절을 적절히 움직임으로써 어깨관절이 최대한 움직여 광범위한 기능을 할 수 있도록 손의 위치를 변화시키는데 필수적이다.

표 8.2 몸통뼈대의 관절

부위	관절	관절의 종류	운동
머리뼈			
뇌머리뼈와 얼굴뼈	여러 부위	부동관절(봉합 또는 뼈융합)	없음
위턱뼈/치아	이틀관절	부동관절(못박이관절)	없음
아래턱뼈/치아	이틀관절	부동관절(못박이관절)	없음
관자뼈/아래턱뼈	턱관절	평면관절과 경첩관절의 결합	올림/내림, 가쪽 미끄러짐, 제한된 내밈/들임
척주			
뒤통수뼈/고리뼈	고리뒤통수관절	타원관절	굽힘/폄
고리뼈/중쇠뼈	고리중쇠관절	중쇠관절	돌림
다른 척주 부위	척추사이관절(몸통)	반관절(섬유연골결합)	약간의 움직임
	척추사이관절(관절돌기)	평면관절	약간의 돌림과 굽힘/폄
등뼈/갈비뼈	갈비뼈머리관절	평면관절	올림/내림
갈비뼈/갈비연골		유리연골결합	없음
갈비연골/복장뼈	복장갈비관절	유리연골결합(첫째 갈비)	없음
		평면관절(제2~7번째 갈비)	약간의 미끄럼 운동
제5허리뼈/엉치뼈	제5허리뼈의 몸통과 엉치뼈 몸통사이관절	반관절(섬유연골결합)	약간의 움직임
	제5허리뼈의 아래관절돌기와 엉치뼈의 관절돌기사이관절	평면관절	약간의 굽힘/폄
엉치뼈/볼기뼈	엉치엉덩관절	평면관절	약간의 미끄럼 운동
엉치뼈/꼬리뼈	엉치꼬리관절	평면관절(융합될 수 있음)	약간의 움직임
꼬리뼈		부동관절(뼈융합)	없음

복장빗장관절

복장빗장관절(흉쇄관절, sternoclavicular joint)은 빗장뼈의 안쪽끝과 복장뼈자루 사이에 있는 윤활관절이다. 이 관절은 어깨뼈를 몸통뼈대에 고정하는 닻(anchor) 역할을 한다. 그리고 기능적으로 어깨관절의 일부로 생각하고 있다.

턱관절에서처럼 관절원반은 복장빗장관절을 나누어 두 개의 관절공간으로 분리한다(그림 8.8). 관절주머니는 단단하고 치밀하며 안정적이어서 제한된 움직임만 가능하게 한다. 관절주머니는 두 개의 덧인대로 강화되는데 **앞복장빗장인대(전흉쇄인대, anterior sternoclavicular ligament)**와 **뒤복장빗장인대(후흉쇄인대, posterior sternoclavicular ligament)**이다. 또한 두 개의 관절주머니바깥인대가 있다.

- **빗장사이인대(쇄골간인대, interclavicular ligament)**는 빗장뼈를 서로 연결해 주고 인접한 관절주머니의 윗부분을 강화시켜준다. 또한 복장뼈자루의 위쪽 모서리에 단단하게 부착해서 어깨가 내려갈 때 탈구를 막아준다.
- **갈비빗장인대(늑흉인대, costoclavicular ligament)**는 넓은 인대로서 빗장뼈의 갈비뼈거친면에서 관절주머니의 아래쪽 경계 근처를 지나서 첫째갈비뼈와 갈비연골의 위쪽, 안쪽 모서리까지 이른다. 이 인대는 어깨를 위로 들어올릴 때 탈구를 막아준다.

복장빗장관절은 기본적으로 평면관절이나 빗장뼈의 약간의 돌림과 휘돌림은 가능하다.

어깨관절

어깨관절(견관절, shoulder joint), 혹은 **오목위팔관절(상완와관절, glenohumeral joint)**은 인체의 모든 관절 중에서 가장 넓은 범위를 움직일 수 있는 느슨하고 얕은 관절이다. 관절의 형태와 넓은 범위의 움직임 때문에 손을 매우 다양한 기능이 가능하도록 위치시킬 수 있다. 어깨관절은 가장 자주 탈구되는 관절이므로 강도와 안정성을 얻기 위해서는 운동성이 희생되어야 한다는 원칙의 좋은 예가 된다.

어깨관절은 절구관절로 위팔뼈의 머리 부분과 어깨뼈의 관절오목이 결합되어 형성된다(그림 8.9와 12.10). 관절오목의 가장자리는 **오목테두리(관절순, glenoid labrum)**로 덮여 있는데 이것이 관절을 더 깊게 해준다(그림 8.9c,d). 오목테두리는 치밀불규칙결합조직으로 이루어진 섬유연골성 고리로서 관절공간을 확장하는 것 외에 오목위팔인대와 위팔두갈래근의 긴갈래(어깨와 팔꿈치의 굽힘근)의 부착점으로도 기능하다.

관절주머니는 어깨뼈의 목에서부터 위팔뼈까지 이어진다. 관절주머니의 아랫면은 느슨하게 늘어져서 가장 약하다. 위팔이 해부학적 위치에 있을 때 관절주머니의 위쪽은 팽팽해지고 아래와 앞쪽으로는 느슨해진다. 이런 관절주머니의 구조 때문에 어깨관절은 광범위한 운동범위를 가지게 된다. 팔이음뼈인 어깨뼈의 봉우리와 부리돌기가 위팔뼈머리의 가쪽과 위쪽으로 돌출되어 약간의 안정성을 위쪽에서 제공한다. 그러나 이 관절의 대부분의 안정성은 (1) 인대와 (2) 주변 뼈대근육과 관련된 힘줄에 의해서 이루어진다.

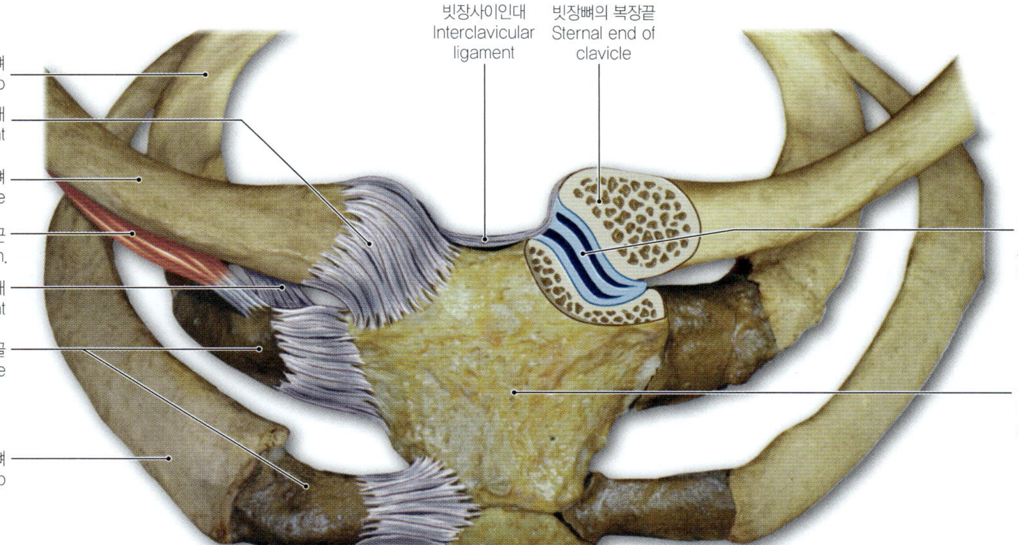

■ 그림 8.8 **복장빗장관절**
가슴 앞면의 복장빗장관절의 뼈와 인대가 관찰된다. 이 관절은 매우 안정된 평면 가동관절이다.

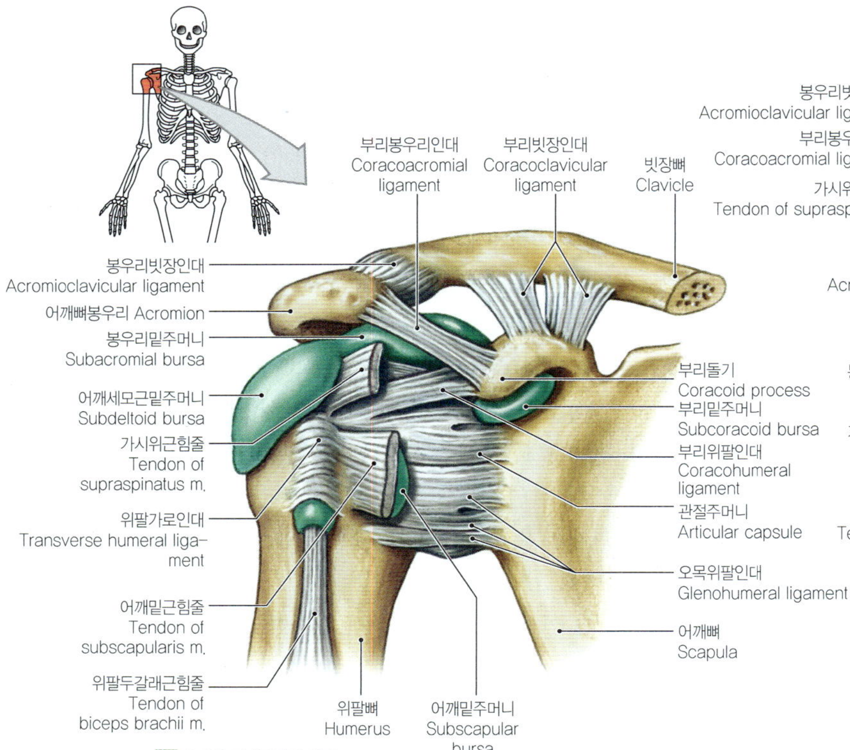

a 오른쪽 어깨관절의 앞면

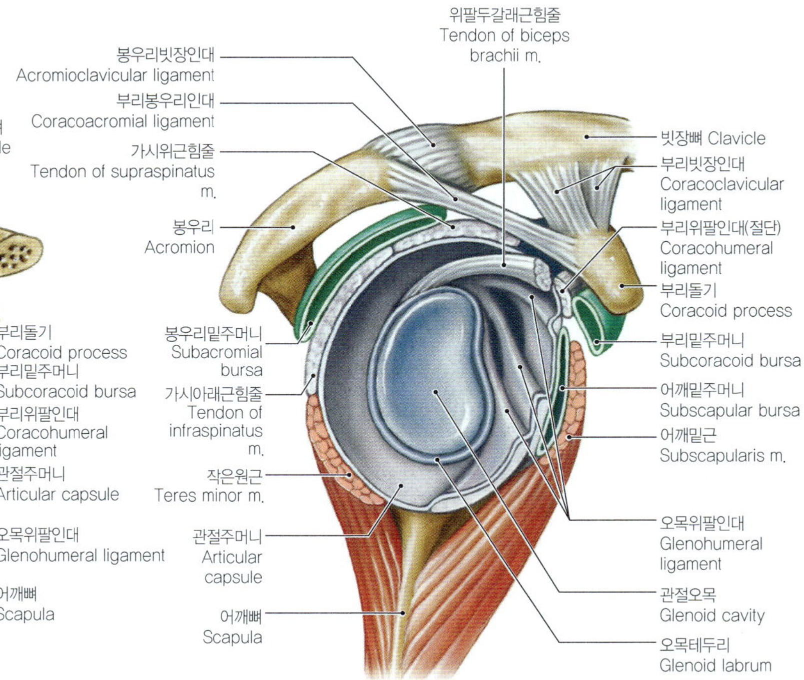

b 오른쪽 어깨관절(위팔뼈 제거)의 가쪽면

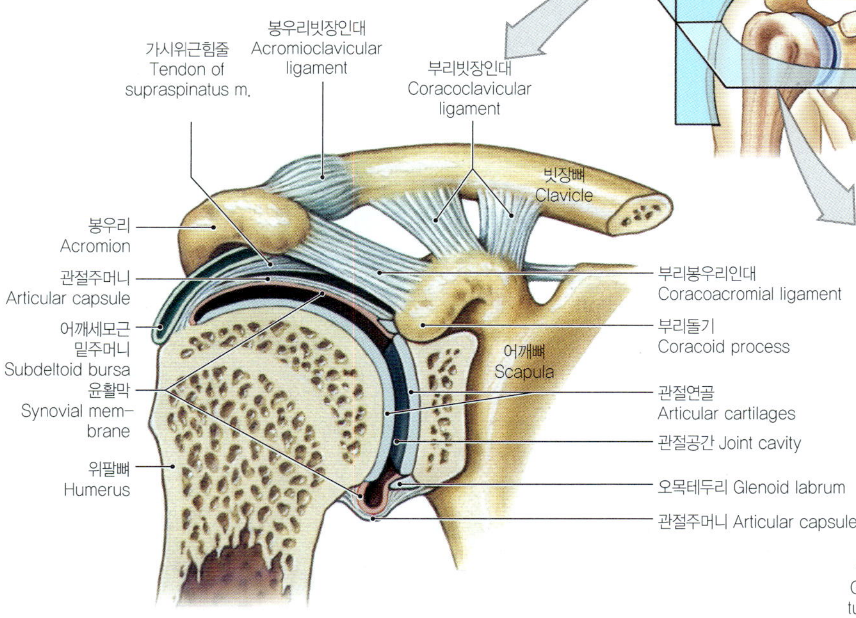

c 오른쪽 어깨관절 앞면의 이마절단면

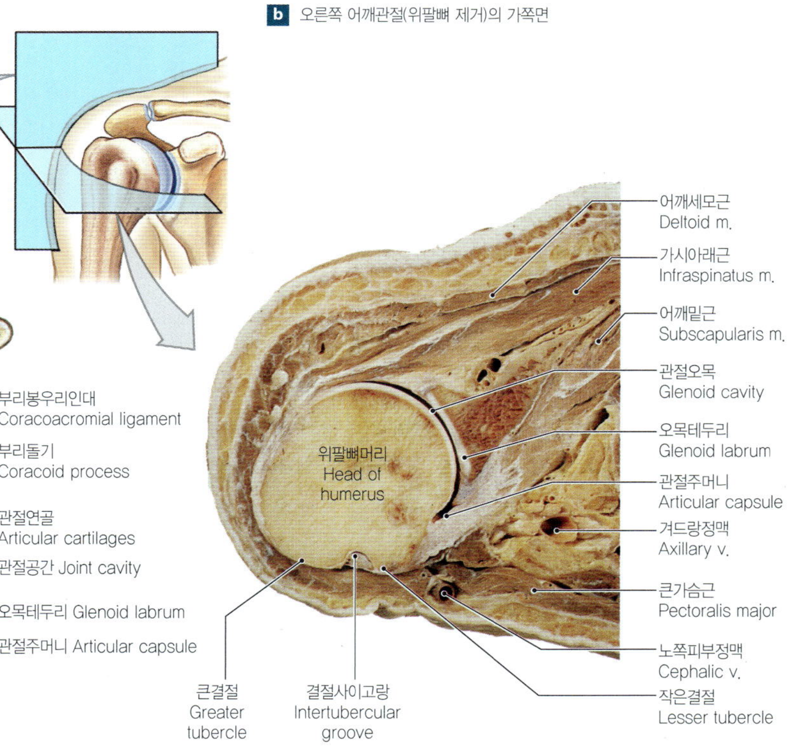

d 오른쪽 어깨관절 윗면의 수평절단면

■ **그림 8.9 어깨관절**

위팔뼈와 어깨뼈에 의해 형성된 절구관절

인대

어깨관절을 안정화시키는 주된 인대는 그림 8.9a-c에 나타나 있다.

- 어깨관절을 둘러싼 관절주머니는 상대적으로 얇지만 **오목위팔인대(관절상완인대, glenohumeral ligament)**로 알려진 앞부분은 두껍다. 관절주머니인대가 평상시 느슨하기 때문에 위팔뼈가 정상적인 운동범위의 한계에 도달하거나 한계를 넘어설 때에만 관절의 안정성과 관련된다.
- **부리위팔인대(오훼상완인대, coracohumeral ligament)**는 부리돌기의 바닥에서 시작되어 위팔뼈의 머리에 닿는 큰 인대이다. 이 인대는 관절주머니의 윗부분을 강화시키고 위팔의 무게를 지탱하는데 도움을 준다.
- **부리봉우리인대(오훼봉우리인대, coracoacromial ligament)**는 관절주머니 바로 위에서 부리돌기와 봉우리 사이의 공간을 이어준다. 이 인대는 주머니의 위쪽면을 지지한다.
- **봉우리빗장인대(견봉쇄골인대, acromioclavicular ligament)**는 봉우리를 빗장뼈에 강하게 연결한다. 따라서 빗장뼈의 움직임은 봉우리의 끝쪽에서 제한된다. 어깨분리(shoulder separation)는 봉우리빗장관절의 부분 또는 완전 탈골에서 상대적으로 자주 일어난다. 이 손상은 어깨 윗부분의 타격에 의해서 올 수 있다. 봉우리는 강제적으로 내려앉게 되지만 빗장뼈는 강한 근육들에 의해 보호된다.
- **부리빗장인대(오훼쇄골인대, coracoclavicular ligament)**는 빗장뼈를 부리돌기에 결합하고 빗장뼈와 어깨뼈 사이의 상대적인 움직임을 제한한다.
- **위팔가로인대(상완횡인대, transverse humeral ligament)**는 큰결절과 작은결절 사이를 이어주고 위팔의 결절사이고랑에 있는 위팔두갈래근의 긴갈래 힘줄을 아래 방향으로 유지시켜준다.

임상노트

어깨 손상

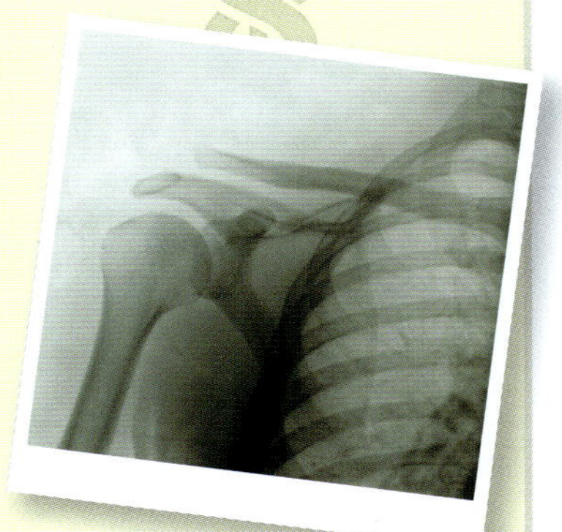

블락(미식축구) 또는 체크(하키)처럼 정면 돌진으로 충돌이 일어날 때, 어깨는 보통 충돌 지점에 놓이게 된다. 빗장뼈는 팔이음뼈의 유일한 고정 지지대이기 때문에 큰 힘을 견디기 어렵다. 따라서 어깨관절주머니의 아랫면이 불완전하게 강화되어 있기 때문에 충격이나 격렬한 근육수축으로 인한 탈구가 종종 이 지점에서 발생한다. 이런 탈구는 아래 관절주머니 벽과 절구테두리를 찢을 수 있다. 치료 과정에서 종종 관절의 약화와 관절에 고유한 불안정이 남게 되어 나중에 탈구가 발생할 확률이 증가하게 된다.

뼈대근육과 힘줄

위팔을 움직이는 근육은 다른 어떤 인대 혹은 관절주머니인대보다 어깨관절을 안정화시키는데 중요한 역할을 한다. 몸통, 팔이음뼈, 위팔뼈에서 이는 근육들이 관절주머니의 앞면과 윗면 그리고 뒷면을 덮는다. 관절을 지나는 힘줄은 주머니의 앞부분과 윗부분을 강화시킨다. 몇몇 특정 근육의 힘줄이 어깨를 지지하고 활동범위를 제한한다. 이러한 근육의 집단을 11장에서 다룰 **돌림근띠(회전건개, rotator cuff)**라고 부르는데 운동 시 손상이 자주 일어나는 곳이다.

윤활주머니

다른 관절처럼 어깨의 윤활주머니는 큰 근육과 힘줄이 관절주머니를 가로질러 지나가면서 생기는 부위의 마찰을 감소시킨다. 어깨는 상대적으로 많은 수의 중요한 윤활주머니를 갖는다. **봉우리밑주머니(견봉하낭, subacromial bursa)**와 **부리밑주머니(오훼돌기하낭, subcoracoid bursa)**는 봉우리와 부리돌기 및 관절주머니사이의 접촉을 방지한다(그림 8.9a,b). **어깨세모근밑주머니(삼각근하낭, subdeltoid bursa)**와 **어깨밑주머니(견갑하낭, subscapular bursa)**는 근육과 관절주머니 사이에 놓여 있다(그림 8.9a-c). 윤활주머니의 염증은 동작을 저해하고 고통스런 **윤활주머니염(활액낭염, bursitis)**의 증상을 나타낼 수 있다.

8.5 개념확인

1. 어깨밑주머니의 염증이 발생할 가능성이 높은 사람은 테니스선수인가? 또는 조깅하는 사람인가?
2. 오목테두리는 무엇인가? 오목위팔관절의 안정성에 어떻게 기여하는가?

8.6 팔꿉관절과 노자관절

팔꿉관절

팔꿉관절(주관절, elbow joint)은 (1) 위팔뼈와 자뼈, (2) 위팔뼈와 노뼈 사이의 관절로 구성된 복합관절이다. 이 관절은 팔꿈치의

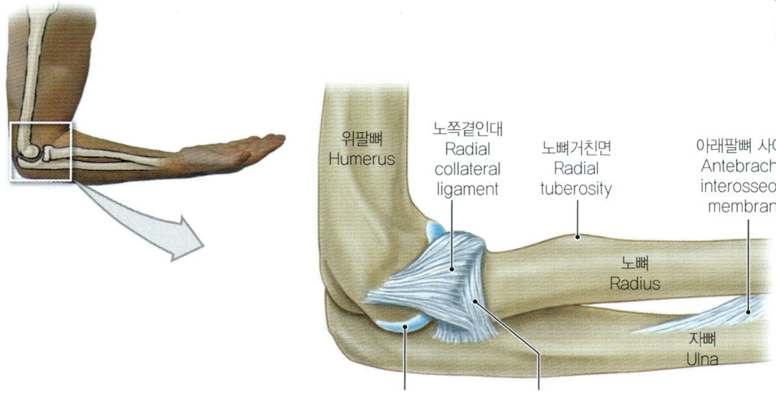

a 가쪽면

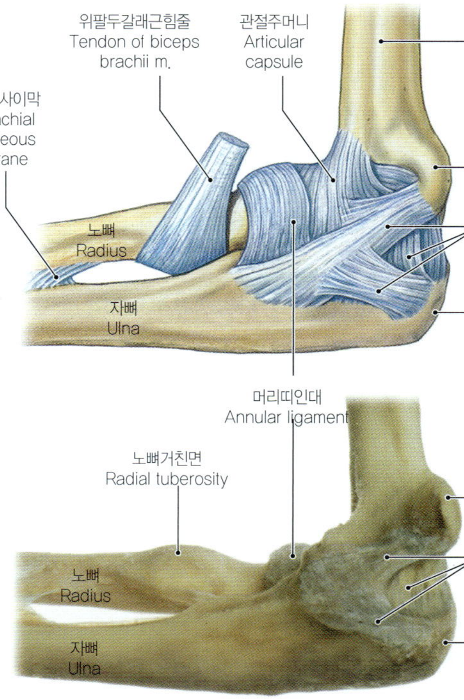

b 안쪽면. 노뼈는 엎친 상태이다. 위팔두갈래근의 힘줄이 노뼈거친면에 닿는 것이 보인다.

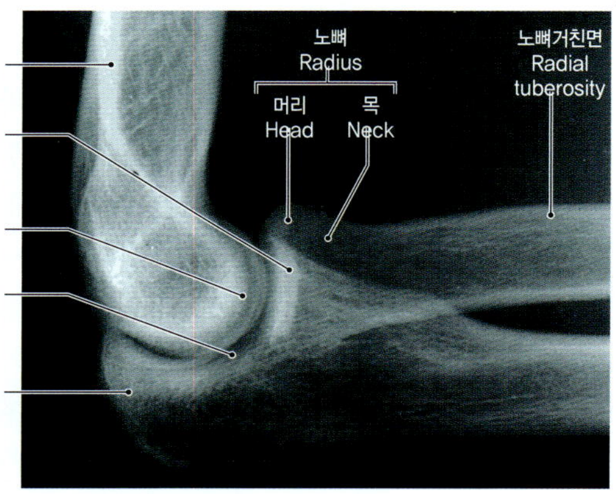

c X-선 사진

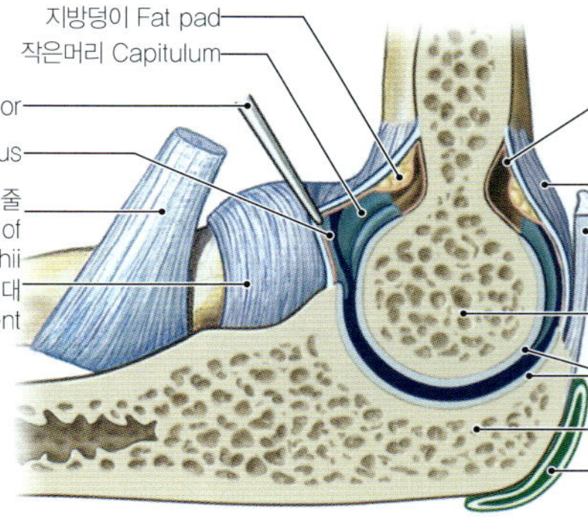

d 팔꿉관절의 시상면

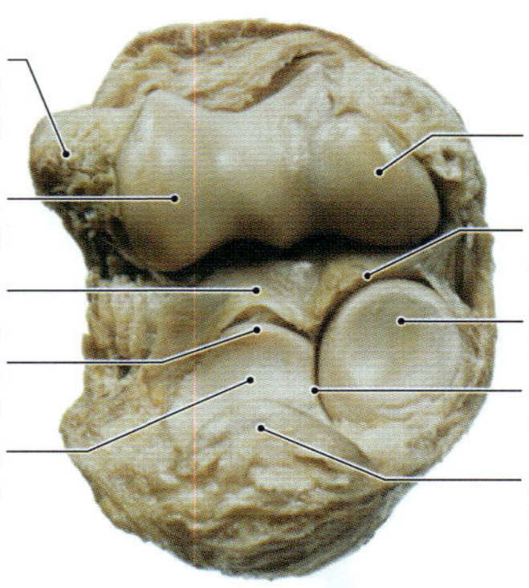

e 뒷면. 관절주머니의 뒷부분을 절단하여 관절공간을 관찰한 사진

■ 그림 8.10 팔꿉관절

팔꿉관절은 위팔뼈, 자뼈, 노뼈 사이에서 형성되는 복합 경첩관절이다. 오른쪽 팔꿉관절의 그림과 사진이다.

굽힘과 폄을 가능하게 한다. 이 동작은 아래에 논한 노자관절(radioulnar joint)과 함께 손을 적당한 위치에 가게 함으로써 매우 다양한 활동을 할 수 있게 한다. 즉 음식섭취, 몸 다듬기, 또는 단순히 손의 위치를 바꿔 몸을 방어할 수 있게 한다.

팔꿈치에서 가장 크고 강한 관절은 **위팔자관절(humeroulnar joint)**이다. 이 관절에서 위팔뼈의 도르래는 자뼈의 도르래패임을 향해 돌출되어 있다. 위팔자관절의 가쪽에는 더 작은 **위팔노관절(humeroradial joint)**이 위치하며, 위팔뼈의 작은머리(capitulum)가 노뼈머리와 관절을 이룬다(그림 8.10).

팔꿉관절은 극도로 안정적인데, 그 이유는 (1) 위팔뼈와 자뼈가 가쪽 운동과 돌림을 막기 위해 서로 맞물리며, (2) 관절주머니는 매우 두꺼우며, (3) 관절주머니는 강한 인대들로 강화되어 있기 때문이다. 관절의 안쪽면은 **안쪽곁인대(내측측부인대, ulnar collateral ligament)**로 안정화되어 있다. 이 인대는 안쪽위관절융기로부터 앞쪽으로 자뼈의 갈고리돌기, 뒤쪽으로 팔꿈치머리까지 확장되어 있다(그림 8.10a,b). **가쪽곁인대(외측측부인대, radial collateral ligament)**는 관절의 가쪽면을 안정화시킨다. 이 인대는 가쪽위관절융기에서 몸쪽노뼈머리를 자뼈와 묶는 **머리띠인대(윤상인대, annular ligament)**쪽으로 확장된다(그림 8.10e).

관절주머니와 인대의 강도에도 불구하고, 팔꿉관절은 심한 충격이나 비정상적인 압박으로 손상될 수 있다. 예를 들면, 팔꿈치가 조금 굽혀진 상태에서 손목을 떨어뜨리면 팔꿈치를 펴는 근육들의 수축이 자뼈의 도르래패임의 중심점에서 자뼈를 부러뜨릴지도 모른다. 약간의 격렬한 압박은 팔꿈치에 탈구나 다른 손상을 일으키는데, 특히 뼈끝 성장이 완전하지 않을 때 발생한다. 예를 들면, 부모가 뒤에서 따라가는 유아를 급하게 당길 때 부모는 유아의 팔에 힘을 주고 팔꿉관절을 비틀어 당겨, "유모의 팔꿈치(nursemaid's elbow)"로 알려진 부분 탈구를 발생시킬 수 있다.

노자관절

몸쪽노자관절(상요척관절, proximal radioulnar joint)과 **먼쪽노자관절(하요척관절, distal radioulnar joint)**은 앞팔의 뒤침(supination)과 엎침(pronation)을 가능하게 한다. 몸쪽노자관절에서는 노뼈머리가 자뼈의 노패임과 관절한다. 노뼈머리는 **머리띠인대(annular ligament)**가 위치를 고정한다(그림 8.11a). 먼쪽노자관절은 중쇠관절이다. 노뼈의 자패임, 자뼈의 노패임 그리고 관절원반으로 불리는 작은 유리연골이 관절면을 이룬다. 이 관절면은 노자인대와 아래팔뼈 사이막(antebrachii interosseus membrane)으로 함께 고정된다(그림 8.11b).

노자관절에서의 엎침과 뒤침은 노뼈에 부착되는 근육들에 의해

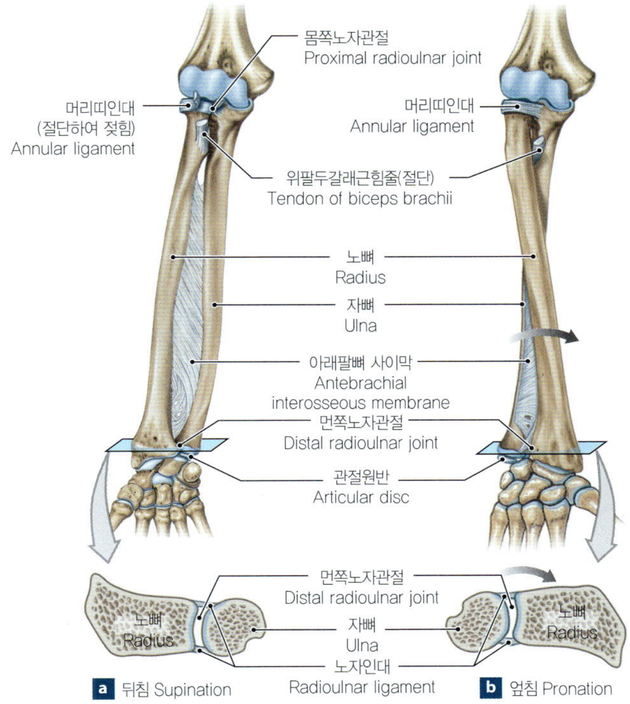

■ 그림 8.11 노자관절

조절된다. 이 중에서 가장 큰 것은 위팔의 앞쪽 면을 덮고 있는 위팔두갈래근이다. 위팔두갈래근의 힘줄은 노뼈의 노뼈거친면(radial tuberosity)에 부착하고, 이 근육의 수축은 팔꿈치의 굽힘과 앞팔의 뒤침을 일으킨다. 팔꿉관절과 노자관절의 운동에 관여하는 근육들은 11장에서 자세하게 다룰 것이다.

8.6 개념확인

1. 동료가 아래팔을 업힘과 뒤침할 때 팔꿉의 통증을 호소한다면 정말로 팔꿉관절에서 기시한 통증인가?
2. 팔꿉관절을 구성하는 뼈는 무엇인가? 이들 뼈는 어떻게 관절하는가?

8.7 손목과 손의 관절

손목의 관절

손목(carpus)은 **손목관절(wrist joint)**을 포함한다(그림 8.12). 손목관절은 **노손목관절(요골수근관절, radiocarpal joint)**과 **손목뼈사이관절(수근간관절, intercarpal joint)**로 구성된다. 노손목관절은 노뼈의 먼쪽 관절면과 세 개의 몸쪽 손목뼈(손배뼈, 반달뼈, 세모뼈)로 구성된다. 노손목관절은 굽힘/폄, 모음/벌림, 휘돌

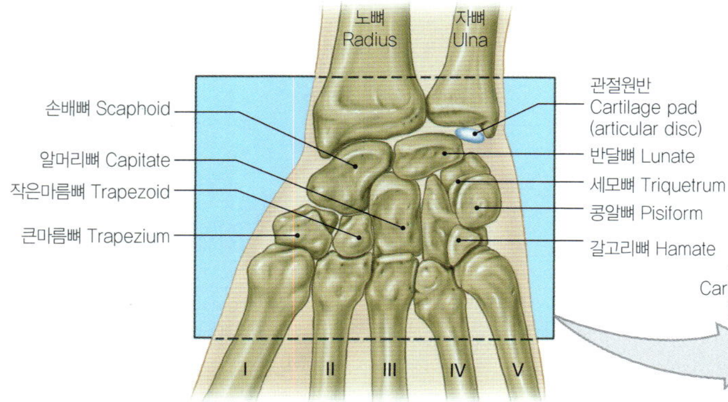

a 오른쪽 손목의 앞면

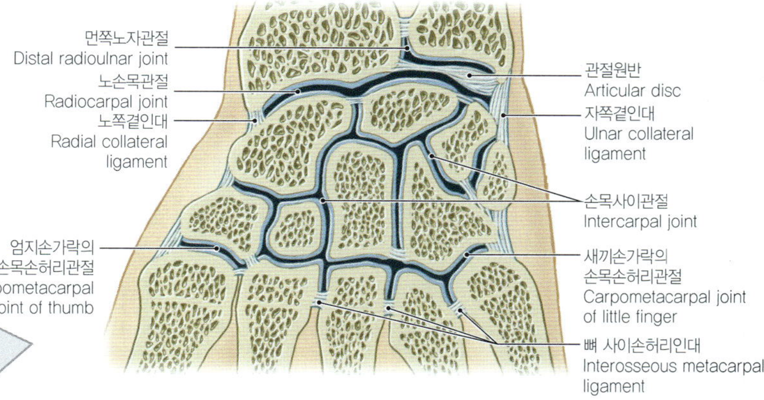

b 손목의 절단면. 노손목관절, 손목뼈사이관절, 손목손허리관절이 보인다.

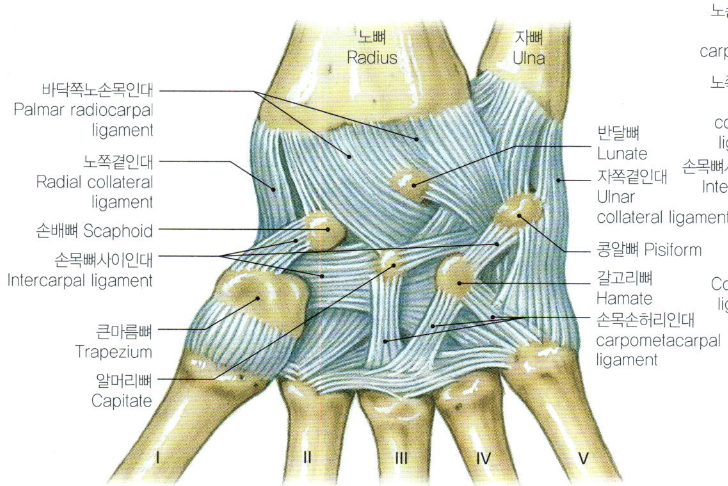

c 손목의 앞(손바닥)면을 안정시키는 인대들

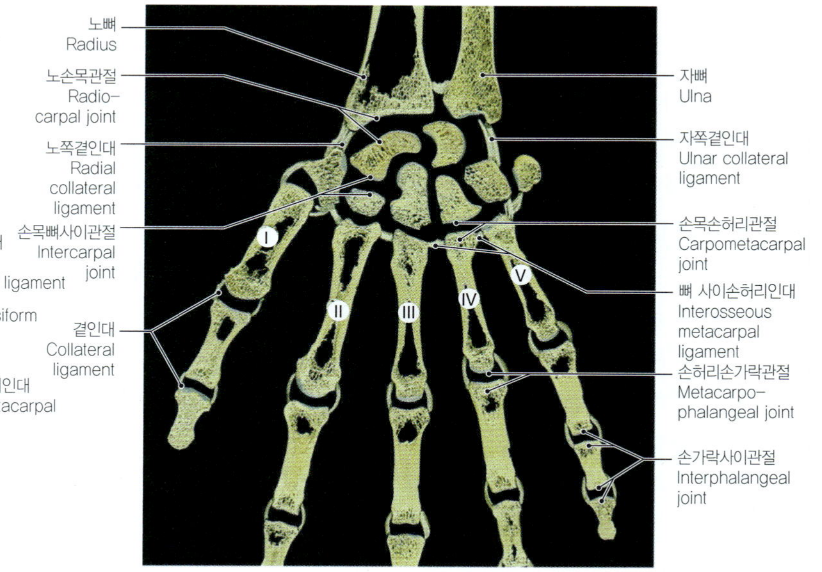

d 손목과 손을 형성하는 뼈의 절단면

■ **그림 8.12** 손목과 손의 관절들

표 8.3 팔이음뼈와 팔의 관절

부위	관절	관절의 종류	운동
복장뼈/빗장뼈	복장빗장관절	평면관절(두 개의 평면관절, 두 관절공간은 관절연골로 분리됨)	내밈/들임, 내림/올림, 약간의 돌림
어깨뼈/빗장뼈	봉우리빗장관절	평면관절	약간의 미끄럼 운동
어깨뼈/위팔뼈	어깨관절	절구관절	굽힘/폄, 모음/벌림, 휘돌림, 돌림
위팔뼈/자뼈와 위팔뼈/노뼈	팔꿉관절(위팔자관절과 위팔노관절)	경첩관절	굽힘/폄
노뼈/자뼈	몸쪽노자관절	중쇠관절	돌림
	먼쪽노자관절	중쇠관절	엎침/뒤침
노뼈/손목뼈	손목관절	융기관절	굽힘/폄, 모음/벌림, 휘돌림
손목뼈/손목뼈	손목뼈사이관절	평면관절	약간의 미끄럼 운동
손목뼈/제1손허리뼈	엄지손가락의 손목손허리관절	안장관절	굽힘/폄, 모음/벌림, 휘돌림, 맞섬
손목뼈/제2~5손허리뼈	손목손허리관절	평면관절	약간의 굽힘/폄, 모음/벌림
손허리뼈/손가락뼈	손허리손가락관절	융기관절	굽힘/폄, 모음/벌림, 휘돌림
손가락뼈/손가락뼈	손가락뼈사이관절	경첩관절	굽힘/폄

림을 가능하게 하는 타원관절이다. 손목뼈사이관절은 미끄러짐과 약한 비틀림 운동을 가능하게 하는 평면관절이다.

손목의 안정성

손목뼈에서 관절하지 않는 면은 인대가 부착되거나 힘줄이 통과하기 때문에 거칠다. 넓고 강한 인대들과 강한 결합조직성 막이 손목을 둘러싸고 개별 손목의 위치를 안정화시킨다(그림 8.12b,c). 주요 인대는 다음과 같다.

- **바닥쪽노손목인대(장측요골수근인대, palmar radiocarpal ligament)**: 노뼈 먼쪽을 손배뼈, 반달뼈, 세모뼈의 앞쪽 면들에 연결한다.
- **등쪽노손목인대(배측요골수근인대, dorsal radiocarpal ligament)**: 노뼈 먼쪽을 손배뼈, 반달뼈, 세모뼈의 뒤쪽 면들에 연결한다.
- **안쪽곁인대(내측측부인대, ulnar collateral ligament)**: 자뼈붓돌기에서 세모뼈의 안쪽면까지 뻗어 있다.
- **가쪽곁인대(외측측부인대, radial collateral ligament)**: 노뼈붓돌기에서 손배뼈의 가쪽면까지 뻗어 있다.

이런 두드러진 인대들과 함께 다양한 **손목뼈사이인대(수근간인대, intercarpal ligament)**가 손목뼈를 서로 연결시키고, 손목손허리인대(carpometacarpal ligament 또는 digitocarpal ligament)는 먼쪽 손목뼈와 손허리뼈를 결합시킨다(그림 8.12c). 손목관절을 지나가는 힘줄들도 추가적 보강을 한다(관련된 여러 가지 힘줄들이 있지만 아래 그림에는 표시되어 있지 않다. 이 힘줄들과 연관된 근육들은 11장에서 설명할 것이다). 손목과 손가락관절을 굽히는 근육의 힘줄은 손목관절의 앞면에서 인대의 표면을 스치며 지나간다. 폄 작용을 하는 근육의 힘줄은 같은 방식으로 뒷면을 지난다. 한 쌍의 넓은 가로 인대가 손목의 앞면과 뒷면에서 힘줄이 제 위치에 있도록 고정시킨다.

손의 관절

손목뼈는 손바닥의 손허리뼈와 관절을 이룬다(그림 8.12a). 첫째 손허리뼈는 손목에서 안장관절인 **엄지손가락의 손목손허리관절(무지수근중수관절, carpometacarpal joint of the thumb)**을 형성한다(그림 8.12b,d). 다른 모든 손목뼈/손허리뼈 관절은 평면관절이다. **손목뼈사이관절(수근간관절, intercarpal joint)**은 손목뼈/손목뼈 관절에 의해서 형성된다. 손허리뼈와 몸쪽 손가락뼈 사이의 관절인[손허리손가락관절(중수지절관절, metacarpophalangeal joint)]은 굽힘/폄과 벌림/모음이 가능한 타원관절이다. **손가락뼈사이관절(수지간관절, interphalangeal joint)**은 굽힘과 폄 기능을 하는 경첩관절이다(그림 8.12d).

표 8.3은 팔의 관절에 대한 특징을 요약한 것이다.

	8.7 개념확인
1	☐ 손목을 안정화시키는 여섯 개의 구조는 무엇인가?
2	☐ 손허리손가락관절사이에서 일어나는 운동의 유형은 무엇인가?

8.8 엉덩관절

그림 8.13은 절구관절인 **엉덩관절(고관절, hip joint)**의 구조를 보여준다. 이러한 절구관절 안에는 섬유연골판인 **절구테두리(관절순, acetabular labrum)**가 볼기뼈절구(관골구, acetabulum)의 관절면을 덮고 있으며 절구패임(관골구절흔 acetabular notch)의 가쪽면을 따라서 말편자 모양으로 펼쳐져 있다(그림 8.13a,c). 윤활막으로 덮인 지방덩이는 절구의 중앙부분에 놓인다. 지방조직은 손상됨 없이 늘어나거나 비틀어지므로 충격을 흡수하는 역할을 맡는다.

관절주머니

엉덩관절의 관절주머니는 매우 치밀하고 강하며 두껍다(그림 8.13b,c). 어깨관절의 관절주머니와는 달리 엉덩관절의 관절주머니는 관절의 안정성에도 상당히 기여한다. 관절주머니는 다리이음뼈의 가쪽과 아래쪽에서 넙다리뼈의 돌기사이선과 돌기사이능선까지 걸쳐 있으며, 넙다리뼈머리와 넙다리뼈목을 에워싸고 있다. 이러한 배열은 넙다리뼈머리가 절구에서 빠지는 것을 막아준다. 게다가 섬유연골의 둥그런 절구테두리(acetabular labrum)(그림 8.13a,c)가 절구의 깊이를 더해준다.

엉덩이의 안정화

네 개의 넓은 인대가 관절주머니를 강화시킨다(그림 8.13b,c). 그중에서 **엉덩넙다리인대(장골대퇴인대, iliofemoral ligament)**, **두덩넙다리인대(치골대퇴인대, pubofemoral ligament)**, **궁둥넙다리인대(좌골대퇴인대, ischiofemoral ligament)** 셋은 관절주머니가 부분적으로 두꺼워진 것이다. **절구가로인대(관골구횡인대, transverse acetabular ligament)**는 절구패임을 가로질러서 절구오목(acetabular fossa)의 아래쪽 경계를 완성시킨다. 다섯째 인대인 **넙다리뼈머리인대(ligament of the femoral head 또는**

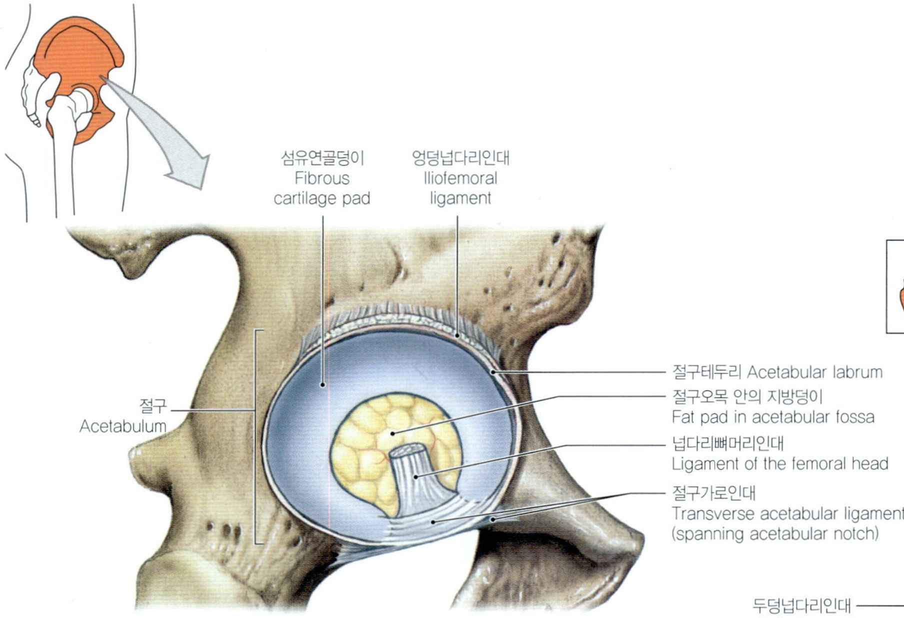

a 넙다리뼈가 제거된 오른쪽 엉덩관절의 가쪽면

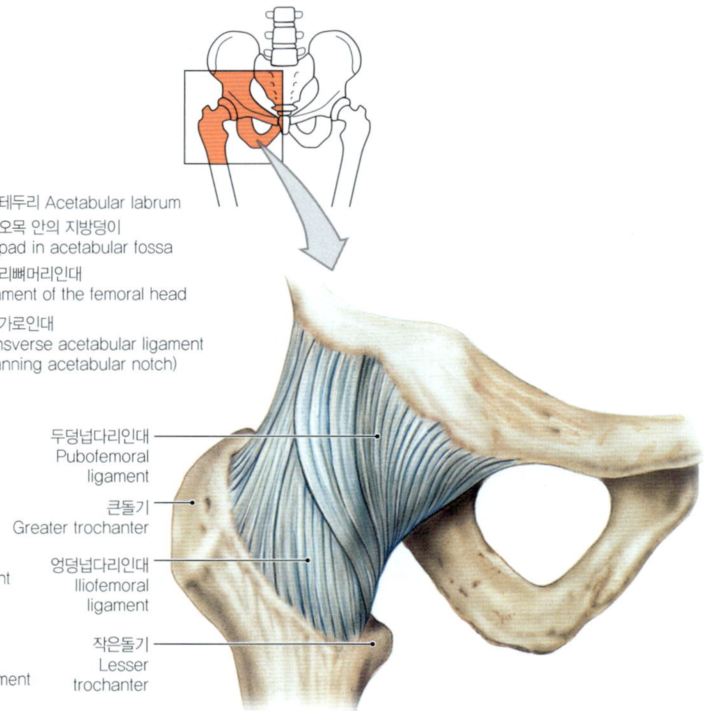

b 오른쪽 엉덩관절의 앞면. 엉덩관절의 아주 강한 안정성은 부분적으로 관절주머니 때문이다.

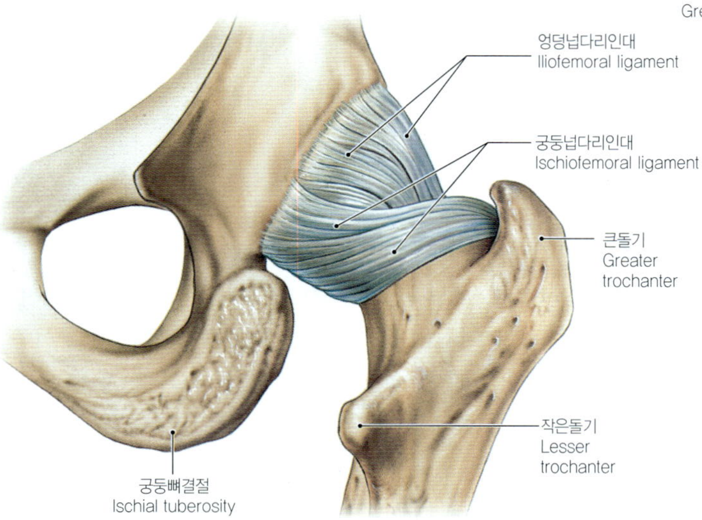

c 오른쪽 엉덩관절의 뒷면. 관절주머니를 강화시키는 인대가 보인다.

■ 그림 8.13 엉덩관절
엉덩관절과 지지인대

ligamentum capitis femoris)는 절구가로인대에서 일어나 넙다리뼈머리의 중앙에 붙는다(**그림 8.13a**와 **8.14**). 이 인대는 오직 넓적다리를 굽히고 가쪽돌림을 할 때에만 팽팽해진다. 이외에도 엉덩관절은 주위를 둘러싸는 많은 근육에 의해서 추가적으로 안정화된다. 엉덩관절에서는 굽힘/폄, 모음/벌림이 모두 가능하지만, 굽힘이 가장 중요하고 전형적인 운동이다. 이 모든 운동은 인대, 관절주머니 섬유, 뼈확(bony socket)의 깊숙함, 그리고 절구를 둘러싸는 근육같은 요소들의 통합에 의해 제한된다.

넙다리뼈머리를 싸고 있는 거의 완전한 뼈확과 강한 관절주머니, 튼튼한 지지인대, 그리고 치밀한 근육이 덧대어짐으로써 매우 안정된 관절이 만들어진다. 그러므로 넙다리뼈의 목이나 돌기들(trochanters)사이에서는 탈골보다 골절이 더 자주 발생한다.

V 8.8 개념확인

1 ☐ 엉덩관절의 탈구는 드물게 일어난다. 이러한 사실을 입증하는 엉덩관절의 해부학적 구조는 무엇인가?

8.9 무릎관절

무릎관절은 엉덩관절이나 발목관절과 함께 서고, 걷고, 뛰는 등의 다양한 활동을 하는 동안 몸무게를 지탱해주는 중요한 관절이다. 그러나 무릎관절의 해부학적 구조는 이렇게 무게를 지탱함과 동시에 (1) 다리의 어떤 관절보다도 큰 운동각을 가지고 있고(160°

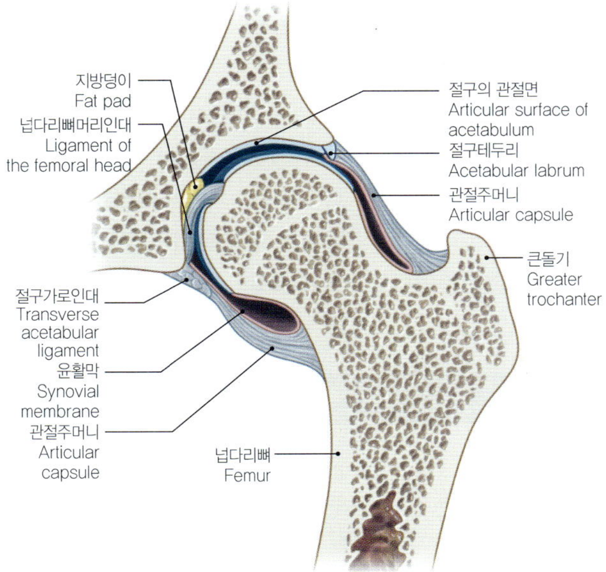

a 넙다리뼈머리인대의 방향과 위치를 보여준다.

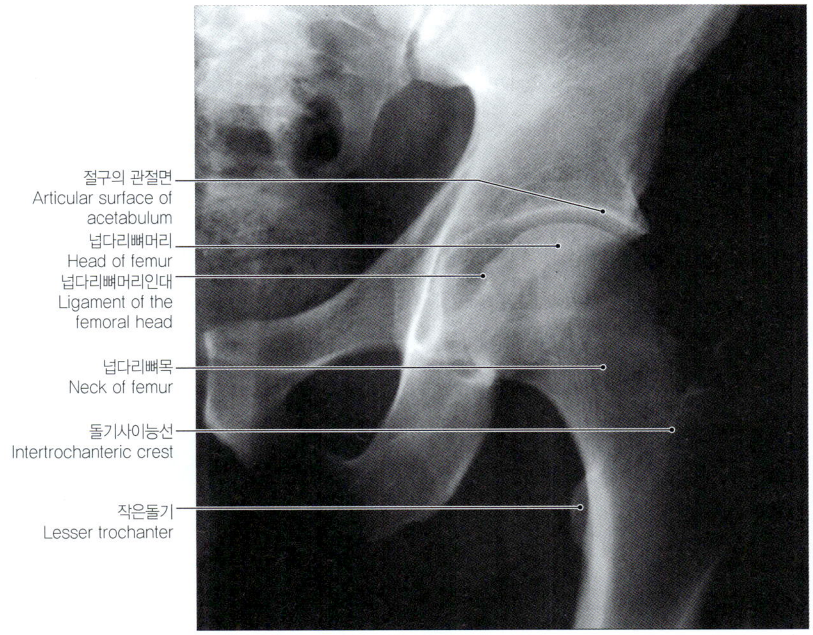

b 오른쪽 엉덩관절의 X-선 사진(앞/뒤 촬영)

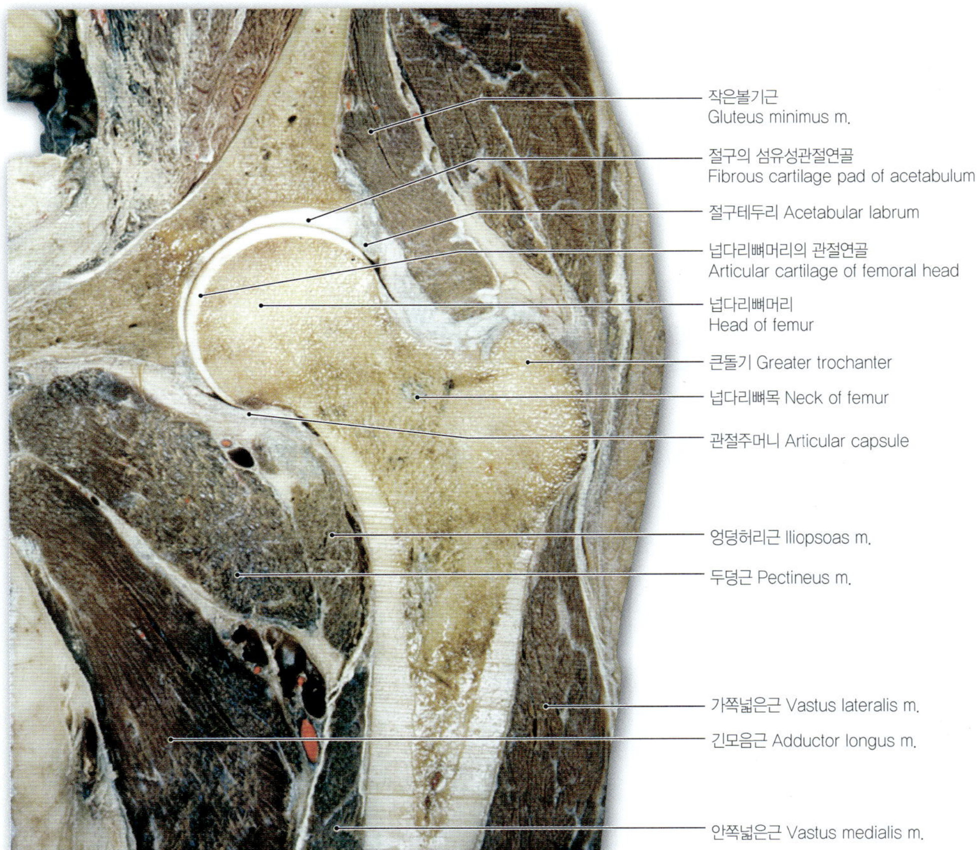

c 엉덩부위의 관상절단면

■ 그림 8.14 엉덩관절의 구조
엉덩관절의 관상절단면

까지), (2) 엉덩관절과 같이 지탱하고 강화하는 큰 근육이 없으며, (3) 발목관절처럼 지지하는 강한 인대도 없이 이런 기능을 가진다.

비록 무릎관절이 경첩관절로서 작용하지만, 관절 부위는 팔꿉관절에 비해 훨씬 더 복잡하다. 넙다리뼈의 둥근 관절융기는 정강뼈의 위쪽 관절면에서 구르거나 미끄러지므로 접촉점이 항상 바뀐다. 무릎관절은 다른 경첩관절들에 비해 훨씬 불안정한 편이며, 굽힘과 폄 이외에도 약간의 돌림이 가능하다. 구조적으로 무릎관절은 윤활주머니 내부의 복잡한 두 개의 관절, 즉 정강뼈와 넙다리뼈 사이의 관절(정강넙다리관절, tibiofemoral joint) 및 무릎뼈와 넙다리뼈의 무릎뼈쪽 관절면 사이의 관절(무릎넙다리관절, patellofemoral joint)로 이루어져 있다.

관절주머니

무릎관절에는 하나의 통일된 관절주머니나 공통의 윤활 공간이 없다(그림 8.15). 한 쌍의 섬유연골 덩이인 **안쪽반달 및 가쪽반달(medial and lateral menisci)**이 넙다리뼈와 정강뼈 사이의 관절면에 놓인다(그림 8.16b,c). 반달은 (1) 완충작용을 하고, (2) 넙다리뼈가 움직일 때 관절면의 모양이 맞도록 도와주며, (3) 정강넙다리관절(tibiofemoral joint)이 맞닿는 관절면을 넓혀주고, (4) 관절 가쪽면에 약간의 안정성을 제공한다. 다량의 **지방덩이(fat pad)**는 관절의 남는 공간을 채우고, 윤활주머니를 도와서 무릎뼈와 다른 조직들 사이의 마찰을 줄인다(그림 8.15a,b,d).

임상노트

무릎 손상

운동선수들은 **무릎에 엄청난 스트레스**를 받는다. 일반적으로, 안쪽과 가쪽반달은 넙다리뼈의 움직임에 따라 움직이게 된다. 무릎이 약간 굽혀진 상태에서 무릎에 많은 무게가 실리면 정강뼈와 넙다리뼈 사이에 반달이 꽉 낄 수도 있으며 이 때문에 연골이 찢어질 수 있다. 대부분의 손상에서 다리의 가쪽이 안쪽으로 돌아가게 되고 안쪽반달이 손상 받게 된다. 찢어진 연골은 통증과 더불어 관절의 움직임을 제한할 수 있다. 또한 만성적으로 문제가 되거나 "트릭무릎(trick knee)"으로 발전할 수도 있다. 트릭무릎은 무릎이 불안정하게 느껴지는 것이다. 가끔 다리를 뻗칠 때 반달의 움직임으로 소리가 들리고 평소와는 다른 느낌이 느껴지기도 한다. 이러한 손상을 막기 위해 대부분의 격렬한 스포츠에서는 무릎의 가쪽으로 충격을 가하는 행동을 제한한다. 그리고 무릎 손상을 입은 운동선수가 계속적인 운동을 하기 위해서는 가쪽의 움직임을 제한하는 보조대를 차야 한다.

■ 손상된 무릎관절 내부의 관절경소견으로 손상된 반달이 관찰된다.

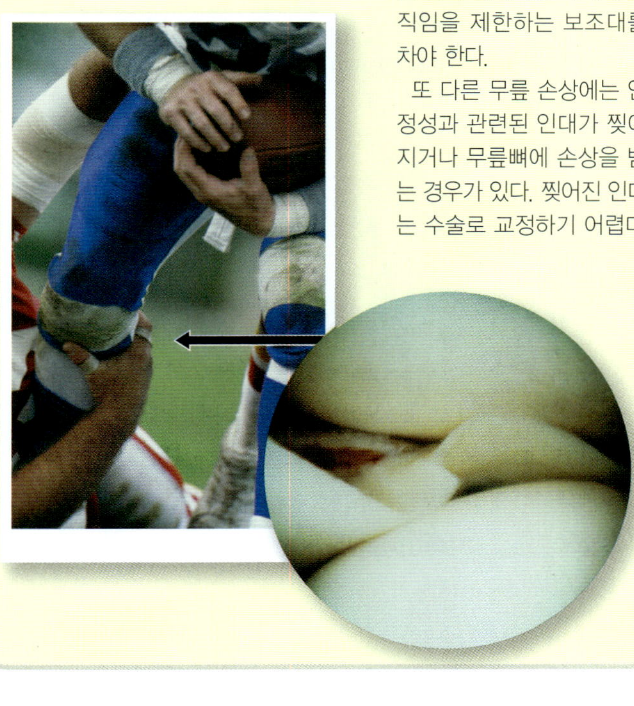

또 다른 무릎 손상에는 안정성과 관련된 인대가 찢어지거나 무릎뼈에 손상을 받는 경우가 있다. 찢어진 인대는 수술로 교정하기 어렵다. 그리고 치유되는데도 오랜 시간이 걸린다. 앞십자인대(ACL)의 파열은 여성에게 흔히 발생되는 흔한 운동손상인데, 남성에 비해 빈도가 두 배에서 여덟 배 정도 많다. 지나치게 무게가 실린 무릎을 비트는 것이 원인이다. 운동과 보조대를 이용하여 수술을 하지 않고 치료가 가능하지만 운동의 유형에 변화를 줘야만 한다. 무릎뼈 힘줄이나 카데바를 이용한 동종이식 재건수술을 하게 되면 다시 활발한 운동을 할 수도 있다.

무릎뼈는 여러 가지 경우에 손상받을 수 있다. 만약에 무릎을 펴려고 하는데 다리가 움직이지 못하도록 고정되어 있다면(미식축구에서 처럼), 다리근육의 힘은 무릎뼈를 떨어뜨릴 정도로 강력하다. 또 무릎 앞쪽의 충격은 무릎뼈를 조각낼 수도 있다. 골절된 무릎뼈의 치료는 오랜 시간이 걸리며 어려운 측면이 많다. 부서진 파편을 반드시 수술을 통해 제거해야 하고 힘줄과 인대도 고쳐야 하기 때문이다. 그 후에 관절을 움직이지 못하도록 고정해야 한다. 무릎인공관절수술(total knee replacement)은 젊은 사람들에게 흔한 일이 아니지만 심한 관절염을 앓고 있는 노인들에게는 점점 시술이 증가하는 추세이다.

의사는 종종 관절경검사(arthroscopy)를 통해 무릎 손상을 검사한다. 관절경은 광섬유를 사용해 큰 수술 없이도 관절을 관찰할 수 있게 해준다. 광섬유는 유리 또는 플라스틱으로 된 얇은 실로서 빛을 전도할 수 있다. 광섬유는 쉽게 구부러지며 관절 내로 삽입되어 여기저기로 움직일 수 있어 의사가 관절 내의 문제를 진단하는데 도움을 준다. 동시에 관절경을 사용한 수술적 치료도 가능하다. **관절경수술(arthroscopic surgery)**은 무릎이나 다른 관절의 손상에 대한 수술과 치료를 매우 간단히 할 수 있게 해주었다. 그림 8.19는 손상된 반달을 보여주는 손상된 무릎 내부의 관절경 사진이다. 작은 연골조각은 제거가 가능하고 반달도 수술적으로 다듬을 수 있다. 손상된 연골을 전부 제거하는 완전한 **반달절제술(menisectomy)**은 일반적으로 잘 행해지지 않는데, 퇴행성 관절 질환의 원인이 되기 때문이다. 새로운 조직배양 기술은 반달이나 심지어 관절연골의 교체도 언젠가는 가능하게 할 것이다.

관절경은 몇 가지 위험 부담을 갖고 있는 침습적 시술이다. 자기공명영상(MRI)은 관절 주위의 연조직을 관찰하는데 안전하고 비침습적이며, 비용적으로 효율적인 방법이다. 자기공명영상은 무릎 손상의 진단에 정확성을 높이며, 관절경의 필요성을 줄여준다. 또한 관절경 수술을 행하는 외과의사의 길잡이가 될 수도 있다.

지지인대

일곱 개의 큰 인대들이 무릎관절을 안정화시키므로, 무릎관절은 완전히 탈구되는 일이 매우 드물다.

- 무릎관절을 펴는 근육의 힘줄은 관절의 앞면을 덮고 지나간다(그림 8.15a,b). 무릎뼈는 이 힘줄에 깊숙이 파묻혀 있으며, **무릎인대(슬개인대, patellar ligament)**는 정강뼈의 앞면에 부착한다. 관절주머니가 없는 무릎관절의 앞면을 무릎인대가 대신 지지한다(그림 8.15b).

다른 지지인대들은 관절주머니에 대한 위치에 따라 관절주머니바깥인대 또는 관절주머니속인대로 나뉜다. 관절주머니바깥인대는 다음과 같다.

- **안쪽곁인대(내측측부인대, tibial collateral ligament)**는 무릎관절의 안쪽면을 강화시키고, **가쪽곁인대(외측측부인대, fibular collateral ligament)**는 가쪽면을 강화시킨다(그림 8.15a와 8.16). 이 인대들은 무릎관절이 완전히 펴졌을 때에만 팽팽해지며, 이때 관절을 안정화시킨다.
- 두 개의 얕은 **오금인대(슬와인대, popliteal ligament)**는 넙다리뼈에서 정강뼈와 종아리뼈의 머리까지 뻗어 있다(그림 8.16). 이 인대는 무릎관절의 뒤쪽을 강화시킨다.
- 관절주머니속인대는 **앞십자인대(전십자인대, anterior cruciate ligament, ACL)**와 **뒤십자인대(후십자인대, posterior cruciate ligament, PCL)**가 있으며, 이들은 정강뼈의 융기사이융기에서부터 넙다리뼈의 관절융기까지 이어져 있다. 앞(anterior)과 뒤(posterior)라는 용어는 정강뼈의 부착점과 연관된 것이며, 인대들이 넙다리뼈의 부착점까지 나아가면서 서로 엇갈리게 된다(그림 8.16b,c). [십자(cruciate)라는 용어는 십자가를 의미하는 라틴어 crucialis에서 유래하였다.] 이 인대들은 넙다리뼈의 앞뒤 움직임을 제한하고, 넙다리뼈와 정강뼈의 관절돌기가 정렬하도록 한다.

무릎의 잠금 기전

무릎관절은 편 상태에서 "잠길" 수 있다. 완전히 편 상태에서 약간 정강뼈를 가쪽돌림하면 앞십자인대가 팽팽해지며, 반달연골(meniscus)이 정강뼈와 넙다리뼈 사이를 채우게 된다. 이 작용은 폄근을 사용하지 않고(지침 없이) 오랜 시간 동안 서 있을 수 있게 한다. 관절의 잠금을 푸는 데에는 정강뼈의 안쪽돌림이나 넙다리뼈의 가쪽돌림을 일으키는 근육의 수축이 필요하다.

표 8.4는 다리의 관절에 대한 요약이다.

> **8.9 개념확인**
>
> 1 ☐ 십자인대란 무엇인가? 무릎관절의 안정화를 유지하는데 있어서 이들의 역할은 무엇인가?

8.10 발목과 발의 관절

발목관절

발목관절(ankle joint, talocrural joint)은 정강뼈, 종아리뼈 그리고 목말뼈 사이에서 형성된 경첩관절이다. 발목관절은 제한된 발등굽힘(dorsiflexion)과 발바닥쪽굽힘(plantarflexion)이 가능하다(그림 8.17과 8.18).

몸무게를 주로 지지하는 관절은 정강뼈의 먼쪽 관절면과 목말뼈의 도르래면 사이의 **정강목말관절(경거관절, tibiotalar joint)**이다. 정강목말관절의 주된 기능인 몸무게의 전달과 움직임에는 안쪽과 가쪽의 안정성이 매우 중요하다. 세 가지 관절이 이러한 안정성에 관여하는데 (1) 몸쪽정강종아리관절(근위경비관절, proximal tibiofibular joint), (2) 먼쪽정강종아리관절(원위경비관절, distal tibiofibular joint), (3) 종아리목말관절(비거관절, fibulotalar joint)이다.

몸쪽정강종아리관절은 평면관절로서 정강뼈의 뒤쪽, 가쪽면과 종아리뼈의 머리를 연결한다. 먼쪽정강종아리관절은 먼쪽 정강뼈와 종아리뼈의 사이의 섬유성 인대결합이다. 가쪽 종아리뼈복사와 목말뼈의 가쪽 관절면 사이의 관절은 종아리목말관절로 불린다. 정강뼈와 종아리뼈의 길이를 따라서 일련의 인대들이 이 두 뼈를 고정시키며 정강종아리관절과 종아리목말관절의 움직임을 제한한다. 이 관절에서 적당량의 움직임이 유지되는 것은 발목의 안쪽과 가쪽의 안정성에 도움을 준다.

발목관절의 관절주머니는 먼쪽 정강뼈와 안쪽 정강뼈복사, 가쪽 종아리뼈복사와 목말뼈 사이로 뻗어 있다. 앞쪽과 뒤쪽의 관절주머니는 얇지만 안쪽과 가쪽은 강하며 그림 8.18b-d의 단단한 인대들로 지지받는다. 주요 인대에는 안쪽의 **세모인대(삼각인대, deltoid ligament)**와 세 개의 **가쪽인대(외측인대, lateral ligament)**가 있다. 이러한 인대로 지지 받고 정강종아리인대로 고정된 복사는 발목의 뼈들이 옆으로 밀리는 것을 방지한다.

발의 관절

발에는 네 가지 종류의 윤활관절이 있다(그림 8.17과 8.18).

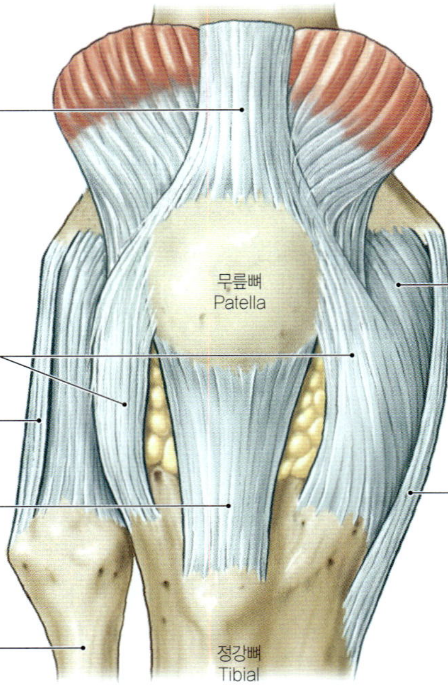

a 펴진 오른쪽 무릎의 얕은층, 앞면

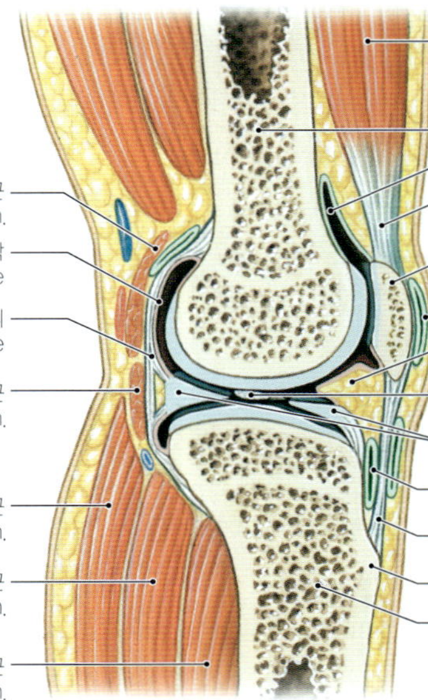

b 펴진 오른쪽 무릎의 시상절단면

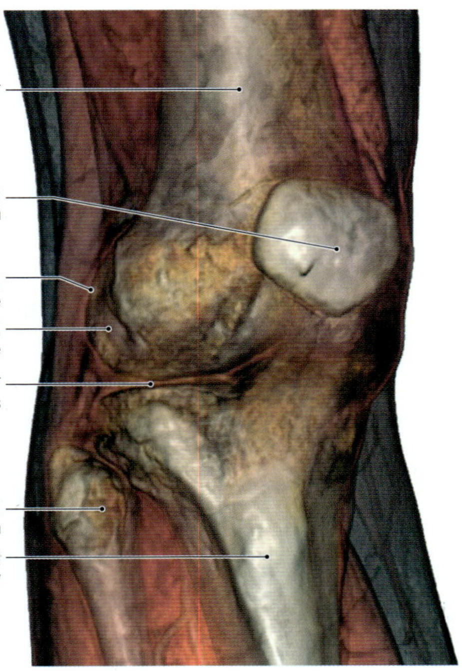

c 일부 굽혀진 오른쪽 무릎관절의 X-선 사진, 가쪽촬영

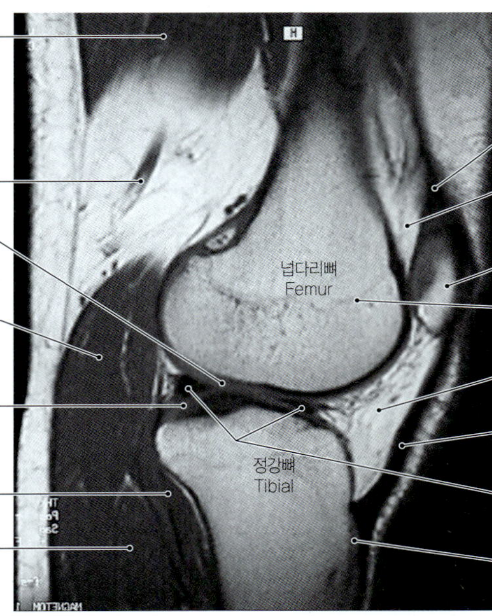

d 오른쪽 무릎관절의 MRI사진, 시상절단면

■ 그림 8.15 무릎관절 I

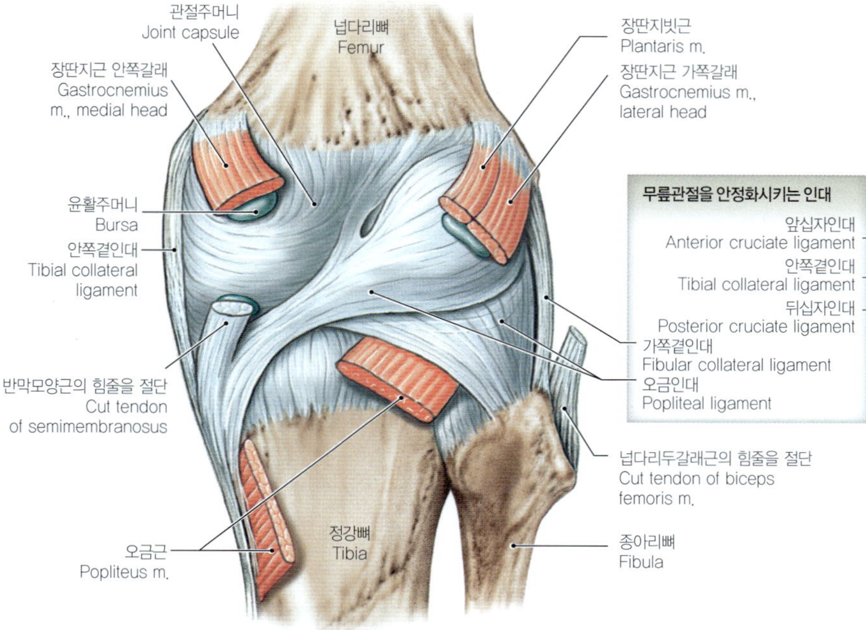

a 펴진 오른쪽 무릎의 뒷면. 관절주머니를 지지하는 인대가 보인다.

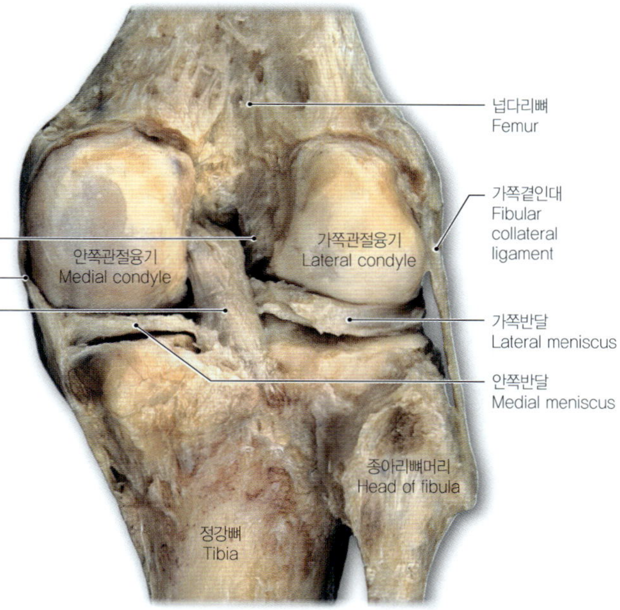

b 관절주머니를 제거한 완전히 펴진 오른쪽 무릎의 뒷면

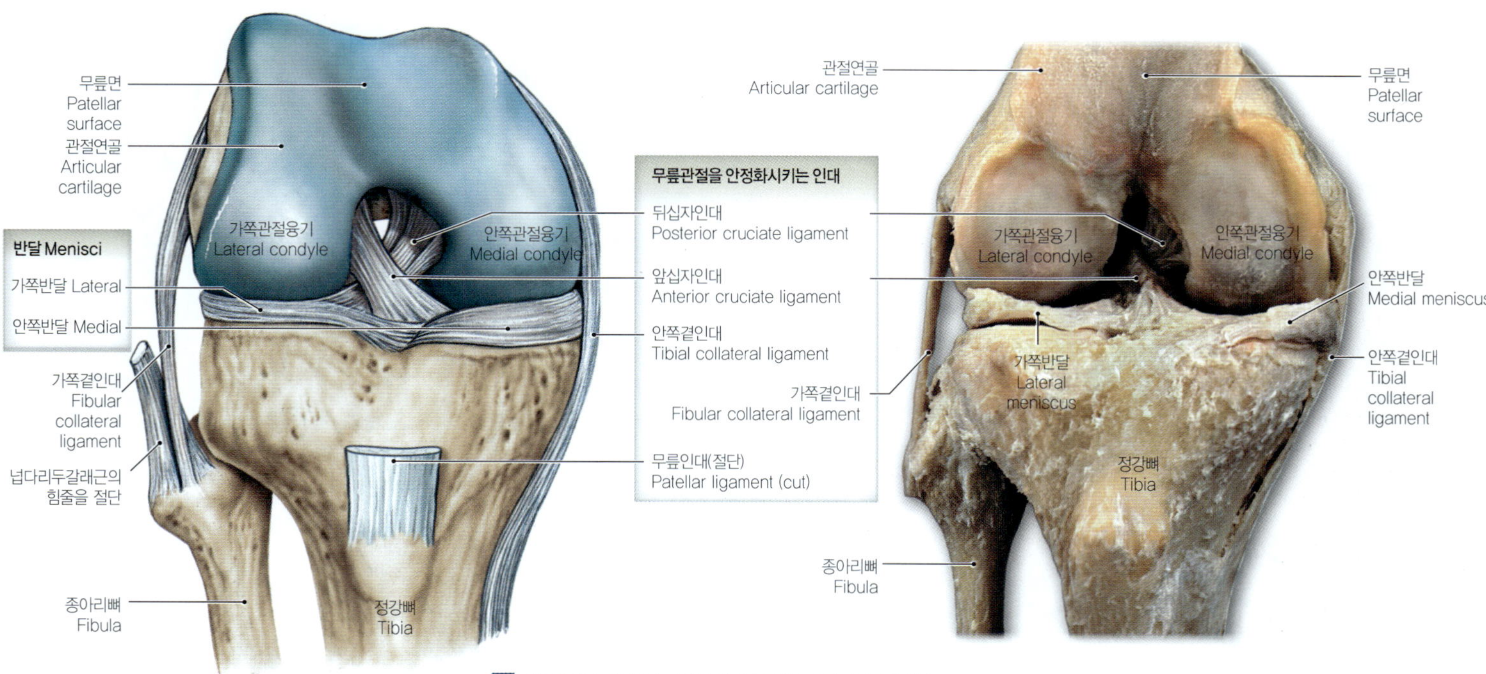

c 관절주머니, 무릎뼈가 제거된 완전히 굽혀진 오른쪽 무릎의 앞면

■ **그림 8.16 무릎관절 II**

표 8.4 다리이음뼈와 다리의 관절

부위	관절	관절의 종류	운동
엉치뼈/볼기뼈	엉치엉덩관절	평면관절	미끄럼운동
볼기뼈/볼기뼈	두덩결합	반관절	없음*
볼기뼈/넙다리뼈	엉덩관절	절구관절	굽힘/폄, 모음/벌림, 휘돌림, 돌림
넙다리뼈/정강뼈	무릎관절	복합관절(기능적으로 경첩관절)	굽힘/폄, 제한된 돌림
정강뼈/종아리뼈	정강종아리관절(몸쪽)	평면관절	약간의 미끄럼운동
	정강종아리관절(먼쪽)	평면관절(반관절성 인대결합)	약간의 미끄럼운동
정강뼈/종아리뼈/목말뼈	발목관절	경첩관절	발등굽힘/발바닥쪽굽힘
발목뼈/발목뼈	발목뼈사이관절	평면관절	약간의 미끄럼 운동
발목뼈/발허리뼈	발목발허리관절	평면관절	약간의 미끄럼 운동
발허리뼈/발가락뼈	발허리발가락관절	융기관절	굽힘/폄, 모음/벌림
발가락뼈/발가락뼈	발가락뼈사이관절	경첩관절	굽힘/폄

* 임신 중 호르몬은 두덩결합을 약화시켜서 움직임이 가능하게 함으로써 출산에 중요한 역할을 한다(28장 참고).

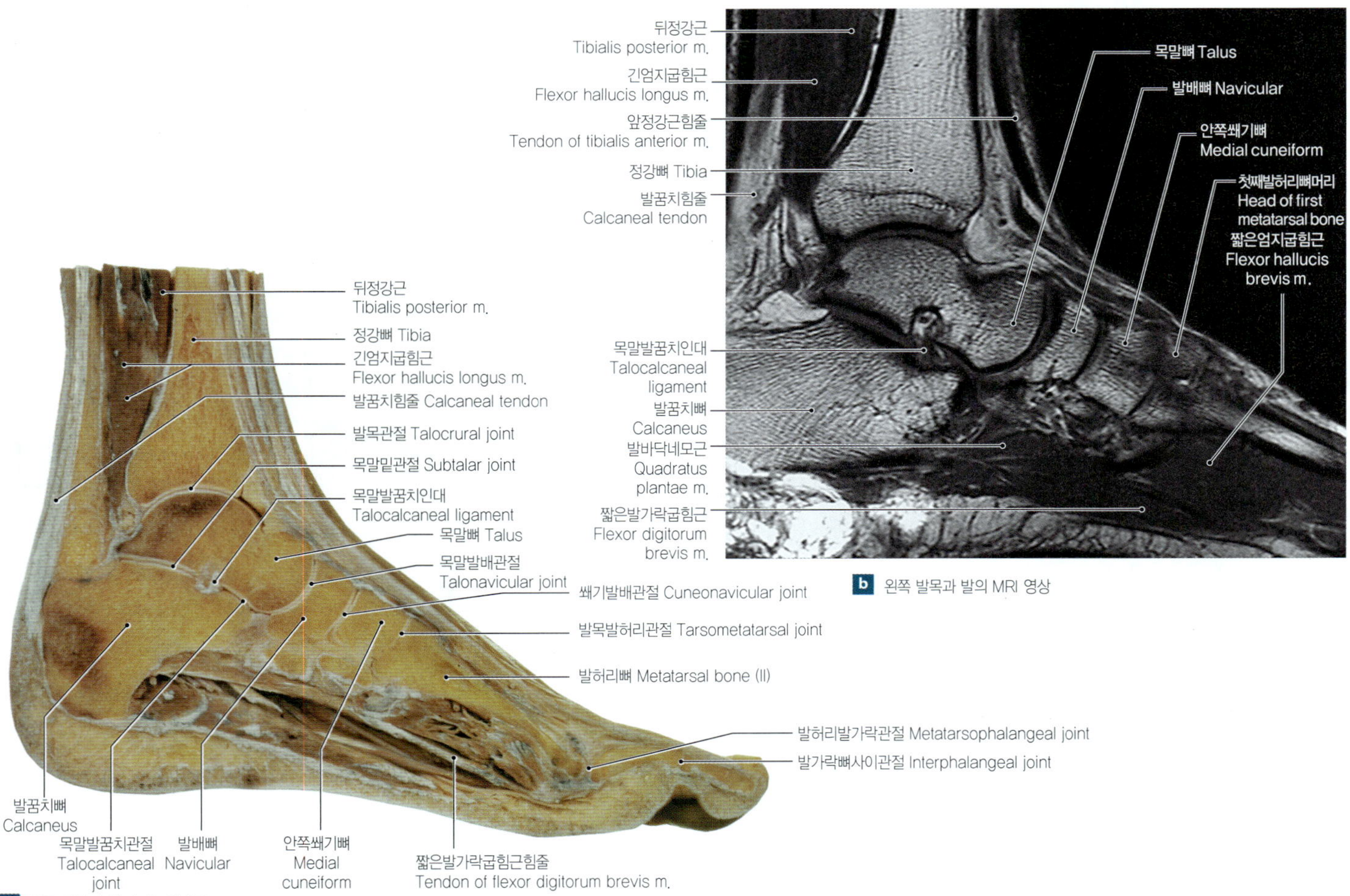

b 왼쪽 발목과 발의 MRI 영상

a 왼쪽 발목과 발의 세로절단면

■ **그림 8.17 발목과 발의 관절 I**

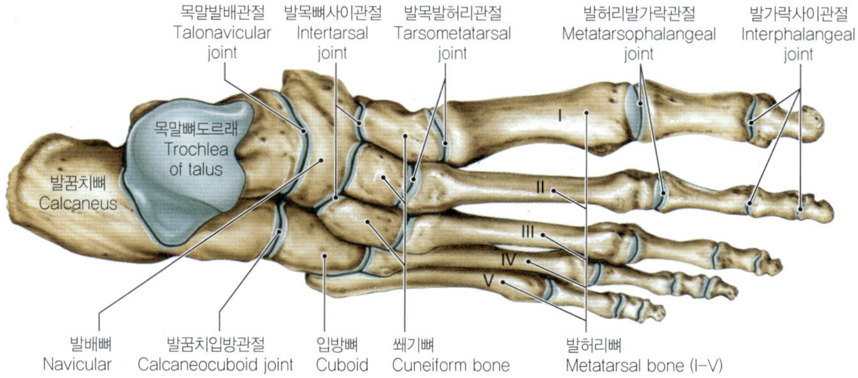

a 오른쪽 발뼈와 관절의 윗면

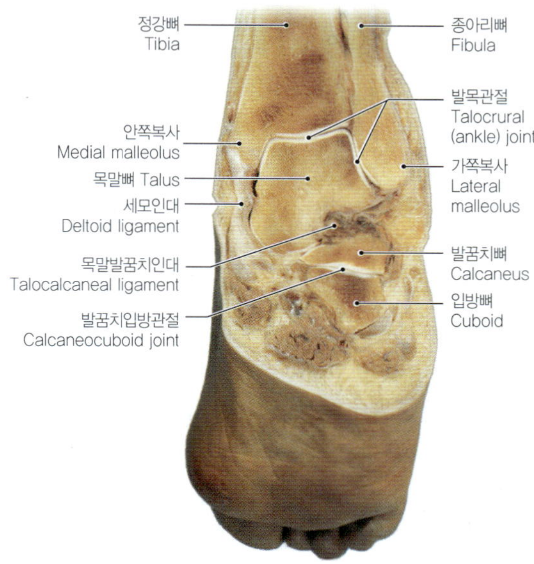

b 발바닥쪽굽힘을 한 오른쪽 발목의 관상절단면. 뒷면. 안쪽복사, 가쪽복사의 위치에 주의한다.

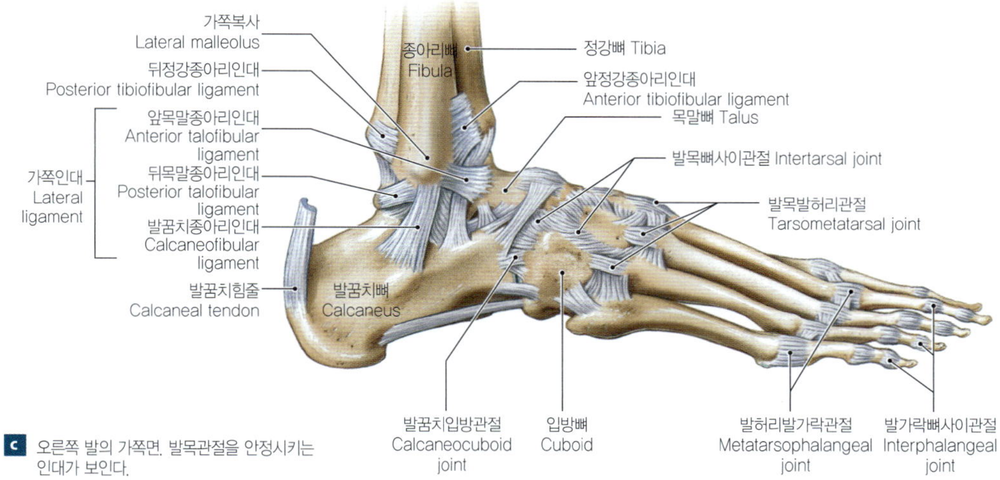

c 오른쪽 발의 가쪽면. 발목관절을 안정시키는 인대가 보인다.

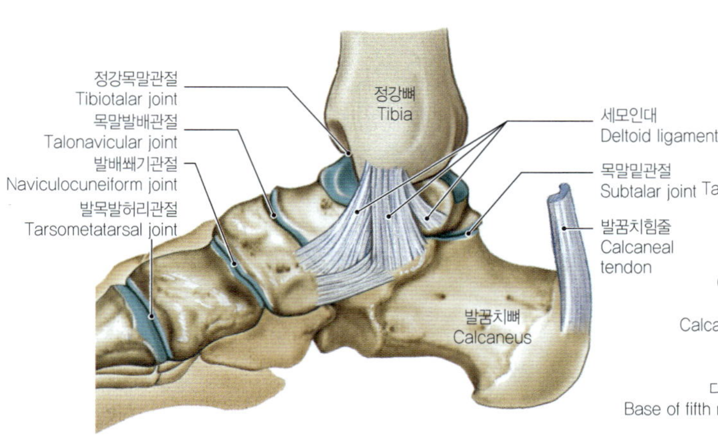

d 오른쪽 발목의 안쪽면. 안쪽인대가 관찰된다.

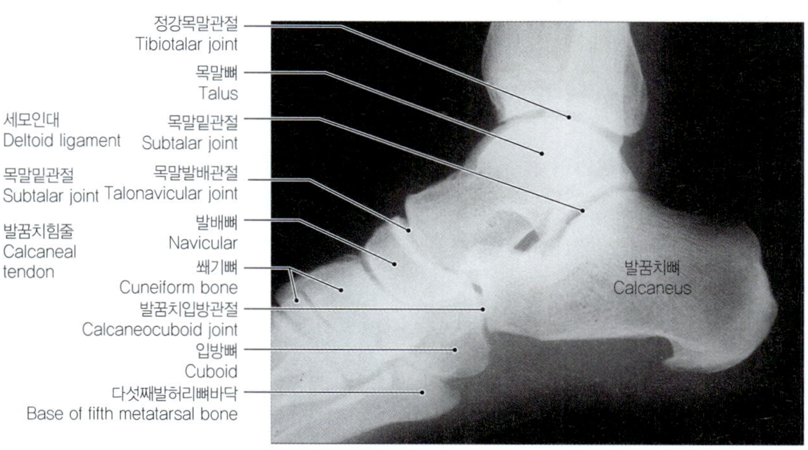

e 오른쪽 발목의 X-선 사진. 안쪽/가쪽 촬영

■ **그림 8.18 발목과 발의 관절 II**

❶ **발목뼈 사이의 관절[발목뼈사이관절(족근간관절, intertarsal joint)].** 평면관절로 제한된 미끄럼과 비틀리는 움직임이 가능하다. 발목뼈사이관절은 손목의 손목뼈사이관절과 매우 유사하다.

❷ **발목뼈와 발허리뼈 사이[발목발허리관절(족근중족관절, tarsometatarsal joint)].** 평면관절로 제한된 미끄럼과 비틀리는 움직임이 가능하다. 안쪽에 있는 세 개의 발허리뼈는 안쪽, 중간, 가쪽쐐기뼈에 관절한다. 네째 및 다섯째발허리뼈는 입방뼈와 관절을 이룬다.

❸ **발허리뼈와 발가락뼈 사이[발허리발가락관절(중족지절관절, metatarsophalangeal joint)].** 타원관절로서 굽힘과 폄 그리고 벌림과 모음이 가능하다. 발가락뼈와 발허리뼈 사이의 관절은 손의 손허리뼈와 손가락뼈 사이의 관절과 유사하다. 첫째손허리손가락관절(first metacarpophalangeal joint)은 안장관절과 비슷한 모양이지만 첫째발허리발가락관절은 타원관절이기 때문에 엄지발가락은 엄지손가락처럼 움직임이 자유롭지 않다. 종종 두 개의 종자뼈(sesamoid bone)가 이 관절의 아랫면을 지나는 힘줄에 위치하며 그럴 경우 움직임을 더욱 제한한다.

❹ **발가락뼈와 발가락뼈 사이[발가락뼈사이관절(족지절관절, interphalangeal joint)].** 굽힘과 폄이 가능한 경첩관절이다.

8.10 개념확인

1. 발목에서 주요 무게를 지지하는 관절은 무엇인가?
2. 발목의 안쪽과 가쪽을 안정화시키는 관절은 어떤 관절인가?

8.11 노화와 관절

살아가는 동안 관절이 닳고 손상되기 때문에 관절기능의 이상은 상당히 흔한 질병이며, 특히 노인들에서 더욱 그렇다. 류마티즘(rheumatism)은 뼈대계통과 근육계통, 혹은 양쪽 모두에 나타나는 통증과 뻣뻣한 증상을 일컫는 일반적인 용어이며 몇 가지 유형으로 나뉜다. **관절염(arthritis)**은 윤활관절을 침범하는 모든 류마티즘과 관련된 질환도 모두 포함하는 용어이다. 관절염은 항상 관절연골의 손상을 동반하는데, 그 원인은 다양하다. 예를 들면, 세균이나 바이러스에 의한 감염, 관절의 외상, 대사성 문제, 또는 심한 물리적 스트레스가 관절염을 유발할 수 있다.

나이가 들면서 뼈의 양은 점점 줄어들고 뼈의 강도도 점점 더 약해지기 때문에 골절의 위험은 증가한다. 만약 뼈엉성증(골다공증, osteoporosis)이 발생하면 뼈가 약해져 정상적인 뼈로는 충분히 버틸 수 있는 압박에 의해서도 골절이 일어날 수 있다. 엉덩이 골절은 노인들에게서 볼 수 있는 가장 위험한 골절이다. 엉덩이 골절은 대부분 60세 이상에서 발생하며, 엉덩관절의 탈구나 골반골절(pelvic fracture)이 동반되기도 한다.

골절의 회복은 아주 느리며, 엉덩관절을 둘러싼 강력한 근육들로 인해 뼈가 제자리를 찾는 것이 방해받기도 한다. 일반적으로 넙다리뼈의 큰돌기나 작은돌기의 골절은 관절이 안정되면 잘 치유된다. 이때 관절 주위 뼈들의 배열을 유지시켜서 정상적으로 치유될 수 있도록, 철제 프레임, 핀, 나사 같은 도구들이 사용될 수도 있다.

엉덩이 골절이 60세 이상에서 가장 흔하기는 하지만, 최근에는 젊은 프로 스포츠선수들에게서 나타나는 빈도가 급속히 늘고 있다.

임상노트

발목 손상

발목은 인체의 다른 부위보다 많은 손상이 일어난다. 힘줄과 인대가 찢어지는 발목의 염좌(ankle sprain)는 손상 중에 가장 흔히 일어나며, 발바닥쪽굽힘 시 발목이 지나치게 안쪽번짐이 일어날 때 발생한다. 발목관절의 안쪽번짐에 저항하는 앞목말종아리인대만 또는 일부 발목에 있는 세 개의 가쪽인대와 함께(**그림 8.18c**) 지나치게 안쪽번짐이 일어날 때 생긴 발목염좌 시 가장 흔하게 손상된다. 이러한 인대가 부분적으로 또는 전체적으로 찢어졌을 때 장기간 발목관절이 불안정하다.

발목을 지나치게 가쪽번짐이 일어나면 Pott fracture를 초래한다. 지나친 가쪽번짐은 발목의 강한 안쪽인대를 긴장시켜 정강종아리인대결합 윗면의 정강뼈의 안쪽복사와 종아리뼈의 가쪽복사를 골절시킨다.

8.11 개념확인

1. 할머니는 의사의 말에 의하면 관절염에 의하여 야기된 만성적인 관절통을 호소한다. 할머니가 관절염이 무슨 질병이냐고 물으면 어떻게 설명할 것인가?

8.12 뼈와 근육

뼈대계통과 근육계통은 구조적으로나 기능적으로 서로 연관되어 있고 상호작용이 아주 광범위하기 때문에, 이들은 종종 하나의 근육뼈대계통(musculoskeletal system)으로 간주되기도 한다.

뼈와 근육은 물리적으로 직접 연관이 있는데, 이는 각각의 근육섬유를 둘러싸고 있는 결합조직이 연관된 뼈의 결합조직과 이어져 조직틀(tissue framework)을 형성하기 때문이다. 근육과 뼈는 또한 생리학적으로도 연관성이 있다. 왜냐하면 세포 밖 칼슘농도가 상당히 좁은 범위에서 조절되고 유지될 때에만 근육의 수축이 일어날 수 있는데, 인체에서 칼슘은 대부분 뼈에 저장되기 때문이다. 다음에 오는 세 개의 장에서는 근육계통의 구조와 기능에 대해서 살펴보고, 근육의 수축이 어떻게 특정한 동작들을 수행하는지 논해 볼 것이다.

V 8.12 개념확인

1 ☐ 뼈와 근육 사이에서 직접적인 연결을 설명할 수 있는 구조는 무엇인가?

임상용어

고리판절제술(척추후궁절제술, laminectomy) 척추뼈고리 제거술; 척주관(vertebral canal)으로 접근하여 시행하고 척추사이원반탈출의 증상을 완화시킨다.

관절경(arthroscope) 광섬유를 이용하여 큰 절개 없이 관절을 관찰하기 위해 사용되는 장치

관절경수술(arthroscopic surgery) 관절경을 이용한 관절의 외과적 수술

관절염(arthritis) 윤활관절에 영향을 미치는 류머티스성 질환. 관절염은 항상 관절연골조직의 손상과 관련된다. 하지만 각각의 원인은 매우 다양할 수 있다. 일반적으로 관절의 질병은 퇴행성이나 염증성으로 분류된다.

류머티스(rheumatism) 뼈대계통, 근육계통 양측에 영향을 미치는 통증과 경직을 가리키는 질병의 일반적 용어

반달절제술(menisectomy) 손상받은 반달의 외과적 절제

부분 탈구(subluxation) 부분적인 탈구; 관절면의 이탈로 상당한 불편함이 유발되지만 완전 탈구일 때보다는 관절 손상이 적다.

어깨분리(shoulder separation) 어깨봉우리빗장관절의 부분적이거나 혹은 완전한 탈구

엉덩신경통(좌골신경통, sciatica) 엉덩신경의 뿌리를 압박하여 나타나는 통증

척추사이원반탈출증(herniated disc) 척추사이원반의 돌출에 대한 일반적인 지칭. 돌출은 척수신경에 압력을 가하게 되어 통증을 일으키고 운동의 범위를 제한하게 된다.

탈구(luxation, dislocation) 관절면이 제 위치를 이탈한 상태

핵심정리

개요

- 관절은 두 뼈가 만나는 곳이면 어디에나 존재한다. 관절의 기능은 해부학적 구조에 의해 결정된다. 관절은 (1) 움직임이 없거나, (2) 약간의 움직임, (3) 큰 범위의 움직임이 가능하다.

8.1 관절의 분류

- 움직임의 범위에 근거하여 관절을 세 범주로 나눈다. 움직일 수 없는 관절은 부동관절이다. 조금 움직일 수 있는 관절은 반관절이다. 자유롭게 움직일 수 있는 관절은 가동관절이다. 관절은 기능이나 구조에 의해 분류될 수 있다(표 8.1).

부동관절

- 부동관절은 뼈의 가장자리들이 서로 폐쇄되었고 맞물려 있다. 부동관절의 예는 머리뼈 사이의 봉합, 이나 턱뼈 사이의 못박이관절, 뼈끝판 안에서 뼈와 연골 사이에 이루어지는 유리연골결합, 두 뼈의 융합으로 둘 사이의 경계가 없어지는 뼈융합 등이 있다.

반관절

- 반관절은 매우 제한적인 움직임만 가능하다. 반관절의 예는 종아리의 뼈를 이어주는 아교섬유로 이루어진 인대결합, 뼈들이 연골에 의해 나뉘는 섬유연골결합이 있다.

가동관절

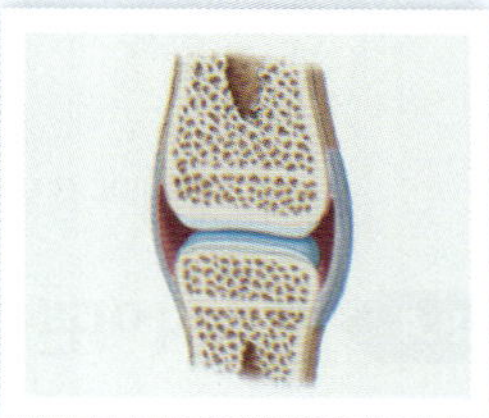

- 가동관절, 또는 윤활관절은 매우 넓은 범위의 움직임이 가능하다. 이러한 관절들은 일곱 가지 공통적인 특징을 가지고 있다. 관절주머니, 관절연골, 액체가 차 있는 윤활공간, 윤활막, 보조관절주머니인대, 감각신경, 윤활막을 공급하는 혈관이 그것이다. 관절연골은 윤활액에 의해 매끄럽게 된다. 그밖의 다른 윤활 구조물과 보조구조물은 반달, 관절원반, 지방덩이, 힘줄, 인대, 윤활주머니, 힘줄집 등이 있다(그림 8.1).
- 관절은 큰 강도와 큰 움직임을 동시에 가질 수 없다. 강도가 강해질수록 움직임이 줄어들고 그 반대 역시 마찬가지이다.

8.2 관절의 형태와 기능

역동적 움직임과 윤활관절의 구조적 분류

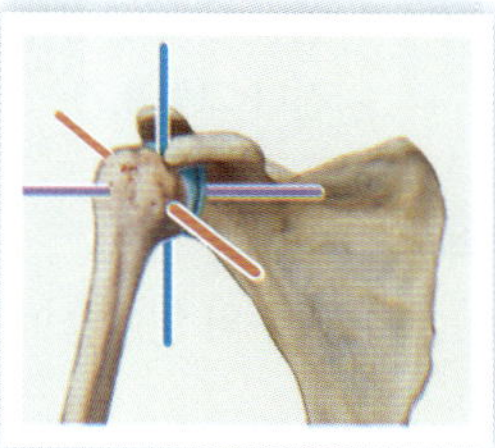

- 관절에서 뼈의 가능한 움직임은 선운동, 각운동, 돌림운동으로 분류할 수 있다(Spotlight 그림 8.2).
- 관절은 축의 수에 따라서 움직임이 결정되는 일축성, 이축성, 삼축성 관절로 나눈다.

운동의 유형

- 각운동을 표현하는 몇 가지 중요한 용어들. 벌림, 모음, 굽힘, 폄이 있다. 모든 운동은 해부학적 자세를 기준으로 설명한다(그림 8.3).
- 벌림(abduction)은 몸의 세로축에서 멀어지는 운동(그림 8.3a,c).
- 모음(adduction)은 몸의 세로축으로 향하는 운동(그림 8.3b).
- 굽힘(flexion)은 관절요소 사이의 각이 줄어드는 운동이다. 폄(extension)은 관절요소 사이의 각이 늘어나는 운동, 과다젖힘(hyperextension)은 폄이 정상적인 해부학적 한계를 넘어서는 운동이다.
- 특수한 유형의 각운동을 팔다리에서 휘돌림(circumduction)이라 한다(그림 8.3d).
- 머리의 돌림은 왼쪽돌림 또는 오른쪽돌림이 있다. 팔다리의 돌림은 안쪽돌림 또는 가쪽돌림이 있다(그림 8.4).
- 몇몇 특별한 용어는 특정한 관절이나 독특한 움직임에 적용된다. 여기에 속하는 운동은 가쪽번짐과 안쪽번짐, 발등굽힘과 발바닥쪽굽힘, 가쪽굽힘, 내밈, 들임, 맞섬, 올림, 내림이 있다(그림 8.5).

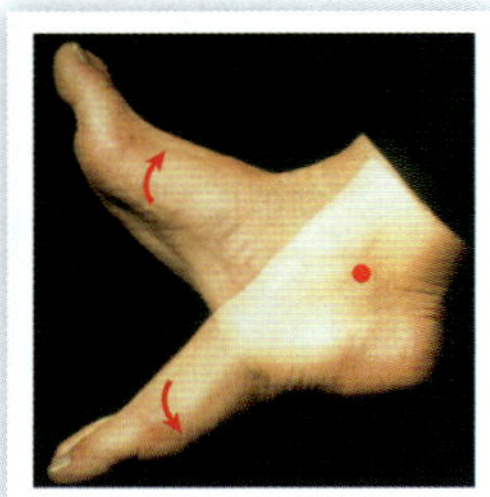

8.3 턱관절

- 턱관절은 아래턱뼈의 관절융기와 관자뼈의 턱관절오목에 의해 구성된다. 이 관절에는 두꺼운 섬유성 연골로 된 관절원반이 있다. 관절을 지지하는 구조물은 치밀한 관절주머니를 포함한 관자아래턱인대, 붓아래턱인대, 나비아래턱인대이다. 비교적 느슨한 경첩관절로 미끄러짐과 돌림운동이 일어난다(그림 8.6).

8.4 척추사이관절

돌기사이관절

- 척추뼈의 위쪽과 아래쪽에 있는 관절돌기는 인접한 척추뼈의 위쪽과 아래쪽에 있는 관절돌기와 각각 결합해 평면관절을 이룬다.

척추사이원반

- 척추뼈의 몸통은 섬유연골결합관절로 척추사이원반에 의해 나뉜다. 척추사이원반은 부드럽고 탄력 있는 아교성 중심부인 속질핵과 섬유연골성 바깥층인 섬유테로 이루어진다(그림 8.7).

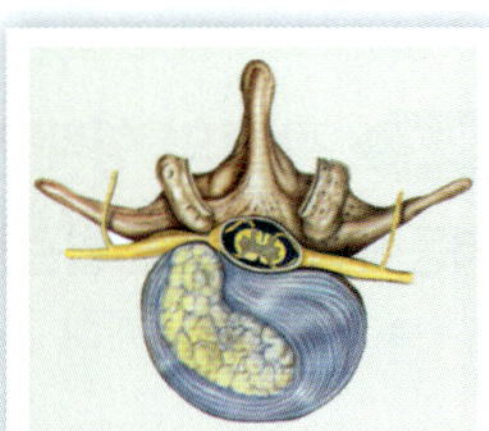

척추사이인대

- 다수의 인대들이 척추뼈의 몸통과 돌기를 연결해준다(그림 8.7).

척추운동

- 척주의 관절부에서 일어나는 운동은 굽힘과 폄, 가쪽굽힘, 돌림 등이다.
- 몸통뼈대의 관절은 표 8.2을 참고한다.

8.5 어깨복합체

- 어깨복합체는 빗장뼈, 어깨뼈, 위팔뼈로 구성된다. 이 뼈는 위팔과 가슴을 연결한다.

복장빗장관절

- 복장빗장관절은 빗장뼈의 복장뼈쪽 끝부분과 복장뼈자루 사이에 있는 평면관절이다. 관절원반에 의해 관절공간은 두 칸으로 완전히 구분이 된다. 관절주머니는 앞복장빗장인대와 뒤복장빗장인대에 의해 고정·유지되며 빗장뼈 사이인대와 갈비빗장인대가 이러한 작용을 도와준다(그림 8.8).

어깨관절

- 어깨관절은 어깨뼈의 관절오목과 위팔뼈의 머리 부분으로 이루어지며 신체의 관절 중 가장 큰 운동반경을 가지는 느슨하고 얕은 관절이다. 어깨관절은 절구관절로서 관절의 운동성을 위해 강도와 안정성이 희생된 가동관절이다.
- 관절의 강도와 안정성은 인대와 주변의 근육·힘줄에 의해 얻어진다. 어깨에는 많은 수의 윤활주머니가 있어서 관절주머니를 지나는 근육과 힘줄에 의해 생기는 마찰을 줄인다(그림 8.9/12.10).

8.6 팔꿉관절과 노자관절

팔꿉관절

- 팔꿉관절은 두 개의 관절로 이루어지는데, (1) 위팔뼈와 자뼈 사이의 관절, (2) 위팔뼈와 노뼈 사이의 관절이다.
- 팔꿉관절은 굽힘과 폄 운동을 하는 경첩관절이다. 이 관절은 두 개의 관절로 구성되는데 위팔뼈와 자뼈 사이의 관절과 위팔뼈와 노뼈 사이의 관절이다. 안쪽곁인대, 가쪽곁인대, 머리띠인대는 팔꿉관절의 안정성을 높여준다(그림 8.10).

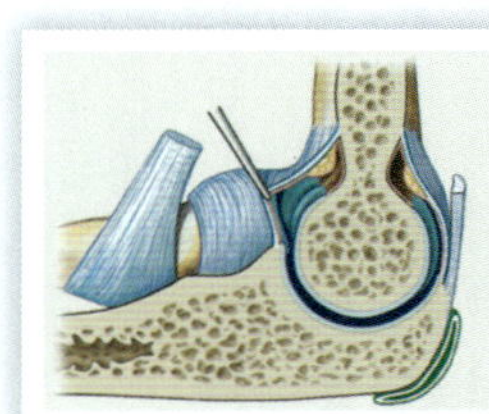

노자관절

- 몸쪽노자관절과 먼쪽노자관절은 아래팔의 엎침과 뒤침을 가능하게 한다. 노뼈의 머리 부분은 머리띠인대에 의해 제자리에 고정되어 있는 반면에 먼쪽의 노자관절면은 노자인대와 아래팔뼈 사이막에 의해 고정된다(그림 8.11).

8.7 손목과 손의 관절

손목관절

- 손목관절은 노손목관절과 손목뼈사이관절로 이루어진다. 노손목관절은 노뼈의 먼쪽 관절면과 세 개의 몸쪽 손목뼈(손배뼈, 반달뼈, 세모뼈)를 포함하는 타원관절로 폄/굽힘, 모음/벌림, 돌림운동을 한다. 결합조직주머니와 넓은 인대는 각각의 손목뼈의 위치를 고정시키고 안정시켜준다. 손목뼈사이관절은 평면관절이다(그림 8.12).

손의 관절

- 손에는 다섯 종류의 가동관절이 존재한다. (1) 손목뼈와 손목뼈; 평면 가동관절; (2) 손목뼈와 첫째손허리뼈; 안장 가동관절, 굽힘/폄, 모음/벌림, 휘돌림, 맞섬운동이 가능하다. (3) 손목뼈와 둘째부터 다섯째손허리뼈; 평면 가동관절, 약간의 굽힘/폄, 모음/벌림운동이 가능하다. (4) 손허리뼈와 손가락뼈; 타원 가동관절, 굽힘/폄, 모음/벌림, 휘돌림운동이 가능하다. (5) 손가락뼈와 손가락뼈; 경첩 가동관절, 굽힘/폄 운동이 가능하다(그림 8.12와 표 8.3).

8.8 엉덩관절

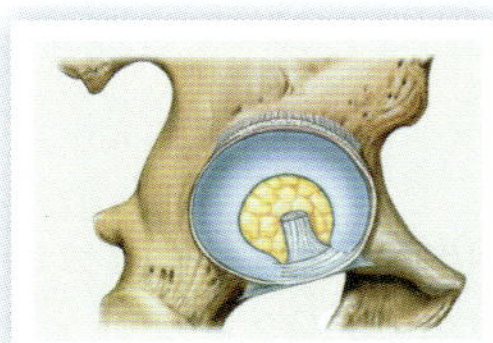

- 엉덩관절은 골반의 절구와 넙다리뼈머리의 결합으로 이루어진 절구공이 가동관절이다. 엉덩관절은 굽힘/폄, 모음/벌림, 휘돌림과 돌림운동이 가능하다(그림 8.13/8.14).

관절주머니

- 엉덩관절의 관절주머니는 네 개의 넓은 인대에 의해 강화되고 고정이 된다. 엉덩넙다리인대, 두덩넙다리인대, 궁둥넙다리인대, 절구가로인대이다(그림 8.13).

엉덩관절의 안정화

- 또 다른 인대는 넙다리뼈머리에 붙는 인대(넙다리뼈머리인대)로 엉덩관절을 안정시키는데 도움이 된다(그림 8.13/8.14).

8.9 무릎관절

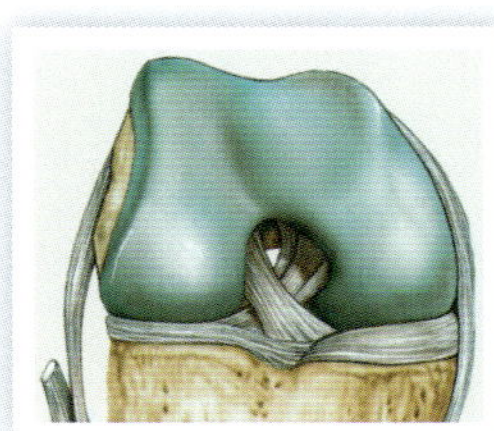

- 무릎관절은 기능면에서 경첩관절이지만 팔꿉관절과 같은 전형적인 경첩관절보다 더욱 복잡하다. 무릎은 세 개의 분리된 관절과 구조적으로 유사한데 (1) 넙다리뼈와 정강뼈의 안쪽관절융기, (2) 넙다리뼈와 정강뼈의 가쪽관절융기, (3) 무릎뼈와 넙다리뼈의 무릎뼈관절면이 있다. 무릎관절은 굽힘/폄 운동과 제한된 회전운동을 한다(그림 8.15/8.16과 표 8.4).

관절주머니

- 무릎의 관절주머니는 윤활공간과 함께 하나로 합쳐진 일반적 형태가 아니다. (1) 섬유연골성의 안쪽과 가쪽 반달 (2) 지방덩이를 포함한다(그림 8.15/8.16).

지지인대

- 무릎인대, 안쪽곁인대, 가쪽곁인대, 두 개의 오금인대, 앞십자인대, 뒤십자인대는 무릎과 관련된 일곱 개의 주요 인대로서 무릎관절을 안정시킨다(그림 8.15/8.16).

무릎의 잠금기전

- 무릎관절은 편 상태에서 "잠길" 수 있다. 완전한 편 상태에서 약간의 정강뼈의 가쪽돌림으로 앞십자인대가 팽팽해지며, 반달(meniscus)이 정강뼈와 넙다리뼈 사이를 채우게 된다.

8.10 발목과 다리의 관절

발목관절

- 발목관절은 경첩관절로 정강뼈의 아랫면, 종아리뼈의 가쪽복사와 발목뼈의 도르래면에 의해서 형성된다. 주된 관절은 정강발목관절이다. 정강뼈와 종아리뼈는 서로 앞, 뒤 정강종아리인대로 함께 묶여 있다. 이 인대가 뼈를 고정시켜서 안정화하고 안쪽과 가쪽 복사는 정강뼈가 도르래면을 가로질러 가쪽과 안쪽으로 미끄러지는 것을 막는다. 발목관절은 발등굽힘/발바닥굽힘이 가능하다. 안쪽 세모인대와 세 개의 가쪽인대는 발목관절을 더욱 안정시킨다(그림 8.17/8.18).

발의 관절

- 네 가지 종류의 가동관절을 발에서 찾아볼 수 있다. (1) 발목뼈/발목뼈, 평면 가동관절 (2) 발목뼈/발허리뼈, 평면 가동관절 (3) 발허리뼈/발가락뼈, 타원 가동관절로서 굽힘/폄과 모음/벌림이 가능하다. 그리고 (4) 발가락뼈/발가락뼈, 경첩 가동관절로서 굽힘/폄이 가능하다(그림 8.17/8.18과 표 8.4).

8.11 노화와 관절

- 관절기능의 문제는 비교적 흔하게 나타나며, 특히 나이가 많은 사람에게서 나타난다. 류머티즘은 일반적인 용어로 뼈대계통이나 근육계통, 또는 두 계통에 영향을 주어 통증과 뻣뻣한 증상을 나타내는 질환으로서 몇몇 주요한 형태로 나뉜다. 관절염은 류머티즘을 포함하는 윤활관절에 영향을 주는 질병이다. 두 가지 질병 모두 나이가 들어감에 따라 더욱 잘 나타난다.

8.12 뼈와 근육

- 뼈대계통과 근육계통은 구조적이고 기능적으로 독립되어 있고 근육뼈대계통를 구성한다.

단원 연습문제

For answers, see the blue Answers tab at the back of the book.

단계 1. 정의와 용어

가장 근접한 항목에 대하여 짝을 지으시오.

1. 운동성 없음 ☐
2. 윤활성(synovial) ☐
3. 각도를 증가시킴 ☐
4. 윤활주머니 ☐
5. 손바닥을 앞으로 향하게 함 ☐
6. 발뒤꿈치로 섬 ☐
7. 섬유연골 ☐
8. 손목 ☐
9. 반달 ☐

a. 손목관절
b. 발등굽힘
c. 액체로 차 있는 주머니
d. 가동관절
e. 무릎
f. 척추사이원반
g. 뒤침
h. 폄
i. 부동관절

10. 윤활주머니의 기능은?
 (a) 뼈와 힘줄 사이의 마찰을 줄인다.
 (b) 충격을 흡수한다.
 (c) 관절의 바깥쪽 면을 매끄럽게 한다.
 (d) (a), (b) 모두 맞다.

11. 다음 중 윤활액의 기능이 아닌 것은?
 (a) 충격을 흡수한다.
 (b) 관절 내 삼투압을 증가시킨다.
 (c) 관절을 매끄럽게 한다.
 (d) 영양분을 공급한다.

12. 다음의 용어와 관련된 그림을 아래에서 골라 짝을 지으시오.
 • 미끄럼관절 • 경첩관절
 • 타원관절 • 중쇠관절
 • 안장관절 • 절구관절

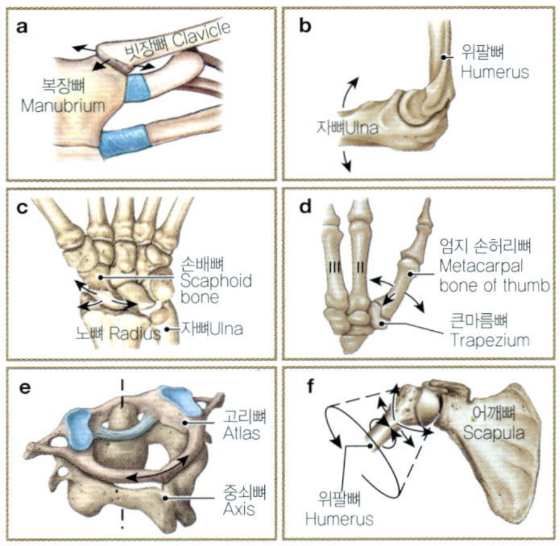

13. 다음 중 엉덩관절과 관계 없는 인대는?
 (a) 엉덩넙다리인대
 (b) 두덩넙다리인대
 (c) 넙다리뼈머리인대
 (d) 황색인대

14. 오른쪽 어깨관절을 이마단면한 아래의 그림에서 다음의 구조를 확인하시오.
 • 봉우리빗장인대
 • 어깨세모근밑주머니
 • 부리어깨봉우리인대
 • 부리돌기

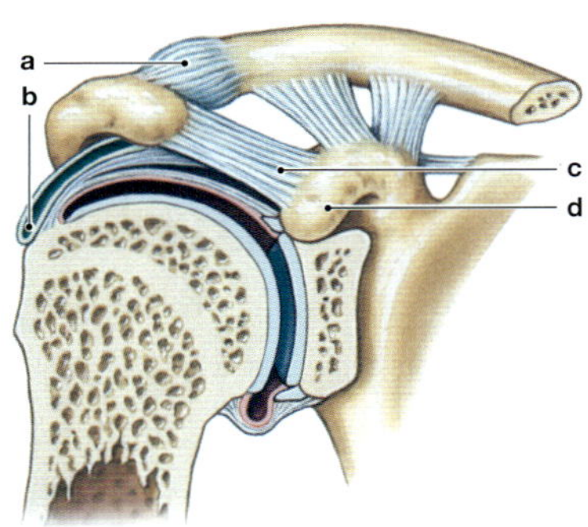

15. 발바닥을 안쪽으로 회전시키는 발의 비틀림 동작은 무엇인가?
 (a) 발등굽힘 (b) 가쪽번짐
 (c) 안쪽번짐 (d) 내밈

16. 넙다리뼈가 앞, 뒤로 움직이는 것을 제한하고 정렬시키는 인대는?
 (a) 십자인대 (b) 가쪽곁인대
 (c) 무릎인대 (d) 안쪽곁인대

단계 2. 개념 정리

1. 관절의 강도와 안정성을 운동성의 측면에서 비교대조하시오.

2. 긴뼈(long bone)의 뼈끝(epiphysis)에서 융합이 일어날 때 관절의 분류는 어떻게 변화하는가?

3. 정강뼈와 종아리뼈의 복사가 정강목말관절에서 올바른 위치를 유지하는 기전은?

4. 관절연골은 다른 연골과 어떻게 다른가?

5. 가동관절의 움직이는 범위를 제한하는 원인이 되는 것은?

6. 복합윤활관절에서 관절주머니인대는 어떤 역할을 수행하는가? 위팔노관절을 이용해서 설명하시오.

7. 머리뼈 봉합, 이틀뼈에 이(tooth)를 고정시키는 못박이관절과 같은 부동관절을 서로 연결하는 일반적인 구조는 무엇인가?

8. 휘돌림과 엎침은 어떻게 다른가?

9. 노인이 나이가 들어감에 따라 키가 줄어드는 현상에 대하여 설명하시오.

단계 3. 종합적 사고

1. 교통사고를 당해 채찍질손상(whiplash)에 의해 고통을 받고 있는 사람은 어떤 구조물이 영향을 받은 것이고 어떤 움직임이 이 손상의 원인이 된 것인가?

2. 거의 모든 축구선수의 무릎은 구부릴 때보다 펴 있을 때 손상을 받는다. 어떤 해부학적인 사실로 이를 설명할 수 있을까?

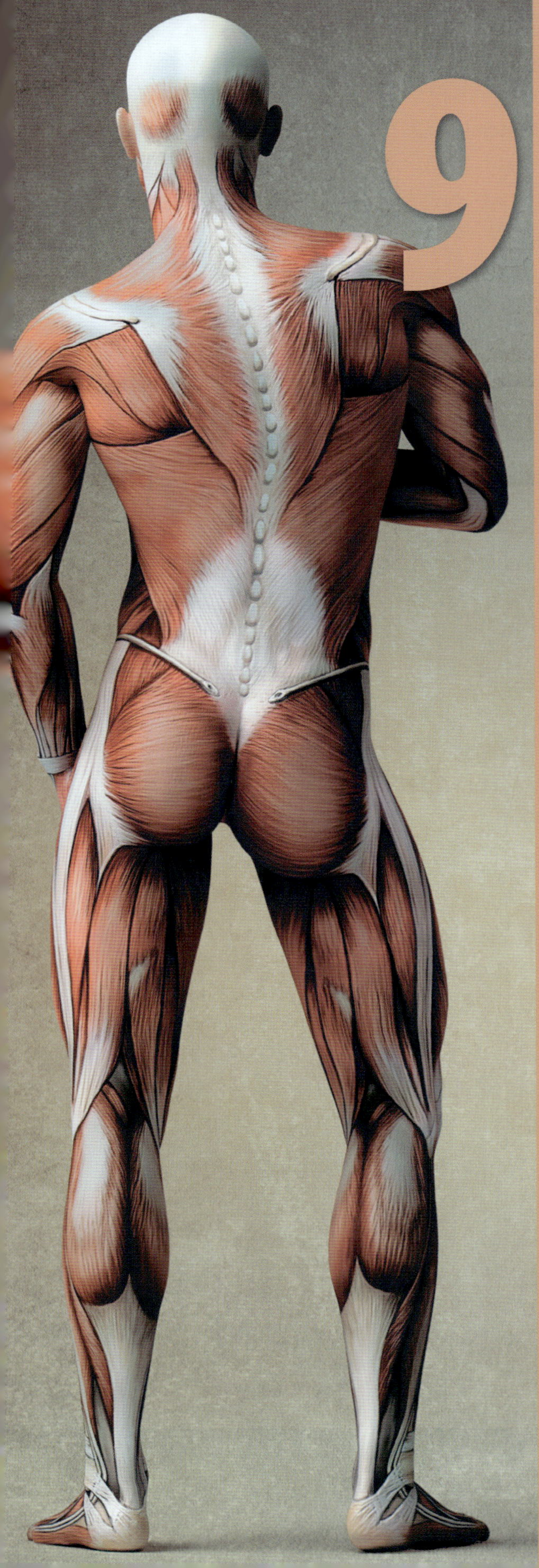

9 근육계통 The Muscular System

뼈대근육조직과 근육의 구성

Skeletal Muscle Tissue and Muscle Organization

학습목표

9.1 뼈대근육의 다섯 가지 기능을 나열한다.

9.2 뼈대근육의 맨눈해부학과 현미해부학적 구조를 비교하고 설명한다.

9.3 뼈대근육섬유의 수축과 이완의 각 단계를 나열하고 설명한다.

9.4 운동단위를 정의하고 운동단위가 어떻게 단일운동신경에 의해 조절되는지를 설명한다.

9.5 빠른, 느린, 중간 뼈대근육섬유를 비교하고 설명한다.

9.6 평행근,수렴근, 깃근, 돌림근의 배열을 설명한다.

9.7 근육의 이름이 나타내는 근육의 작용, 특정한 인체 부위, 근육구조의 특징을 설명한다.

9.8 뼈대근육의 작용원리를 지렛대와 도르래를 이용하여 설명한다.

9.9 뼈대근육에서 노화의 영향을 설명한다.

근육조직 없이 살아간다는 것은 상상하기 어렵다. 근육이 없으면 앉고, 서고, 걷고, 말하고, 물건을 잡을 수 없다. 심장박동이 일어나지 않아 혈액을 순환시킬 수도 없다. 호흡을 위해 허파를 움직일 수도, 음식물이 소화관을 따라 이동할 수도 없다. 사실상 인체 내부의 관을 통한 어떠한 이동도 없을 것이다.

이는 모든 생물이 근육조직에 의존한다는 말은 아니다. 식물은 근육 없이도 훌륭하게 생존한다. 그러나 우리는 불가능하다. 우리의 많은 생리기전, 그리고 거의 모든 주위와의 상호작용에는 근육조직이 관여한다. 인체의 네 가지 기본 조직의 하나인 근육조직은 주로 근육섬유로 구성되어 있고, 근육섬유는 수축력이 있는 길이가 긴 세포이다. 근육조직 속에는 수축하여 일을 수행하는데 긴요한 결합조직섬유가 들어있다. 근육조직은 세 가지 유형의 **뼈대근육**,* **심장근육** 및 **민무늬근육**으로 구성되어 있다.

뼈대근육의 기본적인 기능은 뼈대를 이루는 뼈를 당겨서 몸을 움직이는 것이다. 그래서 우리는 걷고, 춤추며, 악기를 연주할 수 있다. 심장근육은 동맥과 정맥을 통하여 혈액을 순환시킨다. 민무늬근육은 소화관을 따라 음식물을 이동시키거나, 그 외의 기관에서 다양한 기능을 수행한다. 이들 근육조직은 다음과 같은 네 가지 기본적인 특성을 갖고 있다.

1. 흥분성(excitability): 자극에 반응하는 능력. 예를 들어, 뼈대근육은 신경계통의 자극에 반응하고, 어떤 민무늬근육은 순환 호르몬에 반응한다.
2. 수축성(contractility): 능동적인 단축 능력. 결합조직을 이용하여 끌어당긴다. 또한 장력을 만든다.
3. 신장성(extensibility): 안정 시의 길이를 넘어서도 계속 수축할 수 있는 능력. 예를 들어, 민무늬근육 세포는 원래 길이의 몇 배로 늘어날 수 있으며 이때 자극을 받으면 여전히 수축한다.
4. 탄력성(elasticity): 근육이 수축한 후 원래 길이로 되돌아가려는 능력.

이 장은 뼈대근육조직에 초점이 맞추어져 있다. 심장근육과 심장의 구조는 21장에서 다루고, 민무늬근육은 소화계통과 함께 25장에서 다룬다.

*The Terminologia Histologica: International Terms for Human Cytology and Histology (TH, © 2008) splits this category into skeletal striated muscle and noncardiac visceral striated muscle.

뼈대근육은 인체의 네 가지 기본 조직을 모두 포함하는 장기이다. 하지만 주로 뼈대근육조직으로 구성되어 있다. 인체의 **근육계통(muscular system)**은 700개 이상의 뼈대근육으로 구성되어 있고, 여기에는 수의적으로 조절되는 모든 뼈대근육이 포함된다. 근육계통을 뒤에 오는 세 장에서 기술할 것이다. 이 장에서는 뼈대근육의 기능, 해부, 조직, 구성, 용어에 관해 다룰 것이다. 10장은 몸통뼈대와 관련된 근육의 맨눈해부학적 구조를 다루고, 11장은 팔다리뼈대와 관련된 근육의 맨눈해부학적 구조를 다룬다.

9.1 뼈대근육의 기능

뼈대근육(골격근, skeletal muscle)은 직접 또는 간접적으로 뼈대의 뼈에 부착하여 수축을 하는 장기이며 다음과 같은 기능을 한다.

- 뼈대의 움직임(produce skeletal movement): 근육의 수축은 힘줄을 당겨 뼈를 움직인다. 이는 팔을 뻗는 단순한 움직임에서부터 수영, 스키, 타이핑과 같은 매우 통합적인 움직임까지 포함된다.
- 몸의 위치와 자세 유지(maintain posture and body position): 특정한 근육의 수축은 인체의 자세를 유지한다. 예를 들면, 책을 읽을 때 머리를 잡아주고 걸을 때 체중의 균형을 맞추어준다. 지속적인 근육수축이 없다면 똑바로 앉거나 설 수 없다.
- 연조직의 지지(support soft tissue): 배벽과 골반안의 바닥은 뼈대근육으로 구성되어 있다. 이 근육은 내장기관의 무게를 지지하고 손상으로부터 내부 조직을 보호한다.
- 물질의 출입을 조절(regulate entering and exiting of material): 소화관과 비뇨관의 **구멍(orifice)**은 뼈대근육으로 둘러싸여 있다. 이들 근육은 삼킴, 배변, 배뇨를 수의적으로 조절한다.
- 체온유지(maintain body temperature): 근육의 수축은 에너지를 필요로 하고, 에너지를 사용할 때마다 그 일부는 열로 전환된다. 근육수축에 의하여 발생한 열은 인체의 체온을 유지한다.

9.1 개념확인

1 추운 곳에 있을 때 몸이 떨리는 이유는?

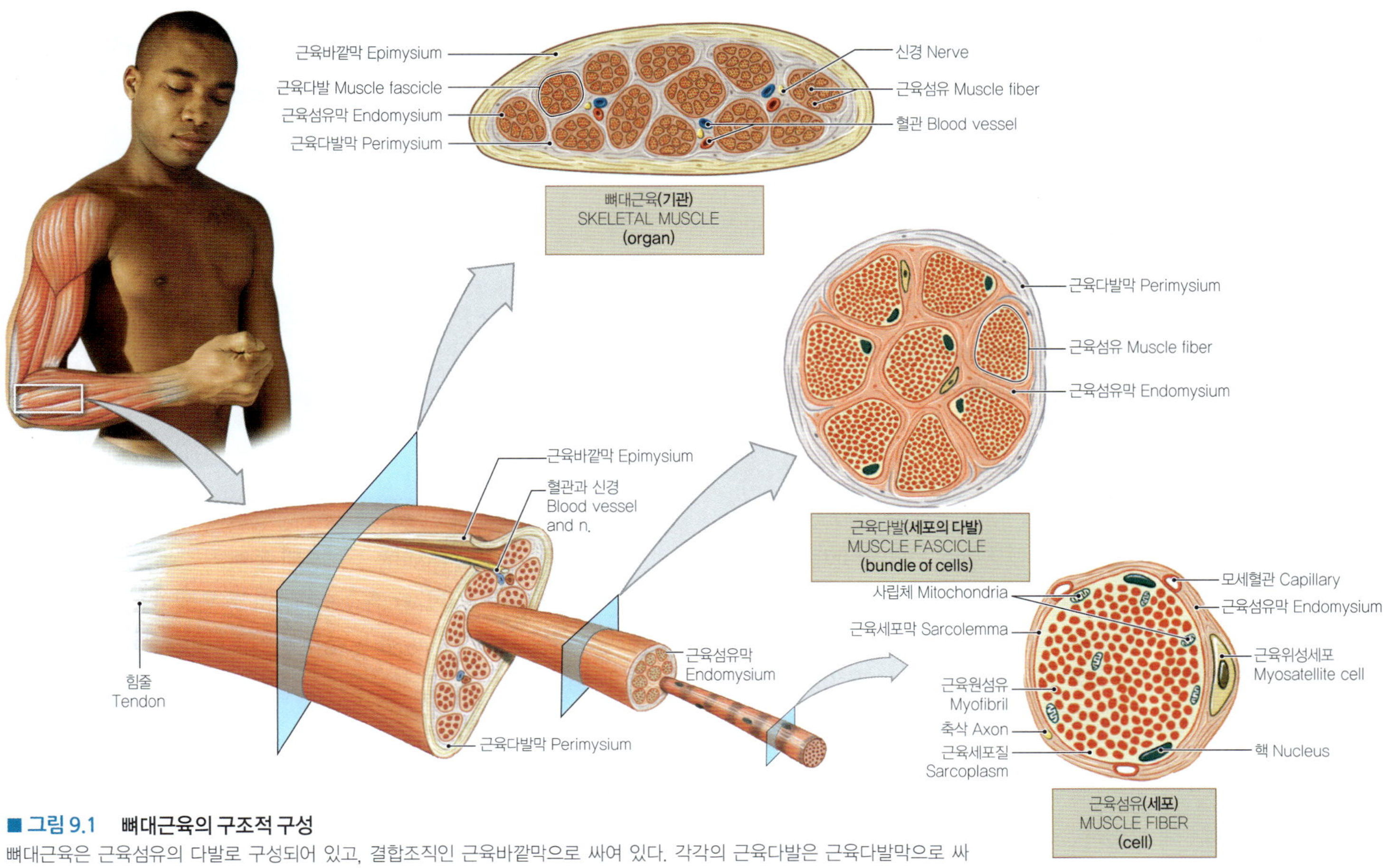

■ **그림 9.1** **뼈대근육의 구조적 구성**
뼈대근육은 근육섬유의 다발로 구성되어 있고, 결합조직인 근육바깥막으로 싸여 있다. 각각의 근육다발은 근육다발막으로 싸여 있고, 근육다발 속의 각각의 근육섬유는 근육섬유막이 둘러싸고 있다. 각 근육섬유는 여러 개의 핵과 사립체 및 소기관들을 갖고 있다(**그림 9.3** 참고).

9.2 뼈대근육의 해부학적 구조

근육의 구조적 특징이나 구성요소를 설명할 때 해부학자들은 종종 그리스어인 sarkos(flesh, 살)와 mys(muscle, 근육)를 사용한다. 이 단어가 우리의 이어지는 논의의 바탕이 된다. 뼈대근육의 맨눈해부학적 구조를 먼저 설명한 후에 수축과 관련된 미세구조를 설명할 것이다.

맨눈해부학적 구조

그림 9.1은 전형적인 뼈대근육의 형태와 구성을 나타낸 그림이다. 뼈대근육을 다른 구조물에 부착시키는 결합조직을 설명하고 근육의 맨눈해부학적 구조에 대해 설명한다.

근육의 결합조직

뼈대근육은 세 개의 결합조직층인 바깥의 근육바깥막, 중간의 근육다발막, 속의 근육섬유막으로 둘러싸여 있다(**그림 9.1**).

- **근육바깥막(근상막, epimysium)**은 뼈대근육 전체를 둘러싸고 있는 치밀불규칙 결합조직층으로서 주위의 조직과 기관으로부터 근육을 구분하고 깊은근막과 연결되어 있다.
- **근육다발막(근외막, perimysium)**은 아교섬유와 탄력섬유로 구성된 결합조직섬유로서 근육을 일련의 내부 칸으로 나눈다. 각 칸은 **근육다발(근속, fascicle)**로 불리는 근육섬유 다발로 구성된다. 근육다발막에는 각각의 근육다발로 분지하는 많은 혈관과 신경이 포함된다.
- **근육섬유막(근내막, endomysium)**은 개별 뼈대근육섬유를 둘러싸서 이웃의 뼈대근육섬유와 연결한다. 근육섬유막은 섬세한 그물섬유의 망으로 구성된다. 또한 각각의 근육섬유에 혈액을 공급하는 모세혈관이 지나간다. **근육위성세포(myosatellite cell)**는 근육섬유막과 근육섬유 사이에 산재하며 줄기세포로서 손상된 근육조직의 재생과 복구에 관여한다.

임상노트

섬유근육통

섬유근육통(fibromyalgia)은 중추신경계통의 통증처리 과정이 특징적으로 비정상적인 질환이다. 이제 의사들은 섬유근육통 환자가 나타내는 독특한 증상 양상을 알고 있다. 이런 증상에는 (1) 피로와 더불어 만성적인 전신통증, (2) 수면장애, (3) 강직, (4) 인지장애, (5) 다발성 체성 증상, (6) 불안, 그리고 (7) 우울증이 있다. 섬유근육통으로 진단받은 환자들은 통증이 몸통뼈대에서 몸의 여러 부위를 향해 방사상으로 퍼지는 경험을 한다. 특히 대부분 관절, 근육, 그리고 뼈와 근육이 만나는 부위에서 이런 통증을 경험한다. 통증은 타는 듯하다, 진을 빼는 듯하다, 혹은 견디기 힘들다고 표현된다. 종종 다발성 압통점을 가진다. 가장 흔한 압통점은 무릎의 안쪽면, 위팔뼈의 가쪽위관절융기의 먼쪽, 머리뼈의 바깥뒤통수뼈능선 부근, 둘째갈비뼈와 갈비연골이 만나는 곳이다. 임상진단기준에는 통증과 강직이 다른 기전으로는 설명될 수 없는 것이 포함된다. 위에서 언급한 여러 증상은 다른 질환으로도 생길 수 있다. 따라서 **압통점**(trigger point)의 패턴이 섬유근육통을 진단하는 열쇠가 된다. 섬유근육통은 40세 이하 여성에서 가장 흔한 근골격계 질환이라고 할 수 있다.

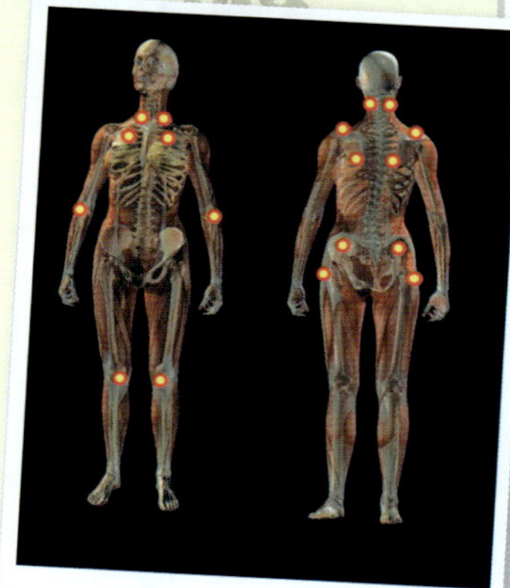

힘줄과 널힘줄 근육의 끝부분에서 근육바깥막, 근육다발막, 근육섬유막의 아교섬유는 모여서 섬유성 **힘줄(건, tendon)**을 형성한 후 뼈, 연골, 피부, 또는 다른 근육에 부착한다. 힘줄은 두꺼운 끈이나 케이블을 닮았다. 힘줄이 두껍고 평평한 판 모양이면 **널힘줄(건막, aponeurosis)**이라 한다. 힘줄과 널힘줄의 구조적 특징은 3장에서 설명하였다.

힘줄의 섬유는 뼈기질, 뼈막과 서로 얽혀진다. 이런 맞물림이 아주 강하기 때문에 근육이 수축할 때 힘줄은 부착된 뼈를 잡아당길 수 있다.

신경과 혈관

근육바깥막, 근육다발막, 근육섬유막의 결합조직에는 근육섬유를 담당하는 신경과 혈관이 들어 있다. 뼈대근육은 의식적으로 수축을 조절할 수 있기 때문에 수의근이다. 이런 조절은 신경계통을 통해 일어난다. 신경은 축삭의 다발이며 근육바깥막을 통과하여 근육다발막에서 분지하고, 근육섬유막으로 들어가 각각의 근육섬유에 분포한다. 신경세포와 뼈대근육 사이의 화학적인 교통은 **신경근육연접**(neuromuscular synapse *or myoneural junction*)에서 일어난다. 신경근육연접은 그림 9.2에서 볼 수 있다. 각 근육섬유에는 하나의 신경근육연접이 근육섬유의 중간에 위치한다. 신경근육연접에서 신경세포의 연접종말은 뼈대근육섬유의 운동종판과 연접한다. 운동종판은 신경근육연접에 있는 근육 세포막의 특수화된 부위이다. 뒤에서 운동종판의 구조와 역할에 대하여 학습할 것이다.

근육의 수축은 많은 에너지를 필요로 하므로 활동 중인 뼈대근육에 ATP 합성에 필요한 산소와 영양분을 공급하기 위하여 많은 혈관이 분포한다. 이들 혈관은 동일한 근육에 분포하는 신경과 함께 근육 내로 들어가 근육다발막에서 같은 형태로 분지하여 주행한다. 일단 근육섬유막 속에 들어가면 동맥은 각 근육섬유 주변에 광범위한 모세혈관그물을 형성한다. 이들 모세혈관은 직선보다는 나선 모양을 형성하고 있어 근육섬유의 길이 변화에 적응할 수 있다.

뼈대근육섬유의 미세구조

뼈대근육섬유의 세포막 또는 **근육세포막(근형질막, sarcolemma)**은 세포질 또는 **근육세포질(근형질, sarcoplasm)**을 둘러싸고 있다. 뼈대근육섬유는 2장에서 기술한 전형적인 세포와 여러 가지 면에서 차이가 있다.

- 뼈대근육섬유는 매우 크다. 다리근육의 근육섬유는 직경이 약 100 ㎛이고 길이는 근육 전체의 길이와 비슷하여 30~40 cm에 이른다.
- 뼈대근육섬유는 여러 개의 핵을 갖고 있다. 발생 시 **근육모세포(myoblast)**라 불리는 배아세포들이 서로 융합되어서 개별 뼈대근육섬유를 만든다(그림 9.3a). 뼈대근육섬유의 하나의 핵은 하나의 근육모세포로부터 유래한 것으로 근육세포막의 바로 안쪽에 수백 개의 핵을 갖고 있다(그림 9.3b,c). 뼈대근육섬유의 특징이 심장근육섬유, 민무늬근육섬유와 구분된다. 어떤 근육모세포는 발생 중에 융합하지 않고, 성체 뼈대근육조직에 근육위성세포로 남는다(그림 9.1과 그림 9.3a). 뼈대근육 손상 시 줄기세포가 분화하여 근육의 재생과 복구를 돕는다.
- 근육세포막 표면의 홈이 근육세포질 내부로 깊숙이 뻗어 들어가 그물 모양의 좁은 관을 형성하는데 이를 **가로세관(횡소관, transverse tubule 또는 T tubule)**이라 한다. 근육세포

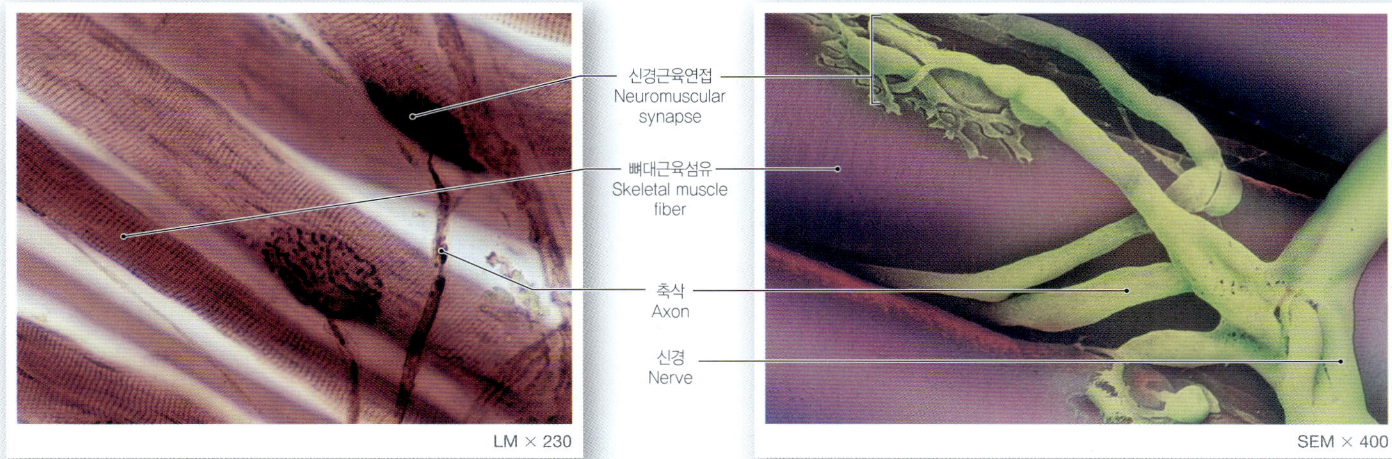

a 신경근육연접이 근육섬유에서 관찰된다.

b 신경근육연접의 주사전자현미경(SEM) 사진

■ 그림 9.2 뼈대근육섬유의 신경분포
신경근육연접에서 신경섬유가 각 뼈대근육섬유를 자극한다.

막과 가로세관에 의해 수송된 전기적 충동자극이 근육의 수축을 자극하고 조절한다.

근육원섬유와 근육잔섬유

뼈대근육섬유의 근육세포질은 수백에서 수천 개의 **근육원섬유(근원섬유, myofibril)**를 함유하고 있다. 각각의 근육원섬유는 1~2 ㎛ 직경의 원통형 구조이고 길이는 근육세포만큼 길다(그림 9.3c,d). 근육원섬유가 짧아질 때 뼈대근육섬유의 수축이 일어나며, 근육원섬유는 근육세포질의 양 끝에 부착되어 있으므로 근육원섬유의 수축은 근육세포 전체를 수축하게 한다.

근육원섬유를 둘러싸고 있는 **근육세포질그물(근형질세망, sarcoplasmic reticulum; SR)**은 다른 세포의 무과립속세포질그물(smooth endoplastic reticulum)과 유사한 막성 구조물이다(그림 9.3d). 이 막성 그물은 가로세관과 밀접하게 연관되고 근육원섬유의 수축을 조절하는데 필수적 역할을 한다. 가로세관의 양쪽에서 근육세포질그물의 소관이 넓어지고 융합되어 만들어진 확장된 방을 **종말수조(terminal cisternae)**라 한다. 종말수조 한 쌍과 하나의 가로세관을 합쳐서 **세동이(삼조체, triad)**라고 한다(그림 9.3d). 세동이의 막들은 서로 인접하고 밀접하게 닿고 있으나 이들 사이의 직접적인 연결은 없다.

사립체와 당원과립은 근육원섬유 사이에 흩어져 있다. 당원 분해와 사립체 활동으로 근육수축에 필요한 ATP가 공급된다. 전형적인 뼈대근육섬유는 인체의 다른 대부분의 세포보다 많은 수백 개의 사립체를 갖고 있다.

근육원섬유는 **근육잔섬유(근세사, myofilament)**의 다발로 구성되어 있다. 근육잔섬유는 몇 가지 다른 형태의 단백질로 구성되고 이들이 근육의 수축과 이완작용에 특정 기능을 수행한다. 미오신과 액틴은 수축 관련 단백질이다.

액틴단백질은 가는잔섬유를 구성하고 미오신단백질은 굵은잔섬유를 구성한다. 트로포미오신과 트로포닌은 근육잔섬유 속의 조절단백질이고 티틴과 네불린은 보조단백질이다.

근육원섬유마디의 구성

근육원섬유 속의 모든 단백질은 반복되는 구조적 단위인 **근육원섬유마디(근절, sarcomere)**로 배열된다. 이 배열 때문에 근육원섬유마디는 띠 형태를 나타낸다. 모든 근육원섬유는 세포의 장축을 따라 평행하게 배열되고 그 속의 근육원섬유마디는 일렬로 나란히 놓인다. 결과적으로 모든 근육섬유는 각 근육원섬유마디의 띠에 의해 가로무늬가 형성된다(그림 9.2와 그림 9.3).

각 근육원섬유는 대략 10,000개의 근육원섬유마디가 직선으로 줄지어 구성된다. 근육원섬유마디는 근육섬유의 가장 작은 기능 단위로 근육원섬유마디의 굵은잔섬유와 가는잔섬유의 상호작용이 뼈대근육섬유를 수축시킨다. 그림 9.4는 한 근육원섬유마디의 구조를 보여준다. 굵은잔섬유는 근육원섬유마디의 가운데에 위치하고 **M 선(M line)** 단백질에 의해 연결되어 있다. 가는잔섬유는 근육원섬유마디의 양 끝에서 연결단백질인 **Z 선(Z line, Z disc)**에 부착하고 M 선 쪽을 향해 뻗어 있다. Z 선이 근육원섬유마디의 양쪽 끝을 이룬다. **중복구역(zone of overlap)**에서 가는잔섬유는 굵은잔섬유 사이를 지나간다. 그림 9.4a는 근육원섬유마디의 여러 부위의 단면을 보여준다. 중복구역에서 굵은잔섬유와 가는잔섬유의 배열과 상대적 크기에 주목한다. 각각의 가는잔섬유는 세 개의 굵은잔

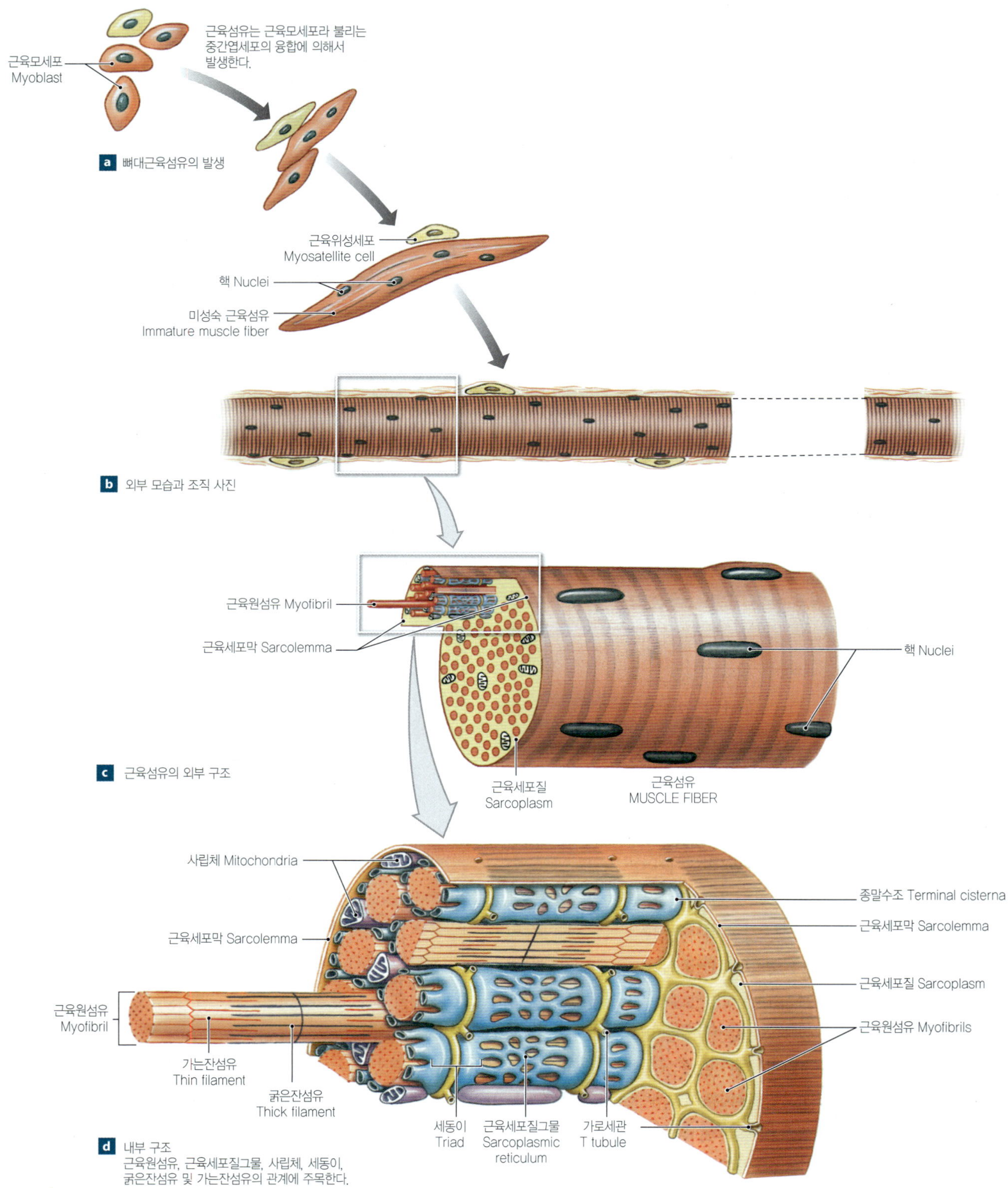

■ 그림 9.3 뼈대근육섬유의 형성과 구조

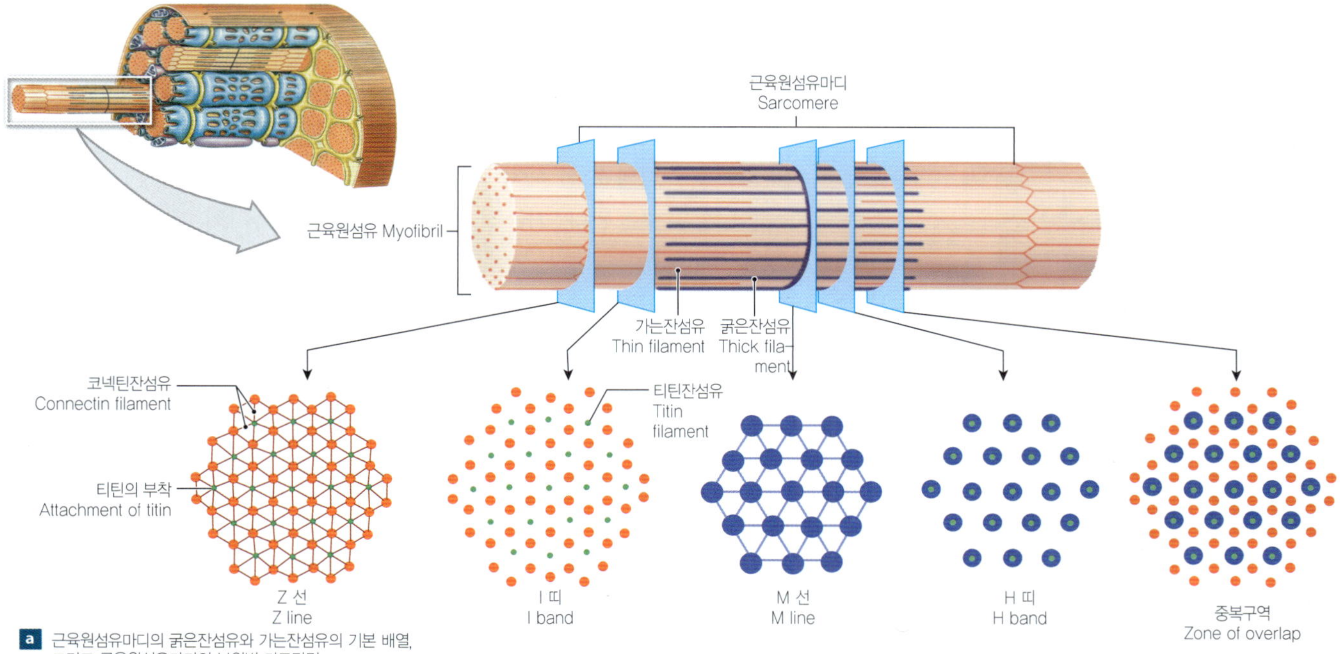

a 근육원섬유마디의 굵은잔섬유와 가는잔섬유의 기본 배열, 그리고 근육원섬유마디의 부위별 가로단면

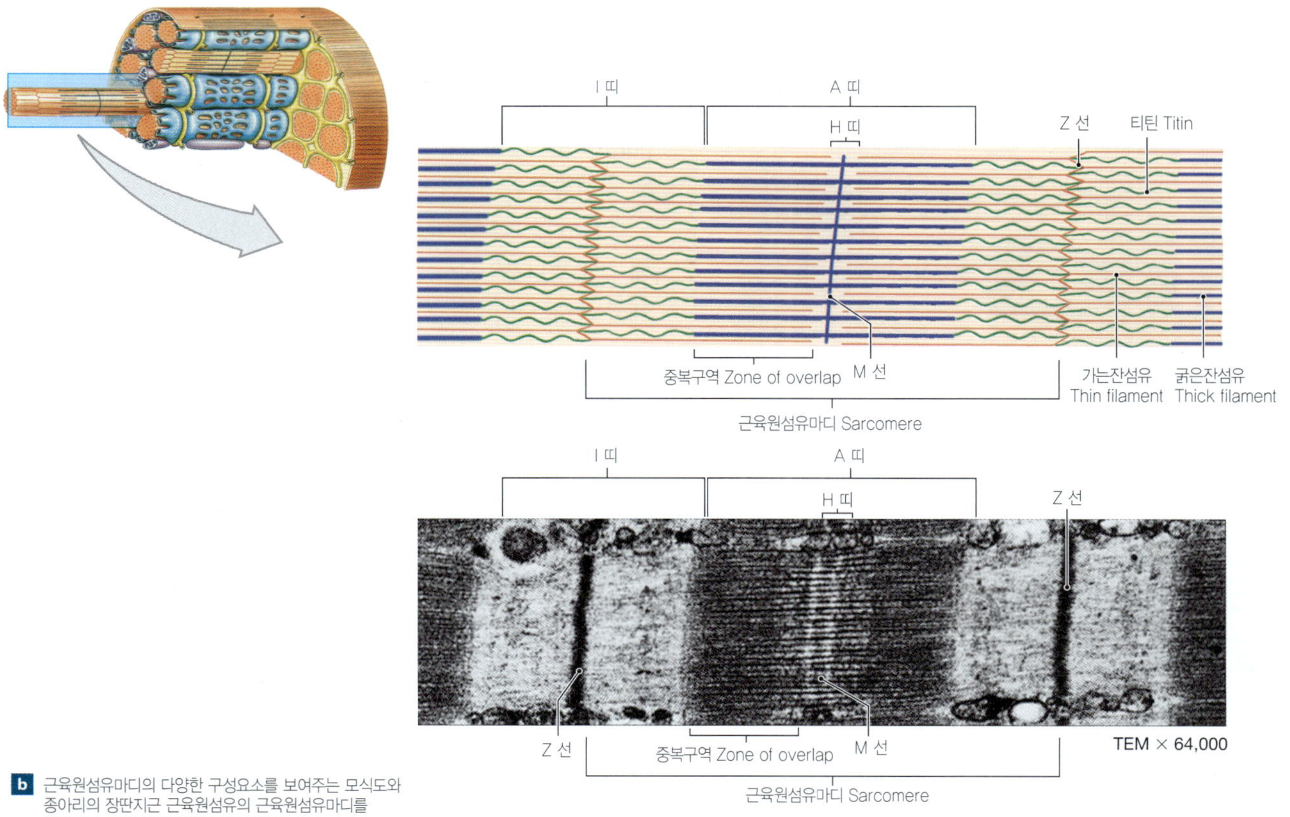

b 근육원섬유마디의 다양한 구성요소를 보여주는 모식도와 종아리의 장딴지근 근육원섬유의 근육원섬유마디를 보여주는 투과전자현미경(TEM) 사진

■ 그림 9.4 근육원섬유마디의 구조

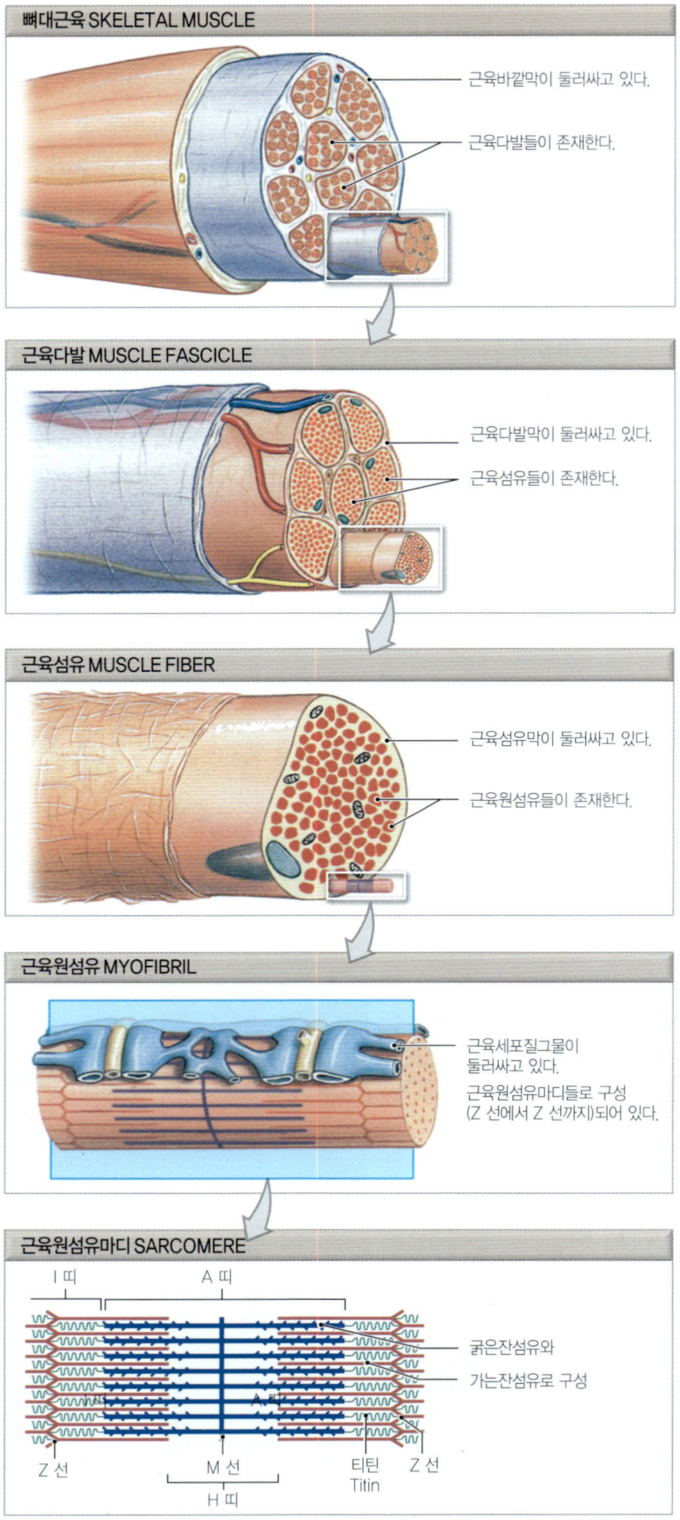

■ 그림 9.5 뼈대근육섬유의 기능적 구조의 단계별 모식도

섬유에 의해 형성된 삼각형 속에 위치하고, 각각의 굵은잔섬유는 여섯 개의 가는잔섬유에 둘러싸여 있다.

굵은잔섬유와 가는잔섬유의 크기와 밀도 차이가 근육원섬유마디의 띠 모양을 만든다. **A 띠(A 대, A band)**는 굵은잔섬유가 있는 구역이다(그림 9.4b). A 띠는 M 선, **H 띠(H대, H band)**, 그리고 중복구역으로 구성된다. H 띠는 굵은잔섬유 만으로 구성된 부위이며, 중복구역은 굵은잔섬유와 가는잔섬유로 구성된 부위이다. A 띠와 Z 선 사이의 구역은 **I 띠(I 대, I band)**로서 가는잔섬유로만 구성된다. 가는잔섬유는 근육원섬유마디의 양 끝에 있는 Z 선으로부터 중복구역으로 들어가서 M 선 쪽으로 뻗어 있다. A 띠와 I 띠란 용어는 anisotropic(비등방성)과 isotropic(등방성)에서 유래하였으며 이것은 편광으로 관찰할 때 띠의 모양을 나타낸다. A 띠는 어두운띠(암대, dark band)라고 하고 I 띠는 밝은띠(명대, light band)라고 한다(암기에 도움이 될 것이다). 그림 9.5는 지금까지 학습한 뼈대근육섬유의 구조를 단계별로 묘사한다.

가는잔섬유 **가는잔섬유(thin filament)**는 꼬인 가닥으로 구성되고, 직경은 5~6 nm, 길이는 1 μm이다(그림 9.6a,b). **F액틴(F actin)**이라 불리는 이 가닥은 300~400개의 둥근 형태의 분자인 **G액틴(G actin)**으로 구성된다. 가는 끈 모양의 네불린(nebulin) 단백질이 F액틴 사슬을 붙잡고 있다. 각 G액틴 분자에는 굵은잔섬유와 결합할 수 있는 **결합부위(active site)**가 있다. 또한, 가는잔섬유는 조절단백질인 **트로포미오신(tropomyosin)**과 **트로포닌(troponin)** 단백질을 갖고 있다. 트로포미오신 분자는 긴사슬을 형성해서 결합부위를 덮으므로 액틴과 미오신의 상호작용을 차단한다. 트로포닌은 트로포미오신 가닥을 고정한다. 수축이 시작되기 전에 트로포닌 분자는 위치를 움직이고 트로포미오신 분자를 이동하여 결합부위를 노출시켜야 한다. 이 기전은 뒤에 상술한다.

근육원섬유마디의 양쪽 끝에서 가는잔섬유는 Z선에 부착되어 있다. Z선은 근육원섬유의 표면에서 검은 선으로 보이므로 선(line)이라고 하지만, 단면을 보면 Z선은 액티닌(actinin)이라고 하는 단백질에 의해 만들어진 성긴 그물과 비슷하다. 이 때문에 Z 선을 Z원반(Z disk)이라고도 한다.

굵은잔섬유 **굵은잔섬유(thick filament)**의 직경은 10~12 nm, 길이는 1.6 μm이며(그림 9.6c) **미오신(myosin)** 분자의 다발로 구성된다. 하나의 굵은잔섬유에는 약 500개의 미오신 분자가 있고, 미오신 분자는 긴 꼬리에 구형의 머리가 부착된 미오신 두 가닥으로 구성되어 있다(그림 9.6d). 인접한 굵은잔섬유와는 M 선 단백질에 의해 중간 부분에서 서로 연결되어 있다. 미오신 분자는 주변의 가는잔섬유 쪽으로 머리를 뻗는다. 미오신 머리는 수축 시 굵은잔섬유

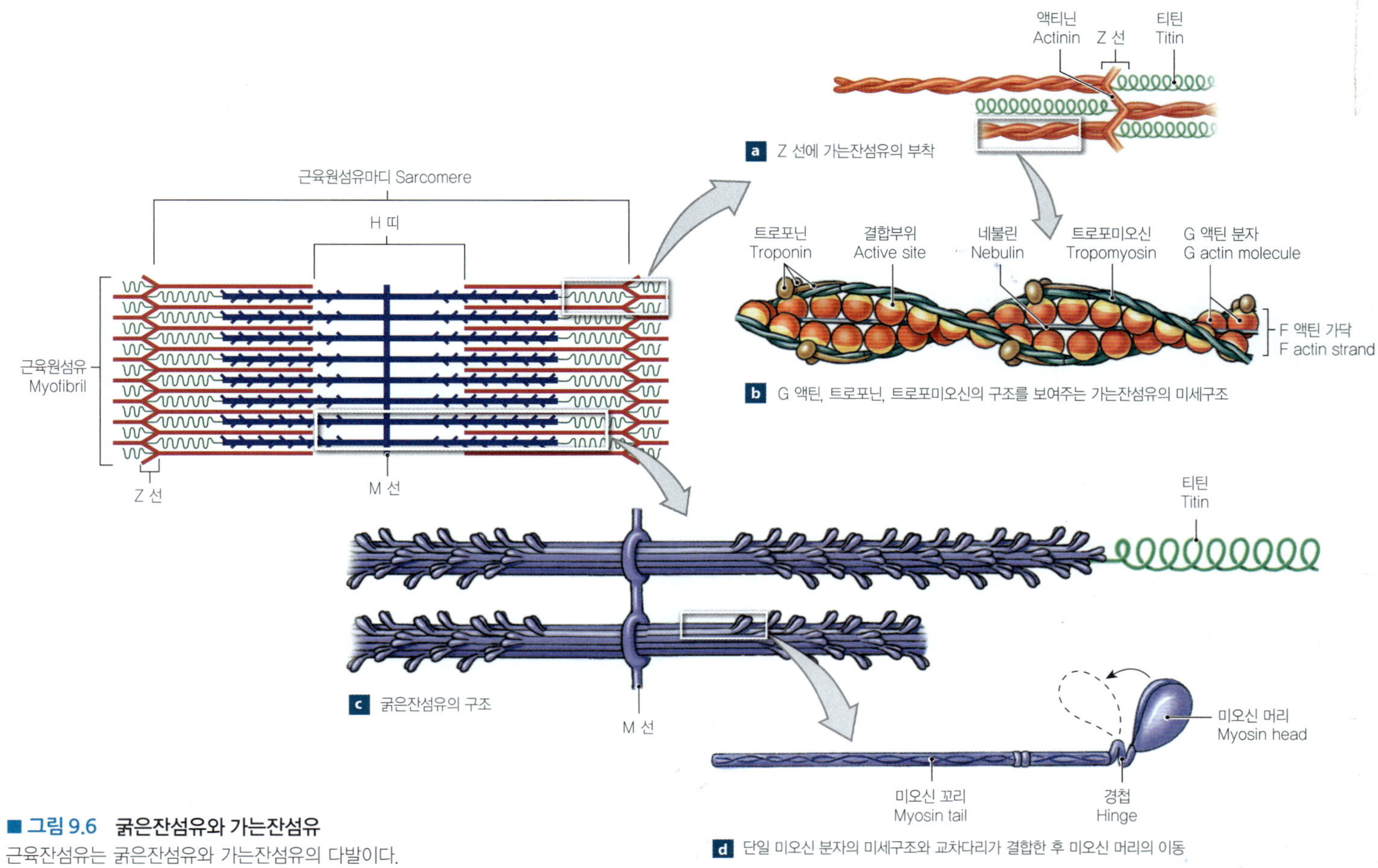

■ **그림 9.6 굵은잔섬유와 가는잔섬유**
근육잔섬유는 굵은잔섬유와 가는잔섬유의 다발이다.

와 가는잔섬유를 연결하기 때문에 **교차다리**(cross-bridge)라고도 한다.

굵은잔섬유는 중심에 **티틴**(titin)을 가진다(그림 9.4a와 9.6c). 티틴 가닥은 M 선의 양쪽에서부터 굵은잔섬유를 지나 Z 선에 부착한다. I 띠 내에 있는 티틴 가닥 구역은 매우 탄력적이어서 펴진 후 되돌아올 수 있다. 정상적인 휴식 상태에서 근육원섬유마디의 티틴 가닥은 완전히 이완된다. 어떤 외부의 힘이 근육원섬유마디를 늘릴 때에만 긴장하게 된다. 근육원섬유마디가 늘어날 때 티틴 가닥은 굵은잔섬유와 가는잔섬유의 정상적인 배열을 유지하도록 도와준다. 그리고 긴장이 제거되면 티틴 가닥의 반동으로 근육원섬유마디는 정상적인 휴식 상태의 길이로 되돌아간다.

9.2 개념확인

1 ☐	뼈대근육을 현미경으로 관찰할 때 가로무늬가 나타나는 이유는?
2 ☐	액틴과 미오신의 상호작용을 조절하는데 관여하는 두 단백질은?

9.3 근육수축

근육섬유가 수축하면 끌어당기는 힘인 **장력**(tension)이 발생하며 길이는 짧아진다. 근육섬유의 수축은 각 근육원섬유마디 내의 굵은잔섬유와 가는잔섬유의 상호작용에 의해 발생한다. 근육수축의 기전은 근활주설로 설명된다. 수축의 유발인자는 칼슘이온(Ca^{2+})이며, 수축 시 ATP를 필요로 한다.

근활주설

수축된 근육섬유를 관찰하면 H띠와 I 띠는 좁아지고 중복구역은 커지며 Z 선이 서로 가까워진다. 그러나 A 띠의 폭은 전체 수축 과정 동안 항상 일정하게 유지된다. 이에 대한 설명이 **근활주설**(sliding filament theory)이며, 근활주설은 수축 시 굵은잔섬유와 가는잔섬유 사이에서 일어나는 변화를 설명한다(Spotlight 그림 9.7).

SPOTLIGHT

그림 9.7 근활주설

뼈대근육섬유의 수축으로 생성되는 장력은 근육원섬유마디 속의 굵은 잔섬유와 가는잔섬유 사이의 상호작용에 의해 발생한다. 근활주설로 이런 뼈대근육수축을 설명한다.

안정 시 근육원섬유마디

안정 시 근육원섬유마디가 I 띠, A 띠, H 띠, M 선 그리고 Z 선을 보여준다.

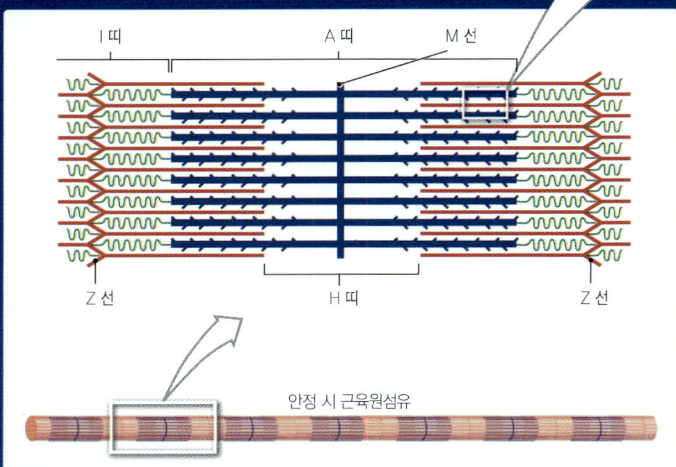

수축 시 근육원섬유마디

"결합, 회전, 분리, 재활성화" 주기를 반복하며 전체 근육은 수축을 완성한다.

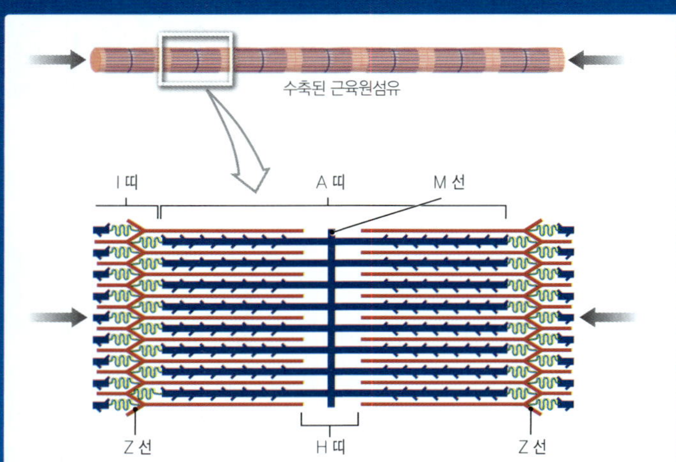

수축 시 A 띠는 같은 폭을 유지하지만 Z 선은 서로 가까워지고 H 띠, I 띠도 작아진다.

1 수축주기 시작

수축주기는 일련의 연속된 단계를 통해서 일어난다. 근육세포막의 전기적 자극이 근육세포질그물(SR)의 종말수조에서 칼슘의 유리를 일으키며 주기가 시작된다. 이 칼슘이온이 중복구역으로 들어간다.

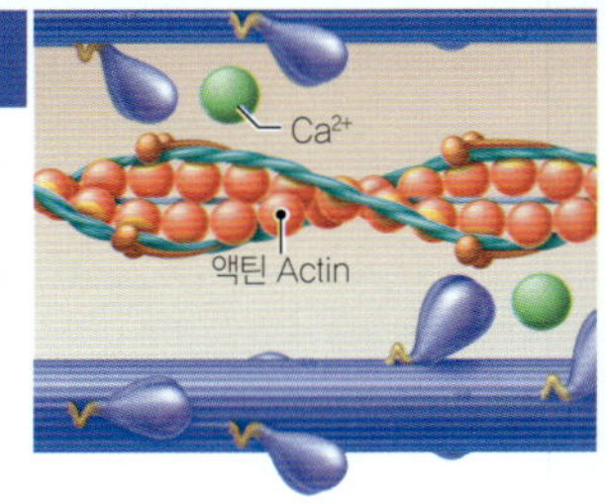

2 결합부위 노출

칼슘이온이 트로포닌-트로포마이오신 복합체의 트로포닌과 결합한다. 트로포미오신 분자는 가는잔섬유의 액틴분자 위의 결합부위에서 물러난다.

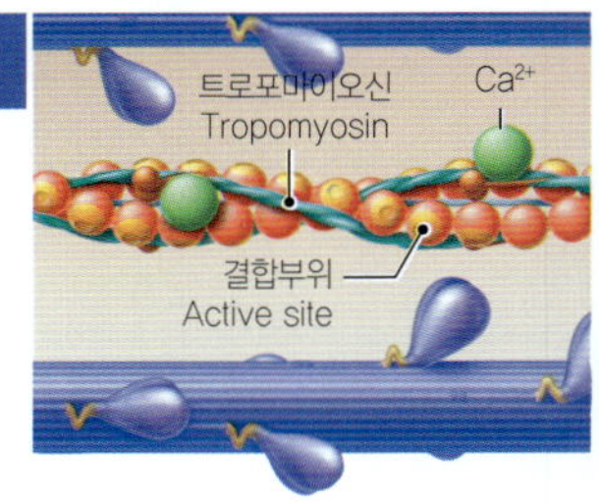

3 교차다리 형성

일단 결합부위가 노출되면 주변의 굵은잔섬유의 미오신 머리가 결합해서 교차다리를 형성한다.

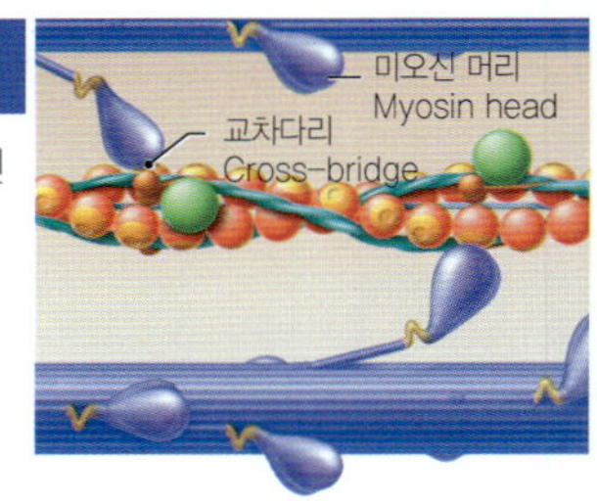

4 미오신 머리의 회전

교차다리 형성 후에 에너지가 방출되면서 미오신 머리가 M 선 쪽으로 회전한다.

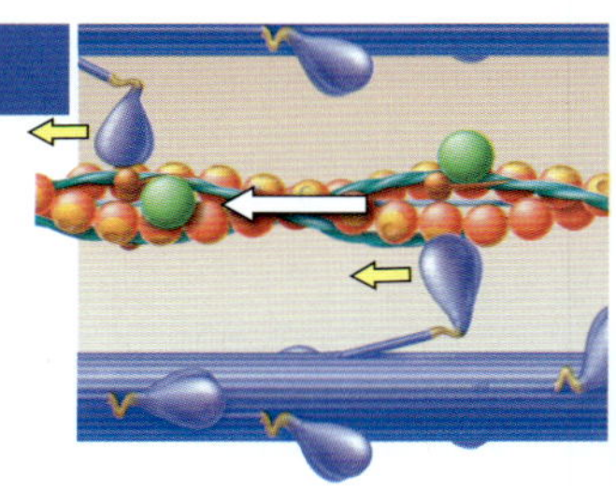

5 교차다리 분리

ATP가 미오신 머리에 결합하면서 미오신 머리와 액틴분자 사이의 교차결합이 분리된다.

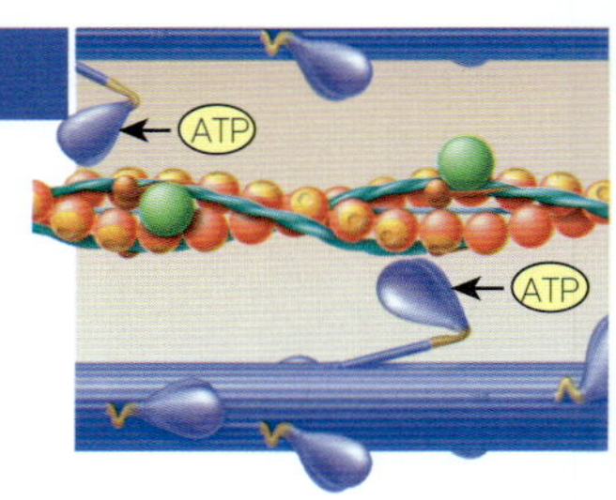

6 미오신 재활성화

ATP가 제공한 에너지로 미오신 머리는 재활성화되어 원래 위치로 돌아간다. 이제 칼슘이온 농도가 높게 유지되고 ATP가 충분하다면 전체 주기는 계속될 수 있다.

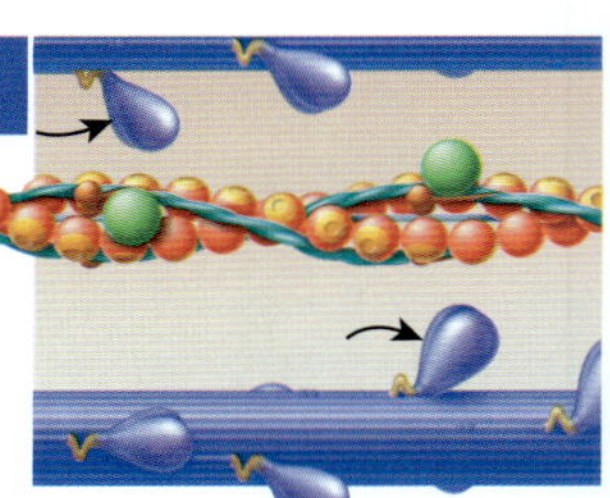

장력발생에서 근육원섬유마디의 길이가 가진 효과

여러 사람이 줄을 당길 때 발생하는 장력은 사람 수에 정비례한다. 근육에서도 수축으로 발생하는 장력의 크기는 근육원섬유 속의 근육원섬유마디에서 일어나는 교차다리 상호작용의 수에 의해 결정된다. 그리고 교차다리의 수는 굵은잔섬유와 가는잔섬유가 서로 어느 정도 중복되는가에 의해 결정된다. 오직 중복구역 속에 있는 미오신 머리만이 액틴분자의 결합부위와 결합하여 장력을 만들 수 있다. 따라서 근육섬유가 만드는 장력은 개별 근육원섬유마디의 구조와 직접 관련된다. 만약 근육원섬유마디가 너무 짧거나 너무 길면 수축의 효율은 감소한다.

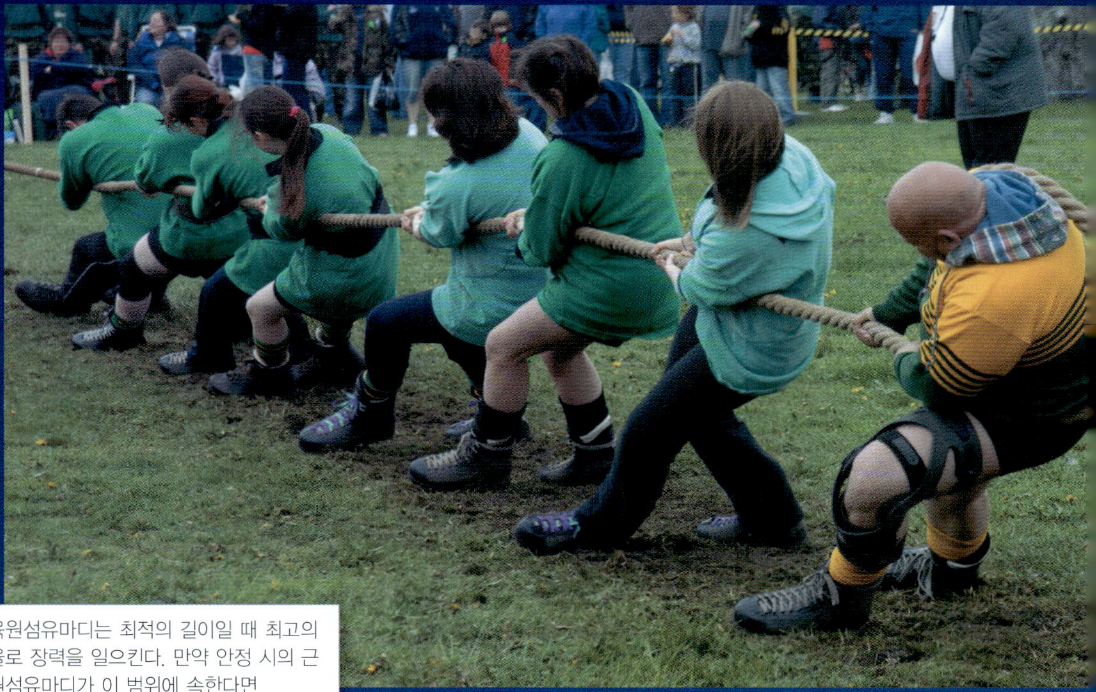

근육원섬유마디는 최적의 길이일 때 최고의 효율로 장력을 일으킨다. 만약 안정 시의 근육원섬유마디가 이 범위에 속한다면 교차다리의 수를 최대로 만들어서 가장 큰 장력을 발생할 수 있다.

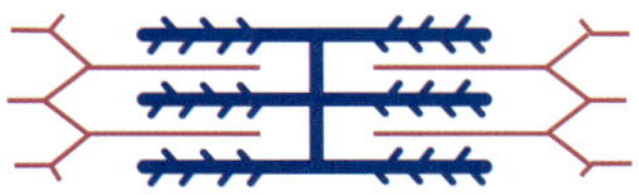

안정 시의 근육원섬유마디의 길이가 줄어들면 장력도 감소한다. 왜냐하면 자극된 근육원섬유마디는 조금 짧아지고 가는잔섬유는 근육원섬유마디의 중앙을 가로질러서 맞는 편의 가는잔섬유와 충돌하거나 중복되기 때문이다.

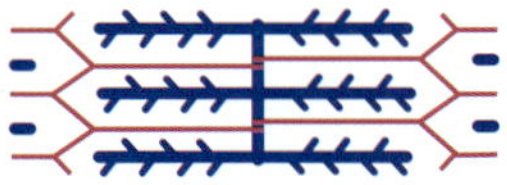

안정 시의 근육원섬유마디가 가능한 한 가장 짧아지면 장력 발생은 없게 된다. 이때 굵은잔섬유는 양쪽 Z 선 사이에서 꼼짝할 수 없고 더 이상 짧아질 수 없다.

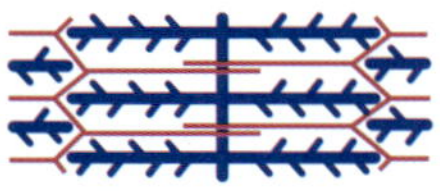

근육원섬유마디의 길이가 길어지면 장력도 감소한다. 왜냐하면 중복구역의 크기가 줄고 교차다리를 형성할 수 있는 부위가 감소하기 때문이다.

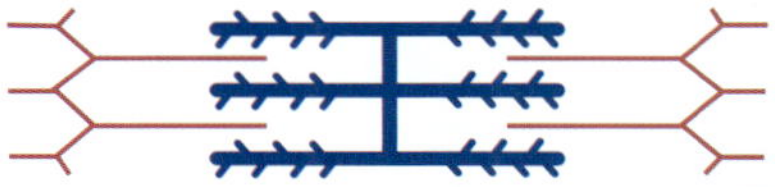

중복구역이 줄어서 없어지면 가는잔섬유와 굵은잔섬유는 더 이상 상호작용할 수 없다. 이 조건에서 근육섬유는 어떤 장력도 만들 수 없고 수축도 일어날 수 없다. 이런 극단적인 근육섬유의 늘어남은 정상적으로 근육섬유 속의 티틴잔섬유(굵은잔섬유와 Z 선을 연결)와 주위 결합조직(근육이 늘어나는 것을 제한)에 의해서 길항된다.

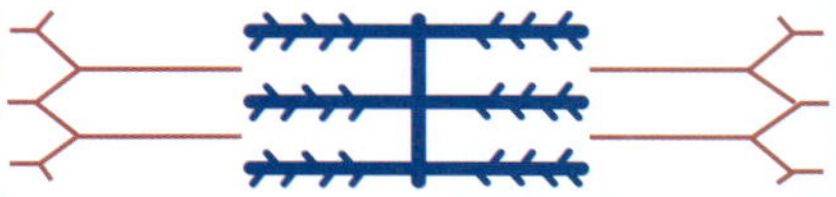

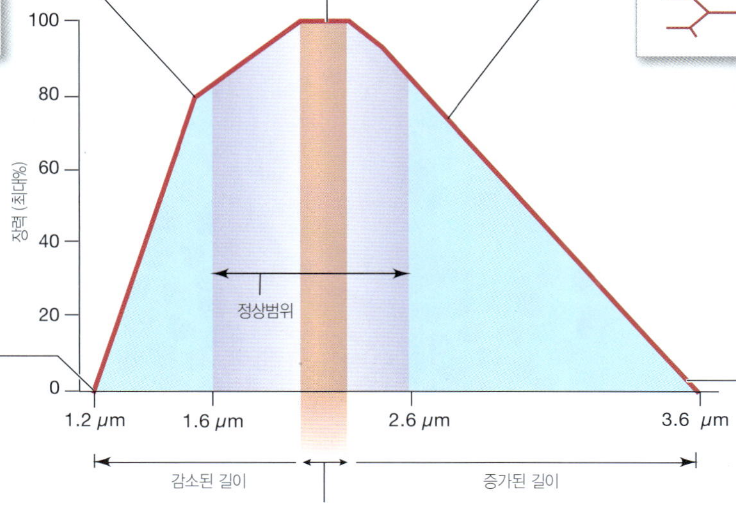

안정시 최적 길이 Optimal resting length
근육원섬유마디의 정상 길이 범위는 최적 길이의 75~130%이다.

근육섬유 수축의 신경성 조절

근육섬유의 수축을 유발하는 신경조절의 기본적인 순서는 다음과 같이 요약할 수 있다.

1. 신경근육연접에서 운동신경에서 방출된 신경전달물질이 근육세포막의 막전위를 변화시키고, 이 변화는 근육세포막의 표면을 가로질러 가로세관으로 전도된다.
2. 가로세관에서 막전위의 변화는 근육세포질그물에서 칼슘이온의 분비를 유발시켜 수축이 시작된다.

중추신경계통 속에 세포체가 위치하는 운동신경세포는 각 뼈대근육섬유를 조절한다. 운동신경세포의 축삭은 말초로 뻗어나가 근육섬유의 신경근육연접에 닿는다. 신경근육연접의 일반적인 모양은 그림 9.2와 9.8에서 볼 수 있다. 신경근육연접에서 축삭이 확장된 끝 부위를 **연접종말(synaptic terminal)**이라 한다. 연접종말의 세포질은 많은 사립체와 **아세틸콜린(acetylcholine; ACh)** 분자로 채워진 **연접소포(synaptic vesicle)**라는 작은 분비소포를 가지고 있다. 아세틸콜린은 다른 세포에 정보전달을 하기 위해 신경세포에서 분비되는 **신경전달물질(neurotransmitter)**의 한 종류이다. 정보전달은 막전위의 변화에 의해 이루어진다. 연접종말과 뼈대근육섬유의 운동종판(motor end plate) 사이에는 좁은 공간인 **연접틈새(연접간격, synaptic cleft)**가 있다. 연접틈새에는 아세틸콜린을 분해하는 효소인 **아세틸콜린에스터라제(acetyl-cholinesterase; AChE** 또는 cholinesterse)가 존재한다.

활동전위가 연접종말에 도달하면, 아세틸콜린은 연접틈새 내로 방출된다. 그 후에 아세틸콜린은 운동종판의 수용체와 결합하여, 국소적인 막전위의 변화를 일으킨다. 이러한 변화는 **활동전위(ac-**

> **임상노트**
>
> **사후경축**
>
> 사망 후 혈액순환은 멈추고, 뼈대근육은 영양분과 산소를 공급받지 못한다. 사망 후 몇 시간 이내에 뼈대근육섬유는 ATP를 모두 소모하고, 근육세포질그물은 근육세포질에서 칼슘이온을 흡수할 수 없게 된다. 칼슘이온이 세포바깥액에서 근육세포질로 확산되거나, 근육세포질그물 밖으로 새어나오면 지속적인 수축을 일으킨다. ATP가 없기 때문에 교차다리는 결합부위에서 분리될 수 없고 근육은 수축된 채로 있게 된다. 사체의 모든 뼈대근육에서 이런 현상이 나타나고 사체는 나무판처럼 딱딱해진다. 이런 물리적 현상을 **사후경축(rigor mortis)**이라 부르며 자가분해에 의해 유리된 용해소체 효소가 근육잔섬유를 분해할 때까지 15~25시간 동안 지속된다.

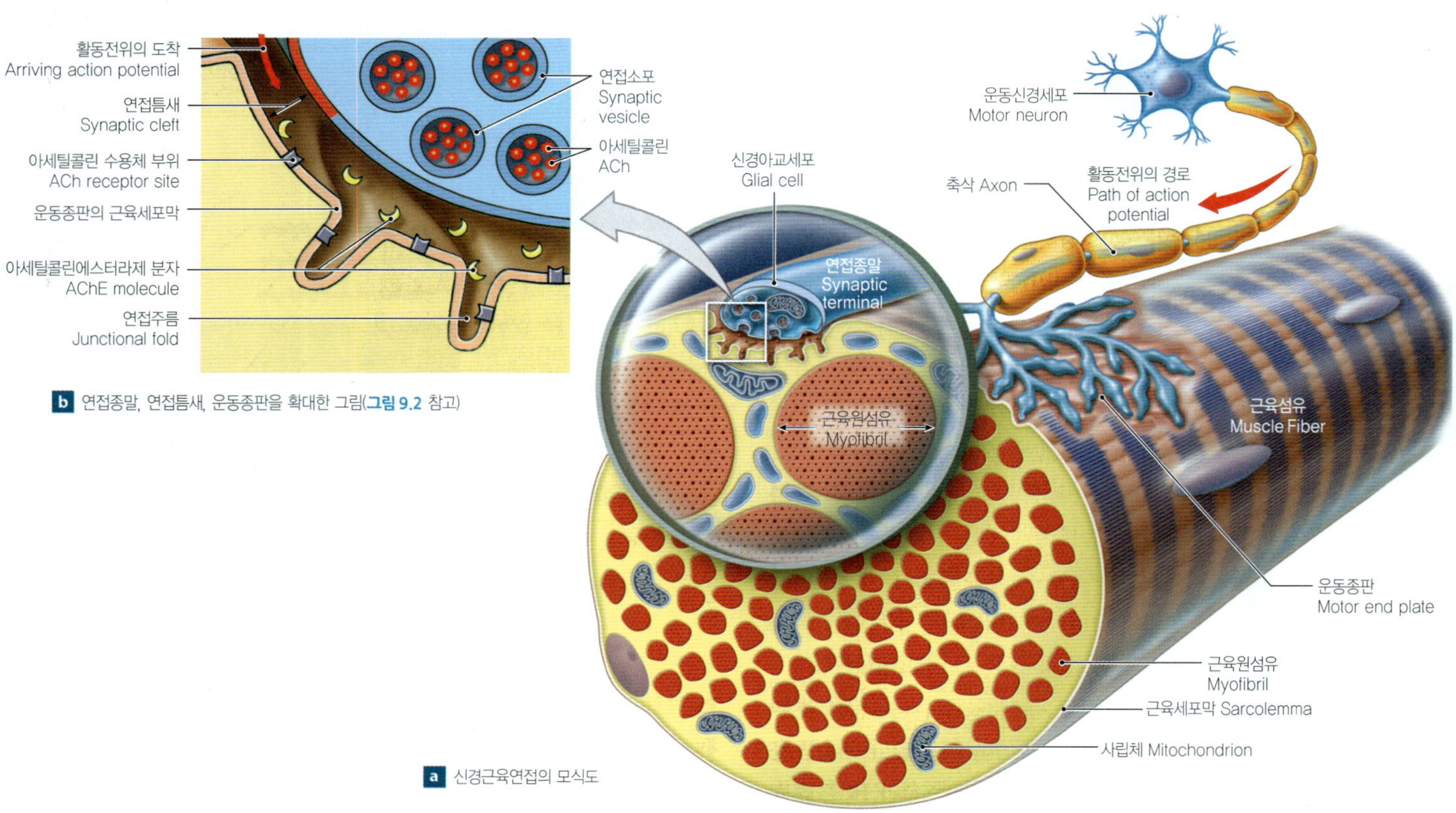

■ 그림 9.8 신경근육연접

tion potential)인 전기적 충격을 발생시킨다. 활동전위는 근육세포막의 표면으로 퍼져나가 가로세관으로 전도된다. 활동전위는 아세틸콜린이 아세틸콜린 분해효소와 결합하여 제거될 때까지 계속 발생된다.

근육수축의 요약

신경전도에서 근육수축의 완성까지 모든 순서는 그림 9.9에 요약되어 있다.

근육수축의 주요 단계는 다음과 같다.

1. 신경근육연접의 연접종말에서 분비된 아세틸콜린은 근육세포막의 수용체와 결합한다.
2. 근육섬유의 막전위의 변화는 활동전위를 발생시키고, 표면 전체를 가로질러 확산되고 가로세관으로 전도된다.
3. 근육세포질그물은 저장된 칼슘을 방출하여 근육세포질과 근육원섬유마디에 칼슘농도를 증가시킨다.
4. 칼슘이온과 트로포닌이 결합하여 트로포닌-트로포미오신 복합체의 위치가 변화되고 가는(액틴)잔섬유의 결합부위가 노출된다.
5. 교차다리의 결합, 회전, 분리의 반복된 순환이 ATP 가수분해에 의해 공급된 에너지에 의하여 일어난다. 이 과정으로 잔섬유의 활주가 일어나고 근육섬유는 짧아진다. 이 과정은 짧은 기간 동안 계속된다.
6. 활동전위의 발생은 아세틸콜린이 아세틸콜린에스터라제에 의해 분해되면 중지된다.
7. 근육세포질그물은 칼슘이온을 재흡수하여 근육세포질 속 칼슘이온의 농도가 감소된다.
8. 칼슘이온 농도가 정상적인 휴식 수준에 도달할 때 트로포닌-트로포미오신 복합체는 정상 위치로 되돌아간다. 이러한 변화는 결합부위를 차단시켜 교차다리와의 상호작용을 막는다.
9. 교차다리의 상호작용이 없으면 더 이상 활주는 일어나지 않으며 수축은 끝난다.
10. 근육은 이완되고 근육섬유는 수동적으로 휴식 상태의 길이로 되돌아간다.

9.3 개념확인

1	☐	수축 시 근육원섬유의 A 띠와 I 띠에서는 무슨 일이 일어나는가?
2	☐	뼈대근육이 수축할 때 종말수조와 가로세관은 어떤 상호작용을 하는가?

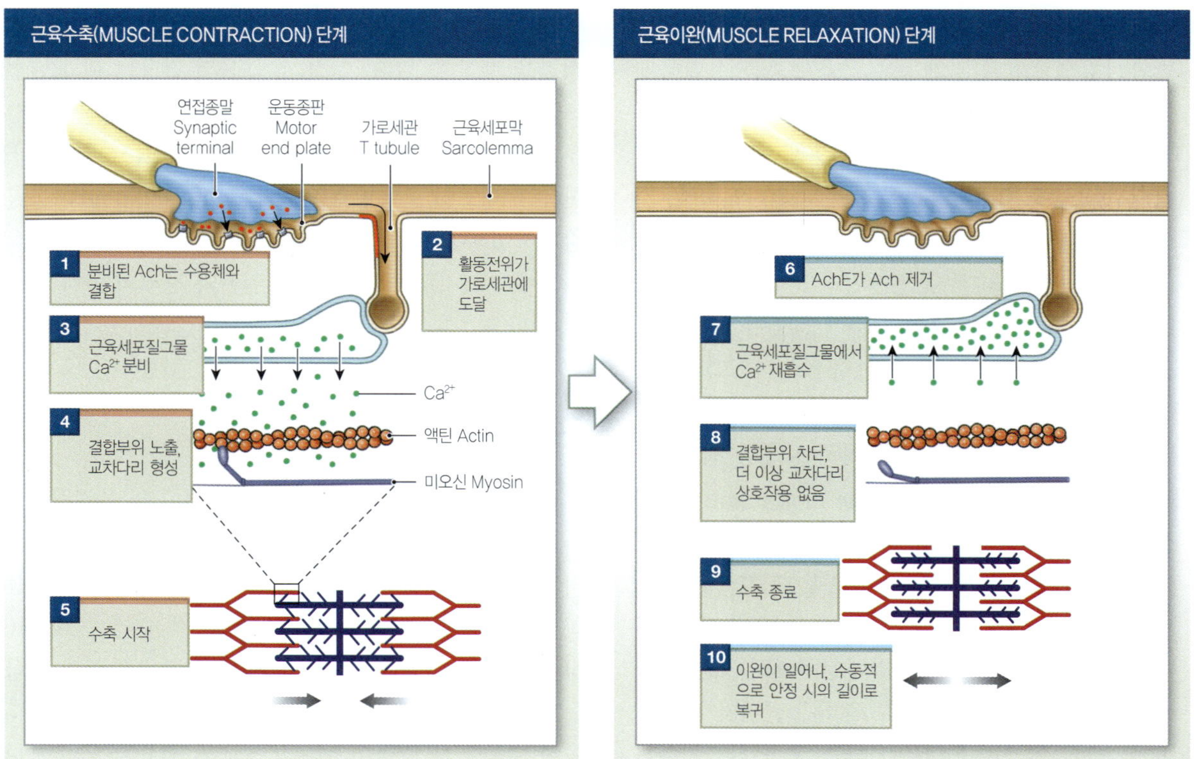

■ 그림 9.9 근육의 수축 과정의 요약

9.4 운동단위와 근육조절

한 개의 운동신경세포에 의해 조절되는 모든 근육섬유를 **운동단위**(motor unit)라고 한다. 전형적인 뼈대근육은 수천 개의 근육섬유를 갖고 있다. 어떤 운동신경세포는 하나의 근육섬유를 조절하지만 대부분은 수백 개의 근육섬유를 조절한다. 한 운동단위의 크기는 운동을 얼마나 정확하게 조절할 수 있느냐를 나타낸다. 눈근육을 정확하게 조절하는 것은 매우 중요하므로 한 개의 운동신경세포가 두 개 또는 세 개의 근육섬유를 조절한다. 다리근육처럼 큰 힘을 발생시키는 근육은 덜 정교하게 조절되므로 한 개의 운동신경세포가 2,000개 이상의 근육섬유를 조절한다.

뼈대근육은 운동단위가 자극을 받으면 수축한다. 발생한 장력의 총량은 (1) 자극의 빈도와 (2) 관련된 운동단위의 수에 의해 결정된다. 한 번의 순간적인 수축을 **근육단일수축**(**근연축**, **muscle twitch**)이라 한다. 근육단일수축은 단일 자극에 대한 반응이다. 자극의 빈도가 증가하면 장력 발생은 정점을 향해 올라가서 최고 수준의 정점지속기(고원, plateau)에 도달할 것이다. 대부분의 근육수축은 이런 유형의 자극에 속한다.

각 근육섬유는 완전하게 수축하거나 또는 전혀 수축하지 않는 특성을 가진다. 이것을 **실무율**(**all or none principle**)이라 한다. 하나의 운동단위에 있는 모든 근육섬유는 동시에 수축한다. 그리고 근육이 발휘하는 힘의 크기는 얼마나 많은 운동단위가 활성화되었느냐에 좌우된다. 한 시점에 활성화되는 운동단위의 수를 다양하게 변화시킴으로써 신경계통은 근육수축을 정밀하게 조절한다.

어떤 운동의 수행이 결정되면 특정 운동신경세포들이 자극된다. 자극된 신경세포들은 동시에 반응하는 것이 아니라 시간이 지나면서 활성화되는 운동단위의 수가 점차 증가하게 된다. 그림 9.10은 각 운동단위의 근육섬유가 다른 운동단위의 근육섬유와 어떻게 혼합되는지를 보여준다. 이러한 혼합 때문에 힘줄이 당기는 방향은 더 많은 운동단위가 활성화되어도 변하지 않는다. 그러나 힘의 총량은 점차로 증가한다. 활성화된 운동단위 수가 증가함에 따라 근육의 장력이 부드럽게 지속적으로 증가하는 것을 **점증**(**re-cruitment**) 또는 **다중운동단위가중**(**multiple motor unit summation**)이라 한다.

최고의 자극 빈도에서 모든 운동단위가 수축할 때 장력은 최고가 된다. 그러나 각 근육섬유는 사용 가능한 에너지원을 곧 모두 소모하기 때문에 이러한 강력한 수축은 길게 지속될 수 없다. 계속된 수축으로 발생하는 피로를 줄이기 위해 운동단위가 돌아가면서 활성화된다. 그래서 일부 운동단위는 다른 운동단위가 수축하는 동안 휴식하고 회복하게 된다.

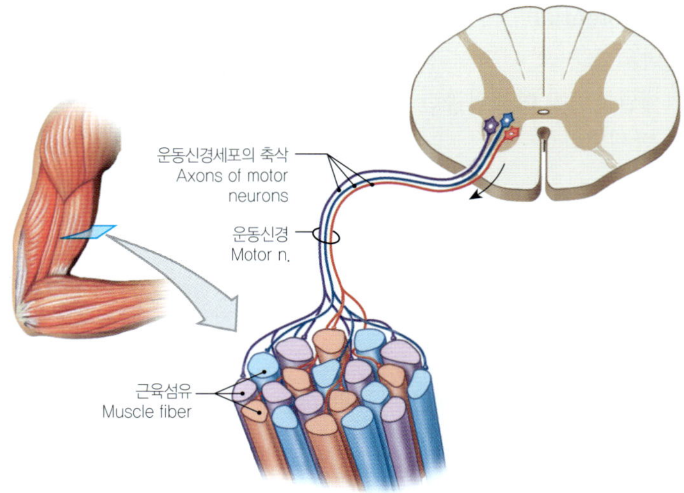

■ 그림 9.10 **뼈대근육에서 운동단위의 배열**
서로 다른 운동단위의 근육섬유가 혼합되어, 힘줄에 적용되는 순수한 힘은 각각의 운동단위가 수축과 이완을 반복할 때도 일정하게 유지된다. 하나의 운동단위에서 근육섬유의 수는 1~2,000개 이상까지 가능하다.

근육긴장도

근육은 안정 시에도 일부 운동단위는 계속 활성화된다. 이러한 수축은 운동을 일으킬 정도의 충분한 장력을 만들지는 못하지만 근육을 긴장시킨다. 뼈대근육의 안정 시 장력을 **근육긴장도**(**mus-cle tone**)라 한다. 운동단위들이 무작위로 자극되어 힘줄이 일정한 장력을 가지게 한다. 하지만 각 근육섬유는 어느 정도의 이완시간을 가질 수 있다. 안정 시 근육의 긴장은 뼈와 관절의 위치를 고정한다. 예를 들어, 균형 및 자세와 관련된 근육에서는 충분한 운동단위가 자극되어 자세를 유지할 수 있는 장력을 만든다. 특수한 근육세포인 **근육방추**(**근방추**, **muscle spindle**)를 감각신경이 감지하여 주변 근육조직의 긴장도를 조절한다. 이 감각신경의 활성화에 의해 유발되는 반사는 위치와 자세의 반사적 조절에 중요한 역할을 한다. 이 주제는 우리가 14장에서 논할 것이다.

근육비대

운동은 근육방추의 활성을 증가시키고, 근육긴장도를 증가시킨다. 반복적이고 철저한 자극은 근육섬유에 많은 수의 근육원섬유와 사립체, 고농도의 당분해 효소, 더 많은 당원비축 등이 생기게 한다. 그 효과로 자극을 받은 근육은 커진다. 즉, **비대**(**hypertro-phy**)해진다. 근육비대는 거의 최고 장력에 가까운 자극을 반복적으로 받은 근육에서 일어난다. 세포 내에서 일어난 변화 때문에 근육이 수축할 때 만들어지는 장력도 커진다. 역도와 보디빌딩 선수는 근육비대의 좋은 예가 된다.

근육위축

뼈대근육은 운동신경세포에 의한 자극을 규칙적으로 받지 못하면 장력과 부피를 잃어버린다. 근육은 이완(flaccid)되고 근육섬유는 작아지고 약해진다. 이런 근육의 크기, 장력, 힘이 감소하는 현상을 **근육위축(muscle atrophy)**이라고 한다. 신경계통 손상이나 척수 손상에 의한 마비 환자는 손상된 영역의 근육긴장도와 크기가 점차 감소된다. 심지어 일시적으로 근육을 사용하지 않아도 근육위축이 일어날 수 있다. 이런 근육의 장력과 크기의 감소는 팔이나 다리의 석고붕대 착용 전후를 비교하면 쉽게 알 수 있다. 초기의 근육위축은 원상태로 회복될 수 있지만, 이미 죽은 근육섬유는 회복할 수 없고, 심한 위축에서는 영구적으로 기능이 소실될 수 있다. 이것이 일시적으로 정상적인 움직임이 불가능할 때에 물리치료가 중요한 이유가 된다.

9.4 개념확인

1. 어떤 운동단위는 단지 몇 개의 근육섬유만 조절하고 반면에 어떤 운동단위는 많은 근육섬유를 조절하는 이유는?
2. 영화에서 어떤 사람이 입으로 부는 독침을 맞고 쓰러졌다. 이 독침에는 아세틸콜린의 작용을 차단하는 화학물질이 묻혀 있었다. 이 사람이 왜 쓰러졌는지를 설명하라.

9.5 뼈대근육섬유의 유형

뼈대근육은 여러 가지 작용을 하도록 설계되어 있다. 어떤 유형의 근육섬유인지 여부가 근육의 작용을 일정부분 결정한다. 인체의 뼈대근육섬유는 빠른섬유, 느린섬유, 중간섬유의 세 가지 유형이 있다. 빠른섬유와 느린섬유를 그림 9.11에서 볼 수 있다. 이들 섬유 사이의 차이는 수축을 위해 ATP를 획득하는 방법의 차이라고 할 수 있다.

빠른섬유(급속섬유, fast fiber) 또는 백색섬유(white fiber)는 직경이 크고, 근육원섬유의 밀도는 높고, 당원비축이 많고, 비교적 적은 사립체를 가지고 있다. 인체가 가진 대부분의 뼈대근육섬유를 빠른섬유라고 부른다. 왜냐하면 자극이 오면 0.01초 혹은 그보다 빨리 수축할 수 있기 때문이다. 근육섬유에 의해 만들어지는 장력은 근육원섬유의 수와 직접적으로 비례한다. 그래서 빠른섬유를 가진 근육은 강한 수축을 만든다. 그러나 이런 수축은 많은 양의 ATP를 소모하고, 함유한 사립체는 그 수요를 충족시킬 수 없다. 따라서 수축은 일차적으로 무산소 해당작용의 지원을 받는다. **무산소 해당작용(혐기성 해당작용, anaerobic glycolysis)**은 산소를 필요로 하지 않으며 저장된 당원을 젖산으로 전환한다. 이때 빠른섬유는 빨리 피로해지는데 그 이유는 당원저장이 제한적이고 젖산 축적에 의한 pH산성화가 수축기전을 방해하기 때문이다.

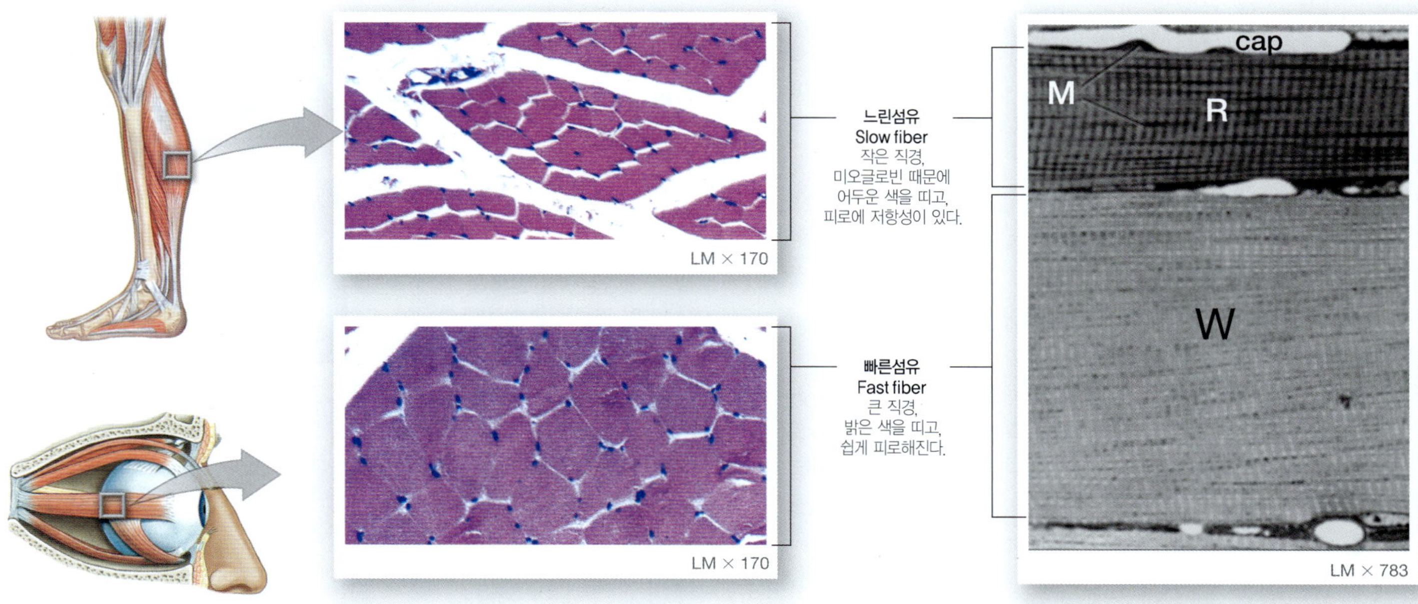

a 느린근육섬유(위)와 빠른근육섬유(아래)의 크기의 차이에 주목한다.

b 비교적 가는 느린근육섬유(R)는 많은 사립체(M)를 갖고 있고, 빠른 근육섬유(W)보다 모세혈관(cap)이 광범위하게 분포한다.

■ **그림 9.11 뼈대근육섬유의 유형**
빠른섬유는 수축이 빠르고, 느린섬유는 수축이 느리나 오래 지속된다.

표 9.1 뼈대근육섬유의 유형별 특징

특징	느린섬유	중간섬유	빠른섬유
직경	작다	중간	크다
장력	낮다	중간	높다
수축속도	느리다	빠르다	빠르다
피로저항성	높다	중간	낮다
색	적색	분홍	백색
미오글로빈 함량	높다	낮다	낮다
모세혈관 공급	풍부하다	중간	드물다
사립체	많다	중간	적다
근육세포질 내의 당분해효소 농도	낮다	높다	높다
ATP 생성에 이용되는 물질	지질, 탄수화물, 아미노산(산소성)	주로 탄수화물(무산소성)	탄수화물(무산소성)
다른 이름	Type I, S (slow), red, SO (slow oxidizing), slow-twitch oxidative	Type II-A, FR (fast resistant), fast-twitch oxidative	Type II-B, FF (fast fatigue), white, fast-twitch glycolytic

느린섬유(완서섬유, slow fiber) 또는 적색섬유(red fiber)는 직경이 빠른섬유의 약 반 정도 되고, 자극 후 수축하는데 세 배의 시간이 더 걸린다. 느린섬유는 빠른섬유가 피로해진 후, 장시간 계속해서 수축할 수 있도록 특수화되어 있다. 그렇게 할 수 있는 이유는 느린섬유의 사립체가 수축의 전체 기간에 ATP를 계속 생산할 수 있기 때문이다. 2장에서 언급했듯이 사립체는 산소를 흡수해서 ATP를 만든다. 이러한 반응 경로를 **산소 대사(호기성 대사, aerobic metabolism)**라 한다. 필요한 산소의 획득 경로는 다음과 같다.

❶ 느린섬유를 가진 뼈대근육은 빠른섬유를 많이 함유한 근육보다 훨씬 풍부한 모세혈관그물망을 가지고 있다. 이것은 더 많은 혈액이 순환되어 적혈구가 더 많은 산소를 활동 중인 근육섬유에 공급할 수 있음을 의미한다.

임상노트

지연성 근육통

누구나 격렬한 육체활동을 한 다음날 근육통을 경험해봤을 것이다. 이런 통증을 **지연성 근육통(delayed-onset muscle soreness, DOMS)**이라 하고 그 원인과 의의에 대하여 상당한 논란이 있어 왔다. 지연성 근육통은 뼈대근육의 과다사용으로 생긴다고 생각된다. 보통의 근육수축보다 더 강한 근육수축을 필요로 하는 활동 후에 지연성 근육통이 생긴다. 최근 연구에 따르면 지연성 근육통의 심한 정도에는 근육수축의 강도뿐만 아니라 기간도 관련된다. 그러나 수축강도가 수축기간보다 지연성 근육통의 발생에 더 중요하다. 지연성 근육통은 다음과 같은 몇 가지 흥미로운 특징을 보인다:

- 지연성 근육통은 운동을 멈춘 후에 즉시 경험하는 통증과는 분명히 다르다. 초기의 단기간 통증은 근육피로와 관련이 있는 생화학적 변화와 연관된 것으로 생각된다.
- 지연성 근육통은 일반적으로 운동이 끝난 몇 시간 후에 시작하여 약 3~4일 후에 끝난다.
- 지연성 근육통의 정도는 편심수축(eccentric contraction)과 관련된 활동에서 최고가 되고 동심수축(concentric contraction)이나 제길이수축(isometric contraction)이 주된 활동에서는 덜 발생한다.
- 혈액 중의 크레아틴인산화효소(CPK)와 미오글로빈의 수치가 증가하는 것은 근육세포막의 손상을 암시한다. 활동의 양상(편심수축, 동심수축, 제길이수축)은 이 수치와 관련이 없고 이 수치로 통증의 정도를 예측할 수도 없다.

다섯 가지 이론이 지연성 근육통을 설명하기 위해 제안되었다.

❶ 반복적인 활동 중에 생기는 높은 장력은 뼈대근육세포의 근육세포막이나 근육세포질그물에 현미경적 열상 같은 구조적 손상을 만들 수 있다.

❷ 운동 중인 뼈대근육 속에 젖산이 축적된다.

❸ 격렬한 수축활동으로 뼈대근육의 체온증가가 생긴다.

❹ 혈류량 감소와 그 결과로 생기는 사용 가능한 산소량 감소는 운동 중인 뼈대근육에 근육경련을 일으킬 수 있고 이 경련은 종종 지연성 근육통과 관련된다.

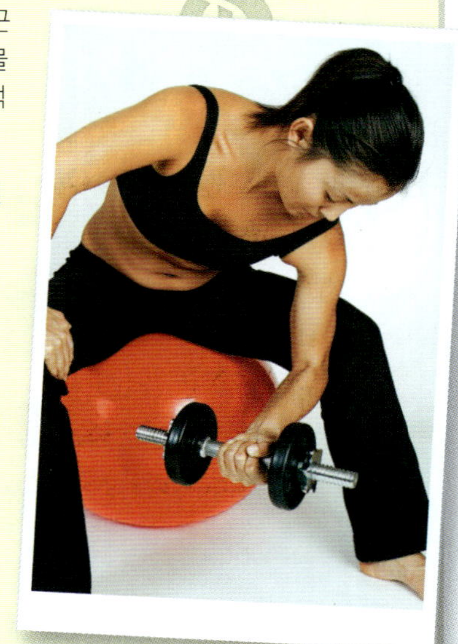

❺ 장시간 운동 후에 근육 속의 근육원섬유의 링이다. 장시간 운동은 뼈대근육 속의 근육원섬유 수를 증가시키는 것이 증명되고 있다. 이런 세포내 리모델링은 감각신경을 자극할 수 있고 운동 후에 근육통의 감각을 일으킬 수 있다.

위의 기전을 지지하는 일부 증거가 있지만 어떤 한가지 이론도 전체를 설명할 수는 없다. 예를 들어, 근육섬유의 손상은 생화학적 소견으로 확실히 알 수 있는데 만약 이것이 유일한 원인이라면 어떤 종류의 활동이었는지 그리고 혈액 중의 효소 수치가 통증의 정도와 일치해야 하지만 실제로는 그렇지 않다.

❷ 느린섬유는 붉은 **미오글로빈**(myoglobin) 색소를 함유하고 있어 적색을 띤다. 이 구형 단백질은 적혈구에 있는 산소 결합 색소분자인 헤모글로빈과 구조적으로 유사하다. 미오글로빈 또한 산소분자와 결합한다. 그래서 안정 시의 느린섬유는 상당한 양의 산소를 저장하고 있다가 수축 시 동원할 수 있다.

느린섬유는 빠른섬유보다 더 많은 사립체를 함유하고 있다. 빠른섬유는 최고 수준의 활성도에서 저장 당원에만 의존해야 하지만, 느린섬유의 사립체는 탄수화물, 지질, 심지어 단백질까지 분해할 수 있다. 그래서 장시간 수축을 계속할 수 있다. 예를 들면, 마라톤 선수의 다리근육은 느린섬유가 우세하게 구성되어 있다.

중간섬유(intermediate fiber)는 중간적인 특성을 갖고 있다. 예를 들면, 중간섬유는 느린섬유보다 빠르게 수축하고 빠른섬유보다는 느리게 수축한다. 중간섬유는 비록 조직학적으로 빠른섬유와 매우 유사하지만 더 많은 사립체를 가지며 모세혈관 공급도 약간 더 많고 피로에 더 큰 저항성을 가진다.

뼈대근육의 유형별 특성은 표 9.1에 자세히 설명하였다.

빠른섬유, 느린섬유, 중간섬유의 분포

빠른섬유, 느린섬유, 중간섬유의 비율은 각 뼈대근육마다 다르다. 대부분의 근육은 혼합된 형태를 보인다. 그러나 하나의 운동단위 속에 있는 모든 근육섬유는 동일한 유형이다. 눈과 손의 근육에는 느린섬유가 없다. 따라서 빠르고 짧은 시간의 수축이 가능하다. 많은 등 근육과 종아리 근육은 느린섬유가 우세하다. 이 근육들은 자세를 세우기 위해서 거의 계속 수축해야 한다.

각 근육에서 빠른섬유와 느린섬유의 비율은 유전적으로 결정되며 각 개인마다 상당한 차이가 있다. 이런 차이 때문에 서로 다른 지구력을 가지게 된다. 특정 근육에 느린섬유를 더 많이 가진 사람은 반복된 수축을 더 잘 수행할 수 있다. 예를 들면, 다리에 느린섬유의 비율이 높은 마라톤 선수는 빠른섬유의 비율이 높은 선수보다 더 좋은 기록을 낼 것이다. 단거리 달리기나 역기처럼 짧은 시간의 강렬한 활동이 요구되는 경우에는 빠른섬유의 비율이 높은 선수가 더 유리할 것이다.

근육섬유의 특성은 운동을 통해 변화한다. 반복된 격렬한 운동은 빠른섬유의 크기를 증가시켜 근육비대를 일으킨다. 크로스컨트리나 마라톤 같은 지구력 운동은 근육 속의 중간섬유의 비율을 높인다. 즉, 점진적으로 빠른섬유가 중간섬유로 전환하게 된다.

V	9.5 개념확인
1 ☐	단거리달리기 선수는 단 몇 분 만에 근육이 피로를 느끼지만 마라톤 선수는 수시간을 달릴 수 있다. 왜 그런가?

9.6 뼈대근육섬유의 구성

대부분의 뼈대근육섬유는 비슷한 속도로 수축하고 같은 정도로 짧아진다. 하지만 현미경적 구조나 육안적 구조에 차이가 있다면 근육이 수축할 때 동작의 힘, 범위, 속도에 큰 영향을 줄 수 있다.

근육을 외형에 기초하여 분류할 수 있고 혹은 섬유의 배열과 장력의 방향 사이의 관계에 따라서 분류할 수도 있다. 뼈대근육 속의 근육섬유는 다발을 형성한다(그림 9.1). 각 근육다발 속의 근육섬유는 서로 평행하게 주행하지만 근육다발들 사이의 구성은 근육다발과 힘줄과의 관계에서 보듯이 다양할 수 있다. 평행근, 수렴근, 깃근, 돌림근은 근육다발 배열의 네 가지 유형이다. 그림 9.12에서 뼈대근육섬유의 근육다발 구성을 볼 수 있다.

평행근

평행근(parallel muscle)에서 근육다발은 근육의 장축과 평행하게 주행한다. 각 근육섬유는 위팔의 위팔두갈래근에서처럼 근육의 전체 길이를 따라서 주행한다(그림 9.12a). 혹은 배의 앞면에 위치하는 배곧은근에서처럼 근육의 길이를 따라 힘줄성 결합조직이 일정한 간격으로 근육을 가로로 나누기도 한다(그림 9.12b). 어떤 평행근은 나선상의 배열을 보여준다. 그런 예로는 노뼈의 몸쪽 부위를 둘러싸서 손을 뒤침할 수 있게 하는 아래팔의 손뒤침근을 들 수 있다(그림 9.12c). 인체에서 대부분의 뼈대근육은 평행근이다

평행근이 가진 기능적 특징은 근육섬유와 비슷하다. 그림 9.12a에서 볼 수 있는 위팔두갈래근을 생각해보자. 뼈대근육은 뼈대를 움직일 수 있는 뼈까지 힘줄에 의해서 단단히 부착되어 있다. 일부 근육은 널힘줄과 같은 넓은 띠를 형성한다. 이러한 근육의 중심을 **몸통**(body) 혹은, 힘살(근복, belly, gaster)이라고 한다. 근육이 수축하면 근육의 길이는 짧아지고 힘살의 직경은 커진다. 팔꿉을 굽힐 때 두갈래근이 수축해서 불룩해지는 것을 볼 수 있다.

뼈대근육세포의 수축은 대략 30% 정도 짧아질 때 효과적이다. 그 이유는 근육섬유가 근육의 장축과 평행하기 때문이며, 이들이 함께 수축하면 전체 근육은 같은 크기로 짧아진다. 수축 시 근육에 의해 만들어지는 장력은 근육 내의 근육원섬유의 수에 따라 좌우된다.

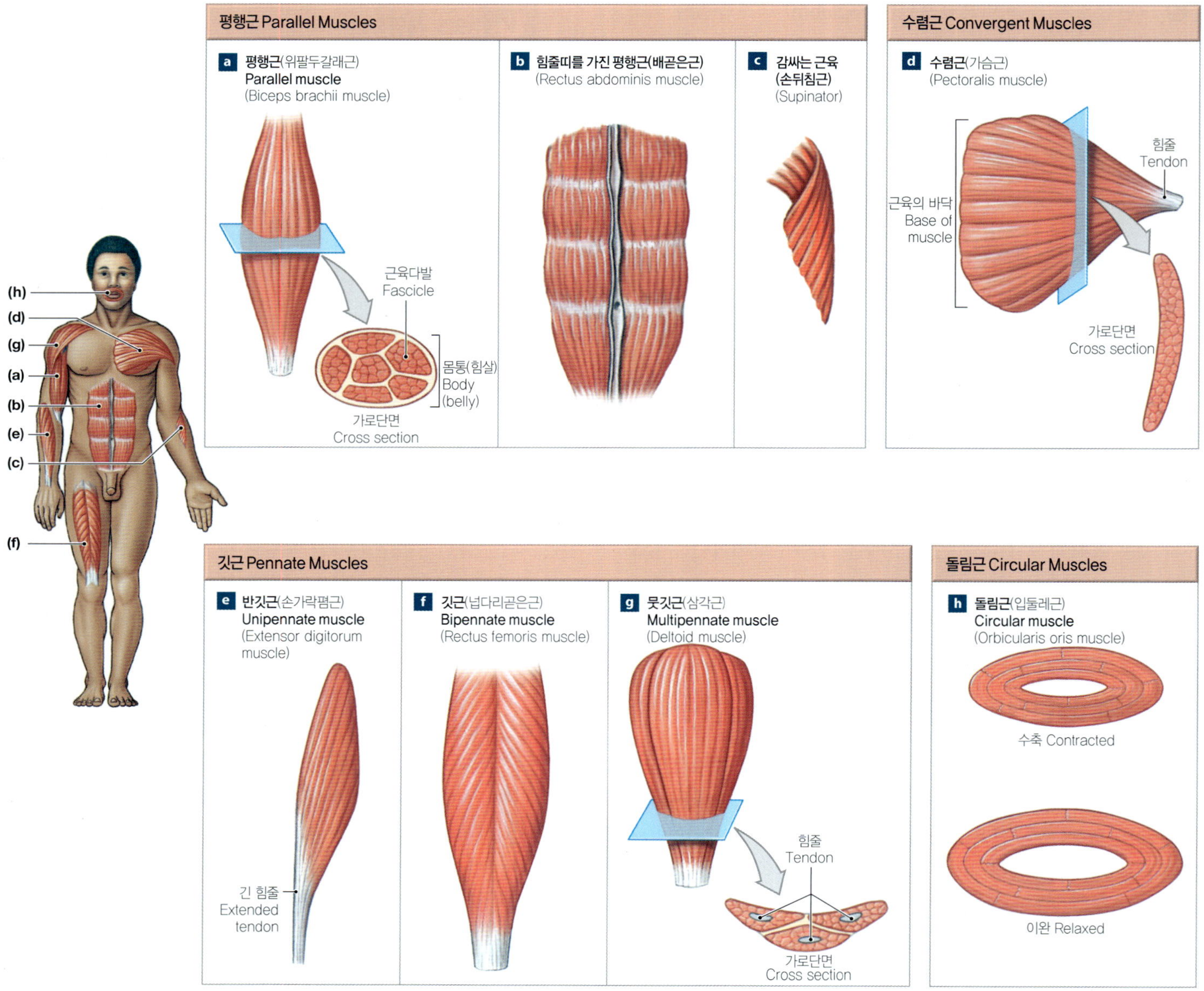

■ **그림 9.12 뼈대근육섬유의 배열**
근육섬유의 네 가지 다른 배열 유형을 관찰할 수 있다. 평행근(a, b, c), 수렴근(d), 깃근(e, f, g), 그리고 돌림근(h).

수렴근

수렴근(convergent muscle)에서 근육섬유는 넓은 부위를 바닥으로 하여 모든 섬유가 함께 공통의 부착점에 모인다. 수렴근은 힘줄, 넓게 펴진 힘줄(tendinous sheet) 또는 가느다란 아교섬유성 띠인 **솔기(봉선, raphe)** 형태로 근육을 당긴다. 근육섬유는 종종 그림 9.12d에서 보듯이 꼭지점에 힘줄을 가진 부채 또는 커다란 삼각형 모양으로 펼쳐져 있다. 가슴에 있는 큰 근육인 가슴근이 이런 형태를 가지고 있다. 이런 근육 유형은 융통성을 가지고 있다. 어떤 순간에 한 근육세포 집단만을 자극하면 장력의 방향을 변화시킬 수 있다. 그러나 이 근육 전체가 동시에 수축하면 같은 크기의 평행근만큼 강하게 당기기는 어렵다. 왜냐하면 맞은편에 있는 근육섬유가 힘줄을 다른 방향으로 당기기 때문이다.

깃근

깃근(우상근, pennate muscle)에서는 하나 또는 그 이상의 힘줄이 근육의 몸통을 지나간다. 그리고 근육다발은 힘줄에 비스듬한 각을 형성한다. 깃근은 비스듬히 당기기 때문에 깃근의 수축은 평행근만큼 힘줄을 움직이지 못한다. 그러나 깃근은 같은 크기의 평행근보다 더 많은 근육섬유를 가질 수 있다. 결과적으로 깃근의 수축은 같은 크기의 평행근의 수축보다 더욱 큰 장력을 만든다. 만약 모든 근육세포가 힘줄에 대하여 같은 쪽에 있다면 그 근육을 **반깃근(반우상근, unipennate muscle)**이라 한다(그림 9.12e). 손가락에 있는 긴 근육인 손가락폄근은 반깃근의 한 예이다. **깃근(우상근, bipennate muscle)**은 이보다 흔하며 힘줄의 양쪽에 근육섬유가 배열한다. 넓적다리의 넙다리곧은근은 깃근이며 무릎의 폄을 돕는다(그림 9.12f). 만약 힘줄이 근육 속에서 분지를 하면 뭇깃근이라고 한다(그림 9.12g). 어깨관절의 윗부분을 덮는 어깨세모근이 **뭇깃근(다우상근, multipennate muscle)**의 한 예이다.

돌림근

돌림근(윤상근, circular muscle) 또는 **조임근(괄약근, sphincter muscle)**에서 근육섬유는 구멍이나 오목한 곳의 둘레에 동심원을 그리며 배열된다(그림 9.12h). 근육이 수축하면 구멍의 직경이 감소한다. 돌림근은 소화계통이나 비뇨계통과 같은 내부통로의 입구나 출구를 보호한다. 입의 입둘레근이 한 예이다.

V 9.6 개념확인

1 ☐ 단일 근육섬유가 가진 기능적 특성과 가장 비슷한 근육배열은 뭇깃근과 평행근 중 어느 것인가?

9.7 근육 용어

각각의 근육은 하나의 **이는곳(기시, origin)**에서 시작하여 **닿는곳(정지, insertion)**에서 끝나며 수축하여 특정한 **작용(action)**을 만든다. 근육의 작용을 가리키는 용어, 신체의 특정한 부위, 근육의 구조적인 특징을 표 9.2에 요약하였다.

이는곳과 닿는곳

전형적으로 근육에서 이는곳은 고정된 부위이고 닿는곳은 움직이는 부위이다. 또는 이는곳은 닿는곳보다 몸쪽에 위치한다. 예를 들어, 위팔세갈래근은 팔꿈치머리에 가서 닿고 어깨 부근에서 일어난다. 이런 결정에는 해부학적 자세에서 정상적인 움직임을 하는 것이 기준이 된다. 근육계통에 대한 학습은 실제로 움직여보고 관련된 근육에 대해 생각해 보아야 흥미를 느낄 수 있다(근육학 수업은 초보 에어로빅 강습과 비슷할 수 있다).

이는곳과 닿는곳을 움직임과 위치로 쉽게 결정할 수 없을 때 다른 기준이 사용된다. 만약 근육이 넓은 널힘줄과 좁은 힘줄 사이에 있다면 널힘줄이 이는곳이 되고 힘줄은 닿는곳이 된다. 만약 한쪽 끝에 여러 개의 힘줄이 있고 다른 쪽에는 한 개의 힘줄이 있다면 여러 개의 이는곳과 하나의 닿는곳을 가진다. 이러한 간단한 규칙을 모든 상황에 적용할 수는 없으며 이는곳과 닿는곳을 결정하는 것보다 양끝이 어디에 부착하는지와 근육이 수축할 때 어떤 작용이 일어나는지를 아는 것이 훨씬 중요하다.

작용

거의 대부분의 뼈대근육은 뼈대에 이는곳과 닿는곳을 가진다. 근육이 뼈대를 움직일 때, 8장에서 설명한 관절 운동 중의 하나가 일어난다. 앞으로 진도를 나가기 전에 Spotlight 그림 8.2의 윤활관절의 구조적 분류, 동작에 대한 설명, 그림 8.3과 8.5의 동작면에 대한 설명을 검토한다.

작용을 기술하는 방법에는 두 가지가 있다. 첫째는 관련된 뼈 부위에 대하여 기술하는 방법이다. 그래서 위팔두갈래근이 "아래팔의 굽힘"을 수행한다고 말한다. 두 번째 방법은 관련된 관절에 대하여 기술하는 방법이다. 이 방법에서는 위팔두갈래근의 작용을 "팔꿉의(혹은 에서) 굽힘"으로 설명한다. 두 가지 방법은 효과적이고, 각각의 장점이 있다. 그러나 우리는 뒷장에서 근육의 작용을 설명할 때 두 번째 방법을 기본적으로 사용할 것이다.

근육은 **주작용(primary action)**에 따라 다음과 같이 네 가지 유형으로 구분할 수 있다.

1. **주작용근(prime mover)** 또는 **작용근(agonist)**: 주작용근은 팔꿉의 굽힘 같은 특정한 움직임을 만드는데 주된 책임을 지는 근육을 가리킨다.
2. **길항근(antagonist)**: 길항근은 작용이 주작용근과 반대인 근육이다. 주작용근이 관절을 굽히면 길항근은 관절을 편다. 주작용근이 특정한 움직임을 위해 수축하면 이에 상응하는 길항근은 늘어난다. 그러나 일반적으로 완전하게 이완되는 것이 아니라 길항근의 장력이 주작용근의 움직임 속도를 조절하여 부드러운 움직임이 되게 한다. 예를 들어, 위팔두갈래근은 수축 시 주작용근으로 작용하여 팔꿉을 굽힌다. 위팔뼈의 뒤쪽에 위치한 위팔세갈래근은 굽힘운동을 안정화시키고 반대작용인 팔꿉의 폄을 일으키는 길항근으로 작용한다.
3. **협동근(synergist)**: 협동근은 수축하여 주작용근의 동작을 돕는 근육이다. 협동근의 기능은 닿는곳 부근에서 추가적으

표 9.2 근육 용어

방향을 가리키는 용어	특정 부위를 가리키는 용어	근육의 구조적 특징을 가리키는 용어	작용을 가리키는 용어
전(앞) Anterior (front)	복(배) Abdominis (abdomen)	**이는곳**	**일반**
외(얕은) Externus (superficial)	주(팔꿉) Anconeus (elbow)	이두(두갈래) Biceps (two heads)	외전(벌림) Abductor
외인(바깥기원) Extrinsic (outside)	이개(귓바퀴) Auricularis (auricle of ear)	삼두(세갈래) Triceps (three heads)	내전(모음) Adductor
하(아래) Inferioris (inferior)	상완(위팔) Brachialis (brachium)	사두(네갈래) Quadriceps (four heads)	하제(내림) Depressor
내(깊은, 속) Internus (deep, internal)	두(머리) Capitis (head)		신전(폄) Extensor
내인(자체기원) Intrinsic (inside)	수근(손목) Carpi (wrist)	**모양**	굴곡(굽힘) Flexor
외측(가쪽) Lateralis (lateral)	경(목) Cervicis (neck)	삼각(세모) Deltoid (triangle)	거(올림) Levator
내측/정중(안쪽, 중간) Medialis/Medius (medial, middle)	쇄골(빗장) Cleido-/-clavius (clavicle)	륜(둘레) Orbicularis (circle)	회내(엎침) Pronator
사(빗) Oblique (angular)	미골(꼬리) Coccygeus (coccyx)	즐상(빗살) Pectinate (comblike)	회전(돌림) Rotator
후(뒤) Posterior (back)	늑골(갈비) Costalis (ribs)	이상(배모양) Piriformis (pear shaped)	회외(뒤침) Supinator
심(깊은) Profundus (deep)	피부 Cutaneous (skin)	광(넓은) Platys (flat)	장(긴장) Tensor
직(곧은, 평행) Rectus (straight, parallel)	대퇴(넙다리) Femoris (femur)	추체(피라밋) Pyramidal (pyramid)	
천(얕은) Superficialis (superficial)	이(턱끝) Genio- (chin)	능형(마름모) Rhomboideus (rhomboid)	**특수**
상(위) Superioris (superior)	설(혀) Glosso/glossal (tongue)	거(톱니) Serratus (serrated)	협(볼) Buccinator (trumpeter)
횡(가로) Transversus (transverse)	무지(엄지) Hallucis (great toe)	판상(널판) Splenius (bandage)	소(입꼬리) Risorius (laugher)
	장(엉덩) Ilio (ilium)	원(둥근) Teres (long and round)	봉공(넙다리빗) Sartorius (like a tailor)
	서혜(고샅) Inguinal (groin)	능형(마름) Trapezius (trapezoid)	
	요(허리) Lumborum (lumbar region)		
	비(코) Nasalis (nose)	**다른 특징**	
	항(목덜미) Nuchal (back of neck)	백(흰) Alba (white)	
	안(눈) Oculo (eye)	단(짧은) Brevis (short)	
	구(입) Oris (mouth)	박(가는) Gracilis (slender)	
	안검(눈꺼풀) Palpebrae (eyelid)	광(넓은) Lata (wide)	
	무지(엄지) Pollicis (thumb)	광(넓은) Latissimus (widest)	
	슬와(오금) Popliteus (behind knee)	최장(가장긴) Longissimus (longest)	
	요(허리) Psoas (loin)	장(긴) Longus (long)	
	요골(노뼈) Radialis (radius)	대(큰) Magnus (large)	
	견갑골(어깨뼈) Scapularis (scapula)	대(큰) Major (larger)	
	측두(관자) Temporalis (temples)	대(큰) Maximus (largest)	
	흉(가슴) Thoracis (thoracic region)	소(작은) Minimus (smallest)	
	경골(정강뼈) Tibialis (tibia)	소(작은) Minor (smaller)	
	척골(자뼈) Ulnaris (ulna)	건(힘줄) Tendinosus (tendinous)	
	비뇨 Uro (urinary)	광(넓은) Vastus (great)	

*역자 주: 이 표의 일부 내용은 의역되어 있으며 구용어와 신용어에 대한 기본 자료집의 기능을 할 수 있을 것으로 생각됨.

로 당기거나 이는곳을 고정시키는 것이다. 이 근육의 중요도는 동작이 진행됨에 따라 변한다. 대부분의 경우에 동작의 시작점에서 가장 유용하다. 이때는 주작용근이 신전되어 있고 그 장력이 상대적으로 아직 낮기 때문이다. 예를 들어, 넓은등근과 큰원근은 위팔을 아래쪽으로 당길 수 있다. 위팔이 천장을 가리킬 때 넓은등근의 근육섬유는 최대로 늘어나 위팔뼈와 일직선으로 정렬된다. 넓은등근은 이 위치에서 큰 장력을 발생시킬 수 없다. 그러나 큰원근의 정렬 방향은 어깨뼈에서 일어나기 때문에 효과적으로 수축할 수 있어서 넓은등근이 아래쪽으로 동작을 시작할 수 있도록 돕는다. 이 도움의 중요도는 아래쪽으로 이동함으로써 점차 감소한다. 이 예에서 넓은등근은 주작용근이고 큰원근은 협동근이다.

4. **고정근(fixator)**: 주작용근과 길항근이 동시에 수축하면 이들 근육의 역할은 고정근이 된다. 즉, 관절을 안정화하고 고정된 기초를 만들어서 다른 근육이 활동할 수 있도록 한다. 예를 들면, 손목의 굽힘근과 폄근이 동시에 수축해서 손목을 안정화하면 손의 근육이 수축해서 손가락으로 사물을 단단히 쥘 수 있다.

뼈대근육의 이름

인체에 있는 약 700개 근육 하나 하나를 모두 공부할 필요는 없을 것이다. 그러나 중요한 근육은 친숙해져야 한다. 다행히 대부분의 뼈대근육의 이름은 근육을 구별하는 실마리가 된다(표 9.2). 뼈대근육은 몇 가지 기준에 따라 이름이 붙여진다. 그 기준은 특정한 인체 부위, 근육섬유의 방향, 특정한 또는 특이한 모양, 이는곳과 닿는곳, 주된 기능 등이다. 이름이 특정 부위(위팔의 위팔근), 근육의 모양(등세모근 또는 앞톱니근), 혹은 둘의 복합(넙다리두갈래근)을 가리킬 수 있다.

어떤 이름은 뼈대근육의 근육섬유의 방향을 나타내는 단서를 가지고 있다. 예를 들어, 곧은근(rectus)은 "곧은(straight)"이란 뜻이며 근육섬유가 인체의 장축을 따라 달리는 평행근이다. 곧은근은 여러 개가 있기 때문에 근육이름 속에는 인체 부위가 포함되어 정확한 부위를 알 수 있게 한다. 배곧은근은 배에 위치하고, 넙다리곧은근은 넓적다리 부위에 위치한다. 가로근(transversus)과 빗근(oblique)도 방향을 나타내는 근육으로 근육섬유가 신체의 장축에 대해 가로로 달리거나 또는 비스듬히 달리는 근육이다.

다른 근육은 특수한 그리고 특이한 구조적 특징에 따라 명명되었다. 두갈래근(biceps)은 이는곳에 두 개의 힘줄을 갖고 있고, 세갈래근(triceps)은 세 개, 네갈래근(quadriceps)은 네 개의 힘줄을 갖고 있다. 근육의 모양도 근육의 이름을 붙이는데 중요하다. 예를 들어, 등세모근, 어깨세모근, 마름모근, 둘레근은 근육의 모양에 따라 이름이 명명되었다. 긴 근육은 긴근(longus) 또는 가장 긴근(longissimus)이라 하고, 길고 둥근 근육은 원근(teres), 짧은 근육은 짧은근(brevis), 큰 근육은 큰근[magnus (big), major (bigger), maximus (biggest)]이라 하고, 작은 근육은 작은근[minor (smaller), minimus (smallest)]이라 한다.

인체의 표면에서 바깥쪽에 있는 근육은 바깥근(externus) 또는 얕은근(superficialis)이라 하고, 속에 있는 근육은 속근(internus) 또는 깊은근(profundus)이라 한다. 어떤 장기의 위치를 고정하고 안정시키는 근육을 바깥기원근육(extrinsic)이라 하고, 장기의 속에서 작용하는 근육을 자체기원근육(intrinsic)이라 한다.

많은 근육의 이름이 이는곳과 닿는곳을 나타낸다. 이런 근육의 이름에서 앞부분은 이는곳이고 뒷부분은 닿는곳을 가리킨다. 예를 들어, 턱끝혀근에서 이는곳은 턱끝이고 닿는곳은 혀이다.

굽힘근, 폄근, 모음근 등의 이름은 근육의 주된 기능을 나타낸다. 이런 종류의 이름에는 거의 항상 근육의 모양이나 위치와 관련된 이름도 포함된다. 예를 들어, 긴노쪽손목폄근은 아래팔의 노쪽(가쪽)에 위치하는 긴 근육이다. 이 근육이 수축하면 주작용으로 손목을 편다.

몇몇 근육은 특정 직업이나 습관에서 나타나는 움직임을 보고 이름이 지어졌다. 예를 들어, 넙다리빗근(sartorius)은 양반다리를 할 때 활성화된다. 재봉틀이 발명되기 전에 재봉사는 마루에 양반다리를 하고 앉아서 일하곤 했다. 그래서 이 근육의 이름은 라틴어로 재봉사를 뜻하는 sartor에서 유래했다. 입술을 내밀거나 입으로 바람을 세게 불 때 얼굴의 볼근은 볼을 누른다. 볼근(buccinator)은 트럼펫 연주자란 뜻이다. 다른 얼굴의 표정근인 입꼬리당김근(소근(笑筋), risorius)은 표현되는 감정에 따라서 이름이 지어졌지만 사실 라틴어 risor는 "웃는 사람"이란 뜻이다. 따라서 근육의 작용을 표현하는 적당한 단어로는 "썩소(grimace)"가 더 어울린다고 할 수 있다.

가로막과 넓은목근을 제외하고 모든 뼈대근육의 완전한 이름에는 근육이라는 용어가 들어가 있다. 일반적으로 교과서는 근육의 완전한 이름(full name)을 사용하지만 우리는 공간을 절약하고 혼선을 줄이기 위해서 이름의 설명 부위만 사용할 것이다(예를 들면, triceps brachii muscle 대신에 triceps brachii를 사용함).

	✓	9.7 개념확인
1	☐	긴발가락굽힘근이라는 이름은 이 근육에 대한 어떤 정보를 제공하는가?
2	☐	협동근이란?

9.8 지렛대와 도르래: 운동을 위해 고안된 구조

근육수축에 의하여 발생한 운동의 힘, 속도, 방향은 근육이 지렛대에 부착함으로써 변형될 수 있다. **지렛대(lever)**는 **받침점(지레목, fulcrum)**이라 불리는 고정된 점 위에서 움직이는 판, 크로우바(crowbar) 또는 뼈와 같은 단단한 구조물이다. 인체에서 각각의 뼈는 지렛대이고 각각의 관절은 받침점이다. 또한 종종 도르래가 사용되어 힘의 방향을 바꾸어 목적하는 바를 쉽고 효율적으로 이루게 한다. 힘줄은 근육수축으로 만들어진 힘을 전달하는 끈과 같은 역할을 한다. 힘줄이 지나가는 길은 뼈나 뼈의 돌기에 의해 바뀔 수 있고 이런 구조물이 힘의 방향을 바꾸기 때문에 **해부학적 도르래(anatomical pulley)**라 한다. 지렛대와 해부학적 도르래가 어떻게 인체에서 사용되고 있는지를 Spotlight 그림 9.13에서 그림으로 설명한다.

SPOTLIGHT

그림 9.13
지렛대와 도르래

지렛대 Lever

뼈대근육은 홀로 작용하는 것이 아니다. 뼈대에 부착하기 때문에 근육이 뼈에 부착하는 위치와 양상에 따라서 운동의 힘과 속도, 범위가 결정된다. 이런 관점에서 뼈는 일종의 **지렛대**(lever)이며 고정된 **받침점**(fulcrum, F) 위에서 움직이는 단단한 구조물로 볼 수 있다. 오른쪽 그림에서 보여주는 시소는 지렛대 작용의 일반적인 예가 된다. 받침점이 중앙에 고정되어 있고 시소판은 지렛대로서 작용하고 두 아이는 각각 **힘점**(applied force, AF)–근육수축으로 만들어지는 힘– 혹은 **작용점**(resistance, R)–힘에 길항하는 부하 혹은 무게–를 나타낸다. 인체에서 각 뼈는 지렛대가 되고 각 관절은 받침점이 된다. 인체에서 볼 수 있는 세 가지 유형의 지렛대를 아래에 예시한다.

제1형 지렛대 First-Class Lever

제1형 지렛대에서 힘점과 작용점은 받침점의 서로 맞은편에 놓인다. 지렛대는 작용점으로 전해지는 힘의 양을 변화시키고 운동 속도와 방향을 변화시킨다. 제1형 지렛대는 인체에서 아주 드물다.

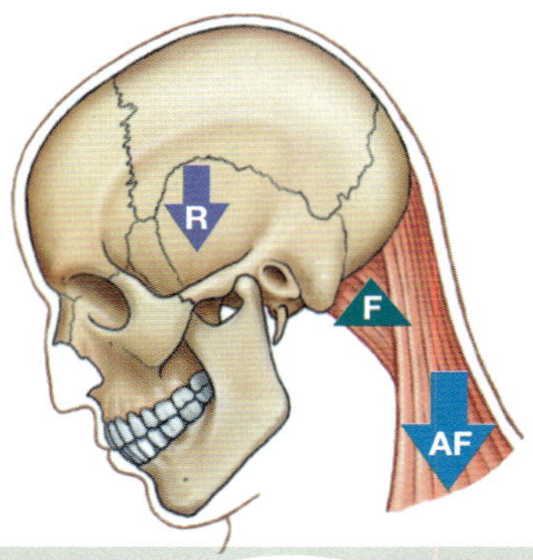

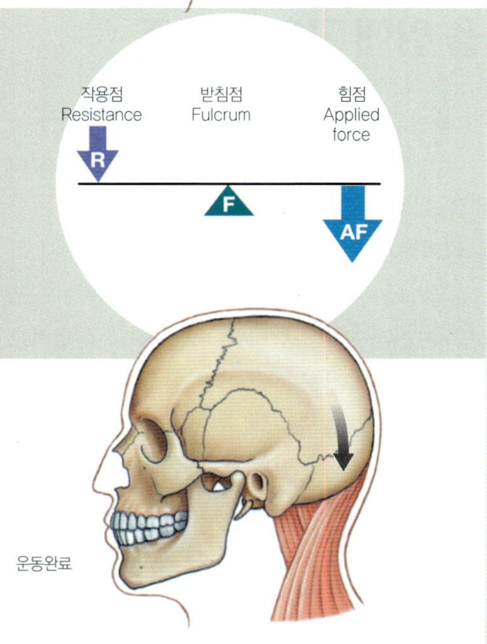

제2형 지렛대 Second-Class Lever

제2형 지렛대에서 작용점은 힘점과 받침점 사이에 놓인다. 이런 배열에서는 속도와 거리는 희생되고 힘은 증가된다. 움직임의 방향은 변화가 없다.

제2형 지렛대는 인체에서 아주 드물다.

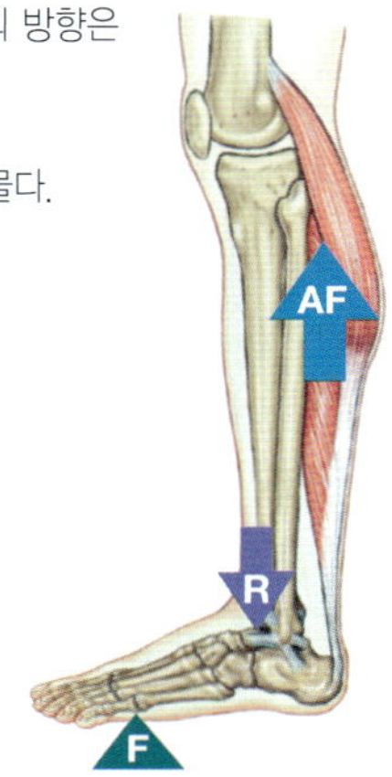

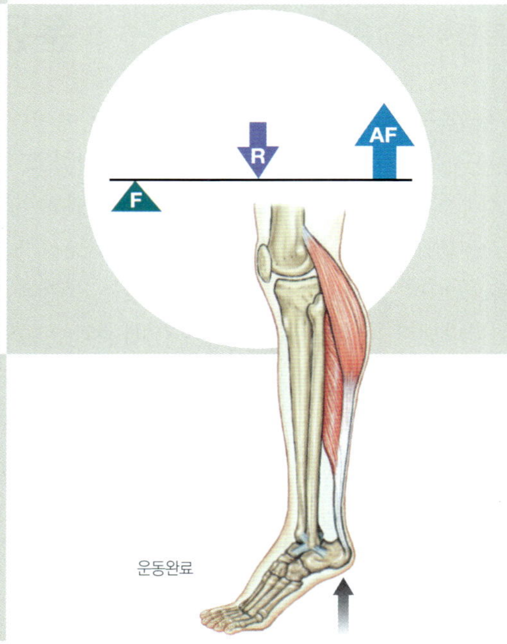

제3형 지렛대 Third-Class Lever

제3형 지렛대는 인체에서 가장 흔한 지렛대이다. 힘점은 작용점과 받침점 사이에 놓인다. 이 배열에서 속도와 움직이는 거리는 증가하나 더 큰 힘을 필요로 한다.

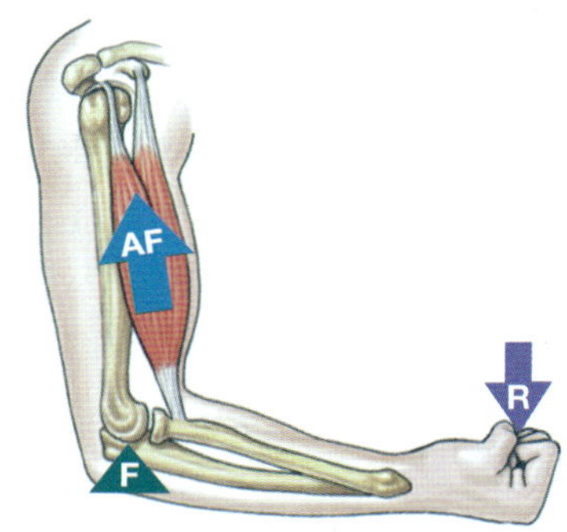

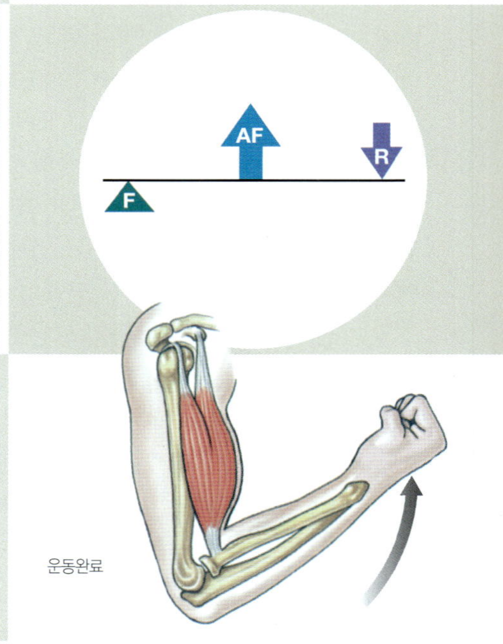

도르래 Pulley

인체에서 힘줄은 근육수축으로 생성된 힘을 전달하는 끈과 같이 작용한다. 힘줄이 지나가는 경로는 뼈 또는 뼈의 돌기에 의해서 바뀔 수 있다. 힘의 방향을 바꾸기 때문에 이런 구조물을 **해부학적 도르래(anatomical pulley)**라 한다.

역학적 도르래(mechanical pulley)는 어떤 일을 더 쉽고 효율적으로 처리하기 위하여 힘의 방향을 바꾸는데 종종 사용된다. 범선에서 선원은 돛을 올리기 위해 줄을 당긴다. 그러면 돛은 위로 올라간다. 왜냐하면 돛대의 꼭대기에 있는 도르래가 당기는 줄의 힘의 방향을 바꾸기 때문이다. 이와 유사하게 아래에서 줄을 당길 때 깃발이 깃대의 위로 올라가는 것은 깃대 위에 도르래가 있기 때문이다.

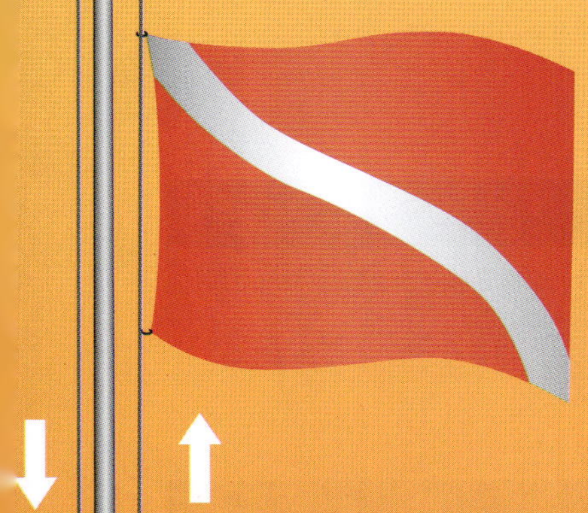

깃발의 움직이는 방향

해부학적 도르래인 가쪽복사

종아리뼈의 가쪽복사는 해부학적 도르래의 한 예이다. 긴종아리근의 힘줄은 닿는곳을 향해 직선의 경로로 가지 않고 종아리뼈의 가쪽복사의 뒤쪽 모서리를 돌아 굽어지며 달린다. 수축력의 방향 수정은 발목에서 발바닥 굽힘을 만드는 긴종아리근의 정상적인 기능에 필수적이다.

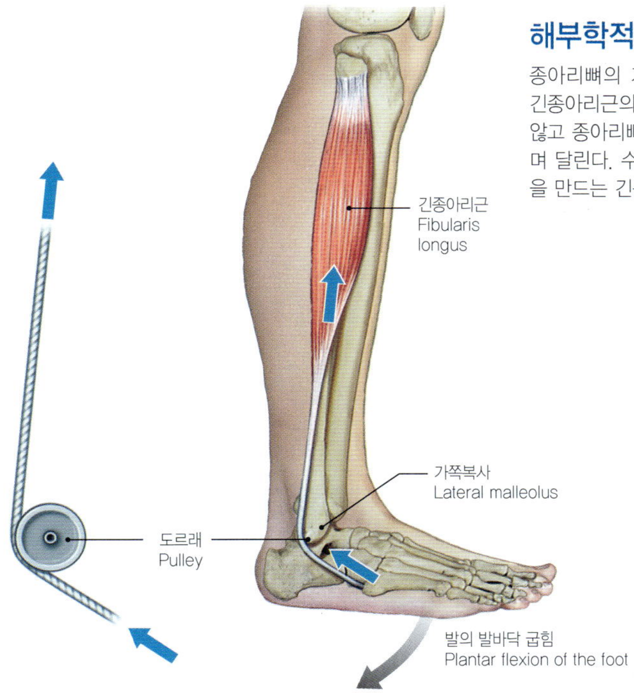

해부학적 도르래인 무릎뼈

무릎뼈는 해부학적 도르래의 다른 예이다. 넙다리네갈래근은 넓적다리 앞쪽에 자리하는 네 근육으로 구성된 근육집단이다. 이 근육은 네갈래근의 힘줄에 의해 무릎뼈에 부착한다. 그 후에 무릎뼈는 무릎인대를 통해서 정강뼈의 정강뼈거친면에 부착한다. 넙다리네갈래근은 이와 같은 두 개의 연결계통에 의해 무릎을 편다. 네갈래근의 힘줄은 움직이는 동안 무릎뼈를 한 방향으로만 당긴다. 그러나 무릎인대에 의해 정강뼈에 작용하는 힘의 방향은 움직임의 진행에 따라 끊임없이 변한다.

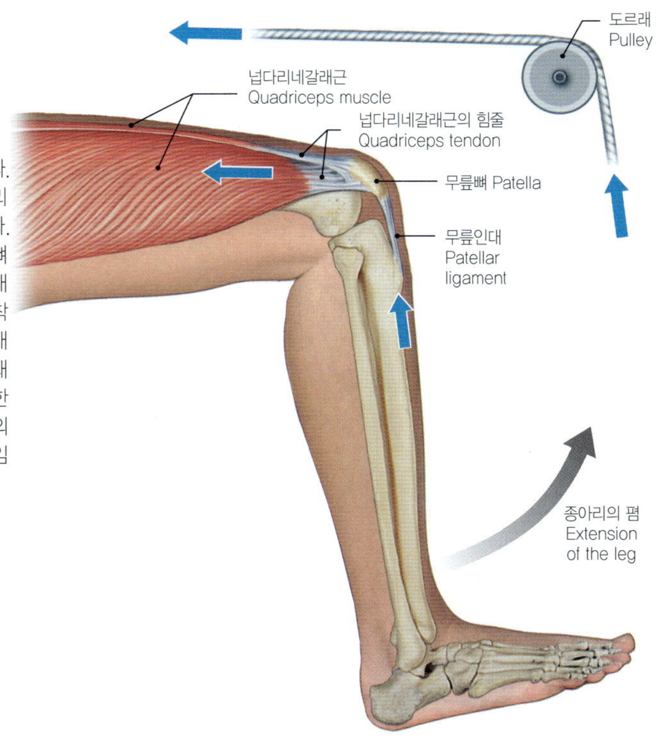

9.8 개념확인

1 ☐ 인체에서 볼 수 있는 세 가지 유형의 지렛대를 빈도가 높은 순서부터 나열하시오.

2 ☐ 무릎뼈를 제거한다면 넙다리네갈래근이 만드는 힘의 양에 영향이 있을까?

9.9 노화와 근육계통

나이가 들면 모든 근육의 크기와 힘이 일반적으로 감소한다. 근육계통에서 노화의 영향은 다음과 같다.

- 뼈대근육섬유의 직경이 작아진다. 즉, 직경의 감소는 주로 근육원섬유의 수가 감소하기 때문이다. 게다가, 근육섬유에서 ATP, 당원 비축, 미오글로빈의 함량이 감소한다. 전반적으로 근력과 지구력이 감소하고 빨리 피로하기 쉽다. 심혈관계통의 기능도 나이가 듦에 따라 감소하기 때문에 근육의 혈액순환은 젊은 사람들처럼 빠르게 운동을 해도 증가하지 않는다.
- 뼈대근육은 직경이 작아지고, 탄력성도 줄어든다. 즉 노화에 따라 뼈대근육은 섬유성 결합조직의 양이 증가하는데, 이를 **섬유증(fibrosis)**이라 한다. 섬유증은 근육의 유연성을 떨어뜨리고, 아교섬유가 증가하여 움직임과 혈액순환을 방해한다.
- 운동 지구력이 감소한다. 운동 지구력의 저하는 일부는 급속한 피로 때문이고, 일부는 근육수축 시 발생된 열을 제거하는 능력의 감소 때문이다.
- 근육손상에 대한 회복력이 감소한다. 근육위성세포의 수는 노화에 따라 일정하게 감소하고 섬유조직의 양은 늘어난다. 결과적으로 손상이 일어나면 근육의 회복 능력은 제한적이고 흉터조직이 만들어진다.

9.9 개념확인

1 ☐ 의사가 60세된 환자에게 남은 생애 동안 계속 스트레칭할 것을 조언했다. 왜 이 의사는 환자에게 이런 조언을 했는가?

임상용어

사후경축(사강, rigor mortis) 근육이 수축되어 사체가 매우 단단해지는 사후의 상태

섬유증(섬유화, fibrosis) 섬유성 결합조직의 양이 증가하여 근육의 유연성이 떨어지는 현상

핵심정리

개요

- 근육조직은 세 가지 유형인 뼈대근육, 심장근육 및 민무늬근육으로 구성되어 있다. 뼈대근육조직은 수의적으로 조절될 수 있다.

9.1 뼈대근육의 기능

- 뼈대근육은 직접 또는 간접적으로 뼈대의 뼈에 부착하여 다음과 같은 기능을 한다.(1) 뼈대의 운동, (2) 몸의 위치와 자세 유지, (3) 연조직의 지지, (4) 물질의 출입을 조절, (5) 체온유지.

9.2 뼈대근육의 해부학적 구조

맨눈해부학적 구조

- 뼈대근육은 세 개의 결합조직 층인 근육바깥막, 근육다발막, 근육섬유막으로 둘러싸여 있다. 근육의 끝부분에서 힘줄 혹은 널힘줄로 다른 구조물에 부착한다(**그림 9.1**).
- 신경세포와 뼈대근육 사이의 교통은 신경근육연접에서 일어난다(**그림 9.2**).

뼈대근육섬유의 미세구조

- 뼈대근육세포는 근육세포막과 근육세포질을 가진다. 그리고 다른 세포의 무과립속세포질그물과 비슷한 막성 구조물인 근육세포질그물(SR)을 가진다(**그림 9.3**).
- 뼈대근육세포는 크며 여러 개의 핵을 갖고 있다. 근육세포막 표면의 홈이 근육세포질 내부로 깊숙히 들어가 가로세관을 형성한다. 가로세관(T)은 수축을 일으키는 전기적 자극을 근육세포질로 수송한다.

근육원섬유와 근육잔섬유

- 근육세포질은 많은 근육원섬유를 함유하고 있다. 근육원섬유 속의 단백질잔섬유는 반복되는 구조적 단위인 근육원섬유마디로 배열된다.
- 근육잔섬유는 근육원섬유를 구성한다. 그리고 가는잔섬유와 굵은잔섬유로 구성된다(**그림 9.3~9.6**).

9.3 근육수축

근활주설

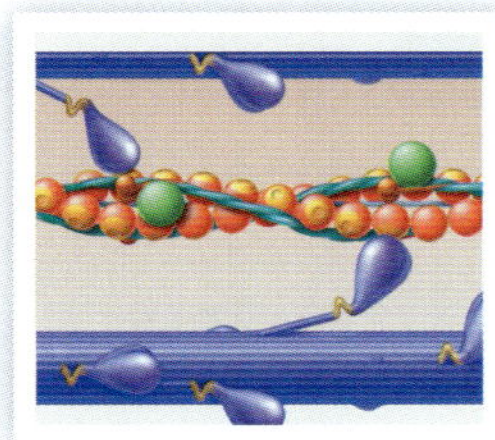

- 근육수축 시 어떻게 근육섬유가 장력을 발생하고 짧아지는가를 근활주설로 설명한다(Spotlight 그림 9.7).
- 수축 과정의 4단계는 가는잔섬유의 결합부위와 굵은잔섬유의 교차다리가 포함된다. 활주는 "결합, 회전, 분리, 재활성화" 주기 중에 미오신 다리를 통해 일어난다. 안정 시에는 가는잔섬유의 관련 단백질인 트로포미오신과 트로포닌에 의해서 상호작용이 방지된다(그림 9.5와 Spotlight 그림 9.7).
- 수축은 능동적 과정이다. 그러나 근육섬유가 늘어나는 것은 수동적 과정이다. 탄성력에 의해서 혹은 길항근의 작용으로 일어날 수 있다.
- 수축으로 만들어지는 장력의 크기는 가는잔섬유와 굵은잔섬유 사이의 중복구역의 크기에 비례한다(Spotlight 그림 9.7).

근육섬유 수축의 신경성 조절

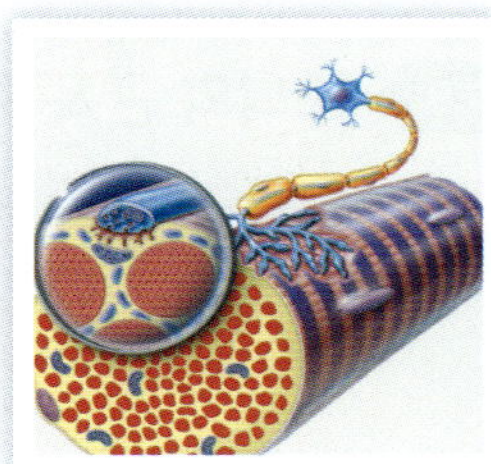

- 근육수축의 신경조절에는 신경세포에서 분비되는 화학물질과 수축을 일으키는 근육세포막의 전기활동성 사이의 연결이 중요하다.
- 각 근육섬유는 신경근육연접에서 신경세포에 의해서 조절된다. 이 연접은 연접종말, 연접소포, 연접틈새를 가진다. 아세틸콜린(Ach)이 방출되어 운동종판을 자극하고 활동전위를 발생시킨다. 이 전위는 근육세포막을 가로질러 퍼져나간다. 아세틸콜린에스터라제(AchE)가 아세틸콜린을 분해하고 자극 시간을 제한한다(그림 9.2/9.8).

근육수축: 요약

- 근육수축 과정은 다음과 같다: 연접소포에서 아세틸콜린 방출 → 아세틸콜린이 운동종판에 결합 → 근육세포막에 활동전위 형성 → 활동전위가 가로세관을 따라 전도 → 근육세포질그물에서 칼슘이온 방출 → 가는잔섬유 위의 결합부위 노출 → 교차다리 형성과 수축(그림 9.9).

9.4 운동단위와 근육조절

- 한 운동단위의 크기와 수는 운동을 얼마나 정확하게 조절할 수 있느냐를 나타낸다(그림 9.10).
- 한 번의 순간적인 수축을 근육단일수축이라 한다. 이것은 단일 자극에 대한 반응이다.
- 각 근육섬유는 완전하게 수축하거나 또는 전혀 수축하지 않는 특성을 가진다. 이것을 실무율이라 한다.

근육긴장도

- 근육은 안정 시에도 일부 운동단위는 무작위로 자극되고 힘줄은 일정한 장력을 가지게 된다. 이런 뼈대근육의 안정 시 장력을 근육긴장도라 한다. 안정 시 근육의 긴장은 뼈와 관절의 위치를 고정한다.

근육비대

- 거의 최고 장력에 가까운 자극을 반복적으로 받은 뼈대근육에서는 비대가 일어날 수 있다.

근육위축

- 안정 시의 근육긴장도를 유지할 만큼 충분한 자극을 받지 못하는 근육은 이완되고 위축이 일어난다.

9.5 뼈대근육섬유의 유형

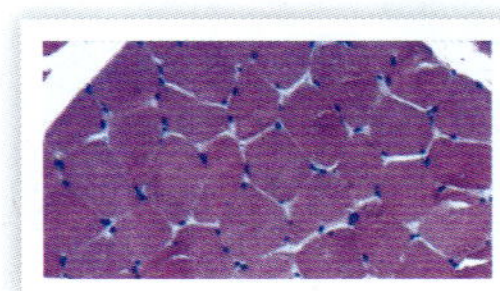

뼈대근육섬유는 빠른섬유, 느린섬유, 중간섬유의 세 가지 유형이 있다(그림 9.11).

- 빠른섬유는 직경이 크고, 근육원섬유의 밀도는 높고, 당원비축이 많고, 비교적 적은 사립체를 가지고 있다. 비교적 짧은 기간 동안 빠르고 강한 수축을 일으킨다.
- 느린섬유는 직경이 빠른섬유의 약 반 정도 되고, 자극 후 수축하는데 세 배의 시간이 더 걸린다. 느린섬유는 장시간 계속해서 수축할 수 있도록 특수화되어 있다.
- 중간섬유는 빠른섬유와 매우 유사하지만 피로에 더 큰 저항성을 갖고 있다.

빠른섬유, 느린섬유, 중간섬유의 분포

- 빠른섬유, 느린섬유, 중간섬유의 비율은 각 뼈대근육마다 다르다. 대부분의 근육은 혼합된 형태를 보인다. 그러나 하나의 운동단위 속에 있는 모든 근육섬유는 동일한 유형이다.각 근육에서 빠른섬유와 느린섬유의 비율은 유전적으로 결정된다.

9.6 뼈대근육섬유의 구성

- 근육은 근육섬유와 근육다발의 배열에 따라서 평행근, 수렴근, 깃근, 돌림근으로 분류된다.

평행근

- 평행근에서 근육다발은 근육의 장축과 평행하게 주행한다. 인체에서 대부분의 뼈대근육은 평행근이다. 예로는 위팔두갈래근, 배곧은근, 그리고 손뒤침근을 들 수 있다(그림 9.12a-c).

수렴근

- 수렴근에서 근육섬유는 넓은 부위를 바닥으로 하여 모든 섬유가 공통의 부착점에 함께 모인다. 가슴에 있는 가슴근이 이런 형태의 예가 된다(그림 9.12d).

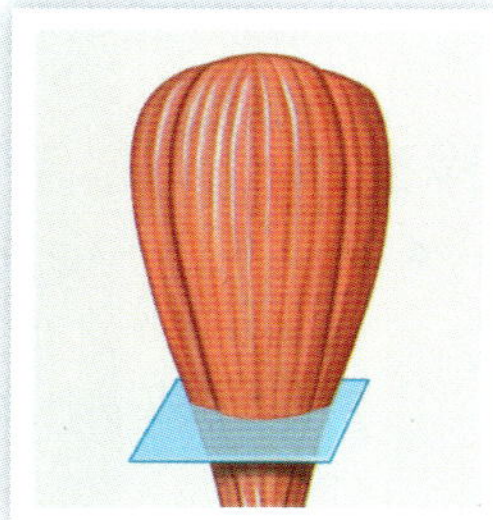

깃근

- 깃근에서는 하나 또는 그 이상의 힘줄이 근육의 몸통을 지나간다. 그리고 근육다발은 힘줄에 비스듬한 각을 형성한다. 깃근의 수축은 같은 크기의 평행근의 수축보다 더욱 큰 장력을 만든다. 깃근에는 반깃근, 깃근, 뭇깃근이 있다(그림 9.12e-g).

돌림근

- 돌림근 또는 조임근에서 근육섬유는 구멍이나 오목한 곳의 둘레에 동심원을 그리며 배열된다(그림 9.12h).

9.7 근육 용어

이는곳과 닿는곳

- 각 근육은 이는곳, 닿는곳, 그리고 주작용으로 구별된다. 전형적으로 이는곳은 고정된 부위이고 닿는곳은 움직이는 부위이다. 또는 이는곳은 닿는곳보다 몸쪽에 위치한다. 근육의 수축은 특정한 작용을 만든다.

작용

- 근육은 주작용근 혹은 작용근, 협동근, 혹은 길항근으로 분류된다.

뼈대근육의 이름

- 근육의 이름은 종종 근육의 위치, 방향, 혹은 기능을 나타낸다(그림 9.2).

9.8 지렛대와 도르래: 운동을 위해 고안된 구조

- 지렛대는 고정된 받침점 위에서 움직이는 단단한 구조물이다. 지렛대는 근육운동의 방향, 속도, 거리를 바꾸고 힘을 변화시켜 움직임을 일으킨다.

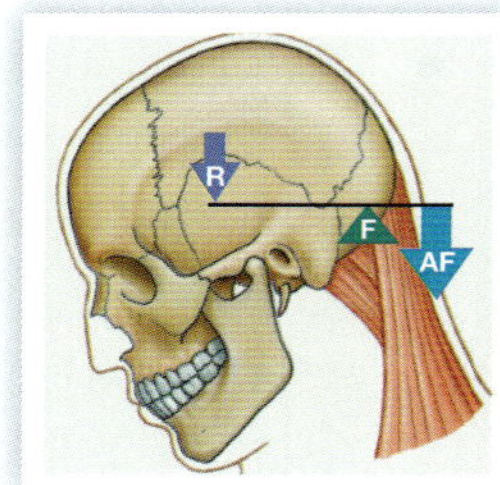

지렛대의 종류

- 지렛대는 제1형, 제2형, 제3형 지렛대로 분류된다. 제3형 지렛대가 인체에서 가장 흔한 유형이다(Spotlight 그림 9.13).

해부학적 도르래

- 근육의 수축력의 방향을 바꾸는 구조물을 해부학적 도르래라 한다. 종아리뼈의 가쪽복사와 무릎뼈는 해부학적 도르래의 좋은 예이다(Spotlight 그림 9.13).

9.9 노화와 근육계통

- 노화는 모든 근육조직의 크기, 탄력성, 힘을 줄인다. 운동 지구력과 근육손상에 대한 회복력도 나이가 들면서 감소한다.

단원 연습문제

For answers, see the blue Answers tab at the back of the book.

단계 1. 정의와 용어

1. 뼈대근육에서 노화의 결과로 나타나는 변화가 아닌 것은?
   (a) 근육섬유의 직경이 작아진다.
   (b) 근육의 탄력성이 떨어진다.
   (c) 근육섬유의 당원 비축이 증가한다.
   (d) 근육위성세포의 수가 감소한다.

2. 액틴의 결합부위에 결합이 가능한 때는?
   (a) 칼슘이 트로포닌과 결합할 때
   (b) 트로포닌이 트로포미오신과 결합할 때
   (c) 칼슘이 트로포미오신과 결합할 때
   (d) 액틴이 트로포닌과 결합할 때

3. 신경근육연접의 기능은 ?
   (a) 근육이 손상되면 새로운 근육섬유를 재생한다.
   (b) 신경세포와 근육섬유 사이에 화학적 신호전달을 돕는다.
   (c) 근육섬유와 근육섬유 사이의 운동신경 가지를 연결한다.
   (d) 근육활동에 대한 정보를 감각신경으로 피드백한다.

4. 뼈대근육이 수축하기 위한 직접 에너지원은?
   (a) 지방, 탄수화물, 콜레스테롤
   (b) 산소공급과는 무관
   (c) ATP
   (d) 근육활동에 필요한 만큼 무한정 제공된다.

5. 주작용근의 다른 이름은?
   (a) 작용근
   (b) 길항근
   (c) 협동근
   (d) 위 전부 아님

6. 근육원섬유마디의 액틴잔섬유와 미오신잔섬유 사이의 상호작용으로 일어나는 일은?
   (a) 근육 피로
   (b) 근육섬유에 신경정보를 전달
   (c) 근육수축
   (d) 뼈대근육의 가로무늬

7. 근육수축을 설명하는 이론은?
   (a) 근육수축설
   (b) 가로무늬수의근설
   (c) 미오신-칼슘이온 결합설
   (d) 근활주설

8. 아교섬유 다발로서 뼈대근육의 끝에서 근육을 뼈에 부착시키는 부위는?
   (a) 근육다발 (b) 힘줄
   (c) 인대 (d) 근육바깥막

9. 다음 그림 중에서 제1형 지렛대, 제2형 지렛대, 제3형 지렛대에 해당하는 것을 고르시오.

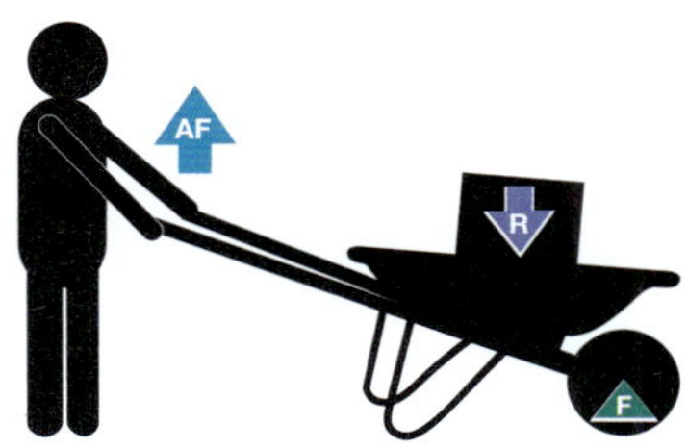

(a) ______________________

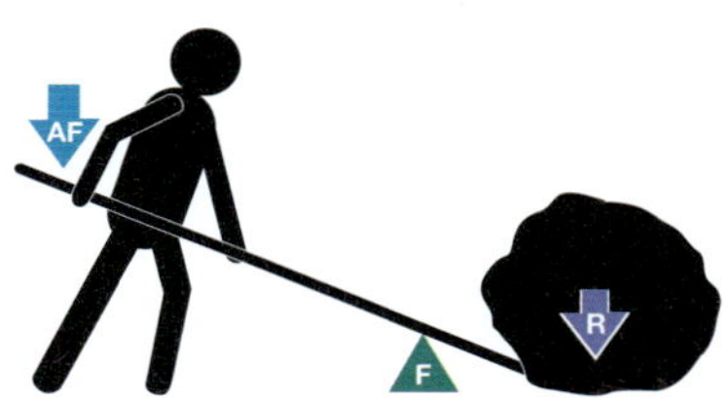

(b) ______________________

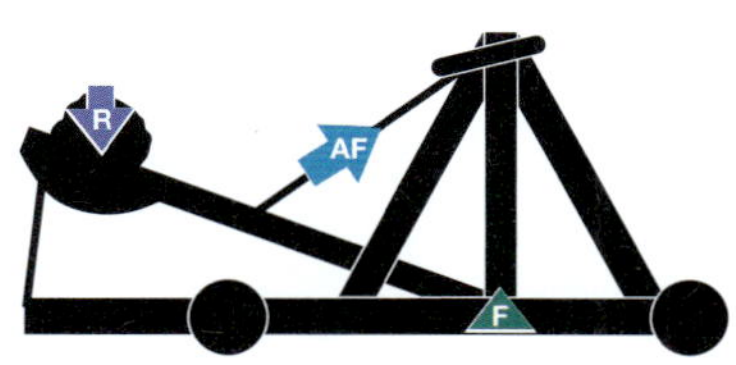

(c) ______________________

단계 2. 개념 정리

1. 근육의 피로를 줄이기 위해 운동단위는 어떻게 수축하는가?
   (a) 최대 장력보다 적게 수축한다.
   (b) 단계적으로 수축력을 올린다.
   (c) 돌아가면서 수축한다.
   (d) 피로하기 전에 빨리 수축을 완성한다.

2. 나이가 들면서 손상 회복력이 떨어지는 이유는?
   (a) 근육위성세포 수의 감소
   (b) 근육위성세포의 크기 감소
   (c) 근육에서 섬유조직의 양 증가
   (d) (a)와 (c)

3. 다음 중 근육섬유에 대한 운동신경세포의 비율이 가장 높은 것은?
   (a) 팔의 큰 근육
   (b) 등의 세움근
   (c) 안구를 조절하는 근육
   (d) 다리의 근육

4. 추울 때 몸을 따뜻하게 하는 좋은 방법은 운동이다. 운동에 의한 체온 상승 기전은 무엇인가?
   (a) 빨리 움직여 찬 공기를 피한다.
   (b) 운동은 혈액을 빨리 순환시켜 마찰로 온도를 높인다.
   (c) 근육수축은 ATP를 사용하고, 이러한 에너지의 사용이 열을 발생시켜 체온을 높인다.
   (d) 수축 시 액틴잔섬유와 미오신잔섬유의 운동은 열을 발생시켜 체온을 높인다.

5. 신경근육연접에서 일어나는 일련의 과정을 요약하시오.

6. 뼈대근육의 한 운동단위가 1,500개의 근육섬유를 가진다면 이 근육이 정교하고 미세한 운동을 하겠는지 강력하고 큰 운동을 하겠는지 설명하시오.

7. 뼈대근육의 장력 발생에서 중복구역의 기능은 무엇인가?

단계 3. 종합적 사고

1. 몇몇 학생이 역도와 보디빌딩을 시작했다. 몇 개월 후 그들에게 근육량과 제지방체중의 증가, 근력의 증가 등 육체적인 변화가 생겼다. 이러한 변화를 일으킨 해부학적 기전은 무엇인가?
2. 과거 10~20년 전에 몇 나라에서는 육상선수 다리근육의 생검을 시행했다. 이를 통해서 단거리나 장거리 육상경기에서 성공 가능성 여부를 알고자 했다. 이런 시도에 대한 해부학적 근거는 무엇인가?

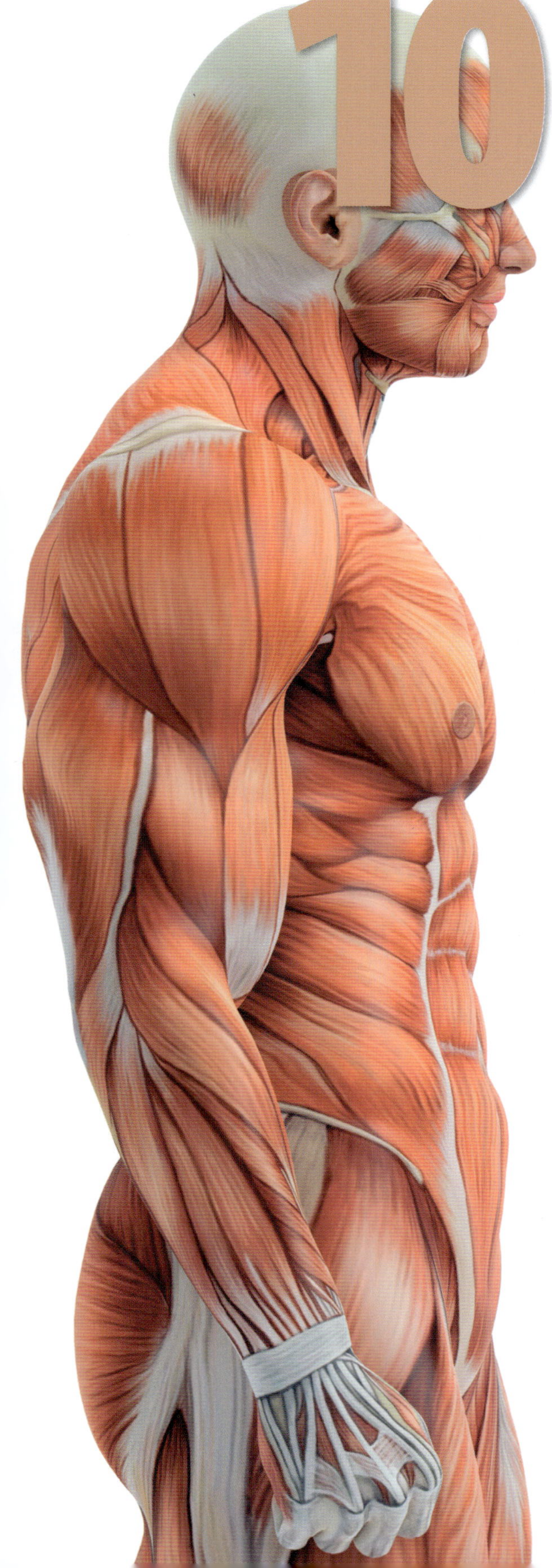

10 근육계통
The Muscular System

몸통근육
Axial Musculature

학습목표

- **10.1** 몸통근육의 위치와 기능을 기술한다.
- **10.2** 머리와 목의 근육을 확인하고 이는곳, 닿는곳, 작용, 신경지배를 설명한다.
- **10.3** 척주근을 나열하고 이는곳, 닿는곳, 작용, 신경지배를 설명한다.
- **10.4** 빗근무리와 곧은근무리를 확인하고 이는곳, 닿는곳, 작용, 신경지배를 설명한다.
- **10.5** 샅과 골반가로막의 근육을 확인하고 이는곳, 닿는곳, 작용, 신경지배를 설명한다.

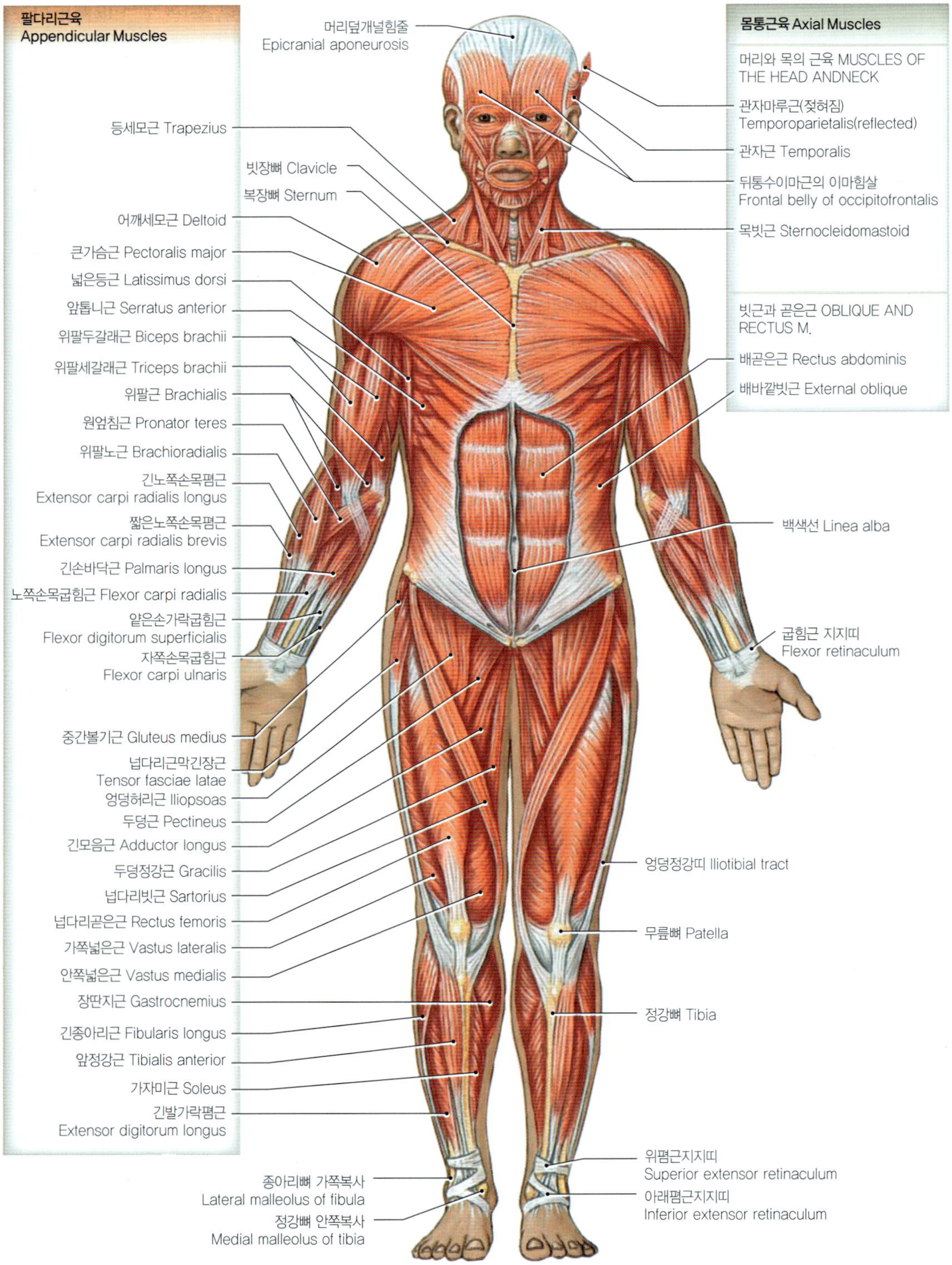

■ **그림 10.1 얕은층뼈대근육, 앞면**

주요 몸통근육과 팔다리근육

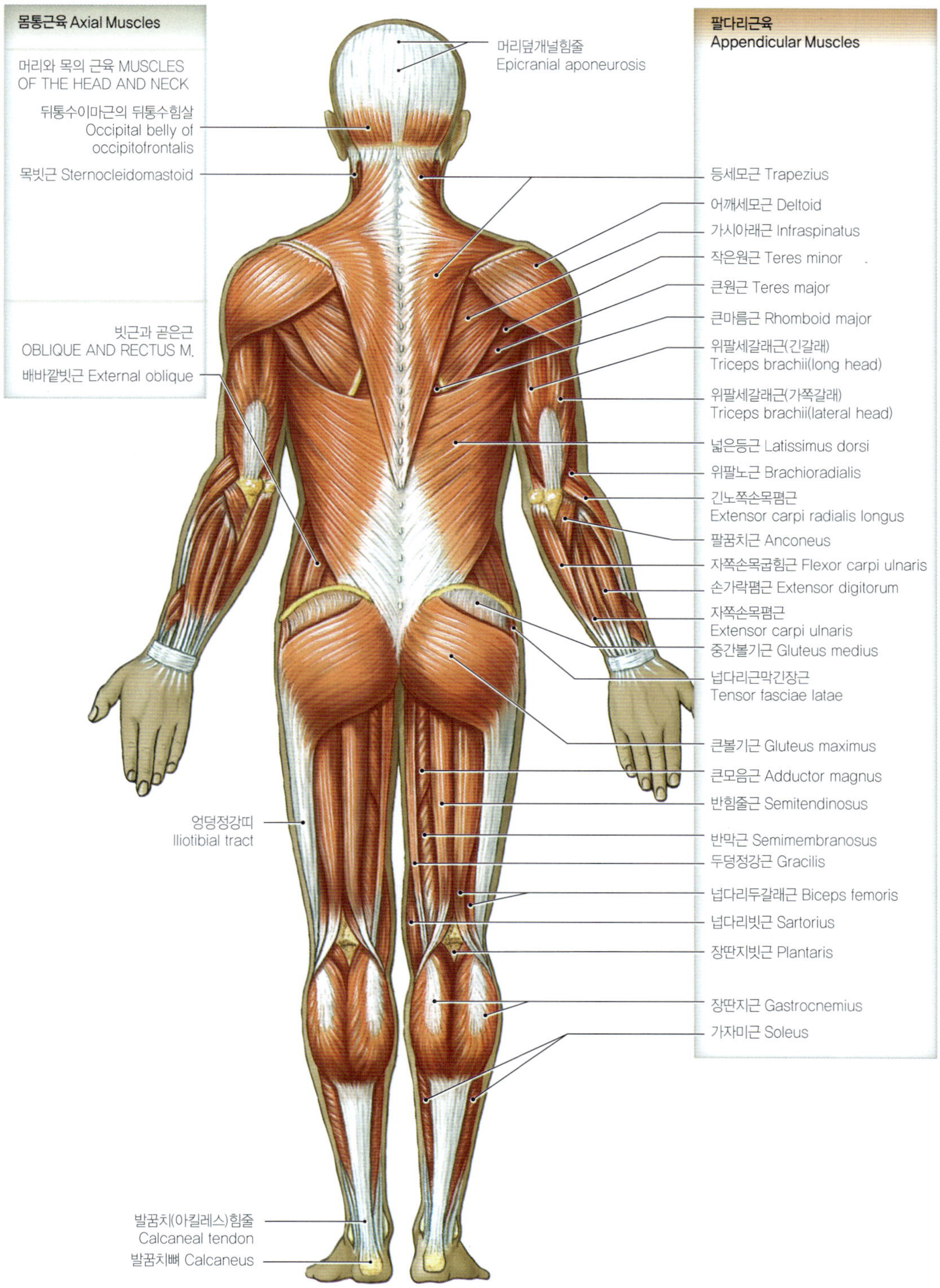

■ **그림 10.2 얕은층뼈대근육, 뒷면**
주요 몸통근육과 팔다리근육

뼈대계통을 몸통뼈대와 팔다리뼈대로 나누듯이 근육계통도 몸통근육과 팔다리근육으로 나누는 것이 유용한 분류법이다(그림 10.1과 10.2). **몸통근육(체간근, axial musculature)**은 몸통뼈대에서 일어난다. 머리와 척주를 고정하고 가슴우리의 움직임을 통해 호흡을 돕는다. **팔다리근육(사지근, appendicular musculature)**은 팔다리뼈대를 안정시키거나 움직인다.

그림 10.1과 10.2는 인체의 주요 몸통근육과 팔다리근육의 개략적 그림이다. 이들은 얕은층의 근육이며 비교적 큰 근육들이다. 이 얕은층 근육들은 보이지 않는 깊은층의 작은 근육들을 덮고 있어서 위에 놓인 근육을 자르거나 젖히고 제거하지 않고서는 깊은층 근육을 볼 수 없다. 뒤의 그림에서 깊은층 근육을 보여줄 때 얕은층 근육이 잘려졌거나 젖혀졌는가를 표시할 것이다.

복습 과정을 돕기 위해 개별 근육의 이는곳, 닿는곳 및 작용에 관련된 자료는 표에 요약되어 있다. 이 표들은 또한 개별 근육의 신경지배에 대한 자료를 담고 있다. **신경지배(innervation)**란 용어는 특정한 조직 또는 장기에 공급되는 신경을 말하며, 각각의 뼈대근육을 조절하는 하나 이상의 운동신경을 말한다. 신경의 이름을 통해 신경의 분포와 신경이 머리뼈공간 또는 척주관을 나오는 부위의 단서를 알 수 있다. 예를 들면, 얼굴신경은 얼굴근육에 분포하고 여러 척수신경은 척추사이구멍을 통해 척주관에서 나온다.

근육과 뼈의 연관성을 이해하는데 도움을 주기 위해 각 근육무리에서 대표적인 근육들의 이는곳과 닿는곳을 보여주는 뼈대 삽화를 포함시켰다. 각각의 삽화에서, 붉은색은 근육의 이는곳을 가리키며 파란색은 근육의 닿는곳을 가리킨다.

10.1 네 무리의 몸통근육

몸통근육에 대한 이해는 뼈대구조와 뼈대근육의 기능에 매우 의존하기 때문에 (1) 6장과 7장의 적절한 뼈그림들을 복습하고 (2) 뼈대근육의 네 가지 기본적인 기능을 공부하는 것이 도움이 될 것이다.

몸통근육은 위치와 기능을 기준으로 네 개의 무리로 나뉜다.

1. 첫 번째 무리는 머리와 목의 근육이며 이들은 척주와 관련이 없다. 이들 근육은 얼굴, 혀 및 후두를 움직이는 근육들이다. 이 근육들은 언어전달에 사용되거나, 웃고, 대화하고, 찌푸리고, 미소 짓고, 휘파람 부는 것과 같은 비언어적 전달에 사용된다. 이 근육무리는 빨고, 씹고 또는 삼키는 것과 같은 먹는 동작과 관련되며 먹을 것을 찾기 위해 주위를 둘러보는 눈의 근육수축도 관련된다.
2. 두 번째 무리는 척주의 근육으로 몸통뼈대의 여러 가지 굽힘근과 폄근이다.
3. 세 번째 무리는 빗근과 곧은근으로 제1등뼈와 골반 사이의 가슴안과 배골반안의 근육벽을 형성한다. 가슴 부위에서 이 근육들은 갈비뼈에 의해 분할된다. 그러나 배에서는 넓은 근육판을 형성한다. 또한, 목에도 빗근과 곧은근이 있다. 비록 완전한 근육벽을 형성하진 못하지만 공통적인 발생학적 기원을 공유하기 때문에 이 무리에 포함된다. 가로막은 가슴벽의 다른 근육들과 발생학적으로 연결되기 때문에 이 무리에 속한다.
4. 네 번째 무리는 샅과 골반가로막의 근육으로 엉치뼈와 다리이음뼈 사이에 있으며 아래골반문을 닫는다.

	V	10.1 개념확인
1	☐	네 무리의 몸통근육을 나열하고 해부학적 위치와 기능을 설명하라.

10.2 머리와 목 근육

머리와 목의 근육은 몇 개의 무리로 세분된다. 얼굴표정근, 바깥안구근, 씹기근, 혀근 및 인두근은 머리뼈 또는 목뿔뼈에서 일어난다. 목의 앞쪽 근육들은 후두, 목뿔뼈 및 입안바닥의 위치 변화에 밀접하게 연관되어 있다. 시각, 청각과 관련된 근육은 머리뼈에서 일어나며 18장에서 논의한다.

얼굴표정근

얼굴표정근은 머리뼈 표면에서 일어난다(그림 10.3과 10.4). 얼굴표정근의 닿는곳에서 근육바깥막의 아교섬유는 얕은층근막과 피부 진피의 아교섬유와 서로 엮어진다. 따라서 근육이 수축할 때 피부는 움직이게 된다. 이 근육들은 제7뇌신경인 얼굴신경에 의해 지배를 받는다. 표 10.1에 특징을 요약해 놓았다

얼굴근육의 가장 큰 무리는 입과 관련된다(그림 10.3). **입둘레근(구륜근, orbicularis oris)**은 입을 닫는 반면에 다른 근육은 입술이나 입꼬리를 움직인다. **볼근(협근, buccinator)**은 음식을 먹는 것과 관련된 두 가지 기능이 있다(물론, 음악가에게도 매우 중요하다). 씹는 동안에 씹기근과 협력하여 뺨 안쪽 공간으로부터 치아를 가로질러 음식을 뒤로 보낸다. 유아 때 볼근은 젖(유방)에서 젖을 빨 수 있도록 흡입력을 제공해준다.

작은 근육의 무리가 눈썹과 눈꺼풀, 머리덮개(scalp), 코 및 바

깔귀의 움직임을 조절한다. 머리덮개근 또는 머리덮개는 **관자마루근(측두두정근, temporoparietalis)**과 **뒤통수이마근(후두전두근, occipitofrontalis)**을 갖고 있다 뒤통수이마근은 두 개의 힘살, **이마힘살(전두복, frontal belly)**과 **뒤통수힘살(후두복, occipital belly)**을 가지고 있다. 아교질막인 머리덮개널힘줄이 두 개의 힘살을 분리한다(**그림 10.3**와 **10.4**). 얕은층에서 **넓은목근(광경근, platysma)**은 목의 앞면을 덮고 있으며 목의 바닥 부위에서부터 아래턱의 뼈막과 입꼬리에 있는 근막에까지 이른다(**그림 10.3**과 **10.4**).

바깥안구근

안구운동근 또는 바깥안근이라고 종종 불리는 6개의 **바깥안구근(외인성안구근, extra-ocular muscle)**은 눈확의 표면에서 일어나서 각막 바로 뒤의 공막에 가서 닿으며, 눈의 위치를 조절한다. 이 근육들은 **아래곧은근(하직근, inferior rectus)**, **안쪽곧은근(내측직근, medial rectus)**, **위곧은근(상직근, superior rectus)**, **가쪽곧은근(외측직근, lateral rectus)**, **아래빗근(하사근, inferior oblique)**, 그리고 **위빗근(상사근, superior oblique muscles)**이다(**그림 10.5**과 **표 10.2**). 곧은근은 그들의 이름에 표시된 방향으로 눈을 움직인다. 부가적으로 위곧은근과 아래곧은근은 눈을 약간 안쪽으로 움직이게 하는 반면에 위빗근과 아래빗근은 약간 가쪽으로 움직이게 한다. 따라서 눈을 똑바로 위쪽으로 굴리기 위해서는 위곧은근과 아래빗근이 수축하고, 눈을 똑바로 아래쪽으로 굴리기 위해서는 아래곧은근과 위빗근의 수축이 필요하다. 바깥안구근들은 뇌신경 세 번째(눈돌림신경), 네 번째(도르래신경) 및 여섯 번째(갓돌림신경)의 신경지배를 받는다. 자체 안구근인 안구 안쪽의 민무늬근은 동공의 직경과 수정체의 형태를 조절한다. 이 근육은 18장에서 논의한다.

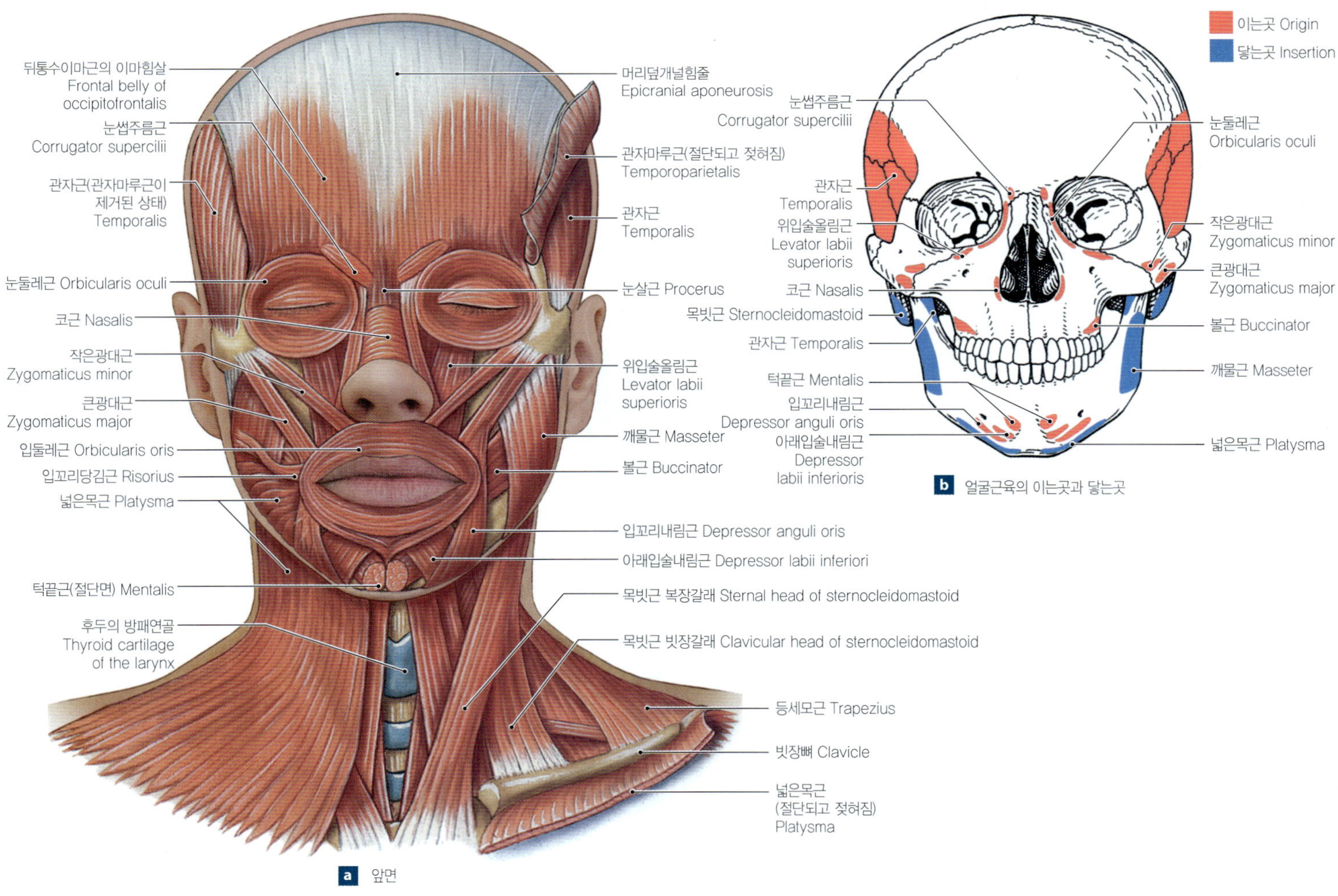

■ **그림 10.3** 머리와 목 부위 근육 I

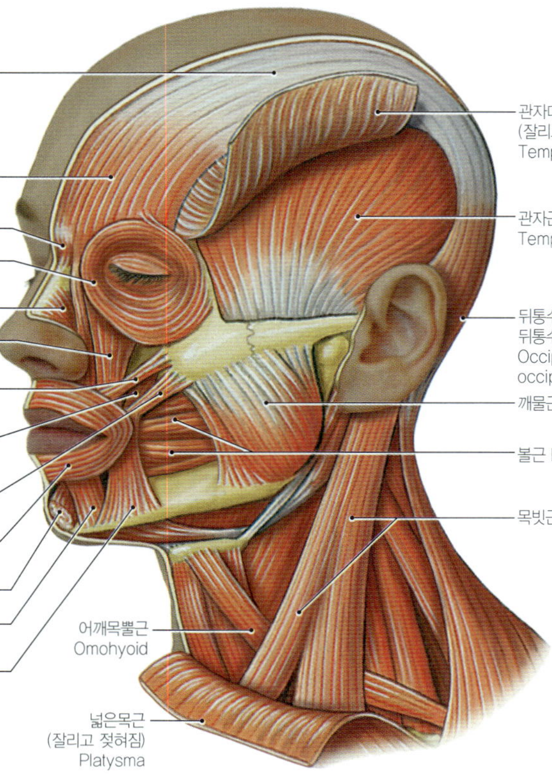

a 가쪽면

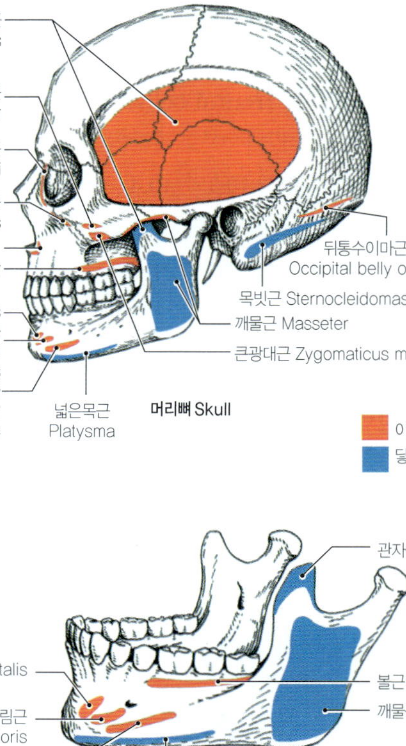

c 머리뼈(위)와 아래턱뼈(아래) 가쪽면 근육의 이는곳과 닿는곳. 그림 6.3 참고

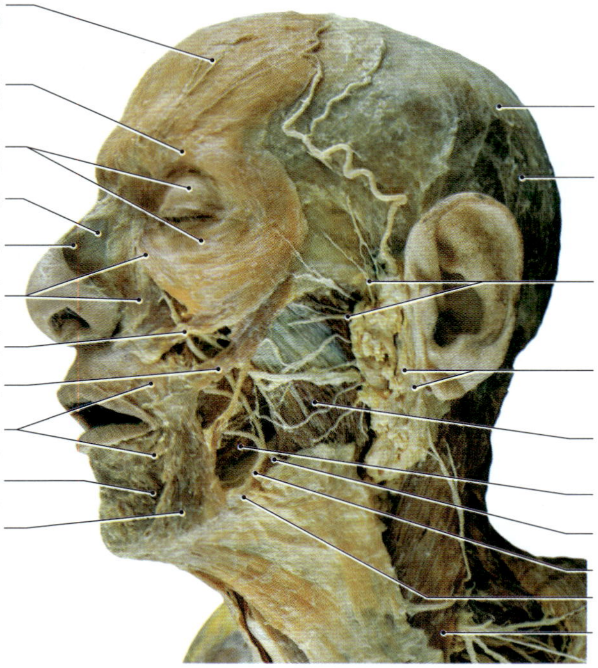

b 피부가 제거된 앞가쪽면

■ 그림 10.4 머리와 목 부위 근육 II

표 10.1 얼굴표정근

구역/근육	이는곳	닿는곳	작용	신경
입 MOUTH				
볼근 Buccinator	큰어금니 부근의 위턱뼈와 아래턱뼈의 이틀돌기	입둘레근의 섬유와 섞임	볼을 눌러줌	얼굴신경
아래입술내림근 Depressor labii inferioris	아래턱뼈 앞 정중선과 턱뼈구멍 사이	아래입술 피부	아래입술을 내리고 뒤집는 것을 도움	얼굴신경
위입술올림근 Levator labii superioris	위턱뼈, 광대뼈, 눈확아래구멍의 위쪽	입둘레근	위입술을 올리고 뒤집는 것을 도움	얼굴신경
턱끝근 Mentalis	아래턱뼈의 앞니오목	턱 피부	아래입술을 올리고 뒤집고 내밀어줌	얼굴신경
입둘레근 Orbicularis oris	위턱뼈와 아래턱뼈	입술	입술을 닫고 오므림	얼굴신경
입꼬리당김근 Risorius	귀밑샘 주위 근막	입꼬리	입꼬리를 가쪽으로 당김	얼굴신경
입꼬리올림근 Levator anguli oris	눈확아래구멍 아래쪽 위턱뼈의 송곳니 오목	입꼬리 피부	입꼬리를 들어올림	얼굴신경
입꼬리내림근 Depressor anguli oris	아래턱뼈의 앞쪽 가쪽면	입꼬리 피부	입꼬리를 내리고 가쪽으로 당김	얼굴신경
큰광대근 Zygomaticus major	광대관자봉합에 인접한 광대뼈	주변의 입꼬리내림근, 입둘레근	입꼬리를 들어올리고 가쪽으로 당김	얼굴신경
작은광대근 Zygomaticus minor	광대위턱봉합 뒤 광대뼈	위입술	위입술을 올림	얼굴신경
눈 EYE				
눈썹주름근 Corrugator supercilii	눈썹활의 안쪽끝	눈썹	피부를 안쪽 아래쪽으로 당김: 미간을 주름지게 함	얼굴신경
눈꺼풀올림근 Levator palpebrae superioris	시각신경관 위앞쪽, 나비뼈 작은날개의 아랫면	위눈꺼풀	위눈꺼풀을 올림	눈돌림신경[a]
눈둘레근 Orbicularis oculi	눈확의 안쪽모서리	눈꺼풀 주위 피부	눈을 감음	얼굴신경
코 NOSE				
눈살근 Procerus	코뼈의 아래쪽을 덮는 널힘줄과 가쪽코연골	콧등의 널힘줄과 이마의 피부	콧구멍의 모양, 위치를 변화시킴; 눈썹의 안쪽끝을 아래로 당김	얼굴신경
코근 Nasalis	위턱뼈와 콧방울연골	콧등	콧등를 누르고, 코끝을 내림; 콧방울을 올림	얼굴신경
머리피부 SCALP (머리덮개근[b] EPICRANIUM)				
뒤통수이마근 Occipitofrontalis				
이마힘살 Frontal belly	머리덮개근 널힘줄	콧등와 눈썹의 피부	눈썹을 들어올려, 이마를 주름지게 함	얼굴신경
뒤통수힘살 Occipital belly	관자뼈 꼭지부 인접 부위와 위목덜미선	머리덮개근 널힘줄	머리피부를 긴장시켜 뒤쪽으로 당김	얼굴신경
관자마루근 Temporoparietalis	바깥귀 주위 근막	머리덮개근 널힘줄	머리피부를 긴장시키고, 바깥귀를 움직임	얼굴신경
목 NECK				
넓은목근 Platysma	큰가슴근과 어깨세모근의 위쪽 부위를 덮는 근막	아래턱뼈와 볼의 피부	목의 피부를 긴장시키고, 아래턱뼈를 내려 줌	얼굴신경

[a] 이 근육은 바깥안구근육과 연관되어 발생하지만 신경지배는 특이하다. 16장에서 설명한다.

[b] 머리덮개널힘줄, 관자마루근, 뒤통수이마근이 포함된다.

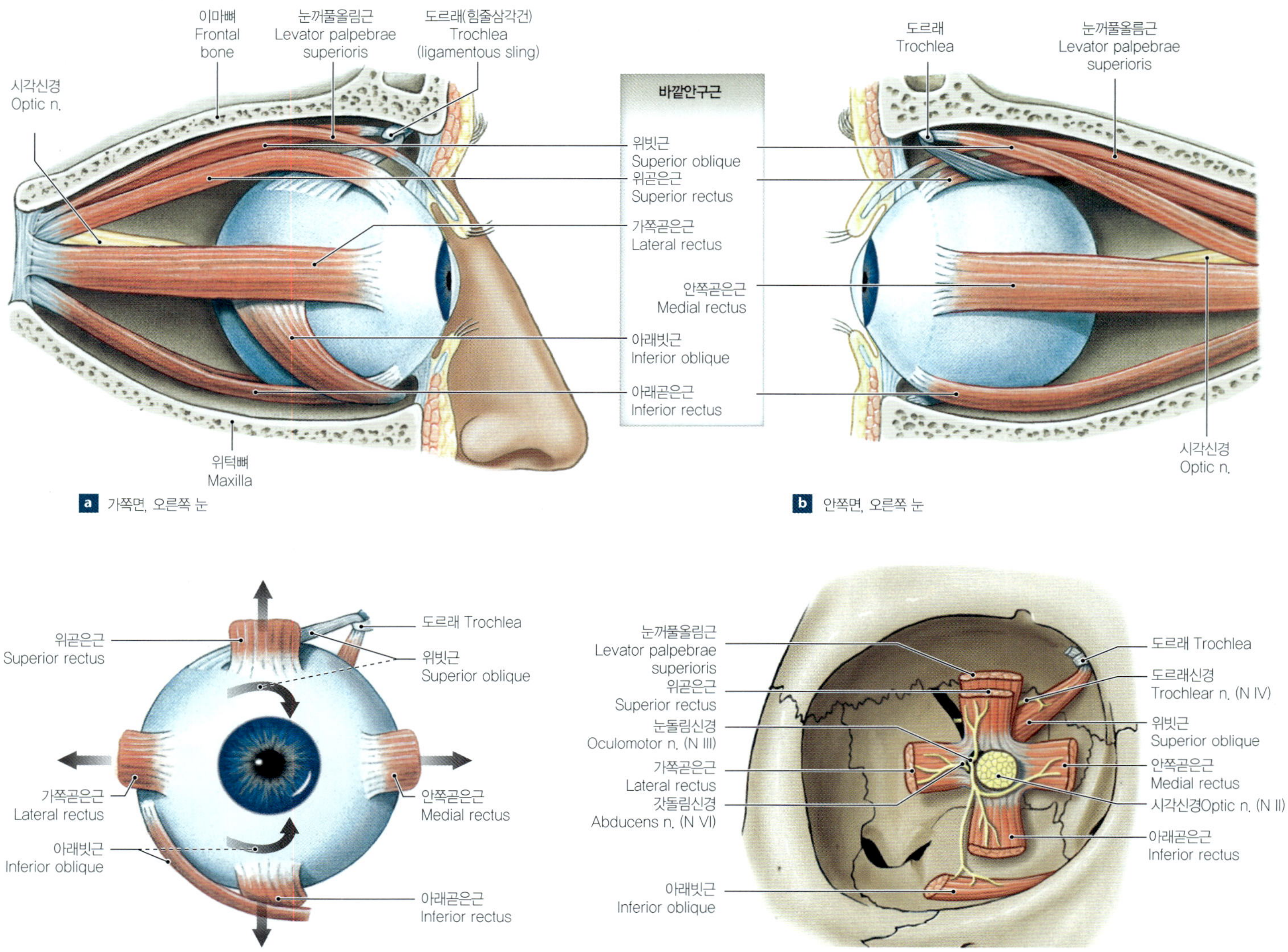

a 가쪽면, 오른쪽 눈

b 안쪽면, 오른쪽 눈

c 앞면, 오른쪽눈. 바깥안구근의 닿는곳과 운동방향을 보여준다.

d 앞면, 오른눈. 바깥안구근의 이는곳을 보여준다. 그림 그림 6.3. 참고

■ **그림 10.5** 바깥안구근

표 10.2 안구근

근육	이는곳	닿는곳	작용	신경
아래곧은근 Inferior rectus	시각신경관 주위 나비뼈	안구의 안쪽아래쪽면	아래를 보게함	눈돌림신경
안쪽곧은근 Medial rectus	시각신경관 주위 나비뼈	안구의 안쪽면	안쪽을 보게함	눈돌림신경
위곧은근 Superior rectus	시각신경관 주위 나비뼈	안구의 윗면	위를 보게함	눈돌림신경
가쪽곧은근 Lateral rectus	시각신경관 주위 나비뼈	안구의 가쪽면	가쪽을 보게함	갓돌림신경
아래빗근 Inferior oblique	눈확의 앞부위 위턱뼈	안구의 아래가쪽면	안구를 돌려 위가쪽을 보게함	눈돌림신경
위빗근 Superior oblique	시각신경관 주위 나비뼈	안구의 위가쪽면	안구를 돌려 아래가쪽을 보게함	도르래신경

씹기근

씹기근은(그림 10.6, 표 10.3) 턱관절에서 아래턱뼈를 움직인다. 아래턱뼈를 들어올리는 커다란 **깨물근(교근, masseter)**은 씹기근 중에서 가장 중요하고 강력하다. **관자근(측두근, temporalis)**은 아래턱뼈의 올림을 돕는다. **안쪽**과 **가쪽날개근(내측**과 **외측익돌근, medial** and **lateral pterygoid)**은 다양한 조합으로 사용되어 아래턱뼈를 올리고, 앞으로 내밀며 또는 좌우로 활주운동을 한다. 이 동작들은 여러 가지 단단한 음식물을 갈거나 씹을 때 치아를 효율적으로 최대한 사용하는 데 중요하다. 씹기근들은 다섯째뇌신경인 삼차신경의 지배를 받는다.

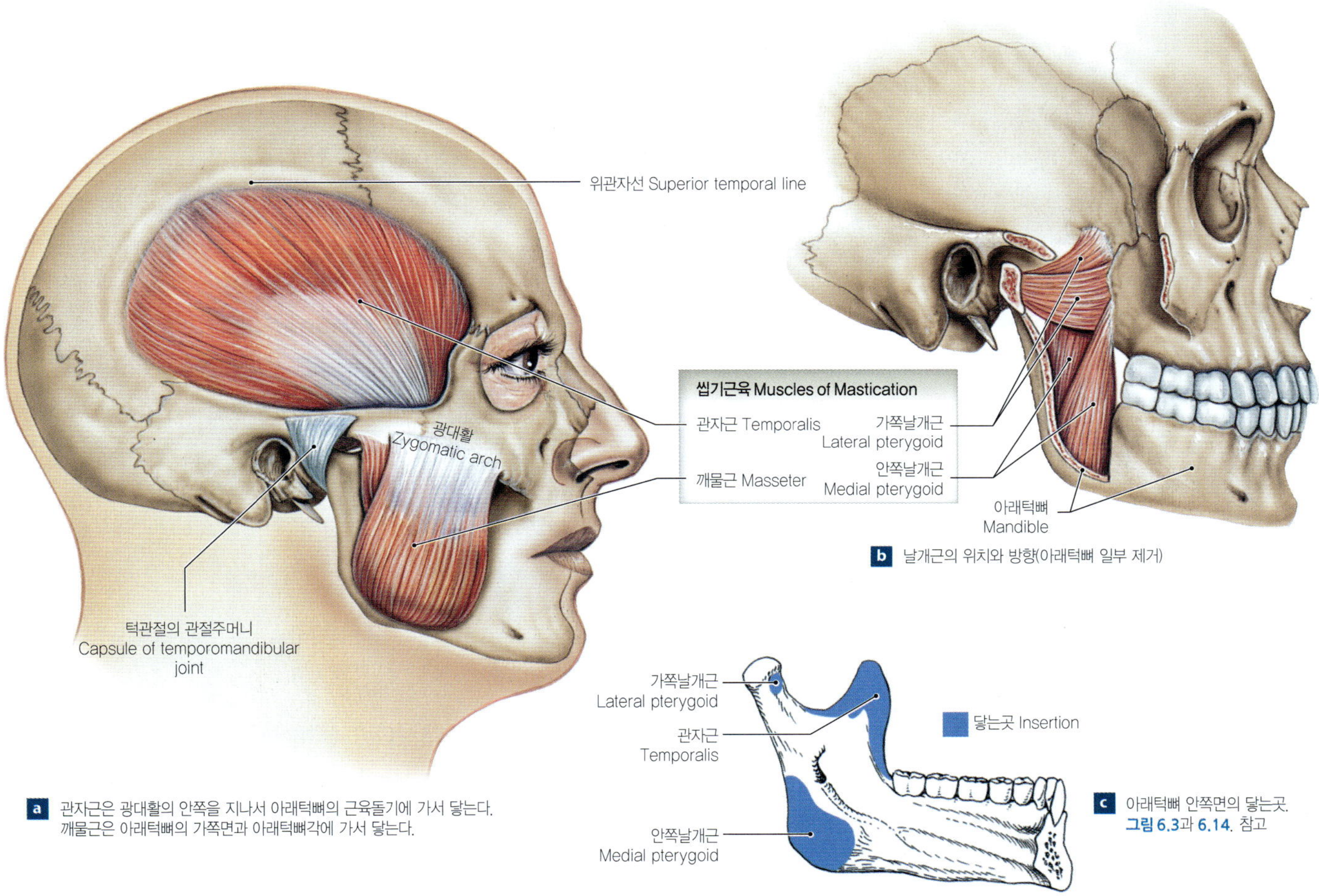

a 관자근은 광대활의 안쪽을 지나서 아래턱뼈의 근육돌기에 가서 닿는다. 깨물근은 아래턱뼈의 가쪽면과 아래턱뼈각에 가서 닿는다.

b 날개근의 위치와 방향(아래턱뼈 일부 제거)

c 아래턱뼈 안쪽면의 닿는곳. 그림 6.3과 6.14. 참고

■ **그림 10.6 씹기근(저작근)**

표 10.3 씹기근육

근육	이는곳	닿는곳	작용	신경
깨물근 Masseter	광대활	턱뼈각과 턱뼈가지 가쪽면	아래턱뼈를 위로 들어올려 턱을 닫음	삼차신경의 아래턱 가지
관자근 Temporalis	관자선	아래턱뼈의 근육돌기	위와 같음	삼차신경의 아래턱 가지
날개근 Pterygoids				
안쪽날개근 Medial Pterygoid	날개돌기 가쪽판의 안쪽면과 인접한 입천장뼈와 위턱뼈	턱뼈가지 안쪽면	아래턱뼈 위로 들어올려 입을 닫음 또는 아래턱뼈를 옆으로 움직임	삼차신경의 아래턱 가지
가쪽날개근 Lateral Pterygoid	날개돌기 가쪽판의 가쪽면과 나비뼈의 큰 날개	턱뼈목의 앞쪽	입을 벌리고, 아래턱뼈를 내밈. 또는 아래턱뼈를 옆으로 움직임	삼차신경의 아래턱 가지

Hot Topics

관자근 해부학의 개정

관자근은 아래턱뼈를 올리고 뒤당김한다. 또한 턱의 좌우 움직임을 보조한다. 관자근의 손상이 종종 머리바닥수술 시에 발생하며 관자 부위 움푹꺼짐(temporal hollowing)을 만든다. 최근, 한국의 서울에 있는 3명의 연구자는 기존의 한 층으로 구성된 것으로 알려진 관자근이 사실은 두 층으로 구성되어 있음을 밝혔다. 이 발견은 머리바닥수술과 얼굴재건술을 시행하는 외과의에게 중요한 도움이 되어 앞으로 이런 종류의 수술 후에 발생하는 관자 부위 움푹꺼짐의 빈도를 최소화할 수 있을 것으로 생각된다.*

* Lee, Ju-young et al. 2012. Anatomical verification and designation of the superficial layer of the temporalis muscle. *Clinical Anatomy*. 25:176-181.

혀근

혀의 근육은 두 무리로 나뉜다: 자체기원근육과 바깥기원근육. 혀의 자체기원근육은 이는곳과 닿는곳이 모두 혀의 속에 있다. 반면에 혀의 바깥기원근육은 혀의 바깥 구조물에서 일어나서 혀에 가서 닿는다. 혀의 바깥기원근육은 혀를 의미하는 -glossus로 끝나는 이름을 갖고 있다. 일단 여러분이 genio-, hyo-, palato- 및 stylo-로 언급된 구조물을 기억한다면 이 무리에서 많이 고생하지는 않을 것이다. **턱끝혀근(이설근, genioglossus)**은 턱에서 일어나고, **목뿔혀근(설골설근, hyoglossus)**은 목뿔뼈에서 일어나며 **입천장혀근(구개설근, palatoglossus)**은 입천장에서 일어나고 **붓혀근(경돌설근, styloglossus)**은 붓돌기에서 일어난다(그림 10.7). 바깥기원의 혀근인 이 근육들은 여러 가지 조합으로 혀를 섬세하고 복잡하게 움직여서 말을 하게 한다. 혀 안에 위치해 있는 자체기원 혀근도 이러한 동작을 돕는다. 입천장혀근을 제외한 모든 혀의 자체기원근육과 바깥기원근육은 열두째뇌신경인 혀밑신경의 지배를 받는다(표 10.4).

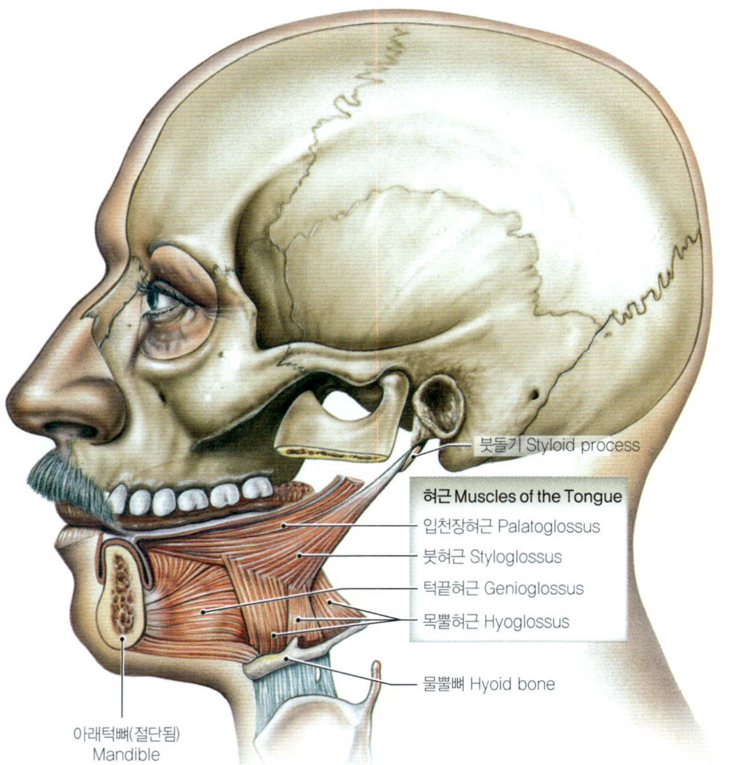

■ **그림 10.7 혀근(설근)**
혀의 왼쪽에 있는 근육을 보기 위해 왼쪽 아래턱가지를 제거

인두근

인두근은 쌍으로 구성되고 삼키기의 초기에 중요하다. **인두수축근(인두수축근, pharyngeal constrictor)**은 알약이나 씹던 음식물 덩어리를 식도로 보내는 과정을 시작한다. **입천장인두근(구개인두근, palatopharyngeus)**, **귀관인두근(이관인두근, salpingopharyngeus)**, **붓인두근(경돌인두근, stylopharyngeus)**은 후두를 들어올리며 함께 무리지어 후두올림근이 된다. **입천장근(palatal muscles)** 즉, **입천장긴장근(구개범장근, tensor veli palatini)**과 **입천장올림근(구개범거근, levator veli palatini)**은 물렁입천장과 주

표 10.4 혀근

근육	이는곳	닿는곳	작용	신경
턱끝혀근 Genioglossus	위턱끝가시(superior mental spine)	혀몸통, 목뿔뼈	혀를 내리고 내밀게 함	혀밑신경
목뿔혀근 Hyoglossus	목뿔뼈 몸통과 목뿔뼈 큰뿔	혀 가쪽	혀를 내리고 뒤당김	혀밑신경
입천장혀근 Palatoglossus	물렁입천장의 앞면	혀 가쪽	혀를 올리고, 물렁입천장을 내림	인두신경얼기 가지(미주신경)
붓혀근 Styoglossus	관자뼈의 붓돌기	혀바닥과 혀끝의 가쪽	혀를 뒤당기고, 가쪽으로 올림	혀밑신경

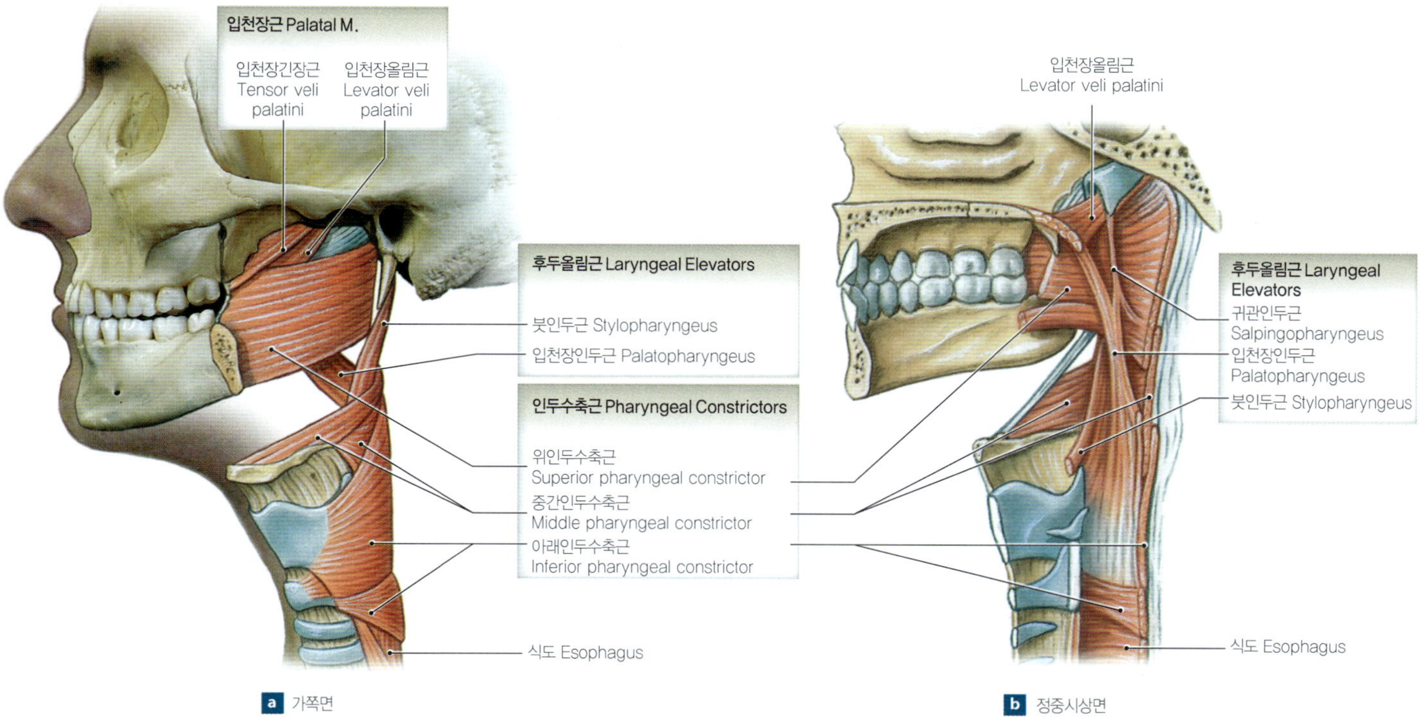

■ 그림 10.8 인두근

변의 인두벽을 들어올린다. 입천장올림근은 귀관의 입구를 끌어당겨 열게 한다. 따라서 반복적으로 삼키는 동작을 하는 것은 높은 곳을 비행하거나 스쿠버 잠수할 때 생기는 압력 변화에 적응하도록 도움을 준다. 인두근은 아홉째뇌신경(혀인두신경)과 열째뇌신경(미주신경)의 지배를 받는다. 이 근육들은 그림 10.8에 도해되었고 추가적인 자료는 표 10.5에서 얻을 수 있다.

표 10.5 인두근

근육	이는곳	닿는곳	작용	신경
인두수축근 Pharyngeal constrictors			인두를 수축하여 음식물을 식도로 전달	인두신경얼기의 가지(미주신경)
위인두수축근 Superior constrictor	나비뼈 날개돌기, 아래턱뼈 안쪽면, 혀의 가쪽면	뒤통수뼈에 부착하는 정중솔기		미주신경
중간인두수축근 Middle constrictor	목뿔뼈 뿔	정중솔기		미주신경
아래인두수축근 Inferior constrictor	후두의 반지연골과 방패연골	정중솔기		미주신경
후두올림근 Laryngeal elevators*			후두를 올림	인두신경얼기의 가지(미주신경과 혀인두신경)
입천장인두근 Palatopharyngeus	물렁입천장과 단단입천장	방패연골		미주신경
귀관인두근 Salpingopharyngeus	귀관 아래부위의 연골	방패연골		미주신경
붓인두근 Stylopharyngeus	관자뼈의 붓돌기	방패연골		혀인두신경
입천장근 Palatal muscles				
입천장올림근 Levator veli palatini	관자뼈 바위부, 귀관 주위 조직	물렁입천장	물렁입천장을 올림	인두신경얼기의 가지(미주신경)
입천장긴장근 Tensor veli palatini	나비뼈가시, 날개돌기, 귀관 주위 조직	물렁입천장	위와 같음	삼차신경

*방패목뿔근, 턱끝목뿔근, 붓목뿔근, 목뿔혀근이 보조한다. 표 10.4~10.6에서 설명.

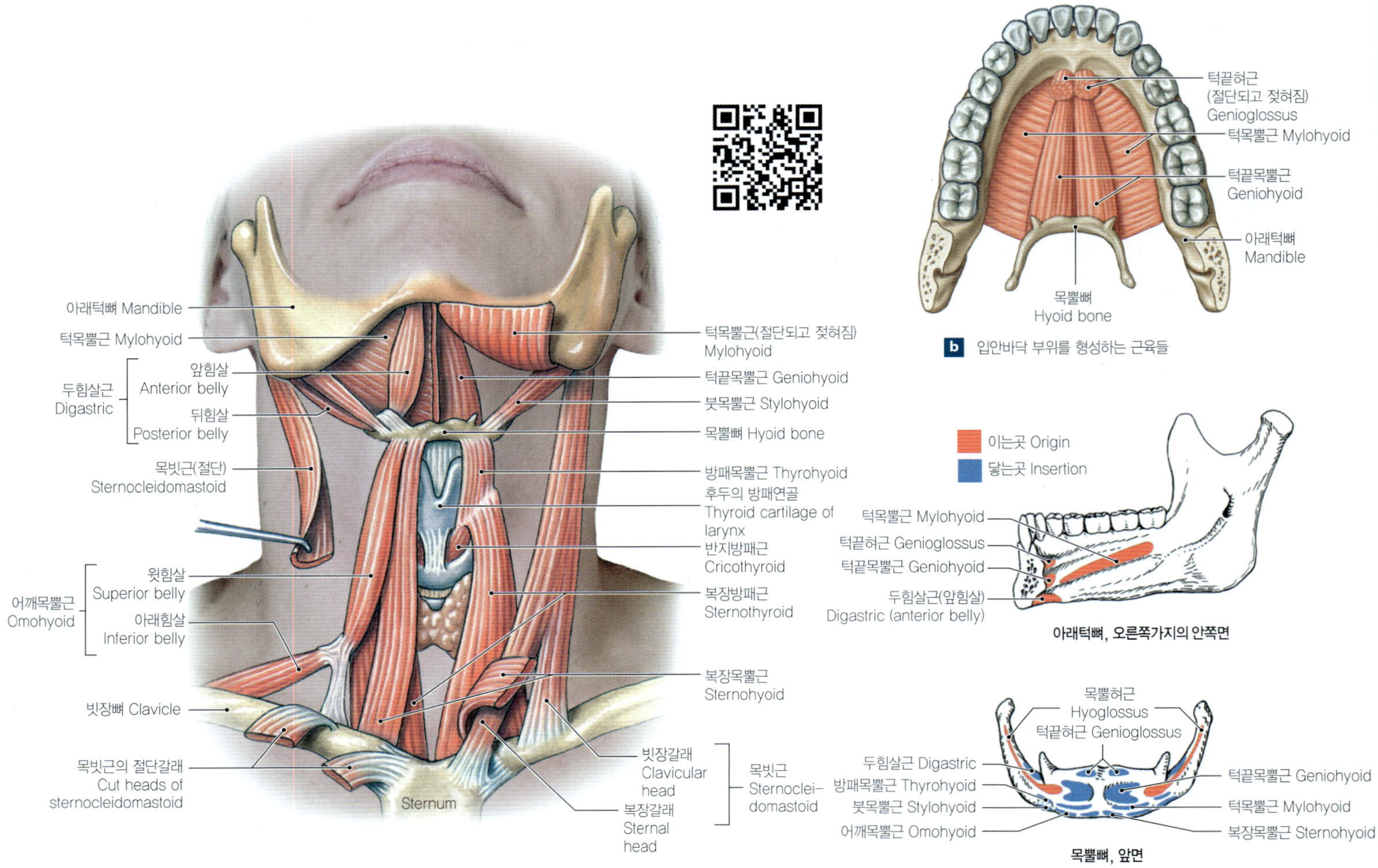

a 목근들의 앞면

b 입안바닥 부위를 형성하는 근육들

c 아래턱뼈와 목뿔뼈의 이는곳과 닿는곳
그림 6.3, 6.4, 그리고 6.18 참고

■ 그림 10.9 목앞근
목앞근들은 후두, 아래턱뼈 및 입안 바닥의 위치를 조정한다.

목앞근

목의 앞근육은 후두의 위치를 조절하고, 아래턱뼈를 내리며, 입안 바닥을 팽팽하게 한다. 그리고 혀와 인두의 근육들을 위한 안정적 기반를 제공한다(그림 10.3, 10.4, 10.9, 12.1, 12.2a, 12.9, 12.10, 및 표 10.6). 목앞근은 후두를 고정하는 바깥기원근육이 되고 성대에 영향을 주는 근육은 후두의 자체기원근육이 된다(성대는 24장에서 설명할 것이다). 또한, 목의 근육은 목뿔뼈의 위치를 기준으로 목뿔위근 또는 목뿔아래근으로 나뉜다. **턱두힘살근(악이복근, digastric)**은 그 이름이 암시하는 것처럼 두 개의 힘살을 갖고 있다. 하나는 턱에서 일어나 목뿔뼈에 이르며, 다른 하나는 목뿔뼈에서부터 관자뼈의 꼭지돌기까지 이어진다. 이 근육은 아래턱뼈를 내려서 입을 벌린다. 앞힘살은 입안 바닥의 근육성 지지를 제공하는 넓고 편평한 **턱목뿔근(악설골근, mylohyoid)**의 아래쪽에 위치한다. **턱끝목뿔근(이설골근, geniohyoid)**은 턱목뿔근 위쪽에 위치하며 추가적 지지를 제공한다. **붓목뿔근(경돌설골근, stylohyoid)**은 목뿔뼈과 머리뼈의 붓돌기를 연결하는 근이다. **목빗근(흉쇄유돌근, sternocleidomastoid)**은 빗장뼈과 복장뼈에서 일어나 머리뼈의 꼭지돌기에 이르는 근이다. 이 근육은 빗장갈래와 복장갈래에서 일어난다(표 10.6)(12장, 그림 12.1과 12.2a에서 신체표면의 이 근육을 확인한다. 그림 12.9와 12.10에서 C_2와 T_2 수준의 가로절단면에서 이 근육을 볼 수 있다). **어깨목뿔근(견갑설골근, omohyoid)**은 어깨뼈, 빗장뼈, 제1갈비뼈 및 목뿔뼈에 부착된다. 이런 다양한 근육들이 하나 이상의 신경에 의해 지배를 받으며 특정 부위는 독립적으로 수축할 수도 있다. 이 때문에 이들의 작용은 상당히 다양하게 나타난다. 이 무리의 다른 근육은 띠 모양의 근육으로서 복장뼈와 후두[복장방패근(흉골갑상근, sternothyroid)] 또는 목뿔뼈[복장목뿔근(흉골설골근, sternohyoid)] 그리고 후두와 목뿔뼈[방패목뿔근(갑상설골근, thyrohyoid)] 사이에 있는 근육이다.

표 10.6	목앞근			
근육	이는곳	닿는곳	작용	신경
턱두힘살근 Digastric				
앞힘살 Anterior belly	턱두힘살근오목(digastric fossa)	목뿔뼈	아래턱을 내리고 입을 벌림 후두를 올림	삼차신경의 아래턱가지
뒤힘살 Posterior belly	관자뼈의 꼭지부	위와 같음	위와 같음	얼굴신경
턱끝목뿔근 Geniohyoid	아래턱끝가시(inferior mental spine)	목뿔뼈	두힘살근과 동일, 목뿔뼈를 당김	제1목신경
턱목뿔근 Mylohyoid	아래턱뼈의 턱목뿔근선	목뿔뼈까지 연결된 정중결합조직 띠(솔기)	입안바닥과 목뿔뼈를 들어올림 아래턱을 내림	삼차신경의 아래턱가지
어깨목뿔근 Omohyoid*	어깨뼈패임에 인접한 어깨뼈 위모서리	목뿔뼈	목뿔뼈와 후두를 내림	제2, 3목신경
복장목뿔근 Sternohyoid	빗장뼈와 복장뼈자루	목뿔뼈	목뿔뼈와 후두를 내림	제1–3목신경
복장방패근 Sternothyroid	복장뼈자루의 뒤면과 제1갈비뼈연골	후두의 방패연골	목뿔뼈와 후두를 내림	제1–3목신경
붓목뿔근 Stylohyoid	관자뼈의 붓돌기	목뿔뼈	후두를 올림	얼굴신경
방패목뿔근 Thyrohyoid	후두의 방패연골	목뿔뼈	후두를 올리고, 목뿔뼈를 내림	제1, 2목신경
목빗근 Sternocleidomastoid		관자뼈의 꼭지부와 위목덜미선의 가쪽 부위	합동으로 작용하여 목을 굽힘; 단독으로 작용하여, 어깨쪽으로 목을 구부리고(bend) 얼굴을 반대편으로 돌림	더부신경, 목신경얼기의 제2, 3목신경
빗장갈래 Clavicular head	빗장뼈의 복장끝			
복장갈래 Sternal head	복장뼈자루			

*위힘살과 아래힘살은 빗장뼈와 첫째갈비뼈에 부착하는 중심널힘줄에서 만난다.

10.2 개념확인

1. 얼굴표정근의 이는곳은 어디인가?
2. 인두근의 중요성은 무엇인가?

10.3 척주근

등근육은 명확한 세 개의 층(얕은층, 중간층, 깊은층)으로 나뉜다. 처음 두 층의 근육은 바깥기원등근이다. 척수신경의 앞가지에 의해 지배를 받는 이 근육들은 몸통뼈대에서 팔 혹은 가슴우리로 연결된다. 얕은층인 등세모근, 넓은등근, 마름근 및 어깨올림근은 팔이음뼈와 팔의 움직임에 관여하기 때문에 11장에서 설명한다. 바깥기원등근의 중간층은 뒤톱니근(후거근, serratus posterior)이다. 주된 기능은 호흡 중 갈비뼈의 움직임을 도와주는 것이다. 이 근육은 이 장의 뒤에서 설명한다.

등근육의 깊은층은 자체기원(또는 진짜) 등근이다(그림 10.10 그리고 표 10.7). 자체기원등근육은 척수신경의 뒤가지에 의해 지배를 받는다. 이 근육들은 척추를 서로 연결하고 안정시킨다.

자체기원등근육도 또한 얕은층, 중간층, 깊은층으로 다시 한 번 나뉜다. 이 세 층의 근육은 척주의 가쪽 공간 즉, 척주의 가시돌기와 가로돌기 사이 공간 속에 놓인다. 비록 다량의 근육이 엉치뼈에서 머리뼈까지 뻗어 있지만, 중요한 점은 각 근육무리는 여러 가지 길이를 가진 분리되는 많은 근육으로 구성된다는 것이다.

자체기원등근육의 얕은층

자체기원등근육의 얕은층은 널판근[**머리널판근(두판상근, splenius capitis)**과 **목널판근(경판상근, splenius cervicis)**]으로 구성된다. 머리널판근은 목덜미인대, 일곱째목뼈의 가시돌기 그리고 위쪽 네 개 등뼈의 가시돌기에서 일어나 머리뼈에 가서 닿는다. 목널판근은 목덜미인대와 세째에서 여섯째등뼈의 가시돌기에서 일어나 고리뼈, 중쇠뼈, 셋째목뼈에 가서 닿는다. 이 두 근육은 목의 폄 또는 가쪽 굽힘 작용을 한다.

자체기원등근육의 중간층

중간층은 척주폄근 또는 **척주세움근(척주기립근, erector spinae)**이다. 이 근육은 척주에서 일어나며 각 근육의 이름에는 닿는곳에 관한 유용한 정보가 담겨 있다. 예를 들면, 이름에 머리(capitis)가 들어있는 근육은 머리뼈에 가서 닿는다. 목(cervicis)은 위쪽 목뼈에 닿는 것을 나타내고, 등(thoracis)은 아래쪽 목뼈와 위쪽 등뼈에 닿는 것을 나타낸다. 척주세움근은 **가시근(극근, spinalis)**, 가

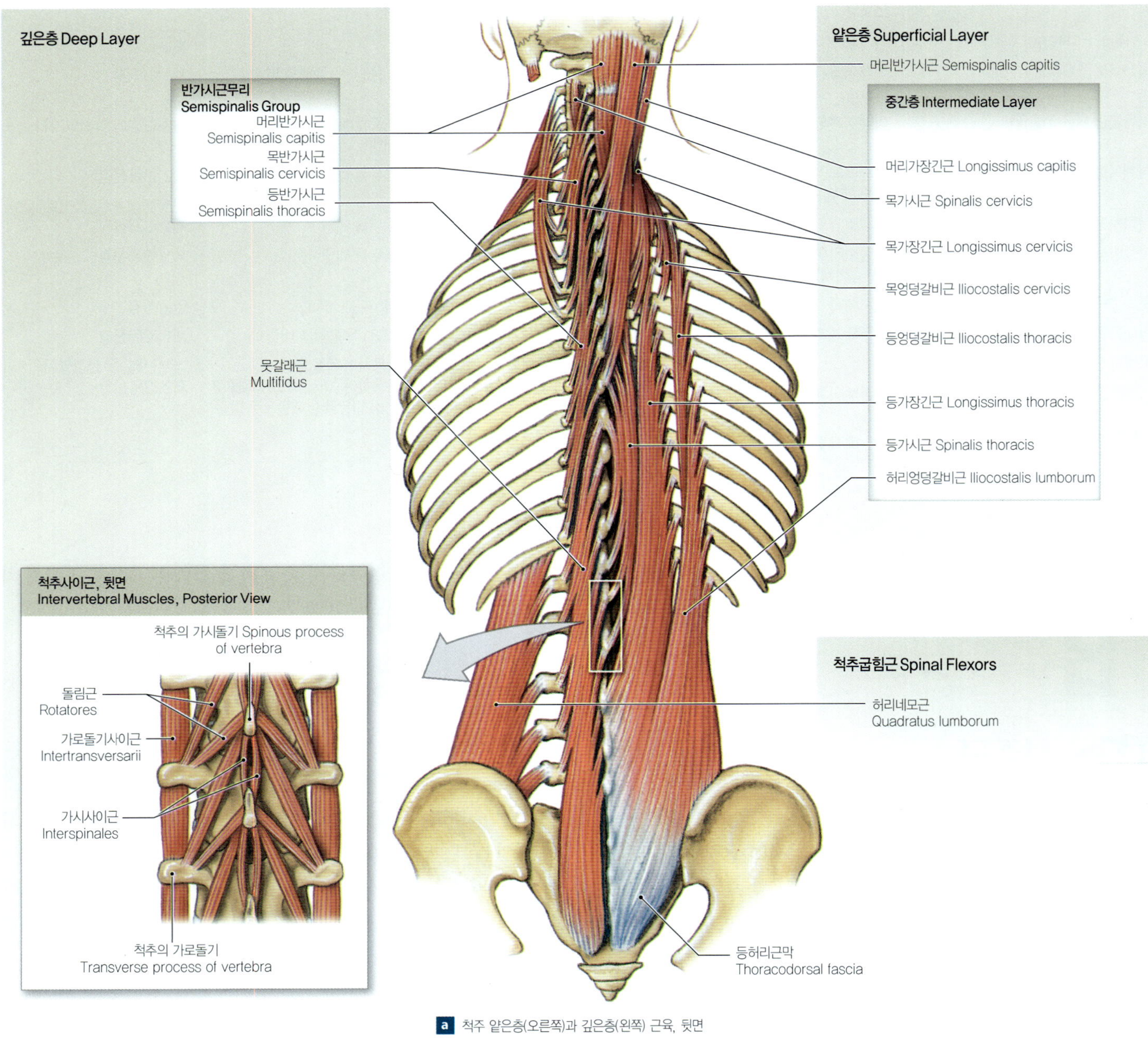

a 척주 얕은층(오른쪽)과 깊은층(왼쪽) 근육, 뒷면

■ 그림 10.10 척주근

이 근육들이 척주, 머리, 목, 갈비뼈의 위치를 조정한다.

장긴근(최장근, longissimus) 및 **엉덩갈비근(장늑근, iliocostalis)** 무리로 나뉜다(**그림 10.10a,b**). (12장, **그림 12.9**, **12.10**, **12.12**, **12.13** 및 **12.14**에서 C_2, T_2, T_{12}, L_5 수준의 가로절단면에서 이 근육을 볼 수 있다.) 이 분류는 척주에 얼마나 가까운 가를 기준으로 분류한 것이다. 가시근이 가장 가깝고 엉덩갈비근은 가장 멀리 떨어져 있다. 아래쪽 허리뼈와 엉치뼈 부위에서 가장긴근과 엉덩갈비근 사이 경계는 구분하기 어렵다. 척주세움근은 양쪽이 동시에 수축될 때 척주를 편다. 한쪽만 수축하면, 척주를 가쪽으로 굽힌다.

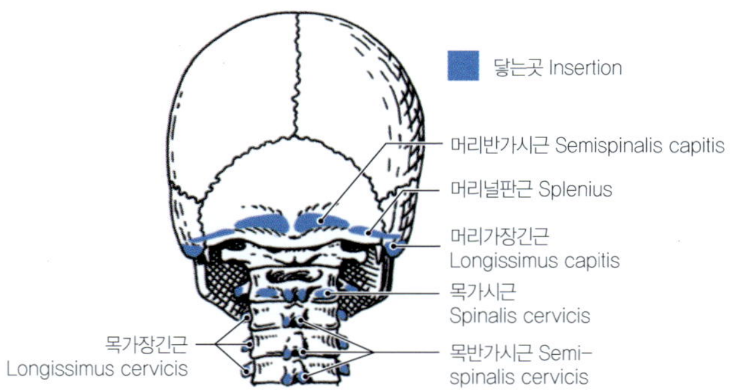

b 닿는곳 뒷면

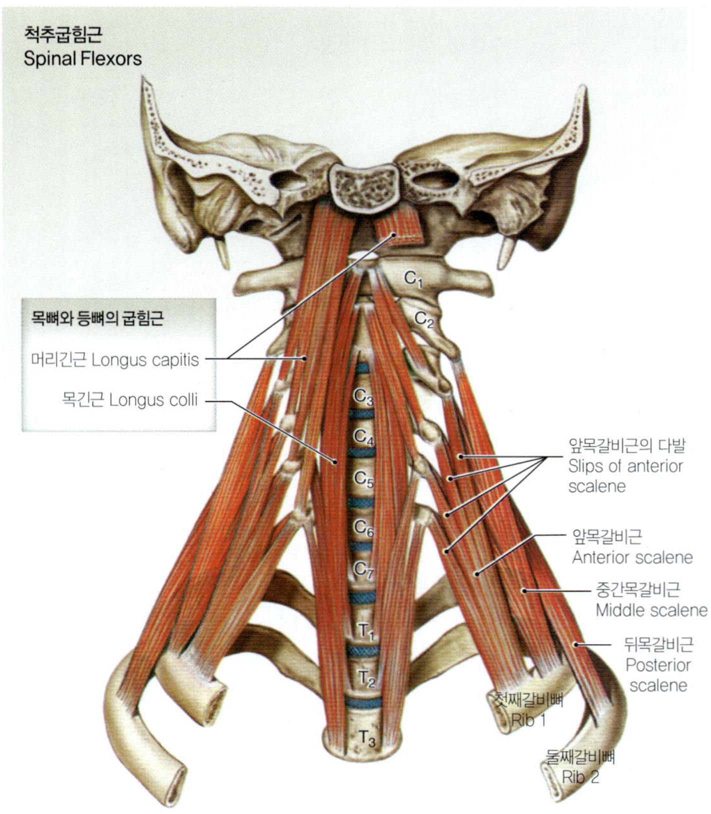

c 목뼈와 위등뼈의 앞면에 있는 근육들

자체기원등근육의 깊은층

깊은층의 등근육은 가시근 밑에서 척추를 서로 연결하고 안정시킨다. 이 근육은 **가로돌기가시근(횡돌기극근, transversospinalis)**이라고도 불리는데 **반가시근(반극근, semispinalis)**, **뭇갈래근(다열근, multifidus)**, **돌림근(회선근, rotatores)**, **가시사이근(극간근, interspinale)** 및 **가로돌기사이근(횡돌기간근, intertransversarius)**이 여기에 속한다(**그림 10.10**). (12장, **그림 12.9**, **12.10**에서 C_2, T_2 수준의 가로절단면에서 이 근육을 볼 수 있다.) 이들은 모두 비교적 짧은 근육으로 여러 가지 조합을 통해 척주의 가벼운 폄이나 돌림에 작용한다. 이들은 각각의 척추 위치를 정교하게 조정하고 인접한 척추를 안정화시키는 데 중요하다. 만약 이 근육이 손상되면 통증 → 근육자극 → 수축 → 통증의 순환이 시작될 수 있다. 또한, 척수신경이 압박되어 감각소실과 운동의 제한이 올 수 있다. 운동경기 전 많은 워밍업과 스트레칭이 권장되는 목적은 비록 작지만 중요한 이 근육들을 준비시키는 것이다.

척주굽힘근

척주의 근육은 대부분 폄근이지만 일부 굽힘근도 있다. 척주는 큰 굽힘근이 필요하지 않다. 그 이유는 (1) 많은 큰 몸통근육이 수축하면 척주를 굽힐 수 있고, (2) 체중의 대부분은 척주의 앞쪽에 놓여 있어 중력이 척주를 구부리는 경향이 있기 때문이다. 하지만 몇 개의 척주굽힘근이 척주의 앞면에 위치하고 있다. 목(**그림 10.10c**)에서 **머리긴근(두장근, longus capitis)**과 **목긴근(경장근, longus colli)**은 목을 돌리거나 구부리는데 작용하며, 이것은 한쪽 또는 양쪽의 근육 어느 것이 수축하느냐에 따라 좌우된다. (12장, **그림 12.9**에서 C_2 수준의 가로절단면에서 이 근육을 볼 수 있다.) 허리부위에서 커다란 **허리네모근(요방형근, quadratus lumborum)**이 척주를 가쪽굽힘하며 갈비뼈를 내린다.

✓ 10.3 개념확인

1 ☐	척주세움근은 자체기원등근육 중에서 어느 층에 속하며 수축 시 척주를 어떻게 움직이는가?
2 ☐	척주를 굽히는 자체기원등근육이 척주를 펴는 자체기원등근육보다 더 적은 이유를 두 가지 제시하라.

표 10.7 척주근

무리/근육	이는곳	닿는곳	작용	신경
얕은층				
널판근 Splenius (머리널판근 Splenius capitis, 목널판근 splenius cervicis)	아래 목뼈와 위 등뼈의 가시돌기, 인접한 인대	꼭지돌기, 뒤통수뼈, 위쪽 목뼈	합동으로 목을 폄. 단독으로 머리를 동측으로 돌리고 동측으로 가쪽 굽힘	목신경
중간층(척주세움근 ERECTOR SPINAE)				
가시근무리 SPINALIS GROUP				
목가시근 Spinalis cervicis	아래 목덜미인대와 제7목뼈 가시돌기	중쇠뼈, C_3-C_4의 가시돌기	목을 폄	목신경
등가시근 Spinalis thoracis	T_{11}–L_2의 가시돌기	위 등뼈의 가시돌기	척주를 폄	가슴신경과 허리신경
가장긴근무리 LONGISSIMUS GROUP				
머리가장긴근 Longissimus capitis	아래 목뼈와 위 등뼈의 가로돌기	관자뼈의 꼭지돌기	합동으로 목을 폄. 단독으로 머리를 동측으로 돌리고 동측으로 가쪽 굽힘	목신경, 가슴신경
목가장긴근 Longissimus cervicis	위 등뼈의 가로돌기	목뼈의 가로돌기	위와 같음	위와 같음
등가장긴근 Longissimus thoracis	아래 등뼈와 위 허리뼈의 가로돌기	위 등뼈와 아래 10개 갈비뼈의 아랫면	척주를 폄; 단독으로 동측으로 가쪽 굽힘	가슴신경과 허리신경
엉덩갈비근무리 ILIOCOSTALIS GROUP				
목엉덩갈비근 Iliocostalis cervicis	위 갈비뼈각의 위모서리	C_4-C_6의 가로돌기	목을 폄 또는 가쪽 굽힘, 갈비뼈를 올림	목신경, 위 가슴신경
등엉덩갈비근 Iliocostalis thoracis	제6–12갈비뼈각 안쪽의 위모서리	위 갈비뼈와 제7목뼈의 가로돌기	척주를 펼 때 등뼈를 안정시킴	가슴신경
허리엉덩갈비근 Iliocostalis lumborum	엉덩뼈능선, 엉치뼈능선들, 허리뼈 가시돌기	제6–12갈비뼈각의 아래모서리	척주를 폄, 갈비뼈를 내림	아래가슴신경, 허리신경
깊은층(가로돌기가시근 TRANSVERSOSPINALIS)				
반가시근 Semispinalis				
머리반가시근 Semispinalis capitis	아래 4개 목뼈와 위 6개 등뼈의 가로돌기	위, 아래 목덜미선 사이 뒤통수뼈	합동으로 목을 폄. 단독으로 목을 펴고 가쪽 굽힘, 머리를 반대편으로 돌림	목신경
목반가시근 Semispinalis cervicis	제1–5등뼈의 가로돌기	제2–5목뼈의 가시돌기	척주를 펴고, 반대쪽으로 돌림	목신경
등반가시근 Semispinalis thoracis	제6–10등뼈의 가로돌기	제6목뼈–제4등뼈의 가시돌기	위와 같음	가슴신경
뭇갈래근 Multifidus	엉치뼈와 각 척추의 가로돌기	3개 또는 4개 위의 척추 가시돌기	위와 같음	목신경, 가슴신경, 허리신경
돌림근 Rotatores (머리 cervicis, 등 thoracis, 허리 lumborum)	(목, 등, 허리) 각 부위 척추의 가로돌기	바로 위 척추의 가시돌기	위와 같음	위와 같음
가시사이근 Interspinales	각 척추의 가시돌기	위 척추의 가시돌기	척주를 폄	위와 같음
가로돌기사이근 Intertransversarii	각 척추의 가로돌기	위 척추의 가로돌기	척주를 가쪽 굽힘	위와 같음
척추굽힘근 SPINAL FLEXORS				
머리긴근 Longus capitis	C_4-C_6의 가로돌기	뒤통수뼈 바닥	합동으로 목을 굽힘. 단독으로 머리를 동측으로 돌림	목신경
목긴근 Longus colli	목뼈와 위 등뼈의 앞면	위 목뼈의 가로돌기	목을 굽힘과(또는) 돌림. 과다폄을 제한함	위와 같음
허리네모근 Quadratus lumborum	엉덩뼈능선과 엉덩허리인대	제12갈비뼈와 허리뼈의 가로돌기	합동으로 갈비뼈를 내림. 단독으로 척주를 가쪽으로 굽히고, 강한 호기 시 제11, 12갈비뼈를 고정시킴. 흡기 시 가로막을 안정시킴	가슴신경, 허리신경

10.4 빗근무리와 곧은근

빗근무리와 곧은근무리의 근육(그림 10.11, 10.12b 및 표 10.8)은 척주와 배의 중앙선 사이에 놓여 있다. 빗근은 양쪽이 수축하느냐 또는 한쪽이 수축하느냐에 따라서 압박하는 작용을 나타내거나 척주를 돌리거나 한다. 곧은근은 중요한 척주의 굽힘근으로서 척주세움근의 길항작용을 한다. 몸통의 빗근과 곧은근 그리고 배골반안과 가슴안을 분리하는 가로막은 공통된 발생학적 기원을 가진다. 빗근과 곧은근은 목무리, 가슴무리 및 배무리로 나뉜다.

빗근무리에는 목의 **목갈비근(사각근, scalene)**, 가슴의 **갈비사**

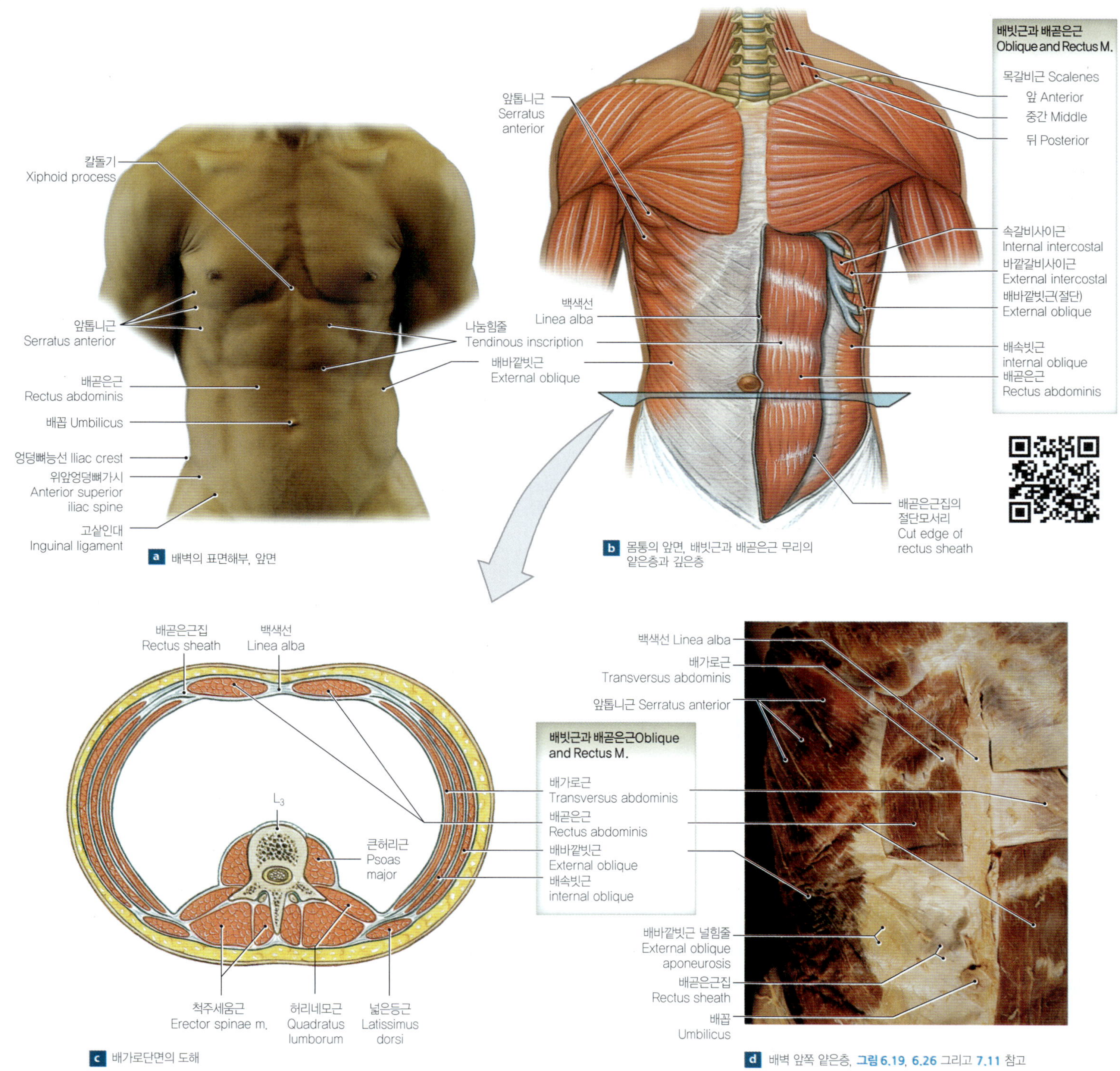

■ 그림 10.11 배빗근과 배곧은근
배빗근은 척주와 배 사이의 구조물을 압박한다. 배곧은근은 척주의 굽힘근이다.

표 10.8 빗근과 곧은근

무리/근육	이는곳	닿는곳	작용	신경
빗근무리 OBLIQUE GROUP				
목 부위 Cervical region				
앞목갈비근 Scalene anterior	C_3-C_6의 가로돌기와 갈비돌기	제1갈비뼈의 윗면	갈비뼈를 올리고(거나) 목을 굽힘; 단독으로 목을 구부리고(bend) 머리를 반대편으로 돌림	목신경
중간목갈비근 Scalene middle	고리뼈(C_1)와 C_3-C_7의 가로돌기와 갈비돌기	제1갈비뼈의 윗면	위와 같음	위와 같음
뒤목갈비근 Scalene posterior	C_4-C_6의 가로돌기와 갈비돌기	제2갈비뼈의 윗면	위와 같음	위와 같음
등 부위 Thoracic region				
바깥갈비사이근 External intercostals	각 갈비뼈의 아래모서리	아래 갈비뼈의 위모서리	갈비뼈를 올림	갈비사이신경(가슴신경의 가지)
속갈비사이근 Internal intercostals	각 갈비뼈의 위모서리	위 갈비뼈의 아래모서리	갈비뼈를 내림	위와 같음
가슴가로근 Transversus thoracis	복장뼈의 뒤면	갈비뼈연골	위와 같음	위와 같음
뒤톱니근 Serratus posterior				
위 superior	제7목뼈–제3등뼈의 가시돌기와 목덜미인대	제2–5갈비뼈의 갈비뼈각 근처 위모서리	갈비뼈를 올림, 가슴안을 확장시킴	제1–4가슴신경
아래 inferior	제11등뼈–제2허리뼈 가시돌기와 주위 널힘줄	제9–12갈비뼈의 아래모서리	갈비뼈를 내림; 가로막 수축 시 아래 갈비뼈가 올라가는 것을 방지, 강한 호기 시 보조	제9–12가슴신경
배부 Abdominal region				
배바깥빗근 External oblique	제5–12갈비뼈의 바깥면과 아래모서리	백색선과 엉덩뼈능선(널힘줄로 닿음)	배를 압박; 갈비뼈를 내림; 척주를 굽힘, 가쪽굽힘 또는 척주를 반대편으로 돌림	제5–12갈비사이신경, 엉덩아랫배신경, 엉덩샅굴신경
배속빗근 Internal oblique	등허리근막, 고샅인대, 엉덩뼈능선	제9–12갈비뼈의 아랫면, 제8–10갈비뼈연골, 백색선과 두덩뼈	위와 같음, 그러나 척주를 같은 편으로 돌림	위와 같음
배가로근 Transversus abdominis	제7–12갈비뼈연골, 등허리근막과 엉덩뼈능선	백색선과 두덩뼈	배를 압박	위와 같음
곧은근무리 RECTUS GROUP				
목부 Cervical region	표 10.6에 있는 턱끝목뿔근, 어깨목뿔근, 복장목뿔근, 복장방패근, 방패목뿔근			
등부 Thoracic region				
가로막 Diaphragm	칼돌기, 제7–12갈비뼈와 갈비뼈연골, 허리뼈의 앞면	중심널힘줄	수축 시 가슴안을 넓히고, 배골반안을 압박	가로막신경(제3–5목신경)
배부 Abdominal region				
배곧은근 Rectus abdominis	두덩결합 주변 두덩뼈 윗면	제5–7갈비뼈연골의 아랫면과 칼돌기	갈비뼈를 아래로 내리고, 척주를 굽히며 배를 압박	갈비사이신경(제7–12가슴신경)

이근(늑간근, intercostal)과 **가로근(횡근, transversus)**이 속한다. 목에서 **앞, 중간** 및 **뒤목갈비근(전, 중 및 후사각근, anterior, middle, and posterior scalene)**은 제1, 2갈비뼈를 들어올리고 목의 굽힘을 돕는다(그림 10.10c). 가슴에서 갈비뼈 사이에 위치하는 빗근을 갈비사이근이라 부른다. **바깥갈비사이근(외늑간근, external intercostal)**은 **속갈비사이근(내늑간근, internal intercostal)**의 얕은층에 위치한다(그림 10.11b). 두 갈비사이근은 갈비뼈의 호흡 움직임에 중요하다. 작은 **가슴가로근(흉횡근, transversus thoracis)**은 가슴우리 속에 가로질러 위치하며 가슴안을 덮고 있는 가슴막에 의해 덮여 있다.

배에서도 동일한 근육의 형태가 배와 골반의 표면을 가로 질러 계속 나타난다. 이들은 근섬유의 배열이 교차되도록 배열되어 배벽을 강화시킨다. 여기에는 **배바깥빗근(외복사근, external abdominal oblique)**, **배속빗근(내복사근, internal abdominal** oblique), **배가로근(복횡근, transversus abdominis)** 및 **배곧은근(복직근, rectus abdominis)**이 속한다(그림 10.11).

배곧은근은 두덩결합 근처에서 일어나 칼돌기에서 끝난다. 이 근육은 **백색선(백선, linea alba,** white line)이란 정중의 아교질성 분할선에 의해 세로로 나뉜다. 가로 방향의 섬유조직띠인 **나눔힘줄(건획, tendinous inscriptions)**은 이 근육을 네 개의 부분으로 나눈다(그림 10.11). 가슴과 배의 빗근과 곧은근의 표면해부학은 그림 10.11a와 12.3에서 볼 수 있다. (12장, 그림 12.13 및 12.14에서 T_{12}, L_5 수준의 가로절단면에서 이 근육을 볼 수 있다.)

가로막

가로막은 호흡운동의 주된 근육이다(그림 10.12). 가로막의 수축은 가슴안의 공간을 크게 하여 흡기를 증가시킨다. 이완은 가슴안의 공간을 감소시켜 호기를 촉진한다(호흡근은 24장에서 다룰 것이다).

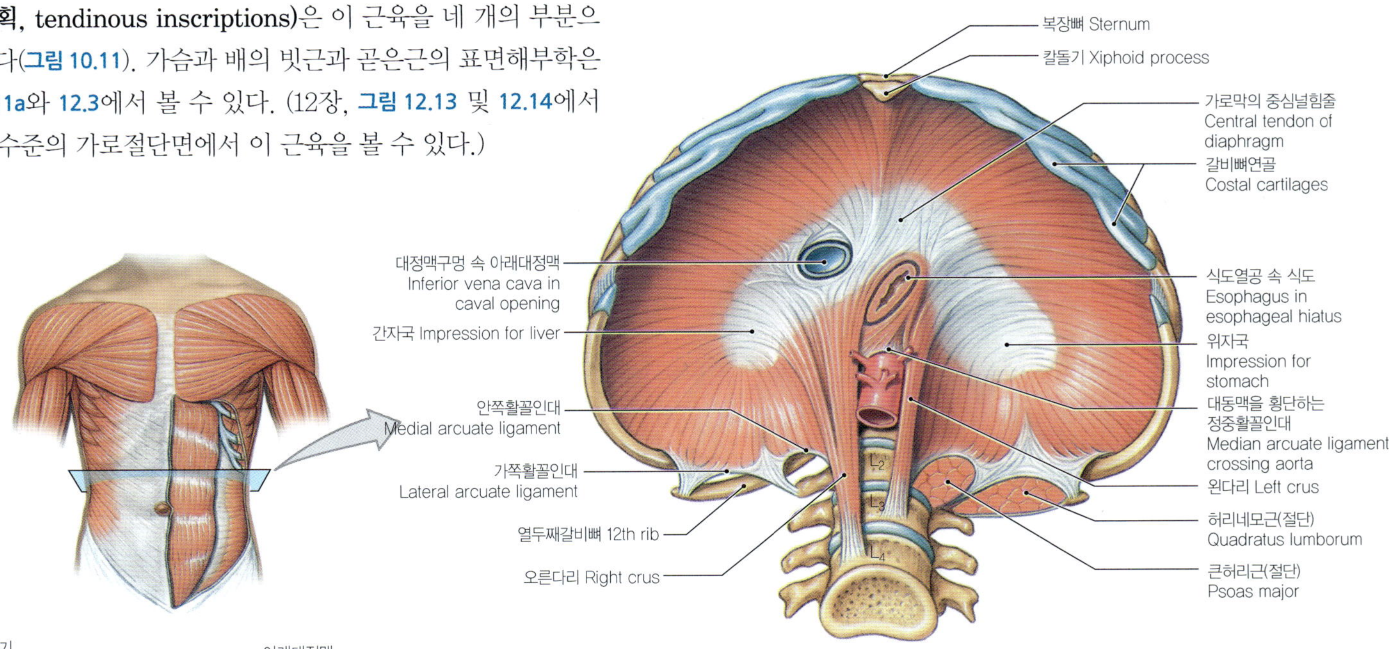

a 아랫면

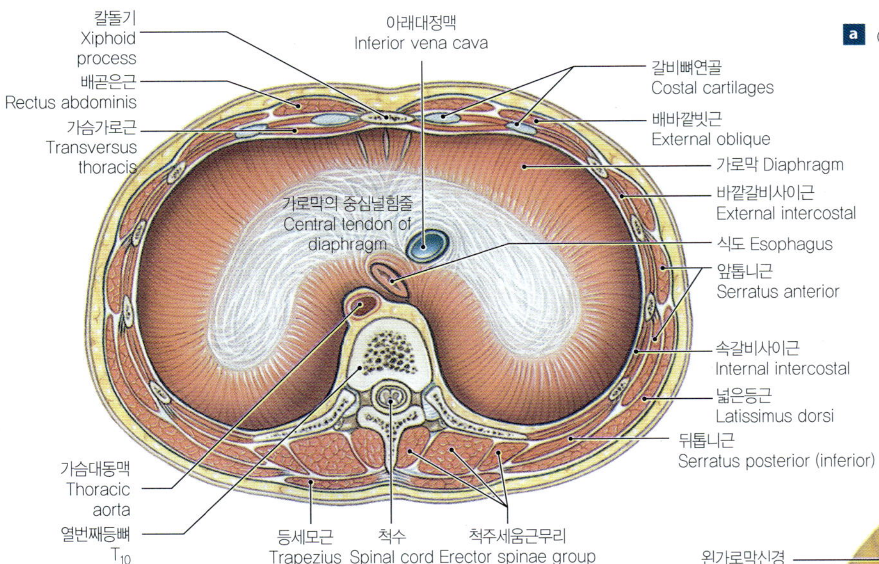

b 윗면

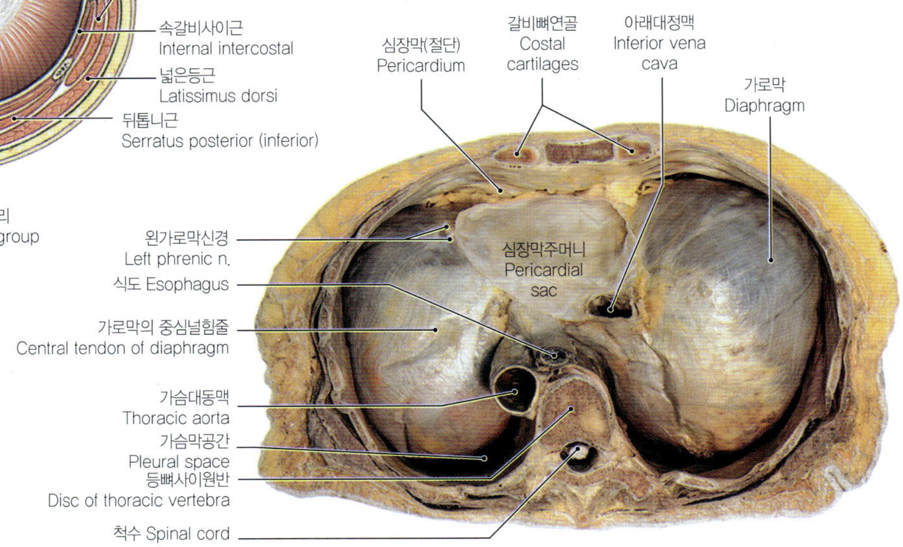

c 가슴우리의 가로절단면 윗면. 가로막의 위치를 보여주기 위해 다른 장기 제거

■ **그림 10.12 가슴가로막**
가슴가로막은 배골반안과 가슴안을 분리

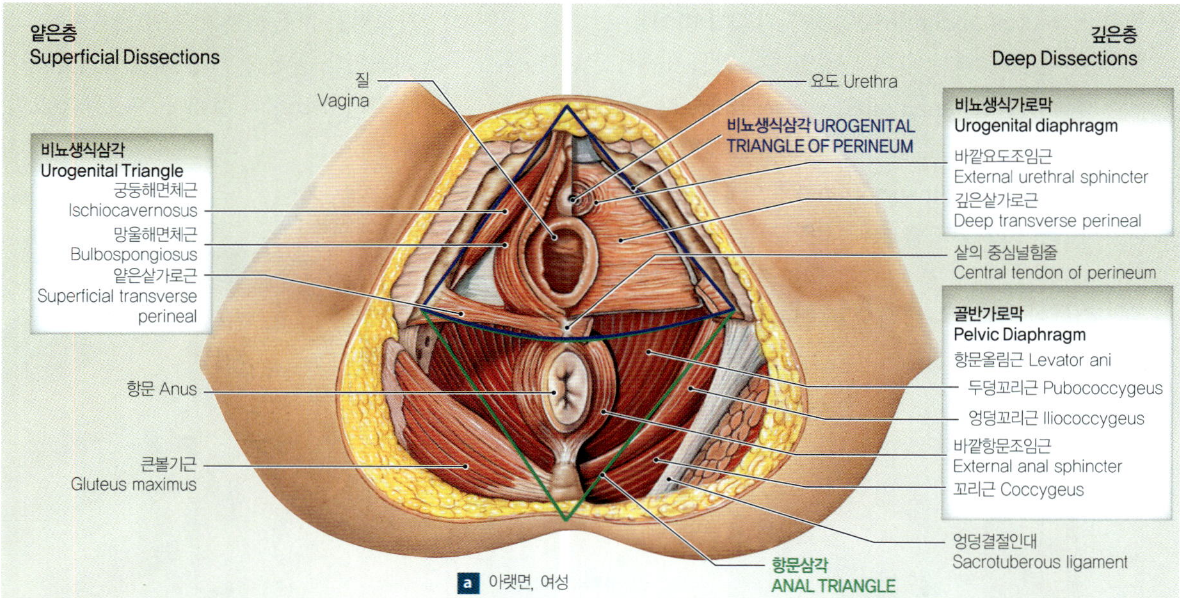

a 아랫면, 여성

깊은층에는 남녀차이가 없다.

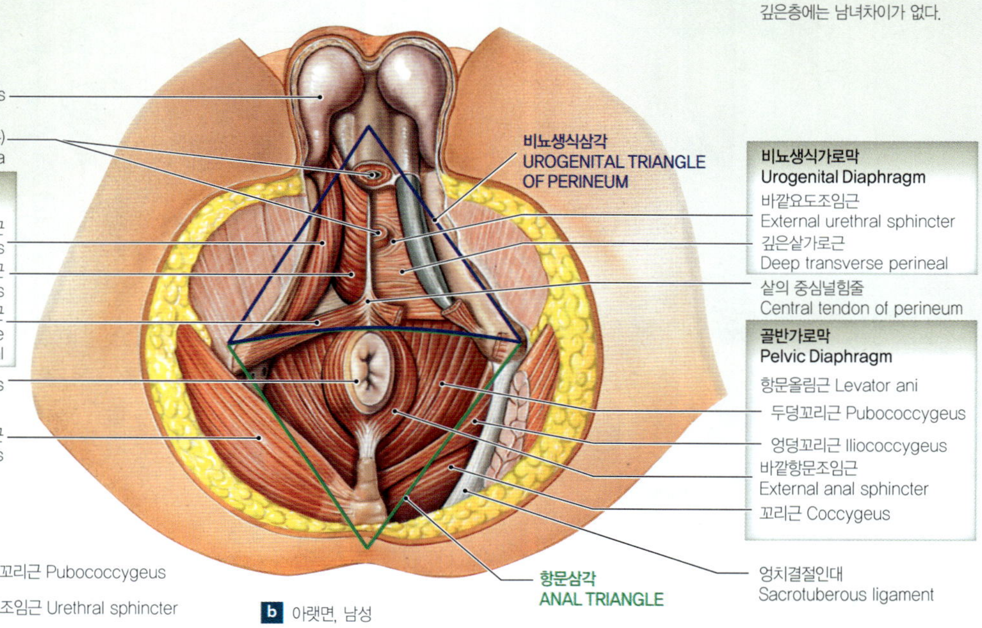

b 아랫면, 남성

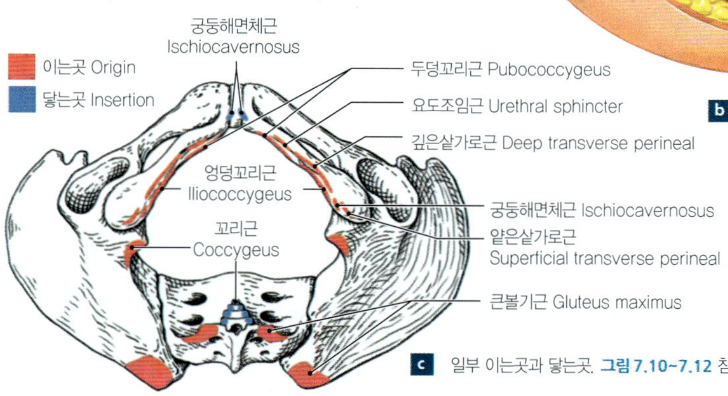

c 일부 이는곳과 닿는곳. 그림 7.10~7.12 참고

■ 그림 10.13 골반바닥근

비뇨생식삼각과 항문삼각의 골반바닥 근육들은 골반안의 장기를 지지하고 엉치뼈와 꼬리뼈를 굽히고 요도와 항문의 움직임을 조절한다.

10.4 개념확인

1 ☐ 바깥갈비사이근의 손상이 일으킬 수 있는 장애는?

10.5 샅과 골반가로막의 근육

샅과 골반가로막의 근육은 엉치뼈와 꼬리뼈에서 궁둥뼈과 두덩뼈까지 뻗어 있다. 이 근육들은 (1) 골반안의 장기를 지지하고, (2) 엉치뼈와 꼬리뼈의 관절을 구부리고, (3) 요도와 항문을 통과하는 물질의 이동을 조절한다(그림 10.13, 표 10.9와 10.10).

샅(회음, perineum)(골반바닥 그리고 주위의 구조물들)은 골반의 아래쪽 모서리들에 의해 경계가 만들어진다. 만약 양쪽 궁둥결절을 잇는 선을 그린다면 샅을 두 개의 삼각, 즉 앞 또는 **비뇨생식삼각**(전 또는 **요생식삼각**, anterior or **urogenital triangle**)과 뒤 또는 **항문삼각**(후 또는 **항문삼각**, posterior or **anal triangle**)으로 나눌 수 있다(그림 10.13b). 앞삼각의 얕은층 근육은 바깥생식기의 근육이다. 이 근육은 골반바닥을 튼튼하게 하는 깊은층 근육을 덮고 요도를 둘러싼다. 이곳의 깊은층 근육은 두 두덩뼈 사이를 연결하며 **비뇨생식가로막(비뇨생식격막, urogenital diaphragm)**을 구성한다.

골반가로막(골반격막, pelvic diaphragm)은 평평하며 아주 넓은 근육막이며, 항문삼각의 근육성 바탕이 된다. 이 가로막은 앞쪽으로 비뇨생식가로막의 속을 지나서 두덩결합까지 뻗어 있다.

비뇨생식가로막과 골반가로막은 아래골반문을 완전히 닫지 않는다. 왜냐하면 요도, 질, 항문이 관통하여 바깥으로 열려야 하기 때문이다. 조임근이 이 구멍들 주위를 둘러싸고 배뇨와 배변을 수의적으로 조절한다. 근육, 신경 및 혈관 또한 아래골반문을 지나서 다리까지 주행한다.

표 10.9 샅근

무리/근육	이는곳	닿는곳	작용	신경
비뇨생식삼각 UROGENITAL TRIANGLE				
얕은층 근육 Superficial muscles				
망울해면체근 Bulbospongiosus				
남 Male	샅중심체(샅부위의 중심널힘줄)과 정중솔기	요도해면체, 샅막과 음경해면체	음경의 발기, 배뇨, 사정을 도움	음부신경의 샅부위가지 (제2–4엉치신경)
여 Female	샅중심체(샅부위의 중심널힘줄)	질어귀망울, 샅막, 음핵몸통, 음핵해면체	음핵발기를 도움 질구멍을 좁힘	위와 같음
궁둥해면체근 Ischiocavernosus	궁둥뼈가지와 결절	음경해면체 또는 음핵해면체; 궁둥두덩가지(여성에만)	음경 혹은 음핵을 압박하고 경직시켜서 발기를 유지하는데 도움	위와 같음
얕은샅가로근 Superficial transverse perineal	궁둥뼈가지	샅의 중심널힘줄	샅의 중심널힘줄을 고정시킴	위와 같음
깊은층 근육 Deep muscles				
깊은샅가로근 Deep transverse perineal	궁둥뼈가지	비뇨생식가로막의 정중 솔기	위와 같음	위와 같음
바깥요도조임근 External urethral sphincter				
남 Male	궁둥뼈가지와 두덩뼈가지	음경 바닥의 정중솔기; 요도를 싸고 있는 섬유	요도를 조임; 전립샘과 망울요도샘을 압박함	위와 같음
여 Female	궁둥뼈가지와 두덩뼈가지	정중솔기; 요도를 싸고 있는 섬유	요도를 조임; 질과 큰질어귀샘을 압박함	위와 같음

표 10.10 골반가로막근

무리/근육	이는곳	닿는곳	작용	신경
항문삼각 ANAL TRIANGLE				
꼬리근 Coccygeus	궁둥뼈가시	엉치뼈와 꼬리뼈의 가쪽과 아래모서리	꼬리뼈관절을 굽힘; 골반 바닥을 올리고 지지함	아래엉치신경 (제4, 5엉치신경)
항문올림근 Levator ani				
엉덩꼬리근 Iliococcygeus 두덩곧창자근 Puborectalis	궁둥뼈가시, 두덩뼈	꼬리뼈과 정중솔기	골반바닥을 긴장시키고 골반 기관들을 지지함. 꼬리뼈관절을 구부리고 항문을 올리고 당김	음부신경 (제2–4엉치신경)
두덩꼬리근 Pubococcygeus	두덩뼈의 속면	위와 같음	위와 같음	위와 같음
바깥항문조임근 External anal sphincter	꼬리뼈의 힘줄	항문구멍을 둘러쌈	항문구멍를 조임	음부신경 (제2–4엉치신경)

임상 노트

탈장

배근육이 강하게 수축될 때 배골반안의 압력은 급격히 올라간다. 내장 장기도 이 압력을 받는다. 만약 이와 동시에 숨을 내쉰다면 그 압력은 해소가 될 것이다. 왜냐하면 가로막이 위로 움직이면서 허파가 쪼그라들기(허탈, collapse) 때문이다.

그러나 격렬한 등척성 운동 중이거나 숨을 참고서 무거운 것을 들어올리는 중이라면, 배골반안의 압력은 정상수준보다 약 100배까지 올라갈 수 있다. 이런 높은 압력은 여러 가지 문제를 일으킬 수 있고, 그 중의 하나가 **탈장(hernia)**이다. 탈장은 내장 장기나 혹은 장기의 일부분이 주변 근육벽이나 분할막의 구멍을 통해 비정상적으로 튀어나온 것을 가리킨다. 여러 형태의 탈장이 있으나 여기서 우리는 고샅탈장과 가로막탈장만 살펴보고자 한다.

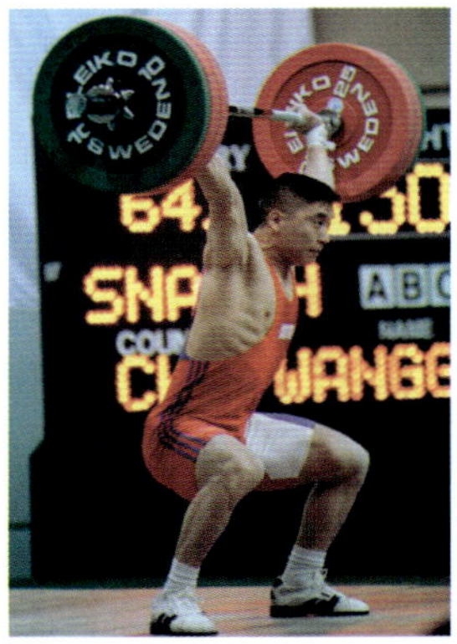

남자 태아의 발생 후기에 고환은 배벽의 **고샅굴(서혜관, inguinal canal)**을 통과하면서 음낭으로 내려간다. 성인 남자의 정관과 부속 혈관들은 정삭을 형성하여 고샅굴을 통하여 배벽의 근육층을 지나야 배안의 생식기관에 도달한다. **고샅탈장(서혜탈장, inguinal hernia)**은 고샅굴이 커져서 큰그물막의 일부, 혹은 작은창자, 드물게는 방광 같은 배안의 구조물이 고샅굴로 들어가는 것이다. 만약 탈장된 구조물이 조여지거나 비틀어지면, 심각한 합병증을 막기 위해 외과적 수술이 필요할 수도 있다. 고샅탈장은 비정상적인 배안의 압력 증가로만 일어나는 것은 아니다. 복부에 가해지는 손상이나 선천적으로 위약한 부위의 존재, 고샅굴의 팽창도 같은 결과를 초래할 수 있다.

식도와 대혈관은 가슴안과 배골반안을 나누는 가로막을 관통하여 지나간다. **가로막탈장(횡격막탈장, diaphragmatic hernia)**이란 배안의 장기가 가슴안으로 미끌어져 들어가는 것을 말한다. 만약 식도가 지나가는 식도구멍을 통하여 탈장이 일어나면 **틈새탈장(열공탈장, hiatal hernia)**이라고 한다. 얼마나 심각한 상태인지는 탈장된 장기의 위치와 크기에 좌우된다. 틈새탈장은 매우 흔하며 위산이 식도로 역류할 정도로 심각해도(위식도역류질환, gastroesophagealreflux, GERD) 대부분 인식을 못하고 지낸다. 영상의학 전문의는 바륨조영제를 이용한 상부위장관 검사를 받는 사람의 약 30%에서 이 질환을 관찰한다.

고샅탈장처럼 가로막탈장도 선천성 결함이나 혹은 가로막을 찢거나 위약하게 하는 손상이 있을 때 발생할 수 있다. 만약 발생 중에 복부 장기가 가슴안의 공간을 차지한다면 태아는 허파가 충분히 자라지 못하고 태어날 것이다.

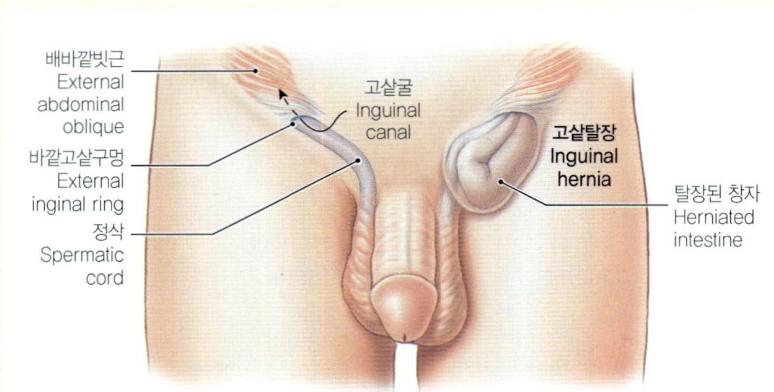

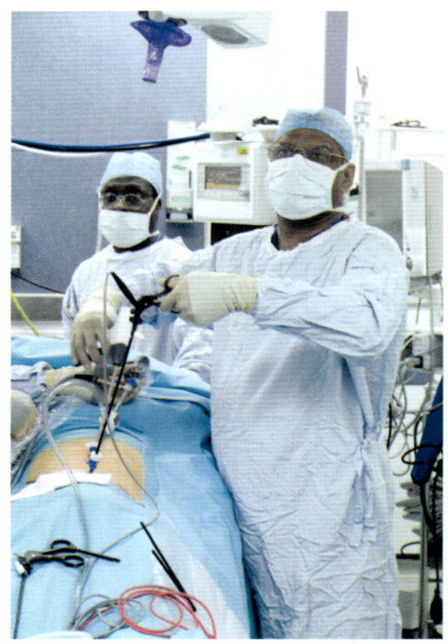

신경 발생학 요약
근육계통의 발생은 28장을 참고하시오(Embryology and Human Development).

10.5 개념확인

1 ☐ 골반가로막근육의 기능은 무엇인가?

임상용어

가로막탈장(횡격막탈장, diaphragmatic hernia) 복부 장기가 가로막의 구멍을 통해 가슴안으로 미끄러져 들어가서 생기는 탈장

고샅탈장(서혜탈장, inguinal hernia) 고샅굴이 커지고 배안의 구조물이 고샅굴로 강제로 들어간 상태

탈장(hernia) 비정상적인 구멍을 통해 장기나 신체 일부분이 튀어나온 상태

틈새탈장(열공탈장, hiatal hernia) 배안의 장기가 식도구멍을 통하여 가슴안으로 미끌어져 들어간 상태

핵심정리

개요

- 뼈대계통을 몸통뼈대와 팔다리뼈대로 나누듯이 근육계통도 몸통근육과 팔다리근육으로 나누는 것이 유용한 분류법이다. 몸통근육은 몸통뼈대에서 일어나서 몸통뼈대에 가서 닿는 근육이다. 머리와 척주를 안정시키고 가슴우리를 통해 호흡을 돕는다.

10.1 네 무리의 몸통근육

- 몸통근육은 위치와 기능을 기초로 네 개의 무리로 나뉜다. 이 무리는 (1) 머리와 목의 근육, (2) 척주근육, (3) 빗근과 곧은근(가로막 포함), (4) 골반가로막근이다(**그림 10.1/10.2**).
- 네 무리의 근육 설명에는 신경지배 자료도 포함되어 있다. 신경지배는 근육을 조절하는 신경을 가리킨다.

10.2 머리와 목 근육

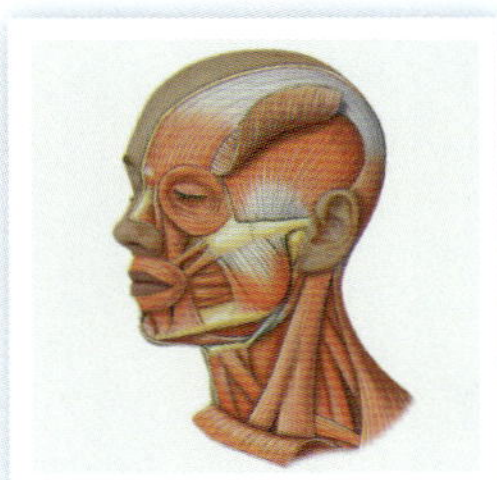

- 머리와 목 근육은 몇 개의 무리로 세분된다: (1) 얼굴표정근, (2) 바깥안구근, (3) 씹기근, (4)혀근, (5) 인두근, (6) 목앞근.

얼굴표정근

- 얼굴표정근은 머리뼈 표면에서 일어난다. 얼굴근육의 가장 큰 무리는 입과 관련된다. 입둘레근과 볼근이 여기에 속한다. 뒤통수이마근의 이마힘살과 뒤통수힘살은 눈썹, 이마, 두피의 움직임을 조절한다. 넓은목근은 목의 피부를 팽팽하게 하고 아래턱뼈를 내린다(**그림 10.3/10.4**와 **표 10.1**).

바깥안구근

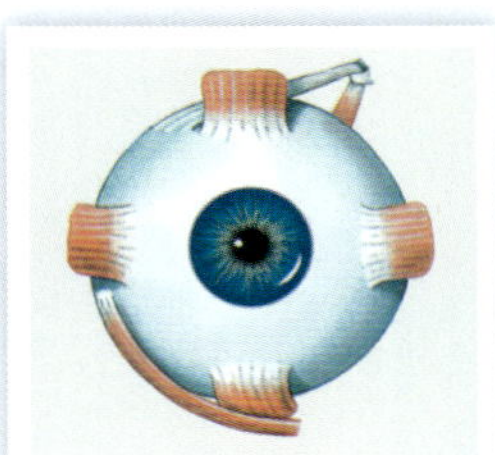

- 6개의 바깥안구근이 눈의 위치와 움직임을 조절한다. 이 근육들은 아래곧은근, 안쪽곧은근, 위곧은근, 가쪽곧은근, 아래빗근, 그리고 위빗근이다(**그림 10.5**와 **표 10.2**).

씹기근

- 씹기근은 아래턱뼈를 움직인다. 깨물근, 관자근, 날개근이 여기에 속한다(**그림 10.6**과 **표 10.3**).

혀근

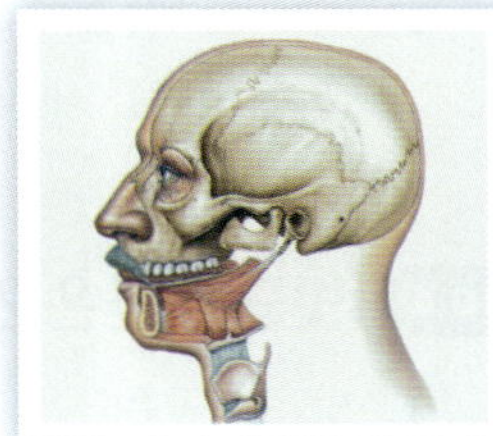

- 혀의 근육은 말하기, 삼키기에 필수적이며 씹기를 보조한다. 여기에는 턱끝혀근, 목뿔혀근, 입천장혀근, 붓혀근이 속한다(**그림 10.7**과 **표 10.4**).

인두근

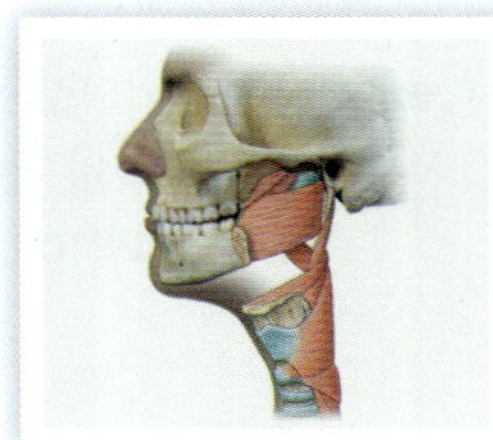

- 인두근은 삼키기의 초기에 중요하다. 여기에는 인두수축근, 후두올림근(입천장인두근, 귀관인두근, 붓인두근), 물렁입천장을 올리는 입천장근이 속한다(**그림 10.8**과 **표 10.5**).

목앞근

- 목의 앞근육은 후두의 위치를 조절하고, 아래턱뼈를 내리며, 그리고 혀와 인두의 근육을 위한 안정적 기반이 된다(**그림 10.3, 10.4, 10.9, 12.1, 12.2a, 12.9, 12.10** 과 **표 10.6**).

10.3 척주근

- 등근육은 명확한 세 개의 층(얕은층, 중간층, 깊은층)으로 나뉜다.

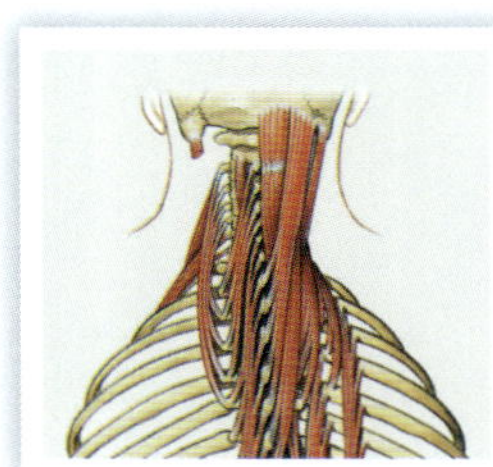

- 등근육의 깊은층만 자체(또는 진짜) 등근이다. 자체기원등근육은 척수신경의 뒤가지에 의해 지배를 받고 척추를 서로 연결한다(**그림 10.10/12.9/12.10/12.12/12.13/12.14**와 **표 10.7**).

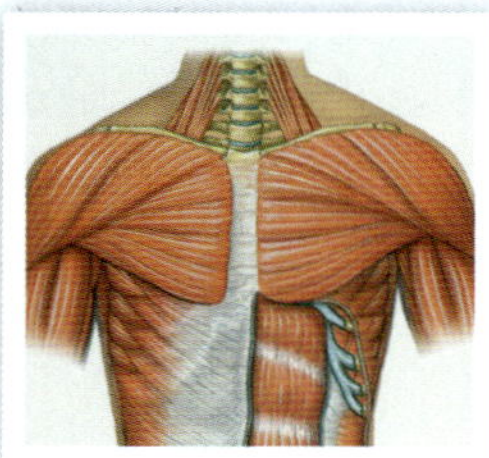

자체기원등근육의 얕은층

- 얕은층에는 목과 위쪽 가슴의 널판근이 속한다.

자체기원등근육의 중간층

- 중간층은 몸통의 척주세움근으로 구성된다.

자체기원등근육의 깊은층

- 깊은층은 가로돌기가시근(반가시근, 뭇갈래근, 돌림근, 가시사이근, 가로돌기사이근)으로 구성되며 척추를 서로 연결하고 안정시킨다.

척주굽힘근

- 여기에는 목을 돌리고 굽히는 머리긴근과 목긴근, 척주를 굽히고 갈비뼈를 내리는 허리네모근이 속한다(그림 10.10c와 표 10.7).

10.4 빗근과 곧은근

- 빗근과 곧은근은 척주와 배의 중앙선 사이에 놓여 있다. 배빗근(배바깥빗근, 배속빗근)은 복부를 압박하고 척주를 돌린다. 배곧은근은 척주의 굽힘근이다.
- 목과 가슴의 빗근에는 목갈비근, 갈비사이근, 가슴가로근이 속한다. 바깥갈비사이근과 속갈비사이근은 갈비뼈의 호흡운동에 중요하다(그림10.11b d/10.12/10.13/10.14와 표 10.8).

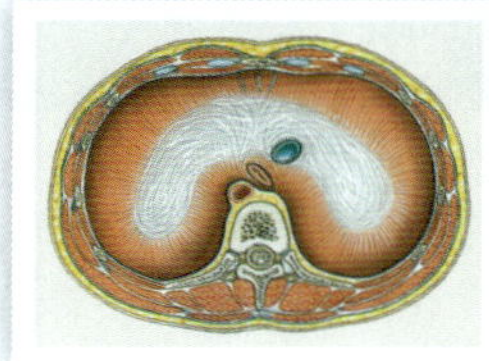

가로막

- 가로막은 호흡에서 중요하다. 배골반안과 가슴안을 나눈다(그림 10.12).

10.5 샅과 골반가로막의 근육

- 샅과 골반가로막의 근육은 엉치뼈와 꼬리뼈에서 궁둥뼈와 두덩뼈까지 뻗어 있다. 이 근육들은 (1) 골반안의 장기를 지지하고, (2) 엉치뼈와 꼬리뼈의 관절을 구부리고, (3) 요도와 항문을 통과하는 물질의 이동을 조절한다.

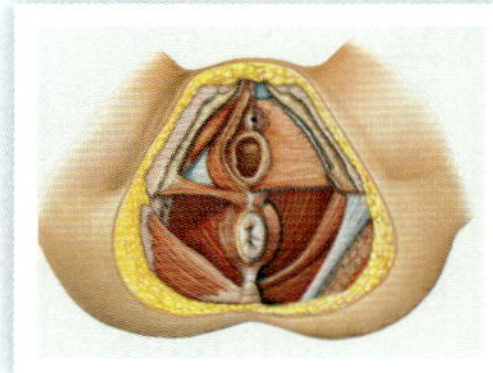

- 샅(골반바닥 그리고 주위의 구조물들)은 앞 또는 비뇨생식삼각과 뒤 또는 항문삼각으로 나눌 수 있다. 골반바닥은 비뇨생식가로막과 골반가로막으로 구성된다(그림 10.13과 표 10.9/10.10).

단원 연습문제

For answers, see the blue Answers tab at the back of the book.

단계 1. 정의와 용어

가장 근접한 항목에 대하여 짝을 지으시오.

1. 가시근 ☐
2. 샅 ☐
3. 볼근 ☐
4. 바깥안구근 ☐
5. 갈비사이근 ☐
6. 붓목뿔근 ☐
7. 아래곧은근 ☐
8. 관자근 ☐
9. 넓은목근 ☐
10. 붓혀근 ☐

a. 볼을 눌러줌
b. 후두를 올린다.
c. 목의 피부를 긴장시킨다.
d. 골반바닥/ 관련된 구조물들
e. 아래턱뼈를 올린다.
f. 갈비뼈를 움직인다.
g. 혀를 뒤로 당긴다.
h. 목을 편다.
i. 눈근육
j. 안구를 아래로 내림

11. 다음 근육 중에서 배를 압박하지 않는 것은?
(a) 가로막
(b) 속갈비사이근
(c) 배바깥빗근
(d) 배곧은근

12. 두덩뼈에서 일어나는 근육은?
(a) 배속빗근
(b) 배곧은근
(c) 배가로근
(d) 목갈비근

13. 아래 그림에서 머리와 목근육에 해당하는 이름을 적으시오.
(a) ______________________
(b) ______________________
(c) ______________________
(d) ______________________
(e) ______________________

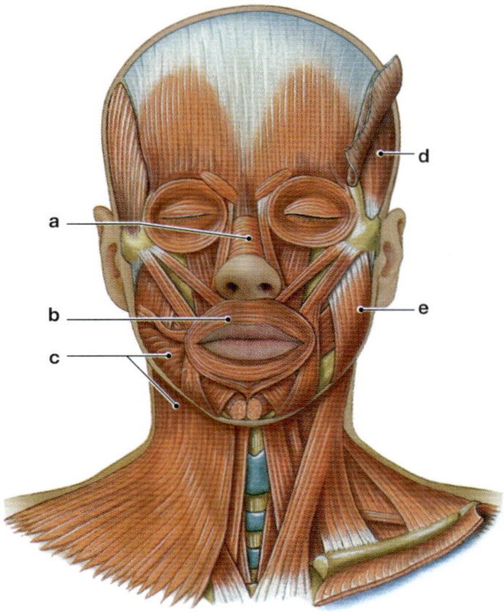

14. 다음 중 엉덩뼈능선에서 일어나는 근육은?
(a) 허리네모근
(b) 목엉덩갈비근
(c) 목가장긴근
(d) 널판근

15. 다음 중 두힘살근의 작용을 바르게 설명한 것은?
(a) 후두를 올림
(b) 후두를 올리고 아래턱뼈를 내림
(c) 후두를 내림
(d) 아래턱뼈를 올림

16. 다음 중에서 갈비뼈 연골에 닿는곳을 가지는 근육은?
(a) 가로막
(b) 바깥갈비사이근
(c) 가슴가로근
(d) 목갈비근

17. 아래 그림의 등근육에 해당하는 근육 이름을 적으시오
(a) ______________________
(b) ______________________
(c) ______________________
(d) ______________________
(e) ______________________

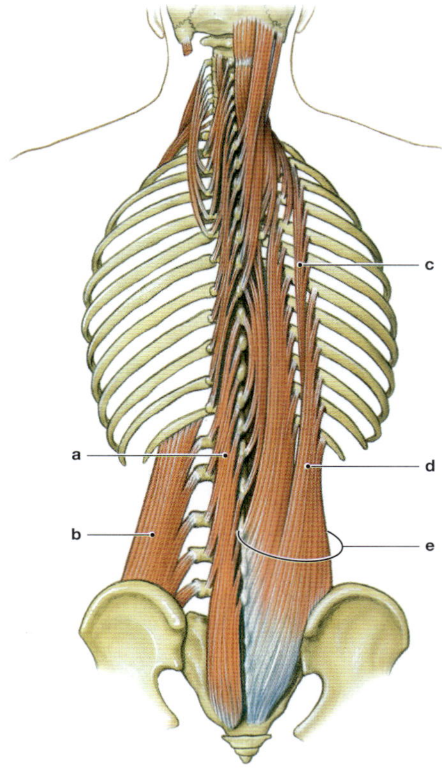

18. 다음 중 대부분의 혀근을 지배하는 신경은?
(a) 혀밑신경 (N XII)
(b) 도르래신경 (N IV)
(c) 갓돌림신경 (N VI)
(d) b, c 모두

19. 다음 중 골반바닥의 근육에 대한 부적절한 설명은?
(a) 엉치뼈와 다리이음뼈 사이에 위치한다.
(b) 샅을 형성한다
(c) 골반에 대한 넙다리 동작을 미세하게 조정한다.
(d) 아래골반문에 있는 구멍들을 둘러싸고 있다.

20. 다음 중 목갈비근이 일어나는 곳은?
(a) 목뼈의 가로돌기와 갈비돌기
(b) 아래 갈비뼈의 아래모서리
(c) 갈비뼈연골
(d) 등허리근막과 엉덩뼈능선

21. 만약 오른쪽 눈을 가쪽으로 움직일 수 없다면 어느 뇌신경이 손상을 입었다고 생각되는가?
(a) 눈돌림신경
(b) 삼차신경
(c) 얼굴신경
(d) 갓돌림신경

단계 2. 개념 정리

1. 복부 수술 중 외과의사는 백색선의 오른쪽 근육을 절단하였다. 다음 중 잘린 근육은 어느 것인가?
(a) 두힘살근
(b) 배바깥빗근
(c) 배곧은근
(d) 목갈비근

2. 메리는 큰 소리를 듣고서 눈을 들어 소리난 곳을 쳐다보았다. 그녀가 반드시 사용해야 하는 근육은?
(a) 위곧은근 (b) 아래곧은근
(c) 위빗근 (d) 가쪽곧은근

3. 다음 근육 중 삼킴과 관련 없는 근육은?
(a) 위인두수축근 (b) 날개근
(c) 입천장인두근 (d) 붓인두근

4. 다음 중 씹기근육의 공통된 특징은?
(a) 눈돌림신경의 지배를 받는다.
(b) 얼굴표정근이다.
(c) 턱관절에서 아래턱뼈를 움직인다.
(d) 미소를 짓게 한다.

5. 척주근은 많은 등쪽의 폄근과 소수의 배쪽 굽힘근이 있다. 그 이유는?

6. 삼키는 동안에 혀근은 무슨 역할은 하는가?

7. 배속빗근의 수축 효과는 무엇인가?

8. 목앞근의 작용은 무엇인가?

9. 가로막의 기능은 무엇이며 왜 몸통근육에 포함되는가?

10. 어떤 근육들이 척주에서 머리의 위치를 조절하는가?

단계 3. 종합적 사고

1. 항문삼각의 근육들은 어떻게 이 지역의 기능을 조절하는가?

2. 메리는 자기 쪽으로 존이 다가오는 것을 보고 즉시 그녀의 이마근과 눈살근을 수축하였다. 메리는 존을 보고 반가워하는가?

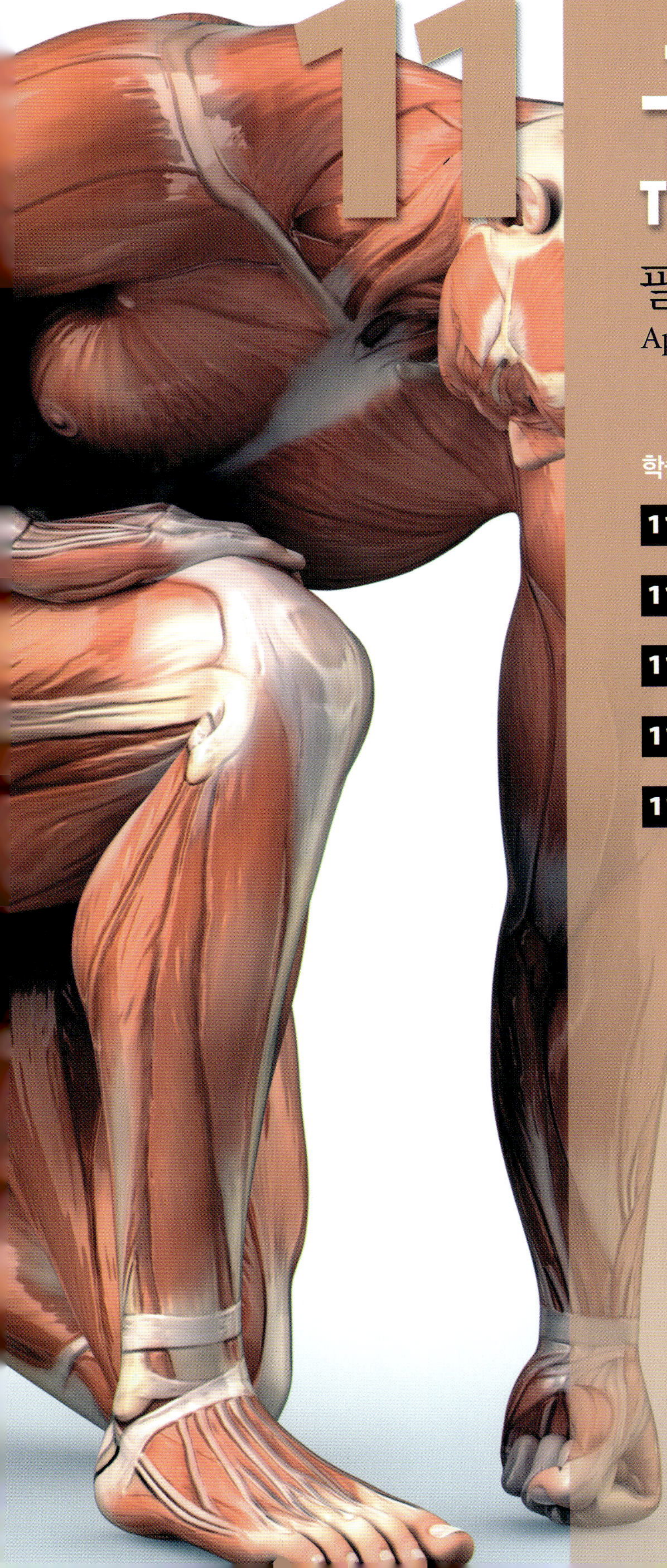

11 근육계통
The Muscular System

팔다리근육
Appendicular Musculature

학습목표

11.1 관절에서 근육이 일으키는 작용이 관절의 구조, 근육의 위치 그리고 관절의 운동축과의 관계에 얼마나 의존하는지를 기술한다.

11.2 팔이음뼈와 팔에서 근육의 위치와 이는곳, 닿는곳, 작용, 신경지배를 확인한다.

11.3 위팔과 아래팔에서 칸의 위치를 확인하고 각각의 칸에 포함된 근육을 확인한다.

11.4 다리이음뼈와 다리에서 근육의 위치와 이는곳, 닿는곳, 작용, 신경지배를 확인한다.

11.5 넙다리와 종아리에서 칸의 위치를 확인하고 각각의 칸에 포함된 근육을 확인한다.

이 장에서 우리는 **팔다리근육**(appendicular musculature)에 관하여 살펴볼 것이다.

팔다리근육은 두 무리로 나뉜다: (1) 팔이음뼈와 팔의 근육, (2) 다리이음뼈와 다리의 근육이다(그림 11.1). 몸통뼈대와 팔이음뼈는 근육으로 연결되며 이 근육성 연결은 팔의 가동력을 높인다. 왜냐하면 이 연결은 몸통뼈대 같은 뼈와 뼈의 연결보다 상대적으로 느슨하기 때문이다. 또한, 근육에 의한 연결은 충격흡수 역할을 한다. 예를 들면, 우리는 걸으면서 섬세한 손 운동을 할 수 있는데 이것은 팔다리근육이 충격과 요동을 흡수하여 걷고 있을 때 발생하는 흔들림을 줄여주기 때문이다. 상대적으로 다리이음뼈는 몸통뼈대로부터 다리뼈대로 체중을 전달하기 때문에 강한 뼈대연결로 진화해왔다. 높은 운동성보다 견고함이 중요하기 때문에 주된 특징은 관절의 견고함이며 따라서 다리관절의 운동범위는 제한된다. 이 장에서 뼈대구조와 뼈대근육의 기능을 이해할 필요가 있다. 그래서 (1) 6, 7장의 뼈대그림과 (2) 앞서 설명한 뼈대근육의 네 가지 주된 작용을 복습하는 것이 도움이 될 것이다.

11.1 팔다리근육 작용에 영향을 주는 요소

이 장에서는 팔다리근육의 이는곳, 닿는곳, 작용 및 신경지배를 학습할 것이다. 근육의 기능과 관련된 상세한 해부학적 지식을 상기할 필요가 있다. 해부학의 목표는 기계적 암기가 아니라 이해에 있다. 그래서 이미 알고 있는 바를 사용해서 예측하고 시험해본다. 만약 이는곳과 닿는곳을 알고 있다면, 작용을 예측할 수 있고, 이는곳과 작용을 알고 있다면, 닿는곳을 대략 예측할 수 있다(Spotlight 그림 11.2).

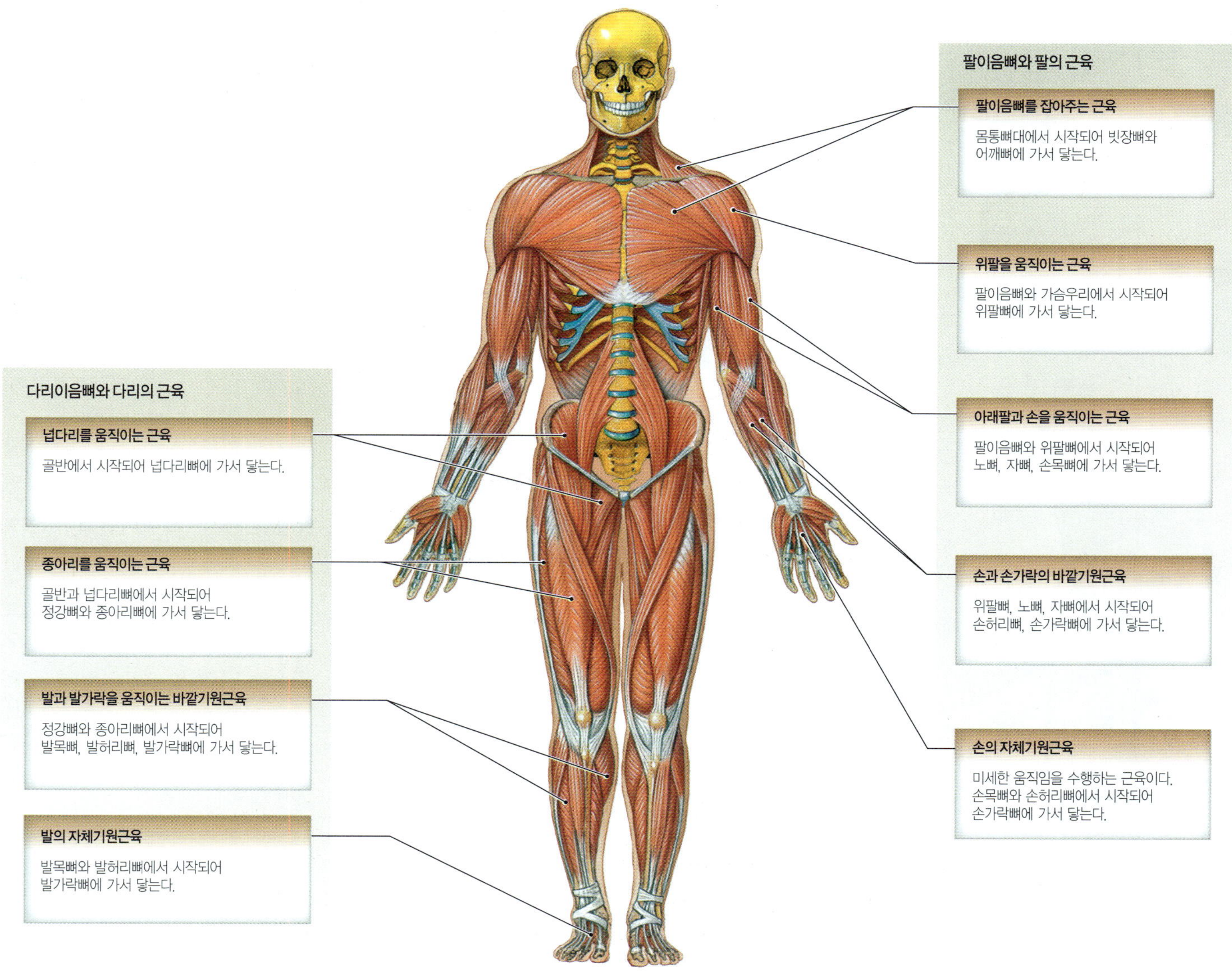

■ 그림 11.1 팔다리근육의 주된 두 무리

그림 11.2 팔다리근육의 기능에 영향을 주는 요소들

Scan the codes in this Spotlight to see MasteringA&P〉A&P Flix animations on Group Muscle Actions & Joints.

어깨관절의 해부학 The Anatomy of the Shoulder Joint

한 근육의 전부 혹은 큰 근육의 일부분이 수축할 때 특정한 방향으로 닿는곳을 당긴다. 이때 힘이 작용하는 방향을 **작용선(action line)**이라 한다. 관절에서 일어나는 동작은 작용선과 해부학적 구조 사이의 관계에 달려 있다. 그리고 동작의 축은 관절의 해부학적 구조에 의해 결정된다. 어떤 특정 관절의 해부학적 구조가 허용하는 움직임을 안다면 그 관절에서 특정 근육의 작용을 예측하고 이해하기 쉬울 것이다.

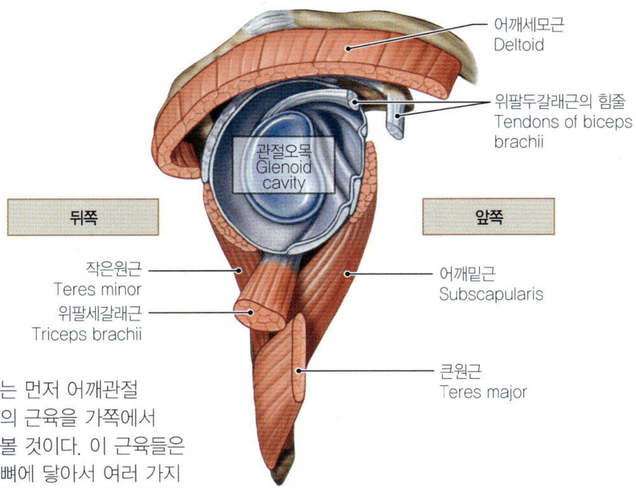

우리는 먼저 어깨관절 주위의 근육을 가쪽에서 살펴볼 것이다. 이 근육들은 위팔뼈에 닿아서 여러 가지 동작을 일으킨다. 위팔뼈를 제거하고 관절과 작용선의 관계를 살펴본다.

굽힘과 폄 Flexion and Extension

어깨관절의 앞면에 작용선이 지나가는 근육은 굽힘근이다. 그리고 뒷면에 작용선이 지나가는 근육은 폄근이다.

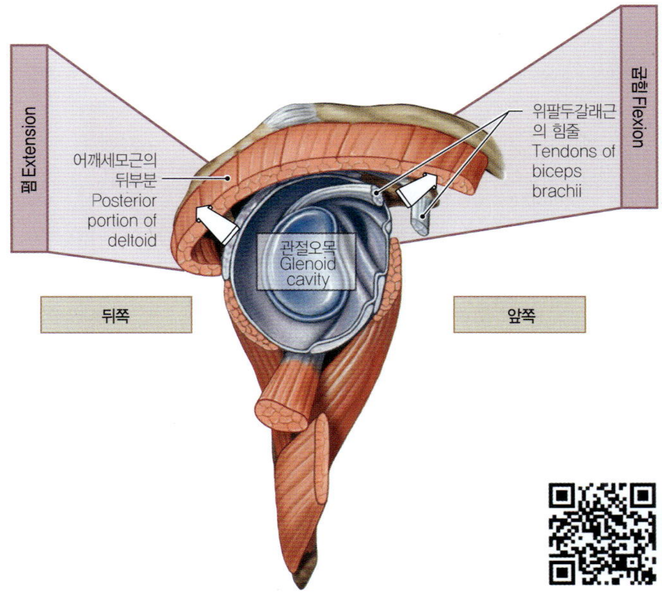

모음과 벌림 Adduction and Abduction

어깨관절의 윗면을 작용선이 지나가는 근육은 벌림근이다. 그리고 아랫면에 작용선이 지나가는 근육은 모음근이다.

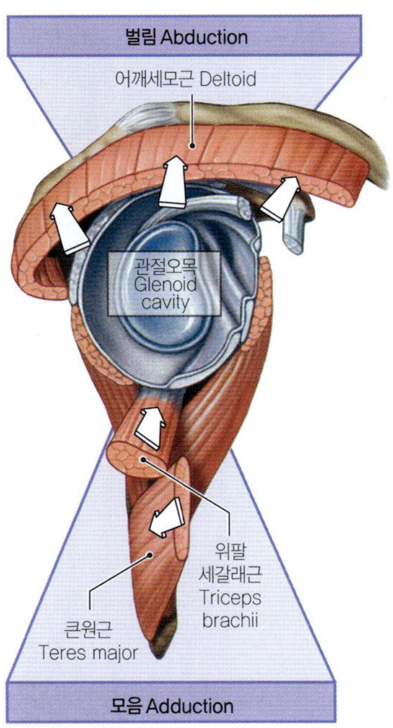

안쪽돌림과 가쪽돌림 Medial and Lateral Rotation

어깨관절의 앞면에 작용선이 지나가는 근육은 굽힘뿐만 아니라 안쪽돌림을 일으킬 수 있다. 그리고 뒷면에 작용선이 지나가는 근육은 폄뿐만 아니라 가쪽돌림을 일으킬 수 있다.

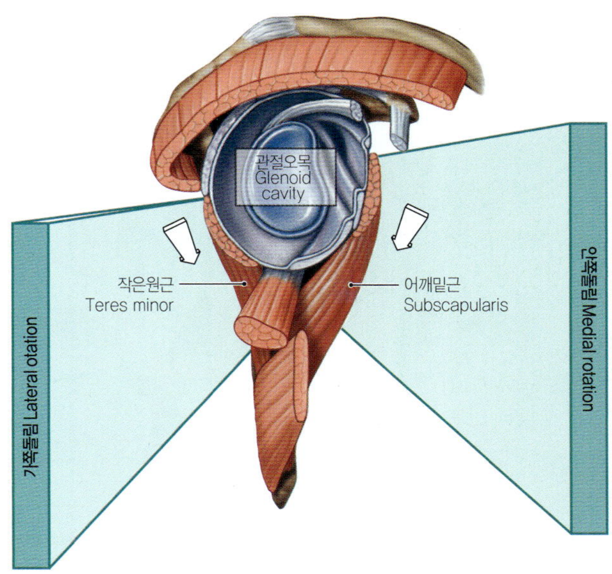

어깨관절의 작용선 Action Lines at the Shoulder Joint

가쪽에서 어깨세모근, 위팔두갈래근, 위팔세갈래근의 작용선을 살펴본다. 작용선이 어깨관절을 어떻게 지나가는지가 위팔뼈에 대한 근육의 작용을 결정한다.

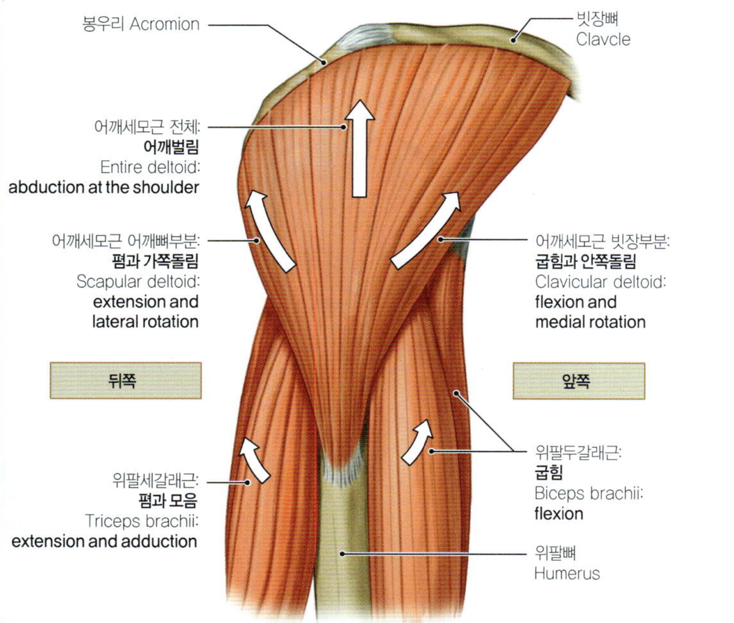

분출근과 우회근 Spurt and Shunt Muscles

근육의 닿는곳과 관절축 사이의 위치관계는 근육의 작용에 대한 또 다른 정보를 준다. 닿는곳이 관절 가까이에 위치하는 근육은 주된 작용이 동작을 일으키는 것이다. 이런 근육을 **분출근(spurt m.)**이라 하고 분출근은 주작용근으로 기능한다. 닿는곳이 관절에서 상당히 멀리 떨어져 있는 근육은 대개 그 관절을 안정시키는 작용을 하고 부가적으로 움직임을 일으킨다. 이런 형태의 근육은 협동근으로 기능하며 **우회근(shunt m.)**이라 불린다.

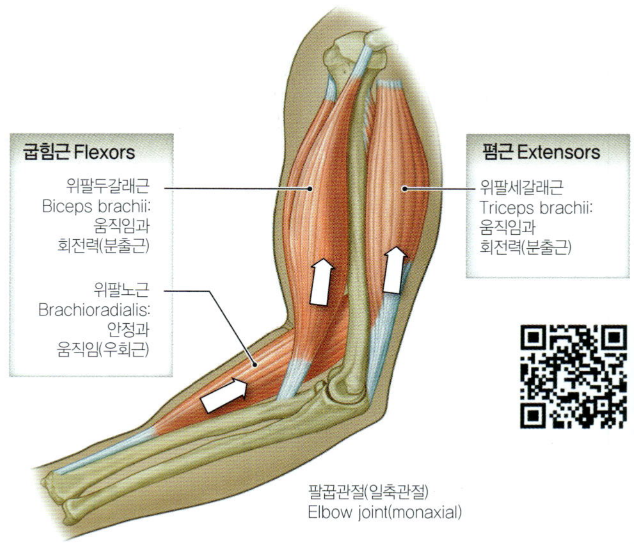

엉덩관절의 작용선 Action Lines at the Hip Joint

엉덩관절은 어깨관절처럼 다축성 윤활관절이며 굽힘/폄, 모음/벌림, 안쪽돌림/가쪽돌림이 가능하다. 엉덩관절에서 근육의 작용은 어깨관절과 똑같은 과정을 통해 분석된다. 엉덩관절에서 근육의 작용은 엉덩관절의 구조와 근육이 넙다리뼈(그림에서는 제거됨)에 가서 닿는곳 위치에 의해서 결정된다.

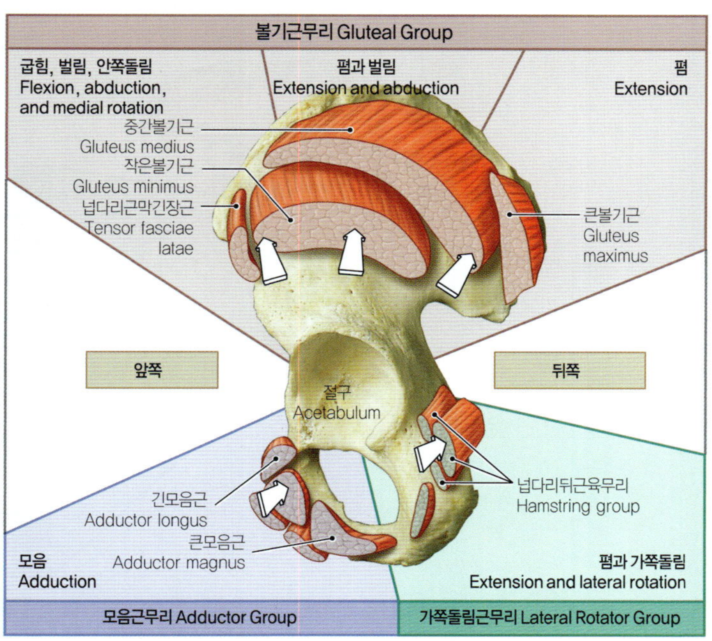

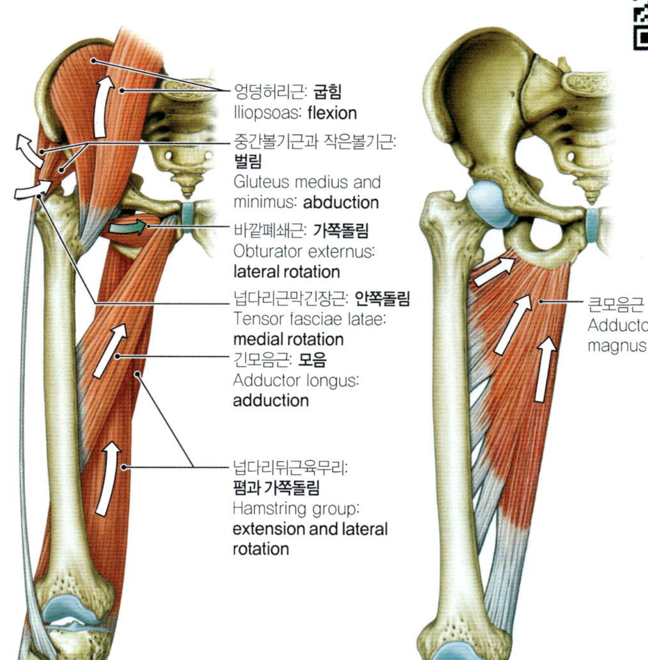

큰모음근의 작용선
Action lines of the adductor magnus

11.1 개념확인

1. 근육의 작용선을 정의하고 어떻게 특정 관절에서 근육의 작용을 결정하는지 설명하라.
2. 팔이음뼈와 팔에 관련된 네 무리의 근육은 무엇인가?

11.2 팔이음뼈와 팔의 근육

팔이음뼈와 팔의 근육은 네 무리로 나눌 수 있다.(1) 팔이음뼈를 잡아주는 근육 (2) 위팔을 움직이는 근육 (3) 아래팔과 손을 움직이는 근육 (4) 손과 손가락을 움직이는 근육. 팔이음뼈와 팔의 여러 근육의 전반적인 위치는 그림 11.3과 그림 11.4를 참고한다.

팔이음뼈를 잡아주는 근육

팔이음뼈를 잡아주는 근육은 위팔을 움직이는 근육과 함께 협력하여 작용한다. 위팔을 최대 관절운동범위로 움직일 때는 팔이음뼈가 동시에 움직임이 요구된다. 팔이음뼈의 움직임은 그림 11.3부터 그림11.6에 있는 그리고 표 11.1에 있는 근육들이 결정한다(12장, 그림 12.2와 12.3에서 신체 표면의 이 근육을 확인한다).

등세모근(승모근, trapezius)은 등과 목 부분을 덮고 머리뼈 바닥까지 이르는 큰 근육이다. 이 근육은 등과 목의 정중선을 따라 시작되어 빗장뼈와 어깨뼈가시에 가서 닿는다. 세모형 근육이기 때문에 양쪽이 함께 넓은 마름모 형태를 만든다(그림 11.3와 11.5).

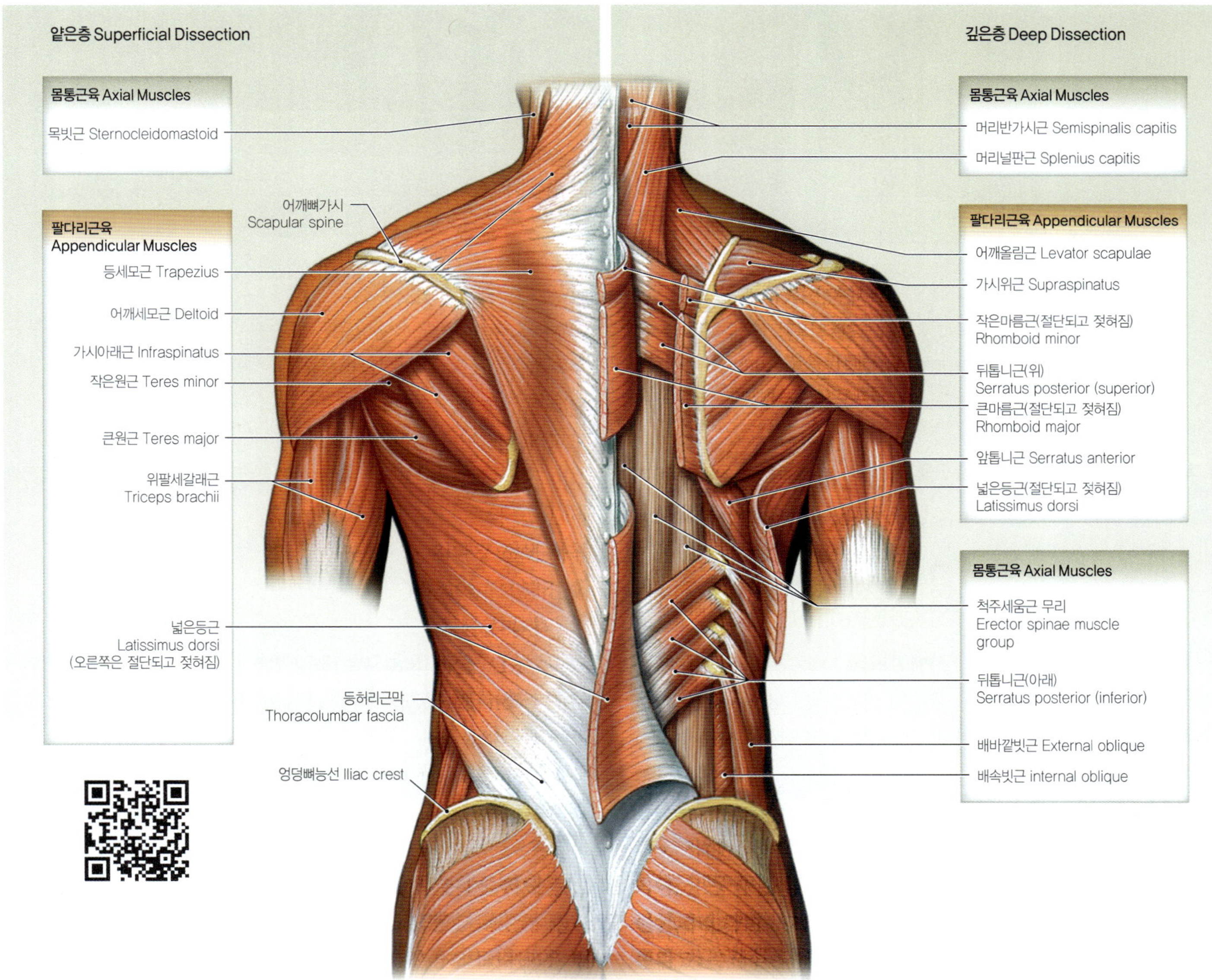

■ 그림 11.3 목, 어깨, 등의 얕은층 근육과 깊은층 근육
뒷면, 등과 목의 몸통근육, 팔이음뼈와 위팔의 팔다리근육

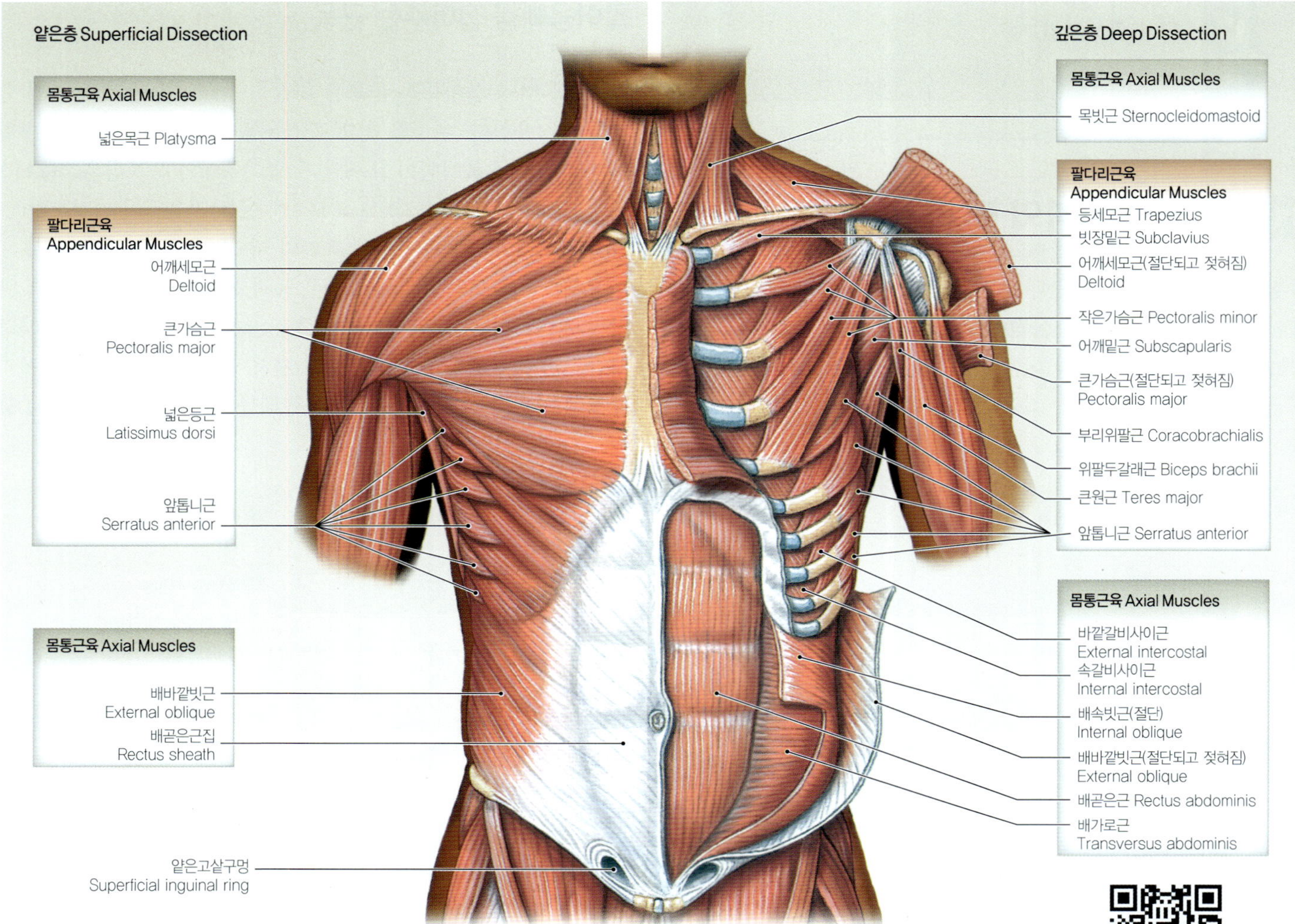

■ **그림 11.4 몸통과 위팔의 얕은층 근육과 깊은층 근육**
앞면, 몸통의 몸통근육, 팔이음뼈와 위팔의 팔다리근육
Scan the code to see a figure from Practice Anatomy Lab (PAL).

등세모근은 여러 개의 신경이 지배한다(표 11.1). 따라서 등세모근의 특정한 부위는 독립적으로 수축될 수 있으며 등세모근의 작용이 꽤 다양하게 나타날 수 있다(12장 그림 12.10에서 T_2 수준의 가로절단면을 볼 수 있다).

등세모근을 제거하면 **마름근(능형근, rhomboid)**과 **어깨올림근(견갑거근, levator scapulae)**이 나타난다(그림 11.3과 11.5). 이 근육들은 목뼈와 등뼈의 등쪽에서 시작되어 어깨뼈의 위각과 아래각 사이 어깨뼈의 안쪽모서리에 가서 닿는다. 마름근의 수축은 어깨뼈를 모은다(뒤당긴다). 즉, 등의 중심쪽으로 이동시킨다. 또한 마름근의 수축은 어깨뼈를 아래로 돌린다. 즉, 관절오목을 아래로 움직이고 어깨뼈의 아래각을 안쪽 위쪽으로 움직이게 한다(그림 7.4 그리고 7.5). (12장 그림 12.10에서 T_2 수준의 가로절단면에서 이 근육을 볼 수 있다). 어깨올림근은 어깨뼈를 올려서 어깨를 으쓱하게 한다.

앞톱니근(전거근, serratus anterior)은 가슴우리의 가쪽 벽에서 몇몇 갈비뼈의 앞면과 윗면에서 시작된다(그림 11.5와 11.6). 이 부채모양의 근육은 어깨뼈의 안쪽모서리의 앞면에서 끝난다. 앞톱니근이 수축하면 앞톱니근은 어깨뼈를 벌리고 앞으로 내밀게 한다.

가슴 깊은층에 있는 두 개의 근육이 갈비뼈의 앞면에서 시작된다. **빗장밑근(쇄골하근, subclavius)**은 빗장뼈의 아래모서리에 닿는다(그림 11.4와 11.6). 이 근육이 수축하면 빗장뼈의 어깨뼈끝을 아래로 내리고 내밀게 한다. 인대가 빗장뼈와 어깨뼈를 연결하기 때

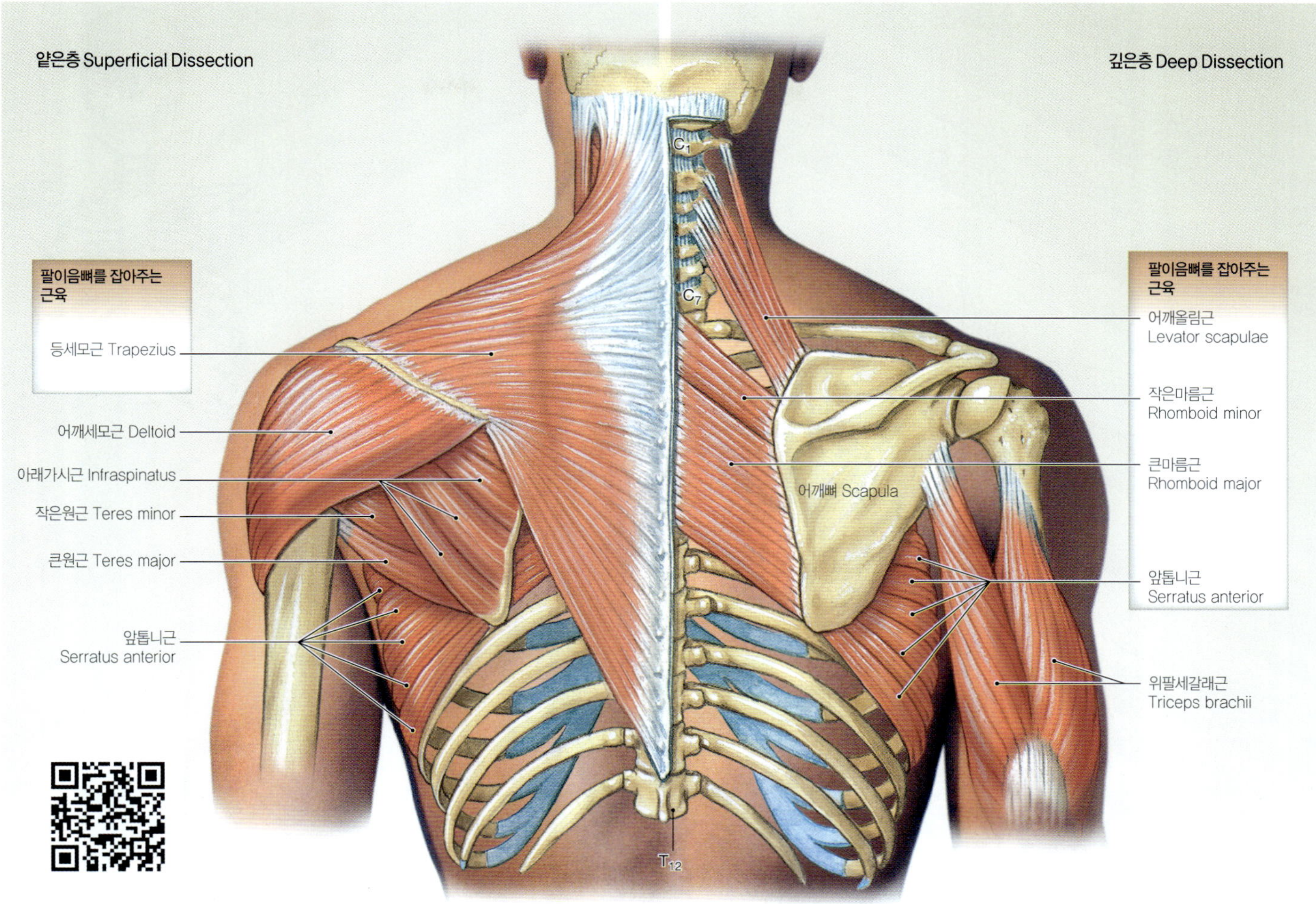

■ **그림 11.5 팔이음뼈를 잡아주는 근육 I**
뒷면, 팔이음뼈의 얕은층과 깊은층 근육. **그림 6.26, 7.5**, 그리고 **8.9**. 근육의 닿는곳은 **그림 11.6c** 참고

문에 어깨관절과 어깨뼈를 움직일 수 있다. **작은가슴근(소흉근, pectoralis minor)**은 어깨뼈의 부리돌기에서 끝난다(**그림 11.6**). (12장 **그림 12.10**에서 T_2 수준의 가로절단면에서 이 근육을 볼 수 있다). 이 근육의 수축은 빗장밑근의 작용을 돕는다. **표 11.1**에서 팔이음뼈를 움직이는 근육과 이 근육에 분포하는 신경을 확인할 수 있다.

위팔을 움직이는 근육

위팔을 움직이는 근육은 주작용에 따라 분류하면 가장 기억하기 쉽다. 이 근육의 일부는 뒷면(**그림 11.3** 그리고 **11.7b**)에서 가장 잘 보이며 나머지는 앞면(**그림 11.4** 그리고 **11.7a**)에서 잘 보인다.

위팔을 움직이는 근육의 요약은 **표 11.2**에 있다. **어깨세모근(삼각근, deltoid)**은 위팔의 주된 벌림근이다. 그러나 **가시위근(극상근, supraspinatus)**이 초기 벌림 운동을 도와줘야 한다. **어깨밑근(견갑하근, subscapularis)**과 **큰원근(대원근, teres major)**은 위팔을 안쪽으로 돌린다. 반면에 **가시아래근(극하근, infraspinatus)**과 **작은원근(소원근, teres minor)**은 가쪽으로 돌린다. 이 근육들은 모두 어깨뼈에서 시작된다. **부리위팔근(오훼완근, coracobrachialis)**(**그림 11.7a**)은 어깨뼈에 부착되는 근육 중에서 어깨관절의 굽힘과 모음작용을 하는 유일한 작은 근육이다(12장, **그림 12.2**와 **12.4**, **12.5**에서 신체 표면의 이 근육을 확인한다. **그림 12.10**에서 T_2 수준의 가로절단면에서 이 근육을 볼 수 있다).

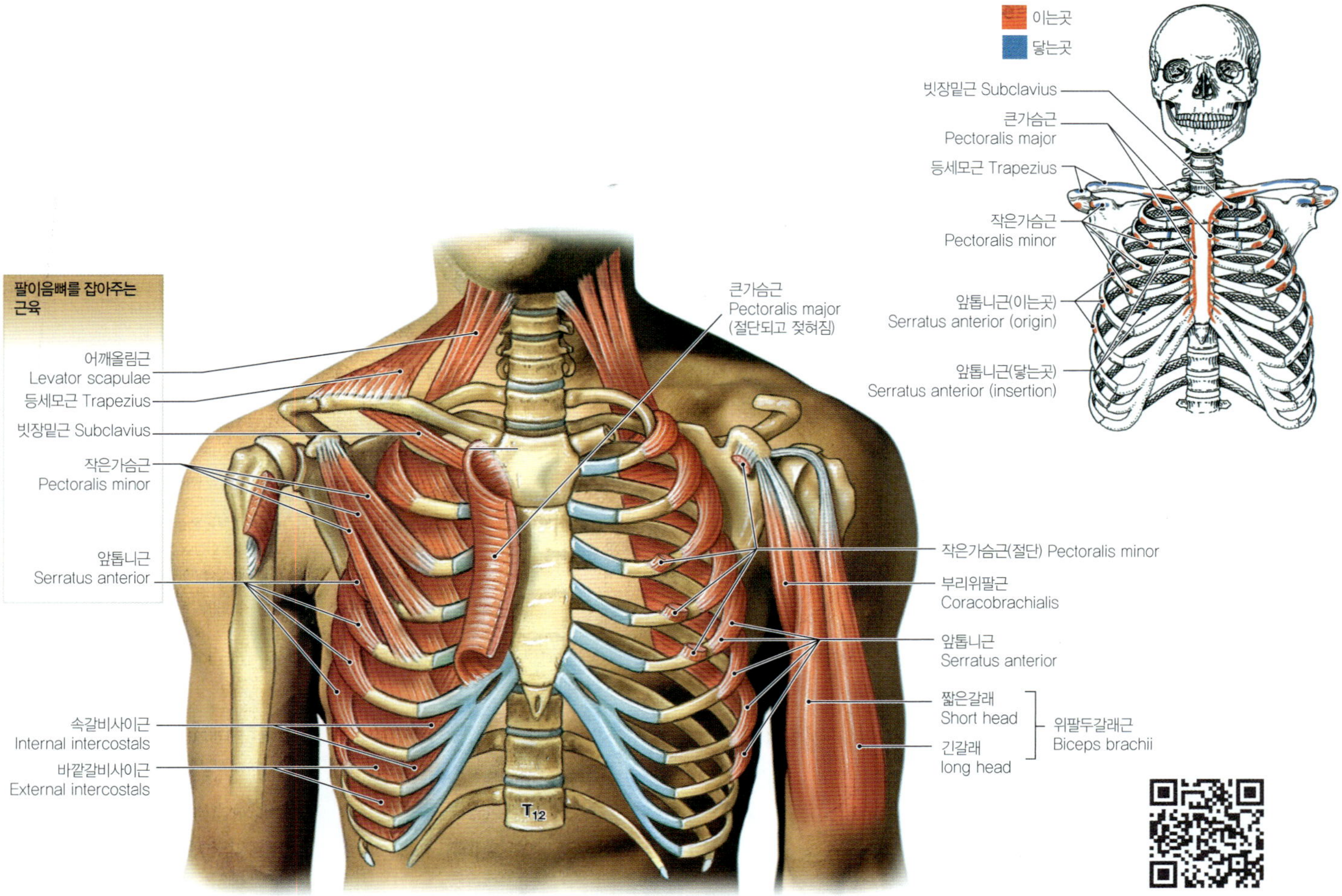

■ **그림 11.6 팔이음뼈를 잡아주는 근육 II**
앞면, 팔이음뼈의 얕은층과 깊은층의 근육

표 11.1 팔이음뼈를 잡아주는 근육

근육	이는곳	닿는곳	작용	신경
어깨올림근 Levator scapulae	제1-4목뼈의 가로돌기	어깨뼈 위각 근처 척추모서리	어깨뼈를 들어 올림	제3, 4목신경, 등쪽어깨신경(C_5)
작은가슴근 Pectoralis minor	제3-5갈비뼈의 앞면과 위모서리, 주변 바깥갈비사이근을 덮고 있는 근막	어깨뼈의 부리돌기	어깨를 앞아래로 당김; 어깨뼈를 돌려 관절오목을 아래로 움직이게 함(아래로 돌림); 어깨뼈 고정 시 갈비뼈를 들어 올림	안쪽가슴신경(C_8, T_1)
큰마름근 Rhomboid major	T_2-T_5등뼈의 가시돌기	어깨뼈가시에서부터 아래각까지의 척추모서리	어깨뼈를 모으고 아래쪽으로 돌림	등쪽어깨신경(C_5)
작은마름근 Rhomboid minor	C_7-T_1 척추의 가시돌기	어깨뼈의 척추모서리	위와 같음	위와 같음
앞톱니근 Serratus anetrior	제1-8, 1-9 또는 1-10 갈비뼈의 앞모서리와 위모서리	어깨뼈 척추모서리의 앞면	어깨를 내밈; 어깨뼈를 돌려 관절오목을 위로 움직이게 함(위쪽 돌림)	긴가슴신경(C_5-C_7)
빗장밑근 Subclavius	제1갈비뼈	빗장뼈 아래모서리	어깨뼈를 내림, 내밈	빗장밑근가지(C_5-C_6)
등세모근 Trapezius	뒤통수뼈, 목덜미인대, 등뼈의 가시돌기	빗장뼈와 어깨뼈(봉우리와 어깨뼈가시)	수축부위에따라 다름; 어깨뼈를 올림, 뒤당김, 내림, 위쪽돌림; 어깨의 위치가 고정되면 목을 폄	더부신경(N XI)

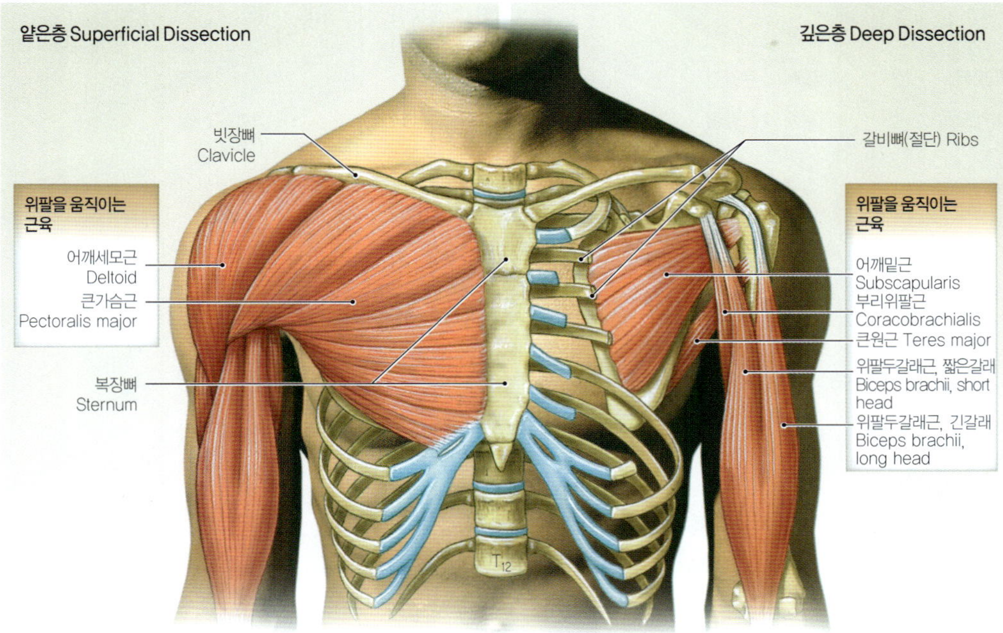

a 앞면

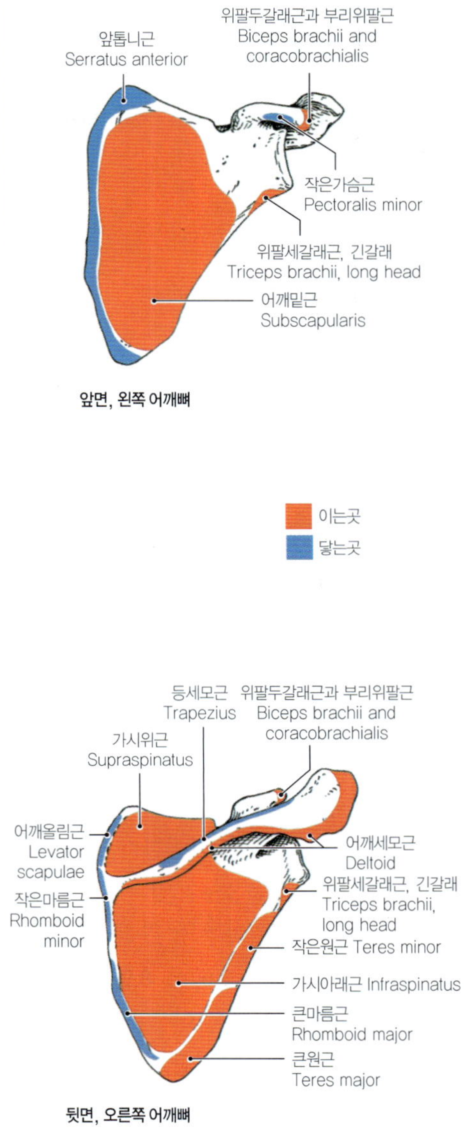

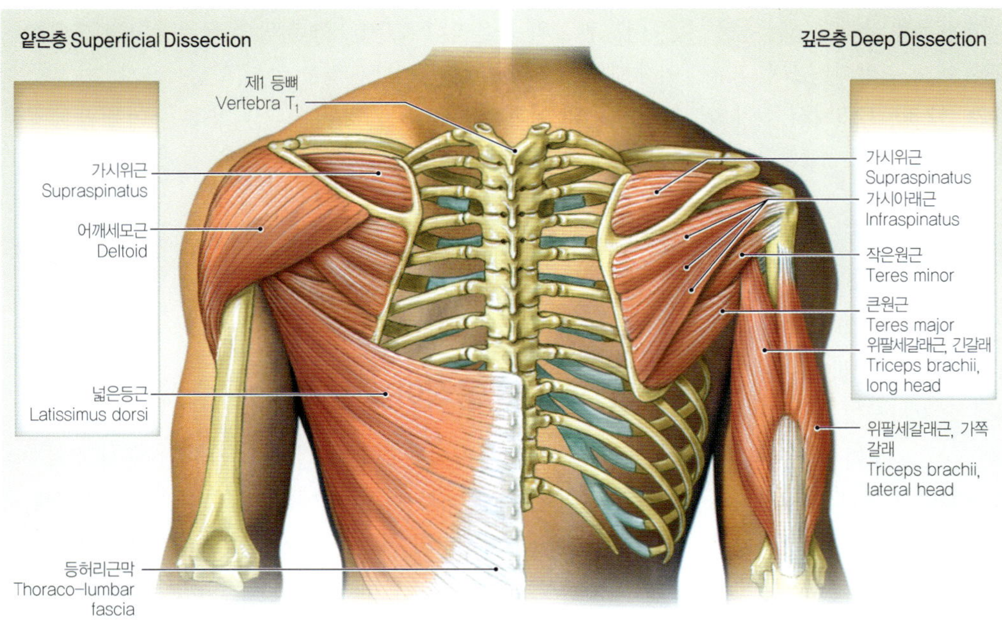

b 뒷면

c 이는곳과 닿는곳. 그림 7.4-7.6 그리고 8.9 참고

■ 그림 11.7 위팔을 움직이는 근육

표 11.2 위팔을 움직이는 근육

근육	이는곳	닿는곳	작용	신경
부리위팔근 Coracobrachialis	부리돌기	위팔뼈몸통의 안쪽모서리	어깨를 모으고 굽힘	근육피부신경(C_5–C_7)
어깨세모근 Deltoid	빗장뼈와 어깨뼈(봉우리와 인접한 어깨뼈가시)	위팔뼈의 세모근거친면	전체: 어깨를 벌림; 앞부위: 위팔뼈의 굽힘, 안쪽돌림; 뒤부위: 위팔뼈의 폄, 가쪽돌림	겨드랑신경 (C_5–C_6)
가시위근 Supraspinatus	어깨뼈의 가시위오목	위팔뼈의 큰결절	어깨를 벌림	어깨위신경(C_5)
가시아래근 Infraspinatus	어깨뼈의 가시아래오목	위팔뼈의 큰결절	어깨를 가쪽돌림	어깨위신경 (C_5–C_6)
어깨밑근 Subscapularis	어깨뼈의 어깨뼈밑오목	위팔뼈의 작은결절	어깨를 안쪽돌림	어깨밑신경 (C_5–C_6)
큰원근 Teres major	어깨뼈의 아래각	위팔뼈 작은결절능선	어깨를 안쪽돌림, 폄	아래어깨밑신경(C_5–C_6)
작은원근 Teres minor	어깨뼈의 가쪽 모서리	위팔뼈의 큰결절	어깨를 가쪽돌림, 모음	겨드랑신경(C_5)
위팔세갈래근(긴갈래) Triceps brachii(long head)	표 11.3 참고			
위팔두갈래근 Biceps brachii	표 11.3 참고			
넓은등근 Latissimus dorsi	아래 등뼈, 모든 허리뼈, 엉치뼈의 가시돌기, 제8–12갈비뼈, 등허리근막	위팔뼈 결절사이고랑의 바닥	어깨를 폄, 모음, 안쪽 돌림	가슴등신경 (C_6–C_8)
큰가슴근 Pectoralis major	제2–6갈비뼈연골, 복장뼈몸통, 빗장뼈의 아래, 안쪽 부위	위팔뼈의 큰결절능선	어깨를 굽힘, 모음, 안쪽 돌림	가슴신경 (C_5– T_1)

큰가슴근(대흉근, pectoralis major)은 가슴우리의 앞면과 위팔뼈의 큰결절능선 사이에 위치하고, **넓은등근(광배근, latissimus dorsi)**은 뒤쪽 정중선의 등뼈와 위팔뼈의 결절사이고랑 사이에 위치한다(그림 11.3, 11.4, 11.7). 큰가슴근은 어깨관절을 굽히고, 넓은등근은 편다. 한편으로 이 두 근육은 어깨관절에서 위팔뼈의 모음과 안쪽 돌림작용을 같이 한다(12장, 그림 12.2a, 12.3b, 12.5에서 신체 표면의 이 근육을 확인한다. 그림 12.10에서 T_2 수준의 가로절단면에서 이 근육을 볼 수 있다).

어깨관절은 아주 높은 운동성을 가지지만 상대적으로 약한 관절이다(그림 7.5, 7.6, 및 8.9). 가시위근, 가시아래근, 어깨밑근 및 작은원근의 힘줄은 어깨관절주머니의 결합조직과 합쳐져서 어깨관절 **돌림근띠(회전근개, rotator cuff)**를 형성한다. 돌림근띠는 넓은 범위의 모든 움직임에서 관절주머니를 지지하고 강화한다. 흔히 많은 스포츠(야구에서 여러 회 동안 96 mph의 빠른 공을 던지는 것과 같은)에서 위팔의 강력하고 반복적인 운동은 돌림근띠 근육에 견디기 어려운 손상을 주고 결국 힘줄 손상, 근육염좌, 윤활주머니염 및 기타 통증성 손상을 유발할 수 있다.

이 장 앞쪽에서, 근육의 작용선이 어떻게 근육작용을 예측하는데 사용될 수 있는가를 논의하였고, 포괄적인 세 개의 규칙을 소개했었다. Spolight 그림 11.2는 어깨관절에서 위팔두갈래근, 위팔세갈래근 및 어깨세모근의 위치를 보여 준다. 위팔두갈래근의 작용선은 어깨관절축의 앞을 통과하고, 위팔세갈래근의 작용선은 관절축의 뒤를 지나간다. 비록 두 근육은 위팔에 닿는곳이 없지만, 위팔두갈래근은 어깨관절의 굽힘근이고 위팔세갈래근은 어깨관절의 폄근이다. 또한 어깨세모근 빗장부분(또는 앞부분)의 작용선은 어깨관절의 축을 앞으로 지나서 위팔의 닿는곳까지 도달한다. 어깨세모근의 이 부분은 어깨관절을 굽히고 안쪽으로 돌린다. 어깨세모근의 어깨뼈부분(또는 뒷부분)의 작용선은 어깨관절 축의 뒤를 통과한다. 어깨세모근의 어깨뼈부분은 어깨관절의 폄과 가쪽돌림을 일으킨다. 전체 어깨세모근의 수축은 어깨관절을 벌린다. 왜냐하면 어깨세모근 전체의 작용선은 어깨관절축의 가쪽을 지나기 때문이다.

아래팔과 손을 움직이는 근육

아래팔과 손을 움직이는 근육의 대부분은 위팔뼈에서 시작되어 아래팔과 손목에 가서 닿는다. 여기에 두 개의 예외가 있다. **위팔세갈래근(triceps brachii)**의 긴갈래는 어깨뼈에서 시작되고 팔꿈치머리에 닿는다. **위팔두갈래근(biceps brachii m.)**의 긴갈래는 어깨뼈에서 시작되어 노뼈의 노뼈결절에 닿는다(그림 11.4에서 11.8, 11.10). 비록 위팔세갈래근 또는 위팔두갈래근의 수축이 어깨관절에 영향은 주지만 주로 팔꿉관절에 작용한다. 위팔세갈래근은 팔꿉관절을 편다. 위팔두갈래근은 팔꿉을 굽히고 아래팔을 위로 향하게 한다. 아래팔이 엎친 상태일 때 위팔두갈래근은 닿는곳의 위치 때

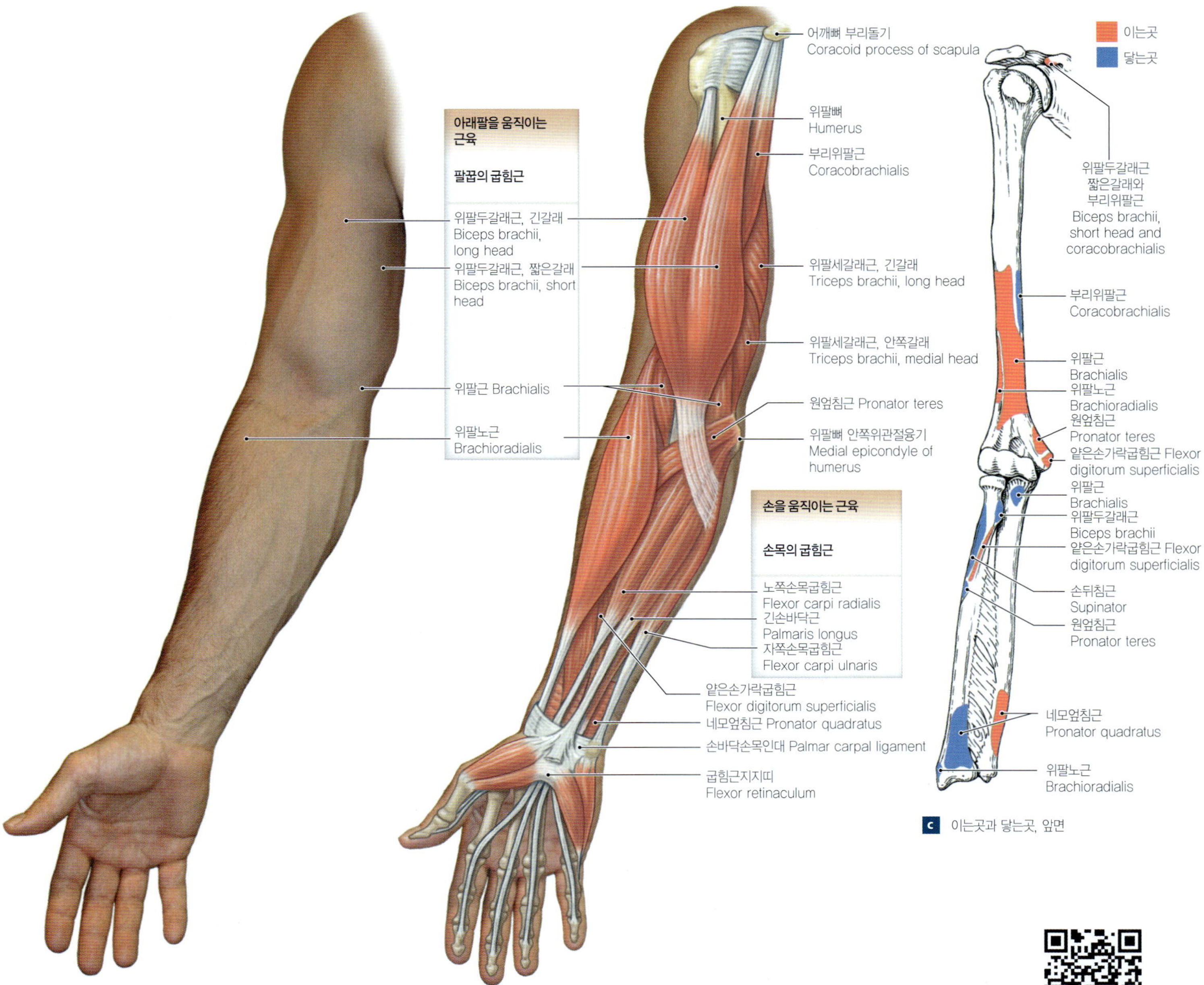

c 이는곳과 닿는곳, 앞면

a 표면해부, 앞면　　**b** 얕은층근육, 앞면

■ **그림 11.8 아래팔과 손을 움직이는 근육 I**
오른팔의 근육들 사이의 관계를 볼 수 있음

표 11.3 아래팔과 손을 움직이는 근육

근육	이는곳	닿는곳	작용	신경
팔꿉에 작용하는 근육				
굽힘근 FLEXORS				
위팔두갈래근 Biceps brachii	짧은갈래-부리돌기; 긴갈래-접시위결절	노뼈거친면	팔꿉과 아래팔을 굽힘; 뒤침	근육피부신경(C_5–C_6)
위팔근 Brachialis	위팔뼈 앞면의 먼쪽1/2	자뼈거친면과 갈고리돌기	팔꿉을 굽힘	위와 같음, 노신경(C_7–C_8)
위팔노근 Brachioradialis	위팔뼈 가쪽위관절융기의 위쪽 능선	노뼈 붓돌기의 가쪽면	위와 같음	노신경(C_6–C_8)
폄근 EXTENSORS				
팔꿈치근 Anconeus	위팔뼈 가쪽의 뒷면	팔꿈치머리의 가쪽모서리와 자뼈몸통	팔꿉을 폄	노신경(C_6–C_8)
위팔세갈래근 Triceps brachii				
가쪽갈래 Lateral head	위팔뼈의 위, 가쪽모서리	자뼈의 팔꿈치머리	팔꿉을 폄	노신경(C_6–C_8)
긴갈래 Long head	어깨뼈의 접시아래결절	위와 같음	위와 같음 그리고 어깨를 폄, 모음	위와 같음
안쪽갈래 Medial head	위팔뼈의 뒷면, 노신경고랑의 아래	위와 같음	팔꿉을 폄	위와 같음
엎침근/뒤침근 PRONATORS/SUPINATORS				
네모엎침근 Pronator quadratus	자뼈 먼쪽의 앞면과 안쪽면	노뼈 먼쪽의 앞면과 가쪽면	아래팔과 손의 엎침(노자관절에서 노뼈의 안쪽돌림으로)	정중신경 (C_8– T_1)
원엎침근 Pronator teres	위팔뼈의 안쪽위관절융기와 자뼈의 갈고리돌기	노뼈 가쪽면 중간	위와 같음 그리고 팔꿉을 굽힘	정중신경 (C_6–C_7)
손뒤침근 Supinator	위팔뼈 가쪽위관절융기, 자뼈의 노패임 근처 능선	노뼈거친면 먼쪽의 노뼈의 앞가쪽면	아래팔과 손의 뒤침(노자관절에서 노뼈의 가쪽돌림으로)	노신경의 깊은 가지(C_6–C_8)
손목에 작용하는 근육				
굽힘근 FLEXORS				
노쪽손목굽힘근 Flexor carpi radialis	위팔뼈의 안쪽위관절융기	제2, 3손허리뼈 바닥	손목을 굽힘, 벌림	정중신경 (C_6–C_7)
자쪽손목굽힘근 Flexor carpi ulnaris	위팔뼈의 안쪽위관절융기; 팔꿈치머리의 안쪽면과 자뼈의 뒤안쪽면	콩알뼈, 갈고리뼈, 제5손허리뼈 바닥	손목을 굽힘, 모음	자신경(C_8–T_1)
긴손바닥근 Palmaris longus	위팔뼈의 안쪽위관절융기	손바닥널힘줄과 굽힘근지지띠	손목을 굽힘	정중신경 (C_6–C_7)
폄근 EXTENSORS				
긴노쪽손목폄근 Extensor carpi radialis longus	위팔뼈의 가쪽위관절융기	제2손허리뼈 바닥	손목을 폄, 벌림	노신경(C_6–C_7)
짧은노쪽손목폄근 Extensor carpi radialis brevis	위팔뼈의 가쪽위관절융기	제3손허리뼈 바닥	위와 같음	위와 같음
자쪽손목폄근 Extensor carpi ulnaris	위팔뼈의 가쪽위관절융기; 인접한 자뼈의 뒷면	제5손허리뼈 바닥	손목을 폄, 모음	노신경의 깊은 가지(C_6–C_8)

문에 효과적으로 작용하기 어렵다. 이 때문에 아래팔을 뒤침시킨 후 팔꿉관절을 굽힐 때 가장 강하게 굽힐 수 있다. 이때 위팔두갈래근은 가장 현저하게 수축할 수 있다. 아래팔과 손을 움직이는 근육과 신경지배를 표 11.3에 정리하였다(12장, 그림 12.4, 12.5에서 신체 표면의 이 근육을 확인한다).

위팔근(상완근, brachialis)과 **위팔노근(완요골근, brachioradialis)**은 팔꿉을 굽힌다. **팔꿈치근(주근, anconeus)**과 위팔세갈래근이 이들을 길항한다. **자쪽손목굽힘근(척측수근굴근, flexor carpi ulnaris)**, **노쪽손목굽힘근(요측수근굴근, flexor carpi radialis)** 및 **긴손바닥근(장장근, palmaris longus)**은 다 같이 손목을 굽히는 얕은층의 근육이다(그림 11.8와 11.10, 11.11a). 이는곳과 닿는곳의 차이 때문에 노쪽손목굽힘근은 손목을 굽히고 벌리며 자쪽손목굽힘근은 손목을 굽히고 모은다. **노쪽손목폄근(요측수근신근, extensor carpi radialis)**과 **자쪽손목폄근(척측수근신근, extensor carpi ulnaris)**도 비슷한 관계이다. 전자는 손목의 폄과 벌림작용을 하고, 후자는 폄과 모음작용을 한다.

원엎침근(원회내근, pronator teres)과 **손뒤침근(회외근, supinator)**은 서로 길항근이며 위팔뼈와 자뼈 모두에서 일어나는 근육이다. 이 근육은 노뼈에 닿으며 팔꿉을 굽힘과 펌없이 돌린다. **네모엎침근(방형회내근, pronator quadratus)**은 자뼈에서 일어나며 원엎침근을 도와서 손뒤침근이나 위팔두갈래근의 작용에 길항한다. 엎침과 뒤침(안쪽돌림과 가쪽돌림)에 관련된 근육들은 그림 11.9에서 볼 수 있다. 원엎침근과 네모엎침근이 수축할 때 발생하는 위치 변화에 주목한다. 엎치는 동안 위팔두갈래근힘줄은 노뼈 밑으로 감겨 들어가고 윤활주머니가 힘줄의 마모를 방지한다.

표 11.3에서 공부한 바와 같이 일반적으로 폄근은 아래팔의 뒷면과 가쪽면에 위치하고, 굽힘근은 앞면과 안쪽면에 위치한다. 아래팔과 손을 움직이는 여러 근육은 신체 표면에서 볼 수 있다(그림 11.8a, 11.10a, 12.4, 12.5).

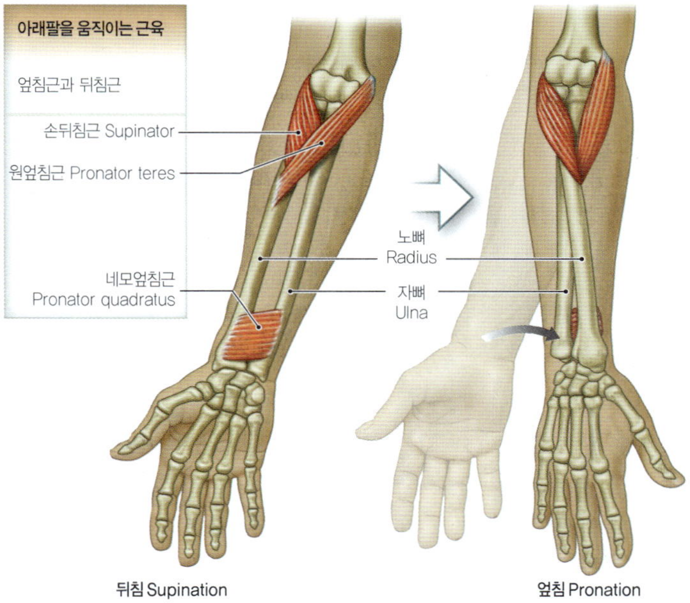

■ 그림 11.9 엎침과 뒤침에 관련된 근육

임상노트

스포츠 손상

근육과 뼈는 사용이 증가하면 커지고 강화되는 반응을 나타낸다. 훈련이 잘 안 된 사람은 잘 훈련된 사람보다 뼈와 근육에 가해지는 스트레스를 참기가 훨씬 어렵다. 훈련에서는 길항근의 사용을 최소화하는 것과 의도한 움직임 범위 내에 관절의 동작을 유지하는 것이 중요하다. 본격적인 경기 전에 계획된 준비운동(warm-up exercise)을 하는 것은 혈액순환을 자극하고, 근육의 수행력과 조절력을 증가시키고, 근육, 관절, 인대에 생길 수 있는 손상을 예방한다. 처음에 준비운동을 하고 그 다음에 하는 스트레칭은 근육의 혈액순환을 자극하고 인대와 관절주머니가 유연하도록 돕는다. 이런 훈련은 동작의 범위를 넓히고 갑작스런 부하에 의한 인대와 근육의 염좌를 예방할 수 있다.

식단에 대한 계획은 마라톤 같은 지구력을 요하는 경기에서 근육손상을 예방하는데 중요하다. 흔히 탄수화물의 중요성이 강조되어서 마라톤 경기 전에 "탄수화물 로딩"이 많이 실행되고 있다. 그러나 유산소성 운동능력의 한계 내에서 근육은 아미노산도 광범위하게 활용한다. 따라서 식단에는 탄수화물과 단백질 모두 충분해야 한다.

좋은 운동조건, 장비 그리고 규칙도 스포츠 손상의 발생을 줄인다. 효과적인 장비의 예로는 조깅화, 발목과 무릎 보호대, 헬멧, 구강보호기, 몸통 보호대 등을 들 수 있다. 상당한 벌금을 반칙에 부여하는 것은 접촉성 스포츠에서 목과 무릎의 부상 빈도를 감소시킨다.

손상과 관련된 상태의 일부가 다음에 나열되어 있다.

- **뼈타박상(Bone bruise)**: 뼈막안의 출혈
- **윤활주머니염(Bursitis)**: 관절 주위에 있는 윤활주머니의 염증
- **근경련(Muscle cramp)**: 지속적 불수의적이며 통증성의 근수축
- **삠(염좌, Sprain)**: 인대 또는 힘줄이 찢어지고 손상받는 것
- **근육염좌(Strain)**: 근육이 찢어지는 것
- **피로골절(Stress fracture)**: 반복된 스트레스 또는 외상을 받은 뼈에 금이 가거나 골절이 일어나는 것
- **힘줄염(Tendinitis)**: 힘줄을 싸고 있는 결합조직의 염증

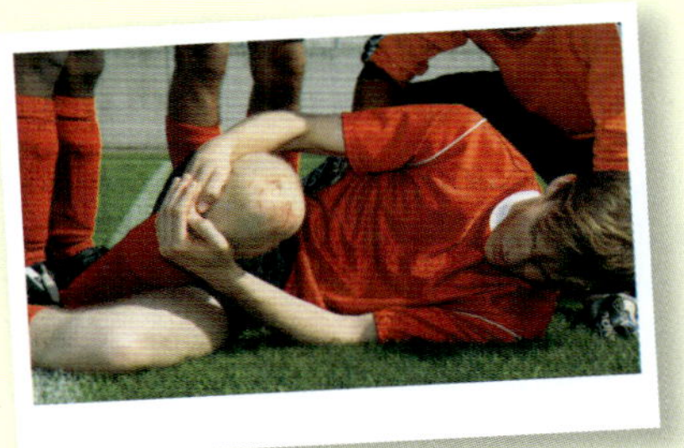

규칙적으로 운동하는 사람이 일반상식을 지키고 개인의 운동한계를 인식한다면 많은 스포츠 손상이 예방될 것이다. 울트라마라톤 같은 운동경기는 일부 논란 중에 있는데 왜냐하면 심혈관계통, 근육, 호흡계통, 비뇨계통에 과도한 스트레스를 주기 때문이다. 따라서 이런 경기는 최고의 훈련을 받은 선수도 사양하는 것이 좋을 수 있다.

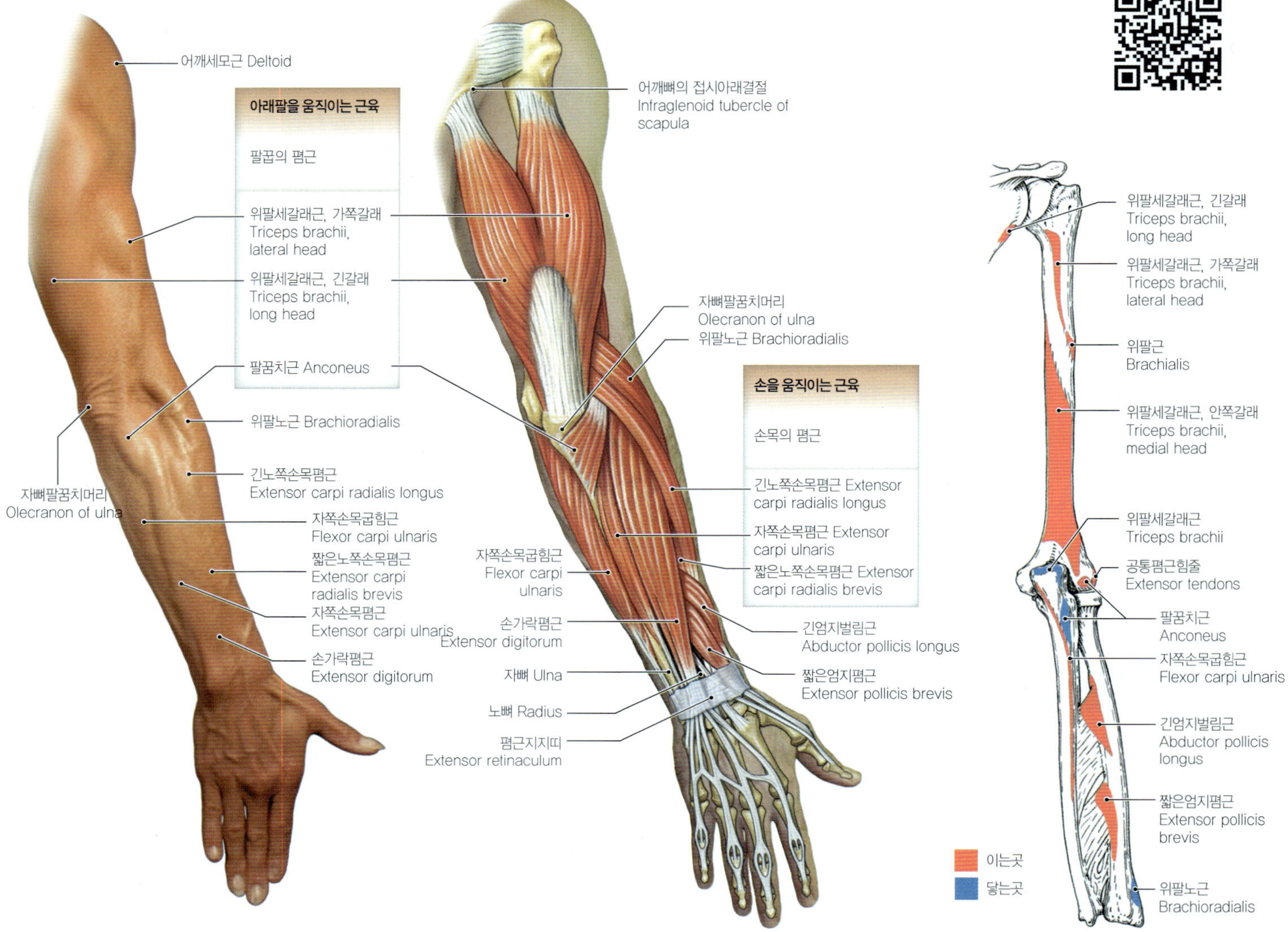

a 오른팔 표면해부, 뒷면 **b** 얕은층 근육 **c** 뒷면, 이는곳과 닿는곳

■ **그림 11.10 아래팔과 손을 움직이는 근육 II**
오른팔의 근육들 사이의 관계를 볼 수 있음

손과 손가락을 움직이는 근육

손의 바깥기원근육

아래팔의 얕은층과 깊은층 근육(표 11.4) 중의 일부는 손가락관절에서 굽힘과 폄작용을 한다. 이 근육은 손과 손가락을 강하게 움직이게 하지만 작용은 둔탁하게 조절하는데 손의 바깥기원근육으로 불린다(12장, 그림 12.4, 12.5에서 신체 표면의 이 근육을 확인).

오직 바깥기원근육의 힘줄만 손목을 가로질러 지나간다. 이들은 상대적으로 큰 근육(그림 11.8, 11.10, 11.11)이며, 관절 부위에서 이 근육을 온전하게 유지하는 것은 손목과 손의 가동력을 최고로 유지하는 데 필수적이다. 손목의 앞면과 뒷면을 지나는 힘줄들은 **힘줄윤활집(건활액초, synovial tendon sheath)**을 통과하며 긴 윤활주머니는 마찰을 감소시킨다. 이 근육과 힘줄은 그림 11.8b와 11.11a-c에서 앞면을, 그림 11.10b, 11.11d-f 및 11.12a에서 뒷면을 볼 수 있다. 아래팔의 근막은 손목의 뒷면에서 두꺼워져서 넓은 결합조직띠인 **폄근지지띠(신근지대, extensor retinaculum)**(그림 11.12a)를 형성한다. 폄근지지띠는 폄근의 힘줄들을 고정한다. 앞면에서 근막은 또 다시 두꺼워져서 넓은 결합조직띠인 **굽힘근지지띠(굴근지대, flexor retinaculum)**를 형성해서 굽힘근의 힘줄들을 고정한다(그림 11.12c). 지지띠와 윤활힘줄집의 염증은 움직임을 제한하고 손의 감각과 운동을 담당하는 정중신경을 자극할 수 있다. 이 경우 손목굴증후군이라는 만성통증질환을 야기할 수 있다.

손의 자체기원근육

손의 정밀한 움직임은 손목뼈와 손허리뼈에서 일어나는 손의 작은 자체기원근육이 담당한다(그림 11.12, 11.13). 이 자체기원근육은 (1) 손허리손가락관절에서 손가락의 굽힘과 폄, (2) 손허리손가락관절에서 손가락의 모음과 벌림 그리고 (3) 엄지의 맞섬과 위치 복원작용을 한다. 손가락뼈에서는 어떤 근육도 일어나지 않는다. 단지 힘줄이 손가락의 먼쪽 관절을 지날 뿐이다. 손의 자체기원근육은 표 11.5에서 설명한다.

네 개의 **벌레근(충양근, lumbrical)**은 손바닥의 깊은손가락굽힘근 힘줄에서 시작된다. 이들은 손가락폄근(지신근, extensor digitorum)힘줄에 가서 닿는다. 벌레근은 손허리손가락관절을 굽히며 손가락사이관절을 펴는 작용을 가진다.

표 11.4 손과 손가락을 움직이는 근육

근육	이는곳	닿는곳	작용	신경
긴엄지벌림근 Abductor pollicis longus	자뼈와 노뼈 몸쪽 뒷면	제1손허리뼈의 가쪽모서리	엄지와 손목을 벌림	노신경의 깊은가지(C_6–C_7)
손가락폄근 Extensor digitorum	위팔뼈의 가쪽위관절융기	제2–5손가락 뒷면	손가락과 손목을 폄	노신경의 깊은가지(C_6–C_8)
짧은엄지폄근 Extensor pollicis brevis	긴엄지벌림근 이는곳 먼쪽 노뼈몸통과 뼈사이막	엄지 첫마디뼈 바닥	엄지를 폄; 손목을 벌림	노신경의 깊은가지(C_6–C_7)
긴엄지폄근 Extensor pollicis longus	자뼈 뒤가쪽면과 뼈사이막	엄지 끝마디뼈 바닥	위와 같음	노신경의 깊은가지(C_6–C_8)
집게폄근 Extensor indicis	자뼈 뒷면과 뼈사이막	손가락폄근힘줄과 함께 집게 첫마디뼈의 뒷면	집게를 폄, 모음	위와 같음
새끼폄근 Extensor digiti minimi	위팔뼈 가쪽위관절융기와 근육사이막	새끼 첫마디뼈의 뒷면	새끼를 폄; 손목을 폄	위와 같음
얕은손가락굽힘근 Flexor digitorum superficialis	위팔뼈 안쪽위관절융기; 자뼈의 갈고리돌기; 인접한 자뼈와 노뼈 앞면	제2–5손가락 중간마디뼈 바닥	몸쪽 손가락뼈사이, 손허리손가락 및 손목관절을 굽힘	정중신경 (C_7–T_1)
깊은손가락굽힘근 Flexor digitorum profundus	자뼈의 안쪽과 뒷면, 갈고리돌기 안쪽면, 뼈사이막	제2–5손가락의 끝마디뼈 바닥	먼쪽 손가락뼈사이관절을 굽힘(몸쪽 손가락뼈사이관절과 손목의 굽힘을 도움)	정중신경의 앞뼈사이가지와 자신경(C_8–T_1)
긴엄지굽힘근 Flexor pollicis longus	노뼈몸통의 앞면, 뼈사이막	엄지 끝마디뼈의 바닥	엄지를 굽힘	정중신경 (C_8–T_1)

임상 노트

손목굴증후군

손목굴증후군(carpal tunnel syndrome)이란, 손바닥의 굽힘근 힘줄을 둘러싸는 윤활집 속의 염증으로 정중신경이 압박되는 상태를 가리킨다. 정중신경은 손바닥과 엄지, 집게 그리고 가운데 손가락의 바닥쪽을 지배하는 혼합(감각과 운동)신경이다. 따라서 증상은 통증 (특히 손목의 굽힘에서), 손바닥의 저림이나 무감각, 짧은엄지벌림근의 위약이 나타난다. 이런 상태는 상당히 흔하며 손목을 가로지르는 힘줄에 반복적인 스트레스를 가하는 손동작을 하는 사람에게 종종 나타난다. 이 증후군과 관련된 활동에는 컴퓨터 자판을 치는 것, 피아노 연주, 목수처럼 반복적으로 망치질하는 것이 포함된다. 치료로는 아스피린 같은 소염제를 투여하거나 손목의 움직임을 방지하고 안정시키기 위해 부목을 사용한다.

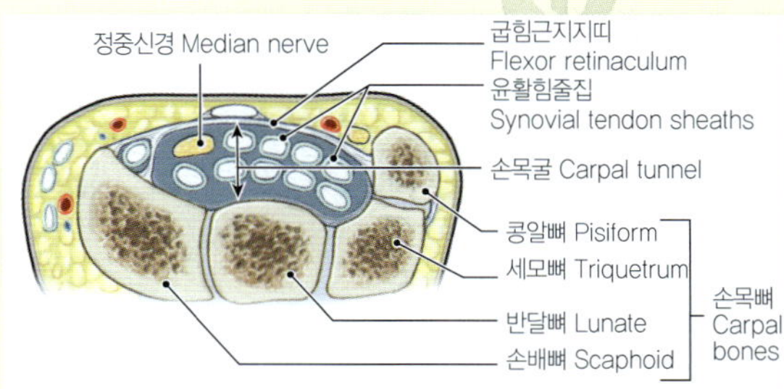

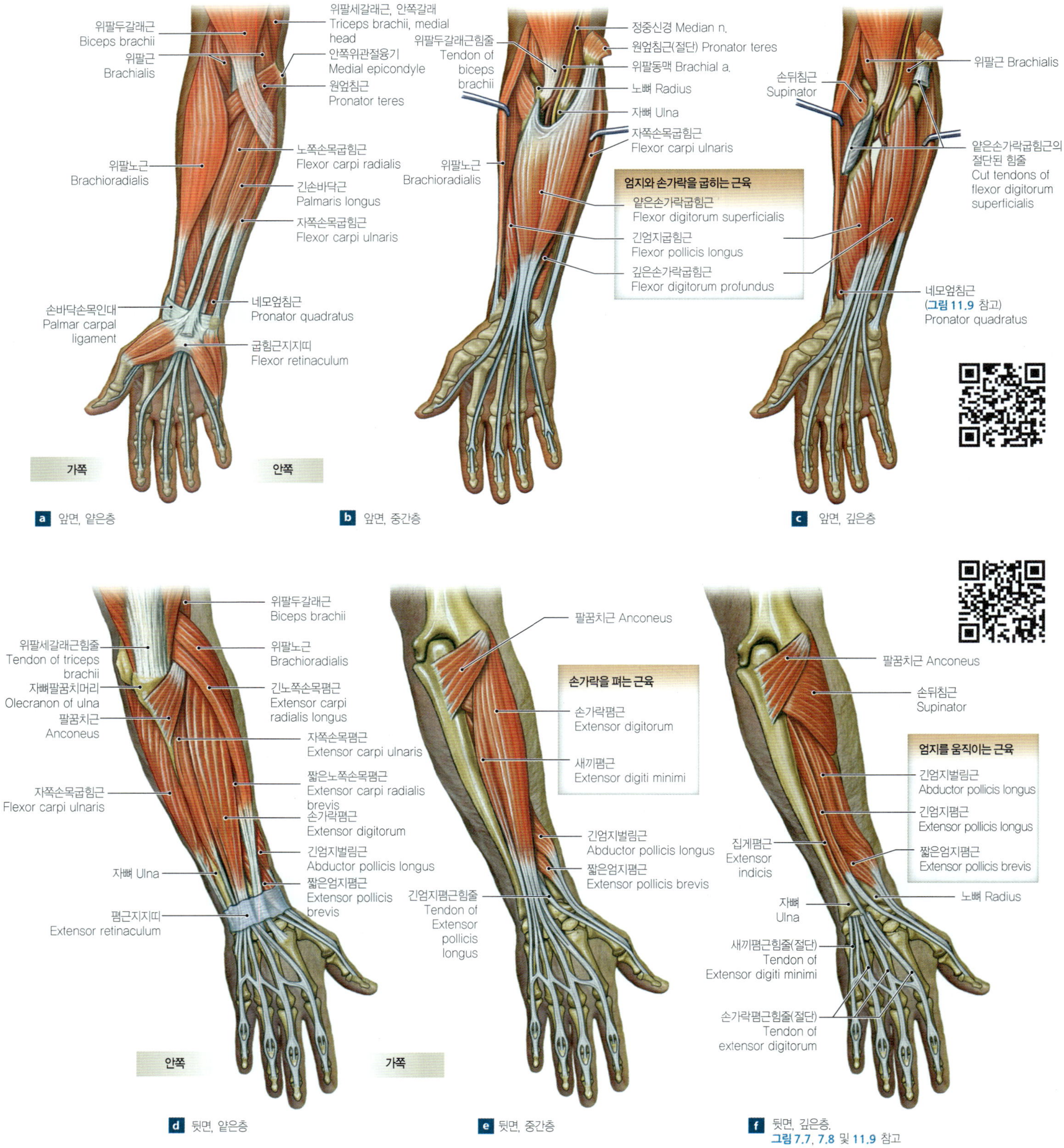

■ **그림 11.11** 손과 손가락을 움직이는 바깥기원근육

Scan the codes to see figures from Practice Anatomy Lab (PAL).

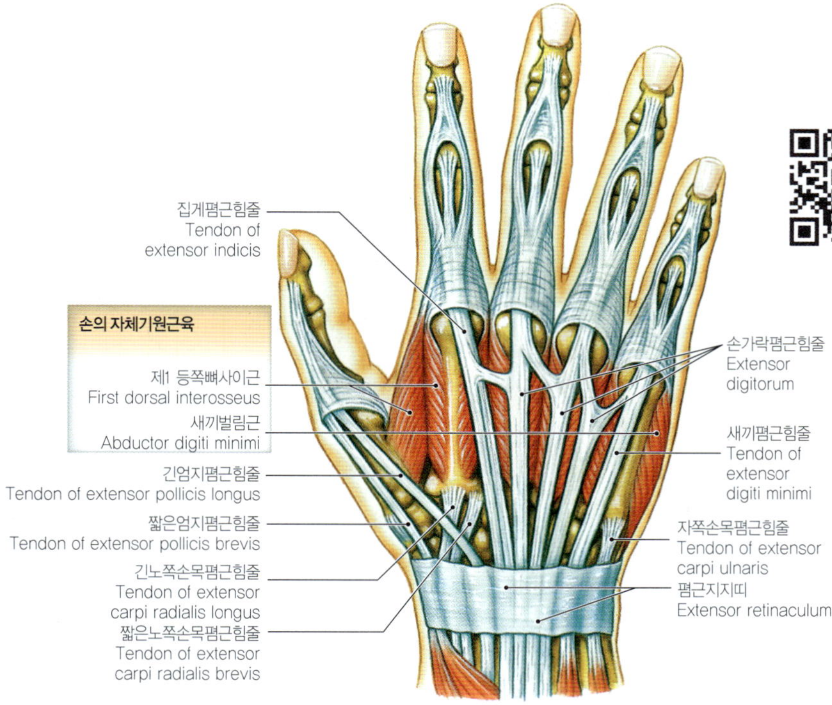

a 오른손, 뒷(등쪽)면

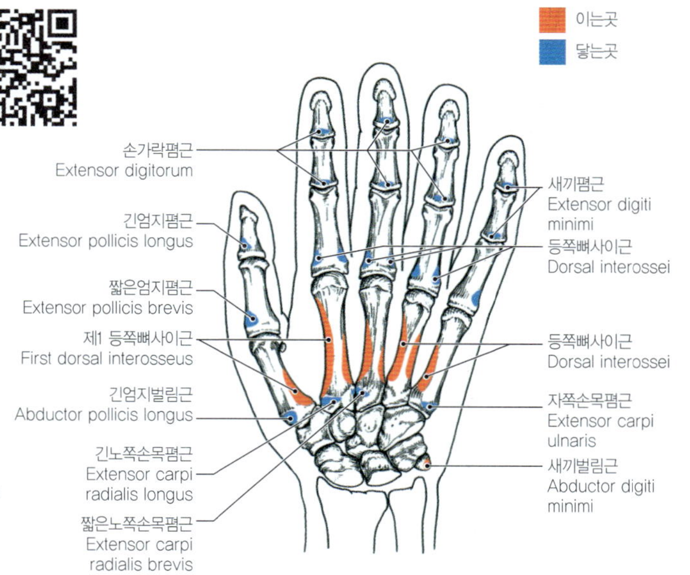

b 이는곳과 닿는곳, 뒷면

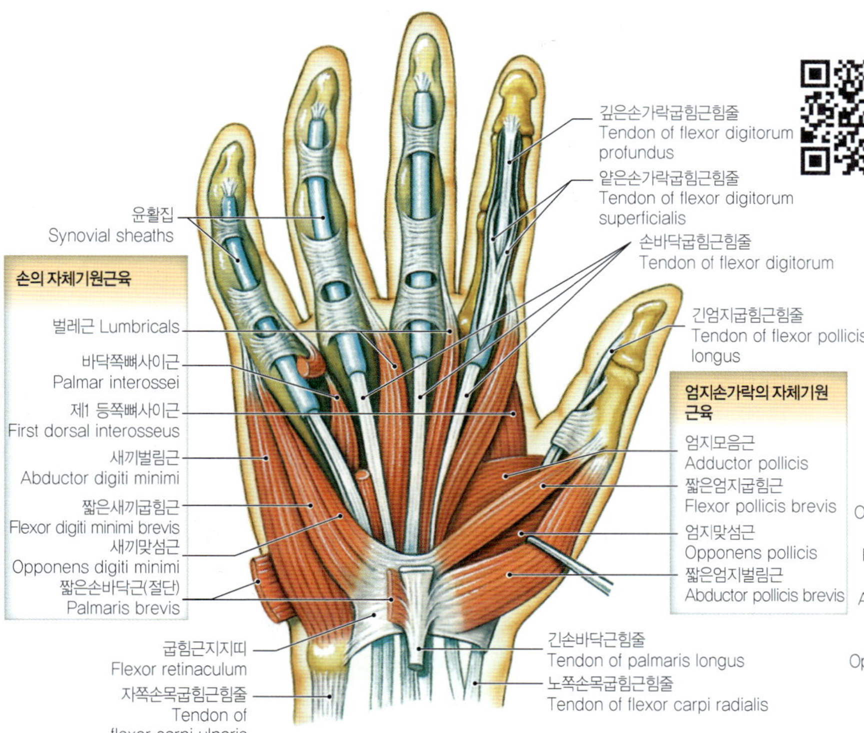

c 오른손, 앞(손바닥)면

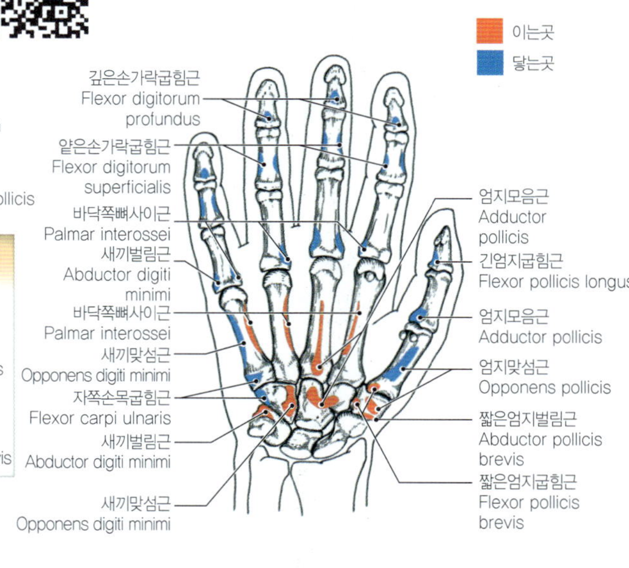

d 이는곳과 닿는곳, 앞(손바닥)면

■ 그림 11.12 손의 자체기원근육, 힘줄 및 인대 |
오른손과 손목의 해부학

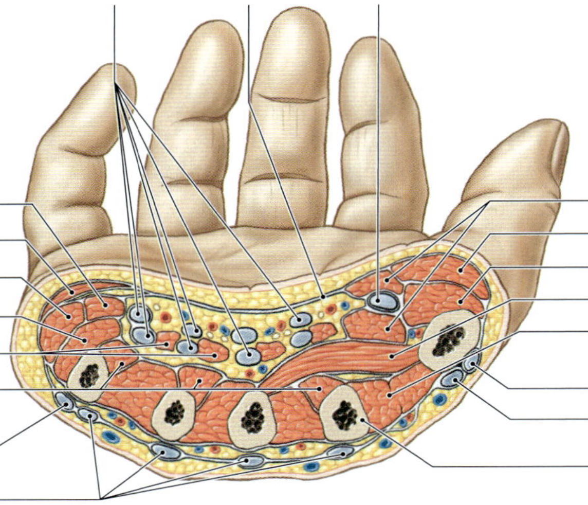

a 오른손, 손허리뼈 절단면

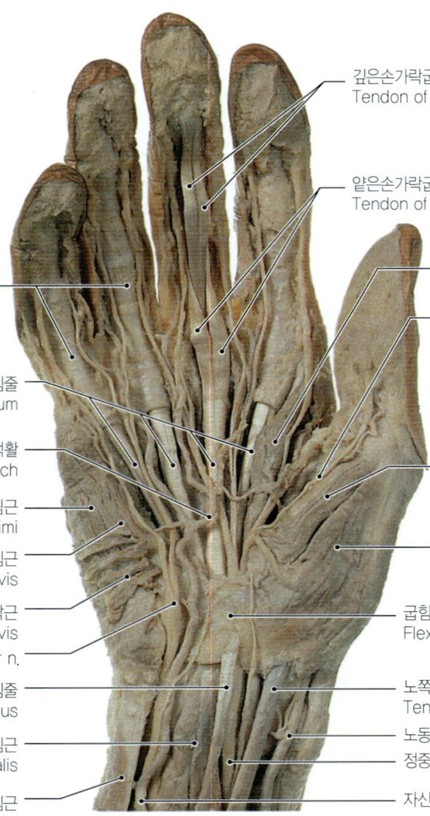

b 오른손, 손바닥 얕은층

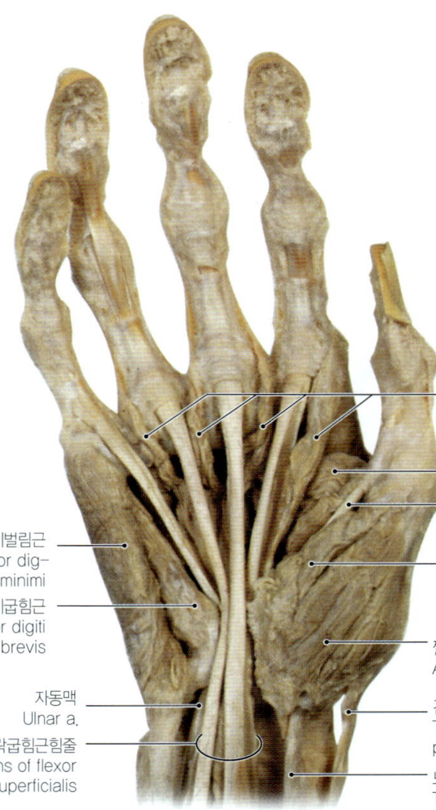

c 오른손, 손바닥 깊은층

■ 그림 11.13 손의 자체기원근육, 힘줄 및 인대 II

Scan the code to see a figure from Practice Anatomy Lab (PAL).

표 11.5 손의 자체기원근육

근육	이는곳	닿는곳	작용	신경
엄지모음근 Adductor pollicis	가운데손허리뼈와 알머리뼈	엄지 첫마디뼈 바닥	엄지를 모음	자신경의 깊은가지(C_8–T_1)
엄지맞섬근 Opponens pollicis	큰마름뼈와 굽힘근지지띠	제1손허리뼈	엄지를 맞섬	정중신경(C_6–C_7)
짧은손바닥근 Palmaris brevis	손바닥널힘줄	손 안쪽모서리의 피부	손바닥 안쪽모서리의 피부를 가운데로 당김	자신경의 얕은가지(C_8)
새끼벌림근 Abductor digiti minimi	콩알뼈	새끼의 첫마디뼈 바닥	새끼를 벌림, 새끼 손허리손가락관절을 굽힘	자신경의 깊은가지(C_8–T_1)
짧은엄지벌림근 Abductor pollicis brevis	손목가로인대, 손배뼈와 큰마름뼈	엄지 첫마디뼈 바닥의 노쪽	엄지를 벌림	정중신경(C_6–C_7)
짧은엄지굽힘근 Flexor pollicis brevis*	굽힘근지지띠, 큰마름뼈, 알머리뼈, 제1손허리뼈의 자쪽	엄지 첫마디뼈 바닥의 노쪽과 자쪽	엄지를 굽힘, 모음	정중신경과 자신경의 가지
짧은새끼굽힘근 Flexor digiti mimimi brevis	갈고리뼈와 굽힘근지지띠	새끼의 첫마디뼈 바닥	제5손허리손가락관절을 굽힘	자신경의 깊은가지(C_8–T_1)
새끼맞섬근 Opponens digiti mimimi	위와 같음	제5손허리뼈	손허리손가락관절을 굽힘; 새끼를 맞섬	위와 같음
벌레근 Lumbrical; 4	4개의 깊은손가락굽힘근힘줄	제2–5손가락에서 손가락폄근힘줄	손허리손가락관절을 굽힘; 몸쪽과 먼쪽 손가락뼈사이관절을 폄	제1, 2벌레근–정중신경 제3, 4벌레근–자신경의 깊은가지
등쪽뼈사이근 Dorsal interosseus; 4	두 손허리뼈의 맞은편 (I과 II, II와 III, III과 IV, IV와 V)	제2–4손가락 첫마디뼈의 바닥	제2–4손허리손가락관절을 벌림, 굽힘; 손가락뼈사이관절을 폄	자신경의 깊은가지(C_8–T_1)
바닥쪽뼈사이근 Palmar interosseus; 3	제2, 4, 5손허리뼈의 측면	제2, 4, 5손가락 첫마디뼈의 바닥	제2, 4, 5손허리손가락관절을 모음, 굽힘; 손가락뼈사이관절을 폄	위와 같음

*짧은엄지굽힘근은 제1손허리뼈에서 일어나기 때문에 때때로 제1바닥쪽뼈사이근이라고 불린다.

네 개의 **등쪽뼈사이근(배측골간근, dorsal interossei)**은 손가락을 벌린다. **새끼벌림근(소지외전근, abductor digiti minimi)**은 새끼손가락을 벌리고, **짧은엄지벌림근(단무지외전근, abductor pollicis brevis)**은 엄지를 벌린다. **엄지모음근(무지내전근, adductor pollicis)**은 엄지를 모으고 네 개의 **바닥쪽뼈사이근(장측골간근, palmar interossei)**은 손허리손가락관절에서 손가락을 모은다.

엄지의 맞섬은 해부학적 구조에 따라 엄지의 굽힘과 안쪽돌림이 손목손허리관절에서 일어나는 동작이다. 이 동작 때문에 엄지의 끝을 다른 손가락 끝에 접촉시킬 수 있다. **엄지맞섬근(무지대립근, opponens pollicis)**이 이 동작을 한다. 엄지의 위치복원은 두 개의 바깥기원근육인 긴엄지폄근과 긴엄지벌림근에 의해 이뤄진다(표 11.4).

V 11.2 개념확인

1. 손목의 등쪽과 배쪽면을 지난 힘줄이 닿는곳에 도달하기 전에 통과하는 구조물은?
2. 넓은 결합조직띠로서 손목의 뒷면에 있는 두꺼운 근막은?
3. 어깨관절의 주된 벌림근은?
4. 자쪽손목굽힘근의 손상으로 야기되는 두가지 운동장애는?
5. 팔꿈의 굽힘과 폄없이 노뼈의 돌림을 일으키는 근육은?

11.3 위팔과 아래팔의 칸과 절단해부학

3장에서 인체의 여러 종류의 근막과 이런 치밀결합조직이 어떻게 인체의 연조직에 구조적 뼈대가 되는지를 소개했다. 근막은 기본적으로 세 종류가 있다. (1) 얕은근막–피부 밑에 있는 성긴결합조직층, (2) 깊은근막–관절주머니, 뼈막, 근육바깥막 및 내장기관을 둘러싸는 막과 결합하는 치밀섬유층, (3) 장막밑근막–장막과 주위 구조물들을 분리하는 성긴결합조직층.

깊은근막의 결합조직섬유는 주위의 뼈대근육을 지지하고 연결하지만 독립적인 움직임도 허용한다. 일반적으로 인접한 두 근육이 위치, 작용 및 운동범위가 비슷하면 할수록 더욱 폭넓게 깊은근막에 의해 서로 연결된다. 이 때문에 해부실습 시에 이런 근육을 분리하는 것이 매우 어려울 수 있다. 만약에 위치와 작용이 다르다면, 근육 간의 연결이 덜 단단하고 해부실습 시 분리하기도 쉬울 것이다.

팔다리에서는 이런 상황이 더욱 복잡해진다. 근육들이 뼈 주위에 꽉 들어차 있고 얕은근막, 깊은근막, 뼈막이 서로 상당히 단단하게 결합되어 있다. 깊은근막은 뼈에서부터 얕은근막까지 뻗어 있고 팔다리의 연조직을 독립된 **칸(compartment)**으로 분리한다.

위팔에서 깊은근막은 **앞칸(굽힘근칸)**과 **뒤칸(폄근칸)**을 만든다(그림 11.14). 위팔두갈래근, 부리위팔근 및 위팔근은 앞칸에 속

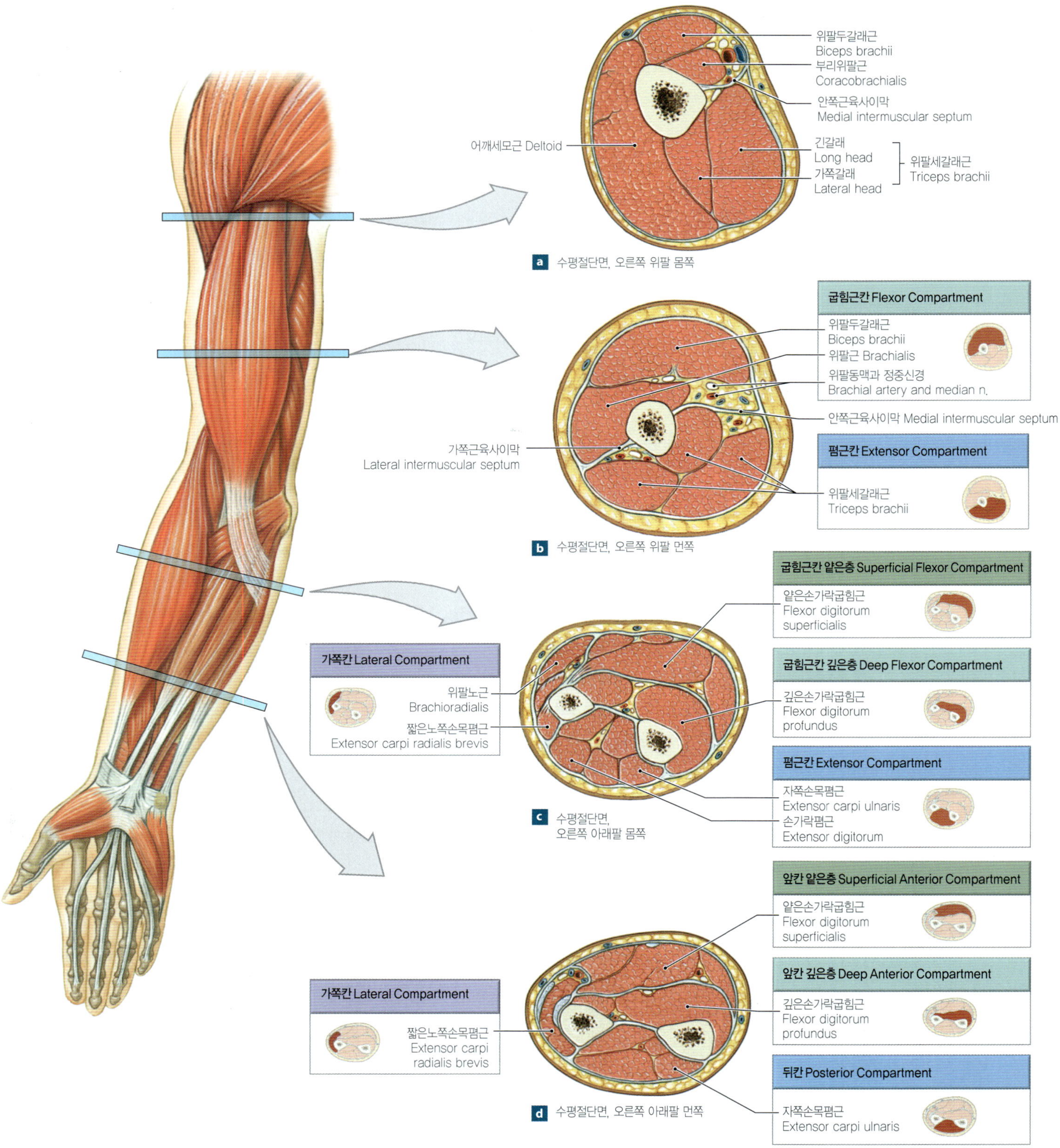

■ 그림 11.14 팔의 근육뼈대 칸

표 11.6	팔의 칸		
칸	근육	혈관[*,†]	신경[‡]
위팔 ARM			
앞칸 Anterior Compartment	위팔두갈래근 Biceps brachii 위팔근 Brachialis 부리위팔근 Coracobrachialis	위팔동맥 아래자쪽곁동맥 위자쪽곁동맥 위팔정맥	정중신경 근육피부신경 자신경
뒤칸 Posterior Compartment	위팔세갈래근 Triceps brachii	깊은위팔동맥	노신경
아래팔 FOREARM			
앞칸 Anterior Compartment 얕은층 Superficial 깊은층 Deep	노쪽손목굽힘근 Flexor carpi radialis 자쪽손목굽힘근 Flexor carpi ulnaris 얕은손가락굽힘근 Flexor digitorum superficialis 긴손바닥근 Palmaris longus 원엎침근 Pronator teres 깊은손가락굽힘근 Flexor digitorum profundus 긴엄지굽힘근 Flexor pollicis longus 네모엎침근 Pronator quadratus	노동맥 자동맥 앞뼈사이동맥 앞자쪽되돌이동맥 뒤자쪽되돌이동맥	정중신경 자신경 앞뼈사이신경 자신경 정중신경
가쪽칸 Lateral Compartment[§]	위팔노근 Brachioradialis 짧은노쪽손목폄근 Extensor carpi radialis brevis 긴노쪽손목폄근 Extensor carpi radialis longus	노동맥	노신경
뒤칸 Posterior Compartment	긴엄지벌림근 Abductor pollicis longus 팔꿈치근 Anconeus 자쪽손목폄근 Extensor carpi ulnaris 손가락폄근 Extensor digitorum 새끼폄근 Extensor digiti minimi 집게폄근 Extensor indicis 짧은엄지폄근 Extensor pollicis brevis 긴엄지폄근 Extensor pollicis longus 손뒤침근 Supinator	뒤뼈사이동맥 뒤자쪽되돌이동맥	뒤뼈사이신경

*피부혈관은 제외됨.
†큰 혈관만 나열함.
‡피부신경은 제외됨.
§때때로 노쪽근육무리 혹은 앞바깥근육무리로 불린다.

한다. 위팔세갈래근은 뒤칸을 채운다. 주요 혈관, 림프관 및 신경은 두 칸 사이 경계를 따라 주행한다.

앞칸과 뒤칸 사이의 분리는 깊은근막이 두꺼워져 **가쪽**과 **안쪽 근육사이막(외측**과 **내측근간중격, lateral** and **medial intermuscular septa)**을 형성하는 곳에서 더 현저해진다(그림 11.14a,b). 가쪽근육사이막은 가쪽위관절융기로부터 어깨세모근거친면까지 위팔뼈 몸통의 가쪽면을 따라 뻗어 있다. 안쪽근육사이막은 약간 더 짧으며, 안쪽위관절융기로부터 부리위팔근의 닿는곳까지 위팔뼈 몸통의 안쪽면을 따라 뻗어 있다.

아래팔의 깊은근막과 뼈사이막은 아래팔을 **앞칸 얕은층(superficial anterior compartment)**, **앞칸 깊은층(deep anterior compartment)**, **가쪽칸(lateral compartment)**, **뒤칸(posterior compartment)**으로 나눈다(그림 11.14c,d). 칸은 더 작은 분할로 나뉘고 분리된 근육무리는 다른 기능을 가진다. 팔의 칸을 구성하는 요소들을 표 11.16에서 볼 수 있다.

위팔과 아래팔의 근육 사이의 관계와 신경, 혈관은 절단면에서 가장 잘 관찰된다(그림 11.14, 11.15).

✔ 11.3 개념확인

1 ☐ 아래팔의 얕은층에서 4개의 근육을 찾아서 각 근육의 이름을 안쪽에서부터 가쪽 순서로 나열하라.

2 ☐ 모든 위팔과 아래팔의 뒤칸에는 같은 신경이 근육을 지배한다. 이 신경의 이름은 무엇인가?

11.4 다리이음뼈와 다리의 근육

다리이음뼈는 몸통뼈대에 단단히 붙어 있어서 상대적으로 움직임이 거의 허용되지 않는다. 골반의 위치에 영향을 줄 수 있는 몇몇 근육은 10장에서 몸통근육의 설명 중에 다루었다. 다리의 근육은 팔의 근육보다 더 크고 더 강력하다. 이 근육은 세 무리로 나눌 수 있다. (1) 넙다리를 움직이는 근육, (2) 종아리를 움직이는 근육, (3) 발과 발가락을 움직이는 근육.

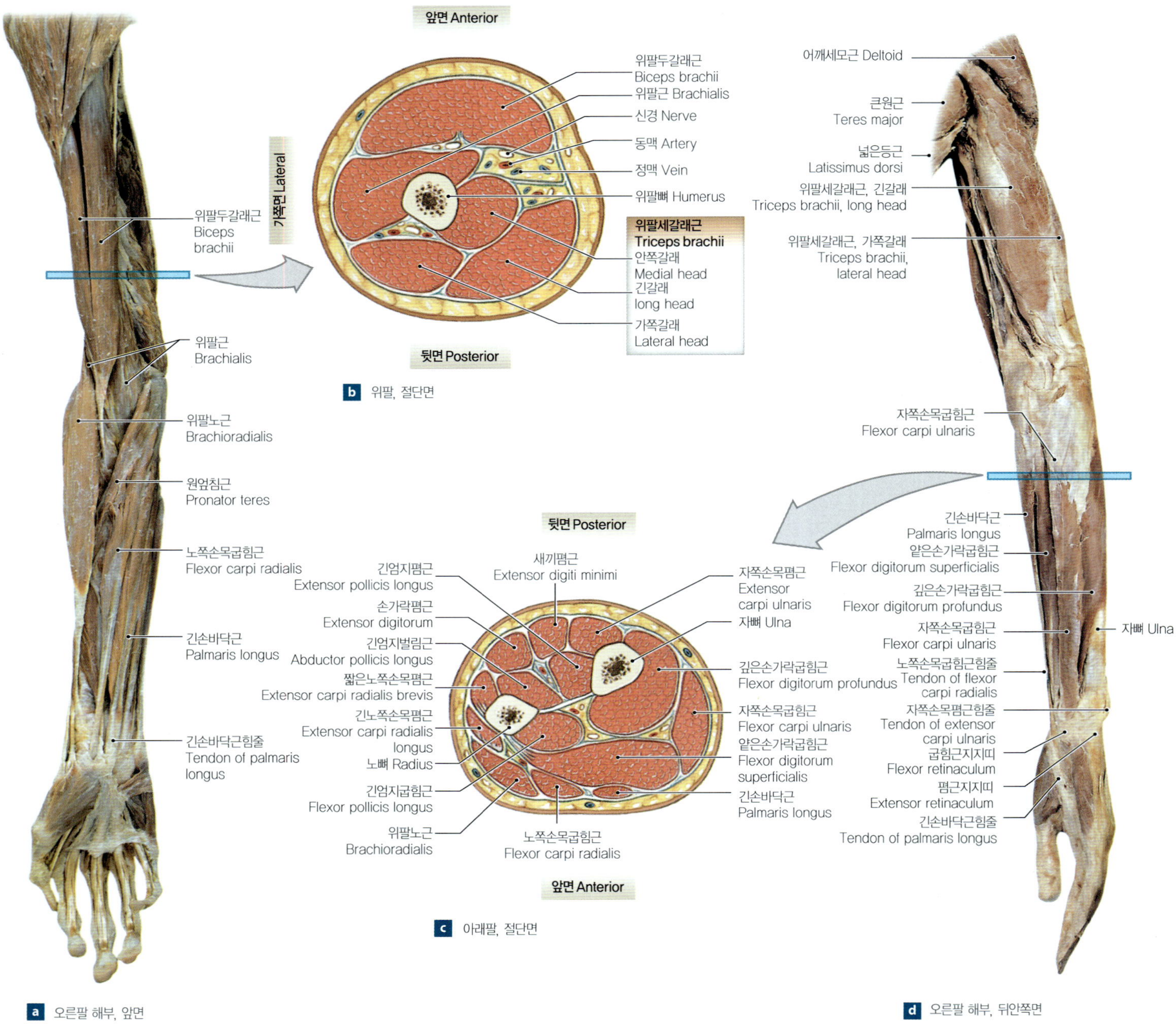

■ 그림 11.15 오른팔 해부, 위팔과 아래팔의 절단면

넙다리를 움직이는 근육

넙다리를 움직이는 근육은 크고 강력하며 골반에서 시작된다. 넙다리를 움직이는 근육은 (a) 볼기근 무리, (b) 가쪽돌림근 무리, (c) 모음근 무리 및 (d) 엉덩허리근 무리로 나눌 수 있다. **볼기근(둔근, gluteal m.)**은 엉덩뼈의 가쪽 표면을 덮고 있다(Spotlight 그림 11.2, 그림 11.16, 11.17). (12장, 그림 12.6c에서 신체 표면의 이 근육을 확인한다).

큰볼기근(대둔근, gluteus maximus)은 볼기근 중 가장 크고 가장 얕은층에 존재한다. 이 근육은 뒤볼기근선과 엉덩뼈능선; 엉치뼈, 꼬리뼈 및 부속 인대들; 그리고 등허리근막을 따라 시작된 다. 단독으로 작용하면, 이 거대한 근육은 엉덩관절에서 폄과 가

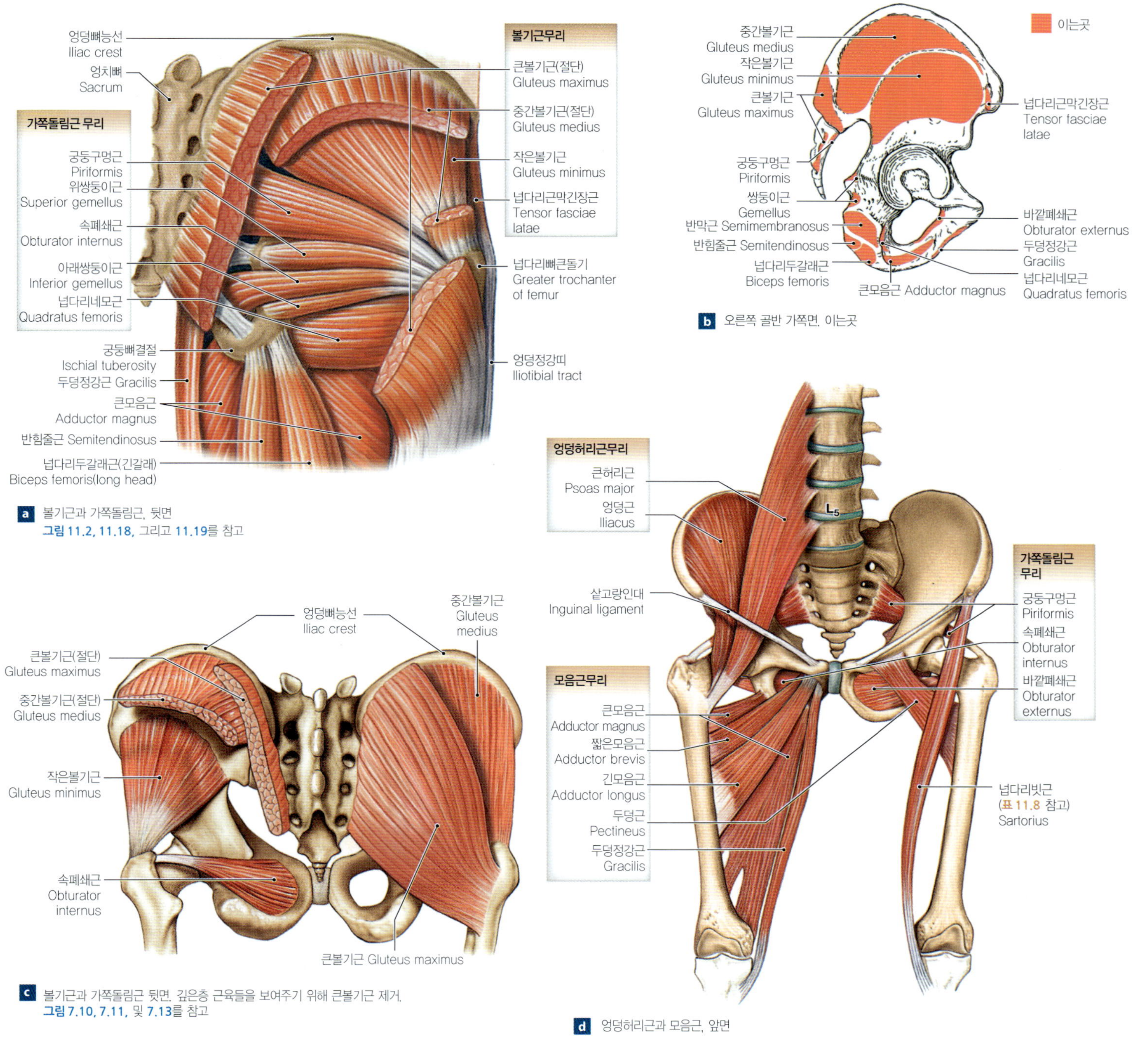

a 볼기근과 가쪽돌림근, 뒷면
그림 11.2, 11.18, 그리고 11.19를 참고

b 오른쪽 골반 가쪽면, 이는곳

c 볼기근과 가쪽돌림근 뒷면, 깊은층 근육들을 보여주기 위해 큰볼기근 제거.
그림 7.10, 7.11, 및 7.13를 참고

d 엉덩허리근과 모음근, 앞면

■ **그림 11.16** 넙다리를 움직이는 근육 I

쪽돌림 작용을 한다. 큰볼기근은 엉덩뼈능선과 위앞엉덩뼈가시의 가쪽면에서 일어나는 **넙다리근막긴장근(대퇴근막장근, tensor fasciae lata)**과 닿는곳을 함께한다. 이 근육들은 넙다리의 가쪽면을 따라 내려가서 정강뼈에 닿는 **엉덩정강띠(iliotibial tract)**를 함께 당긴다. 이 띠는 사람이 한발로 균형을 잡을 때 특히 중요하며, 무릎 가쪽 버팀대 역할을 한다.

중간볼기근(중둔근, gluteus medius)과 **작은볼기근(소둔근, gluteus minimus)**(그림 11.116a,b,c, 그림 11.17b)은 큰볼기근의 앞쪽에서 일어나 넙다리뼈의 큰돌기에 끝난다. 이 두 근육은 엉덩관절에서 벌림과 안쪽돌림 작용을 한다. 엉덩뼈의 가쪽면에 있는 앞볼기근선은 이 두 근육 사이의 경계이다.

6개의 **가쪽돌림근(lateral rotator)**(그림 11.16, 11.17a)은 볼기뼈

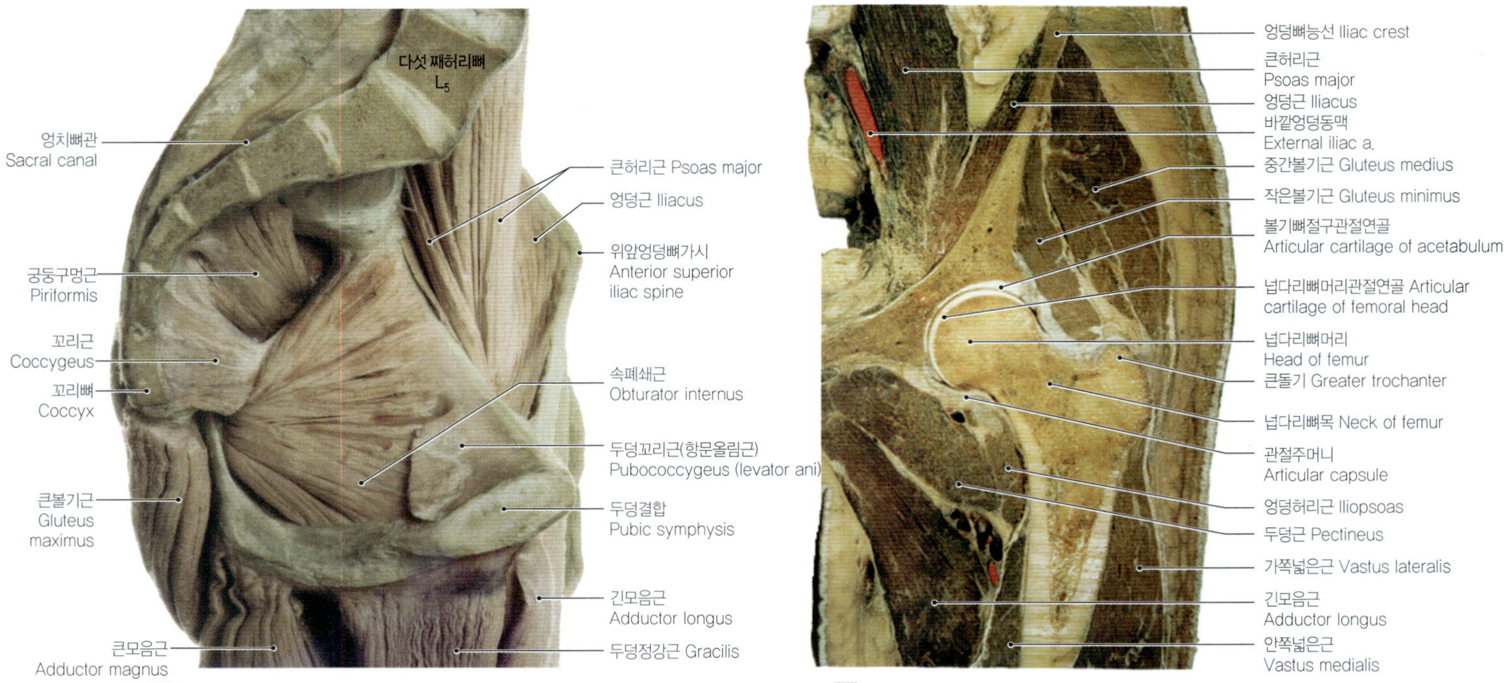

a 골반근육과 관련 구조물, 시상절단면. 그림 7.10, 7.11 및 7.13 참고

b 골반, 관상절단면, 엉덩관절과 주위 근육의 관계를 보여줌

■ **그림 11.17** 넙다리를 움직이는 근육 II

절구의 가로축이나, 혹은 조금 더 아래쪽에서 일어나 넙다리뼈에 가서 닿는다. 이 근육들은 모두 넙다리를 가쪽으로 돌린다. **궁둥구멍근(이상근, piriformis)**은 또한 엉덩관절에서 벌림작용도 한다. 궁둥구멍근, **속폐쇄근(내폐쇄근, obturator internus)** 및 **바깥폐쇄근(외폐쇄근, obturator externus)**은 주된 가쪽돌림근이다.

모음근(adductor)은 볼기뼈 절구보다 아래에 위치한다. 모음근에는 **큰모음근(대내전근, adductor magnus)**, **짧은모음근(단내전근, adductor brevis)**, **긴모음근(장내전근, adductor longus)**, **두덩근(치골근, pectineus)** 및 **두덩정강근(박근, gracilis)**이 있다(그림 11.16, 11.17). (12장, 그림 12.6a, 12.7a에서 신체 표면의 이 근육을 확인한다.) 이 근육들은 모두 두덩뼈에서 시작된다. 두덩정강근을 제외한 모든 모음근은 넙다리뼈 뒷면의 긴 능선인 거친선에 닿는다(두덩정강근은 정강뼈에 닿는다). 이들의 작용은 다양한데, 큰모음근을 제외한 모든 모음근은 엉덩관절의 앞쪽과 아래쪽에서 같이 일어나기 때문에 엉덩관절을 굽히고 모으며 안쪽돌림작용을 한다. 큰모음근은 자극된 부위에 따라 모음과 굽힘작용을 하거나 모음과 폄작용을 할 수 있다. 또한 큰모음근은 안쪽 또는 가쪽돌림 작용을 할 수 있다. 운동선수의 고샅(groin) 부위가 손상되어 고생하는 경우는 모음근 중의 하나가 찢어지거나 파열되는 근육염좌(strain) 때문이다.

골반의 안쪽면은 한 쌍의 근육이 차지하고 있다. **큰허리근(대요근, psoas major)**은 아래쪽 등뼈와 허리뼈 옆에서 일어나 넙다리뼈의 작은돌기에서 끝난다. 이 근육의 힘줄은 닿는곳에 도달하기 전에 엉덩뼈오목에 놓여 있는 **엉덩근(장골근, iliacus)**의 힘줄과 합쳐진다. 이 두 근육은 엉덩관절의 강력한 굽힘근이며 고샅인대 아래로 지나며 종종 **엉덩허리근(장요근, iliopsoas)**이라 일컬어진다(그림 11.16d 그리고 11.17).

이런 여러 가지 근육에 대한 정보를 체계화하기 위한 한 가지 방법은 엉덩관절 주위 근육들의 방향을 생각해보는 것이다. 골반의 표면에서 일어나 넙다리뼈에 가서 닿는 근육들은 볼기뼈절구에 대한 상대적인 위치 때문에 특징적인 작용을 나타낸다(표 11.7). 볼기뼈절구 주위의 작용선은 Spotlight 그림 11.2에서 볼 수 있다.

종아리를 움직이는 근육

종아리를 움직이는 근육은 그림 11.18부터 11.21까지 그리고 표 11.8에서 자세히 설명하였다. 어깨관절과 엉덩관절의 근육 분석에서처럼 무릎관절 축과 작용선 사이의 상관성을 통해 여러 근육이나 근육무리의 작용을 예측할 수 있다. 단, 종아리를 움직이는 근

표 11.7	넙다리를 움직이는 근육			
근육	이는곳	닿는곳	작용	신경
볼기근 무리 GLUTEAL GROUP				
큰볼기근 Gluteus maximus	엉덩뼈능선, 뒤볼기근선, 엉덩뼈 가쪽면; 엉치뼈, 꼬리뼈, 등허리 근막	엉덩정강띠와 넙다리뼈 볼기근거친면	엉덩관절을 폄, 가쪽돌림; 펴진 무릎을 안정; 엉덩관절을 벌림(위섬유만)	아래볼기신경(L_5–S_2)
중간볼기근 Gluteus medius	앞쪽 엉덩뼈능선, 앞뒤볼기근선 사이 엉덩뼈의 가쪽면	넙다리뼈 큰돌기	엉덩관절을 벌림, 안쪽돌림	위볼기신경 (L_4–S_1)
작은볼기근 Gluteus minimus	아래앞볼기근선 사이 엉덩뼈의 가쪽면	위와 같음	위와 같음	위와 같음
넙다리근막긴장근 Tensor fasciae latae	엉덩뼈능선과 위앞엉덩뼈가시의 가쪽면	엉덩정강띠	엉덩관절을 벌림*, 안쪽돌림, 굽힘 무릎을 폄, 가쪽돌림; 엉덩정강띠를 당겨서 무릎을 지지함	위와 같음
가쪽돌림근 무리 LATERAL ROTATOR GROUP				
바깥, 속폐쇄근 Obturators–externus and internus	폐쇄구멍의 가쪽, 안쪽 모서리	넙다리뼈 돌기오목(바깥); 큰돌기 안쪽면(속)	엉덩관절을 가쪽돌림, 벌림; 엉덩관절의 안정과 통합을 도움	폐쇄신경 (바깥; L_3–L_4), 엉치신경얼기 신경(속; L_5–S_2)
궁둥구멍근 Piriformis	엉치뼈의 앞가쪽면	넙다리뼈의 큰돌기	위와 같음	엉치신경가지(S_1–S_2)
위, 아래쌍둥이근 Gemelli (superior and inferior)	궁둥뼈가시(위쌍둥이근)과 궁둥뼈결절(아래쌍둥이근)	큰돌기 안쪽면	위와 같음	속폐쇄근, 넙다리네모근 지배신경
넙다리네모근 Quadratus femoris	궁둥뼈결절의 가쪽모서리	넙다리뼈의 돌기사이능선	엉덩관절을 가쪽돌림	엉치신경얼기 신경 (L_4–S_1)
모음근무리 ADDUCTOR GROUP				
짧은모음근 Adductor brevis	두덩뼈아래가지	넙다리뼈 거친선	엉덩관절을 모음, 굽힘	폐쇄신경(L_3–L_4)
긴모음근 Adductor longus	두덩뼈아래가지, 짧은모음근 앞	위와 같음	엉덩관절을 모음, 굽힘, 안쪽돌림	위와 같음
큰모음근 Adductor magnus	짧은모음근 뒤 두덩뼈아래가지와 궁둥뼈결절	넙다리뼈 거친선과 모음근결절	전체 수축시 엉덩관절을 모음; 앞섬유는 굽힘과 안쪽돌림; 뒤섬유는 폄	폐쇄신경과 궁둥신경
두덩근 Pectineus	두덩뼈 위가지	넙다리뼈 두덩근선	엉덩관절을 굽힘, 모음	넙다리신경 (L_2–L_4)
두덩정강근 Gracilis	두덩뼈 아래가지	정강뼈의 안쪽면 안쪽관절융기 아래	무릎관절을 굽힘, 안쪽돌림; 엉덩관절을 모음, 안쪽돌림	폐쇄신경 (L_3–L_4)
엉덩허리근무리 ILIOPSOAS GROUP				
엉덩근 Iliacus	엉덩뼈오목	넙다리뼈 작은돌기 아래; 큰허리근힘줄과 융합	엉덩관절(과/또는) 허리척추사이관절을 굽힘	넙다리신경 (L_2–L_3)
큰허리근 Psoas major	제12등뼈–제5허리뼈의 전면과 가로돌기	작은돌기(엉덩근과 함께)	위와 같음	허리신경얼기 가지(L_2–L_3)

*최근 연구에 따르면 넙다리근막긴장근이 엉덩관절에서 넙다리의 벌림에 관여하는지에 관한 의문이 증가하고 있다.

육의 앞/뒤 배치는 반대 방향이다. 이것은 발생기 성장 중 팔다리의 돌림과 관련이 있다(28장 참고). 결과적으로

- 넙다리네갈래근같이 무릎관절 축의 앞을 지나는 작용선을 가진 근육은 무릎관절의 폄근이다.
- 무릎굽힘근(hamstrings)같이 무릎관절 축의 뒤를 지나는 작용선을 가진 근육은 무릎관절의 굽힘근이다.

대부분의 폄근은 넙다리뼈 표면에서 일어나 넙다리의 앞면과 가쪽면을 따라 내려간다(그림 11.18와 11.20a,b, 11.21). 굽힘근은 다리이음뼈에서 일어나 넙다리의 뒷면과 안쪽면을 따라 내려간다(그림 11.19, 11.20c, 11.21). (12장, 그림 12.7a,b에서 신체 표면의 이 근육을 확인한다.) 무릎관절의 폄근은 모두 합쳐서 **네갈래근**(quadriceps m.) 또는 **넙다리네갈래근(대퇴사두근**, quadriceps femoris)이라고 부른다. 세 개의 **넓은근**(vastus m.)–**가쪽넓은근**(**외측광근**, vastus lateralis), **안쪽넓은근**(**내측광근**, vastus medialis) 및 **중간넓은근**(**중간광근**, vastus intermedius)은 넙다리

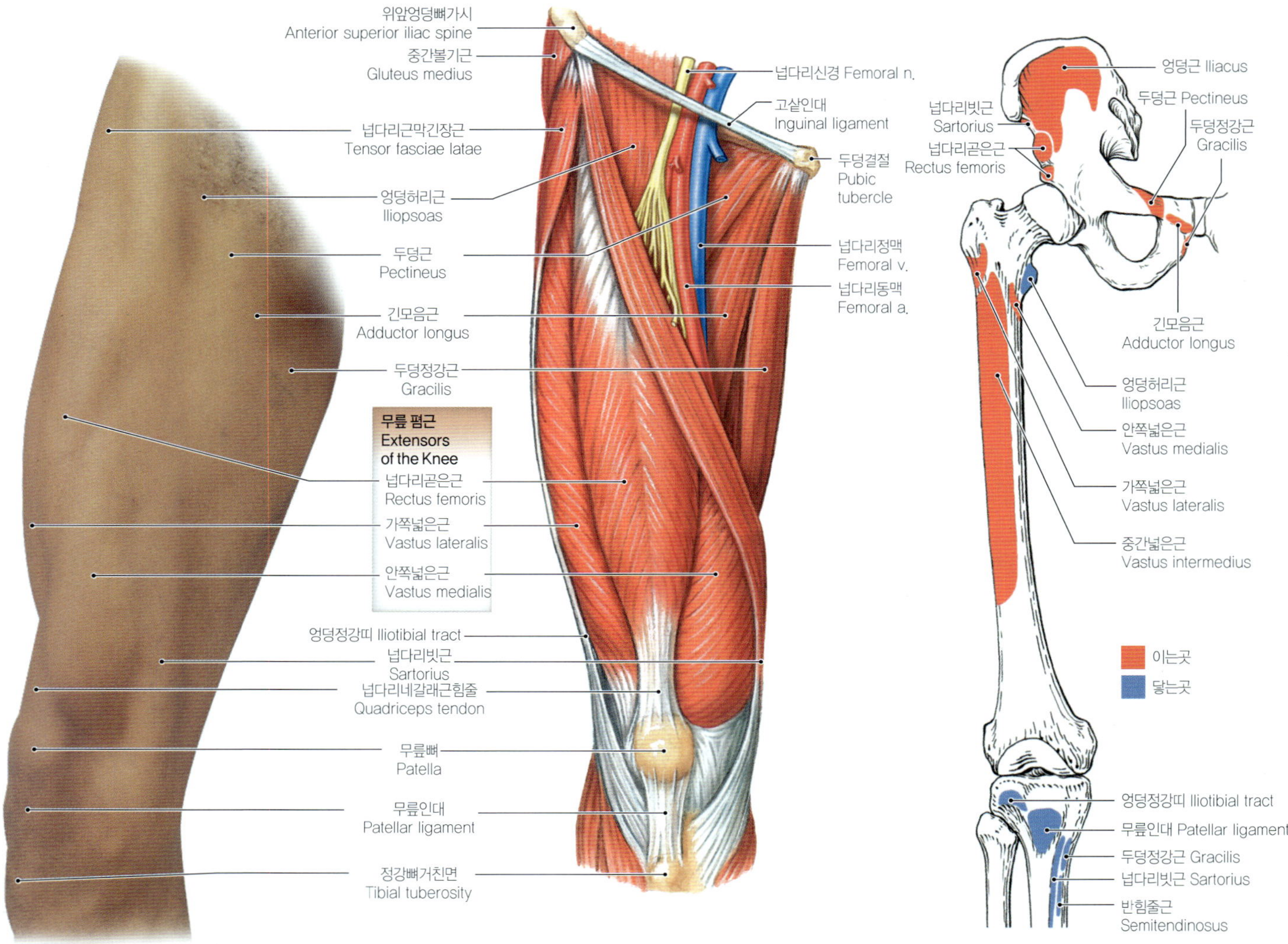

a 표면해부, 앞안쪽면, 넙다리

b 오른쪽 넙다리의 얕은층, 앞면

c 이는곳과 닿는곳, 앞면

■ 그림 11.18 종아리를 움직이는 근육, 앞면
Scan the code to see a figure from Practice Anatomy Lab (PAL).

뼈몸통을 따라 일어나며 마치 빵(bun)이 핫도그를 감싸듯이 **넙다리곧은근(대퇴직근, rectus femoris)**을 감싸안고 있다. 네 근육은 모두 넙다리네갈래근힘줄, 무릎뼈 및 무릎인대를 경유하여 정강뼈거친면에 닿아서 무릎을 펴는 작용을 한다. 넙다리곧은근은 아래앞엉덩뼈가시에서 시작된다. 그래서 무릎관절을 펴고 더불어 엉덩관절의 굽힘을 돕는다.

무릎의 굽힘근에는 **넙다리두갈래근(대퇴이두근, biceps femoris)**, **반막근(반막양근, semimembranosus)**, **반힘줄근(반건양근, semitendinosus)** 및 **넙다리빗근(봉공근, sartorius)**이 있다(그림 11.18~11.21). 이 근육들은 골반에서 일어나 정강뼈와 종아리뼈에 닿는다. 이들이 수축하면 무릎관절은 굽혀진다. 넙다리두갈래근, 반막근 및 반힘줄근은 볼기뼈결구 뒤쪽, 아래쪽에서 일어나며 수축되면 엉덩관절을 편다. 이 근육들을 종종 넙다리뒤근육(hamstring muscle)이라 부른다.

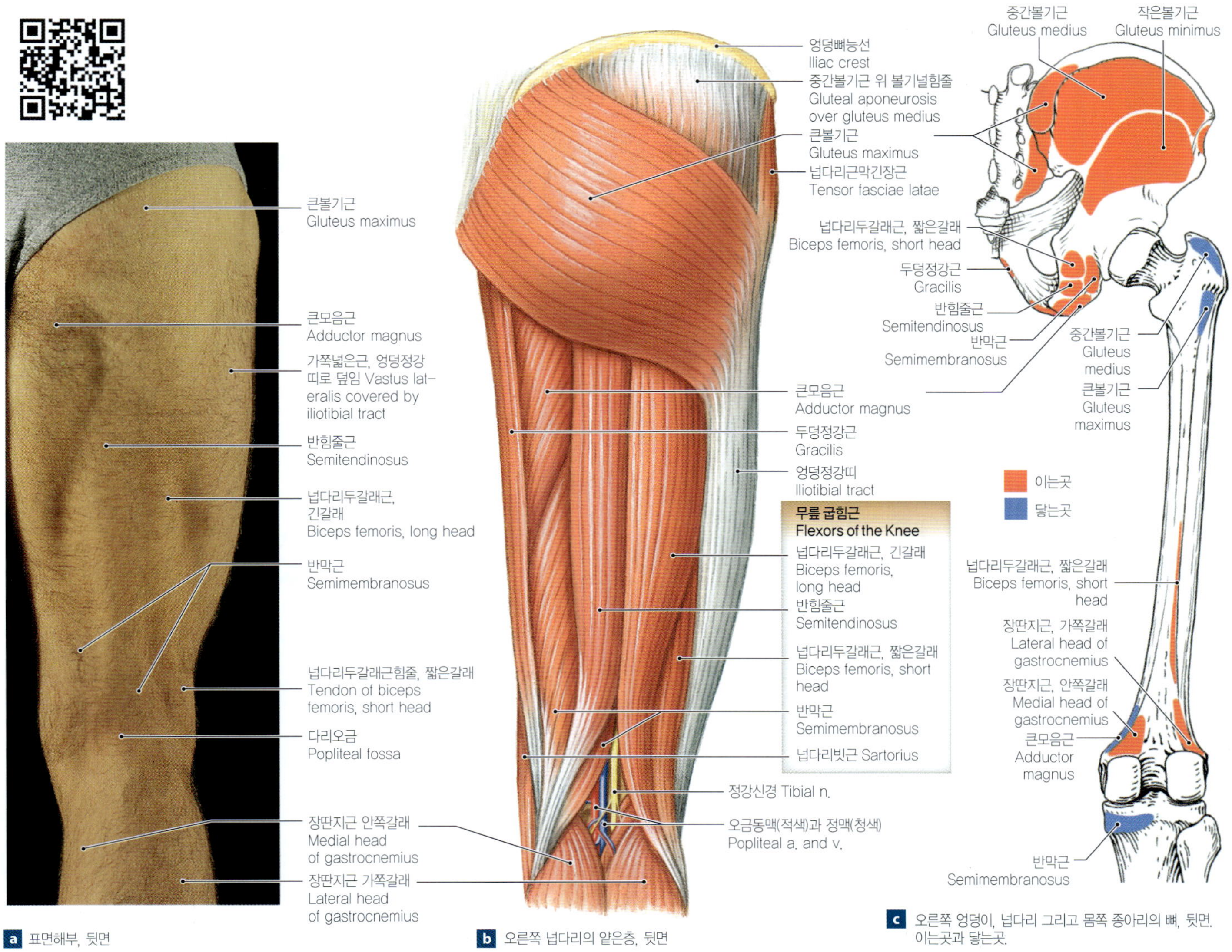

■ **그림 11.19 종아리를 움직이는 근육, 뒷면**
Scan the code to see a figure from Practice Anatomy Lab (PAL).

넙다리빗근은 볼기뼈절구 위에서 일어나는 유일한 무릎관절 굽힘근이다. 이 근육은 정강뼈의 안쪽면에 닿는다. 이 근육이 수축하면 마치 양반다리할 때처럼 엉덩관절을 굽히고 벌리며 가쪽으로 돌린다. **오금근(슬와근, popliteus)**은 넙다리뼈의 가쪽관절융기 주변에서 일어나 정강뼈몸통 뒷면에 닿는다(그림 11.19d,e). 무릎을 굽히기 시작할 때 이 근육은 수축해서 정강뼈를 조금 안쪽으로 돌려서 무릎의 잠김을 푼다. 그림 11.19a는 넙다리 뒷면의 표면해부학과 일부 무릎 굽힘근의 랜드마크를 보여준다. 그림 11.20b의 넙다리 절단면에서 넙다리네갈래근을 형성하는 네가지 근육을 볼 수 있다. 넙다리네갈래근 중에서 중간넓은근은 나머지 세 근육보다 깊은곳에서 넙다리뼈에 부착되어 있다. 넙다리 가쪽면에서 큰 가쪽넓은근을 볼 수 있고 부분적으로 엉덩정강띠로 덮여 있다(그림 11.21b)

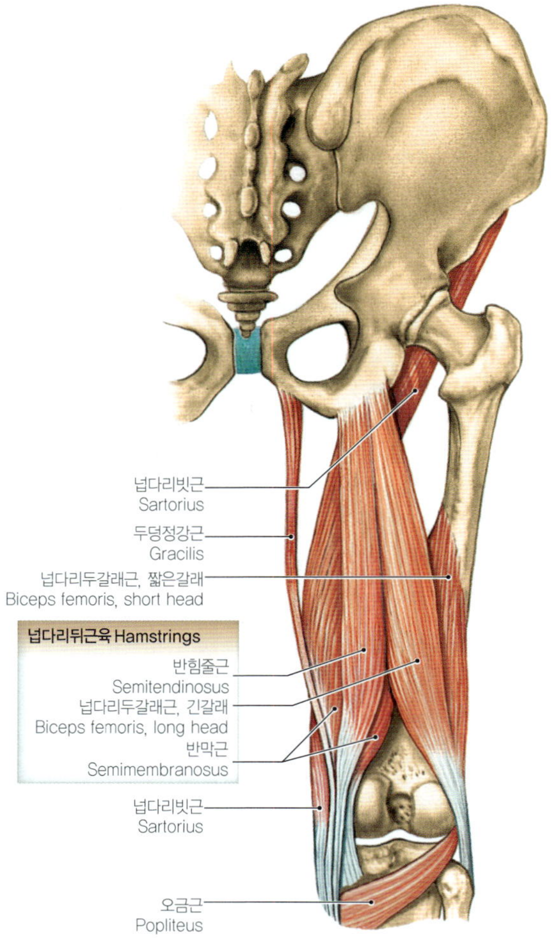

d 넙다리 뒷면, 깊은층

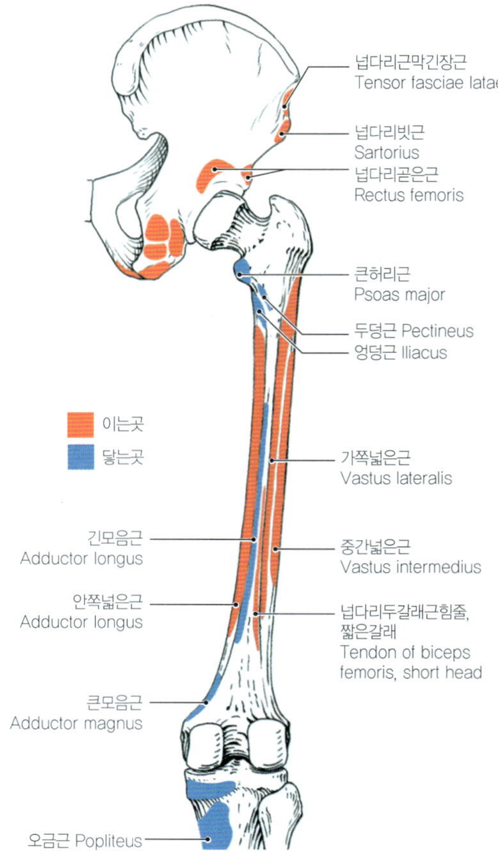

e 오른쪽 엉덩이, 넙다리 그리고 몸쪽 종아리의 뼈, 뒷면. 이는곳과 닿는곳

■ 그림 11.19(계속) **종아리를 움직이는 근육, 뒷면**
Scan the code to see a figure from Practice Anatomy Lab (PAL).

임상노트

넙다리뒤근육(hamstrings) 손상

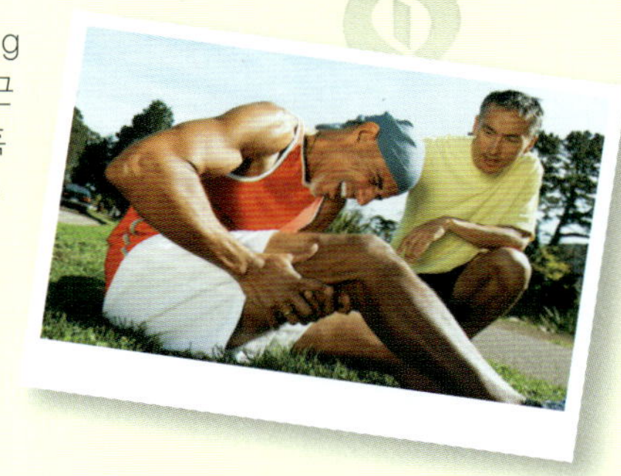

흔히 넙다리뒤근육에 근육염좌(strain) 혹은 찢어짐이 일어나며 이것을 넙다리뒤근육의 삠(hamstring pull)이라고 한다. 달리기와 같은 활동 중에 넙다리뒤근육은 무릎을 펴는 넙다리네갈래근에 대한 길항근이 된다. 재빨리 출발하거나 폭발적인 점프를 할 때 갑작스럽고 격렬한 넙다리뒤근육의 수축은 하나 혹은 그 이상의 근육을 찢을 수 있다. 근육섬유와 근막이 찢어지고 찢어진 부위 속에서 출혈이 있을 수 있다. 넙다리뒤근육 손상은 Ⅰ등급(작은 손상), Ⅱ 등급(근육의 부분 파열), Ⅲ 등급(근육이 완전히 찢어짐 혹은 파열)으로 분류된다. 더 심한 손상에서는 손상 부위가 붓고 검푸른 멍이 나타난다. 찢어짐과 근육염좌는 힘줄(닿는곳)과 근육이 만나는 부위 혹은 궁둥뼈결절의 이는곳에서 가장 자주 시작된다. 치료의 목표는 근육기능을 회복하고 흉터조직의 형성을 최소화하는 것이다. 수술은 아주 극단적으로 심각한 손상에서만 고려된다.

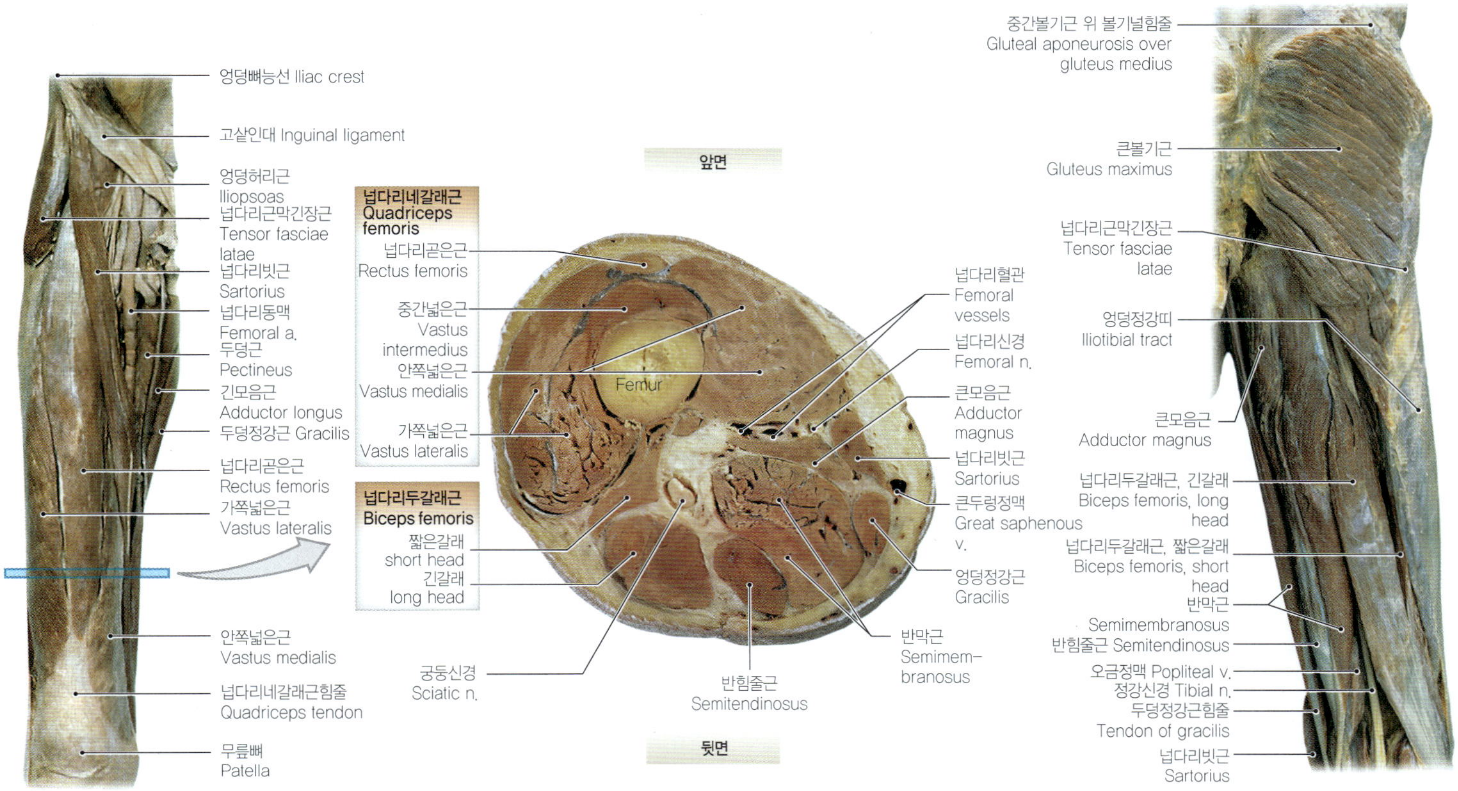

a 앞면, 오른쪽 넙다리근육

b 오른쪽 넙다리, 가로절단면

c 뒷면, 넙다리와 몸쪽 종아리근육의 해부

■ **그림 11.20** 종아리를 움직이는 근육, 절단면

표 11.8 종아리를 움직이는 근육

근육	이는곳	닿는곳	작용	신경
무릎굽힘근 FLEXORS OF THE KNEE				
넙다리두갈래근 Biceps femoris	궁둥뼈결절(긴갈래)과 넙다리뼈 거친선(짧은갈래)	종아리뼈머리, 정강뼈 위가쪽관절융기	무릎관절을 굽힘; 엉덩관절을 폄, 가쪽돌림	정강신경부분(S_1–S_3, 긴갈래); 온종아리신경부분(L_5–S_2, 짧은갈래)
반막근 Semimembranosus	궁둥뼈결절	정강뼈 안쪽관절융기의 뒷면	무릎관절을 굽힘; 엉덩관절을 폄, 안쪽돌림	궁둥신경(정강신경부분, L_5–S_2)
반힘줄근 Semitendinosus	위와 같음	정강뼈의 몸쪽 안쪽면 두덩정강근 닿는곳 주변	위와 같음	위와 같음
넙다리빗근 Sartorius	위앞엉덩뼈가시	정강뼈 안쪽면 정강뼈거친면 주변	무릎을 굽힘; 엉덩관절을 벌림, 굽힘, 가쪽돌림	넙다리신경(L_2–L_3)
오금근 Popliteus	넙다리뼈의 가쪽관절융기	몸쪽 정강뼈몸통의 뒷면	무릎관절에서 정강뼈를 안쪽돌림(또는 넙다리뼈를 가쪽돌림); 무릎관절을 굽힘	정강신경(L_4–S_1)
무릎폄근 EXTENSORS OF THE KNEE				
넙다리곧은근 Rectus femoris	아래앞엉덩뼈가시와 엉덩뼈의 절구 위	넙다리네갈래근힘줄, 무릎뼈와 무릎인대를 통해 정강뼈거친면	무릎관절을 폄; 엉덩관절을 굽힘	넙다리신경(L_2–L_4)
중간넓은근 Vastus intermedius	넙다리뼈의 앞가쪽면과 거친선(먼쪽 1/2)	위와 같음	무릎관절을 폄	위와 같음
가쪽넓은근 Vastus lateralis	넙다리뼈 큰돌기 앞아래와 거친선(몸쪽 1/2)	위와 같음	위와 같음	위와 같음
안쪽넓은근 Vastus medialis	넙다리뼈 거친선	위와 같음	위와 같음	위와 같음

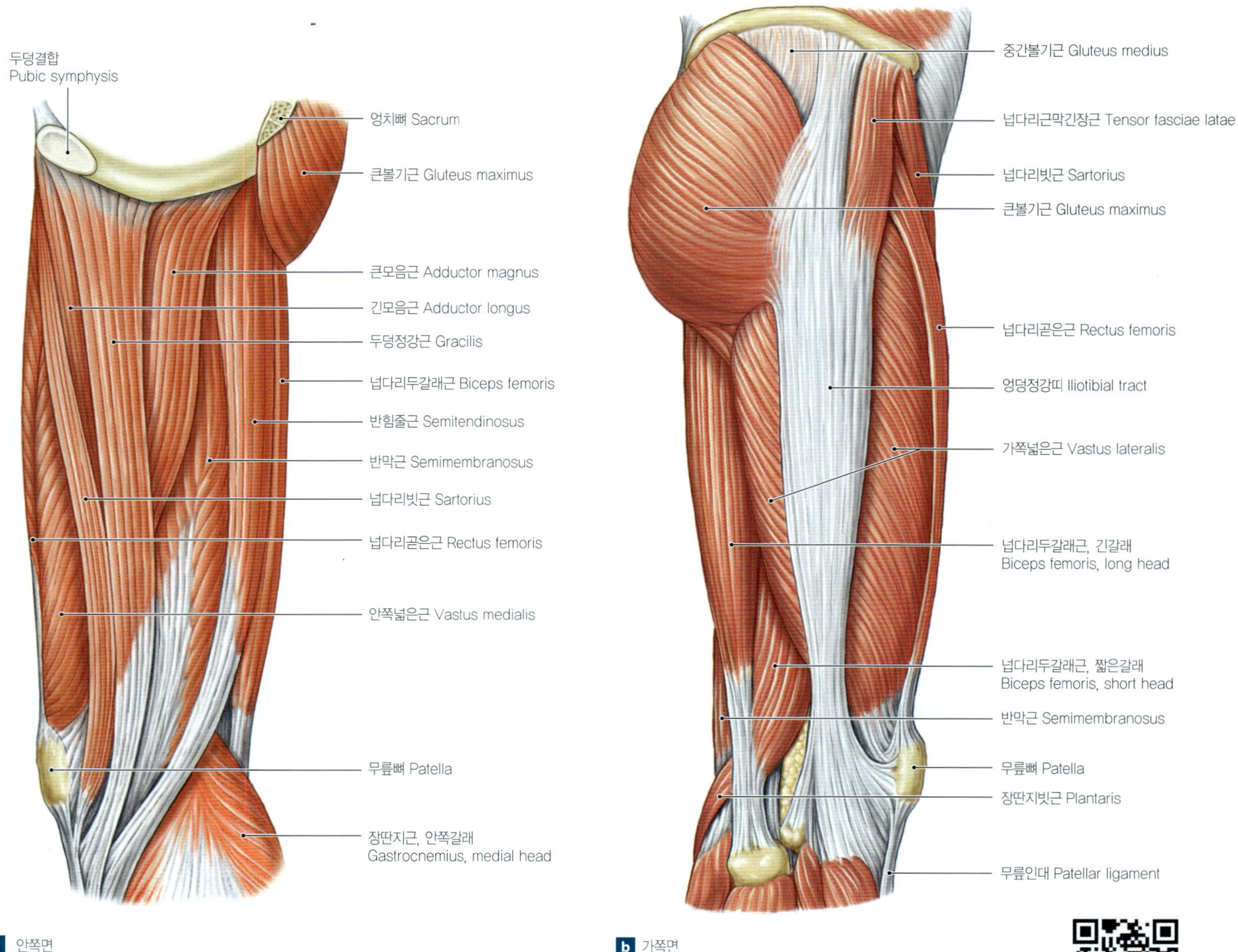

■ 그림 11.21 종아리를 움직이는 근육, 안쪽과 가쪽면
Scan the code to see a figure from Practice Anatomy Lab (PAL).

표 11.9 발과 발가락을 움직이는 근육

근육	이는곳	닿는곳	작용	신경
발목에 작용하는 근육				
발등굽힘근 DORSIFLEXORS				
앞정강근 Tibialis anterior	정강뼈 가쪽관절융기와 정강뼈 몸통 몸쪽	제1발허리뼈 바닥과 안쪽 쐐기뼈	발목을 발등굽힘; 발의 안쪽번짐	깊은종아리신경(L_4–S_1)
발바닥굽힘근 PLANTAR FLEXORS				
장딴지근 Gastorcnemius	넙다리뼈관절융기	발꿈치힘줄로 발꿈치뼈 융기	발목을 발바닥굽힘; 무릎관절을 굽힘	정강신경(S_1–S_2)
짧은종아리근 Fibularis brevis	종아리뼈 가쪽모서리 중간	제5발허리뼈 바닥	발을 가쪽번짐; 발목을 발바닥굽힘	얕은종아리신경(L_4–S_1)
긴종아리근 Fibularis longus	종아리뼈머리와 종아리뼈몸통 몸쪽	제1발허리뼈 바닥과 안쪽 쐐기뼈	발을 가쪽번짐, 발목을 발바닥굽힘; 발목을 지지; 세로활과 가로활을 지지	위와 같음
장딴지빗근 Plantaris	넙다리뼈 가쪽 관절융기위능선	발꿈치뼈의 융기	발목을 발바닥굽힘, 무릎관절을 굽힘	정강신경(L_4–S_1)
가자미근 Soleus	종아리뼈머리와 종아리뼈몸통 몸쪽, 인접한 정강뼈몸통의 뒤면(가자미근선)	(장딴지근과 같이)발꿈치힘줄로 발꿈치뼈 융기	발목을 발바닥굽힘; 기립시 자세근	정강신경(S_1–S_2)
뒤정강근 Tibialis posterior	뼈사이막과 인접한 정강뼈몸통과 종아리뼈몸통	발배뼈, 모든 쐐기뼈, 입방뼈, 제2–4발허리뼈	발을 안쪽번짐; 발목을 발바닥굽힘	위와 같음
발가락에 작용하는 근육				
발가락굽힘근 DIGITAL FLEXORS				
긴발가락굽힘근 Flexor digitorum longus	정강뼈의 뒷면	제2–5발가락 끝마디뼈의 아랫면	제2–5발가락관절을 굽힘; 발목을 발바닥굽힘	정강신경(L_5–S_1)
긴엄지굽힘근 Flexor hallucis longus	종아리뼈의 뒷면	엄지발가락 끝마디뼈의 아랫면	엄지발가락관절을 굽힘; 발목을 발바닥굽힘	위와 같음
발가락폄근 DIGITAL EXTENSORS				
긴발가락폄근 Extensor digitorum longus	정강뼈 가쪽관절융기, 종아리뼈의 앞면	제2–5발가락의 윗면	제2–5발가락을 폄; 발목을 발등굽힘	깊은종아리신경(L_5–S_1)
긴엄지폄근 Extensor hallucis longus	종아리뼈의 앞면	엄지발가락 끝마디뼈의 윗면	엄지발가락관절을 폄; 발목을 발등굽힘	위와 같음

발과 발가락을 움직이는 근육

발의 바깥기원 근육

발과 발가락을 움직이는 발의 바깥기원근육(그림 11.22~11.24)은 표 11.9에 설명되어 있다. 발목을 움직이는 대부분의 근육은 발바닥굽힘 작용을 하며 걷고 달리기에 관여한다(12장, 그림 12.7에서 신체 표면의 이 근육을 확인한다).

장딴지(calf)의 **장딴지근(비복근, gastrocnemius)**은 크고 중요한 발바닥굽힘근이며 아래에 놓여 있는 느린근육섬유로 된 **가자미근(가자미근, soleus)**의 도움으로 더욱 강력한 근육이 된다. 이 두 근육은 뒤쪽과 가쪽에서 가장 잘 볼 수 있다(그림 11.22a,b,d와 11.24). 장딴지근의 두갈래 힘줄은 넙다리뼈의 안쪽관절융기와 가쪽관절융기 그리고 인접 부위에서 시작된다. 종자뼈(fabella)가 흔히 장딴지근 내에서 발견된다. 장딴지근과 가자미근은 공동의 힘줄인 **발꿈치힘줄(종골건, calcaneal tendon)**을 공유한다. 이 힘줄을 아킬레스힘줄(Achilles tendon)이라고도 부른다.

두 개의 **종아리근(비골근, fibularis)**은 장딴지근과 가자미근에 의해 부분적으로 덮여 있다(그림 11.22b,c,d). 이 근육은 peroneus muscle이라고도 알려져 있으며 발의 가쪽번짐과 발목의 발바닥굽힘 작용을 한다. 발의 안쪽번짐은 **앞정강근(전경골근, tibialis anterior)**의 수축에 의해 이뤄진다. 앞정강근은 장딴지근의 길항근이며 발목에서 발등굽힘 작용을 한다(그림 11.23와 11.24).

발가락을 움직이는 중요한 근육이 정강뼈, 종아리뼈 또는 두 뼈 모두에서 시작된다(그림 11.22~11.24). 큰 힘줄집이 발목관절을 지나는 앞정강근, 긴발가락폄근 및 긴엄지폄근의 힘줄을 둘러싼다. 이 힘줄집들의 위치는 **위폄근지지띠(하신근지대, superior extensor retinaculum)**와 **아래폄근지지띠(하신근지대, inferior extensor retinaculum)**에 의해 고정된다(그림 11.23a 및 11.24).

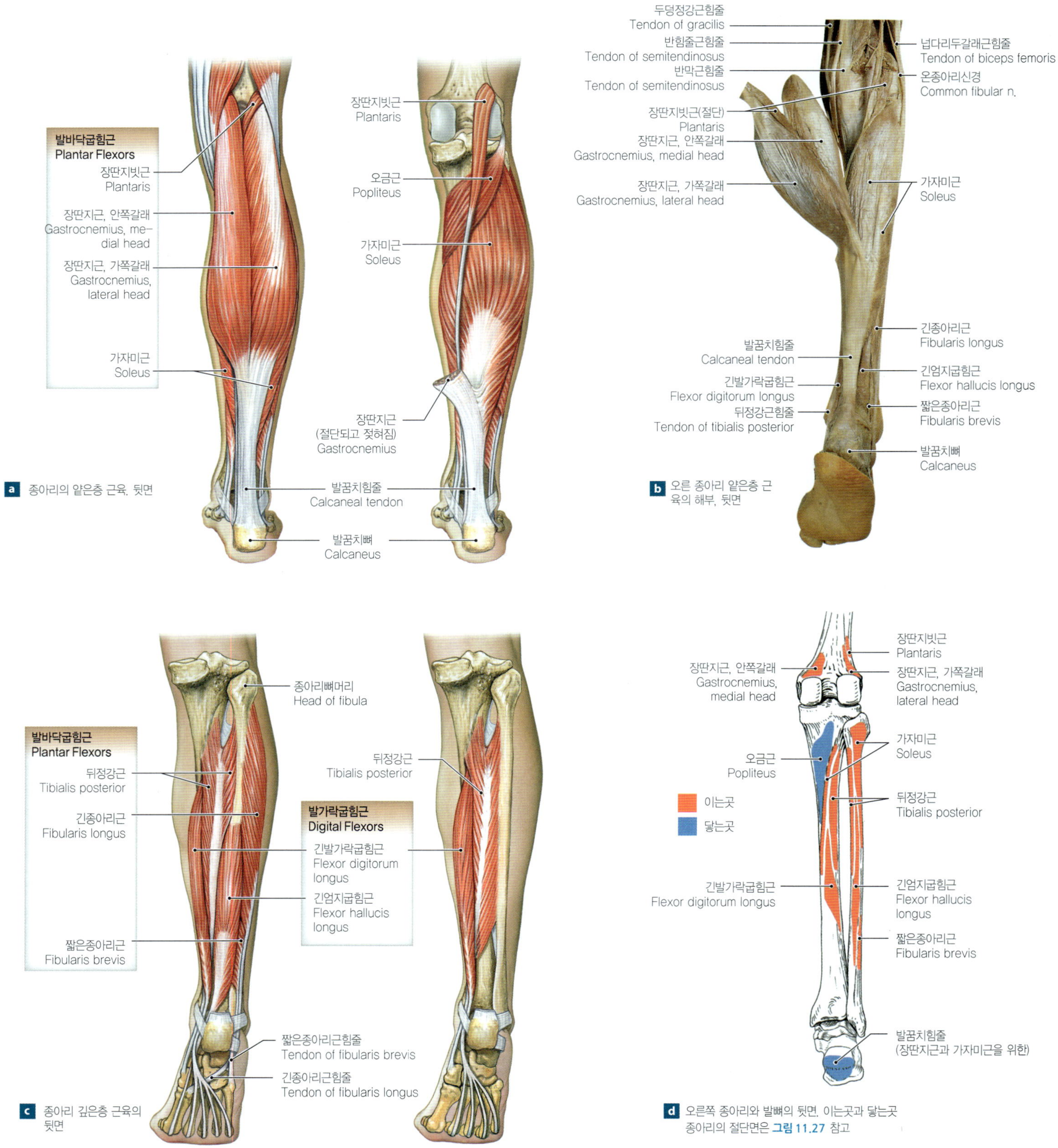

■ **그림 11.22** 발과 발가락을 움직이는 바깥기원근육, 뒷면

뒤정강근(후경골근, tibialis posterior)은 정강뼈와 종아리뼈의 몸통에서 시작되어 몇 개의 발목뼈에 가서 닿는다(그림 11.22c,d와 11.24a). 이 근육은 발을 안쪽번짐하고 발목을 발바닥굽힘한다. 장거리 달리기 같은 반복된 사용은 이 근육의 정강뼈, 종아리뼈의 부착면을 자극하여 염증이 생기게 하여 경골과로성골막염(shin splint)을 일으킬 수 있다.

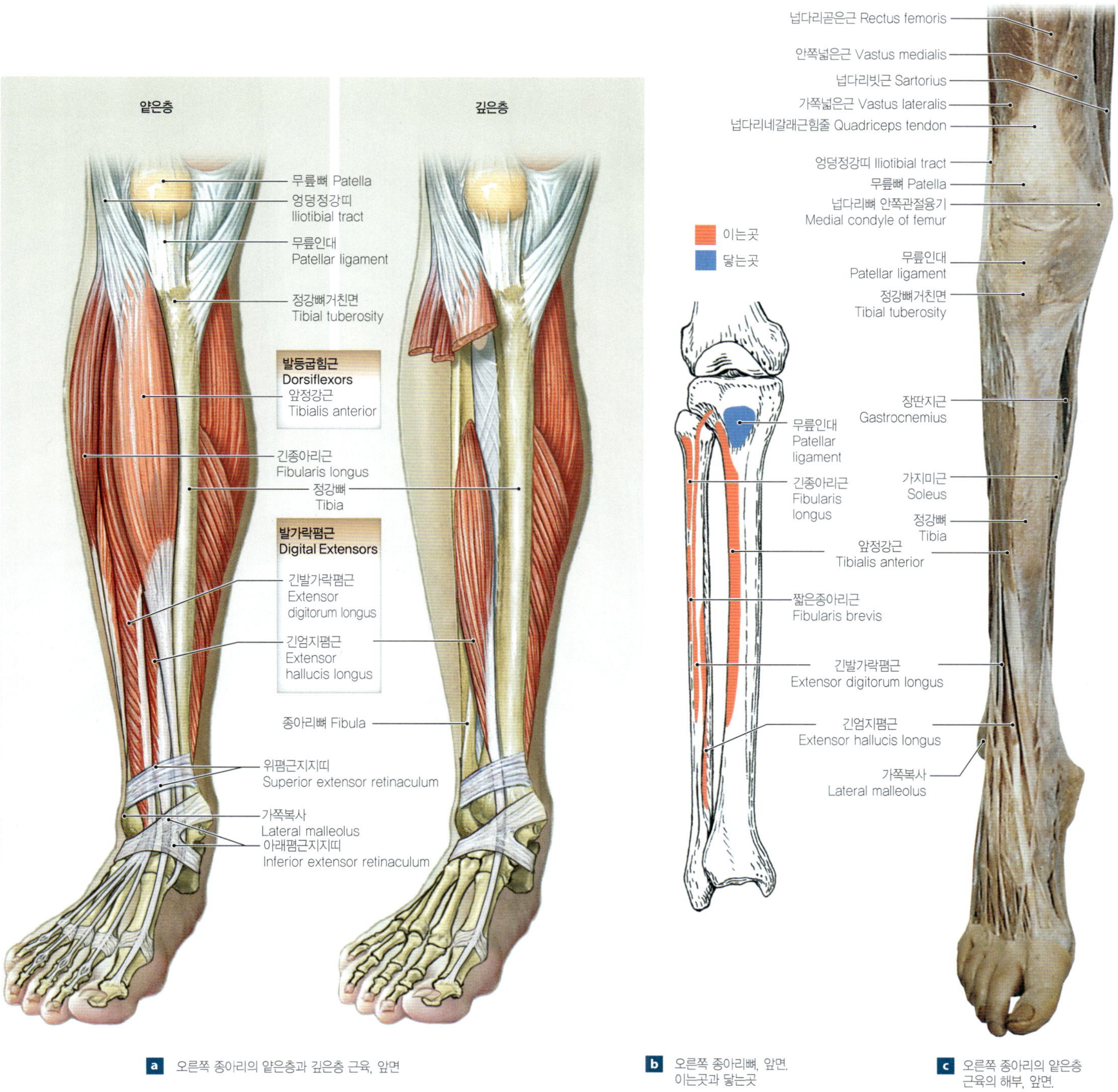

a 오른쪽 종아리의 얕은층과 깊은층 근육, 앞면

b 오른쪽 종아리뼈, 앞면. 이는곳과 닿는곳

c 오른쪽 종아리의 얕은층 근육의 해부, 앞면.

■ **그림 11.23 발과 발가락을 움직이는 바깥기원근육, 앞면**

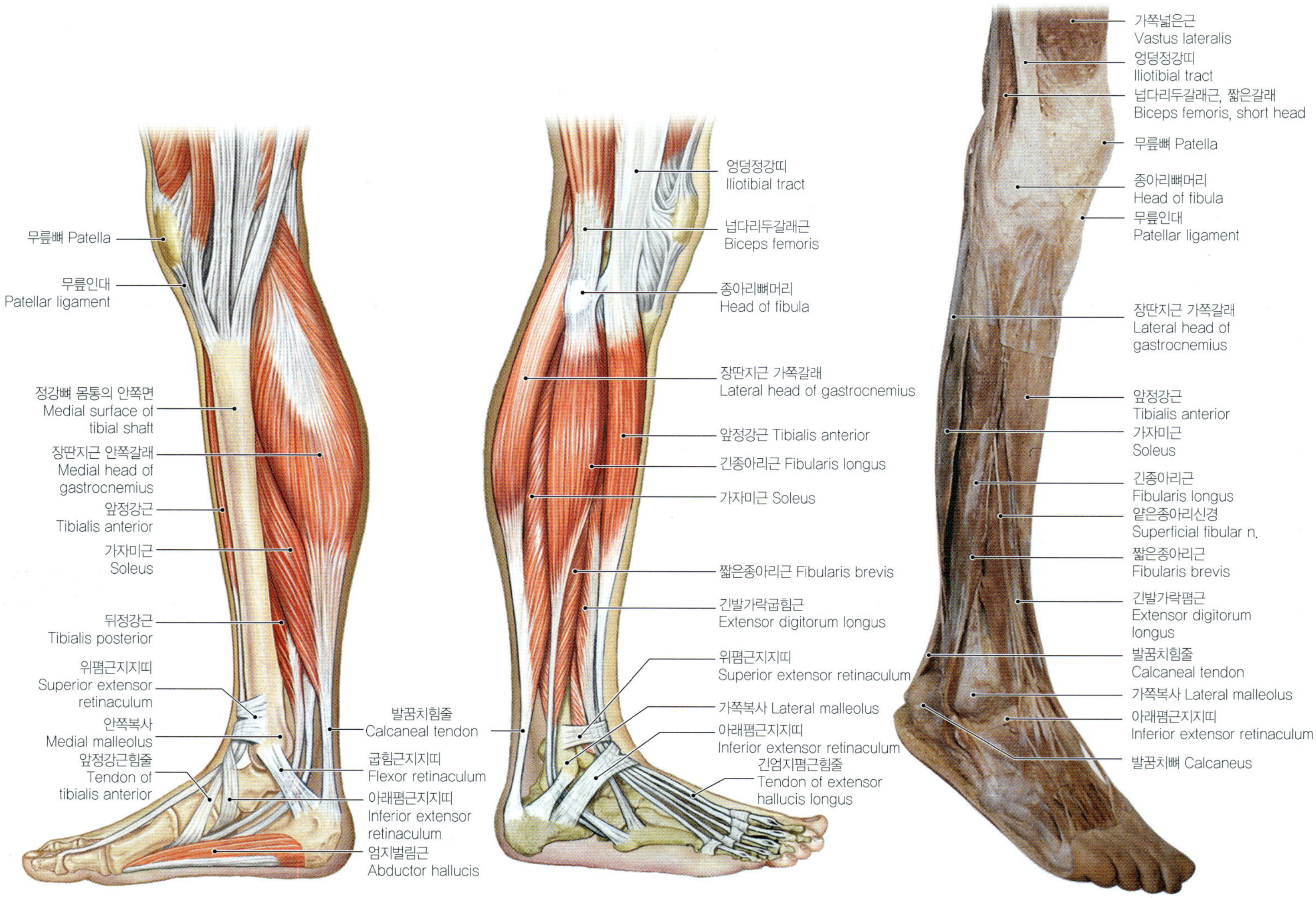

a 오른쪽 종아리 얕은층, 안쪽면

b 오른쪽 종아리 얕은층, 가쪽면

c 오른쪽 종아리의 얕은 층 해부, 가쪽면

■ 그림 11.24 **발과 발가락을 움직이는 바깥기원근육, 안쪽과 가쪽면**
Scan the code to see a figure from Practice Anatomy Lab (PAL).

발의 자체기원근육

발가락을 움직이는 작은 자체기원근육은 발목과 발의 뼈에서 시작된다(그림 11.25, 11.26과 표 11.10). 일부 굽힘근은 발꿈치뼈의 앞모서리에서 일어나며, 이 근육의 긴장유지가 세로발바닥활의 유지에 기여한다.

손과 마찬가지로 작은 뼈사이근이 발허리뼈의 가쪽면과 안쪽면에서 시작된다. 네 개의 **등뼈쪽사이근(배측골간근, dorsal interossei)**이 제3, 4발가락의 발허리발가락관절을 벌린다. 세 개의 **바닥쪽뼈사이근(저측골간근, plantar interossei)**은 제3~5발가락의 발허리발가락관절을 모은다.

발에서 세 개의 자체기원근육이 엄지발가락을 움직인다. **짧은엄지굽힘근(단무지굴근, flexor hallucis brevis)**은 엄지발가락을 굽힌다. **엄지모음근(무지내전근, adductor hallucis)**은 엄지발가락을 모으며 **엄지벌림근(무지외전근, abductor hallucis)**은 엄지발가락을 벌린다.

자체기원근육은 발가락관절의 폄작용보다는 주로 굽힘작용에 관여한다. **짧은발가락굽힘근(단지굴근, flexor digitorum brevis)**, **발바닥네모근(족저방형근, quadratus planta)** 및 네 개의 **벌레근(충양근, lumbrical)**은 제2~5발가락관절에서 굽힘작용을 한다.

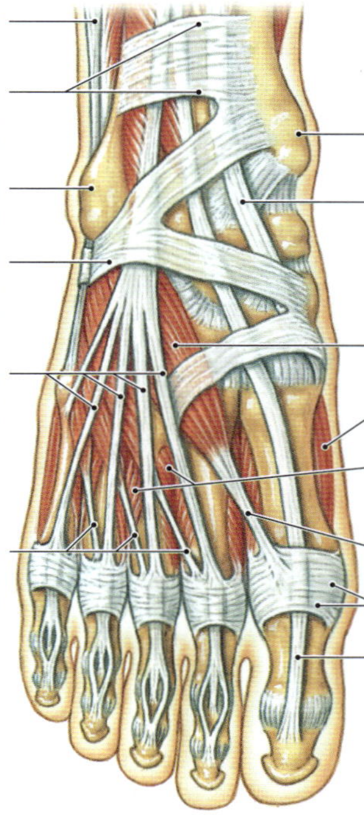

■ 그림 11.25 발과 발가락을 움직이는 자체기원근육 I
Scan the codes to see figures from Practice Anatomy Lab (PAL).

표 11.10 발의 자체기원근육

근육	이는곳	닿는곳	작용	신경
짧은발가락폄근 Extensor digitorum brevis	발꿈치뼈(윗면과 가쪽면)	제1-4발가락 발등면	제1-4발허리발가락관절을 폄	깊은종아리신경 (S_1, S_2)
엄지벌림근 Abductor hallucis	발꿈치뼈(아랫면의 결절)	엄지발가락 첫마디뼈 바닥의 안쪽	엄지발가락의 발허리발가락관절을 벌림	안쪽발바닥신경 (S_2, S_3)
짧은발가락굽힘근 Flexor digitorum brevis	위와 같음	제2-5발가락 중간마디뼈의 가쪽	제2-5몸쪽발가락뼈사이관절을 굽힘	위와 같음
새끼벌림근 Abductor digiti minimi	위와 같음	제5발가락 첫마디뼈의 가쪽	제5발허리발가락관절을 벌림, 굽힘	가쪽발바닥신경 (S_2, S_3)
발바닥네모근 Quadratus plantae	발꿈치뼈(안쪽면, 아랫면)	긴발가락굽힘근힘줄	제2-5발가락의 관절을 굽힘	위와 같음
벌레근 Lumbricals; 4	긴발가락굽힘근힘줄	긴발가락폄근 닿는곳	제2-5발허리발가락관절을 굽힘; 발가락뼈사이관절을 폄	안쪽발바닥신경(1), 가쪽발바닥신경(2-4)
짧은엄지굽힘근 Flexor hallucis brevis	입방뼈와 가쪽 쐐기뼈	엄지발가락의 첫마디뼈 바닥의 안쪽과 가쪽	제1발허리발가락관절을 굽힘	안쪽발바닥신경 (L_4-S_5)
엄지모음근 Adductor hallucis	제2-4발허리뼈의 바닥과 발바닥인대(빗갈래) 제3, 4발허리발가락관절주머니(가로갈래)	엄지발가락 첫마디뼈 바닥의 가쪽	엄지발가락의 발허리발가락관절을 모음, 굽힘	가쪽발바닥신경 (S_1-S_2)
짧은새끼굽힘근 Flexor digiti minimi brevis	제5발허리뼈의 바닥	제5발가락의 첫마디뼈의 가쪽	제5발허리발가락관절을 굽힘	위와 같음
등쪽뼈사이근 Dorsal interossei; 4	두 발허리뼈의 맞은편 (I과 II, II와 III, III과 IV, IV와 V)	제2발가락의 안쪽과 가쪽면, 제3, 4발가락의 가쪽면	제3, 4발허리발가락관절을 벌림; 제2-4발가락의 발허리발가락관절을 굽힘, 발가락뼈사이관절을 폄	위와 같음
바닥쪽뼈사이근 Plantar interossei; 3	제3-5발허리뼈의 바닥과 안쪽면	제3-5발가락의 안쪽면	제3-5발허리발가락관절을 모음; 발허리발가락관절을 굽힘 발가락뼈사이관절을 폄	위와 같음

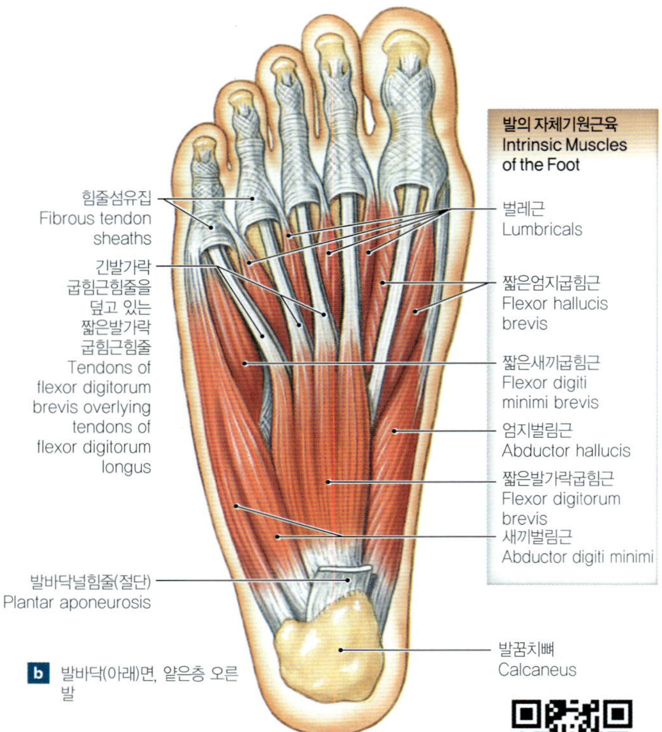

b 발바닥(아래)면, 얕은층 오른발

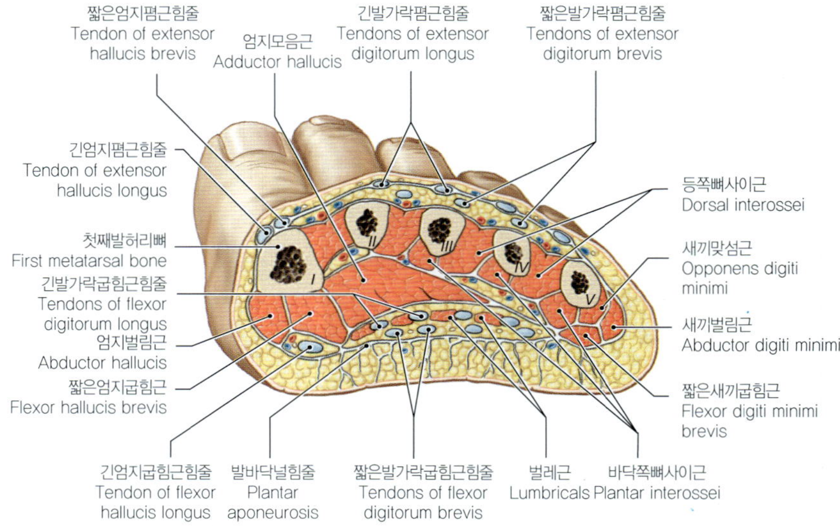

c 오른발, 발허리뼈 절단면

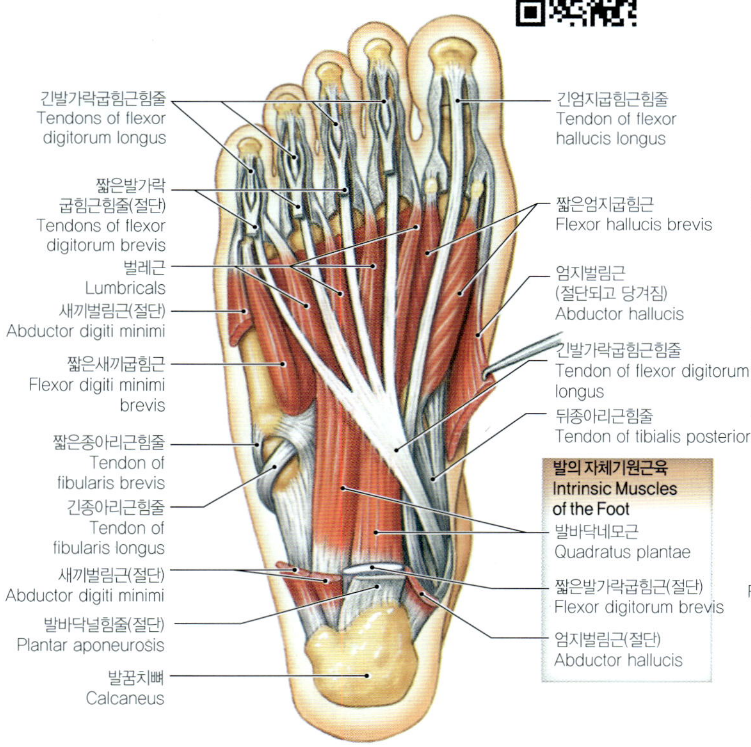

d 발바닥면, 깊은층

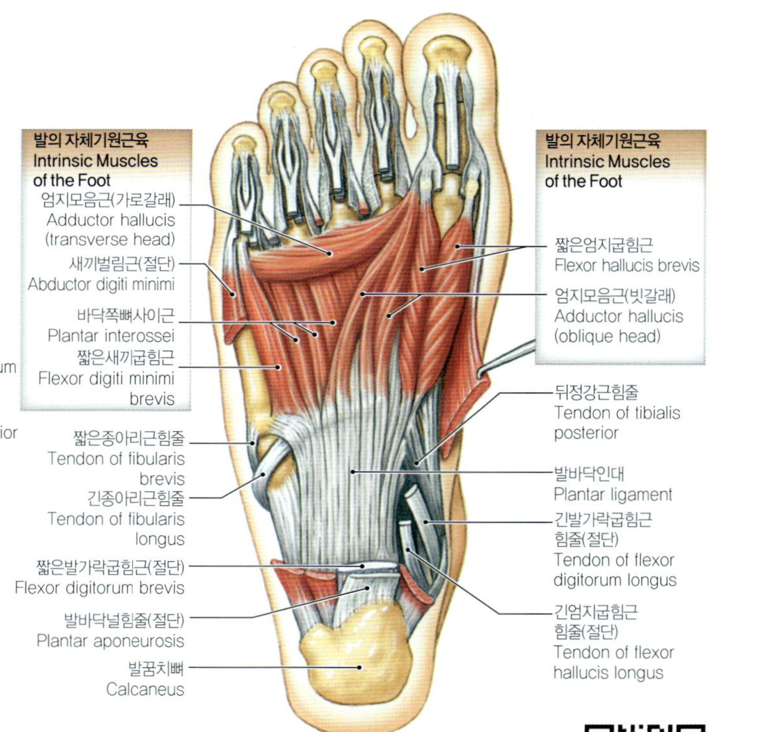

e 발바닥면, 가장 깊은층

■ 그림 11.25(계속) 발과 발가락을 움직이는 자체기원근육 I

Scan the codes to see figures from Practice Anatomy Lab (PAL).

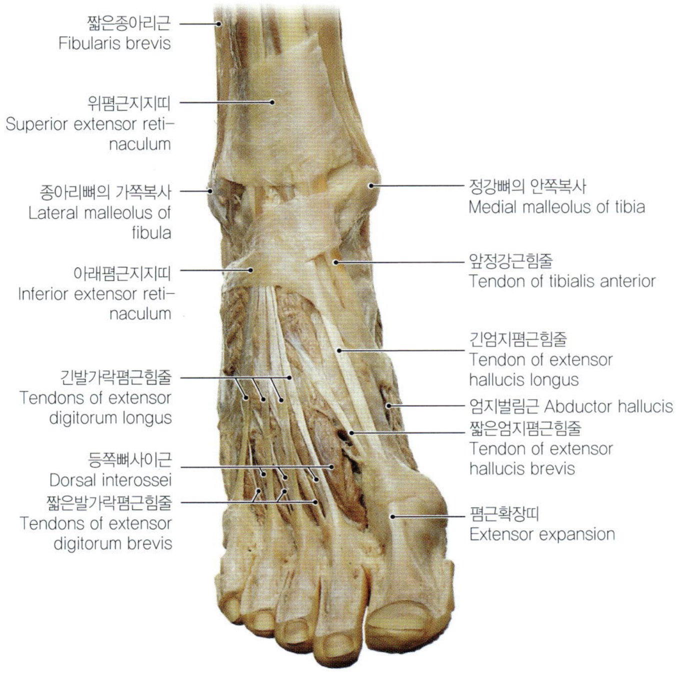

a 등쪽면, 오른발

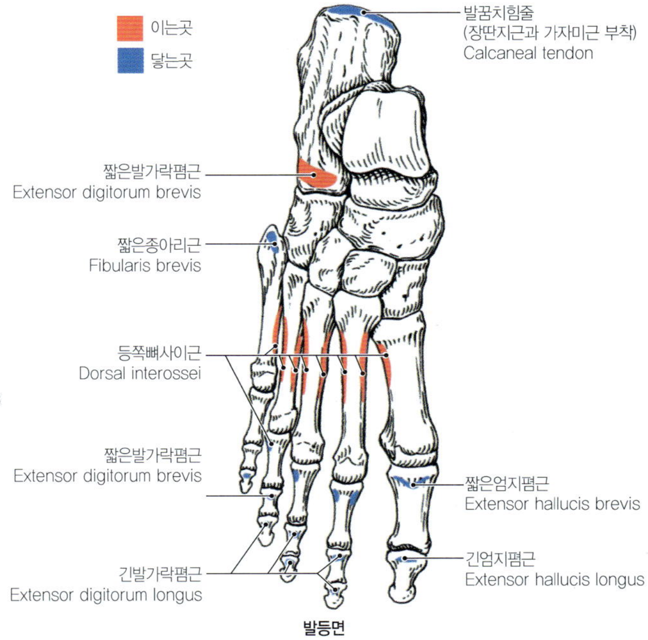

b 등쪽(위)면, 오른발뼈, 이는곳과 닿는곳

■ 그림 11.26 발과 발가락을 움직이는 자체기원근육 II

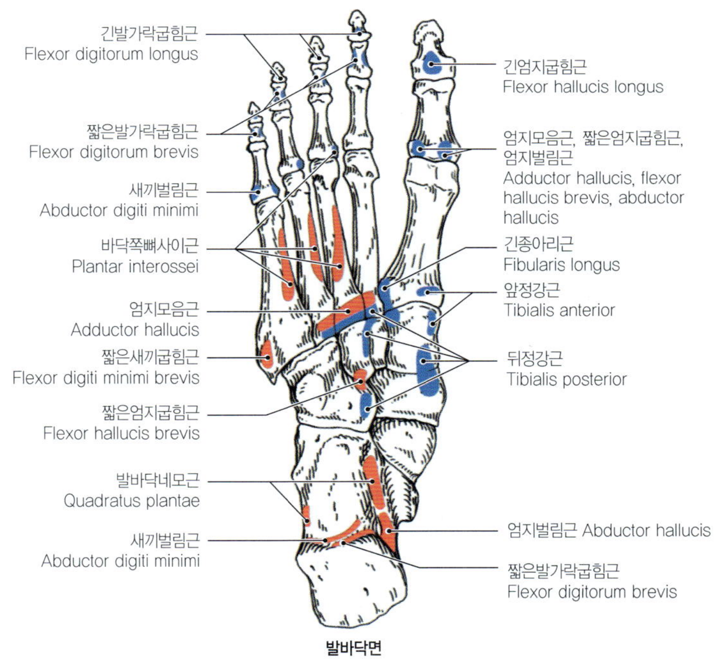

c 발바닥(아래)면, 오른발뼈, 이는곳과 닿는곳

짧은새끼굽힘근(단소지굴근, flexor digiti minimi brevis)은 제5발가락관절에서 굽힘작용을 한다. 발가락을 펴는 것은 **짧은발가락폄근(단지신근, extensor digitorum brevis)**에 의해 이뤄진다. 이 근육은 긴엄지폄근을 도와 엄지발가락을 편다. 또한 긴발가락폄근을 도와 제2~4발가락을 편다(표 11.9). 이 근육은 유일한 발등의 자체기원근육이다.

V 11.4 개념확인

1. ☐ 엉덩관절에서 넙다리를 움직이는 근육 중에서 넙다리신경의 지배를 받는 근육은?
2. ☐ 흔히 무릎의 폄근을 모두 총칭하여 부르는 이름은?
3. ☐ 발의 바깥기원근육 중에서 종아리뼈에서 일어나는 근육은?
4. ☐ 발의 가쪽번짐근을 나열하라.
5. ☐ 발꿈치뼈에 이는곳을 가진 발의 자체기원근육을 나열하라.

11.5 넙다리와 종아리의 칸과 절단해부학

3장에서 인체의 여러 종류의 근막과 이런 치밀결합조직이 어떻게 인체의 연조직에서 구조적 뼈대가 되는지에 대한 소개를 했다. 근막은 기본적으로 세 종류가 있다. (1) 얕은근막-피부 밑에 있는 성긴결합조직층, (2) 깊은근막-관절주머니, 뼈막, 근육바깥막 및 내장기관을 둘러싸는 막에 결합하는 치밀섬유층, (3) 장막밑근막-장막과 주위 구조물들을 분리하는 성긴결합조직층.

깊은근막의 결합조직섬유는 주위의 뼈대근육을 지지하고 연결하지만 독립적인 움직임도 허용한다. 앞에서 언급했듯이, 일반적으로 인접한 두 근육이 위치, 작용 및 운동범위가 비슷하면 할수록 더욱 폭넓게 깊은근막에 의해 서로 연결된다. 이 때문에 해부실습 시에 이런 근육을 분리하는 것이 매우 어려울 수 있다. 만약에 위치와 작용이 다르다면, 근육 간의 연결이 덜 단단하고 해부실습 시 분리하기도 쉬울 것이다. 팔다리에서는 이런 상황이 더욱 복잡해진다. 근육들이 뼈 주위에 꽉 들어차 있고 얕은근막, 깊은근막, 뼈막이 서로 상당히 단단하게 결합되어 있다. 깊은근막은 뼈에서부터 얕은근막까지 뻗어 있고 팔다리의 연조직을 독립된 칸으로 분리한다.

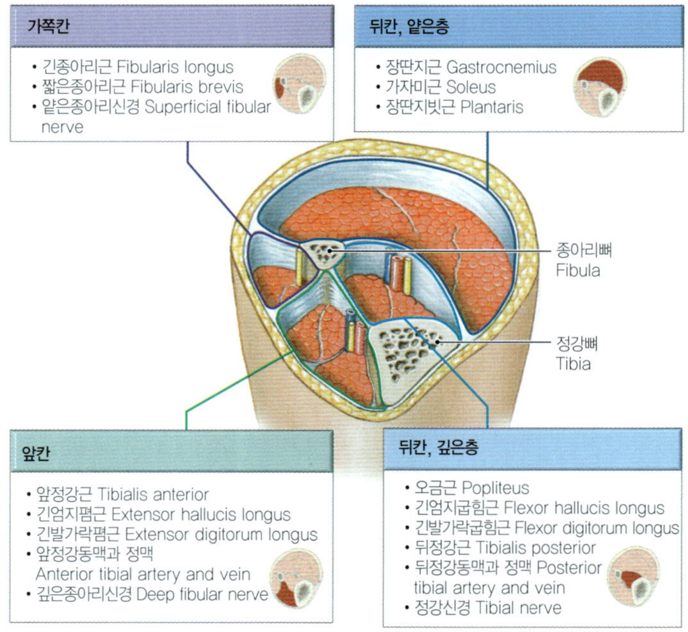

■ 그림 11.27 종아리의 근육뼈대 칸, 앞면

종아리의 칸은 그림 11.27과 11.28c,d에, 넙다리의 칸은 그림 11.28a,b에 그려져 있다. 넙다리에는 넙다리뼈로부터 얕은층까지 이어지는 **가쪽**과 **안쪽근육사이막**(medial and lateral intermuscular septa)이 있을 뿐만 아니라 더 작은 근막 분할칸들이 인접한 근육무리를 분할한다. 일반적으로 넙다리는 **앞**, **뒤** 및 **안쪽**(모음근)**칸**(anterior, posterior, and medial (adductor) compartments)으로 나뉜다(그림 11.28a,b). 넙다리근막긴장근, 넙다리빗근 및 넙다리네갈래근은 앞칸에 속한다. 넙다리뒤근육(hamstring)은 뒤칸에 속하고 두덩정강근, 두덩근, 바깥폐쇄근, 긴모음근, 짧은모음근 및 큰모음근은 안쪽칸에 속한다(표 11.11).

종아리에서 정강뼈와 종아리뼈, 뼈사이막 및 근육사이막들은 네 개의 주된 칸을 만든다: **앞칸**, **가쪽칸**, **뒤칸 얕은층** 및 **뒤칸 깊은층**(anterior compartment, lateral compartment, superficial and deep posterior compartment)(그림 11.27 그리고 11.28c,d). 앞칸은 발목을 발등굽힘, 발가락을 폄 및 발목을 안쪽번짐/가쪽번짐 작용을 하는 근육을 가진다. 가쪽칸의 근육은 발목을 가쪽번짐시키고 발바닥쪽으로 굽힌다. 뒤칸 얕은층의 근육은 발목을 발바닥쪽으로 굽힌다. 반면에 뒤칸 깊은층 근육은 발목을 발바닥쪽으로 굽히며 더불어 발과 발가락관절에 각각의 작용을 가진다. 각각의 칸 안에 있는 근육과 구조물은 표 11.11에 설명되어 있다.

임상노트

칸증후군

팔다리에서 특정 근육으로 가는 혈관과 신경은 각각 적당한 근육칸 안으로 들어가고 분지한다. 만약 분쇄손상, 심한 좌상 혹은 근육염좌가 발생하면 칸 속의 혈관도 손상을 입는다. 이때 이런 칸들은 조직, 사이질액과 손상받은 혈관에서 나온 혈액으로 붓는다. 결합조직으로 된 분할막이 매우 강하기 때문에 축적된 체액은 빠져나가지 못하고 칸의 압력을 올린다. 결국 칸의 압력이 아주 높아져서 국소 혈관을 압박하고 칸 속의 근육과 신경으로 가는 혈액공급을 차단한다. 이런 압박이 만드는 **허혈(ischemia)** 상태를 **칸증후군(compartment syndrome)**이라 한다. 칸에 세로축을 따라서 절개를 넣거나 배출관을 삽입해서 압력을 낮추는 것이 응급처치법이다. 만약 이런 처치를 하지 않는다면 칸 속의 구조물은 심각한 손상을 입을 것이다. 손상된 칸 속의 신경은 2~4시간의 허혈 이후에는 파괴된다. 만약 혈액순환이 회복된다면 어느 정도는 재생될 수 있다. 6시간 이상의 시간이 지나면 근육조직도 파괴되고 재생되기 어렵다. 근육은 흉터조직으로 대체가 되고 결합조직섬유의 수축으로 구축(contracture), 즉 영구적인 근육 길이의 감소가 발생할 것이다.

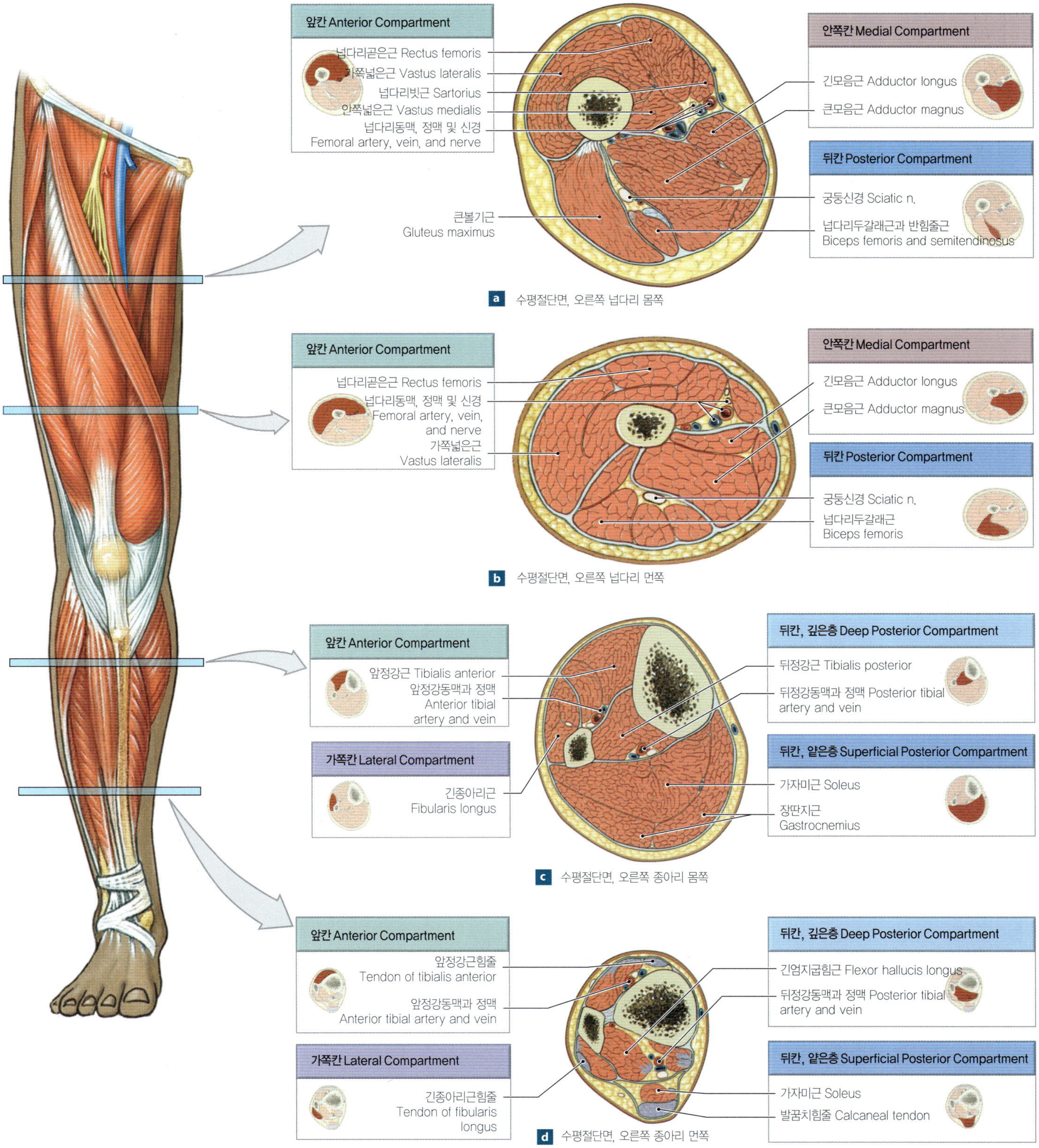

■ 그림 11.28 다리의 근육뼈대 칸

표 11.11 다리의 칸

칸	근육	혈관	신경
넙다리 THIGH			
앞칸 Anterior Compartment	엉덩허리근 Iliopsoas 엉덩근 Iliacus 큰허리근 Psoas major 작은허리근 Psoas minor 넙다리네갈래근 Quadriceps femoris 넙다리곧은근 Rectus femoris 중간넓은근 Vastus intermedius 가쪽넓은근 Vastus lateralis 안쪽넓은근 Vastus medialis 넙다리빗근 Sartorius	넙다리동맥 넙다리정맥 깊은넙다리동맥 가쪽넙다리휘돌이동맥	넙다리신경 두렁신경
안쪽칸 Medial Compartment	두덩근 Pectineus 짧은모음근 Adductor brevis 긴모음근 Adductor longus 큰모음근 Adductor magnus 두덩정강근 Gracilis 바깥폐쇄근 Obturator externus	폐쇄동맥 폐쇄정맥 깊은넙다리동맥 깊은넙다리정맥	폐쇄신경
뒤칸 Posterior Compartment	넙다리두갈래근 Biceps femoris 반막근 Semimembranosus 반힘살근 Semitendinosus	깊은넙다리동맥 깊은넙다리정맥	궁둥신경
종아리 LEG			
앞칸 Anterior Compartment	긴발가락폄근 Extensor digitorum longus 긴엄지폄근 Extensor hallucis longus 세째종아리근 Fibularis tertius 앞정강근 Tibialis anterior	앞정강동맥 앞정강정맥	깊은종아리신경
가쪽칸 Lateral Compartment	짧은종아리근 Fibularis brevis 긴종아리근 Fibularis longus		얕은종아리신경
뒤칸 Posterior Compartment 얕은층 Superficial	장딴지근 Gastrocnemius 장딴지빗근 Plantaris 가자미근 Soleus		
깊은층 Deep	긴발가락굽힘근 Flexor digitorum longus 긴엄지굽힘근 Flexor hallucis longus 오금근 Popliteus 뒤정강근 Tibialis posterior	뒤정강동맥 종아리동맥 종아리정맥 뒤정강정맥	정강신경

11.5 개념확인

1. 종아리 가쪽칸에 속하는 근육의 작용을 나열하라.
2. 종아리의 뒤칸은 얕은층과 깊은층으로 구성된다. 종아리 뒤칸의 깊은층의 근육과 작용을 나열하라.
3. 엉덩관절에서 넙다리를 모으는 근육은 어떤 넙다리칸에 속하는가?
4. 종아리 뒤칸의 얕은층의 근육과 작용을 나열하라.

임상용어

근경련(muscle cramps) 장기간의 불수의적이며 통증성의 근수축
돌림근띠(rotator cuff) 어깨관절을 싸고 있는 근육들: 운동손상이 빈번한 장소
근육염좌(strains) 근육이 찢어지고 손상받는 것
뼈타박상(bone bruise) 뼈막안의 출혈
삠(염좌, sprains) 인대 또는 힘줄이 찢어지고 손상받는 것
손목굴증후군(carpal tunnel syndrome) 손바닥의 굽힘근 힘줄을 싸고 있는 윤활집 안의 염증
윤활주머니염(bursitis) 관절 주위에 있는 윤활주머니의 염증
칸증후군(compartment syndrome) 칸 안에 갇혀서 축적된 혈액과 삼출액으로 유발된 국소허혈증
피로골절(stress fractures) 반복된 부하(stress) 또는 외상을 받은 뼈에 금이 가거나 골절이 일어나는 것
허혈(ischemia) 국소혈관의 압박으로 인해서 유발된 "혈액기아(blood starvation)" 상태
힘줄염(tendinitis) 힘줄을 싸고 있는 결합조직의 염증

핵심정리

개요

- 팔다리근육은 팔이음뼈와 다리이음뼈를 안정시키고 팔과 다리를 움직인다.

11.1 팔다리근육 작용에 영향을 주는 요소

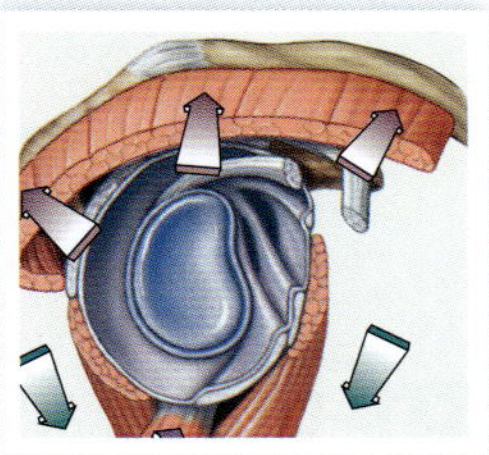

- 팔다리뼈대의 하나의 근육은 한 관절이나 여러개의 관절을 지나서 이는곳과 닿는곳을 연결한다. 관절을 지나가는 근육의 위치가 그 근육의 작용을 결정한다(Spotlight 그림 11.2).
- 닿는곳이 관절에 가까이 위치하는 근육은 주된 작용이 동작을 일으키는 것이다. 반면에 닿는곳이 관절에서 상당히 먼 곳에 있는 근육은 그 관절을 안정시키는 작용을 한다.

11.2 팔이음뼈와 팔의 근육

- 팔이음뼈와 팔의 근육은 네 무리로 나눌 수 있다.(1) 팔이음뼈를 잡아주는 근육 (2) 위팔을 움직이는 근육 (3) 아래팔과 손을 움직이는 근육 (4) 손과 손가락을 움직이는 근육.

팔이음뼈를 잡아주는 근육

- 등세모근은 등과 목 부분을 덮고 머리뼈 바닥에 부착한다. 등세모근은 팔이음뼈, 머리 그리고 목의 자세에 영향을 준다(그림 11.3~11.6/12.2/12.3/12.10과 표 11.1).
- 등세모근보다 깊은곳에서 마름근은 어깨뼈를 모으고 어깨올림근은 어깨뼈를 올린다. 두 근육은 어깨뼈에 가서 닿는다(그림 11.3, 11.5/12.10과 표 11.1).
- 앞톱니근은 어깨뼈를 벌리고 어깨를 앞으로 내민다. 여러 갈비뼈의 앞윗면에서 시작된다(그림 11.5/11.6과 표 11.1).
- 가슴 깊은곳에서 갈비뼈의 앞면을 따라 두 근육이 시작된다. 빗장밑근과 작은가슴근은 어깨를 내리고 앞으로 내민다(그림 11.4/11.6/12.10과 표 11.1).

위팔을 움직이는 근육

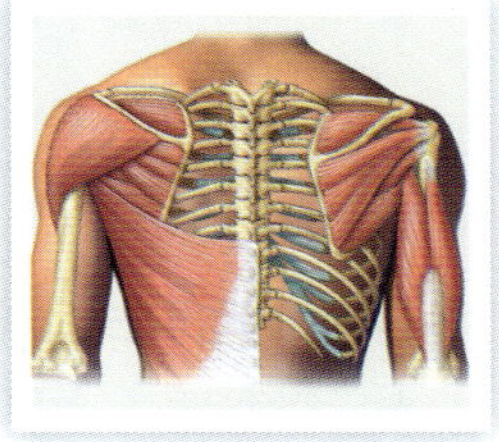

- 어깨세모근과 가시위근은 어깨를 벌린다. 어깨밑근과 큰원근은 위팔을 안쪽돌림한다. 반면에 가시아래근과 작은원근은 위팔을가쪽으로 돌린다. 가시위근, 가시아래근, 어깨밑근 및 작은원근은 돌림근띠를 형성한다. 부리위팔근은 어깨를 굽히고 모은다(그림 11.3/11.4/11.7/12.2/12.4/12.5/12.10과 표 11.2).
- 큰가슴근은 어깨를 굽히고 반면에 넓은등근은 편다. 그리고 이 둘은 위팔을 모으며 안쪽으로 돌린다(그림 11.3~11.7/12.2a/12.3b/12.5/12.10과 표 11.2).

아래팔과 손을 움직이는 근육

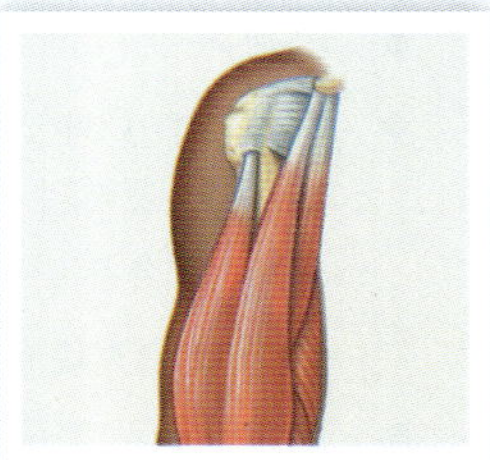

- 위팔두갈래근과 위팔세갈래근(긴갈래)의 주작용은 팔꿉에 작용한다. 위팔두갈래근은 팔꿉을 굽히고 아래팔을 뒤침한다. 반면에 위팔세갈래근은 팔꿉을 편다. 부가적으로 이 둘은 위팔에 이차작용을 가진다(그림 11.6~11.10/12.4/12.55와 표 11.3).
- 위팔근과 위팔노근은 팔꿉을 굽힌다. 이 작용은 팔꿈치근과 위팔세갈래근에 의해 길항된다. 노쪽손목굽힘근, 자쪽손목굽힘근 및 긴손바닥근은 손목을 굽히는데 협력하는 아래팔의 얕은층 근육이다. 자쪽손목굽힘근은 손목을 모으나 노쪽손목굽힘근은 벌린다. 노쪽손목폄근은 손목을 펴고 벌린다. 자쪽손목폄근은 손목을 펴고 모은다. 원침근과 네모엎침근은 팔꿉의 굽힘과 폄없이 아래팔을 엎친다. 이 작용은 뒤침근에의해 길항된다(그림 11.8/11.9/11.10a/12.4/12.5와 표 11.3).

손과 손가락을 움직이는 근육

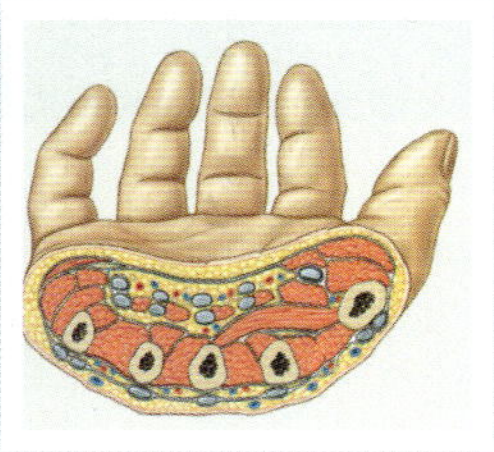

- 손의 바깥기원근육은 손가락을 강하게 움직이게 하지만 조절은 둔탁하다. 손의 자체기원근육은 손과 손가락을 섬세하게 조절한다.
- 손의 바깥기원근육은 손가락관절의 굽힘과 폄을 일으킨다(그림 11.8~11.12/12.4/12.5와 표 11.4).
- 손의 작은 자체기원근육이 손의 섬세한 조절을 일으킨다(그림 11.12/11.13과 표 11.5).

11.3 위팔과 아래팔의 칸과 절단해부학

- 위팔과 아래팔에서 깊은층 근육 사이의 관계는 절단면에서 가장 잘 관찰된다(그림 11.14/11.15와 표 11.6).

11.4 다리이음뼈와 다리의 근육

- 다리이음뼈와 다리의 근육은 세 무리로 나뉜다. (1) 넙다리를 움직이는 근육, (2) 종아리를 움직이는 근육, (3) 발과 발가락을 움직이는 근육

넙다리를 움직이는 근육

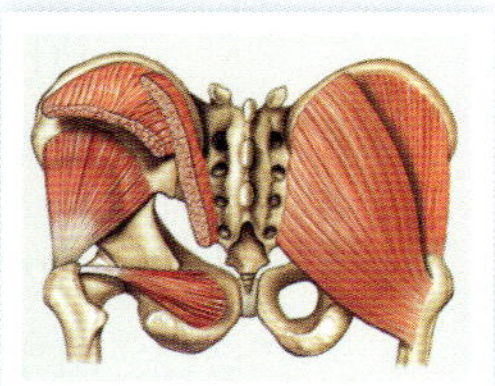

- 볼기근은 엉덩뼈의 가쪽면을 덮는다. 가장 큰 것이 큰볼기근이며 엉덩관절에서 폄과 가쪽돌림을 일으킨다. 이 근육은 엉덩관절에서 굽힘, 벌림 및 안쪽돌림 작용을 하는 넙다리근막긴장근과 닿는곳을 함께한다. 이 근육들은 엉덩정강띠를 함께 당겨서 무릎의 가쪽 버팀대 역활을 한다(그림 11.2/11.16/ 11.17/12.6c과 표 11.7).
- 궁둥구멍근, 폐쇄근은 주된 가쪽돌림근이다.
- 모음근 무리(큰모음, 짧은모음근, 긴모음근, 두덩근 및 두덩정강근)는 엉덩관절을 모은다. 이들의 작용은 다양하다. 엉덩관절에 안쪽돌림, 가쪽돌림, 굽힘, 혹은 폄작용을 한다(그림 11.16/11.17/12.6a/12.7a과 표 11.7).
- 큰허리근과 엉덩근은 합쳐서 엉덩허리근, 즉 엉덩관절의 강력한 굽힘근을 만든다(그림 11.16d와 표 11.7).

종아리를 움직이는 근육

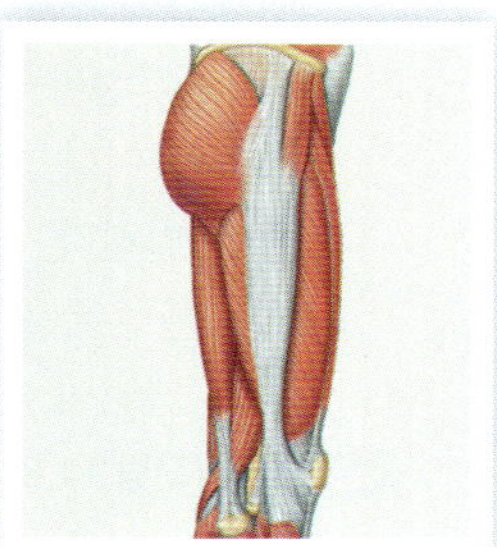

- 무릎의 폄근은 넙다리의 앞면과 가쪽면을 따라 존재한다. 굽힘근은 넙다리의 뒷면과 안쪽면을 따라 존재한다. 굽힘근과 모음근은 다리이음뼈에서 시작되고 대부분의 폄근은 넙다리뼈에서 시작된다.
- 무릎관절의 폄근은 합쳐서 넙다리네갈래근이라 한다. 이 무리에는 중간넓은근, 가쪽넓은근, 안쪽넓은근, 넙다리곧은근이 속한다(그림 11.18/11.19/11.20/11.21b/12.7a,b와 표 11.8).
- 무릎의 굽힘근에는 넙다리두갈래근, 반막근, 반힘줄근(이들은 모두 엉덩관절의 폄작용도 가지며 넙다리뒤근육이라 불린다) 및 넙다리빗근이 있다. 오금근은 정강뼈를 안쪽돌림(혹은 넙다리뼈를 가쪽돌림)하여 무릎관절을 푼다(그림 11.19/11.21/12.7a,b와 표 11.8).

발과 발가락을 움직이는 근육

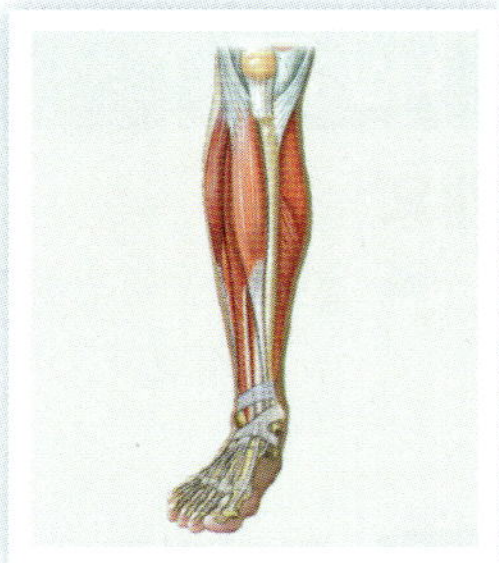

- 바깥기원근육이 발과 발가락을 움직인다.
- 장딴지근과 가자미근은 발바닥굽힘을 일으킨다. 큰 앞정강근은 장딴지근의 길항근이며 발목에서 발등굽힘 작용을 한다. 한 쌍의 종아리근은 발의 가쪽번짐과 발목의 발바닥굽힘 작용을 한다(그림 11.22/11.24b,c와 표 11.9).
- 종아리의 작은 근육이 발을 잡아주고 발가락을 움직인다.
- 발가락의 섬세한 조정은 발목뼈와 발허리뼈에서 일어나는 근육이 수행한다(그림 11.25/11.26과 표 11.10).

11.5 넙다리와 종아리의 칸과 절단해부학

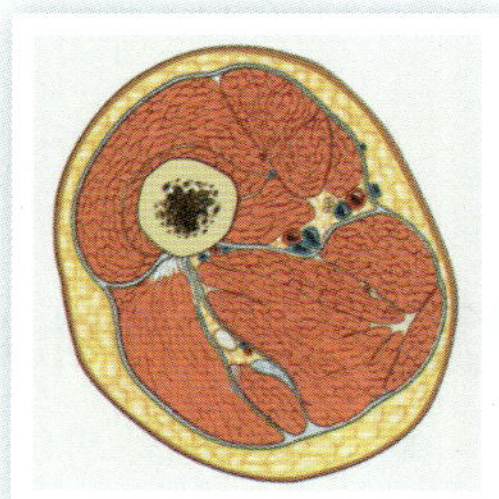

- 이 책에서 우리가 사용하는 기능적 접근 이외에도 많은 해부학자들은 다리 근육을 어느 칸에 속하는지에 따라 연구하고 있다.

팔의 칸

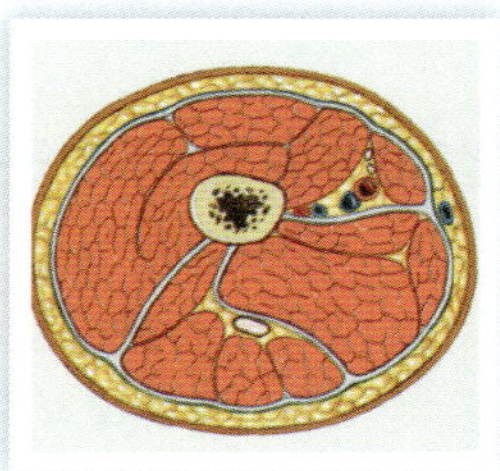

- 넓적다리는 앞칸, 안쪽칸 그리고 뒤칸을 가진다. 종아리는 앞칸, 가쪽칸, 그리고 뒤칸 얕은층, 뒤칸 깊은층을 가진다(그림 11.27/11.28과 표 11.11).

단원 연습문제

For answers, see the blue Answers tab at the back of the book.

단계 1. 정의와 용어

가장 근접한 항목에 대하여 짝을 지으시오.

1. 마름근 ☐
2. 넓은등근 ☐
3. 가시아래근 ☐
4. 위팔근 ☐
5. 손뒤침근 ☐
6. 굽힘근지지띠 ☐
7. 볼기근 ☐
8. 엉덩근 ☐
9. 장딴지근 ☐
10. 앞정강근 ☐
11. 뼈사이근 ☐

a. 발가락을 벌림
b. 엉덩관절 그리고/또는 허리뼈를 굽힘
c. 어깨뼈 모음
d. 결합조직띠
e. 발목의 발바닥굽힘
f. 엉덩뼈 표면에서 일어남
g. 팔꿉을 굽힘
h. 발목의 발등굽힘과 발의 안쪽번짐
i. 어깨에서 위팔뼈를 가쪽돌림
j. 아래팔을 뒤침
k. 어깨에서 위팔뼈를 폄, 모음 및 안쪽 돌림

12. 무릎관절에서 강력한 폄근은?
(a) 넙다리뒤근육
(b) 넙다리네갈래근
(c) 엉덩허리근
(d) 넙다리근막긴장근

13. 어깨관절 돌림근띠가 아닌 것은 아래 어느 것인가?
(a) 가시위근
(b) 빗장밑근
(c) 어깨밑근
(d) 작은원근

14. 다음 중에서 위팔뼈에서 일어나지 않는 것은?
(a) 팔꿈치근
(b) 위팔두갈래근
(c) 위팔근
(d) 위팔세갈래근, 가쪽갈래

15. 팔꿉관절의 굽힘근은 아래 어느 근인가?
(a) 위팔두갈래근
(b) 위팔근
(c) 위팔노근
(d) 위 모두

16. 엄지의 맞섬작용을 하는 근은?
(a) 엄지모음근
(b) 손가락폄근
(c) 엄지벌림근
(d) 엄지맞섬근

단계 2. 개념 정리

1. 큰가슴근이 손상을 입으면 어떤 작용에 문제가 생기는가?
(a) 팔꿉을 폄
(b) 위팔뼈 벌림
(c) 위팔뼈 모음
(d) 어깨뼈 올림

2. 엉덩관절에서 벌림작용을 하는 근은 다음 중에서 어느 것인가?
(a) 두덩근 (b) 허리근
(c) 넙다리네모근 (d) 궁둥구멍근

3. 앞정강근은 발의 발등굽힘근이다. 다음 어느 근이 길항근인가?
(a) 긴발가락굽힘근
(b) 장딴지근
(c) 긴엄지굽힘근
(d) 위 모두

4. 당신의 큰볼기근이 타박상을 입었다면 어느 행동을 할 때 불편함이 예견되겠는가?
(a) 무릎관절 굽힘
(b) 엉덩관절 폄
(c) 엉덩관절 벌림
(d) 위 모두

5. 위팔두갈래근은 세 관절에서 움직인다. 이들은 어떤 관절이며 작용은 무엇인가?

6. 무릎관절을 가쪽에서 지지하고 엉덩관절에서 굽힘과 벌림작용을 하는 발레 무용수에서 매우 발달된 근육은?

7. 무용수가 발레 바 위에 발꿈치를 얹어 놓고 종아리 근육 스트레칭을 할 때, 어느 무리의 근육이 펴지는가?

8. 손의 자체기원근육의 기능은 무엇인가?

9. 넙다리근막긴장근은 큰볼기근과 함께 어떤 협동작용을 하는가?

10. 손목과 발목의 굽힘근지지띠와 폄근지지띠의 주된 기능은 무엇인가?

단계 3. 종합적 사고

1. 글을 쓰거나 그림을 그리기 위하여 펜이나 연필을 잡을 때 손근육이 어떻게 작용하는지를 설명하시오.

2. 제이콥은 축구하다가 넙다리뒤근육을 다쳤다. 그 결과로 무릎의 굽힘과 안쪽돌림에 장애가 생겼다. 어느 넙다리뒤근육이 손상되었는가?

3. 린다는 차 트렁크에서 짐을 내리다가 근육을 다쳤다. 그녀는 위팔을 움직이기 어려웠다. 응급실에서 의사는 그녀에게 큰가슴근이 손상되었다고 말했다. 린다가 당신에게 큰가슴근은 가슴의 근육인데 어떻게 위팔의 움직임과 관련되는지 모르겠다고 말한다면 당신은 그녀에게 어떻게 설명하겠는가?

12 표면해부학과 단면해부학

Surface Anatomy and Cross-Sectional Anatomy

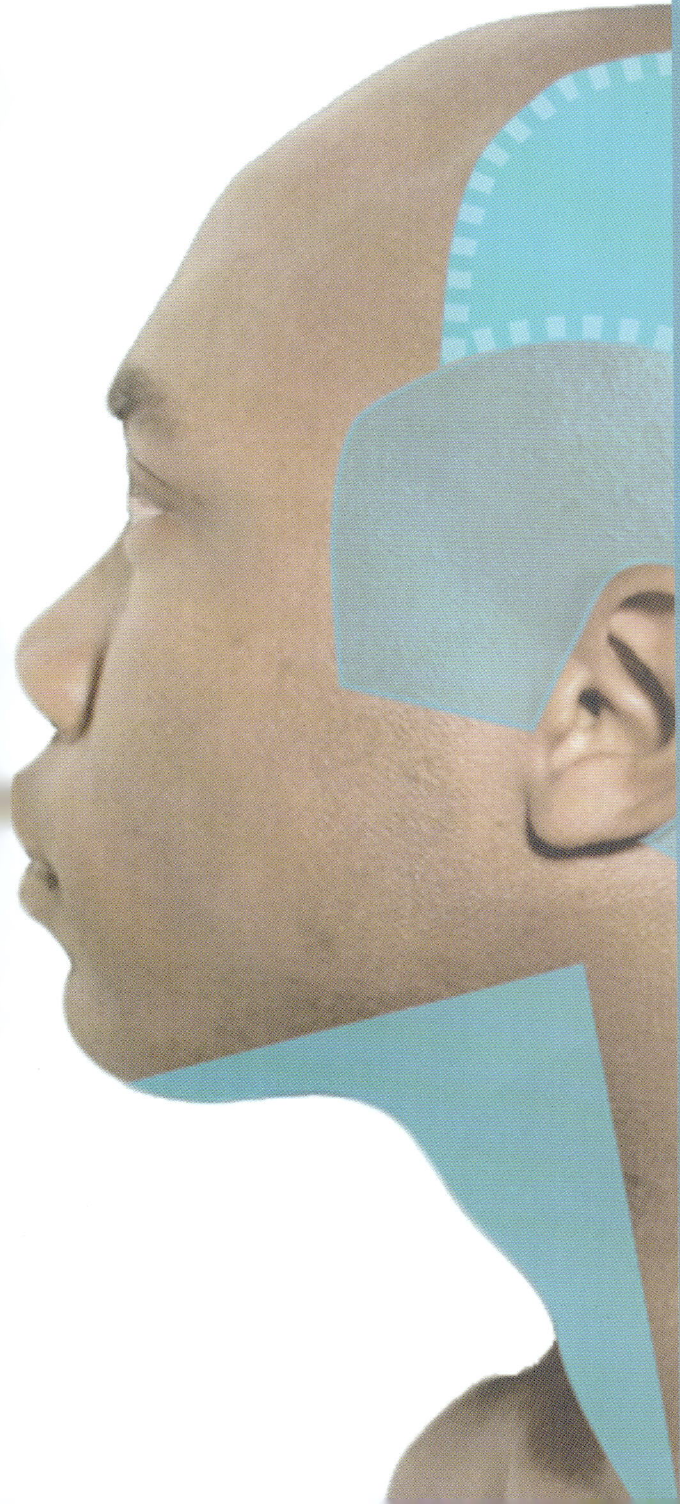

학습목표

12.1 인체 주요 부위의 근육 윤곽과 뼈대 표지점을 확인한다.

12.2 머리, 가슴, 배, 골반 속의 해부학적 구조물의 3차원적 관계를 이해한다.

이번 장의 첫 부분에서는 신체 표면에서 확인될 수 있는 해부학적 구조물에 관하여 설명한다. **표면해부학**(surface anatomy)이란 인체 표면의 해부학적 표지점(anatomical landmark)에 관하여 공부하는 것이다. 우리는 이번 장에서 사진을 통해서 전신을 살펴볼 것이다. 특히, 뼈대의 표지점과 근육의 윤곽에 초점을 맞출 것이다. 제1장에서 표면해부학의 개요를 설명했다. 기본적인 뼈대계통 및 근육계통 해부학은 이미 학습이 되어 있으므로 표면해부에 대한 자세한 연구는 뼈대계통과 근육계통 사이의 구조적 및 기능적 관계를 이해하는데 도움을 줄 것이다. 이 장보다 앞선 여러 장에서 표면해부학적 그림을 다루었고 그 그림들도 참고가 될 것이다.

표면해부학은 많은 실용적 응용 가능성을 제공한다. 예를 들면, 표면해부학의 이해는 실제 임상에서 의학적 검진을 함에 있어서 중요하며 실험에 있어서도 침습적, 비침습적 실험 과정에 필수적으로 요구된다 하겠다.

12.1 표면해부학에 대한 국소적 접근

표면해부학은 국소적(regional)으로 접근할 때 가장 잘 연구된다. 국소 부위는 머리와 목, 가슴, 배 그리고 팔과 다리로 구분된다. 이와 관련된 내용이 인체 사진을 사용하여 그림으로 설명되어 있다. 여기의 모델들은 잘 발달된 근육과 아주 소량의 체지방을 지니고 있다. 왜냐하면 많은 해부학적 표지점들이 피하지방층에 묻혀 있기 때문에 이들을 신체에서 찾는 일이 쉽지 않기 때문이다. 임상에서 해부학적 관찰이란 특정 구조물의 위치를 추정하고 촉지하는 것과 관련된다. 다음의 참조용 사진들을 이용하여 신체의 국소적 표면해부를 시각적 관찰과 촉지를 통해서 확인해보자.

머리와 목

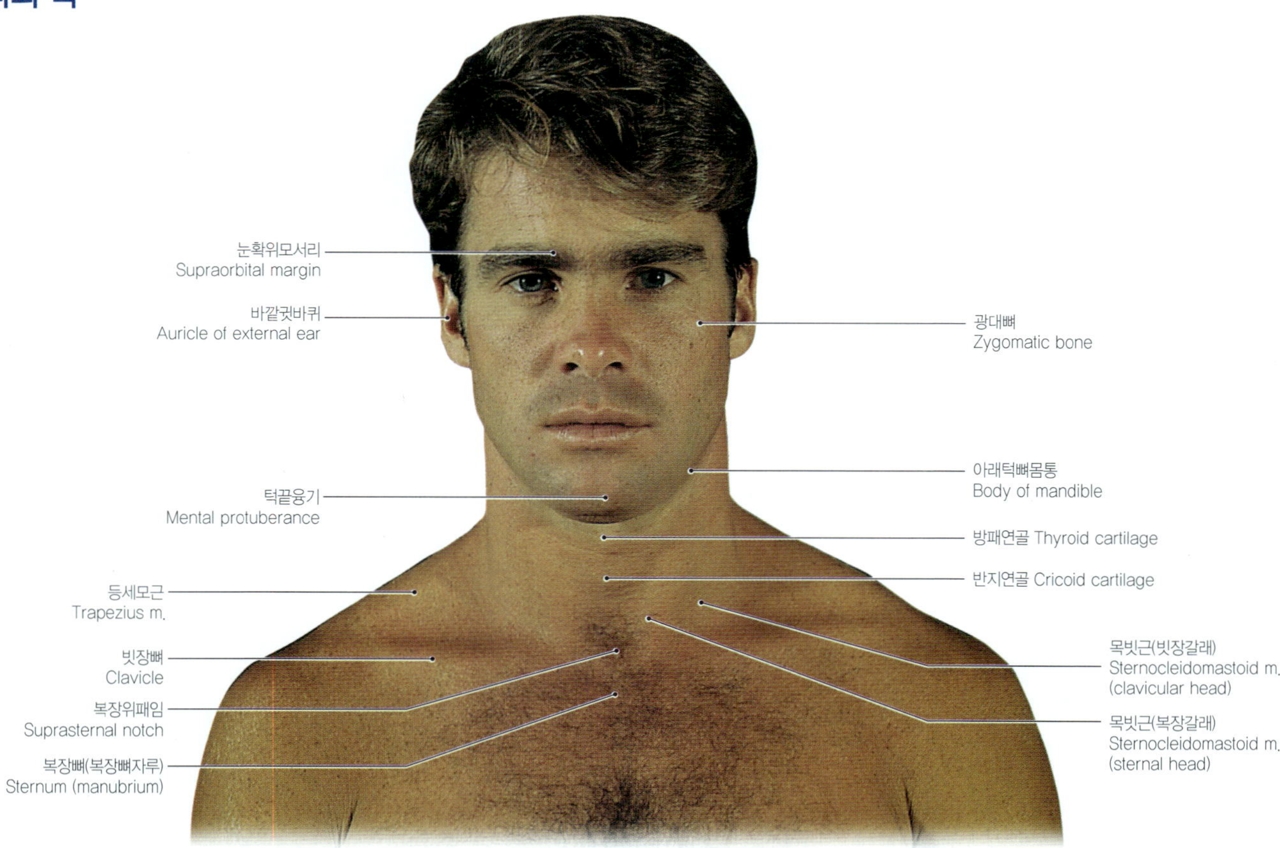

a 앞면

■ 그림 12.1 머리와 목

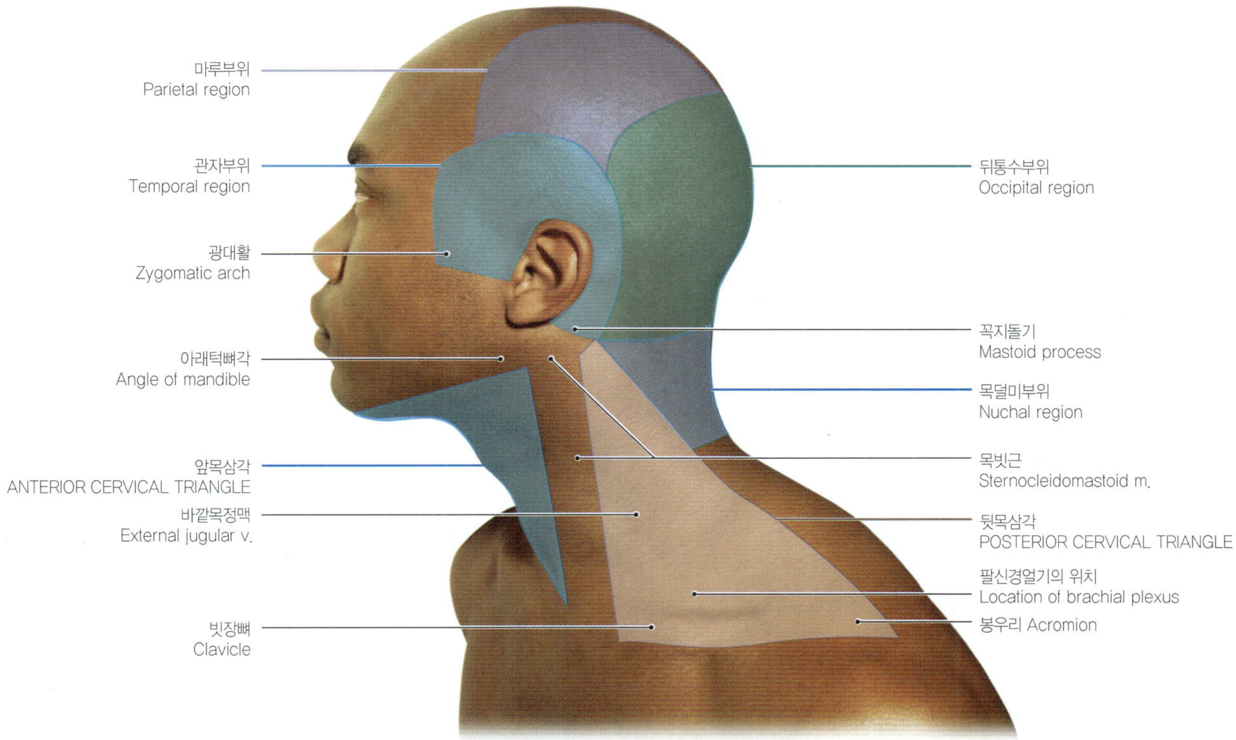

b 머리, 목, 그리고 뒷목삼각

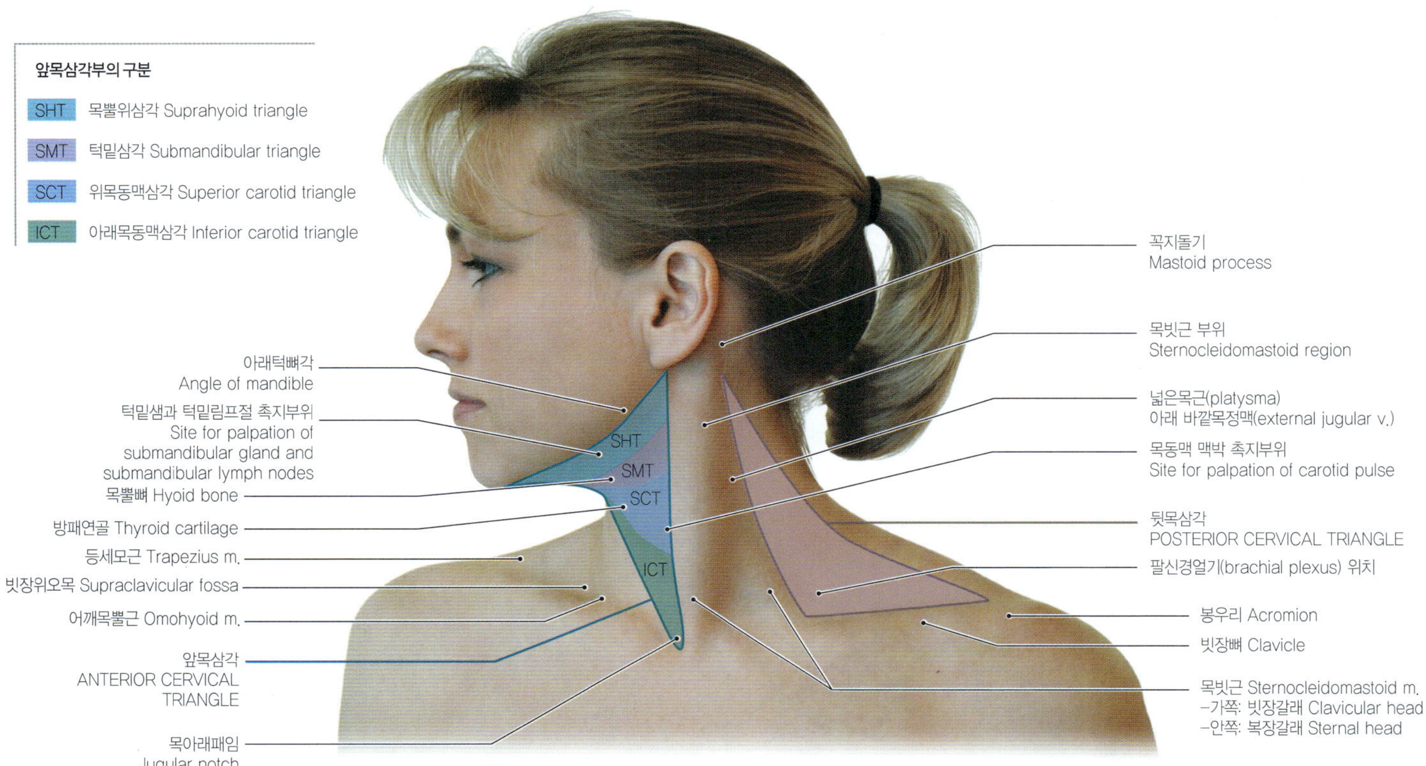

c 앞목삼각과 뒷목삼각

■ **그림 12.1(계속)** 머리와 목

가슴

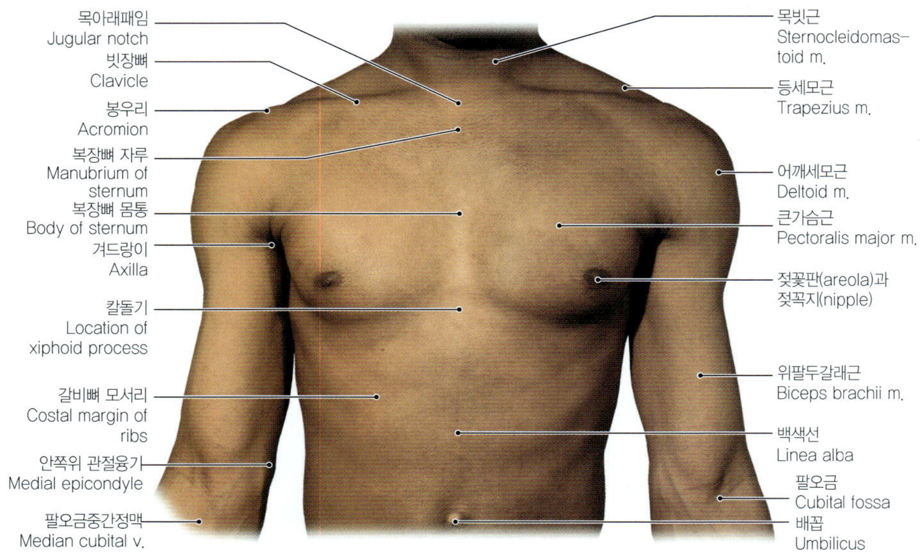

a 앞가슴

임상 노트

심장음

빨간색 점들은 심장판막에 의해 형성되는 심음을 청진하기 가장 좋은 위치를 나타낸다.

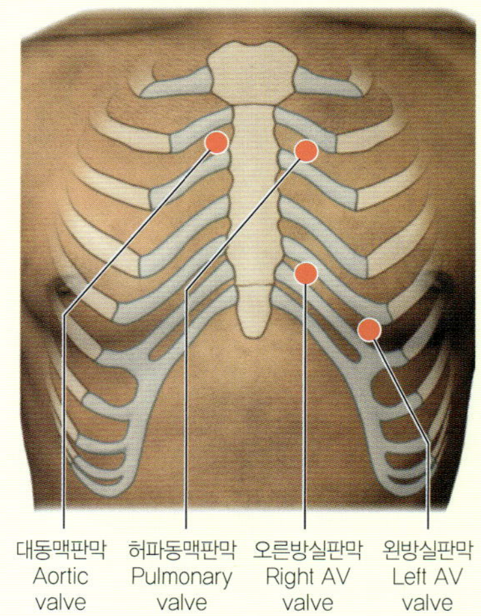

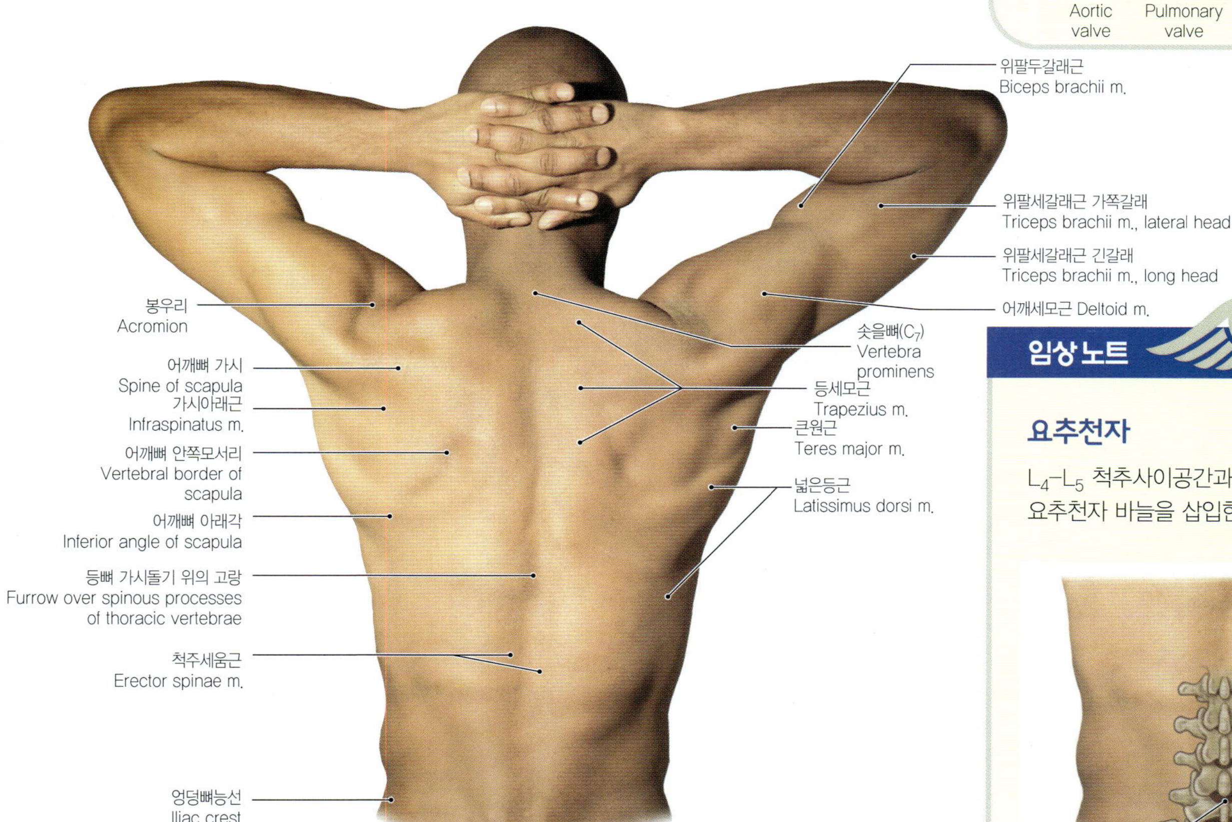

b 등과 어깨 부위

임상 노트

요추천자

L_4–L_5 척추사이공간과 L_5–S_1 척추사이공간에 요추천자 바늘을 삽입한다.

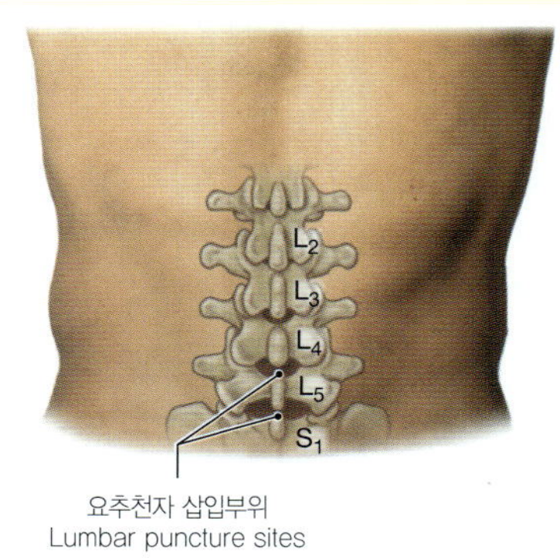

■ 그림 12.2 가슴

배

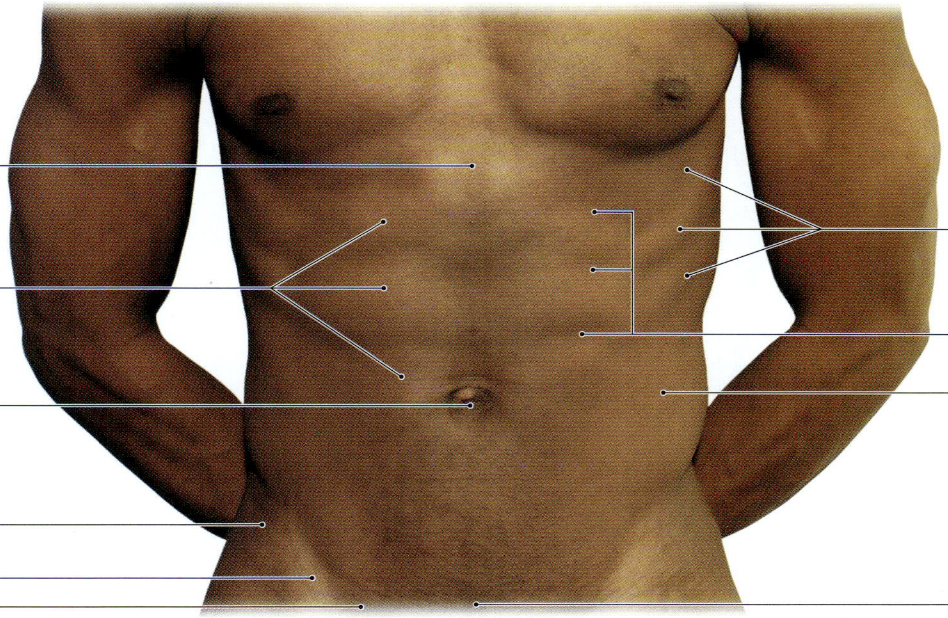

a 앞배벽

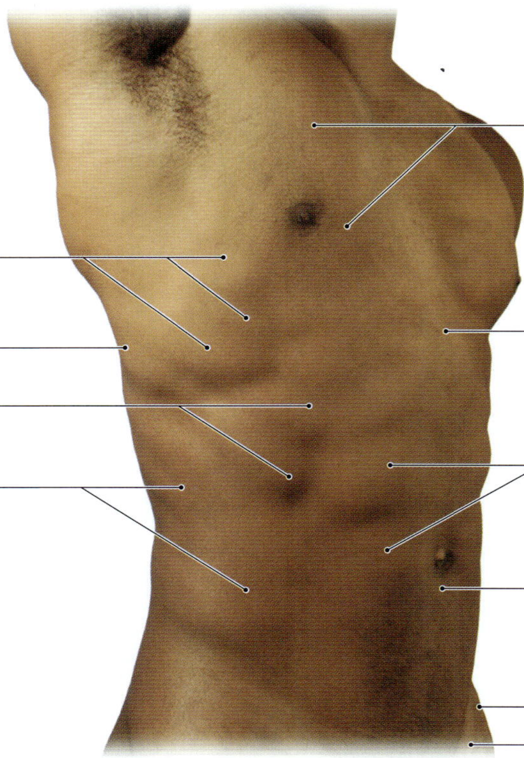

b 배벽의 앞가쪽면

■ 그림 12.3 배벽

배벽에 대한 추가사항은 **그림 10.11** 참고

팔

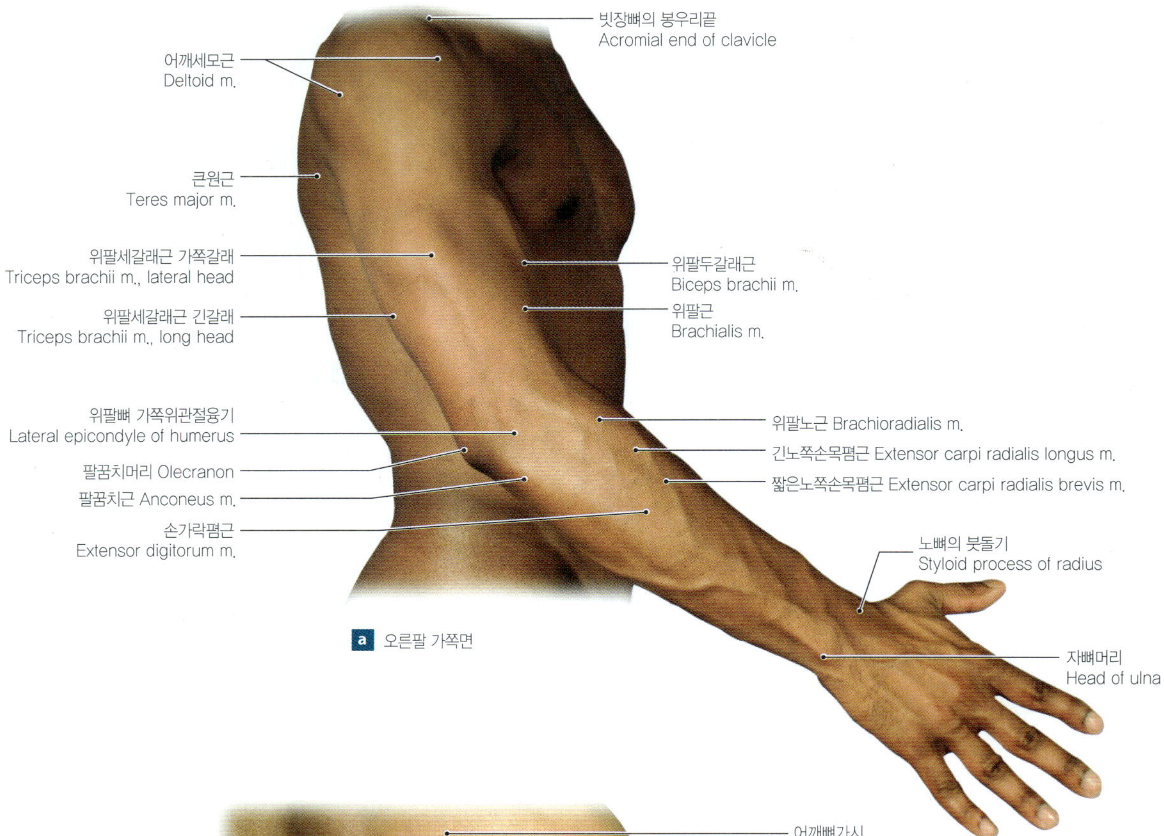

a 오른팔 가쪽면

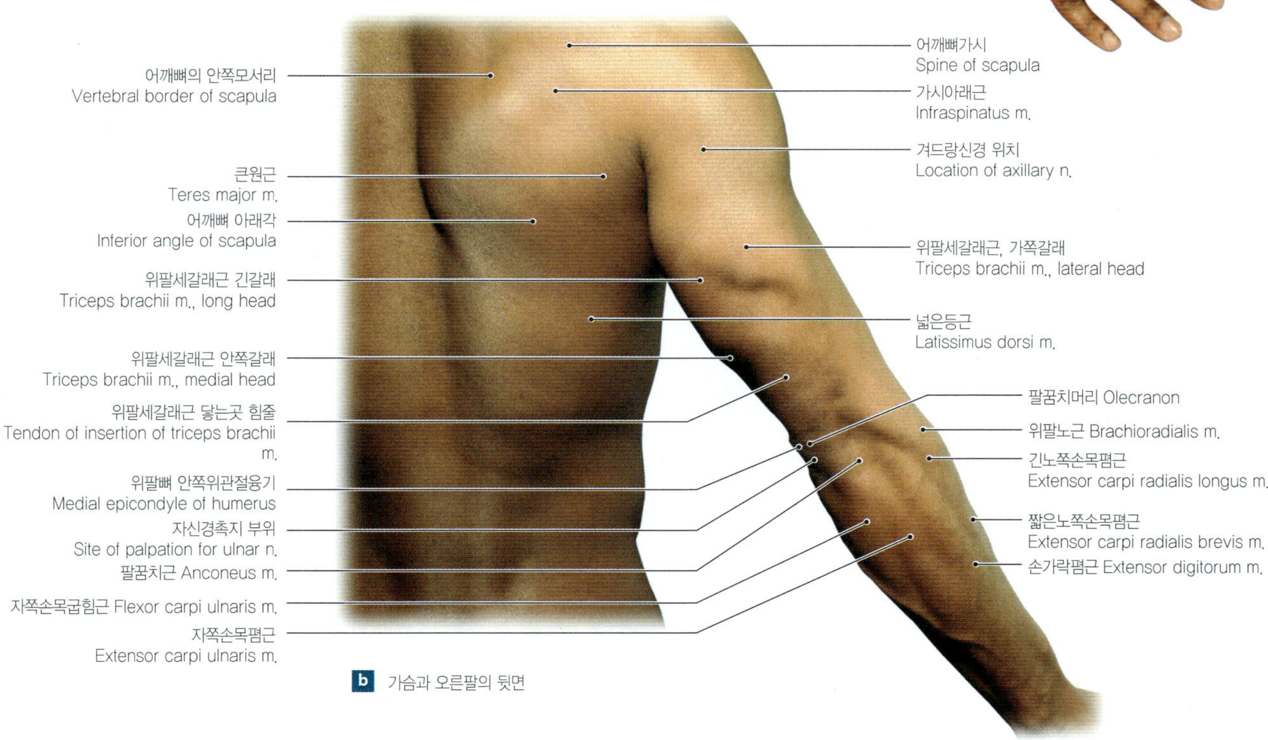

b 가슴과 오른팔의 뒷면

■ 그림 12.4 팔

위팔과 아래팔의 추가사항은 **그림 11.8 - 11.11** 참고

위팔, 아래팔, 그리고 손목

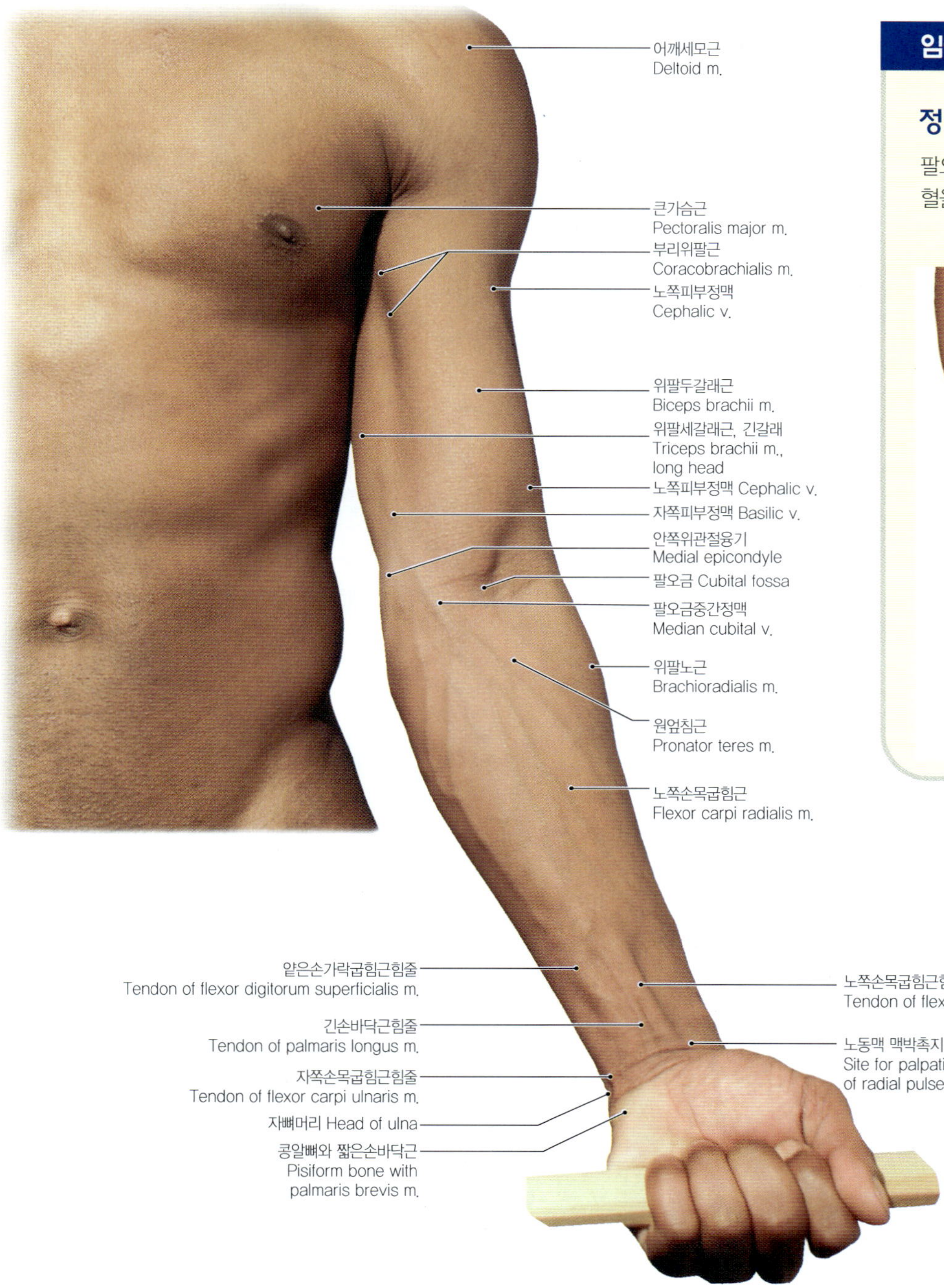

임상 노트

정맥채혈

팔오금중간정맥(median cubital v.)은 정맥채혈을 위해 가장 다용되는 혈관이다.

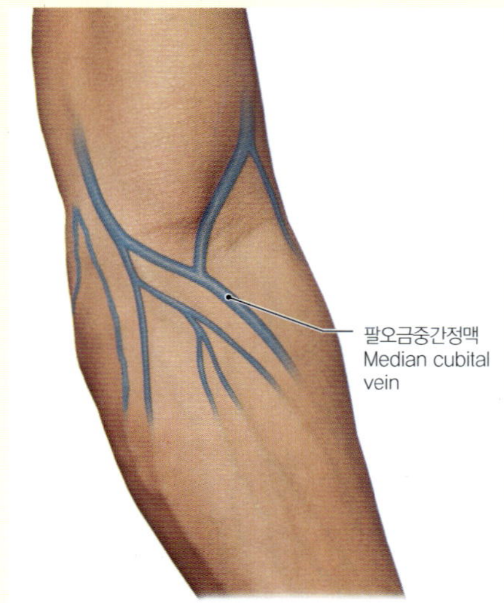

■ 그림 12.5 위팔, 아래팔, 그리고 손목
위팔, 아래팔, 그리고 손목의 앞면, 추가사항은 **그림 11.4, 11.7 - 11.11** 참고

골반과 다리

임상 노트

넙다리동맥

넙다리동맥은 맥박을 확인할 수 있는 곳이며 심혈관계를 검사하기 위해 바늘과 카테터(catheter)를 삽입하는 중요한 곳이다.

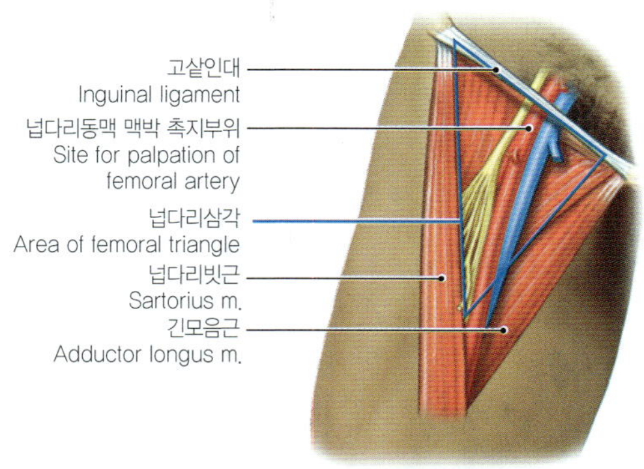

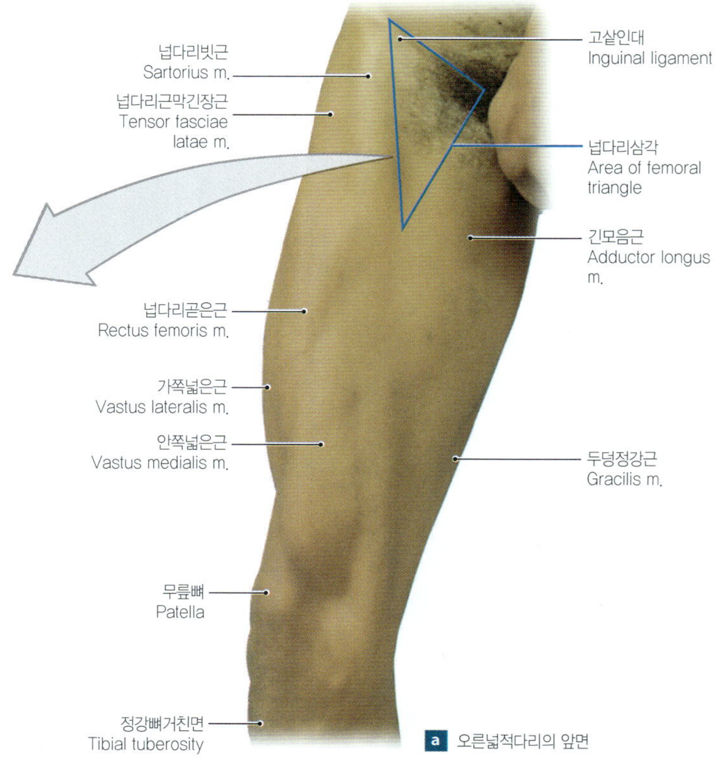

a 오른넓적다리의 앞면

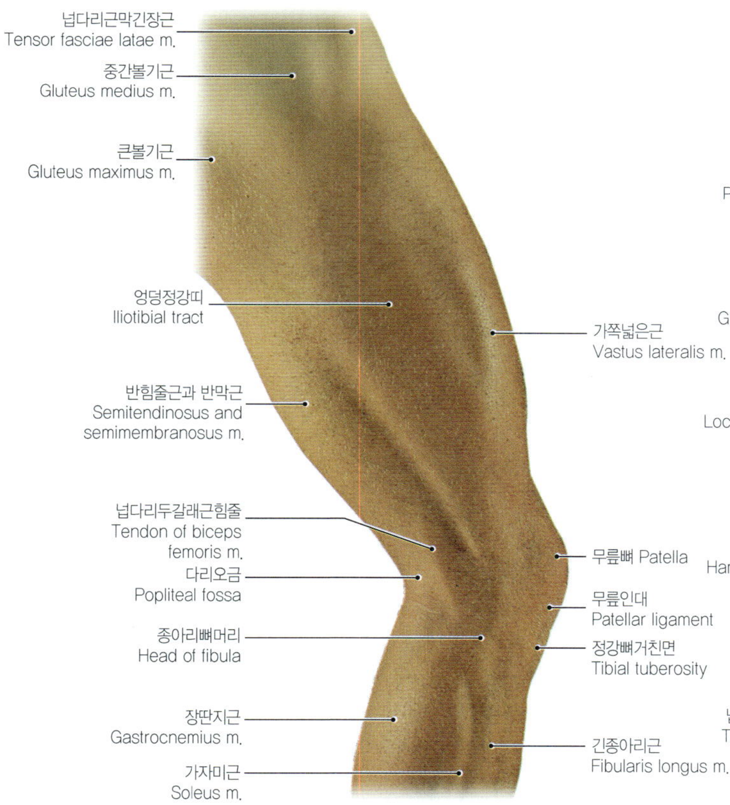

b 오른넓적다리와 볼기 가쪽면

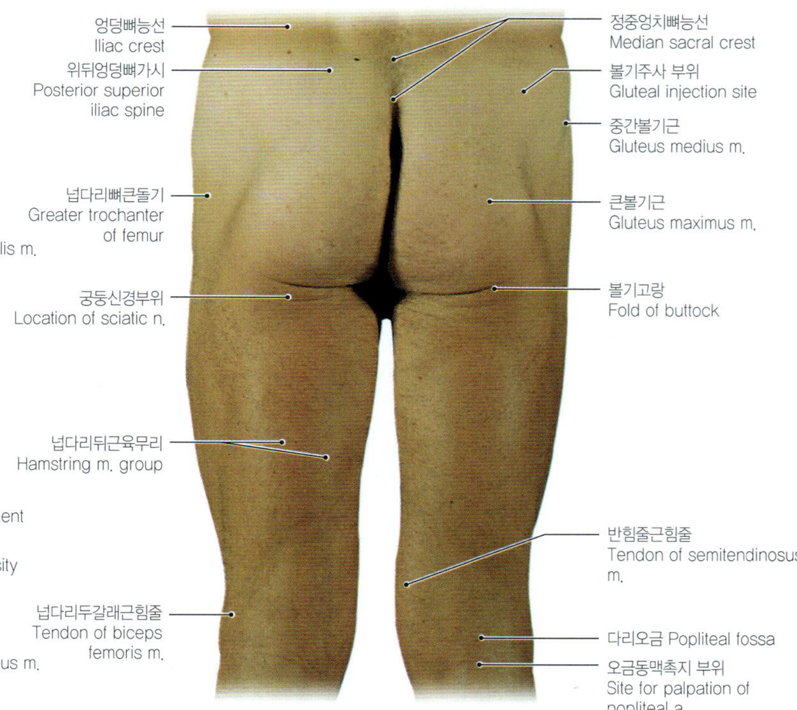

c 오른넓적다리와 볼기 뒷면

■ **그림 12.6 골반과 다리**
넙다리삼각부는 고샅인대, 넙다리빗근 안쪽모서리, 그리고 긴모음근 가쪽모서리에 의해 이루어진다. 넓적다리 부위의 추가사항은 그림 11.18-11.21 참고

종아리와 발

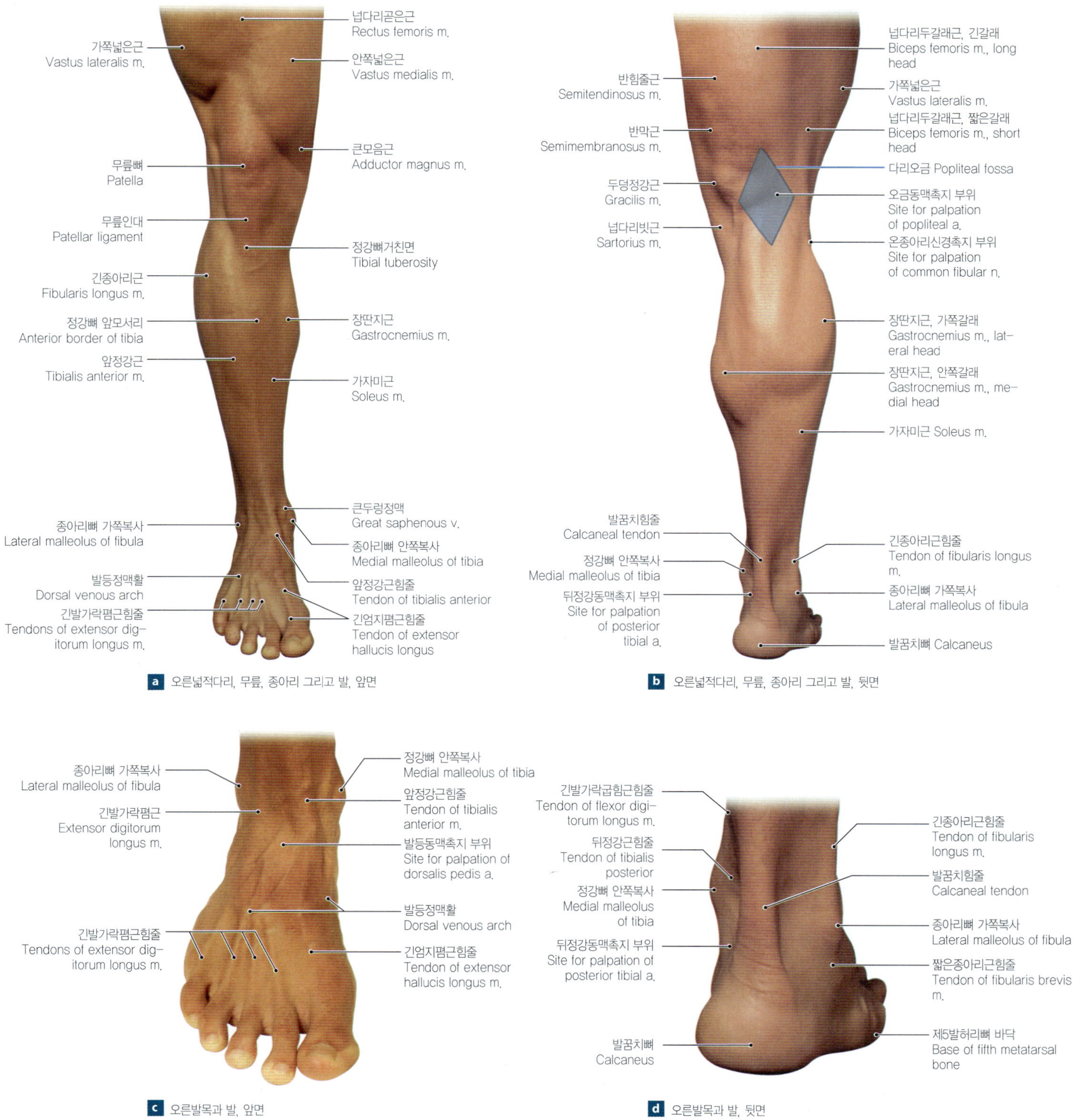

■ 그림 12.7 종아리와 발
발목과 발의 추가사항은 **그림 7.14-7.16** 그리고 **그림 11.18~11.26** 참고

12.2 단면해부학

해부구조를 관찰하기 위한 방법은 지난 10~20년 동안 극적으로 변해왔다. 해부학을 공부하는 학생에게 요구되는 바도 변화되고 증가되었다. 오늘날 해부학을 공부하는 학생들은 해부학적 구조물을 여러 가지 방식을 통해서 3차원적으로 이해해야 한다. 가장 흥미롭고 도전적으로 인체를 보여주는 방법이 절단면이다. 절단면을 통해 인체를 보여주기 위한 여러 가지 방법이 사용되고 있다. 인체의 단면해부학을 이해하기 위해 시행된 가장 야심찬 계획 중에 하나가 사람보기계획(The Visible Human Project)이다. 이 작업을 통해 약 1,800장 이상의 단면해부학 이미지가 얻어졌으며 이 작업은 인체를 이해하는데 중요한 공헌을 한 것으로 여겨진다.

이 장에서 제공되는 단면 이미지는 국립의학도서관의 사람보기계획에서 가져온 것이다. 단면 이미지를 볼 때 다음의 지침이 각 단면의 해부학적 구조를 이해하는 데 도움이 될 것이다. (1) 이 장의 모든 단면은 아래에서 바라보는 이미지(inferior-view image)이다. 다시 말해 대상의 발 아래에 서서 머리쪽으로 바라본다고 생각한다. 사실상 모든 임상 이미지는 이 방법을 표준으로 삼는다. (2) 이미지의 위쪽이 대상의 앞면이고 이미지의 아래쪽이 대상의 뒷면이다. (3) 오른쪽에 위치하는 인체 구조물은 이미지의 왼쪽에서 볼 수 있다.

시각교차 수준

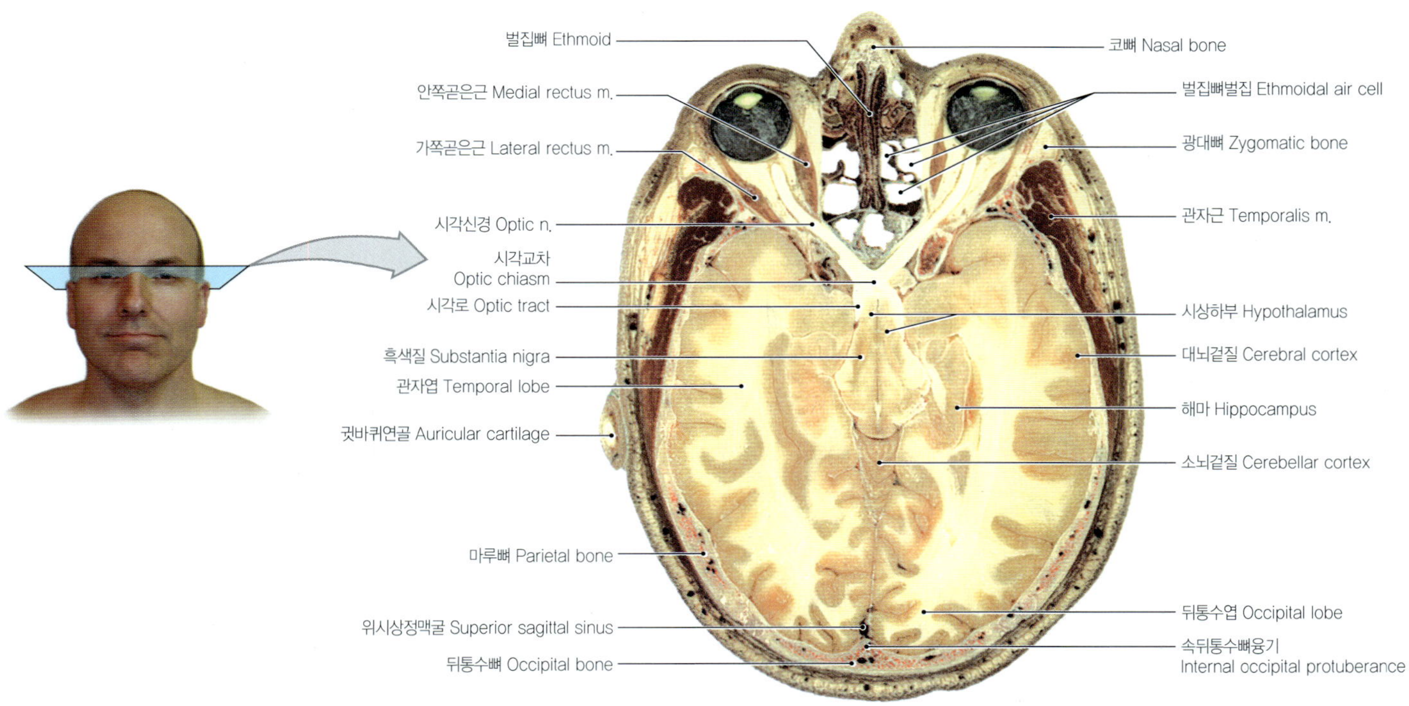

■ **그림 12.8** 머리의 시각교차 수준에서의 가로절단면
뇌의 추가사항은 그림 16.13, 16.16, 그리고 16.17 참고

둘째목뼈(C_2) 수준에서의 가로절단면

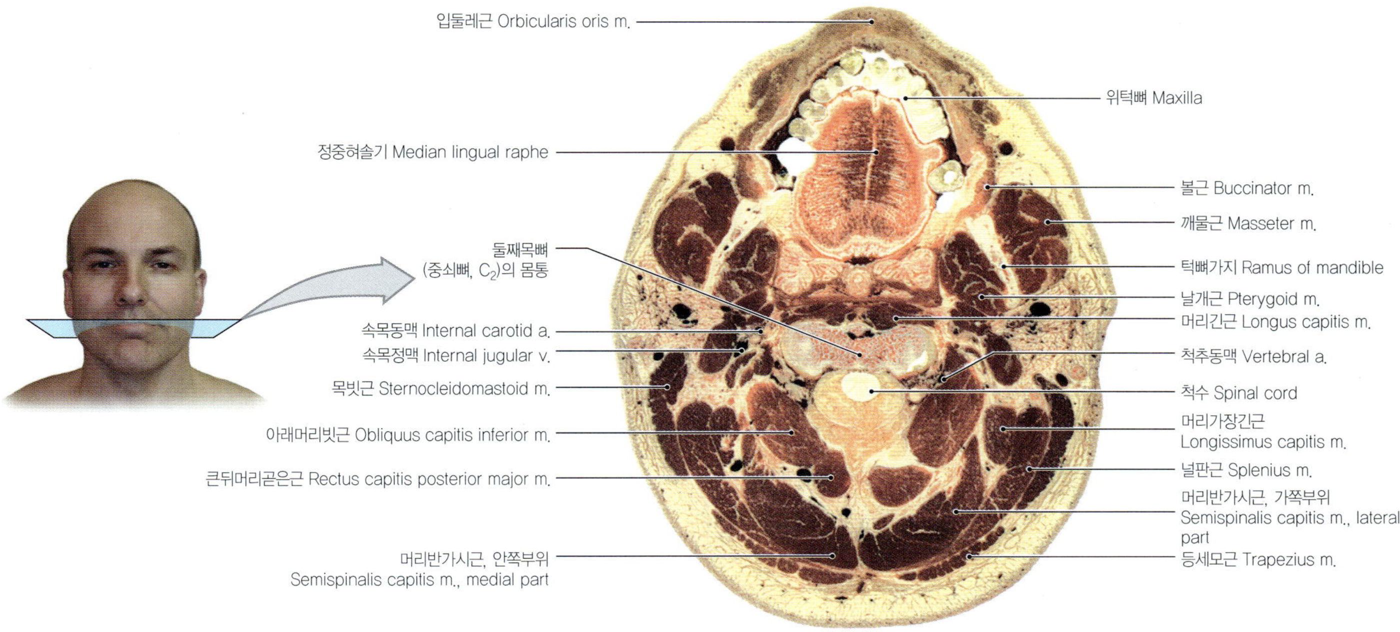

■ **그림 12.9 둘째목뼈(C_2) 수준에서의 머리 가로절단면**
척주근육의 추가사항은 **그림 10.10** 참고

둘째등뼈(T_2) 수준에서의 가로절단면

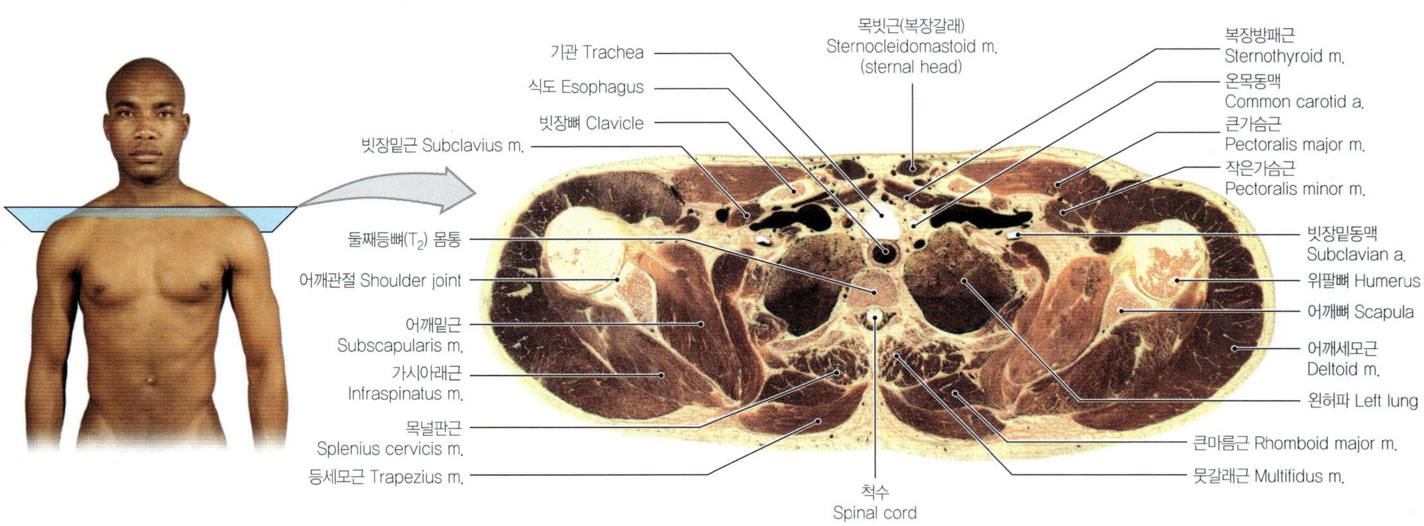

■ **그림 12.10 둘째등뼈(T_2) 수준에서의 가로절단면**
가슴안 심장의 위치에 관한 추가사항은 **그림 21.2** 참고

여덟째등뼈(T_8) 수준에서의 가로절단면

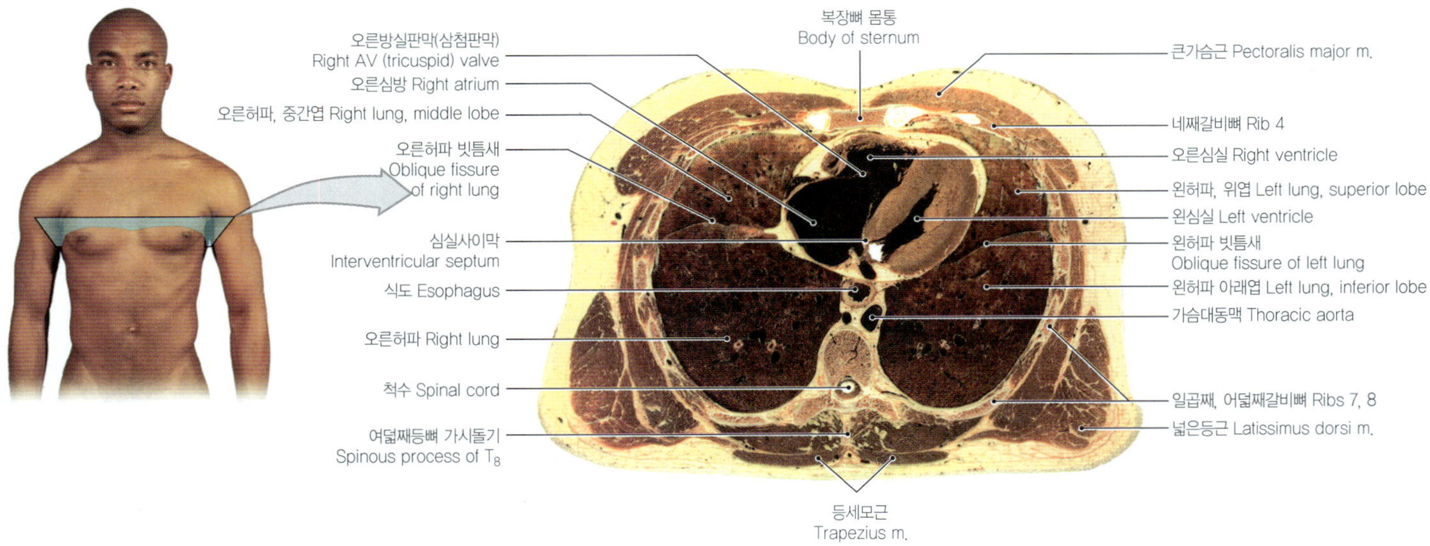

■ **그림 12.11** **여덟째등뼈(T_8) 수준에서의 가로절단면**
위와 간의 추가사항은 **그림 25.10**, **25.11**, 그리고 **25.20** 참고

열째등뼈(T_{10}) 수준에서의 가로절단면

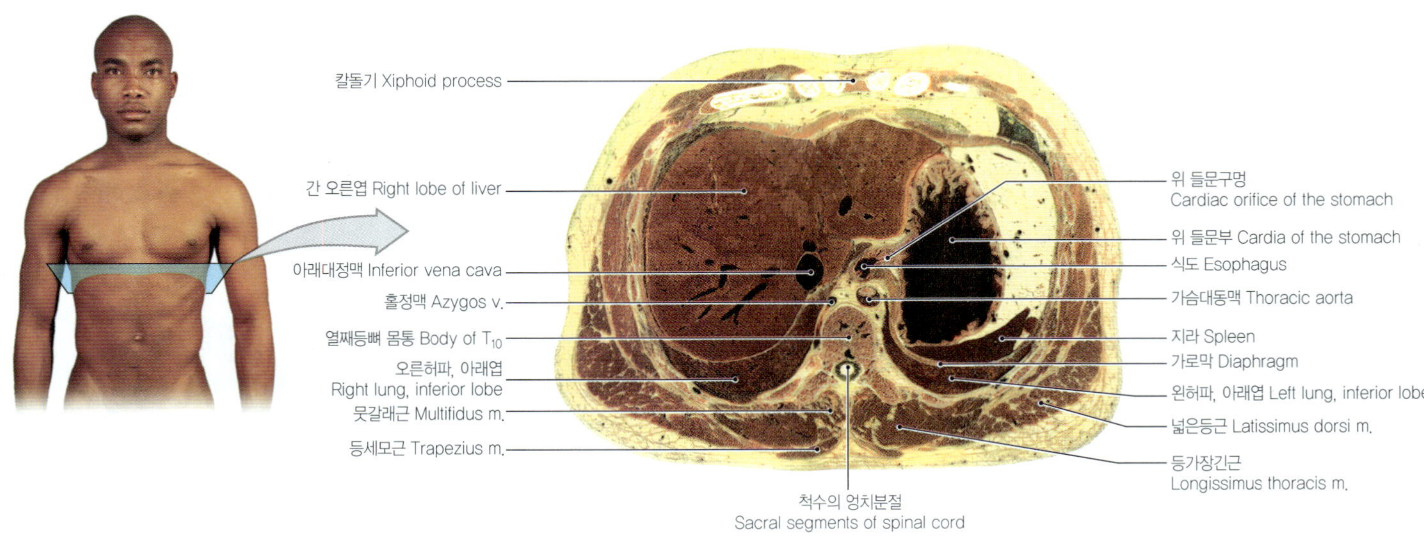

■ **그림 12.12** **열째등뼈(T_{10}) 수준에서의 가로절단면**
큰창자의 추가사항은 **그림 25.17** 참고

열두째등뼈(T_{12}) 수준에서의 가로절단면

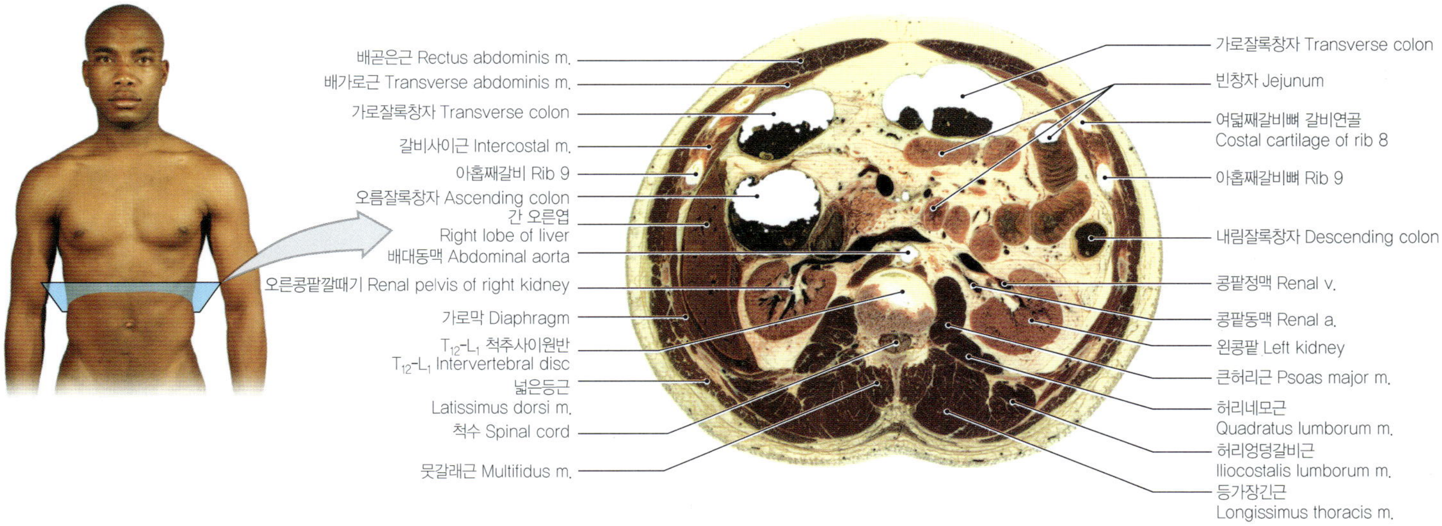

■ **그림 12.13** 열둘째등뼈(T_{12}) 수준에서의 가로절단면
콩팥의 추가사항은 **그림 26.1**과 **26.3** 참고

다섯째허리뼈(L_5) 수준에서의 가로절단면

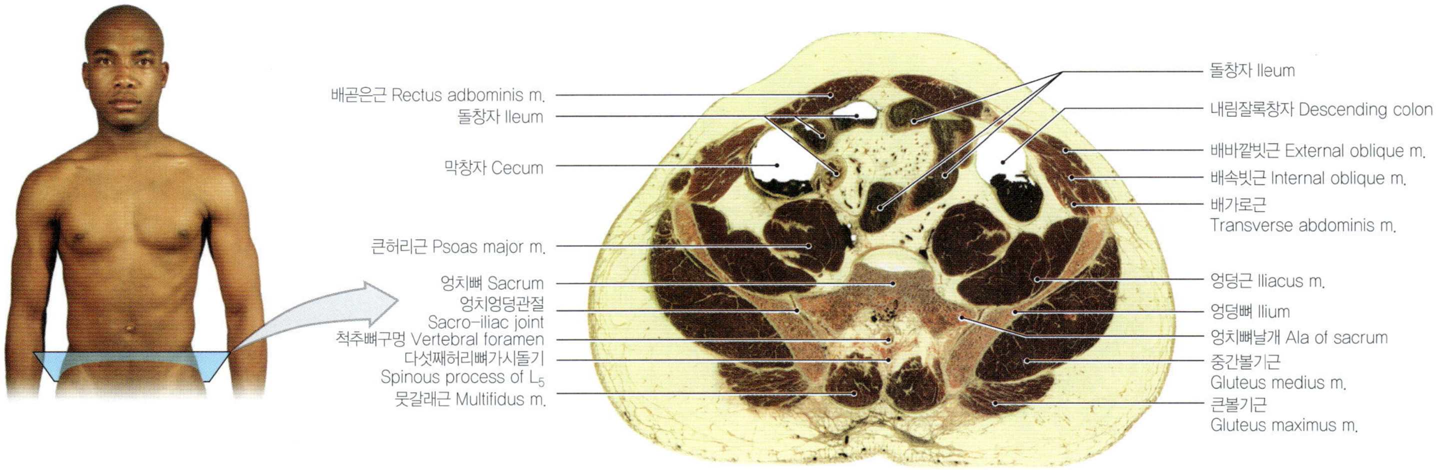

■ **그림 12.14** 다섯째허리뼈(L_5) 수준에서의 가로절단면

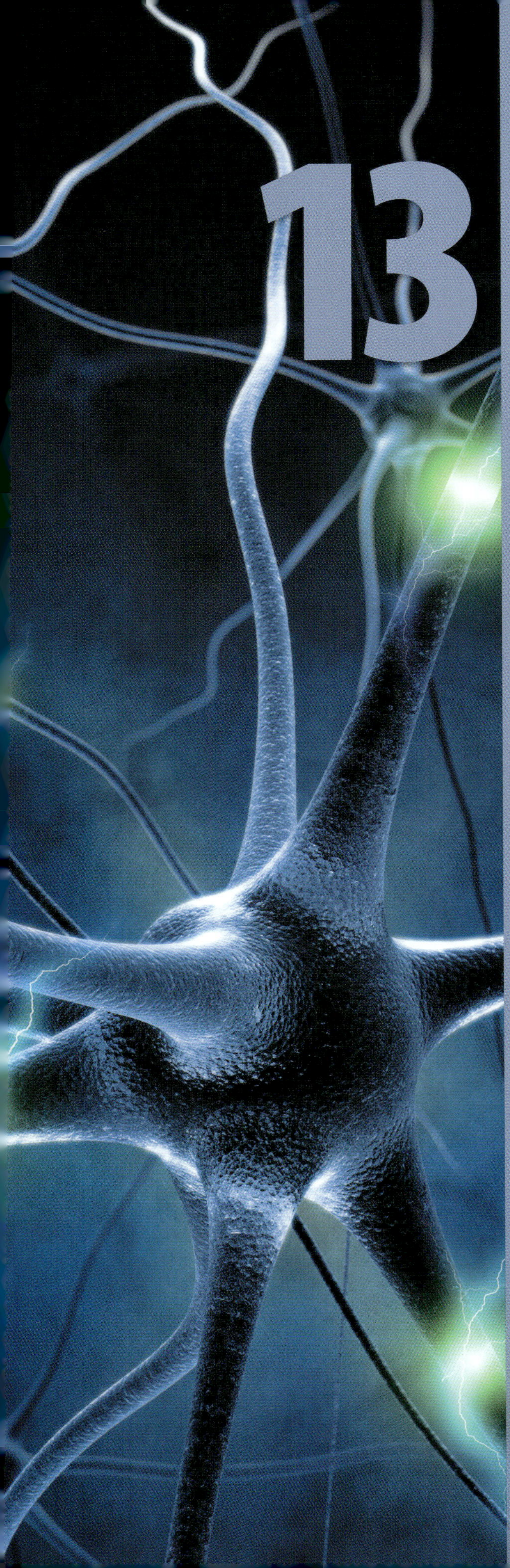

13 신경계통 The Nervous System

신경조직 Neural Tissue

학습목표

- **13.1** 신경계통의 해부학적인 체제와 일반적 기능에 대해 논의한다.
- **13.2** 신경계통 안에서 관찰되는 두 가지 세포를 나열하고 그 기능을 논의한다.
- **13.3** 각 아교세포의 기능을 논의한다.
- **13.4** 전형적인 신경세포의 구조를 서술하고 신경세포의 구조적 및 기능적 분류의 기준을 논의한다.
- **13.5** 축삭 손상 후 말초신경 재생 과정을 서술한다.
- **13.6** 신경임펄스의 전도 속도를 결정하는 인자들을 분석한다.
- **13.7** 신경연접의 미세구조를 서술하고, 신경연접 전도과정에서 일어나는 사건들을 요약한다.
- **13.8** 신경세포 풀(집단, pool) 안에서 개별 혹은 신경세포 집단 사이의 상호작용에 대해 설명한다.
- **13.9** 신경계통의 기본적인 해부학 체제를 설명한다.

신경계통은 체중의 비율로 따지면 인체에서 가장 작은 기관이지만 매우 복잡한 기관에 속한다. 이것은 흔히 컴퓨터에 비유되는데 어떤 가전제품보다 더 복잡하고도 다재다능하다고 볼 수 있다. 정보의 빠른 전달과 처리속도는(컴퓨터와 같이) 전기적 활동에 의존한다. 뇌의 각 부분들은 새로운 정보가 도달함에 따라 서로 간의 전기적 연결을 조합할 수 있는데 이것이 학습과정(learning process)의 부분이다.

19장에서 논의될 내분비계통(endocrine system)과 함께 신경계통은 다른 신체부분의 활동을 제어하거나 조절한다. 이 두 계통은 중요한 구조 및 기능적 특징들을 공유하고 있다. 이들은 표적조직 혹은 장기와 화학적 소통을 하며 또한 상호보완적 형태로 자주 작용한다. 신경계통은 자극에 대하여 비교적 빠르면서도 단순한 반응으로 신체의 다른 기관계통의 활동을 조절한다. 반응은 백만 분의 수초 이내에 거의 즉각적으로 나타나지만 효과는 신경활성이 끝나자마자 곧 사라지게 된다. 반대로 내분비계통 반응은 신경반응보다는 좀 더 늦게 나타나지만 훨씬 더 오래 지속된다. 내분비계통은 신체 다른 계통의 영양분 획득이나 에너지 요구 등의 변화에 반응하여 대사활동을 조절한다. 또한 성장이나 발육과 같은 수개월 내지 수년에 걸쳐 지속되는 과정들을 조절한다. 13장에서 18장까지 신경계통의 구성과 기능에 관하여 설명하기로 한다. 이번 장에서는 신경조직의 구조와 기능 그리고 신경 작용의 기본 원리들을 설명한다. 이어서 다음 장에서는 이러한 지식을 바탕으로 뇌, 척수, 고등의 신경기능 그리고 감각기관 등에 관하여 설명한다.

13.1 신경계통의 개관

신경계통(nervous system)은 신체의 모든 **신경조직**(neural tissue)을 포함한다. 신경계통은 해부학적으로 중추신경계통과 말초신경계통으로 구분된다(그림 13.1). **중추신경계통**(central nervous system; CNS)은 뇌와 척수로 구성되어 있다. 중추신경계통은 감각성 입력(sensory input)과 운동성 출력(motor output) 자극을 통합, 분석처리, 종합한다. 또한 이해, 기억, 학습 그리고 감정과 관련된 고등기능들을 수행한다.

말초신경계통(peripheral nervous system; PNS)은 중추신경계 밖의 모든 신경조직을 일컫는다. 말초신경계통은 중추신경계통에 감각정보(sensory information)를 제공하고 중추신경계통으로부터 운동명령(motor command)을 말초신경조직 혹은 계통으로 운반한다. 말초신경계통은 다시 두 부분으로 나뉜다(그림 13.2). 말초신경계통의 **들신경(수입성신경 혹은 구심성신경, afferent division)**은 중추신경계통으로 감각정보를 전달하고, **날신경(수출성신경 혹은 원심성신경, efferent division)**은 근육이나 샘으로 운동명령을 전달한다. 들신경은 **수용기(receptor)**에서 출발하는데 수용기는 신경세포의 감각성 가지돌기이거나 특수세포의 집단 혹은 눈과 같은 감각기관이다. 이 수용기가 받아들이는 자극

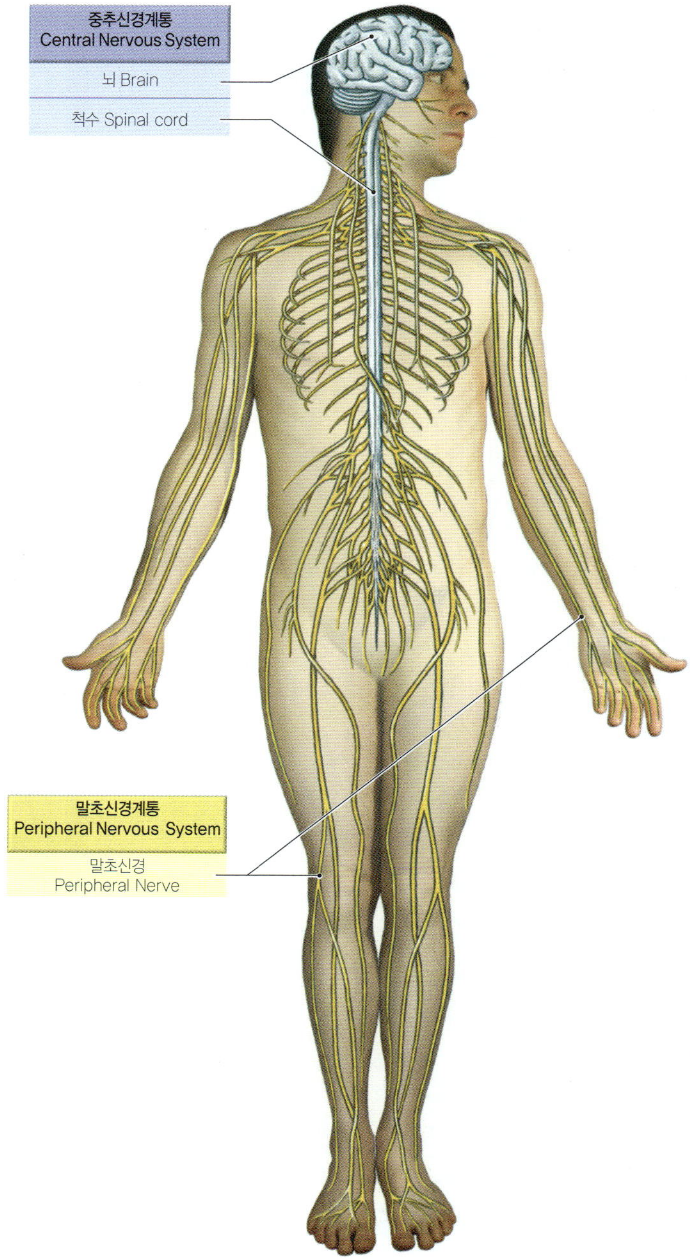

■ 그림 13.1 신경계통
신경계통은 체내의 모든 신경조직을 포함하여 뇌, 척수, 눈, 귀와 같은 감각기관 그리고 이들 장기나 기타 다른 기관계통들을 신경계통에 연결해주는 신경들로 구성되어 있다.

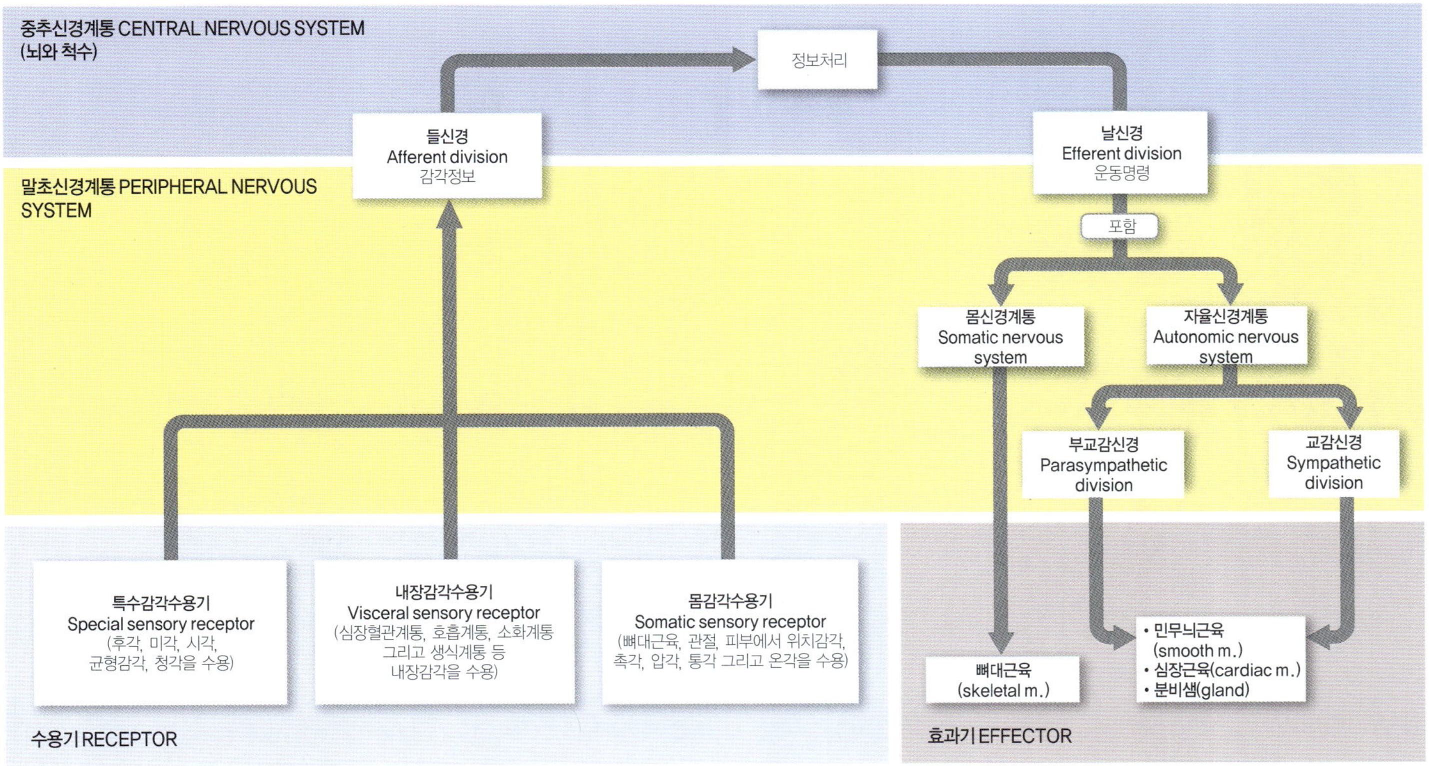

■ **그림 13.2** **신경계통의 기능적 개요**
그림은 중추신경계통과 말초신경계통 그리고 이들 신경계통에 있어서 들부분과 날부분의 기능 및 구성 사이의 관계를 보여준다.

정보는 중추신경계통에 제공된다. 날신경은 중추신경계통 내부에서 출발하여 **효과기(effector)**인 근육세포, 샘, 기타 특수기능을 수행하기 위하여 특수화된 세포 등에서 끝나게 된다.

들신경 혹은 날신경은 다시 **몸(체성, somatic)**신경과 **내장(visceral)**신경으로 나뉜다. 들신경은 뼈대근육, 관절, 피부 등에 분포하는 몸감각수용기(somatic sensory receptor)와 민무늬근육, 심장근육, 분비샘 등에 분포하는 내장감각수용기(visceral sensory receptor)로부터 중추신경계통으로 전달한다. 또한 특수 감각기관인 눈과 귀로부터 정보를 중추신경계통으로 전달한다. 날신경은 뼈대근육 수축을 제어하는 **몸신경계통(somatic nervous system; SNS)**, 민무늬근육, 심장근육, 분비샘 등을 제어하는 **자율신경계통(autonomic nervous system; ANS)** 또는 내장운동신경계통(visceral motor system)으로 구분할 수 있다.

몸신경계통의 활성은 수의적 혹은 불수의적이다. 뼈대근육의 수의적 수축은 인간의 의식적인 지배하에 있다. 수의적 수축은 물잔을 입으로 가져갈 때 일어난다. 불수의적 수축은 의식과는 무관하다. 만일 뜨거운 난로에 손을 닿게 되면 보통 통증을 느끼기 전에 즉각적으로 손을 땔 것이다. 자율신경계통의 작용은 보통 우리의 의식이나 의식적 지배 밖에 있으며 17장에서 설명할 것이다.

중추신경계통과 말초신경계통은 수많은 혈관과 물리적인 보호와 기계적인 지지를 위한 결합조직 층을 가지고 있는 복잡한 기관이다. 그럼에도 불구하고 신경계통의 다양하고 필수적인 기능은 각각의 신경들에 의해서 수행되고 반드시 안전하고 기능적으로 완벽하게 유지되어야 한다. 그림 13.3은 13장에서 소개된 가장 중요한 개념과 용어의 개요이다. 신경계통에 대한 설명은 신경조직의 조직학을 포함한 세포학적 수준에서 할 것이다.

신경계통에 대하여 신경조직을 포함한 신경세포 수준에서부터 설명하기로 한다.

V 13.1 개념확인

1 ☐ 신경계통을 두 부분으로 구분하라.

2 ☐ 말초신경계통의 날신경을 두 부분으로 구분하라.

주요 해부학적 및 기능적 분류 MAJOR ANATOMICAL AND FUNCTIONAL DIVISION

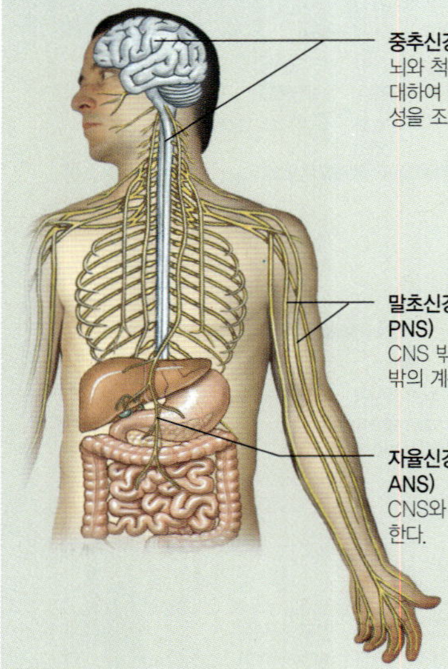

중추신경계통(Central Nervous System, CNS)
뇌와 척수는 감각정보를 처리하고 통합하며, 자극에 대하여 계획하고 조정한다. 그리고 다른 계통의 활성을 조절하는 통제 중추를 가지고 있다.

말초신경계통(Peripheral Nervous System, PNS)
CNS 밖의 신경조직으로 CNS와 감각기관 및 그 밖의 계통과 연결하는 기능을 한다.

자율신경계통(Autonomic Nervous System, ANS)
CNS와 PNS로 구성되며 내장기능의 조절에 관여한다.

육안해부학 GROSS ANATOMY

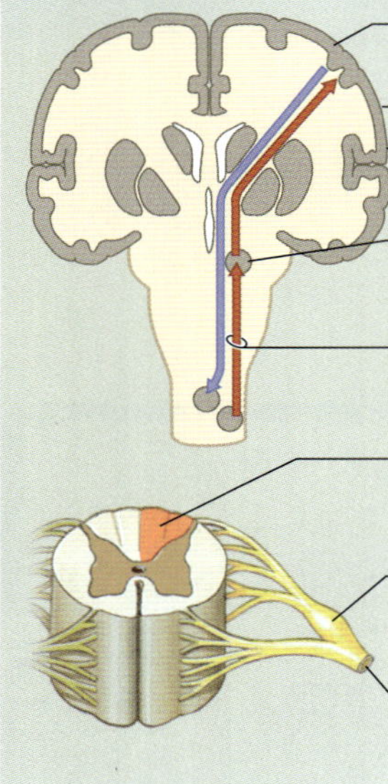

신경겉질(Neural cortex)
뇌의 표면의 회색질 층이다

중추(Center)
CNS에서 공통의 기능을 수행하는 신경세포체의 집단

핵(Nucleus)
해부학적 경계가 분명한 CNS 내의 중추

신경로(Tract)
공통의 시작하는 곳, 끝나는 곳과 기능을 공유하는 CNS 내 축삭의 다발

기둥(Column)
척수의 특정 영역 안에서 나타나는 신경로의 집단

신경절(Ganglion)
PNS 내의 감각신경 세포체 또는 운동신경 세포체로 해부학적으로 뚜렷한 집합체

신경(Nerve)
말초신경계통 내 축삭의 다발

조직학 HISTOLOGY

신경세포(Neuron)
신경계통의 기초적인 기능적 단위로 고도로 분화된 세포이다

감각신경세포(Sensory neuron)
축삭을 통하여 PNS에서 CNS로 감각정보를 운반하는 신경세포

운동신경세포(Motor neuron)
축삭을 통하여CNS에서 PNS로 운동 명령을 운반하는 신경세포

신경아교세포(Neuroglia, Glial cells)
신경세포와 상호작용하여 세포 밖 환경을 조절하며, 병원체로부터 보호하고, 신경조직 안에서 복구를 수행하는 지지세포이다

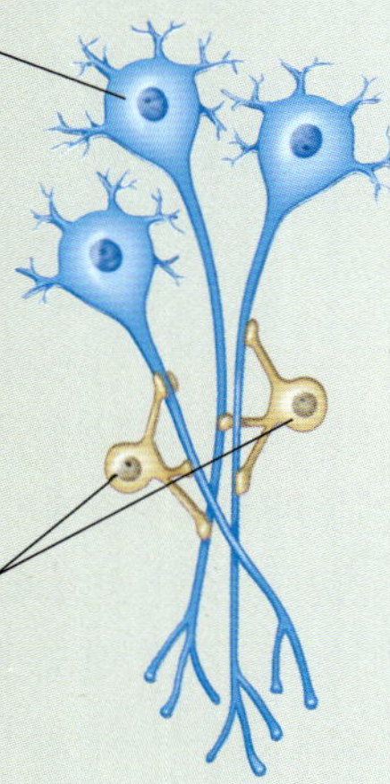

회색질(gray matter)
신경세포의 신경세포체로 구성된 신경조직

백색질(white matter)
미엘린집축삭으로 구성된 신경조직

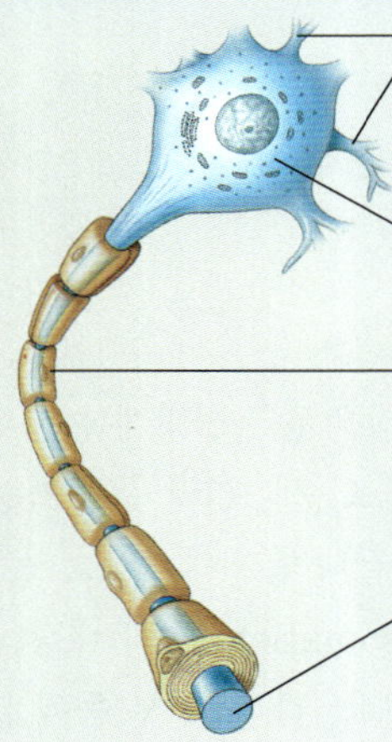

가지돌기(dendrites)
세포밖 환경의 특정 자극에 반응하도록 분화된 신경세포의 돌기

세포체(Soma)
신경세포의 세포체

미엘린(Myelin)
아교세포로 만들어진 막성 포장으로 축삭을 둘러싸며 활동전위 전도속도를 빠르게 한다. 미엘린으로 포장된 축삭을 미엘린신경섬유라고 한다

축삭(Axon)
신경세포의 길고 가는 세포질돌기로 활동전위를 전도한다

기능적 범주 FUCTIONAL CATEGORIES

수용기(Receptors)
세포 밖 환경의 특수 자극에 반응하고 그 자극이 감각신경세포의 활성 수준을 변화시키는 특수 분화된 세포, 가지돌기 또는 기관

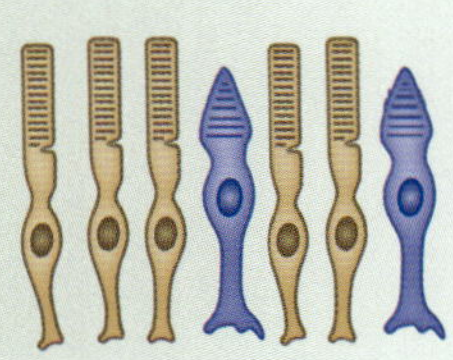

효과기(Effectors)
활성을 변화시키고 특정 효과를 만들어내는 신경자극에 반응하는 근육, 샘, 또는 그 외에 특수 분화된 세포 또는 기관

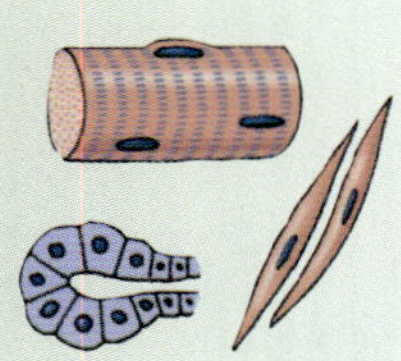

반사(Reflex)
특정 자극에 대한 빠르고 정형적인 반응

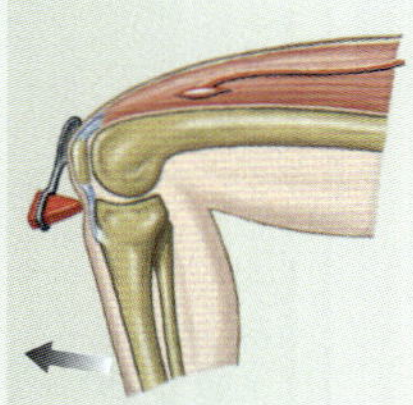

기타 기능적 용어(Other Functional Terminology)

몸(체성, Somatic): 뼈대근육의 활성 조절(몸운동), 또는 뼈대근육, 힘줄, 그리고 관절(몸감각)로부터 감각정보의 조절에 관계된

내장(Visceral): 소화, 순환 등(내장운동) 또는 내장기관의 감각정보(내장감각)와 같은 기능의 조절에 관계된

수의적(Voluntary): 직적접인 의식적 통제하에 있는

불수의적(Involuntary): 직적접인 의식적 통제하에 있지 않는

잠재의식(Subconscious): 의식적인 각성 이외를 조절하는 뇌의 중추와 관계된

활동전위(Actional Potential): 축삭 또는 근육세포막을 따라 전도되는 갑작스런 일시적인 막전위의 변화

■ 그림 13.3 신경계통 용어 소개

13.2 신경조직을 구성하는 세포

신경조직은 두 종류의 세포로 구성되어 있다. 신경세포와 신경아교세포이다. **신경세포(신경원, neuron)**는 신경계통에서 정보의 처리 및 전달을 책임지고 있다. 신경세포 구조는 3장에서 소개되었다. 전형적인 신경세포(그림 13.4)는 **신경세포체(soma)**를 지니고 있다. 핵 주변부를 **세포체(perikaryon)**라고 부른다. 신경세포체는 보통 가지돌기(수상돌기, dendrite)라고 불리는 몇 개의 가지들을 지닌다. 중추신경계통에서 전형적인 가지돌기들은 다시 고도로 분지되어 각 가지들은 **가지돌기가시(dendritic spine)**라 불리는 미세한 돌기들을 지니며 그곳에서 신경세포는 다른 신경세포로부터 정보를 받는다. 가지돌기가시는 신경세포 총 표면적의 80~90%에 달한다.

신경세포체는 **축삭(axon)**으로 이어져 하나 또는 그 이상의 **연접종말(synaptic terminal)**에서 끝난다. 각 연접종말에서 신경세포는 다른 신경세포와 연접 소통하게 된다. 신경세포체는 에너지 생산이나 혹은 효소와 같은 유기물질을 합성하는 소기관(organelle)을 가지고 있다.

신경아교세포(neuroglia) 혹은 버팀세포(supporting cell)는 신경조직의 골격을 지지하고, 세포 사이 주변 환경을 유지하며, 그리고 포식세포로서 작용한다. 우리 몸의 신경조직은 약 1,000억 개의 **신경아교세포(glial cell)**가 있는데 이는 신경세포의 거의 5배에 해당하며 부피로 볼 때 신경아교세포들은 신경계통의 거의 반 정도를 차지한다. 신경아교세포는 신경세포보다 더 작으며 신경아교세포는 분열능력을 갖고 있으나, 대부분의 신경세포는 분열능력이 없다. 신경아교세포 집단은 중추신경계통과 말초신경계통 사이에 현저한 차이가 있다.

V 13.2 개념확인

1. 신경조직에서 관찰되는 두 가지 다른 세포 형태는 무엇인가?
2. 신경조직에서 관찰되는 두 가지 세포 형태 중 어떤 세포가 세포분열 능력을 갖고 있는가?

13.3 신경아교세포

매우 다양한 신경아교세포가 중추신경계통에서 관찰된다. 그림 13.5는 중추신경계통과 말초신경계통에서 주요 신경아교세포 집단의 기능을 비교하였다

중추신경계통의 신경아교세포

중추신경계통에는 네 종류의 신경아교세포가 있다. 별아교세포(성상교세포, astrocyte)와 희소돌기아교세포(희돌기교세포, oligodendrocytic cell, oligodendrocyte), 미세아교세포(소교세포, microglial cell, microglia) 그리고 뇌실막세포(상의세포, ependymal cell)이다. 이들 세포의 종류는 크기, 세포 내의 구성, 특히 세포돌기의 존재와 염색성에 근거하여 구분할 수 있다(그림 13.5~13.7).

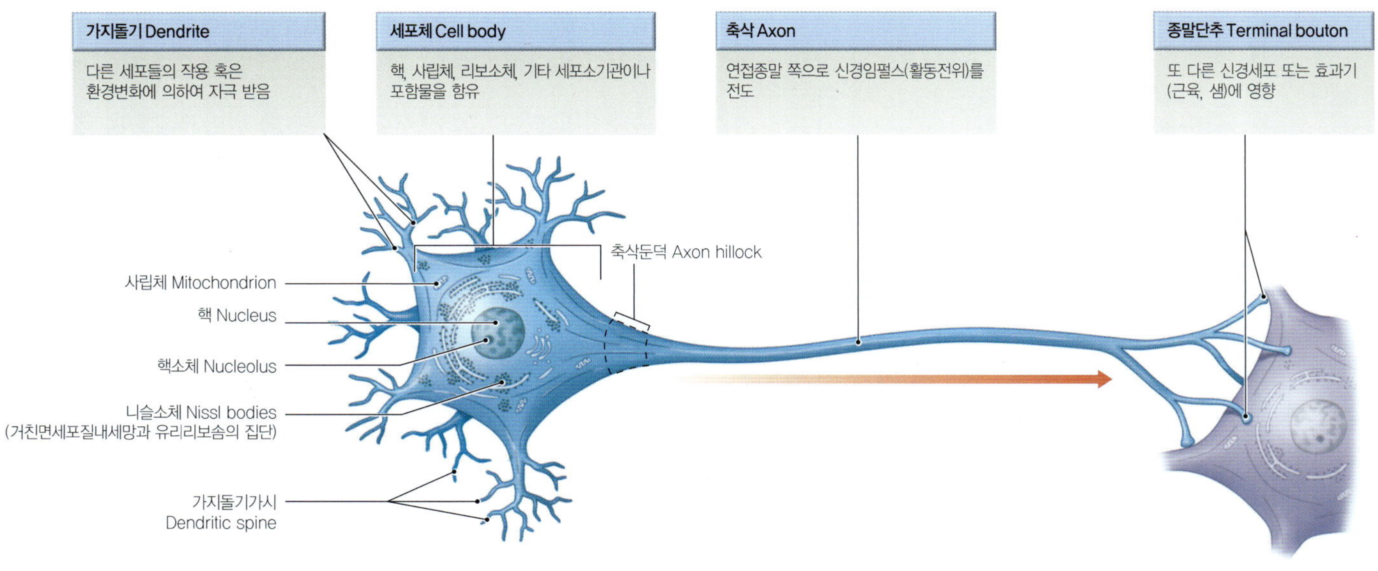

■ 그림 13.4 신경세포 구조
신경세포를 구성하는 네 부분(가지돌기, 세포체, 축삭 그리고 연접종말)의 관계; 각 부분의 기능적 작용과 정상적인 활동전위의 전도 방향

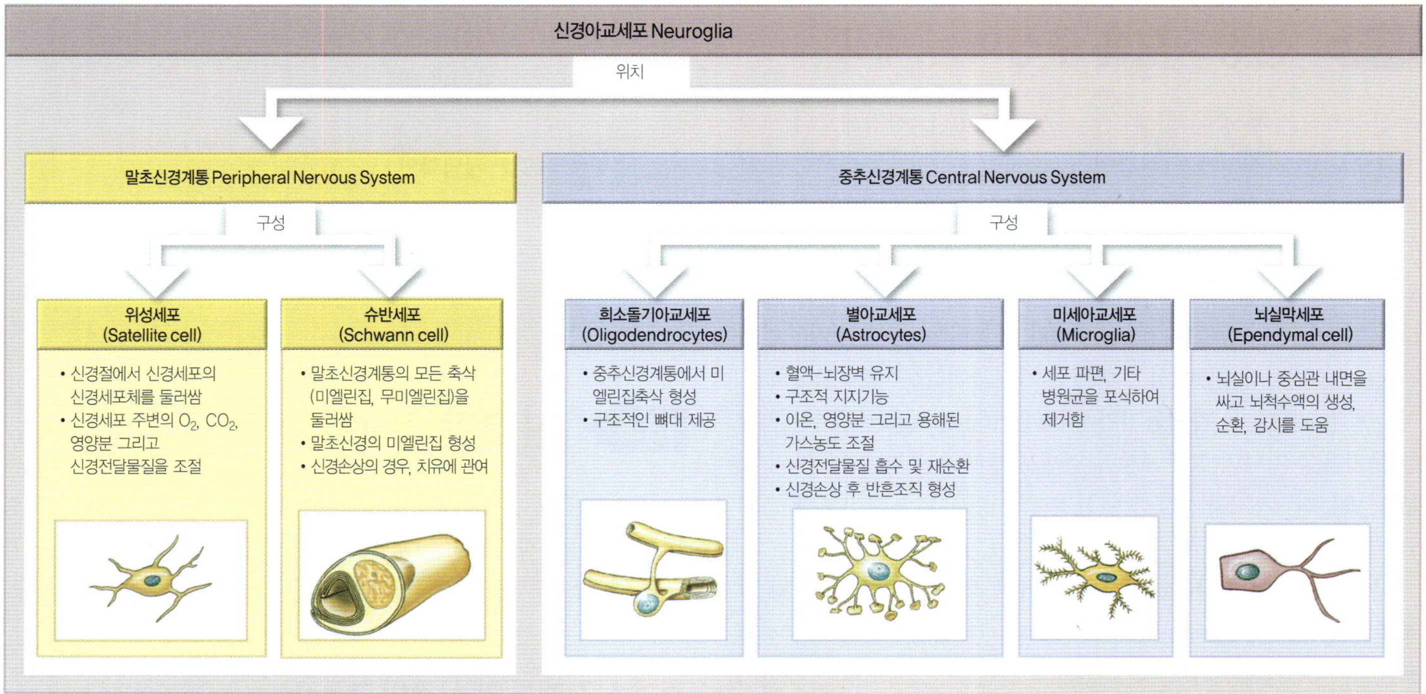

■ **그림 13.5 신경아교세포의 분류**
여러 가지 신경아교세포의 종류 및 기능이 그림에 요약되어 있다.

별아교세포

가장 크고 많은 신경아교세포이다(그림 13.5와 13.6). **별아교세포(astrocyte)**는 많은 기능을 가지고 있으나 대개 거의 알려져 있지 않았다. 기능들을 다음과 같이 요약할 수 있다.

- 사이질환경(interstitial environment)의 조절: 구조적으로 별아교세포는 다수의 세포질돌기를 지닌다. 이 돌기들은 세포 표면적을 매우 증가시켜 이온, 신경전달물질, 또는 신경세포의 미세환경 속에 축적되어 있는 대사산물의 청소를 쉽게 한다. 이러한 세포외액 속의 분자와 이온의 교환은 중추신경계통 내 사이질환경의 화학적 성분 조절을 가능하게 한다. 또한 세포질돌기들은 이웃 신경세포의 세포 표면과 접촉하면서 신경세포 전체를 자주 감싸기도 하는데 이렇게 하여 중추신경계통 내 사이질의 화학적 성분 변화로부터 신경세포를 격리시켜 준다.

- 혈액-뇌 장벽(blood-brain barrier; BBB)의 유지:혈액 중에는 신경세포의 기능에 좋지 않은 영향을 미치는 호르몬이나 기타 화학물질들이 존재한다. 신경조직은 이러한 순환 환경으로부터 물리적 생화학적으로 격리될 필요가 있다. 중추신경계통 모세혈관의 내피세포들은 매우 제한된 투과성을 가지고 있어 혈액과 사이질액 사이의 화학적 교환을 조절한다. 이들은 일반 순환계통으로부터 중추신경계통을 격리시켜주는 **혈액-뇌 장벽**(blood-brain barrier; BBB)의 역할을 한다. 별아교세포 발(성상교세포 족, astrocyte feet)이라고 불리는 별아교세포의 수많은 세포질돌기들이 중추신경계통 내에서 신경세포 표면과 접촉하고 한편으로 모세혈관 표면의 대부분을 덮어 싸고 있다. 다른 신경아교세포가 모세혈관벽과 접촉할 경우에만 모세혈관 주위의 이런 세포질 차단막(blanket)은 단절된다. 혈액-뇌 장벽이 유지되기 위해서는 별아교세포의 화학물질 분비가 요구된다(혈액-뇌 장벽에 관해서는 16장에서 논의됨).

- 중추신경계통의 삼차원적 뼈대 형성: 별아교세포는 세포를 가로지르는 미세잔섬유(microfilament)로 채워져 있다. 이러한 구조는 기계적 힘을 주고 별아교세포가 뇌와 척수 내 신경세포들을 지지해 주는 구조적 틀을 형성한다.

- 손상된 신경조직의 치유: 중추신경계통의 손상이 있을 경우 별아교세포는 구조적 치유를 함으로써 조직을 안정시키고 손상 부위에 반흔조직(scar tissue)을 형성하여 추가적인 손상을 예방하여 준다.

- 신경세포 발생의 선도(guide): 뇌의 배 발생 시 별아교세포는 신경자극인자(neurotropic factor)라는 화학물질을 분비하여 신경세포의 성장, 발육 중인 신경세포들 사이의 상호연결에 관여한다.

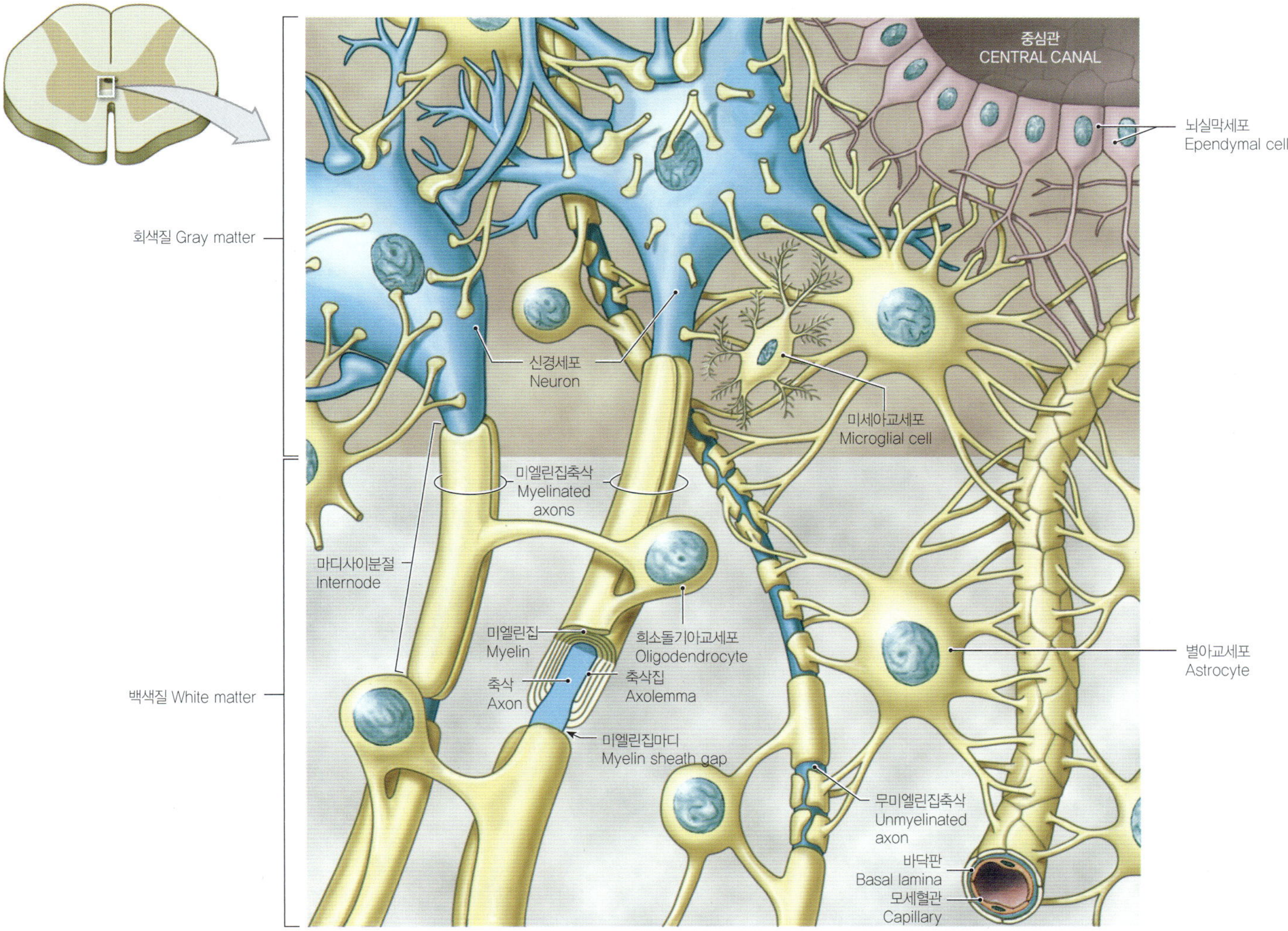

■ **그림 13.6 중추신경계통(CNS)의 신경조직**
척수의 신경조직 모식도. 신경세포와 신경아교세포 사이의 관계를 보여준다.

희소돌기아교세포

중추신경계통에서 발견되는 두 번째 아교세포가 **희소돌기아교세포(oligodendrocytic cell, oligodendrocyte)**이다. 이 세포는 별아교세포와 비교해 볼 때 신경세포체가 더 작으며 세포질돌기도 더 짧고 수가 적다(그림 13.5와 13.6). 희소돌기아교세포의 돌기들은 신경세포들의 축삭이나 신경세포체와 보통 접촉한다. 이들은 여러 축삭 무리를 묶어 주고 절연물질인 미엘린(슈반세포막, myelin)으로 축삭을 감쌈으로써 신경세포들의 기능을 증진시켜 준다. 신경세포체 내에서의 돌기의 기능들은 아직 잘 알려져 있지 않다.

많은 희소돌기아교세포는 중추신경계통에서 미엘린집축삭의 전 길이를 따라 미엘린집 형성에 관여한다(그림 13.6과 Spotlight 그림 13.9). 미엘린집으로 덮여 있는 비교적 큰 부분은 마디사이분절(절간분절, internode)이라 한다. 미엘린집과 미엘린집 사이의 작은 틈새(간극, gap)는 **미엘린집마디(수초간극, myelin sheath gap)** 혹은 랑비에마디(Ranvier node)라고 한다. 중추신경계통에서 미엘린집축삭이 분포하는 부위는 **백색질(white matter)**이라 하고 신경세포체, 가지돌기, 무미엘린집축삭들이 다량 분포하는 부위는 어두운 회색을 띠기 때문에 **회색질(gray matter)**이라 한다.

Hot Topics

변질된 별아교세포의 기능과 뇌질환

변질된 별아교세포의 기능은 많은 뇌질환의 발생과 관련있다고 생각된다. 동물실험에서 변질된 별아교세포는 생화학 및 세포기능이 변하여 뇌졸중의 발생을 증가시킬 뿐만 아니라 신경세포의 사망을 촉진한다고 하였다.

* Yamagata, K. 2012. Pathological alterations of astrocytes in stroke-prone spontaneously hypertensive rats under ischemic conditions. *Neurochemistry International*. 60(1):91.

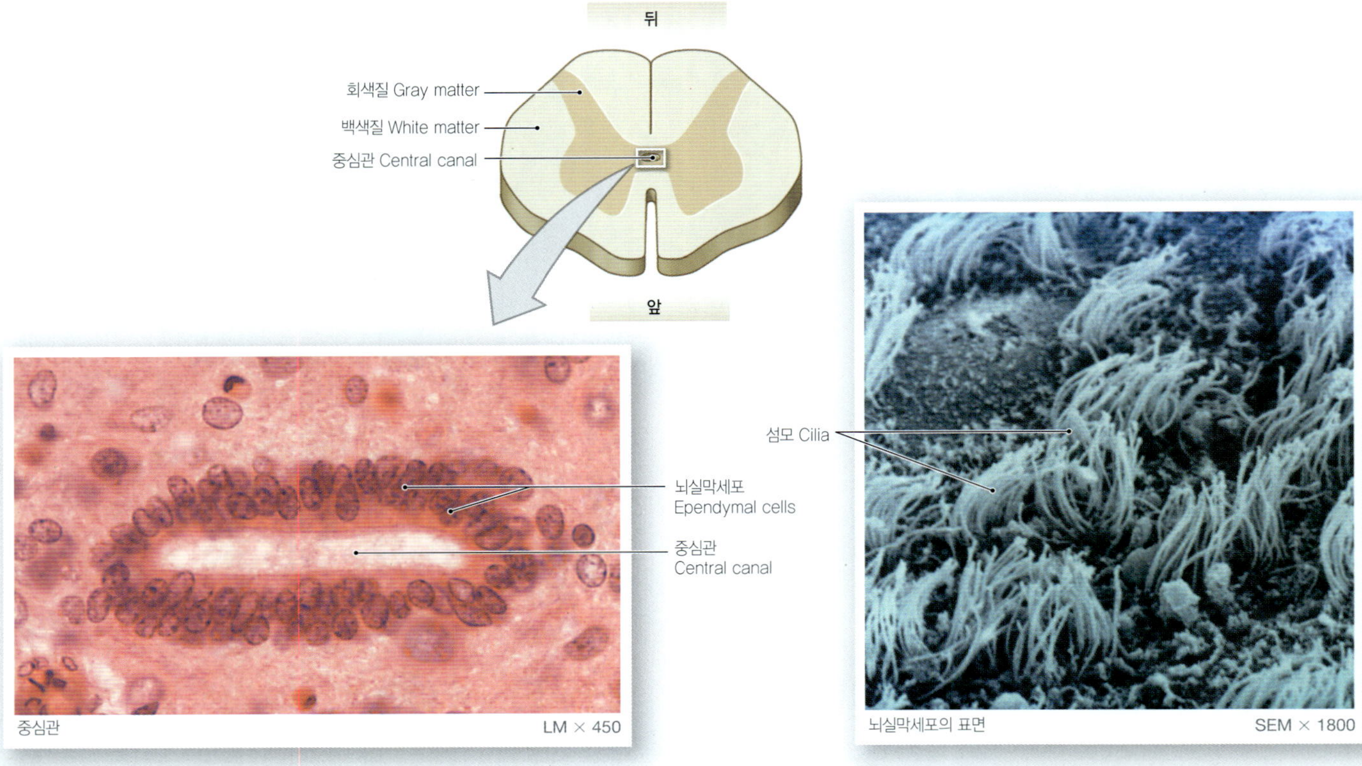

a 중심관을 싸고 있는 뇌실막세포의 광학현미경 사진

b 뇌실의 뇌실막세포의 표면 섬모의 주사 전자현미경 사진

■ 그림 13.7 **뇌실막(ependyma)**
뇌실막은 뇌실과 척수의 중심관 내면을 덮는 상피세포층이다.

미세아교세포

신경아교세포들 중에서 가장 작으며 조그마한 세포질돌기와 많은 미세한 가지들을 갖고 있다(그림 13.5와 13.6). 이 세포들을 **미세아교세포(microglial cell, microglia)**라 하며 배아발육 초기에 중배엽성 줄기세포로부터 분화된다. 미세아교세포가 분화되는 줄기세포는 큰포식세포나 단핵구 생성과도 관련된다. 미세아교세포는 생성되면서 중추신경계통으로 이주하여 신경조직 내에 머물면서 유주성 방어수단으로 역할을 한다. 미세아교세포는 중추신경계통의 포식세포로서 세포파편, 노폐물 등을 포식한다. 미세아교세포는 바이러스, 미생물, 그리고 암세포에 대한 포식작용을 통하여 중추신경계통을 보호한다고 생각된다. 미세아교세포는 중추신경계통 아교세포의 약 5% 정도이지만 감염이나 손상 시 급격히 증가한다.

뇌실막세포

뇌의 뇌실과 척수의 중심관은 **뇌실막(뇌실막상피, ependyma)**이라 불리는 뇌실막 세포층으로 덮여 있다(그림 13.5~13.7). 이들 뇌실과 통로는 **뇌척수액(cerebrospinal fluid; CSF)**으로 채워져 있다. 뇌척수액은 뇌와 척수를 둘러싸서 완충작용을 하며 용해된 기체, 영양물질, 노폐물, 기타 물질을 운반한다. 뇌척수액의 구성, 형성 그리고 순환 등은 16장에서 설명할 것이다.

뇌실막세포(ependymal cells)는 입방 혹은 원주 형태이다. 전형적인 상피세포와는 달리 뇌실막세포는 주변 신경조직에 있는 아교세포들과 직접적으로 접촉하거나 광범위하게 분지하는 작은 돌기들을 가지고 있다(그림 13.7a). 실험적인 연구결과에 의하면 뇌실막세포가 CSF의 조성을 감시하는 수용체로써 작용할 수 있다고 하였다. 초기 발육 혹은 어릴 때에는 뇌실막세포 표면은 섬모로 덮여 있다. 성인이 되면 뇌실 내면의 뇌실막세포에는 섬모가 계속 유지되나(그림 13.7b) 그 밖의 곳에서는 뇌실막세포들은 오직 산재된 미세융모만 지닌다. 섬모성 뇌실막세포는 뇌척수액의 순환을 돕고 특수 분화된 뇌실막세포들은 뇌척수액의 분비에도 관여한다.

말초신경계통에서 신경아교세포

말초신경계통에서 신경세포의 신경세포체가 집단으로 모여 있는데 이것을 **신경절(ganglia)**이라 부른다. 축삭들은 다발 형태로 결합조직에 싸여 **말초신경(peripheral n.)**을 형성한다. PNS에서 모든 신경세포의 신경세포체와 축삭들은 신경아교세포들의 돌기에 의하여 주변과 완전히 단절되어 있다. 관련된 두 종류의 신경

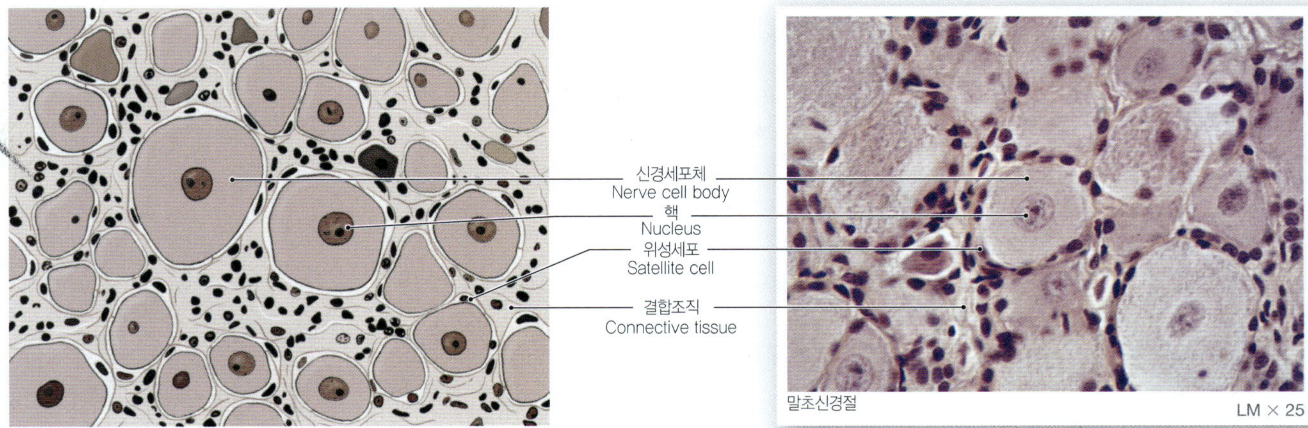

■ **그림 13.8 위성세포와 말초신경세포**
말초신경절에서 신경세포의 신경세포체를 둘러싸고 있는 위성세포. (LM×20)

아교세포는 위성세포(신경절교세포, satellite cell)와 슈반세포(신경초세포, Schwann cell)이다.

위성세포

말초신경절 속에 있는 신경세포의 신경세포체들은 **위성세포(satellite cell)**에 싸여 있다(그림 13.8). 위성세포는 신경세포의 신경세포체와 세포외액 사이의 영양분과 노폐물 교환을 조절한다. 또한 위성세포는 연접에 의해 제공되는 자극 외의 자극으로부터 신경세포를 격리한다.

슈반세포

모든 말초신경의 축삭들은 미엘린집이든 무미엘린집이든 간에 **슈반세포(Schwann cell, neurolemmocyte)**로 덮여 있다. 축삭의 원형질막은 **축삭집(축삭막, 축삭초, axolemma)**이라 불린다. 슈반세포에 의하여 형성되는 세포질성 막은 **신경집(신경초, neurolemma)**이라 불린다. 슈반세포와 미엘린집 말초신경축삭과 무미엘린집신경축삭 사이의 물리적 관계는 Spotlight 그림 13.9에 요약되어 있다.

	V	13.3 개념확인
1	□	특히, 무슨 세포가 혈액-뇌장벽 유지를 돕는가?
2	□	CNS에서 희소돌기아교세포가 형성한 축삭을 둘러싸는 막성 물질의 이름은 무엇인가?

13.4 신경세포

보통의 신경세포는 비교적 커다랗고 둥근 핵과 뚜렷한 핵소체(nucleolus)를 가지고 있다(그림 13.9a). 주변의 세포질은 **세포체(perikaryon)**를 이룬다. 세포체의 세포골격으로는 **신경잔섬유(미세섬유, neurofilament)**와 **신경미세관(미세관, neurotubule)**이 있다. 신경잔섬유의 묶음을 **신경원섬유(원섬유, neurofibril)**라 부르며 가지돌기나 축삭으로 뻗어 있다. 세포체에는 소기관들이 있으며 에너지를 제공하고 생합성을 수행한다. 수 많은 사립체, 자유리보소체 혹은 부착리보소체, 과립세포질그물(rER)들로 인하여 세포체는 과립 모양을 보여준다. 사립체는 ATP를 생성하여 활성 신경세포의 높은 에너지 수요를 충족시켜준다. 리보소체와 과립세포질그물은 펩타이드나 단백질을 합성한다. 부착 혹은 자유리보소체들은 군집형태로 존재하는데 이러한 리보소체 무리를 니슬소체(Nissl body) 혹은 **호색소물질(chromatophilic substance)**이라고 한다. 육안해부학에서 뇌나 척수에서 신경세포체가 모여 있는 곳은 회색질을 띠는데 이것은 호색소물질과 관련이 있다.

대부분의 신경세포들은 세포중심(중심체, centrosome)이 없다. 반면, 다른 세포들에서 중심소체(centrioles)는 방추사를 형성하여 세포분열 시 염색체를 이동시킨다. 신경세포들은 분화 과정에서 자주 중심소체를 상실한다. 그리하여 세포분열을 할 수 없게 된다. 이러한 분화된 신경세포들은 후에 상해나 질병으로 소실되면 대체되지 않는다.

SPOTLIGHT

그림 13.9
미엘린집

말초신경계통 속의 모든 축삭은 슈반세포라고 하는 신경 아교세포에 의해서 사이질액과의 접촉으로부터 차단되어 있다. 슈반세포는 미엘린으로 알려진 인지질 층으로 많은 축삭을 둘러싸고 있다. 미엘린으로 둘러싸인 축삭은 미엘린집신경이라 한다. 미엘린은 축삭을 따라서 전도되는 활동전위의 속도를 증가시킨다, 하나의 슈반세포는 아래 모식도처럼 축삭을 둘러싼 그 자체에서 미엘린을 생산한다.

말초신경계통 속의 축삭 미엘린집 형성

1 말초신경축삭의 미엘린집 형성 시 슈반세포는 세포질의 홈 안에 축삭의 한 분절을 먼저 둘러싼다.

2 슈반세포는 그 다음 축삭 둘레를 회전하기 시작한다.

3 슈반세포가 회전함으로써 안쪽 막층은 압박되며 세포질은 보다 얇은 층으로 힘이 주어진다. 미엘린집이 완료되었을 때 미엘린집은 세포막의 인지질 이중층으로만 구성되며, 표면에는 슈반세포의 핵과 세포질이 있다.

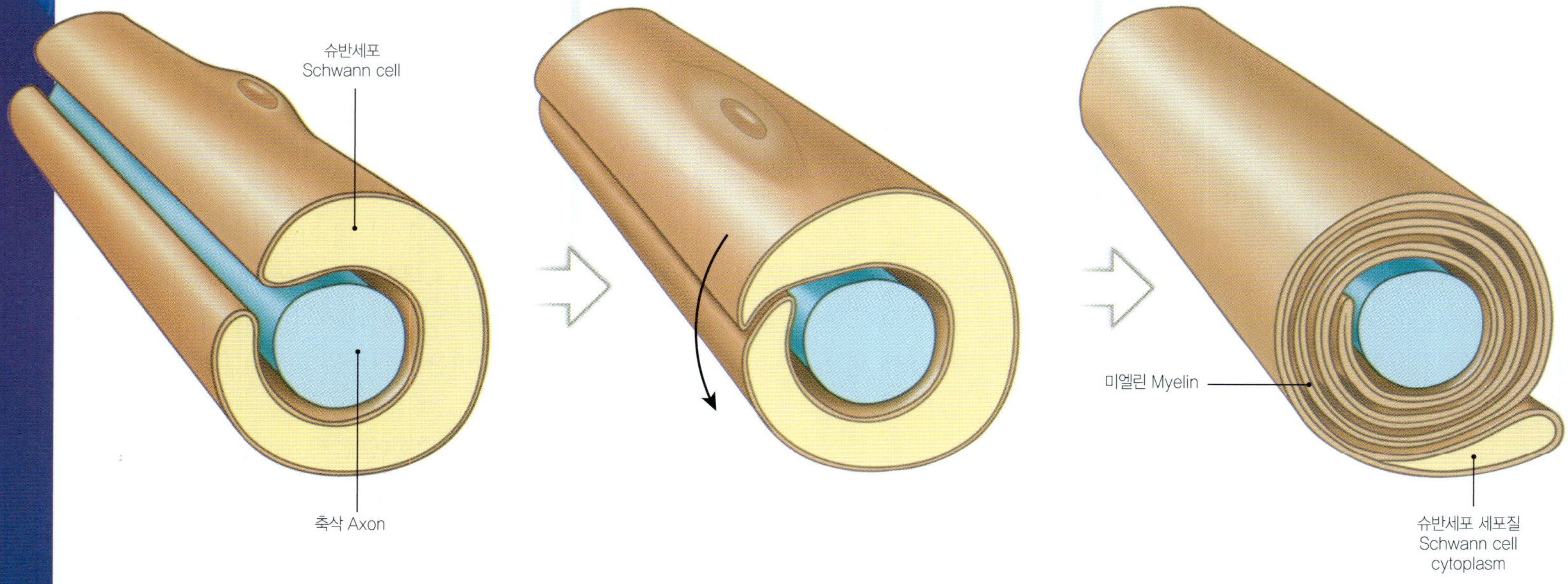

말초신경계통의 미엘린집축삭

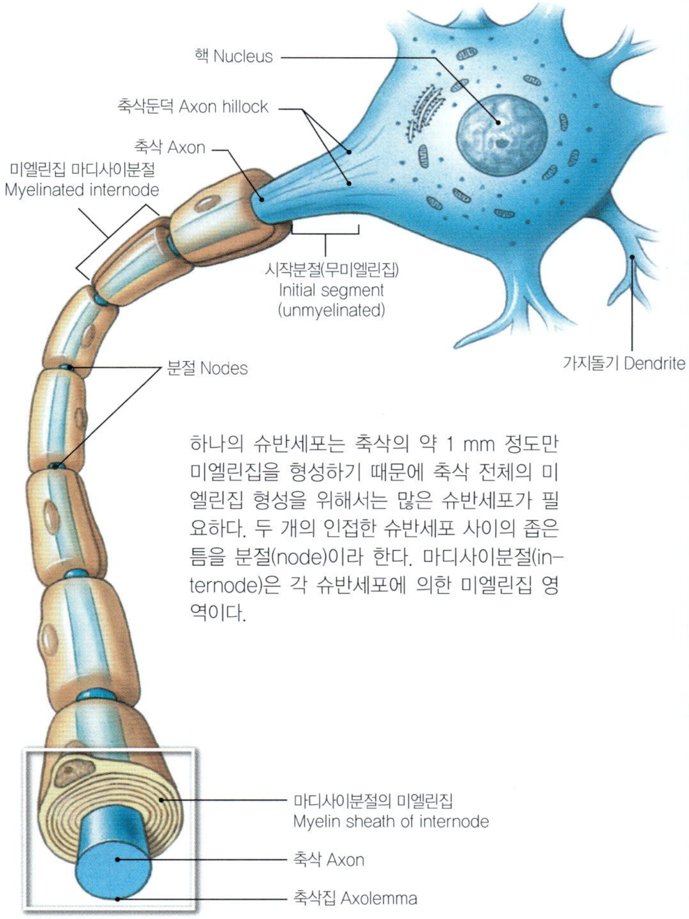

하나의 슈반세포는 축삭의 약 1 mm 정도만 미엘린집을 형성하기 때문에 축삭 전체의 미엘린집 형성을 위해서는 많은 슈반세포가 필요하다. 두 개의 인접한 슈반세포 사이의 좁은 틈을 분절(node)이라 한다. 마디사이분절(internode)은 각 슈반세포에 의한 미엘린집 영역이다.

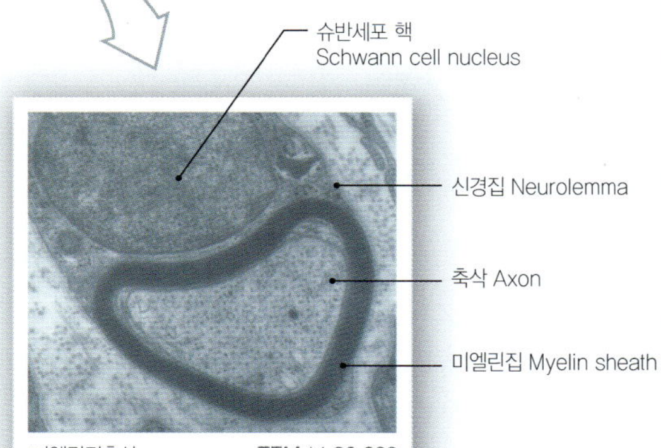

미엘린집축삭 TEM × 20,600

미엘린집축삭의 가로절단면에서 미엘린집은 축삭 둘레에 치밀한 동심원으로 나타난다.

말초신경계통에서 무미엘린집축삭

하나의 슈반세포는 얕은 홈 안에 여러 개의 무미엘린집축삭을 싸고 있다. 그렇지만 슈반세포의 사슬은 모든 축삭을 감싸기 위해서 필요하다.

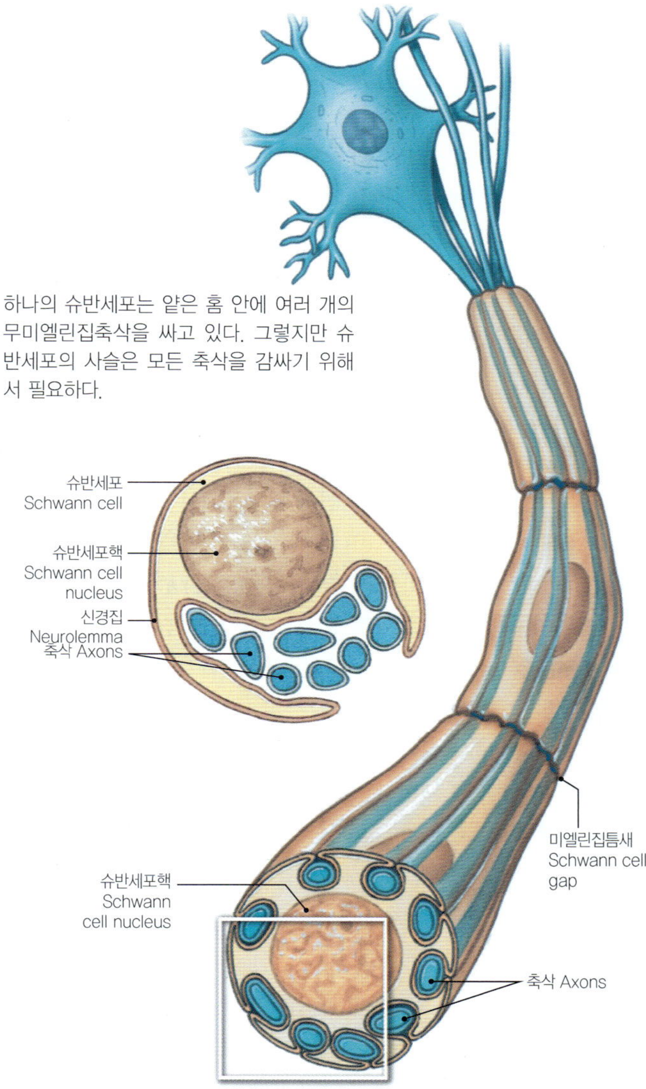

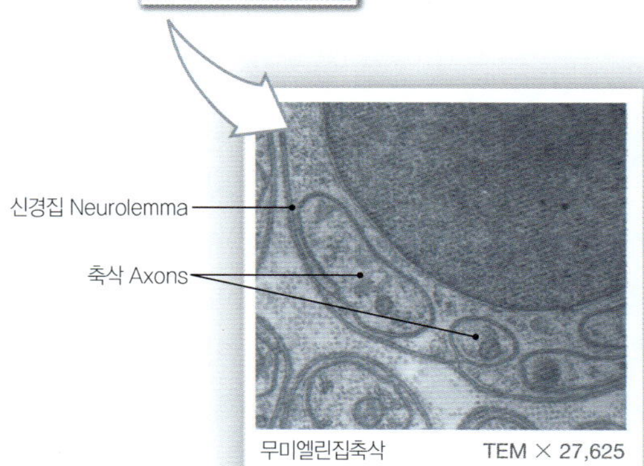

무미엘린집축삭 TEM × 27,625

가지돌기와 세포체의 막투과성(membrane permeability)은 화학적, 기계적, 전기적 자극에 따라서 변한다. 신경아교세포의 중요한 기능 중 하나는 신경세포에 영향을 미치는 자극의 수 또는 형태를 제한하는 것이다. 신경아교세포돌기들은 연접종말이 존재할 경우 또는 가지돌기가 감각수용체로서 역할을 할 경우를 제외하고, 세포외 환경을 감지하기 위하여 신경세포체와 가지돌기의 대부분을 감싸고 있다. 적당한 자극이 가해지면 축삭 세포막에 국소적인 막전위(transmembrane potential)의 변화가 유발되어 축삭에 활동전위가 발생된다. 막전위는 세포막 내외의 불균형한 이온 분포의 결과이다. 이 장의 뒤에서 막전위와 활동전위에 대하여 설명할 것이다.

축삭(axon) 혹은 신경섬유(nerve fiber)는 활동전위를 전파시킬 수 있는 긴 세포질돌기이다. 뭇극신경세포에서 **축삭둔덕(축삭소구, axon hillock)**으로 불리는 특수 부위는 축삭의 **시작분절(기시분절, initial segment)**을 신경세포체에 연결해 준다. 축삭형질(axoplasm) 혹은 세포질은 신경잔섬유, 신경미세관, 작은 소포, 용해소체, 사립체 그리고 여러 가지 효소들을 함유하고 있다. 축삭은 축삭의 길이를 따라서 **곁가지(collateral branch)**라고 불리는 측면 가지들을 분지하고 있다. 주줄기와 곁가지들은 **종말가지(terminal arborization, telodendria)**라고 부르는 가는 종말 연장 부위에서 끝난다(그림 13.10b). 종말가지의 끝인 **연접종말(synaptic terminal)**에서 끝나며 그곳에서 또 다른 신경세포 또는 효과기와 연접한다. 축삭의 **원형질이동(axoplasmic transport)**이라 함은 신경세포체와 연접종말부 사이에 세포소기관, 영양물질, 합성물질 그리고 노폐물들의 이동을 말한다. 이것은 에너지가 요구되고 신경잔섬유에 의존하는 복합적인 과정이다.

각 연접종말부는 **연접(synapse)**의 일부이며, 신경세포가 다른 세포들과 교통(communication)하는 특수 부위이다(그림 13.10). 연접종말부의 구조는 연접뒤세포의 종류에 따라 다양하다. 비교적 단순하고 둥근 형태의 **종말단추(종말팽대, terminal bouton)** 혹은 연접단추(구상소체, 감구, synaptic knob)는 하나의 신경세포가 다른 신경세포와 연접하는 곳에서 발견된다. 신경세포가 뼈대근육섬유와 만나는 부위의 연접종말부는 신경-근육연접(neuromuscular synapse, junction)이라고 하며 훨씬 더 복잡하다. 연접교통은 대개 신경전달물질(neurotransmitter)이라는 특이 화학물질의 분비를 필요로 한다. 이 물질들의 방출은 신경자극이 도달되었을 때 일어난다. 더 상세한 설명은 뒤에 하기로 한다.

신경세포의 분류

신경계통에는 수많은 다양한 종류의 신경세포들이 존재한다. 이들을 구조와 기능에 따라 분류하면 다음과 같다.

구조적 분류

구조적 분류는 세포체로부터 뻗어나온 돌기 수에 의한 분류이다(그림 13.11).

- **무축삭신경세포(anaxonic neuron)**는 작고 또한 축삭과 가지돌기의 해부학적 구별이 어렵다(그림 13.11a). 무축삭신경세포는 중추신경계통과 특수 감각기관에서만 발견되며 이들의 기능은 아직 잘 알려져 있지 않다.
- **두극신경세포(양극신경원, bipolar neuron)**는 다수의 미세가지돌기들이 합쳐져 하나의 가지돌기를 형성한다. 신경세포체는 이 가지돌기와 단일축삭 사이에 있다(그림 13.11b). 두극신경세포는 드물게 관찰되며 시각, 후각 그리고 청각과 관련된 감각정보 전달에 중요한 역할을 한다. 축삭은 무미엘린집이다.
- **거짓홑극신경세포(가단극신경원, pseudounipolar neuron)**는 가지돌기와 축삭돌기가 연속적으로 이어져 있고 신경세포체는 한쪽에 치우쳐 있다. 이런 신경세포들에 있어서 가지돌기들의 기저부에는 시작분절(initial segment)이 위치하고(그림 13.11c), 돌기의 나머지 부분은 구조적이나 기능적인 면에서 볼 때 축삭으로 생각된다. 말초신경계통의 감각신경세포일 것으로 생각되며 이 신경세포의 축삭은 미엘린집이다.
- **뭇극신경세포(다극신경원, multipolar neuron)**는 하나 혹은 여러 개의 가지를 지니는 단일 축삭과 여러 개의 가지돌기들를 갖고 있다(그림 13.11d). 중추신경계통에서 전형적인 신경세포이다. 예를 들면, 뼈대근육을 지배하는 모든 운동신경세포는 뭇극신경세포이며 미엘린집축삭이다.

신경세포의 기능적 분류

신경세포는 기능적으로 세 종류로 구분되는데 (1) 감각신경세포(sensory neuron), (2) 운동신경세포(motor neuron), (3) 사이신경세포(중간신경원, 개재신경원, interneuron)이다. 이들의 관계는 그림 13.12에 도식화되어 있다.

감각신경세포(sensory neurons) 거의 모든 감각신경세포들은 말초감각신경절에 신경세포체가 위치하는 거짓홑극신경세포이다. 이들은 말초신경계통의 들신경을 형성한다. 이들의 기능은 정보를 중추신경계통으로 전달하며, **들신경섬유(수입성신경섬유, 구심성신경섬유, afferent fiber)**라 불리는 축삭들은 감각수용기와

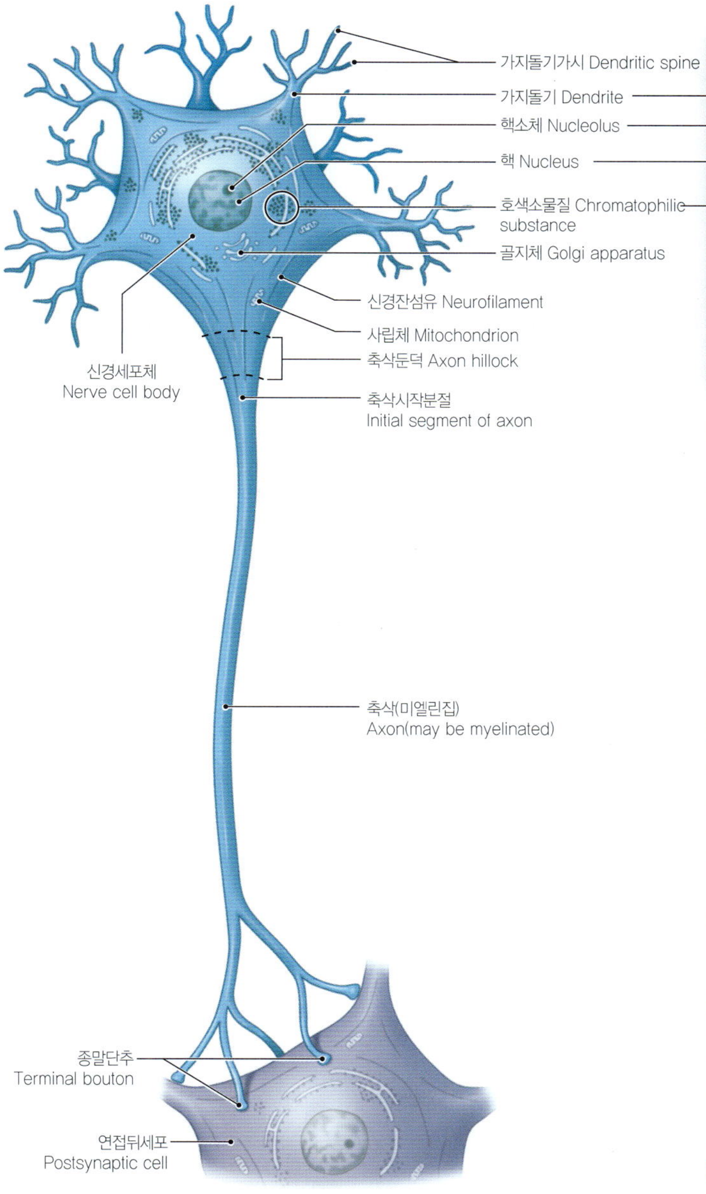

a 신경세포의 개요

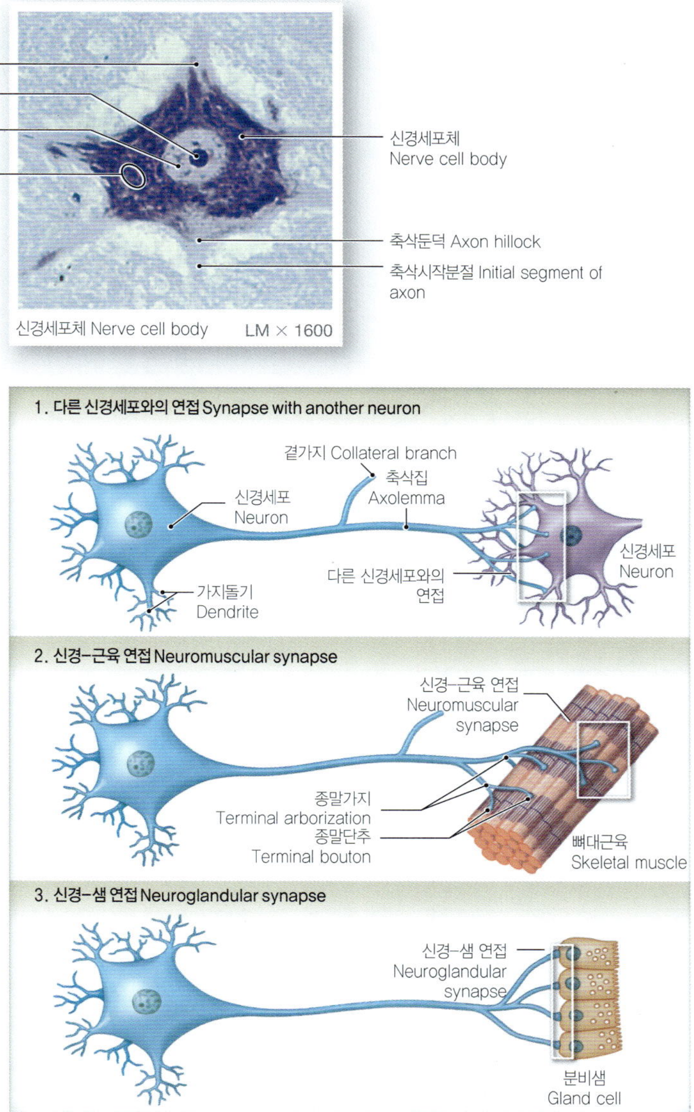

b 신경세포는 또 다른 (1) 신경세포, (2) 뼈대근육, (3) 분비샘과 연접한다.

■ 그림 13.10 대표적인 신경세포의 구조
신경세포는 신경세포체를 가지고 있으며, 몇 개의 가지돌기와 하나의 축삭을 가지고 있다.

척수 혹은 뇌 사이에 뻗어 있다. 이 신경세포들은 내외부로부터 정보를 모은다. **몸감각신경세포(somatic sensory neuron)**는 외부 세계 및 자세(position)에 관한 입력정보들을 보낸다. **내장감각신경세포(visceral sensory neuron)** 내부 및 장기에서 발생한 입력정보들을 보내준다.

수용기(receptor)란 특수 감각신경세포의 돌기이거나 감각신경세포가 통제하는 세포이다. 수용기는 다음과 같이 개략적으로 분류된다.

- **외수용기(exteroceptor):** 촉각, 온각, 압각, 그리고 좀 더 복잡한 특수 감각인 시각, 후각, 청각 등 외부 입력정보들을 받아서 제공한다.
- **고유수용기(proprioceptor):** 위치나 자세 감각과 관절과 뼈대근육의 움직임을 감지한다.
- **내수용기(interoceptor):** 맛과 그 밖의 특수 감각뿐만 아니라 소화기, 호흡기, 순환기, 생식기 등 내부 장기에서 발생한 압력과 통증 등의 감각정보를 수집하고 제공한다.

외수용기나 고유수용기에 의해 모아진 정보들은 몸감각신경세포에 의하여, 내수용기로부터의 정보는 내장감각신경세포에 의하여 운반된다.

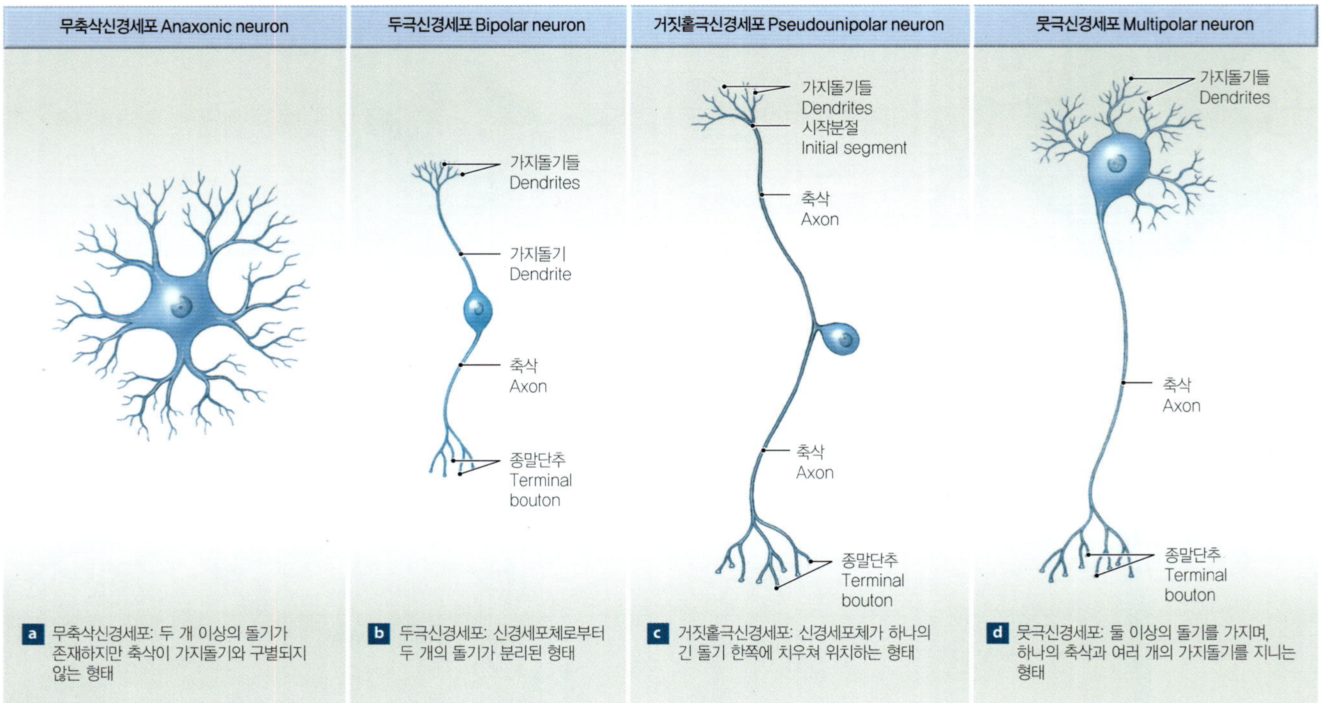

■ 그림 13.11 신경세포의 구조적 분류
신경세포체의 위치와 돌기의 수에 따라서 분류한다.

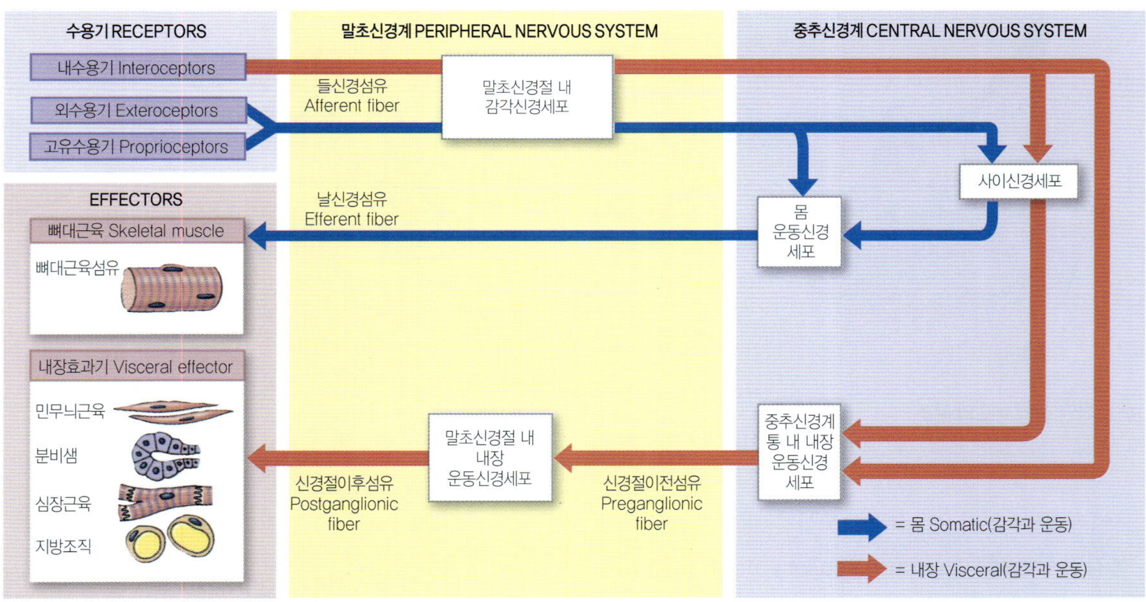

■ 그림 13.12 신경세포의 기능적 분류
신경세포는 기능적으로 세 종류로 구분된다. (1) 감각신경세포(sensory neuron): 말초신경에서 자극을 받아 중추신경계통으로 전달. (2) 운동신경세포(motor neuron): 중추신경계통의 지시사항을 말초신경계통으로 전달 그리고 (3) 사이신경세포(interneuron): 중추신경계통 내에서 감각정보를 처리하고 운동작용을 조정.

운동신경세포(Motor Neurons) 신경계통의 날신경은 운동신경세포로 구성된다. 운동신경세포는 말초조직이나 장기의 운동을 자극하거나 조절한다. 우리 몸에는 약 50만 개의 운동신경이 있다. 중추신경계통에서 뻗어 나가는 축삭들을 **날신경섬유(수출성신경섬유, 원심성신경섬유, efferent nerve fiber)**라고 한다. 말초신경계통에 있어서 날신경, 즉 몸신경계통(somatic nervous system)과 자율신경계통(autonomic nervous system)은 말초효과기를 지배하는 방법에 있어서 차이가 있다. 몸신경계통은 뼈대근육을 지배하는 모든 몸운동신경세포들을 말한다. 이 신경세포들의 신경세포체는 중추신경계통 내에 위치하고 이들의 축삭들은 신경-근육연접 부위로 뻗어나가 뼈대근육을 지배한다. 몸신경계통의 모든 활성은 의식적으로 조절된다.

자율신경계통(17장에서 설명할 것이다)은 자신의 의지대로 제어할 수 없는 내장의 활동을 지배하는 신경계통으로서 뼈대근육 이외의 말초효과기를 지배하는 모든 **내장운동신경세포(visceral motor neurons)**를 말한다. 내장운동신경세포들은 두 종류로 나뉘는데 한 종류는 신경세포체가 중추신경계통 내에 있고 다른 종류는 말초신경계통의 신경절에 있다. 중추신경계통 내에 있는 신경세포는 말초신경절에 있는 신경세포를 지배하며 다시 이 신경세포들은 말초효과기를 순차적으로 지배하게 된다. 중추신경계통에서 말초신경절로 뻗어 있는 축삭을 **신경절이전섬유(절전섬유, preganglionic nerve fiber)**라고 부르며, 신경절과 효과기를 연결해주는 축삭을 **신경절이후섬유(절후섬유, postganglionic nerve fiber)**라고 부른다. 이러한 체계에 의하여 자율신경계통(내장운동신경계)과 몸신경계통(몸운동신경계)은 명확히 구별된다.

사이신경세포(Interneurons) **사이신경세포**는 감각신경세포와 운동신경세포 사이에 위치하며 뇌와 척수에만 있다. 사이신경세포들은 수에서나 종류에 있어서 다른 모든 신경세포들을 능가하며 감각성 입력정보를 분석하고 운동성 출력정보를 조정한다. 주어진 자극에 대한 반응이 복잡하면 복잡할수록 더욱 많은 수의 사이신경세포들이 관여한다. 사이신경세포는 다른 신경세포들의 연접이후막(postsynaptic membrane)에 대한 작용에 따라서 **흥분성(excitatory)**과 **억제성(inhibitory)**으로 구분된다.

V 13.4 개념확인

1 ☐ 조직검사에서 거짓홑극신경세포를 보았다. 이것은 감각신경세포인가 아니면 운동신경세포인가?

13.5 신경재생

신경세포가 손상되면 재생에는 매우 한계가 있다. 신경세포체 안에 니슬소체가 사라지며 핵은 중심부에서 밀려난다. 만일 신경세포가 정상 회복된다면 다시 정상의 모습을 되찾게 된다. 뇌졸중 같이 산소나 영양공급이 제한되거나, 척수에 물리적인 압박이 가해지거나 말초신경이 손상되었을 때 신경세포는 수분에서 수시간 내에 이 원인들이 제거되지 않는 한 회복되기 어렵다. 이러한 스트레스가 계속된다면 영향을 받은 신경세포는 영원히 손상되거나 죽게 될 것이다.

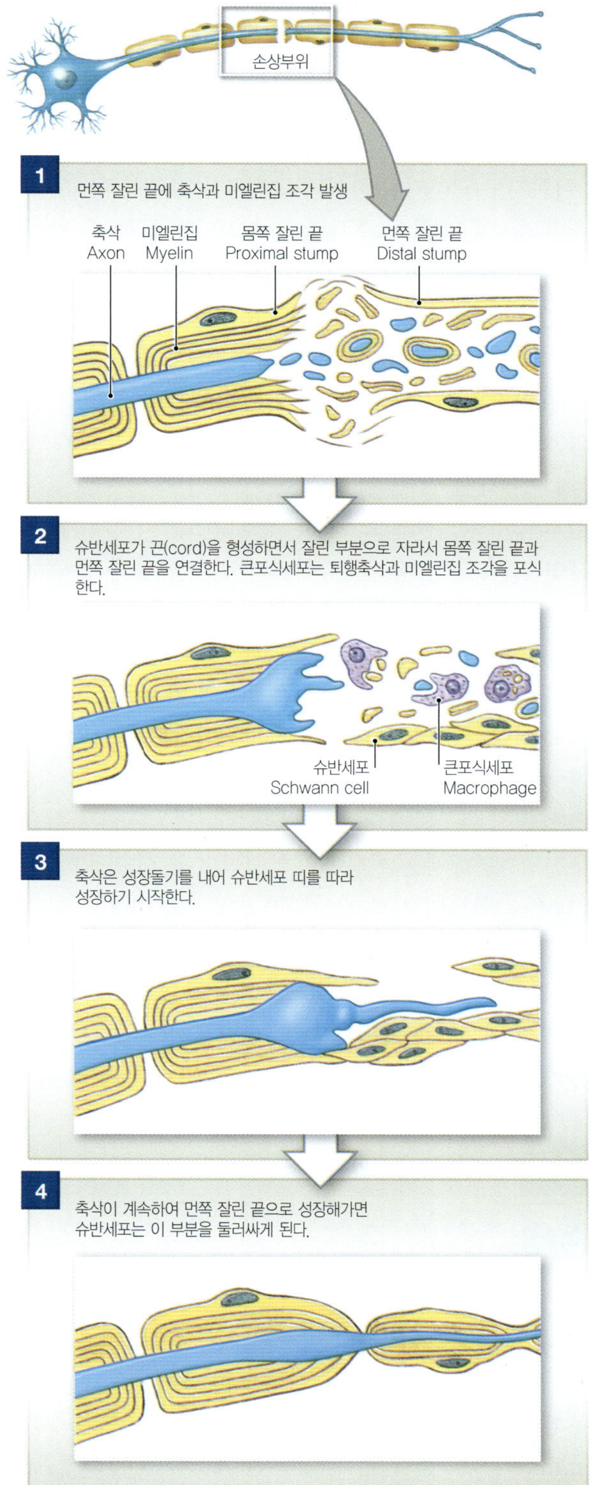

■ 그림 13.13 손상 후 신경재생

말초신경계통에서는 슈반세포가 손상받은 신경의 회복에 관여한다. **왈러변성(Wallerian degeneration)**이라는 과정에서(그림 13.13) 상처부의 먼쪽 부위의 축삭은 퇴화되고 파편(debris)을 포식하기 위하여 큰포식세포들이 이주한다. 먼쪽 부위의 슈반세포들은 분화하면서 원래의 축삭 경로를 따라서 견고한 세포끈(세포삭, cellular cord)을 형성한다. 아울러 이 세포들은 축삭 재성장이 잘 이뤄지도록 하기 위하여 성장인자를 방출한다. 축삭이 절단되었다면 새로운 축삭이 수시간 내에 절단된 몸쪽 부위에 출현한다. 그러나 짓뭉개졌거나 찢어진 형태의 손상 경우에는 손상된 축삭의 가까운 부위는 죽거나 1 cm 이상 퇴행되고 새로운 축삭 분절의 싹트임(sprouting of axonal segment)은 일주일 혹은 수주일 이상 지체되기도 한다. 신경세포의 재생이 계속 진행됨에 따라서 이들의 축삭은 손상 부위로 자라서 들어간다. 그리고 슈반세포들은 이 축삭 둘레를 싼다.

만일 축삭이 슈반세포로 구성된 끈(cord)을 따라서 계속하여 성장한다면 이 축삭은 결국 정상적인 연결을 이루게 될 것이다. 만일 성장이 멈추거나 약간 다른 방향으로 간다면 정상적인 기능은 되돌아오지 않는다. 신경 손상 후 손상 부위의 몸쪽 부위와 먼쪽 부위가 접촉 상태로 유지된다면 축삭은 자라서 적절한 목적지에 도달할 것이다. 말초신경 전체가 손상되었다면 비교적 소수의 축삭만이 정상적으로 연결에 성공하게 되고 따라서 정상적인 신경 기능은 영원히 손상받게 될 것이다.

중추신경계통에서는 재생이 제한적이며 좀 더 복잡한데 이유는 (1) 더 많은 축삭들이 서로 관련되어 있고, (2) 별아교세포가 반흔조직을 생성하게 되는데 이는 축삭이 상처 부위를 통과하여 성장함을 저해할 수 있고, (3) 별아교세포는 화학물질을 분비하는데 이들은 축삭의 재성장을 저해할 수 있기 때문이다. 신경재생과 외과적 손상에 관한 추가 지식들은 다음 장에서 설명하기로 한다.

V 13.5 개념확인

1 ☐ 왈러변성은 무엇이며, 어디에서 나타나는가?

13.6 신경자극

흥분성(excitability)이란 적절한 자극에 반응하는 형질막(plasmalemma)의 능력을 말한다. 흥분된 세포막은 활동전위를 발생하며 전도할 수 있다. 뼈대근육섬유, 심장근육섬유, 약간의 샘세포의 형질막과 대부분의 신경세포(뭇극, 거짓홑극신경세포 포함)의 축삭집(축삭초, axolemma)은 흥분성막의 예이다. 활동전위(action potential)는 역치라고 불리는 수준까지 형질막이 자극을 받게 되면 생성된다. 역치수준에 도달하면 Na^+이온과 K^+이온에 대한 막투과성(membrane permeability)이 변한다. 이온들의 이동은 막전위의 변화를 유발하고 이 변화가 활동전위를 생성한다. 투과성 변화는 일시적이며 초기에는 자극 부위에 국한된다. 그러나 활동전위는 막표면을 따라서 전도되며 다음과 같이 간단히 요약된다.

예를 들어, 뼈대근육섬유에 있어서 활동전위는 신경-근육연접에서 시작하여 근육세포막(sarcolemma) 전 표면을 휩쓴다. 축삭을 따라 전도되는 활동전위를 신경임펄스(nerve impulse)라고 하고 신경임펄스가 축삭을 따라서 전도(conduction)되는 것을 임펄스전도(impulse conduction)라 한다. 신경임펄스가 일어나려면 충분한 세기의 자극이 신경세포막의 표면에 가해져야 한다.

- 모든 세포는 **막전위(membrane potential)**를 갖고 있으며, 세포 원형질막은 휴지막전위를 갖고 있다. 원형질막을 가로질러 양이온과 음이온이 불균등하게 분포되어 있다.
- 자극이 축삭에 주어지면 축삭의 국소적인 영역에서 원형질막의 투과성이 일시적으로 변한다.
- 투과성의 일시적인 변화는 축삭의 막전위를 변화시킨다. 만일 자극이 충분하였다면, 즉 **역치자극(threshold stimulus)** 이상의 자극이 주어지면 활동전위가 시작된다.
- 축삭의 한 위치에서 활동전위가 발생하면 종말단추를 향하여 축삭을 따라 **전도(propagate)**될 것이다.
- 일단 유발되면 자극전도 속도는 축삭의 성질에 의존한다. 축삭의 직경이 클수록 보다 더 전도 속도가 빠르다. 게다가 미엘린집축삭이 무미엘린집축삭보다 5~7배 정도 자극전도가 빠르다. 커다란 미엘린집축삭의 직경은 4~20 μm 정도이며, 초당 140 m(300 mph) 정도까지 신경임펄스를 전달할 수 있다. 반대로 직경 2 μm 이하의 아주 작은 무미엘린집섬유는 초당 1 m(2 mph) 정도로 느리게 자극을 전달한다.

V 13.6 개념확인

1 ☐ 두 축삭의 전도속도를 검사하였다. 한 축삭은 50 m/s 속도로 활동전위가 전도되었고, 다른 하나는 1 m/s 속도로 전도되었다. 어느 축삭이 미엘린집인가?

2 ☐ 흥분성을 정의하라.

13.7 연접교통

신경세포와 신경세포 사이의 연접은 연접종말과 (1) 축삭가지돌기연접(axodendritic synapse), (2) 축삭세포체 연접(axosomatic synapse), (3) 축삭과 축삭연접(axoaxonic synapse)을 한다. 활동전위는 연접종말에서 연접을 통하여 또 다른 신경세포에 정보를 전달한다.

또한 연접은 신경세포와 또 다른 종류의 세포들 사이에 교통을 형성하기도 한다. 이런 연접을 **신경효과기연접**(neuroeffector synapse or junction)이라고 한다(그림 13.10). 9장에서 설명한 신경-근육연접은 이것의 예이다.

소포성연접

소포성연접(vesicular synapse) 혹은 화학연접(chemical synapse)은 매우 많으며, 세포들 사이에 신경전달물질이 운반된다. 대부분의 신경세포 사이의 연접이나 신경세포와 말초효과기 사이의 모든 연접은 소포성연접이다. 신경세포 사이의 소포성연접(그림 13.14)은 종말단추의 연접이전막(presynaptic membrane)에

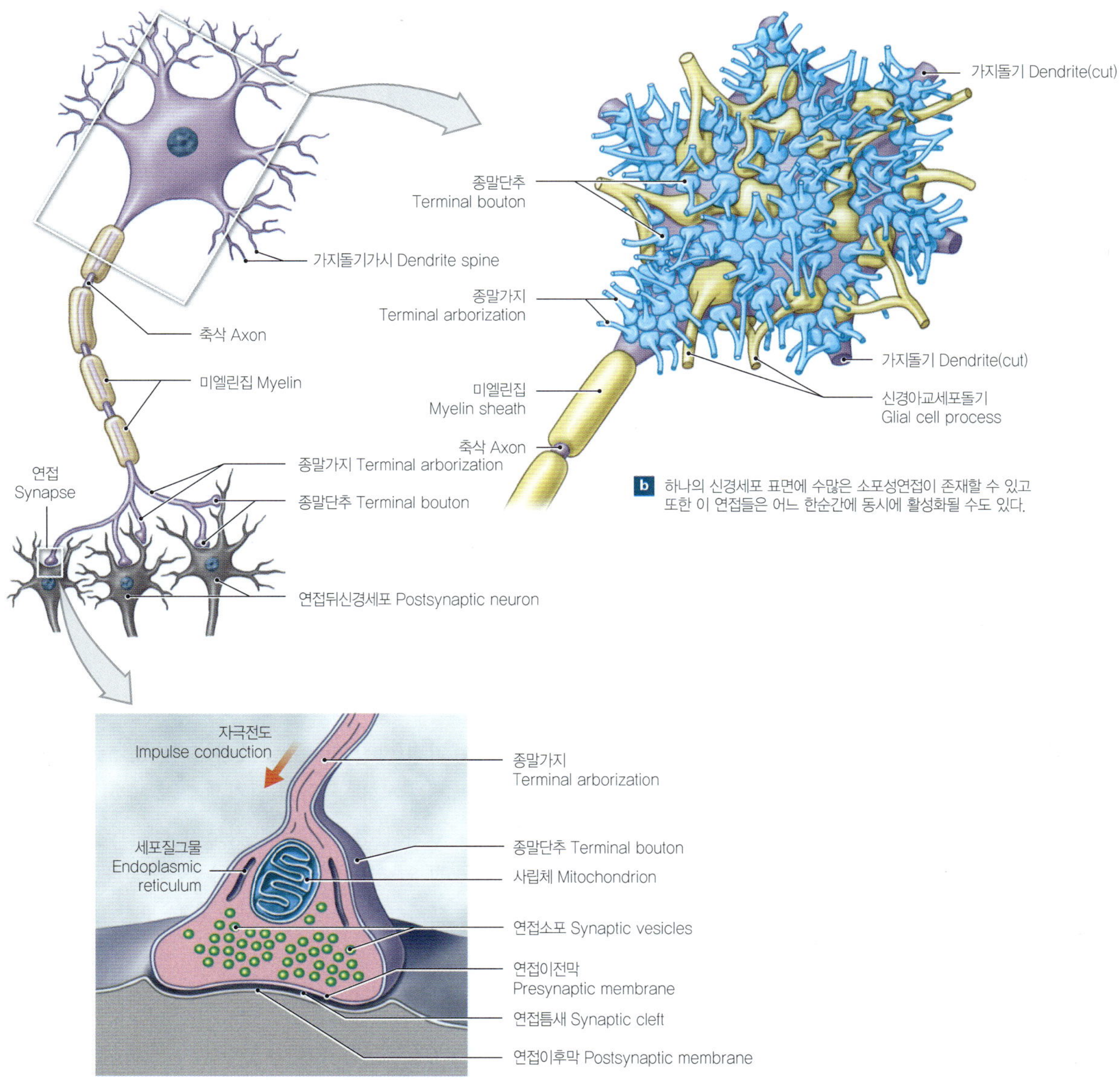

b 하나의 신경세포 표면에 수많은 소포성연접이 존재할 수 있고 또한 이 연접들은 어느 한순간에 동시에 활성화될 수도 있다.

a 두 신경세포 사이의 소포성 연접 모식도

■ 그림 13.14 연접구조
연접은 신경세포와 또 다른 세포와의 교통 부위를 말한다.

서 분비되는 신경전달물질이 연접이후막(postsynaptic membrane) 위에 있는 수용체 단백질과 결합하여 세포의 막전위 변화를 유발한다. 이때 연접이전막만이 신경전달물질을 분비하게 된다. 그 결과 자극 전달은 연접이전신경세포(presynaptic neuron)에서 연접뒤신경세포(postsynaptic neuron) 방향으로만 일어난다.

9장에서 설명한 신경-근육연접은 신경전달물질로서 아세틸콜린(Ach)을 분비하는 소포성연접이다. 50여 종 이상의 신경전달물질들이 확인되어 있지만 아세틸콜린이 가장 잘 알려져 있다. 많은 몸 신경-근육연접이 아세틸콜린을 이용한다. 또한 아세틸콜린은 중추신경계통과 말초신경계통의 많은 소포성연접 부위에서 분비된다. 연접의 부위나 신경전달물질의 성상에 관계없이 연접에서 일어나는 일련의 반응들은 유사하다.

- 활동전위가 종말단추(종말팽대, terminal bouton)에 도달되면 연접이전막의 세포외배출(exocytosis) 작용으로 분비소포로부터 신경전달물질이 방출된다.
- 신경전달물질은 연접틈새(연접간극, synaptic cleft)로 확산되어 연접이후막위의 수용체와 결합한다.
- 수용체와의 결합은 연접이후막의 투과성 변화를 일으키는데 이때 수용체 단백질의 양과 특이성 여부에 따라 흥분성, 혹은 억제성 결과가 나타난다. 일반적으로 흥분성 효과는 활동전위 생성을 유발하고 억제성 효과는 반대이다.
- 흥분 정도가 충분하다면 결합하는 수용체는 연접뒤신경세포(만일 연접뒤세포가 신경일 경우)나 근육세포막(만일 연접뒤세포가 뼈대근섬유일 경우)에 활동 전위를 유발하게 된다.
- 연접이후막에 대한 하나의 활동전위의 효과는 짧은데 이는 신경전달물질이 효소에 의해 분해되거나 재흡수되기 때문이다. 따라서 지속적 혹은 증진된 효과를 위해서는 추가적인 활동전위가 연접종말부에 도달되거나 추가적인 신경전달물질이 연접틈새로 분비되어야 한다.

Ach 이외의 신경전달물질에 대해서는 다음 장에서 설명할 것이다. 신경세포의 세포체 한 개에는 수천 가지의 연접이 존재한다(그림 13.14b). 이들 중 다수는 여러 종류의 다양한 신경전달물질에 의하여 활성될 것이다. 이들 중 어떤 것은 흥분성 효과를 유발 하고 또 어떤 것은 억제성 효과를 일으킨다. 자극을 받는 신경세포의 활성은 그 신경세포의 축삭둔덕에 영향을 미치는 흥분성 혹은 억제성 자극의 총합에 달려 있다.

무소포성연접

무소포성연접(nonvesicular synapse) 혹은 전기적연접(electrical synapse)은 중추신경계통과 말초신경계통 모두의 신경세포들 사이에 나타날 수 있지만 비교적 드물다. 무소포성연접에 있어서 연접이전막과 연접이후막은 긴밀히 접하여 있고 틈새이음(gap junction)을 통하여 양쪽 세포 사이에 이온의 소통이 이루어진다. 신경자극은 지체 없이 한 신경세포에서 다른 신경세포로 전달되며 소포성연접과 다르게 신경자극이 양방향으로 전달된다.

V 13.7 개념확인

1 ☐ 중증근무력증(myasthenia gravis)은 종말단추에서 분비되는 아세틸콜린의 양이 부족한 질환이다. 이 경우 소포연접에서 연접전도에 무슨 영향을 미치는가?

13.8 신경세포 회로

신경세포는 신경계통의 기본 블럭이다. 중추신경계 속의 수십억 개의 사이신경은 훨씬 적은 수의 신경세포 풀(neuronal pool)을 구성한다. 신경세포 풀은 신경세포를 특수 기능과 상호연계하는 집단이다. 해부학적 개념이라기보다 기능적 차원에서 정의된 용어이다. 신경세포 풀은 뇌의 여러 부위에 흩어져있는 신경세포들에 의하여 산재된 형태로 구성되거나 혹은 뇌나 척수의 특수 부위에 국한되어 위치하는 신경세포들에 의하여 국소적 형태로 구성되어 있다. 이러한 신경세포 풀은 대략 수백 개에서 수천 개에 이를 것으로 추정된다.

신경풀에서 관찰되는 기본적인 "배선 패턴"을 **신경회로**(neural circuit)라 한다.

- **퍼짐(발산, divergence)**: 그림 13.15a에서 보듯이 하나의 신경세포에서 몇 개의 신경세포 혹은 하나의 신경세포 풀에서 다수의 신경세포 풀로 정보가 퍼져나가는 형태이다. 퍼짐은 특정 입력정보의 광범위한 분산을 가능하게 한다. 감각신경세포들이 중추신경계통으로 정보를 전달할 때 상당한 정도의 퍼짐이 일어나기에 정보는 척수와 뇌에 걸쳐 있는 신경세포 풀로 퍼지게 된다.
- **모임(수렴, convergence)**: 하나의 연접뒤신경세포에 여러 개의 신경세포들이 연접하게 되는 형태이다(그림 13.15b). 연접이전신경세포들의 서로 다른 종류의 활성이라도 연접뒤신

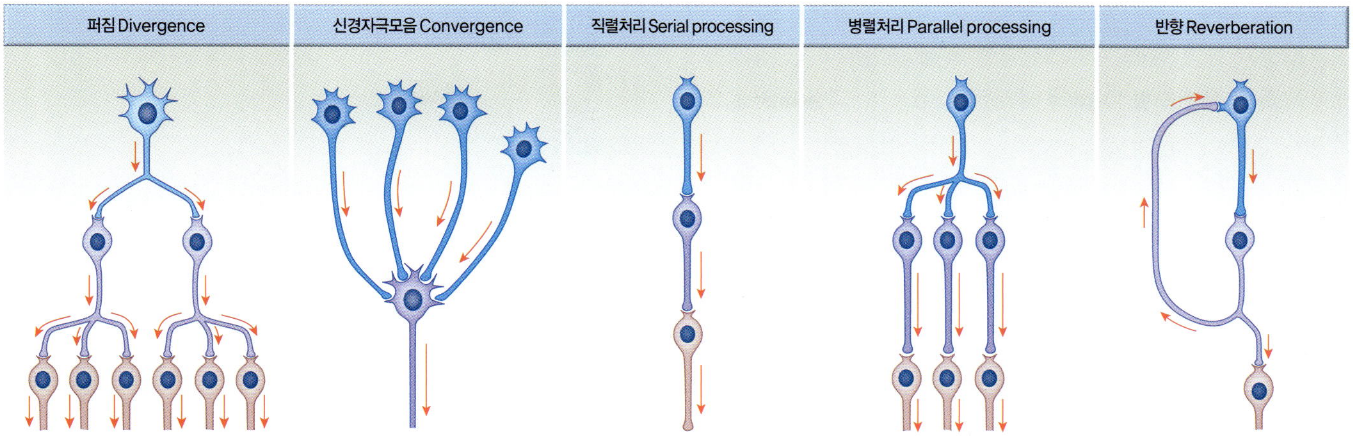

a 퍼짐(divergence): 중추신경계통에서 다수의 신경세포나 신경세포로 자극이 전달되는 과정

b 모임(convergence): 여러 곳에서 하나의 신경세포로 입력정보가 제공되는 과정

c 직렬처리(serial processing): 신경세포들 혹은 신경세포 풀(pool)들이 연속적으로 이어지는 처리 과정

d 병렬처리(parallel processing): 개별신경세포들 혹은 개별신경세포 풀들이 동시에 정보를 처리하는 과정

e 반향(reverberation): 되먹임기전(feedback mechanism)에 의하여 흥분되거나 억제되는 처리 과정

■ **그림 13.15** 신경풀의 구성

경세포에 대해서는 동일한 효과를 나타낸다. 예를 들면, 여러 개의 신경세포가 하나의 신경세포를 의식적 혹은 무의식적으로 지배하는 것이다. 즉, 가로막과 갈비뼈의 움직임은 뇌의 호흡중추에 의하여 무의식적으로 지배되고 있지만 동일한 운동신경세포는 또한 의식적으로도 지배 가능하여 의식적으로 호흡을 하거나 숨을 멈출 수도 있는 것이다.

- **직렬처리(계열처리, serial procssing)**: 정보가 하나의 신경세포나 신경세포 풀에서 다른 신경세포 혹은 다른 신경세포 풀로 연쇄적으로 전달된다(그림 13.15c). 이것은 감각정보가 하나의 처리중추(processing center)에서 뇌의 다른 처리중추로 전달될 때 일어난다.
- **병렬처리(평행처리, parallel processing)**: 몇 개의 신경세포 혹은 몇 개의 신경세포 풀이 한 번에 동일한 정보를 처리할 때 일어난다(그림 13.15d). 이 처리 과정 덕분에 많은 다른 반응들이 동시에 일어날 수 있다. 예를 들면, 예리한 물체를 밟았을 때 이 정보는 감각신경세포들을 통하여 동시에 수많은 신경세포나 신경세포 풀로 전달되어 순간에 발을 빼고 몸을 이동시키며 통증을 느끼고 또한 비명지르는 것을 동시에 할 수 있는 것이다.
- **반향(reverberation)**: 어떤 신경회로 혹은 신경처리 과정에는 반향을 유발하기 위하여 되먹임기전(feedback mechanism)을 사용한다. 여기서 연접뒤신경세포(postsynaptic neuron) 혹은 하위신경세포(lower order neuron)의 가쪽 축삭은 자극원(연접이전신경세포나 상위신경세포, presynaptic neuron or higher order neuron)에 되돌려 뻗어 있어 연접이전신경세포나 상위신경세포를 양성적 혹은 음성적으로 자극하게 된다. 일단 양성반향회로가 활성화되면 연접피로나 억제자극이 순환을 중지시킬 때까지 반향순환은 계속 일어날 것이다. 반향신경회로의 도식이 그림 13.15e에 나타나 있다. 뇌에 있어서 신경세포 풀 사이에 반향신경회로에 관한 훨씬 더 복잡한 사례들이 의식이라든가 근육협동 그리고 정상적인 호흡패턴의 유지와 관련되어 있는 것으로 보인다.

V 13.8 개념확인

1 신경 풀의 퍼짐과 모임을 구분하라.

13.9 신경계통의 해부학적 구조

신경계통의 작용들은 신경세포 풀 내 신경세포들 사이 혹은 신경세포 풀 사이의 상호작용에 의존할 뿐만 아니라 뇌나 척수와 같은 중추신경계통 내 · 외에서 일어나는 아주 복잡한 신경처리 과정에 의한다. 중추신경계통으로 들어오는 감각성 입력정보와 나가는 운동성 출력 명령들은 말초신경에 의해 운반된다. 신경계통의 해부학적 체계가 그림 13.16에 묘사되어 있으며, 그림 13.3에 요약하였다.

13.9 개념확인

1 ☐ 중추신경계통에서 나타나는 다음의 해부학적 구조(중추, 신경로, 경로)를 설명하라.

신경 발생학 요약

신경계통의 발생에 관하여는 28장에 요약되어 있다.

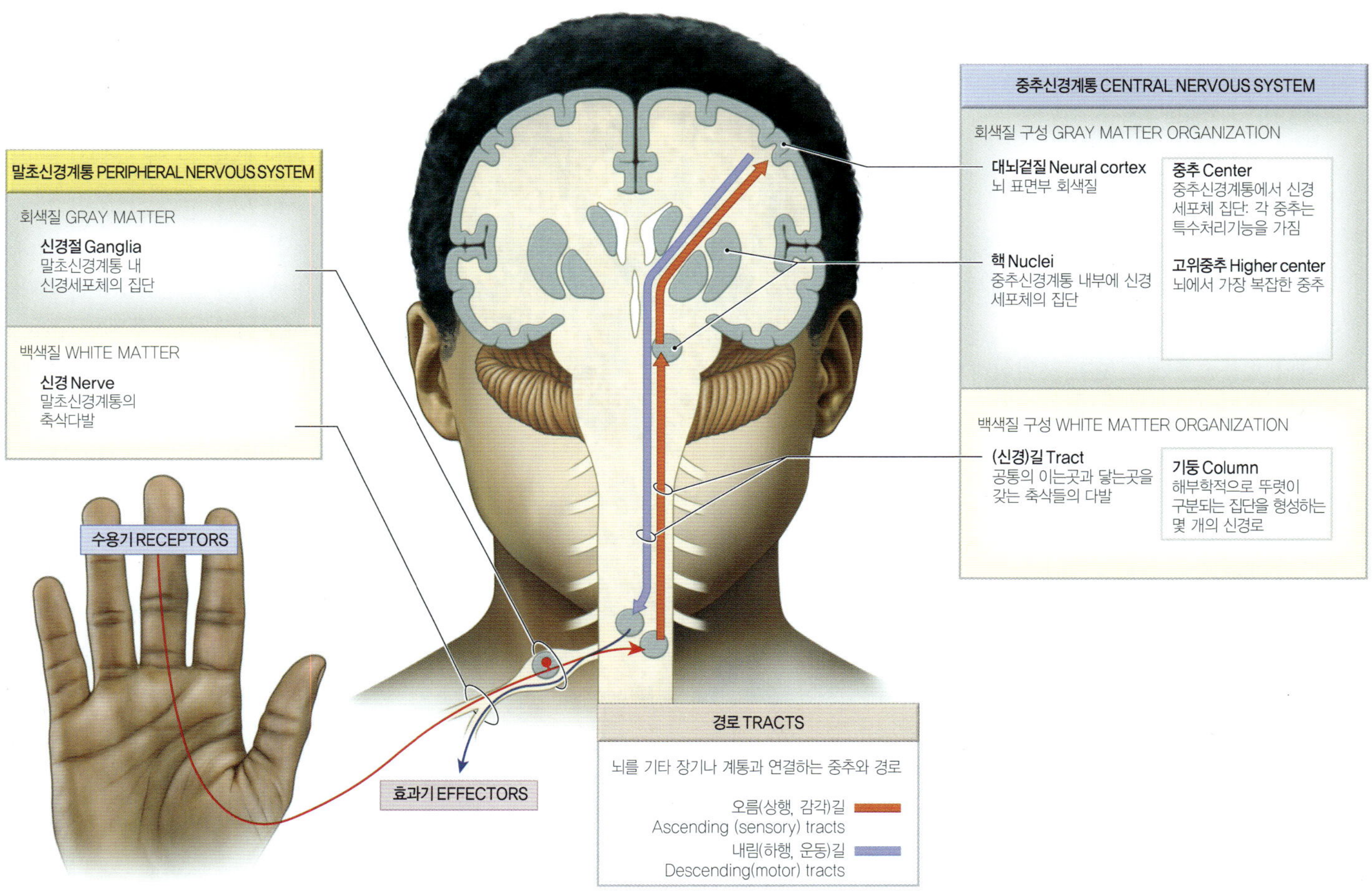

■ **그림 13.16 신경계통의 해부학적 구조**
신경해부학에서 보통 사용하는 기초 용어는 그림과 같다.

임상 노트

신경질환의 증상

유전적 또는 환경적 요인의 스트레스, 감염, 또는 외상에 의하여 항상성 조절기전이 깨지면 신경질환의 증상이 나타난다. 신경계는 다양하고 복잡한 기능을 하기 때문에 신경학적 질환은 다양하다.

- **두통(headaches).** 두통은 70%의 사람이 최소한 일 년에 한 번은 보편적으로 경험한다. 대다수는 국소적으로 압박하거나 조이는 보통의 통증을 동반한 긴장성 두통이며, 단단한 목 근육과 같은 근육의 긴장에 의한 것으로 생각된다. 긴장성 두통의 시작은 여러가지 요인이 합쳐져 나타나지만, 목과 얼굴근육의 지속적인 수축이 가장 일반적으로 관련성이 깊다. 긴장성 두통은 욱신거리고, 심한 편측성 동통, 빛에 민감함, 미식거림 또는 구토 등과 같은 편두통과 관련된 특징을 가지고 있지 않다. 편두통은 신경학적 및 심혈관계적 기원이다. 이들은 생명을 위협하지는 않는다.
- **근무력(muscle weakness).** 근무력은 신경학적인 근거를 가지고 있다고 할 수 있다. 검사자는 가장 효과적인 치료법을 선택하기 위해서는 증상의 주요 원인을 결정하여야 한다. 근육질환(myopathies)은 미엘린집 탈락질환, 신경근육연접 기능장애, 말초신경 손상과 같은 신경학적인 질환으로부터 발생된다.
- **감각이상증(paresthesia).** 감각상실, 마비, 손발저림은 감각신경의 손상 또는 중추신경계통의 감각경로 이상 후 발생된다. 그 영향은 일시적이거나 영구적이다. 예를 들어, 압박마비는 수분 동안 지속되지만, 척수손상에 의해서 발생한 감각이상은 아마도 영구적일 것이다.

핵심정리

개요

- 두 기관계통 즉 신경계통과 내분비계통은 서로 다른 기관계통의 작용을 통제하거나 조정한다. 신경계통은 자극에 대해 빠르고 단순한 반응을 보이며 내분비계통은 대사성 작용을 조절하며 장기적인 변화를 조절한다.

13.1 신경계통의 개관

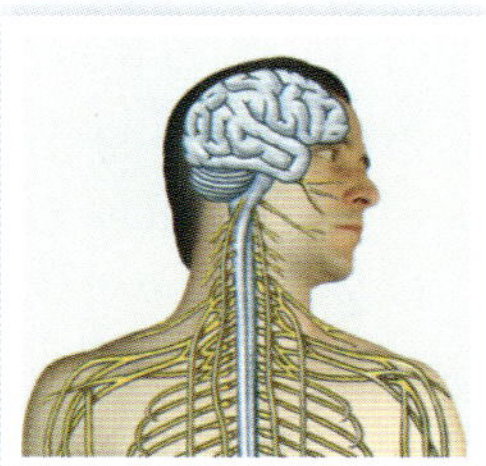

- 신경계통은 신체의 모든 신경조직을 포함한다. 해부학적으로 중추신경계통(뇌와 척수)과 말초신경계통(중추신경계통을 제외한 모든 신경조직)으로 구분된다.
- 기능적으로 신경계통은 감각성 입력 정보를 몸 혹은 내장수용기에서 중추신경계통으로 전달하는 들신경과 운동성 출력 명령이나 정보를 근육이나 샘으로 전달하는 날신경으로 나뉜다.
- 날신경은 몸신경계통(뼈대근육의 수의적 지배)과 자율신경계통(민무늬근육, 심장근육, 분비샘의 자율적, 불수의적 지배)을 포함한다(그림 13.1/13.2).

13.2 신경조직을 구성하는 세포

- 신경조직은 두 종류의 세포로 구성되어 있다. 정보전달 및 처리와 관련이 있는 신경세포와 신경계통 내에서 세포들을 지지하는 역할을 하는 신경아교세포이다. 전형적인 신경세포는 신경세포체와 축삭 그리고 몇 개의 가지돌기를 가지고 있다(그림 13.4/13.5).

13.3 신경아교세포

- 중추신경계통에는 4종의 신경아교세포가 있다. (1) 별아교세포, (2) 희소돌기아교세포, (3) 미세아교세포, (4) 뇌실막세포(그림 13.15~13.8)

중추신경계통의 신경아교세포

- 별아교세포는 가장 크고 가장 수가 많은 신경아교세포이다. 이들은 일반 순환계통으로부터 중추신경계통을 보호하기 위하여 혈액–뇌 장벽을 구성하고 중추신경계통의 손상을 예방하거나 치유하는 역할을 한다. 또한 사이질부(간질부)에 있어서 이온과 영양분의 농도를 조절하고 중추신경계통의 구조적 틀을 유지하기도 한다(그림 13.4/13.5).
- 희소돌기아교세포는 미엘린집이라는 막성의 집(초, sheath)으로 중추신경계통의 축삭을 감싼다. 축삭을 감싼 미엘린집들 사이 간격부분을 미엘린집틈새 혹은 랑비에마디라고 하며 미엘린집으로 감싸진 부분은 마디사이분절이라고 한다. 미엘린집 축삭으로 이루어진 부분은 백색질이 된다(그림 13.5/13.6과 Spotlight 그림 13.9).
- 미세아교세포는 미세한 세포원형질성 돌기를 많이 지닌 작은 세포이다. 이들은 세포내 부스러기나 노폐물, 혹은 병원균을 포식하는 세포들이다. 이들은 감염이나 상해의 경우 증가하게 된다(그림 13.5/13.6).
- 뇌실막세포는 뇌나 척수에서 뇌척수액으로 채워진 통로나 뇌실을 따라 배열되어 있는 비전형적인 상피성 세포이다. 이들은 뇌척수액의 생산, 순환 그리고 감지와 관련 있는 것으로 알려져 있다(그림 13.5~13.7).

말초신경계통의 신경아교세포

- 말초신경계통에서 신경세포체는 모여 신경절을 이루고 이들의 축삭들은 말초신경을 형성한다(그림 13.8과 Spotlight 그림 13.9).
- 말초신경계통의 신경아교세포는 위성세포와 슈반세포 등이다(그림 13.8과 Spotlight 그림 13.9).
- 위성세포는 신경절에서 신경세포체를 감싼다(그림 13.8).
- 슈반세포는 말초신경계통의 축삭들(미엘린집이든 무미엘린집이든)을 감싼다(Spotlight 그림 13.9).

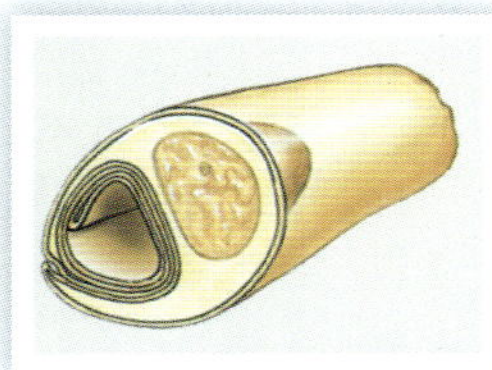

13.4 신경세포

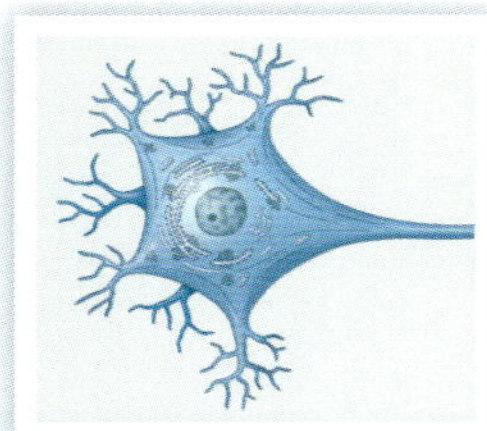

- 신경세포의 세포체란 핵 주변의 세포원형질을 말한다. 이것은 신경잔섬유, 신경미세관 그리고 축삭이나 가지돌기로 연장된 신경잔섬유 다발들을 포함한다. 축삭둔덕은 축삭의 특수 부위이며 축삭의 이는곳과 신경세포체를 연결한다. 축삭의 원형질인 축삭원형질 역시 수많은 세포소기관들을 포함하고 있다(그림 13.10).
- 곁가지란 축삭의 옆 가지들을 말한다. 종말가지란 축삭 끝 부분에서 분지되는 일련의 가느다란 종말연장부를 말한다(그림 13.10).
- 종말가지는 연접종말부에서 끝난다. 연접이란 신경세포와 또 다른 신경세포 혹은 기타 세포 사이의 교통 부위이며 종말단추가 존재한다. 연접교통은 보통 신경전달물질이라 불리는 특수한 화학물질의 방출 및 매개에 의한다(그림 13.10).

신경세포의 분류

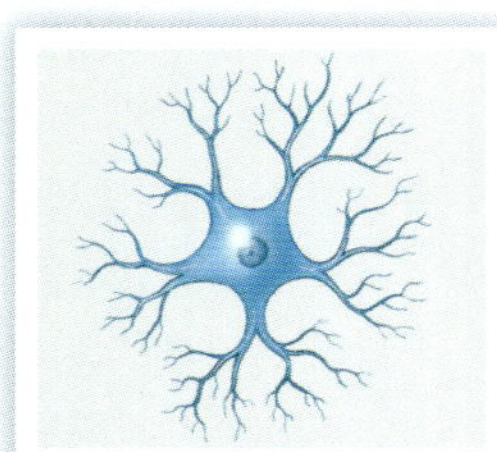

- 구조적으로 볼 때 신경세포는 신경세포체로부터의 돌기 수에 의하여 (1) 무축삭신경세포(가지돌기와 구별되지 않는 축삭), (2) 두극신경세포(한 개의 가지돌기와 한 개의 축삭), (3) 거짓홑극신경세포(신경세포체의 한쪽에 축삭과 가지돌기가 연속됨) 그리고 (4) 뭇극신경세포(여러 개의 가지돌기와 하나의 축삭) 등으로 구분된다(그림 13.11).
- 신경세포는 기능적으로 세 종류로 구분되기도 한다. 감각신경세포, 운동신경세포 그리고 사이신경세포이다(그림 13.12).
- 감각신경세포는 신경계통의 들신경(수입성부분, 구심성부분)을 구성하고 감각수용기로부터의 정보를 중추신경계통으로 전달한다. 수용기는 외수용기(외부세계로부터의 입력정보 제공), 고유수용기(관절의 움직임이나 상태 감지) 그리고 내수용기(소화기, 호흡기, 순환기, 기타 생식기 등 내부로부터의 입력정보 감지)로 구분할 수 있다(그림 13.12).
- 운동신경세포는 날신경(수출성부분, 원심성부분)을 구성하며 말초조직이나 기관의 활동을 자극하거나 조절한다. 몸운동신경세포는 뼈대근육을 지배한다. 내장운동신경세포는 뼈대근육을 제외한 모든 말초효과기들을 지배한다. 중추신경계통으로부터의 내장운동신경세포의 축삭(신경절이전섬유)은 신경절에서 새로운 신경세포와 연접한다. 이 신경절 내의 세포들은 축삭(신경절이후섬유)을 돌출시켜 말초효과기들을 지배한다(그림 13.12).
- 사이신경세포는 감각신경세포와 운동신경세포 사이에 위치하며 감각성 입력정보들을 분석하고 운동성 출력정보들을 조정한다. 사이신경세포는 연접뒤신경세포에 대한 효과를 기준으로 흥분성과 억제성으로 분류할 수 있다(그림 13.12).

13.5 신경세포의 재생

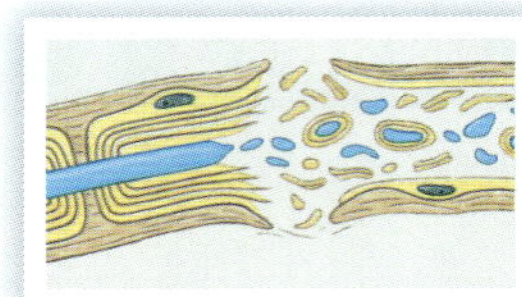

- 손상된 신경세포는 회복에 있어 매우 제한적이다. 말초신경이 완전 절단된 경우에는 극소수의 축삭들만이 정상적인 연결 및 접촉을 회복하게 되어 완전한 정상적인 신경기능은 영원히 불가능할 가능성이 있다(그림 13.13).
- 슈반세포는 손상된 말초신경의 치유에 관여한다. 이 과정을 왈러변성이라 한다(그림 13.13).
- 중추신경계통에 있어서도 제한된 범위 내에서 재생이 이루어지며 (1) 좀 더 많은 축삭들이 관련되어 있고, (2) 별아교세포가 반흔조직을 형성함으로써 축삭이 손상 부위를 가로질러 성장함을 방해할 수 있고, (3) 별아교세포가 축삭 재생을 막는 화학물질들을 분비하기 때문에 재생과정이 좀 더 복잡하다(그림 13.13).

13.6 신경자극

- 흥분성이란 세포막이 전기자극을 유발하는 능력을 말한다. 뼈대근육섬유나 대부분의 신경세포들의 세포막은 흥분성이다.
- 세포막을 통한 Na^+, K^+이온의 이동 결과 발생된 투과성 막전위차가 역치에 도달하였을 때 활동전위라 한다. 여기서 축삭을 따라서 활동전위가 이동하는 것을 신경자극 혹은 임펄스의 전도라고 한다.
- 자극전도 속도는 축삭의 성상 특히 미엘린집의 유무에 따라서 다르며 미엘린집축삭은 무미엘린집축삭에 비하여 5~7배 정도 빠르게 신경자극이 전도된다. 그리고 축삭의 내경이 크면 클수록 전도 속도는 빠르다.

13.7 연접교통

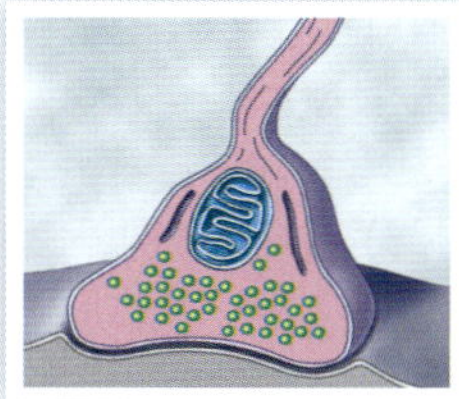

- 연접은 가지돌기, 신경세포체, 축삭을 따라서 이루어지게 되며 신경세포들 사이나 신경세포–효과기 관계와 같은 또 다른 세포 사이에 교통이 이루어지게 한다(그림 13.14).
- 연접은 신경전달물질이 관련되는 소포성과 세포들 사이에 직접 접촉 상태에서 볼 수 있는 무소포성으로 구분될 수 있다. 소포성연접이 좀 더 일반적이다(그림 13.14a).

소포성연접

- 두 신경세포 사이의 소포성연접에서는 특수한 관계가 정립되어 있다. 연접이전세포막에서만 분비되는 신경전달물질이 연접뒤세포막 위에 존재하는 수용체에 결합함으로써 연접뒤세포의 투과성막전위의 변화를 일으킨다. 따라서 자극 전달방향은 연접이전신경세포에서 연접뒤신경세포 한 방향으로만 이루어진다(그림 13.14).
- 50종 이상의 신경전달물질이 확인되어 있으며 많은 신경–근육 연접은 신경전달물질로 아세틸콜린을 사용한다. 중추신경계통과 말초신경계통에 있어서 많은 소포성연접의 경우 아세틸콜린(Ach)이 분비된다.
- 소포성연접에서 일어나는 일반적 경과는 다음과 같다.
  (1) 연접이전신경세포의 연접부에 활동전위가 도달되면 연접이전막의 종말단추에서 신경전달물질이 분비된다. (2) 신경전달물질은 연접틈새로 확산되어 연접이후막위에 존재하는 수용체와 결합한다. (3) 이때 신경전달물질과 수용체 단백질의 특이성이나 수량에 따라서 연접이후막의 투과성 변화가 일어나고 흥분성 혹은 억제성 효과가 유발된다. (4) 활동전위의 시작은 흥분성 정도에 달려 있다. (5) 연접이후막에 대한 효과는 신경전달물질들이 효소에 의해 파괴되면서 급격히 사라지게 된다.
- 하나의 신경세포의 신경세포체에 대하여 수천 개의 연접이 이루어질 수도 있다. 어떤 주어진 계기에 대한 신경세포의 활성은 축삭둔덕에 도달되는 모든 흥분성 혹은 억제성 자극들의 총합에 달려 있다.

무소포성연접

- 무소포성연접은 중추신경계통과 말초신경계통의 신경세포들 사이에 드물게 나타난다. 이 연접에서는 연접이전막과 연접이후막의 신경막이 굳게 결합되어 있으며 세포들은 마치 공통의 신경막을 지니고 있는 것처럼 기능한다. 무소포성연접은 소포성연접의 경우보다 더 빨리 정보를 전달한다. 또한 무소포성연접은 양방향성이다.

13.8 신경세포 회로

- 많은 수의 사이신경세포들이 신경세포 풀로서 분류될 수 있다. 이들 신경세포 풀의 신경회로들은 (1) 퍼짐, (2) 모임, (3) 직렬처리, (4) 병렬처리 그리고 (5) 반향의 형태를 보여준다(그림 13.15).
- 퍼짐은 하나의 신경세포에서 몇 개의 신경세포로 혹은 하나의 신경세포 풀에서 몇 개의 신경세포 풀로 정보가 퍼지는 형태이다. 이는 특정의 감각성(수입성, 구심성) 입력정보의 광범위한 퍼짐을 가능하게 한다(그림 13.15a).
- 모임 몇 개의 신경세포들 혹은 신경세포 풀들이 하나의 연접뒤 신경세포 혹은 신경세포 풀에 연접하는 형태이다. 이는 각 다른 형태의 연접이전신경세포들의 활성이 단일 연접뒤신경세포에 대하여 동일한 효과를 유발함을 가능하게 해 준다(그림 13.15b).
- 직렬처리는 하나의 신경세포에서 다른 신경세포 혹은 하나의 신경세포 풀에서 다른 신경세포 풀로 연쇄적으로 정보가 처리되는 형태이다. 이는 감각성 입력정보가 뇌의 처리 중추 사이에 릴레이되는 방식이다(그림 13.15c).
- 병렬처리는 한 번에 몇 개의 신경세포 혹은 신경세포 풀에 정보를 동시에 처리하는 형태이다. 많은 다른 반응들이 동시에 일어나게 한다(그림 13.15d).
- 반향은 신경회로가 되먹임기전을 이용하여 회로의 활성을 계속하여 이어주거나 증강 혹은 억제시켜주는 형태로서 가쪽축삭은 연접이전신경세포 혹은 상위신경세포를 계속하여 자극하는 회로를 구성한다(그림 13.15e).

13.9 신경계통의 해부학적 구조

- 신경계통의 기능은 신경세포 풀 내 신경세포들 사이의 상호작용에 달려 있다. 모든 복잡한 정보처리 과정이 뇌와 척수 내에서 거의 일어난다(그림 13.16).
- 중추신경계통과 말초신경계통 모두에 있어서 신경세포체와 축삭은 경계가 분명한 덩어리 혹은 묶음의 형태로 존재한다(그림 13.16).
- 말초신경계통에서 신경절은 감각성 그리고 내장운동신경세포의 신경세포체를 지닌다. 척수신경과 뇌신경은 축삭의 묶음으로서 각각 척수와 뇌에 연결된다(그림 13.12).
- 중추신경계통에서 신경세포체들은 중추라는 곳에 모여 있고 경계가 분명한 경우 핵이라고 불린다. 대뇌겉질은 회색질로서 고위중추라고 불리고 복잡한 활동과 관련이 있음을 반영한다. 백색질은 축삭의 묶음으로서 ~(신경)로라고 부른다. 이 로는 모여서 더 큰 단위인 기둥을 구성하게 된다. 뇌와 신체의 각 부위를 연결하는 로와 중추를 경로라고 한다. 여기서 감각성(구심성, 상행성) 경로는 입력정보를 말초수용기에서 뇌로 운반하고 운동성(원심성, 하행성) 경로는 중추신경계통 내 운동지배와 관련되는 중추부에서 말초부의 관련 뼈대근육이나 샘으로 출력정보를 운반한다.

단원 연습문제

For answers, see the blue Answers tab at the back of the book.

단계 1. 정의와 용어

가장 근접한 항목에 대하여 짝을 지으시오.

1. 들신경 ☐
2. 효과기 ☐
3. 별아교세포 ☐
4. 희소돌기아교세포 ☐
5. 축삭둔덕 ☐
6. 곁가지 ☐
7. 두극신경세포 ☐
8. 고유수용기 ☐
9. 반향 ☐
10. 신경절 ☐

a. 양성되먹임
b. 신경세포체 시작분절 연결
c. 감각정보
d. 관절의 움직임, 자세나 위치 감지
e. 미엘린집
f. 하나의 가지돌기
g. 말초신경계통에서 신경세포체 집단
h. 혈액–뇌 장벽
i. 축삭 주변 가지들
j. 뼈대근육세포들

11. 다음 중 신경아교세포의 기능이 아닌 것은?
(a) 지지 (b) 정보처리
(c) 뇌척수액 분비 (d) 포식작용

12. 말초신경세포체 주위에서 발견되는 신경아교세포는?
(a) 별아교세포
(b) 뇌실막세포
(c) 미세아교세포
(d) 위성세포

13. 신경세포체의 기능 중 가장 중요한 것은?
(a) 다른 신경세포와의 교통
(b) 신경아교세포 지지
(c) 전기자극의 생성
(d) 에너지 생성과 유기물질의 합성

14. 축삭 종말부에 있는 미세 연장부의 명칭은?
(a) 종말가지 (b) 연접
(c) 곁가지 (d) 축삭둔덕

15. 내수용기에 의하여 감지되지 않는 작용이나 감각은?
(a) 배뇨 작용 (b) 소화기계 작용
(c) 시각 작용 (d) 심혈관계 작용

16 구조적 분류에 따른 아래 신경세포의 이름을 쓰시오.

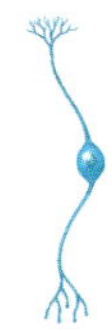
(a) ______________

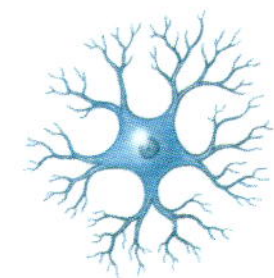
(b) ______________

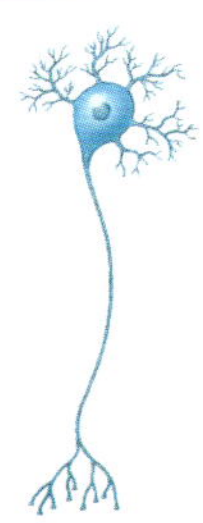
(c) ______________

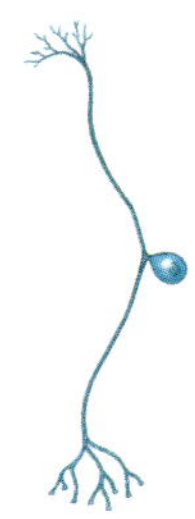
(d) ______________

단계 2. 개념정리

1. 다음 중 신경세포들 간 상호작용 형태는?
(a) 퍼짐 (b) 병렬처리
(c) 반향 (d) 모두 해당됨

2. 혈액–뇌 장벽이 뇌를 더 이상 보호하지 못한다면 다음 중 어느 세포가 기능상 비정상적일까?
(a) 뇌실막세포
(b) 별아교세포
(c) 희소돌기아교세포
(d) 미세아교세포

3. 뇌에서 신경세포의 성장과 상호작용에 있어서 문제가 발생하였다면 다음 중 어느 세포의 문제인가?
(a) 들신경세포 (b) 미세아교세포
(c) 별아교세포 (d) 날신경세포

4. 신경계통에서 곁가지들이 기여하는 바는?

5. 외수용기와 내수용기 간 작용상의 차이는?

6. 혈액–뇌 장벽의 목적은 무엇인가?

7. 중추신경계통과 말초신경계통 간 기능상의 차이는?

8. 몸신경계통과 자율신경계통 간 차이는?

9. 무소포성연접이 소포성연접보다 효과적인 반면에 다양하지 못한 이유는?

10. 직렬처리와 병렬처리 간 차이는?

단계 3. 종합적 사고

1. 다발성경화증에서 말초신경의 미엘린집에 점진적이고도 간헐적인 손상이 보인다. 이것은 손상 부위의 운동조절기능의 부전을 일으킨다. 이때 미엘린집 손상이 운동기능의 부전을 유발하는 이유는?

2. 8세 된 여자 아이가 스케이팅을 즐기다가 창문으로 넘어져 팔꿈치를 다쳤다. 이 상처로 인하여 근육은 조금 다쳤으나 팔로 가는 신경이 부분적으로 절단되었다. 이 절단된 신경축삭에서 일어나는 경과는 어떻게 될 것이며 향후 이 여자 아이의 신경기능과 이 신경이 지배하는 근육은 정상적으로 회복이 될 것인가?

3. 철수는 척수수막염 진단을 받았다. 의사는 철수의 아버지에게 이 질병의 상황에 대처하기 위하여 다량의 항생제가 필요하다고 알려 주었다. 철수의 아버지는 이것이 질병의 심각성에 기인한다고 추측하였다. 이 추측은 옳은가? 그렇지 않다면 이 질병의 상황에서 왜 다량의 항생제가 요구되는가?

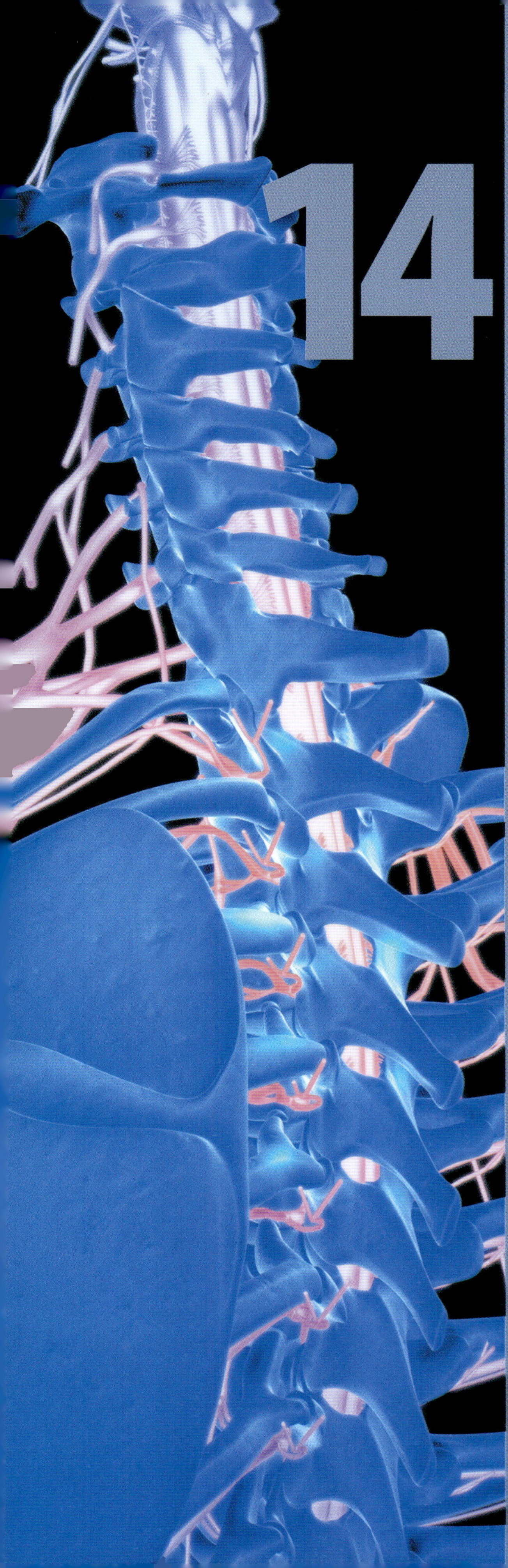

14 신경계통 The Nervous System

척수와 척수신경
The Spinal Cord and Spinal Nerves

학습목표

14.1 척수의 구조와 기능을 설명한다.

14.2 척수막의 위치와 구조 및 기능을 비교한다.

14.3 회색질과 백색질의 구조와 위치를 설명하고 운동정보와 감각정보의 처리와 중계 역할을 비교한다.

14.4 척수신경의 부위별 집단을 확인한다.

14.5 신경얼기를 정의하고 네개의 주요 신경얼기를 비교한다.

14.6 신경반사의 구조와 단계를 설명한다.

중추신경계통(Central Nervous System; CNS)은 척수와 뇌로 구성된다. 척수와 뇌는 구조적으로는 연결되어 있지만 기능적으로 상당히 독립되어 있다. 척수는 뇌로 정보를 전달하고 받는 단순한 고속도로 이상의 것이다. 대부분의 감각정보는 뇌로 전달되지만 척수에서도 독립적으로 정보를 통합하고 처리한다. 이 장에서는 척수의 해부학적 구조와 척수에서 일어나는 통합활동을 설명할 것이다.

14.1 척수의 맨눈해부학

성인의 척수 길이는 약 45 cm이며, 머리뼈의 큰구멍에서 첫째 허리뼈(L_1) 하단까지 뻗어 있다(그림 14.1a). 척수의 뒷면에는 얕은 세로 고랑인 **뒤정중고랑(후정중구, posterior median sulcus)**이 있으며, 앞면에는 보다 깊은 틈인 **앞정중틈새(전정중열, anterior median fissure)**가 있다(그림 14.1d). 척수의 각 부위(목, 가슴, 허리, 엉치)는 특정 분절이나 이들과 관계된 신경로를 갖고 있다. 그림 14.1d는 척수의 부위에 따라 회색질과 백색질의 상대적인 부피의 차이를 보여주고 있다.

회색질의 부피는 팔다리의 감각과 운동에 관여하는 척수분절 부위에서 일시적으로 증가한다. 이 부위에는 감각정보를 중계하고 팔다리 근육을 통제하며 몸운동신경세포(somatic motor neuron)의 활성을 조정하는 사이신경세포(interneuron)가 있다. 이 부위의 척수는 팽창되어 그림 14.1a에서 보여주듯이 척수 **팽대**(enlargement)를 형성한다. **목팽대(경팽대, cervical enlargement)**는 팔이음뼈와 위팔을 지배하는 신경을 내고, **허리엉치팽대(요천팽대, lumbosacral enlargement)**는 골반과 다리를 지배하는 신경을 낸다. 허리엉치팽대 아래쪽의 척수는 점점 끝이 가늘어져 **척수원뿔(척수원추, conus medullaris)**을 형성하는데, 첫째허리뼈의 높이 또는 첫째와 둘째허리뼈 사이에 해당한다. 섬유조직의 가느다란 가닥인 **종말끈(종사, filum terminale)**은 척수원뿔의 아래 끝에서부터 척주관을 따라 꼬리뼈의 등쪽까지 뻗어 있다(그림 14.1a,c,d). 이것은 꼬리인대(coccygeal lig.)의 일부분이 되어 척수를 지지한다.

전체의 척수는 31분절로 나눌 수 있다. 각 분절은 영문 철자와 숫자로 표기하였다. 예를 들어, C_3는 셋째 목분절이다(그림 14.1a와 14.3).

모든 척수분절에는 감각신경세포의 세포체가 위치하는 한 쌍의 **척수신경절(후근신경절, dorsal root ganglion)**이 있다(C_1과 Co_1은 예외이다. 일부 사람은 뒤뿌리와 척수신경절이 없다). 이들 감각신경절은 인접한 척추의 척추뼈 고리뿌리(pedicle) 사이에 위치한다. 척수의 양쪽에 있는 **뒤뿌리(후근, dorsal root)**는 척수신경절 안에 있는 감각신경세포의 축삭으로 구성되어 있다(그림 14.1b,c). 척수의 앞쪽에는 **앞뿌리(전근, ventral root)**가 있다. 앞뿌리는 몸운동신경세포의 축삭을 가지고 일부분에서는 말초효과기를 통제하는 내장운동신경세포(visceral motor neuron)도 갖는다. 각 분절의 뒤뿌리와 앞뿌리는 이웃한 척추 사이에 있는 척추사이구멍(intervertebral foramen)을 통하여 들어오고 나간다. 뒤뿌리는 앞뿌리에 비하여 보통 두껍다.

앞뿌리와 뒤뿌리가 만나서 하나의 **척수신경**(spinal n.)을 형성한다(그림 14.1d, 14.2a, 14.3). 척수신경은 들어오고(감각) 나가는(운동) 섬유를 모두 갖고 있기 때문에 **혼합신경**(mixed n.)이라고 한다. 그림 14.3은 척추사이구멍을 통하여 나오는 척수신경을 보여준다.

척수는 약 4세까지 성장한다. 이 시기까지 척수의 성장은 척주의 성장속도와 맞추어져 있으며, 척수의 분절들은 상응하는 척추와 나란히 배열되어 있다. 앞뿌리와 뒤뿌리는 짧고, 이웃한 척추사이구멍을 통하여 척주관을 빠져나간다. 척주는 4세 이후 계속 성장하지만 척수는 그렇지 않다. 이러한 척주의 성장은 척수신경절과 척수신경이 척수에 대하여 원래의 위치에서 점점 더 멀어지게 한다. 그 결과, 뒤뿌리와 앞뿌리는 점점 더 길어진다. 성인의 척수는 첫째 또는 둘째허리뼈 높이까지 뻗어 있다. 그래서 척수분절 S_2는 척추 L_1의 높이에 있다(그림 14.1a).

해부해서 보면 척수원뿔 아래쪽의 기다란 앞뿌리와 뒤뿌리 및 종말끈은 세로로 길게 뻗어 있어 **말총(마미, cauda equina)**과 같은 모양을 이룬다(그림 14.1a,c).

14.1 개념확인

1 ☐ 감각신경의 세포체가 있는 것을 무엇이라 하는가?

2 ☐ 종말끈과 긴 뒤뿌리와 앞뿌리 및 척수신경이 척수 원뿔 아래에서 꼬리쪽으로 뻗어 있다. 이것의 해부학적 이름은 무엇인가?

14.2 척수막

척주와 척주를 싸는 인대, 힘줄, 근육은 외부환경으로부터 척수를 분리하여 보호한다. 섬세한 신경조직은 척주관 뼈와 접촉에 의한 손상으로부터 보호받아야 한다. **척수막**(spinal meninges)은 척수에 대하여 보호, 물리적 안정, 충격흡수 역할을 한다(그림 14.1b,c). 척수막은 척수와 주변 척수신경뿌리를 덮는다(그림 14.2). 혈관은 이 속에서 분지되어 척수에 산소와 영양물질을 공급한다. 척수막은 경막(dura mater), 거미막(arachnoid), 연막(pia mater)이라고 하는 세 층으로 구성되어 있다. 척수막은 머리뼈의 큰구멍에서 뇌를 덮고 있는 **뇌막**(cranial meninges)과 이어져 있다(뇌막 또한 세 층으로 되어 있으며, 16장에서 설명한다).

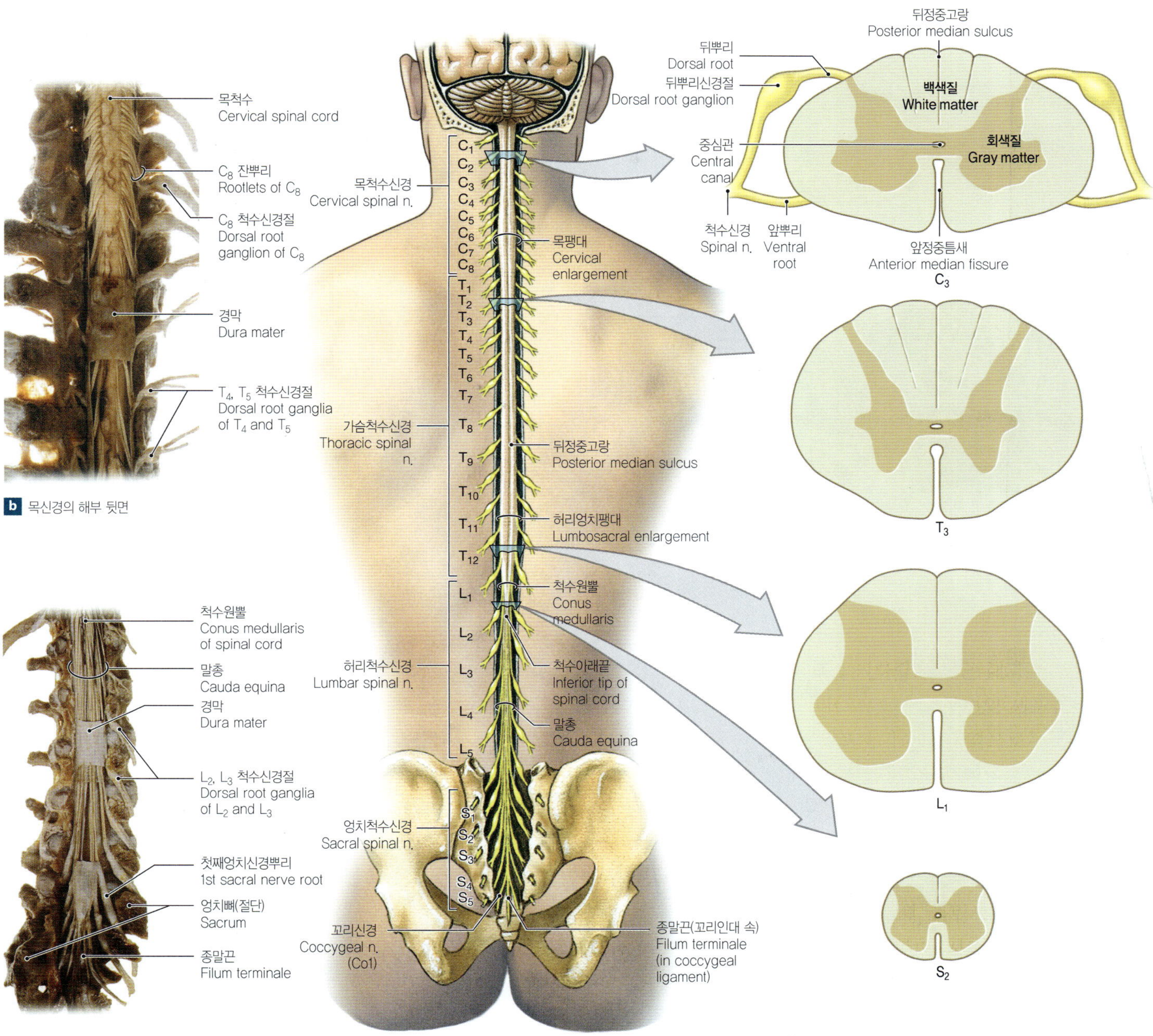

b 목신경의 해부 뒷면

c 척수원뿔, 말총, 종말끈 그리고 관련 척수뿌리 해부를 뒤에서 본 것

a 표면해부도와 성인 척수. 왼편의 숫자는 척수신경을 나타내며 척주관을 빠져 나오는 곳에 표시하였다. 척수는 뇌에서부터 척추 L_1–L_2 높이까지 뻗어 있다.

d 척수의 대표적인 분절의 가로면을 아래에서 본 것, 회색질과 백색질의 배열을 보여 줌

■ **그림 14.1 척수의 구조**
척수는 척주관을 따라 뇌의 바닥에서부터 아래로 뻗어 있다.

경막

튼튼한 섬유성 **경막(dura mater)**은 뇌와 척수의 가장 바깥쪽을 덮는다(그림 14.1b,c). 척수의 경막은 바깥면과 안쪽면이 단층편평상피로 싸여 있는 치밀불규칙결합조직으로 구성되어 있다. 바깥쪽 상피는 척주관의 뼈에 부착하지 않으며, 그 사이의 공간인 **경막바깥공간(경막외공간, epidural space)**에는 성긴결합조직, 혈관, 지방조직이 있다(그림 14.2b,d).

경막은 머리뼈의 큰구멍 가장자리, 둘째와 셋째목뼈, 엉치뼈, 그리고 뒤세로인대(후종인대, posterior longitudinal lig.)에 부분적으로 부착되어 있어 척주관 안에서 척수를 안정시키는 데 기

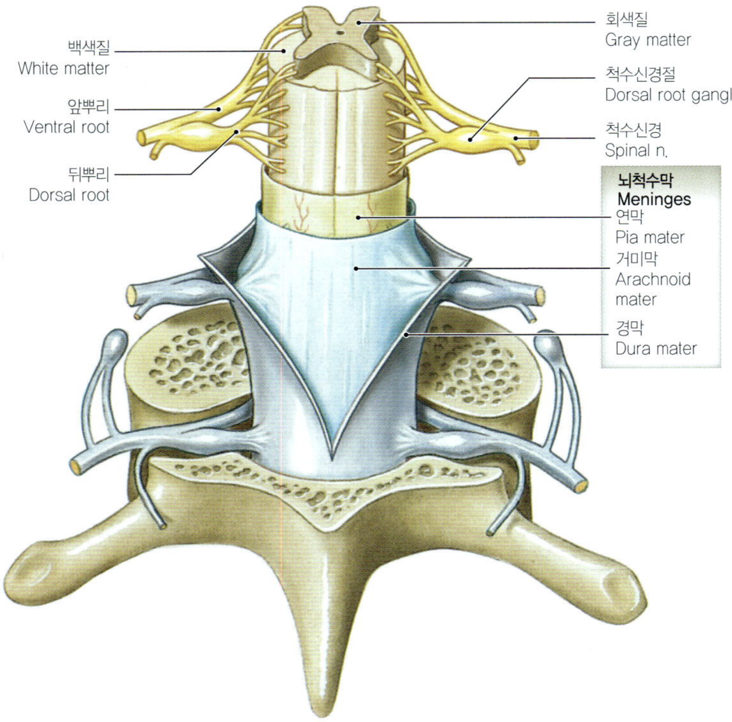

a 척수막과 척수신경을 보여주는 척수의 앞면. 경막과 거미막을 세로로 절단하여 양쪽으로 젖힘, 거미막밑공간을 주행하는 혈관이 연약한 연막의 바깥면에 부착되어 있음을 주시

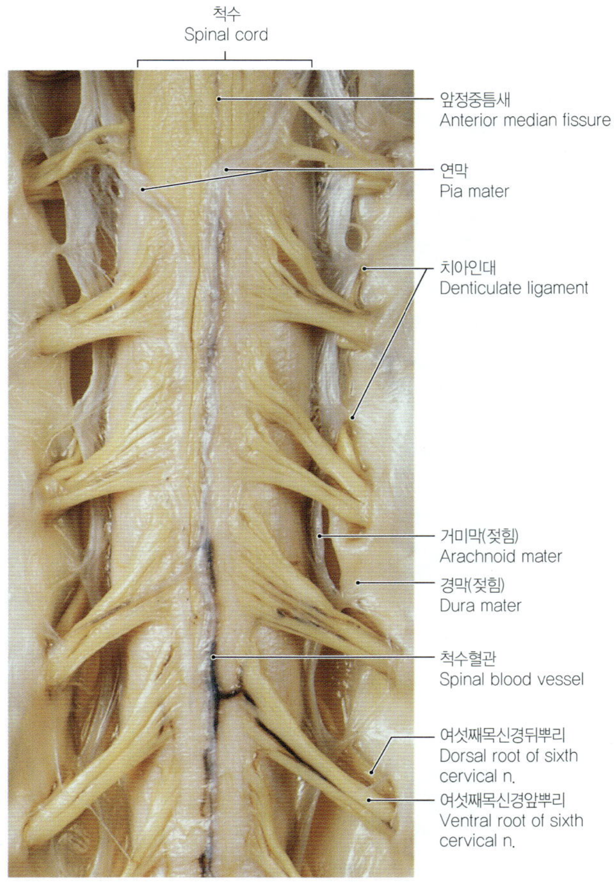

c 척수의 뒷면, 척수막의 층, 척수신경과 관련된 구조, 회색질과 백색질의 분포

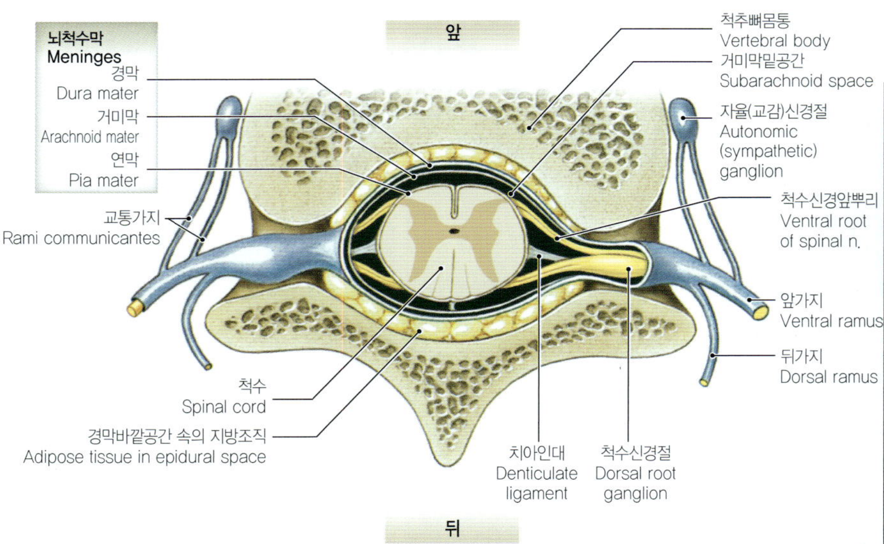

b 척수 아랫부분의 MRI 사진, 척수와 척추와의 상호관계를 보여줌

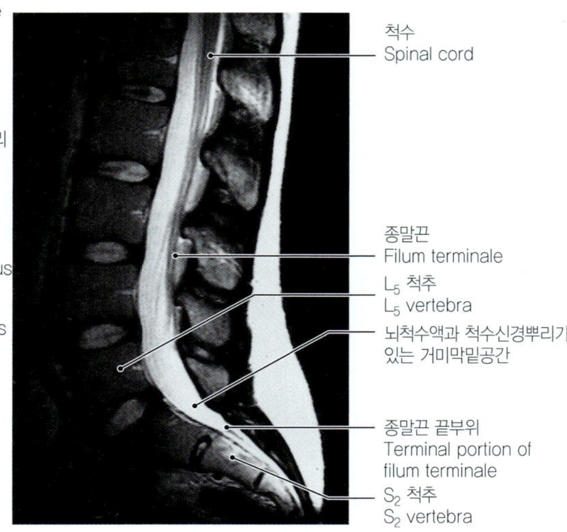

d 척수와 척수막을 가로지르는 절단면, 척수신경의 말단 분포를 보여줌

■ **그림 14.2** 척수와 척수막

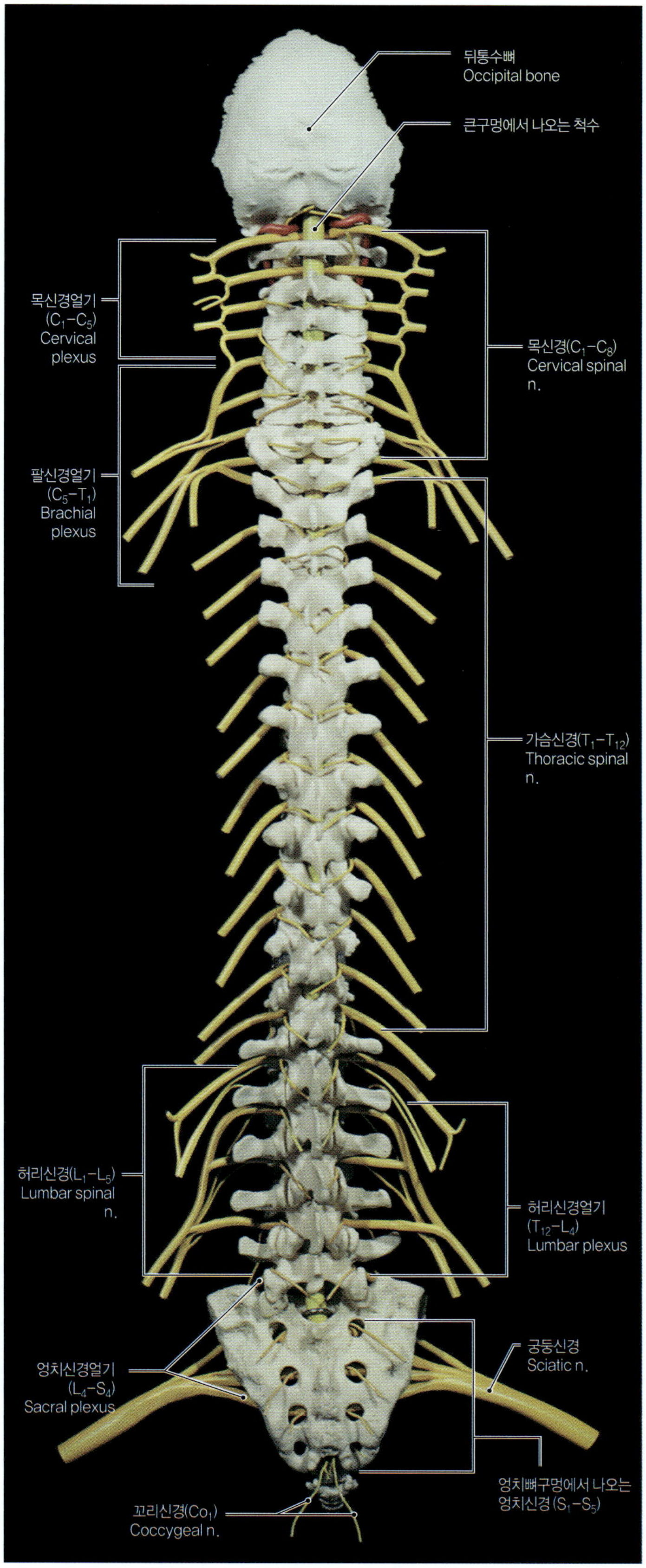

■ 그림 14.3 척주와 척수신경의 뒷면

여한다. 척수 경막은 꼬리쪽에서 점점 가늘어져서 아교섬유 띠가 되어 최종적으로 종말끈의 일부분이 되며 **꼬리인대(미골인대, coccygeal lig.)**를 형성한다. 꼬리인대는 엉치뼈관을 따라 뻗어 있으며 엉치뼈와 꼬리뼈의 뼈막 속으로 섞이게 된다. 경막은 머리뼈와 엉치뼈에 부착하여 세로의 안정성을 획득한다. 가쪽 지지는 경막바깥공간 안의 결합조직과 척추사이구멍을 통과하는 척수신경 뿌리를 싸고 있는 경막에 의해서 이루어진다(그림 14.2a,b,c).

거미막

대부분의 해부학적 및 조직학적 표본에는 경막과 거미막 사이에 좁은 **경막밑공간(경막하강, subdural space)**이 있다. 그렇지만 생체에서는 그러한 공간이 존재하지 않고 경막의 안쪽면은 **거미막(지주막, arachnoid)**의 바깥면과 접하고 있다(그림 14.2a,c). 척수막 중간층인 거미막은 단층편평상피로 구성되어 있다. 거미막은 가장 속층인 연막(pia mater)과 **거미막밑공간(지주막하강, subarachnoid space)**에 의해서 분리된다. 거미막밑공간에 들어 있는 **뇌척수액(cerebrospinal fluid; CSF)**은 충격흡수 역할을 할 뿐만 아니라 용해된 기체, 영양물질, 화학전달물질, 노폐물이 확산하는 매질 역할도 한다. 뇌척수액은 변형된 섬유모세포에서 합성된 아교섬유와 탄력섬유의 그물망 사이를 통해 흐른다. 이 섬유다발을 거미막잔기둥(arachnoid trabeculae)이라고 하는데, 거미막의 안쪽면에서부터 연막의 바깥면까지 뻗어 있다. 거미막밑공간과 뇌척수액의 역할에 대해서는 16장에서 설명할 것이다. 척수막의 거미막밑공간은 CSF의 임상적검사 또는 마취약의 투여 목적으로 L_3와 L_4 사이로 쉽게 접근할 수 있다(그림 14.2와 임상노트 p.411).

연막

거미막밑공간은 그림 14.2a,b,c에서 보여준 것처럼 가장 안쪽층인 **연막(pia mater)**과 거미막상피 사이의 틈을 말한다. 연막의 탄력섬유와 아교섬유가 섞여서 거미막잔기둥을 이룬다. 척수에 공급되는 혈관이 이곳에서 관찰된다. 연막은 아래쪽의 신경조직과 단단히 부착하여 둔덕이나 틈을 형성한다. 척수의 표면은 별아교세포의 얇은 층, 즉 이들 신경아교세포의 세포질돌기가 확장되어 척수 연막의 아교섬유와 맞붙어 있다.

척수를 따라 쌍을 이룬 **치아인대(치상인대, denticulate lig.)**는 척수연막이 확장된 것으로 연막과 척수 거미막을 경막에 연결한다(그림 14.2b,c). 이 인대는 척수의 양쪽, 즉 앞뿌리와 뒤뿌리 사이를 따라 존재한다. 치아인대는 머리뼈의 큰구멍에서 시작하며, 척수의 옆과 아래쪽 이동을 방지한다. 연막의 결합조직섬유는 척수원뿔의 아래쪽 끝인 종말끈으로 계속된다. 앞에서 언급했듯이 종말끈은 꼬리인대 속으로 섞여 들어가는데, 이러한 배열은 척수의 위쪽 이동을 방지한다.

척수막은 척추사이구멍 안에서 뒤뿌리와 앞뿌리를 둘러싼다. 그림 14.2a,b에서 보듯이 척수막은 척수신경과 척수신경가지를 둘러싸는 결합조직과 함께 척수뿌리를 둘러싼다.

	V	14.2 개념확인
1	□	척수를 둘러싸는 뇌척수액의 위치를 확인하라.
2	□	척수와 척수신경 뿌리를 덮고 있는 세 개의 척수막을 안쪽에서부터 바깥쪽으로 나열하라.

14.3 척수의 단면해부학

앞정중틈새와 뒤정중고랑은 척수를 좌우로 구분하는 세로 지표이다(그림 14.4). 척수의 중앙에는 신경세포의 세포체와 신경아교세포로 구성된 H-모양의 **회색질(회백질, gray matter)** 집단이 있다. 회색질의 중앙에 **중심관**(central canal)이 위치한다. 척수의 바깥쪽 방향으로 향한 회색질의 돌기를 **뿔(각, horn)**이라고 부른다(그림 14.4a,b). 가쪽에 위치한 **백색질(백질, white matter)**은 많은 수의 미엘린집축삭과 무미엘린집축삭으로 구성되며, 신경로(tract)와 신경기둥(column)을 형성한다.

회색질의 구성

척수의 회색질 속에 있는 신경세포의 세포체는 집단을 이루어 특수한 기능을 하는데, 이것을 **신경핵**(nucleus)이라고 부른다. **감각신경핵**(sensory nucleus)은 예를 들어, 피부에 있는 촉각수용기와 같은 말초수용기로부터 감각정보를 받아들이거나 중계한다. **운동신경핵**(motor nucleus)은 뼈대근육과 같은 말초효과기에 운동명령을 보낸다(그림 14.4b). 감각신경핵과 운동신경핵은 척수 중심관을 축으로 등쪽의 감각핵과 배쪽의 운동핵으로 나뉘게 된다. **뒤뿔(후각, posterior horn)**은 몸감각과 내장감각핵을 갖고 있으며, 반면 **앞뿔(전각, anterior horn)**은 몸운동신경세포를 갖는다. T_1과 L_2 사이에서 나타나는 **가쪽뿔(측각, lateral horn)**은 내장운동신경세포를 갖는다. **회색질맞교차(회백교련, gray commissure)**는 회색질 안에서 척수 양쪽 축삭들이 목적지로 가기 위해 교차하는 곳이다(그림 14.4b). 회색질맞교차는 중심관의 앞쪽과 뒤쪽에 있다.

> **임상노트**
>
> **척수손상**
>
> 척수손상은 특정 핵과 신경로가 반영된 감각손실 또는 운동마비의 증상을 나타낸다. 초기에는 어떤 심각한 척수손상이던지 **척수쇼크**(spinal shock)라고 하는 일정 기간의 감각과 운동마비가 나타난다. 뼈대근육은 이완마비가 오고, 몸반사와 내장반사가 일어나지 않으며, 뇌는 더 이상 접촉, 통증, 온각 및 냉각 정보를 받을 수 없다. 손상 부위와 강도는 이런 증상의 범위, 지속 시간, 회복 가능 정도를 결정한다. 강한 타격 또는 총상과 같은 심한 충격은 눈에 보이는 척수손상 없는 **척수진탕**(spinal concussion)의 원인이 될 수 있다. 이러한 증상은 단지 일시적이며 수시간 이내에 완전히 회복된다. 목뼈손상이나 낙상과 같은 보다 심한 손상은 보통 척수에 물리적인 손상을 입힌다. **척수타박상**(spinal contusion)이 일어나면, 척수와 척수막에서 출혈이 일어나며, 뇌척수액의 압력이 상승하고, 손상된 부위에서 척수의 백색질은 퇴화될 것이다. 수주일에 걸쳐 점차적으로 회복되지만 일부 기능적인 손실은 남게 될 것이다. 척추뼈의 조각이나 외부물질에 의한 **척수열상**(spinal laceration)으로부터 회복은 훨씬 느리며 완벽하지 않다. **척수압박**(spinal compression)은 척수가 물리적으로 조여지거나 척주관 안에서 뒤틀릴 경우에 일어난다. **척수절단**(spinal transection)은 척수가 완전히 손상된 것이다. 현재의 외과적 처치로는 심하게 손상된 척수를 회복시킬 수 없지만, 실험적인 연구에서는 부분적으로 실험 쥐의 기능이 복원되었다.
>
> 척수의 손상은 가끔 열상, 압박, 타박상 및 부분적 절단이 조합되어 나타난다. 외과술을 통한 압박의 완화와 손상 부위의 안정화는 손상이 더욱 진행되는 것을 막아주고 손상된 척수가 가능한 한 최대로 회복하도록 돕는다. 4번 또는 5번 목뼈 위쪽이 광범위하게 손상되면 팔다리의 감각 및 운동기능을 잃게 된다. 즉 **사지마비**(quadriplegia)가 나타난다. 만약 손상 부위가 C_3–C_5이면 주요 호흡근육의 운동마비가 올 것이며, 환자는 기계적인 호흡보조장치가 필요할 것이다. **양쪽하지마비**(paraplegia)는 다리의 운동기능이 상실된 것이며, 등뼈와 가슴척수의 손상으로 생긴다. 아래 허리뼈의 손상은 말총을 압박하거나 비틀게 되어 말초신경기능 문제를 일으킨다.

그림 14.4b,c는 각 회색질 속의 신경핵들이 매우 체계화되어 있음을 보여준다. 운동신경핵은 몸쪽 뼈대근육(몸통과 어깨)을 지배하는 신경이 먼쪽 뼈대근육(아래팔과 손)을 지배하는 신경핵보다 회색질 속에서 더 안쪽에 위치하게 체계화되어 있다. 앞뿔의 크기는 그 분절이 지배하는 뼈대근육의 수에 따라서 변한다. 앞뿔은 팔다리의 근육을 지배하는 목과 허리 부위에서 가장 크다.

백색질의 구성

백색질은 영역 또는 **기둥(주, column)**으로 나눌 수 있다(그림 14.4c). **뒤기둥(후주, posterior column)**은 뒤뿔과 뒤정중고랑 사이에 위

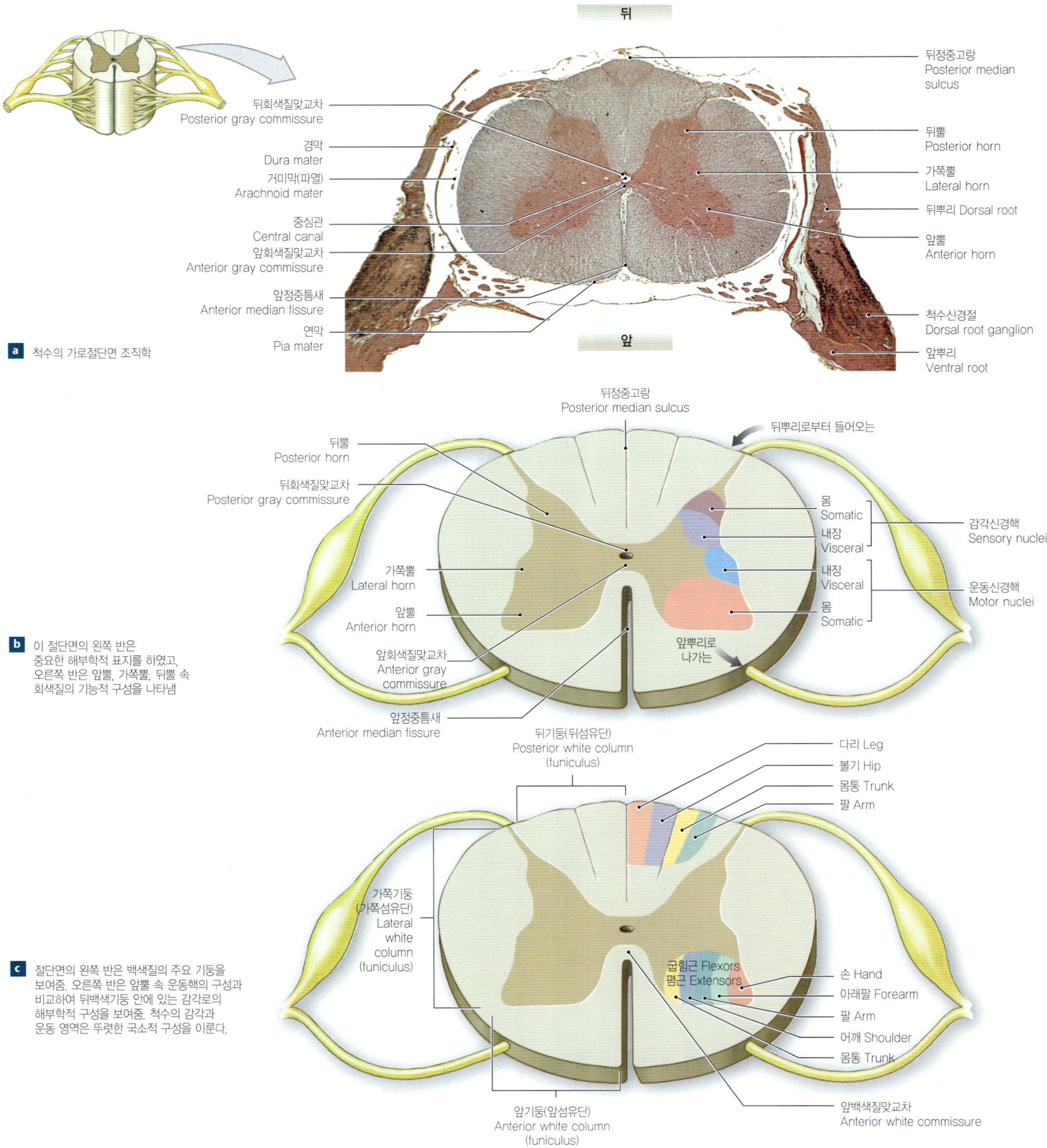

a 척수의 가로절단면 조직학

b 이 절단면의 왼쪽 반은 중요한 해부학적 표지를 하였고, 오른쪽 반은 앞뿔, 가쪽뿔, 뒤뿔 속 회색질의 기능적 구성을 나타냄

c 절단면의 왼쪽 반은 백색질의 주요 기둥을 보여줌. 오른쪽 반은 앞뿔 속 운동핵의 구성과 비교하여 뒤백색기둥 안에 있는 감각로의 해부학적 구성을 보여줌. 척수의 감각과 운동 영역은 뚜렷한 국소적 구성을 이룬다.

■ **그림 14.4** 척수절단면의 모양

치한다. **앞기둥(전주, anterior column)**은 앞뿔과 앞정중틈새 사이에 위치하며 **앞백색질맞교차(전백교련, anterior white commissure)**에 의해서 서로 연결되어 있다. 앞기둥과 뒤기둥 사이의 양쪽 백색질을 **가쪽기둥(측주, lateral column)**이라 한다.

각 기둥은 구조 및 기능적 특성을 공유하는 축삭으로 구성되어 있는 **신경로(tract)** 또는 다발(fasciculus)을 갖는다. 신경로는 감각정보와 운동명령을 전달하며 한 신경로 속의 축삭은 비교적 일정한 지름, 미엘린집형성, 전도속도를 가진다. 한 신경로 속의 모든 축삭은 동일한 방향으로 정보를 전달한다. 작은 맞교차 신경로는 척수분절 사이에서 감각 또는 운동신호를 전달한다. 큰 신경로는 뇌와 척수를 연결한다.

오름로(ascending tract)는 감각정보를 뇌로 전달하고, **내림로(descending tract)**는 운동명령을 척수로 전달한다(그림 14.4b,c). 각 기둥 안에서 신경로는 운동정보를 전달하는 목적지나 감각정보의 원천에 따라서 서로 분리되어 있다. 그 결과, 신경로는 회색질의 운동핵에서 관찰되었던 것처럼 국소적으로 구성되어 있다(그림 14.4b,c). 주요 중추신경계통 신경로는 15장에서 설명할 것이다.

14.3 개념확인

1. 소아마비 환자는 다리근육을 사용할 수 없다. 이 환자의 경우 척수의 어느 부위가 바이러스에 감염되었을 것이라 생각하는가?
2. 백색질 속에서 오름로와 내림로의 차이는 무엇인가?

14.4 척수신경

척수신경은 31쌍으로 목신경 8쌍, 가슴신경 12쌍, 허리신경 5쌍, 엉치신경 5쌍, 그리고 꼬리신경 1쌍으로 구성된다. 척수신경은 인접한 척추뼈와의 연관성에 따라서 구별된다. 각각의 척수신경은 그림 14.1에서 나타난 것과 같이 번호를 갖는다.

목 부위에서 척수신경의 첫 번째 쌍인 C_1은 머리뼈와 첫째목뼈 사이에서 나온다. 이런 이유로 목신경은 뒤따르는 목뼈의 번호를 가진다. 다시 말해서, 목신경 C_2는 목뼈 C_2보다 위에 있으며, 같은 방식이 나머지 목신경에도 적용된다. 이러한 명명이 마지막 목뼈와 첫째등뼈 사이의 신경까지 적용된다. 이 두 척추 사이에서 나오는 척수신경은 C_8이 되며, 그림 14.1b에서 보여주고 있다. 그래서 목뼈는 7개가 있지만, 목신경은 8쌍이 존재한다. 첫째등뼈 아래에서부터 척수신경의 이름은 선행하는 척추의 이름을 따라서 붙인다. 그래서 척수신경 T_1은 척추 T_1의 바로 아래에서 나오며, 척수신경 T_2는 척추 T_2 바로 아래에서 나오며, 이하 모두 같은 방식으로 나온다.

말초신경은 세 층의 결합조직을 갖는다. 바깥쪽은 신경바깥막, 중간은 신경다발막, 안쪽은 신경속막이다. 이것들은 뼈대근육의 결합조직 층과 비교할 수 있다(그림 14.5). **신경바깥막(신경외막, epineurium)**은 말초신경의 가장 바깥쪽 층을 형성하는 튼튼한 섬유성 미엘린집이다. 아교섬유와 섬유세포로 구성된 치밀불규칙결합조직이다. 각각의 척추사이구멍에서, 척수신경의 신경바깥막은

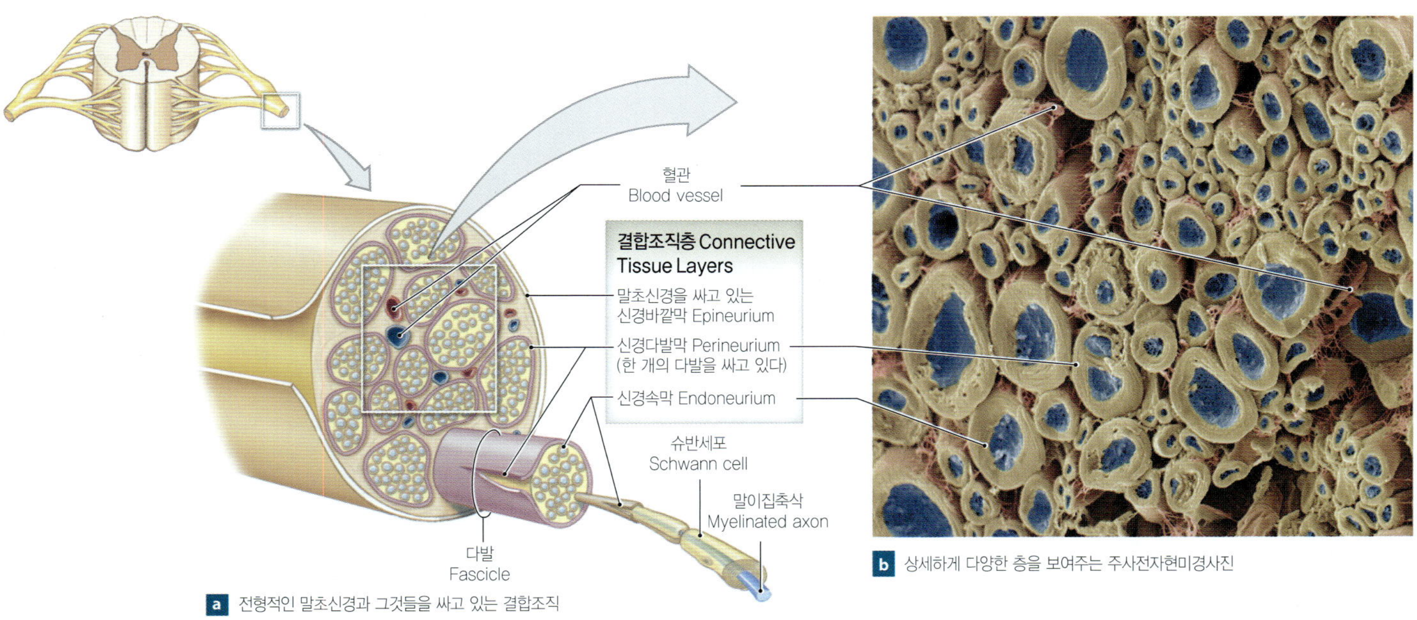

a 전형적인 말초신경과 그것들을 싸고 있는 결합조직

b 상세하게 다양한 층을 보여주는 주사전자현미경사진

■ 그림 14.5 말초신경의 구조
말초신경의 가장 바깥막은 신경바깥막으로 여러 개의 다발(신경섬유다발)을 싸고 있다. 다발은 신경다발막으로 둘러싸여 있고, 각각의 다발 안에 있는 개개의 축삭은 슈반세포가 둘러싸고, 이것을 신경속막이 둘러싼다.

척수경막에 연속되어 있다.

신경다발막(신경주막, perineurium)은 아교섬유, 탄력섬유, 섬유세포로 구성되어 있다. 축삭들의 묶음 한 개를 **다발(속, fascicle** 또는 fasciculus)이라고 하며, 신경다발막은 신경다발을 둘러싸는 결합조직이다.

말초신경은 사이질액의 화학성분과 순환계통으로부터 격리되고 보호되어야 한다. 혈액-신경 장벽은 신경다발막의 결합조직섬유와 섬유세포에 의하여 형성되며, 확산장벽으로 작용한다.

신경속막(신경내막, endoneurium)은 각 축삭을 둘러싸고 있는 섬세한 아교결합조직과 탄력결합조직섬유로 구성된 성긴불규칙결합조직이다. 신경다발막에서 신경속막으로 분지된 모세혈관은 산소와 영양물질을 신경의 축삭과 슈반세포에 공급한다.

척수신경의 말초분포

각 척수신경은 뒤뿌리와 앞뿌리가 척추사이구멍을 통과하는 동안 결합하여 형성된다. 예외로 C_1과 Co_1이 있는데, 그곳은 일부 사람들에서 뒤뿌리가 없다(그림 14.2a,b,c). 척수신경은 먼쪽으로 여러 개의 가지를 낸다. 모든 척수신경은 뒤가지와 앞가지, 두 가지를 형성한다. T_1에서 L_2까지 척수신경은 네 개의 가지가 있다. 교통가지(rami communicantes)인 백색가지와 회색가지, 뒤가지, 앞가지이다(그림 14.6). 교통가지는 내장운동신경섬유를 교감신경계통에 속하는 이웃한 **자율신경절(autonomic ganglion)**에 주고 받는다. 신경절이전섬유는 신경절로 섬유를 보내는 미엘린집신경으로 밝은색을 띠기 때문에 **백색교통가지(백색지, white ramus communicans)**라 한다. 두 무리의 무미엘린집신경인 신경절이후섬유가 신경절에서 나온다. 한 무리는 샘(gland)과 몸통 또는 팔다리의 민무늬근육에 분포하는 이차가지인 **회색교통가지(회백지, gray ramus communicans)**를 형성한다. 이들은 다시 척수신경과 만나서 같이 주행한다. 회색교통가지는 전형적으로 백색교통가지에 비하여 척수 쪽이다. 내부장기에 분포하는 신경절이전섬유 또는 신경절이후섬유

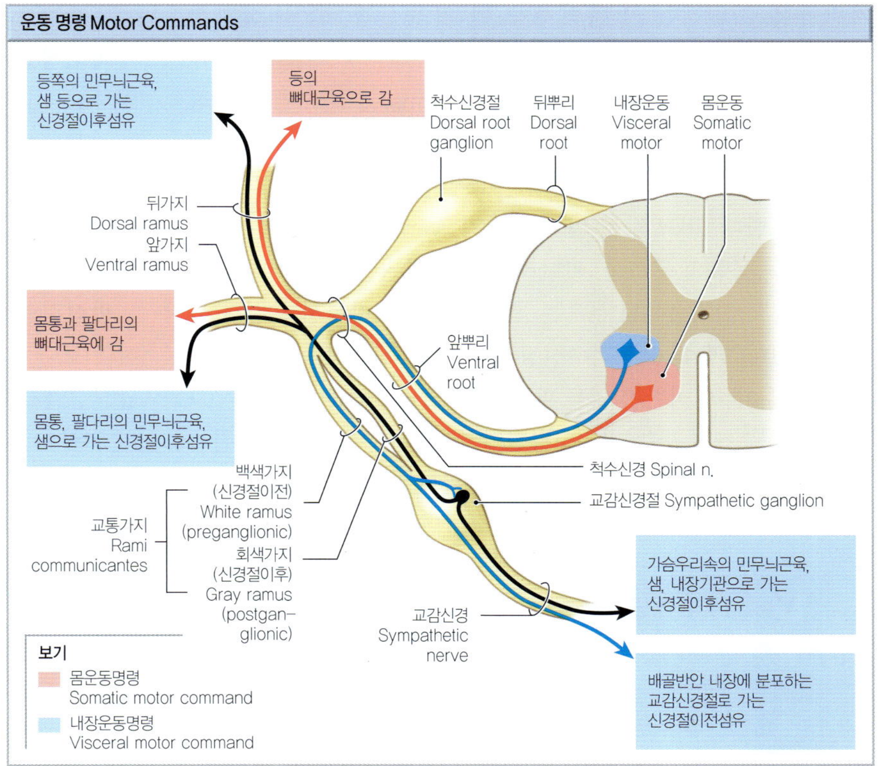

a 척수와 척수신경과 그들의 분지 속 운동신경섬유의 분포.

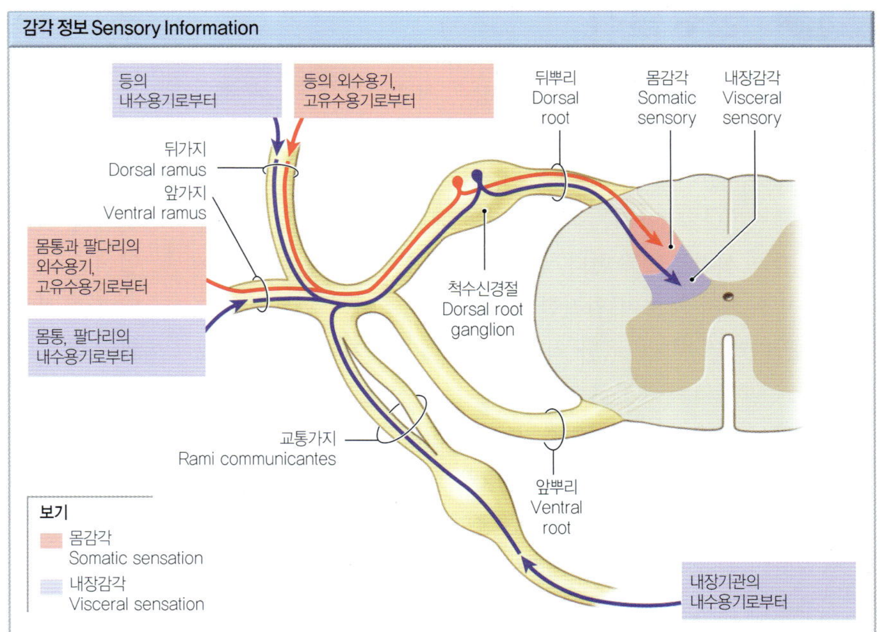

b 감각신경세포와 감각신경섬유의 분포를 자세히 보여주는 모식도

■ **그림 14.6 척수신경의 말초분포**
대표적인 가슴신경 주요 가지 속의 신경섬유 분포를 나타내는 모식도

는 척수신경과 재결합하지 않는다. 대신에 그들은 배골반안 속의 기관들을 지배하는 일련의 분리된 자율신경, 즉 내장신경(splanchnic n.)을 형성한다.

각 척수신경의 **뒤가지(후지, dorsal ramus)**는 목과 등의 특정 피부분절과 근육을 지배하는 감각신경섬유와 운동신경섬유로 구성되어 있다. 이들은 신경이 나오는 곳에서부터 수평띠와 같은 형태로 분포한다. 비교적 큰 **앞가지(전지, ventral ramus)**는 체표의 배가쪽, 몸통의 구조물, 팔다리 등에 공급된다. 뒤가지와 앞가지 속의 감각신경섬유의 분포는 척수의 길이를 따라서 분절로 구획되어 있다(그림 14.6b). 척수신경의 각 쌍은 체표의 특정 영역을 모니터하는데, 이러한 영역을 **피부분절**(dermatome)이라 한다(그림 14.7). 척수신경 또는 척수신경절의 손상은 피부의 특정 부위에서 감각 상실을 가져올 수 있기 때문에 피부분절은 임상적으로 중요하다.

14.4 개념확인

1. 말초신경을 싸고 있는 세 층의 결합조직을 바깥쪽에서 안쪽으로 설명하라.
2. 백색교통가지와 회색교통가지를 구분하라.

14.5 신경얼기

그림 14.6에 설명되어 있는 분포양상은 척수신경 T_1–L_2에 해당하는 것이다. 백색교통가지와 회색교통가지는 오직 이들 분절에서 같이 볼 수 있지만 회색교통가지, 뒤가지, 앞가지는 모든 척수신경의 특징이다. 뒤가지는 피부분절의 패턴에서 보듯이 대략 분절적인 감각 신경분포를 한다. 분절분포는 정확하지 않기 때문에 경계는 명확하지 않으며 인접한 피부분절은 조금씩 중복되어 있다. 목, 팔다리의 뼈대근육을 지배하는 분절인 앞가지의 말초분포는 곧바로 말초의 목표물로 가지 않는다. 인접한 척수신경섬유들이 혼합하여 일련의 복합신경줄기(compound n. trunk)를 만들어낸다. 신경들이 복합적으로 얽힌 망을 **신경얼기(신경총, nerve plexus)**라고 한다. 신경얼기는 발생 중에 작은 뼈대근육섬유가 서로 결합하여 큰 근육을 만들 때 형성된다. 비록 배아근육들 사이의 해부학적 경계가 사라진다고 할지라도 원래의 신경지배 형태는 남는다. 그래서 성인의 근육을 지배하는 신경은 배아기근육을 지배하던 앞가지의 감각신경섬유와 운동신경섬유를 가진다. 신경얼기는 앞가지가 수렴하고 분지되면서 이런 복잡한 신경을 만들 때 형성된다. 주요 신경얼기 네 개는 목신경얼기, 팔신경얼기, 허리신경얼기, 그리고 엉치신경얼기이다(그림 14.3과 14.8).

목신경얼기

목신경얼기(경신경총, cervical plexus)는 척수신경 C_1–C_4와 일부 C_5 섬유의 앞가지가 피부가지와 근육가지를 구성한다. Spotlight 그림 14.9와 그림 14.8과 14.10에 묘사되어 있다.

팔신경얼기

팔신경얼기(완신경총, brachial plexus)는 목신경얼기에 비교하여 보다 크고 복잡하다. 이것은 위팔이음뼈와 위팔에 분포한다. 팔신경얼기의 해부학적 구조는 Spotlight 그림 14.9에 설명되어 있으며, 그림 14.8과 그림14.10에 묘사되어 있다. 표 14.1에 팔신경얼기의 신경에 관한 보다 많은 정보를 제시하였다.

허리신경얼기와 엉치신경얼기

허리신경얼기(요신경총, lumbar plexus)와 **엉치신경얼기(천골신경총, sacral plexus)**는 척수의 허리와 엉치뼈 분지에서 일어난다. 이들 신경의 앞가지는 골반과 다리에 공급된다. 두 신경얼기의 앞가지는 다리에 분포하기 때문에 합쳐서 허리엉치신경얼기(lumbosacral plexus)라 하기도 한다. 허리신경얼기와 엉치신경얼기를 형성하는 신경들은 Spotlight 그림 14.11에 설명되어 있으며, 그림 14.12에 묘사되어 있다.

비록 피부분절이 척수를 따라 손상된 위치에 대한 실마리를 제공한다고 할지라도 피부분절의 경계와 선이 명확하지 않기 때문에 피부의 감각상실은 손상 부위에 대한 정확한 정보를 제공하지 못한다. 보다 더 정확한 결론은 신경얼기에서 기원한 말초신경의 일어난 말초신경의 기원과 분포를 근거로하여 운동기능상실로부터 찾아낼 수 있다. 운동수행의 평가에서 의식적인 운동조절능력과 자율적이고 불수의적인 운동반응은 구별되는 것이다. 후자는 예정된 운동 패턴으로 반사라고 하며 아래에서 설명한다.

14.5 개념확인

1. 어떤 신경얼기가 손상되면 호흡에 방해되는가?
2. 어떤 신경얼기가 손상되었을 때 위팔과 아래팔의 운동활성에 영향을 미치는가?

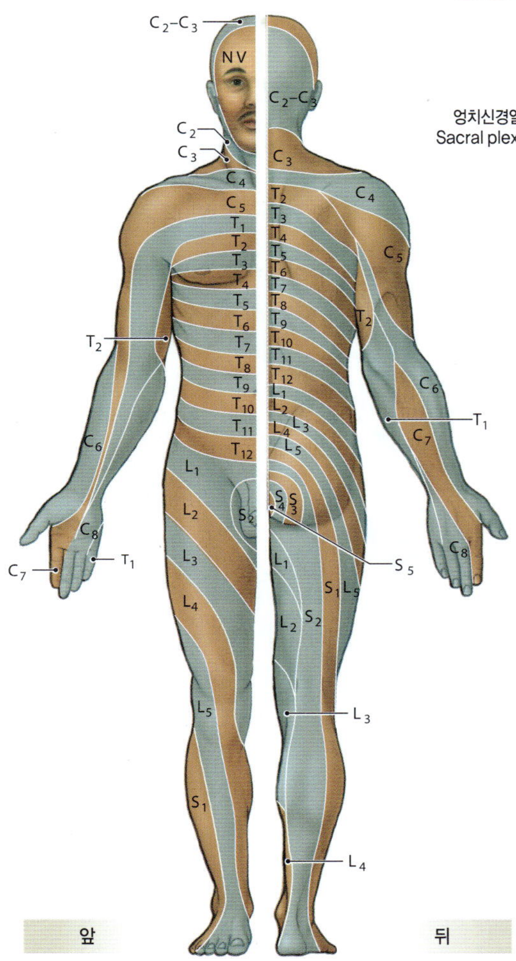

■ 그림 14.7 **피부분절**

앞뒤 피부분절의 분포; 관련된 척수신경을 각 피부분절마다 나타냈다.

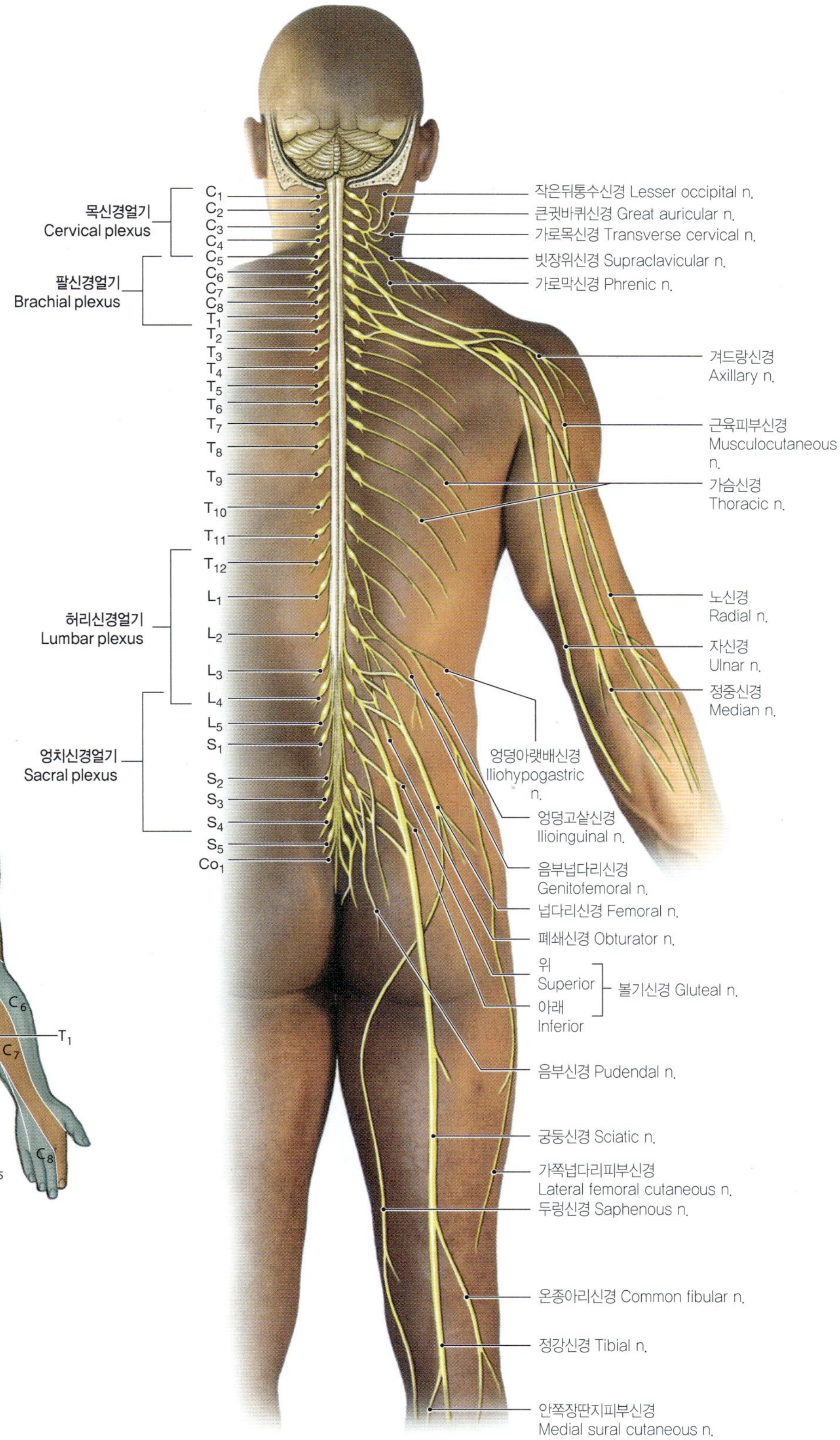

■ 그림 14.8 **말초신경과 신경얼기**

SPOTLIGHT

그림 14.9
목신경얼기와 팔신경얼기

목신경얼기 Cervical Plexus

목신경얼기(cervical plexus)는 피부가지와 근육가지로 구성되며 이들은 척수신경 $C_{1\sim4}$와 일부 C_5 섬유의 앞가지에 의해 형성된다. 목신경얼기는 목빗근의 깊은 층에, 중간목갈비근과 어깨올림근의 앞쪽에 놓인다. 이 신경얼기의 피부가지는 머리, 목, 그리고 가슴에 분포한다. 근육가지는 목신경고리(ansa cervicalis)를 경유하여 후두의 다섯 개의 바깥기원근육을 지배한다.

뇌신경 Cranial Nerves

목신경얼기는 C_1을 통하여 작은 가지를 혀밑신경과 더부신경에 공급한다.

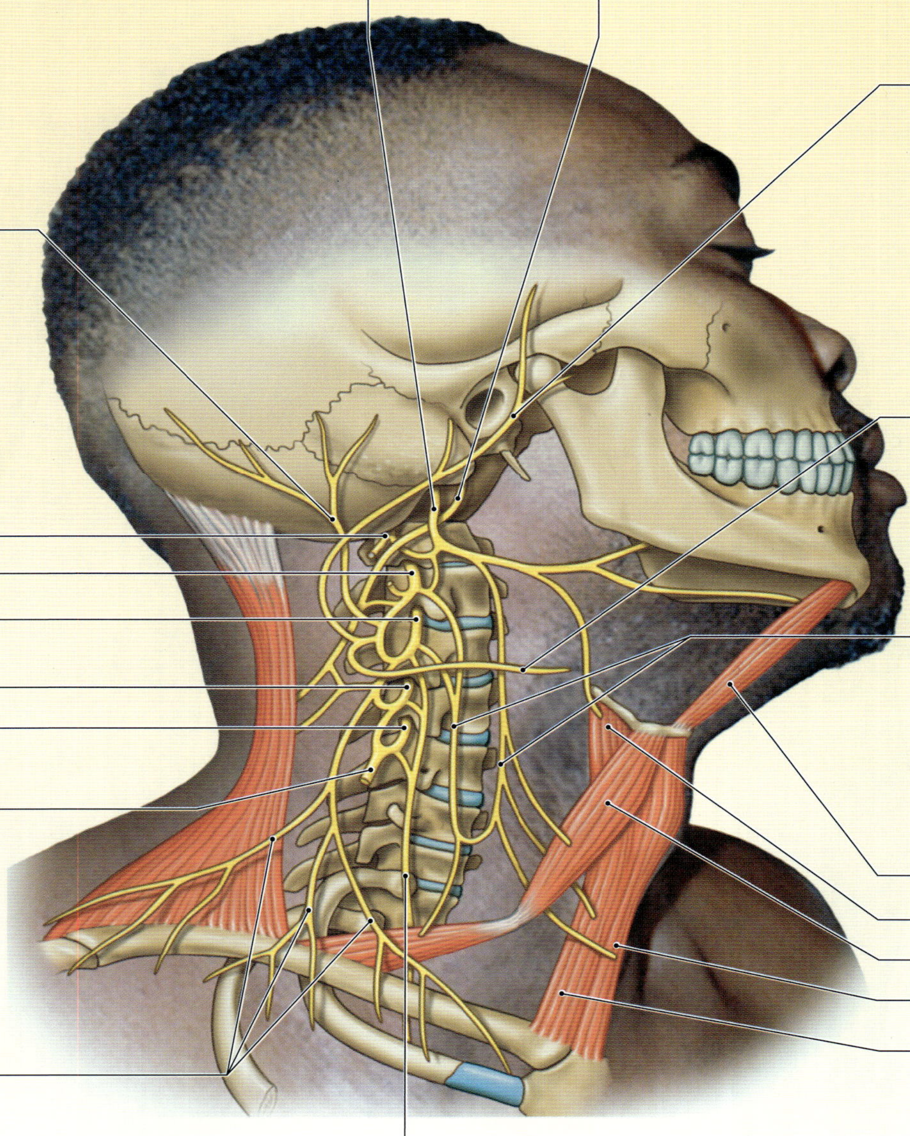

작은뒤통수신경

작은뒤통수신경(LesserOccipital N.)은 C_2에서 일어나 목과 귀의 뒤쪽 위쪽의 피부로부터 감각정보를 받는다.

목신경얼기의 신경뿌리

목신경얼기는 2, 3, 4, 그리고 5번 목신경의 앞가지로 구성된다.

마름근과 앞톱니근으로 가는 신경

C_5에서 기원한 운동섬유가 큰마름근과 작은마름근 그리고 앞톱니근의 일부분을 신경지배한다.

빗장위신경

빗장위신경(Supraclavicular N.)은 C_3와 C_4에서 일어나 공통의 줄기를 이룬다. 이 줄기는 목과 어깨의 피부로부터 감각정보를 받는다.

큰귓바퀴신경

큰귓바퀴신경(Great Auricular N.)은 C_2와 C_3에서 일어나 목빗근 앞쪽을 가로질러 귀밑샘을 향하여 가며, 그곳에서 분지된다. 이 신경은 귀밑샘 위의 피부, 귀의 뒤쪽, 그리고 목의 피부에서 감각정보를 받는다.

가로목신경

가로목신경(Transverve Cervical N.)은 C_3와 C_4에서 일어나 앞목삼각의 피부로부터 감각정보를 받는다.

목신경고리

목신경고리Ansa Cervicalis)는 C_1–C_3(드물게 C_4 포함)에서 기원하며 혀밑신경의 섬유와 같이 아래쪽으로 내려간다. 목신경고리는 바깥기원후두근육 5개를 신경지배한다.

가로막신경

가로막신경(Phrenic N.)은 C_3–C_5에서 일어나서 가로막으로부터 감각을 받아들이며 가로막에 운동신경을 보낸다.

팔신경얼기 Brachial Plexus

팔신경얼기는 목신경얼기에 비교하여 보다 크고 복잡하다. 팔신경얼기는 척수신경 C_5–T_1의 앞가지에 의해서 형성되며, 팔이음뼈와 위팔뼈 부위를 신경지배한다. 앞가지가 모아져 위, 중간, 아래 줄기를 형성한다.

신경 Nerves

하나 이상의 줄기 또는 다발에서 일어나는 팔신경얼기의 신경들

다발 Cords

세 개의 뒤갈래 모두가 합쳐져 **뒤다발(posterior cord)**을 형성하며, 위줄기와 중간 줄기의 앞가지가 만나 **가쪽다발(lateral cord)**을 형성한다. **안쪽다발(medial cord)**은 아래줄기의 앞갈래가 연속된 것이다(위팔을 공급하는 큰 동맥인 겨드랑동맥에 대한 상대적인 위치를 기준으로 하여 이름을 붙였다).

갈래 Division

각 줄기들은 **앞갈래(anterior division)**와 **뒤갈래(posterior division)**로 나뉜다.

줄기 Trunks

앞가지가 모여 **위줄기(superior trunk)**, **중간줄기(middle trunk)**, **아래줄기(inferior trunk)**를 만든다.

뿌리(앞가지) Root(Ventral Rami)

팔신경얼기의 뿌리는 척수신경 C_5–T_1의 앞가지에 의해 형성된다.

가쪽다발은 근육피부신경을 형성하며, 안쪽다발과 함께 정중신경을 형성한다. 자신경은 안쪽다발의주요 신경이다. 뒤다발에서는 겨드랑신경과 노신경이 일어난다.

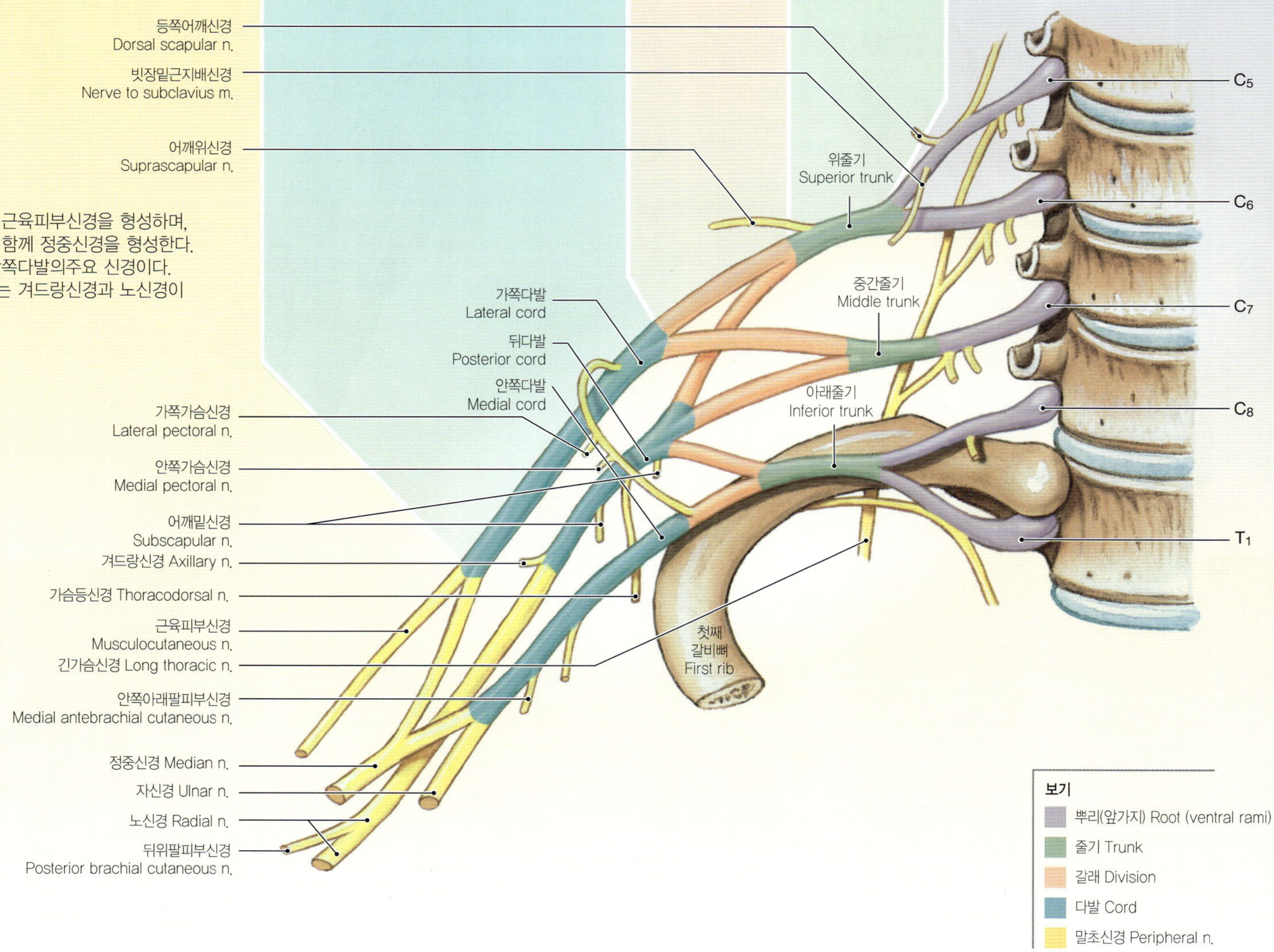

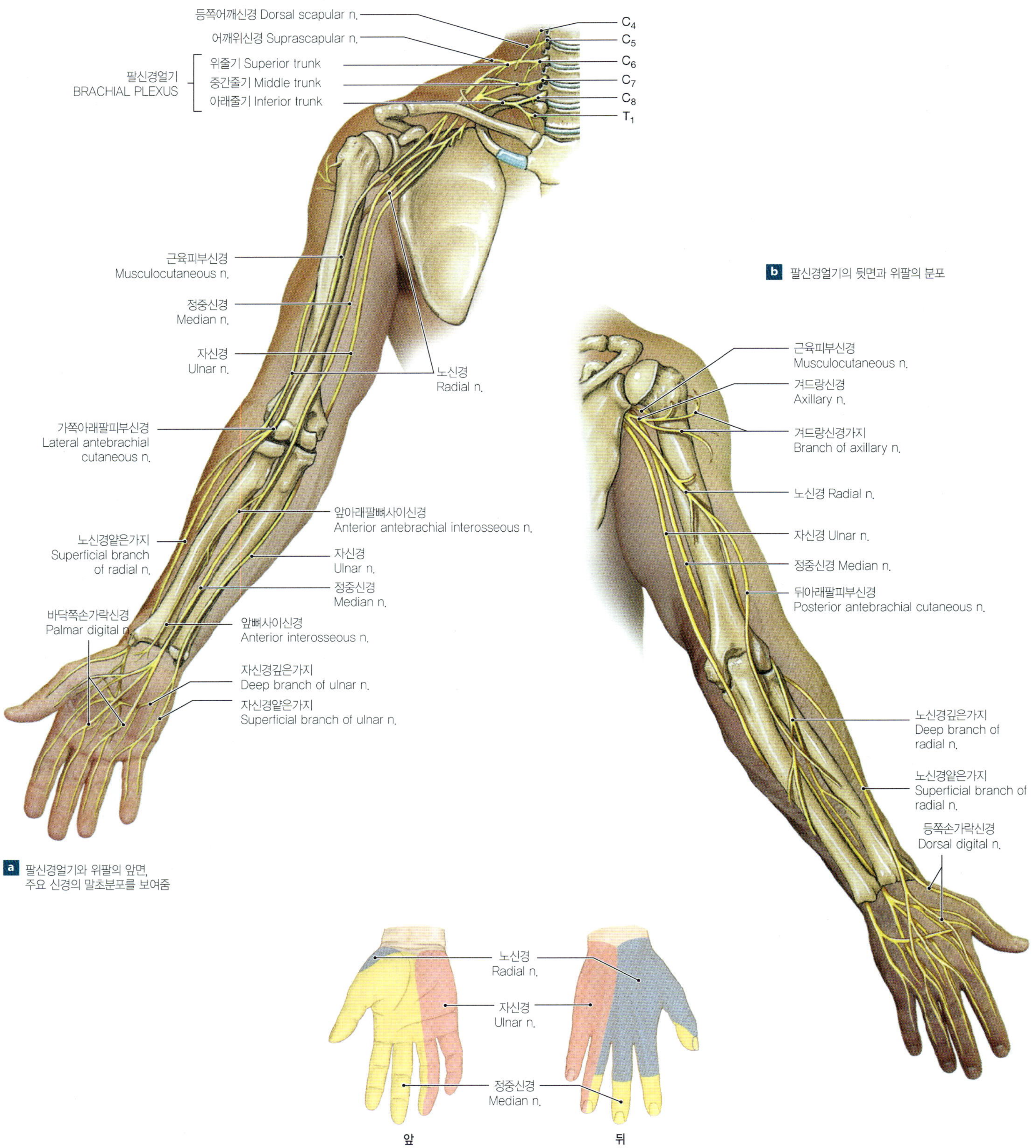

a 팔신경얼기와 위팔의 앞면, 주요 신경의 말초분포를 보여줌

b 팔신경얼기의 뒷면과 위팔의 분포

■ 그림 14.10 팔신경얼기

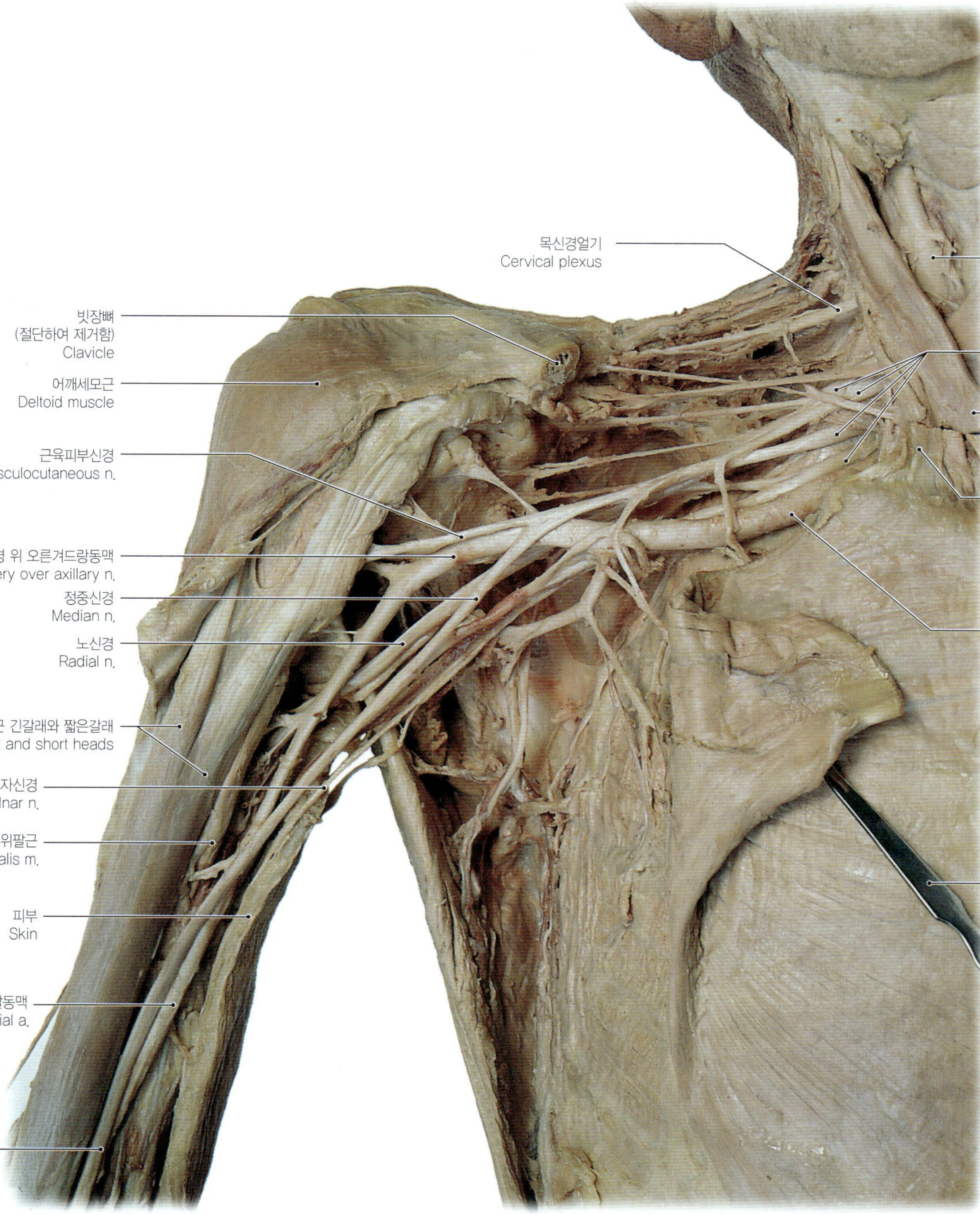

c 해부 사진은 목신경얼기와 팔신경얼기로부터 일어나는 주요 신경을 보여줌

■ **그림 14.10(계속)** 팔신경얼기

표 14.1 팔신경얼기

척수분절	신경	분포
C_4–C_6	빗장밑근으로 가는 신경	빗장밑근
C_5	등쪽어깨신경	마름근, 어깨올림근
C_5–C_7	긴가슴신경	앞톱니근
C_5, C_6	어깨위신경	가시위근, 가시아래근, 어깨관절과 어깨뼈의 감각
C_5–T_1	가슴신경(안쪽, 가쪽)	가슴근
C_5,C_6	어깨밑신경	어깨밑근, 큰원근
C_6–C_8	가슴등신경	넓은등근
C_5,C_6	겨드랑신경	어깨세모근, 작은원근, 어깨부위 감각
C_8,T_1	안쪽아래팔피부신경	위팔과 아래팔의 앞쪽과 안쪽면의 피부감각
C_5–T_1	노신경	위팔과 아래팔의 폄근(위팔세갈래근, 팔꿈치근, 노쪽손목폄근, 자쪽손목폄근, 위팔노근), 깊은가지를 통한 뒤침근, 손가락폄근, 엄지벌림근, 뒤위팔피부신경과 뒤아래팔피부신경을 통한 위팔의 뒤가쪽 피부의 감각, 노뼈 부위의 얕은가지를 통한 손의 피부
C_5–C_7	근육피부신경	위팔의 굽힘근(위팔두갈래근, 위팔근, 부리위팔근), 가쪽아래팔피부신경을 통한 아래팔의 가쪽면 피부감각
C_6–T_1	정중신경	아래팔굽힘근(노쪽손목굽힘근, 긴손바닥근), 네모엎침근, 원엎침근, 깊은손가락굽힘근의 노뼈쪽 1/2, 손가락굽힘근, 손의 앞가쪽 피부감각
C_8,T_1	자신경	자쪽손목굽힘근, 깊은손가락굽힘근의 자뼈쪽 1/2, 엄지모음근, 깊은가지를 통한 작은 손가락근육, 얕은가지를 통한 손의 안쪽 피부감각

임상 노트

말초신경병증

말초신경병증(peripheral neuropathies) 또는 말초신경마비(*peripheral nerve palsies*)는 외상 또는 압박에 의하여 국소적으로 감각과 운동기능을 잃는 것이다. **위팔신경마비(brachial palsy)**는 위팔신경얼기 또는 위팔신경얼기의 분지가 손상된 것이다.

노신경마비(radial nerve palsy)는 팔의 뒤쪽이 압박되어 노신경의 기능에 문제가 생긴 것이다. 그래서 손목과 손가락의 폄근의 마비가 생긴다. 학생들은 책상에 팔꿈치를 장시간 접촉하기 때문에 **자신경마비(ulnar palsy)**가 오기 쉽다. 넷째와 새끼손가락의 감각이 소실되고 손가락의 모음이 안 된다. 손목굴증후군(수근관증후군, carpal tunnel syndrome)은 손목에서 굽힘근힘줄과 함께 굽힘근지지띠 깊은 곳을 지나가는 정중신경의 압박에 의해서 나타나는 신경병증이다. 손목의 반복적인 굽힘과 폄 운동은 힘줄집의 손상을 유발하고 그 결과 부종이 정중신경을 압박하게 된다.

다리마비(crural palsy)는 허리엉치신경얼기의 신경마비이다. 커다란 지갑을 뒤쪽 주머니에 넣고 다닌 사람은 운전할 때나 평소에 한 자세로 오랫동안 앉아 있을 경우 **궁둥신경압박(sciatic compression)**으로 증상이 나타날 수 있다. 신경의 기능이 감소하면서 허리와 볼기 부위 통증이 나타나고, 다리 뒤쪽이 무감각해지고, 종아리근육들이 약해진다. 비슷한 증상이 허리 척추원반의 뒤틀림에 의해서 궁둥신경을 형성하는 신경뿌리의 압박으로 나타난다. 이런 상태를 **궁둥신경통(좌골신경통, sciatica)**이라 하며, 한쪽 또는 양쪽 다리가 영향을 받게 된다. 마지막으로 책상다리를 하고 앉으면 **종아리신경마비(fibular palsy)**가 올 수 있다. 발바닥과 다리 가쪽의 감각상실과 등쪽굽힘 또는 발의 가쪽번짐능력이 떨어진다.

임상노트

척추천자와 척수마취

진단 목적으로 **생체조직표본**을 여러 장기에서 얻기 위해 생검(biopsy)을 시행한다. 신경조직은 다시 재생될 수 없기 때문에 분석을 위해서 조직표본을 거의 떼어내지 않는다. 대신에, 소량의 뇌척수액(CSF)을 뽑아서 분석한다. CSF는 직접적으로 CNS의 신경조직과 관련성이 있으며, 병원균, 세포 파편, 그리고 CNS의 대사노폐물 등은 CSF에서 검출할 수 있다.

척추천자(spinal tap)라고 하는 방법을 통하여 CSF를 뽑을 때 척수의 손상을 피하기 위하여 주의 깊게 시술해야 한다. 성인의 척수는 첫째 또는 둘째허리뼈까지 뻗어 있다. 허리뼈 2번과 엉치뼈 사이는 척수막 층이 그대로 유지되어 있어 비교적 튼튼하며 말총과 상당량의 CSF를 둘러싸고 있다. 척주를 구부린 자세에서 바늘을 아래쪽 허리뼈 사이로 찔러 거미막밑공간 속으로 삽입할 수 있다. 이러한 절차를 **요추천자(lumbar puncture; LP)** 또는 spinal tap이라 하며, 셋째와 넷째허리뼈 사이의 거미막밑공간에서 3~9 mL의 척수액을 얻을 수 있다. 척추천자는 CNS 감염이 의심스럽거나 심한 두통, 척추원반 이상, 일부의 뇌졸중, 그 밖의 정신 상태의 이상이 진단되었을 경우에 시행한다.

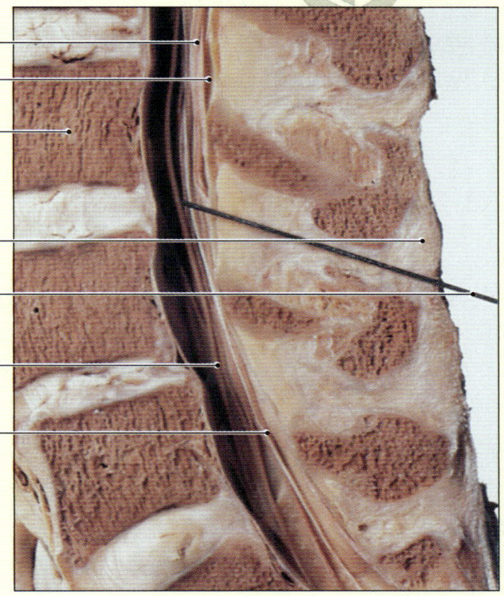

요추천자바늘의 위치는 거미막밑공간으로 말총의 신경과 가까운 곳이다. 바늘은 셋째와 넷째허리뼈 가시의 정중선에 배꼽을 향한 각도로 삽입되어 있다. 바늘이 정확히 경막을 지나 거미막밑공간으로 들어가면 CSF 표본을 얻을 수 있다.

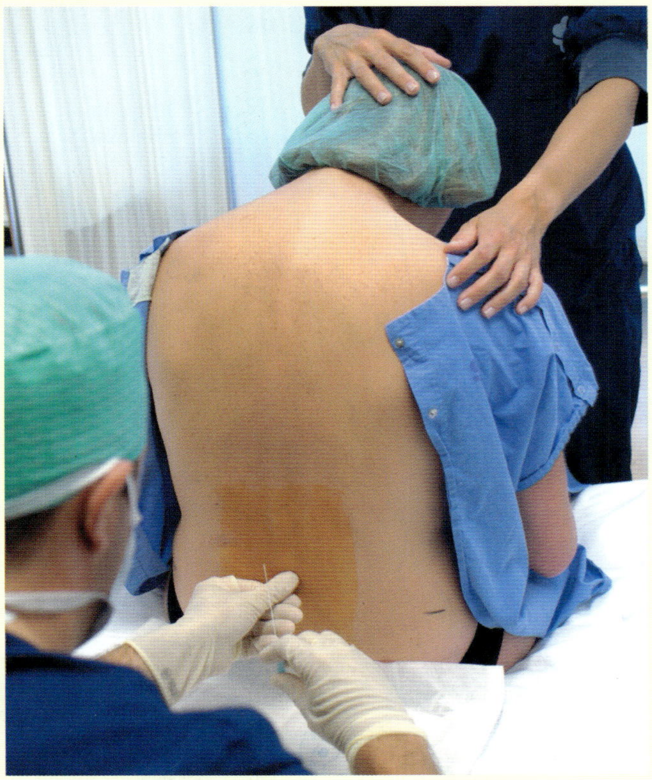

척수마취(spinal anesthesia)는 특정 부위에서 척수신경의 기능을 조절하기 위하여 사용될 수 있다. 척수신경 주변의 국소마취약의 주사는 일시적으로 감각과 운동신경의 기능을 차단한다. 척수의 경막바깥공간에 마취약을 주사하는 –**경막외마취(epidural block)**는 주사한 바로 그 영역의 척수신경만이 영향을 받고, 주로 감각마취만 일어나는 장점이 있다. 만약 카테터를 그 장소에 유지하면 계속적으로 마취를 유지할 수 있다. 경막외차단은 위쪽 목 부위와 가슴중간 부위는 경막바깥공간이 매우 좁기 때문에 시행하기 어렵다. 척수원뿔의 아래쪽, 허리 부위는 경막바깥공간이 어느 정도 넓기 때문에 보다 더 효과적으로 시행할 수 있다.

SPOTLIGHT

그림 14.11
허리신경얼기와 엉치신경얼기

허리신경얼기(lumbar plexus)는 척수신경 L_1–L_4(T_{12}는 약간 포함됨)의 앞가지에 의해서 형성되며, 엉치신경얼기(sacral plexus)는 척수신경 L_4–S_4의 앞가지에 의해서 형성된다. 두 얼기의 앞가지는 다리에 분포하고, 척수신경 L_4와 L_5가 허리신경얼기와 엉치신경얼기에 포함되기 때문에 합쳐서 허리엉치신경얼기(lumbosacral plexus)라 하기도 한다.

허리신경얼기

허리신경얼기는 T_{12}–L_4의 앞가지에 의해서 형성된다. 이 얼기의 주요 신경은 가쪽넙다리피부신경(lateral femoral cutaneous n.), 음부넙다리신경(genitiofemoral n.), 넙다리신경(femoral n.)이다.

허리신경얼기의 신경뿌리

허리신경얼기는 T_{12}–L_4의 앞가지에 의해서 형성된다.

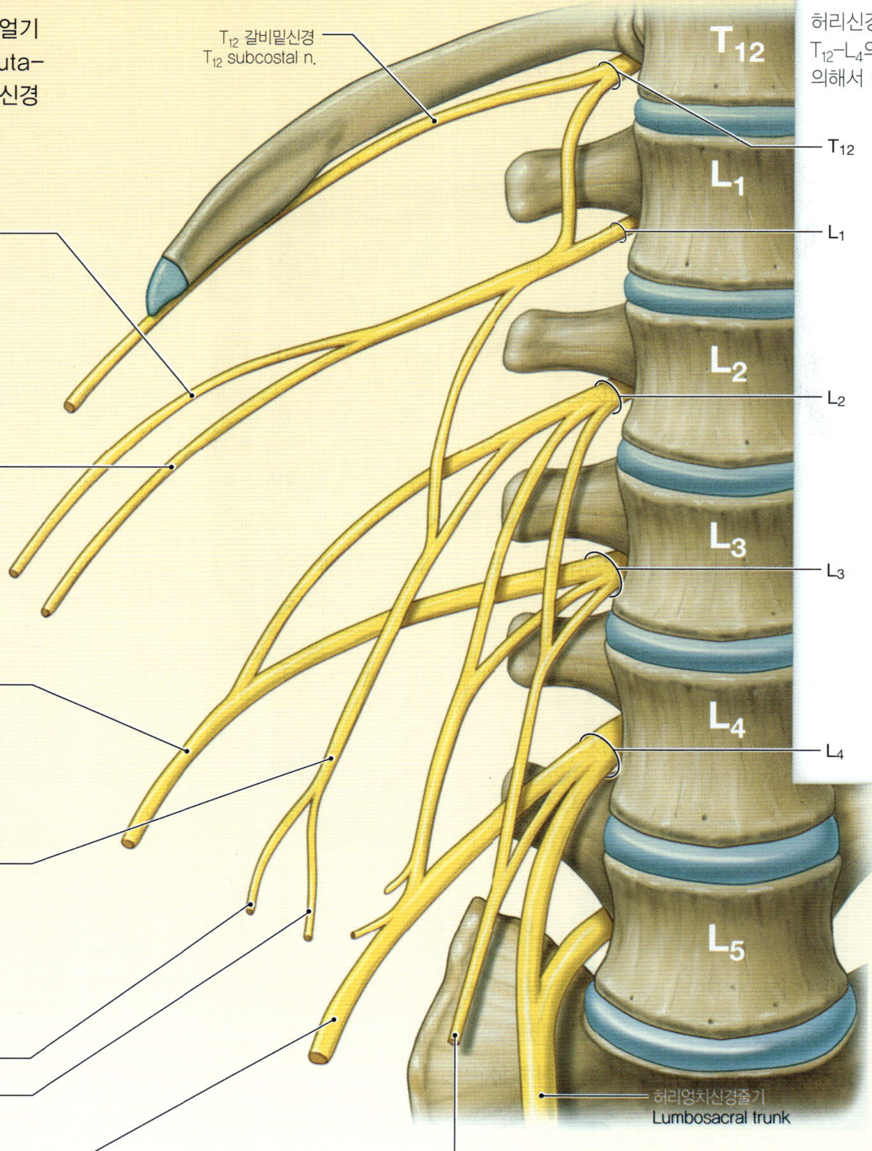

엉덩아랫배신경

엉덩아랫배신경(iliohypogastric n.)은 T_{12}와 L_1의 앞가지에 의해서 형성된다. 배바깥빗근, 배속빗근, 배가로근에 분포한다. 아랫배와 볼기의 피부로부터 감각정보를 받는다.

엉덩고샅신경

엉덩고샅신경(ilioinguinal n.)은 L_1의 앞가지에 의해서 형성된다. 배바깥빗근, 배속빗근, 배가로근에 분포한다. 넙다리의 안쪽과 위쪽 그리고 바깥생식기관으로부터 감각정보를 받는다.

가쪽넙다리피부신경

가쪽넙다리피부신경(lateral femoral cutaneous n.)은 L_2와 L_3의 앞가지에 의해서 형성된다. 넙다리의 앞쪽, 가쪽, 뒤쪽 피부로부터 감각정보를 받는다.

음부넙다리신경

음부넙다리신경(genitofemoral n.)은 L_1와 L_2의 앞가지에 의해서 형성된다. 넙다리의 앞안쪽면 피부와 바깥생식기관으로부터 감각정보를 받는다.

음부넙다리신경가지:

넙다리가지 Femoral branch

음부가지 Genital branch

넙다리신경

넙다리신경(femoral n.)은 L_2–L_4의 앞가지에 의해서 형성된다. 넙다리네갈래근, 넙다리빗근, 두덩근, 엉덩허리근에 분포한다. 넙다리의 앞안쪽면과 종아리와 발의 안쪽면으로부터 감각정보를 받는다.

폐쇄신경

폐쇄신경(obturator n.)은 L_2–L_4의 앞가지에 의해서 형성된다. 두덩정강근, 바깥폐쇄근, 큰모음근, 짧은모음근, 긴모음근에 분포한다. 넙다리의 안쪽면으로부터 감각정보를 받는다.

엉치신경얼기

엉치신경얼기는 L_4–S_4의 앞가지에 의해서 형성된다. L_4 가지의 일부분과 L_5는 허리엉치신경줄기(lumbosacral trunk)를 형성하여 엉치신경얼기에 합류한다. 엉치신경얼기의 주요 가지는 아래에 설명하였다.

엉치신경얼기의 신경뿌리

엉치신경얼기는 L_4–S_4의 앞가지에 의해서 형성된다.

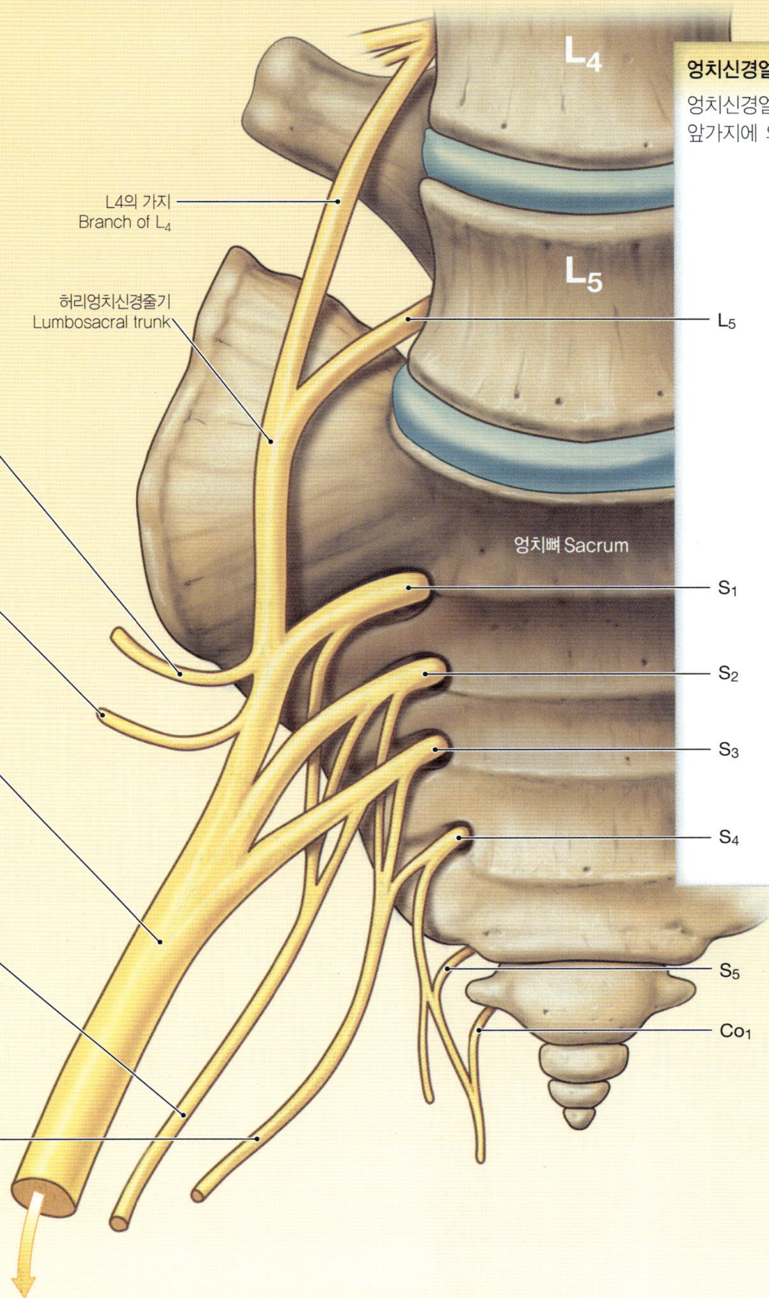

위볼기신경

위볼기신경(superior gluteal n.)은 L_4–S_1의 앞가지에 의해서 형성된다. 작은볼기근, 중간볼기근, 넙다리근막긴장근에 분포한다.

아래볼기신경

아래볼기신경(inferior gluteal n.)은 L_5–S_2의 앞가지에 의해서 형성된다. 큰볼기근에 분포한다.

궁둥신경

궁둥신경은 우리 몸에서 가장 큰 신경이다. L_4–S_3의 앞가지에 의해서 형성되며, 반막근, 반힘줄근, 큰모음근에 분포한다.

뒤넙다리피부신경

뒤넙다리피부신경(posterior femoral cutaneous n.)은 S_1–S_3의 앞가지에 의해서 형성된다. 샅과 넙다리와 종아리의 뒤쪽면에서 감각정보를 받는다.

음부신경

음부신경(pudendal n.)은 S_2–S_4의 앞가지에 의해서 형성된다. 비뇨생식가로막, 바깥항문조임근, 바깥요도조임근을 포함하는 샅의 근육에 분포한다. 외부생식기관과 망울해면체근과 궁둥해면체근으로부터 감각정보를 받는다.

궁둥신경의 가지

궁둥신경(sciatic n.)은 오금 부위에서 정강신경과 종아리신경으로 나뉜다. (그림 14.12 참고)

정강신경(tibial n.): 무릎의 굽힘근과 발목의 발바닥 굽힘근, 발가락굽힘근에 분포한다. 종아리 뒤쪽면과 발바닥 피부로부터 감각정보를 받는다.

종아리신경(fibular n.): 넙다리두갈래근의 짧은갈래, 긴종아리근, 짧은종아리근, 앞정강근, 발가락폄근에 분포한다. 종아리의 앞쪽면과 장딴지신경(sural n.)을 통하여 발바닥의 가쪽면으로부터 감각정보를 받는다.

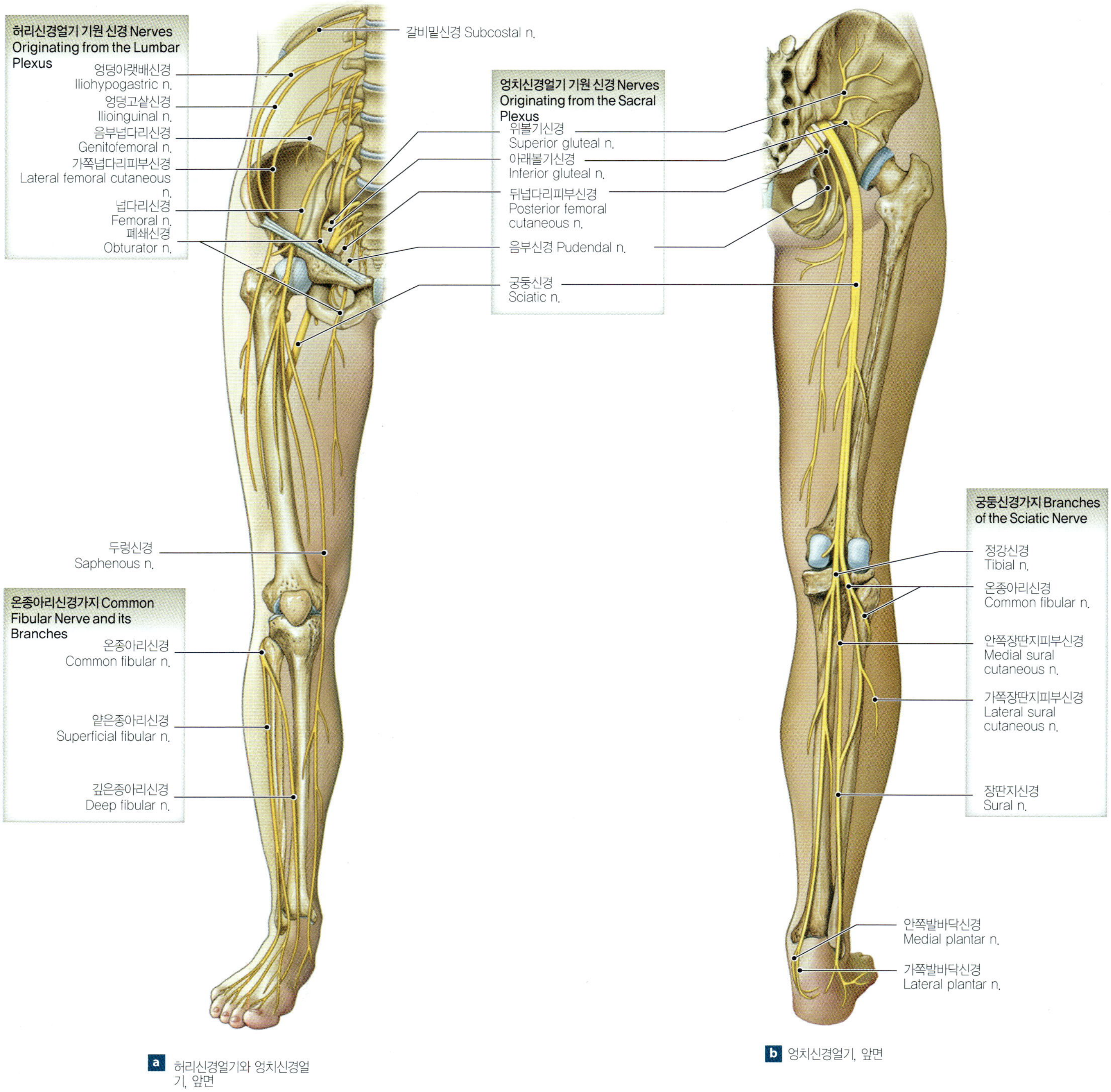

■ 그림 14.12 허리신경얼기와 엉치신경얼기로부터 기원한 말초신경

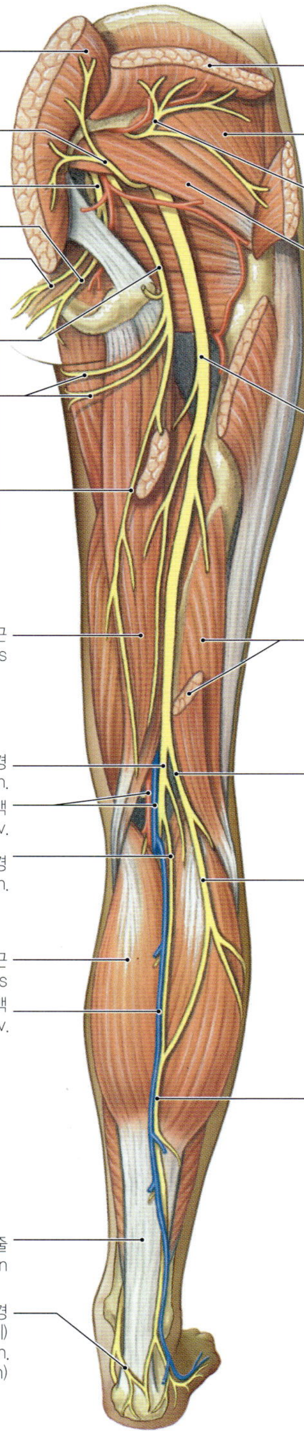

c 오른쪽 뒷면의 볼기와 다리의 말초신경 분포를 나타내는 그림

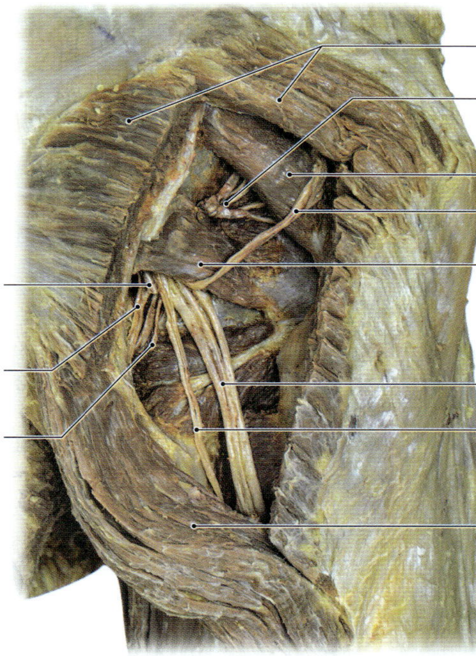

d 오른쪽 볼기 부위 해부

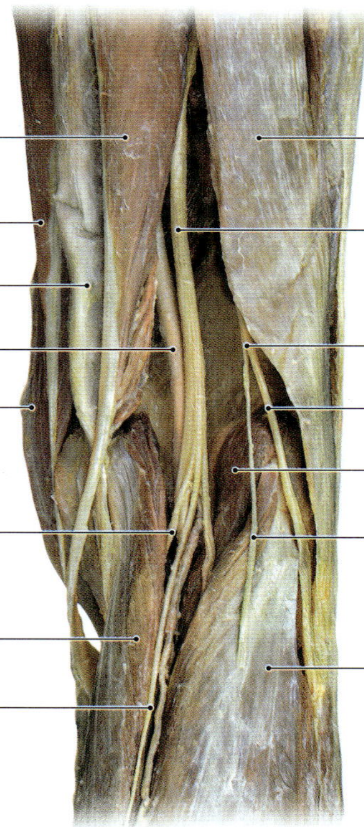

e 오금 부위 해부

■ **그림 14.12(계속)** 허리신경얼기와 엉치신경얼기로부터 기원한 말초신경

14.6 반사

인체 안과 밖의 조건은 아주 빠르게 예상외로 변할 수 있다. **반사(reflex)**는 특정 자극에 대한 즉각적이고 불수의적인 운동반응이다(그림 14.13~14.16). 반사는 기관 또는 기관계통의 기능이 빠르게 적응하게 함으로써 항상성 유지를 돕는다. 반응은 거의 일정하다. 즉, 특정반사의 활성화는 항상 일정한 운동반사를 일으킨다. 하나의 반사에 관련된 신경연결을 **반사활(반사궁, reflex arc)**이라고 한다. 반사활은 수용기에서 시작하여 근육 또는 샘세포와 같은 말단효과기에서 끝난다. 그림 14.13는 다섯 단계의 반사활을 설명하고 있다.

단계 1. 자극의 도착과 수용기의 활성. 감각수용기는 다양한 형태가 있다. 각 수용기는 특정한 범위의 민감도를 가진다. 예를 들어, 동통수용기는 거의 모든 감각에 반응한다. 수용기는 감각신경세포의 가지돌기로서 압력, 온도, 물리적 손상, 또는 비정상적인 화학물질에 노출되었을 때 자극된다. 시각, 청각, 미각과 같은 수용기는 오직 제한된 범위의 자극에만 반응하는 특수화된 세포이다.

단계 2. CNS에 정보 중계. 정보는 오름신경섬유를 따라서 활동전위 형태로 운반된다. 이 경우에 축삭은 뒤뿌리를 지나 척수로 활동전위를 전도한다.

단계 3. 정보처리. 정보처리는 신경전달물질이 감각신경세포의 연접말단에서 방출되어 운동신경세포 또는 사이신경세포의 연접이후막에 도달하였을 때 시작한다. 그림 14.15a의 모식도에서처럼 가장 간단한 반사활에서는 이 처리가 말초효과기를 조절하는 운동신경세포에 의하여 수행된다. 그림 14.15b의 모식도처럼 보다 더 복잡한 반사활에서는 몇 개의 사이신경세포가 감각신경세포와 운동신경세포 사이에 놓이게 되어 직렬과 병렬 처리가 일어난다. 이 정보처리의 목표는 특정 운동신경세포의 활성화를 통하여 적절한 운동반응을 선택하는 것이다.

단계 4. 운동신경세포의 활성. 역치이상으로 자극된 운동신경세포에서 활동전위는 척수신경의 앞뿌리를 통하여 말초까지 전도된다.

단계 5. 말초효과기의 반응. 운동신경세포의 활성은 뼈대근육이나 샘과 같은 말초효과기의 반응으로 나타난다. 일반적으로, 이 반응은 원래의 자극을 제거하거나 대적하는 것이 목적이다. 반사활은 내부 또는 외부환경 속에서 잠재적으로 해로운 변화에 대적하는 중요한 역할을 한다.

반사의 분류

반사는 (1) 그들의 발생에 따라 **선천반사(innate reflex)**와 **획득반사(acquired reflex)**, (2) 정보처리가 일어나는 장소에 따라 **척수반사(spinal reflex)**와 **뇌반사(cranial reflex)**, (3) 운동반응의 성격에 따라 **몸반사(somatic reflex)**와 **내장반사(visceral reflex)** 또는 자율반사(autonomic reflex), (4) 관련된 신경회로의 복잡성을 기준으로 단연접반사(monosynaptic reflex), 뭇연접반사(polysynaptic reflex)로 분류할 수 있다. 그림 14.14에 제시된 이들의 범주는 절대적인 것은 아니며, 하나의 반사를 설명하는 여러

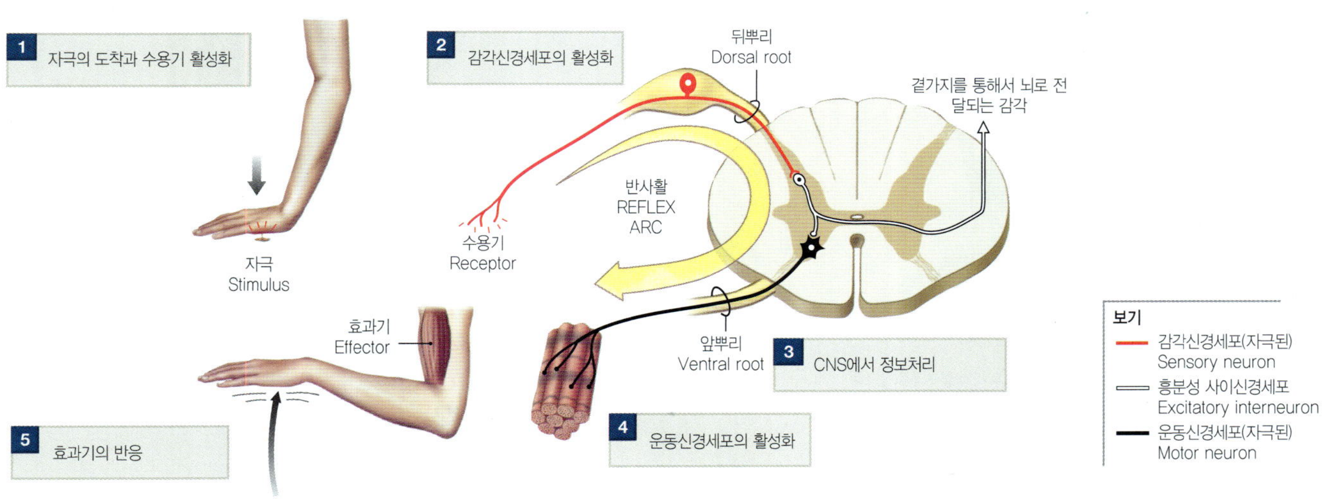

■ **그림 14.13 반사활**
모식도는 신경반사의 5단계를 나타냄

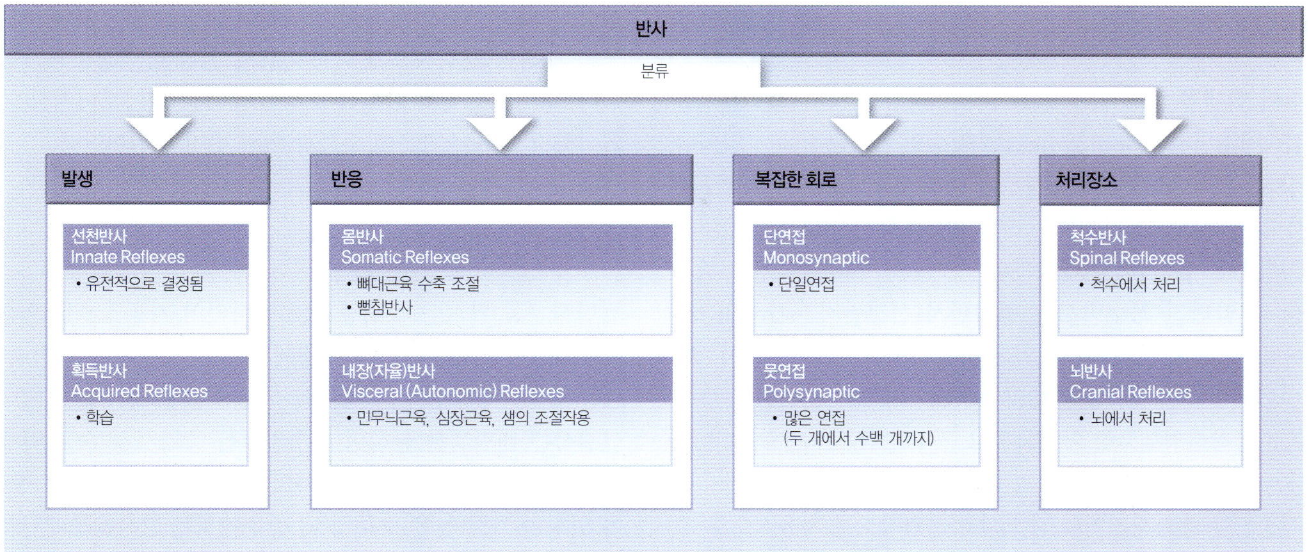

■ **그림 14.14 반사의 분류**
네 가지 방법으로 반사를 분류한다.

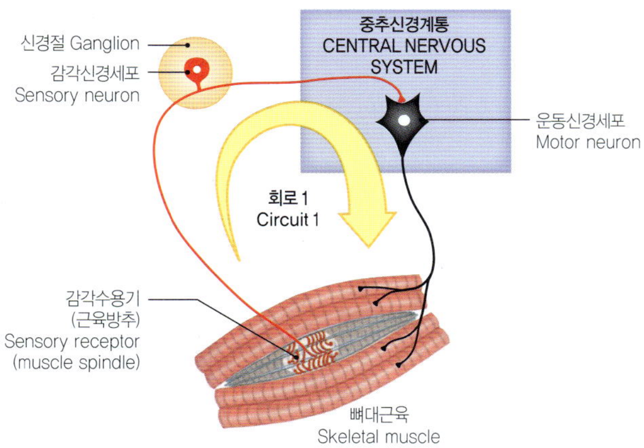

a 단연접반사는 말초감각신경세포와 중추운동신경세포로 구성됨. 이 예에서, 수용기의 자극은 뼈대의 반사적인 수축을 이끌어낼 것이다.

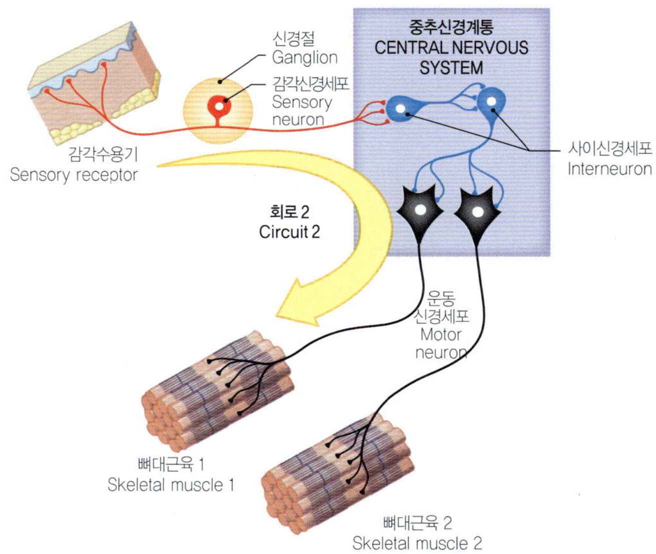

b 뭇연접반사는 감각신경세포, 사이신경세포, 운동신경세포로 구성됨. 이 예에서, 수용기의 자극은 두 개의 서로 다른 뼈대근육의 조정된 수축을 이끌어낸다.

■ **그림 14.15 신경구성과 단순반사**
단연접반사와 뭇연접반사의 비교

가지 길을 보여준 것이다.

가장 단순한 반사활은 감각신경세포가 직접 운동신경세포와 연접하는 것이다. 그러한 반사를 **단연접반사(monosynaptic reflex)**라고 한다(그림 14.15a). 연접을 횡단하는 전파에는 항상 연접지연이 있지만, 오직 하나의 연접이기 때문에 자극과 반사 사이의 지연은 최소화된다.

뭇연접반사(polysynaptic reflex)는 자극과 반사 사이의 지연이 보다 더 길다. 지연의 길이는 관련된 연접의 수에 비례한다(그림 14.15b). 뭇연접반사는 사이신경세포가 여러 다른 근육집단을 조절할 수 있기 때문에 훨씬 더 복잡한 반사를 만들 수 있다. 많은 운동반응은 극단적으로 복잡하다. 예를 들어, 뾰족한 물건을 밟을 경우 발을 끌어당길 뿐만 아니라 몸이 넘어지지 않도록 전신의 근육을 조정해야 한다. 이런 복잡한 반응은 많은 사이신경세포의 상호작용으로 일어난다.

척수반사

척수의 회색질 안에 있는 신경세포는 다양한 반사활에 참여한다. 이들 척수반사(spinal reflex)는 척수의 단일분절에서 일어나는 가장 단순한 단연접반사에서부터 여러 개의 서로 다른 척수분절에서 일어나는 운동을 통합 조정하여 운동반사를 만들어내는 뭇연접반사에 이르기까지 다양하다.

가장 잘 알려진 척수반사는 **뻗침반사(신전반사, stretch reflex)**이다. 이 반사는 뼈대근육의 길이를 자동적으로 조절하는 단순한 단연접반사이다(그림 14.15와 14.16a). 자극은 이완된 근육을 뻗침으로 감각신경세포를 활성화하고 근육의 수축을 일으킨다. 뻗침반사는 근육방추의 뻗침수용기에 의해서 제공된 정보에 반응하여 근긴장도를 증가시키거나 감소시켜 근긴장도를 자율적으로 조정한다(그림 14.16a). 근육방추는 감각신경세포에 의하여 근육섬유의 길이가 감지되는 특수화된 근육섬유이다.

가장 잘 알고 있는 뻗침반사는 **무릎반사(슬개반사,** knee jerk, **patellar reflex)**일 것이다. 이 반사에서 무릎인대를 예리하게 치면 넙다리네갈래근 안에 있는 근육방추가 뻗치게 된다(그림 14.16b). 매우 간단한 자극으로 반사수축이 일어나 발차기 동작이 나온다. 의사들은 척수의 하단 부위의 상태를 확인하기 위하여 이 반사를 검사한다. 정상적인 무릎반사는 L_1–L_4가 손상되지 않았음을 말해준다.

뻗침반사는 일종의 **체위반사(postural reflex)**로 체위반사는 정상적으로 똑바로 선 자세를 유지하게 하는 반사이다. 체위근육들은 일정한 근긴장도와 극단적으로 민감한 뻗침수용기를 갖고 있다. 그 결과, 매우 섬세한 조정이 끊임없이 이루어지고, 우리가 의식하지 못하는 가운데 수축과 이완 주기가 일어난다.

반사의 상위중추와 통합

반사운동 활성은 상위중추의 지시없이 자동적으로 일어난다. 그렇지만 상위중추는 반사수행에 강력한 영향력을 가질 수 있다. 예를 들어, 뇌의 중추는 척수의 운동신경세포나 사이신경세포와 연접하는 내림로를 통하여 척수반사를 증가시킬 수도 억제할 수도 있다. 가장 낮은 수준의 반사인 단연접반사는 빠르고 정형화되어 있지만 가장 높은 수준의 뇌 중추에서는 반사운동패턴을 조절하고 만들 수도 있다.

	✓ 14.6 개념확인
1	☐ 반사활의 다섯 단계를 순서대로 나열하라.
2	☐ 단연접반사와 뭇연접반사를 비교하라.

요약

척수와 척수신경의 발생에 관한 요약은 28장(발생학과 인간발생)을 참고한다.

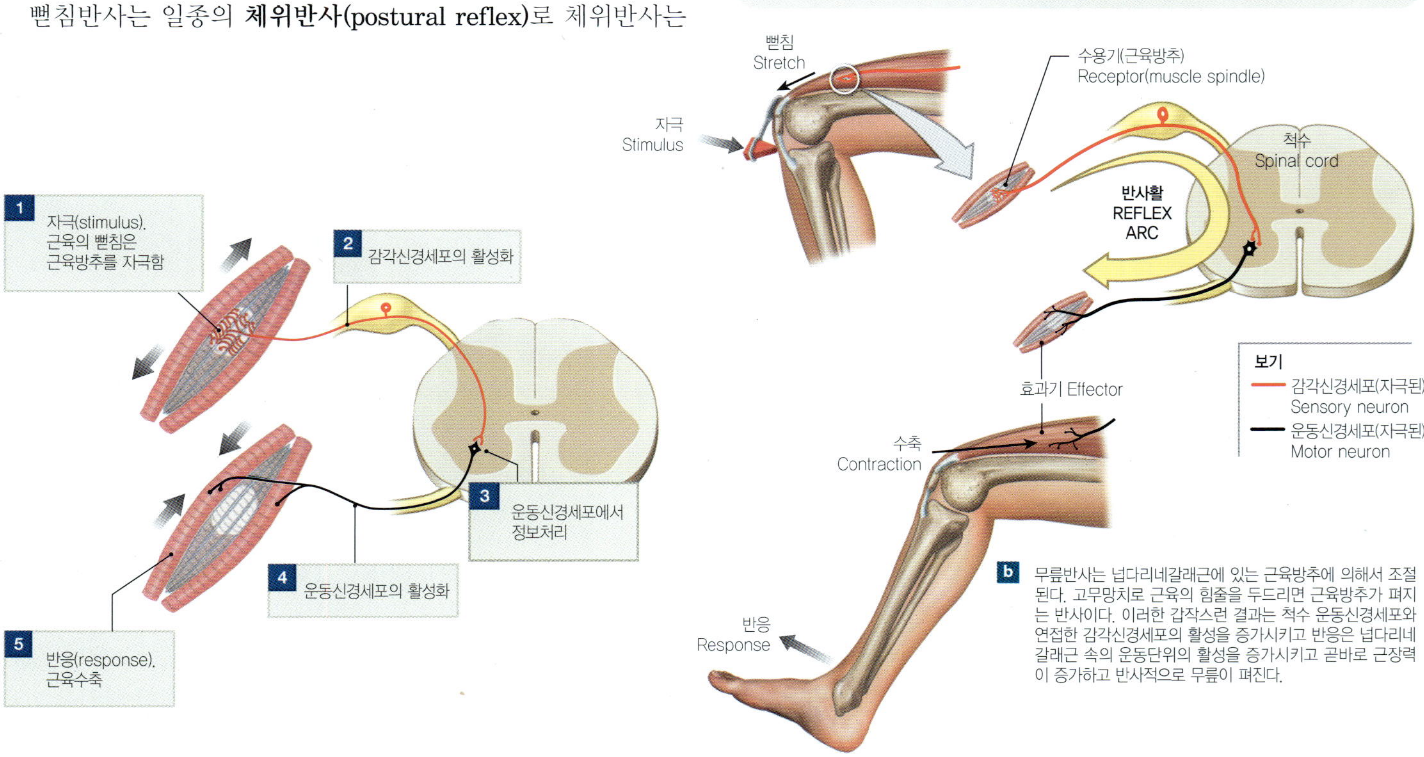

b 무릎반사는 넙다리네갈래근에 있는 근육방추에 의해서 조절된다. 고무망치로 근육의 힘줄을 두드리면 근육방추가 펴지는 반사이다. 이러한 갑작스런 결과는 척수 운동신경세포와 연접한 감각신경세포의 활성을 증가시키고 반응은 넙다리네갈래근 속의 운동단위의 활성을 증가시키고 곧바로 근장력이 증가하고 반사적으로 무릎이 펴진다.

a 통상적인 뻗침반사

그림 14.16 뻗침반사

임상용어

경막바깥마취(epidural block) 목표로 한 척수신경 뿌리와 가까운 경막바깥공간에 마취약을 주사하여 국소마취를 함

무릎반사(patellar reflex) 무릎반사는 관련된 척수 분절에 관한 정보를 얻기 위하여 가끔 사용됨

사지마비(quadriplegia) 팔과 다리를 조절하는 운동과 감각의 상실

양쪽하지마비(paraplegia) 다리의 운동조절능력의 상실

요추천자(lumbar puncture) 인접한 두 허리뼈 사이에서 시행하는 척수천자

척수쇼크(spinal shock) 척수의 심한 손상으로 인한 일련의 감각과 운동신경마비

척수천자(spinal tap) 척추 사이에 주사기를 삽입하여 거미막밑공간에서 뇌척수액을 추출하는 과정

핵심정리

개요

- 중추신경계통은 척수와 뇌로 구성되어 있다. 척수와 뇌는 서로 연결되어 있을지라도 일부 기능은 독립적이다. 척수는 자체적으로 정보를 통합하고 처리할 뿐만 아니라 뇌와 정보를 주고받는다.

14.1 척수의 맨눈해부학

- 성인의 척수에는 얕은 뒤정중고랑와 넓은 앞정중틈새가 있다. 척수는 국소적으로 팽대(목과 허리)된 곳이 있는데, 이곳은 회색질이 다른 척수 부위에 비하여 증가되어 있으며 팔과 다리를 지배한다(그림 14.1~14.3).
- 성인의 척수는 큰구멍에서 L_1까지 뻗어 있다. 척수의 끝 모양은 원추형이며, 척수원뿔이라고 한다. 종말끈은 이 원뿔에서 시작하여 척수관을 지나 둘째엉치뼈까지 뻗어 있으며, 결국 꼬리뼈인대의 일부분이 된다(그림 14.1~14.3).
- 척수는 31분절이며, 각각의 분절은 감각신경세포의 세포체가 있는 한 쌍의 척수신경절과 한 쌍의 뒤뿌리 및 앞뿌리와 연결되어 있다. 첫째목신경과 첫째꼬리뼈신경은 앞뿌리는 있으나 뒤뿌리는 없다(그림 14.1~14.3).
- 감각신경섬유와 운동신경섬유가 합쳐져서 하나의 척수신경이 된다. 척추사이구멍을 빠져나온 척수신경은 감각신경섬유와 운동신경섬유를 모두 갖고 있기 때문에 혼합신경이다(그림 14.1~14.3).
- 말총이란 척주관 속에서 앞뿌리와 뒤뿌리 그리고 종말끈이 아래쪽으로 뻗어 있는 것이다(그림 14.1).

14.2 척수막

- 척수막은 특수하게 분화된 막으로써 척수의 신경조직에 대한 물리적인 안정성과 충격흡수를 한다. 뇌막은 뇌를 싸고 있는 막으로 세 겹이다(16장). 경막, 거미막, 연막이다(그림 14.2).

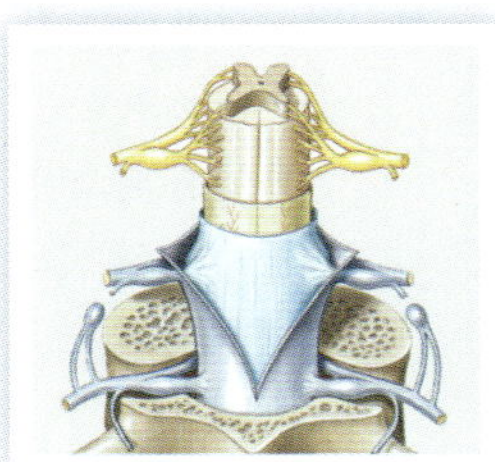

경막

- 척수 경막은 튼튼하고 섬유성인 가장 바깥층으로 척수를 싸고 있다. 꼬리에서 경막은 종말끈과 함께 꼬리인대를 형성한다. 경막바깥공간은 척주관의 안쪽 벽과 경막 사이를 말한다(그림 14.1b,c/14.2).

거미막

- 경막의 안쪽면 아래쪽 공간을 경막밑공간이라 한다. 경막밑공간은 뇌척수막의 중간층인 거미막과 경막 사이의 공간이다. 거미막의 안쪽은 거미막밑공간으로 아교섬유와 탄력섬유의 망으로 구성된 거미막잔기둥을 갖고 있다. 거미막밑공간에는 뇌척수액이 있어, 충격흡수와 용해된 기체, 영양물질, 화학전달물질, 노폐물 등의 확산매체로 작용한다(그림 14.2).

연막

- 연막은 맨 안쪽 뇌척수막이다. 연막은 아래쪽의 뇌 조직에 단단히 붙어 있다. 치아인대란 척수의 표면으로부터 가쪽으로 뻗어 있는 지지섬유로 척수의 연막과 거미막을 경막에 부착하여 척수가 옆으로 또는 아래쪽으로 움직이는 것을 막아준다(그림 14.2).

14.3 척수의 단면 해부학

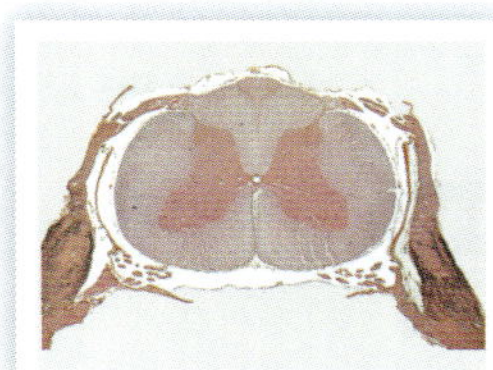

- 중앙의 회색질은 중심관을 둘러싸며 신경세포의 세포체와 신경아교세포로 구성되어 있다. 회색질의 돌기는 척수의 바깥면을 향하고 있는데 뿔이라고 한다. 회색질을 둘러싸는 백색질은 말이집과 민말이집축삭으로 신경로(tract)와 신경기둥(column)을 이룬다(그림 14.4).

회색질의 구성

- 척수 회색질 속의 신경세포 세포체는 집단을 이루고 있어 신경핵이라고 한다. 뒤뿔에는 몸과 내장감각핵이 있으며, 앞뿔에 있

는 신경핵은 몸운동을 조절한다. 가쪽뿔에는 내장운동핵이 있다. 회색질맞교차는 중심관의 앞과 뒤쪽에 있다. 그곳에는 척수의 반대쪽으로 교차하는 사이신경세포의 축삭이 있다(그림 14.4).

백색질의 구성

- 백색질은 여섯 개 기둥으로 나눌 수 있으며, 각 주는 신경로를 갖고 있다. 오름로는 척수에서 뇌로 정보를 전달하며, 내림로는 뇌에서 척수로 정보를 전달한다(그림 14.4).

14.4 척수신경

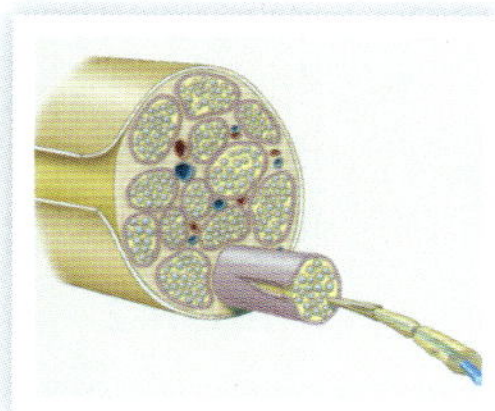

- 척수신경은 31쌍이다. 인접한 척추(목, 가슴, 허리, 엉치)와 관련하여 구분한다(그림 14.1/14.3).
- 척수신경은 일련의 결합조직 층에 의해서 싸여 있다. 가장 바깥층은 신경바깥막으로 아교섬유의 치밀한 얼기이다. 중간층인 신경다발막은 신경을 일련의 다발로 구획하며 신경-혈액 장벽을 형성하며, 가장 속층인 신경속막은 섬세한 결합조직섬유로 구성되어 있으며 각각의 축삭을 둘러싼다(그림 14.5).

척수신경의 말초 분포

- 가슴과 위쪽 허리부분에서 각 척수신경의 첫째가지는 백색교통가지이며, 자율신경절로 가는 말이집축삭을 갖는다. 민말이집신경섬유의 두 집단이 이 신경절로부터 나온다. 회색교통가지는 분비샘과 몸통벽의 민무늬근육을 지배하는 축삭을 운반하거나 척수신경으로 되돌아가는 것이며, 자율신경섬유는 내부기관으로 가는 신경섬유를 운반한다. 전체적으로 백색교통가지와 회색교통가지를 교통가지라고 한다(그림 14.2/14.6).
- 각 척수신경은 등쪽의 근육과 피부에 운동과 감각신경섬유를 제공하는 뒤가지와 배바깥쪽의 피부, 몸통, 팔다리를 지배하는 앞가지가 합쳐진 것이다. 척수신경의 각 쌍은 피부분절이라고 하는 체표면의 영역들을 감시한다(그림 14.2/14.6/14.7).

14.5 신경얼기

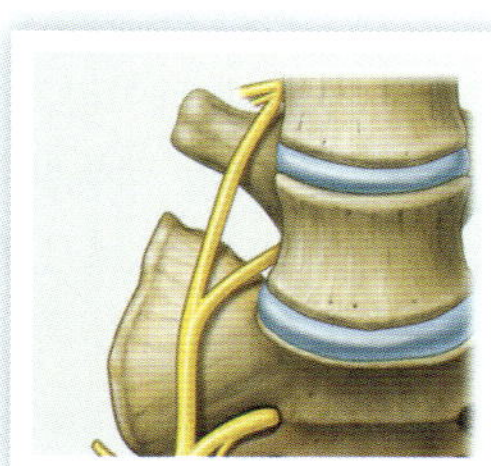

- 신경섬유가 복잡하게 서로 교차하여 망을 이루는 것을 신경얼기라 한다. 네 가지 주요 신경얼기는 목신경얼기, 위팔신경얼기, 허리신경얼기, 그리고 엉치신경얼기이다(Spotlight 그림 14.9/14.11과 그림 14.3/14.8/14.10/14.12와 표 14.1).
- 목신경얼기는 척수신경 C_1–C_4와 일부 C_5의 앞가지로 구성된다. 목의 근육에 분포하고, 일부가지는 가슴우리로 뻗어 가로막까지 뻗어 있다. 가로막신경은 이 신경얼기의 주요 신경이다(Spotlight 그림 14.9와 그림 14.8).
- 팔신경얼기는 C_5–T_1의 앞가지로 구성되며, 팔이음뼈와 위팔근육을 지배한다. 이 신경얼기에서 신경은 줄기 또는 다발에서 기원된 것이다. 위줄기 중간줄기, 그리고 아래줄기로부터 가쪽다발, 안쪽다발, 뒤쪽다발을 형성한다(Spotlight 그림 14.9와 그림 14.8/14.10과 표 14.1).
- 종합적으로 허리신경얼기와 엉치신경얼기는 뒤배벽에서 기원하며 배쪽가지는 다리이음뼈와 다리에 공급된다. 허리신경얼기는 T_{12}–L_4의 척수분절로 구성되며, 엉치신경얼기는 척수분절 L_4–S_4 신경섬유로 구성된다(Spotlight 그림 14.11과 그림 14.12).

14.6 반사

- 신경반사는 자극에 대하여 빠르고 자율적이며 불수의적인 운동반응이다. 반사는 기관이나 기관계의 기능에 빠르게 적응함으로써 항상성 유지에 도움을 준다(그림 14.13~4.16).
- 반사활이란 단순반사의 신경연결이다(그림 14.13).
- 인체 또는 외부환경의 조건을 감시하는 분화된 세포가 수용기이다. 각 수용기는 감수성에 대한 정해진 범주가 있다.
- 신경반사는 다섯 단계로 구성된다. (1) 자극의 도착과 수용기의 활성화, (2) 정보를 CNS로 중계, (3) 정보처리, (4) 운동신경세포의 활성화, (5) 말초효과기에 의한 반사이다(그림 14.13).

반사의 분류

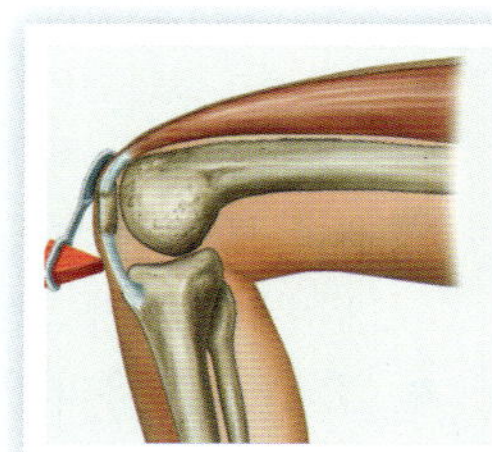

- 반사는 (1) 발생(선천반사, 후천적반사), (2) 정보의 처리(척수반사, 뇌반사), (3) 운동반응(몸반사, 내장반사), 그리고 (4) 신경회로(단연접반사, 뭇연접반사)로 분류한다(그림 14.14).
- 선천반사는 유전적으로 결정된 것이다. 후천적반사는 자극에 대하여 반복적으로 노출됨으로써 학습된 것이다(그림 14.14).
- 뇌에서 처리되는 반사는 뇌반사이다. 척수반사에서는 중요한 상호연결과 정보의 처리가 척수 안에서 일어난다(그림 14.14).
- 몸반사는 뼈대근육의 수축을 조절하고, 내장반사는 민무늬근육, 심장근육, 분비샘의 활성을 조절한다(그림 14.14).
- 단연접반사는 가장 간단한 반사활이다. 감각신경세포가 처리중추로 작용하는 운동신경세포와 직접 연접하는 것이다. 뭇연접반사는 최소한 하나의 사이신경세포가 감각신경과 운동신경 사이에 있다. 그래서 그들은 자극과 반사 사이에 지연되는 시간이 보다 길다(그림 14.14/14.15).

척수반사

- 척수반사는 단순한 단연접반사(오직 하나의 척수분절만 포함되는)에서부터 보다 복잡한 뭇연접반사(척수의 여러 분절이 상호작용하여 조정된 운동반응을 만들어내는)까지 있다(그림 14.13~14.16).
- 뻗침반사는 자율적으로 뼈대근육의 길이와 장력을 조절하는 단연접반사이다. 감각수용기는 근육방추의 뻗침수용기이다.
- 무릎반사는 무릎인대를 고무망치로 치면 넙다리네갈래근 속의 근육방추를 신전하는 폄반사의 좋은 예를 보여준다(그림 14.16a).
- 체위반사로 정상적으로 똑바로 선 자세를 유지하는 뻗침반사이다(그림 14.16b).

고위중추와 반사의 통합

- 뇌 속의 고위중추는 척수에 근거를 둔 반사운동을 상승 또는 억제할 수 있다.

단원 연습문제

For answers, see the blue Answers tab at the back of the book.

단계 1. 정의와 용어

가장 근접한 항목에 대하여 짝을 지으시오.

1. 앞뿌리 ☐
2. 경막바깥공간 ☐
3. 백색질 ☐
4. 다발 ☐
5. 피부분절 ☐
6. 가로막신경 ☐
7. 팔신경얼기 ☐
8. 페쇄신경 ☐
9. 반사활 ☐
10. 음부신경 ☐

a. 신경로와 신경기둥
b. 몸통표면의 특정 부위
c. 목신경얼기
d. 운동신경세포의 축삭
e. 엉치신경얼기
f. 허리신경얼기
g. 축삭 한 다발
h. 불수의적인 운동반사
i. 성긴결합조직, 지방조직
j. 팔이음뼈/위팔

11. 아래 척수의 가로단면 그림에 이름을 표기하시오
 • 앞뿌리 • 척수신경절
 • 앞정중틈새 • 백색질
 • 뒤정중고랑

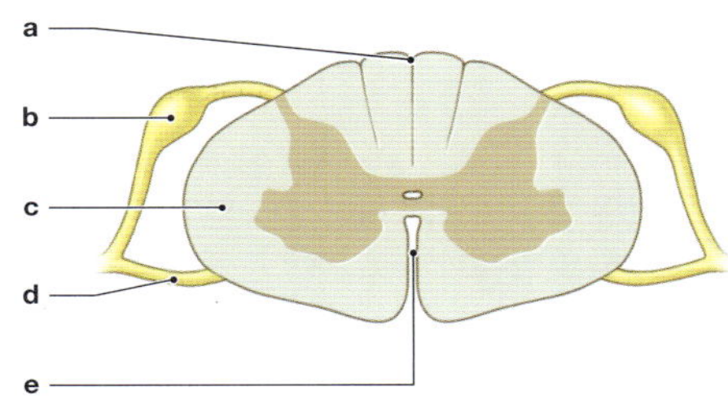

(a) ____________ (b) ____________
(c) ____________ (d) ____________
(e) ____________

12. 인체의 가쪽과 배쪽의 피부에 분포하는 감각 및 운동신경지배를 제공하는 것은?
(a) 백색교통가지
(b) 회색교통가지
(c) 뒤가지
(d) 앞가지

13. 팔신경얼기는?
(a) 팔이음 부위와 위팔을 지배함
(b) 척수신경 C_5-T_1의 앞가지가 형성함
(c) 근육피부신경, 노신경, 정중신경, 자신경의 근원임
(d) 위의 모두 다

14. 말초신경을 싸고 있는 결합조직의 중간층은?
(a) 신경바깥막 (b) 신경다발막
(c) 신경속막 (d) 근육섬유막

15. 팔이음뼈와 위팔에 신경을 보내는 척수의 팽대된 부위는?
(a) 척수원뿔
(b) 종말끈
(c) 허리엉치팽대
(d) 목팽대

16. 척수신경을 혼합신경이라고 부르는 이유는?
(a) 감각신경섬유와 운동신경섬유를 갖기 때문
(b) 척추사이구멍을 통하여 나오기 때문
(c) 한 쌍의 척수신경절과 관계 때문
(d) 뒤뿌리 및 앞뿌리와 관계 때문

17. 척수의 회색질은 주로 무엇으로 구성되어 있는가?
(a) 오직 말이집신경
(b) 신경의 세포체와 신경아교세포
(c) 오직 민말이집신경
(d) 슈반세포와 위성세포

18. ____________은 꼬리뼈인대의 일부분으로 세로 지지를 하는 섬유성 조직의 가닥이다.
(a) 척수원뿔 (b) 종말끈
(c) 말총 (d) 뒤뿌리

19. 회색질 안에서 척수의 한 쪽에서 반대쪽으로 교차하는 축삭이 발견되는 곳은?
    (a) 앞뿔
    (b) 백색질맞교차
    (c) 회색질맞교차
    (d) 가쪽뿔

20. 감각신경세포의 세포체를 갖고 있는 쌍을 이룬 구조물로 척수의 각 분절과 관련성이 있는 것은?
    (a) 뒤가지 (b) 앞가지
    (c) 척수신경절 (d) 앞뿌리신경절

21. 척수의 앞면에 있는 깊은 주름은?
    (a) 뒤정중고랑
    (b) 뒤정중틈새
    (c) 앞정중고랑
    (d) 앞정중틈새

단계 2. 개념 정리

1. 팔의 어깨세모근 부위에 근육주사를 맞은 사람은 무슨 신경이 통증을 전달할 것 같은가?
   (a) 자신경
   (b) 노신경
   (c) 갈비사이위팔신경
   (d) 팔의 위가쪽위팔피부신경

2. 만일 어떤 사람이 허리뼈 L_3와 L_4 척수분절에 손상을 입어 고통을 받는다면 다음 중 어떤 것을 하지 못할까?
   (a) 발레할 때 무릎이 약간 굽어짐
   (b) 책상다리
   (c) 승마
   (d) 모두 다

3. 손바닥 부위가 따끔거리고 무감각해지는 원인은?
   (a) 손목굴에서 정중신경의 압박
   (b) 자신경의 압박
   (c) 노동맥의 압박
   (d) 얕은동맥 고리를 형성하는 구조들의 과민증

4. 척수를 보호하고 있는 척수막의 역할은?

5. 반사가 수의적인 근육운동과 어떻게 다른가?

6. 만일 척수의 뒤뿌리가 손상되었다면 무슨 영향을 받을까?

7. 단연접반사의 반응시간이 뭇연접반사의 반응시간보다 빠른 이유는?

8. 목뼈는 7개인데 목신경은 8개인 이유는?

9. 무엇이 척수가 옆으로 움직이는 것을 막아주는가?

10. 척수천자를 셋째허리뼈와 넷째허리뼈 사이에서 해야 하는 중요한 이유는?

단계 3. 종합적 사고

1. 배안을 개방할 때는 배곧은근집을 절개한다. 이 근육은 항상 가쪽으로 오므라들고 안쪽으로는 오므라들지 않는다. 그 이유는?

2. 한 여성이 교통사고를 당하여 척수가 손상되었다. 그녀는 오른손 감각을 잃었고 의사가 그녀에게 말하기를 부종이 그녀의 척수를 압박하기 때문이라고 하였다. 척수의 어느 부분이 압박되었을까?

3. 한 남성이 비행기의 계단에서 떨어졌다. 떨어질 때 척수가 과신전되어 척수에 손상을 입었다. 그 결과 척수앞뿔세포의 압박과 함께 척수의 부종이 있다면, 이 손상의 결과 어떤 증상이 관찰될 것으로 보는가?

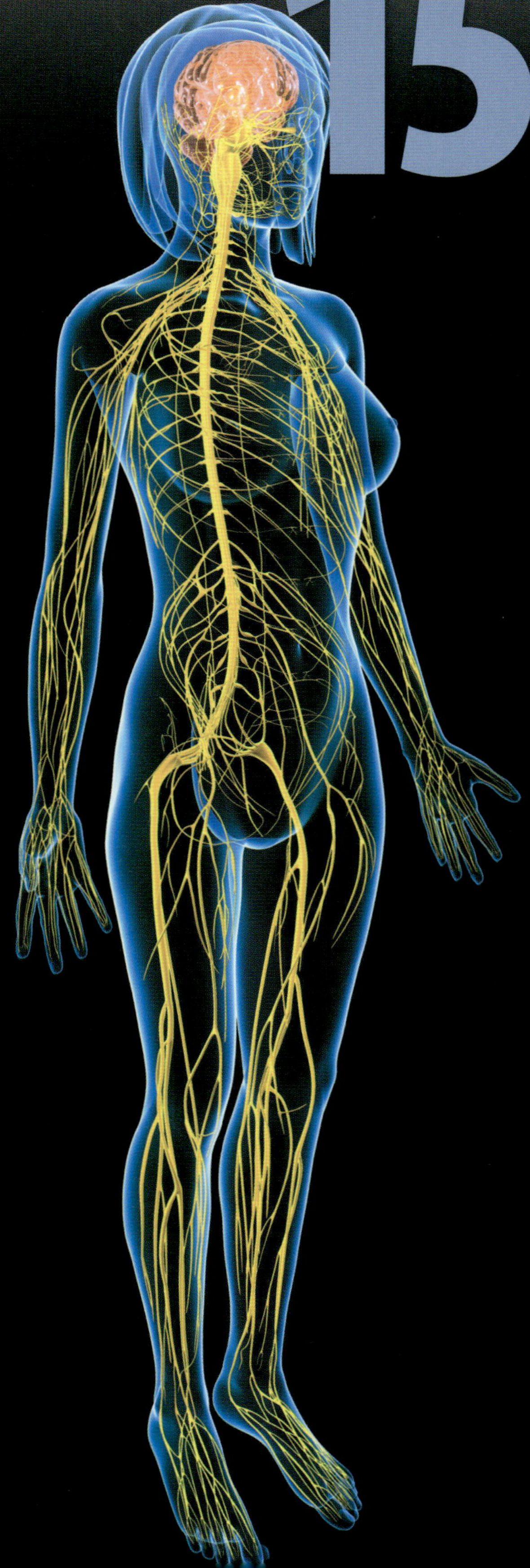

15 신경계통 The Nervous System

척수의 감각로와 운동로 Sensory and Motor Tracts of the Spinal Cord

학습목표

15.1 중추신경계통 내에서 척수로가 시작하고 끝나는 곳에 따라 척수로의 해부학적 이름을 설명한다.

15.2 척수의 감각로를 열거하고 비교한다.

15.3 척수의 운동로를 열거하고 비교한다.

15.4 몸운동명령을 결정하기 위하여 상호작용하는 뇌의 중추를 확인한다.

우리는 교외에서 도시로 여행을 계획할 때 도시 안에서 가고 싶은 곳에 따라 경로를 계획한다. 하루 중 시간, 교통혼잡, 도로 구조 등에 따라 우리가 선택할 길은 달라지게 될 것이다. 필요할 경우, 우리는 도로 지도를 이용하여 사전에 경로를 계획한다. 중추신경계통으로 들어가거나 나오는 정보의 경로도 지도화할 수 있지만, 그 경로는 어떤 지도보다 더 복잡하다. 어떤 주어진 시간에 중추신경계통 안에서 수백만 개의 감각신경은 정보를 다른 부위로 전달하며, 수백만 개의 운동신경은 말초효과기의 활성을 조절하거나 조정한다. 들 감각정보와 날 운동정보는 그 정보가 오는 곳, 정보가 가는 곳, 그리고 정보의 우선순위에 따라 여러 가지 다른 경로로 전도된다.

15.1 척수로의 구성과 양식

중추신경계통과 말초신경계통 및 말초장기 사이의 정보전달은 경로(tracts)에 의하여 이루어진다. 감각정보와 운동정보는 경로를 통하여 말초와 뇌의 고위중추 사이에서 전달된다. 각각의 오름(감각)로 또는 내림(운동)로는 신경세포와 신경핵의 사슬(chain)처럼 구성되어 있다. 정보처리는 경로를 따라 가면서 하나의 신경세포로부터 다른 신경세포로 신호를 전달하는 신경연접이 형성된 곳에서 이루어진다. 신경연접의 수는 경로마다 다르다. 예를 들어, 대뇌겉질에 연결된 감각로는 세 개의 신경세포로 구성되어 있으며, 소뇌에 연결된 감각로는 두 개의 신경세포로 구성되어 있다. 척수의 주된 감각로(sensory tract)와 운동로(motor tract)에 주안점을 두고 설명할 것이다. 일반적으로 이러한 경로들은 (1) 척수를 따라 양방향 및 대칭으로 쌍을 이루고 있으며, (2) 경로 내의 축삭들은 지배하는 신체 부위에 따라 집단을 이루고 있다. 뇌와 척수는 모두 경로의 구성에 관여한다. 대부분 경로의 명칭은 경로의 시작 부위와 끝 부위를 나타낸다. 예를 들어, 경로의 명칭이 spino-로 시작하면 척수에서 시작하여 뇌에서 끝난다는 것이며, 이 경로는 감각정보를 전달하는 것이다. 경로 명칭의 뒷부분은 주로 그 경로가 끝나는 뇌의 부위나 주된 신경핵의 명칭이다. 예를 들어, 척수소뇌로(spinocerebellar tract)는 척수에서 시작하여 소뇌에서 끝나는 경로라는 것이다. 경로의 명칭이 -spinal로 되어 있으면 뇌에서 시작하여 척수에서 끝난다는 것이고, 이 경로는 운동명령을 전달한다. 또한 안뜰척수로(vestibulospinal tract)는 안뜰핵(vestibular nucleus)에서 시작하여 척수에서 끝나는 경로이다. 척수의 감각로와 운동로의 해부학적인 구성과 양식은 그림 15.1과 Spotlight 그림 15.2에 묘사하고 설명하였다.

V 15.1 개념확인

1 ☐ 척수 내에서 오름감각로와 내림운동로의 일반적인 구성과 해부학적인 양식을 비교하라.

15.2 감각로

감각수용기는 신체 내부와 외부 환경의 상태를 감지한다. 감각수용기가 자극되면 그 자극은 중추신경계통에 전달된다. 감각수용기가 감지하는 정보를 **감각(sensation)**이라고 하며, 이는 들신경섬유(구심성 신경섬유, afferent nerve fiber)를 따라 활동전위의 형태로 전달된다. 특정 자극에 대한 반응은 그 감각이 어디에서 처리되는가, 또는 운동 반응이 어디에서 시작되는가에 따라 복잡한 양상을 나타낸다. 16장에서는 감각정보를 받거나 운동 임펄스를 내보내어 척수를 통하여 효과기에 전달하는 뇌와 뇌 속의 다양한 중추를 설명한다. 17장에서는 내장 감각정보의 분포를 설명하고 내장감각에 대한 반사적 반응을 논의하며, 18장에서는 감각정보의 기원과 후각 또는 시각과 같은 특수 감각정보가 뇌 속의 의식적, 잠재의식적 처리중추로 가는 경로를 검토할 것이다.

이제 몸감각(체성감각, somatic sensory) 정보를 대뇌 또는 소뇌의 감각겉질에 전달하는 세 종류의 감각로를 설명할 것이다. 표 15.1에서 세 가지 주요 몸감각로(somatosensory tract), 즉 (1) 뒤기둥경로, (2) 척수시상로 및 (3) 척수소뇌로를 알아보고 요약한다. 그림 15.1, 15.3 그리고 Spotlight 그림 15.2에서는 이들 경로의 척수 내에서 상대적인 위치를 보여준다. 명확하게 보여주기 위해서 신체의 한쪽에서 시작되어 대뇌 겉질에 중계되는 감각경로만을 그렸지만, 이들 경로는 척수 양쪽 모두에 존재한다는 것을 기억해야 한다.

뒤기둥로

뒤기둥로(posterior column pathway)는 안쪽섬유띠로(내측모대경로, medial lemniscal pathway)라고도 하며(그림 15.1, 15.3a와 Spotlight 그림 15.2), 피부나 근골격계통으로부터 기원된 고유(자세)감각, 미세한 촉각, 압각 또는 진동감각 등 매우 국지적인(localized) 감각을 전달하는 경로이다. 또한 이 경로는 자극의 형태, 자극의 정확한 위치, 자극이 언제 시작하고 끝났는지에 관한 정보를 전달한다. 즉 이 경로는 자극이 "무엇"이고, "어디"에 있었으며, "언제" 있었는지에 대한 정보를 제공하는 것이다.

표 15.1 주요 오름(감각)경로와 각 경로가 전달하는 감각정보

		신경세포의 위치				
경로/신경로	**감각**	**1단계**	**2단계**	**3단계**	**최종목적지**	**교차위치**
뒤기둥 POSTERIOR COLUMNS						
널판다발 Fasciculus gracilis	T_6아래의 고유감각, 미세한촉각, 압각 및 진동감각	하체의 척수신경절 축삭이 척수뒤뿌리를 통해 들어온 다음 널판다발을 따라 올라감	숨뇌의 널판핵 축삭이 안쪽섬유띠에 들어가기 전에 교차함	시상의 배뒤가쪽핵	자극과 반대쪽의 일차감각겉질	2단계 신경세포의 축삭, 안쪽섬유띠에 통합되기 전
쐐기다발 Fasciculus cuneatus	T_6이상의 고유감각, 미세한 촉각, 압각 및 진동감각	상체의 척수신경절 축삭이 척수뒤뿌리를 통해 들어온 다음 쐐기다발을 따라 올라감	숨뇌의 쐐기핵 축삭이 안쪽섬유띠에 들어가기 전에 교차함	위와 같음	위와 같음	위와 같음
척수시상로 SPINOTHALAMIC TRACTS						
가쪽척수시상로 Lateral spinothala-mic tracts	통각과 온도감각	척수신경절 축삭이 척수뒤뿌리로 들어와 뒤뿔로 들어감	척수뒤뿔내 축삭이 반대쪽 가쪽척수시상로에 들어감	시상의 배뒤가쪽핵	자극과 반대쪽의 일차감각겉질	척수로 들어온 부위의 2단계 신경세포의 축삭
앞척수시상로 Anterior spinothal-amic tracts	변환되지 않은 촉각과 압각	위와 같음	척수뒤뿔 내 축삭이 반대쪽의 앞척수시상로에 들어감	위와 같음	위와 같음	위와 같음
척수소뇌로 SPINOCEREBELLAR TRACTS						
뒤척수소뇌로 Posterior spin-ocerebellar tracts	고유감각	척수신경절 축삭이 척수 뒤뿌리를 통해 들어옴	척수뒤뿔내 축삭이 같은쪽의 뒤척수소뇌로에 들어감	없음	자극과 같은쪽의 소뇌겉질	없음
앞척수소뇌로 Anterior spinocere-bellar tracts	고유감각	위와 같음	동일척수분절내 축삭이 같은쪽 또는 반대쪽 앞척수소뇌로에 들어감	없음	주로 자극과 같은쪽의 소뇌겉질	거의 대부분의 2단계 신경세포 축삭들이 신경로에 들어오기 전에 교차하고, 소뇌에서 한 번 더 교차함

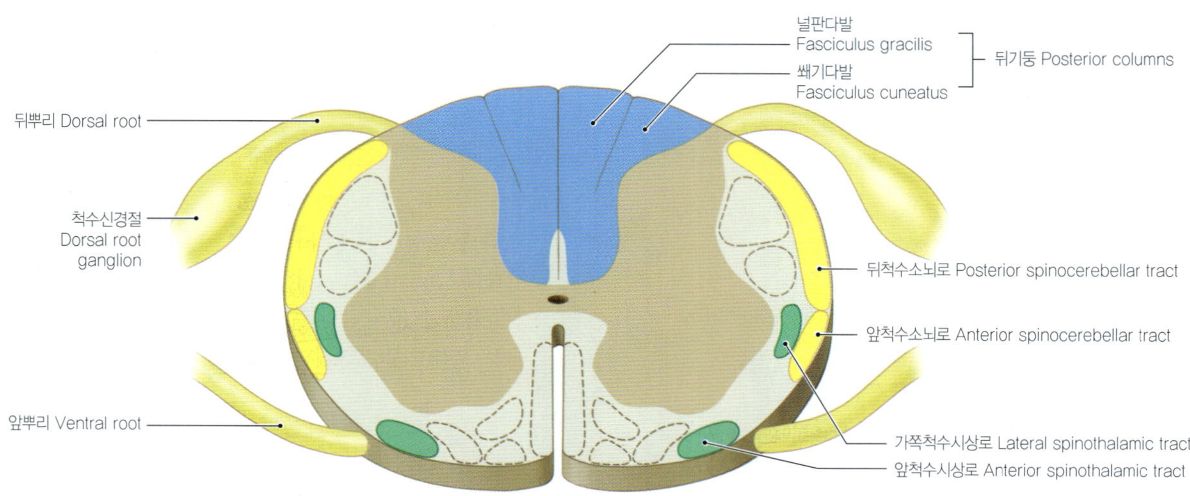

■ **그림 15.1 척수에서 주요 오름(감각)로의 위치를 나타내는 가로단면**

이들 경로에 관한 자세한 정보는 표 15.1을 볼 것. 내림(운동)로는 점선으로 경계를 나타냈으며, 이들 경로는 Spotlight 그림 15.2에서 확인할 수 있다.

SPOTLIGHT

그림 15.2
척수로의 구성

감각로

감각정보의 처리는 대부분 척수, 시상, 또는 뇌줄기에서 일어난다. 들신경섬유에 의해서 제공된 정보의 약 1%만 대뇌겉질에 전달되어 우리가 의식한다. 그렇지만, 감각겉질에 도달한 정보는 매우 정확하게 자극의 원천과 성질을 결정할 수 있게 구성되어 있다.

오름경로 내의 1단계 신경세포, 2단계 신경세포, 3단계 신경세포

감각로는 신경의 연결을 통하여 몸감각정보를 대뇌의 감각겉질 또는 소뇌반구에 전달한다.

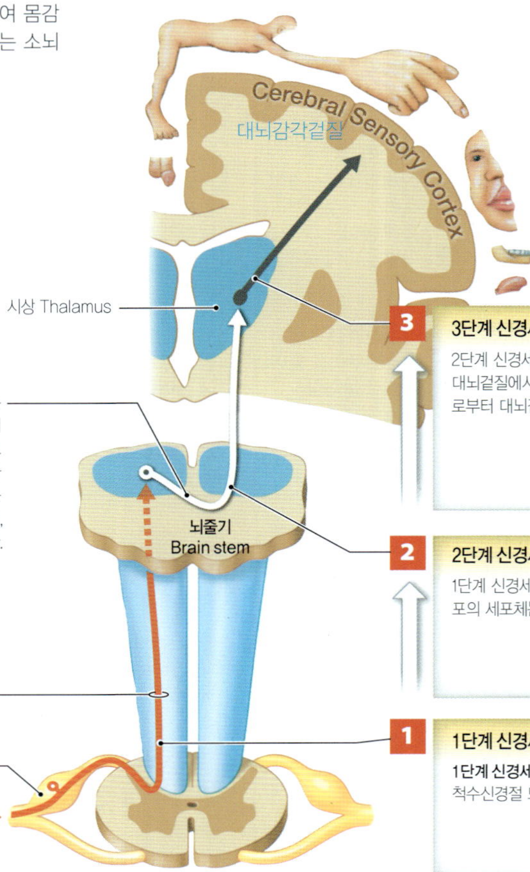

왼쪽 대뇌반구의 일차감각겉질에서 **신체감각뇌도(sensory homunculus)**

보기
- 1단계 신경세포
- 2단계 신경세포
- 3단계 신경세포

3 3단계 신경세포

2단계 신경세포는 시상에서 **3단계 신경세포**와 연접하며 신경로는 대뇌겉질에서 끝난다. 3단계 신경세포의 축삭은 감각정보를 시상으로부터 대뇌겉질의 해당 영역까지 전달한다.

2 2단계 신경세포

1단계 신경세포의 축삭은 **2단계 신경세포**와 연접한다. 2단계 신경세포의 세포체는 척수 또는 뇌줄기에 있을 것이다.

1 1단계 신경세포

1단계 신경세포는 감각을 CNS에 전달하는 감각신경이다. 세포체는 척수신경절 또는 뇌신경절에 있다.

감각로 내의 신경배열

감각로 내의 신경은 무작위적으로 배열되어 있지 않다. 세 가지 해부학적인 원리에 따라 분리되고 배열된다.

1 감각양식배열

감각섬유는 감각정보의 형태에 따라 척수 속에 배열된다. 다시 말해서, 가벼운 접촉감각정보는 특정한 감각로를 통하여 운반되며, 통증 정보는 다른 감각로를 통하여 운반된다.

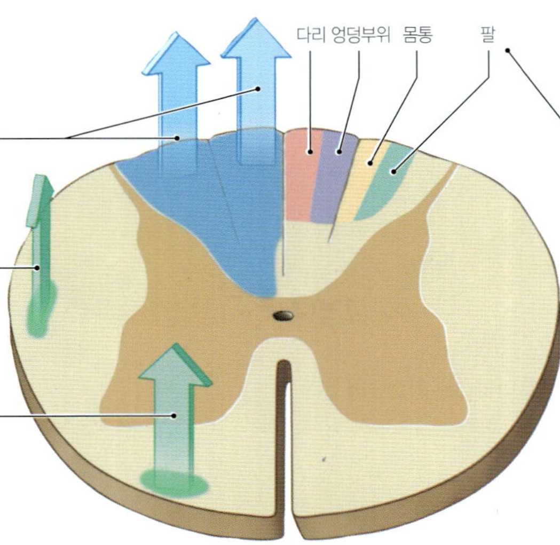

2 안쪽-가쪽 규칙

대부분의 감각신경은 아래쪽 척수로 들어온 감각신경이 위쪽 척수로 들어온 감각신경에 비하여 보다 더 감각로 안쪽에 배열된다. 예를 들어, T_{11} 척수로 들어온 감각신경은 C_4로 들어온 신경에 비하여 감각로 안쪽으로 운반된다.

3 몸영역대응배열

오름감각섬유는 몸안 기원 부위에 따라 각각의 신경로 안에 배열된다. 우리 몸의 특정한 부위, 예를 들어, 위팔에서 오는 섬유는 손, 손목, 아래팔, 위팔로부터 온 감각섬유다발로 구성된 체계화된 신경로를 형성한다.

운동로

중추신경계통은 감각신경의 정보에 반응하여 운동명령을 보낸다.

이들 명령은 몸신경계통과 자율신경계통을 통하여 수행된다. 몸운동계통(SNS)은 뼈대근육의 수축을 직접 명령한다. 자율신경계통(ANS)은 민무늬근, 심장근, 그리고 샘과 같은 내장 효과기를 신경지배한다.

운동로의 체제

몸운동로는 항상 두 개의 운동신경세포로 구성된다. CNS 처리중추 안에 세포체가 있는 **위운동신경세포(upper-motor neuron)**와 뇌줄기 또는 척수의 운동핵에 위치하는 **아래운동신경세포(lower-motor neuron)**이다. 위운동신경세포의 활성은 아래운동신경세포를 흥분시키거나 또는 억제할 수 있다. 아래운동신경세포의 축삭은 뼈대근육으로 뻗어있기 때문에 오직 뼈대근육섬유만 흥분시킬 수 있다.

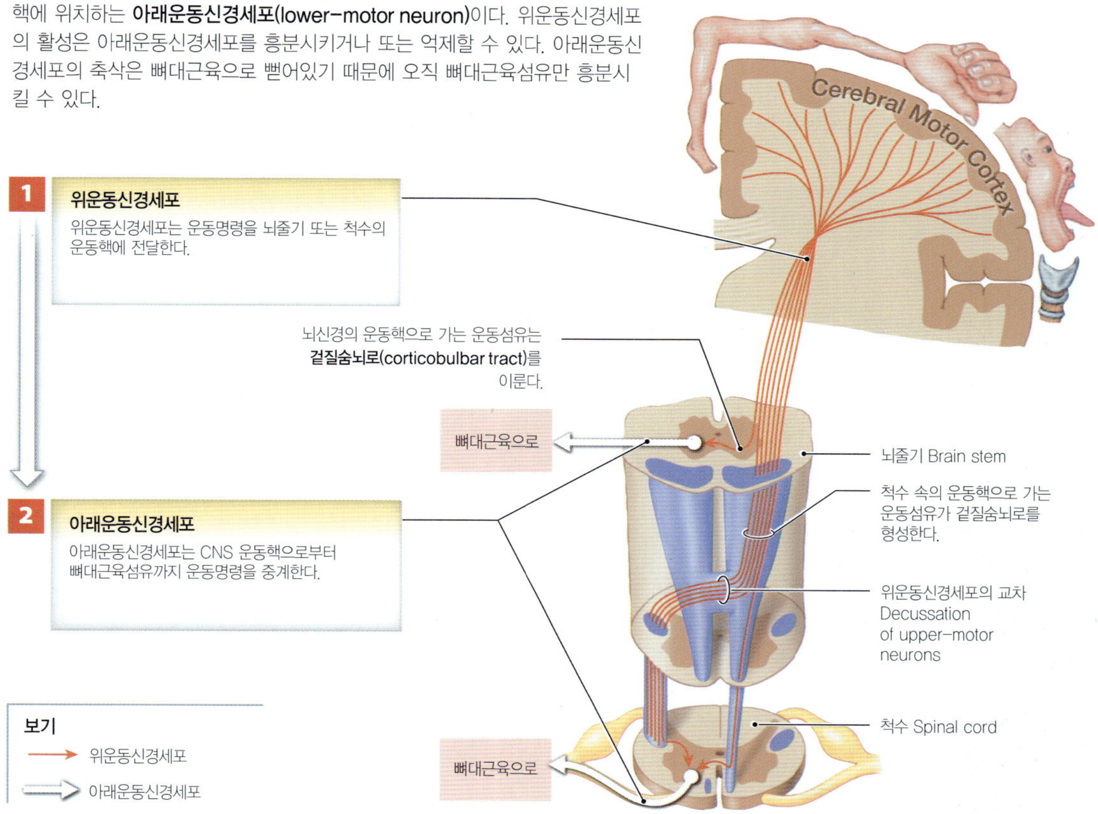

내림운동로

의식적 또는 잠재의식적 운동명령은 척수 안의 내림운동로를 통하여 뼈대근육을 조절한다.

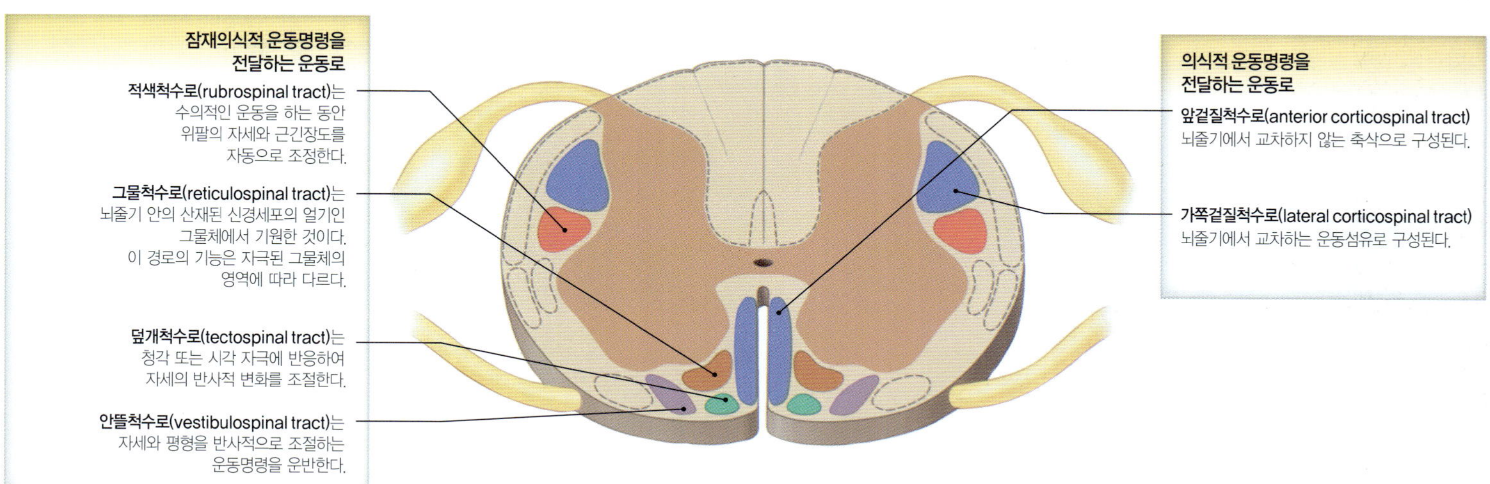

1단계 신경세포의 축삭은 척수신경의 뒤뿌리(후근, dorsal root)나 뇌신경의 감각뿌리(감각근, sensory root)를 통하여 중추신경계통에 연결된다. T_6 아래의 척수에서 척수신경 뒤뿌리를 통해 들어온 축삭은 **널판다발(박속, fasciculus gracilis)** 속에서 올라가고, T_6 이상은 **쐐기다발(설상속, fasciculus cuneatus)**속에서 올라간다. 1단계 신경세포는 숨뇌(연수, medulla oblongata)에 위치한 널판핵(박속핵, nucleus gracilis) 또는 쐐기핵(설상속핵, nucleus cuneatus)에 연접한다. 2단계 신경세포는 즉시 반대측 숨뇌로 교차하여 **안쪽섬유띠(내측모대, medial lemniscus)**를 따라 올라가서 반대쪽 시상에 연결된다. 시상까지 가는 동안, 안쪽섬유띠는 V, VII, IX 및 X번 뇌신경으로부터 수집된 동일한 종류의 감각정보들(미세 촉각, 압각 또는 진동감각)을 추가한다.

뒤기둥속의 감각정보는 시상의 배뒤가쪽핵(ventral postero-lateral n.)에서 통합되고, 인체의 부위에 따라 분류된 다음 일차감각겉질(primary sensory cortex)로 투사된다. 우리가 자극의 성질과 위치를 알 수 있는 것은 자극의 정보가 일차감각겉질의 특

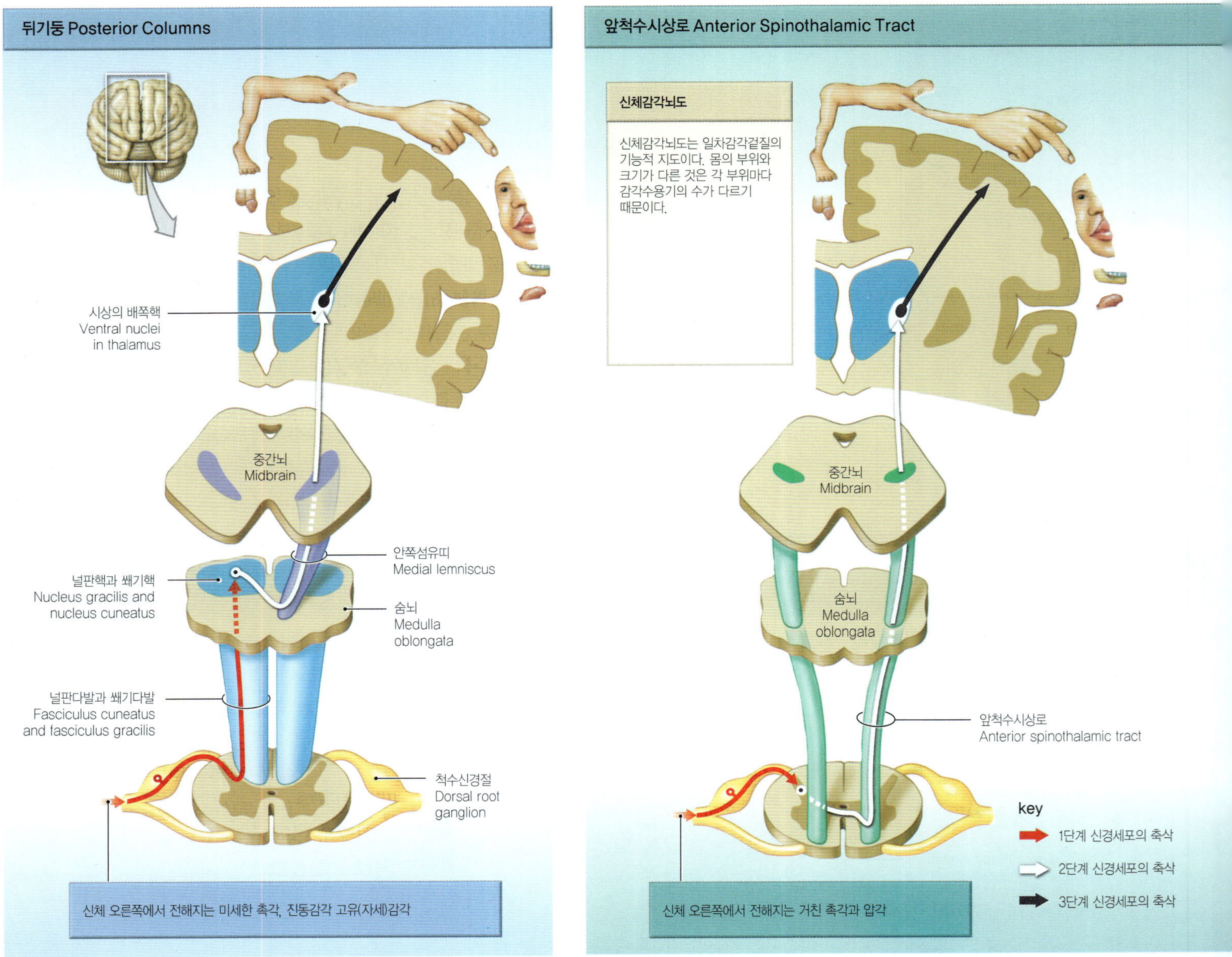

a 뒤기둥로는 미세한 촉각, 진동감각 및 고유감각 정보들을 신체 반대쪽 대뇌반구의 일차감각겉질에 전달한다. 널판핵과 쐐기핵에서 연접한 다음 숨뇌에서 교차가 일어난다.

b 앞척수시상로는 거친 촉각과 압각을 신체 반대쪽 일차감각겉질에 전달한다. 척수로 들어온 부위에서 교차가 일어난다.

■ 그림 15.3 감각로인 뒤기둥로, 척수시상로 및 척수소뇌로.
오름경로에서 1단계, 2단계 및 3단계 신경세포를 도식적으로 보여주며, 분명하게 하기 위해 신체 오른쪽에서 시작된 감각로만을 보여준다.

정 부위에 투사되기 때문이다. 만약 감각정보가 감각겉질의 다른 부위에 전달되면 자극이 신체의 다른 부위에서 기원된 것으로 인식하게 된다. 예를 들어, 심장의 통증은 종종 왼쪽 팔의 통증으로 자각된다. 이는 연관통(referred pain)의 한 예로서 18장에서 설명할 것이다. 온도감각이나 통각에 비하여 촉각 정보는 주로 시상에서 처리된다. 만약 대뇌겉질이 손상되면 시상핵들이 온전한 상태에서는 가벼운 촉각을 인지할 수 있다. 하지만 위치에 대한 정보는 일차감각겉질에 의하여 제공되는 것이므로 그 촉각의 기원은 알지 못할 것이다.

일차감각겉질을 전기적으로 자극하면 신체의 특정 부위에 자극이 있는 것처럼 감각이 느껴진다. 대뇌겉질 표면을 전기적으로 자극하는 방법에 의하여 일차감각겉질의 기능적 지도를 완성할 수 있었다(**그림 15.3a,b,c**). 이러한 감각지도를 **"신체감각뇌도(sensory homunculus)"**라고 부른다. 신체감각뇌도의 신체비율은 실제에 비하여 판이하게 다르다. 예를 들어, 얼굴은 매우 크고, 거대한 혀와 입술을 가진 것 같이 왜곡되어 있고, 등은 상대적으로 매우 작

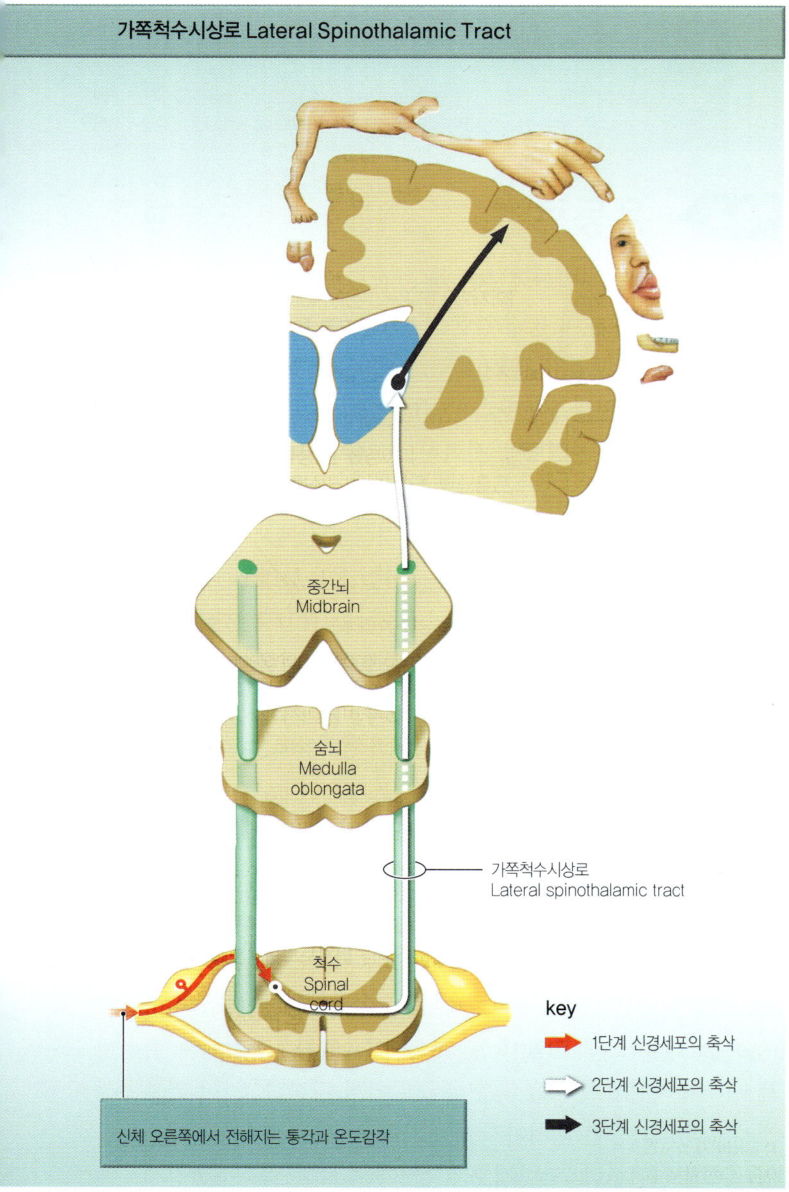

c 가쪽척수시상로는 통각과 온도감각을 신체 반대쪽 일차감각겉질에 전달한다. 교차는 척수로 들어온 부위에서 일어난다.

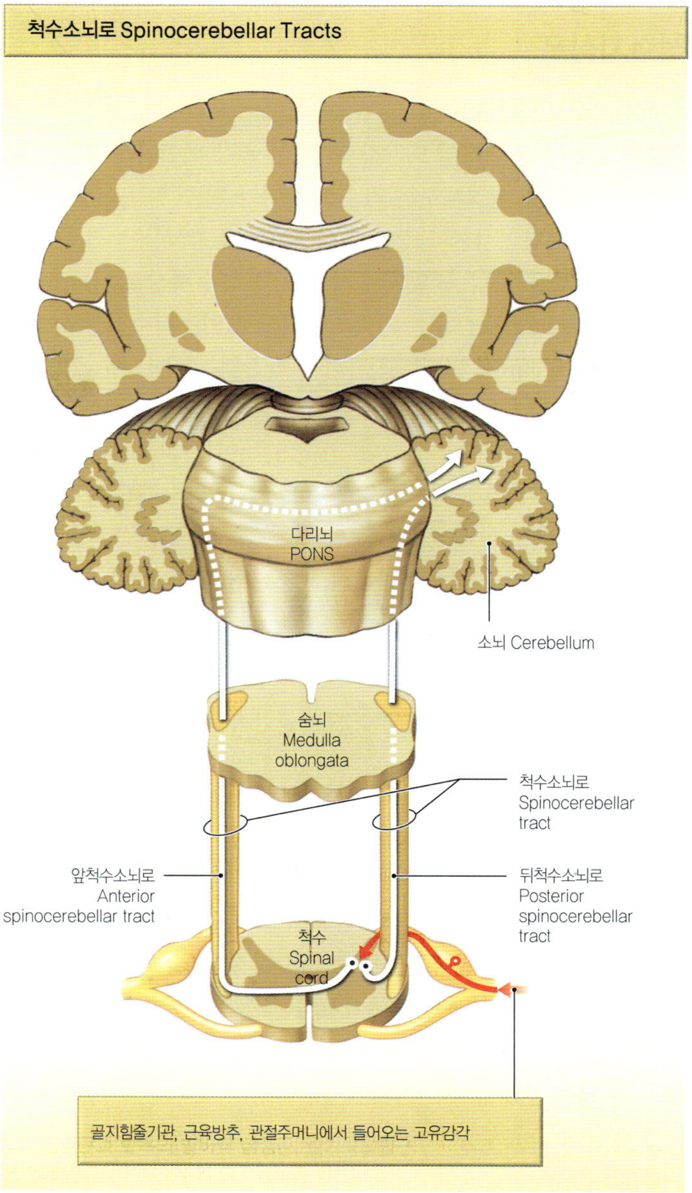

d 척수소뇌로는 고유감각 정보를 소뇌에 전달한다(척수의 양쪽 모두에 경로들이 존재하지만 한쪽만을 구체적으로 그렸다).

다. 이러한 왜곡된 비율은 감각겉질에서 특정 부위가 차지하는 비율이 실제 신체 부위의 면적에 비례한 것이 아니라 그 신체 부위에 분포하고 있는 감각수용기의 수에 비례하기 때문이다. 다르게 설명하면, 등에서 전해지는 감각을 처리하는 대뇌겉질의 신경세포 보다는 혀에서 전해지는 감각을 처리하는데 관여하는 대뇌겉질의 신경세포가 훨씬 더 많다는 것이다. 혀에는 수만 개의 미각과 촉각수용기가 있지만 등에는 촉각수용기가 매우 드문드문 분포하기 때문이다.

척수시상로

척수시상로(spinothalamic tract), (Spotlight 그림 15.2와 그림 15.1, 그림 15.3b,c)는 통각과 온도감각 및 거친 촉각과 압각을 전달하는 경로이다. 1단계 신경세포는 척수로 들어와 뒤뿔(후각, posterior horn)에서 신경연접한다. 2단계 신경세포의 축삭들은 척수의 반대쪽으로 건너간 다음 **앞척수시상로(전척수시상로, anterior spinothalamic tract)** 또는 **가쪽척수시상로(외측척수시상로, lateral spinothalamic tract)**를 따라 올라간다. 이들 경로 역시 시상 배뒤가쪽핵에서 통합된다. 이후 3단계 신경세포의 축삭이 일차감각겉질에 정보를 전달한다. 표 15.1은 이들 신경로의 시작과 최종목적지 및 관련된 감각을 요약한 것이다. 명확하게 하기 위하여, 그림 15.3b,c는 신체 오른쪽에서 전해지는 통각과 온도감각 및 거친 촉각과 압각 경로들의 분포를 보여준다. 척수는 양쪽 모두에 앞척수시상로와 가쪽척수시상로를 가지고 있다.

척수소뇌로

척수소뇌로(spinocerebellar tract)는 근육, 힘줄 및 관절의 자세에 관련된 고유감각(proprioception)을 소뇌에 전달하는 경로이며, 이러한 고유감각은 신체 움직임을 세밀하게 조정하는 역할을 한다. 1단계 신경세포의 축삭은 척수 뒤뿔에서 2단계 신경세포와 연접하고, 2단계 신경세포의 축삭은 **앞척수소뇌로(전척수소뇌로, anterior spinocerebellar tract)** 또는 **뒤척수소뇌로(후척수소뇌로, posterior spinocerebellar tract)**를 따라 올라간다(Spotlight 그림 15.2, 그림 15.1과 15.3d).

- 척수의 반대쪽으로 건너간 축삭들은 앞척수소뇌로를 따라 올라간 다음 위소뇌다리(상소뇌각, superior cerebellar peduncle)를 통하여 소뇌겉질에 연결된다. 이들 신경섬유들은 소뇌 내에서 한 번 더 교차하여 최종적으로 같은쪽의 소뇌겉질에 연결된다.[1]
- 척수 반대쪽으로 건너가지 않은 축삭들은 뒤척수소뇌로를 따라 올라간 다음 아래소뇌다리(하소뇌각, inferior cerebellar peduncle)를 통하여 소뇌겉질에 연결된다.

척수소뇌로의 신경세포들은 시상에 신경연접하지 않기 때문에 대뇌겉질에 정보를 전달하는 뒤기둥로와 다르게, 이 경로가 전달하는 고유감각은 잠재의식 수준에서 처리된다.

표 15.1에 이들 경로의 시작 부위와 끝 부위 및 관련 감각들을 정리하였다.

V	15.2 개념확인
1 ☐	한 여성이 척수를 압박 당하여 다리의 촉각과 압각을 느끼지 못하였다면, 압박 당한 척수로는 무엇인가?

15.3 운동로

중추신경계통은 감각계통이 제공하는 정보에 반응하여 운동명령을 만들어 낸다. 이 명령은 몸신경계통(somatic nervous system; SNS)과 자율신경계통(autonomic nervous system; ANS)을 통하여 전파된다. 몸신경계통은 뼈대근육의 수축에 직접적으로 관여하는 몸운동명령을 전파하고(그림 15.4a), 자율신경계통은 민무늬근육이나 심장근육 및 샘과 같은 내장 작용기들을 신경지배하고 있다(그림 15.4b). 보다 자세한 것은 17장에서 설명할 것이다.

의식과 무의식적인 운동명령은 여러 개의 통합된 내림 운동로를 통하여 뼈대근육을 움직인다. Spotlight 그림 15.2는 척수내 운동로의 위치를 나타낸 것이다. 이들 운동로의 활동은 바닥핵(기저핵, basal nucleus)과 소뇌에 의하여 감지되고 조정된다. 바닥핵과 소뇌의 입력정보는 (1) 운동신경핵이나 (2) 일차운동겉질의 활동을 자극하거나 억제한다.

겉질척수로

겉질척수로(corticospinal tract) 또는 피라밋로(추체로, pyramidal tract)는 뼈대근육에 대한 수의적 조절기능을 제공한다(Spotlight 그림 15.2와 그림 15.5). 이 경로는 일차운동겉질의 피라밋세포(추체신경세포, pyramidal cell)에서 시작하고, 이 위운동신경세포의 축삭들은 내려가서 뇌줄기와 척수에 위치한 아래운동신경세포에 연접한다. 일반적으로 겉질척수로는 위운동신경세포에서 아래운동신경세포로 직접 연결된다. 하지만 겉질척수로도 안쪽경로 또는 가쪽경로의 중추들에 연결되는 방식을 통하여 간접

[1] 앞척수소뇌로는 비교적 적은 수의 교차하지 않는 축삭을 가지며 이들은 반대측 소뇌에서 끝난다.

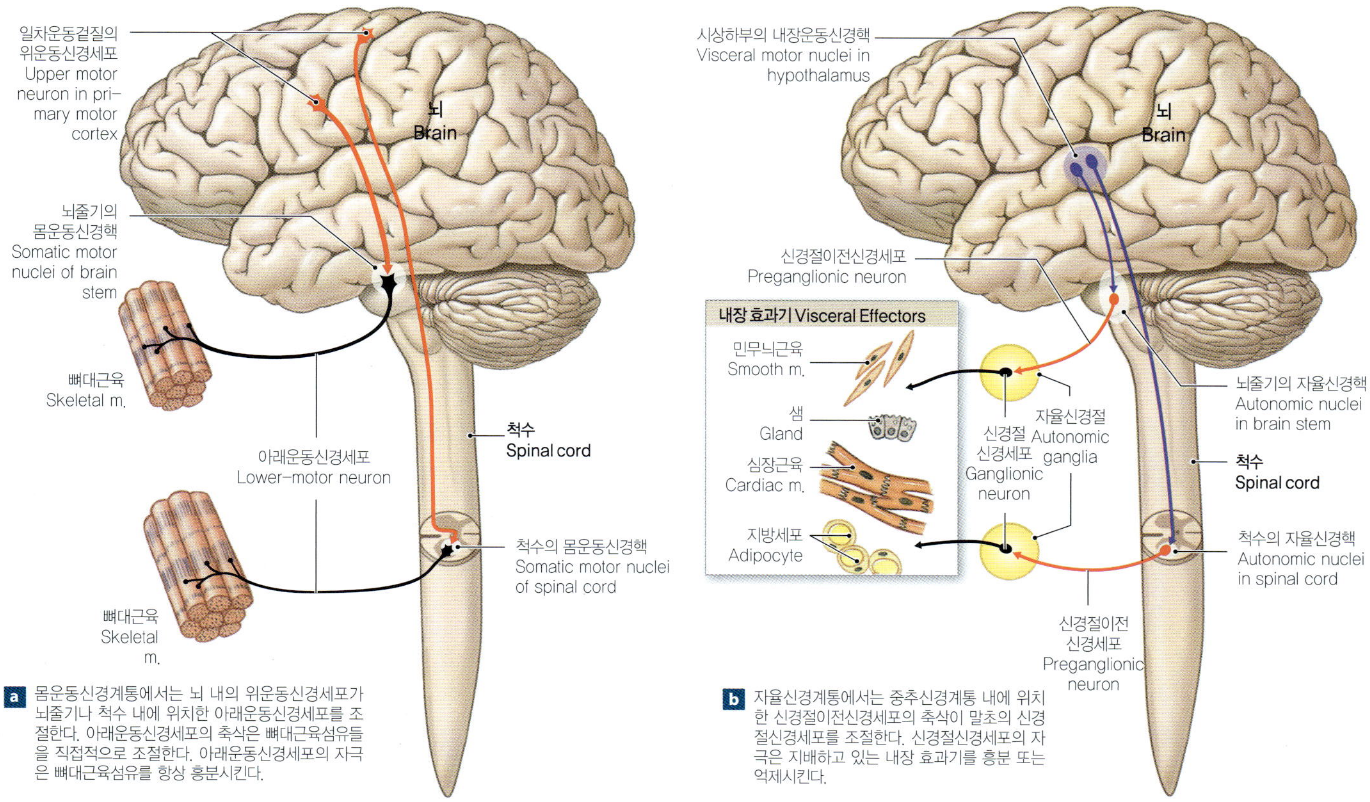

a 몸운동신경계통에서는 뇌 내의 위운동신경세포가 뇌줄기나 척수 내에 위치한 아래운동신경세포를 조절한다. 아래운동신경세포의 축삭은 뼈대근육섬유들을 직접적으로 조절한다. 아래운동신경세포의 자극은 뼈대근육섬유를 항상 흥분시킨다.

b 자율신경계통에서는 중추신경계통 내에 위치한 신경절이전신경세포의 축삭이 말초의 신경절신경세포를 조절한다. 신경절신경세포의 자극은 지배하고 있는 내장 효과기를 흥분 또는 억제시킨다.

■ 그림 15.4 중추신경계통 및 말초신경계통의 운동로
몸운동신경계통과 자율신경계통의 구성을 보여준다.

적으로 작용하기도 한다.

겉질척수로는 세 쌍의 내림경로 즉, (1) 겉질숨뇌로(피질연수로, corticobulbar tract), (2) 가쪽겉질척수로(외측피질척수로, lateral corticospinal tract) 및 (3) 앞겉질척수로(전피질척수로, anterior corticospinal tract)로 구성되어 있다. 이 경로들은 속섬유막의 백색질로 들어간 다음 뇌줄기로 향하고, 중간뇌 양쪽의 대뇌다리(대뇌각, cerebral peduncle)로 내려간다.

겉질숨뇌로

겉질숨뇌로(corticobulbar tract)(그림 15.5와 표 15.2)의 축삭들은 III, IV, V, VI, VII, IX, XI 및 XII번 뇌신경의 운동핵 내에 위치한 아래운동신경세포에 연접한다. 이 경로는 눈, 턱, 얼굴 및 목과 인두의 일부 근육들을 수의적으로 조절하는 역할을 한다. 겉질숨뇌로는 잠재의식적으로 뼈대근육의 조절에 참여하는 몇 개의 운동중추에 신경섬유를 보낸다.

앞겉질척수로와 가쪽겉질척수로

겉질척수로(corticospinal tract)(Spotlight 그림 15.2와 그림 15.5)의 축삭들은 척수 앞뿔(전각, anterior horn) 내에 위치한 아래운동신경세포에 연접한다. 겉질척수로는 숨뇌 앞쪽에서 **피라밋(추체, pyramid)**이라는 한 쌍의 두꺼운 띠 같은 구조물을 통해 내려가는 것을 볼 수 있다. 피라밋을 통과하는 동안에 약 85%의 축삭들은 정중선에서 교차한 다음 척수 반대쪽의 **가쪽겉질척수로(lateral corticospinal tract)**에 들어간다. 가쪽겉질척수로는 척수의 모든 수준에서 척수 앞뿔 속에 있는 아래운동신경세포에 연접한다. 나머지 약 15%는 교차하지 않고 계속 내려가서 **앞겉질척수로(anterior corticospinal tract)**를 형성한다. 앞겉질척수로는 척수의 목분절 또는 위쪽 가슴분절에서 척수의 앞백색질맞교차(전백질교련, anterior white commissure)를 통하여 반대쪽으로 교차한 다음, 척수 앞뿔의 아래운동신경세포에 연접한다. 이들 경로에 관련된 정보와 기능들을 표 15.2에 정리하였다.

신체운동뇌도

일차운동겉질의 특정 부위에 위치한 피라밋세포의 활성은 특정 말초근육의 수축으로 나타날 것이다. 운동겉질의 활성화된 부위에 따라 자극되는 근육이 달라진다. 일차감각겉질과 같이 일차운동겉질 역시 신체의 특정 부위와 일대일로 대응하고 있다. 대뇌겉질의 운동구역들을 그림으로 표현한 것을 **인체운동뇌도(motor**

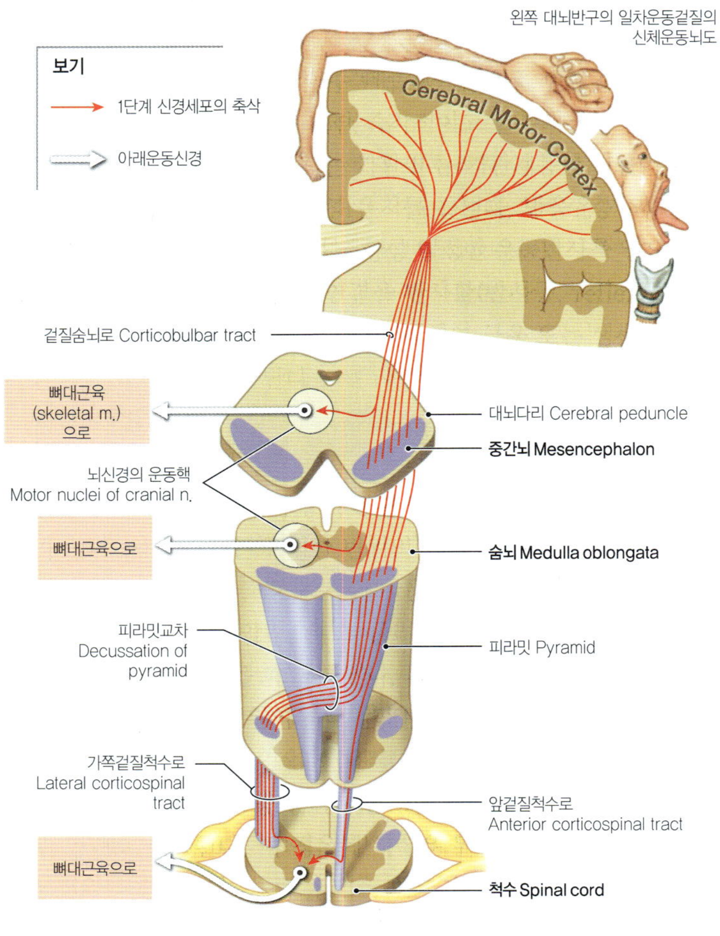

■ 그림 15.5 겉질척수로

homunculus)라고 한다. 그림 15.5에서 왼쪽대뇌반구의 신체운동뇌도와 신체 오른쪽의 뼈대근육을 조절하는 겉질척수로들을 보여주고 있다.

신체운동뇌도의 신체 부위 비율은 실제와 많이 다르다(그림 15.5). 대뇌겉질의 특정 영역은 실제 신체 부위 비율이 아니라 그 신체 부위를 조절하는데 관여하는 운동단위의 수에 비례하여 표현되었기 때문이다. 그 결과 신체운동뇌도는 그 부위 운동을 얼마만큼 세밀하게 조절을 할 수 있는가를 보여주는 것이 된다. 예를 들어, 손과 얼굴 및 혀는 매우 다양하고 복잡한 운동을 수행하므로 매우 크게 그려졌으며, 몸통은 상대적으로 작게 그렸다. 이런 비율은 신체감각뇌도와 비슷하다(그림 15.3b,c). 그러나 어떤 부위에서는 신체감각뇌도와 신체운동뇌도가 서로 다르다. 예를 들면, 발바닥은 아주 민감한 부위이지만 운동단위는 적고, 눈의 근육들은 운동단위가 풍부하지만 민감하지 않기 때문이다.

Hot Topics

척수손상마비 후 운동의 자발적 조절이 복원됨을 증명한 실험

연구에 따르면 척수가 손상되어 뒷다리가 마비된 흰쥐가 뇌와 척수의 전기적 자극을 이용한 치료와 훈련을 통하여 다시 걷는 것이 학습되었음을 보여주고 있다.

* Van den Brand, R. et al. 2012. Restoring voluntary control of locomotion after paralyzing spinal cord injury. Science. 336:1182–1185.

표 15.2 주요 내림(운동)로와 관련 신경핵의 일반적 기능

경로/신경로	위운동신경세포의 위치	목적지	교차 위치	작용
겉질척수로 CORTICOSPINAL TRACTS				
겉질숨뇌로 Corticobulbar tracts	일차운동겉질 (cerebral hemisphere)	뇌줄기내 뇌신경핵들의 아래운동신경세포	뇌줄기	의식 상태에서의 뼈대근육 운동조절
가쪽겉질척수로 Lateral corticospinal tracts	위와 같음	척수 앞뿔의 아래운동신경세포	숨뇌의 피라밋	위와 같음
앞겉질척수로 Anterior corticospinal tracts	위와 같음	목분절과 가슴분절 앞뿔의 아래 운동신경세포	아래운동신경세포 부위	위와 같음
잠재의식 운동로 SUBCONSCIOUS MOTOR PATHWAYS				
안뜰척수로 Vestibulospinal tracts	안뜰핵(다리뇌와 숨뇌 사이)	척수 앞뿔의 아래운동신경세포	없음(교차하지 않음)	잠재의식 수준에서 평형과 근육긴장도의 조절
덮개척수로 Tectospinal tracts	덮개 (중간뇌: 위둔덕 및 아래둔덕)	목분절 앞뿔의 아래운동신경세포	뇌줄기(중간뇌)	잠재의식 수준에서 시각 및 청각 자극에 대한 눈, 머리, 목, 팔 위치의 조절
그물척수로 Reticulospinal tracts	그물체 (뇌줄기내 신경핵의 그물조직)	척수 앞뿔의 아래운동신경세포	없음(교차하지 않음)	잠재의식 수준에서 반사의 조절
적색척수로 Rubrospinal tracts	중간뇌의 적색핵	목분절 앞뿔의 아래운동신경세포	뇌줄기(중간뇌)	잠재의식 수준에서 팔의 근육긴장도와 운동조절

잠재의식 운동로

대뇌와 사이뇌 및 뇌줄기의 여러 중추들은 잠재의식 수준에서 수행되는 운동기능을 조절하는 명령을 내보낸다. 이러한 중추들과 경로들은 오랫동안 추체외로계통(extrapyramidal system)이라고 불려졌었다. 그것은 피라밋로(추체로, 겉질척수로)와 따로 독자적이고 평행되게 분포되어 있는 것으로 이해했었기 때문이다. 그러나 이러한 분류방법은 정확하지 않으며 잘못 이해한 것이다. 운동의 조절은 모든 단계에서 많은 되먹이회로와 상호작용에 의하여 이루어지기 때문이다. 따라서 이들 신경핵과 경로들을 주된 기능에 따라 분류하는 것이 더 적절하다. 즉 안뜰척수로, 덮개척수로, 그물척수로는 몸통근육과 몸쪽 팔다리근육의 큰 움직임의 조절을 돕지만, 적색척수로는 먼쪽 팔다리근육의 보다 정밀한 운동의 조절을 돕는다.

잠재의식 운동로는 직접적으로 뼈대근육을 수축시키거나, 아래운동신경세포를 촉진하거나 억제하여 뼈대근육의 수축을 변화시킬 수 있다. 잠재의식 운동로의 위운동신경세포 축삭들은 겉질척수로에 의하여 신경지배되는 아래운동신경세포들에 같이 연접한다. 이것은 상당한 의미를 가지는데 다양한 운동로들이 뇌에서 상호작용할 뿐만 아니라 일차운동겉질과 뇌줄기의 운동중추의 상호연결에 의하여 조절되고, 또한 아래운동신경세포 단계에서 흥분 혹은 억제작용을 통하여도 조절된다는 것을 뜻한다.

근육긴장도의 조절과 목, 몸통, 몸쪽 팔다리근육들의 큰 움직임의 조절은 안뜰척수로, 덮개척수로, 그물척수로를 통하여 주로 전달된다. 이들 신경로의 위운동신경세포들은 안뜰핵, 위둔덕(superior colliculus) 및 아래둔덕(inferior colliculus), 그물체(망상체, reticular formation) 내에 각각 위치한다(Spotlight 그림 15.2와 그림15.6).

안뜰핵은 속귀신경(vestibulocochlear nerve, VIII)을 통하여 머리의 움직임과 위치를 감지하는 속귀의 감각수용기로부터 정보를 받는다. 이 신경핵은 머리의 움직임에 반응하여 목과 눈, 머리 및 팔다리의 자세, 신장력 및 근육긴장도 등을 조절하는 명령을 내보낸다. 그러므로 주된 목표는 신체의 자세와 균형의 유지이다. 척수의 내림신경섬유들은 **안뜰척수로(전정척수로, vestibulospinal tract)**를 형성한다(Spotlight 그림 15.2).

위둔덕과 아래둔덕은 중간뇌의 덮개(tectum)에 위치한다. 위둔덕은 시각을 아래둔덕은 청각을 입력받아 이들 자극에 대한 직접적인 반사와 통합조절에 관여한다. 위둔덕은 몸감각에 대한 정보와 함께 아래둔덕으로부터 청각에 대한 정보도 받는다. 위둔덕의 위운동신경세포 축삭들은 곧바로 반대쪽으로 교차한 다음 **덮개척수로(시개척수로, tectospinal tract)**를 따라 내려간다(Spotlight 그림 15.2). 덮개척수로의 축삭들은 밝은 빛, 갑작스런 움직임, 큰 소음 등에 반응하여 머리와 목, 팔의 반사적 운동을 조절한다.

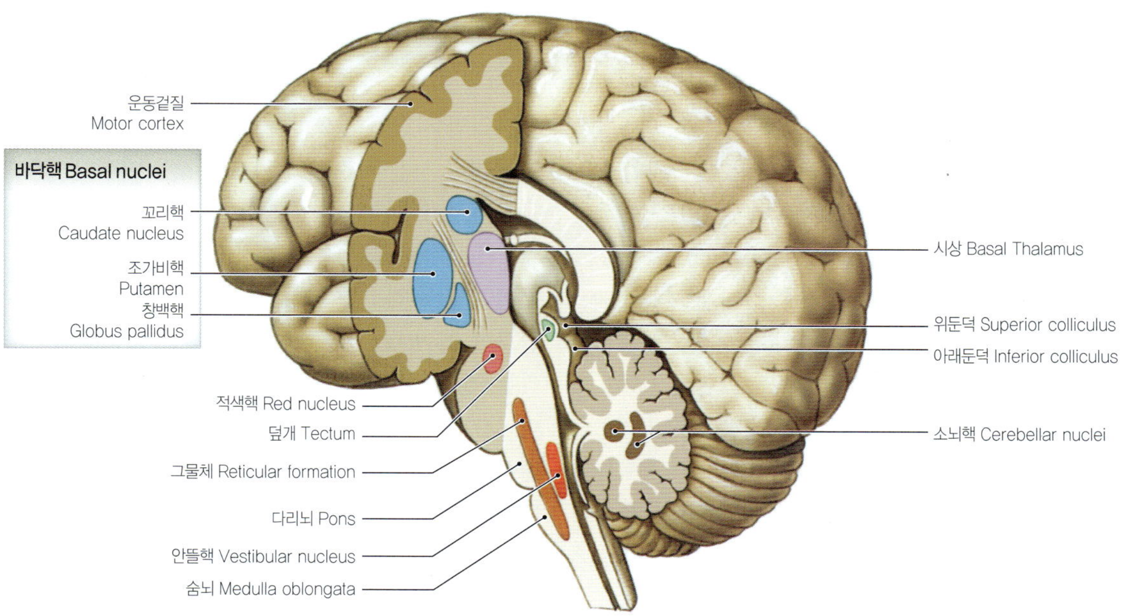

■ **그림 15.6 잠재의식 운동경로의 신경핵**
잠재의식 경로를 따라 운동명령을 내보내는 주된 운동핵의 위치를 절단면으로 보여준다. 그림 16.20과 표 16.10을 참고할 것

임상 노트

근육위축가쪽경화증

감각 및 운동신경세포에서 **미엘린집탈락질환(탈수초장애, demyelinating disorder)**이 일어나면 감각과 운동조절기능이 소실된다. 근육위축가쪽경화증(amyotrophic lateral sclerosis, ALS)은 는 감각신경세포는 영향이 없으며 운동신경세포에만 특이적으로 유발되는 진행성 질환이다. 그러므로 ALS 환자들은 감각이나 지적능력에는 손상 없이 운동조절기능만 소실된다. 중추신경계통 내의 운동신경세포들이 광범위하게 파괴되며, 특히 뼈대근육을 지배하고 있는 신경세포가 일차적인 대상이 된다.

ALS의 증상들은 약 40세 이전에는 잘 나타나지 않으며, 전 세계적으로 인구 10만 명당 3~5명의 발병률을 나타낸다. 또한 여성보다는 남성에서 발병률이 높다. 증상은 어떤 운동신경세포가 손상을 받았느냐에 따라 매우 다양하다. 대뇌반구의 운동신경세포가 손상되면 수의적인 운동장애가 발생하고 뻗침반사가 항진된다. 뇌의 다른 부위나 척수의 운동신경세포가 손상되면 한쪽 팔이나 다리가 쇠약하게 되고, 점차로 다른 팔다리로 전파되며, 최종적으로 몸통까지 쇠약하게 된다. 뼈대근육을 지배하고 있는 운동신경세포가 퇴화되면 근육 긴장이 소실되고, 이후 시간이 지나면 근육이 위축된다. 병의 진행이 매우 빠르며, 확진 후 평균 생존기간이 3~5년 정도이다. 지적능력은 정상을 유지하며, 병이 진행되더라도 자각과 각성상태가 정상적으로 유지된다. 이것이 이 질병의 가장 충격적인 면이다. ALS를 앓고 있는 유명인사에 야구선수인 루게릭(Lou Gehrig)과 물리학자 스티븐 호킹(Stephen Hawking) 박사가 있다.

ALS의 일차적 원인은 알 수 없다. 5~10%는 유전적 결함으로 발생하고, 이 중 약 5%는 대사산물로 만들어진 유해 화합물로부터 세포를 보호하는 효소를 생산하는 유전자의 돌연변이에 의한다. 세포 수준에서는 운동신경세포의 신경 연접이후막(postsynaptic membrane)에 문제가 있는 것으로 알려져 있다. 글루탐산염(glutamate) 분비를 억제하는 약물인 Riluzole이 호흡기마비를 지연시키고 ALS 환자의 수명을 연장한다. 미국 식품의약국(FDA)은 이 약물의 사용을 승인하였다.

그물체는 뇌줄기 전역에 걸쳐 엉성하게 연결된 신경세포들의 그물조직이다. 그물체는 거의 모든 오름경로 및 내림경로에서 정보를 받으며, 또한 대뇌, 소뇌, 뇌줄기의 여러 신경핵들과 광범위한 상호연결을 구성하고 있다. 그물체의 위운동신경세포 축삭들은 반대쪽으로 교차하지 않고 **그물척수로(망상체척수로, reticulospinal tract)**를 형성하여 내려간다(Spotlight 그림 15.2). 그물체 자극의 작용은 어느 부위에 자극이 있었느냐에 따라 결정된다. 예를 들어, 그물체의 어떤 부위 위운동신경세포를 자극하면 안구의 운동이 유발되고, 다른 부위를 자극하면 호흡계통 근육들이 활성화되는 등 매우 다양하다.

먼쪽 팔의 운동과 근육긴장도의 조절은 **적색척수로(적핵척수로, rubrospinal tract)**에 의해서 전도된 정보의 지배를 받는다(Spotlight 그림 15.2). 이 경로의 명령은 굽힘근을 촉진하고, 폄근을 억제하는 작용을 한다. 이 경로의 위운동신경세포는 중간뇌의 적색핵(red nucleus) 내에 위치하고, 축삭들은 뇌의 반대쪽으로 교차하여 척수를 내려가면서 적색척수로(rubrospinal tract)를 형성한다. 사람의 경우에는 이 적색척수로는 매우 작아서 목분절까지만 분포하고 있으며, 팔의 먼쪽부위 근육들의 운동조절을 담당하고 있다. 그러므로 가쪽겉질척수로에 비하여 그 역할이 크지는 않다. 하지만 가쪽겉질척수로가 손상될 경우 팔의 운동조절 기능과 근육긴장도의 유지에 중요한 역할을 한다.

표 15.2는 이 단원에서 설명한 주요 운동로들을 정리하였다.

V 15.3 개념확인

1 ☐ (a) 밝은 빛에 대한 머리 위치의 변화, (b) 평형을 유지하기 위한 팔다리의 자율적인 변화를 유도하는 명령을 보내는 운동로는 무엇인가?

15.4 몸운동조절의 단계

감각 정보들은 한 신경핵이나 중추로부터 다른 신경핵이나 중추로 여러 단계를 거쳐 전달된다. 예를 들어, 척수로부터 올라오는 몸감각 정보는 숨뇌의 신경핵에 전달되고 또 시상의 신경핵에 전달된 다음 대뇌의 일차감각겉질에 전달된다. 정보들은 각 단계에서 처리되고, 그 결과 자극의 인식은 차단되거나 감소되거나 증강될 수 있다.

이러한 감각의 처리 과정은 매우 중요하지만 시간이 좀 걸린다. 전도시간과 신경연접의 지연으로 인하여 말초에서 일차감각겉질까지 정보가 전달되는데 수밀리세컨드(1/1,000초) 정도의 시간이 걸린다. 또 일차운동겉질이 수의적인 운동 반응을 만들어낼 때도 추가적인 시간이 필요하다.

이러한 시간적 지연이 위험한 것은 아니다. 왜냐하면 임시적인 운동명령이 척수나 뇌줄기의 중계기지로부터 만들어지기 때문이다. 의식 수준에서 정보를 처리하는 동안, 우선 신경반사가 즉각적인 반응을 하고, 이후에 미세한 조절을 한다. 예를 들어, 뜨거운 난로에 손이 닿으려 할 때 손이 닿으면 심각한 화상을 입을 것이라는 것을 인식하는데 수밀리세컨드의 시간이 걸린다. 하지만 손이 닿지 않고 심한 화상을 입지 않는 것은 척수로부터 즉각적으로 손을 멀리하게 하는 반사가 일어나기 때문이다. 이후에 손을 흔든다거나 뒤로 물러선다거나 울거나 하는 수의적인 운동 반응이 일어나게 된다. 이 경우에서 보듯이 최초의 반사반응은 척수의 신경세포에 의하여 수행되고, 이후에 대뇌겉질에 의해 조절되는 수의적 운동 반응이 추가적으로 일어나는 것이다. 척수반사는 항상성 유지를 위하여 빠르고 자율적이고 사전에 계획된 반응을 수행한다. 대뇌겉질은 보다 복잡한 반응들을 만들어내지만 이를 준비하고 실행하는데 좀 더 시간이 걸린다.

뇌줄기 신경핵들 역시 다양하고 복잡한 반사 반응을 만들어내는데 관여한다. 일부 신경핵은 감각 정보를 입력받아 적절한 운동 반응을 만들어낸다. 이 운동 반응들은 운동신경세포에 직접적으로 영향을 주거나 다른 반사중추를 조절한다. 그림 15.7에 단순한 척수반사부터 복잡한 운동 양식들에 대한 몸운동조절의 단계들을 도식화하였다.

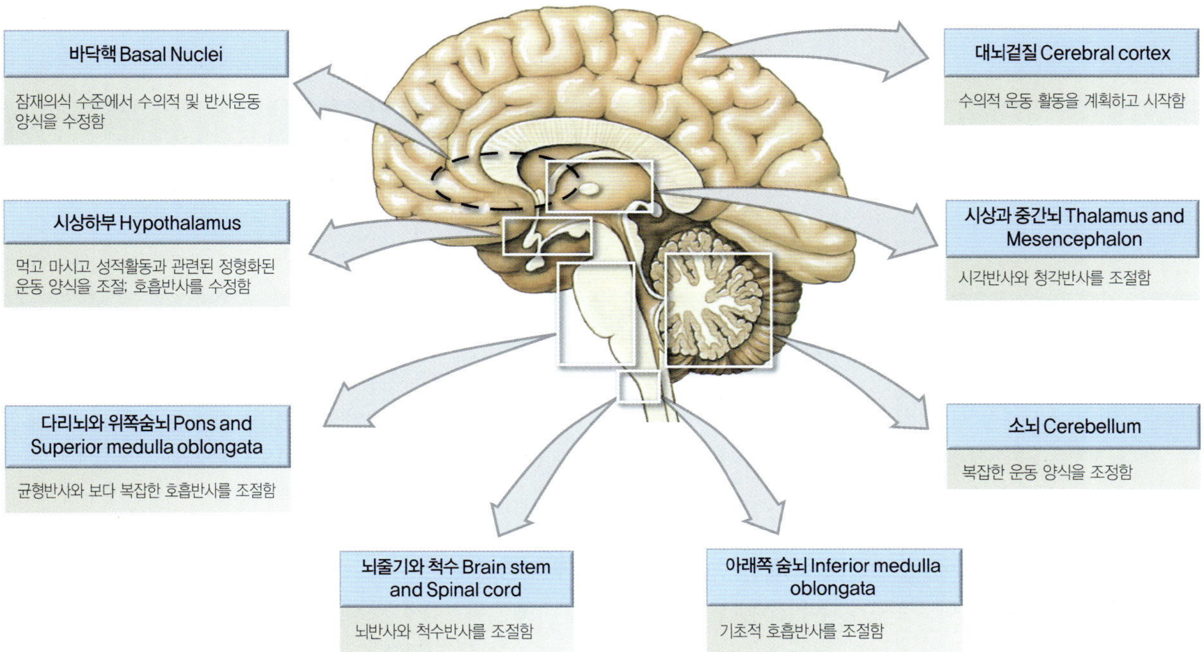

a 몸운동조절은 단순한 척수반사로부터 복잡하고 다양한 수의적 운동 양식에 이르기까지 여러 단계로 구성되어 있다.

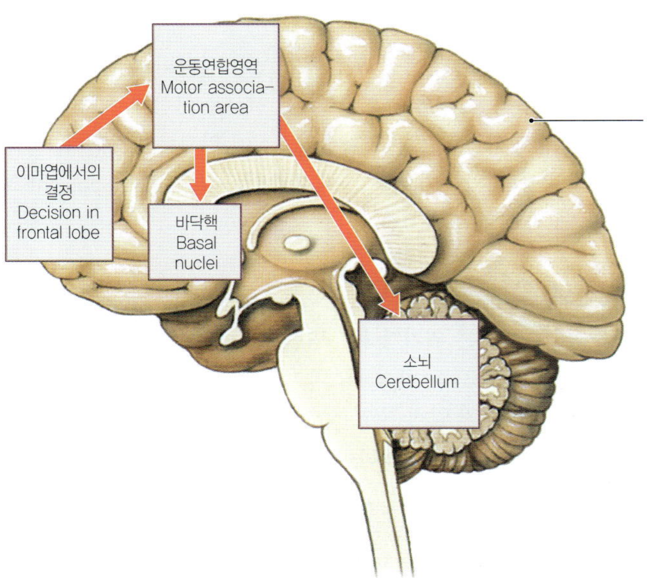

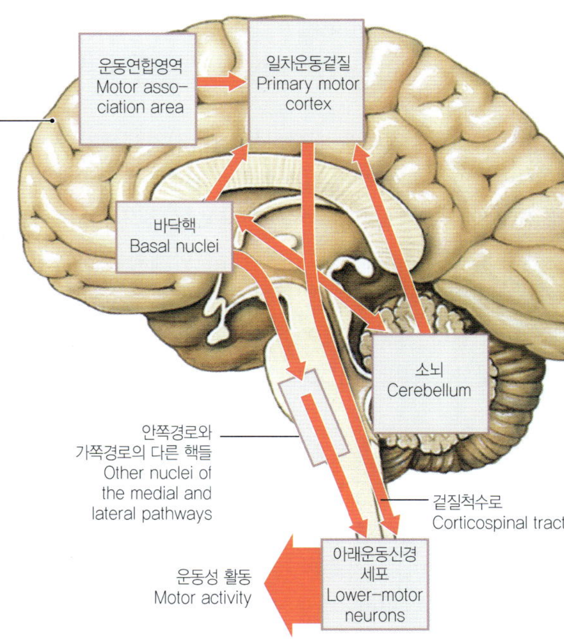

b 계획 단계: 특정한 움직임을 수행하겠다는 의식적 결정이 있으면 이마엽에서 운동연합영역으로 정보를 보낸다. 운동연합영역에서 정보를 조정한 다음 소뇌와 바닥핵으로 전달한다.

c 운동: 시작 단계에서는 운동연합영역에서 일차운동겉질로 명령을 전달한다. 바닥핵과 소뇌로부터 되돌아온 되먹이 정보에 따라 명령을 조율한다. 잠재의식 경로는 자세와 근긴장도를 불수의적으로 조정하고 의식경로를 따라서 출력이 일어난다.

■ **그림 15.7 몸운동조절**

몸운동조절의 모든 단계들은 아래운동신경세포의 활동에 영향을 준다. 척수와 뇌줄기에서 수행되는 반사가 가장 간단한 운동조절기전이다. 더 높은 단계는 더 정교한 조절기전을 수행한다. 즉 숨뇌보다는 대뇌겉질에 의한 운동 양식이 더 복잡하고 다양하다. 예를 들어, 숨뇌의 호흡리듬중추(respiratory rhythmicity center)는 기본적인 호흡률을 정하는 것이고, 이보다 상위 중간뇌의 다리뇌(pons)는 대뇌겉질(의식 상태)과 시상하부(잠재의식 상태)로부터 정보를 받아 호흡률을 조절하는 명령을 내보낸다.

15.4 개념확인

1 ☐ 몸운동조절에 의해서 더 많은 영향을 받는 것은 위운동신경세포 또는 아래운동신경세포인가?

임상용어

근위축성 측삭경화증(amyotrophic lateral sclerosis): CNS의 운동신경세포에 영향을 주는 미엘린집탈락질환

핵심정리

개요

- 뇌와 척수 및 말초신경들 사이에는 끊임없이 정보들을 주고받는다. 감각 정보는 중추신경계통의 감각처리중추에 전달되고 운동신경세포는 말초 작용기의 활동을 조절한다.
- 경로는 중추신경계통과 말초신경계통 및 말초장기들 사이에 감각과 운동 정보를 전달한다. 오름(감각)로와 내림(운동)로들은 신경세포와 관련 신경핵의 회로로 구성되어 있다.

15.1 척수로의 구성과 양식

- 감각수용기들은 신체 내부와 외부 환경의 변화를 감지하여 중추신경계통에 그 정보를 전달한다. 이 정보를 감각이라고 하며, 들(감각)신경섬유를 따라 활동전위의 형태로 전달된다. 자극에 대한 반응은 뇌의 어느 부위에서 정보가 처리되느냐에 따라 다르다.
- 중추신경계통에 감각을 전달하는 감각신경세포가 1단계 신경세포이고, 2단계 신경세포는 중추신경계통 내에 위치하며 1단계 신경세포가 연접한다. 이 신경세포의 축삭은 시상 내에 위치하는 3단계 신경세포에 연접한다. 1단계와 2단계 신경세포의 축삭들은 교차라고 부르는 과정을 거쳐 중추신경계통의 반대쪽으로 건너간다. 그러므로 오른쪽 대뇌반구는 왼쪽 신체의 감각 정보를 전달받는다(그림 15.1과 Spotlight 그림 15.1).

15.2 감각로

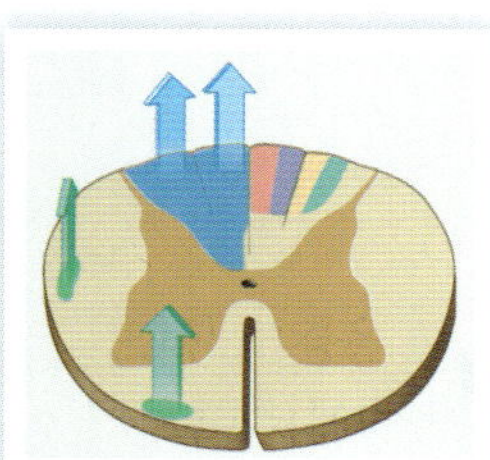

- 감각수용기는 신체 내부와 외부 환경의 상태를 감지한다. 감각수용기가 자극되면 그 자극은 중추신경계통에 전달된다. 수용기가 자극되면 정보를 중추신경계통에 전달한다. 특정 자극에 대한 반응은 그 감각이 어디에서 처리되는가, 또는 운동 반응이 어디에서 시작되는가에 따라 복잡한 반응을 나타낸다(그림 15.1/15.3과 Spotlight 그림 15.2와 표 15.1).

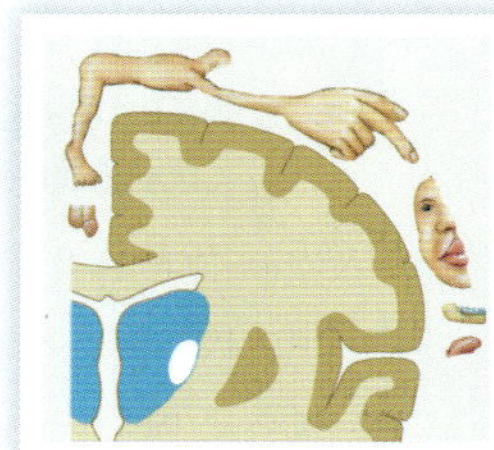

뒤기둥로

- 뒤기둥로는 미세한 촉각, 압각, 고유(자세)감각을 전달한다. 축삭들은 널판다발과 쐐기다발을 따라 올라가 숨뇌의 널판핵과 쐐기핵에 신경연접한다. 이후 정보들은 안쪽섬유띠를 거쳐 시상에 전달되며, 2단계 신경세포의 축삭이 안쪽섬유띠에 들어갈 때 교차를 한다(그림 15.1/15.3과 Spotlight 그림 15.2).
- 일차감각겉질의 특정 부위에 정보가 전달되기 때문에 자극의 위치와 성질을 알 수 있다. 촉각 인식은 시상에서 처리에 의존하며, 정확한 위치는 일차감각겉질에 의해서 제공된다. 일차감각겉질의 기능지도를 신체감각뇌도라고 한다(Spotlight 그림 15.2와 그림 15.3a,b,c).

척수시상로

- 척수시상로는 위치가 불분명한 촉각, 압각, 통각, 온도감각을 전달한다. 2단계 신경세포의 축삭이 척수에서 교차하며, 가쪽척수시상로와 앞척수시상로를 따라 올라가 시상의 배뒤가쪽핵에 연결된다(그림 15.3b와 표 15.1).

척수소뇌로

- 뒤척수소뇌로와 앞척수소뇌로는 근육과 힘줄 및 관절의 자세에 관련된 정보를 소뇌에 전달한다(그림 15.3d와 표 15.1).

15.3 운동로

- 중추신경계통의 운동명령은 감각 정보에 의하여 만들어진다.

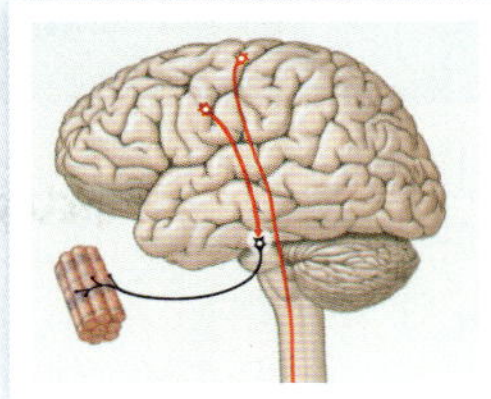

이들 명령은 몸신경계통(SNS)을 통해 뼈대근육에 전달되거나 자율신경계통(ANS)을 통해 내장의 작용기들에 전달된다.

- 몸신경계통은 중추신경계통의 처리 중추에 신경세포가 위치하는 위운동신경세포와 뇌줄기나 척수의 운동핵에 신경세포가 위치하는 아래운동신경세포가 관여한다. 자율신경계통에는 중추신경계통 내의 신경절이전신경세포와 말초신경절의 신경절이후신경세포가 관여한다(Spotlight 그림 15.2와 그림 15.4).

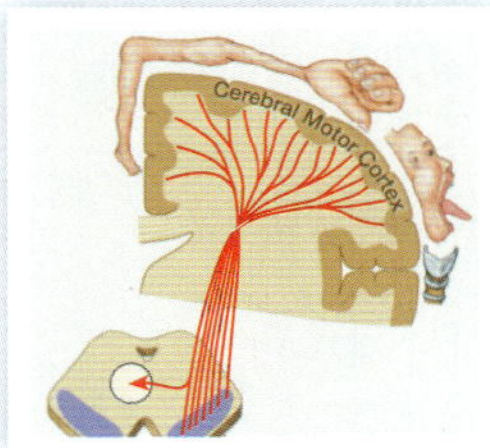

- 일차운동겉질의 신경세포는 피라밋세포이고, 겉질척수로는 수의적인 뼈대근육의 신속하고 직접적인 조절기전을 수행한다. 겉질척수로는 세 쌍의 내림경로, 즉 (1) 겉질숨뇌로, (2) 가쪽겉질척수로 및 (3) 앞겉질척수로로 구성되어 있다. 일차운동겉질의 기능지도를 신체운동뇌도라고 한다(그림 15.4/15.5와 표 15.2).
- 겉질숨뇌로는 눈의 움직임, 얼굴과 혀의 근육, 목과 등의 얕은 근육을 조절하는 뇌신경 운동핵에 연결된다(Spotlight 그림 15.2와 그림 15.4/15.5와 표 15.2).
- 겉질척수로는 척수 앞뿔의 운동신경세포에 연접하고, 목과 몸통 및 몸통뼈대의 조화된 운동을 조절한다. 겉질척수로는 숨뇌 배쪽에 불룩한 피라밋에서 거의 대부분 축삭들이 교차하여 가쪽겉질척수로에 들어간다. 나머지 교차하지 않은 척삭들은 앞겉질척수로에 들어가며, 척수 앞뿔의 운동신경세포에 연접하기 전에 앞회색질맞교차에서 교차한다(Spotlight 그림 15.2와 그림 15.4/15.5와 표 15.2).
- 앞겉질척수로와 뒤겉질척수로는 숨뇌의 배쪽을 따라 한 쌍의 두껍게 융기된 피라밋에서 볼 수 있으며, 그곳에서 대부분의 축삭들은 교차하여 내림 가쪽겉질척수로에 들어간다. 나머지 축삭들은 여기서 교차하지 않고 앞겉질척수로로 들어간다. 이 섬유들은 앞뿔의 운동신경세포와 연접하기 전에 앞회색질맞교차 안쪽에서 교차한다(Spotlight 그림 15.2와 그림 15.5와 표 15.2).
- 일차운동겉질의 특정 영역 속 피라밋 세포의 활성은 특정 말초근육을 수축시킨다. 그 겉질 영역은 지도화한 것이 신체운동뇌도이다(Spotlight 그림 15.2와 그림 15.5와 표 15.2)(그림 15.5).

잠재의식 운동로

- 잠재의식 운동로는 무의식적인 상태에서 불수의적으로 수행되는 운동명령을 만들어내는 여러 개의 중추로 구성되어 있다. 이들 경로는 몸운동 양식들을 명령하거나 변화시킬 수 있다. 이들 명령은 (1) 안뜰척수로, (2) 덮개척수로, (3) 그물척수로 및 (4) 적색척수로를 따라 내려간다(Spotlight 그림 15.2와 그림 15.6와 표 15.2).
- 안뜰핵은 VIII 뇌신경을 통해 속귀의 감각수용기로부터 정보를 전달받는다. 이 신경핵은 자세와 평형을 유지하는 명령을 내보내며, 명령을 안뜰척수로를 따라 내려간다(Spotlight 그림 15.2와 그림 15.6와 표 15.2).

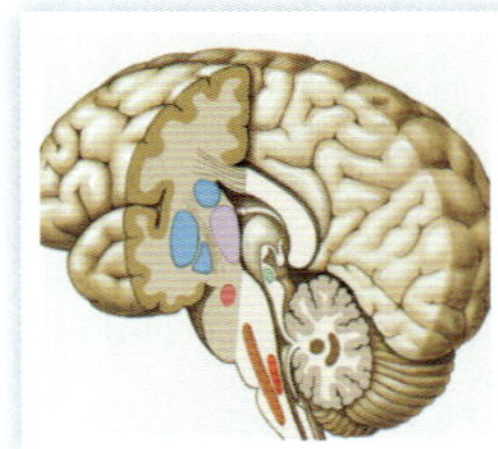

- 덮개척수로는 밝은 빛, 갑작스러운 움직임, 큰 소리 등에 대한 반응으로 눈, 머리와 목, 팔의 자세를 변화시키는 명령을 전달한다(Spotlight 그림 15.2와 그림 15.6와 표 15.2).
- 그물척수로의 운동명령은 자극된 부위에 따라 다르다. 그물체는 모든 오름경로와 내림경로, 대뇌와 소뇌 및 뇌줄기 신경핵 사이의 여러 연결들로부터 정보를 입력받는다(Spotlight 그림 15.2와 그림 15.6와 표 15.2).

15.4 몸운동조절 단계

- 올라가는 감각 정보는 한 신경핵 또는 중추로부터 여러 단계를 거쳐 다른 신경핵과 중추에 전달된다. 정보처리가 매 단계마다 일어나며, 정보처리에 시간이 걸린다. 척수와 뇌줄기 및 대뇌의 신경핵들은 함께 작용하여 다양하고 복잡한 반사작용을 수행한다(그림 15.7).

단원 연습문제

For answers, see the blue Answers tab at the back of the book.

단계 1. 정의와 용어

아래 용어와 가장 관련 있는 내용을 상자 안에서 고르시오.

1. 교차 ☐
2. 감각 ☐
3. 사이신경원 ☐
4. 뒤기둥로 ☐
5. 척수시상로 ☐
6. 척수소뇌로 ☐
7. 겉질척수계통 ☐
8. 덮개척수로 ☐
9. 적색척수로 ☐

a. 2단계
b. 통각, 온각, 거친 감각, 압각
c. 수의적 조절 뼈대근육
d. 팔다리 말단 근육의 잠재의식적 조절
e. 들신경
f. 무엇을, 어디서, 언제에 대한 정보
g. 무의식적 고유감각
h. 교차
i. 소리와 관련한 위치 변화

10. 뒤기둥로 축삭은 어디까지 올라가는가?
    (a) 널판핵과 쐐기핵
    (b) 시상의 배쪽핵
    (c) 소뇌 뒤엽
    (d) 시상의 안쪽핵

11. 다음 중 척수시상로에 대한 설명으로 옳은 것은?
    (a) 이 신경은 척수 앞뿔에서 연접한다.
    (b) 뇌에서 말초로 접촉, 압각, 온각을 전달한다.
    (c) 감각정보를 뇌로 전달하며, 시상에서 교차가 일어난다.
    (d) 모두다 틀림

12. 다음 중 잠재의식 내 신경로는?
    (a) 안뜰척수로 (b) 덮개척수로
    (c) 그물척수로 (d) 위 모두 맞다.

13. 겉질척수로의 축삭이 신경연접하는 곳은?
    (a) 뇌신경의 운동핵
    (b) 척수 앞뿔의 운동신경세포
    (c) 척수 뒤뿔의 운동신경세포
    (d) 척수 근처 신경절 내 운동신경세포

14. 다음 그림에서 해당 부위의 해부 명칭은?

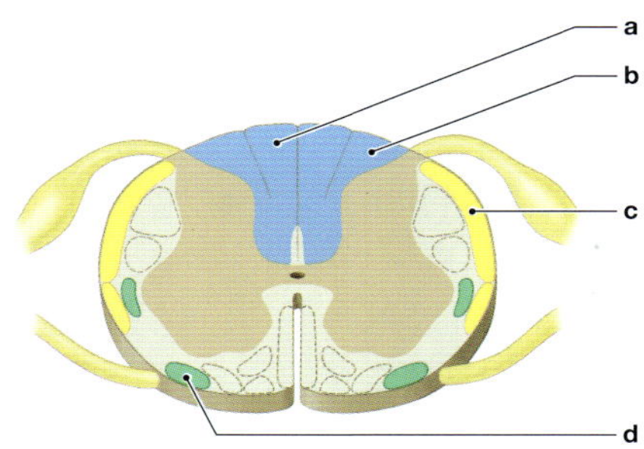

(a)__________ (b)__________
(c)__________ (d)__________

단계 2. 개념정리

1. 숨뇌의 오른쪽 널판핵이 손상되었을 때 나타날 수 있는 증상은?
    (a) 왼쪽 다리의 미세감각을 인식하지 못함
    (b) 오른쪽 다리의 미세감각을 인식하지 못함
    (c) 왼쪽 어깨의 직접적인 미세 운동활성이 안 됨
    (d) 오른쪽 어깨의 직접적인 미세 운동활성이 안 됨

2. CNS에서 1단계 신경세포의 기능을 설명하시오.

3. 왜 인체와 인체감각뇌도와 비율이 다른가?

4. 잠재의식적 운동로의 기능에서 대뇌 핵의 주 역할은 무엇인가?

5. 안뜰척수로와 그물척수로의 운동명령에 의하여 수행되는 작용을 비교하시오.

단계 3. 종합적 사고

1. 순이는 자전거사고로 등을 다쳤다. 의사가 진찰한 결과 팔다리의 움직임에는 이상이 없고 신체 모든 부위의 감각도 이상이 없으나 왼쪽 엉덩이와 다리로부터의 통각을 느낄 수가 없는 것으로 진찰되었다. 의사는 척수의 한 부위가 눌려서 이러한 증상이 나타난다고 하였다. 척수의 어느 부위에 문제가 생긴 것인가?

2. 철수는 스노보드를 타다가 넘어졌는데 신체 왼쪽 위팔의 손목까지 미세감각, 압각 진동감 및 고유감각을 느낄 수 없었다. 철수는 감각 결핍 문제는 없었다. 신경과의사는 척수의 한 부위가 손상되었을 것이라고 의심하였다. 어느 부위가 문제라고 생각하는가? 그 이유는?

16 신경계통
The Nervous System

뇌와 뇌신경
The Brain and Cranial Nerves

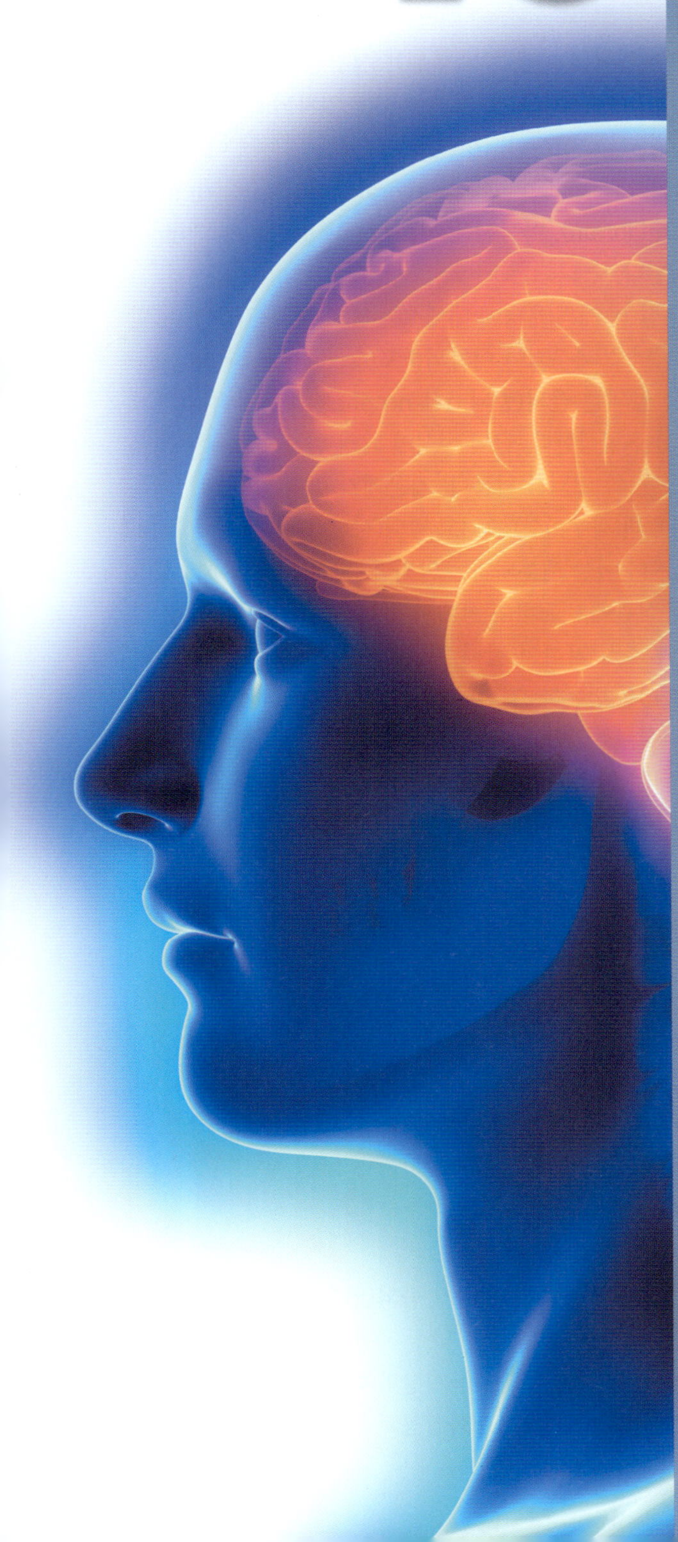

학습목표

- **16.1** 뇌의 주요 부위의 이름을 말하고 기능을 이해한다.
- **16.2** 뇌를 지지하고 보호하는 구조를 비교한다.
- **16.3** 숨뇌의 해부학적 구조를 이해하고 기능을 설명한다.
- **16.4** 다리뇌에서 관찰되는 구조를 나열하고 기능을 정리한다.
- **16.5** 중간뇌의 특징을 이해하고 기능을 설명한다.
- **16.6** 시상과 시상하부의 해부학적 구조를 이해하고 기능을 설명한다.
- **16.7** 소뇌의 구성을 설명하고 기능을 정리한다.
- **16.8** 대뇌의 운동영역, 감각영역, 연합영역, 둘레계통을 비교한다.
- **16.9** 12 뇌신경을 비교한다.

뇌는 인체에서 가장 매력적인 기관이다. 뇌는 복잡한 3차원적인 구조를 가지며, 수많은 기능을 수행한다. 종종 뇌의 신경핵과 신경세포는 실리콘 칩과 스위치에 비교되며 뇌를 살아있는 컴퓨터라고 말한다. 뇌처럼 컴퓨터도 엄청나게 많은 양의 정보를 받아들이고, 처리하여 적절한 결과물을 만들어낸다. 그렇지만 뇌와 컴퓨터에 대한 어떤 직접적인 비교도 잘못된 것이다. 왜냐하면 아무리 성능이 우수한 컴퓨터일지라도 단일 신경세포와 비교해도 다양성과 적응성이 부족하기 때문이다. 신경세포 하나는 약 20만 개에 이르는 정보를 동시에 처리할 수 있으며 신경계에는 수백억 개의 신경세포가 있기 때문이다. 뇌가 수행할 수 있는 활동의 목록을 나열하기보다는 이 믿을 수 없이 복잡한 기관이 우리의 모든 꿈, 열정, 계획, 기억, 행동의 원천이라는 사실에 감사하는 것이 더 적절할 것이다. 우리가 하는 모든 일과 우리의 존재가 뇌의 활동에서 나온다.

뇌는 척수보다 훨씬 더 복잡하며, 자극에 대하여 훨씬 더 다양한 반응을 한다. 그러한 다양성은 엄청나게 많은 신경세포의 수, 뇌의 신경 풀(neuronal pool), 뇌신경 사이의 복잡한 상호연결의 결과이다. 뇌는 약 200억 개의 신경세포를 가지고 있으며, 각각의 세포들은 동시에 수천 개의 연접을 통하여 정보를 받는다. 광범위한 신경망 속에서 흥분성과 억제성 상호작용은 변화하는 상황에 맞게 반응할 수 있게 한다. 그러나 적응성은 대가를 필요로 한다. 한 가지 반응이 동시에 즉각적이면서 정확하고 완전히 적응적일 수는 없다. 적응성은 여러 단계가 필요하다. 모든 연접에는 자극과 반응 사이에 지연시간이 있다. 척수반사는 즉각적인 반응을 보이지만, 뇌에 있는 처리중추는 다양하고 미세하게 조정하고 가공할 수 있으나 척수반사보다 느리다.

이 장은 뇌의 주요 구조와 뇌신경과의 상호관계에 초점을 맞추었다.

16.1 뇌의 구성에 대한 개요

성인의 뇌(그림 16.1)는 인체에 있는 신경조직의 약 95%를 갖고 있다. 성인 뇌의 평균 무게는 약 1.4 kg이며 부피는 1,350 cc이다. 상당한 개인차가 있으며, 체격 차이 때문에 남성의 뇌는 여성에 비하여 평균 10% 정도 크다.

비교적 특징이 없는 외형적인 모습을 통해 복잡하고 중요한 실제 모습을 생각하기 어렵다. 성인 뇌는 두 손으로 쉽게 잡을 수 있는 정도이다. 바로 제거된 뇌의 바깥은 회색이며, 안쪽은 황갈색에서 분홍색이다. 전반적으로, 뇌는 두부 또는 냉장된 젤라틴과 비슷한 경도를 가지고 있다.

뇌의 발생

뇌의 발생은 28장에 자세히 설명되어 있다. 그렇지만 간단한 개요는 성인 뇌의 구조와 체제를 이해하는 데 도움을 줄 것이다. 중추신경계통은 원통 모양의 신경관(neural tube)에서 시작되며, 액체로 가득찬 속 공간을 신경강(neurocoel)이라 한다. 발생이 진행되면서 이 단순한 통로는 팽창되어 뇌실이라고 부르는 커다란 공간이 된다. 다음 장에서 뇌실의 구조에 대하여 공부할 것이다.

발생 4주에 신경관의 머리쪽 세 부위는 신경강이 팽창하면서 빠르게 성장한다. 이런 확장은 세 개의 뚜렷한 **일차뇌소포(primary brain vesicle)**를 만들게 된다. 이들은 상대적인 위치에 따라 명명되며 **앞뇌(전뇌, prosencephalon, forebrain)**, **중간뇌(중뇌, mesencephalon, midbrain)**, **마름뇌(능뇌, rhombencephalon, hindbrain)**로 구성된다.

뇌의 일차분절 세 개의 운명에 대해서는 표 16.1에 요약하였다. 앞뇌와 마름뇌는 더욱 세분되어 **이차뇌소포(secondary brain vesicle)**를 만든다. 앞뇌는 **끝뇌(종뇌, telencephalon)**와 사이뇌(간뇌, diencephalon)를 형성한다. 끝뇌는 성인 뇌의 위가쪽 면에서 쌍을 이루는 대뇌반구, 즉 대뇌를 만든다. 가운데가 비어 있는 사이뇌는 지붕(시상상부), 벽(좌우시상) 그리고 바닥(시상하부)으로 구성되어 있다. 중간뇌는 더 이상 세분되지는 않지만, 벽은 두꺼워지고 신경강은 척수의 중심관에 비교하여 상대적으로 직경이 좁은 통로를 갖는다. 중간뇌와 가장 가까이 접해 있는 마름뇌 부위는 **뒤뇌(후뇌, metencephalon)**를 만든다. 뒤뇌의 앞쪽 부위는 다리뇌(pons)로 발달하며, 뒤 부위는 소뇌(cerebellum)가 된다. 척수에 가까운 마름뇌 부위는 **숨뇌(수뇌, myelencephalon)**, 즉 숨뇌(연수, medulla oblongata)가 된다.

주요 영역과 지표

성인의 뇌는 여섯 가지의 주요 부위로 나눌 수 있다. (1) 숨뇌, (2) 다리뇌, (3) 중간뇌, (4) 사이뇌, (5) 소뇌, (6) 대뇌이다. 그림 16.1에 각 분절의 개요를 나타냈다. 숨뇌, 다리뇌, 중간뇌를 총괄하여 **뇌줄기(brain stem)**라 한다. 뇌줄기는 중요한 처리 중추를 갖고 있으며 대뇌 또는 소뇌와 정보를 중계한다.

숨뇌

척수를 뇌줄기에 연결하는 부위가 **숨뇌(연수, medulla oblongata)**이다. 숨뇌의 윗부분은 얇은 막성 지붕이고, 아랫부분은 척수와 비슷하다. 숨뇌는 감각정보를 시상과 다른 뇌줄기 중추에 중계한다. 게다가 심박동, 혈압, 소화활동과 같은 자율기능의 조절

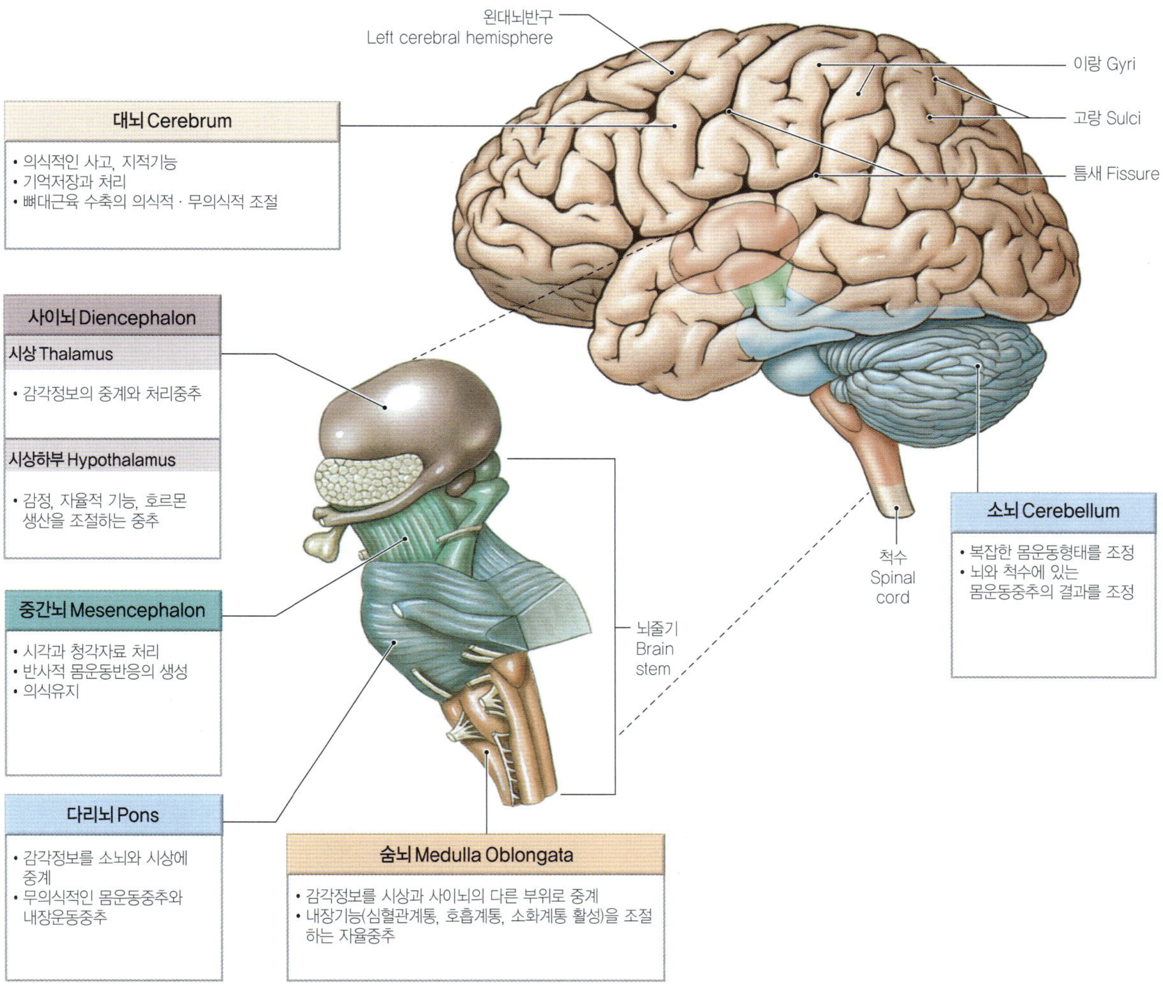

■ **그림 16.1 뇌의 주요 구획**
뇌의 영역과 이들의 주요 기능

표 16.1 사람 뇌의 발생 (배발생 요약은 28장 참고)

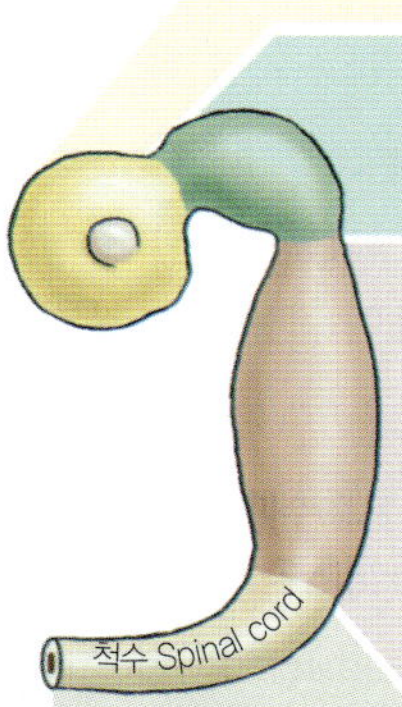

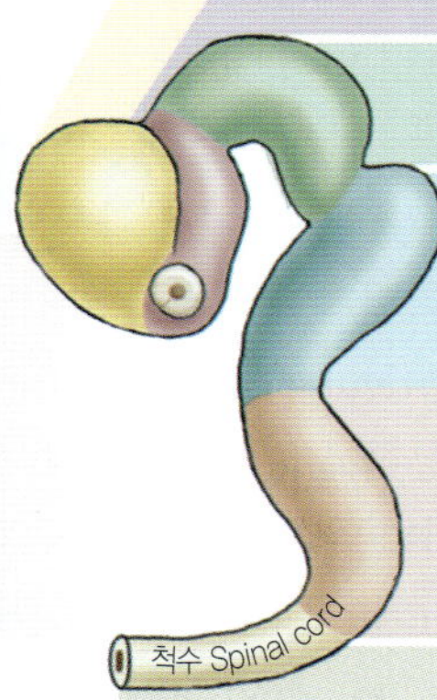

1차 뇌소포(3주배)	2차 뇌소포(6주배)	출생 시 뇌구역	뇌실
앞뇌 prosencephalon	끝뇌 Telencephalon	대뇌 Cerebrum	가쪽뇌실 Lateral ventricle
	사이뇌 Diencephalon	사이뇌 Diencephalon	셋째뇌실 Third ventricle
중간뇌 Mesencephalon	중간뇌 Mesencephalon	중간뇌 Mesencephalon	중간뇌수도관 Cerebral aqueduct
마름뇌 Rhombencephalon	뒤뇌 Metencephalon	소뇌와 다리뇌 Cerebellum and Pons	넷째뇌실 Fourth ventricle
	숨뇌 Myelencephalon	숨뇌 Medulla oblongata	넷째뇌실 Fourth ventricle

과 관련된 주요 중추를 갖고 있다.

다리뇌

다리뇌(교, pons)는 중간뇌 바로 아래에 위치한다. 몸운동조절과 내장운동조절에 관련된 신경핵이 있다. 다리뇌라는 용어는 다리를 뜻하며 소뇌와 뇌줄기를 연결한다.

중간뇌

중간뇌(중뇌, mesencephalon, midbrain)의 신경핵은 시각과 청각정보를 처리하고, 이들 자극에 대한 몸운동반사를 조정하고 지시한다. 또한 이 부위는 의식유지와 관련된 중추가 있다.

사이뇌

대뇌에 부착되어 있는 뇌의 깊은 부위는 **사이뇌(간뇌, diencephalon)**라고 부른다. 사이뇌는 세 부위로 나눌 수 있으며, 기능은 아래와 같이 요약할 수 있다.

1. **시상상부(epithalamus)**에는 호르몬을 분비하는 내분비 구조인 솔방울샘(송과체, pineal gland)이 있다.
2. **시상(thalamus)**은 왼쪽·오른쪽 시상으로 구분되며 감각정보를 중계하고 처리하는 중추이다.
3. **시상하부(hypothalamus)**는 사이뇌의 바닥부분으로 내장조정중추이다. 시상하부와 **뇌하수체(pituitary gland, hypophysis)**는 가느다란 줄기에 의하여 연결되어 있다. 시상하부에는 감성, 자율신경계통 기능, 호르몬 생산과 관련된 중추가 있으며, 신경계통과 내분비계통 사이를 연계한다.

소뇌

소뇌(cerebellum)의 비교적 작은 반구는 다리뇌의 뒤쪽과 대뇌반구의 아래쪽에 위치하고 있다. 소뇌는 감각정보와 학습하여 기억된 운동양상에 근거하여 운동활성을 자율적으로 조정한다

대뇌

대뇌(cerebrum)는 뇌 중에서 가장 크다. 대뇌는 **세로틈새(종열, longitudinal fissure)**에 의해서 두 개의 **대뇌반구(cerebral hemisphere)**로 나뉘어 있다. 대뇌의 표면인 대뇌겉질(cortex)은 회색질로 구성되어 있다. 대뇌겉질은 고랑(sulcus)이라고 하는 회선상 홈이 있다. 이들 고랑은 이랑(gyrus)이라고 하는 능선을 분리하고 있다. 대뇌는 보다 더 큰 고랑을 기준으로 편리하게 엽(lobe)으로 나뉘며, 이들의 이름은 덮고 있는 머리뼈의 이름에서 따온 것이다.

의식적인 사고의 처리, 지적인 기능, 기억의 저장, 검색 그리고 복잡한 운동양상은 대뇌에서 기원된다.

회색질과 백색질의 구성

뇌줄기내 회색질의 전반적인 분포는 척수와 비슷하다. 안쪽의 회색질은 백색질의 신경로에 의해 둘러싸여 있고 회색질은 척수의 중심관에 해당하는 뇌실과 뇌척수액이 지나는 길을 둘러싼다. 회색질은 구형, 난원형, 또는 불규칙한 형태의 신경세포 집단인 핵(nucleus)을 형성한다. 비록 백색질의 신경로가 이 핵들을 둘러싸지만 척수처럼 예측 가능한 것은 아니다. 예를 들면, 신경로가 핵 주위를 지나가거나 혹은 통과하는 동안 시작하고, 끝나고, 합쳐지고, 혹은 분지하기도 한다. 대뇌와 소뇌에서 백색질은 **겉질(cortex)**, 즉 회색질의 얇은층에 의해 덮여있다.

고등중추(high center)란 핵, 중추, 그리고 대뇌의 겉질영역, 소뇌, 사이뇌, 중간뇌를 말한다. 이런 처리중추로부터 나온 출력신호는 아래쪽 뇌줄기와 척수에 있는 핵과 중추의 활성에 변화를 준다. 신경핵과 뇌의 겉질영역은 감각정보를 받아들일 수 있고, 운동명령을 척수와 척수신경을 통하여 간접적으로, 또는 뇌신경을 통하여 직접적으로 말초효과기에 보낸다.

뇌실

뇌실(ventricle)은 뇌척수액으로 가득 차 있으며 뇌실막세포가 싸고 있다. 성인 뇌에는 네 개의 뇌실이 있다. 각 대뇌반구 속에 하나씩, 셋째뇌실은 사이뇌 속에, 넷째뇌실은 다리뇌와 소뇌 사이에서 숨뇌의 윗부분으로 뻗어 있다. 그림 16.2는 뇌실의 위치와 구성을 보여주고 있다.

대뇌반구 속의 뇌실은 복잡한 형태를 가지고 있다. 얇은 안쪽 분할막인 **투명사이막(투명중격, septum pellucidum)**에 의해서 두 **가쪽뇌실(측뇌실, lateral ventricle)**이 서로 분리되어 있다. 가쪽뇌실의 몸체(body)는 마루엽에 있고 앞뿔(anterior horn)은 이마엽으로 뻗어 있다. 가쪽뇌실의 몸체는 또한 뒤통수엽 속으로 뻗어 있는 뒤뿔(posterior horn)과 통하고 있고, 아래뿔(inferior horn)은 관자엽에서 가쪽으로 구부러져 있다. 두 가쪽뇌실 사이에는 직접적인 연결이 없지만, 각각은 **뇌실사이구멍(실간공, interventicular foramen, foramen Monro)**을 통하여 사이뇌의 뇌실과 통하고 있다. 두 개의 가쪽뇌실(첫째와 둘째)이 있기 때문에 사이뇌의 안을 **셋째뇌실(제3뇌실, third ventricle)**이라고 한다.

중간뇌에는 **중간뇌수도관(중뇌수도관, aqueduct of the midbrain, aqueduct of Sylvius, cerebral aqueduct)**이라고 하는 좁

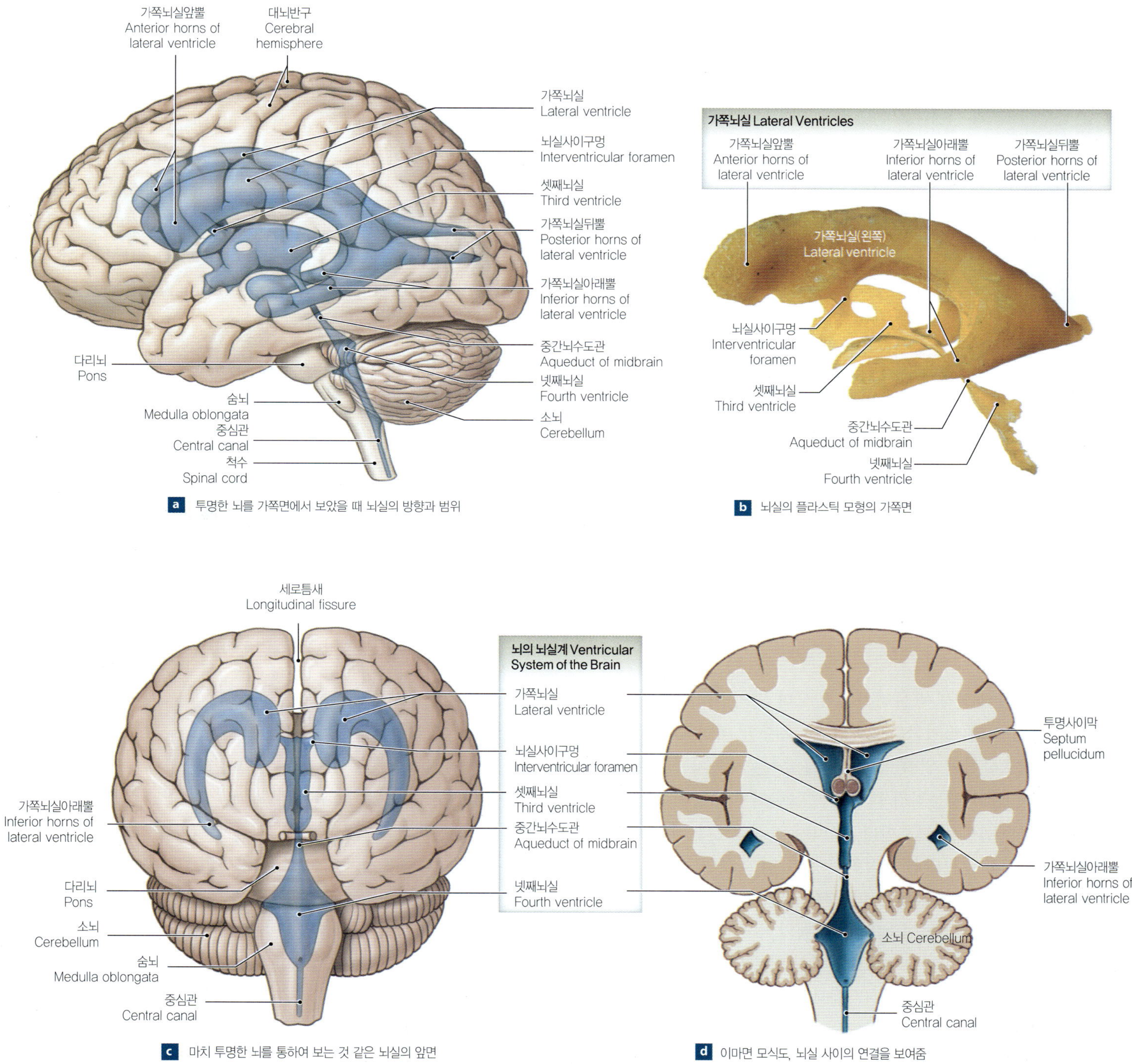

a 투명한 뇌를 가쪽면에서 보았을 때 뇌실의 방향과 범위

b 뇌실의 플라스틱 모형의 가쪽면

c 마치 투명한 뇌를 통하여 보는 것 같은 뇌실의 앞면

d 이마면 모식도, 뇌실 사이의 연결을 보여줌

■ 그림 16.2 뇌실

뇌실은 영양물질, 화학전달물질, 노폐물을 운반하는 뇌척수액을 갖고 있다.

은 관이 있다. 이 통로는 셋째뇌실을 **넷째뇌실(제4뇌실, fourth ventricle)**과 연결하며, 넷째뇌실은 다리뇌와 소뇌 사이에서 시작한다. 아래쪽 숨뇌에서 넷째뇌실은 좁아지고 척수의 중심관으로 이어져 있다. 뇌척수액의 순환은 뇌실과 중심관에서 넷째뇌실의 지붕에 있는 구멍을 통하여 거미막밑공간 속으로 이루어진다. 그렇지만 뇌척수액의 기원과 순환에 대하여 이해하기 전에 뇌막의 구성에 대하여 보다 더 많이 알 필요가 있으며 14장에서 소개된 척수막과 어떻게 다른지 이해할 필요가 있다.

	V	16.1 개념확인
1	☐	성인 뇌의 여섯 가지 주요 부위를 정리하라.
2	☐	뇌실이란 무엇인가? 뇌실을 싸는 상피세포의 종류는 무엇인가?

16.2 뇌의 보호와 지지

사람의 뇌는 극단적으로 섬세하며 손상에서 보호받아야 하는 기관이다. 뇌는 영양물질과 산소에 대한 요구도가 높기 때문에 많은 혈액이 공급되나 혈액 중의 화합물이 뇌의 복잡한 작용을 방해할 수 있기 때문에 격리될 필요가 있다. 뇌의 보호, 지지, 영양물질 공급에는 (1) 머리뼈, (2) 뇌막, (3) 뇌척수액, (4) 혈액-뇌 장벽 등이 관계한다.

뇌막

뇌는 머리뼈에 의해서 둘러싸여 있으며 뇌와 머리뼈공간(두개강)의 형태는 거의 일치한다(그림 16.3). 육중한 머리뼈는 뇌를 물리적으로 보호하지만 위협하기도 한다. 뇌는 자동차를 운전하는 사람과 같다. 만약 자동차가 나무와 충돌한다면 자동차는 운전자를 나무와의 충돌에서 보호한다. 그러나 안전벨트나 에어백이 운전자를 보호하지 않는다면 심각한 손상을 입을 것이다.

뇌막(cranial meninges)은 머리뼈공간 안에서 뇌를 둘러싸고 있으면서 충격을 흡수하여 뇌와 머리뼈와의 직접 접촉을 막아준다(그림 16.3a). 뇌막은 척수막으로 연속되며, 모두 세 층으로 구성되어 있다. 경막(바깥), 거미막(가운데), 연막(속)이다. 그러나 뇌막은 척수막과 구별되는 특징과 기능도 가진다.

경막

뇌의 **경막(dura mater)**은 두 개의 섬유층으로 구성되어 있다. 바깥층인 뼈막층(periosteal layer)은 머리뼈공간 안쪽을 싸고 있는 뼈막과 융합되어 있다(그림 16.3a). 안쪽층은 뇌막층(meningeal layer)이라고 하며, 커다란 정맥혈관인 **경막정맥굴(경막정맥동, dural sinuses)**을 제외하고는 두 막은 단단히 부착되어 있다. 뇌의 정맥은 경막정맥굴로 연결되어 있으며, 정맥굴의 혈액은 목에 있는 속목정맥(internal jugular v.)으로 흐른다.

네 곳에서 뇌경막의 뇌막층이 접혀서 머리뼈공간 깊은 곳으로 뻗어 있다. 이들 경막은 뇌공간을 세분하며, 뇌를 지지하고, 뇌의 움직임을 제한한다(그림 16.3b, 16.4와 16.5).

- **대뇌낫(대뇌겸, falx cerebri)**은 대뇌반구의 세로틈새 사이로 경막이 뻗어 있는 것이다. 대뇌낫은 아래에서 앞쪽은 벌집뼈의 볏돌기에, 뒤쪽은 속뒤통수뼈융기와 소뇌천막(tentorium cerebelli)에 부착되어 있다. 두 개의 커다란 정맥굴은 **위시상정맥굴(상시상정맥동, superior sagittal sinus)**과 **아래시상정맥굴(하시상정맥동, inferior sagittal sinus)**을 형성한다.
- **소뇌천막(tentorium cerebelli)**은 대뇌의 두 뒤통수엽을 지지하고 보호한다. 소뇌천막은 대뇌로부터 소뇌반구를 분리한다. 대뇌낫과 90° 각도를 이루고 있다. **가로정맥굴(횡정맥동, transverse sinus)**은 소뇌천막 안에 형성된다.
- **소뇌낫(소뇌겸, falx cerebelli)**은 소뇌천막 아래로 정중시상선을 따라 뻗어 있어 두 소뇌반구를 양분한다. 뒤 가장자리에 뒤통수정맥굴(occipital sinus)이 형성된다.
- **안장가로막(안격막, diaphragm sellae)**은 나비뼈의 말안장을 덮는 경막의 연속이다(그림 16.3b). 안장가로막은 경막을 나비뼈에 부착시키고 뇌하수체 바닥을 둘러싼다.

거미막

뇌 **거미막(arachnoid mater)**은 섬세한 뇌막으로서 바깥의 경막과 뇌의 신경조직과 직접 접하고 있는 속의 연막 사이에 존재한다. 대부분의 실습용 사체에서 좁은 **경막밑공간(경막하강, subdural space)**은 뇌 거미막과 마주보는 경막을 분리하고 있다. 그렇지만 생체에서는 그러한 공간은 존재하지 않는다. 뇌 거미막은 아래쪽의 신경 회선 또는 고랑(sulcus)을 따라 존재하지 않기 때문에 매끄럽다. 거미막 아래쪽은 **거미막밑공간(지주막하강, subarachnoid space)**으로 아교섬유와 탄력섬유로 구성된 매우 섬세한 그물 같은 망이 거미막과 아래쪽 연막을 연결한다. 바깥쪽으로 위시상정맥굴의 축을 따라 뇌 거미막의 손가락과 같은 돌기들이 경막을 뚫고 정맥굴 안으로 돌출해 있다. 이 돌출물을 **거미막과립(지주막과립, arachnoid granulation)**이라고 부르며, 뇌척수액은 거미막 잔기둥(arachnoid trabeculae)을 지나 거미막을 횡단하여 정맥순환으로 들어간다(그림 16.3, 16.4와 16.5). 뇌 거미막은

임상노트

외상성뇌손상

외상성뇌손상(traumatic brain injury; TBI)은 머리가 강하게 부딪쳤거나 심하게 흔들렸을 경우 입을 수 있다. 외상에 의한 사망률의 절반 이상이 머리외상 때문이다. 미국에서는 매년 약 150만 건의 TBI가 일어나며 그 중의 약 5만 명은 사망하고, 8만 명은 장기간 장애를 갖게 된다. 게다가 최근 이라크와 아프가니스탄의 전쟁터에서 돌아온 상이군인들 때문에 TBI와 뇌진탕의 치료 결과에 대한 보다 심도있는 조사와 높은 이해가 요구되고 있다.

뇌진탕

뇌진탕(concussions)은 미약한 뇌손상을 가질 수 있다. 뇌진탕은 일시적인 의식혼란, 순간적인 의식소실, 그리고 약간의 기억상실과 관련된다. 의사는 뇌진탕 환자를 매우 주의 깊게 검사하며, 머리뼈의 골절이나 뇌출혈을 검사하기 위하여 방사선촬영 또는 CT-스캔을 할 수 있다. 가벼운 뇌진탕은 일시적인 의식장애와 약간의 기억상실이 온다. 중증뇌진탕은 긴 시간 동안 무의식 상태와 비정상적인 신경학적 기능을 보인다. 중증 뇌진탕은 전형적으로 뇌 조직의 타박상, 출혈, 열상을 동반한다. 회복 가능성은 영향을 받은 영역에 따라 다르다. 그물체(reticular formation)의 광범위한 손상은 영구적 무의식 상태를 만들 수 있고 아래쪽 뇌줄기의 손상은 일반적으로 치명적이 된다.

경막바깥출혈과 경막밑출혈

심한 머리 손상은 뇌막혈관에 손상을 입힐 수 있으며, 경막바깥출혈 또는 경막밑출혈의 원인이 된다. **경막바깥출혈(경막외출혈, epidural hemorrhage)**은 주로 동맥출혈로 나타난다. 동맥압 때문에 많은 양의 혈액이 순식간에 경막바깥공간으로 들어가며, 부드러운 뇌조직은 뒤틀린다. 손상 후 몇 분에서 몇 시간 이내에 의식을 잃게 되고, 치료하지 않으면 사망한다.

정맥 손상에 의한 경막바깥출혈 환자는 곧바로 심각한 증상이 나타나지 않으며, 사고 후 몇 시간에서 며칠 후 또는 몇 주 후에 나타날 수 있다. 결과적으로 뒤틀림, 압박과 2차 출혈에 의해서 신경조직이 심하게 손상을 입기 전까지는 인식하지 못한다는 것이 문제가 된다. 경막바깥출혈은 매우 드물며, 뇌손상의 1% 이내로 일어난다. 수술을 하지 않으면 100% 사망하고, 고인 혈액을 제거하고 손상된 혈관을 봉합한 후에도 약 50%는 사망하기 때문에 이런 드묾이 오히려 다행이라고 할 수 있다.

경막밑출혈(경막하출혈, subdural hemorrhage)에서 혈액은 경막의 안쪽, 거미막과 접하는 상피의 아래를 흐른다. 경막밑출혈은 대략 경막바깥출혈보다 두 배 정도 많이 일어난다. 가장 흔한 원인은 작은 정맥이나 경막정맥굴의 손상이다. 혈압이 경막바깥출혈보다 낮기 때문에 손상 범위와 영향은 매우 다양하다. 출혈은 큰 혈종(hematoma)이나 부분적인 혈종을 만든다. 급성 경막밑혈종의 증상은 손상 후 몇 분에서 몇 시간 이내에 나타난다. 만성 경막밑혈종의 증상은 손상 후 몇 주, 몇 달, 심지어 몇 년 후에 나타날 수도 있다.

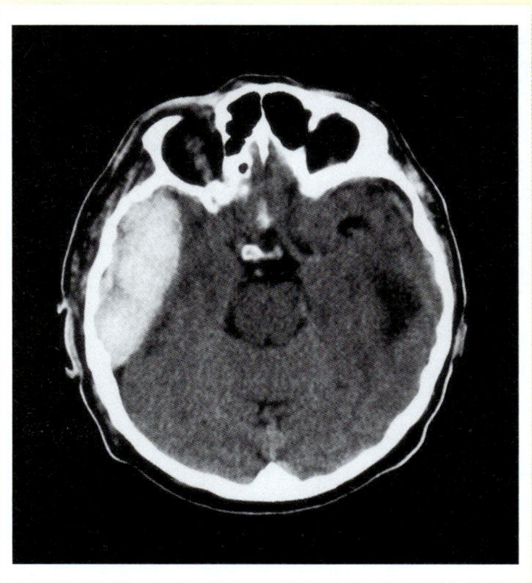

경막바깥출혈 Epidural hemorrhage

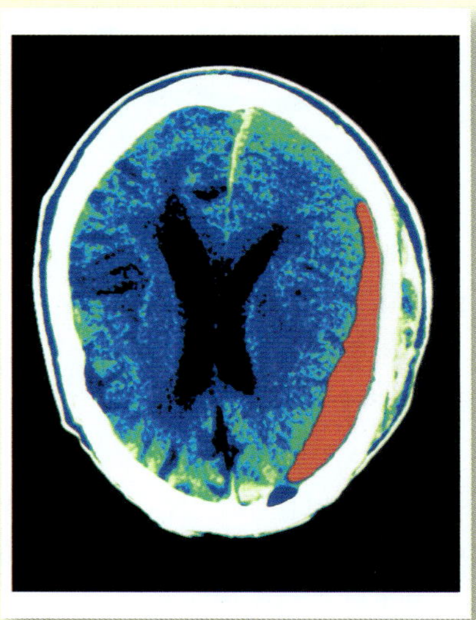

경막밑출혈 Subdural hemorrhage

뇌혈관을 덮는 지붕으로 작용하며, 아래쪽 연막은 바닥을 형성한다. 대뇌동맥과 정맥은 거미막 잔기둥에 의해서 지지를 받으며 뇌척수액에 둘러싸여 있다. 혈관은 거미막 잔기둥에 의해서 둘러싸여 있고 매달려 있으며, 연막으로 싸여 있는 통로를 따라 뇌 속으로 들어간다.

연막

뇌 **연막(연질막, pia mater)**은 뇌의 표면을 따라서 단단히 부착되어 있다. 연막은 별아교세포돌기에 의해서 뇌의 표면에 부착되어 있다. 뇌 연막은 혈관이 매우 많은 막이며, 뇌의 표면에서 많은 가지를 내는 커다란 대뇌혈관을 지지하는 바닥으로서 작용한다.

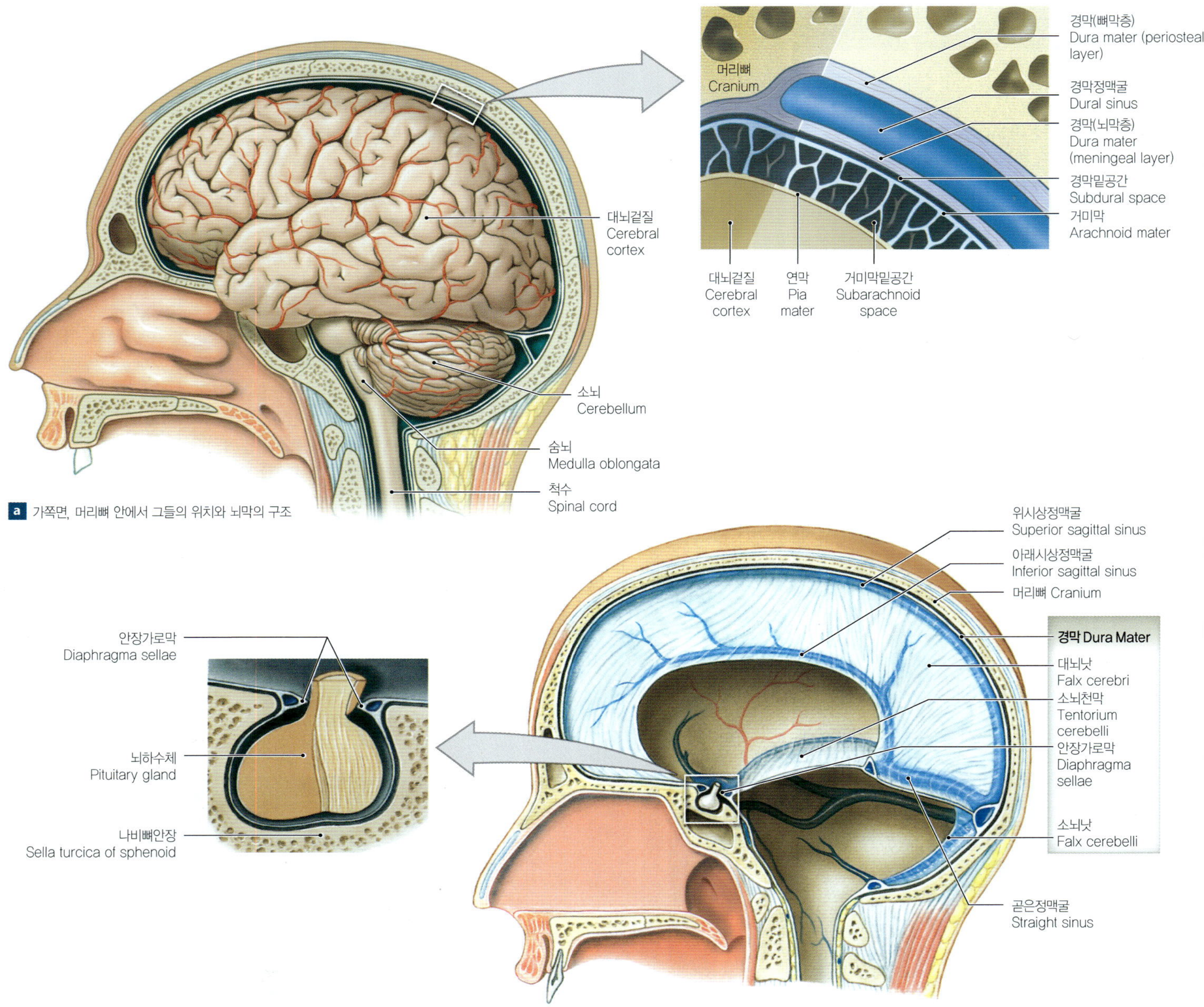

a 가쪽면, 머리뼈 안에서 그들의 위치와 뇌막의 구조

b 뇌를 제거한 머리뼈공간, 대뇌낫과 소뇌낫의 위치와 자리를 나타냄

■ **그림 16.3 뇌, 머리뼈, 뇌척수 사이의 상호관계**

신경겉질로 침투한 혈관은 뇌겉질의 얕은 부위에 혈액을 공급한다(**그림 16.4**와 **16.5**). 뇌는 끊임없이 영양물과 산소의 공급이 요구되기 때문에 많은 혈액공급이 반드시 필요하다.

혈액-뇌 장벽

CNS 안의 신경조직은 많은 혈액공급을 받지만, **혈액-뇌 장벽**(blood-brain barrier; BBB) 때문에 일반적 혈액순환과 구별된다. 이 장벽은 일정한 환경을 유지하게 하며 이것은 CNS의 신경세포의 조절과 적절한 작용에 필수적이다.

이 장벽은 CNS의 모세혈관을 싸고 있는 내피세포의 구조와 수송의 특성 때문에 존재한다. 내피세포들은 치밀이음(tight junction)으로 서로 연결되어 있기 때문에 인접한 내피세포 사이의 물질확산을 막는다. 그 결과, 오직 지용성 화합물만이 내피세포막을 횡단하여 뇌와 척수의 사이질액 속으로 확산할 수 있다. 게다가 모세혈관의 내피세포에서는 포액소포(pinocytotic vesicle)가 거의 관찰되지 않는 것으로 보아 CNS 속으로 분자량이 큰 화합물의 이동이 제한됨을 알 수 있다. 수용성 화합물은 수동수송 또는 능동수송을 통하여 모세혈관 벽을 통과할 수 있다. 여러 가지의 수송단백질이 관여하며, 그들의 활성은 매우 특이적이다. 예를 들어, 탄수화물을 운반하는 수송계는 아미노산을 운반하는 수송계하고는 다르다. 뇌의 모세혈관을 싸는 내피세포의 제한된 투과성은 별아교세포에서 분비되는 화학물질에 어느 정도 영향을 받는다. 별아교세포는 CNS 모세혈관 가까이 부착되어 있으며, 13장에서 설명하였다.

혈액-뇌 장벽을 횡단하는 수송은 선택적이며 방향성이 있다. 신경은 항상 일정한 글루코스를 요구하지만 혈액과 사이질액 속의 일정하지 않은 농도와 접하게 된다. 순환하는 혈당수준이 낮음에도 불구하고, 내피세포는 혈액에서 뇌의 사이질액 속으로 글루코스를 끊임없이 수송한다. 반대로 아미노산 중 신경전달물질인 글리신(glycine)은 신경조직에서는 혈중 농도보다 낮게 유지되어야 한다. 내피세포는 뇌의 사이질로부터 글리신을 능동적으로 흡수하여 혈액 속으로 분비한다.

혈액-뇌 장벽은 CNS 전체에서 온전히 유지되지만 다음과 같이 주목할 만한 세 가지 예외가 있다.

1. 시상하부에서, 시상하부의 앞쪽과 융기부의 모세혈관 내피는 투과성이 증가하여 시상하부의 핵에서 분비되는 호르몬이 순환계통으로 확산되도록 한다.
2. 솔방울샘의 모세혈관은 투과성이 매우 높다. 솔방울샘은 내분비기관으로 사이뇌의 지붕에 위치한다. 모세혈관의 투과성은 솔방울샘 분비물이 순환계통 속으로 들어가도록 한다.
3. 셋째뇌실과 넷째뇌실의 막성 지붕인 연막은 뇌실 속으로 돌출해 있는 넓은 모세혈관 얼기를 지지한다. 이 모세혈관은 투과성이 높다. 그렇지만 모세혈관들이 치밀이음으로 연결되고 변형된 상피세포인 뇌실막세포에 의해 덮여 있기 때문에 물질들이 CNS에 자유롭게 접근하지 못한다. 이 구조가 뇌척수액을 생산하는 맥락얼기이다.

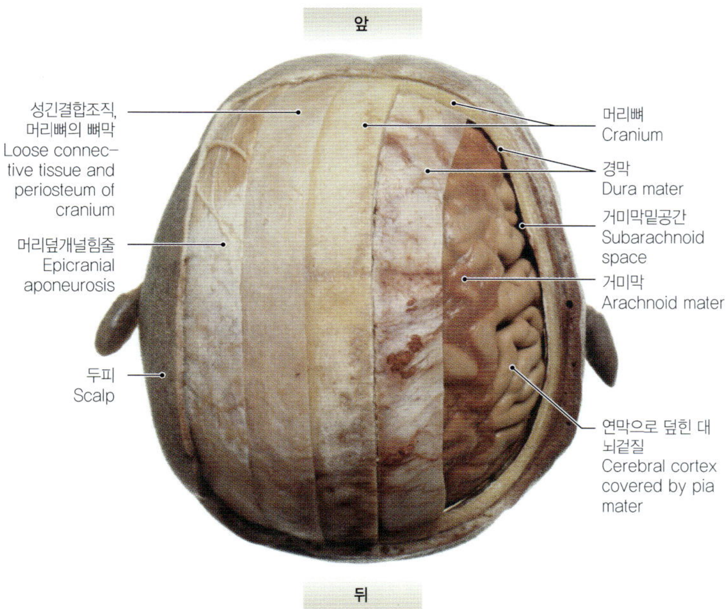

■ **그림 16.4** 뇌막 I

뇌막 윗면

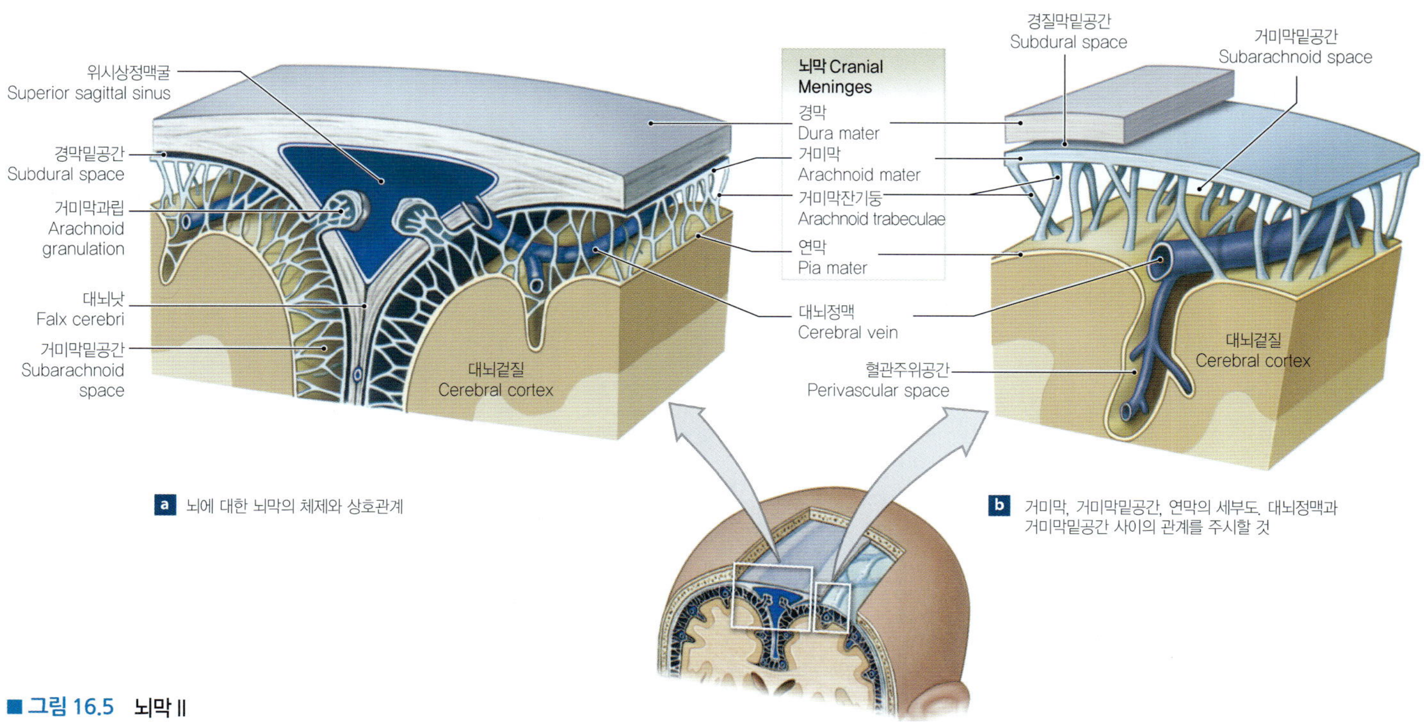

■ **그림 16.5** 뇌막 II

뇌척수액

뇌척수액(cerebrospinal fluid; CSF)은 중추신경계통의 노출된 표면을 완전하게 둘러싸고 잠기게 한다. 몇 가지 중요한 기능이 있다.

- 섬세한 신경구조물과 둘러싸고 있는 뼈 사이의 접촉을 막아준다.
- 뇌를 지지한다. 뇌는 머리뼈공간 속에 갇혀 있으며, 뇌척수액 안에 떠있다. 사람의 뇌 중량은 공기 중에서는 약 1,400 g이고, 물보다 밀도가 약간 높을 뿐이기 때문에 뇌척수액의 지지를 받으면 중량은 약 50 g 정도 나가게 된다.
- 영양물질, 화학전달물질, 노폐물을 수송한다. 맥락얼기를 제외하고, 싸고 있는 뇌실막세포를 자유롭게 통과하며, CSF는 CNS의 사이질액과 화학적 소통을 일정하게 유지한다. 사이질액과 CSF 사이에 자유로운 확산이 일어나기 때문에, CNS 기능의 변화는 CSF 조성의 변화를 가져온다. 14장에서 언급하였듯이, 척수천자는 CNS 손상, 감염, 또는 질병에 대한 유용한 임상적인 정보를 제공하여 준다.

CSF의 생성

모든 뇌실에 있는 **맥락얼기(맥락총, choroid plexus)**는 특수하게 분화된 뇌실막세포와 투과성이 매우 높은 모세혈관으로 구성된다. 셋째뇌실의 지붕에서 기원한 커다란 무리의 맥락얼기는 뇌실사이구멍을 통하여 가쪽뇌실로 연결된다. 이 맥락얼기 무리는 가쪽뇌실의 바닥을 덮고 있다(그림16.6a). 아래 뇌줄기에서 넷째뇌실의 지붕에 있는 맥락얼기의 무리는 소뇌와 다리뇌 사이로 뻗어있다.

맥락얼기는 뇌척수액을 생산하는 곳이다. 이 모세혈관은 유창형이며 투과성이 높지만, 특수화된 뇌실막세포가 모세혈관을 덮고 모세혈관과 뇌실의 CSF 사이에 자유로운 교환을 막는다. 뇌실막세포는 뇌척수액을 뇌실로 분비하기 위하여 능동수송과 수동수송 기전 둘 다 사용한다. CSF 조성의 조절은 양방향 수송으로 이루어지며, 맥락얼기는 CSF로부터 노폐물을 제거하며, 시간이 경과하면서 조성을 미세하게 조정한다. 뇌척수액과 혈장의 조성에는 많은 차이가 있다. 예를 들어서, 혈액에는 고농도의 혈장단백질이 있지만, CSF에는 없다. 또한 각각 이온 농도와 아미노산, 지질, 노폐물 수준의 차이가 있다(그림 16.6b). 그래서, 비록 CSF가 혈장으로부터 만들어졌지만, 단순히 혈액이 여과된 것은 아니다.

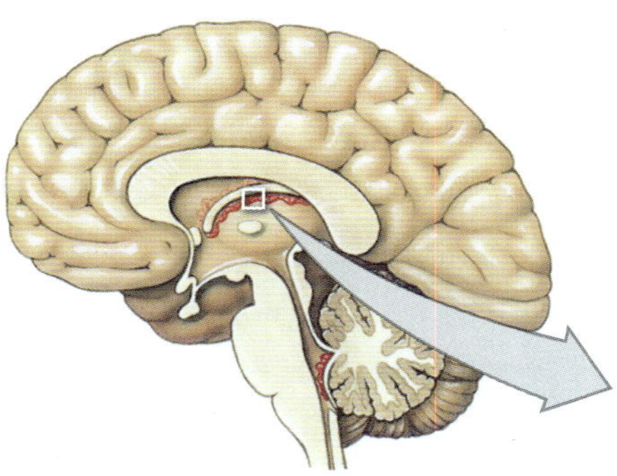

a 뇌의 네 개의 뇌실 각각에서 맥락얼기의 위치

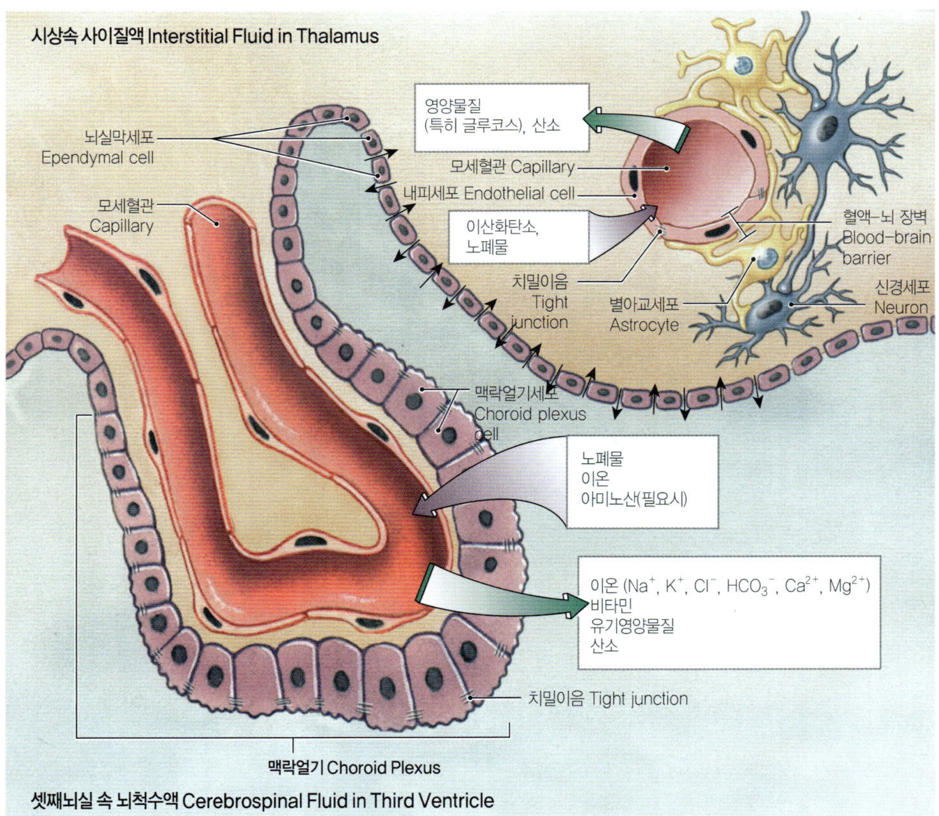

b 맥락얼기의 구조와 기능. 뇌실막세포는 선택적인 장벽으로 영양물질, 비타민, 이온들을 CSF로 능동수송한다. 필요시에는 이들 세포들은 CSF의 조성을 안정시키기 위하여 능동수송으로 CSF로부터 이온이나 화합물을 제거한다.

■ **그림 16.6 맥락얼기와 혈액–뇌 장벽**

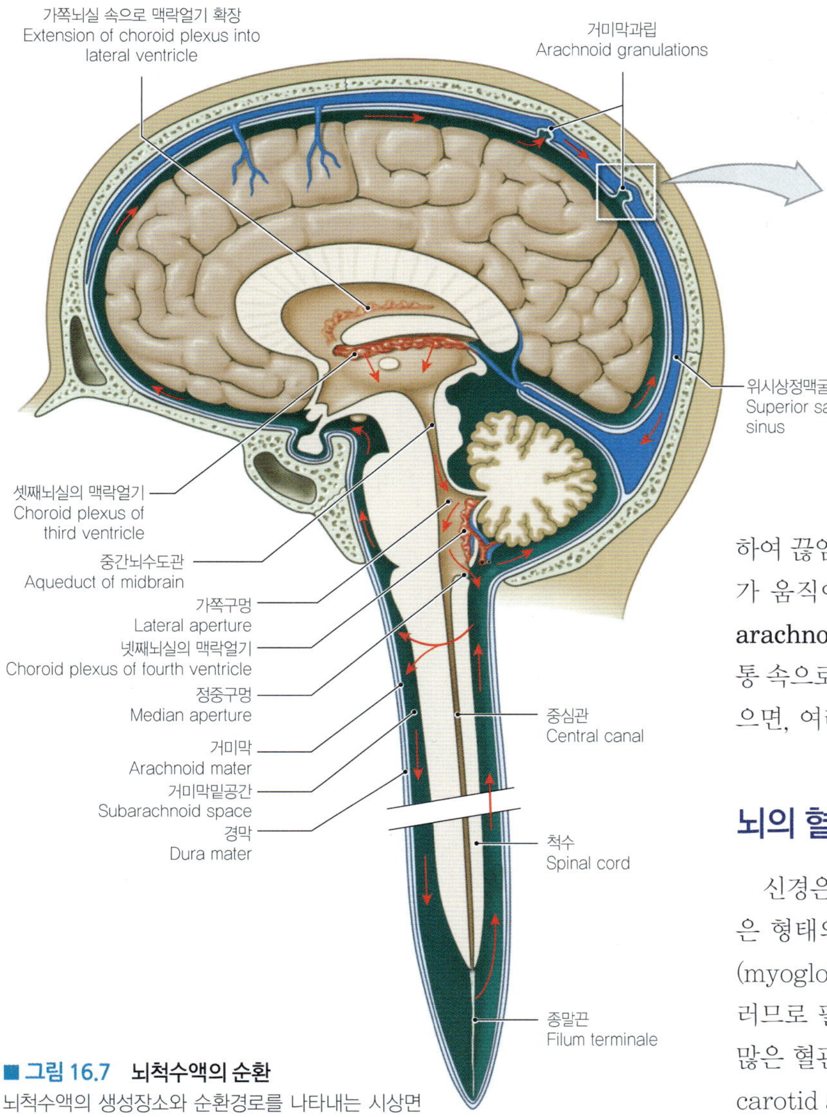

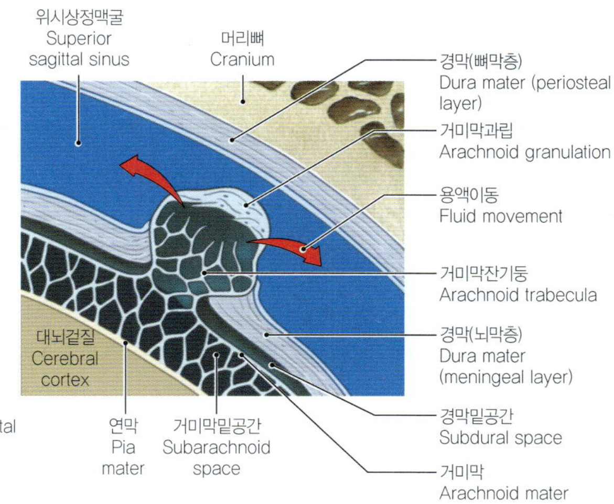

■ **그림 16.7 뇌척수액의 순환**
뇌척수액의 생성장소와 순환경로를 나타내는 시상면

CSF의 순환

맥락얼기는 매일 약 500 mL의 CSF를 생산한다. 뇌척수액 양은 약 150 mL이다. 이것은 대략 CSF 전량이 8시간에 한 번씩 교체됨을 의미한다. 이와 같이 빠른 속도로 교체되고 있음에도 불구하고, CSF의 조성은 엄밀히 조절되며, 생산속도에 맞추어 제거되는 속도가 정상적으로 유지된다.

가쪽뇌실에서 생산된 CSF는 뇌실사이구멍(interventricular foramen)을 통하여 셋째뇌실로 흘러들어 간다. 그곳에서 CSF는 중간뇌수도관으로 흘러간다. 넷째뇌실에 도착한 대부분의 CSF는 막성 지붕에 있는 한 쌍의 **가쪽구멍(외측구, lateral apertures)**과 하나의 **정중구멍(정중구, median aperture)**을 지나서 거미막밑공간으로 들어간다(비교적 소량의 CSF가 넷째뇌실과 척수의 중심관 사이를 순환한다). CSF는 뇌를 싸고 있는 거미막밑공간을 통하여 끊임없이 흐르며, 척주의 움직임은 척수와 말총 주위의 CSF가 움직이도록 한다(그림 16.4). CSF는 **거미막과립(지주막과립, arachnoid granulation)**(그림 16.5a와 16.7)을 통하여 결국 순환계통 속으로 다시 들어간다. 만일 정상적인 CSF의 순환이 방해를 받으면, 여러 가지 임상적인 문제가 나타날 것이다.

뇌의 혈액공급

신경은 많은 에너지를 필요로 하지만 탄수화물 또는 지질과 같은 형태의 에너지 저장은 부족하다. 게다가 신경은 미오글로빈(myoglobin)이 부족하여 산소를 저장할 수 있는 방법이 없다. 그러므로 필요한 에너지는 혈관을 통해서 공급받아야 하기 때문에 많은 혈관들이 분포한다. 뇌에 동맥혈 공급은 속목동맥(internal carotid a.)과 척추동맥(vertebral a.)을 통하여 이루어진다. 뇌로부터 대부분의 정맥혈은 경막정맥굴(dural sinus)로 배출된 다음 속목정맥(internal jugular v.)을 통하여 머리뼈공간으로부터 흘러나온다. 대뇌혈관이 손상되면 경막바깥출혈 또는 경막밑출혈이 일어난다. 출혈 결과 혈액이 비교적 부드러운 뇌 조직을 압박하거나 뒤틀리게 하기 때문에 위험한 상황이 발생한다.

뇌혈관질환(cerebrovascular disease)은 뇌에 정상적인 혈액공급을 방해하는 순환계질환이다. 특정한 혈관의 분포는 증상을 결정하며, 산소 또는 영양물질의 결핍 정도는 심각성을 결정한다. **뇌졸중(cerebrovascular accident; CVA, stroke)**은 뇌의 일부분에 혈액공급이 차단되었을 때 나타난다. 손상된 신경은 몇 분 뒤에 죽기 시작한다.

		16.2 개념확인
1	☐	경막이 머리뼈공간 안쪽으로 뻗어 뇌를 안정시키고 지지하는 구조물 네 가지를 말하라.
2	☐	혈액-뇌장벽의 기능은 무엇인가?

16.3 숨뇌

숨뇌(연수, medulla oblongata)는 척수와 뇌줄기를 연결한다. 숨뇌의 외형은 그림 16.1, 16.13, 16.14와 16.17에서 보여주고 있다. 중요한 신경핵과 중추는 그림 16.8에 모식도로 나타냈으며, 표 16.2에서 자세히 설명하고 있다.

그림 16.13은 숨뇌의 정중시상면을 보여주고 있다. 아랫부분은 둥근 모양과 좁은 중심관을 갖고 있는 척수를 닮았다. 다리뇌와 가까운 곳에서 중심관은 확장되어 넷째뇌실과 연결되어 있다.

숨뇌는 뇌와 척수를 연결하고 있으며, 많은 기능이 이 연결과 직접적으로 관련된다. 예를 들어, 뇌와 척수 사이의 연락은 숨뇌의 오름로와 내림로에 의해서 이루어진다.

숨뇌의 핵은 감각로와 운동로의 중계역으로 작용하며, 숨뇌와 연결된 뇌신경의 감각신경핵과 운동신경핵이 있고, 내장활동의 자율적 조절과 관련된 신경핵이 있다.

1. 중계역(relay station): 오름로는 감각신경핵이나 운동신경핵과 연접하여 중계역과 처리중추로서 작용한다. 예를 들어, **널판핵(박속핵, nucleus gracilis)**과 **쐐기핵(설상속핵, nucleus cuneatus)**은 몸감각정보를 시상에 전달한다. **올리브핵(olivary nucleus)**은 척수, 대뇌겉질, 사이뇌, 뇌줄기로부터 정보를 소뇌겉질로 중계한다. 올리브핵의 무리는 숨뇌의 배가쪽면을 따라 융기된 **올리브(olives)**를 만든다(그림 16.8).

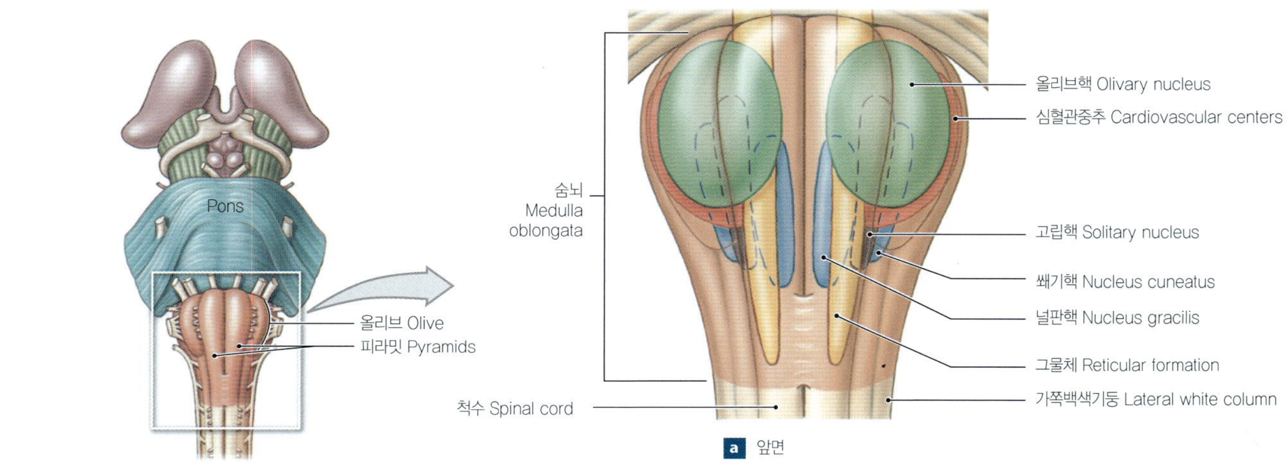

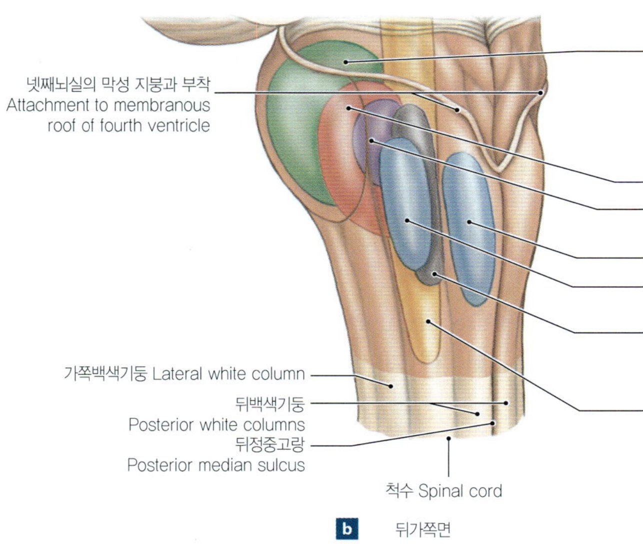

■ 그림 16.8 숨뇌

표 16.2 숨뇌

구역/핵	기능
회색질 GRAY MATTER	
올리브핵 Olivary nuclei	척수, 적색핵, 중간뇌의 중추들, 대뇌겉질로부터 정보를 소뇌벌레에 전달
반사중추 Reflex center	
심혈관중추 Cardiovascular center	심박수와 수축력 조절
호흡리듬중추 Respiratory rhythmicity center	호흡운동속도조절
널판핵 Nucleus gracilis 쐐기핵 Nucleus cuneatus	몸감각정보를 시상의 배뒤쪽핵에 전달
기타 핵/ 중추	5종 뇌신경의 감각신경핵과 운동신경핵; 척수로부터 오름감각정보를 고위중추에 연계
그물체 Reticular formation	생명유지에 필수적인 자율신경계통 기능을 조절하는 핵과 중추가 있음
백색질 WHITE MATTER	
오름로와 내림로 Ascending and descending tracts	뇌와 척수를 연결

❷ 뇌신경핵(nuclei of cranial nerves): 숨뇌에는 5종 뇌신경(N VIII, N IX, N X, N XI, N XII)과 관련된 감각신경핵과 운동신경핵이 있다. 이들 뇌신경은 인두, 목, 등의 근육뿐만 아니라 가슴안과 배안의 내장기관을 지배한다.

❸ 자율신경핵(autonomic nuclei): 숨뇌 안에 있는 그물체에는 생체의 자율기능을 조절하는 신경핵과 중추가 있다. 이들 **반사중추(reflex center)**는 뇌신경, 대뇌겉질, 사이뇌, 뇌줄기로부터 정보를 받아들이고, 여러 기관의 활성을 조절한다. 주요 중추는 다음과 같다.

- **심혈관중추(cardiovascular center)**는 심장박동, 심장수축의 강도, 말초조직의 혈류를 조절한다. 기능적인 면에서 심혈관중추는 심장중추(cardiac center)와 혈관운동중추(vasomotor center)로 나눌 수 있지만 해부학적인 경계는 명확하지 않다.
- **호흡리듬중추(respiratory rhythmicity center)**는 호흡운동에 대한 기본적인 속도를 맞춘다. 그들의 활성은 다리뇌의 지속성흡입중추(apneustic center)와 호흡조정중추(pneumotaxic center)로부터 정보를 받아 조절된다.

16.3 개념확인

1 ☐ 숨뇌에서 관찰되는 세 가지 핵은 무엇인가?

16.4 다리뇌

다리뇌(교, pons)는 중간뇌와 숨뇌사이에 위치한다. 뇌줄기의 전면에 뚜렷이 솟아 있다. 소뇌반구는 다리뇌의 뒤쪽에 있다. 다리뇌와 소뇌는 넷째뇌실에 의해서 부분적으로 분리되어 있다. 다리뇌는 세 쌍의 소뇌다리(소뇌각, cerebellar peduncle)에 의해서 소뇌에 부착되어 있다. 주요 특징과 부위는 그림 16.1, 16.9, 16.13과 16.14에 나타나 있으며, 구조는 표 16.3에서 자세히 설명하였다. 다리뇌에는 다음과 같은 구조가 있다.

- 네 개 뇌신경(N V, N VI, N VII, N VIII)의 감각핵과 운동핵. 이들 뇌신경은 턱근육, 얼굴의 앞면, 바깥안구근 중의 하나(가쪽곧은근), 속귀의 청각과 평형기관을 지배한다.
- 불수의적인 호흡조절과 관련된 신경핵. 여기의 양쪽 그물체에는 두개의 호흡중추인 지속성흡입중추(apneustic center)와 호흡조정중추(pneumotaxic center)가 있다. 이 중추들은 숨뇌에 있는 호흡리듬중추(respiratory rhythmicity center)의 활성을 조정한다.
- 중간소뇌다리를 지나 소뇌로 갈 정보를 처리하고 중계하는 신경핵. 중간소뇌다리는 다리뇌의 앞쪽을 가로지르는 **가로섬유(횡섬유, transverse fiber)**와 연결되어 있다.

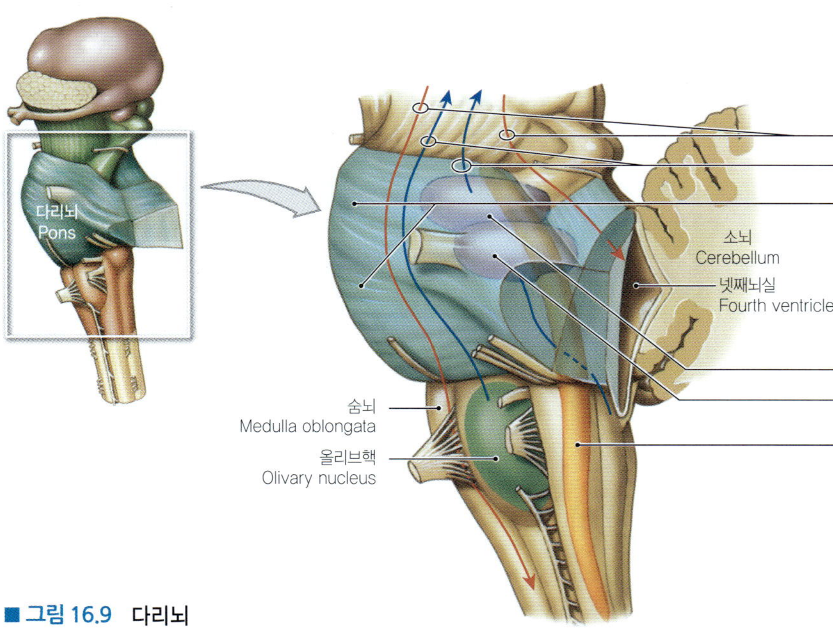

■ 그림 16.9 다리뇌

표 16.3 다리뇌

구역/핵	기능
백색질 WHITE MATTER	
신경로 Tracts 내림로 descending tracts 오름로 ascending tracts	CNS의 다른 부위를 상호연결
가로섬유 Transverse fibers	소뇌반구를 상호연결, 반대편 소뇌반구와 함께 다리뇌 핵과 상호연결
회색질 GRAY MATTER	
호흡중추 Respiratory center 호흡조정중추 pneumotaxic center 지속성흡입중추 apneustic center	숨뇌의 호흡중추의 결과를 변경함
그물체 Reticular formation	들어오는 감각과 나가는 운동 명령을 자율적으로 처리(그림 16.8)
기타 핵/중추 Other nuclei/centers	네 개의 뇌신경 및 소뇌와 관련된 신경핵

- 오름, 내림, 가로신경로. 세로신경로는 CNS의 다른 부위를 상호연결한다. 위소뇌다리는 소뇌핵에서 시작되는 날신경로를 갖고 있다. 이 섬유는 양쪽 소뇌반구 사이에 연락되게 한다. 아래소뇌다리는 소뇌와 숨뇌를 연결하는 들신경로와 날신경로 모두를 갖고 있다.

16.4 개념확인

1 ☐ 세 가지 종류의 섬유가 다리뇌를 통과한다. 이들 섬유의 종류와 기능은 무엇인가?

16.5 중간뇌

중간뇌(mesencephalon)에는 시각과 청각정보를 처리하는 신경핵이 있으며 이들 자극에 대해 반사적 반응을 한다. 중간뇌의 구조는 그림 16.1, 16.13과 16.14에서 볼 수 있으며, 주요 신경핵은 그림 16.10과 표 16.4에 자세히 나타나 있다. 중간뇌수도관 뒤쪽의 중간뇌 표면을 지붕 또는 **중간뇌 덮개(피개, tectum)**라고 부른다. 이 부위에는 두 쌍의 감각신경핵인 **네둔덕(사구체, corpora quadrigemina)**이 있다. 이들 신경핵은 시각과 청각의 처리과정과 관련된 중계역이다. **위둔덕(상구, superior colliculus)**은 동측 시상의 가쪽무릎체로부터 시각정보를 받는다. **아래둔덕(하구, inferior colliculus)**은 숨뇌의 신경핵으로부터 청각정보를 받는다. 이 정보 중 일부는 동일쪽의 안쪽무릎체로 간다.

중간뇌는 그물체의 주요 신경핵을 가지고 있다. 이 부위에서 자극의 특정 양상은 여러 가지 불수의적인 운동반응을 만들 수 있다. 중간뇌의 양쪽에는 한 쌍의 적색핵과 흑색질이 있다(그림 16.10). **적색핵(적핵, red nucleus)**은 많은 혈관이 있어 적색으로 보인다. 이 핵은 대뇌와 소뇌로부터 정보를 통합하고, 근긴장도와 팔다리의 위치를 유지하는 것에 관한 불수의적인 운동명령을 한다. **흑색질(흑질, substantia nigra)**은 적색핵의 가쪽에 위치한다. 이 부위의 회색질은 검게 착색된 세포를 갖고 있어 흑색을 나타낸다. 흑색질은 바닥핵의 운동명령을 조절하는 중요한 역할을 한다.

중간뇌(그림 16.10b와 16.14)의 배가쪽 표면에 있는 신경섬유 다발이 **대뇌다리(대뇌각, cerebral peduncle)**이다. 대뇌다리는 시상핵에서 시냅스하는 오름섬유와 각 대뇌반구의 일차운동겉질로부터 수의적 운동명령을 전달하는 겉질척수로의 내림섬유를 가진다.

16.5 개념확인

1 ☐ 네둔덕은 중간뇌의 어느 부위에서 관찰되며, 이 기능은 무엇인가?

16.6 사이뇌

사이뇌는 뇌줄기를 대뇌반구에 연결한다. 사이뇌는 시상상부, 시상, 시상하부로 구성된다. 그림 16.1, 16.13, 16.14, 16.21c와 16.22는 사이뇌의 위치와 뇌의 다른 부위와의 상호관계를 보여주고 있다.

시상상부

시상상부(eipthalamus)는 셋째뇌실의 지붕이다(그림 16.12a와 16.13a). 막성 앞쪽 부위에는 뇌실사이구멍을 통하여 가쪽뇌실까지 연결되어 있는 넓은 맥락얼기가 있다. 시상상부의 뒤쪽에는 **멜라토닌(melatonin)**을 분비하는 내분비기관인 **솔방울샘(송과체, pineal gland)**이 있다. 멜라토닌은 낮과 밤의 주기 조절에 관여하며 이차적으로 생식기능과 관련된다(19장에서 설명함).

시상

사이뇌에 있는 신경조직의 대부분은 왼시상과 오른시상 속에 모여 있다. 이들 두 개의 달걀 모양의 시상은 사이뇌의 벽을 만들고 셋째뇌실을 둘러싼다(그림 16.13와 16.21a,b). 시상핵은 감각경로와 운동경로에서 전환(switching)중추이며 연계(relay)중추이다. 척수(척수소뇌로 제외함)와 뇌신경(후각신경 제외함)으로부터 오는 오름감각정보는 시상핵에서 처리된 후에 대뇌 또는 뇌줄기로 중계된다. 시상은 오름감각정보가 대뇌의 일차감각겉질로 투사되기 전 최종 중계지점이다. 시상은 도착하는 감각정보 중에서 오직 일부분만 통과시키는 정보 여과작용을 한다. 또한 시상은 의식과 무의식 수준에서 운동활성을 조정하는 중계역으로서 작용한다.

두 개의 시상은 셋째뇌실에 의해서 분리되어 있다. 정중시상면에서 시상은 앞맞교차에서 솔방울샘의 아래 바닥까지 이른다(그림 16.13a). 회색질의 안쪽 돌출물인 **시상사이붙음(시상간교, interthalmic adhesion)**은 양쪽 시상에서 뇌실안으로 뻗어 있다(그림 16.22a). 약 70%의 사람에서 정중선에서 융합하여 두 시상 사이를 연결한다.

시상의 불룩한 가쪽은 셋째뇌실에서 멀리 떨어져 있고, 앞쪽은 대뇌로 향하고 있다(그림 16.11, 16.12, 16.13b, 16.21a,b와 16.22). 각 시상의 가쪽 경계는 속섬유막에 의해서 형성된다. 각 시상은 상호 연결된 여러 시상핵으로 이루어진 둥근 덩이이다.

시상핵의 기능

시상핵은 감각정보를 바닥핵과 대뇌겉질에 연계하는 것이 일차적인 기능이다. 시상핵의 다섯 가지 주요 군에 대해서는 그림 16.11과

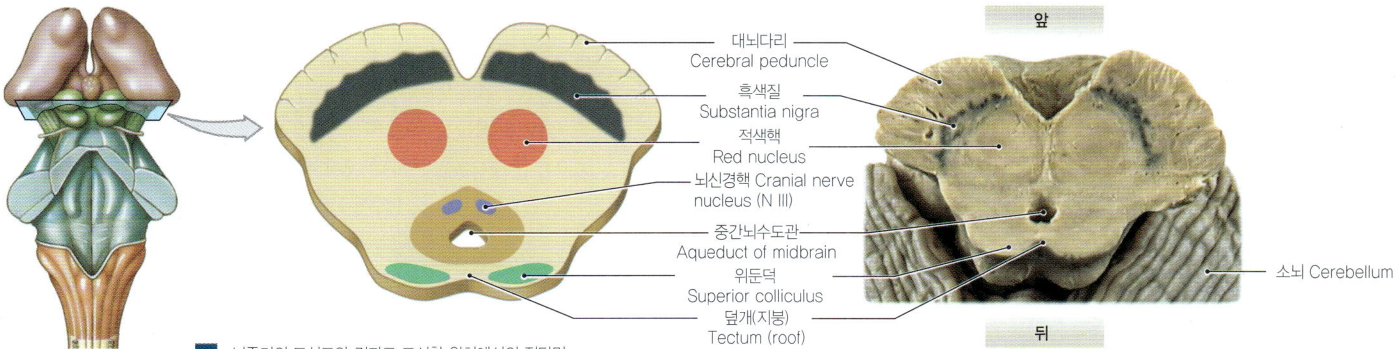

a 뇌줄기의 모식도와 격자로 표시한 위치에서의 절단면

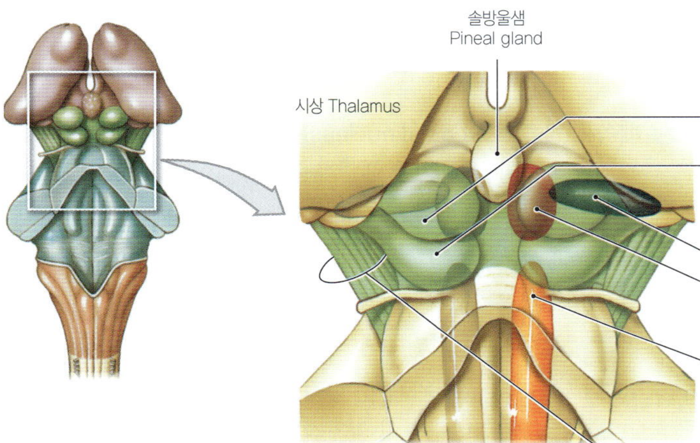

b 사이뇌와 뇌줄기의 뒷면. 모식도는 중요한 신경핵의 위치를 보여주기 위하여 투명물감으로 그림

표 16.4	중간뇌
구역/신경핵	**기능**
회색질 GRAY MATTER	
덮개 Tectum	
위둔덕 Superior colliculi	다른 감각신경의 수입과 함께 시각정보를 통합, 시각자극에 대한 반사반응을 개시
아래둔덕 Inferior colliculi	청각정보를 안쪽 무릎핵에 중계, 청각자극에 대한 반사반응 개시
벽과 바닥 Walls and floor	
흑색질 Substantia nigra	바닥핵의 활성조절
적색핵 Red nuclei	근긴장도와 팔다리의 위치를 불수의적으로 조절
그물체 Reticular formation	들어오는 감각과 나가는 명령의 자율적 처리, 자극에 대한 운동반사를 개시할 수 있으며, 의식유지를 돕는다.
기타 핵/중추 Other nuclei/centers	두뇌신경(N III, N IV)과 관련된 신경핵
백색질 WHITE MATTER	
대뇌다리 Cerebral peduncles	일차운동겉질을 뇌와 척수에 있는 운동핵과 연결, 오름감각정보를 시상에 운반

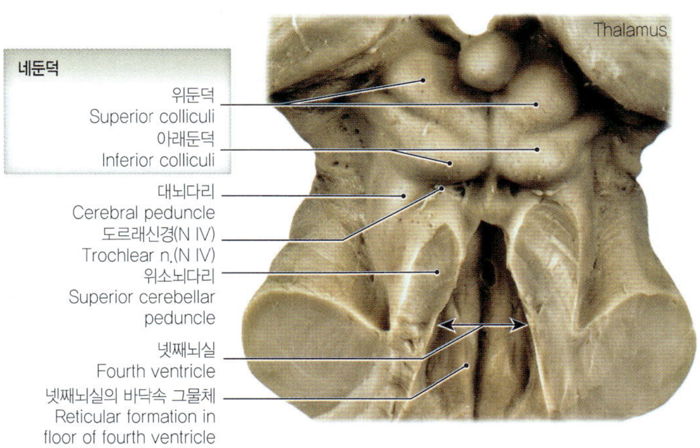

c 사이뇌와 뇌줄기의 뒷면

■ 그림 16.10 중간뇌

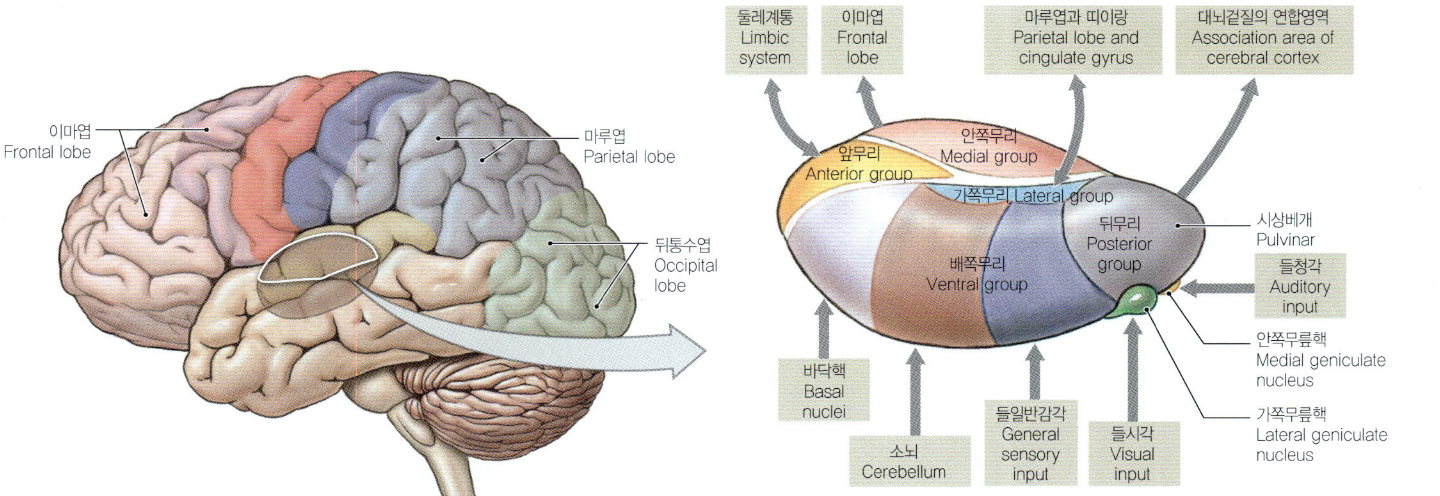

a 뇌의 가쪽면, 시상의 주요 부위의 위치. 대뇌겉질의 기능영역은 시상의 신경핵과 연계하여 색깔로 표기하였음

b 왼쪽 면의 시상핵을 확대해서 보여줌. 각각의 신경핵 또는 신경핵의 집단과 관련된 겉질영역과 색깔을 일치시켰다. 네모상자는 바닥핵과 대뇌겉질로 연계되는 들감각의 종류별 예시를 제공하거나 감정 상태, 학습, 기억과 관련된 중요한 피드백의 존재를 나타내고 있음

■ **그림 16.11** 시상

표 16.5 시상

구조/신경핵	기능
앞무리 Anterior group	둘레계통 부분
안쪽무리 Medial group	대뇌반구의 이마엽으로 투사하기 위하여 시상과 시상하부에 도착한 감각정보와 그 외의 정보를 통합함.
배쪽무리 Ventral group	마루엽의 일차감각겉질로 감각정보를 투사함. 소뇌와 바닥핵으로부터 대뇌겉질의 운동영역으로 정보를 중계함.
뒤무리 Posterior group	
시상베개 Pulvinar	대뇌겉질의 연합영역으로 투사하기 위하여 감각정보를 통합함.
가쪽무릎핵 Lateral geniculate nuclei	시각정보를 뒤통수엽의 시각겉질로 투사함.
안쪽무릎핵 Medial geniculate nuclei	청각정보를 관자엽의 청각겉질로 투사함.
가쪽무리 Lateral group	띠이랑(감정 상태)과 마루엽(감각정보의 통합)을 포함하는 되먹임 고리를 형성함.

표 16.5에 자세히 설명되어 있다. 시상핵은 앞무리, 안쪽무리, 배쪽무리, 뒤무리, 가쪽무리로 구분한다.

❶ **앞쪽핵(전측핵, anterior nucleus)**은 둘레계통의 일부분이며, 감정, 기억, 학습기능을 한다. 그들은 정보를 시상하부와 해마로부터 띠이랑으로 전달한다.

❷ **안쪽핵(내측핵, medial nucleus)**은 바닥핵과 시상하부의 감정중추를 연결하여 감정 상태의 자각을 대뇌의 이마앞겉질에 제공한다. 이 핵들은 시상의 다른 부위에 도달한 감각정보를 통합하여 이마엽에 중계한다.

❸ **배쪽핵(복측핵, ventral nucleus)**은 바닥핵과 대뇌겉질 사이의 정보를 중계한다. 배앞쪽핵(ventral anterior nucleus)과 배가쪽핵(ventral lateral nucleus)은 바닥핵과 소뇌로부터 일차운동겉질과 운동앞겉질까지 몸운동명령과 관련된 정보를 중계한다. 이들은 움직임을 계획하고 미세한 조정을 돕는 피드백고리의 일부분이다. 배뒤쪽핵(ventral posterior nucleus)은 접촉, 압력, 통증, 온도와 같은 감각정보와 척수와 뇌줄기로부터 고유감각정보를 마루엽의 일차감각겉질에 중계한다.

❹ **뒤쪽핵(후측핵, posterior nucleus)**은 시상베개와 무릎핵(슬상핵, geniculate nucleus)으로 구성되어 있다. **시상베개(시상침, pulvinar)**는 대뇌겉질의 연합영역으로 투사되는 감각정보를 통합한다. 각 시상의 **가쪽무릎핵(외측슬상핵, lateral geniculate nucleus)**은 눈으로부터 시각로를 통하여 시각정보를 받는다. 날섬유는 시각겉질로 투사되고 중간뇌로 내려보낸다. **안쪽무릎핵(내측슬상핵, medial geniculate nucleus)**은 속귀의 특수 수용기로부터 받은 청각정보를 청각겉질에 중계한다.

❺ **가쪽핵(외측핵, lateral nucleus)**은 띠이랑과 마루엽의 활성을 조정하는 되먹임 고리의 중계역이다. 감정의 상태와 감각정보의 통합에 강한 영향을 준다.

시상하부

시상하부(hypothalamus)에는 대뇌뿐만 아니라 뇌줄기의 다른 부위에도 영향을 주는 감성과 내장기능에 관련된 중추가 있다. 시

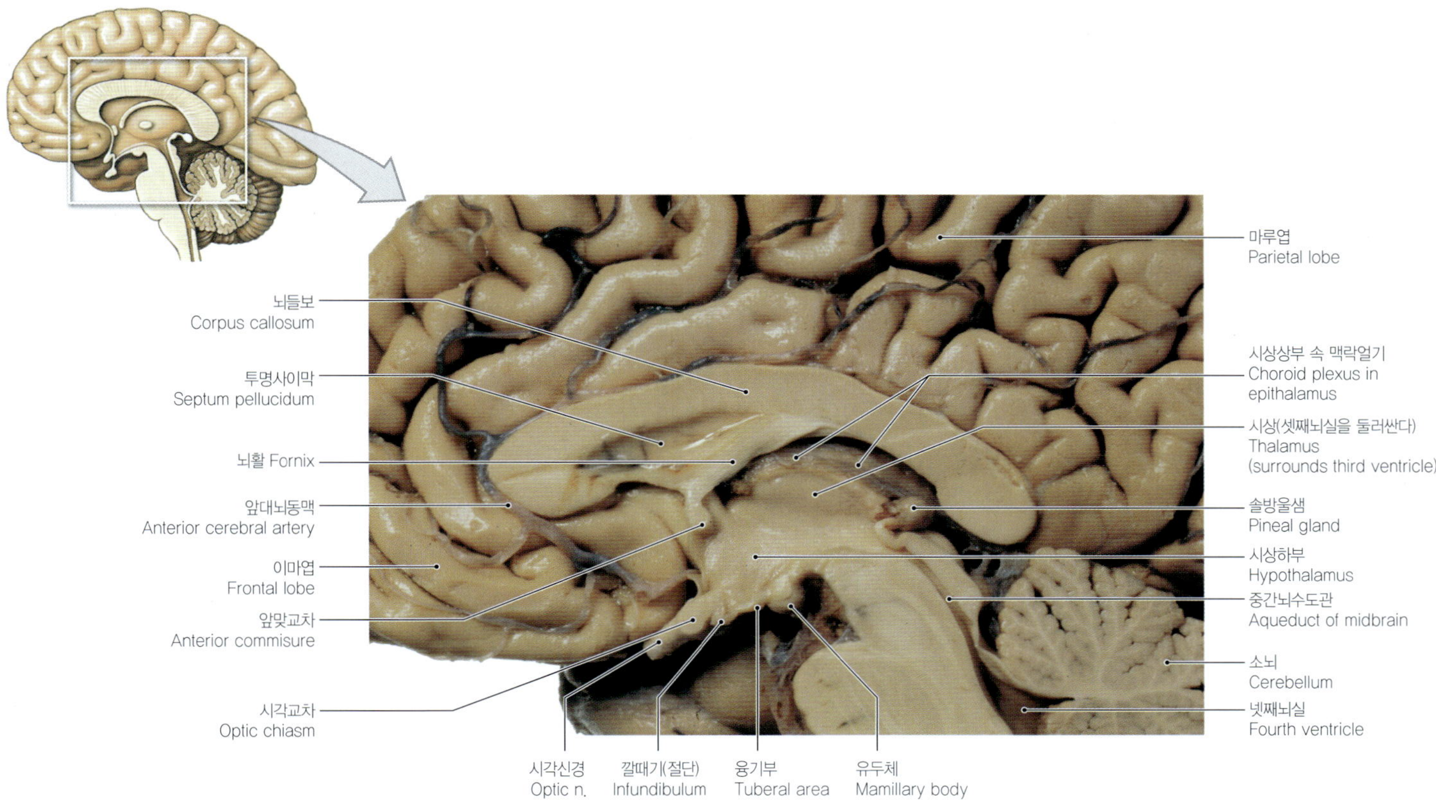

a 뇌의 정중시상면, 사이뇌와 뇌줄기 인접 부위의 주요 구조

b 시상하부의 확대 사진, 주요 신경핵과 중추를 보여줌

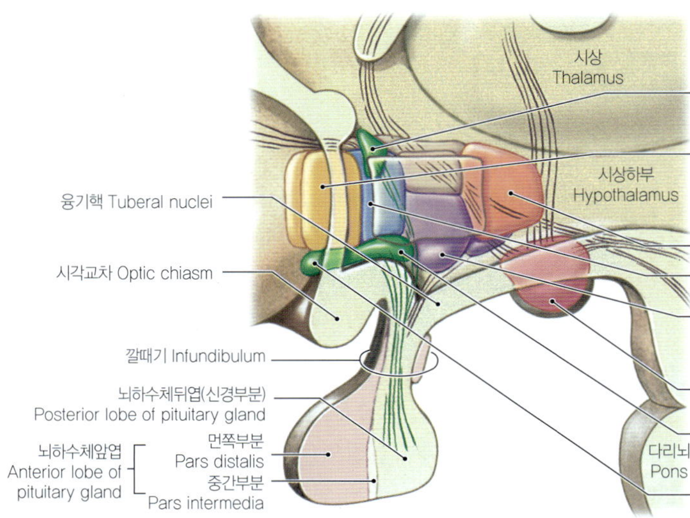

표 16.6 시상하부

구역/신경핵	기능
시상하부(일반) Hypothalamus in general	자율기능조절, 식욕충동(갈증, 배고픔, 성적욕구)와 행동에 맞춤, 감정 상태(둘레계통과 함께)에 맞춤, 내분비계통에 통합
뇌실곁핵 Paraventricular nucleus	옥시토신을 분비하여 자궁과 젖샘의 민무늬근육을 수축함
시각앞핵 Preoptic area	숨뇌의 자율신경계통의 조절을 통하여 체온을 조절함
자율중추 Autonomic center – Sympathetic – Parasympathetic	숨뇌의 자율중추의 조절을 통하여 심장박동과 혈압을 조절함
융기핵 Tuberal nuclei	뇌하수체앞엽의 내분비세포에서 분비되는 호르몬의 분비를 조절하는 억제성호르몬과 방출호르몬을 생산함
유두체 Mamillary body	섭식반사(핥기, 삼키기 등)를 조절함
교차위핵 Suprachiasmatic nucleus	일주기 조절
시각로위핵 Supraoptic nucleus	항이뇨호르몬을 분비하여 콩팥에서 수분손실을 억제

■ **그림 16.12** 시상하부

> **Hot Topics**
>
> **신체 활동은 뇌의 가소성을 증가시킨다***
>
> 성인 해마는 활성-의존적으로 신경세포의 수가 증가한다는 것이 명확히 증명되었다. 이런 가소성(plasticity)은 신체활동과 인지활동 둘 다의 자극으로 일어난다. 연구에 따르면 일생 동안의 신체활동은 뇌와 뇌의 가소성적 적응에 적절한 입력과 피드백이 되는 것 같다(가소성: 자극에 의한 변화가 자극이 제거되어도 원래 상태로 돌아가지 않는 성질).
>
> * Kempermann, G. et al. 2010. Why and how physical activity promotes experience-induced brain plasticity. *Frontiers* in Neuroscience. 4:1.

상하부는 다양한 자율기능을 조절하며 신경과 내분비계통 사이에 사이를 연결하고 있다. 시상하부는 시각로가 교차하는 **시각교차(시신경교차, optic chiasm)**의 상부에서부터 유두체의 뒤 모서리까지로 셋째뇌실의 바닥을 형성하고 있다(그림16.12). 시각교차 뒤쪽에서 아래로 뻗어 있는 **깔때기(누두, infundibulum)**는 시상하부와 뇌하수체를 연결한다. 생체에서 깔때기가 나비뼈의 뇌하수체오목으로 들어가는 곳을 뇌하수체가로막이 둘러싼다.

정중시상면(그림16.12와 그림16.13a)은 깔때기와 유두체 사이의 시상하부 바닥인 **융기부(tuberal area)**를 보여주고 있다. 융기부에는 뇌하수체 기능을 조절하는 핵이 있다.

시상하부의 기능

시상하부는 여러 가지 중요한 조절 및 통합중추이며, 둘레계통에도 참여한다. 이들 중추와 기능은 그림 16.12b와 표 16.6에 요약하였다. 시상하부 중추는 대뇌, 뇌줄기, 척수로부터 감각정보를 끊임없이 받는다. 시상하부 신경핵은 CSF와 사이질액의 조성변화에 반응하고, 이 부위의 모세혈관은 투과성이 높기 때문에 순환하는 혈액의 자극에 반응한다. 시상하부 기능은 다음과 같다.

- 뼈대근육의 수축을 불수의적으로 조절한다. 시상하부 신경핵은 뇌의 다른 부위의 적절한 중추를 자극하여 분노, 기쁨, 통증, 성적 흥분과 같은 감성과 관련된 몸 운동패턴을 지시한다.
- 자율기능을 조절한다. 시상하부 중추는 심박동, 혈압, 호흡, 소화기능 조절과 관련된 뇌줄기의 자율중추 활성을 조정하고 조절한다.
- 신경계통과 내분비계통 활성을 조절한다. 뇌하수체에 있는 내분비세포의 억제와 자극을 통하여 조절한다.
- 호르몬을 분비한다. 시상하부는 두 가지 호르몬을 분비한다. (1) **시각로위핵(시삭상핵, supraoptic nucleus)**에 의해서 생산된 항이뇨호르몬(antidiuretic hormone)은 콩팥에서 수분 손실을 억제한다. (2) **뇌실곁핵(실방핵, paraventricular nucleus)**에서 분비되는 옥시토신(oxytocin)은 자궁, 전립샘, 젖샘의 민무늬근육 수축을 자극한다. 두 호르몬은 축삭을 따라서 뇌하수체의 뒤엽으로 운반된 다음 순환계로 분비된다.
- 정서적, 행동적 욕망을 만들어낸다. 특정 시상하부핵은 수의적 또는 불수의적인 행동양식 변화를 유도하는 감각을 만들어낸다. 예를 들어, **갈증중추(thirst center)**는 물을 마시고 싶은 욕구를 만들어낸다.
- 수의적 기능과 자율적 기능 사이의 조정작용을 한다. 스트레스 상황일 때 심장박동과 호흡속도는 빨라지고 몸은 응급상황에 대처한다. 이러한 자율적인 조정은 대뇌활동을 시상하부가 감지하기 때문에 이루어지는 것이다.
- 체온을 조절한다. 시상하부의 **시각앞핵(시삭전핵, preoptic nucleus)**은 생리적 반응을 조절하여 체온을 변화시킨다. 그렇게 함으로써 그 밖에 CNS 중추들의 활성을 조절하고 다른 생리적인 시스템을 조절한다.
- 일주기 리듬을 조절한다. **교차위핵(시교차상핵, supra-chiasmatic nucleus)**은 밤-낮 주기와 연계되어 있어 일주기 활성을 조정한다. 이 신경핵은 눈의 망막으로부터 직접 자극을 받아들이며,다른 시상하부의 핵, 솔방울샘, 그물체의 활성을 조절하는 출력신호를 보낸다.

✓ 16.6 개념확인

1	☐	숨뇌의 어떤 영역이 체온의 변화에 의해서 자극되는가?
2	☐	사이뇌의 어떤 영역이 몸운동 활성을 조정하는가?

16.7 소뇌

소뇌(cerebellum)는 신경겉질로 구성된 매우 울퉁불퉁한 표면의 두 **소뇌반구(cerebellar hemisphere)**로 구성된다(그림 16.15, 16.16과 16.17). 접힌 주름, 즉 **소뇌잎새(folia cerebelli)**는 대뇌반구의 이랑보다 덜 뚜렷하다. 각 반구는 일차틈새(primary fissure)에 의하여 분리되어 **앞엽(전엽, anterior lobe)**과 **뒤엽(후엽, posterior lobe)**으로 구성되어 있다. 정중선을 따라서 존재하는 좁은 띠처럼 생긴 겉질의 **벌레(충부, vermis)**가 두 소뇌반구를 분리하고 있다. 가느다란 **타래결절엽(편엽소절엽, flocculonodular lobe)**은 소뇌반구의 앞아래쪽에 위치한다. 앞엽과 뒤엽은 팔다리와 몸통 운동의 계획, 실행, 조정을 돕는다. 타래결절엽은 평형의 유지와 안구운동의 조절에 중요한 역할을 한다. 소뇌의 구조와 기능은 표 16.7에 요약되어 있다.

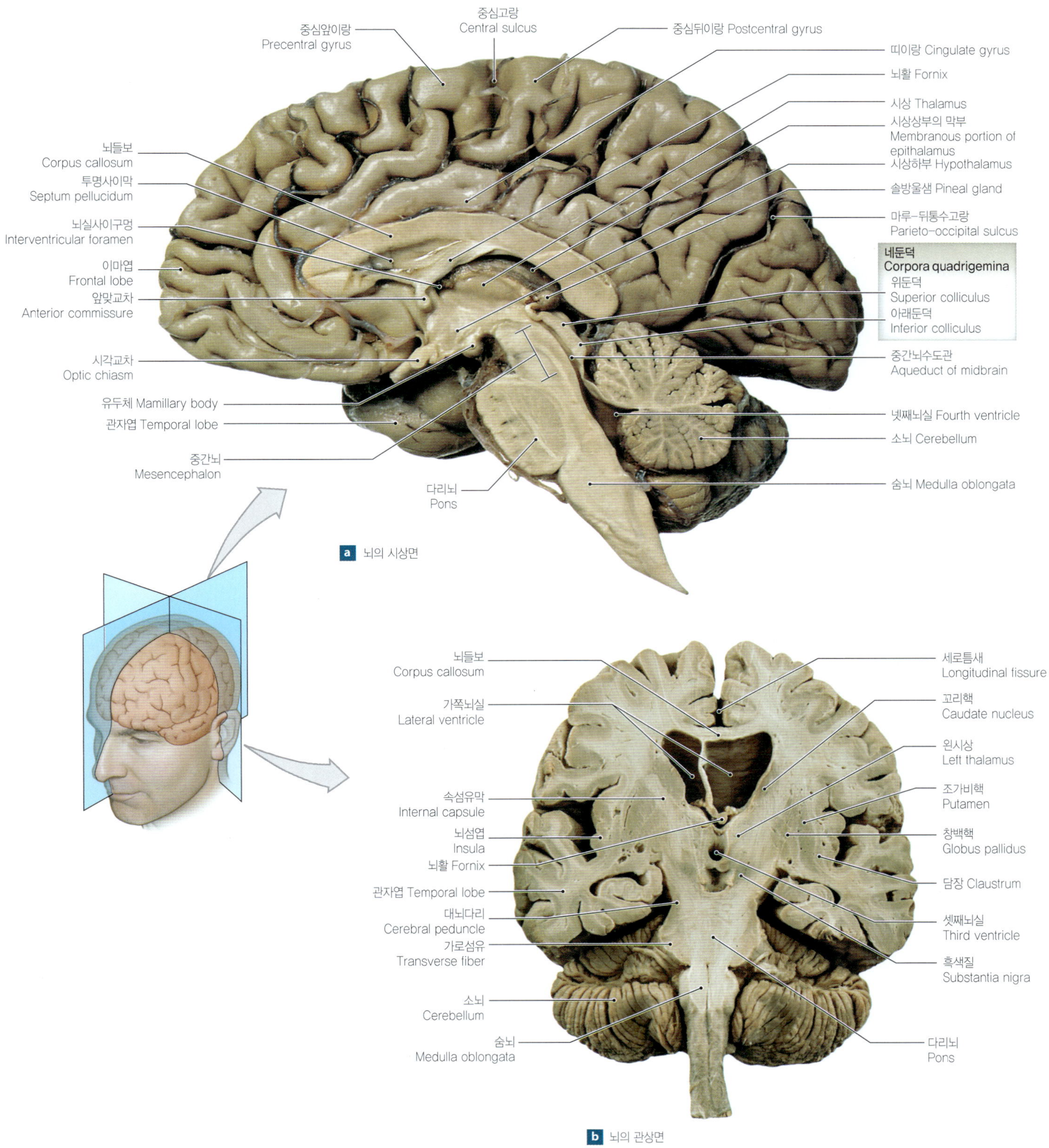

■ 그림 16.13 뇌의 절단면

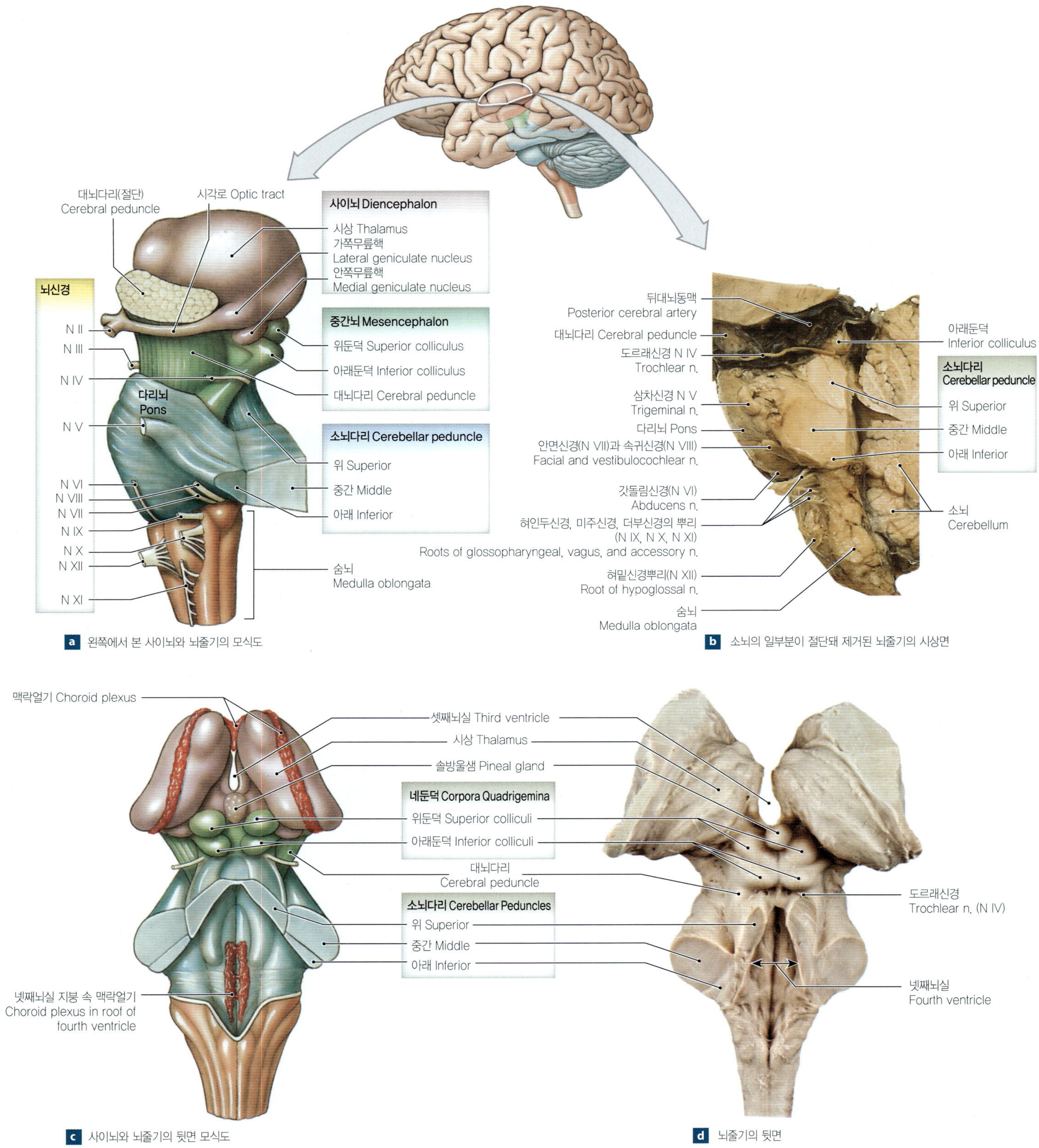

■ 그림 16.14 사이뇌와 뇌줄기

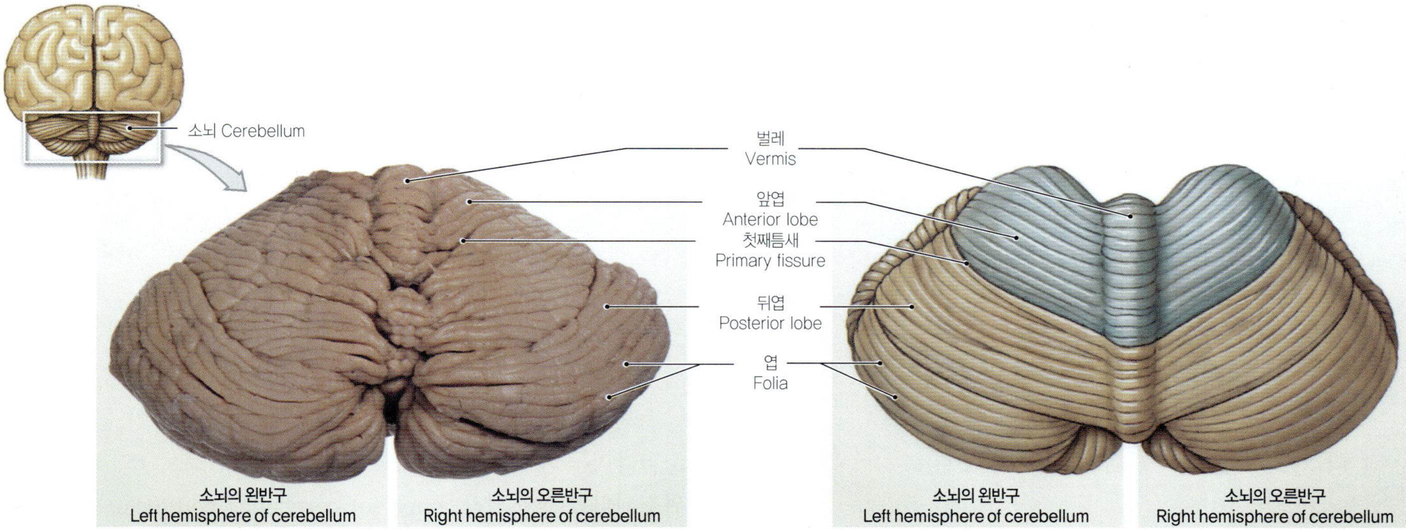

a 소뇌의 윗면, 주요 해부학적 지표와 영역을 나타냄

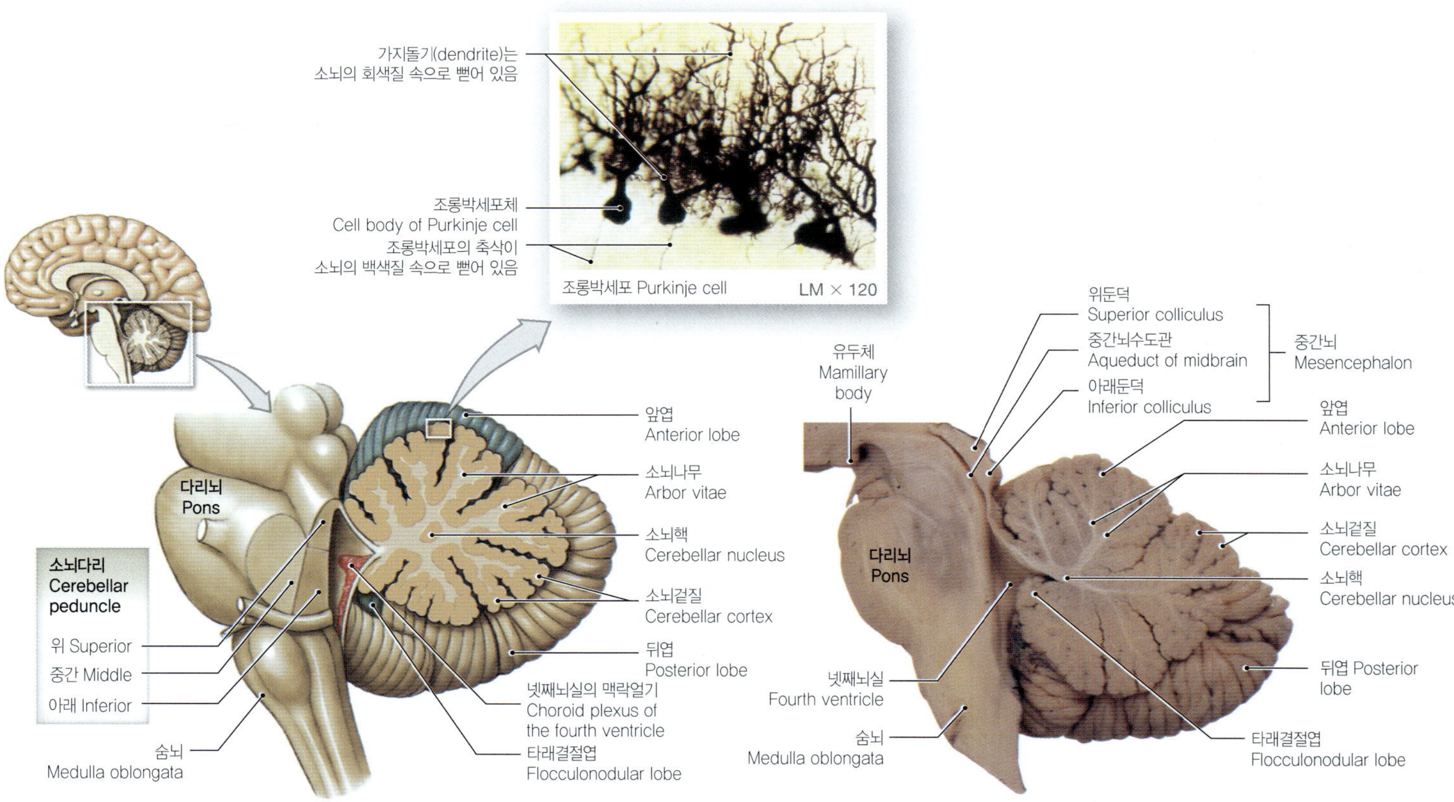

b 소뇌의 시상면, 회색질과 백색질의 배열을 나타냄. 조롱박세포의 광학현미경 사진으로, 이러한 커다란 신경핵들은 소뇌의 겉질에서 관찰됨

■ 그림 16.15 소뇌

표 16.7 소뇌

구역/핵	기능
회색질 GRAY MATTER	
소뇌겉질 Cerebellar cortex	잠재의식적인 조정과 몸이 움직이는 동안 조절
소뇌핵 Cerebellar nuclei	위와 같음
백색질	
소뇌나무 Arbor vitae	소뇌겉질과 핵을 소뇌다리와 연결
소뇌다리 Cerebellar peduncle	
위 superior	소뇌를 중간뇌, 사이뇌, 대뇌와 연결
중간 middle	가로섬유를 갖고 있으며 소뇌와 다리뇌 사이의 정보를 운반함
아래 inferior	소뇌와 숨뇌 및 척수와 연결

소뇌의 겉질에는 매우 많은 가지가 있는 커다란 **조롱박세포(Purkinje cell)**가 있다(그림 16.15b). 조롱박세포는 큰 조롱박모양의 세포체를 가지며 여기에서 많은 큰 가지돌기가 소뇌겉질의 회색질 속으로 방사형으로 뻗는다. 축삭은 세포의 기저부에서 돌출되어 백색질로 들어가 소뇌핵에 도달한다. 소뇌의 백색질은 안쪽에서 나무 가지처럼 생겨서 절단면에서 보면 나무를 닮았다. 해부학자들은 이것을 **소뇌나무(활수, arbor vitae)**라 한다. 소뇌는 척수에서 온 몸의 위치를 나타내는 고유감각정보를 받아들이고, 뇌가 받아들인 모든 고유감각, 시각, 촉각, 평형, 청각을 감시한다. 대뇌겉질의 운동명령과 관련된 정보는 다리뇌의 신경핵이 중계하여 간접적으로 소뇌에 도달한다. 들섬유의 일부분은 소뇌겉질로 투사되기 전에 **소뇌핵(cerebellar nuclei)**에서 시냅스한다. 감각정보를 전달하는 대부분의 축삭은 소뇌핵에서 시냅스하지 않고 소뇌겉질의 깊은층을 통과하여 겉질표면 가까이서 끝난다. 그곳에서 그들은 조롱박세포의 가지돌기와 시냅스한다. 조롱박세포의 축삭을 포함한 신경로는 대뇌와 뇌줄기에 있는 신경핵에게 운동명령을 중계한다.

소뇌와 뇌줄기, 대뇌, 척수를 연결하는 신경로는 위, 중간, 아래 소뇌다리를 지나 소뇌반구를 떠난다(그림 16.13a,b, 16.14, 16.15b). **위소뇌다리(상소뇌각, superior cerebellar peduncle)**는 소뇌와 중간뇌, 사이뇌, 대뇌의 신경핵과 연결한다. **중간소뇌다리(중소뇌각, middle cerebellar peduncle)**는 뇌줄기의 축에 90도로 다리뇌의 배쪽 표면을 가로지르는 넓은 신경섬유 띠와 연결되어 있다. 중간소뇌다리는 또한 소뇌반구와 다리뇌의 감각핵과 운동핵을 연결한다. **아래소뇌다리(하소뇌각, inferior cerebellar peduncle)**는 소뇌와 숨뇌의 신경핵 사이에서 연락을 하며, 척수로부터 오름소뇌로와 내림소뇌로를 운반한다.

소뇌는 두 가지 주된 기능을 갖는 자율처리중추이다.

- 인체의 자세유지 근육의 조정: 소뇌는 평형과 균형유지를 빠르고 자율적으로 조정한다. 이런 근긴장도와 위치의 변화는 적색핵의 활성을 조정함으로써 이루어진다.
- 수의적 운동과 불수의적 운동을 계획하고 미세 조정함: 소뇌는 학습된 운동양식의 기억을 저장한다. 이들 기능은 대뇌겉질, 바닥핵, 그리고 뇌줄기의 운동중추와 같은 운동경로를 따라 활성을 조절함으로써 간접적으로 수행된다.

임상노트

소뇌기능장애

소뇌기능장애(cerebellar dysfunction)는 외상이나 뇌졸중에 의한 영구적인 것과 알코올 같은 약물에 의한 일시적인 것이 있다. 소뇌기능장애는 운동조절의 장애를 일으킨다. 중증의 운동실조증(ataxia)에서는 평형장애가 너무 커서 똑바로 앉거나 설 수가 없다. 덜 심한 경우에도 뚜렷한 불안정함과 불규칙한 운동패턴을 보인다. 전형적인 환자는 걸을 때 자신의 발을 쳐다보면서 강한 집중과 의식적 노력으로 동작을 조절하려고 애쓴다. 무엇인가를 향해 손을 뻗는다는 것은 아주 힘든 일이 된다. 왜냐하면 움직이는 동안 이용할 수 있는 정보는 보거나 만질 때 얻는 것이 유일하기 때문이다. 동작을 조절하는 소뇌 능력이 없다면 환자는 움직임의 경로를 예상할 수 없다. 거의 대부분의 경우 뻗친 손은 목표물을 지나치게 된다. 움직임을 정확히 예상할 수 없고 멈출 수 없는 것을 **겨냥이상(dysmetria)**이라고 한다. 다시 시도하려고 움직이면 이번에는 반대 방향으로 지나치게 된다. 목표물을 잡거나 포기할 때까지 손은 앞뒤로 떨리게 되고 이런 떨리는 동작을 **활동떨림(기도진전, intention tremor)**이라 한다. 임상의는 환자가 직선을 따라 걷는 모습의 관찰하여 운동실조증을 검사한다. 가장 보편적인 겨냥이상 검사는 환자의 집게손가락으로 자신의 코끝을 가리키게 하거나 검사자의 집게손가락과 마주치게 하는 것이다. 여러 약물이 소뇌장애를 유발할 수 있기 때문에 위와 같은 검사를 통해 경찰도 알코올이나 다른 약물 남용이 의심되는 운전자를 검사할 수 있다.

16.7 개념확인

1. 소뇌와 대뇌, 뇌줄기, 척수를 연결하는 세 가지 구조는?
2. 소뇌의 두 가지 주요 기능은 무엇인가?

16.8 대뇌

대뇌는 뇌의 가장 큰 영역이다. 대뇌는 한 쌍의 대뇌반구(cerebral hemishpere)로 구성되어 있으며, 아래에 사이뇌와 뇌줄기가 있다. 의식적인 사고 과정과 모든 지적기능은 대뇌반구에서 기원된다. 대뇌의 대부분은 몸감각과 운동정보처리 활동을 한다. 몸감각정보는 대뇌로 중계되어 의식각성 영역에 도달하고, 대뇌 신경은 직접 또는 간접적으로 몸운동신경을 조절한다. 대부분의 내장감각정보처리와 내장운동(자율적) 조절은 보통 우리의 의식되지않는 뇌 중추에서 일어난다. 그림 16.1, 16.16, 그리고 16.17은 여러 방향에서 본 대뇌와 뇌의 다른 영역과의 상호관계를 나타낸 것이다.

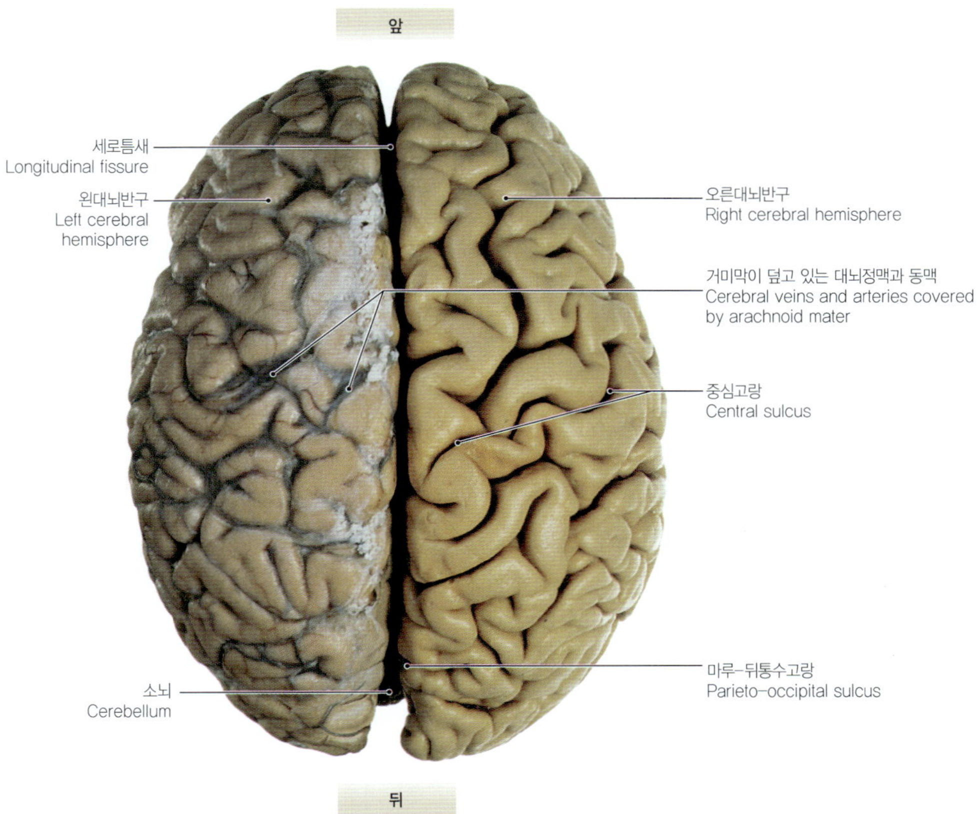

a 윗면

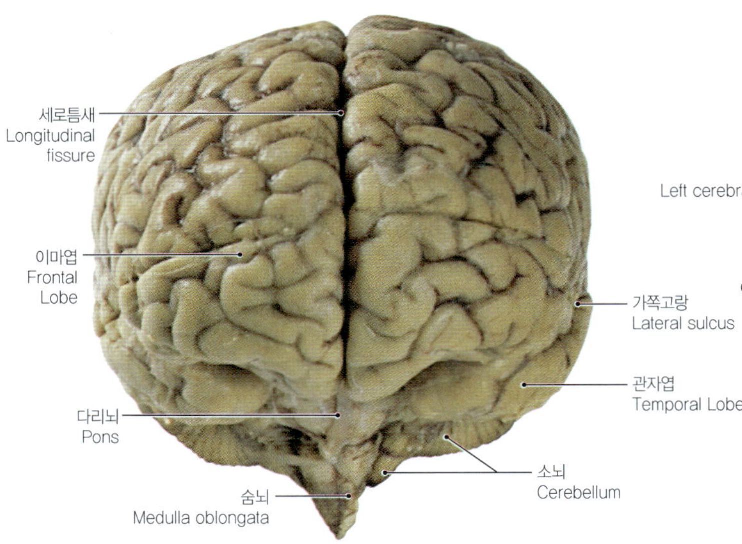

b 앞면

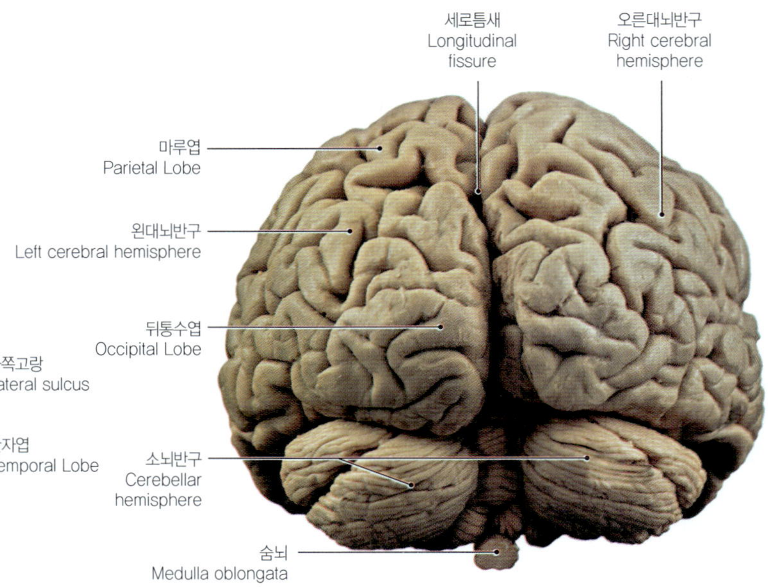

c 뒷면. 대뇌반구에 비하여 소뇌반구는 비교적 작다.

■ 그림 16.16 **대뇌반구 I**
성인뇌의 대부분은 대뇌반구이다.

임상 노트

뇌수종

성인의 뇌는 유연성이 없는 머리뼈로 싸여 있다. 머리뼈 안에는 액체인 혈액과 뇌척수액, 그리고 비교적 부드러운 뇌조직이 있다. 총 부피가 변할 수 없기 때문에 혈액 또는 CSF의 부피가 증가하면, 뇌의 부피는 반드시 줄어들어야 한다. 경막바깥출혈 또는 경막밑출혈 시 혈액이 머리뼈 속에 고이기 때문에 액체의 부피는 증가된다. 뇌를 압박하는 머리뼈 속의 압력상승은 신경기능장애를 가져오며 흔히 무의식이나 사망에 이르게 한다. CSF 생성속도가 증가한다면 거미막 과립에서 제거되는 속도의 증가에 의해서 정상적으로 유지된다. 만약 이런 평형이 깨진다면 두개내압의 변화가 임상적 문제가 될 것이다. 만일 생성속도는 증가하거나 혹은 제거속도가 감소한다면 CSF의 부피는 증가할 것이다. 증가된 액체의 부피는 뇌를 압박하고 뒤틀리게 한다. 생성속도의 증가는 머리외상에서도 일어나지만 가장 흔한 원인은 종양 또는 농양과 같은 덩어리 또는 발생학적 기형으로부터 온다. 이러한 것들은 CSF의 정상적인 순환과 재흡수를 제한한다. CSF의 생산은 계속되기 때문에 뇌실은 점차적으로 팽창되고 주변의 뇌 조직은 뒤틀려 뇌기능의 소실을 가져온다. 영아는 머리뼈 속의 압력변화에 특히 민감하다. 왜냐하면 대략 3세가 되어야 거미막과립이 나타나기 때문이다(이때까지 CSF는 거미막밑공간 또는 뇌실막세포 아래쪽의 작은 혈관속으로 재흡수된다).

성인의 머리뼈 속 압력이 비정상적으로 높다면, 뇌실이 팽창될 것이다. 그러나 영아기에는 머리뼈 봉합이 완전히 융합되지 않았기 때문에 머리뼈가 커져서 증가된 액체부피에 적응할 수 있다. 이런 확장은 아주 큰 머리뼈를 만들기 때문에 **뇌수종(hydrocephalus)**이라고 부른다. 영아의 뇌수종은 중간뇌수도관의 막힘 또는 뇌막과 척수막의 거미막밑공간 사이의 연결 부분이 좁아서 CSF의 정상적인 순환이 방해를 받음으로써 흔히 발생한다. 치료받지 않은 영아는 상당한 정도의 정신발달 장애아가 될 수 있다. 치료를 위해서는 막힌 부위를 우회하는 혹은 여분의 CSF를 배출할 수 있는 관(shunt)을 설치하여 머리뼈내압을 줄여준다. 관은 (1) 뇌가 보다 성장하여 막힌 부위가 없어지거나, (2) 3세 이후 거미막과립이 발달하여 머리뼈내압이 감소하면 제거해 준다.

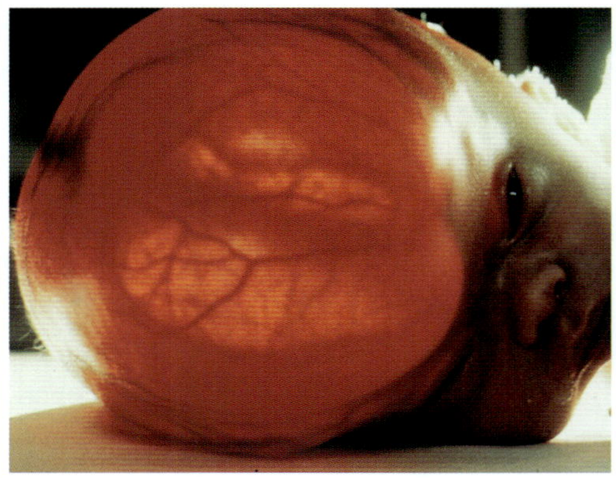

이 영아는 CSF의 순환에 이상이 생겨 심한 뇌수종을 앓고 있다. CSF의 축적은 뇌의 기형과 머리뼈의 확대를 초래한다.

대뇌반구

신경겉질(피질 회색질)의 두꺼운 층은 대뇌의 윗면과 가쪽면을 구성하고 있는 한 쌍의 대뇌반구를 덮는다(그림 16.16과 16.17). 겉질면은 일련의 융기부인 **이랑(회, gyrus)**을 형성하고 있는데 이것은 얕게 패인 **고랑(구, sulcus)** 또는 깊은 홈인 **틈새(열, fissure)**에 의해서 분리되어 있다. 이랑은 대뇌반구의 표면적을 증가시켜 겉질 신경세포가 보다 많아지게 한다. 대뇌겉질은 신경조직 중에서 가장 복잡한 기능을 수행한다. 그리고 분석하고 통합하는 작용은 많은 신경세포를 필요로 한다. 뇌와 머리뼈는 둘 다 인간의 진화 과정에서 커져왔다. 그러나 대뇌겉질은 나머지 뇌 부위보다 더 높은 비율로 커졌다. 대뇌반구의 전체 표면적은 평면에서 대략 2,200 cm^2 정도가 된다. 이렇게 큰 면적은 구겨진 종이처럼 접지 않고는 머리뼈에 넣기 힘들다.

대뇌엽

두 개의 대뇌반구는 깊은 **세로틈새(종열, longitudinal fissure)**에 의하여 분리되어 있으며(그림 16.16), 각 반구는 덮고 있는 머리뼈의 이름에 따라 **엽(lobe)**으로 나눌 수 있다(그림 16.17). 사람마다 뇌의 고랑과 이랑의 외형은 다르지만, 엽 사이의 경계는 신뢰할만한 지표가 된다. 깊은 홈인 **중심고랑(중심구, central sulcus)**은 세로틈새에서 가쪽으로 뻗어 있다. 중심고랑의 앞쪽 영역은 **이마엽(전두엽, frontal lobe)**이며, **가쪽고랑(외측구, lateral sulcus)**은 아래쪽과 경계를 이룬다. 가쪽고랑의 아래쪽 영역은 **관자엽(측두엽, temporal lobe)**이다. 이 엽을 가쪽으로 젖히면 숨겨져 있는 겉질 부분인 **뇌섬엽(도, insula)**이 보인다(그림 16.17). **마루엽(두정엽, parietal lobe)**은 중심고랑에서 **마루-뒤통수고랑(두정-후두구, parieto-occipital sulcus)**까지이다. 마루-뒤통수고랑 뒤쪽 부분이 **뒤통수엽(후두엽, occipital lobe)**이다.

각 엽은 경계가 분명치 않은 기능영역을 가진다. 이들 기능영역 중 일부는 감각정보를 처리하고 다른 부분은 운동명령을 담당한다. 대뇌엽에 관한 세 가지 요점은 마음에 새겨야 한다.

1. 각 대뇌반구는 감각정보를 인체의 반대편에서 받고 운동명령 또한 반대편으로 보낸다. 왼쪽반구는 오른쪽을 통제하고, 오른쪽반구는 왼쪽을 통제한다. 이런 교차지배의 기능적 유의성은 아직 밝혀지지 않고 있다.
2. 두 반구는 비록 해부학적으로 똑같아 보일지라도 약간의 기능적인 차이가 있다.

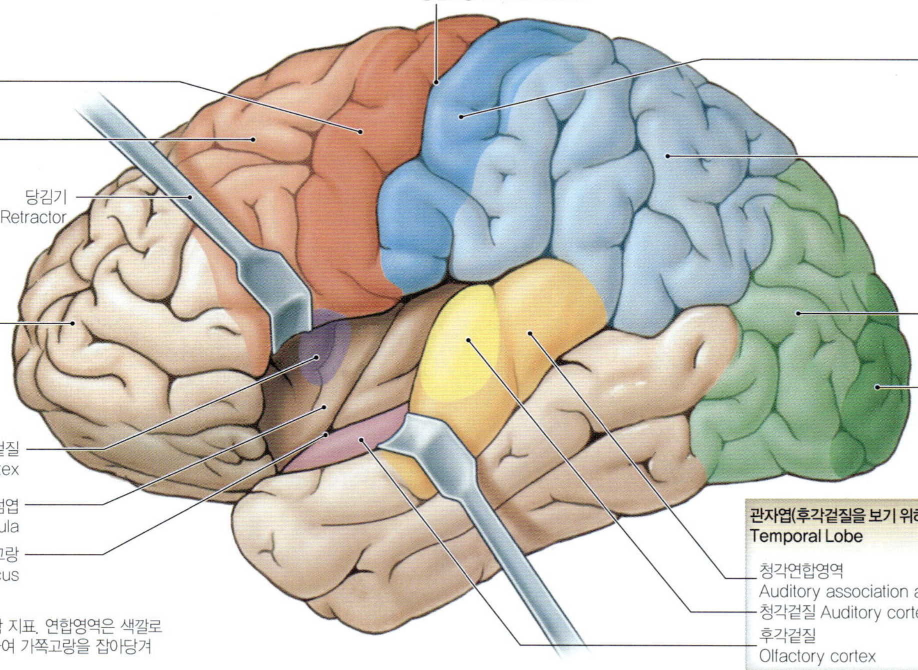

a 왼쪽 대뇌반구 표면의 주요 해부학 지표. 연합영역은 색깔로 나타냄. 뇌섬엽을 노출시키기 위하여 가쪽고랑을 잡아당겨 열어 젖힘

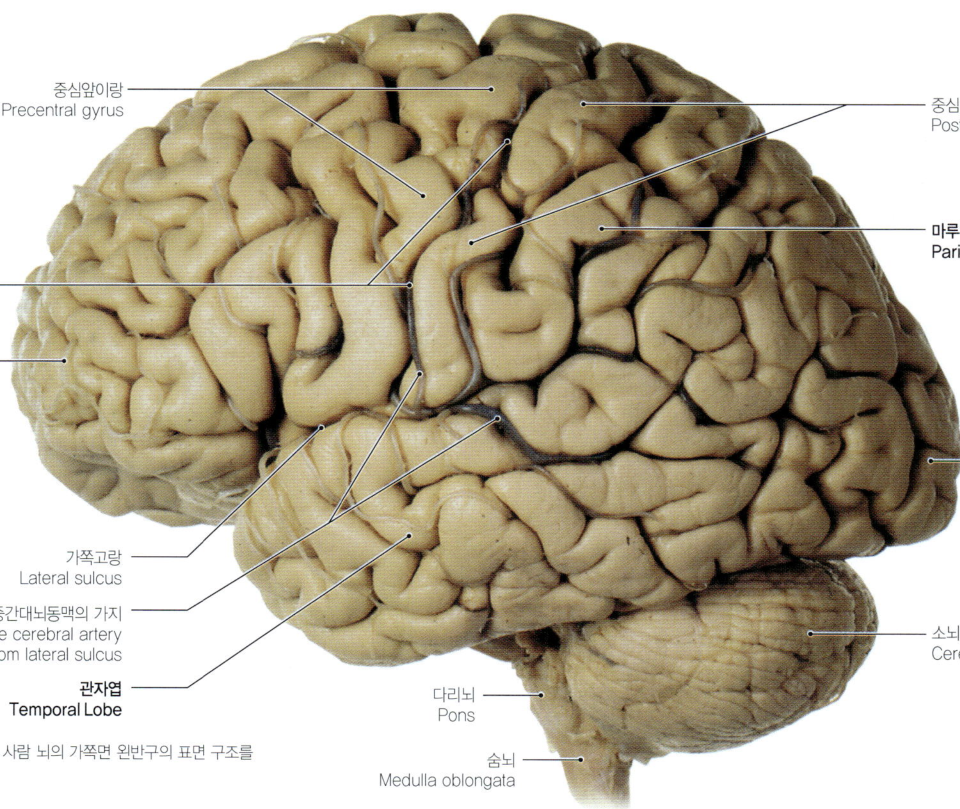

b 경질막과 거미막을 제거한 실제 사람 뇌의 가쪽면 왼반구의 표면 구조를 나타냄

■ 그림 16.17 대뇌반구 II

대뇌엽과 기능영역

❸ 대뇌겉질의 특정 영역의 특정 기능은 불명확하다. 왜냐하면 경계가 불분명하며, 상당히 중복되고, 한 영역이 여러 가지 다른 기능을 가질 수 있기 때문이다. 의식과 같은 겉질의 기능은 쉽게 어떤 단일 영역에 한정할 수 없다.

우리는 뇌의 기능에 대하여 완전하게 알지 못하며, 모든 해부학적 특징이 기능을 말해주는 것은 아니다. 그렇지만 대사활성과 혈류에 대한 연구에 따르면 정상인은 뇌의 모든 부위를 사용한다는 것이 명확하다.

대뇌겉질의 운동영역과 감각영역

의식적인 사고 과정과 모든 지적인 기능은 대뇌반구에서 시작한다. 그렇지만 대뇌의 대부분은 몸감각과 운동정보처리 과정에 참여한다. 대뇌겉질의 운동과 감각영역은 그림 16.17a와 표 16.8에 상세히 설명되어 있다. 중심고랑은 대뇌겉질의 운동영역과 감각영역을 분리한다. 이마엽의 **중심앞이랑(중심전회, precentral gyrus)**은 중심고랑의 앞쪽 부위이다. 중심앞이랑의 표면은 **일차운동겉질(일차운동피질, primary motor cortex)**이다. 일차운동겉질의 신경은 뇌줄기와 척수에 있는 몸운동신경을 조절함으로써 수의적 운동을 지시 감독한다. 일차운동겉질의 신경은 **피라밋세포(pyramidal cell)**라 부르며, 수의적 운동조절의 경로는 겉질척수로(피질척수로, corticospinal pathway) 또는 피라밋 계통(pyramidal system)으로 알려져 있다.

마루엽의 **중심뒤이랑(중심후회, postcentral gyrus)**은 중심고랑의 뒤쪽에 형성되며, 이들 표면은 **일차감각겉질(primary sensory cortex)**을 갖고 있다. 이 영역의 신경은 촉각, 압력, 통증, 맛, 체온수용기로부터 뒤기둥로와 척수시상로를 통해 몸감각정보를 받는다. 우리는 감각정보가 일차감각겉질에 중계되었기 때문에 이들 감각을 인지한다. 동시에 곁가지를 통해서 바닥핵과 다른 중추에 정보를 전달한다. 그 결과, 감각정보는 의식과 무의식 두 수준 모두에서 감지된다.

시각, 청각, 후각과 관련된 감각정보는 대뇌겉질의 다른 영역에 도달한다. 뒤통수엽의 **시각겉질(visual cortex)**은 시각정보를 받으며, 관자엽의 **청각겉질(auditory cortex)**과 **후각겉질(olfactory cortex)**은 청각과 후각에 관한 정보를 각각 받는다. **미각겉질(gustatory cortex)**은 뇌섬엽(insula)의 앞쪽영역과 인접한 이마엽에 위치한다. 이 영역은 혀와 인두의 맛수용기로부터 정보를 받는다. 그림 16.17a에서 특수감각정보와 관련된 대뇌겉질의 영역을 보여준다.

연합영역

대뇌겉질의 감각과 운동영역은 인접한 **연합영역(association area)**과 연결되어 있다(그림 16.17a). 연합영역이란 용어는 감각 또는 운동정보의 통합에 참여하는 대뇌영역을 말한다. 이들 영역은 직접적으로 감각정보를 받지 않으며, 운동명령도 보내지 않는다. 대신에, 대뇌겉질의 다른 영역에 도달한 감각을 해석하고, 내보내는 운동명령을 계획하고 준비하고 돕는다. 예를 들어, **몸감각연합영역(체성감각연합영역, somatic sensory association area)**은 어떤 사물의 크기, 형태, 구조를 이해하며, **몸운동연합영역(체성운동연합영역, somatic motor association area)**, 또는 운동앞겉질(premotor cotex)은 학습된 운동패턴을 기억하여 운동의 활성을 조정한다.

감각연합영역과 운동연합영역 사이의 기능적인 구별은 국소적인 뇌손상 후 분명해진다. 예를 들어, **시각연합영역(visual association area)**이 손상된 사람은 매우 뚜렷하게 글자를 볼 수 있지만, 글자를 인식하거나 해석할 수 없다. 이 사람은 인쇄된 선을 본 것일 뿐이다. 선명한 상징물을 봤지만 그 의미는 전달되지 않는다. 운동앞겉질의 눈운동을 조절하는 영역이 손상된 사람은 글자를 이해할 수 있으나 읽을 수 없다. 왜냐하면 눈이 인쇄물의 글을 따라 움직일 수 없기 때문이다.

표 16.8 대뇌겉질

영역(엽)	기능
이마엽 FRONTAL LOBE	
일차운동겉질 Primary motor cortex	뼈대근육의 의식적 조절
마루엽 PARIETAL LOBE	
일차감각겉질 Primary sensory cortex	접촉, 압력, 진동, 동통, 체온 그리고 맛에 대한 의식적 감지
뒤통수엽 OCCIPITAL LOBE	
시각겉질 Visual cortex	시각자극의 의식적 감지
관자엽 TEMPORAL LOBE	
청각겉질과 후각겉질 Auditory cortex and olfactory cortex	청각자극과 후각자극의 의식적 감지
모든엽 ALL LOBES	
연합영역 Association areas	감각자료의 통합과 처리; 운동 활성의 처리와 개시

고차원 기능

고차원 기능은 아래와 같은 특징들을 가지고 있다.

- 고차원 기능은 대뇌겉질에 의하여 수행된다.
- 고차원 기능은 대뇌겉질내 각 영역들 사이, 또한 대뇌겉질과 뇌의 다른 부위들 사이의 복잡한 상호연결과 정보교환에 의하여 수행된다.

- 고차원 기능은 의식 및 무의식 상태의 정보처리 과정 모두가 관련되어 있다.
- 고차원 기능은 뇌의 미리 준비된 '배선(wiring)'에 의한 것이 아니며 그 기능이 시간이 경과함에 따라 변하고 조정된다.

고차원 기능에 대한 우리의 논의는 좌우 대뇌반구에서 기능적 차이를 보이는 영역을 확인하는 것부터 시작한다. 그 다음에 기억과 학습의 기전, 의식에 대하여 간략히 살펴볼 것이다.

대뇌겉질의 통합영역

그림 16.17a에 왼쪽 대뇌반구의 주된 겉질영역을 정리하였다. 여러 겉질영역이 복잡한 감각자극들과 운동반응들을 통합한다는 것은 뇌의 주사영상 자료, 전기적 탐지 및 임상 관찰 등을 통해서 알 수 있다. 이러한 중추에 속하는 것은 일반해석영역(general interpretive area), 언어중추(speech center), 이마앞겉질(전전두엽피질, prefrontal cortex)가 있다.

일반해석영역 감각연합영역(sensory association area)으로부터 모든 정보를 전달받는 대뇌겉질의 영역을 **일반해석영역(general interpretive area)** 또는 인지영역(gnostic area)이라 한다(그림 16.18a). 이 분석중추는 대부분 왼쪽 대뇌반구에만 존재한다. 일반해석영역이 손상 받으면 읽고 들은 것에 대한 해석능력에 문제가 생기며, 심지어 문장은 각각의 단어로만 인식하게 된다. 예를 들어, 이런 환자들은 "여기", "앉으세요"라는 각각의 단어는 이해할 수 있지만 "여기 앉으세요."라고 하면 아주 당황하는 반응을 보인다.

언어중추 일반해석영역으로부터 나온 정보는 **언어중추(브로카영역, speech center, Broca's area)**에 전달된다(그림 16.18a). 이 중추는 일반해석영역과 동측인 대뇌반구에서 운동앞겉질의 가장자리에 위치한다. 언어중추는 정상적으로 말하는데 필요한 발성과 호흡 양식을 조절하는 운동중추이다. 반대쪽 대뇌반구의 상응하는 부위가 비활성 상태로 존재하는 것은 아니다. 하지만 아직은 그 기능을 완전히 알지는 못한다. 언어중추의 손상은 여러 가지 방식으로 나타난다. 한 유형은 어떤 단어들을 사용해야 하는지 정확히 알고 있음에도 불구하고 말하는 것을 힘들어 하고, 다른 유형은 계속 말을 하기는 하지만 모두 잘못된 단어들을 사용하여 말을 한다.

이마앞겉질 이마엽의 앞쪽 부위인 **이마앞겉질(prefrontal cortex)**은 이마앞연합영역(전전두엽연합영역, prefrontal association area)으로 뇌의 가장 복잡한 부위 중 하나이다(그림 16.17a와 16.18a). 이 부위는 대뇌겉질의 다른 영역들은 물론 둘레계통(변연계, limbic system) 같은 뇌의 다른 부위들과 광범위하게 연결되어 있다. 이마앞겉질은 복잡한 학습과 추론에 관한 기능들을 수행하며, 둘레계통과 상호연결되어 있어서 정서와 의욕 유발 등의 기능들도 수행한다. 또한 어떤 사건이나 행위들의 결과에 대한 예측 같은 추상적 지능에 대한 기능도 수행한다. 이 영역이 손상되면 사건들 사이의 시간적 관계를 인식하는데 문제가 생긴다. 예를 들어, "이 일이 일어난 지 얼마나 오래되었느냐?"라든지 "이들 중 어떤 일이 먼저 일어났느냐?"와 같은 질문에 제대로 대답할 수 없게 된다.

좌절감, 긴장, 분노 같은 감정들도 이마앞겉질에서 일어난다. 이러한 감정들은 이마앞겉질이 일련의 사건들을 해석하고, 이에 따른 미래의 결과와 사정들을 예측하는 기능으로부터 만들어지는 것이다. 이마앞겉질과 뇌의 다른 부위들 사이 연결을 절단하면 좌절감, 긴장, 분노 등의 감정이 사라진다. 이러한 **이마앞절단술(전전두엽절단술, prefrontal lobotomy)**이라는 좀 극단적인 방법이 20세기 중반에 여러 가지 정신질환, 특히 폭력적이고 비사회적인 행동을 나타내는 정신질환자의 치료에 사용되었었다.

이마앞절단술을 실시한 환자들은 환각이나 망상 같은 정신적 문제점이나 심한 통증과 같은 육체적 문제점들이 제거되기는 한다. 지금은 중추신경계통의 특정 부위나 경로를 표적으로 한 약물들이 개발되고 있다. 그러므로 이제는 행동을 조절하기 위한 목적으로 이마앞절단술을 사용하지는 않는다.

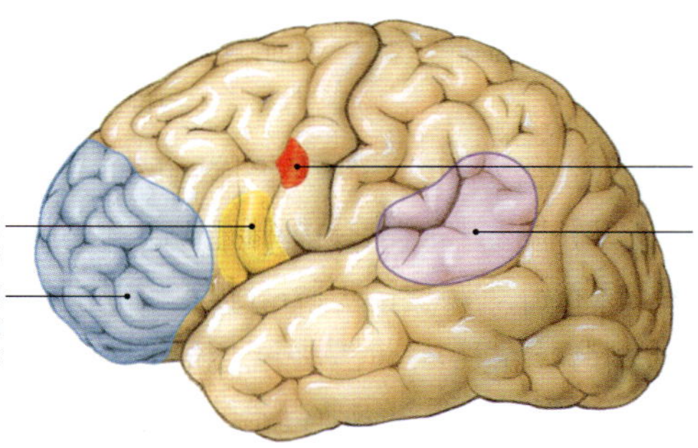

a 대뇌겉질의 고차원 통합 부위

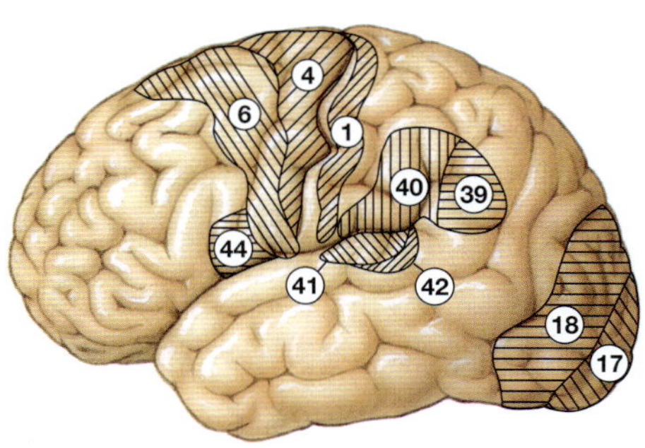

b 대뇌겉질의 선택적 브로드만영역

■ 그림 16.18 대뇌겉질의 통합영역

브로드만 영역과 대뇌겉질의 기능 1900년대 초, 여러 시도를 통하여 대뇌겉질의 조직학적 구성이 부위에 따라 차이가 있음이 설명되고 분류되었다. 이러한 시도들은 특정한 감각이나 운동 또는 연합영역의 기능들이 그 부위의 세포구성 양식과 일치할 것이라는 가정에 근거한 것이다. 1919년경 최소 약 200종류의 각기 다른 양식들이 설명되었지만 지금은 거의 모두 폐기되었다. 그러나 1909년 Brodmann에 의해 작성된 대뇌겉질지도는 신경해부학자들에게 유용성이 입증되었다. Brodmann은 대뇌겉질에서 세포구성 양식이 다른 47개 영역을 설명하였다. 몇몇 브로드만영역(Brodmann area)들을 그림 16.18c에서 보여준다. 일부 영역은 알려진 기능영역들과 일치하고 있다. 예를 들어, 44번 브로드만영역은 운동언어중추(motor speech area)와 일치하고, 4번 영역은 일차운동겉질의 윤곽선과 일치한다. 일차감각겉질 내에 위치하는 1번 브로드만영역같이 정확하게 일치하지 않는 것들도 있다.

임상 노트

통합중추의 손상

언어상실증(실어증, aphasia)은 말하기와 읽기능력에 장애가 발생한 질환이다. 심한 언어상실증 또는 완전언어상실증(전실어증, global aphasia)은 일반해석영역과 감각경로가 광범위하게 손상된 결과이다. 이러한 환자들은 말하기와 읽기가 불가능하며, 다른 사람의 말을 이해하거나 해석하지 못한다. 뇌의 부종이나 출혈에 의한 경우 회복될 수는 있으나 수개월 또는 수년이 걸린다.

읽기곤란증(실독증, dyslexia)은 쓰여 있는 단어를 해석하지 못하는 질환이다. **발달성 읽기곤란증(developmental dyslexia)**은 소아에서 발생하며, 미국 소아의 약 15% 정도가 약간의 읽기곤란증을 가지고 있다고 한다. 이들은 다른 지적능력은 정상이거나 정상 이상이지만 읽기와 쓰기에 어려움이 있다. 글자를 거꾸로 쓰거나 철자를 순서에 맞지 않게 쓰는 등 무질서하고 혼란스럽게 보인다. 최근의 연구결과에 의하면 일부 읽기곤란증은 뒤통수엽과 관자엽에서 시각정보를 분류하고 처리하는 데 장애가 생긴 결과로 추정한다.

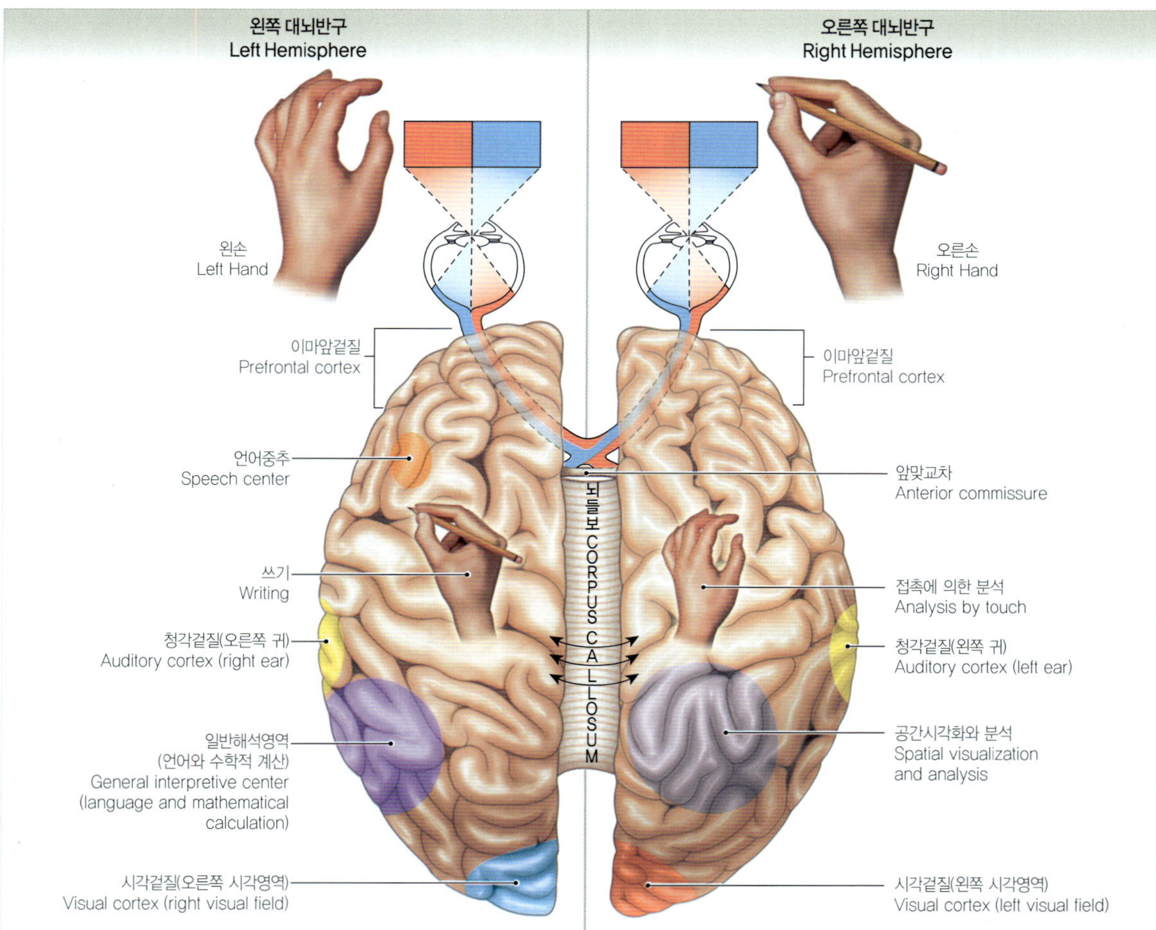

■ **그림 16.19 대뇌반구의 특수화**
왼쪽과 오른쪽 대뇌반구의 기능적 차이를 보여준다. 특수감각정보들은 신체 반대쪽의 대뇌반구에 전달된다.

대뇌반구의 특수화

고차원 기능들은 대뇌반구 양쪽에 동등하게 분포하고 있지는 않다. 그림 16.19에서 양쪽 대뇌반구의 주된 기능적 차이점들을 보여주고 있다. 좌우 대뇌반구의 고차원 기능 중추들은 서로 다르면서도 보완적인 기능을 가지고 있다. 일부 운동기능과 능력들은 한쪽 대뇌반구의 작용만을 주로 반영한다. 예를 들어, 언어중추와 일반해석영역은 동일한 대뇌반구에 위치한다. 이러한 것을 **카테고리반구**(categorical hemisphere)라고 한다. 오른손잡이들은 주로 왼쪽 대뇌반구가 카테고리반구가 되며, 이에 따라 오른손잡이 또는 왼손잡이가 구별되므로 **우성반구**(dominant hemisphere)라고도 한다.

한편으로 공간지각력, 얼굴의 인식, 말의 정서적 바탕, 음악 감상 등과 같은 기능들은 **대의반구**(representational hemisphere), 즉 **열성반구**(nondominant hemisphere)의 작용이다. 오른쪽 대뇌반구는 감각정보들을 분석하고, 감각 환경과 우리 몸을 이어주는 역할을 한다. 오른쪽 대뇌반구의 해석중추들이 촉감이나 냄새, 맛, 느낌 등을 통하여 보다 익숙한 사물을 인식할 수 있게 한다.

흥미롭게도 오른손잡이 혹은 왼손잡이가 되는 것과 감각능력 및 공간지각능력 사이에는 관련성이 있는 것 같다. 많은 음악가나 예술가들이 왼손잡이이다. 이들이 수행하는 복잡하고 미세한 운동능력은 오른쪽 대의반구의 일차운동겉질과 운동연합영역들에 의하여 수행되는 것으로 보인다.

대뇌반구의 특수화라는 것이 양쪽 대뇌반구가 독립적이라는 것을 의미하는 것이 아니라, 한쪽 대뇌반구의 특정 중추가 수집된 정보 전부를 처리하도록 점차 진화해왔다는 것을 뜻하는 것이다. 양쪽 대뇌반구의 상호정보교환은 맞교차섬유(교련섬유, commissural fiber)에 의하여 이루어지며, 이 구조를 뇌들보(뇌량, corpus callosum)라 한다. 뇌들보는 2억 개 이상의 축삭들로 이루어져 있으며, 1초당 약 40억 개 이상의 자극을 전달한다.

백색질

백색질(백질, white matter)은 대뇌겉질의 회색질이 덮고 있다(그림 16.20). 미엘린집신경섬유가 다발을 형성하여 겉질의 한 영역에서 다른 영역으로 뻗어 있거나 뇌의 겉질 영역과 다른 영역을 연결한다. 이들 다발은 (1) 연합섬유(association fiber); 동일 대뇌반구 안에서 신경겉질의 영역을 연결하는 신경로, (2) 맞교차섬유(commissural fiber); 두 대뇌반구를 연결하는 신경로, (3) 투사섬유(projection fiber); 대뇌와 뇌의 다른 부위 및 척수를 연결하는 신경로이다. 이들의 이름과 기능은 표 16.9에 요약하였다.

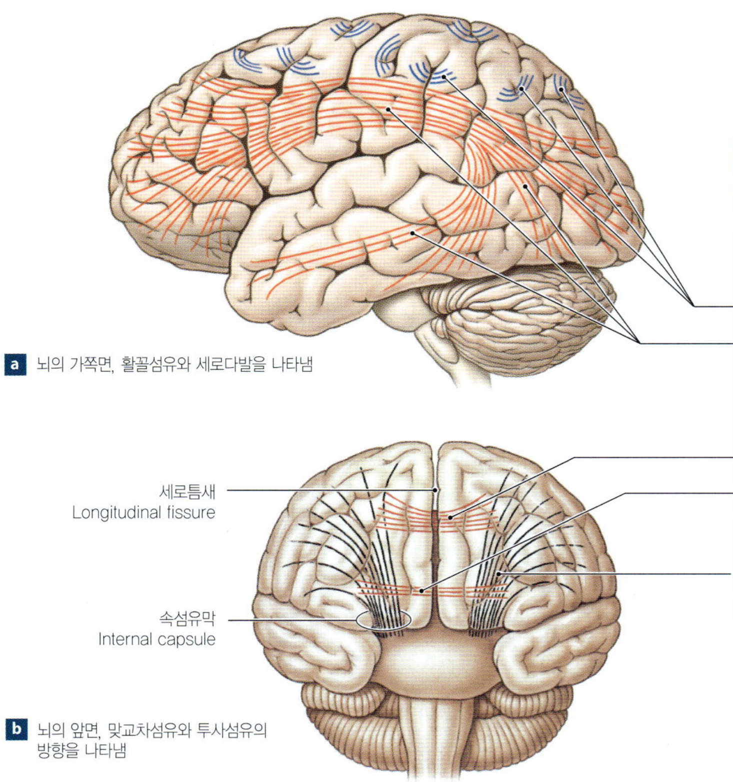

표 16.9 대뇌의 백색질

섬유/신경로	기능
연합섬유 Association fibers	동일 대뇌반구 내에서 겉질영역을 상호연결
활꼴섬유 Arcuate fiber	동일 대뇌 엽 안에서 이랑 사이의 연결
세로다발 Longitudinal fasciculi	이마엽과 다른 대뇌엽의 상호연결
맞교차섬유 Commissural fiber	다른 대뇌반구의 상응하는 엽 사이의 상호연결
뇌들보 Corpus callosum 앞맞교차 Anterior commissure	
투사섬유 Projection fiber	대뇌겉질을 사이뇌, 뇌줄기, 소뇌, 척수에 연결

■ **그림 16.20 뇌의 백색질**
축삭 섬유의 주요 집단과 뇌의 백색질 신경로를 보여줌

연합섬유(association fiber)는 동일 대뇌반구 안에서 대뇌겉질을 상호연결한다. 가장 짧은 연합섬유는 활 모양을 만들며 한 곳의 이랑에서 다른 이랑으로 연결되기 때문에 **활꼴섬유(궁상섬유, arcuate fiber)**라고 부른다. 보다 더 긴 연합섬유는 뚜렷하게 다발을 이룬다. **세로다발(종속, longitudinal fasciculus)**은 이마엽과 동일반구의 다른 엽을 연결한다.

맞교차섬유(교련섬유, commissural fiber)는 두 반구 사이를 연결한다. 양쪽 대뇌반구를 연결하는 뚜렷한 맞교차 다발로는 **뇌들보(뇌량, corpus callosum)**와 **앞맞교차(전교련, anterior commissure)**가 있다.

투사섬유(projection fiber)는 대뇌겉질을 사이뇌, 뇌줄기, 소뇌, 척수에 연결한다. 모든 오름축삭과 내림축삭은 대뇌겉질의 감각, 운동 또는 연합영역으로 가고 오는 길에 사이뇌를 반드시 통과한다. 육안 해부에서 들섬유와 날섬유는 비슷하게 보이며, 총체적으로 이들 섬유를 **속섬유막(내포, internal capsule)**이라 한다.

바닥핵

바닥핵(기저핵, basal nucleus)은 대뇌반구 안에서 쌍을 이루고 있는 회색질 덩이이다.[1] 이들 신경핵은 각 대뇌반구의 가쪽뇌실 바닥의 아래쪽에 위치한다(그림 16.21). 바닥핵은 대뇌 백색질 속에 들어 있으며, 방사상의 투사섬유와 맞교차섬유가 이들 신경핵의 주위 또는 신경핵 사이를 지나간다.

꼬리핵(미상핵, caudate nucleus)은 덩이를 이루고 있는 머리와 가늘게 가쪽뇌실의 굽이를 따라 구부러져 있는 꼬리로 구성되어 있다. 꼬리의 끝은 **편도체**(amygdaloid body)라고 하는 독립된 신경핵이다. 뇌섬엽(insula)의 두드러진 표면과 사이뇌의 가쪽벽 사이에 회색질인 **담장(전장, claustrum)**, **조가비핵(피각, putamen)**, **창백핵(담창구, globus pallidus)**이 있다.

몇 가지 부가적인 용어가 바닥핵을 해부학적 또는 기능적으로 세분하는데 사용된다. 조가비핵과 창백핵은 **렌즈핵**(lentiform nucleus)을 나눈 것으로 육안해부 시 하나의 크고 둥근 렌즈처럼 보인다(그림 16.21). 줄무늬체(선조체, corpus striatum)란 용어는 꼬리핵과 렌즈핵 또는 꼬리핵과 조가비핵을 지칭하는데 때때로 사용한다. 표 16.10에 이들의 상호관계와 바닥핵의 기능을 요약하였다.

바닥핵의 기능

바닥핵은 (1) 뼈대근육 긴장도의 무의식적인 조절과 통합, (2) 학습된 운동패턴의 조정, (3) 대뇌겉질에서 시상으로 보내는 정보의 처리, 통합, 중계에 관여한다. 정상적인 조건하에서 이들 신경핵은 특정 운동을 시작하지 않는다. 그러나 일단 운동이 진행되면 바닥핵은 특히 몸통과 몸통쪽 팔다리근육의 운동을 위한 일반적인 패턴과 리듬을 제공한다. 특정 바닥핵이 담당하는 일부 기능은 아래에 상세히 설명되어 있다.

꼬리핵과 조가비핵 어떤 사람이 걸을 때 꼬리핵과 조가비핵은 팔의 주기와 다리의 움직임을 조절하며, 출발 시간에서부터 멈추라는 명령이 주어질 때까지 수행한다.

> **임상노트**
>
> **흑색질과 파킨슨병**
>
> 바닥핵은 두 개의 뚜렷한 신경세포 집단을 갖는다. 한 집단은 아세틸콜린(Ach)을 분비하여 운동신경을 자극하고, 다른 하나는 신경전달물질인 GABA(gamma-aminobutyric acid)를 분비하여 운동신경을 억제한다. 정상적인 조건하에서 흥분성 신경세포는 불활성이 되고, 내림로는 주로 억제성 운동신경세포가 활성을 담당한다. 흥분성 신경세포는 계속해서 억제성 신경전달물질인 도파민에 노출되기 때문에 조용하다. 도파민은 흑색질에서 생산되어 축삭을 따라 운반된 다음 바닥핵에서 시냅스한다. 만일 오름로 또는 도파민 생성 신경세포가 손상된다면, 이 억제성은 사라지고, 흥분성 신경세포의 활성이 증가된다. 이런 증가된 활성이 **파킨슨병(Parkinson's disease)**의 운동증상을 만든다.
>
> 파킨슨병은 확실한 근긴장도 증가가 특징이다. 수의적인 운동은 머뭇거리는 듯하고 갑자기 움직이는 듯하게 된다. 근육 무리는 길항근을 겨우 이길 때까지 움직일 수 없다. 파킨슨병 환자는 수의적 운동 중에 **경직(강직, spasticity)**과 휴식하는 동안 계속되는 **떨림(진전, tremor)**을 보여준다. 떨림은 길항근육 집단 사이의 줄다리기를 나타낸다. 또한 파킨슨병 환자는 수의적 운동을 시작하기가 어렵다. 얼굴의 표정을 바꾸는 것조차도 집중력이 요구되며, 보통 환자는 멍하고 표정이 없다. 결국 자동적으로 수행되는 준비동작이 일어나지 않는다. 모든 개별동작마다 의식적인 조정이 필요하고 강한 집중이 필요하기 때문에 지치고 당황하게 된다. 이 질환의 말기에는 우울증, 환각 같은 다른 CNS 증상이 종종 나타난다.
>
> 바닥핵에 도파민을 투여함으로써 파킨슨병 환자의 2/3에서 증상을 유의하게 줄일 수 있다. 도파민은 혈액-뇌 장벽을 통과할 수 없기 때문에 L-DOPA(*levodopa*)를 구강으로 투여하면 대뇌 모세혈관을 통과한 다음 도파민으로 전환된다. 파킨슨병에 대한 수술은 바닥핵이나 시상에서 떨림과 경축(rigidity) 같은 운동증상과 관련된 부위를 파괴하는데 초점이 맞춰진다. 도파민을 생산하는 조직을 직접 바닥핵에 이식하는 것도 시도되고 있다. 태아의 뇌조직을 성인 뇌의 바닥핵에 이식한 경우에 유의한 수의 환자에서 질병의 경과가 느려지거나 심지어 호전되고 있다. 이 경우에 많은 사례에서 불수의적 근육수축이 발생하는 것이 문제이다.

[1] 이들을 대뇌핵 또는 바닥신경절(basal ganglia)이라고 한다.

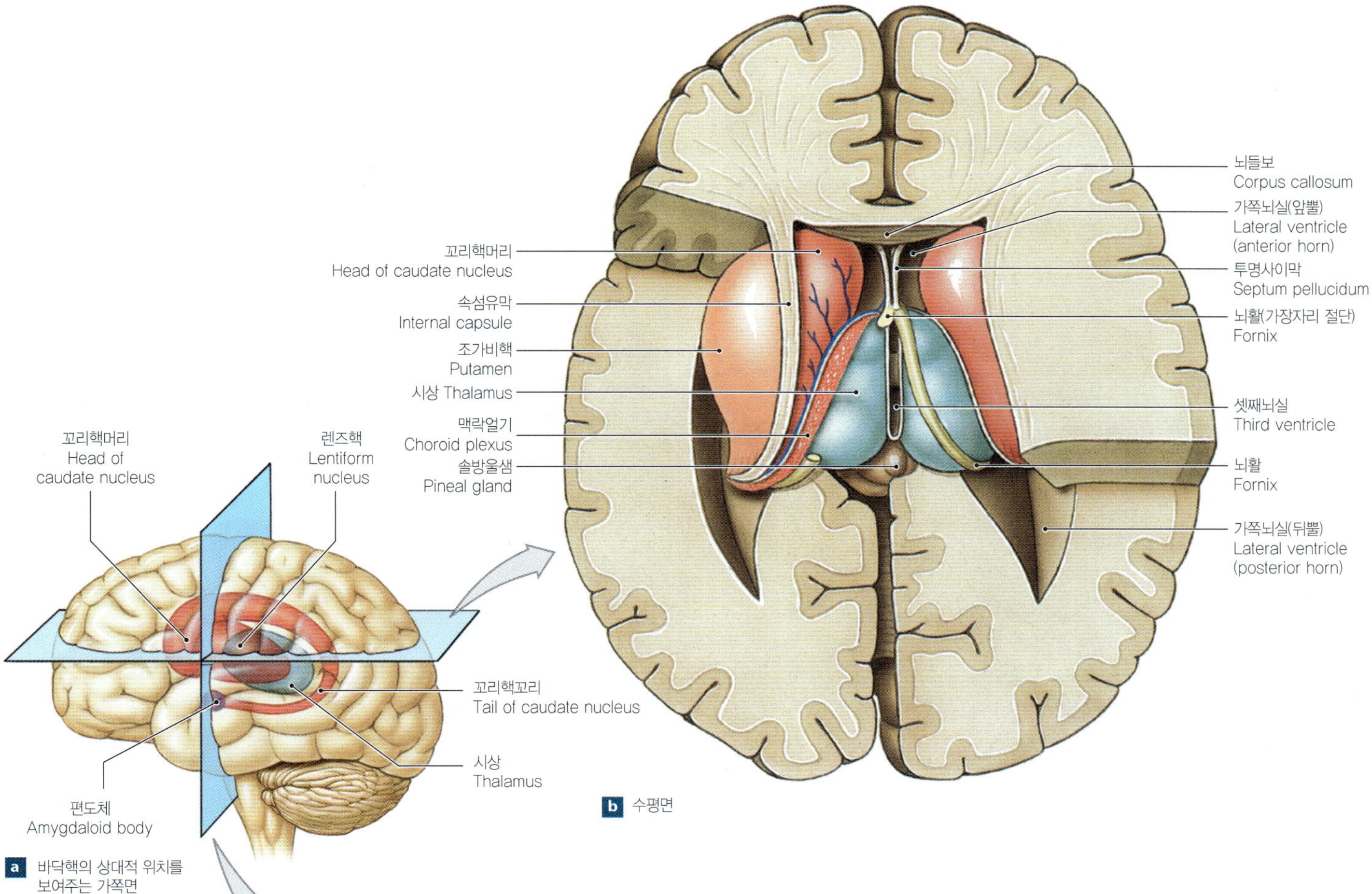

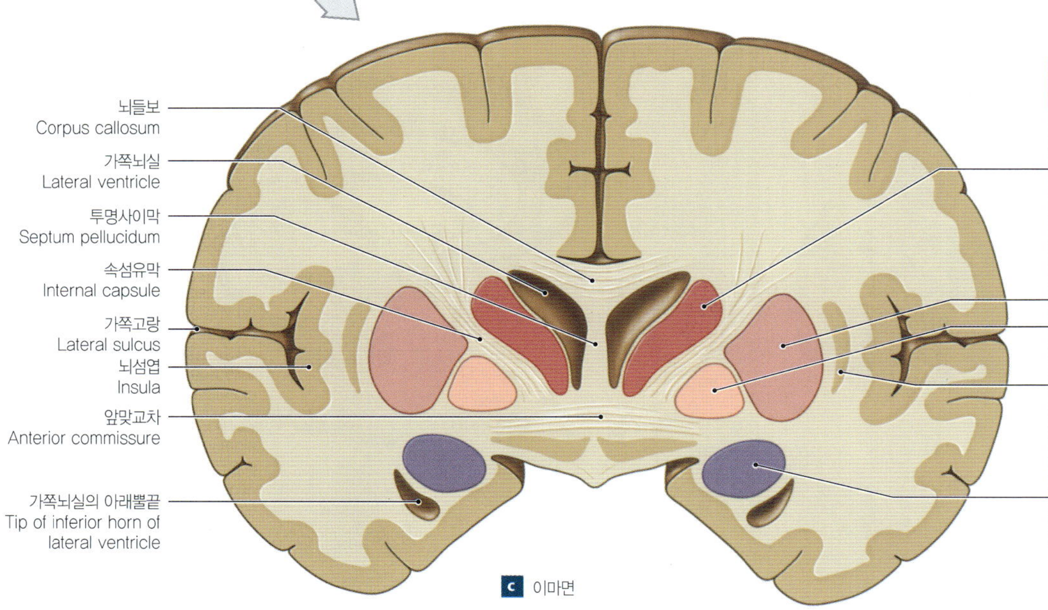

표 16.10	바닥핵
섬유/신경로	**기능**
꼬리핵 Caudate nucleus	수의적 운동명령의 무의식적인 조정과 수정
렌즈핵 Lentiform nucleus 조가비핵 putamen 창백핵 globus pallidus	수의적 운동명령의 무의식적인 조정과 수정
담장 Claustrum	시각정보의 무의식적인 처리 역할
편도체 Amygdaloid body	둘레계통의 구성 성분

■ **그림 16.21 바닥핵**

담장과 편도체 담장은 무의식적인 수준에서 시각정보를 처리하는 데 참여한다. 편도체는 둘레계통의 중요한 구성요소이며 다음 단원에서 설명하고 있다.

창백핵 창백핵은 특히 팔다리근육의 근긴장도를 조정하여 수의적 운동에 대한 준비자세를 갖춘다. 예를 들어, 어떤 물건을 들어올리려고 결정을 하였을 때 창백핵은 어깨의 위치를 맞추고 위팔을 안정시켜서 아래팔, 손목, 손을 의식하면서 뻗어 붙잡도록 돕는다. 그 밖의 바닥핵에 대해서는 거의 알려져 있지 않다.

둘레계통

둘레계통(변연계, limbic system)이란 대뇌와 사이뇌 사이의 경계를 따라 있는 신경핵과 신경로이다. 둘레계통의 기능은 (1) 감정 상태와 그와 관련된 행동욕구를 확립, (2) 대뇌겉질의 의식적, 지적인 기능과 뇌의 다른 부위의 무의식적, 자율적 기능을 연계, (3) 기억저장과 되살림을 용이하게 함이다. 둘레계통이란 해부학적 구조보다는 기능적인 집단이라 할 수 있으며, 대뇌, 사이뇌, 중간뇌로 구성된다(표 16.11).

편도체(그림 16.21a,c와 16.22b)는 둘레계통, 대뇌, 다양한 감각계통 사이에서 통합중추 작용을 한다. 대뇌반구의 **둘레엽(변연엽, limbic lobe)**은 사이뇌와 인접한 이랑과 구조물들로 구성되어 있다. **띠이랑(대상회, cingulate gyrus)**은 뇌들보의 위쪽에 있다. **치**

표 16.11 둘레계통의 구성

둘레계통의 전반적 기능 Overall functions of Limbic system	기억처리 그리고 감정상태, 욕망, 이와 관련된 행동
대뇌 부분 Cerebral Components	
겉질 영역 Cortical area	둘레계통엽(띠이랑, 치아이랑, 해마곁이랑)
신경핵 Nuclei	해마, 편도체
신경로 Tract	뇌활
사이뇌 부분 Diencephalic Components	
시상 Thalamus	앞쪽핵무리
시상하부 Hypothalamus	감정, 식욕(갈증, 배고픔) 그리고 관련된 행동의 중추(표 16.6)
기타 부분 Other Components	
그물체 Reticular formation	뇌줄기 속에서 서로 연결된 신경핵들의 그물망

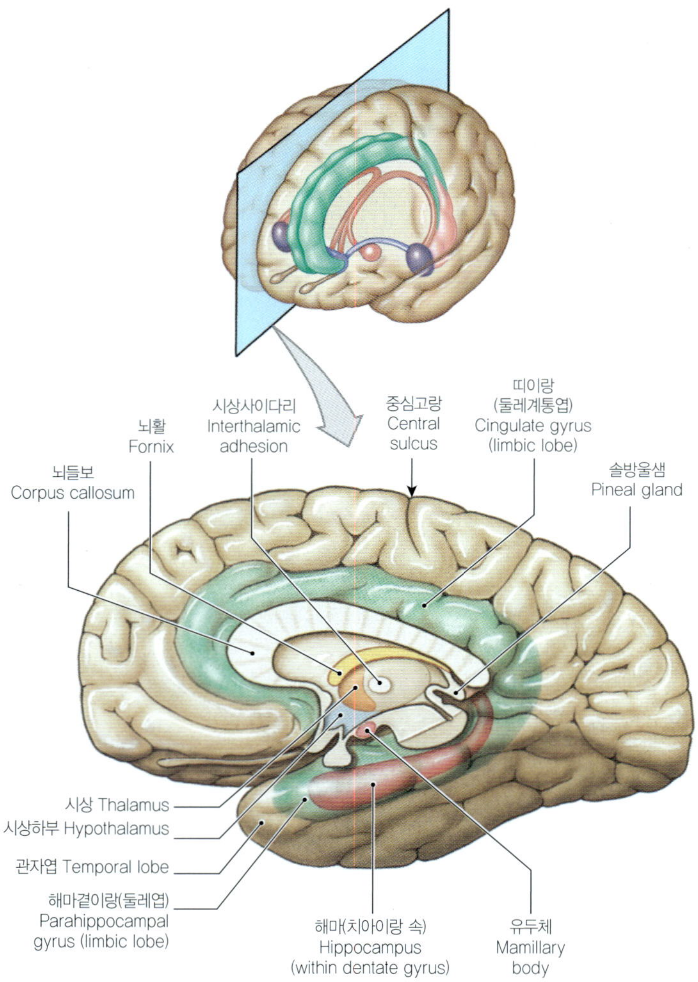

a 해마곁이랑과 치아이랑은 투명하게 보이며 깊은 둘레계통 구성물들을 볼 수 있다.

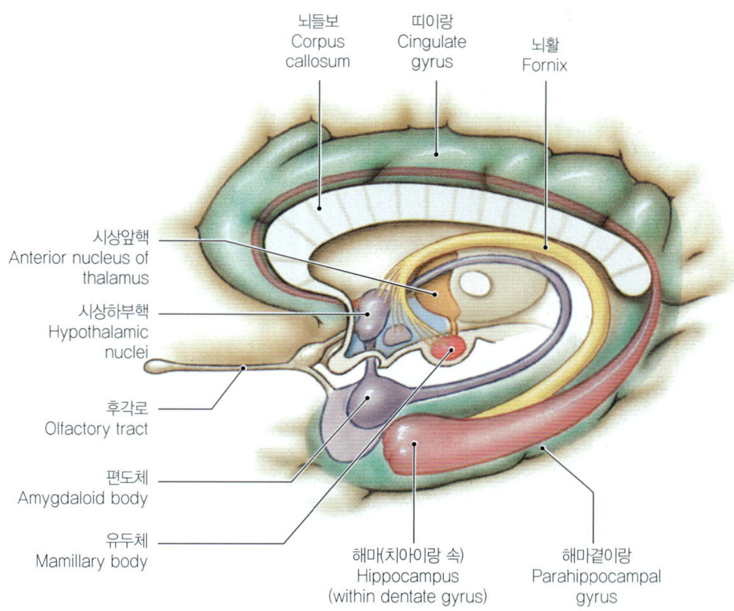

b 둘레계통의 삼차원적 구조를 자세히 나타냄

■ 그림 16.22 둘레계통
대뇌의 시상면, 둘레계통과 관련된 겉질 영역을 나타냄

아이랑(치상회, dentate gyrus)과 인접한 **해마곁이랑(해마방회, parahippocampal gyrus)**은 관자엽 깊은 곳에 위치하는 핵인 **해마(hippocampus)**를 감춘다(그림 16.21와 16.22). 초기 해부학자들은 이 신경핵이 해마(seahorse)와 닮았다고 생각하였다. 해마는 학습과 장기 기억에 필수적인 역할을 한다.

뇌활(뇌궁, fonix)은 해마를 시상하부에 연결하는 백색질의 신경로이다(그림 16.13). 해마로부터 시작된 뇌활은 안쪽과 위쪽으로 굽어서 뇌들보의 아래로 가서 활모양을 형성한 다음 앞쪽으로 굽어져 시상하부에서 끝난다. 많은 신경섬유들은 시상하부의 바닥에 있는 뚜렷한 신경핵인 **유두체(mamillary body)**에서 끝난다. 유두체는 씹기, 핥기, 삼키기 같은 섭식과 관련된 반사운동을 조절하는 운동중추를 갖고 있다.

사이뇌의 벽(시상)과 바닥(시상하부)의 몇몇 핵도 둘레계통에 속한다. 이들의 기능 중에 시상의 **앞쪽핵(anterior nucleus)**은 시상하부의 내장감각을 띠이랑으로 전달한다. 시상하부에 대한 실험적 자극으로 분노, 공포, 통증, 성욕, 기쁨 같은 감정과 관련된 여러 중추의 위치가 알려져 있다.

	V	16.8 개념확인
1	☐	각 대뇌반구를 엽으로 세분하고, 각 엽과 그들의 일반적인 기능을 확인하라.
2	☐	대뇌백색질 속의 주요 축삭군 세 개를 나열하고 서술하라.

16.9 뇌신경

뇌신경 12쌍은 뇌의 배가쪽에서 볼 수 있으며, 각각의 이름은 형태나 기능과 관련되어 있다(그림 16.23).

뇌신경은 세로축 상의 위치에 따라 대뇌에서부터 순서대로 번호를 붙인다. 각 뇌신경은 감각신경핵이나 운동신경핵과 관련된 가까운 뇌에 부착되어 있다. 감각신경핵은 전환중추(switching center)로써 작용하며 연접뒤신경세포는 정보를 다른 신경핵 또는 대뇌와 소뇌겉질에 있는 처리중추에 중계한다. 운동신경핵은 고위중추 또는 뇌줄기의 다른 신경핵으로부터 수렴되는 정보를 받는다.

다음 절에서는 뇌신경을 일차적으로 감각, 특수감각, 운동 또는 혼합신경(감각과 운동)으로 분류한다. 이 분류는 유용하지만 뇌신경

임상노트

알츠하이머병

알츠하이머병(Alzheimer's disease; AD)은 기억상실과 고차원 기능인 사고력, 판단력, 인격 등의 장애를 특징으로 하는 만성 진행성 질환이며, 노인치매(senile dementia)의 가장 일반적인 원인이다. 증상은 주로 50~60세 이후에 나타나며, 젊은이에서 증상이 나타나는 경우도 있다. AD는 매우 널리 퍼져 있다. 미국의 경우 약 400만 명이 AD를 앓고 있으며, 65~70세 인구의 약 3%에 이른다. 다섯살 간격으로 환자 수는 배로 늘어나고, 85세 이상에서는 약간의 증상을 보이는 것을 포함하면 약 50%에 이른다. 23만 명 이상이 가정간호가 필요하고, 매해 53,000명 이상이 AD로 사망한다.

AD의 주된 원인은 바닥핵, 해마, 해마곁이랑(parahippocampal gyrus)에 신경섬유매듭과 플라크가 과도하게 침착된 것과 관련이 있다. 이들 부위는 기억과 직접적으로 관련되어 있다. 이들의 침착이 AD의 일차적인 원인인지 아니면 환경적, 유전적 또는 감염 등에 의한 대사 변화에 따른 이차적인 원인인지에 대해서는 여전히 연구 중이다.

다운증후군이나 유전성 AD, 즉 21번과 14번 염색체의 돌연변이가 AD의 조기 발병을 유도한다. 또한 다른 유전적 인자들도 중요한 역할을 하는 것으로 추정된다. 만기 AD(late-onset AD)에서는 콜레스테롤 이동에 관련된 단백질을 생산하는 19번 염색체의 유전자가 관련된 것이 보고되었다.

AD의 진단은 유사치매와 관련된 대사 또는 구조적 질환들은 배제하고, 구체적인 병력과 신체상황, 정신기능의 평가 등에 의한다. 초기 증상은 변덕, 과민, 우울, 무력감 등이 미약하게 나타난다. 그러므로 이러한 증상들은 종종 무시되거나 간과되는 경우가 있다. 노인들은 원래 좀 이상하다거나, 성을 잘 낸다거나, 유머가 있는 것처럼 보이기 때문이다.

상태가 진행되면 증상을 무시하거나 돌보기가 어려워진다. AD 환자들은 아주 사소한 것에 대해서도 결정을 하기가 어렵고, 가끔은 망각이나 부적절한 판단으로 위험한 실수를 저지르기도 한다. 예를 들어, 가스버너에 냄비를 올려놓고는 2시간 이상을 그냥 놔둬서 불을 내는 경우가 있다.

기억상실이 계속 진행되기 때문에 문제는 점차 더 심각하게 된다. 친척들을 못 알아보고, 집주소를 잊어버리고, 전화기를 어떻게 사용하는지 모르게 된다. 기억상실은 장기기억이 저장되지 않는 것으로부터 시작되며 뒤이어 최근에 저장된 기억의 상실로 진행된다. 마침내는 자기 이름이 무엇인지 같은 기본적인 장기기억조차도 사라진다. 기억상실은 지적능력과 운동능력에도 영향을 미친다. 그러므로 심한 AD환자들은 아주 간단한 운동수행조차 하기가 힘들다.

AD 환자는 대뇌겉질 특히 이마엽과 관자엽의 신경세포 수가 확연하게 감소한다. 이러한 감소는 바닥핵의 불충분한 ACh 생산과 관련이 있다. 바닥핵의 축삭들은 대뇌겉질에 광범위하게 연결되어 있으므로 ACh 생산의 감소는 대뇌겉질 기능을 쇠퇴시키게 된다.

아직 AD의 치료법은 없다. 그러나 일부 약물 또는 보조제들이 병의 진행을 늦추고 가정간호의 필요성을 감소시키는 효과가 있다. 항산화제인 비타민 E, 은행잎추출물(ginkgo biloba), 엽산의 비타민 B(B_6, B_{12}) 등이 병을 예방하거나 지연시키는 효과가 있다. 신경전달물질인 글루탐산염의 농도를 높이는 약물이 추가적인 효능이 있다. 복합적인 약물 사용의 다양한 독성과 부작용에 대해서도 연구되고 있다. 생쥐에서는 백신의 사용이 신경섬유매듭과 플라크 생성을 억제하고 미로 찾기능력을 개선시키는 효과가 있었지만 사람에 대해서는 백신이 면역성 뇌염(encephalitis)을 일으키기 때문에 예비실험 단계에서 종료되었다. 백신을 변형시키면 이러한 문제점을 없앨 수 있을 것이므로 새로운 치료방법에 대한 연구들이 이루어지고 있다.

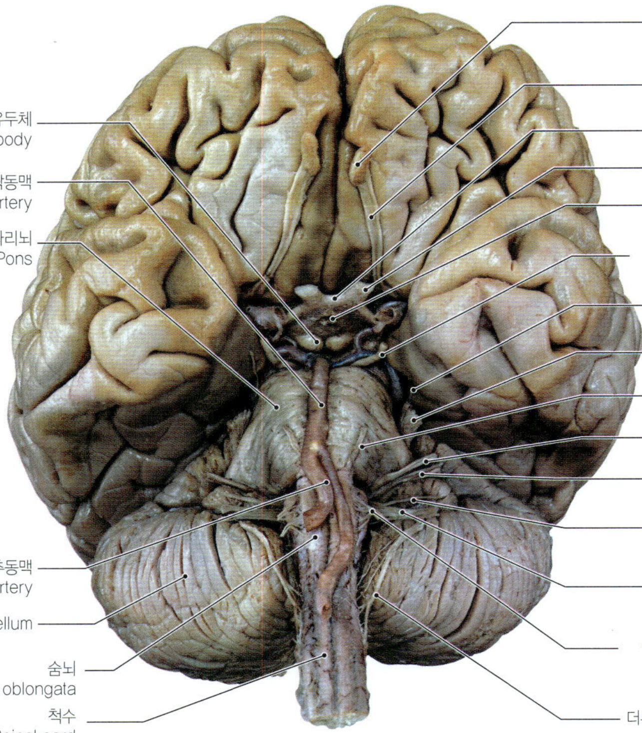

a 육안해부에서 보여주는 뇌의 아랫면.
뇌신경의 신경뿌리가 뚜렷이 관찰됨

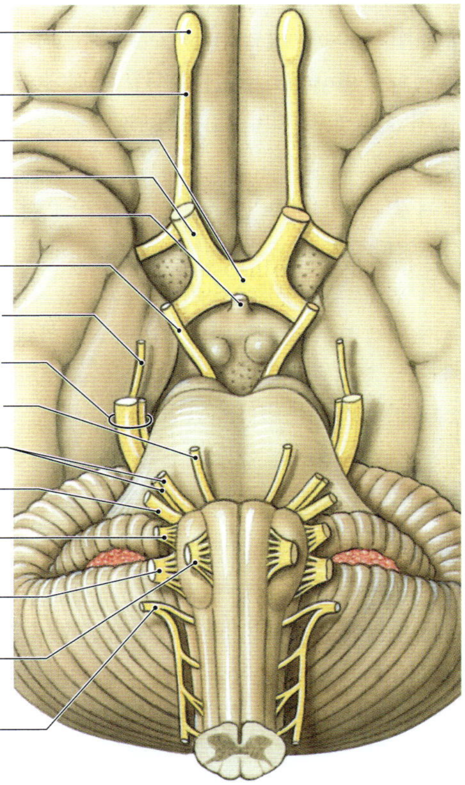

b 사람 뇌의 아랫면 모식도: (a)와 비교함

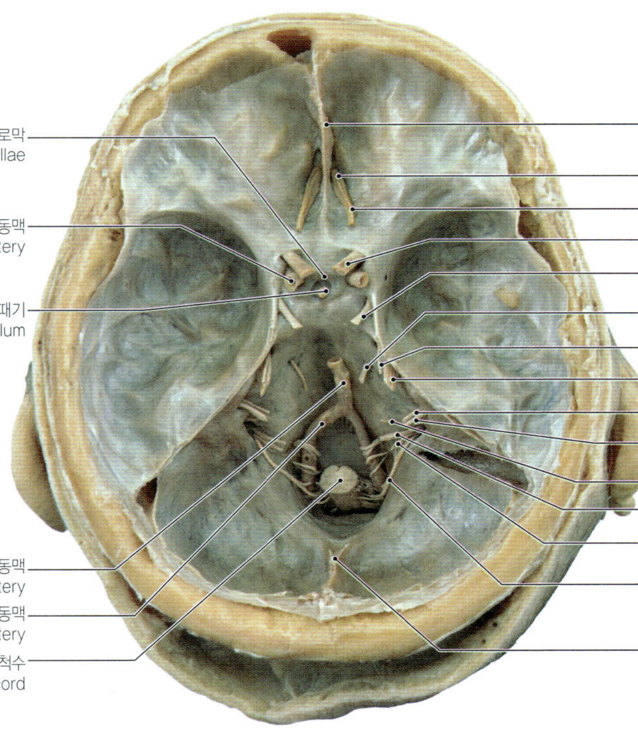

c 경막으로 싸여 있는 뇌머리뼈 우묵에서 12뇌신경, 혈관의 일부가 보임

■ 그림 16.23 뇌신경의 기원

의 주된 일차 기능에 따라 분류한 것이며, 뇌신경은 중요한 이차적인 기능도 가질 수 있다. 다음의 두 가지 사항은 알아둘 필요가 있다.

1. 말초신경계통 어디에서나 뼈대근육으로 향하는 수만 개의 운동신경섬유를 가진 신경은 또한 그 근육의 고유수용기로부터 오는 감각신경섬유를 가지고 있다. 이 감각섬유들은 아마도 존재할 것이지만 신경의 일차 분류에서는 무시한다.
2. 여러 가지 다른 기능을 가진 것과 상관없이 몇 가지 뇌신경(N III, N VII, N IX, N X)은 자율신경섬유를 말초신경절에 보낸다. 마치 척수신경이 척수를 따라 존재하는 교감신경절에 신경섬유를 전달하듯이 작은 수의 자율신경섬유가 존재한다는 것은 언급될 것이지만(17장에서 더 설명함) 여기의 신경 분류에서는 무시될 것이다.

후각신경(N I)

주기능: 특수감각(냄새)

시작점: 후각상피의 수용기

통과: 벌집뼈의 체판

도착점: 후각망울

뇌신경의 첫 번째인 후각신경(그림 16.24)은 후각에 대한 특수감각정보를 운반한다. 후각수용기는 코안의 지붕, 벌집뼈의 위코선반, 코중격의 윗부분을 덮고 있는 상피 속에 존재하는 분화된 신경이다. 이들 감각신경세포로부터 축삭이 모여 20개 이상의 다발을 형성한 다음 벌집뼈의 체판을 통과한다. 이들 다발이 **후각신경(후신경, olfactory n., N I)**을 이룬다. 이들 다발 대부분은 볏돌기의 양쪽에 있는 신경집단, 즉 **후각망울(후구, olfactory bulbs)**로 들어간다. 후각망울 안에서 후각들신경은 신경연접(synapse)한다. 연접뒤신경세포의 축삭은 **후각로(후삭, olfactory tract)**을 따라 대뇌로 간다(그림 16.23과 16.24).

후각로는 전형적인 말초신경처럼 보이기 때문에 약 100년 전 해부학자들은 후각로를 첫째뇌신경으로 오해를 했다. 나중에 연구자들에 의해서 후각로와 후각망울은 대뇌의 일부분으로 밝혀졌지만 이미 뇌신경 1번으로 정해진 뒤였다. 해부학자들은 매우 작은 후각신경다발과 함께 N I이라고 정의하였다.

후각신경은 직접적으로 대뇌에 부착된 유일한 뇌신경이다. 나머지는 사이뇌 또는 뇌줄기의 핵에서 시작하거나 끝나며, 들감각정보는 대뇌에 도달하기 전에 시상에서 연접한다.

시각신경(N II)

주기능: 특수감각(시각)

시작점: 눈의 망막

통과: 나비뼈의 시각신경관

도착점: 시각교차를 경유하여 사이뇌

시각신경(시신경, optic n., N II)은 눈의 특수감각신경절로부터 시각정보를 운반한다. 이들 신경은 그림 16.25에 모식도로 표기하였으며, 약 백만 개의 감각신경섬유로 구성되어 있다. 시각신경

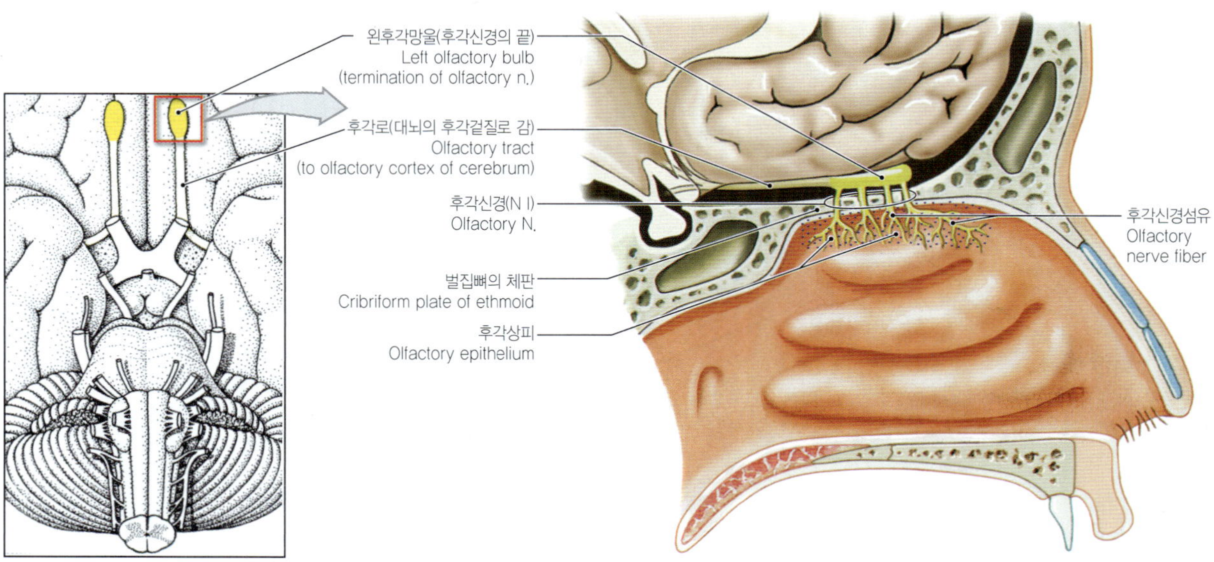

■ 그림 16.24 후각신경

은 나비뼈의 시각신경관(신경관, optic canal)을 통과하여 사이뇌의 배쪽 앞쪽 가장자리에서 **시각교차(시신경교차, optic chiasm)**를 이룬다. 시각교차에서 각 시각신경으로부터 오는 안쪽섬유는 반대방향으로 교차하여 뇌의 반대쪽으로 가며, 반면에 가쪽섬유는 동측방향으로 전달된다. 재구성된 축삭은 **시각로(시삭, optic tract)**가 되어 시상의 가쪽무릎핵(외측슬상핵, lateral geniculate nucleus)으로 간다(그림 16.23과 16.25). 가쪽무릎핵에서 신경연접을 한 다음 신경섬유는 뒤통수엽에 정보를 전달한다. 이러한 배열은 각 대뇌반구가 동일쪽의 가쪽 1/2과 반대쪽 안쪽 1/2의 망막으로부터 시각정보를 받으며, 다른쪽 대뇌반구 또한 반대편의 안쪽 1/2과 동일쪽 가쪽 1/2의 망막으로부터 시각정보를 받게 한다. 시각로 속의 비교적 적은 수의 축삭은 가쪽무릎핵을 우회하여 중간뇌의 위둔덕에서 신경연접을 한다.

눈돌림신경(N III)

주기능: 운동신경, 눈운동

시작점: 중간뇌

통과: 나비뼈의 위눈확틈새

도착점: 몸운동신경: 위곧은근, 아래곧은근, 안쪽곧은근, 아래빗근, 위눈꺼풀올림근.

내장운동신경: 눈 자체기원근육.

중간뇌에는 셋째와 넷째뇌신경을 조절하는 운동신경핵이 있다. **눈돌림신경(동안신경, oculomotor n., N III)**은 중간뇌의 배쪽면에서 나와 눈확 뒷벽의 위눈확틈새를 통과한다(그림 16.23). 눈돌림신경은 눈의 바깥근육 6개 중 4개의 근육과 위눈꺼풀을 올리는 눈꺼풀올림근을 조절한다(그림 16.26). 또한 눈돌림신경은 신경절이전섬유를 **섬모체신경절(모양체신경절, ciliary ganglion)**에 보낸다. 신경절 신경은 눈의 동공조임근을 조절한다. 이들 근육은 눈으로 들어오는 빛의 양을 조절하기 위하여 동공의 크기를 변화시키며, 망막에 맺히는 상의 초점을 맞추기 위하여 수정체의 모양을 변화시킨다.

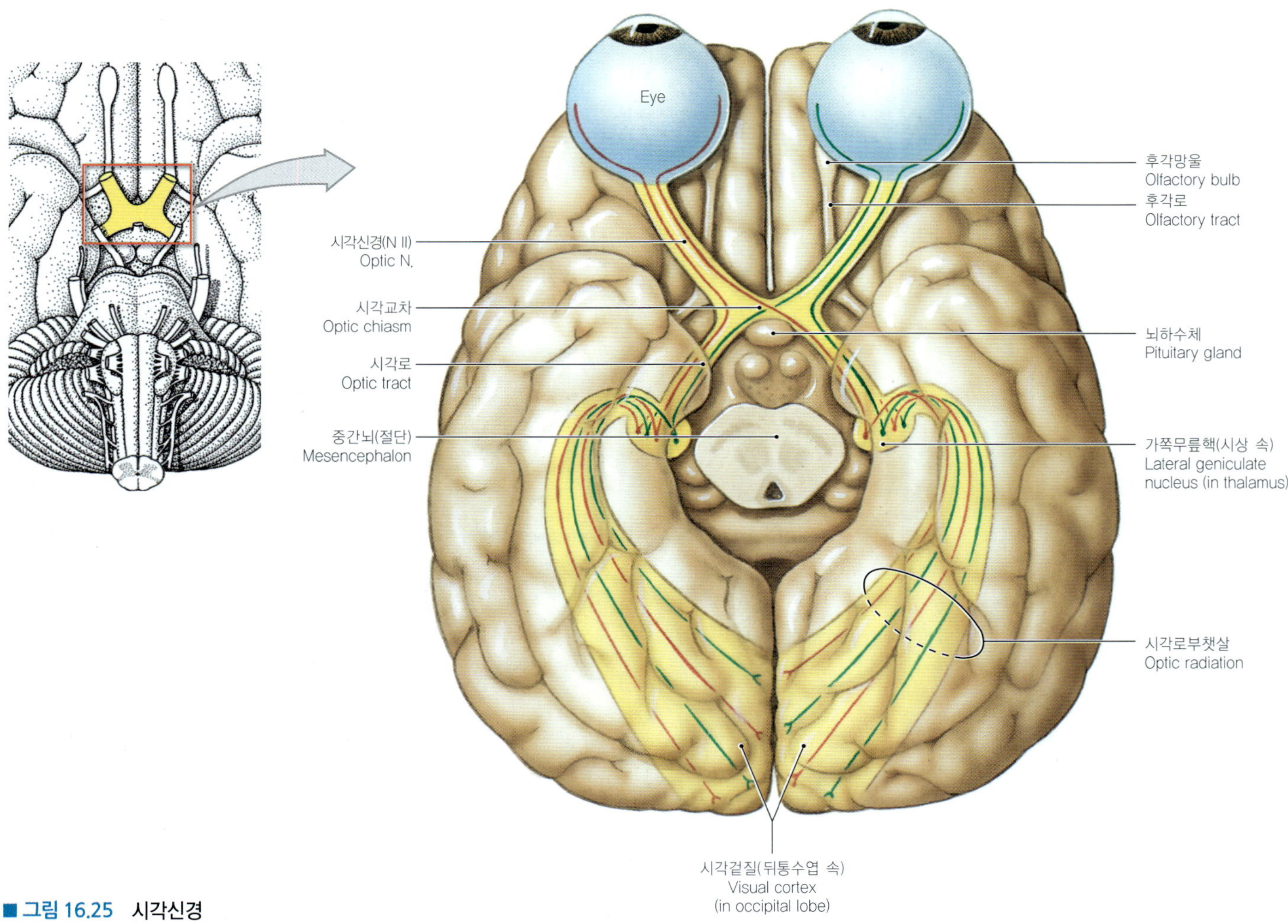

■ 그림 16.25 시각신경

도르래신경(N IV)

주기능: 운동신경, 눈운동

시작점: 중간뇌

통과: 나비뼈의 위눈확틈새

도착점: 위빗근

도르래신경(활차신경, trochlear n., N IV)은 뇌신경 중 가장 작은 신경으로 눈의 위빗근에 분포한다(그림 16.26). 운동신경핵은 중간뇌의 배가쪽 부위에 있지만, 섬유는 중간뇌덮개(중뇌피개, tectum)에서 일어나 위눈확틈새를 통과하여 안구로 들어간다(그림 16.23). 도르래신경이라고 하는 이름은 지배하는 위빗근이 도르래를 지나 안구의 윗면에 종지하기 때문에 불리게 된 이름이다.

삼차신경(N V)

주기능: 눈신경과 위턱신경은 감각신경이며, 아래턱신경은 혼합신경

시작점: 눈신경(감각); 눈확, 코안, 이마의 피부, 위눈꺼풀, 눈썹, 코의 일부분.

위턱신경(감각): 아래눈꺼풀, 윗입술, 잇몸, 치아, 뺨, 코, 입천장, 인두의 일부분

아래턱신경(혼합); 감각신경은 아랫잇몸, 치아. 입술, 입천장과 혀, 운동신경은 다리뇌의 운동핵

통과: 눈신경; 위눈확틈새, 위턱신경; 원형구멍, 아래턱신경; 타원구멍(그림 16.23)

도착점: 눈신경, 위턱신경, 아래턱신경은 다리뇌의 감각핵, 아래턱신경은 씹기근육

다리뇌에는 세 개의 뇌신경(N V, N VI, N VII)과 관련된 신경핵이 있고, 속귀신경(N VIII)의 조절에도 기여한다. **삼차신경(trigeminal n., N V)**은 가장 큰 뇌신경이다(그림 16.27). 혼합신경으로 머리와 얼굴로부터 감각정보를 받아들이며, 씹기근육의 운동을 조절한다. 감각신경뿌리와 운동신경뿌리는 다리뇌의 가쪽면에서 기원한다. 감각신경가지가 보다 크며, 커다란 **반달신경절(반월신경절, semilunar ganglion; 삼차신경절, trigeminal ganglion)**에 감각신경의 세포체가 있다. 이름이 말해주듯이, 삼차신경은 세 개의 주분지를 가지고 있다. 비교적 작은 운동신경뿌리는

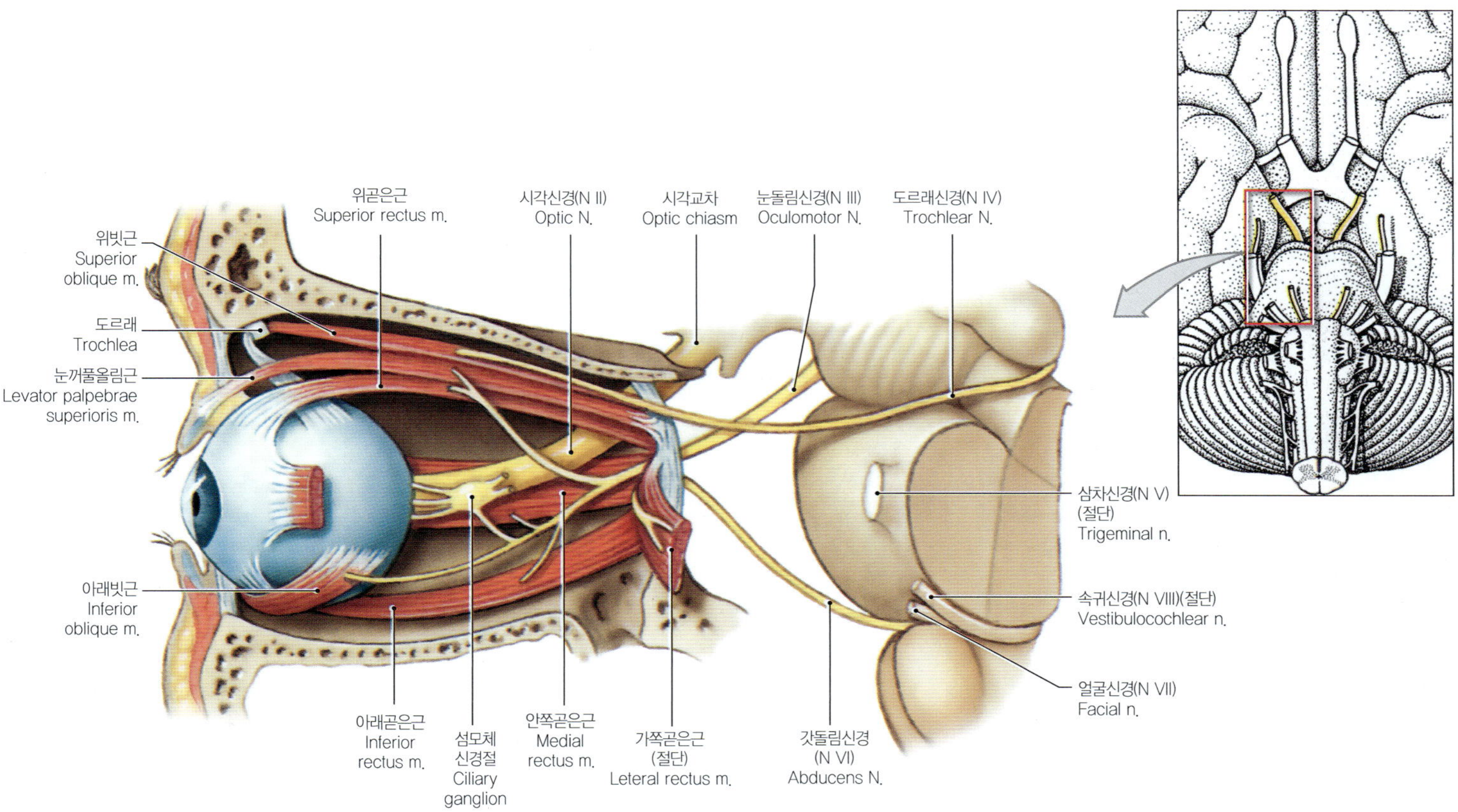

■ 그림 16.26 눈의 바깥근을 조절하는 뇌신경

세 개 중 하나에만 있다.

가지 1. 삼차신경의 **눈신경(안신경지, opthalmic division)**은 온전한 감각신경이다. 이 신경은 눈, 코안, 코곁굴, 이마의 피부, 눈썹, 눈꺼풀, 코에 분포한다. 이 신경은 위눈확틈새를 지나 머리뼈공간을 빠져나온 다음 눈에서 분지한다.

가지 2. 삼차신경의 **위턱신경(상악신경지, maxillary division)** 또한 온전한 감각신경이다. 이 신경은 아래눈꺼풀, 윗입술, 볼, 코에 분포한다. 윗잇몸과 치아, 입천장, 인두의 부분에도 위턱신경이 분포한다. 위턱신경은 원형구멍을 지나 머리뼈공간을 빠져 나와서 아래눈확틈새를 지나 눈의 바닥으로 들어간다. 위턱신경의 주가지인 눈확아래신경(infraorbital n.)은 눈확아래구멍을 지나 인접 얼굴에 분포한다.

가지 3. **아래턱신경(하악신경지, mandibular divison)**은 삼차신경 중 가장 큰 가지로 모든 운동섬유를 운반한다. 이 신경가지는 타원구멍을 통하여 머리뼈공간을 빠져나온다. 아래턱신경의 운동신경은 씹기근육에 분포한다. 감각섬유는 이 근육의 고유감각정보와 (1) 관자 부위의 피부, (2) 아래턱의 가쪽면, 잇몸, 치아, (3) 침샘, (4) 혀의 앞부분의 감각을 전달한다.

삼차신경가지는 섬모체신경절, 날개입천장신경절, 턱밑신경절, 귀신경절과 관련이 있다. 이들은 얼굴에 분포하는 자율신경절이다. 삼차신경은 내장운동섬유를 갖고 있지 않으며, 모든 섬유는 시냅스하지 않고 이 신경절들을 통과한다. 그렇지만 얼굴신경과 같은 뇌신경의 가지는 삼차신경과 묶일 수 있으며 이들 가지들이 신경절에 분포하며, 신경절이후신경섬유는 삼차신경과 함께 말단 부위로 간다. 섬모체신경절에 대해서는 앞에서 설명하였으며, 다른 신경절에 대해서는 얼굴신경의 가지와 함께 짧게 설명될 것이다.

임상노트

발작삼차신경통

발작삼차신경통(tic douloureux)은 25,000명당 1명 꼴로 나타난다. 환자는 입술, 혀, 잇몸과의 접촉으로 유발되는 극심한 통증을 호소한다. 통증은 갑작스럽고 강렬한 강도로 나타난 다음 사라진다. 보통 얼굴의 한쪽 면에서만 나타난다. 예민한 부위를 지배하는 신경이 삼차신경의 위턱신경과 아래턱신경이기 때문에 **삼차신경통(trigeminal neuralgia)**이라고도 한다. 이 질환은 보통 40세 이상에서 나타나며 원인은 잘 모른다. 통증은 일시적으로 약물로 조절될 수 있지만, 결국 외과적인 치료가 요구된다. 외과적 치료의 목표는 통증을 운반하는 감각신경을 파괴하는 것이다. 신경을 실제로 절단하거나(**신경근절단술(rhizotomy)**) 혹은 알코올이나 페놀 같은 화학물을 타원구멍(foramen ovale)이나 원형구멍(foramen rotundum)에 주입하여 신경을 파괴한다. 삼차신경절(semilunar ganglion)에서 나온 감각신경섬유를 전기소작술로 파괴할 수도 있다.

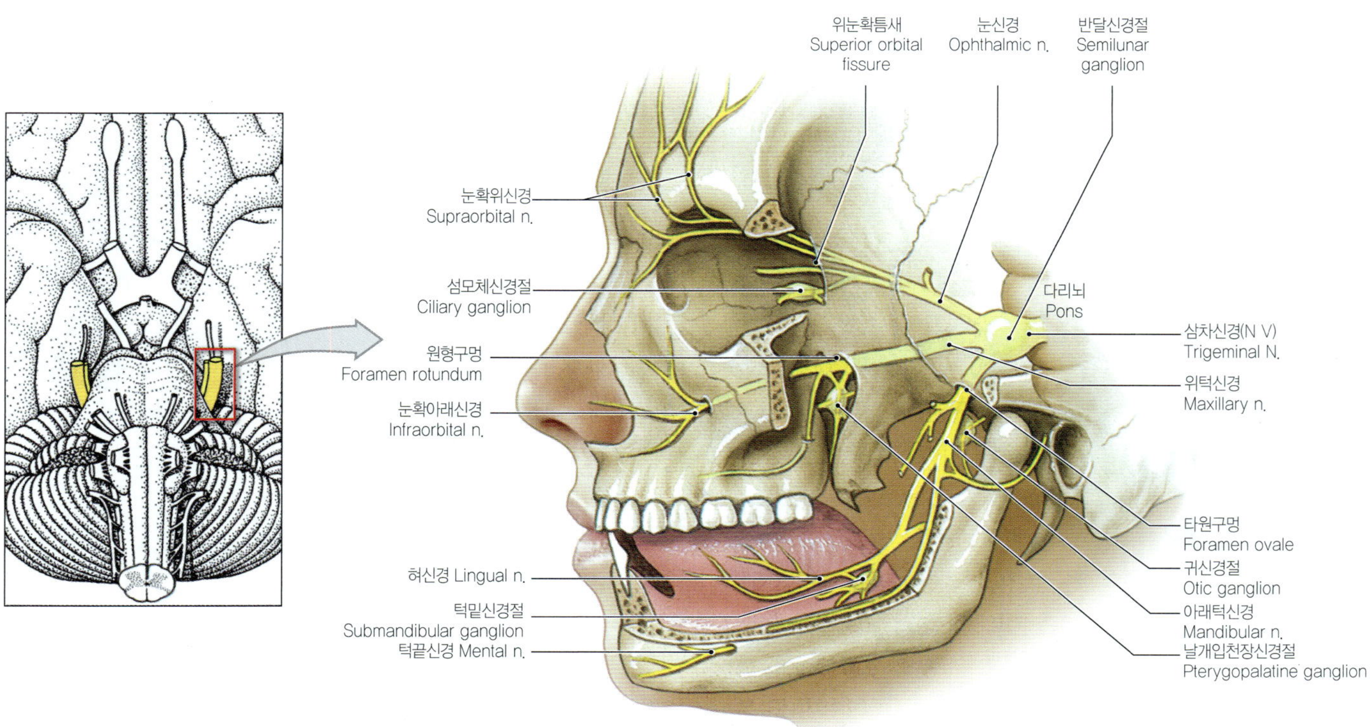

■ 그림 16.27 삼차신경

갓돌림신경(N VI)

주기능: 운동신경, 눈운동

시작점: 다리뇌

통과: 나비뼈의 위눈확틈새

도착점: 가쪽곧은근

갓돌림신경(외전신경, abducens n., N VI)은 바깥안구근의 하나인 가쪽곧은근에 분포한다. 이 근육은 안구의 가쪽운동을 한다. 이 신경은 뇌의 아랫쪽면, 다리뇌와 숨뇌의 경계 부위에서 나온다(그림 16.23). 눈돌림신경, 도르래신경과 함께 위눈확틈새를 통과하여 눈에 도달한다(그림 16.26).

얼굴신경(N VII)

주기능: 혼합신경

시작점: 감각신경은 혀의 앞쪽 2/3 부분의 맛수용기, 운동신경은 다리뇌의 운동핵

통과: 관자뼈의 속귀길에서 얼굴신경관을 지나 붓꼭지구멍까지

도착점: 감각신경: 다리뇌의 감각핵

몸운동신경: 얼굴표정근육

내장운동신경: 날개입천장신경절을 지나 눈물샘과 코점막샘; 턱밑신경절을 지나 턱밑샘과 혀밑샘

얼굴신경(안면신경, facial n., N VII)은 혼합신경이다. 감각신경의 세포체는 **무릎신경절(슬신경절, geniculate ganglion)**에 있으며, 운동신경핵은 다리뇌에 있다(그림 16.23). 감각신경뿌리와 운동신경뿌리는 합쳐져 큰 신경을 형성하고 관자뼈의 속귀길을 통과한다(그림 16.28). 그 다음 이 신경은 얼굴신경관을 통과한 다음 붓꼭지구멍을 지나 얼굴에 도착한다. 감각신경은 얼굴근육의 고유감각수용기를 모니터하며, 혀의 앞쪽 2/3 부분의 수용기로부터 미각정보를 받는다. 몸운동섬유는 두피와 얼굴의 얕은 근육과 귀 주변의 깊은 근육을 조절한다. 얼굴신경은 신경절이전섬유를 날개입천장신경절과 턱밑신경절에 보낸다.

- 날개입천장신경절(익구개신경절, pteryopalatine ganglion):

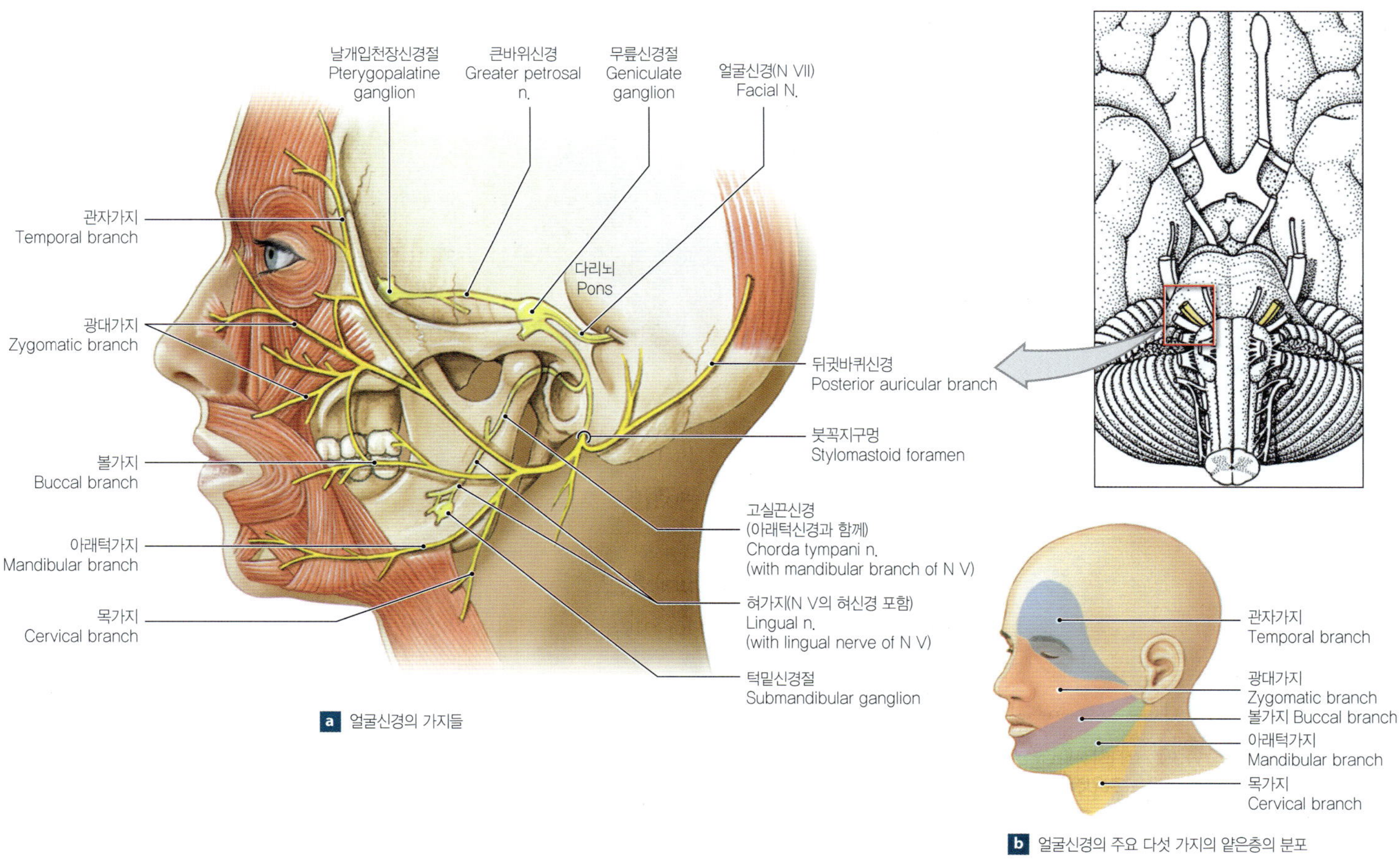

■ 그림 16.28 얼굴신경

임상노트

벨마비

벨마비 (구안와사, Bell's palsy)는 바이러스 감염으로 생긴 얼굴신경의 염증 때문에 발생한다고 여겨진다. 얼굴신경(N VII)과의 관련성은 병변쪽 얼굴근육의 마비와 혀의 앞쪽 2/3 부분의 미각상실로부터 추측할 수 있다. 환자는 뚜렷한 감각장애를 보이지는 않으나, 일반적으로 통증은 없다. 대부분의 경우 벨마비는 몇 주 내지 몇 개월 후에 자연적으로 치유되며, 부신겉질호르몬과 항바이러스제를 초기에 투여함으로써 이 과정을 앞당길 수 있다.

큰바위신경이 날개입천장신경절에 분포한다. 이 신경절로부터 신경절이후섬유는 눈물샘, 코안과 인두의 작은 샘에 분포한다.

- 턱밑신경절(악하신경절, submandibular ganglion): 자율신경섬유는 얼굴신경을 나와 삼차신경의 아래턱신경을 따라서 턱밑신경절에 도달한다. 이 신경절의 신경절이후섬유는 턱밑샘과 혀밑샘에 분포한다.

속귀신경(N VIII)

주기능: 특수감각; 평형(안뜰신경)과 청각(달팽이신경)

시작점: 속귀의 수용기

통과: 관자뼈의 속귀길

도착점: 다리뇌와 숨뇌의 안뜰

속귀신경(내이신경, vestibulocochlear n., N VIII)은 또한 청신경(acoustic n., auditory n.)이라고도 한다. 두 가지 주요 신경가지인 안뜰신경과 달팽이신경을 속귀신경이 가지고 있다. 속귀신경은 다리뇌와 숨뇌사이의 경계 부위로 얼굴신경이 시작되는 곳 바로 가쪽에 위치한다(그림 16.23과 그림 16.29). 이 신경은 얼굴신경과 함께 속귀길로 들어가 속귀의 감각수용기에 도달한다. 속귀신경에는 구별되는 두 개의 감각신경다발이 있다. **안뜰신경(전정신경, vestibular nerve)**은 두 다발 중 큰 것이다. 이 신경은 평형감각을 담당하는 속귀의 일부분인 안뜰(vestibule)의 수용기에서 기원한다. 감각신경의 세포체는 인접한 감각신경절 안에 있으며, 그들의 축삭은 숨뇌의 **안뜰핵(전정신경핵, vestibular nuclei)**으로 간다. 이들 들신경섬유는 자세, 운동, 평형에 관한 정보를 전달한다. **달팽이신경(와우신경, cochlear nerve)**은 청각을 제공하는 달팽이에 있는 수용기를 모니터한다. 신경세포체는 달팽이신경절에 있으며, 축삭은 숨뇌의 **달팽이핵(와우신경핵, cochlear nuclei)** 안에서 연접한다. 안뜰핵과 달팽이핵에서 감각정보는 다른 중추로 전달되거나 혹은 반사적인 운동반응을 일으킨다.

혀인두신경(N IX)

주기능: 혼합신경

시작점: 감각신경: 혀의 뒤쪽 1/3, 인두와 입천장 일부분, 목의 목동맥, 운동신경; 숨뇌의 핵

통과: 뒤통수뼈와 관자뼈 사이의 목정맥구멍

도착점: 감각신경: 숨뇌의 감각핵

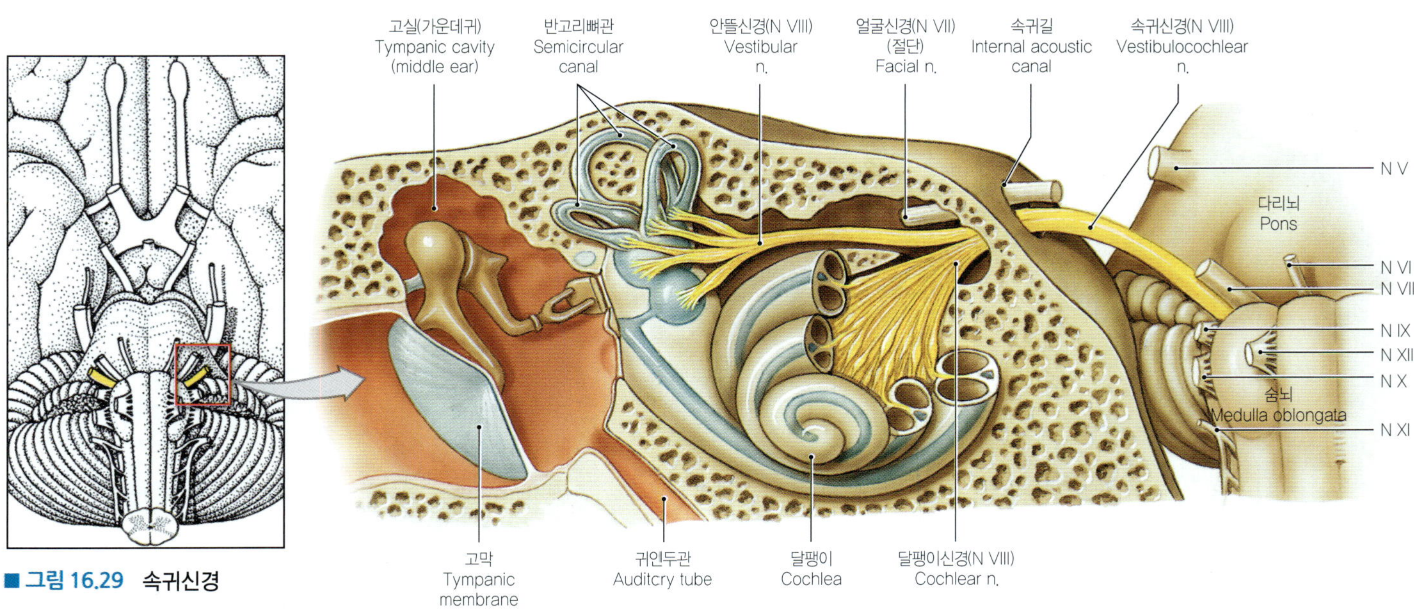

■ 그림 16.29 속귀신경

몸운동신경: 삼킴에 관여하는 인두근육

내장운동신경: 귀신경절에서 연접 후 귀밑샘

숨뇌에는 N VIII의 안뜰핵 외에도 9, 10, 11, 12번 신경의 감각신경핵과 운동신경핵이 있다. **혀인두신경(설인신경, glossopharyngeal n., N IX)**은 혀와 인두에 분포한다. 혀인두신경은 10, 11번 신경과 함께 목정맥구멍을 통과한다(그림 16.23과 16.30).

혀인두신경은 혼합신경이지만, 감각섬유가 대부분이다. 감각신경은 **위신경절(상신경절, superior ganglion)**, 즉 목신경절(jugular ganglion)과 **아래신경절(하신경절, inferior ganglion)**, 즉 바위신경절(petrosal ganglion) 속에 있다.[2] 들신경섬유는 인두와 물렁입천장의 점막으로부터 일반 감각정보를 숨뇌의 신경핵으로 전달한다. 혀인두신경은 혀의 뒤쪽 1/3 부분으로부터 미각을 전달하며, 혈압과 주요 혈관 속의 용해기체의 농도를 모니터하는 특수수용기가 있다. 몸운동섬유는 연하운동와 관련된 인두근육을 조절한다. 내장운동섬유는 귀신경절(otic ganglion)에서 시냅스하며, 신경절이후섬유는 볼의 귀밑샘에 분포한다.

[2] N IX와 N X신경절의 이름은 참고문헌마다 다르다. N IX은 위신경절은 목신경절이라고도 부르며, 아래신경절은 바위신경절이라고도 한다. N X은 위신경절은 목신경절이라 하며, 아래신경절은 결절신경절이라 한다.

미주신경(N X)

주기능: 혼합신경

시작점: 내장감각: 인두 일부분, 귀바퀴, 바깥귀길, 가로막, 그리고 가슴안과 배골반안의 내장기관

내장운동: 숨뇌의 운동핵

통과: 뒤통수뼈와 관자뼈 사이의 목정맥구멍

도착점: 감각신경: 숨뇌의 감각핵과 자율중추

몸운동신경: 입천장과 인두 근육

내장운동신경: 가슴안과 배안의 호흡기관, 심혈관기관, 소화기관

미주신경(vagus n., N X)은 혀인두신경의 바로 아래에서 나온다(그림 16.23). 많은 잔뿌리들이 미주신경을 형성하며, 발생학적으로 볼 때 이 신경은 진화 과정에서 여러 개의 보다 작은 뇌신경들이 융합하여 만들어진 것이다. 이 신경의 이름이 말해주듯이, 많은 가지로 나뉘며 넓게 퍼져 있다. 그림 16.31은 일반적인 분포도를 보여주고 있다.

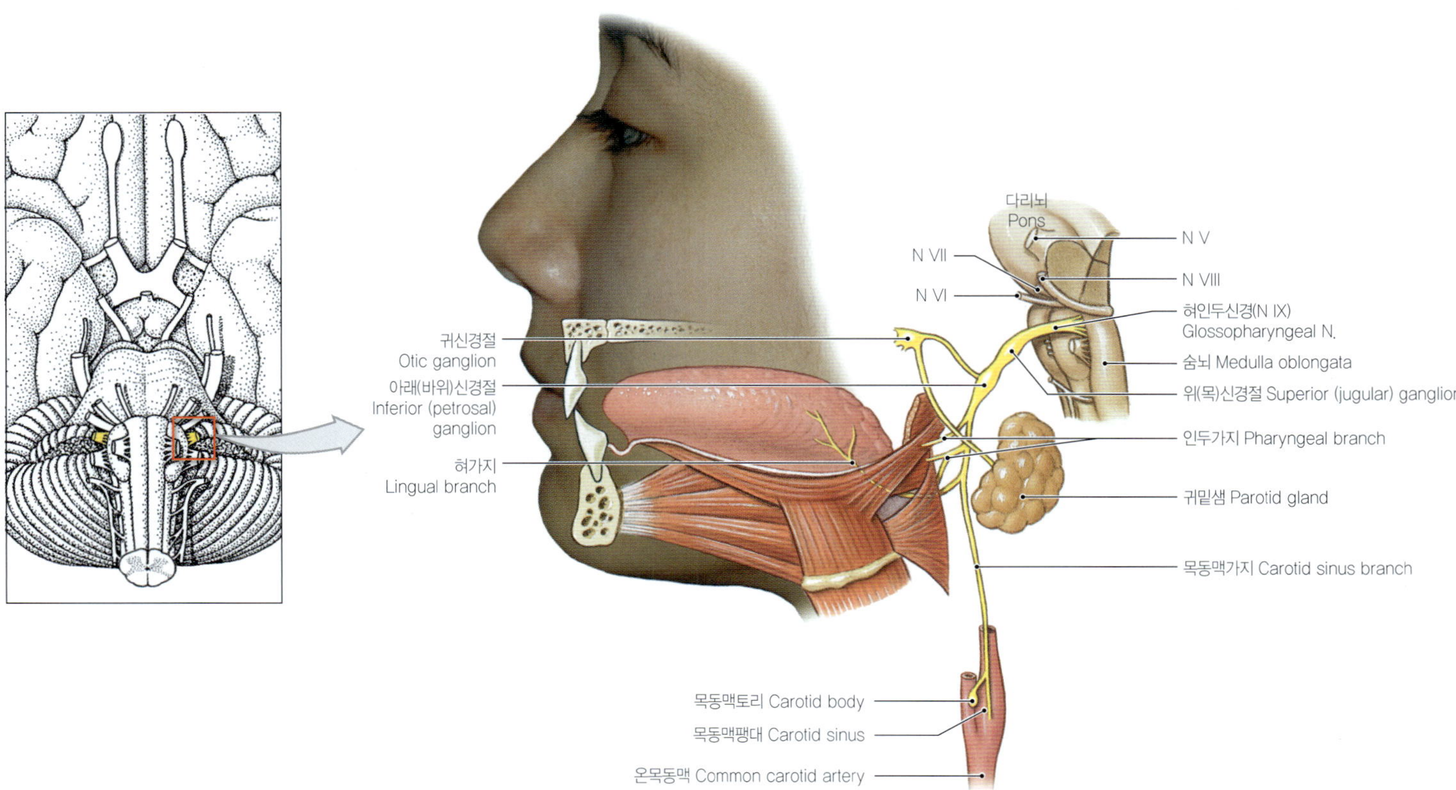

■ 그림 16.30 혀인두신경

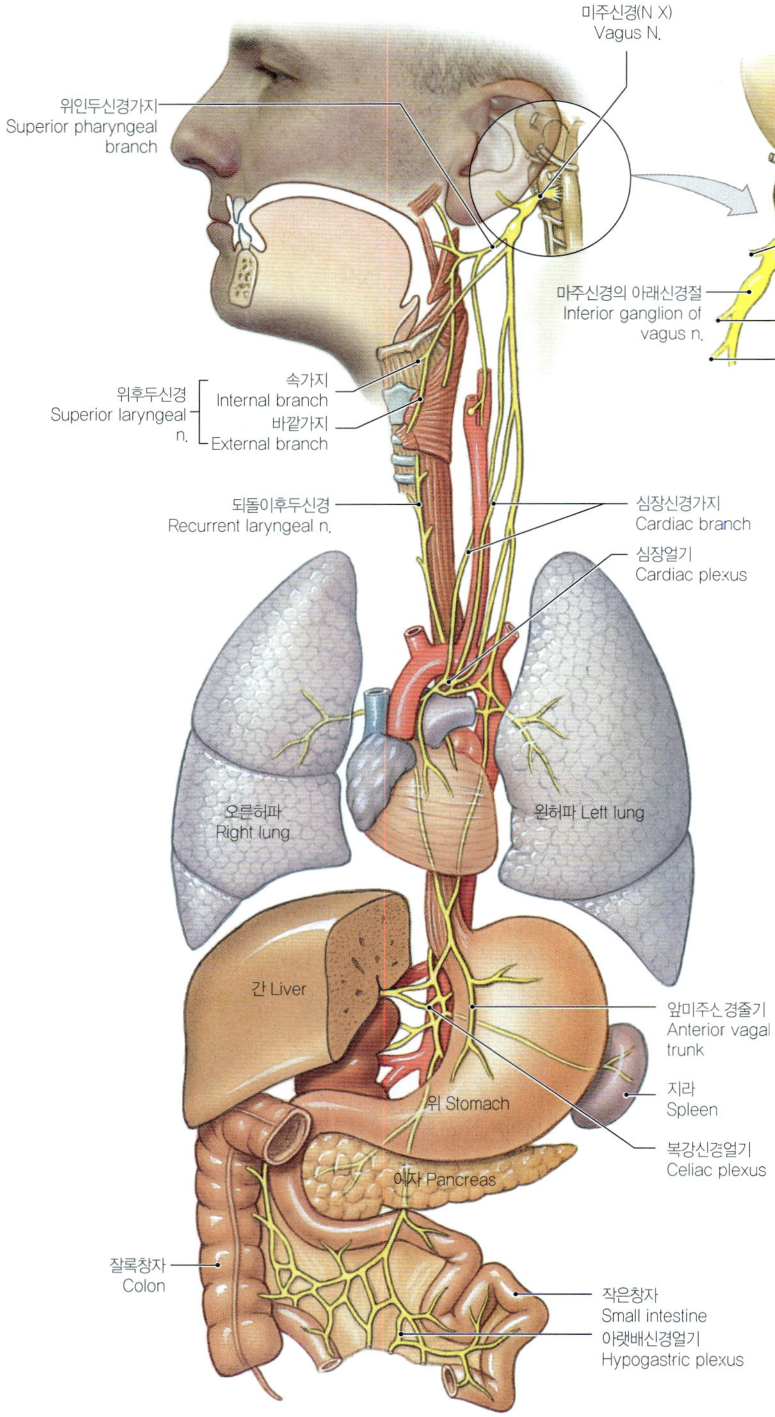

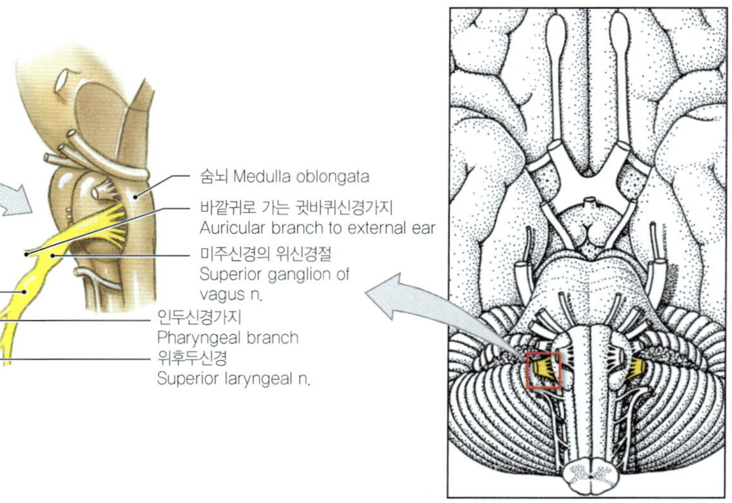

■ 그림 16.31 미주신경

감각신경은 **위신경절(목신경절, superior ganglion, jugular ganglion)**과 **아래신경절(결절신경절, inferior ganglion, nodose ganglion)** 안에 위치한다. 미주신경은 귀의 바깥귀길, 가로막, 인두의 미각수용기로부터 특수감각정보와 관련된 몸감각정보를 받아들인다. 그러나 미주신경의 들신경섬유 대부분은 식도, 호흡관, 그리고 대장의 말단처럼 멀리 떨어져 있는 복부장기의 수용기로부터 내장감각정보를 받아들인다. 미주신경의 들신경섬유는 내장기능의 자율적 조절로 생명유지에 필수적인 것이지만, 정보가 가끔은 대뇌겉질에 도달하지 못하기 때문에 우리는 그들이 제공하는 감각을 가끔 인식하지 못한다.

미주신경의 운동신경부분은 다양하다. 미주신경은 신경절이전섬유를 보내어 심장에 영향을 미치며 호흡관, 위장관, 담낭 등 감각섬유에 의해서 모니터되는 영역에 있는 민무늬근육과 분비샘을 조절한다. 또한 미주신경의 몸운동섬유가 입천장과 인두의 근육에 분포하지만, 이것은 실제로 다음에 설명되는 더부신경의 가지이다.

더부신경(N XI)

주기능: 운동신경

시작점: 척수와 숨뇌의 운동신경핵

통과: 뒤통수뼈와 관자뼈 사이의 목정맥구멍

도착점: 속가지는 입천장, 인두, 후두의 뼈대근육, 바깥가지는 목빗근과 등세모근을 신경 지배한다.

더부신경(부신경, accessory n., N XI)은 다른 뇌신경과는 다르게 운동섬유의 일부분이 위쪽 다섯 개의 목척수분절의 앞뿔 가쪽에서 시작한다(그림 16.23과 16.32). 이들 섬유는 척수뿌리(spinal root)를 형성하며, 큰구멍을 통하여 머리뼈 속으로 들어가서 숨뇌의 신경핵에서 시작된 뇌뿌리(cranial root)의 운동섬유와 합쳐진

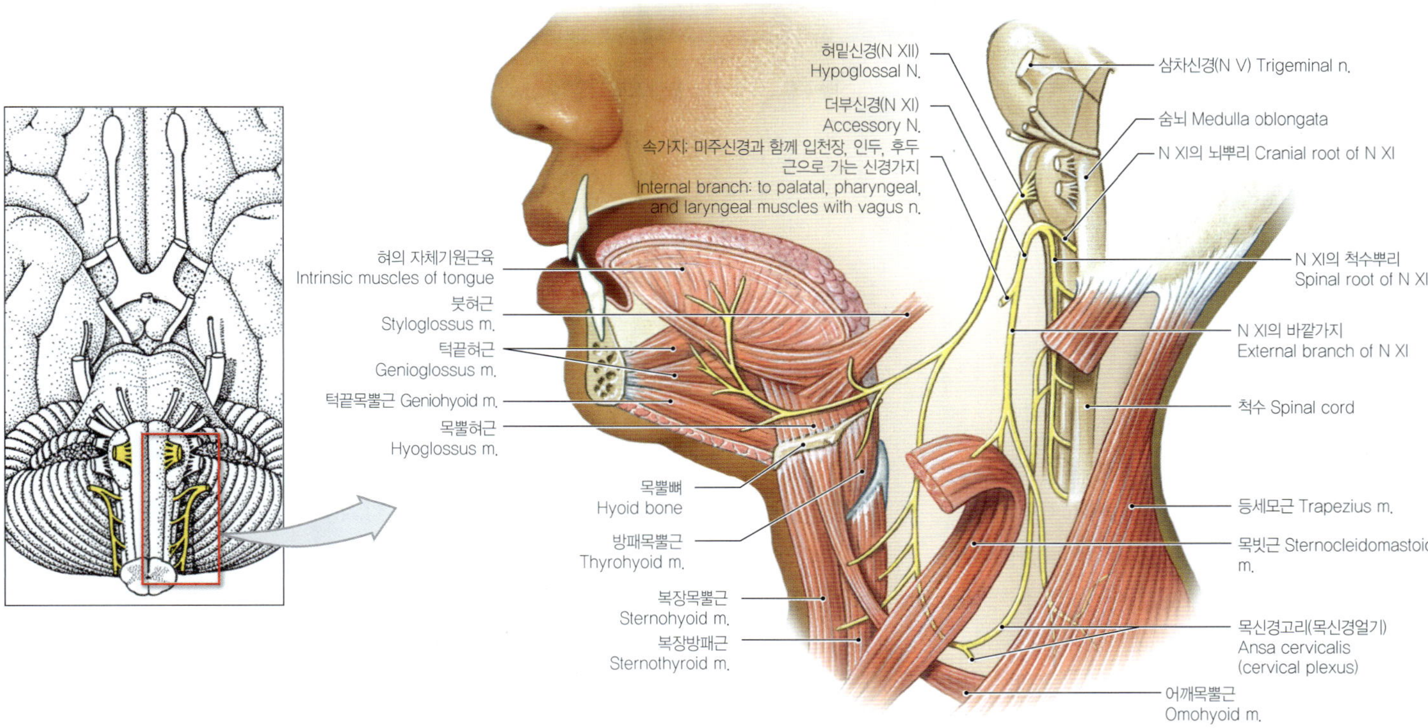

■ 그림 16.32 더부신경과 혀밑신경

다음 목정맥구멍을 통하여 머리뼈공간을 빠져 나온다. 더부신경은 다음 두 개의 가지로 구성되어 있다.

❶ **속가지(내지, internal branch)**는 미주신경과 합쳐지며 물렁입천장과 인두의 연하근육 및 성대를 조절하는 성대근육에 분포한다.

❷ **바깥가지(외지, external branch)**는 목과 등에서 목빗근과 등세모근을 조절한다. 이 가지의 운동섬유는 C_1에서 C_5의 앞뿔에서 시작된다.

혀밑신경(N XII)

주기능: 운동신경, 혀운동

시작점: 숨뇌의 운동핵

통과: 뒤통수뼈의 혀밑신경관

도착점: 혀 근육

혀밑신경(설하신경, hypoglossal n., N XII)은 뒤통수뼈의 혀밑신경관을 지나 머리뼈공간을 나온다. 그 다음 아래 앞쪽으로 돌아서 위로 올라가 혀의 뼈대근육에 도착한다(그림 16.23과 16.32). 이 신경은 혀의 운동을 수의적으로 조절한다.

16.9 개념확인

1	한 남성이 혀를 움직이는데 문제가 있음을 경험하였다. 의사는 뇌신경 압박에 의한 문제라고 하였다. 어떤 뇌신경이 관련되는가?
2	한 여성이 혀 끝부분의 미각을 잃었다. 어떤 뇌신경이 문제인가?

신경발생학 요약

뇌와 척수의 발생 요약은 28장(발생학과 인체발생)을 볼 것

임상노트

뇌반사

뇌반사(cranial reflex)는 뇌신경의 감각신경섬유와 운동신경섬유가 관계하는 반사활이다.

표 16.13은 뇌반사활과 뇌반사의 기능을 설명하고 있다. 이들 반사는 임상적으로 중요하다. 왜냐하면 뇌신경의 상태와 뇌의 특정 신경핵과 신경로를 관찰하는 빠르고 쉬운 방법을 제공하기 때문이다.

뇌의 몸반사(somatic reflex)는 척수의 몸반사보다 더 복잡하지 않다. 표 16.13에서는 네 가지 몸반사를 설명하고 있다. 각막반사(coneal reflex), 고막반사(tympanic reflex), 청각반사(auditory reflex), 그리고 안뜰-눈 반사(vestibulo-ocular reflex)이다. 이들 반사는 뇌신경 또는 관련 중추에 대한 손상을 검사하기 위하여 흔히 사용된다. 뇌줄기는 내장운동을 조절하는 많은 반사활을 갖고 있다. 많은 반사중추는 숨뇌 속에 있으며, 자극에 대한 매우 복잡한 내장운동 반응을 일으킬 수 있다. 이들 내장반사는 호흡, 소화, 그리고 심장혈관기능의 조절을 위하여 필수적이다.

표 16.12 뇌신경

뇌신경(#)	감각신경절	가지	일차기능	구멍	분포
후각신경(I) Olfactory			특수감각	체판	후각상피
시각신경(II) Optic			특수감각	시각신경관	눈의 망막
눈돌림신경(III) Oculomotor			운동	위눈확틈새	눈의 아래곧은근, 안쪽곧은근, 위곧은근, 아래빗근, 위눈꺼풀올림근, 눈의 속근
도르래신경(IV) Trochlear			운동	위눈확틈새	눈의 위빗근
삼차신경(V) Trigeminal	반달신경절		혼합		아래턱의 운동과 감각
		눈신경	감각	위눈확틈새	눈, 비강, 이마의 피부, 위눈꺼풀, 눈썹, 코(부분)
		위턱신경	감각	원형구멍	아래눈꺼풀, 윗입술, 잇몸, 치아, 볼, 코(일부분), 입천장, 인두(일부분)
		아래턱신경	혼합	타원구멍	감각신경–잇몸, 치아, 입술, 입천장(일부분), 혀(일부분); 운동신경–씹기근육
갓돌림신경(VI)			운동	위눈확틈새	눈의 가쪽곧은근
얼굴신경(VII) Facial	무릎신경절		혼합	얼굴신경관으로 가는 속귀길, 붓꼭지구멍으로 빠져나옴	감각신경–혀의 앞쪽 2/3 부분의 미각수용기; 운동신경–얼굴표정근 부교감신경–눈물샘, 턱밑샘, 혀밑샘
속귀신경(VIII)		달팽이신경	특수감각	속귀길	달팽이(청각수용체)
		안뜰신경	특수감각	속귀길	안뜰(운동과 평형수용체)
혀인두신경(IX) Glossopha-ryngeal	위신경절과 아래신경절		혼합	목정맥구멍	감각신경–혀의 뒤쪽 1/3 부분의 미각수용기, 인두와 입천장(부분), 목동맥토리(혈압, pH, 호흡기체의 수준을 검색) 운동신경–인두근 부교감신경–귀밑샘
미주신경(X) Vagus	위신경절과 아래신경절		혼합	목정맥구멍	감각신경–인두, 바깥귀와 바깥귀길, 가로막, 가슴우리와 배골반안의 내장기관 운동신경–입천장과 인두근 부교감신경–가슴우리와 배골반안
더부신경(XI) Accessory		뇌신경(속가지)	운동	목정맥구멍	입천장, 인두, 후두(미주신경 가지와 함께)의 뼈대근육
		척수신경(바깥가지)	운동	목정맥구멍	목빗근과 등세모근
혀밑신경(XII)			운동	혀밑신경관	혀 근육

표 16.13 뇌반사

반사	자극	들신경	중추신경연접	날신경	반응
몸반사 SOMATIC REFLEXES					
각막반사 Corneal reflex	각막과 접촉	N V	N VII 운동핵	N VII	눈을 깜박임
고막반사 Tympanic reflex	큰소리	N VIII	아래둔덕(중간뇌)	N VII	귓속뼈 운동감소
청각반사 Auditory reflexes	큰소리	N VIII	뇌줄기와 척수의 운동핵	N III, IV, VI, VII, X, 목신경	눈과 머리의 움직임
안뜰–눈반사	머리회전	N VIII	바깥근 조절운동핵	N III, IV, VI	눈이 반대방향으로 움직임
내장반사 VISCERAL REFLEXES					
직접빛반사 Direct light reflex	불빛	N II	위둔덕(중간뇌)	N III	동일쪽 동공의 수축
맞동공빛반사 Consensual light reflex	불빛	N II	위둔덕(중간뇌)	N III	반대쪽 동공의 수축

임상용어

경련수축성(spasticity) 우물쭈물한 행동, 경련성 수의적 움직임, 상승된 근긴장 등을 나타냄
경막밑출혈(subdural hemorrhage) 혈액이 경막과 거미막 사이의 공간에 축적된 상태
경막바깥출혈(epidural hemorrhage) 경막바깥 공간 속으로 출혈이 일어나는 것
뇌수종(hydrocephalus) 물뇌증이라고 함. 과잉의 뇌척수액 때문에 머리뼈가 팽창됨
머리뼈외상(cranial trauma) 머리가 어떤 사물에 강하게 부딪혀 손상을 입은 결과이다. 머리뼈 외상은 일시적으로 의식을 잃고 상당한 기간 기억상실에 빠진 뇌진탕(concussion)의 원인
안면경련(Tic douloureux, 삼차신경통, trigeminal neuralgia) 삼차신경의 가지인 위턱신경과 아래턱신경의 질환으로 입술, 혀, 잇몸과의 접촉에 의해서 나타나는 동통이 매우 강하게 나타남
얼굴신경마비(구안와사, Bell's palsy) 얼굴신경에 염증이 발생한 경우이다. 영향을 받은 쪽 얼굴근육 마비와 혀의 앞쪽 2/3가 미각상실 증상을 보임
운동실조증(ataxia) 평형장애로 심한 경우는 부축 없이 설 수 없다. 소뇌에 장애가 있는 경우
운동조절실조(dysmetria) 미리 결정한 지점에서 정확히 멈출 수 없는 것. 흔히 운동실조증 환자는 작동진전(intention tremor)이 되기도 함: 보통 소뇌 기능부전 때문
진전(tremor) 길항작용 근육군 사이의 줄다리기 결과 사지가 떨림
파킨슨병(Parkinson's disease, 진전마비, paralysis agitans) 바닥핵에서 신경세포에 대한 억제성 조절을 상실한 결과 근긴장이 현저히 상승함

핵심정리

개요

- 뇌는 척수보다 훨씬 복잡하다. 그것의 복잡성은 뇌를 잘 적응하게 하지만 척수반사에 비하여 반응은 느리다.

16.1 뇌의 구조 소개

뇌의 발생

- 발생 중인 신경관의 위쪽 끝부분의 팽창부에서 앞뇌, 중간뇌, 그리고 마름뇌가 발생함.

주요부위와 지표

- 성인의 뇌는 여섯 부위가 있다. 대뇌, 사이뇌, 중간뇌, 다리뇌, 소뇌, 숨뇌이다(그림 16.1).
- 의식적 사고, 지적기능, 기억, 복합적 운동은 대뇌에서 시작된다(그림 16.1).
- 사이뇌의 지붕은 시상상부이다. 벽은 감각정보에 대한 중계중추와 처리중추가 있는 시상이다. 바닥은 감정, 자율기능, 호르몬생산과 관련된 중추가 있는 시상하부이다(그림 16.1).
- 중간뇌는 시각과 청각정보를 처리하고 불수의적 몸운동반응을 일으키는 곳이다(그림 16.1).
- 다리뇌는 소뇌를 뇌줄기에 연결하며 몸과 내장운동의 조절에 관여한다. 소뇌는 감각정보와 저장된 기억을 바탕으로 수의적 운동활성과 불수의적 운동활성을 조정한다(그림 16.1).
- 척수는 감각정보를 중계하고 자율기능을 조절하는 숨뇌에 의해 뇌와 연결되어 있다(그림 16.1).

회색질과 백색질 구조

- 뇌는 대뇌와 소뇌의 표면에 있는 회색질 층인 매우 넓은 신경겉질이 아래쪽의 백색질을 덮고 있다.

뇌실

- 뇌의 중앙통로는 팽창되어 뇌실이라는 공간을 형성한다. 뇌척수액은 뇌실과 척수의 중심관, 그리고 CNS를 싸고 있는 뇌막의 거미막밑공간 속으로 끊임없이 순환한다(그림 16.2).

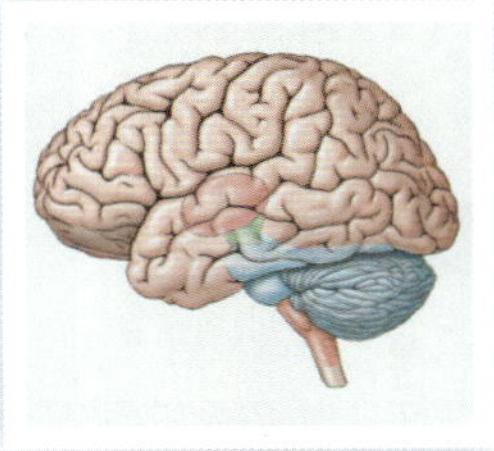

16.2 뇌의 보호와 지지

뇌막

- 뇌막-경막, 거미막, 그리고 연막-은 척수를 싸고 있는 척수막으로 이어진다. 뇌막과 척수막은 해부학적 및 기능적으로 다르다(그림 14.2c,d/16.3/16.4/16.5).
- 경막이 접혀서 머리뼈 속의 뇌 위치를 안정시키는 대뇌낫, 소뇌천막, 소뇌낫 그리고 안장가로막이 있다(그림 16.3/16.4/16.5).

혈액-뇌 장벽

- 혈액-뇌 장벽은 뇌 조직을 일반적인 순환물질과 격리한다.
- 혈액-뇌 장벽은 시상하부의 일부분, 솔방울샘, 사이뇌와 숨뇌의 막성 지붕 속의 맥락얼기를 제외하고는 CNS 전반에 걸쳐 그대로 유지된다.

뇌척수액

- 뇌척수액은 (1) 섬세한 신경의 완충작용, (2) 뇌 지지, (3) 영양물질, 화학전달물질 및 노폐물을 운반한다.
- 맥락얼기는 뇌척수액을 생산하는 장소이다(그림 16.6).
- 뇌척수액은 가쪽구멍과 정중구멍을 통하여 거미막밑공간으로 흘러간다. 거미막과립을 통하여 위시상정맥굴로 확산되어 CSF를 정맥순환으로 되돌린다(그림 14.2b,c,d/16.4/16.5/16.6/16.7).

뇌에 혈액공급

- 동맥혈은 속목동맥과 척추동맥을 통하여 뇌에 도달한다. 정맥혈은 주로 속목정맥을 통하여 빠져나온다.

16.3 숨뇌

- 숨뇌는 뇌와 척수를 연결하고 있다. 널판핵과 쐐기핵은 숨뇌의 처리중추이며, 올리브핵은 척수, 대뇌겉질, 뇌줄기로부터 정보를 소뇌겉질로 중계한다. 심혈관중추와 호흡리듬중추는 반사중추로써 말단기관들의 활성을 조절하거나 조정한다(그림 16.1/16.8/16.9/16.13/16.14/16.7과 표 16.2).

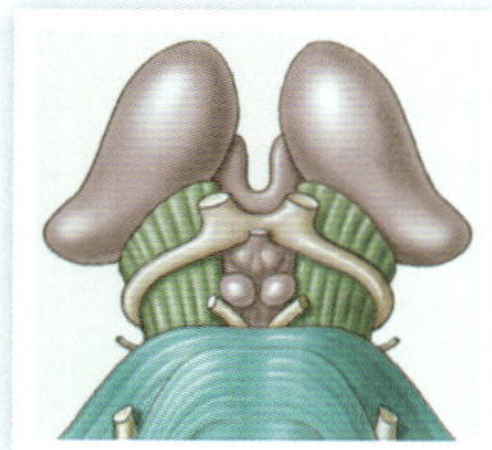

16.4 다리뇌

- 다리뇌에는 아래의 신경핵이 존재한다. (1) 네 개의 뇌신경에 대한 감각핵과 운동핵, (2) 불수의적 호흡조절과 관련된 신경핵, (3) 중소뇌다리를 통하여 오는 소뇌의 명령을 처리하고 중계하는 핵, (4) 오름섬유로, 내림섬유로, 가로섬유로가 있다(그림 16.1/16.9/16.13/16.14와 표 16.3).

16.5 중간뇌

- 중간뇌의 덮개는 두 쌍의 신경핵인 네둔덕을 갖고 있다. 양쪽의 위둔덕은 시상으로부터 시각정보를 받아들이고, 아래둔덕은 숨뇌로부터 청각정보를 받아들인다. 적색핵은 대뇌로부터 오는 정보를 통합하고 근긴장도와 팔다리의 위치와 관련된 불수의적 운동명령을 내보낸다. 흑색질은 바닥핵으로부터 오는 운동명령을 조절한다. 대뇌다리는 시상핵으로 향하는 오름로와 각 대뇌반구의 일차운동겉질로부터 수의적 운동명령을 운반하는 겉질척수로의 내림섬유로 구성되어 있다(그림 12.8/16.1/16.10/16.13/16.14와 표 16.4).

16.6 사이뇌

- 사이뇌는 감각과 운동경로를 통합하는데 필요로 하는 교차와 연계중추이다(그림 16.1/16.13/16.14/16.21c/16.22).

시상상부

- 시상상부는 사이뇌의 지붕을 형성한다. 이곳에는 호르몬을 분비하는 솔방울샘이 있다(그림 16.12a/16.13a).

시상

- 시상은 오름감각정보가 주로 최종적으로 중계되는 지점으로 수의적 및 불수의적 몸운동 활성을 조정한다(그림 16.11/16.12/16.13/16.21/16.22와 표 16.5).

시상하부

- 시상하부에는 중요한 조정중추와 통합중추가 있다. (1) 불수의적 몸운동 활성의 조절, (2) 자율기능 조절, (3) 신경계통과 내분비계통의 활성의 조정, (4) 호르몬 분비, (5) 감정과 행동 충동 발생, (6) 수의적 기능과 자율적 기능의 조정, (7) 체온 조절, (8) 일주기의 활성을 조절한다(그림 12.8/16.12/16.13a와 표 16.6).

16.7 소뇌

- 소뇌는 인체의 자세유지 근육을 감독하고 수의적 운동과 불수의적 운동을 계획하고 미세조정을 한다. 소뇌반구는 신경겉질이 주름져 주름을 형성하고 있다. 표면은 앞엽과 뒤엽, 벌레 그리고 타래결절엽으로 나눌 수 있다(그림 16.15/16.16/16.17과 표 16.7).

16.8 대뇌

대뇌반구

- 겉질은 고랑(얕게 패인 부분) 또는 틈새(깊은 홈)에 의해서 구분되는 이랑(융기된 부분)이 있다. 세로틈새는 두 대뇌반구 사이를 분리하고 있다. 중심고랑은 이마엽과 마루엽 사이의 경계지표이다. 그 밖의 고랑은 관자엽과 뒤통수엽을 만든다(그림 16.1/16.16/16.17).
- 각 대뇌반구는 신체의 반대쪽에서 감각정보를 받아들이고 반대쪽으로 운동명령을 보낸다. 두 반구 사이에는 중요한 기능적인 차이가 있다. 대뇌겉질에서 특정영역의 특정 기능 할당은 불명확하다.
- 중심앞이랑의 일차운동겉질은 수의적 운동명령을 지시한다. 중심뒤이랑의 일차감각겉질은 촉각, 압각, 동통, 미각, 온도 수용기로부터 몸감각정보를 받는다(그림 16.17a와 표 16.8).
- 시각연합영역과 몸운동연합영역과 같은 연합영역은 감각정보 이해능력을 조절한다. "고위-명령" 통합중추는 다른 연합영역으로부터 많은 정보를 받아들이고 종합적인 운동활성과 분석기능을 지휘한다(그림 16.17a와 표 16.8).

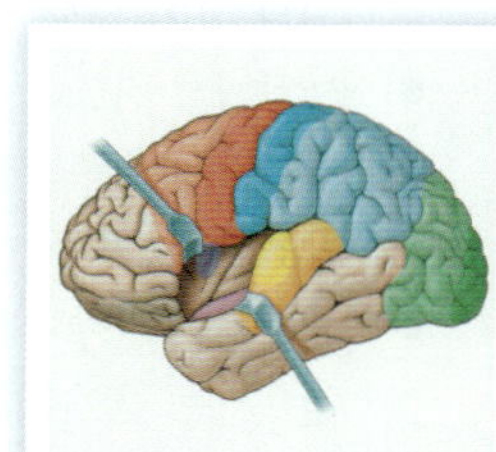

고차원 기능

- 고차원 기능은 몇 가지 특징을 가지고 있다. 고차원 기능은 (1) 대뇌겉질에 의해 수행된다. (2) 대뇌겉질의 기능영역들 사이 또한 대뇌겉질과 뇌의 다른 영역들 사이의 복잡한 신경섬유 연결들이 관여한다. (3) 의식과 잠재의식 상태의 정보처리 과정들이 관여한다. (4) 시간이 지남에 따라 변경되고 조정되는 것이다(그림 16.17a/16.8/16.9).
- 일반해석영역은 인식영역으로 모든 감각연합영역들로부터 정보를 입력받는다. 이 영역은 주로 왼쪽 대뇌반구에 위치한다(그림 16.18a).
- 언어중추는 정상적인 말하기에 필요한 호흡과 발성 양식을 조절한다(그림 16.18a).

- 이마앞겉질은 모든 대뇌겉질의 특정한 또는 이차적인 연합영역들의 정보를 조정하고, 추상적인 지적기능을 수행한다(그림 16.17/16.18a).
- Brodmann영역은 대뇌겉질의 세포구성을 47개의 서로 다른 양상으로 구분한 것이다(그림 16.18b).

대뇌반구의 특수화

- 왼쪽 대뇌반구가 보통 카테고리반구로 일반해석영역과 언어중추가 위치하고, 언어를 바탕으로 한 기능을 수행한다. 오른쪽 대뇌반구는 구상반구로 공간적 관계와 분석에 관련된 기능을 수행한다(그림 16.19).

백색질

- 백색질의 축삭에는 세 가지 주요 군이 있다. (1) 연합섬유: 동일 대뇌반구 안에서 신경겉질의 영역을 연결하는 신경로, (2) 맞교차섬유: 두 대뇌반구 사이를 연결하는 신경로, (3) 투사섬유: 대뇌와 뇌의 다른 부위 및 척수를 연결하는 신경로(그림 16.20과 표 16.9).

바닥핵

- 백색질 속의 바닥핵은 꼬리핵, 편도체, 담장, 조가비핵, 창백핵으로 구성되어 있다. 바닥핵은 근긴장도와 학습된 운동양상과 그 밖의 몸운동 활성의 조정을 통제한다(그림 16.21과 표 16.10).

둘레계통

- 둘레계통은 편도체, 띠이랑, 치아이랑, 해마곁이랑, 그리고 뇌활로 구성된다. 유두체는 섭식과 관련된 반사운동을 조절한다. 둘레계통의 기능은 감정 상태와 감정과 관련된 행동 추진과 밀접한 관련이 있다(그림 16.13/16.21/16.22와 표 16.11).
- 앞쪽핵은 내장감각과 관련이 있고, 자극된 그물체는 의식을 강화하고 흥분을 야기한다.

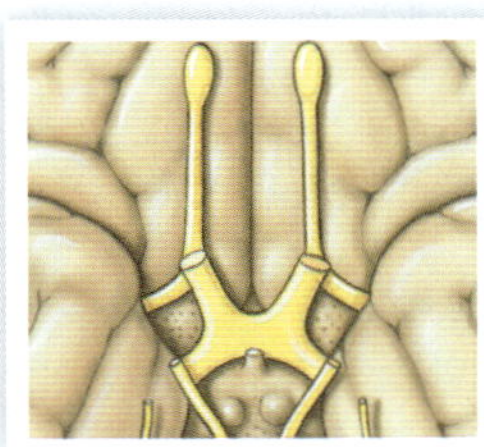

16.9 뇌신경

- 뇌신경은 12쌍이다. 각 신경은 뇌의 배가쪽면의 관련된 감각핵 또는 운동핵과 가까운 곳에 부착한다(그림 16.23).

후각신경

- 후각로는 후각정보를 운반한다. 후각신경은 후각망울 안에서 시냅스한다(그림 16.24).

시각신경

- 시각신경은 눈의 특수감각수용기로부터 시각정보를 운반한다(그림 12.8/16.25).

눈돌림신경

- 눈돌림신경은 안구를 움직이는 신경이다(그림 16.26).

도르래신경

- 도르래신경은 뇌신경 중 가장 작은 신경으로 눈의 위빗근을 지배한다(그림 16.26).

삼차신경

- 삼차신경은 뇌신경 중 가장 큰 신경으로 눈신경, 위턱신경, 아래턱신경으로 구성된 혼합신경이다(그림 16.27).

갓돌림신경

- 갓돌림신경은 안구를 움직이는 근육인 가쪽곧은근을 지배한다(그림 16.26).

얼굴신경

- 얼굴신경은 머리와 얼굴 근육을 조절하는 혼합신경이다. 얼굴의 압각을 전달하며, 혀로부터 미각을 받아들인다(그림 16.28).

속귀신경

- 속귀신경은 평형, 위치, 움직임의 감각을 감시하는 안뜰신경과 청각수용기를 감시하는 달팽이신경으로 구성되어 있다(그림 16.29).

혀인두신경

- 혀인두신경은 혀와 인두를 지배하고 삼키는 작용을 조절하는 혼합신경이다(그림 16.30).

미주신경

- 미주신경은 내장기능을 자율적으로 조절하고 여러 가지의 운동신경을 갖고 있는 혼합신경이다(그림 16.31).

더부신경

- 더부신경은 물렁입천장과 인두의 수의적 연하근육에 분포하는 속가지와 팔이음뼈와 관련된 근육을 조절하는 바깥가지로 구성되어 있다(그림 16.32).

혀밑신경

- 혀밑신경은 수의적 운동섬유로 혀의 움직임을 지배한다(그림 16.32).

뇌신경가지와 기능의 요약

- 뇌신경가지와 기능은 표 16.12/16.13에 요약되어 있다.

단원 연습문제

For answers, see the blue Answers tab at the back of the book.

단계 1. 정의와 용어

1. 아래에 있는 뇌의 시상단면에 알맞은 용어를 쓰시오.
   - 다리뇌
   - 뇌들보
   - 소뇌
   - 시상
   - 중간뇌수도관

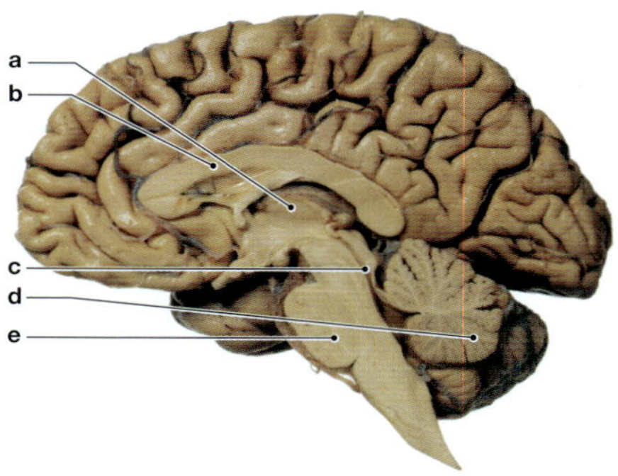

   (a) ______________
   (b) ______________
   (c) ______________
   (d) ______________
   (e) ______________

2. 뇌와 비교하여 척수반사의 반응은?
   (a) 미세조정된다.
   (b) 즉시 반응한다.
   (c) 많은 처리 단계를 필요로 한다.
   (d) 입체형이다.

3. 신경계통과 내분비계통 사이의 주된 연결 부위는?
   (a) 시상하부 (b) 다리뇌
   (c) 중간뇌 (d) 숨뇌

4. 뇌혈관은 어느 것보다 깊은 곳의 공간을 지나가는가?
   (a) 경막 (b) 연막
   (c) 거미막과립 (d) 거미막

5. 대뇌에 부착된 유일한 뇌신경은?
   (a) 시각신경 (b) 눈돌림신경
   (c) 도르래신경 (d) 후각신경

6. 시상의 앞쪽핵은?
   (a) 둘레계통의 일부분이다.
   (b) 뇌하수체와 연결되어 있다.
   (c) 멜라토닌을 생산한다.
   (d) 시각신경의 임펄스를 받는다.

7. 가쪽고랑 아래 겉질은?
   (a) 마루엽 (b) 관자엽
   (c) 이마엽 (d) 뒤통수엽

8. 각 대뇌반구의 가쪽뇌실 바닥의 아래에 위치한 것은?
   (a) 앞맞교차
   (b) 운동연합영역
   (c) 청각겉질
   (d) 바닥핵

9. 중간뇌의 배가쪽면 상에 위치한 신경섬유다발은?
   (a) 덮개와 관련된
   (b) 네둔덕
   (c) 대뇌다리
   (d) 위둔덕

10. 시상하부로부터 날신경로는?
    (a) 불수의적 운동 활성을 조절한다.
    (b) 자율기능을 조절한다.
    (c) 신경계통과 내분비계통의 활성을 조정한다.
    (d) 위의 모두다

11. 둘레계통 중 사이뇌에 해당한 것은?
    (a) 둘레계통 엽과 해마
    (b) 뇌활
    (c) 편도체와 해마곁이랑
    (d) 시상과 시상하부

단계 2. 개념 정리

1. 머리뼈를 빠져나오는 목정맥이 부풀게 되면 다음 뇌신경 중 압박을 받는 것은?
   (a) N I, IV, V
   (b) N IX, X, XI
   (c) N II, IV, VI
   (d) N VIII, IX, XII

2. 운동조절실조(dysmetria)는 어떤 뇌 영역이 손상되었음을 나타내는가?
   (a) 소뇌 (b) 대뇌의 이마엽
   (c) 다리뇌 (d) 숨뇌

3. 만일 어떤 사람이 색도화지로부터 그림을 오릴 수 없다면 뇌의 어떤 엽의 특정영역이 손상되었다고 할 수 있겠는가?

4. 고유수용기로부터 임펄스는 뇌의 최종 목적지에 도착하기 전에 특정 신경핵을 통과하여야 한다. 무슨 신경핵이며, 이 정보의 최종 목적지는?

5. 크게 소리나는 방향으로 머리를 움직이는데 관여하는 신경핵은 어느 것인가?

6. 어떤 뇌신경들이 눈 기능의 모든 면을 담당하는가?

7. 만일 어떤 사람이 감정 조절이 되지 않고 과거 일들을 기억하기 어렵다면, 뇌의 어느 영역이 손상 또는 상해를 입었을까?

8. 시상하부의 혈액–뇌 장벽이 완전하지 않는 이유는?

단계 3. 종합적 사고

1. 영이는 아침에 일어나서 그녀의 왼쪽 얼굴이 마비되고 같은 쪽 혀의 앞쪽 2/3가 맛을 느끼지 못함을 알게 되었다. 이러한 증상의 원인은 무엇이며, 영이의 이러한 증상을 해결하기 위해 무엇을 할 수 있는가?

2. 만일 철수가 사고가 난 다음 며칠 후에 머리 손상을 알게 되었다면, 문제의 원인은 무엇이라고 의심하며, 어느 정도 심각할 것 같은가?

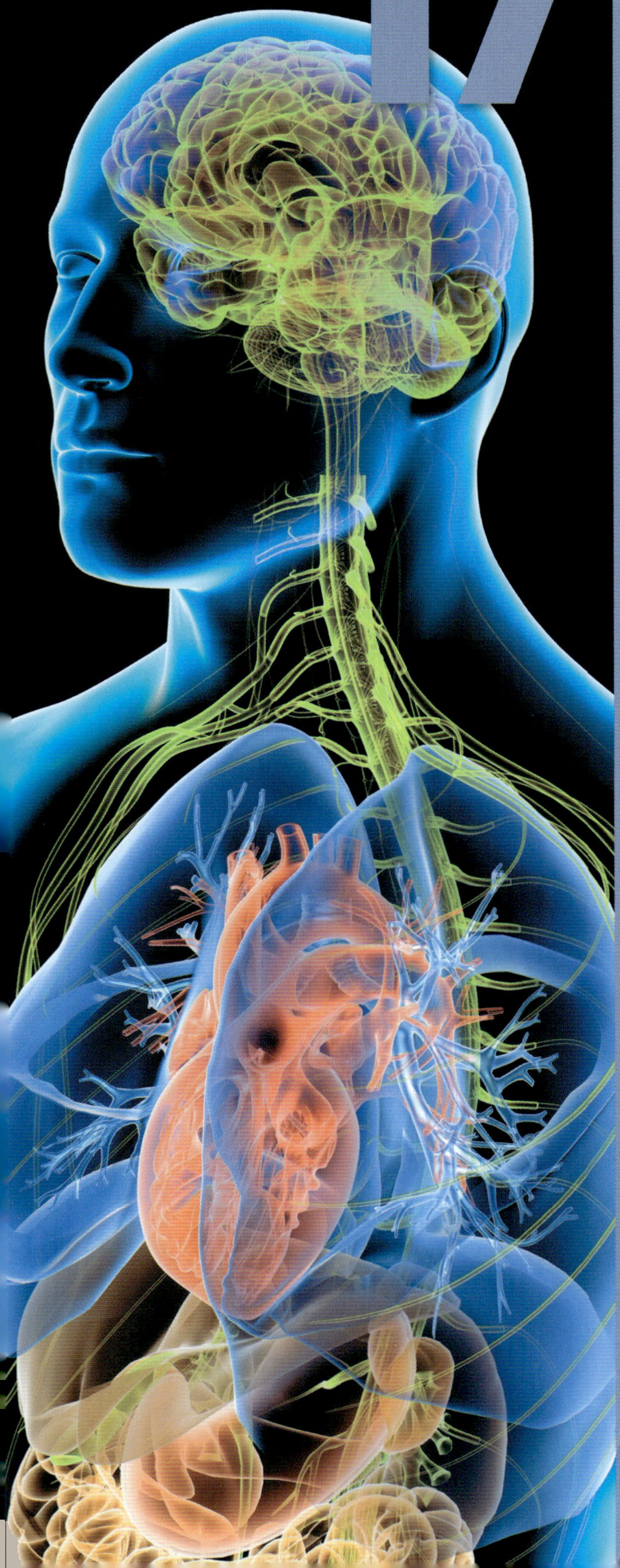

17 신경계통
The Nervous System

자율신경계통
Autonomic Nervous System

학습목표

17.1 몸신경계통과 자율신경계통을 비교한다.

17.2 교감신경계통의 해부학적 및 기능적 특성을 요약한다.

17.3 부교감신경계통의 해부학적 및 기능적 특성을 요약한다.

17.4 자율신경계통의 두 신경가지에 의한 이중신경지배의 개념을 요약한다.

의식을 통해 생각하고 계획하고 활동하는 것은 신경계통의 기능 중 아주 작은 일부분이다. 의식이 없더라도 생명유지에 필요한 기능들은 변함없이 지속된다. 잠자는 것이 생명을 위태롭게 하는 것이 아닌 것은 이 때문이다. 길고 깊은 무의식 상태 역시 영양이 공급되는 동안에는 생명 자체를 위태롭게 하지 않는다. 뇌를 심하게 다친 사람들은 수십 년 동안 혼수상태로 살아 있기도 한다. 이러한 상태의 생명유지는 의식과 자각 이외의 영역인 자율신경계통이 생리기능을 조절하고 있기 때문이다. 자율신경계통이 체온을 조절하고 심장혈관, 호흡, 소화, 분비 및 생식의 기능들을 조정한다. 그러므로 몸 안의 수분과 전해질, 영양분, 체액 내 가스농도 등이 조절된다.

이 단원에서는 자율신경계통의 해부학 구조와 세부 분류를 다룬다. 각 세부 분류는 특징적인 해부학 및 기능적 구성을 가지고 있다. 자율신경계통에 대한 고찰은 교감신경과 부교감신경의 설명으로부터 시작한다. 그 다음 이들 신경계통이 항상 변화하는 생리적 요구에 대응하여 다양한 장기들의 기능을 어떻게 유지하고 조절하는지를 설명한다.

17.1 몸신경계통과 자율신경계통의 비교

내장 효과기들을 지배하고 있는 자율신경계통과 15장에서 설경한 몸신경계통의 구성을 비교하는 것은 자율신경계통을 이해하는 데 매우 도움이 된다. 몸신경계통의 아래운동신경세포 축삭은 중추신경계통으로부터 뼈대근육에 직접 연결되어 작용한다. 자율신경계통은 몸신경계통과 마찬가지로 들신경세포(구심성 신경세포, afferent neuron)와 날신경세포(원심성 신경세포, efferent neuron)를 가지고 있다. 역시 몸신경계통과 같이, 자율신경계통의 들신경감각정보는 중추신경계통에서 처리되고, 그 다음 날신경 흥분이 작용장기에 전달된다. 자율신경계통의 들신경 경로는 내장의 감각수용기에서 시작하고, 날신경 경로는 내장의 작용장기에 연결되어 있다.

자율신경계통은 중추신경계통으로부터 작용장기까지 신경세포들의 연결 방식이 몸신경계통과 다르다. 감각수용기와 작용장기의 위치 또한 다르다(Spotlight 그림 15.2). 자율신경계통은 중추신경계통의 내장운동신경세포(visceral motor neuron) 축삭이 말초의 신경절 내에 위치한 2단계 신경세포에 연결되고, 2단계 신경세포가 말초의 효과기를 조절한다. 중추신경계통 내에 위치한 내장운동신경세포를 신경절이전신경세포(절전신경세포, preganglionic neuron)라 하고 이들의 축삭을 신경절이전섬유(preganglionic fiber)라고 한다. 신경절이전섬유는 중추신경계통 바깥쪽의 신경절(ganglion) 내에 위치한 자율신경절(autonomic ganglion)에서 연접한다. 신경절로부터 나온 축삭은 가늘고 민말이집신경섬유(unmyelinated fiber), 신경절로부터 먼쪽으로 신경흥분을 전달하므로 신경절이후섬유(절후섬유, postganglionic fiber)라고 한다. 신경절이후섬유는 심장근육, 민무늬근육, 지방조직, 샘 등과 같은 말초의 조직이나 장기를 지배한다.

자율신경계통의 교감신경과 부교감신경

자율신경계통은 크게 교감신경(sympathetic division)과 부교감신경(parasympathetic division)으로 다시 분류된다(Spotlight 그림 17.1). 교감신경은 흥분을 담당하고 부교감신경은 억제를 담당하는 것 같이 이 둘은 거의 대부분 상반된 역할을 한다. 그러나 항상 그러한 것은 아니다. (1) 교감신경과 부교감신경은 독자적으로 작동하며, 일부 구조는 둘 중 하나에 의해서만 지배되고 있다. (2) 교감신경과 부교감신경은 동시에 같이 작용하기도 하고, 복잡한 과정 중 각기 한 단계씩을 조절하기도 한다. 일반적으로 부교감신경은 휴식기에 우세하게 작동하고, 교감신경의 작동은 격심하거나 긴장 또는 위급한 상황에서 촉발된다. **교감신경계통(가슴허리부분)**과 **부교감신경계통(머리엉치부분)**의 해부학적 구조는 Spotlight 그림 17.1에서 설명하였다.

많은 사람들에게 생소하지만, 자율신경계통의 세번째 분류는 소화관의 벽속에 위치하는 신경세포와 신경들이 광범위한 그물망을 형성하는 **창자신경계통(enteric nervous system; ENS)**이다. 창자신경계통의 활동은 교감신경과 부교감신경의 영향을 받기는 하지만 여러 가지 복잡한 내장반사는 중추신경계통의 명령없이 국소적으로 일어나고 조절된다. 창자신경계통은 척수 내에 있는 신경세포 수와 거의 비슷한 1억 개 이상의 신경세포를 가지고 있고, 뇌에서 볼 수 있는 모든 신경전달물질들이 작용한다. 이 단원에서는 내장기능을 통합하고 조절하는 교감신경과 부교감신경을 주로 설명한다. 창자신경계통의 활동은 이 단원 뒷부분에서 내장반사를 다룰 때 설명할 것이며, 제25장에서 소화기능의 조절을 설명할 때 할 것이다.

	V	17.1 개념확인
1	☐	신경절이전섬유와 신경절이후섬유의 차이점을 설명하라.
2	☐	교감신경의 신경절이후섬유 말단에서 분비되는 신경전달물질은 무엇인가?
3	☐	자율신경계통에서 신경절이후섬유가 지배하고 있는 장기들은 무엇인가?

17.2 교감신경

교감신경(그림 17.2)은 다음과 같이 구성된다.

1. 척수의 첫째가슴분절(T_1)과 둘째허리분절(L_2) 사이에 위치한 신경절이전신경세포: 이 신경세포의 세포체는 척수 T_1과 L_2 사이의 가쪽뿔(측각, lateral horn)에 위치하고, 축삭은 같은 척수분절의 앞뿌리(복측근, ventral root)로 들어간다.
2. 척주 근처 신경절 내에 위치한 신경절신경세포: 교감신경에는 두 종류의 신경절이 있다.
   - **척주옆신경절(paravertebral ganglia)** 또는 교감사슬신경절(sympathetic chain ganglia) 또는 가쪽신경절(lateral ganglia)은 척주의 양쪽 옆에 위치한다. 이 신경절 내에 있는 신경세포는 몸통의 벽, 머리와 목, 팔다리 및 가슴안의 효과기들을 조절한다.
   - **척주앞신경절(prevertebral ganglia)** 또는 곁신경절(측부신경절, collateral ganglia)은 척주의 앞에 위치하고 있다. 이 신경절 내에 있는 신경세포는 배골반안(abdominopelvic cavity)의 효과기들을 조절한다.
3. 부신 내부의 특수화된 신경세포: 부신 중심부인 부신속질은 교감신경절이 변형된 것이다. 이곳의 신경절신경세포는 매우 짧은 축삭을 가지고 있으며, 자극을 받으면 신경전달물질을 호르몬 같이 혈액으로 분비하여 몸 전체에 퍼뜨린다.

척주옆신경절

T_1부터 L_2 척수분절의 앞뿌리는 교감신경의 신경절이전섬유를 포함하고 있다. Spotlight 그림 17.1에 교감신경의 신경지배 방식을 도식적으로 설명하였다. 각각의 앞뿌리는 감각의 들신경섬유로 구성된 뒤뿌리와 만나 척수신경을 형성하고 척추사이구멍을 통과한다. 척추사이구멍을 통과한 다음 백색교통가지(white ramus communicans)를 낸다(그림 17.3a). 백색교통가지는 말이집 신경절이전섬유(myelinated preganglionic fiber)이며 척주옆신경절에 연결된다. 척주옆신경절에서 들어온 신경섬유는 다음의 세 가지 방식 중 하나로 연결된다. (1) 들어온 위치의 척주옆신경절에서 연접하든지(그림 17.3a), (2) 들어온 다음 척주옆신경절 사슬을 따라 상행 또는 하행하여 다른 높이의 신경절에서 연접하든지, (3) 신경연접 없이 척주옆신경절을 통과한 다음 척주앞신경절에

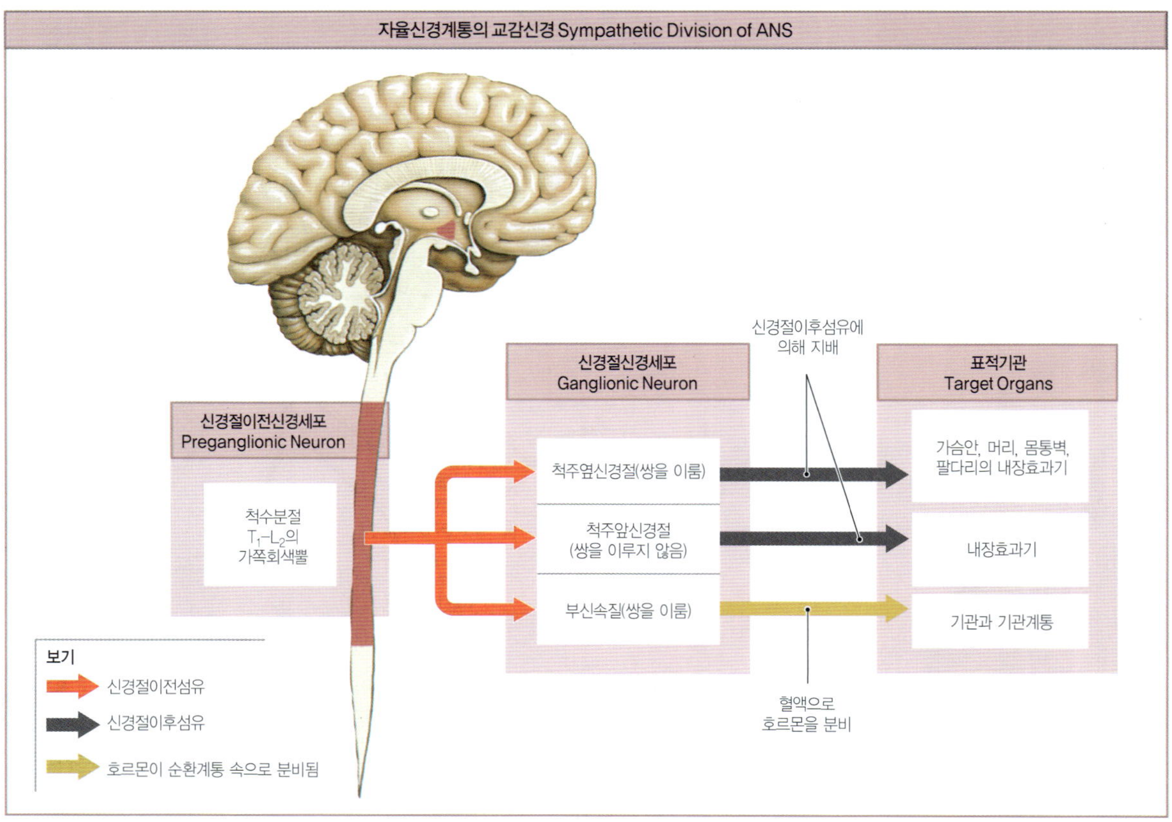

■ 그림 17.2 자율신경계통 교감신경의 구성
이 그림은 교감신경에서 신경절이전섬유와 신경절신경세포의 관계 및 신경절신경세포와 표적장기의 관계를 중점적으로 보여주고 있다.

SPOTLIGHT

그림 17.1
자율신경계통의 개요

자율신경계통은 교감신경과 부교감신경으로 구성된다.

교감신경 (가슴허리분절)

가슴과 위쪽 허리 척수분절에서 나온 신경절이전섬유는 척수 근처의 신경절에서 연접한다. 이들 축삭과 신경절은 자율신경계통의 **교감신경(sympathetic part)** 또는 가슴허리분절(thoracolumbar division)의 일부분이다. 교감신경은 각성 상태와 응급상황에 대처하기 위한 준비 시에 증가하기 때문에 "투쟁-도피(fight or flight)"계라고 한다.

신경절이전신경세포 Preganglionic Neurons

신경절이전신경세포는 척수분절 T_1–L_2의 가쪽뿔에 위치한다.

신경절 Ganglia

신경절은 척수 근처에 위치한다. 신경절이전섬유는 아세틸콜린(Ach)을 분비하여 신경절신경세포를 흥분시키고 자극한다.

표적기관 Target Organs

대부분의 신경절이후섬유는 신경효과기 접합부에서 노르에피네프린(NE)을 분비한다. 효과는 보통 흥분성이지만 표적세포막의 수용체의 성질에 따라 다를 수 있다.

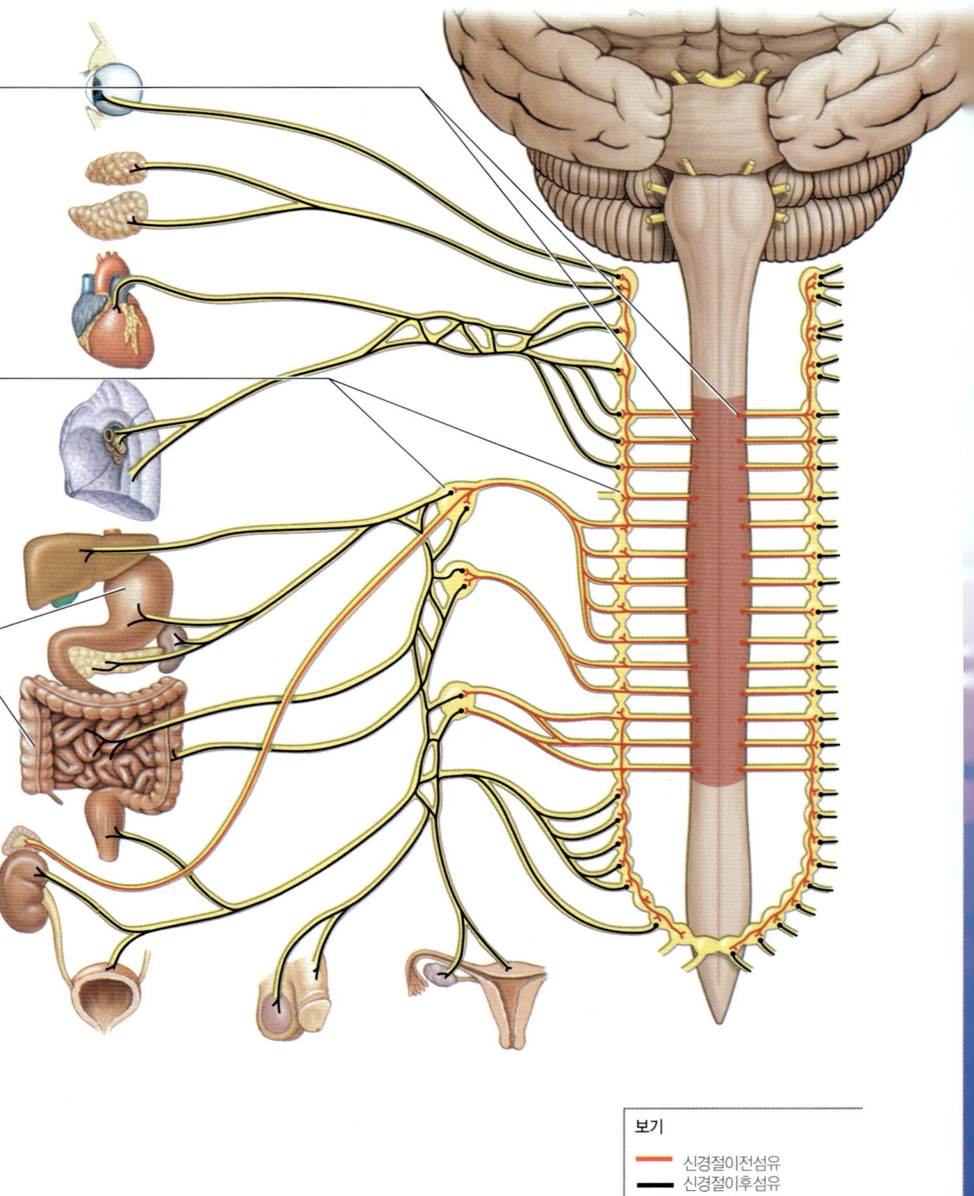

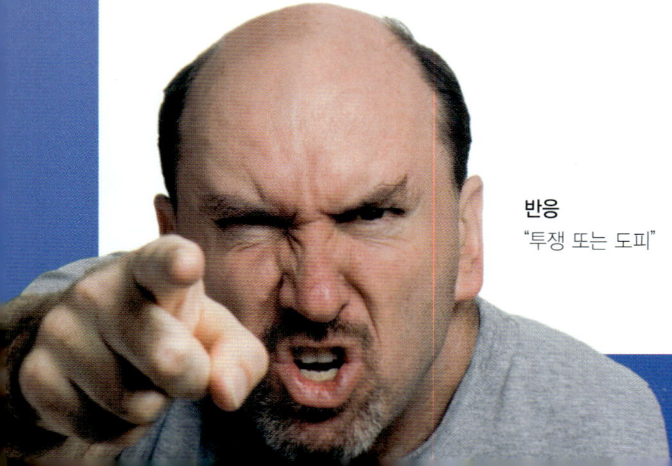

반응
"투쟁 또는 도피"

부교감신경 (머리엉치분절)

자율신경계통의 부교감신경(parasympathetic part) 또는 머리엉치분절(craniosacral division)은 뇌줄기(뇌신경 III, VII, IX, X)와 엉치분절(S_2–S_4)의 신경절이전섬유에서 기원한 것이다. 신경절이전섬유는 표적기관과 가까운 곳에 위치하는 **종말신경절(terminal ganglia)**이나 표적기관의 조직 속에 있는 **벽속신경절(intramural ganglia)**에서 연접한다. 부교감신경은 소화를 촉진하고 에너지를 보전하는 방향으로 작용하기 때문에 "휴식–안정(rest–repose)" 계라고 한다.

신경절이전신경세포 Preganglionic Neurons

신경절이전신경세포는 뇌줄기와 척수분절 S_2–S_4의 앞뿔의 가쪽에 위치한다.

신경절 Ganglia

신경절은 표적기관 근처 또는 속에 있다. 신경절이전섬유는 아세틸콜린(Ach)을 방출하여, 신경절신경세포를 흥분시키고 자극한다.

표적기관 Target Organs

모든 신경절이후섬유는 신경효과기 접합부에서 Ach를 분비한다. 그 효과는 보통 억제성이지만, 표적기관 세포막의 수용체의 성질에 따라 다를 수 있다.

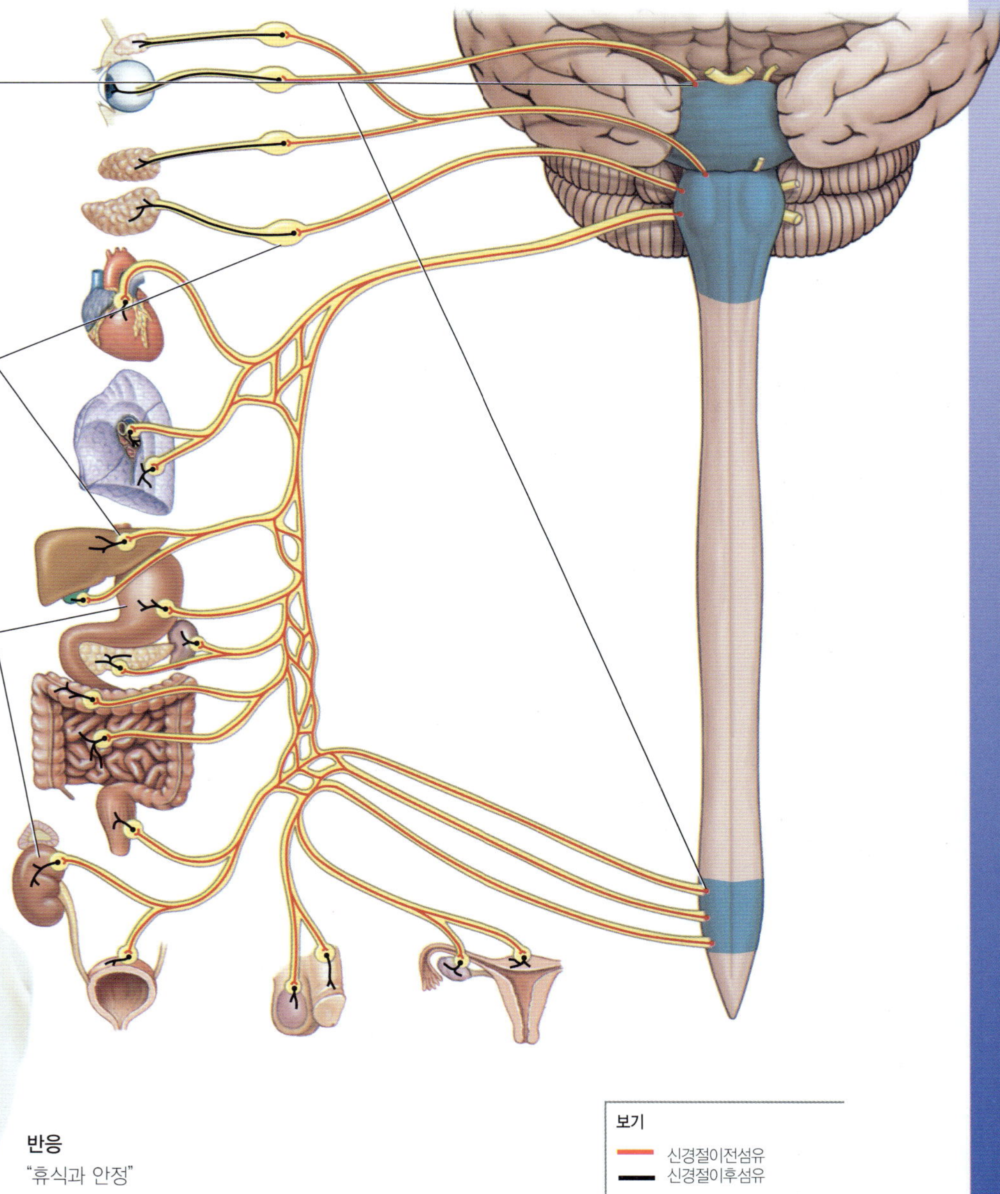

반응
"휴식과 안정"

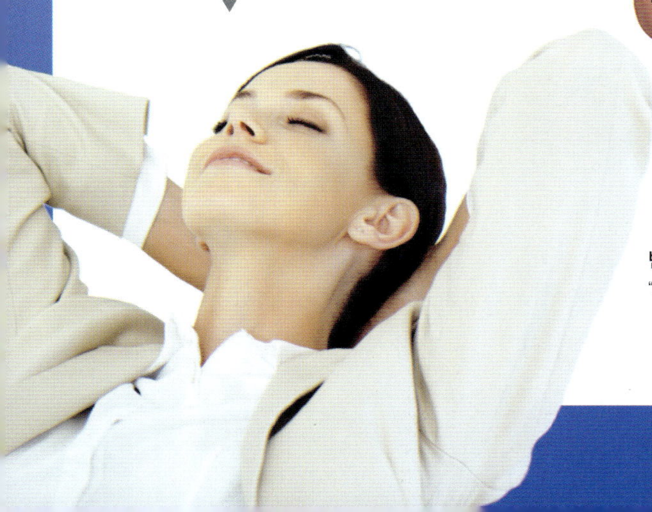

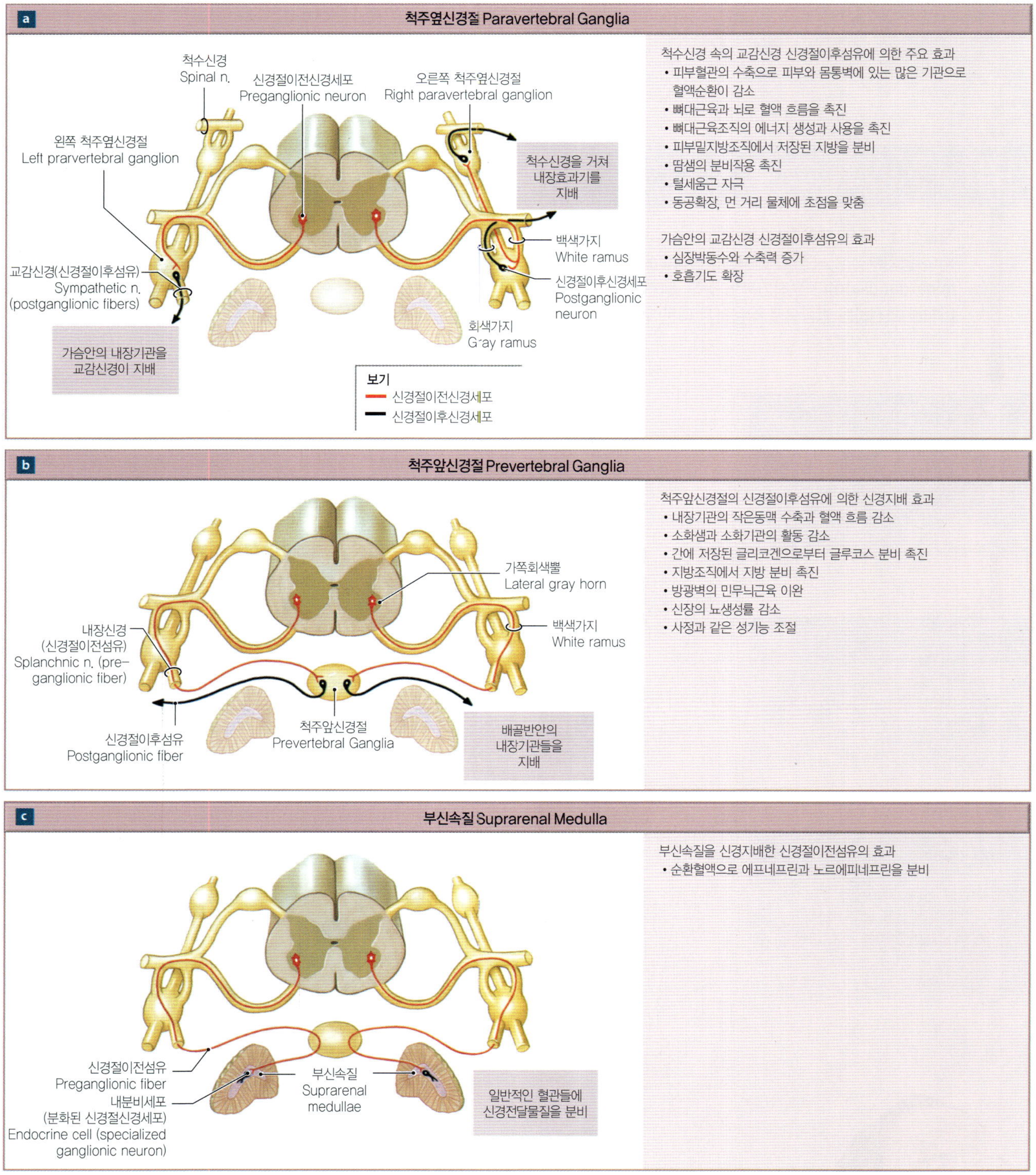

■ **그림 17.3 교감신경 경로와 일반 기능**
신경절이전섬유는 척수신경의 앞뿌리를 통하여 척수에서 나옴

서 연접하거나(**그림 17.3b**) 부신속질에 연결된다(**그림 17.3c**). 교감신경에서는 하나의 신경절이전섬유가 약 32개의 신경절신경세포와 연접을 이루는 광범위한 확산이 일어난다. 척주옆신경절들에 투사되는 신경절이전섬유들이 신경절사이를 구슬이 꿰인 것과 같이 서로 연결시킨다. 척주옆신경절은 특정 몸분절 또는 몸분절의 집단을 지배하고 있다.

몸통의 벽이나 가슴안의 표적구조에 운동 명령을 전달하는 경우 신경절이전섬유는 하나 이상의 척주옆신경절에 연접한다. 척주옆신경절 사슬에서 민말이집 신경절이후섬유(unmyelinated postganglionic fiber)가 빠져나와 척수신경 또는 교감신경을 따라 말초의 표적장기와 조직에 연결된다. 신경절이후섬유가 피부의 땀샘이나 혈관벽의 민무늬근육 같은 몸통의 벽에 있는 구조물들을 지배하기 위해서는 **회색교통가지(gray ramus communicans)**를 통해 척수신경으로 되돌아가서 분포하게 된다. 척수신경은 가슴안과 배골반안 장기를 운동신경지배하지 않는다. 심장이나 허파와 같이 가슴안에 있는 장기를 지배하는 신경절이후섬유는 직접 교감신경을 형성하여 말초장기를 지배한다. 이들 교감신경의 명칭은 심장신경(cardiac nerve), 식도신경(esophageal nerve)과 같이 주로 표적장기의 명칭을 붙이게 된다.

척주옆신경절의 기능

교감신경과 척수신경 속의 척주옆신경절을 지난 신경절이후신경섬유의 증가된 활성 결과들을 그림 17.3a에 정리하였다. 일반적으로 표적세포의 반응은 갑작스럽고 격렬한 신체활동을 요구하는 위급상황에 대처하는데 도움이 된다.

척주옆신경절의 구조

각 척주옆신경절은 3개의 목신경절(경신경절, cervical ganglion), 11~12개의 가슴신경절(흉신경절, thoracic ganglion), 2~5개의 허리신경절(요신경절, lumbar ganglion), 4~5개의 엉치신경절(천골신경절, sacral ganglion)과 1개의 꼬리신경절(미골신경절, coccygeal ganglion)로 구성되어 있다. 인접한 신경절들이 융합된 경우가 있어 부위별 신경절의 개수가 다양하다. 특히 꼬리신경절은 양쪽 신경절이 가운데에 하나로 융합되어 있어서 홀신경절(무대신경절, ganglion impar)이라 부른다. 또한 아래목신경절과 첫째가슴신경절이 융합되어 별신경절(성상신경절, stellate ganglion)을 형성하고 있다. 신경절이전섬유를 내는 교감신경세포는 척수의 T_1부터 L_2 분절에만 분포하고 있다. 그러므로 이 분절의 척수신경들은 백색교통가지(신경절이전섬유)와 회색교통가지(신경절이후섬유) 모두를 가지고 있다. 척주옆신경절의 목 부위와 아래쪽 허리 부위 및 엉치 부위 신경절들은 사슬의 축을 따라 전해지는 신경절이전섬유들에 의해 지배된다. 이들 신경절의 신경절이후섬유는 회색교통가지를 거쳐 척수신경의 목신경, 허리신경 및 엉치신경을 따라 분포한다. 그러므로 모든 척수신경은 교감신경의 신경절이후섬유로 구성된 회색교통가지를 가지고 있다. 척수신경을 구성하는 신경섬유의 약 8%가 교감신경의 신경절이후섬유이다. 척수신경의 뒤가지(후지, dorsal ramus)와 앞가지(전지, ventral ramus)들이 몸통의 벽과 팔다리의 구조물들을 교감신경성 지배를 하고 있다. 머리에서는 목신경절로부터 나온 신경절이후섬유가 뇌신경(III, VII, IX, X)에 의해 지배되는 부위와 구조물들을 교감신경성 지배를 한다(그림 17.4).

요약하면 (1) 가슴신경절과 위쪽 허리신경절들만이 백색교통가지를 통해 신경절이전섬유를 전달 받는다. (2) 목신경절과 아래쪽 허리신경절 및 엉치신경절에는 척수의 가슴분절과 위쪽 허리분절에서 나온 신경절이전섬유가 척주옆신경절 사슬을 상행 또는 하행하여 연결된다. (3) 모든 척수신경은 척주옆신경절로부터 나온 회색교통가지를 가지고 있다.

이러한 해부학적 구성은 흥미로운 기능적 결과를 나타낸다. 만약 가슴척수신경의 앞뿌리가 손상되면 손상된 쪽의 머리와 목 및 몸통의 교감신경성 운동기능이 사라진다. 그러나 목척수신경의 앞뿌리가 손상되면 손상된 쪽에서 근육마비가 나타나지만 교감신경기능은 정상적이다. 이는 목신경절을 지배하고 있는 신경절이전섬유는 손상되지 않은 가슴분절의 백색교통가지를 통해서 오기 때문이다.

내장신경과 척주앞신경절

내장신경은 내장을 지배하는 신경절이전섬유의 다발을 말한다. 배골반안(abdominopelvic cavity) 장기들의 활동을 조절하는 신경절이전섬유는 척수의 아래쪽 가슴분절과 위쪽 허리분절의 신경절이전신경세포로부터 나온다. 이들 신경섬유는 척주옆신경절에서 신경 연접하지 않고 통과한 다음 배의 등쪽 벽에서 **큰내장신경(대내장신경, greater splanchnic n.)**, **작은내장신경(소내장신경, lesser splanchnic n.)** 및 **허리내장신경(요내장신경, lumbar splanchnic n.)**으로 모아진다. 또한 몸 양쪽의 내장신경은 척주앞신경절에서 하나로 모아진다(그림 17.3b와 17.4). 척주앞신경절은 모양이 매우 다양하며, 내림대동맥의 앞 또는 옆에 위치하고 있다. 이들 신경절은 주로 하나로 구성되어 있으며 짝을 이루기도 한다.

내장신경과 척주앞신경절의 기능

척주앞신경절에서 나온 신경절이후섬유는 배와 골반안에 광범위하게 퍼져 내장조직과 장기를 지배한다. 그림 17.3b에 이들 신경절이후섬유의 교감신경 활동 증가의 영향들을 정리하였다. 일반적으로 (1) 단기적인 생명유지에 필수적이지 않은 내장기관(소화기관 등)의 혈류와 에너지 사용 및 활동을 억제하고, (2) 저장된 에너지를 방출한다.

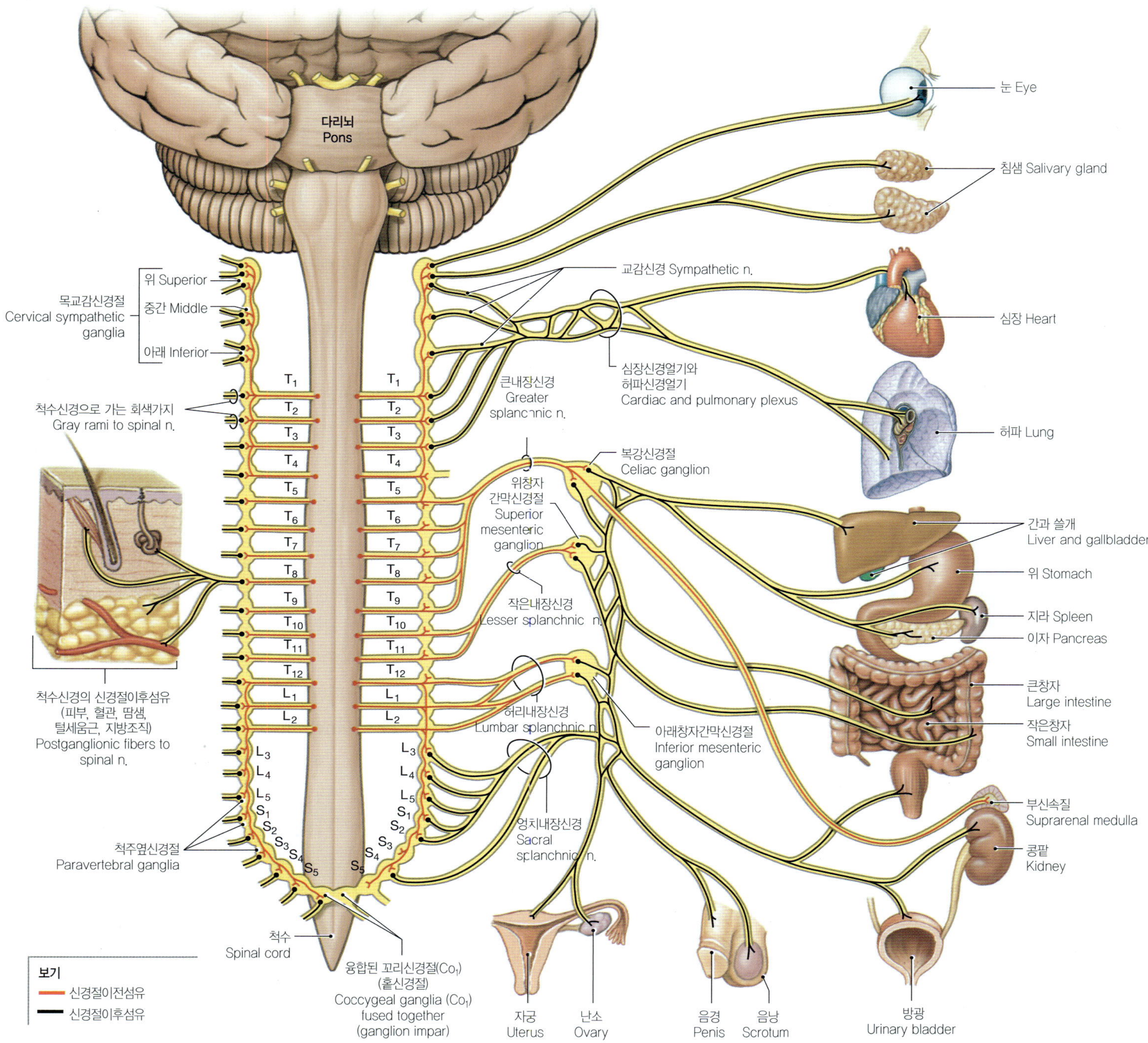

■ 그림 17.4 교감신경 신경절이후섬유의 해부학적 분포

이 그림의 왼쪽은 교감신경 신경절이후섬유가 척수 회색교통가지와 척수신경을 통한 분포를 보여준다. 오른쪽은 내장장기를 지배하고 있는 신경절이전섬유와 신경절이후섬유의 분포를 보여준다. 신체 양쪽 모두에 이 두 가지 분포방식이 다 존재한다.

척주앞신경절의 구조

내장신경들이 세 개의 척주앞신경절을 지배한다. 아래쪽 7개의 가슴분절에서 나온 신경절이전섬유는 **복강신경절(celiac ganglion)** 과 **위창자간막신경절(상장간막동맥신경절, superior mesenteric ganglion)**에 연결된다. 이 신경절들은 신경섬유의 그물망인 자율신경얼기(자율신경총, autonomic plexus)들에 파묻혀 있다. 허리분절에서 나온 신경절이전섬유는 **아래창자간막신경절(하장간막동맥신경절, inferior mesenteric ganglion)**에 연결된다. 이 신경절은 그림 17.4와 17.9에서 그림으로 설명하였다. 아랫배신경얼기(하복신경총, hypogastric plexus)속의 엉치내장신경(천골내장신경, sacral splanchnic nerve) 말단은 골반장기와 바깥생식기관에 자율신경얼기를 공급한다.

복강신경절 복강신경절(celiac ganglion)에서 나온 신경절이후섬유는 위, 샘창자, 간, 쓸개, 이자, 지라를 지배한다. 복강신경절은 모양이 매우 다양하며, 주로 두 개가 서로 연결된 회색질의 덩어리로 복강동맥 기시부에 위치하고 있다. 또는 여러 개의 작은 덩어리들이 뒤섞인 하나의 큰 덩어리로 형성되어 있기도 한다.

위창자간막신경절 위창자간막신경절(superior mesenteric ganglion)은 위창자간막동맥의 기시부 근처에 위치하고 있다. 위창자간막신경절에서 나온 신경절이후섬유는 작은창자와 큰창자의 시작 부위를 지배한다.

아래창자간막신경절 아래창자간막신경절(inferior mesenteric ganglion)은 아래창자간막동맥의 기시부 근처에 위치하고 있다. 아래창자간막신경절에서 나온 신경절이후섬유는 큰창자의 종말 부위와 콩팥, 방광 및 생식기관을 지배한다.

부신속질

T_5와 T_8 사이에서 나온 일부 신경절이전섬유는 신경연접 없이 척주옆신경절과 복강신경절을 통과하여 **부신속질(suprarenal medulla)**에 도달한 다음 내분비기능을 하는 변형된 신경세포에 연접한다(그림 17.3c, 17.4, 17.5). 이 신경세포는 매우 짧은 축삭을 가지고 있으며, 자극을 받으면 신경전달물질로 에피네프린(E)과 노르에피네프린(NE)을 모세혈관들에 분비한다(그림 17.5). 그러므로 이 신경전달물질들은 신체의 다른 부위에 영향을 미치는 호르몬처럼 작용한다. 분비된 신경전달물질의 75~80%는 아드레날린이라고도 불리는 에피네프린이고 그 나머지는 노르에피네프린(노르아드레날린)이다.

이들 호르몬은 순환되는 혈액을 따라 신체에 분포하며, 그러므로 다양한 세포들의 대사활동을 변화시킨다. 일반적으로 교감신경 신

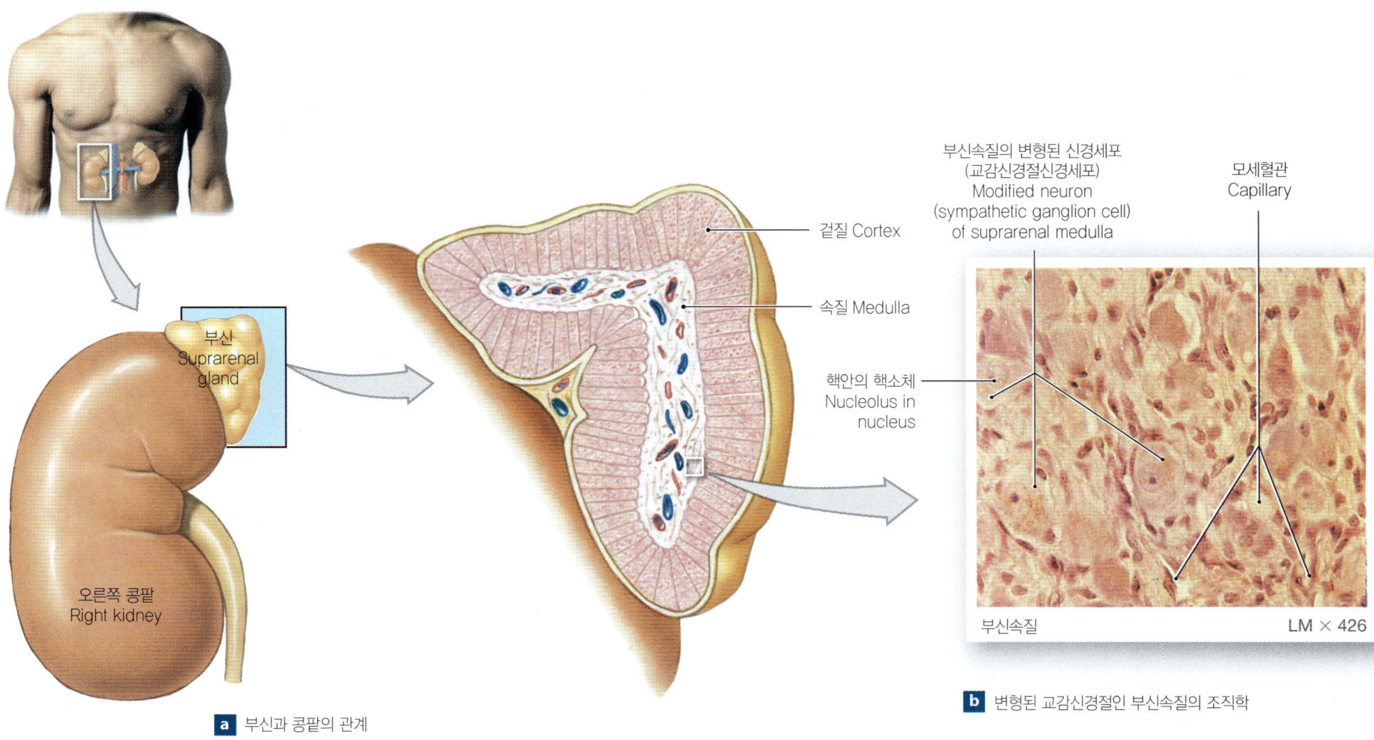

a 부신과 콩팥의 관계

b 변형된 교감신경절인 부신속질의 조직학

■ 그림 17.5 부신속질

경절이후섬유의 자극에 의한 영향과 유사한 결과가 나타난다. 그러나 두 가지 다른 면이 있다. (1) 교감신경 신경절이후섬유에 의해 지배되지 않은 세포들은 에피네프린과 노르에피네르린에 대한 수용기를 가지고 있는 경우에만 순환하는 이들 농도에 따라 영향을 받는다. (2) 분비된 호르몬이 혈액순환을 통해 보다 긴 시간 동안 유지되므로 직접 교감신경지배를 받는 경우보다는 작용이 장시간 지속된다.

교감신경 자극의 영향

교감신경은 두 가지 경로, 즉 말초신경연접에서 노르에피네프린을 분비하거나 혈류를 통해 에피네프린과 노르에피네프린을 몸 전체에 분포시키는 방법으로 조직과 장기의 활동을 조절한다. 피부혈관의 민무늬근육과 같은 특정 효과기에 대한 운동신경섬유는 반사에 의하여 활동이 수행되기 때문에 다른 말초 효과기에 관여하지 않는다. 물론 위급상황에는 **교감신경 활성화(sympathetic activation)**에 의해 모든 교감신경계통이 반응하여 말초조직과 중추신경계통 활동을 변화시킨다. 이러한 교감신경활성화는 시상하부의 교감중추(sympathetic center)가 조절한다.

교감신경활성화가 나타나면 다음과 같은 변화가 일어난다.

- 그물체활성계 자극을 통해 각성도가 증가하고, 흥분과 불안을 느끼게 된다.
- 일시적으로 통증에 무감각해지거나 위험을 고려하지 않는 것 등과 연관된 강한 활력과 도취감을 느끼게 된다.
- 숨뇌와 다리뇌의 심장혈관중추와 호흡중추의 활동이 증가하여 심장박동수와 수축력이 증가하고 혈압이 상승하며 호흡수와 크기가 증가한다.
- 피라밋바깥계통(extrapyramidal system)의 자극을 통해 근육긴장도가 증가한다. 그러므로 사람이 긴장되어 보이거나 몸을 떨게 된다.
- 근육과 간세포에서 글리코겐 분해를 증가시키고 지방조직에서 지방 분비를 증가시키는 방법으로 저장된 에너지 사용을 촉진한다.

이러한 변화들은 긴장되고 위험한 상황에 대처하는데 필요한 준비 과정을 수행하는 것이다. 다음으로 말초장기에 대한 교감신경 작용을 세포 수준에서 설명하겠다.

교감신경의 활성과 신경전달물질 분비

교감신경이 활성화되면 신경절이전섬유는 신경절신경세포와 연접한 부위에서 아세틸콜린을 분비한다. 이것을 콜린성 신경연접(cholinergic synapse)이라 하며, 분비된 아세틸콜린은 항상 신경절신경세포를 흥분시킨다. 이러한 신경절신경세포의 자극은 신경효과기접합부(neuroeffector junction)에 노르아드레날린의 분비를 유발한다. 이러한 교감신경 말단을 아드레날린성(adrenergic)이라고 한다. 또한 교감신경은 신경효과기접합부에서 노르아드레날린이 아니라 아세틸콜린을 분비하는 소수의 강력한 신경절신경세포와도 연결되어 있다. 아세틸콜린은 몸통의 벽, 피부 및 뼈대근육 내의 교감신경성 신경효과기접합부에서 분비된다.

그림 17.6에서 교감신경성 신경효과기접합부를 그림으로 설명하였다. 교감신경 말단은 하나의 종말단추로 끝나는 것이 아니라 종말가지(telodendria)의 형태로 광범위한 그물망을 이루고 있다. 종말가지들에는 미토콘드리아와 신경전달물질 소포들로 구성된 **축삭염주(varicosity)**들이 구슬과 같이 연결되어 있으며, 축삭염주들이 효과기세포의 표면을 따라 분포하고 있다. 하나의 축삭은 약 2만 개의 축삭염주를 가지고 있고, 하나의 축삭염주는 약 12개의 주변 세포들에 영향을 미친다. 수용기단백질들이 모든 세포막

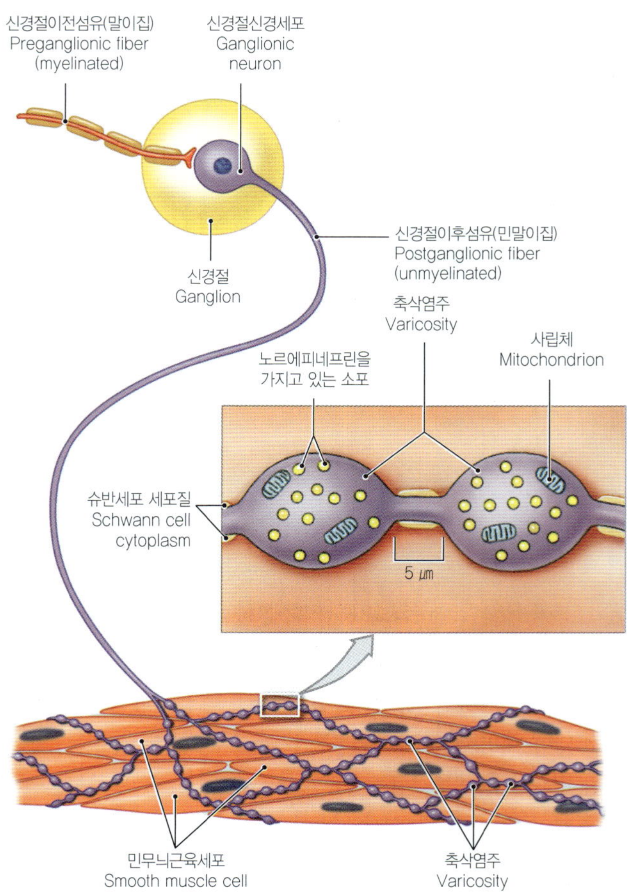

■ 그림 17.6 교감신경 신경절이후섬유의 말단
신경효과기접합부의 모식도

에 분포하고 있으며, 특수화된 연접이후막이 존재하지는 않는다.

축삭염주에서 분비된 신경전달물질의 작용은 신경전달물질이 재흡수되거나 효소에 의해 분해되거나 혈류로 확산되어 제거될 때까지 수초간 지속된다. 이에 비하여 부신속질에서 분비되는 에피네프린과 노르에피네프린은 (1) 혈액이 이들을 분해하는 효소를 가지고 있지 않으며, (2) 거의 대부분 조직들이 이들 분해효소를 매우 낮은 농도로 가지고 있기 때문에 비교적 오랫동안 작용이 지속된다. 그 결과 부신의 자극은 광범위하고 지속적인 효과를 가지게 된다. 예를 들어, 조직의 에피네프린 농도 증가가 약 30초간 지속될 경우 그 효과는 수분간 지속될 수 있다.

세포막 수용기와 교감신경 작용

교감신경자극의 작용은 기본적으로 에피네프린이나 노르에피네프린과 이에 대한 세포막 수용기의 상호작용의 결과이다. 에피네프린과 노르에피네프린에 반응하는 교감신경성 수용기에는 **알파수용기**(alpha receptor)와 **베타수용기**(beta receptor) 두 종류가 있다. 또 각각의 수용기는 2~3종류로 세부 구분된다. 수용기 자체의 다양성과 수용기들의 여러 가지 조합으로 인하여 교감신경자극에 대한 표적장기 반응의 다양성이 나타나게 된다. 일반적으로 에피네프린은 알파수용기와 베타수용기 모두에 작용하고, 노르에피네프린은 알파수용기에 작용한다.

교감신경의 요약

1. 자율신경계통 교감신경은 척주 양쪽에 위치한 척주옆신경절; 척주 앞쪽에 위치한 세 개의 척주앞신경절; 두 개의 부신속질로 구성되어 있다.
2. 신경절이전섬유는 신경절이 척수 근처에 위치하기 때문에 길이가 짧다. 신경절이후섬유는 표적장기까지 도달하기 위해 비교적 길이가 길다(부신속질의 경우에는 변형된 신경절 신경세포의 매우 짧은 축삭이 모세혈관에 분포하여 혈액으로 신경전달물질을 분비한다).
3. 교감신경은 광범위하게 확산된다. 하나의 신경절이전섬유가 여러 신경절에서 약 32개의 신경세포에 연결된다. 그러므로 중추신경계통 내에 있는 하나의 교감운동신경세포가 다양한 말초 효과기들을 조절할 수 있고, 복잡하면서도 조정된 반응을 나타낼 수 있다.
4. 모든 신경절이전섬유는 신경절신경세포와의 연접에서 아세틸콜린을 분비한다. 거의 대부분의 신경절이후섬유는 노르에피네프린을 분비하며, 극히 일부는 아세틸콜린을 분비한다.
5. 효과기의 반응은 세포막 수용기의 작용에 따라 달라진다. 즉 에피네프린이나 노르에피네프린이 알파수용기에 작용하는가 또는 베타수용기에 작용하는가에 따라 효과기 반응이 달라진다.

임상 노트

과민성과 교감신경 기능

교감신경 기능이 손상되면 다음과 같은 두 가지 증후군이 나타난다. **호르너증후군**(Horner's syndrome)은 교감신경의 신경절이후섬유가 한 쪽 얼굴에만 차단된 것이다. 차단은 손상, 종양, 또는 다발성경화증의 진행 중에 나타날 수 있다. 발병된 쪽 얼굴은 혈관긴장도가 감소하여 붉어진다. 국소적으로 땀이 나지 않고, 동공은 현저히 수축되어 있다. 그 밖의 증상으로는 눈꺼풀이 내려오고, 안구는 눈확 깊숙이 들어 간다.

레이노증후군(Raynaud's syndrome, Primary Raynaud's phenomenon)은 젊은 여성들에서 보다 일반적으로 나타난다. 정확한 원인은 알 수 없지만, 교감신경은 차가운 온도에 반응하여 일시적으로 과도한 말초혈관 수축 명령을 보낸다. 손, 발, 귀, 코 등에 정상적인 혈액공급이 차단되어 초기에는 창백하나 시간이 지나면 파랗게 된다. 정상적인 혈액순환이 이루어지면 붉은색을 띤다. 증상은 질환이 진행되면서 인접 부위까지 퍼져 나간다. 비록 아주 드문 경우 지속된 혈액순환의 감소로 피부와 손발톱이 뒤틀리고, 보다 더 진행이 되면 피부궤양 또는 보다 광범위한 건성 괴저(dry gangrene)와 같은 조직손상을 가져올 수는 있지만 대부분의 경우 조직손상은 일어나지 않는다.

추운 곳에 노출되지 않게 하고 벙어리 장갑을 착용하며 보호 의류를 착용함으로써 증상이 나타나는 것을 줄일 수 있다. 금연을 하고 혈관을 수축시키는 약물의 복용을 피하는 것도 효과적일 수 있다. 이환된 부위를 신경지배하는 신경섬유를 절단하는 국소적 교감신경절단술(sympathectomy)도 때로는 유용하다. 교감신경의 지배가 사라지면 말초효과기는 극단적으로 노르에피네프린과 에피네프린에 민감해진다. 이런 과민성이 있을 때 부신수질에 대한 자극은 혈관긴장도와 여러 가지 기능에 극단적인 변화를 가져올 수 있다. 만약 교감신경의 신경절이후섬유가 절단된다면 순환하는 노르에피네프린과 에피네프린에 대한 과민성 때문에 수술의 효과는 사라질 것이다. 그러나 신경절이전섬유가 절단되면 예후가 좋아질 수 있다. 왜냐하면 신경절의 신경세포가 적은 양의 신경전달물질을 신경-근육연접이나 신경-샘연접으로 계속 분비하기 때문이다. 이런 분비는 말초효과기가 과민하게 되는 것을 막아준다.

V 17.2 개념확인

1. ☐ 척주앞신경절에 연접하는 신경섬유는 어디에서 기원한 것인가?
2. ☐ 고혈압 환자가 베타수용기 억제제를 약으로 복용하였다. 이 약이 어떻게 작용하여 고혈압에 도움이 되는가?
3. ☐ 교감신경절의 두 가지 종류는 무엇이며 어디에 위치하는가?

17.3 부교감신경

자율신경계통의 부교감신경(그림 17.7)은 다음과 같다.

- 뇌줄기와 척수 엉치분절에 위치한 신경절이전신경세포: 중간뇌와 다리뇌 및 숨뇌에 III, VII, IX, X 뇌신경의 자율신경핵이 있다. 척수 엉치분절에는 S_2에서 S_4 사이에 자율신경핵이 위치한다.
- 표적장기 내부 또는 근처에 위치한 말초신경절의 신경절신경세포: 부교감신경의 신경절신경세포는 표적장기 근처에 위치한 종말신경절이나 표적장기의 조직 속에 위치한 벽속신경절에 위치한다. 부교감신경의 신경절이전섬유는 교감신경에 비하여 광범위하게 확산되지 않는다. 하나의 신경절이전섬유가 6~8개의 신경절신경세포에 연접한다. 이 신경세포들은 모두 동일한 신경절 내에 위치하며, 또한 신경절이후섬유는 동일한 표적장기를 지배한다. 그 결과 부교감신경자극의 영향은 교감신경에 비하여 훨씬 특정적이고 제한적이다.

부교감신경의 구성과 구조

부교감신경의 신경절이전섬유는 뇌신경 중 눈돌림신경(III), 얼굴신경(VII), 혀인두신경(IX) 및 미주신경(X)에 포함되어 뇌를 빠져나온다(그림 17.8). III, VII, IX, X 뇌신경의 부교감신경섬유들은 머리에 있는 내장기관들을 조절한다. 이 신경절이전섬유들은 각각 **섬모체신경절(모양체신경절, ciliary ganglion)**, **날개입천장신경절(익구개신경절, pterygopalatine ganglion)**, **턱밑신경절(악하신경절, submandibular ganglion)** 및 **귀신경절(이신경절, otic ganglion)**에서 연접한다. 그 다음 짧은 신경절이후섬유가 말초 표적장기에 연결된다. 미주신경에 포함된 부교감신경의 신경절이전섬유는 가슴안과 배골반안의 모든 장기들 내부에 위치한 벽속신경절에서 연접한다. 그러므로 미주신경이 모든 부교감신경 방출의 약 75%를 차지한다.

엉치분절의 부교감신경은 척수신경의 앞가지에 합쳐지지 않고 독자적으로 **골반신경(pelvic n.)**을 형성하여 콩팥과 방광, 큰창자의 끝부분 및 생식기관의 벽속신경절에서 연접한다.

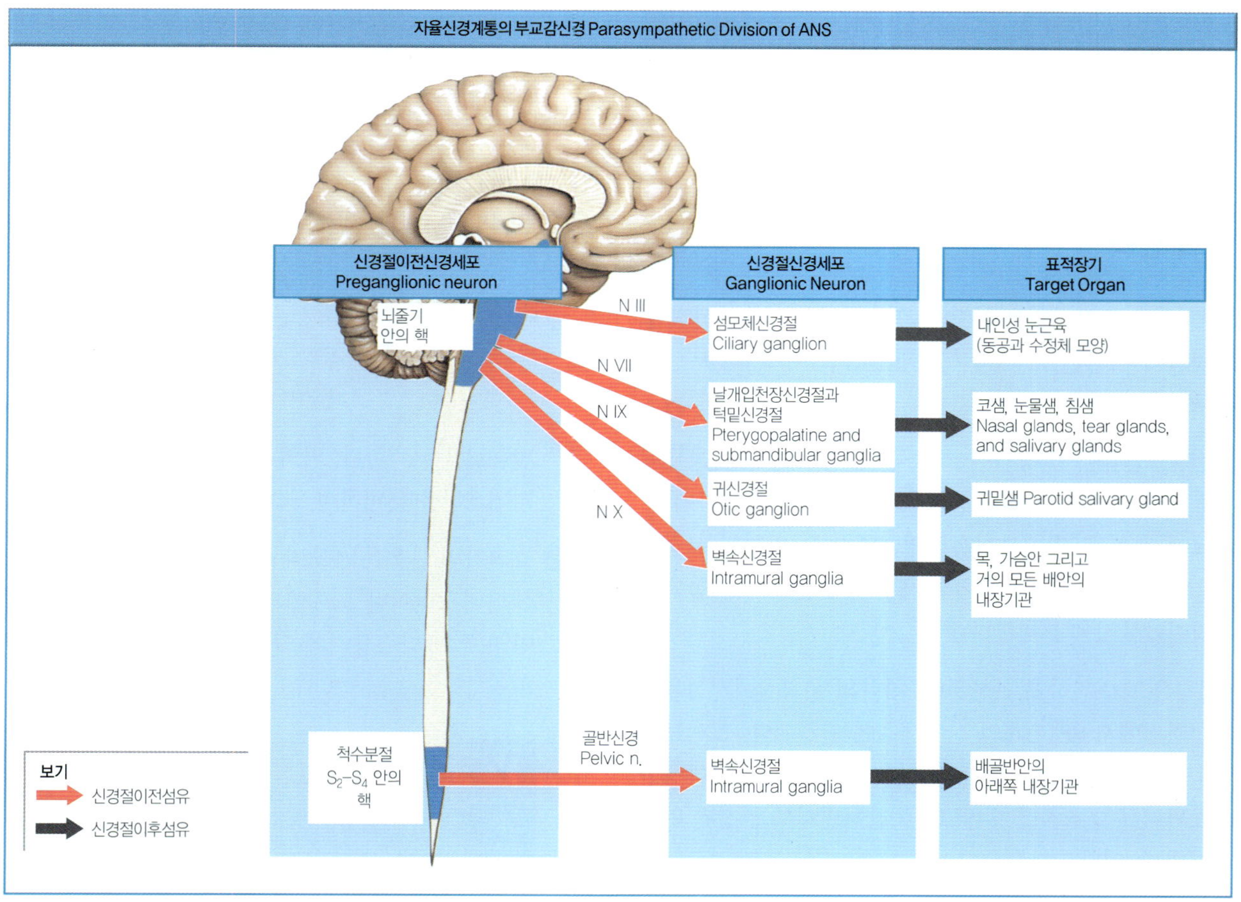

■ 그림 17.7 자율신경계통 부교감신경의 구성
이 그림은 부교감신경에서 신경절이전섬유와 신경절신경세포의 관계 및 신경절신경세포와 표적장기의 관계를 정리한 것이다.

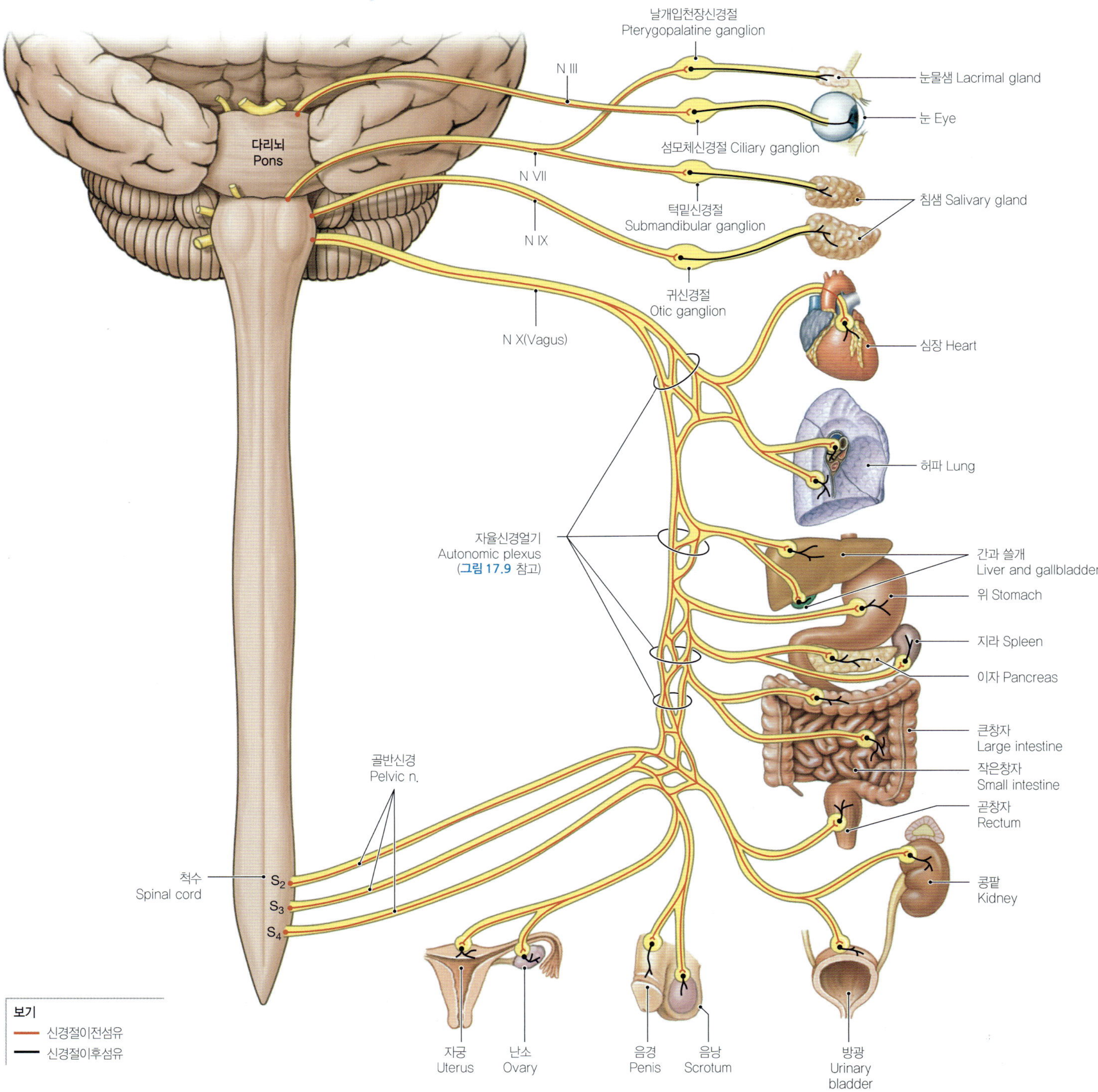

■ **그림 17.8 부교감신경의 해부학적 분포**
신경절이전섬유는 뇌신경이나 골반신경을 통해 중추신경계통을 빠져나온다. 그림에서는 왼쪽의 신경만을 보여주고 있으나 실제로는 양쪽 모두에 같은 분포를 가지고 있다.

부교감신경의 일반적 기능

부교감신경의 주된 기능을 열거하면 다음과 같다.

- 눈으로 들어오는 빛의 양을 조절하기 위한 동공(pupil)의 수축; 가까운 물체에 대한 초점 조절
- 소화샘(침샘, 위샘, 샘창자샘과 창자샘들, 간과 이자 포함)의 분비 촉진
- 말초세포에서 영양분 흡수를 촉진하는 호르몬 분비
- 소화관 민무늬근육의 활동 증가
- 배변의 자극과 조절
- 배뇨할 때 방광의 수축
- 호흡기도의 수축
- 심장박동수와 수축력의 감소
- 남녀 모두에서 생식샘의 자극과 성적 흥분

이러한 기능들은 긴장 완화와 음식의 소화 처리, 에너지 흡수가 중심이 된다. 부교감신경의 작용은 일반적으로 혈액의 영양성분을 증가시킨다. 모든 세포들은 이러한 증가에 반응하여 영양분을 흡수하고 세포의 성장과 동화작용을 촉진한다.

부교감신경의 활성과 신경전달물질 분비

부교감신경의 신경절이전섬유와 신경절이후섬유 모두는 신경연접과 신경효과기 접합부 모두에서 아세틸콜린을 분비한다. 신경-효과기 접합부는 아주 작고, 연접틈새(synaptic cleft)가 매우 좁다. 분비된 아세틸콜린은 연접 부위에 있는 아세틸콜린에스테라제에 의해 분해되므로 자극의 영향은 아주 짧은 시간 동안만 지속된다. 주변 조직으로 확산된 아세틸콜린은 조직 콜린에스테라제에 의해서 분해된다. 그러므로 부교감신경자극의 영향은 매우 국소적이고 거의 수초 동안만 지속된다.

세포막 수용기와 반응

부교감신경은 모든 신경연접(신경세포와 신경세포)과 신경-효과기 접합부(신경세포와 효과기)에서 아세틸콜린이란 동일한 신경전달물질을 사용하며, 연접이후막에는 두 가지 종류의 수용기가 존재한다.

1. **니코틴수용기(nicotinic receptor)**는 부교감신경과 교감신경의 모든 신경절신경세포 표면에, 몸신경계통의 신경근육연접에도 존재한다. 아세틸콜린에 노출되면 세포막의 이온통로를 열어 항상 신경절신경세포와 근육세포를 흥분시키는 작용을 한다.
2. **무스카린수용기(muscarinic receptor)**는 부교감신경의 모든 콜린성 신경-효과기 접합부와 교감신경의 일부 콜린성 신경-효과기 접합부에 존재한다. 무스카린수용기의 자극은 니코틴수용기 자극보다 오래 지속되는 효과를 만들어낸다. 특정 효소의 활성 또는 비활성에 따라 무스카린수용기의 반응은 흥분작용이나 억제작용 모두를 나타낸다.

니코틴(nicotine)과 무스카린(muscarine)은 각각 수용기를 자극하는 화학물질의 명칭이다. 니코틴수용기에 부착하는 니코틴은 담배의 강력한 성분이고, 무스카린수용기를 자극하는 무스카린은 독버섯의 독소이다.

부교감신경의 요약

- 부교감신경은 네 개 뇌신경(III, VII, IX, X)과 관련된 뇌줄기의 내장운동신경핵에서 기원한다. S_2에서 S_4까지 엉치분절에는 자율신경핵이 앞뿔의 가쪽 부위에 위치하고 있다.
- 신경절신경세포는 표적장기 근처의 종말신경절 또는 벽속신경절에 위치한다.
- 부교감신경은 머리 또는 가슴안과 배와 골반안의 장기들에 분포한다.
- 모든 부교감신경세포는 콜린성이다. 신경절이전섬유에서 분비된 아세틸콜린이 신경절신경세포의 니코틴수용기를 자극하며, 그 작용은 항상 흥분성이다. 신경-효과기 접합부에서 분비된 아세틸콜린은 무스카린수용기를 자극하며, 그 작용은 아세틸콜린이 결합할 때 활성화되는 효소의 특성에 따라 흥분성과 억제성 모두로 작용할 수 있다.
- 부교감신경자극의 효과는 일반적으로 특정한 부위나 장기에서 제한적이고 짧게 나타난다.

표 17.1에 자율신경계통 중 부교감신경의 특성을 정리하였다.

		17.3 개념확인
1	☐	벽속신경절이란 무엇인가?
2	☐	왜 교감신경자극은 매우 넓게 효과를 나타내는가?

17.4 교감신경과 부교감신경의 상관관계

교감신경은 몸 전체의 조직과 내장장기에 이르기까지 광범위하게 영향을 미친다. 이에 비하여 부교감신경은 특정 뇌신경과 골반신경에 의해 지배되는 구조의 활동에 변화를 준다. 여기에는 가슴안과 배골반안의 장기들이 포함된다. 일부 장기는 교감신경과 부교감신경 둘 중 하나에 의해 지배되기도 하지만, 거의 모든 장기들은 **이중신경지배(dual innervation)**를 받는다. 이중신경지배란 교감신경과 부교감신경 모두로부터 명령을 받는 것이다. 이중신경지배를 받는 곳에서 두 신경은 주로 길항작용을 한다. 이중신경지배는 소화관과 심장 및 허파에서 가장 두드러지게 작용한다. 예를 들어, 교감신경자극은 소화관 운동을 억제하고 부교감신경자극은 운동을 증가시킨다.

이중신경지배의 구조

머리에서 부교감신경의 신경절이후섬유는 섬모체신경절, 날개입천장신경절, 턱밑신경절 및 귀신경절로부터 뇌신경을 따라 표적장기에 분포한다. 교감신경은 척주옆신경절의 위목신경절(상경신경절, superior cervical ganglion)에서 나와 직접 동일한 장기에 분포한다.

가슴안과 배골반안에서는 교감신경의 신경절이후섬유와 부교감신경의 신경절이전섬유가 여러 신경얼기(신경총, plexus)들에 뒤섞여 있다(그림 17.9). 이는 심장신경얼기, 허파신경얼기, 식도신경얼기, 복강신경얼기, 아래창자간막신경얼기, 아랫배신경얼기 등이다. 이들 신경얼기로부터 나온 신경은 혈관이나 림프관을 따라 장기에 분포한다.

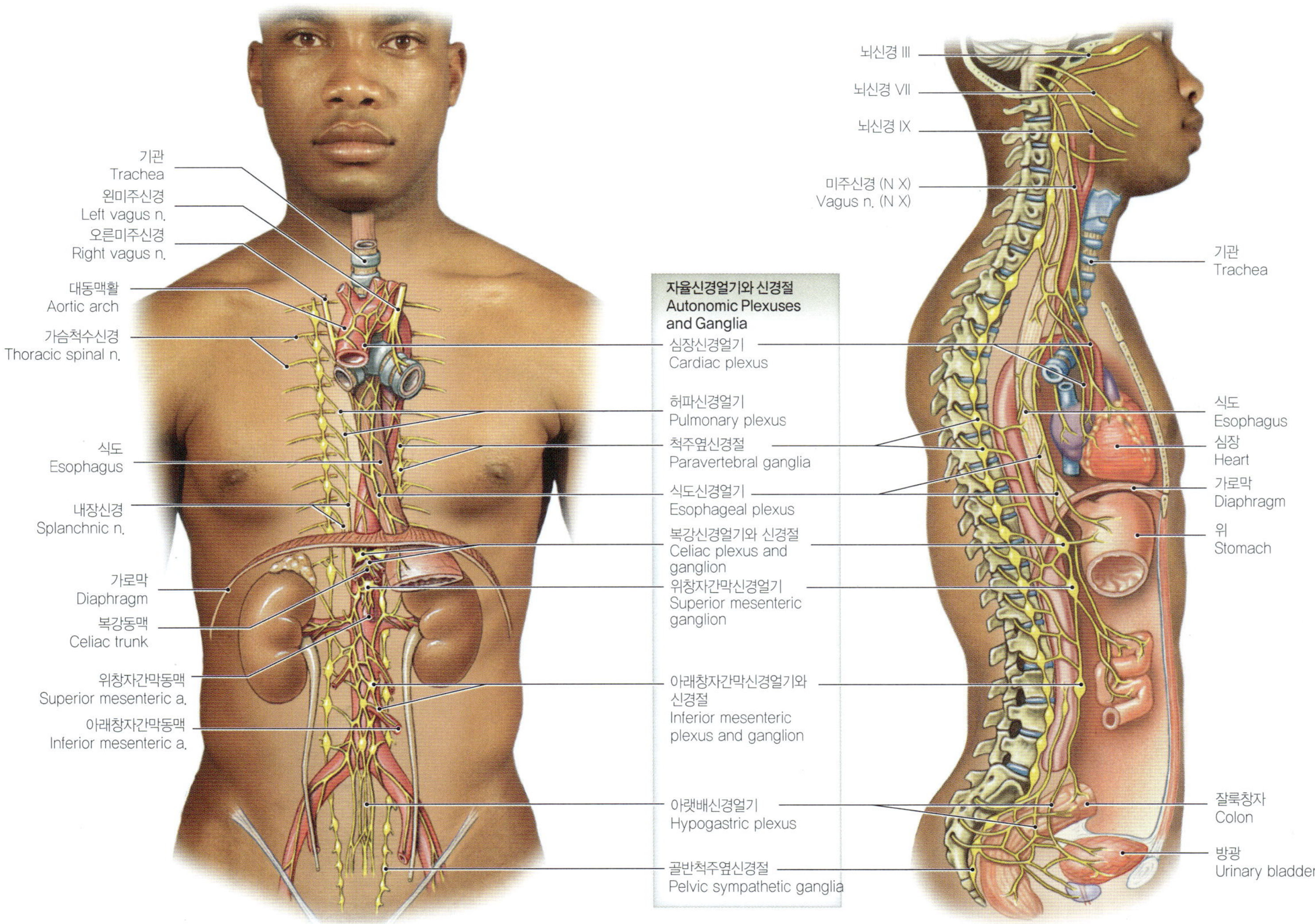

a 가슴안(심장신경얼기, 식도신경얼기 및 허파신경얼기)과 배골반안(복강신경얼기, 아래창자간막신경얼기 및 아랫배신경얼기)의 자율신경얼기의 모식도

b 자율신경얼기의 시상면

■ 그림 17.9 말초의 자율신경얼기

가슴안에 들어온 자율신경섬유들은 **심장신경얼기(심장신경총, cardiac plexus)**와 **허파신경얼기(폐신경총, pulmonary plexus)**에서 엇갈려 교차한다. 이들 신경얼기는 각각 심장과 허파에 분포하는 교감신경과 부교감신경 모두를 포함하고 있다. **식도신경얼기(식도신경총, esophageal plexus)**는 척주옆신경절 사슬에서 나온 내장신경과 미주신경의 내림가지(하행지, descending branch)를 포함하고 있다.

미주신경의 부교감신경 신경절이전섬유는 식도를 따라 배골반안으로 들어와 **복강신경얼기(복강신경총, celiac plexus)**에 합쳐진다. 복강신경얼기와 **아래창자간막신경얼기(하장간막동맥신경총, inferior mesenteric plexus)**가 큰창자의 시작 부위까지 내장을 지배한다. **아랫배신경얼기(하복신경총, hypogastric plexus)**는 골반신경의 부교감신경섬유, 아래창자간막신경절에서 나온 교감신경 신경절이후섬유, 척주옆신경절에서 나온 엉치내장신경(천골내장신경, sacral splanchnic nerve)을 포함하고 있다. 아랫배신경얼기는 소화기관, 비뇨기관 및 골반안의 생식기관에 분포한다.

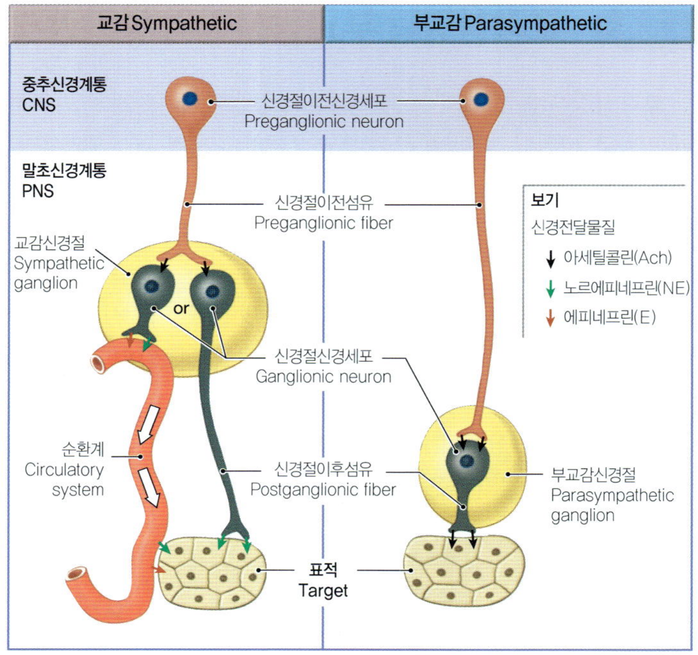

■ 그림 17.10 **교감신경과 부교감신경의 비교**
이 그림은 교감신경과 부교감신경의 신경절이전섬유와 신경절이후섬유의 길이, 신경절의 일반적인 위치, 주된 신경전달물질을 각각 비교하였다.

교감신경과 부교감신경의 비교

그림 17.10과 표 17.1에 자율신경계통의 교감신경과 부교감신경의 주요 사항을 비교하였다.

내장반사

내장반사(visceral reflex)는 자율신경계통에서 가장 간단한 기능이다(그림 17.11). 내장반사는 자율적 운동반응으로 고위중추인 시상하부에 의해 변환되거나 촉진되거나 또는 억제된다. 모든 내장반사는 다연접반사(polysynaptic reflex)이다. 각 내장반사활(visceral reflex arc)은 한 개의 수용기, 한 개의 감각신경, 한 개의 처리중추(사이신경세포 또는 운동신경세포) 및 두 개의 내장운동신경세포(신경절이전과 신경절)로 구성되어 있다(그림 17.11). 감각신경은 말초효과기로부터 뇌신경, 척수신경 또는 자율신경을 통해 중추신경계통에 정보를 전달한다. 예를 들어, 눈에 빛이 비치면 내장반사(맞동공빛반사, consensual light reflex)가 작동

표 17.1 교감신경과 부교감신경의 비교

특성	교감신경	부교감신경
내장운동신경세포의 위치	T_1–L_2 척수분절의 가쪽회색뿔	뇌줄기와 S_2–S_4 척수분절
말초신경절의 위치	내림대동맥 가쪽의 척주옆신경절과 앞쪽의 척주앞신경절 (복강신경절, 위창자간막신경절, 아래창자간막신경절)	종말신경절 또는 벽속신경절
신경절이전섬유: 길이 신경전달물질	 비교적 짧다. 말이집이 있다. 아세틸콜린	 비교적 길다. 말이집이 있다 아세틸콜린
신경절이후섬유: 길이 신경전달물질	 비교적 길다. 말이집이 없다 일반적으로 노르에피네프린	 비교적 짧다. 말이집이 없다 항상 아세틸콜린
신경효과기접합부	표적세포 근처에 신경절달물질을 분비하는 축삭염주와 넓은 종말매듭	특정한 수용기 표면에 신경절단물질을 분비하는 신경효과기접합부
중추신경계에서 말초신경절로 확산되는 비율	약 1:32	약 1:6
일반 기능	대사 자극, 각성도 증가, 위급상황에 대한 준비 ("투쟁–도피" 반응)	휴식과 영양분 흡수 촉진, 에너지 저장 ("휴식–안정" 반응)

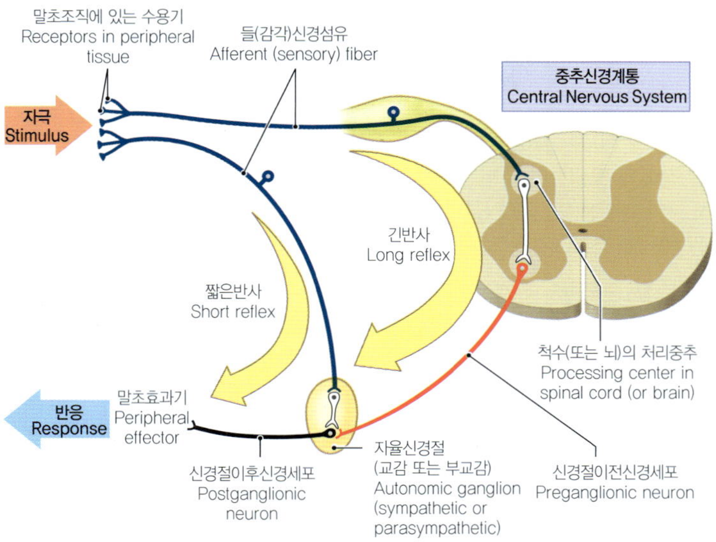

■ 그림 17.11 내장반사

내장반사는 몸반사와 기본적으로 동일한 구성을 가지고 있다. 그러나 내장반사는 다연접반사이다.

되어 동공이 수축하고, 완전히 어두우면 동공이 확장된다. 또한 동공을 수축하거나 확장하는 운동신경핵은 감정과 연관된 시상하부의 중추에 의해서도 조절된다. 속이 메스껍고 구역질이 날 때 동공은 수축하고, 성적 흥분 상태에서는 동공이 확장된다.

내장반사에는 긴반사와 짧은반사가 있다. **긴반사(long reflex)**는 다연접반사에 해당하는 것이다. 내장감각신경세포가 척수 등쪽뿌리를 통하거나 뇌신경의 감각가지를 통하거나 또는 내장효과기를 지배하고 있는 자율신경을 통해 중추신경계통에 정보를 전달한다. 정보처리 단계에는 중추신경계통 내의 사이신경세포 또는 뇌줄기나 척수에 위치한 운동신경세포가 관여한다. 자율신경계통은 말초신경절에서 연접한 다음 내장효과기에 명령을 전달한다.

짧은반사(short reflex)에는 중추신경계통이 완전히 배제되고, 자율신경계통 신경절 내에 위치한 감각신경세포와 사이신경세포가 관여한다. 사이신경세포가 신경절신경세포에 연접하고, 신경절이후섬유를 통해 운동 명령을 전달한다. 짧은반사는 매우 간단한 운동반응을 조절하여 국소적인 효과를 나타낸다. 일반적으로 짧은반사는 표적장기 한 부위의 활동을 조절하고 긴반사는 표적장기 전체의 활동을 조절한다. 표 17.2에 중요한 내장반사에 대한 설명을 정리하였다.

V 17.4 개념확인

1 ☐ 내장반사란 무엇인가?

2 ☐ 배골반안의 세 가지 신경얼기의 이름은 무엇인가?

표 17.2 대표적인 내장반사

반사	자극	반응	설명
부교감반사			
위반사와 창자반사(25장 참고) Gastric and intestinal reflexes	음식물의 물리적 접촉과 압력	음식물을 분비물과 혼합하고 밀어내기 위한 민무늬근육 수축	미주신경(X)에 의해 유발됨
배변 Defecation(25장 참고)	곧창자의 팽창	속항문조임근 이완	바깥항문조임근의 수의적인 이완이 필요함
배뇨 Urination(26장 참고)	방광의 팽창	방광벽 수축, 속요도조임근 이완	바깥요도조임근의 수의적인 이완이 필요함
직접동공빛반사와 맞동공빛반사 Direct light and Consensual light reflex(18장 참고)	눈에 비친 밝은 빛	동공 수축	–
삼키기반사 Swallowing reflex(25장 참고)	인두에 대한 음식물의 움직임	민무늬근육과 뼈대근육 수축	숨뇌의 삼킴중추가 조절함
구토반사 Vomiting reflex(25장 참고)	소화관 내피의 자극	배출을 위한 정상 민무늬근육 작용의 반전	숨뇌의 구토중추가 조절함
기침반사 Coughing reflex(24장 참고)	호흡관 내피의 자극	갑작스럽고 격렬한 공기 배출	숨뇌의 기침중추가 조절함
압력수용기반사 Baroreceptor reflex(21장 참고)	목동맥의 갑작스러운 혈압증가	심장박동수와 수축력 감소	숨뇌의 심장중추가 조절함
성적 흥분 Sexual arousal(27장 참고)	성적 자극(시각 또는 촉각)	샘분비와 민감도 증가	–
교감반사			
심장촉진반사 Cardioacceleratory reflex(21장 참고)	목동맥의 갑작스런 혈압증가	심장 박동수와 수축력감소	숨뇌의 심장중추가 조절함
혈관운동반사 Vasomotor reflex(22장 참고)	큰 동맥내 혈압의 변화	말초혈관 직경의 변화	숨뇌의 혈관운동중추가 조절함
동공반사 Pupillary reflex(18장 참고)	시각수용기에 도달한 어두운 빛 양	동공 확대	–
남자의 사정 Emission and ejaculation(27장 참고)	성적 자극(촉각)	정낭과 전립선 수축, 정액 사정을 위한 뼈대근육 수축	망울해면체근의 수축이 사정에 관여함

임상 노트

척수손상 후 방광기능 장애

정상적인 배뇨 과정은 방광벽속의 민무늬근육(배뇨근)과 요도근육 벽속에 있는 조임근의 열림과 닫힘의 반사적 상호작용에 의해서 조정된다. 조임근은 불수의적인 속조임근과 수의적인 바깥조임근이 있다.
방광과 두 요도조임근은 아래와 같이 신경지배를 받는다.

- 감각신경: 들감각신경은 방광벽 속의 뻗침수용기로부터 신경 임펄스를 전도하여 척수 L_1과 S_4사이로 들어간다. 이 신경은 배뇨반사의 들신경세포이며 방광을 비우는 과정이 시작된다.
- 부교감신경: 부교감 내림신경섬유를 갖고 있는 척수신경 S_2–S_4는 방광벽의 배뇨근과 요도 내의 불수의적 조임근을 신경지배하고 있다. 상승된 부교감신경계통 활성은 배뇨반사를 개시하여 방광 수축과 불수의적 요도조임근을 이완시켜 요의를 증가시킨다.
- 교감신경: 척수신경 L_1과 L_2는 방광벽의 배뇨근과 불수의적 요도조임근을 지배하는 교감신경 날섬유를 갖고 있다. 상승된 교감신경계통 활성은 방광벽의 수축을 억제하고 불수의적 요도조임근을 수축시켜 오줌이 방광에서 나오는 것을 막는다.
- 음부신경: 몸신경계통의 음부신경(S_2–S_4)은 바깥 수의적 요도조임근인 뼈대근육의 수축을 조절한다. 이 조임근의 수의적인 수축은 배뇨를 억제할 수 있으며, 이 근육이 이완되면 배뇨된다.

척수손상 환자는 들어오고 나가는 몸운동신경계통과 자율신경계통 활성에 장애가 발생하여 문제를 일으키게 된다. 이런 환자들의 대부분은 배뇨근의 과활성 또는 조임근의 수축, 요실금, 요정체, 배뇨곤란과 같은 방광 문제를 경험하게 될 것이다.

- 배뇨근무반사증/자율방광: S_2 이상의 엉치척수가 손상된 환자는 엉치척수로부터의 부교감신경 활성이 방해를 받게 되어, 그 결과 배뇨무반사증이 발생할 것이며 또한 자율방광이라고도 한다. 그러한 환자는 방광의 반사적 조절이 안 된다. 방광벽의 배뇨근은 이완되어 있으며, 방광이 가득차도 부교감신경의 불활성 때문에 방광을 비울 수 없다. 이러한 요폐(urinary retention)는 방광이 넘칠 때까지 계속되며, 그 결과 요실금이 일어난다.
- 이완성방광: 심한 척수손상 후 환자는 전형적으로 일정기간 척수쇼크(spinal shock)라고 하는 감각신경과 운동신경 마비를 경험하게 되며, 6~12주 지속된다. 몸신경과 자율신경의 날신경 활성이 없기 때문에 배뇨근무반사증이 나타나며, 수의적 조임근은 보통 이완되어 있고, 방광의 민무늬근(배뇨근)은 이완되어 있으며, 그리고 불수의적 조임근은 수축되어 있다. 방광은 오줌이 넘칠 때까지 확장된다. 척수손상의 정도에 따라 환자는 방광이 가득 찬 것을 인지하거나 못할 수 있다.

임상용어

레이노병(Raynaud's disease) 저온자극에 의해 과도한 교감신경성 말초혈관 수축이 유발되는 원인불명의 질환

호르너증후군(Horner's syndrome) 얼굴 한쪽의 교감신경지배 소실을 특징으로 하는 질환

핵심정리

개요

- 자율신경계통(ANS)은 체온을 조절하고, 심장혈관계통, 호흡계통, 소화계통, 비뇨계통 기능들을 조정한다. 자율신경계통에 의한 통상적인 생리기능 조절은 잠재의식 상태에서 수행된다.

17.1 몸신경계통과 자율신경계통의 비교

- 자율신경계통은 몸신경계통과 마찬가지로 들신경세포와 날신경세포로 구성되어 있다. 자율신경계통에서 들신경 경로는 내장수용기에서 시작하고, 날신경 경로는 내장효과기에 연결되어 있다.
- 자율신경계통과 몸신경계통은 수용기와 효과기의 위치가 다르며, 또한 중추신경계통과 효과기를 연결하는 신경세포의 구성에 차이가 있다. 중추신경계통 안에 위치한 신경절이전신경세포인 내장운동신경세포의 축삭(신경절이전섬유)은 신경절신경세포(혹은 신경절이후신경세포)에 연접하며, 신경절신경세포는 중추신경계통 외부의 자율신경 신경절 내에 위치한다. 신경절신경세포의 축삭은 신경절이후섬유로 말초장기를 지배하고 있다(그림 13.3과 Spotlight 그림 15.2/17.1).

교감신경과 부교감신경의 세부 분류

- 자율신경계통은 크게 교감신경과 부교감신경으로 다시 분류된다(Spotlight 그림 17.1).
- 척수의 가슴분절과 허리분절에서 나오는 내장운동신경이 교감신경(가슴허리부, "투쟁–도피" 반응계)을 형성한다. 일반적으로 교감신경은 대사활동을 자극하고, 각성도를 증가시키며, 응급상황에 대처하게 한다. 뇌줄기와 척수 엉치분절에서 나오는 내장운동신경이 부교감신경(머리엉치부, "휴식–안정" 반응계)

을 형성한다. 일반적으로 부교감신경은 에너지를 보전하고, 비활동성 기능을 촉진한다.

- 교감신경과 부교감신경은 모두 신경전달물질을 통해 표적장기에 작용한다. 세포막 수용기가 흥분 또는 억제 반응을 결정한다. 신경전달물질의 작용은 다음과 같다. (1) 모든 신경절이전섬유는 아세틸콜린(ACh)을 분비하며, 그 작용은 흥분이다. (2) 부교감신경의 모든 신경절이후섬유는 말단에서 아세틸콜린을 분비하며, 그 작용은 흥분 또는 억제이다. (3) 교감신경의 대부분 신경절이후섬유는 말단에서 노르에피네프린을 분비하며, 그 작용은 일반적으로 흥분이다.

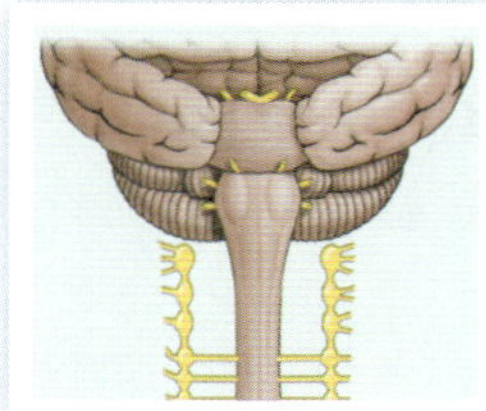

17.2 교감신경

- 교감신경은 척수 T_1과 L_2 분절 사이에 위치한 신경절이전신경세포; 척주 근처에 위치한 신경절 내의 신경절신경세포; 부신속질에 위치한 특수화된 신경세포들로 구성되어 있다(그림 17.1/17.2/17.3/17.4/17.10).

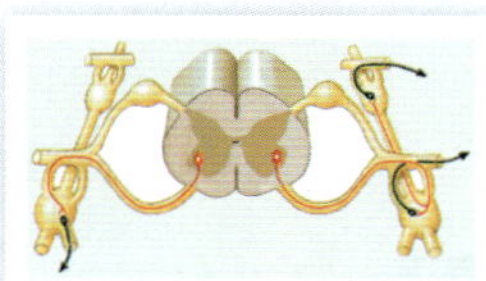

- 교감신경은 두 종류의 신경절(척주옆신경절과 척주앞신경절)을 가지고 있다.

척주옆신경절

- T_1과 L_2 척수분절 사이의 앞뿌리는 척주옆신경절에 연결되는 신경절이전섬유를 포함한 백색교통가지를 낸다. 이들 신경절이전섬유는 신경절신경세포에 연접하기 전에 광범위하게 분지하여 확산되는 경향을 가지고 있으며, 척주옆신경절이나 척주앞신경절 또는 부신속질에 신경연접한다. 또한 신경절이전섬유는 척주옆신경절들 사이를 연결하고 있다. 몸통벽에 위치한 내장효과기에 연결되는 신경절이후섬유는 회색교통가지를 통해 척수신경으로 되돌아온 다음 분포하게 된다. 가슴안 구조물에 연결되는 신경절이후섬유는 내장에 직접 연결되는 자율신경을 형성한다(그림 17.1/17.3).
- 척주옆신경절은 목신경절 3개, 가슴신경절 11~12개, 허리신경절 2~5개, 엉치신경절 4~5개, 꼬리신경절 1개로 구성되어 있다. 모든 척수신경은 교감신경의 신경절이후섬유를 전달하는 회색교통가지를 가지고 있다. 요약하면: (1) 가슴신경절과 위쪽 허리신경절만이 백색교통가지를 통해 신경절이전섬유를 전달받는다. (2) 목신경절, 아래쪽 허리신경절, 엉치신경절들은 교감신경세포의 곁신경섬유로부터 신경절이전섬유성 신경지배를 받는다. (3) 모든 척수신경은 척주옆신경절로부터 회색교통가지를 전달받는다(그림 17.4).

내장신경과 척주앞신경절

- 배골반안 장기들은 척주옆신경절을 지나 척주앞신경절에서 연접하는 신경절이전섬유들에 의해 교감신경지배를 받는다. 척주앞신경절로 오는 신경절이전섬유들은 내장신경(큰내장신경, 작은내장신경, 허리내장신경 및 엉치내장신경)을 형성한다(그림 17.3b/17.4/17.9).
- 내장신경들은 아랫배신경얼기와 세 개의 척주앞신경절: (1) 복강신경절, (2) 위창자간막신경절, (3) 아래창자간막신경절에 연결된다(그림 17.4/17.9).
- 복강신경절은 위, 간, 이자, 지라; 위창자간막신경절은 작은창자와 큰창자의 시작 부위; 아래창자간막신경절은 콩팥, 방광, 생식기관 및 큰창자의 종말 부위를 지배한다(그림 17.3b/17.4/17.9).

부신속질

- 일부 신경절이전섬유는 척주옆신경절과 척주앞신경절에서 연접하지 않는다. 그 대신 부신 안에 들어가 부신속질의 변형된 신경세포에 연접한다. 이들 세포는 노르에피네프린(NE)과 에피네프린(E)을 혈액순환계통으로 분비하므로 긴 시간 동안의 교감신경지배 효과가 나타나게 한다(그림 17.3c/17.4/17.5).

교감신경자극의 영향

- 위급한 상황에서 전체적인 교감신경 반응을 교감신경활성화라고 부른다. 이에 의한 영향은 각성도 증가, 활력과 도취감, 심장혈관계통과 호흡계통 활동의 증가, 근육긴장도의 증가, 저장된 에너지의 사용 촉진 등이다.

교감신경활성과 신경전달물질 분비

- 교감신경자극의 두 가지 명확한 결과는 신경효과기접합부에서 노르에피네프린의 분비(일부는 아세틸콜린)와 혈액순환계통으로의 노르에피네프린과 에피네프린의 분비이다(그림 17.6).

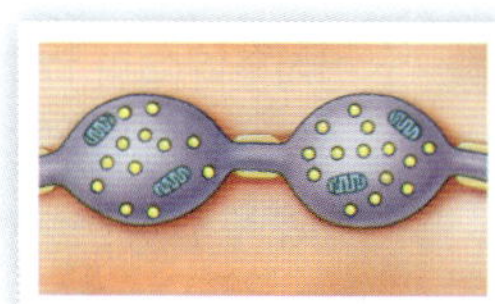

세포막 수용기와 교감신경 작용

- 노르에피네프린과 에피네프린 모두에 의해 자극되는 교감신경의 수용기에는 두 종류; 알파수용기(세포막의 탈분극에 의해 자극에 반응)와 베타수용기(표적세포의 대사활성 변화에 의해 자극에 반응)가 있다.
- 거의 모든 신경절이후섬유는 노르에피네프린을 분비(아드레날린성) 하지만 일부는 아세틸콜린을 분비(콜린성)한다. 피부의 땀샘과 뼈대근육의 혈관을 지배하는 신경절이후섬유는 아세틸콜린을 분비한다.

교감신경의 요약

- 교감신경은 다음과 같은 특성을 가지고 있다. (1) 척주 양쪽에 위치한 분절적으로 구성된 척주옆신경절, 척주 앞쪽에 위치한 세 개의 척주앞신경절, 두 개의 부신속질; (2) 신경절이전섬유는 비교적 짧고 (부신속질에 연결된 신경절이전섬유는 예외), 신경절이후섬유는 매우 길다. (3) 전형적으로 광범위한 분지 확산 즉, 하나의 신경절이전섬유가 여러 신경절의 많은 신경절신경세포에 연접한다. (4) 모든 신경절이전섬유는 아세틸콜린을 분비하고, 거의 대부분의 신경절이후섬유는 노르에피네프린을 분비한다. (5) 효과기의 반응은 수용기의 성질과 작용에 따라 달라진다(표 17.1).

17.3 부교감신경

- 부교감신경은 (1) 뇌줄기와 척수 엉치분절에 위치한 신경절이전신경세포와 (2) 표적장기 내부 또는 근처에 위치한 말초 신경절의 신경절신경세포로 구성되어 있다(그림 17.7/17.8과 표 17.1).

부교감신경의 구성과 구조

- 신경절이전섬유는 뇌신경 중 III(눈돌림신경), VII(얼굴신경), IX(혀인두신경) 및 X(미주신경)을 통해 뇌를 빠져나온다(그림 17.7/17.8).
- 눈돌림신경과 얼굴신경 및 혀인두신경의 부교감신경섬유는 머리에 있는 내장기관들을 조절하며, 각각 섬모체신경절, 날개입천장신경절, 턱밑신경절및 귀신경절에서 신경연접한다. 미주신경의 부교감신경 신경절이전섬유는 가슴안과 배골반안 장기들의 벽속신경절에 연접한다(그림 17.7/17.8).

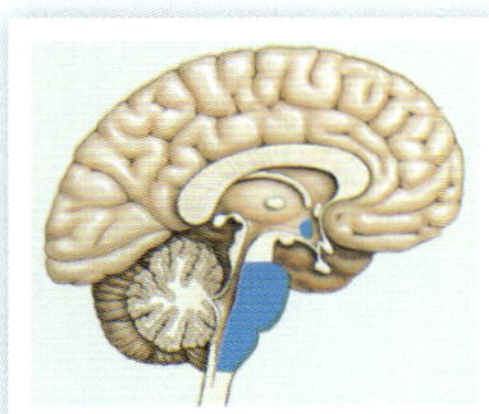

- 엉치분절에서 나온 신경절이전섬유는 골반신경을 형성하여 콩팥과 방광, 큰창자의 끝부분 및 생식기관의 벽속신경절에 연접한다(그림 17.8).

부교감신경의 일반기능

- 부교감신경에 의한 영향은 (1) 동공 수축, (2) 소화샘 분비, (3) 영양분 흡수를 위한 호르몬 분비, (4) 소화관 활동의 증가, (5) 배변, (6) 배뇨, (7) 호흡기도 수축, (8) 심장박동수 감소, (9) 성적 흥분 등이다. 이러한 기능들은 긴장 완화와 음식의 소화 처리, 에너지 흡수가 중심이 된다.

부교감신경의 활성과 신경전달물질 분비

- 부교감신경의 신경절이전섬유와 신경절이후섬유 모두는 신경연접과 신경효과기접합부 모두에서 아세틸콜린을 분비한다. 그 영향은 연접이후막과 주변 조직에서의 효소활성에 의하여 짧은 시간 동안만 지속된다.
- 연접이후막에는 두 가지 종류의 아세틸콜린 수용기가 존재한다. 니코틴수용기는 자율신경계통의 모든 신경절신경세포와 신경근육연접에 존재한다. 아세틸콜린에 노출되면 세포막의 이온통로를 열어 흥분시키는 작용을 한다. 무스카린수용기는 부교감신경의 신경효과기접합부와 교감신경의 일부 콜린성 신경효과기접합부에 존재한다. 무스카린수용기의 자극은 니코틴수용기 자극보다 오래 지속되는 효과를 만들어낸다.

부교감신경의 요약

- 교감신경은 다음과 같은 특성을 가지고 있다. (1)부교감신경은 III, VII, IX, X 뇌신경과 S_2에서 S_4까지 엉치분절의 내장운동핵으로 구성되었다. (2) 신경절신경세포는 표적장기 근처의 신경절 또는 벽속신경절에 위치한다. (3) 부교감신경은 머리 또는 가슴안과 배골반안 장기들에 분포한다. (4) 모든 부교감신경세포는 콜린성이다. 신경절이후신경세포 역시 콜린성이며, 니코틴수용기와 무스카린수용기를 가진 것으로 세분된다. (5) 부교감신경의 효과는 일반적으로 특정한 부위에서 제한적이고 짧게 나타난다(그림 17.10과 표 17.1).

17.4 교감신경과 부교감신경의 상관관계

- 교감신경은 몸 전체의 조직과 내장장기에 광범위하게 영향을 미친다(그림 17.4와 표 17.1).
- 부교감신경은 특정 뇌신경에 의해 지배되는 내장기관과 가슴안 및 배골반안 장기들만을 신경지배한다. 이중신경지배를 받는 장기들은 교감신경과 부교감신경 모두로부터 명령을 받는다(그림 17.10과 표 17.1).

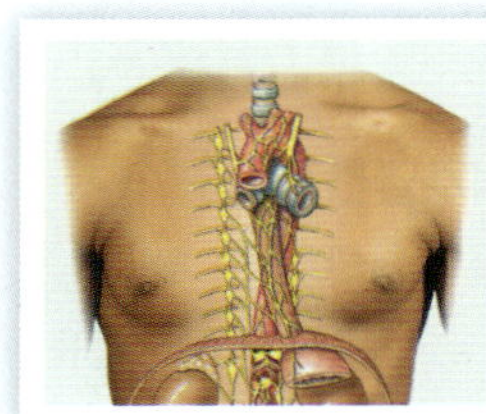

이중신경지배의 구조

- 가슴안과 배골반안에서 교감신경과 부교감신경은 특징적인 여러 신경얼기들에 뒤섞여 있다. 이러한 신경얼기에는 심장신경얼기, 허파신경얼기, 식도신경얼기, 복강신경얼기, 아래창자간막신경얼기, 아랫배신경얼기 등이 있다(그림 17.9).

교감신경과 부교감신경의 비교

- 그림 17.10과 표 17.1 참고.

내장반사

- 내장반사는 자율신경계통에서 가장 간단한 기능이다. 내장반사는 자율적 운동반응으로 고위중추인 시상하부에 의해 변환되거나 촉진되거나 또는 억제된다(그림 17.11과 표 17.2).

단원 연습문제

For answers, see the blue Answers tab at the back of the book.

단계 1. 정의와 용어

가장 근접한 항목에 대하여 짝을 지으시오.

1. 신경절이전 ☐
2. 가슴허리부 ☐
3. 부교감 ☐
4. 척주앞 ☐
5. 척주옆 ☐
6. 아세틸콜린 ☐
7. 에피네프린 ☐
8. 교감 ☐
9. 내장신경 ☐
10. 위급상황 ☐

a. 모든 신경절이전섬유
b. 척주앞신경절로 가는 신경절이전섬유
c. 일차신경세포
d. 척주앞신경절
e. 부신속질
f. 교감신경활성화
g. 교감신경
h. 종말신경절
i. 척주옆신경절
j. 긴 신경절이후섬유

11. 중추신경계통의 내장운동신경세포는?
(a) 신경절신경세포이다.
(b) 척수신경절 안에 위치한다.
(c) 아래 가슴 부위를 제외하고는 민말이집신경섬유로 되어 있다.
(d) 말초에 위치한 신경절신경세포에 연접하는 축삭을 낸다.

12. 내장신경은?
(a) 부교감신경의 신경절이후섬유로 구성되어 있다.
(b) 척주앞신경절로 가는 신경절이전섬유를 포함하고 있다.
(c) 머리에 있는 구조물의 교감신경 기능을 조절한다.
(d) 하나의 척주옆신경절과 각각 연결하고 있다.

13. 다음 신경절 중 교감신경에 속하는 신경절은?
(a) 귀신경절
(b) 날개입천장신경절
(c) 척주옆신경절
(d) 위 신경절 모두

14. 교감신경의 신경절이전섬유가 어디에서 시작하는가?
(a) 대뇌겉질
(b) 숨뇌
(c) 뇌줄기와 척수의 엉치부
(d) 척수의 가슴허리부

15. 부교감신경의 모든 연접과 신경효과기접합부에서 분비되는 신경전달물질은?
(a) 에피네프린
(b) 싸이클릭-AMP
(c) 노르에피네프린
(d) 아세틸콜린

16. 부신속질에 위치한 교감신경절의 신경세포와 유사한 큰 세포는?
(a) 부신겉질에 위치하고 있다.
(b) 모세혈관으로 아세틸콜린을 분비한다.
(c) 모세혈관으로 에피네프린과 노르에피네프린을 분비한다.
(d) 내분비 기능이 없다.

17. 교감신경의 신경절이전섬유의 특징은?
(a) 길이가 짧고, 민말이집 신경섬유이다.
(b) 길이가 짧고, 말이집 신경섬유이다.
(c) 길이가 길고, 말이집 신경섬유이다.
(d) 길이가 길고, 민밀이집 신경섬유이다.

18. 자율신경계통의 모든 신경절이전섬유는 연접말단에서 ____________을 분비하고, 그 효과는 항상 _____이다.
(a) 노르에피네르핀, 억제
(b) 노르에피네프린, 흥분
(c) 아세틸콜린, 흥분
(d) 아세틸콜린, 억제

19. 일반적으로 자율신경계통의 신경절이후섬유는
(a) 말이집이 있다.
(b) 민말이집이다.
(c) 신경절이전섬유보다 굵다.
(d) 척수 안에 있다.

20. 백색교통가지는
(a) 효과기 장기에 신경절이후섬유를 내보낸다.
(b) 척수신경의 뒤뿌리로부터 나온다.
(c) 분지하지 않는 섬유로 되어 있다.
(d) 근처의 척주옆신경절에 신경절이전섬유를 보낸다.

단계 2. 개념정리

1. L_2 위치에서 척수신경의 앞뿌리를 절단하면 어떤 종류의 정보가 차단되는가?
(a) 수의적 운동 명령
(b) 자율신경계통 운동 명령
(c) 감각 입력
(d) a와 b

2. 첫 번째부터 다섯 번째까지 척수신경의 오른쪽 앞뿌리가 손상되면 어떤 장애가 나타나는가?
(a) 오른쪽 동공 확장 기능장애
(b) 왼쪽 동공 확장 기능장애
(c) 오른쪽 위팔두갈래근의 수축장애
(d) 왼쪽 위팔두갈래근의 수축장애

3. 얼굴이 붉게 상기되는 것에 관계되는 해부학적 기전은?
(a) 부교감신경자극에 의한 증가된 피부의 혈류
(b) 혈관벽을 이완시키는 교감신경자극에 의한 피부 혈류의 증가
(c) 피부의 근육긴장도를 완화시키는 부교감신경자극에 의한 피부표면 혈류의 정체
(d) 호흡기에서 산소흡수를 증가시키는 교감신경자극에 의한 혈액의 붉은색 증가

4. 작은창자로부터의 내장 신호정보가 척수에 전달되지 않는다면 어떤 구조가 손상된 것인가?
   (a) 신경절이전신경세포
   (b) 백색교통가지
   (c) 회색교통가지
   (d) 위 모두가 아니다.

5. 부신에서 분비된 에피네프린과 노르에피네프린의 효과는 이들이 신경효과기접합부에서 분비될 때보다 긴 시간 동안 효과를 유지한다. 그 이유는?

6. 부교감신경자극은 교감신경에 비해서 보다 국소적이고 특정적인 효과를 나타낸다. 그 이유는?

7. 척주옆신경절은 척주앞신경절이나 벽속신경절과 어떻게 다른가?

8. 교감신경과 부교감신경의 일반적 효과를 비교하시오.

9. 내장운동 명령 경로의 일반적인 구성을 설명하시오.

단계 3. 종합적 사고

1. 위궤양이 심각한 경우, 위를 지배하고 있는 미주신경의 가지를 절단하는 수술이 필요할 수도 있다. 이것은 어떤 도움이 있는가?

2. 자율신경계통 기능의 어떤 변화가 호르너증후군으로 진단을 내리게 하는가?

3. 목을 말벌에 쏘였다. 말벌 독에 대한 알러지가 있어서 목구멍이 부어오르고 호흡기도가 수축되었다. 아세틸콜린이나 에피네프린이 이러한 증상을 완화하는데 도움이 되는가? 그 이유는?

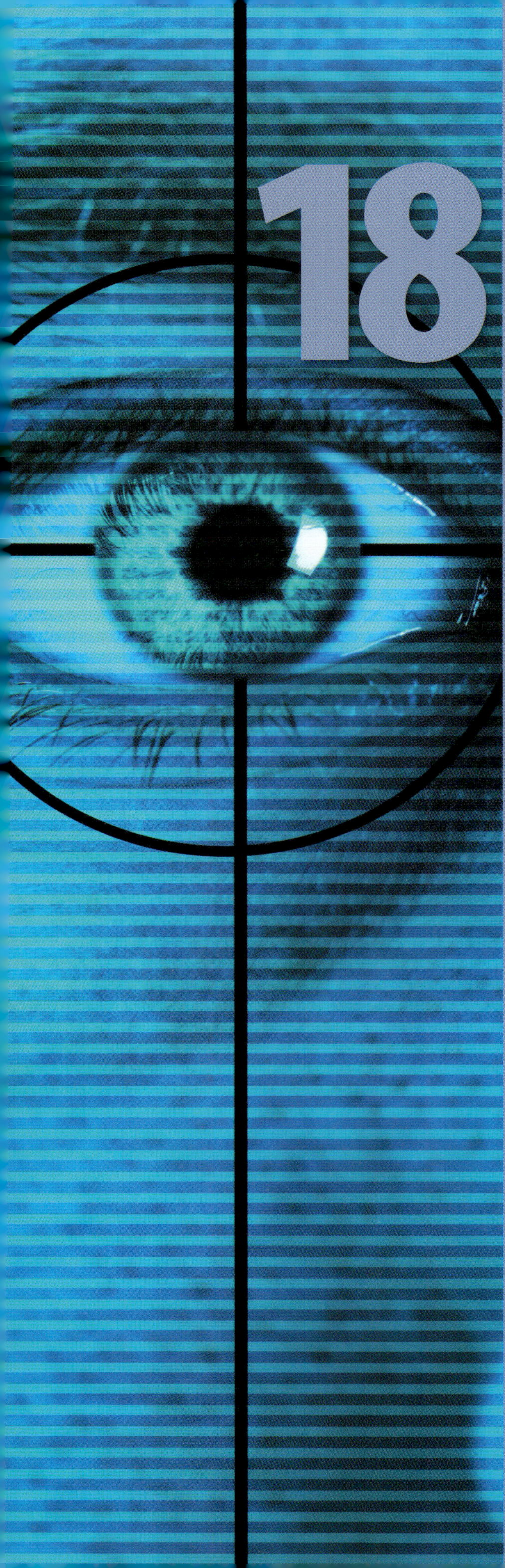

18 신경계통 The Nervous System

일반감각과 특수감각 General and Special Senses

학습목표

- **18.1** 수용기, 감각의 부호화, 긴장성 수용기, 위상성 수용기를 설명한다.
- **18.2** 네 가지 유형의 일반감각수용기를 비교한다.
- **18.3** 후각수용기의 구조와 이 수용기로부터 중추신경계통까지 도달하는 후각경로를 설명한다.
- **18.4** 미각수용기의 구조와 이 수용기로부터 중추신경계통까지 도달하는 미각경로를 설명한다.
- **18.5** 바깥귀, 가운데귀, 속귀의 구조를 설명한다.
- **18.6** 눈의 구조를 설명한다.

모든 세포막은 세포의 수용기로 작용한다. 왜냐하면 세포의 바깥 환경에 반응하기 때문이다. 세포막은 특정한 전기적, 화학적 또는 기계적 자극에 대한 민감도가 각기 다르다. 예를 들어, 신경세포를 자극하는 어떤 호르몬은 뼈세포에는 영향을 미치지 않는다. 이는 신경세포와 뼈세포의 세포막이 각기 다른 수용기 단백질을 가지고 있기 때문이다. **감각수용기**(sensory receptor)란 몸 내부 상태나 외부환경을 감지하는 특수한 세포 또는 세포돌기를 말한다. 수용기에 대한 직접적이거나 간접적인 자극은 감각신경세포의 활동전위 생성을 변화시킨다.

중추신경계통에 도달한 감각정보를 **감각**(sensation)이라고 하며, **인지**(perception)란 감각을 의식수준에서 인식함을 뜻한다. **일반감각**(general sense)에는 온도감각, 통각, 촉각, 압각 및 고유감각(몸의 위치에 관한 감각)이 있다. 일반감각수용기는 몸 전체에 걸쳐 분포하고 있으며, 이들 감각은 앞에서 설명한 경로를 통해 일차감각겉질 또는 몸감각겉질에 전달된다.

특수감각(special sense)에는 후각(냄새), 미각(맛), 평형감각, 청각 및 시각이 있다. 특수감각은 일반감각수용기보다 구조적으로 더 복잡한 특수화된 수용기세포에 의해 수행된다. 이들 수용기는 눈과 귀 같은 복잡한 **감각기관**(sense organ) 속에 위치하고 있으며, 정보를 뇌의 중추에 전달한다.

감각수용기는 내부 또는 외부환경과 신경계통을 이어주는 연결장치이다. 신경계통은 정확한 감각정보에 의지해서 특정 자극에 대한 반응을 상당히 빠르게 통제하고 조절한다. 이 단원은 우선 수용기의 기능과 감각처리의 기본개념을 요약하고, 이러한 지식을 일반감각과 특수감각에 적용하며, 그 구조를 설명한다.

18.1 수용기

각 수용기는 특징적인 민감도를 가진다. 예를 들면, 촉각수용기는 압력에 아주 민감하지만 화학적 자극에는 반응하지 않는다. 이러한 개념을 **수용기 특이성**(receptor specificity)이라 한다. 수용기 특이성은 수용기세포의 구조 자체 때문에 생기거나 부속세포의 존재 때문이거나 혹은 다른 자극으로부터 수용기를 보호하는 구조가 있기 때문에 발생한다. 가장 간단한 수용기는 **자유신경종말**(free nerve ending)이라 불리는 감각신경의 가지돌기이다. 많은 여러 가지 자극이 이를 자극할 수 있다. 예를 들면, 통각을 담당하는 자유신경종말은 화학자극, 압력, 온도 변화, 또는 물리적 손상에 반응할 수 있다. 하지만 이와는 대조적으로 눈의 수용기세포는 빛에만 반응하며 다른 모든 자극은 주위의 부속세포가 차단한다. 하나의 수용기세포가 담당하는 영역을 **수용영역**(receptive field)이라 한다(그림 18.1). 충분히 강한 자극이 수용영역에 주어질 때 중추신경계통은 정보를 얻을 수 있다. 수용영역의 크기는 자극의 위치정보를 얻는데 중요하다. 수용영역이 클수록 자극의 위치를 인식하기 어려워진다. 예를 들면, 전신의 표면에 있는 촉각수용기는 직경이 약 7 cm인 수용영역을 가지고 있다. 반면에 혀에 있는 수용기는 1 mm보다 작은 직경의 수용영역을 가지고 있다. 그 결과, 가벼운 촉각은 단지 대략적인 위치정보를 알 수 있을 뿐이지만 혀는 자극의 위치를 매우 정밀히 판별할 수 있다.

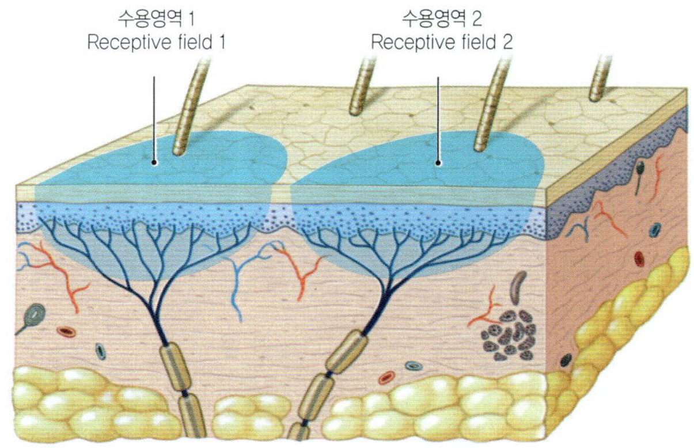

■ **그림 18.1 수용기와 수용영역**
각 수용기는 수용역역에 해당하는 특정 부위를 감지한다.

자극은 매우 다양한 형태로 도달한다 – 압력 같은 물리적인 힘, 용해된 화학물질, 소리, 빛. 그러나 자극의 성질에 관계없이 감각정보는 활동전위의 형태로 중추신경계통에 전달된다. 중추신경계통에 도착된 정보는 의식 또는 잠재의식 수준에서 처리되고 해석된다.

감각정보의 해석

감각정보는 중추신경계통에 도착하면 자극의 위치와 성질에 따라 각기 달리 수송된다. 15장에서 설명한 감각경로를 따라서, 축삭은 점 A(수용기)로부터 점 B(대뇌겉질의 특정 위치에 있는 신경세포)에 정보를 전달한다. 각 경로는 몸의 특정 부위의 수용기로부터 특정 감각정보(촉각, 압력, 시각 등)를 수송한다. 경로 안의 활성화된 신경세포를 안다면 자극의 위치와 성질을 알 수 있다(그림 15.3). 다른 특징은 들신경섬유 속에서 활동전위의 형태로 자극이 전달되는 것이다. 이런 **감각의 부호화**(sensory coding)는 자극의 강도 및 지속시간, 변화, 움직임에 관하여 정보를 제공한다.

긴장성 수용기(tonic receptor)라 불리는 일부 감각신경세포는 항상 활동적이다. 눈의 빛수용기와 자세를 감지하는 각종 수용기가 긴장성 수용기의 예가 된다. 다른 수용기는 일반적으로 비활동성이다. 그러나 조건에 변화가 있으면 언제든지 단시간 내에 활동적이 된다. 이것을 **위상성 수용기**(phasic receptor)라 하며, 자극 변화의 강도와 빈도에 대한 정보를 제공한다. 피부에 많이 있는 촉각 및 압력수용기가 위상성 수용기의 예이다. 긴장성과 위상성 부호화를 동시에 수행하는 수용기는 극단적으로 복잡한 감각정보를 전달한다. 관절의 위치와 운동을 감지하는 수용기가 여기에 속한다.

중추에서의 처리와 적응

적응(adaptation)이란 지속적인 자극에 대한 민감도의 감소를 가리킨다. **말초성(감각성) 적응**(peripheral(sensory) adaptation)은 수용기 또는 감각신경세포의 활동 수준이 변화할 때 일어난다. 수용기는 초기에는 강하게 반응하지만, 신경연접의 피로 등과 같은 이유로 감각섬유의 활동성은 점차적으로 감소하게 된다. 이 반응은 위상성 수용기의 특징으로 이런 수용기를 **빠른적응 수용기**(fast-adapting receptor)라고 부른다. 긴장성 수용기는 말초성 적응이 거의 일어나지 않으므로 **느린적응 수용기**(slow-adapting receptor)라 부른다.

적응은 또한 감각경로를 따라 중추신경계통 안에서도 일어난다. 예를 들면, 새로운 냄새에 노출된 몇 초 후에는 비록 감각신경은 여전히 활동적이지만 자극에 대한 의식상태의 자각은 사라진다. 이러한 과정이 **중추성 적응**(central adaptation)이며, 감각경로에 위치하는 신경핵의 억제에 의한 것으로 알려져 있다.

잠재의식 수준에서 중추성 적응은 대뇌겉질에 도달하는 정보의 양을 제한하며, 들어오는 감각정보의 대부분은 불수의적 반사를 일으키는 척수와 뇌줄기의 중추에서 처리된다. 감각신경섬유에 의해 제공되는 정보의 약 1%만이 대뇌겉질에 도달하며, 의식상태에서 자각된다.

감각의 한계성

감각수용기는 우리 몸과 주변 환경에 대한 상세한 정보를 제공한다. 그러나 이 정보는 몇 가지 이유로 인해 불완전하다.

- 인간은 모든 가능한 자극에 대한 수용기를 가지고 있지 않다.
- 수용기의 감도는 특정한 범위를 가진다.
- 자극은 중추신경계통에 의해 해석되어야 한다. 따라서 특정한 자극에 대한 우리의 인지는 단지 하나의 해석일 뿐 실재 그 자체가 아닐 수 있다.

V 18.1 개념확인

1	☐ 어떤 유형의 자극들이 자유신경종말을 활성화하는가?
2	☐ 긴장성 수용기와 위상성 수용기를 비교하라.
3	☐ 감각이란 무엇인가?
4	☐ 어떤 종류의 감각이 일반감각에 속하는가?

18.2 일반감각

일반감각수용기는 몸 전체에 분포하며 비교적 단순한 구조를 가지고 있다. 간단하게 **외수용기**(exteroceptor), **고유수용기**(proprioceptor) 및 **내수용기**(interoceptor)로 분류할 수 있다. 외수용기는 외부환경에 대한 정보를 제공하고, 고유수용기는 몸의 자세를 감지하며, 내수용기는 몸 내부의 상태를 감지한다.

좀 더 상세하게 분류하면 일반감각수용기는 흥분시키는 자극의 성질에 따라 네 가지 유형으로 분류된다.

1. **통각수용기**(nociceptor)는 조직 손상을 일으키는 여러 가지 자극에 반응한다. 수용기가 활성화되면 통증 감각을 일으킨다.
2. **온도수용기**(thermoreceptor)는 온도의 변화에 반응한다.
3. **기계수용기**(mechanoreceptor)는 세포막에 가해지는 물리적인 비틀림, 접촉, 압력에 의해 자극되기도 하고 억제되기도 한다.
4. **화학수용기**(chemoreceptor)는 체액의 화학적 구성을 감지하고, 특정한 분자에 반응한다.

각 수용기는 종류에 따라 분명한 구조적, 기능적 특성을 가진다. 일부 촉각수용기와 기계수용기는 그 명칭에 발견자의 이름을 사용하고 있다. 현대 해부학자들은 이 명칭에 대해 다른 대안을 제시하고 있지만 아직은 표준화된 안 또는 통일된 안이 없다. 문제는 어떤 대안 명칭도 일차 문헌(전문적, 기술적, 임상적 학술지나 연구보고서)에서 널리 받아들여지지 않고 있다는 점이다. 혼란을 피하기 위해 이 장에서는 일반적으로 널리 수용되거나 사용되고 있는 대안이 없을 경우에는 고전적인 기원 명칭을 사용할 것이다.

통각수용기

통각수용기는 피부의 얕은층, 관절주머니, 뼈막 및 혈관벽 주위에 특히 많이 존재한다. 깊은조직 또는 대부분의 내장기관에는 통각수용기가 거의 없다. 통각수용기는 넓은 수용영역을 가진 자유신경종말이다. 그러므로 결과적으로 통증이 일어나는 정확한 부위를 결정하기 어려울 때가 종종 있다.

통각수용기에는 세 가지의 유형이 있다. (1) 극단적인 온도에 민감한 수용기, (2) 기계적인 손상에 민감한 수용기, (3) 손상된 세포에 의해 분비되는 화학물질과 같은 용해된 화학물질에 민감한 수용기이다. 그러나 온도나 압력, 화학자극이 매우 강렬하면 세 가지 수용기 모두를 흥분시킨다.

빠른 통증[fast pain, 찌르는 듯한 통증(pricking pain)]은 깊게 베이거나 그와 유사한 손상에 의해 일어난다. 통증은 조직 손상이 끝난 후에 사라진다. 만일 통각수용기가 계속 자극되더라도 중추성 적응이 통증의 인지를 감소시킨다.

느린 통증[slow pain, 쑤시는 작열통(burning and aching pain)]은 빠른 통증과 동일한 유형의 손상으로부터 일어난다. 그러나 느린 통증은 빠른 통증에 비해 늦게 시작되고 오랫동안 지속된다. 예를 들면, 손이 베이면 빠른 통증을 즉시 인지하게 되고 조금 후에 쑤시는 느린 통증을 느끼게 된다. 느린 통증은 그물체와 시상을 전부 활성화시킨다. 통증은 알아차릴 수 있지만 통증이 일어난 부위는 대략적으로만 알 수 있다. 느린 통증을 가진 사람은 종종 통증의 부위를 찾기 위해 이곳저곳을 더듬게 된다.

내장기관의 통증은 척수신경의 뒤뿌리를 거쳐 척수에 이르는 감각신경에 의해 전달된다. 내장 통증은 종종 동일한 척수신경에 의해 지배되는 체표 부위에서 기인하는 통증처럼 인식된다. 이러한 **연관통**(referred pain)의 정확한 기전은 아직 덜 연구되어 있다. 몇몇 임상 예를 그림 18.2에서 보여준다. 예를 들면, 심장의 통증은 가슴 위쪽 및 왼쪽 팔에서 기인하는 통증처럼 인식하게 된다.

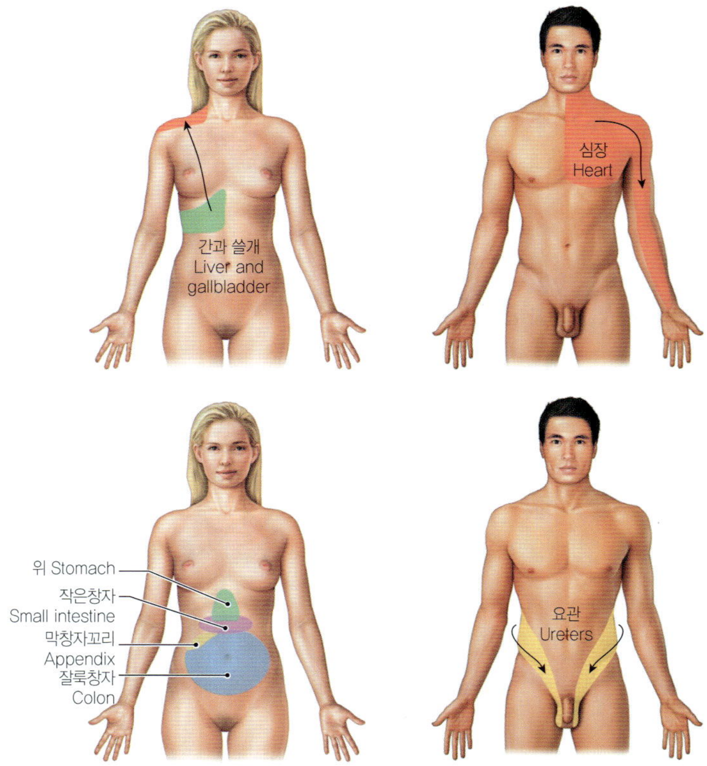

■ 그림 18.2 **연관통**
내장기관에서 발생한 통증감각은 같은 척수신경에 의해 지배받는 신체 표면의 특정 부위에서 종종 인지된다.

온도수용기

온도수용기는 피부의 진피, 뼈대근육, 간, 시상하부에 존재한다. 냉각수용기가 온각수용기에 비해 3~4배 더 많다. 수용기는 자유신경종말이고, 냉각수용기와 온각수용기의 구조적 차이점은 알려져 있지 않다.

온도 감각은 통증과 동일한 경로인 척수시상로를 따라 그물체, 시상 및 일차감각겉질에 전달된다. 온도수용기는 위상성 수용기이다. 이들은 온도 변화에 매우 민감하나 일정한 온도에 대해서는 매우 빨리 적응된다. 뜨거운 여름날에 냉방된 교실에 들어가거나 또는 상쾌한 가을 저녁에 더운 강당에 들어갈 때, 처음에는 이러한 온도가 불쾌하게 느껴지지만 적응이 일어나면 불쾌감은 사라진다.

기계수용기

기계수용기는 세포막의 당김, 눌림, 뒤틀림 등의 자극에 민감하며, 세 가지 종류가 있다. (1) 촉각수용기는 접촉, 압력 및 진동의 감각을 제공한다. (2) 압력수용기는 혈관벽과 소화기, 비뇨생식기에서 압력의 변화를 감지한다. (3) 고유수용기는 관절과 근육의 위치를 감지하며 일반감각수용기 중 가장 복잡한 수용기이다.

촉각수용기

촉각수용기의 구조는 단순한 자유신경종말에서부터 부속세포와 지지구조를 가진 특수화된 구조까지 다양하다. **미세촉각-압력수용기**(fine touch and pressure receptor)는 자극의 정확한 위치, 모양, 크기, 성질 및 움직임 등의 구체적인 정보를 제공한다. 이 수용기는 매우 민감하며 상당히 좁은 수용영역을 가지고 있다. **무딘촉각-압력수용기**(crude touch and pressure receptor)는 자극에 대한 빈약한 위치정보를 제공하고 자극에 대한 다른 부가적 정보를 거의 제공하지 않는다.

그림 18.3은 피부에 있는 여섯 가지 다른 종류의 촉각수용기를 보여준다. 이들은 두 개의 유형으로 다시 분류된다. 무피막수용기(unencapsulated receptor)인 자유신경종말과 촉각원반, 털뿌리신경얼기가 있으며, 피막수용기(encapsulated receptor)인 촉각소체, 루피니소체, 층판소체가 있다.

무피막수용기 자유신경종말은 진피의 유두층에 흔히 존재한다(그림 18.3a). 민감한 부위에서는 가지돌기가 표피를 관통하여 바닥층에 있는 촉각세포(Merkel cell)에 접촉한다. 각 촉각세포는 감각신경세포의 확장된 신경종말인 **촉각원반(tactile disc)**을 통해 감각신경세포와 연접한다(그림 18.3b). 촉각세포는 미세촉각과 압력에 민감하다. 촉각세포는 긴장성으로 활동하고 매우 민감하며 좁은 수용영역을 가지고 있다.

자유신경종말은 또한 털주머니와도 관련된다. **털뿌리신경얼기(모근신경총, root hair plexus)**의 자유신경종말은 비틀림과 체표면을 가로지르는 움직임을 감지한다(그림 18.3c). 털이 움직이면 털주머니의 움직임이 감각신경의 가지돌기를 비틀게 되고 감각신경섬유에 활동전위를 일으킨다. 이 수용기는 빠르게 적응한다. 그러므로 처음의 접촉과 연이은 움직임을 가장 잘 감지한다

피막수용기 큰 타원형의 **촉각소체(tactile corpuscle, Meissner's corpuscle)**는 촉각 감도가 매우 잘 발달된 곳에 존재한다(그림 18.3d). 촉각소체는 눈꺼풀, 입술, 손가락 끝, 젖꼭지 및 외부 생식기에 특히 많이 분포한다. 가지돌기는 서로 엇갈리게 감겨 돌고, 변형된 슈반세포가 이를 둘러싸고 있다. 섬유질 피막이 완전히 둘러싸서 진피 속에 고정시킨다. 촉각소체는 가벼운 접촉, 움직임 및 진동을 감지하며, 접촉 후 1초 이내에 자극에 적응된다.

진피에 위치하는 **루피니소체(Ruffini corpuscle)**는 피부의 뒤틀림과 압력에 민감하다. 그러나 긴장성 수용기로 활동하므로 적응이 거의 없다. 피막이 중심의 아교섬유를 싸고 이 섬유는 주위 진피의 아교섬유와 연속된다. 피막 속에서 가지돌기는 아교섬유와 서로 뒤얽혀 있다(그림 18.3e). 진피의 긴장이나 비틀림은 피막 속의 섬유를 당기거나 뒤틀리게 하고, 이러한 변화가 얽혀 있는 가지돌기를 당기거나 압박하여 미엘린집 감각신경섬유의 활동성을 변화시킨다.

층판소체(lamellated corpuscle, pacinian corpuscle)는 비교적 큰 피막수용기이다(그림 18.3f). 가지돌기는 연속된 동심성 세포층 안에 위치한다. 이 여러 층의 보호가 직접적인 압력 이외의 다른 자극으로부터 가지돌기를 막아 준다. 층판소체는 깊은 압력에 반응하며 맥동이나 진동 자극에 가장 민감하다. 층판소체와 루피니소체 모두 압력에 반응하지만 루피니소체가 매우 느리게 적응하는 것에 비해 층판소체는 빠르게 적응한다. 이 수용기는 진피에 위치하며 특히 손가락, 유방 및 외부 생식기에 분포한다. 또한 얕은근막, 깊은근막, 뼈막, 관절주머니, 장간막, 이자, 요도, 방광의 벽에서도 볼 수 있다.

표 18.1에 여섯 가지 종류의 촉각수용기의 기능과 특성을 요약한다. 촉각은 뒤기둥경로와 척수시상경로를 통해 중추신경계통으로 전달된다. 촉각의 민감도는 말초의 감염, 질병의 경과, 감각신경이나 중추신경의 경로 손상 등에 의해 변화되며, 촉각 민감도를 측정하는 임상검사법이 있다.

압력수용기

압력수용기(baroreceptor)는 뻗침수용기(stretch receptor)이다. 장기 벽의 뻗침 변화를 감지하여 장기 속의 압력을 감지한다. 자유신경종말인 이 수용기는 속이 빈 장기의 벽, 혈관, 호흡기, 소화기 및 비뇨기의 탄력조직 속에 가지를 뻗는다. 압력이 변화할 때 이들 장기의 탄력성 있는 벽은 늘어나거나 수축된다. 이러한 형태의 변화는 가지돌기를 비틀게 되고 활동전위의 발생의 빈도를 변화시킨다. 압력수용기는 압력의 변화에 즉각적으로 반응한다. 그림 18.4에 압력수용기의 위치와 기능을 정리하였다.

표 18.1 촉각과 압력수용기

감각	수용기	반응
미세촉각 Fine touch	자유신경종말 Free nerve ending	가벼운 피부 접촉
	촉각원반 Tactile disc	위와 같음
	털뿌리신경얼기 Root hair plexus	털줄기(hair shaft)의 초기 접촉
압력과 진동 Pressure and vibration	촉각소체 Tactile corpuscle	초기 접촉과 낮은 빈도의 진동
	층판소체 Lamellated corpuscle	초기(깊은) 접촉과 높은 빈도의 진동
깊은 압력 Deep pressure	루피니소체 Ruffini corpuscle	진피의 뻗침과 비틀림

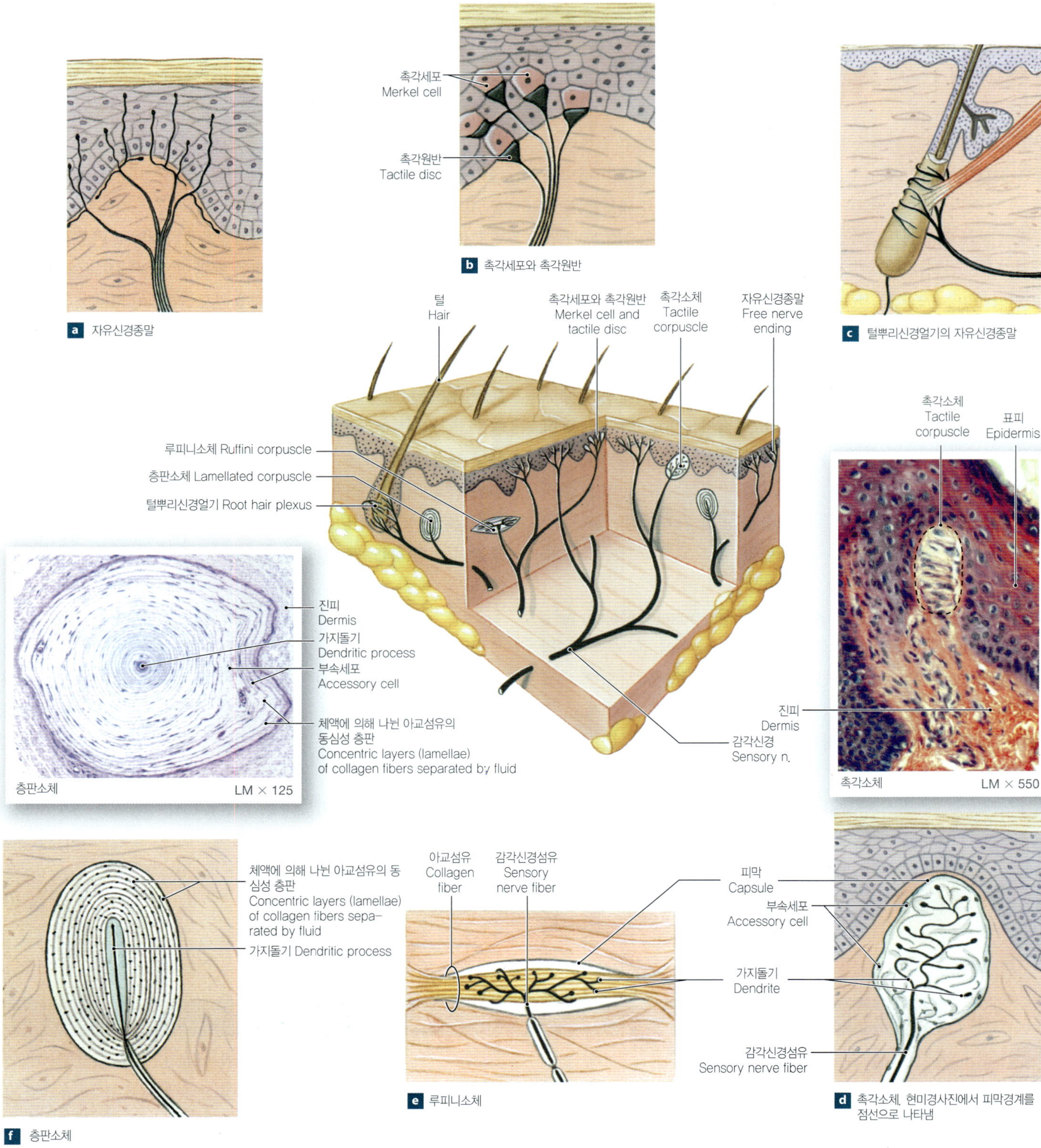

■ **그림 18.3 피부의 촉각수용기**
여섯 가지 종류의 주요 촉각수용기의 위치와 일반적인 해부학적 형태

고유수용기

고유수용기는 관절의 위치, 힘줄과 인대의 장력 그리고 근육수축의 상태를 감지한다. 일반적으로 고유수용기는 지속적인 자극에 적응되지 않는다. 고유수용기 중에서 근방추는 뼈대근육의 길이를 감지한다. **골지힘줄기관(Golgi tendon organ)**은 근육이 수축하는 동안에 힘줄의 긴장도를 감지한다. 관절주머니에는 자유신경종말이 풍부히 분포하여 관절의 장력, 압력 및 운동을 감지한다. 자세에 대한 감각은 이러한 고유수용기의 정보와 속귀로부터의 정보가 통합된 결과이다.

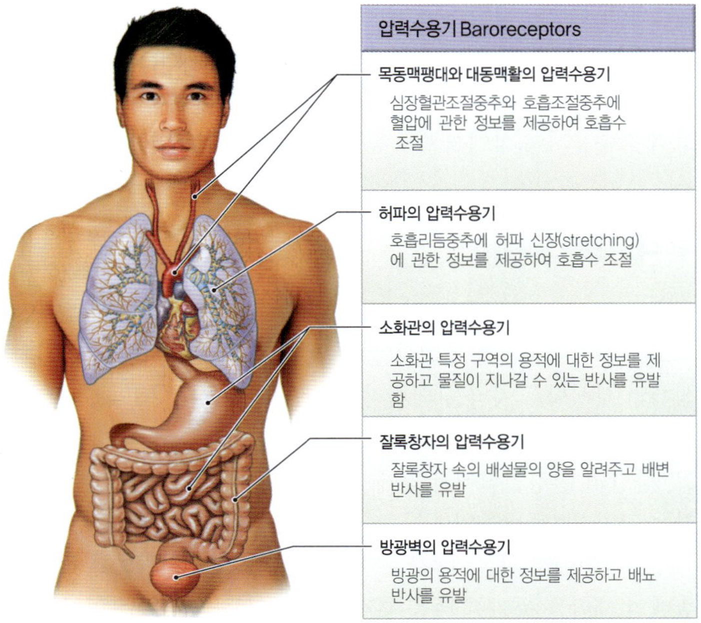

■ **그림 18.4 압력수용기와 자율기능의 조절**
압력수용기는 호흡, 소화, 배뇨, 배변을 포함한 자율기능조절에 필수적인 정보를 제공한다.

화학수용기

화학수용기는 특정한 화학물질이나 화합물의 미세한 농도 변화를 감지할 수 있는 전문화된 신경세포이다. 일반적으로 화학수용기는 수용성과 지용성 물질이 주위 체액에 용해되어 있을 때에 반응한다.

중요한 화학수용기의 위치와 기능을 **그림 18.5**에서 보여준다.

V 18.2 개념확인

1. ☐ 손에 있는 통각수용기가 자극되었을 때 어떤 감각을 인지하게 되는가?
2. ☐ 다리의 고유수용기로부터 중추신경계로 정보전달이 차단되면 어떤 현상이 일어나는가?
3. ☐ 기계수용기의 세 종류는 무엇인가?

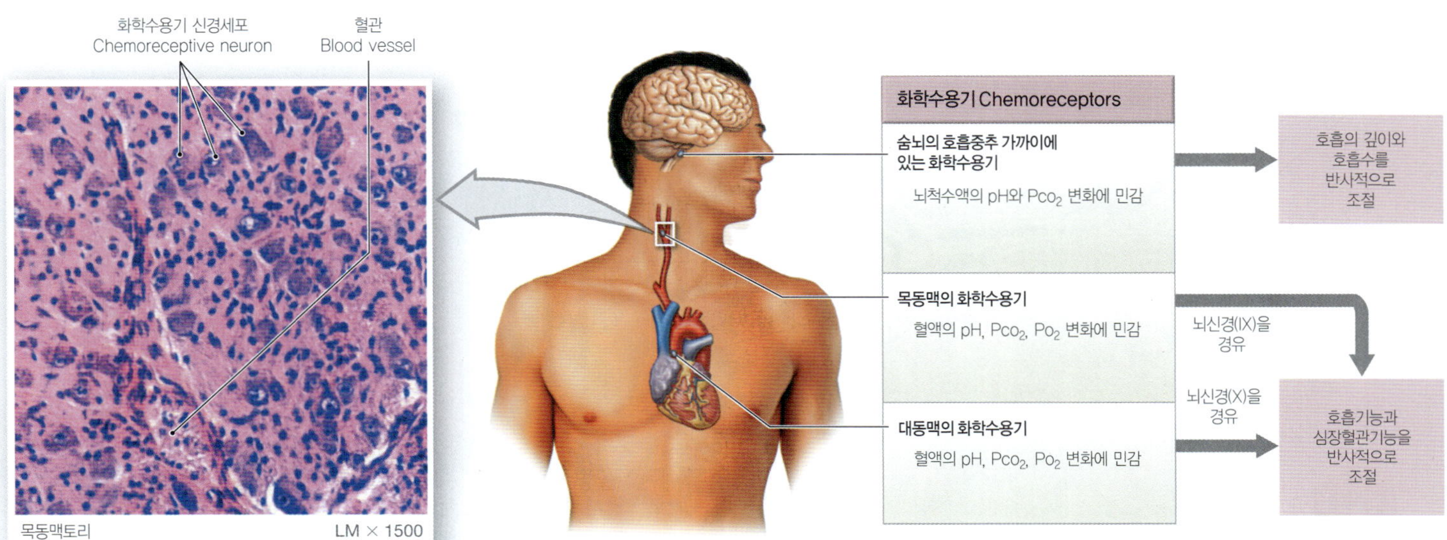

■ **그림 18.5 화학수용기**
화학수용기는 중추신경계통에서 숨뇌의 배가쪽면에서 그리고 목동맥토리와 대동맥토리에서 발견된다. 이 수용기는 호흡 및 심장혈관계통의 자율조절에 관여한다. 현미경 사진은 목동맥토리 안에 있는 화학수용기 신경세포의 조직소견을 보여준다.

18.3 후각(냄새)

후각(olfaction), 즉, 냄새는 한 쌍의 **후각기관**(olfactory organ)에 의해 제공된다. 이 기관은 코안 코중격의 양면에 위치하고 있으며, 다음과 같은 부위로 이루어져 있다(그림 18.6).

- 특수화된 **후각상피**(olfactory epithelium). 여기는 두극세포인 **후각수용기**(olfactory receptor), **버팀세포**(supporting cell), 줄기세포인 **바닥세포**(basal cell)로 구성되어 있다.
- 아래층의 성긴결합조직인 고유판. 이 층은 (1) 진하고 유색의 점액을 분비하는 **후각샘**(olfactory gland, *Bowman's gland*), (2) 혈관, (3) 신경으로 구성되어 있다.

후각상피는 체판의 아랫면, 코중격의 위쪽 부위, 벌집뼈의 위코선반을 덮고 있다. 공기가 코를 통해서 안으로 들어오면 코선반은 난류(소용돌이)를 형성해서 공기 중 화학물질이 후각상피에 닿을 수 있도록 한다. 정상적이고 편한 흡입은 흡입한 공기의 약 2% 정도의 작은 시료를 후각기관에 제공한다. 반복적으로 코를 킁킁거리는 것은 후각상피를 지나는 공기의 흐름을 증가시키고, 후각수용기에 대한 자극을 강화한다. 화합물이 후각기관에 닿으면 수용성 및 지용성 물질들이 점액으로 확산되고 후각수용기를 자극하게 된다.

후각수용기

후각수용기세포는 매우 변형된 신경세포이다. 각 수용기세포의 꼭대기쪽 가지돌기는 두드러진 마디(knob)를 형성한 후에 상피 표면을 지나 코안으로 나온다(그림 18.6b). 각 마디로부터 약 20개의 섬모들이 주위 점액으로 뻗어 있어 충분한 표면적이 용해된 화합물에 노출된다. 약 5 cm^2의 면적에 일천만 내지 이천만 개의 후각수용기세포가 분포하고 있다. 후각감지는 후각 섬모 표면에서 일어난다. 냄새 물질이 수용기에 결합하면 수용기 막이 탈분극하고 후각수용기 축삭에서 활동전위가 생성된다.

후각경로

후각은 매우 민감하다. 적게는 냄새를 유발하는 물질 네 분자만으로도 후각수용기를 활성화할 수 있다. 그러나 하나의 감각신경섬유의 활성화로 자극을 의식적으로 인식할 수 있다고 보장할 수는 없다. 상당한 폭주(convergence)가 후각경로를 따라 일어나고, 중간의 신경연접에서 억제기전으로 감각이 대뇌겉질에 도달하는 것이 방해될 수 있다.

후각상피에서 나온 축삭들은 약 20개 정도의 다발을 이루어 벌집뼈의 체판을 통과한 다음 후각망울 내의 신경세포에 연접한다(그림 18.6). 이 신경다발이 첫째뇌신경인 후각신경이다. 2단계 신경세포체는 후각망울 내에 있으며 축삭은 후각로를 통해 후각겉질, 시상하부 및 일부 변연계에 전달된다.

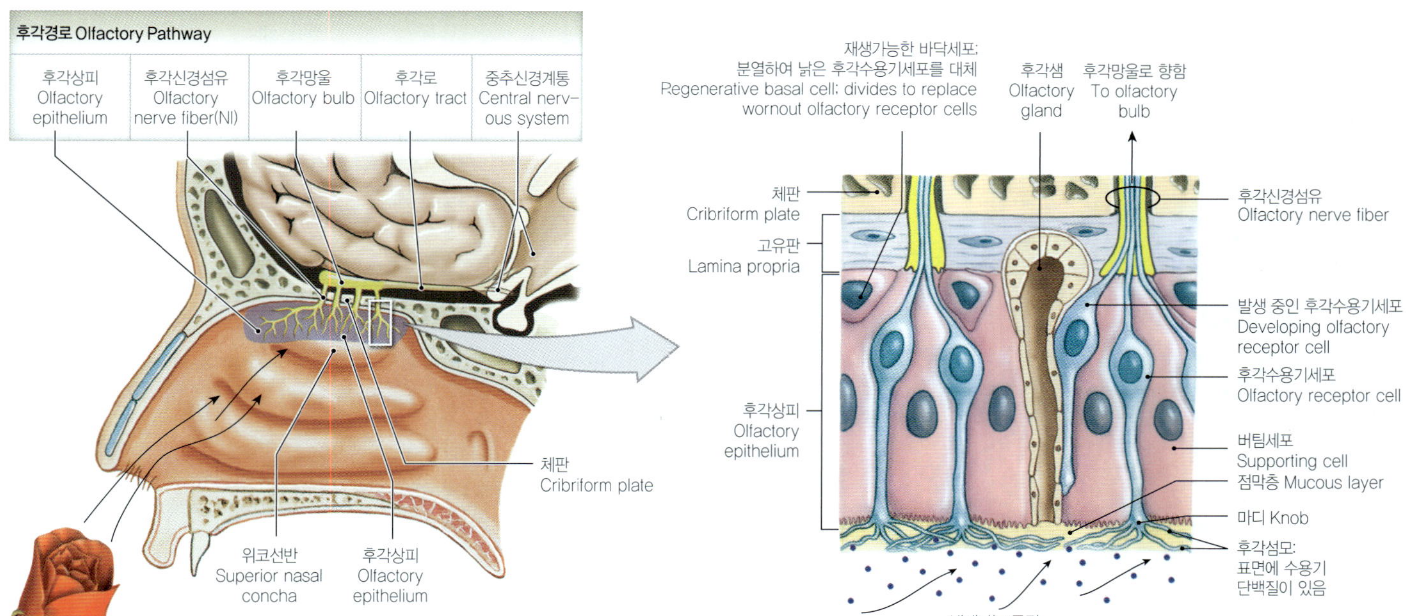

a 코중격의 왼쪽면에 나타난 후각수용기의 분포를 음영을 넣어 나타냄

b 후각상피의 상세한 모습

■ 그림 18.6 후각기관

후각은 시상에서 신경연접하지 않고 대뇌겉질에 전달되는 유일한 감각이다. 광범위한 변연계 및 시상하부와의 연결은 향수와 같은 특정 냄새에 의해 유발되는 강렬한 감정 및 행동 반응을 설명하는데 도움이 된다.

후각의 식별

후각은 수천 종류에 이르는 화학자극의 미묘한 차이를 구별할 수 있으며, 최소한 50종류의 각기 다른 "일차냄새(primary smell)"가 있다. 후각세포 사이에는 명확한 구조적 차이점은 없으나 후각상피 전체로 보면 명확히 다른 감도의 후각수용기 분포를 나타낸다. 중추신경계통은 수용기 활동의 특정한 양상에 근거하여 냄새를 해석한다.

후각수용기세포는 성인에서 신경세포 교체(neuronal replacement)의 가장 잘 알려진 예이다. 신경세포의 교체는 해마에서도 일어나지만 그 조절기전에 대해서는 아직 충분히 알지 못한다. 교체가 계속됨에도 불구하고 후각수용기 전체 숫자는 나이가 들면 점차로 감소하며, 남아 있는 수용기도 점차 덜 민감해진다. 그 결과 노인은 낮은 농도에서는 냄새 맡기가 어렵게 된다. 이러한 후각수용기 수의 감소가 과도하게 향수를 사용하려는 할머니의 경향성과 할아버지의 과도한 애프터셰이브 로션을 설명한다. 그들이 스스로 냄새를 맡을 수 있으려면 더 많은 양을 사용해야 하기 때문이다.

18.3 개념확인

1 당신과 당신의 친구가 해부학 시험을 준비 중이다. 당신의 친구는 "후각경로는 시상을 반드시 지나간다. 왜냐하면 이 커피 잔의 커피 향이 내 정신을 깨우기 때문이다." 하고 주장한다. 당신 친구가 옳은지 혹은 틀렸는지 이유를 설명하라.

18.4 미각(맛)

미각(gustation)은 우리가 섭취하는 음식과 음료에 대한 정보를 제공한다. **미각수용기(gustatory receptor)**는 혀의 등쪽 표면(그림 18.7a)과 인접한 인두와 후두 부위에 존재한다. 성인이 되면 인두와 후두의 상피에 있는 미각수용기의 중요성은 감소한다. 혀의 맛봉오리가 일차미각수용기가 된다. 맛봉오리는 유두라고 부르는 상피세포 돌기의 측면에 존재한다. 사람의 혀에는 세 가지 형태의 유두가 있다: **실유두(사상유두, filiform papillae)**, **버섯유두(심상유두, fungiform papillae)**, **성곽유두(유곽유두, circumvallate papillae)**. 유두의 분포는 부위별 차이가 있다(그림 18.7a,b).

미각수용기

미각수용기세포는 각각의 **맛봉오리(taste bud)** 안에 밀집해 있다(그림 18.7b,c). 각 맛봉오리는 **미각세포(gustatory cell)**라고 하는 약 40개의 길쭉한 수용기세포를 갖는다. 각 맛봉오리는 최소한 세 가지 형태의 미각세포와 아마도 줄기세포로 보이는 바닥세포(basal cell)를 갖는다. 전형적인 미각세포는 수명이 대략 10~12일정도 유지된다. 맛봉오리는 주변 상피 속으로 들어가 있어서 덜 처리된 음식물로부터 격리되어 있다. 각 미각세포는 가느다란 미세융모인 미각털(taste hair)을 좁은 **미각구멍(taste pore)**을 통하여 주변 수용액 속으로 뻗는다.

작은 버섯유두는 각각 약 5개의 맛봉오리를 갖는다. 반면에 커다란 성곽유두는 혀의 뒤쪽에 V자형으로 나열되어 있고 각 유두마다 무려 100개 정도의 맛봉오리를 갖는다. 대략 성인은 10,000개 이상의 맛봉오리를 가진다.

미각감지의 기전은 후각과 비슷하다. 용해된 화학물질이 미각털에 접촉하여 자극하면 미각세포의 막전위에 변화가 유도된다. 미각세포의 자극은 들신경섬유의 활동전위를 만들게 된다.

미각경로

맛봉오리는 뇌신경 VII(얼굴신경), IX(혀인두신경), X(미주신경)에 의해서 감지된다(그림 18.8). 1단계 감각신경은 숨뇌의 **고립로핵(solitary nucleus)**에서 연접하며, 2단계 신경세포의 축삭은 안쪽섬유띠(medial lemniscus) 속으로 들어가서 시상에서 3단계 신경세포와 연접한다. 3단계 신경세포는 적절한 미각겉질의 영역으로 투사된다.

맛의 의식적 감지란 맛봉오리로부터 받아들여진 정보에 다른 감각정보가 더해진 결과이다. 음식에 대한 일반적인 질감 정보와 매운 맛은 삼차신경의 감각신경섬유가 제공한다. 또한 후각수용기의 자극 수준이 맛 감지에서 아주 중요한 역할을 한다. 후각기관이 완전한 기능을 할 때 맛에 대한 감각은 수천 배 더 민감하게 된다. 만일 감기에 걸리면 공기 중의 분자들이 후각수용기에 도달할 수 없고 따라서 음식의 맛이 덜하며 밥맛이 떨어진다. 이런 맛에 대한 지각 감소는 맛봉오리가 정상적인 반응을 할지라도 나타날 수 있다.

맛 식별력

많은 사람들이 단맛, 짠맛, 신맛, 쓴맛이라는 네 가지 **일차 맛감각(primary taste sensation)**에 친숙하다. 비록 이들이 일반적으

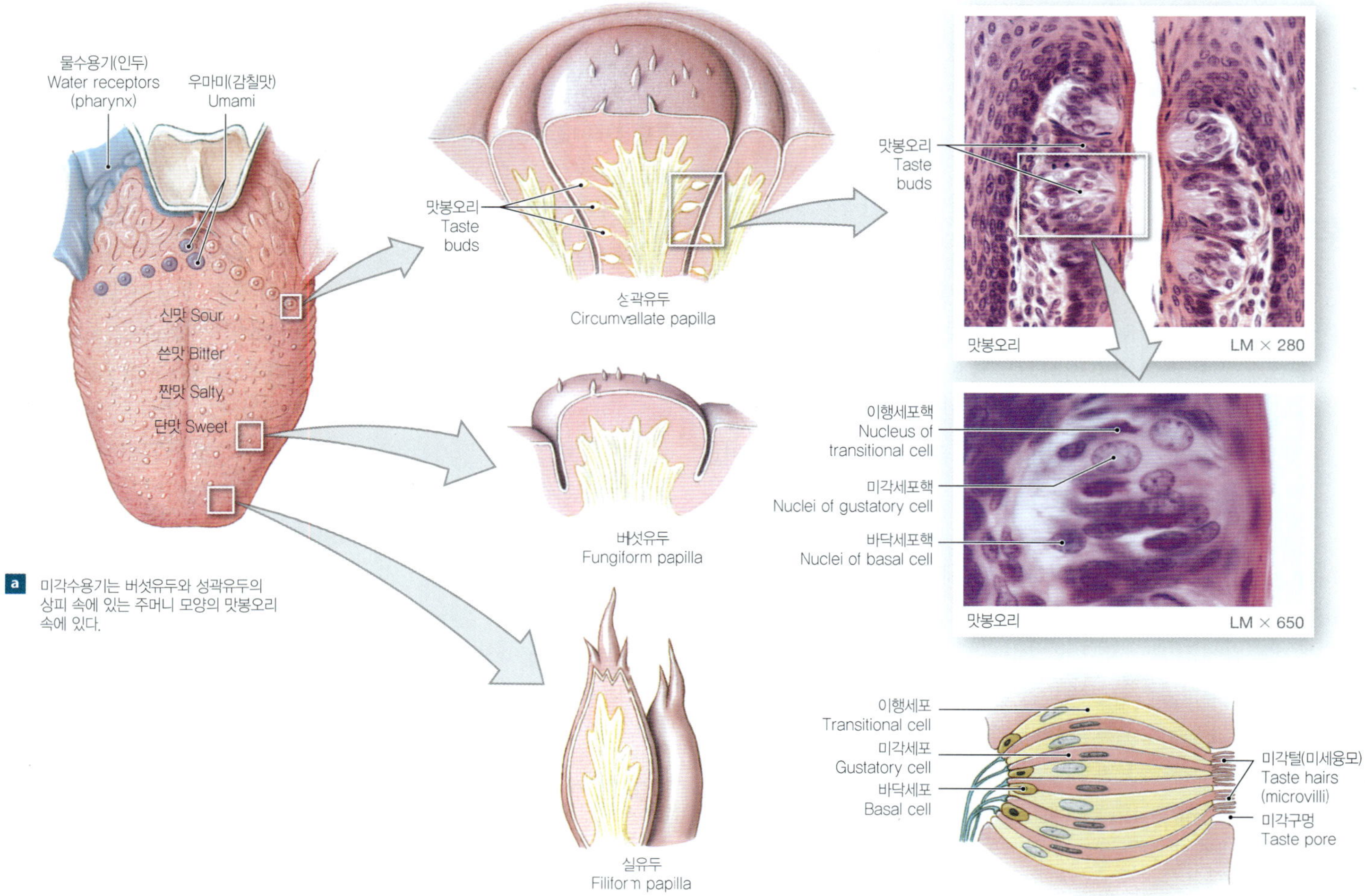

a 미각수용기는 버섯유두와 성곽유두의 상피 속에 있는 주머니 모양의 맛봉오리 속에 있다.

b 혀의 표면에 있는 유두

c 맛봉오리는 미각세포와 버팀세포로 구성되어 있음. 그림에서는 광학현미경으로 보이지 않는 미각구멍을 자세히 보여주고 있음

■ **그림 18.7** 미각수용

로는 뚜렷이 구별되는 감각을 나타내는 것 같지만 우리가 경험하는 맛을 충분히 표현할 수는 없다. 예를 들면, 사람들은 특별한 맛을 표현하기 위해 지방맛(fatty), 전분질맛(starchy), 쇠맛(metallic), 쏘는맛(pungent), 떫은맛(astringent)과 같은 용어를 사용하기도 한다. 문화가 다른 경우에 일차 맛을 다른 맛으로 표현하기도 한다. 최근에 다음과 같은 두 가지 맛이 추가로 보고되었다.

- **우마미(umami)**는 소고기 수프나 닭고기 수프에서 특징인 감칠맛이다. 이 맛은 아미노산 중에서 특히 글루탐산, 작은 펩티드, 핵산에 민감한 수용기에 의해 감지된다. 이 수용기는 성곽유두에 맛봉오리가 있으며 자세한 분포는 알려져 있지 않다.
- 대부분 사람들은 물은 맛이 없다고 말한다. 하지만, 사람과 다른 척추동물에 대한 연구에서 **물수용기(water receptor)**가 인두에 존재함이 밝혀졌다. 물수용기의 감각은 시상하부로 가서 체액조절과 혈압조절에 관여하는 몇몇 기관에 영향을 미친다.

미각수용기에 관한 연구의 어려운 요소 중 하나는 맛을 과학적으로 정량화하는 것이 매우 어렵다는 것이다. 일차 감각을 제공하는 미각세포와 이들의 세포막의 특성과 투과성이 각기 다름이 확인되고 있다. 그러나 어떻게 비교적 소수의 수용기 형태를 가지고 그렇게 풍부하고 다양한 감각경험을 제공할 수 있는지는 아직 밝혀지지 않고 있다.

자극에 대한 수용기의 역치는 일차 맛감각마다 다르며, 미각수용기는 좋은 자극보다 불쾌한 자극에 훨씬 쉽게 반응한다. 예를 들어, 단맛이나 짠맛에 비하여 신맛을 주는 산(acid)에 대해서는 수천 배 이상 민감하며, 이 신맛에 비하면 쓴맛은 수백 배 더 민감하다. 이런 맛에 대한 감각은 생존에 아주 중요하다. 신맛은 구강과 인두의 점막을 손상시킬 수 있고 다양한 강력한 생물독소들이 쓴

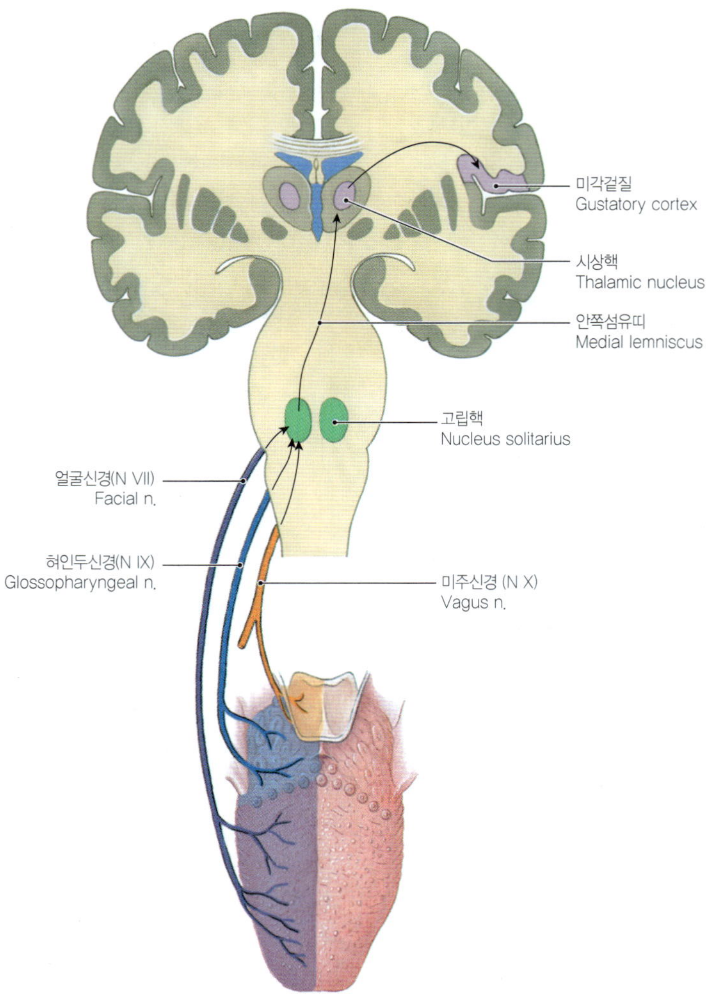

■ **그림 18.8 미각 경로**
뇌신경(VII, IX, X)은 미각정보를 대뇌의 미각겉질로 운반한다.

맛을 낸다.

맛을 감지하는 능력은 나이가 들면서 변한다. 출생 시는 10,000개 이상의 맛봉오리를 갖고 있지만 그 수는 50세 이후에 급격히 감소한다. 노인은 후각수용기의 수도 감소하기 때문에 맛에 대한 감각은 더욱 떨어진다. 그 결과 많은 노인들이 맛이 단조롭고 입맛이 당기지 않는다고 말할 때 같은 음식을 두고 어린아이들은 아주 맛이 좋다고 말한다.

	V	**18.4 개념확인**
1	☐	일차 맛감각이란?
2	☐	감기에 걸렸을 때 음식의 맛을 정확히 느낄 수 없는 이유는?
3	☐	미각수용기가 위치하는 곳은?
4	☐	혀에 있는 세 가지 형태의 유두를 열거하라.

18.5 평형감각 및 청각

귀는 해부학적으로 바깥귀, 가운데귀 및 속귀라는 세 부분으로 구분된다(그림 18.9). 바깥귀는 귀의 바깥에서 보이는 부분이며 음파를 수집하고 고막에 전달하는 기능을 지닌다. 가운데귀는 관자뼈 바위부분 속에 위치한 고실을 말하며, 고실 속의 구조물은 고막에 전달된 음파를 증폭시켜 속귀로 전달하는 기능을 지닌다. 속귀는 평형기관 및 청각기관을 수용하는 부위이다.

바깥귀

바깥귀(외이, external ear)는 탄력성 있는 **귓바퀴(이개, auricle)**와 **바깥귀길(외이도, external acoustic meatus)**로 구분된다. 귓바퀴는 바깥귀길을 둘러싸서 보호하며, **고막(tympanic membrane)**에 전달되는 소리를 차단하거나 촉진하여 소리에 대한 민감도를 올린다(그림 18.9, 18.10a). 고막은 얇은 반투명한 결합조직성 막으로 바깥귀와 가운데귀를 경계한다(그림 18.10b).

고막은 매우 섬세한 구조물이다. 귓바퀴와 좁은 바깥귀길은 고막을 손상으로부터 어느 정도 보호한다. **귀지샘(이지선, ceruminous gland)**이 바깥귀길을 따라 분포해서 밀랍성의 물질(waxy material)을 분비하고 바깥 방향으로 향하는 매우 작은 솜털이 있어 이물질 또는 곤충의 유입을 방어한다. 귀지샘에서 분비되는 밀랍성 분비물, **귀지(cerumen)**는 바깥귀길에서 미생물의 성장을 억제시켜서 감염기회를 줄여준다.

가운데귀

가운데귀(중이, middle ear)는 공기가 찬 공간인 **고실(tympanic cavity)**로 구성되며, 귓속뼈가 들어 있다(그림 18.9, 18.10). 고실은 고막에 의해서 바깥귀와 차단되어 있으나 **귀인두관(이관, auditory tube**, *pharyngotympanic tube*)에 의해서 코인두와 통해 있으며 꼭지벌집(mastoid sinuses)과도 작고 다양한 형태로 통해 있다. 귀인두관은 유스타키오관(Eustachian tube)이라고도 불린다. 이 관은 길이가 약 4 cm에 이르며 근육귀뼈관(musculotubal canal) 속에서 관자뼈 바위 부분을 관통한다. 고실과 연결되는 부분은 상대적으로 좁고 탄력연골로 지지된다. 인두와 연결되는 입구는 비교적 넓으며 깔때기 모양을 이룬다. 귀인두관은 가운데귀 속의 압력과 외부 대기압이 평형을 이루도록 작용한다. 고막의 양쪽—고실과 바깥귀길—사이에는 압력의 평형이 반드시 이루어져야 한다. 그렇지 않다면 고막에 불편한 비틀림이 생길 수 있다. 한편, 운이 없다면 귀인두관을 통해서 미생물이 코인두에서

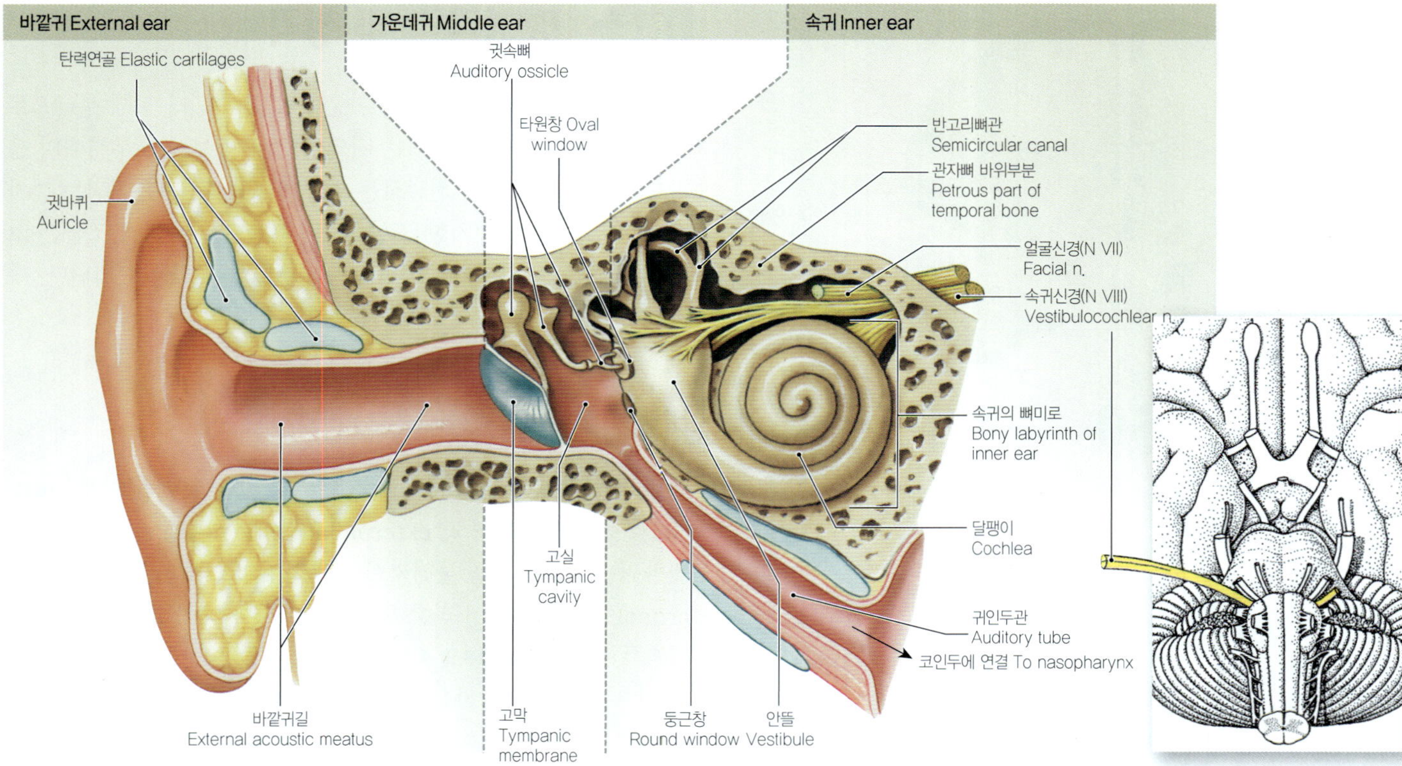

■ 그림 18.9 귀의 해부
귀는 바깥귀, 가운데귀, 속귀로 구분된다.

고실로 확산되어 중이염을 초래하기도 한다. 이러한 감염증은 귀인두관의 형태가 성인에 비해서 짧고 넓은 어린이에서 보다 흔히 발생된다.

귓속뼈

고실에는 **귓속뼈(이소골, auditory ossicle)**라는 우리 몸에서 가장 작은 세 종류(망치뼈, 모루뼈, 등자뼈)의 뼈가 있으며, 고막과 속귀 사이를 연결한다(그림 18.9, 18.10). 귓속뼈는 고막에 전달된 소리 진동을 체액으로 가득 찬 속귀로 전달하는 지렛대 역할을 한다.

망치뼈(추골, malleus, hammer)의 가쪽면은 고막의 안쪽면과 세 점에서 부착된다. 가운데 뼈인 **모루뼈(침골, incus,** anvil)는 망치뼈의 안쪽면과 **등자뼈(등골, stapes,** stirrup) 사이를 연결한다. 등자뼈의 바닥은 가운데귀의 뼈로 된 벽에 있는 구멍인 타원창을 거의 완전히 채운다. 타원창의 테두리와 등자뼈 바닥은 돌림인대(윤상인대, annular ligament)로 연결된다.

도착한 음파는 고막의 진동을 통해서 물리적 운동으로 전환된다. 귓속뼈는 이러한 물리적 진동을 전달하며 등자뼈의 움직임으로 속귀 안에 차 있는 체액을 진동시킨다. 귓속뼈가 연결된 방식 때문에 고막의 안팎 움직임은 등자뼈의 흔들림을 만든다. 고막은 타원창보다 약 22배 정도가 크다. 따라서 가해지는 힘의 크기는 고막에서 타원창으로 갈수록 정비례로 증가한다. 이런 증폭 과정 때문에 등자뼈는 타원창에서 강력한 힘의 쏠림을 만든다.

또한, 이런 증폭이 일어나기 때문에 우리는 아주 희미한 소리도 들을 수 있다. 그러나 증폭기전은 매우 큰 소음에 노출될 때 오히려 문제를 초래할 수 있다. 고실 속에는 두 종류의 작은 근육이 있어서 아주 시끄러운 환경에서 고막과 귓속뼈가 손상되는 것을 방지한다.

- **고막긴장근(고막장근, tensor tympani m.)**은 짧은 띠 같은 근육이다. 근육귀뼈관 속의 관자뼈 바위 부분에서 일어나서 망치뼈 자루(handle of malleus)에 가서 닿는다(그림 18.10b,d). 고막긴장근이 수축하면 망치뼈는 안쪽으로 당겨지고 고막은 팽팽해진다. 팽팽해진 고막은 잘 움직일 수가 없게 된다. 이 근육은 삼차신경의 분지인 아래턱신경이 신경지배한다.
- **등자근(등골근 stapedius m.)**은 고실의 뒷벽에서 일어나서 등자뼈에 가서 닿는다(그림 18.10b,d). 등자근의 수축은 등자뼈를 당겨서 타원창에서 등자뼈의 움직임을 줄인다. 이 근육은 얼굴신경이 신경지배한다.

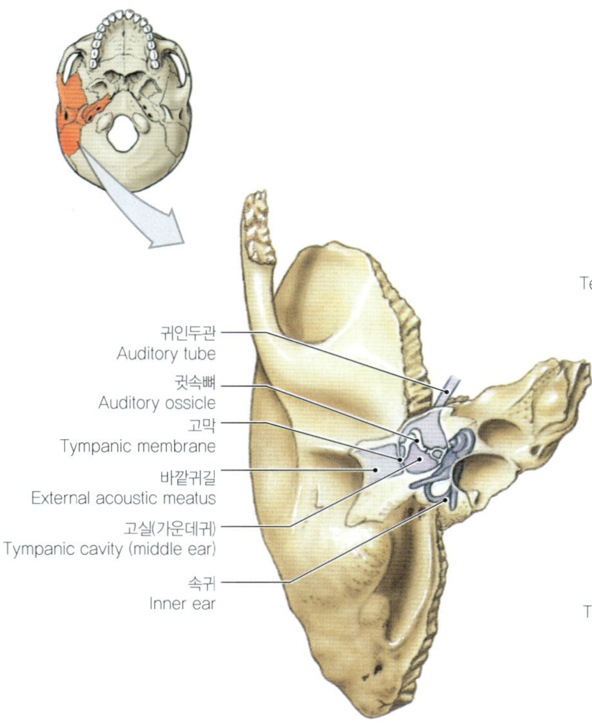

a 오른쪽 관자뼈의 아랫면, 가운데귀 및 속귀를 투영하여 표현함

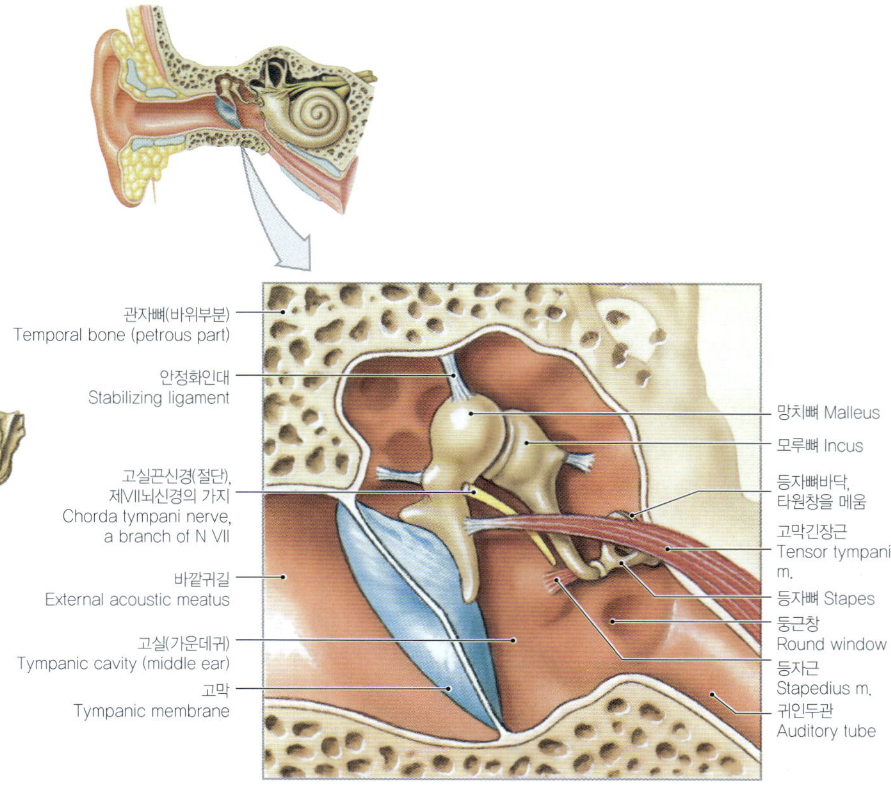

b 가운데귀의 구조물

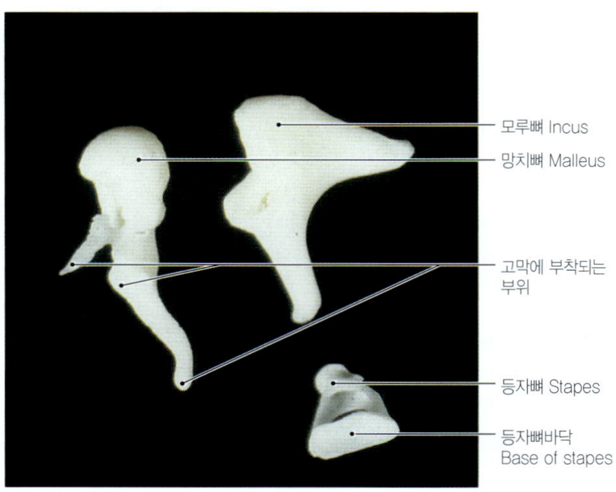

c 분리된 귓속뼈

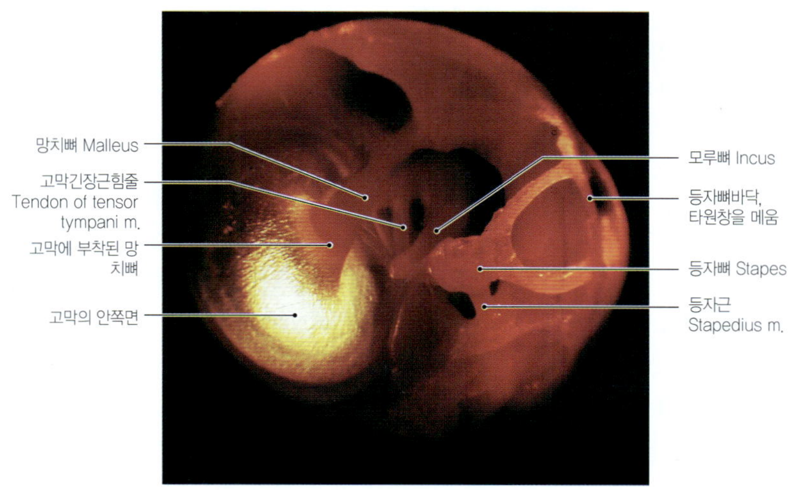

d 귀인두관을 통해 내시경을 고실로 삽관하여 관찰한 영상. 고막과 귓속뼈가 보임

■ **그림 18.10** 가운데귀

임상노트

중이염 및 유돌염(꼭지돌기염)

급성중이염(acute otitis media)은 흔한 세균감염에 의한 가운데귀의 감염병이다. 주로 유아나 소아에서 흔히 발병되나 간혹 성인에서도 볼 수 있다. 가운데귀는 정상적으로는 공기가 들어 있는 무균성 공간이나 때때로 상기도감염 중에 귀인두관을 통해서 병원균이 침입하기도 한다. 만약 바이러스가 원인이라면 중이염은 항생제 사용 없이 수일 이내에 해소된다. 이때 주의깊게 기다리면서 적절한 약물을 사용하는 것이 좋다. 통증은 진통제로 감소시키고 점막이 부어서 생기는 정체되는 맑은 점액에는 충혈제거제를 사용한다.

만약 세균감염이 일어나면 증상이 악화되고 점액은 세균과 살아 있거나 죽은 중성구로 탁해진다. 심한 급성 중이염은 즉각적인 항생제 처치를 필요로 한다. 만일 화농 삼출물이 가운데귀에 지속적으로 축적되면 고막은 비틀어지고 통증이 유발된다. 만약 치료하지 않는다면 고막은 파열되고 바깥귀길로 특징적인 배농이 일어나게 된다. 감염증은 또한 꼭지벌집(mastoid air cell)에도 전파될 수 있다. **만성 유돌염(만성 꼭지돌기염, chronic mastoiditis)**에서는 천공된 고막에서 농이 흘러나오고 귓속뼈 주위에 반흔이 형성된다. 적절한 치료를 받기 어려운 나라에서는 흔한 청력상실의 원인이 된다. 선진국에서는 중이염이 진행되어 고막이 파열되거나 감염이 꼭지 부위로 전이되는 경우는 매우 드물다. 장액성 중이염(serous otitis media)은 가운데귀에 맑고 끈끈한 체액이 고이는 상태를 말하며 급성 중이염, 만성 비염, 또는 알레르기 반응에서 발생될 수 있고 청력 소실의 원인이 될 수 있다. 또한 어린 유아의 언어발달장애를 초래하기도 한다. 치료는 충혈제거제 또는 항히스타민제를 사용하며 지속적인 항생제 투여가 필요한 경우도 있다. 치료에 대한 반응이 없거나 또는 자주 재발되는 중이염은 **고막절개술(myringotomy)**(고막에 외과적으로 구멍을 내어 가운데귀를 배농하는 방법)을 시행하여 고막에 작은 튜브를 넣어 배농하기도 한다. 성장하면서 귀인두관이 보다 넓어져 쉽게 배농되기 때문에 중이염의 발생은 감소하게 된다.

속귀

평형감각과 청각은 **속귀(내이, inner ear)**에 있는 수용기가 담당한다(그림 18.9, 18.11). **막미로(membranous labyrinth)**로 알려진 체액이 차 있는 관(tube)과 방(chamber)의 복합체 속에 수용기가 자리하고 있다. 막미로는 **속림프(내임파액, endolymph)**라는 체액으로 차 있다. 속귀의 수용기세포는 단지 속림프의 독특한 이온조성에 노출될 때에만 기능할 수 있다(속림프는 상대적으로 높은 포타슘 농도와 상대적으로 낮은 소디움 농도를 가지고 있다. 반면에 전형적인 세포외액은 높은 소디움 농도와 낮은 포타슘 농도를 가진다).

뼈미로(bony labyrinth)는 막미로를 둘러싸고 보호하는 단단한 뼈 껍질이다. 뼈미로의 안쪽 윤곽은 막미로의 외형과 유사하다(그림 18.12). 그러나 뼈미로의 외벽은 주위의 관자뼈와 결합해 있다. 뼈미로와 막미로 사이에는 뇌척수액과 매우 유사한 **바깥림프(외임파액, perilymph)**가 흐르고 있다.

뼈미로는 **안뜰(전정, vestibule)**, **반고리뼈관(골반규관, semicircular canal)**, 그리고 **달팽이(와우, cochlea)**라는 세 부분으로 구분된다(그림 18.9, 18.12a). 바깥귀와 가운데귀의 공간과 구조는 소리를 잡아서 와우로 전달하는 기능을 가진다.

안뜰의 체액이 차 있는 공간들은 반고리뼈관과 대체로 연속되기 때문에 안뜰과 반고리뼈관을 합쳐서 안뜰복합체라 한다. 안뜰 속의 공간에는 한 쌍의 막 주머니인 **타원주머니(난형낭, utricle)**와 **둥근주머니(구형낭, saccule)**가 있다. 타원주머니와 둥근주머니 속의 수용기는 중력과 직선 가속운동을 감지한다. 반고리뼈관에 있는 수용기는 머리의 회전운동을 감지한다.

달팽이는 막미로의 일부분인 가늘고 긴 **달팽이관(와우관, cochlear duct)**을 가진다(그림 18.12a). 달팽이관은 바깥림프로 찬 두 개의 공간 사이에 샌드위치처럼 위치한다. 전체 구조물은 중심 뼈축을 따라 돌게 되며 절단면에서 보면 나선상 배열이 달팽이 껍질(라틴어 cochlea)을 닮았다.

바깥림프공간의 외벽은 모두 치밀뼈로 구성되나 나선상인 달팽이의 바닥(base)부근에 작은 두 개의 구멍이 예외로 존재한다. **둥근창(원형창, round window)** 혹은 달팽이창(와우창, cochlear window)은 두 구멍 중에서 아래쪽에 위치하며 얇고 탄력 있는 막이 구멍을 막아서 달팽이의 바깥림프와 가운데귀의 공기가 만나지 못하게 한다(그림 18.9). **타원창(난형창, oval window)**은 달팽이벽의 두 구멍 중에서 더 위쪽에 위치한다(그림 18.10b,c,d). 등자뼈의 바닥이 거의 완전하게 타원창을 채우며 돌림인대가 등자뼈 바닥과 타원창의 테두리 사이 틈새를 완벽하게 봉인한다. 소리가

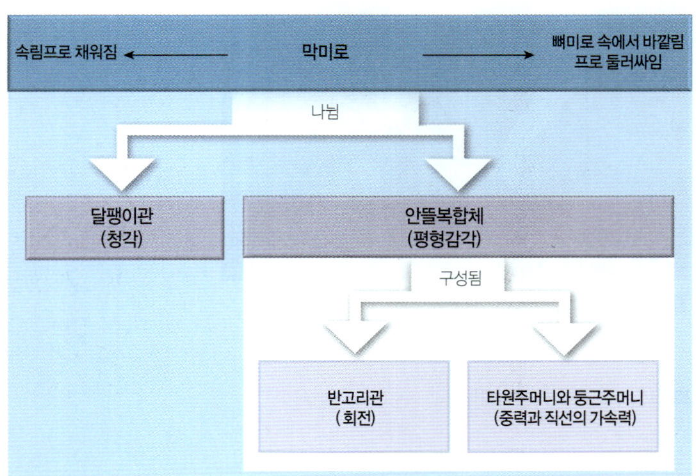

■ 그림 18.11 속귀의 구조적 관계
속귀의 구조물, 공간, 체액 및 수용기가 받는 자극 종류를 순서도에서 보여줌

고막을 진동하면 움직임은 등자뼈의 운동을 통해 속귀의 바깥림프로 전달된다. 이 과정은 궁극적으로 달팽이관 안의 수용기를 자극하고 우리는 결국 소리를 "듣는다".

속귀의 감각수용기를 **털세포(모세포, hair cell)**라 한다(그림 18.13d). 이 수용기세포는 **버팀세포(지지세포, supporting cell)**로 둘러싸여 있으며 감각신경섬유와 연접하고 있다. 각각의 털세포의 자유면에는 80~100개의 긴 부동섬모(stereocilium)가 돌출되어 있으며 털세포는 이 부동섬모의 비틀림에 민감한 아주 특수한 기계수용기이다. 털세포가 안뜰의 평형감각과 달팽이의 청각을 담당하는 것은 부속 구조물이 있기 때문이다. 이 부속 구조물의 중요성은 뒤이어서 털세포의 기능을 살펴볼 때 더 분명해진다.

안뜰복합체와 평형감각

안뜰복합체(전정복합체, vestibular complex)는 평형감각을 담당하는 속귀의 일부분으로서 회전운동, 중력, 가속운동을 감지한다. 이 구조물에는 반고리관, 타원주머니, 둥근주머니가 속한다.

반고리뼈관 앞(anterior), 뒤(posterior), 가쪽(lateral) 세 개의 **반고리뼈관(골반규관, semicircular canal)**이 있으며 모두 안뜰과 연결된다(그림 18.12a 그리고 18.13a). 각각의 반고리뼈관은 **반고리관(막반규관, semicircular duct)**을 둘러싼다. 반고리관에는 부풀어진 부분인 **팽대(ampulla)**가 있으며 여기에 감각수용기가 놓인다. 이 수용기는 머리의 회전운동에 반응한다.

팽대의 벽에 털세포가 부착된 부위가 돌출되어 있어서 **능선(crista)**이라고 한다(그림 18.12a, 18.13). 안뜰의 털세포는 부동섬모뿐만 아니라 다른 큰 한 개의 섬모 즉, **운동섬모(kinocilium)**를 하나 더 가진다(그림 18.13d). 털세포는 부동섬모와 운동섬모를 능동적으로 움직이지는 않는다. 그러나 외부의 힘이 섬모를 밀면 세포막의 비틀림으로 털세포에서 분비되는 화학적 전달물질의 분비량이 변화된다.

털세포의 운동섬모와 부동섬모는 젤리 같은 구조물인 **마루(cupula)**에 파묻혀 있다. 마루는 주변의 속림프와 매우 비슷한 밀도를 가지고 있기 때문에 사실상 수용기세포 표면에 떠 있으면서

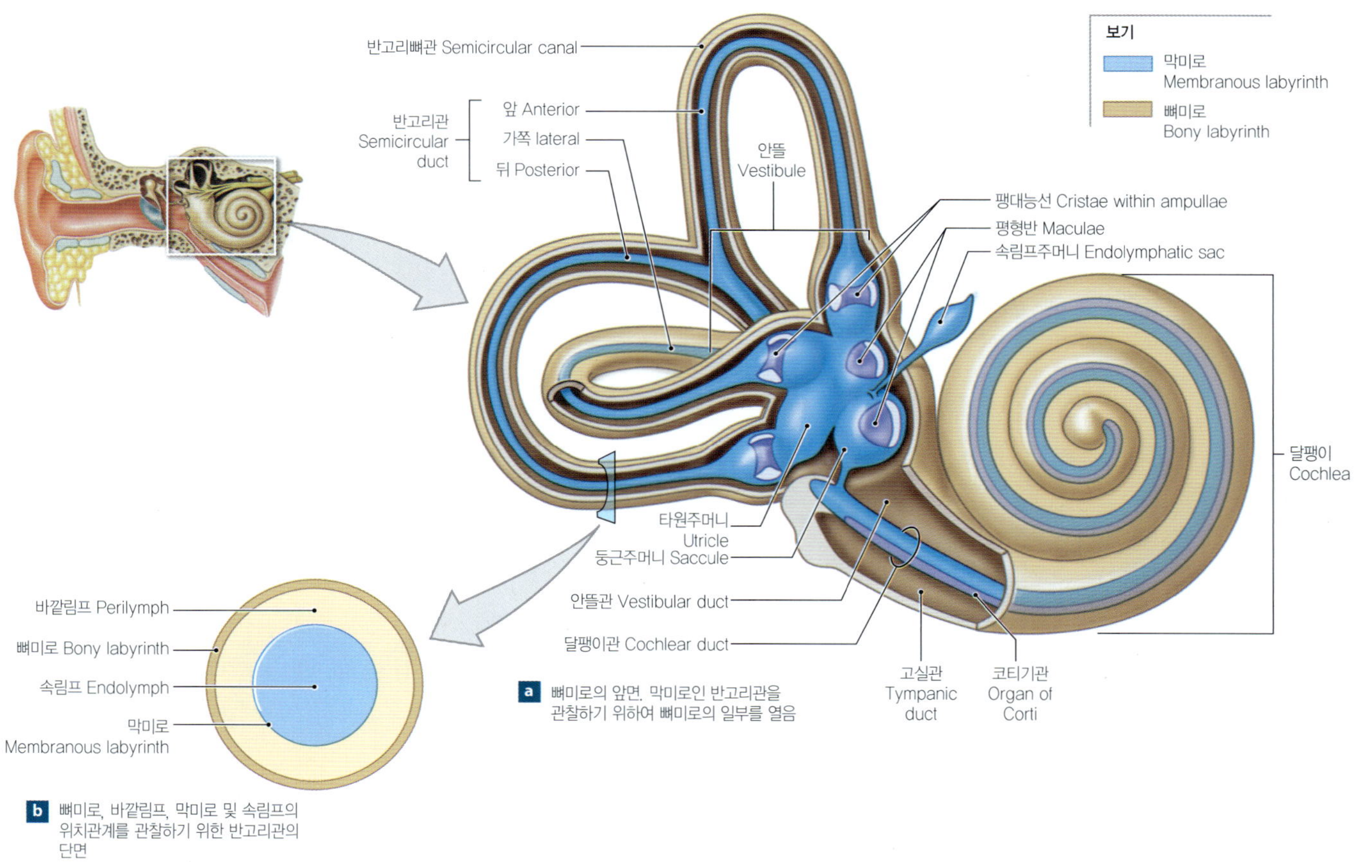

■ **그림 18.12 반고리뼈관과 반고리관**
관자뼈 바위 부분 속에 위치한 뼈미로의 모식도

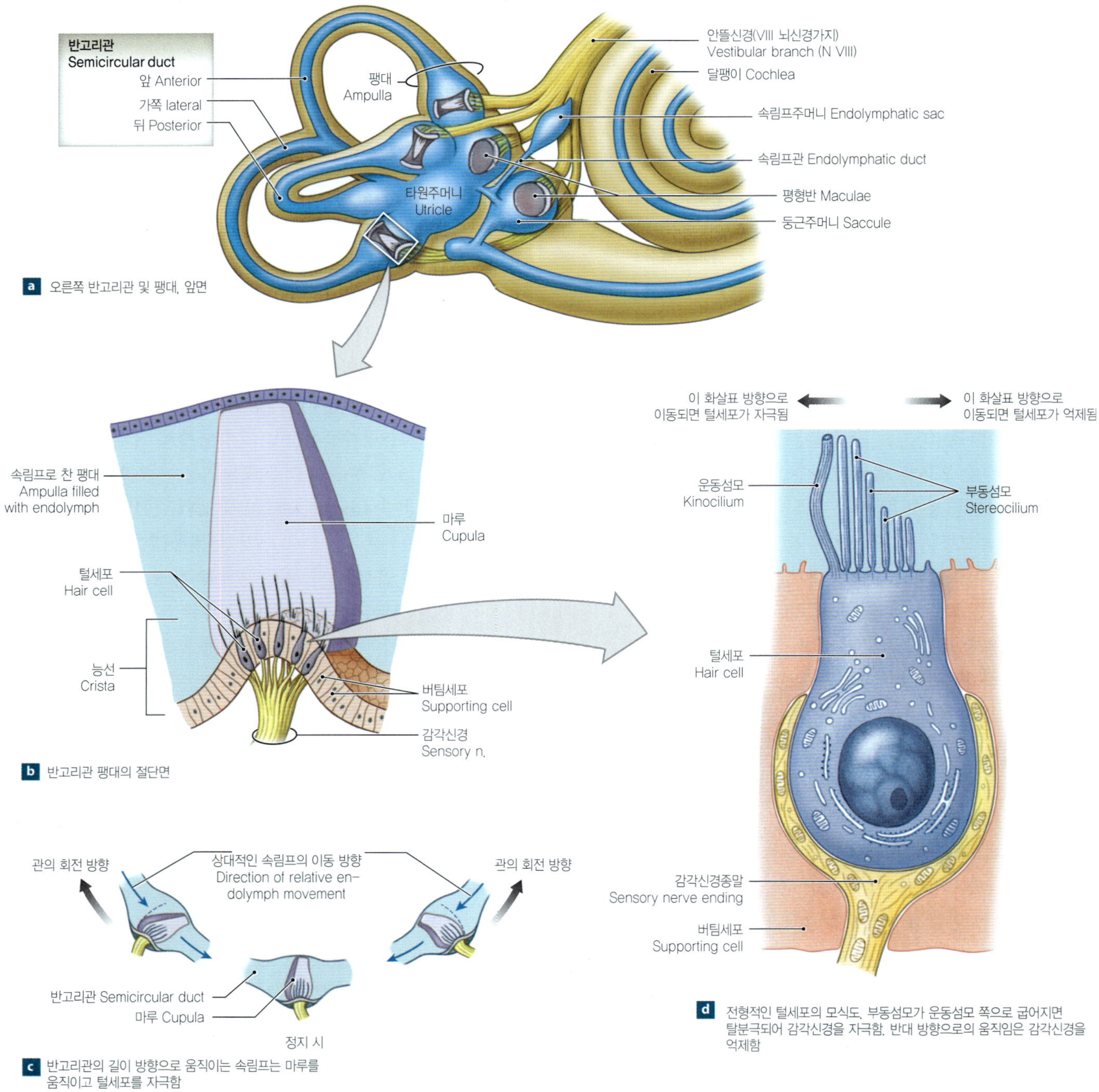

■ 그림 18.13 반고리관의 기능 I

팽대를 거의 채우게 된다. 머리가 회전하면 반고리관의 축을 따라서 속림프가 움직이고 마루를 밀어서 수용기의 섬모를 비틀게 된다(그림 18.13c). 한쪽 방향의 체액 움직임은 털세포를 자극하고 반대 방향의 움직임은 억제한다. 속림프가 움직임을 멈추면 마루는 본래 가지고 있는 탄력성 때문에 정상 위치로 돌아온다.

아무리 복잡한 운동이라도 세 가지 회전면 안에서 분석될 수 있다. 각 반고리관 속의 수용기는 이런 회전운동 중의 하나에 반응한다(그림 18.14). "아니오"하고 머리를 흔드는 수평회전운동은 가쪽반고리관을 자극한다. "예"하고 머리를 끄덕이는 것은 앞반고리관을 흥분시킨다. 그리고 머리를 좌우로 젖히는 것은 뒤반고리관의 수용기세포를 활성화한다.

타원주머니 및 둥근주머니 타원주머니와 둥근주머니는 가느다란 통로로 서로 연락되고 이 통로는 또한 가느다란 **속림프관(내림프관, endolymphatic duct)**으로 연결된다(그림 18.13a). 속림프관은 막힌 주머니인 **속림프주머니(내림프낭, endolymphatic sac)**로 끝난다. 속림프주머니는 관자뼈를 덮는 경질막을 관통하여 경질막아래공간으로 들어간다. 속림프는 달팽이관에서 지속적으로 분비되며 속림프주머니를 통해서 순환계통으로 흡수된다.

타원주머니 및 둥근주머니의 털세포는 밀집되어 타원형의 **평형반(macula)**을 이룬다(그림 18.13a, 18.15). 팽대에서처럼 평형반의 털세포 섬모들은 젤리 같은 물질에 파묻혀 있다. 그러나 이 젤리물질의 표면에는 **평형모래(statoconia)**로 알려진 탄산칼슘 결정이 꽉 차 있으며 젤리물질과 평형모래의 복합체를 **이석(otolith)**이라고 부른다(그림 18.15b).

머리를 똑바로 들고 있는 상태에서 이석은 평형반의 바로 위에 위치한다. 이때 이석의 무게는 수직 방향인 평형반의 표면쪽으로 가해지고 섬모는 옆으로 밀려지지 않는다. 머리를 기울일 때에는 이석에 가해지는 중력 때문에 이석은 옆으로 이동한다. 이런 이동은 털세포 섬모의 비틀림을 일으키고 수용기 활성의 변화로 중추신경계통에 '머리가 이제는 바로 있지 않다' 고 이야기하게 된다(그림 18.15c).

예를 들어, 엘리베이터가 갑자기 하강하면 우리는 즉각적으로 알아채린다. 그 이유는 이석이 더 이상 수용기의 표면을 누르지 않기 때문이다. 일단 속도가 안정되면 더 이상의 움직임을 느낄 수 없다. 그 후 엘리베이터가 멈추기 위해 속도를 줄이면 이석은 털세포에 더 강한 압력을 가하게 되고 우리는 중력이 증가하는 것을 느낀다. 비슷한 기전으로 자동차의 급발진 시의 직선 가속의 느낌을 설명할 수 있다. 이석이 뒤쪽으로 밀리면 털세포 섬모의 비틀림과 감각신경세포의 활성변화가 일어나기 때문이다.

안뜰감각의 경로 안뜰과 반고리관의 털세포는 인접한 **안뜰신경절(전정신경절, vestibular ganglion)**에 위치하는 감각신경세포가 감지한다. 각 신경절에서 나온 감각신경섬유는 속귀신경(N VIII)의 **안뜰가지(전정지, vestibular branch)**를 형성한다. 이 신경섬유는 다리뇌와 숨뇌의 경계 부위에 위치한 안뜰신경핵의 신경세포와 연접한다. 2개의 안뜰신경핵은

- 양쪽에서 도착하는 균형감각과 평형감각에 관한 정보를 통합한다.
- 안뜰복합체에서 온 정보를 소뇌로 중계한다.
- 안뜰복합체에서 온 정보를 대뇌로 중계하여 자세와 운동에 관한 의식적인 감각을 제공한다.
- 뇌줄기와 척수의 운동핵에 명령을 전달한다.

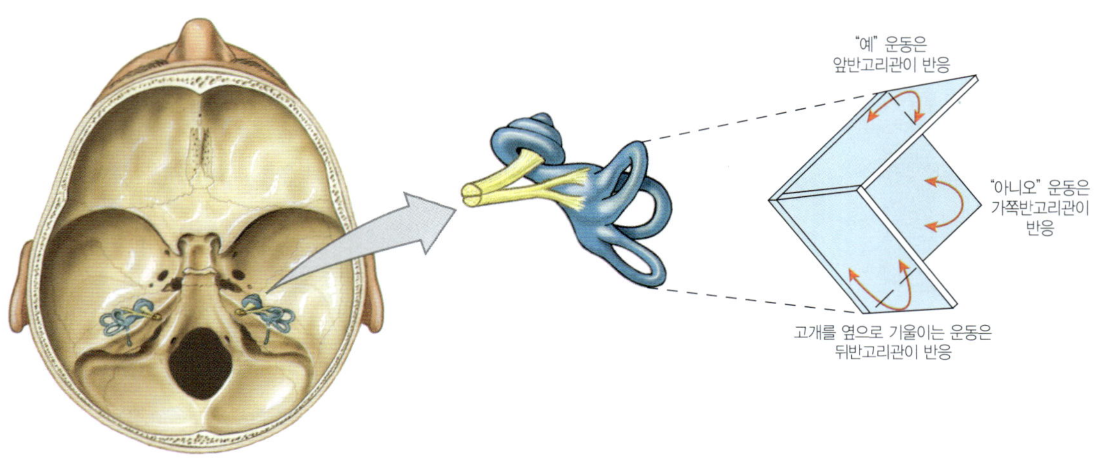

a 관자뼈 바위 부분에 위치한 막미로의 위치와 방향

b 반고리관이 반응하는 운동면

■ 그림 18.14 반고리관의 기능 II

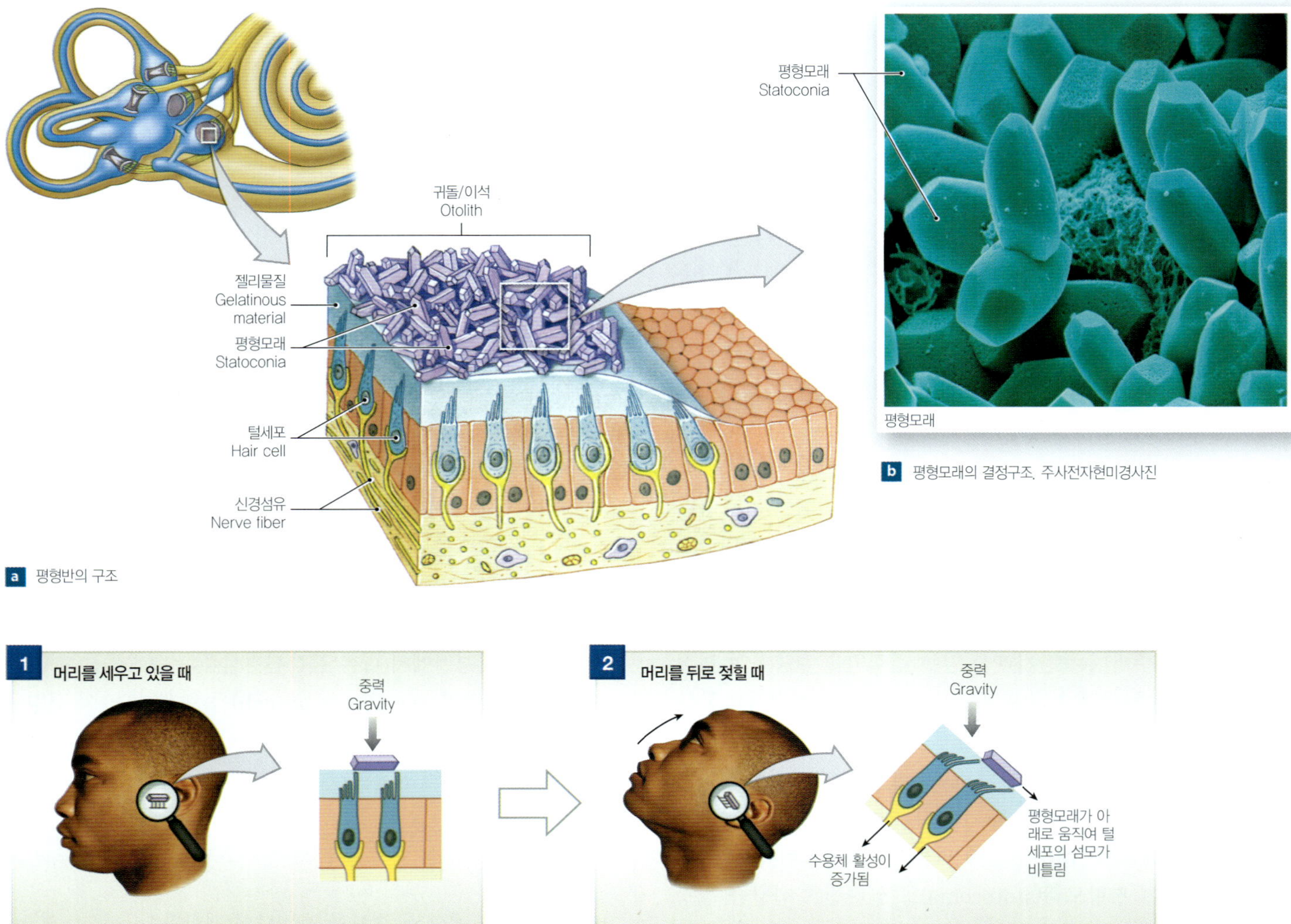

a 평형반의 구조

b 평형모래의 결정구조, 주사전자현미경사진

c 머리의 위치변화에 따른 평형모래의 이동

■ 그림 18.15 안뜰의 평형반

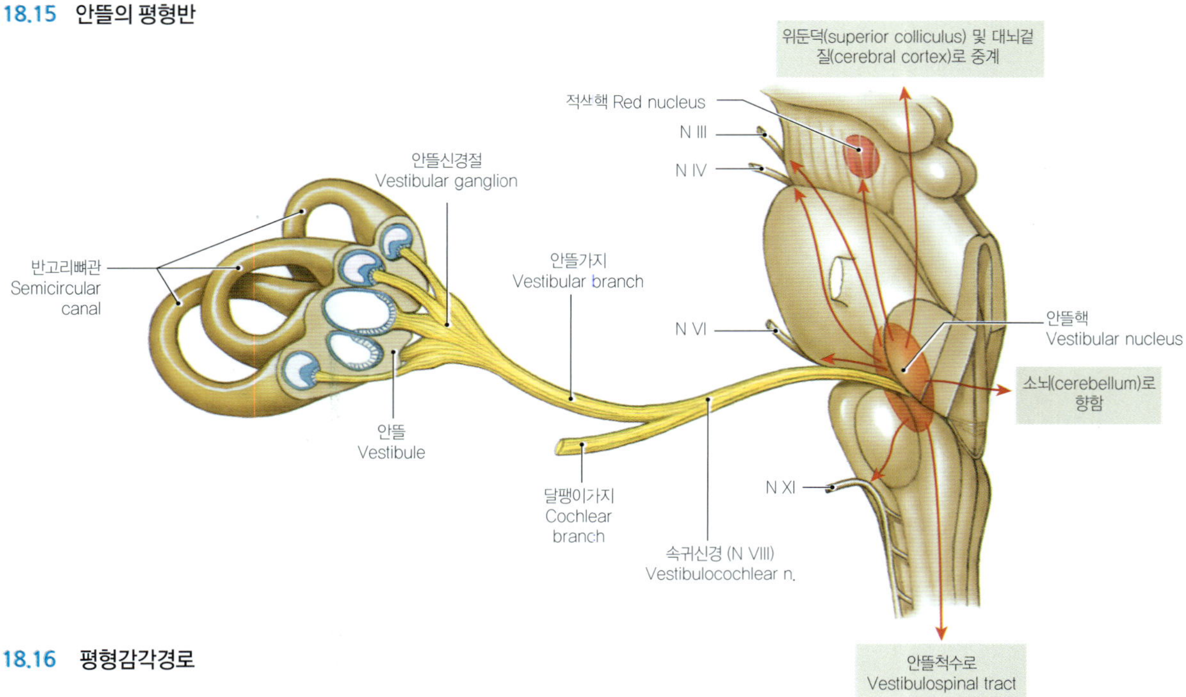

■ 그림 18.16 평형감각경로

안뜰신경핵에서 유래한 반사 운동명령은 눈, 머리, 목의 운동과 관련된 뇌신경(N III, N IV, N VI, N XI)의 운동핵에 전달된다. 척수의 **안뜰척수로(전정척수로, vestibulospinal tract)**를 따라 내려가는 명령은 근육수축을 조절하여 머리와 목의 반사운동을 일으킨다(그림 18.16).

청각

달팽이

뼈미로인 달팽이(그림 18.17)는 중심축인 **달팽이축(와우축, modiolus)**을 나선상으로 약 2.5번 도는 구조이다. 달팽이축 속에는 **나선신경절**(spiral ganglion)이 묻혀 있고 달팽이관의 수용기 세포를 감지하는 감각신경세포체가 이 신경절을 구성한다. 절단면에서 보면, **달팽이관(와우관, cochlear duct,** *scala media*)은 바깥림프가 차 있는 두 개의 공간—**안뜰관**(vestibular duct)과 **고실관**(tympanic duct)—사이에 위치한다. 안뜰관을 안뜰계단(*scala vestibuli*), 고실관을 고실계단(*scala tympani*)이라고도 한다. 안뜰관과 고실관은 달팽이꼭대기에서 서로 이어진다. 타원창은 안뜰관의 바닥에 위치하고 둥근창은 고실관의 바닥에 위치한다.

코티기관 달팽이관에서 털세포는 **코티기관**(organ of Corti, *spiral organ*) 속에서 발견된다(그림 18.17b-e). 이 기관은 고실관과 달팽이관을 경계하는 막인 **바닥막(기저막, basilar membrane)** 위에 위치한다. 코티기관의 털세포는 속털세포와 바깥털세포의 두 종류가 있으며 달팽이관의 길이 방향을 따라서 배열된다. 털세포에는 운동섬모가 없으며, 털세포의 부동섬모는 털세포를 덮고 있는 **덮개막(개막, tectorial membrane)**과 접촉한다. 덮개막은 달팽이관의 안쪽벽에 단단히 부착된다. 바닥막이 떨리게 되면 덮개막과 접촉한 털세포의 부동섬모가 비틀어진다.

소리의 감지

청각이란 공기 또는 물을 통해 전도되는 압력파인 소리를 감지하는 것이다. 음파는 바깥귀길을 통해서 고막에 전달된다. 고막 표면은 소리를 모아서 젊은 성인의 경우 대략 20~20,000 Hz 사이의 음파에 반응하여 진동한다. 나이가 들수록 반응하는 음파의 폭은 감소된다. 앞서 설명한 바와 같이, 귓속뼈는 이 진동을 변형시켜서 타원창에 전달한다.

타원창에서 등자뼈의 움직임은 안뜰관의 바깥림프에 압력을 가한다. 액체의 특징 중의 하나는 압축되지 않는 것이다. 예를 들어 우리가 물침대에 앉아서 한 곳을 누르면 다른 곳이 불룩해진다. 달팽이의 대부분은 뼈로 둘러싸여 있다. 따라서 타원창에 가해진 압력은 단지 둥근창에서만 소실될 수 있다. 등자뼈의 바닥이 타원창에서 안쪽으로 움직이면 둥근창을 막고 있는 막이 바깥쪽으로 불룩해진다.

등자뼈의 움직임이 바깥림프에 압력파를 일으키면 이 파동은 달팽이관과 코티기관을 비틀어서 털세포를 자극한다. 최대로 자극되는 위치는 소리의 진동수에 따라서 다르다. 높은 진동수의 소리는 타원창 인근의 바닥막에 영향을 준다. 그리고 소리의 진동수가 낮을수록 타원창에서 더 먼 곳을 자극한다.

어떤 주어진 위치에서 감지되는 움직임의 총량은 타원창에 가해진 힘의 크기에 비례한다. 이 관계를 통해 우리는 소리의 강도, 즉 소리의 크기를 알 수 있다. 매우 높은 강도의 소리는 털세포의 부동섬모를 손상시켜 청력손실을 초래할 수 있다. 위험한 큰 소리에 대한 고막긴장근과 등자근의 반사적 수축이 0.1초보다도 빠르게 일어나지만 이 정도 속도로도 부동섬모의 손상과 청력손실을 막기에는 충분하지 않다. 표 18.2에 음파가 청각으로 해석되는 과정을 요약하였다.

표 18.2 음파가 청각으로 인식되는 과정

1. 음파가 고막에 도달한다.
2. 고막의 움직임이 귓속뼈의 움직임을 일으킨다.
3. 타원창에서 등자뼈의 움직임이 안뜰관의 바깥림프에 압력파를 일으킨다.
4. 압력파가 고실관의 둥근창으로 가는 도중에 바닥막을 흔든다.
5. 바닥막의 진동으로 털세포와 덮개막이 마찰되고, 그 결과 털세포가 자극되어 신경전달물질이 분비된다.
6. 자극의 강도와 주파수는 속귀신경(N VIII)의 달팽이가지를 통해서 중추신경계통에 전달된다.

임상 노트

안구진탕

눈의 자동 운동(automatic eye movement)은 위둔덕의 지시 하에서 움직임 감각(실제든 혹은 상상이든)에 대한 반사로 일어난다. 이 운동은 공간상의 특정한 한 점을 응시하려는 시도이다. 만일 당신이 빙빙 돌고 있다면 당신의 눈은 잠시 한 지점에 초점을 맞추고 이어서 짧고 리듬감 있게 다음 지점, 다음 지점으로 건너뛰면서 응시하게 된다. 이런 눈운동은 정상인이 정지된 채로 가쪽을 극단적으로 응시하면 발생할 수 있고, 뇌줄기나 속귀의 손상 혹은 자극으로도 발생할 수 있다. 이런 상태를 **안구진탕(nystagmus)**이라 한다. 의사들은 종종 환자의 시야에서 펜라이트를 움직이면서 환자에게 응시하게 하여 안구진탕을 검사한다.

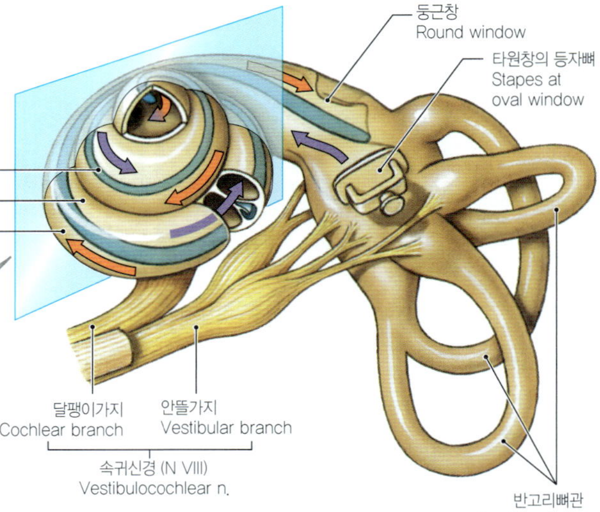

a 달팽이의 구조, 부분적으로 잘림

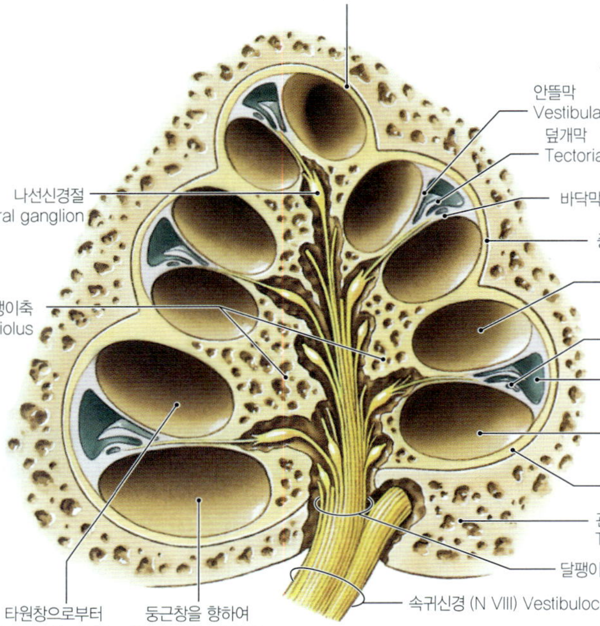

b 관자뼈 속의 달팽이 구조. 안뜰관, 달팽이관 및 고실관의 회전 구조가 보임

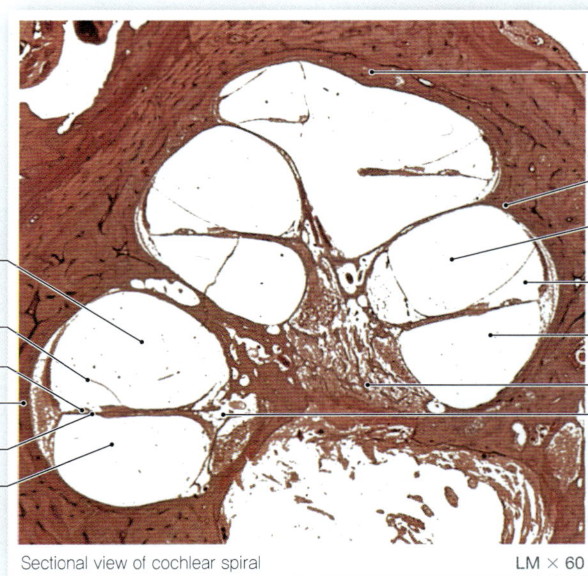

c 달팽이의 조직사진

■ 그림 18.17 달팽이와 코티기관

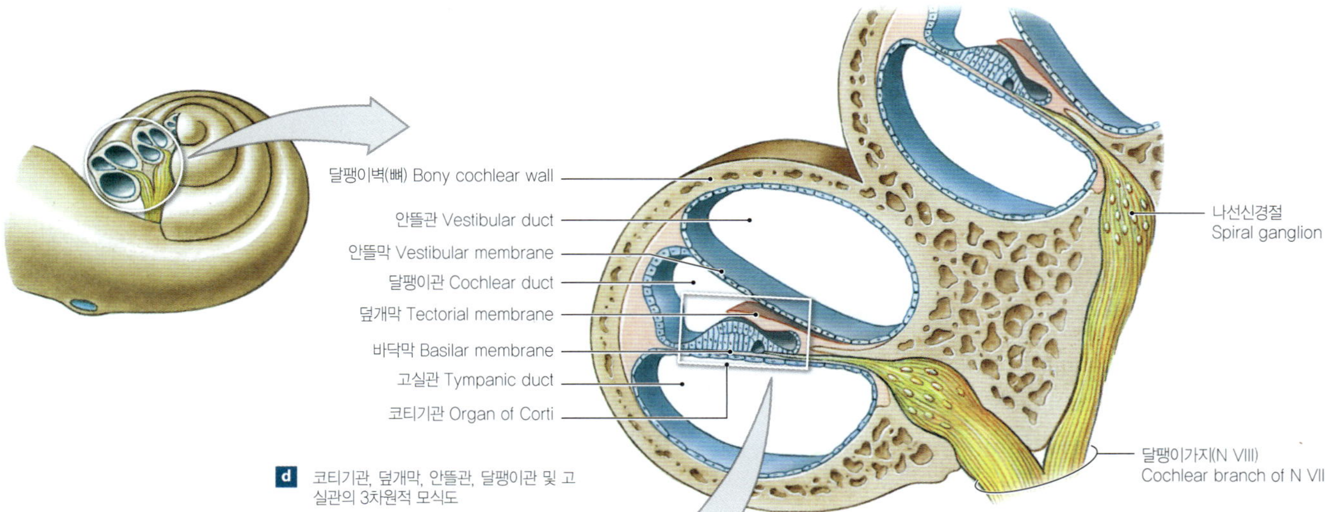

d 코티기관, 덮개막, 안뜰관, 달팽이관 및 고실관의 3차원적 모식도

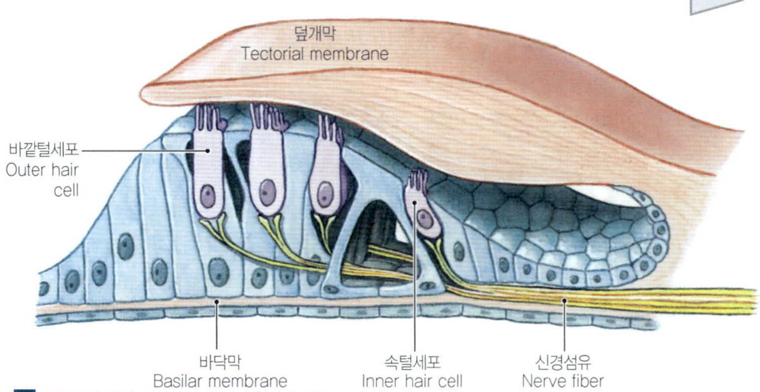

e 코티기관 단면 구조의 모식도 및 현미경사진

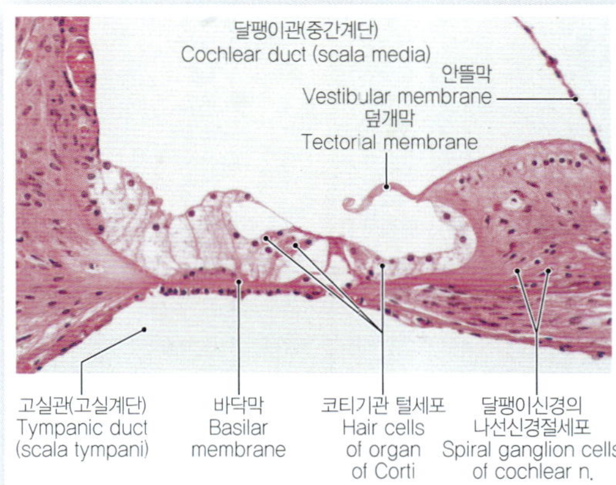

코티기관 LM × 125

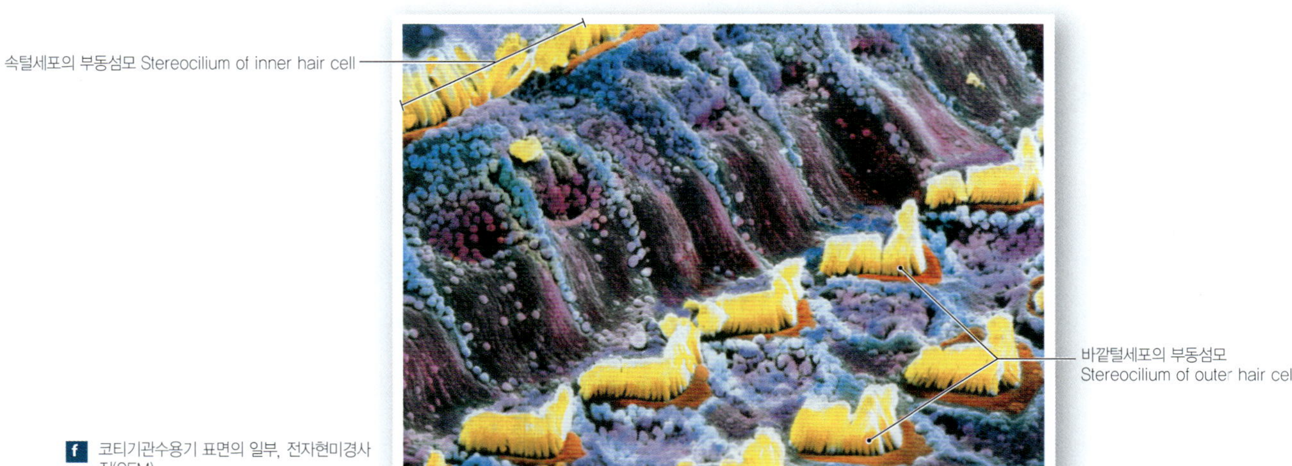

코티기관의 표면 SEM × 1320

f 코티기관수용기 표면의 일부, 전자현미경사진(SEM)

■ 그림 18.17(계속) 달팽이와 코티기관

청각경로

털세포의 자극은 주위의 나선신경절에 신경세포체를 두고 있는 감각신경섬유를 활성화한다. 이 감각신경섬유가 속귀신경(N VIII)의 **달팽이가지(와우지, cochlear branch)**를 이룬다. 청각 경르의 해부학적 구성은 다음과 같이 상당히 독특하다. (1) 네 개의 신경세포, (2) 뇌줄기의 여러 부위에 있는 여러 개의 핵, (3) 뇌줄기의 핵들 사이에 많은 가지와 상호연결.

청각경로는 그림 18.18에 요약되어 있다. 속귀신경의 달팽이가지의 1단계 신경세포는 나선신경절에서 숨뇌로 들어가서 동측의 **달팽이신경핵(와우신경핵, cochlear nucleus)**에 연접된다. 2단계 신경세포는 나뉘어 달팽이신경핵을 떠난다. 상당한 부분의 신경세포는 반대쪽으로 교차하여 중간뇌의 **아래둔덕(하구, inferior colliculus)**으로 올라간다. 더 적은 수의 신경세포는 동측에서 아래둔덕으로 들어간다. 아래둔덕은 청각 자극에 따른 다양한 종류의 반응을 조정하는 역할을 한다. 머리, 얼굴, 몸통의 근육에서 일어나는 청각반사가 여기에 해당한다. 이런 반사는 갑작스런 큰 소리에 머리의 위치를 자동으로 변화시킨다.

다른 곁가지 신경섬유가 달팽이신경핵에서 나와서 뇌줄기의 **위올리브핵(상올리브핵, superior olivary nucleus)**에 가서 연접한다. 위올리브핵은 음원의 위치를 알아채는 능력과 관련 있는 곳이다.

대뇌에 도착해서 우리가 의식적으로 인지하기 전에 3단계 신경섬유는 아래둔덕에서 나와서 시상의 **안쪽무릎핵(내측슬상핵, medial geniculate nucleus)**에 연접된다. 그 후에 4단계 신경세포가 안쪽무릎핵에서 나와서 정보를 관자엽 청각겉질에 전달한다. 사

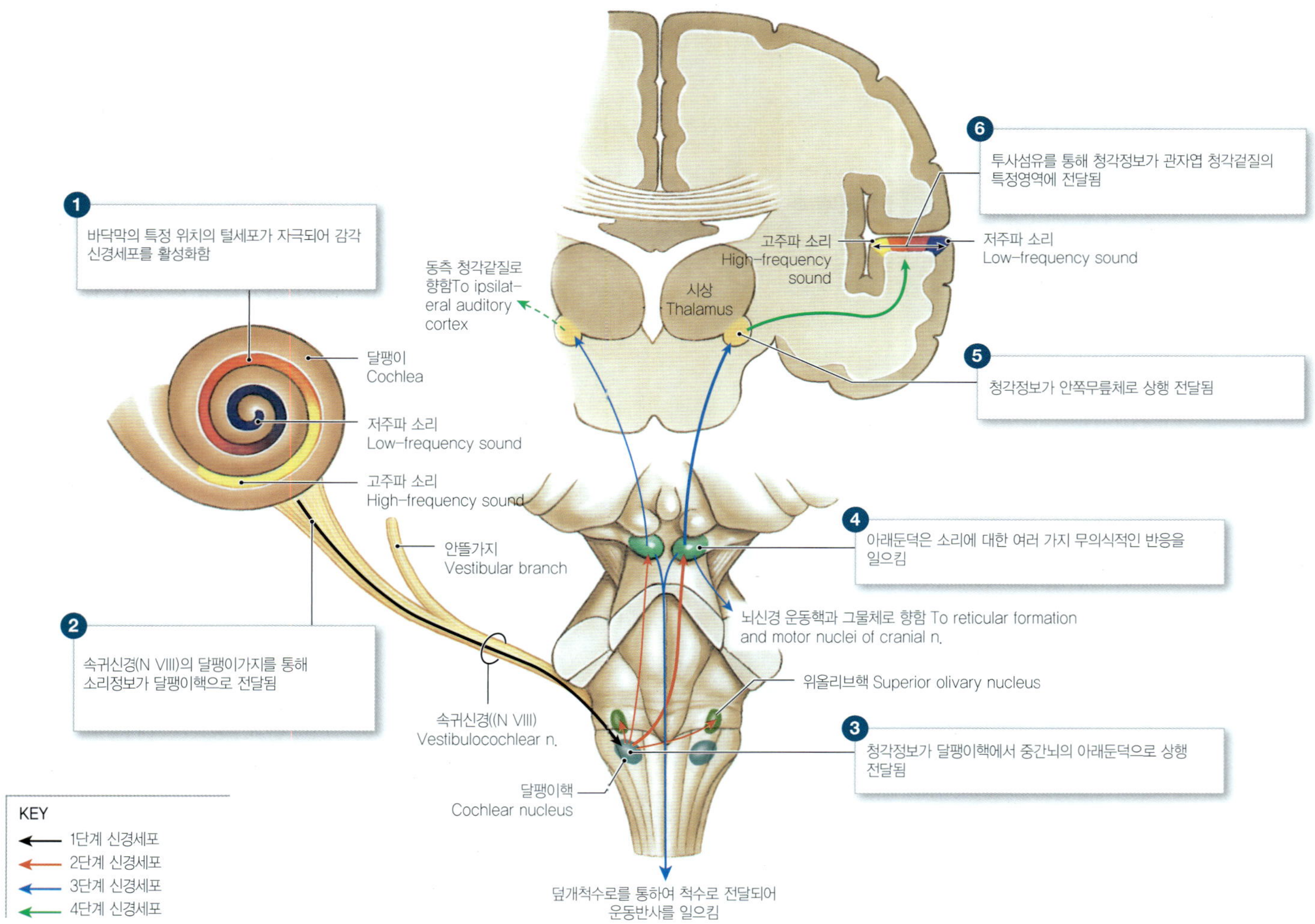

■ 그림 18.18 **청각경로**
양쪽 귀에서 얻어진 청각감각은 4단계의 신경세포를 거쳐서 양쪽 관자엽에 전달된다. 속귀신경(N VIII)의 달팽이가지는 청각정보를 동측 숨뇌의 달팽이핵으로 전달한다. 여기에서 이 정보는 소리에 대한 여러 반사반응의 중추인 아래둔덕에 중계된다. 청각정보는 여기서 양쪽 안쪽무릎체에 전달된 후 관자엽의 청각겉질로 전달된다

임상노트

청력 소실

전도성 난청(conductive deafness)은 고막에서 타원창까지 진동을 전도하는 가운데귀의 이상으로 발생되는 난청을 말한다. 바깥귀길이 귀지로 막히거나 또는 물이 차게 되면 일시적으로 난청이 발생할 수도 있다. 고막의 반흔이나 천공, 고실내 체액의 저류 또는 귓속뼈의 운동장애 등은 보다 심한 전음성 난청을 초래한다.

신경성 난청(nerve deafness)은 달팽이 또는 청각경로의 이상으로 발생되는 난청을 말한다. 진동이 타원창에는 도달하나 수용기가 반응하지 않거나 또는 중추신경계통으로 전달하는 과정에 장애가 있으면 나타난다. 어떤 약물은 속림프로 들어가서 수용기세포를 죽인다. 감염증이 털세포나 달팽이신경에 손상을 주기도 한다. 또한 털세포는 neomycin이나 gentamicin 같은 aminoglycoside계통의 항생제를 과량 사용 시에는 손상을 입기도 한다

실 청각겉질은 코티기관에 대한 지도를 가지고 있다. 높은 진동수는 특정 부위를 활성화하고 낮은 진동수는 다른 부위를 활성화한다. 만일 청각겉질이 손상된다면 소리에 반응을 하고 정상적인 청각반사는 나타내지만 소리해석과 패턴인식은 어렵거나 불가능하게 된다. 주위의 연합영역이 손상되면 소리의 음색과 패턴은 인식해도 소리의 의미를 이해할 수 없게 된다.

18.5 개념확인

1	☐	만약 뜻하지 않게 매우 큰 소리에 노출된 경우에 고실 속에서는 귀를 보호하기 위해 어떤 일이 일어나는가?
2	☐	당신이 "아니오"하고 머리를 흔들 때 당신은 머리의 움직임을 알아차린다. 어떻게 이 감각을 획득하는가?
3	☐	코티기관의 털세포의 부동섬모가 손상되면 청각에 어떤 영향이 초래되는가?
4	☐	달팽이관과 고실관을 구분하라.

18.6 시각

인간은 다른 어떤 특수감각보다도 더 많이 시각에 의존하며, 시각겉질은 다른 감각의 겉질영역에 비해 몇 배 더 크다. 시각수용기는 정교한 구조물인 눈 속에 들어있는데 눈은 빛을 단순히 감지할 뿐 아니라 자세한 시각영상을 만들 수 있게 한다. 이 장에서는 먼저 눈의 부속기관이 가진 보호, 윤활, 지지 기능에 대해 다룰 것이다. 눈과 주요 부속기관의 표면 해부학적 구조는 그림 18.19에 나타나 있다.

눈의 부속기관

눈의 **부속기관(accessory structure)**에는 눈꺼풀, 눈의 표면상피 그리고 눈물의 생성, 분비, 제거와 관련된 구조물들이 있다.

눈꺼풀

눈꺼풀(안검, palpebrae, eyelid)은 피부의 연장이다. 눈꺼풀은 자동차 전면유리의 와이퍼처럼 작용한다. 눈꺼풀의 끊임없는 깜박거림 때문에 눈의 표면은 윤활되고 먼지와 부스러기로부터 눈이 보호된다. 눈꺼풀은 또한 눈의 예민한 표면을 보호하기 위해 꽉 닫혀질 수 있다. **눈꺼풀틈새(안검렬, palpebral fissure)**에 의해 위, 아래 눈꺼풀은 분리되지만 **안쪽눈구석(내안각, medial canthus)**과 **가쪽눈구석(외안각, lateral canthus)**에서 서로 연결되어 있다(그림 18.19). **속눈썹(eyelash)**은 눈꺼풀 가장자리를 따라 나 있는 매우 강한 털이다. 털뿌리 신경얼기가 속눈썹을 감지하며, 털의 위치변화에 의해 눈의 깜박임 반사가 유발된다. 이러한 반응은 외부물질과 곤충 등이 눈의 표면에 닿은 것을 막아준다.

속눈썹은 커다란 기름샘인 자이스샘(gland of Zeis)과 관련된다. **눈꺼풀판샘(검판선, Tarsal gland,** *Meibomian gland*)은 눈꺼풀의 속 가장자리를 따라 지질이 풍부한 분비물을 만들어서 눈꺼풀이 서로 엉켜 붙지 않도록 한다. 안쪽눈구석에 있는 **눈물언덕(누구, lacrimal caruncle)**(그림 18.19a) 속의 분비샘에서는 종종 숙면을 취한 뒤 발견되는 모래 같은 눈곱을 만들어낸다. 이런 다양한 분비샘에 때때로 세균이 침범하고 감염이 일어난다. 콩다래끼(산립종, chalazion)는 대개 눈꺼풀판샘의 염증에 의해 발생한다. 속눈썹의 기름샘, 눈꺼풀판샘, 또는 속눈썹의 털주머니 사이의 표면으로 열린 많은 땀샘들 중의 하나에 감염이 생기면 통증이 있는 국소화된 종창을 일으킨다. 이것이 다래끼(sty)이다.

눈꺼풀의 보이는 앞면은 얇은 중층편평상피가 덮고 있다. 피부밑층의 깊은 곳에서 눈꺼풀은 **눈꺼풀판(검판, tarsal plate)**이라 불리는 넓은 결합조직의 판에 의해 고정되고 강화된다(그림 18.19b). 눈둘레근과 눈꺼풀올림근의 근섬유가 눈꺼풀판과 피부 사이에 위치한다(그림 18.19b, 18.20). 이 뼈대근은 눈을 감고(눈둘레근) 위눈꺼풀을 올리는데(눈꺼풀올림근) 기여한다.

눈꺼풀의 속면과 안구의 바깥면을 덮고 있는 상피조직을 **결막(conjunctiva)**이라 부른다(그림 18.21b,e). 결막은 특수화된 중층편평상피로 덮여 있는 점막이다. **눈꺼풀결막(안검결막, palpebral conjunctiva)**은 눈꺼풀의 속면을 덮고 있으며, **안구결막(ocular conjunctiva, 혹은 bulbar conjunctiva)**은 안구의 앞면을 덮고 있다. 분비액이 연속적으로 공급되어 안구의 표면을 씻어주고 결막을 촉촉하고 깨끗한 상태로 유지한다. 상피조직 속의 술잔세포는

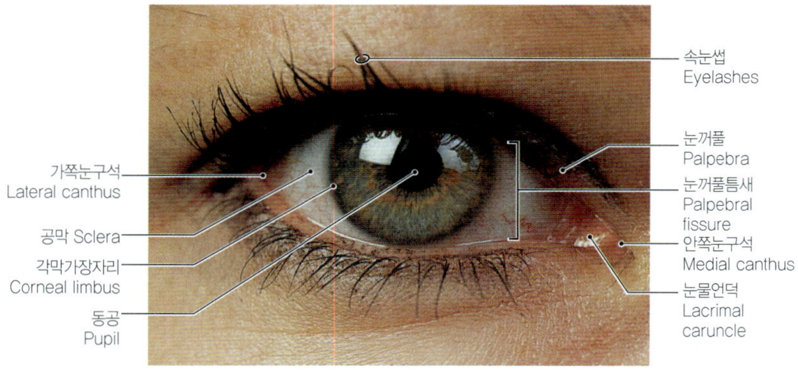

a 오른눈과 부속기관들의 표면해부학적 구조

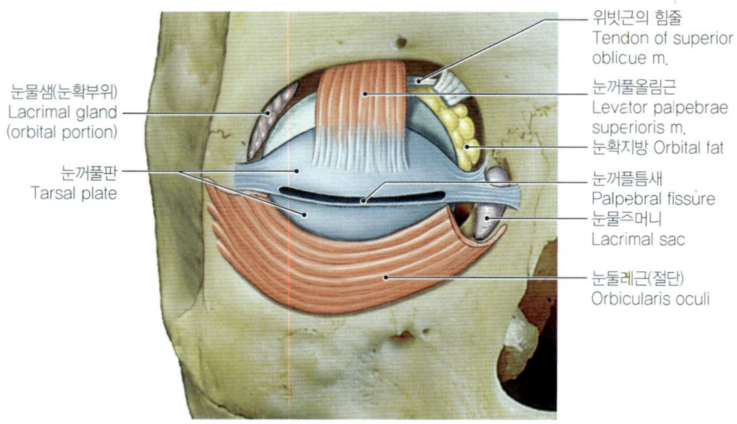

b 오른눈확의 해부 모식도

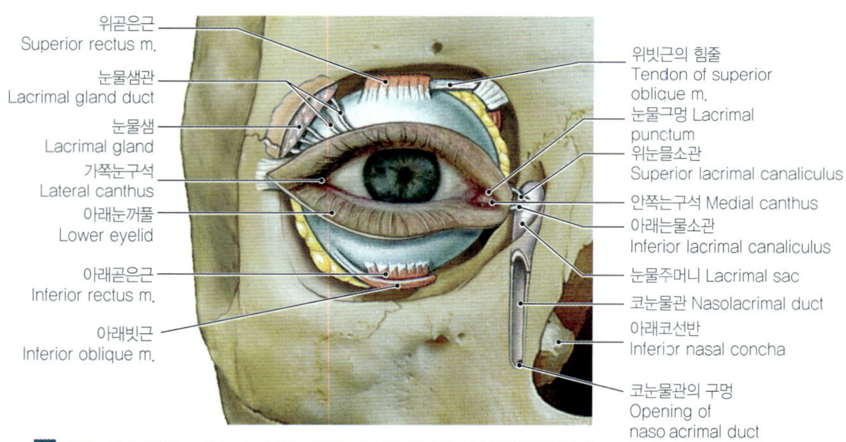

c 오른눈의 깊은 해부 모식도. 눈확에서 오른안구의 위치와 다른 부속기관들과의 관계, 특히 눈물기관과의 관계를 보여주고 있다.

■ **그림 18.19 눈의 부속기관 I**

맞은편 결막의 표면과의 마찰을 방지하고 건조를 막아주는 표면 윤활액을 분비하여 여러 가지 부속분비샘을 보조한다.

비교적 두꺼운 중층상피조직이 눈의 투명한 **각막**(cornea) 위에서 매우 얇고 섬세한 5~7개 세포 두께의 편평상피로 바뀐다. 결막은 눈꺼풀의 가장자리 근처에서 노출된 피부에서 볼 수 있는 튼튼한 중층편평상피조직의 특징을 가진다. 안구의 표면에는 특수화된 감각수용기는 없지만 아주 넓은 감도의 자유신경종말이 풍부하게 분포되어 있다.

눈물기관

눈물의 끊임없는 분비는 결막 표면을 촉촉하고 깨끗하게 유지한다. 눈물은 마찰을 줄여주며 먼지를 제거하고 세균감염을 막아줄 뿐만 아니라 결막상피 부분에 영양분과 산소를 공급하는 역할을 한다. **눈물기관**(lacrimal apparatus)은 눈물을 생산하고 분배하며 제거하는 기능을 한다. 각 눈의 눈물기관은 (1) 눈물샘, (2) 위 · 아래눈물소관, (3) 눈물주머니, (4) 코눈물관으로 구성된다(그림 18.19b,c와 18.20).

눈꺼풀의 결막과 안구의 결막이 만나는 곳에 형성된 공간이 **결막구석(원개, fornix)**이다. 위결막구석의 가쪽 부분에 **눈물샘(누선, lacrimal gland)**의 10~12개의 관이 열려 있다. 눈물샘의 크기와 형태는 아몬드 한 개와 비슷해서 대략 12~20 mm의 크기이다. 눈물샘은 눈확 속에서 안구의 위가쪽에 있는 이마뼈의 함몰부에 위치해 있다(그림 18.20).

눈물샘은 눈물의 대부분을 생성하며 핵심성분의 생산을 책임진다. 눈물은 결막 표면을 씻어준다. 눈물샘의 분비물은 수용성이고 약알칼리성으로 **리소자임**(lysozyme) 효소를 함유하고 있어서 미생물을 공격한다.

눈물샘은 하루에 대략 1 mL의 눈물을 생산한다. 눈물샘의 분비물이 안구 표면에 도달하게 되면 덧눈물샘의 분비물과 섞이고 또한 눈꺼풀판샘과 자이스샘의 지용성 분비물과 섞이게 된다. 눈꺼풀판샘과 자이스샘의 분비물은 얇은 "기름막(oil slick)"을 만들어서 윤활작용과 증발이 느리도록 도와준다.

눈의 깜박거림은 안구 표면의 눈물을 쓸어서 눈물못(lacus lacrimalis, lake of tears)이라 알려진 안쪽눈구석에 쌓게 된다. 두 개의 작은 구멍인 **위 · 아래 눈물구멍(누점, lacrimal punctum)**이 눈물못에 연결되어 눈물뼈의 고랑을 따라 위치한 **눈물소관(누소관, lacrimal canaliculus)**으로 눈물을 빼낸다. 그 후 눈물은 **눈물주머니(누낭, lacrimal sac)**로 들어가는데 이 눈물주머니는 눈물뼈의 눈물고랑을 채우고 있다. 눈물주머니 다음에는 **코눈물관(비루관, nasolacrimal duct)**이 눈물뼈와 위턱뼈에 의해 형성된 코눈물뼈관(nasolacrimal canal)의 속에서 아래로 이어져서 눈물을

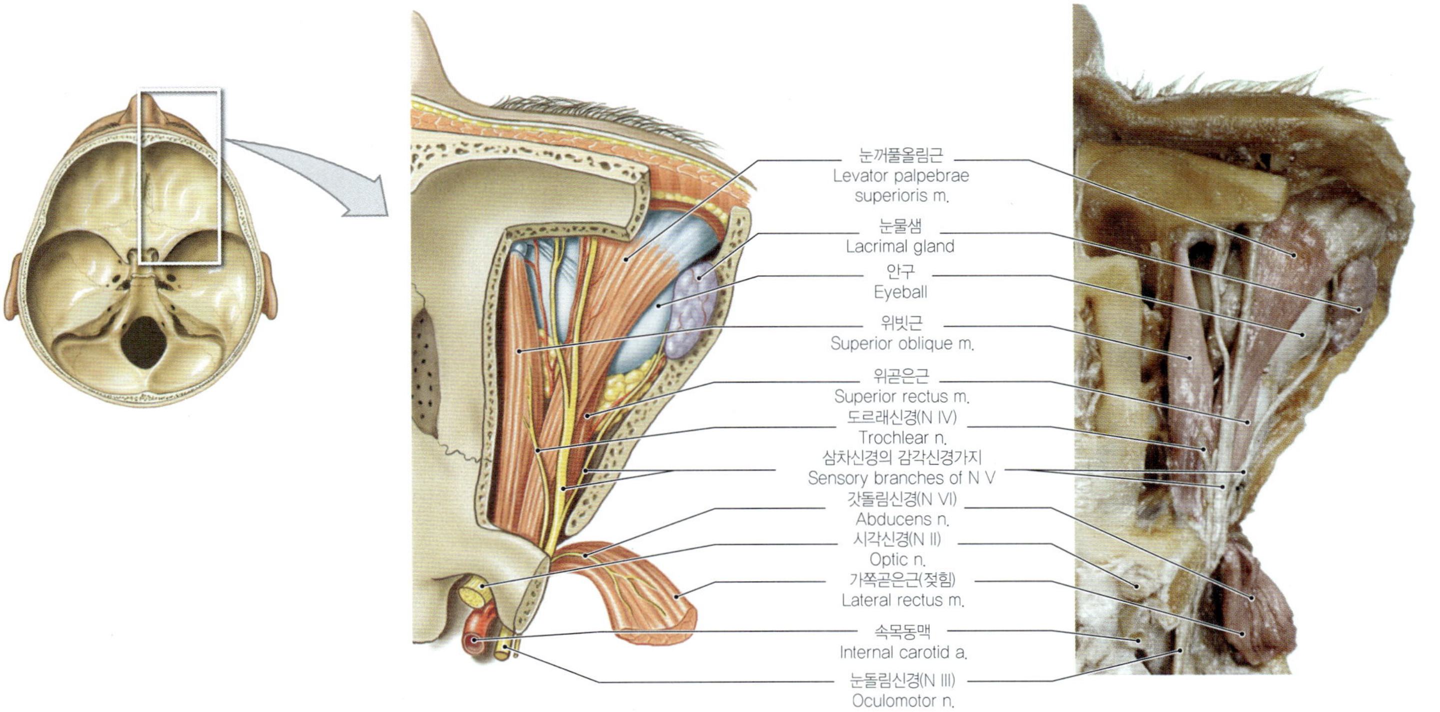

■ **그림 18.20** **눈의 부속기관 II**
오른눈확 속의 구조물들, 위면

동측의 코안에 있는 아래콧길로 눈물을 내보내는 역할을 한다.

안구

안구는 약간 불규칙한 타원형태이며 평균직경이 약 24 mm 정도되고 크기는 탁구공보다 조금 작다. 각각의 안구 무게는 약 8 g 정도이며 바깥안구근, 눈물샘, 뇌신경, 혈관과 함께 눈확 속을 차지하고 있다. 이 신경과 혈관은 안구와 눈확 및 얼굴 주변부를 지배한다(그림 18.20과 18.21e,f). **눈확지방(안와지방, orbital fat)** 덩이는 눈확 속을 메우면서 절연의 기능을 한다.

안구의 벽은 세 개의 구별되는 층으로 구성되는데(그림 18.21a) 바깥의 섬유층, 중간의 혈관층, 속의 신경층이다. 안구는 속이 비어 있으며, 속은 두 개의 공간으로 나뉜다. 커다란 **뒤공간(posterior cavity)**은 유리체방이라 불리며, 젤 성분의 유리체가 들어 있다. 작은 **앞공간(anterior cavity)**은 다시 앞방과 뒤방으로 구분된다. 앞방은 맑은 방수로 채워져 있다. 안구의 형태유지에는 유리체와 방수가 상당한 부분을 담당한다 .

섬유층

섬유층(fibrous tunic)은 안구의 가장 바깥층으로 공막과 각막으로 구성된다(그림 18.21a,b,d,e). 섬유층은 (1) 기계적인 지지와 어느 정도의 물리적인 보호작용을 하고, (2) 바깥안구근의 부착점이 되며, (3) 초점을 맞추는 데 보조작용을 한다.

안구 표면의 대부분은 **공막(sclera)**에 의해 덮여 있다. 공막(눈의 흰자위)은 치밀한 섬유결합조직으로 구성되며, 아교섬유와 탄력섬유 모두를 함유하고 있다. 섬유층은 시각신경이 나가는 곳 부근인 안구의 뒷부분에서 가장 두꺼우며, 앞쪽에서 가장 얇다. 여섯 개의 바깥안구근은 공막에 닿으며 각 힘줄의 아교섬유는 섬유층의 바깥쪽 아교섬유 속으로 얽혀 있다(그림 18.20).

공막의 앞면에서 작은 혈관들과 신경들이 공막을 관통하여 내부구조물에 도달한다. 안구결막의 깊은층에는 작은 혈관망이 있으나 공막에 뚜렷한 색을 나타낼 만큼의 충분한 혈액을 공급받지 못한다. 혈관을 가까이서 관찰하면 아교섬유의 흰색 바탕에 대비되는 붉은 선으로 보이게 된다. 안구의 투명한 각막은 섬유층의 일부이며 공막의 연속이다. 각막의 표면은 안구결막에서 연속된 섬세한 중층편평상피로 덮여 있다. 상피보다 깊은 곳의 각막은 대부분 여러 층의 아교섬유를 가진 치밀한 바탕질로 이루어져 있다. 각막이 투명한 이유는 이러한 여러 층의 아교섬유가 정밀하게 배열되기 때문이다. 각막의 가장 속에서 단순편평상피조직이 안구의 앞방을 만난다.

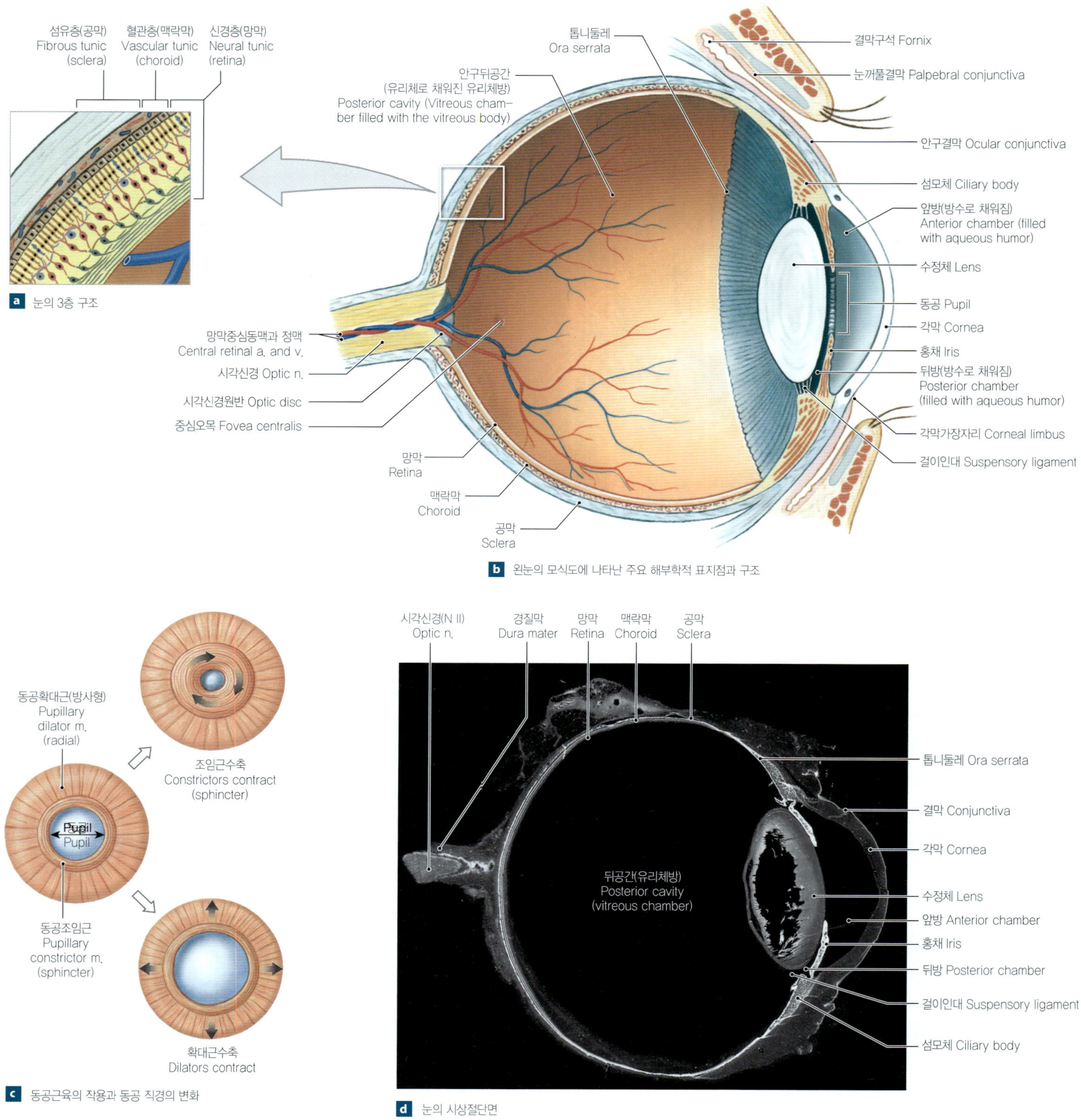

a 눈의 3층 구조

b 왼눈의 모식도에 나타난 주요 해부학적 표지점과 구조

c 동공근육의 작용과 동공 직경의 변화

d 눈의 시상절단면

■ **그림 18.21** 눈의 절단해부학

각막은 구조적으로 공막의 연속이다. **각막가장자리(각막윤부, corneal limbus)**는 둘 사이의 경계이다. 각막에는 혈관이 없고 각막과 결막 사이에도 혈관이 없다. 따라서 표층의 상피세포는 흐르는 눈물로부터 산소와 영양분을 공급받는다. 반면에 가장 깊은층의 상피세포는 앞방의 방수로부터 영양분을 공급받는다. 각막에는 많은 수의 자유신경종말이 존재하며 안구의 가장 민감한 부분이 된다. 이러한 민감성은 매우 중요하다. 왜냐하면 비록 눈의 다른 부분 예를 들어, 빛수용기 같은 부분이 완전히 정상일지라도 각막 손상만으로도 실명할 수 있기 때문이다.

혈관층

혈관층(vascular tunic)은 많은 혈관, 림프관, 자체기원 눈근육

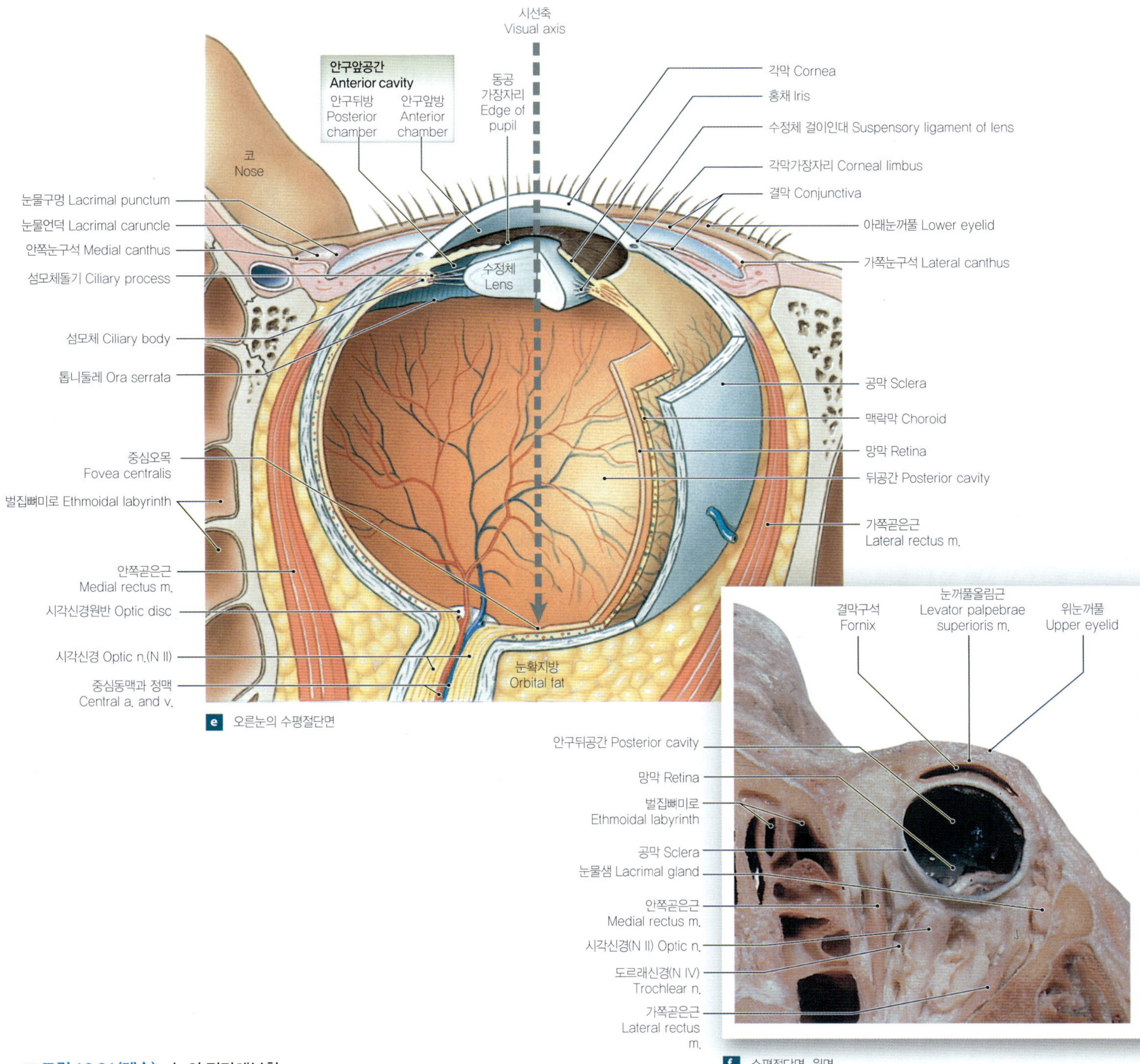

■ **그림 18.21(계속)** 눈의 절단해부학

을 가진다. 혈관층은 (1) 안구조직에 공급되는 혈관과 림프의 통로가 되고, (2) 안구로 들어오는 빛의 양을 조절하며, (3) 안구 속에서 순환하는 방수를 분비 및 재흡수하고, (4) 초점 맞추기에 필수적인 수정체의 모양을 변화시키는 기능을 한다. 혈관층에는 홍채, 섬모체, 맥락막이 속한다(그림 18.21a,b,d,e, 18.22).

홍채 우리는 **홍채**(iris)를 투명한 각막을 통해 볼 수 있다. 홍채는 혈관, 색소세포 및 자체기원 눈근육의 일부인 두 층의 민무늬근을 가지고 있다. 이 근육의 수축은 홍채 중앙에 위치한 구멍인 **동공**(pupil)의 직경을 변화시킨다. 한 무리의 민무늬근 섬유는 동공을 중심에 둔 동심원의 근육을 형성한다(그림 18.21c). 이 **동공조임근(동공괄약근, pupillary sphincter m.)**이 수축하면 동공의 직경이 감소한다. 둘째민무늬근 무리는 동공의 가장자리로부터 방사상으로 뻗어 있다. 이 **동공확대근(동공산대근, pupillary dilator m.)**의 수축은 동공을 확대시킨다. 이 두 길항근 무리는 자율신경계통에 의해 지배된다. 부교감신경의 활성은 동공수축을 일으키고, 교감신경의 활성은 동공확대를 일으킨다.

홍채의 버팀질은 결합조직으로 구성되고 뒷면은 색소세포를 가진 상피로 덮여 있다. 색소세포는 홍채의 결합조직과 앞면의 상피도 가질 수 있다. 눈의 색깔은 이 색소세포의 밀도와 분포에 의해 결정된다. 홍채의 버팀질에 색소세포가 없다면 빛이 통과하여 안쪽의 색소상피에서 반사될 것이다. 이럴 때 눈은 파란색으로 보인다. 회색, 갈색, 검정색의 홍채 색깔을 가진 사람은 순서대로 더 많은 색소세포를 홍채 버팀질과 상피에 가지고 있는 것이다.

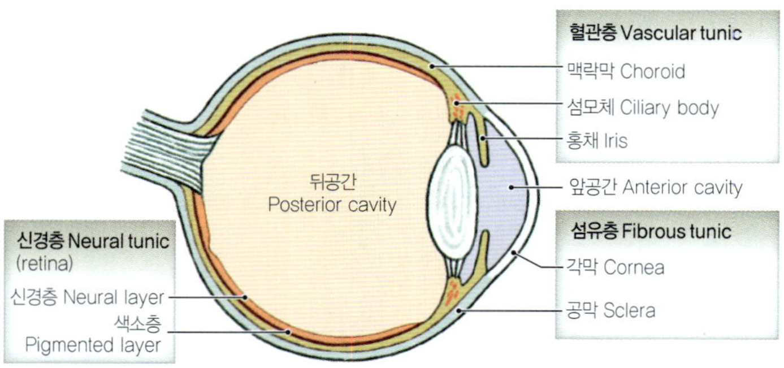

a 수정체는 앞공간의 뒤방과 뒤공간 사이에 위치한다.

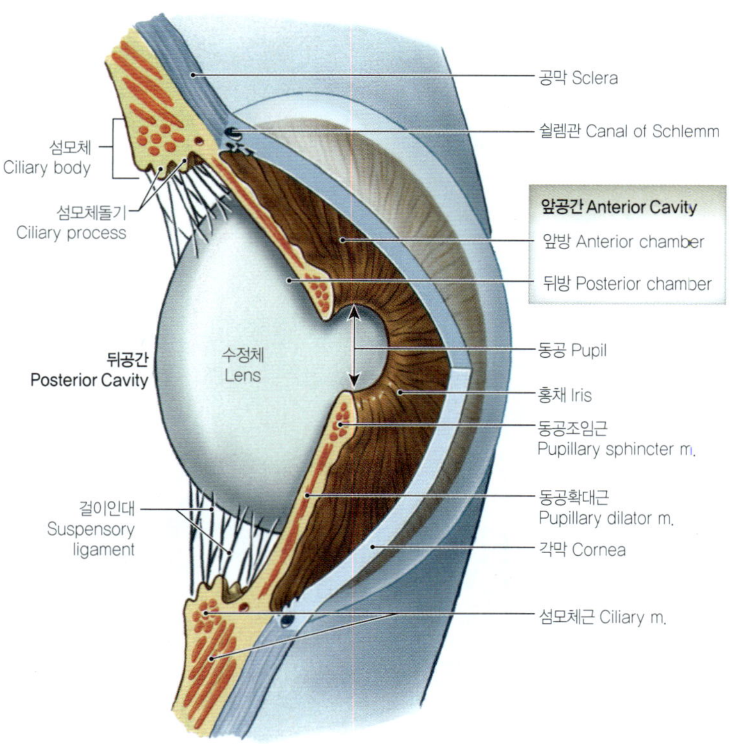

b 수정체의 위치는 수정체를 섬모체에 부착시켜주는 걸이인대에 의해 고정된다.

■ 그림 18.22 안구의 수정체와 공간들

섬모체 홍채의 가장자리는 **섬모체(모양체, ciliary body)**의 앞쪽 부분에 붙어 있다. 섬모체는 각막과 공막의 경계부에서 시작되어 **톱니둘레(거상연, ora serrata)**까지 뒤로 뻗어 있다(그림 18.21b,d,e, 18.22b). 대부분의 섬모체는 **섬모체근(모양체근, ciliary m.)**으로 이루어져 있으며 안구의 속으로 튀어나온 근육으로 된 고리(ring) 같이 보인다. 상피에는 **섬모체돌기(모양체돌기, ciliary process)**라 부르는 수많은 주름이 형성되어 있고 수정체의 **걸이인대**(suspensory ligament) 또는 띠섬유(zonular fiber)가 섬모체돌기의 끝에 부착되어 있다. 이 결합조직섬유들이 수정체를 잡아서 홍채 뒤쪽과 동공의 중앙에 위치시킨다. 그 결과로 동공을 통과한 모든 빛은 수정체를 통과하여 빛수용기로 가게 된다.

맥락막 산소와 영양분은 **맥락막**(choroid) 속의 광범위한 모세혈관망을 통해 망막의 바깥층으로 전달된다. 맥락막에도 멜라닌세포가 흩어져 있는데, 특히 공막에 인접한 맥락막의 가장 바깥층에 특히 밀집되어 있다(그림 18.21a,b,d,e). 맥락막의 가장 속층은 망막의 바깥층과 결합되어 있다.

신경층

신경층(neural tunic) 즉, **망막**(retina)은 뚜렷한 두 개의 층으로 이루어져 있다. 바깥의 **색소층**(pigmented layer)과 속의 **신경층**(neural layer)이다. 신경층은 **신경망막**(neural retina)이라고도 불리며 시각수용기세포와 이와 연관된 신경세포를 가지고 있다(그림 18.21과 18.23). 색소층은 망막을 통과한 빛을 흡수하며 망막의 빛수용기와 중요한 생화학적 상호작용을 한다. 신경망막은 (1) 빛에 반응하는 빛수용기, (2) 예비 과정을 수행하고 시각정보를 통합하는 지지세포와 신경세포, (3) 안구뒤공간 조직에 혈액을 공급하는 혈관 등을 가지고 있다.

신경망막과 색소층은 정상적으로 매우 밀착되어 있지만 서로 단단히 붙어 있지는 않다. 색소층은 섬모체와 홍채까지 계속 이어져 있는 반면, 신경망막은 단지 톱니둘레까지만 앞쪽으로 뻗어 있다. 그러므로 신경망막은 뒤공간의 뒤쪽과 가쪽을 경계로 하는 컵 모양을 하고 있다(그림 18.21b,d,e,f).

망막의 구성 망막에는 대략 1억 3천만 개의 빛수용기가 존재하는데, 각각의 빛수용기는 망막 표면의 특정 위치에서 감지한다. 시각 이미지란 전체 수용기의 종합적인 정보분석에 의한 결과이다. 절단면에서 보면, 망막은 여러 개의 세포층을 가지고 있다(그림 18.23a,b). 맨 바깥층은 색소층에 가장 가까운 층이면서 시각수용기세포가 있는 곳이다. 두 가지 유형의 **빛수용기(광수용기, photoreceptor)**가 존재하는데 **막대세포(간상세포, rod cell)**와 **원뿔세포(원추세포, cone cell)**이다. 막대세포는 빛의 색깔을 구별하지 못한다. 그러나 막대세포는 빛에 매우 민감하여 어두운 방안에서, 해질 무렵에, 또는 희미한 달빛 아래에서도 볼 수 있게 해준다. 원뿔세포는 색을 감지한다. 세 종류의 원뿔세포가 존재하며, 이들의 여러 가지 조합이 각각 다른 색을 인식하게 한다. 원뿔세포는 더 명확하고 깨끗한 이미지를 만들어 주지만, 막대세포에 비해 더 많은 양의 빛을 필요로 한다. 만약 해 질 녘에 밖에 앉아 있다면 언제 시각체계가 원뿔세포 위주의 시각(총천연색으로 보이는 깨끗한 이미지)에서 막대세포 위주의 시각(상대적으로 거친 흑백 이미지)으로 바뀌는지 말할 수 있을 것이다.

막대세포와 원뿔세포는 망막의 바깥층에 고르게 분포되어 있지 않다. 대략 1억 2500만 개의 막대세포가 망막의 주변부에 걸쳐 넓은 띠처럼 분포하고 있다. 반면에 망막의 뒷쪽 부분은 대략 6백만 개의 원뿔세포에 의해 지배를 받는다. 대부분의 원뿔세포는 **황반**(macula lutea, "yellow spot")에 집중되어 있다. 이곳은 시각이미지가 각막과 수정체를 통과한 후 도달하는 부위이다. 막대세포는 이곳에 존재하지 않는다. 원뿔세포는 황반의 중앙 부분인 **중심오목(중심와, fovea centralis)**에 가장 밀집되어 있다. 중심오목은 가장 정확한 상이 맺히는 장소이다. 어떤 물체를 똑바로 쳐다볼 때 시각이미지는 망막의 바로 이 부위에 맺히게 된다(그림 18.21b,e, 18.23c).

막대세포와 원뿔세포는 대략 6백만 개의 **두극세포**(bipolar cell)와 연접한다(그림 18.23a,b). 막대세포와 원뿔세포에 대한 자극은 신경전달물질의 분비를 변화시키고, 이것은 다시 두극세포의 활성을 변화시킨다. 이 수준에서 **수평세포**(horizontal cell)가 시각수용기와 두극세포 사이의 연락을 억제하거나 촉진하는 신경망을 형성한다. 다음으로 두극세포는 유리체방과 접하는 **신경절세포**(ganglion cell)층과 연접한다. 이 수준에서 **무축삭세포**(amacrine cell)가 두극세포와 신경절세포 사이의 연결을 조절한다. 신경절세포는 각막에서 뇌로 보내는 활동전위를 생산하는 유일한 세포이다.

대략 백만 개의 신경절세포로부터 나온 축삭이 **시각신경원반**(optic disc)으로 모여서 안구의 벽을 관통하고, 시각신경을 형성하여 사이뇌로 향해 나아간다(그림 18.21b,e). 망막에 혈액을 공급하는 망막중심동맥과 망막중심정맥은 시각신경의 중심을 통과하여 시각신경원반의 표면으로 빠져나온다(그림 18.21e, 18.23c). 시각신경원반에는 빛수용기나 다른 망막구조가 존재하지 않는다. 이 부위로 들어오는 빛은 감지할 수 없으므로 이곳을 흔히 **맹점**(blind spot)이라 부른다. 하지만 우리는 시야에서 맹점 부위를 인지할 수 없는데, 이것은 불수의적인 안구운동으로 시각이미지가 계속 움직여서 놓친 시각정보가 보충되기 때문이다.

안구방

안구방은 앞방, 뒤방, 유리체방으로 구분된다. 앞방과 뒤방은 방수로 채워져 있다.

방수 간질액이 섬모체돌기의 상피세포 사이를 통과하여 뒤방으로 들어가면 **방수**(aqueous humor)가 된다(그림 18.24). 상피세포가 방수의 조성을 조절하는 것으로 생각된다. 방수의 조성은 뇌척수액과 유사하다. 방수는 순환하면서 완충역할을 하며 영양분과 노폐물의 수송에서도 중요한 역할을 한다.

방수는 동공 가장자리에서 앞방으로 들어간다. 상피세포를 지나서 방수는 **쉴렘관**(canal of Schlemm 또는 scleral venous sinus, 공막정맥굴)으로 들어가며 이 관은 안구정맥과 연결된다.

수정체(lens)는 각막의 뒤에 놓여 있으며, 맥락막의 섬모체에서 시작되는 걸이인대에 의해 제자리에 고정된다(그림 18.24). 수정체와 이곳에 부착된 걸이인대는 유리체방의 앞쪽 경계를 형성한다. 이 유리체방은 유리체액(vitreous humor)이라고도 불리는 젤리 같은 **유리체**(vitreous body)를 함유하고 있다. 유리체는 안구의 형태를 유지하는데 도움을 주고, 수정체의 뒷면을 지지하고, 또한 신경층을 색소층쪽으로 압박함으로써 망막에 물리적인 지지를 제공한다. 뒤방에서 생성된 방수는 유리체를 통하여 망막면으로 자유롭게 확산된다.

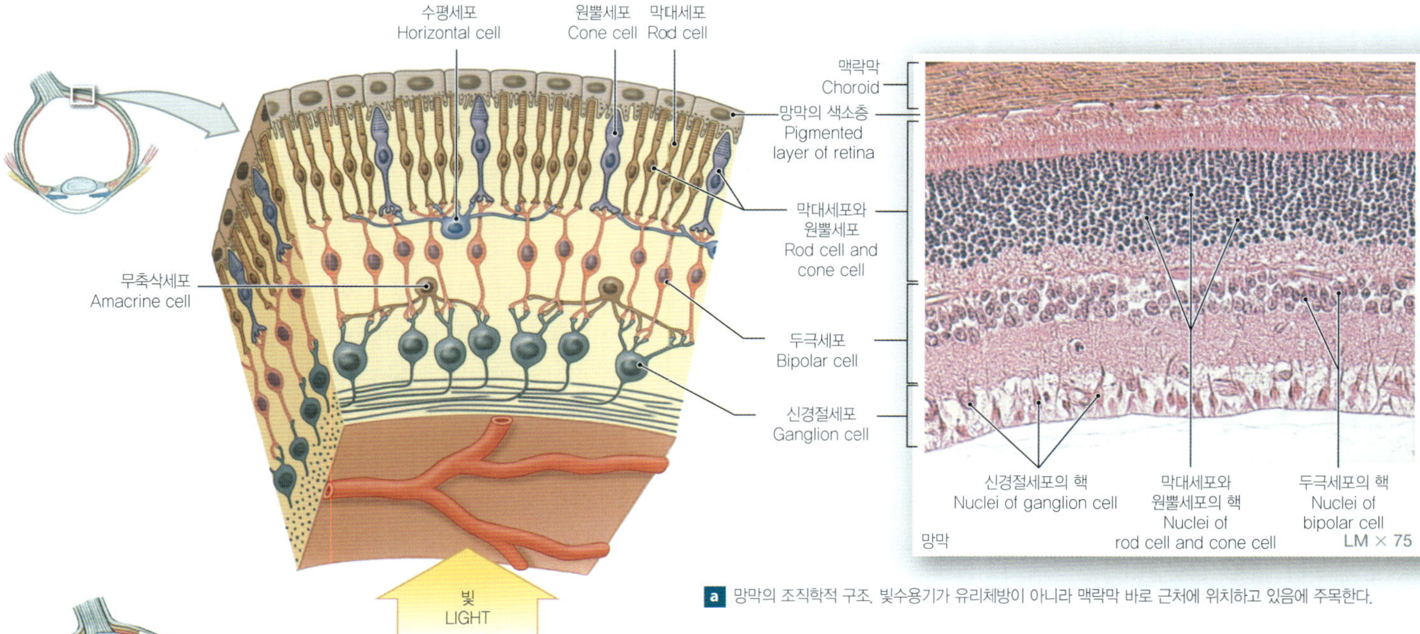

a 망막의 조직학적 구조. 빛수용기가 유리체방이 아니라 맥락막 바로 근처에 위치하고 있음에 주목한다.

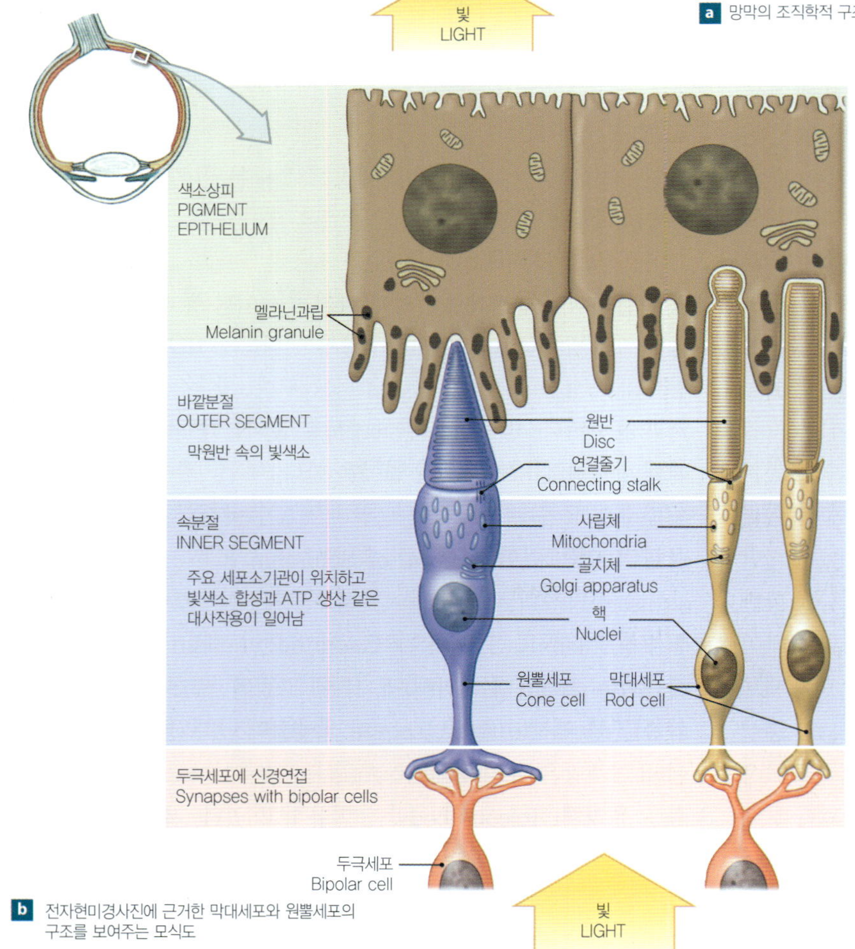

b 전자현미경사진에 근거한 막대세포와 원뿔세포의 구조를 보여주는 모식도

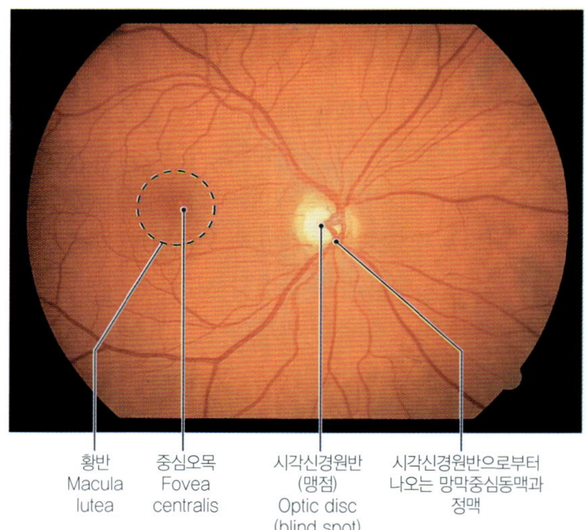

c 안구의 동공을 통해 본 사진. 망막의 혈관분포와 시각신경과 시각신경원반의 모습을 보여주고 있다.

■ **그림 18.23** 망막의 구조

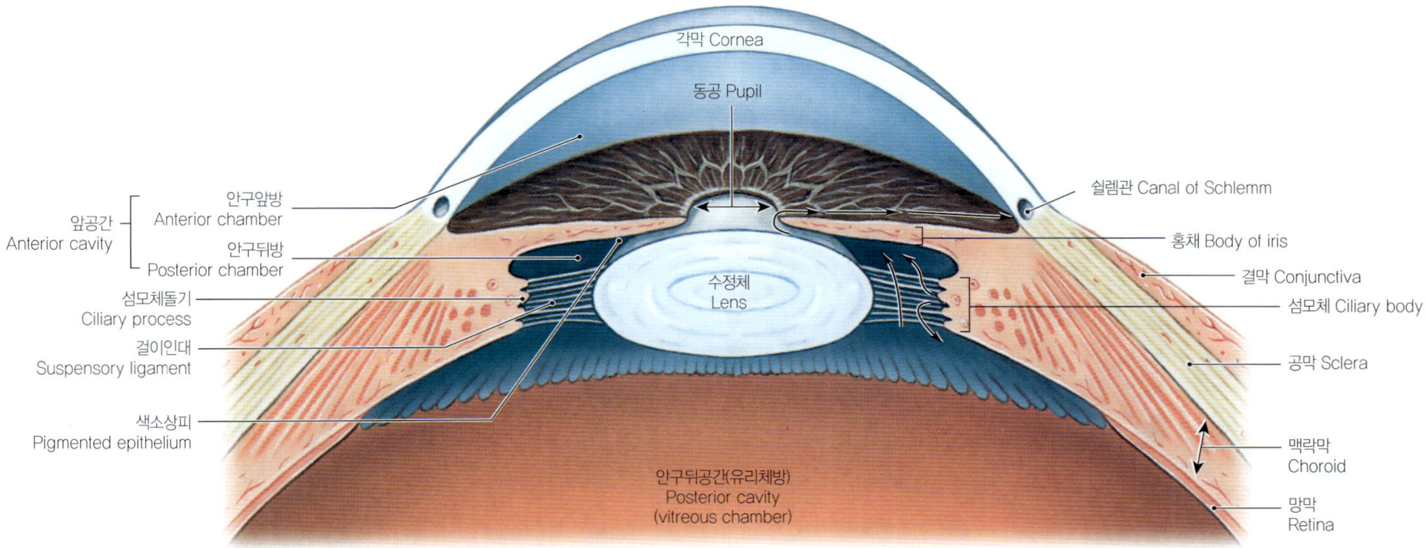

■ 그림 18.24 방수의 순환
섬모체에서 분비된 방수는 안구뒤방과 앞방뿐만 아니라 안구뒤공간을 순환한(화살표) 후에 쉴렘관을 통해 재흡수된다.

수정체

수정체의 일차 기능은 망막의 빛수용기에 시각이미지의 초점을 맞추는 것이다. 수정체는 형태를 변화시키므로 이러한 기능을 수행한다. 수정체에는 세포들이 정교하게 동심성 층판으로 이루고 있다(그림 18.21b,d,e와 18.24). 치밀한 섬유성 피막이 수정체 전체를 감싼다. 대부분의 피막섬유는 탄력섬유이다. 외부에서 힘이 가해지지 않는다면, 이 섬유들은 수축하여 수정체를 구(球)형으로 만들려고 한다. 수정체의 가장자리에는 피막의 섬유와 걸이인대의 섬유가 서로 얽혀 있다.

휴식 상태에서 걸이인대의 장력은 탄력성분의 피막보다 강해서 수정체를 평평하게 만든다. 이 상태에서 눈은 먼 물체에 초점을 맞춘다. 섬모체근이 수축하면 섬모체가 수정체쪽으로 움직인다. 이 이동은 걸이인대의 장력을 감소시키며 수정체는 자체 탄력으로 좀 더 구형에 가깝게 변하게 된다. 이 상태에서 눈은 가까운 물체에 초점을 맞춘다.

시각 경로

각각의 막대세포와 원뿔세포는 특정한 감각수용영역을 담당하고 있다. 하나의 시각이미지는 전체 수용기의 정보가 처리되어 만들어진다. 여러 가지 세포 사이의 상호작용으로 상당한 양의 정보처리 과정이 망막에서 이루어진 후에 시각정보가 뇌로 보내진다. 각각의 눈으로부터 두 개의 시각신경이 사이뇌로 가기 전에 시각교차를 지난다(그림 18.25). 이곳에서 부분적인 교차가 일어난다. 신경섬유의 대략 절반은 동측 뇌의 가쪽무릎핵을 향해 나아가고 나머지 절반은 교차되어 맞은편 뇌의 가쪽무릎핵으로 간다(그림 18.26). 즉, 각 망막의 왼쪽 절반의 시각정보는 왼쪽의 가쪽무릎핵에 도달하며, 각 망막의 오른쪽 절반의 시각정보는 오른쪽 가쪽무릎핵에 전달된다. 가쪽무릎핵은 시각정보를 대뇌겉질뿐 아니라 뇌줄기의 반사중추로도 중계한다. 눈운동을 조절하는 반사는 가쪽무릎핵을 우회하여 위둔덕에 연접하는 시각정보에 의해 일어난다.

시각정보의 통합

시각에 대한 인지는 대뇌반구 뒤통수엽의 시각겉질에 도달하는 정보의 통합에서 시작된다. 시각겉질은 전체 시야에 대한 감각지도를 가지고 있다. 그러나 대뇌 일차감각겉질에서와 마찬가지로 이 감각지도가 전체 시야의 해당 영역크기와 정확하게 일치되는 것은 아니다.

두 눈은 약간씩 다른 이미지를 받아들이는데, 이것은 (1) 망막중심오목이 5~7 cm 정도 떨어져 있고, (2) 코와 눈확이 반대쪽 시야를 가리기 때문이다. 겉질의 연합영역과 통합영역이 좌우의 시각을 비교하여 원근감을 느끼게 해준다(그림 18.26). 시각교차에서 일어나는 부분적 교차 때문에 시각겉질은 전체 시야에 대한 합성된 이미지를 받는다.

임상 노트

눈의 질환들

결막염

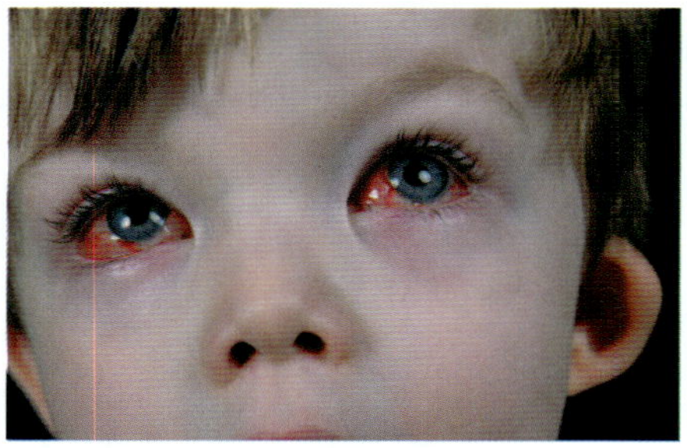

결막염(conjunctivitis), 또는 급성접촉성결막염(pink eye)은 결막 표면의 손상이나 자극에 의해 유발된다. 가장 명확한 증상은 결막상피 깊은 곳의 혈관이 확장되는 것이다. 결막염이란 명칭은 어떤 특정한 질병의 명칭이기보다는 증상을 표현하는 것으로 많이 사용된다. 박테리아와 바이러스, 곰팡이 등 다양한 병원체들이 결막염의 원인이 될 수 있으며, 일시적인 증상은 알레르기나 화학적 또는 물리적 자극에 의해 일어날 수도 있다(오랫동안 울거나 양파 껍질을 벗기거나 하는 등의 일상적인 경험을 포함). 만성결막염, 일명 트라코마(trachoma)는 결막에 박테리아나 바이러스가 침입하여 일어난다. 대부분의 경우 전염성이 매우 높으며, 심한 경우 각막 표면에 흉터를 남기거나 시력에 영향을 줄 수도 있다. 가장 흔히 관련된 세균은 클라미디아 트라코마티스(Chlamydia trachomatis)이며, 북아메리카의 남서부, 북아프리카, 중동 등에서 비교적 흔히 발병한다. 각막의 손상과 시력 상실을 방지하기 위해서는 국소항생제와 함께 전신항생제가 투여되어야 한다.

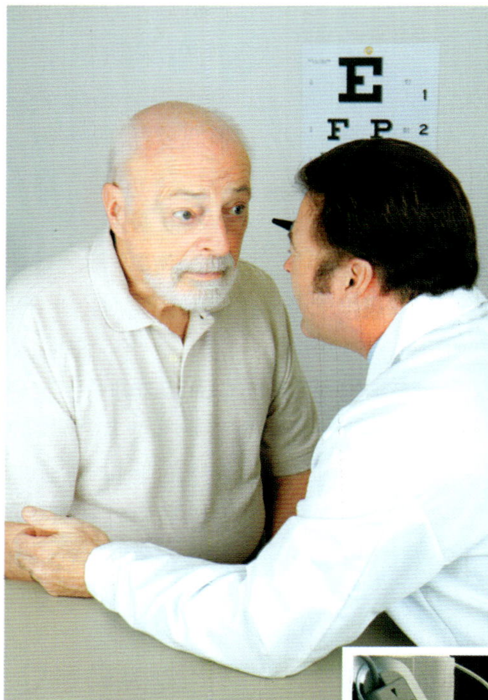

녹내장

40세 이후 인구의 약 2% 정도가 **녹내장(glaucoma)**에 걸린다. 녹내장에서는 방수가 쉴렘관을 자유롭게 통과하지 못한다. 방수의 배수에 문제가 있는 상태에서 방수가 계속 생성되므로 안구의 내압이 높아진다. 섬유층인 공막은 확장될 수 없으므로 높아진 안구 내압은 안구 속의 연한 조직을 압박하게 된다. 안구 내압이 정상 압력의 2배 정도로 높아지면 신경섬유의 비틀림이 시각에 영향을 미치게 된다. 이러한 상태가 개선되지 않으면 결국에는 실명하게 된다.

거의 모든 눈에 대한 검사는 녹내장 검사를 포함하고 있다. 안구 내압은 안구 표면에 아주 작게 공기를 분사해서 발생하는 편향도를 측정하여 검사한다. 녹내장은 약물로 치료하거나 심한 경우에는 수술로 치료한다.

백내장

수정체의 투명도는 수정체의 구조적 특성과 생화학적 특성의 정확한 조합에 의해 결정된다. 그 균형이 교란되면, 수정체는 투명도가 떨어지고 모양이 변하여 점차 딱딱하고 편평해진다. 이러한 비정상적인 수정체를 **백내장(cataract)**이라고 하며, 안개가 끼거나 서리가 낀 유리창 같이 작용하여 망막에 비치는 영상을 일그러뜨리고 모호하게 만든다.

백내장은 선천성이거나 약물 부작용이나 손상, 방사선 등에 의해서 발생할 수 있다. **노년백내장(senile cataracts)**은 노화의 결과로서 가장 흔한 형태의 백내장이다. 노화의 과정으로 수정체의 탄력성이 떨어지면 가까운 사물에 초점 맞추기가 어려워진다[그래서 '원시(farsighted)'가 되는 것이다]. 이 시기가 지나면 서서히 통증 없이, 백내장이 진행된다. 처음에는 수정체의 일부분만 흐려지고 시력의 상실을 인지하지 못한다.

시간이 지나면, 수정체가 누르스름한 색을 띠게 되고 결국은 불투명해진다. 수정체가 혼탁해지면 더 밝고, 조도가 높고 더 큰 독서등이 필요하게 된다. 시각의 선명함이 점차 흐려지며, 태양이나 등불, 다가오는 자동차의 전조등이 너무 밝게 느껴지기도 한다. 또는 불빛 주위에 섬광이나 후광이 보여서 운전이 불편하고 위험해지기도 한다. 눈의 피로와 반복적인 눈 깜박임이 가장 일반적으로 나타나며, 색이 선명하게 보이지 않고 누르스름한 색으로 보일 수 있다.

수정체가 완전히 불투명해지면, 망막의 빛수용기가 정상적이더라도 기능적으로 실명하게 된다. 현대 외과수술로는 초음파로 수정체를 조각내어 제거한 다음, 인공수정체를 홍채 뒤에 장착하고, 안경이나 콘텍트렌즈를 사용하여 시력을 조정하는 방법을 사용한다.

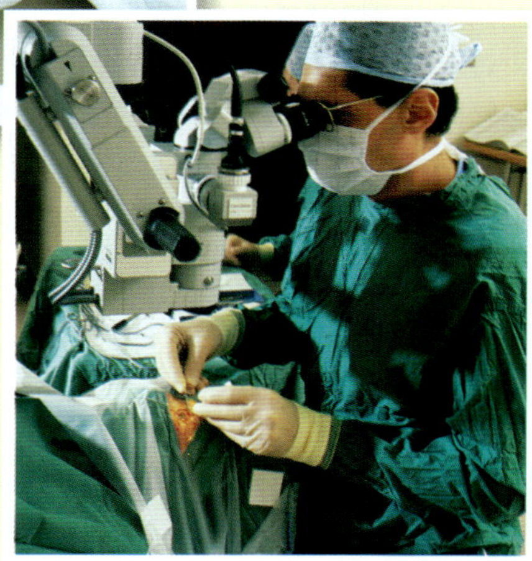

뇌줄기와 시각처리

뇌줄기의 여러 중추는 가쪽무릎핵이나 시각로의 곁가지를 통해 시각정보를 받는다. 가쪽무릎핵을 우회하는 곁가지는 위둔덕이나 시상하부로 연접한다(그림 18.26). 중간뇌의 위둔덕은 시각 자극에 반응하여 눈, 머리, 목을 움직이는 무의식적인 운동 명령을 만들어낸다. 시상하부의 **교차위핵(suprachiasmatic nucleus)**과 솔방울의 내분비세포로 전해진 시각자극은 다른 뇌줄기핵의 기능에 영향을 미친다. 이 핵들은 밤낮의 순환과 연결된 내장운동의 하루주기 패턴을 만든다. 이러한 **하루주기리듬(circadian rhythm)**은 대사율, 내분비기능, 혈압, 소화활동, 각성-수면주기와 다른 생리적 활동에 영향을 미친다.

Hot Topics

맹인에서 시각겉질의 재편성*

감각 소실은 뇌의 신경가소성 변화와 관련깊다는 증거가 점점 증가하고 있다. 관련 연구결과를 보면 시각이나 청각 소실 후에 정상적으로 소실된 감각과 관련 있던 뇌영역이 다른 감각을 위해 동원되는 것을 알 수 있다.

*Merabet, LB and Pascual-Leone, A. 2010. Neural reorganization following sensory loss: the opportunity of change. *Nature Reviews: Neuroscience*. 11(1):44–52.

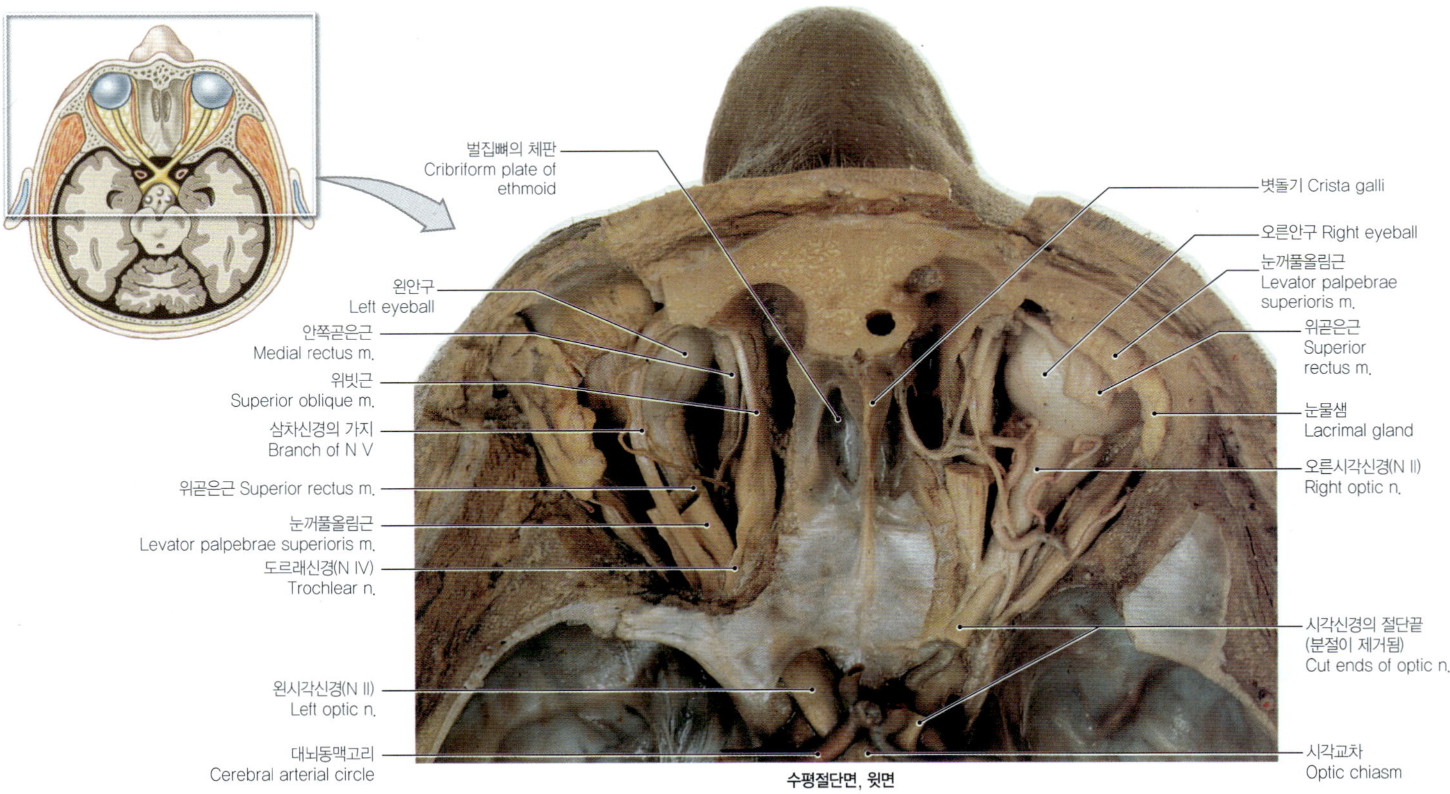

■ 그림 18.25 시각 경로의 해부학적 구조 I
시각교차 수준의 머리의 수평절단면, 윗면

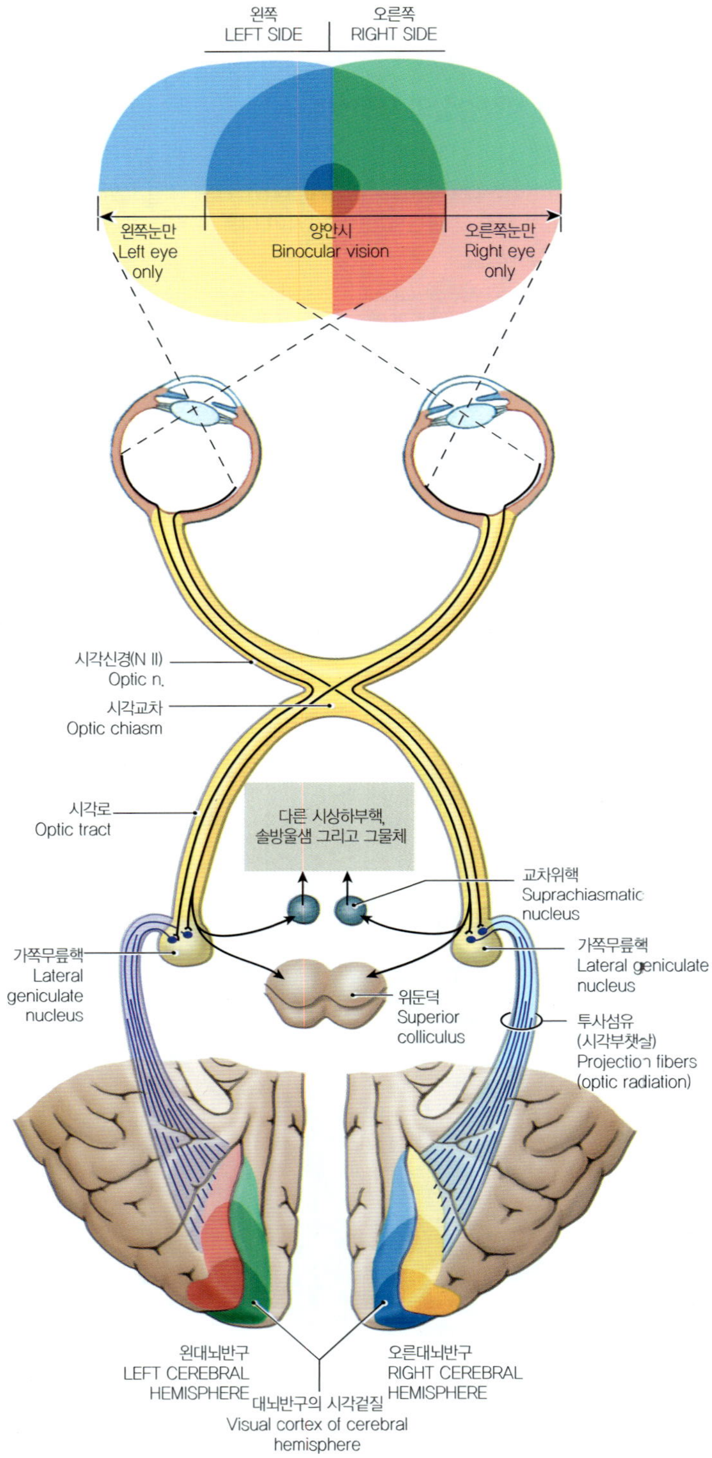

■ **그림 18.26 시각 경로의 해부학적 구조 II**

시각교차에서 시각신경의 부분적 교차가 일어난다. 그 결과 망막의 가쪽 절반의 시각정보는 동측의 대뇌반구로 전달되고 안쪽 절반의 시각정보는 반대측 대뇌반구로 전달된다. 시각연합영역이 이 정보들을 통합하여 전체 시야에 대한 그림을 형성한다.

V 18.6 개념확인

1. ☐ 눈물생성이 부족하면 눈의 어떤 층이 첫째로 영향을 받는가?
2. ☐ 만약 안구내압이 비정상적으로 상승하게 된다면, 눈의 어떤 구조물들이 영향을 받고 또한 어떠한 영향을 받게 되는가?
3. ☐ 만약 눈에 원뿔세포 없이 태어난다면 물체를 볼 수 있을까?
4. ☐ 섬모체돌기란 무엇이며 어떤 기능을 하는가?

신경 발생학 요약

특수기관의 발생에 관한 요약은 28장을 참고한다.

임상용어

고막절개술(myringotomy) 고막을 외과적으로 열어서 가운데귀를 배액하는 수술

유돌염(mastoiditis) 꼭지벌집의 감염과 염증

백내장(cataract) 투명성을 잃어버린 비정상적 수정체 상태

신경성난청(nerve deafness) 달팽이관 또는 청각신경경로의 장애에 의한 난청

안진(nystagmus) 뇌줄기 또는 속귀의 장애 후에 때때로 나타나는 짧고 갑자기 움직이는 안구운동

전도성난청(conductive deafness) 바깥귀와 가운데귀의 문제로 생긴 난청. 고막에서부터 타원창까지 진동의 전달이 차단된 상태

핵심정리

개요

- 일반감각은 온도감각, 통각, 촉각, 압각, 진동감 및 고유감각이 있다. 특수감각(후각, 미각, 평형감각, 청각, 시각)에 대한 수용기는 특정 부위, 혹은 특정 기관에 위치한 다. 감각수용기는 특수화한 세포로서 자극되면 감각을 중추신경계통으로 보낸다.

18.1 수용기

- 수용기 특이성은 각 수용기가 특정 자극에 반응하게 한다. 가장 간단한 수용기는 자유신경종말이다. 하나의 수용기세포가 담당하는 영역을 수용영역이라 한다(그림 18.1).

감각정보의 해석

- 긴장성 수용기는 항상 신호를 중추신경계통에 보낸다. 위상성 수용기는 감지하는 조건에 변화가 있으면 활동적이 된다(그림 18.1).

중추에서의 처리와 적응

- 적응(지속적인 자극에 대한 민감도의 감소)은 수용기의 민감도의 변화(말초성 혹은 감각성 적응), 혹은 감각경로의 억제(중추성 억제)와 관련된다. 빠른적응 수용기는 위상성이며, 느린적응 수용기는 긴장성이다.

감각의 한계성

- 우리의 감각수용기가 제공하는 정보는 불완전하다. 왜냐하면 (1) 인간은 모든 가능한 자극에 대한 수용기를 가지고 있지 않다. (2) 수용기의 감도는 특정한 범위를 가진다. (3) 자극은 중추신경계통에 의해 해석되어야 한다.

18.2 일반감각

- 수용기는 외부 환경에 관한 정보를 제공하는 외수용기와 체내의 상태를 감지하는 내수용기로 분류된다.

통각수용기

- 통각수용기는 조직 손상과 관련된 다양한 자극에 대하여 반응한다. 통증 감각은 두 가지 형태가 있다: 빠른통증(찌르는 듯한 통증)과 느린통증(쑤시는 작열통)(그림 18.2/18.3a)

온도수용기

- 온도수용기는 온도의 변화에 반응한다. 통각과 동일한 경로를 따라 감각을 전도한다.

기계수용기

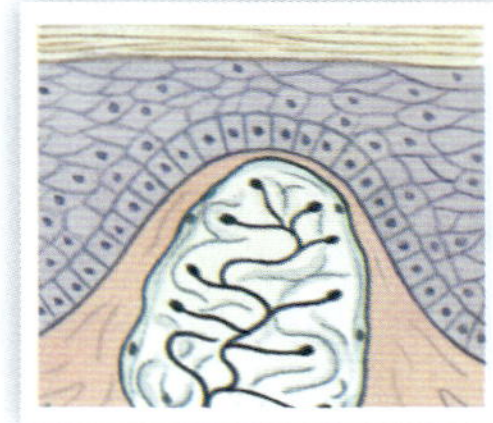

- 기계수용기는 세포막에 대한 물리적인 뒤틀림, 접촉, 압력에 반응한다. 즉, 촉각수용기는 접촉, 압력, 진동에 대하여, 압력수용기는 혈관, 소화관, 생식관, 비뇨관의 압력 변화에 대하여, 고유수용기(근방추)는 관절과 근육의 위치에 대하여 반응한다(그림 18.3/18.4).
- 미세촉각-압력수용기는 자극의 구체적인 정보를 제공한다. 무딘촉각-압력수용기는 빈약한 위치정보를 제공한다. 중요한 촉각수용기에는 자유신경종말, 털뿌리신경얼기, 촉각원반(Mekkel's disc), 촉각소체(Meissner's corpuscle), 루피니소체, 층판소체(pacinian corpuscle)가 있다(그림 18.3).
- 압력수용기(뻗침수용기)는 압력변화를 감지한다. 즉각적으로 반응하지만 또한 즉각적으로 적응한다. 주요 동맥과 정맥의 벽에 있는 압력수용기는 혈압의 변화에 반응한다. 소화관을 따라 존재하는 압력수용기는 소화의 반사활동을 돕는다(그림 18.4).
- 고유수용기는 관절의 위치, 힘줄과 인대의 장력, 근육수축 상태를 감지한다.

화학수용기

- 일반적으로 화학수용기는 주변 용액 속에 녹아 있는 수용성과 지용성 물질에 반응한다. 이들은 체액 속의 화학조성을 감지한다(그림 18.5).

18.3 후각(냄새)

- 후각기관은 후각수용기(점막에 용해되어 있는 화학물질에 민감한 신경세포), 버팀세포, 바닥세포(줄기세포)로 구성된 후각상피를 갖는다. 후각기관의 표면은 후각샘의 분비물로 덮여 있다(그림 18.6).

후각수용기

- 후각수용기는 변형된 신경세포이다(그림 18.6b).

후각경로

- 후각계통은 광범위하게 변연계 및 시상하부와 연결된다. 이것은 냄새에 의해 유발되는 감정 및 행동 반응을 설명하는데 도움을 준다.

후각의 식별

- 후각은 수천 종류에 이르는 화학자극의 미묘한 차이를 구별할 수 있다. 중추신경계는 냄새를 해석한다.

- 후각수용기 집단은 높은 교체율을 갖고 있고, 성인에서 유일하게 신경세포가 교체되는 예로서 알려져 있다. 수용기의 총 수는 나이가 들면서 줄어든다.

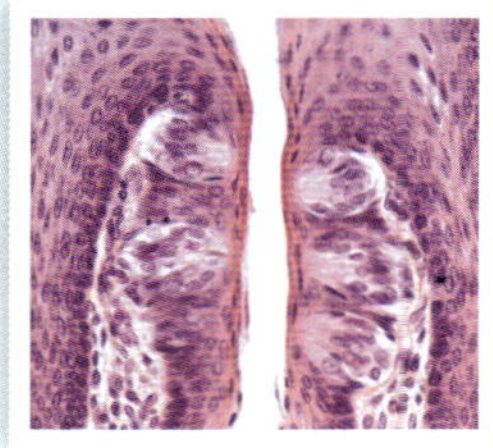

18.4 미각(맛)

- 미각(맛)은 우리가 섭취하는 음식과 음료에 대한 정보를 제공한다.

미각수용기

- 미각수용기는 맛봉오리 속에 밀집해 있다. 각 맛봉오리는 좁은 미각구멍을 통하여 미각털을 뻗는 미각세포를 가진다(그림 18.7).
- 맛봉오리는 상피돌기 형태인 유두 속에 있다(그림 18.7a).

미각경로

- 맛봉오리는 뇌신경 VII, IX, X에 의해서 감지된다. 들신경섬유는 고립로핵과 연접하고 그 다음으로 시상과 대뇌겉질로 투사된다(그림 18.8).

맛 식별력

- 일차 맛감각에는 단맛, 짠맛, 신맛, 쓴맛, 우마미, 물맛이 있다.
- 특정한 맛에 대한 민감성은 개인차가 있다. 맛봉오리의 수와 민감성은 나이가 들면 감소한다(그림 18.8).

18.5 평형감각 및 청각

바깥귀

- 바깥귀는 귓바퀴가 바깥귀길의 입구를 둘러싸고 안으로 고막에서 끝이 난다(그림 18.9/18.10).

가운데귀

- 가운데귀는 공기가 찬 공간인 고실로 구성되며, 고막의 진동을 속귀로 전달하는 귓속뼈를 수용하고 보호한다. 고실은 코인두와 귀인두관에 의해서 통해 있다(그림 18.9/18.10).
- 고막긴장근과 등자근의 수축은 매우 큰 소리로 인한 고막의 움직임을 줄여준다(그림 18.9/18.10b,d).

속귀

- 평형감각과 청각은 속귀에 있는 수용기가 담당한다. 수용기는 막미로로 알려진 관과 방 속에 자리하고 있다. 막미로는 속림프로 차있으며 뼈미로는 막미로를 둘러싸고 보호한다. 뼈미로는 안뜰, 반고리뼈관(평형감각을 제공), 달팽이(청각을 제공)라는 세 부분으로 구분된다(그림 18.9/18.11~18.17).

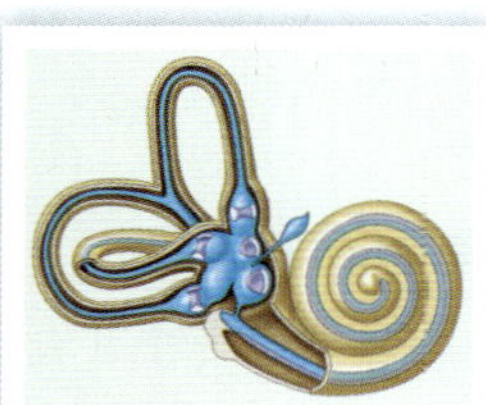

- 안뜰 속에는 한 쌍의 막 주머니인 타원주머니와 둥근주머니가 있다. 타원주머니와 둥근주머니 속의 수용기는 중력과 직선 가속운동을 감지한다. 달팽이는 막미로의 일부분인 가늘고 긴 달팽이관을 가진다(그림 18.12).
- 속귀의 기본 수용기를 털세포라 한다. 이 세포의 표면에 부동섬모가 돌출된다. 털세포는 다양한 물리적 자극의 강도와 방향에 관한 정보를 감각신경에 전달한다.
- 앞, 뒤, 가쪽 반고리관이 있으며 안뜰과 연결된다. 각각 감각수용기가 있는 팽대를 가지며 여기의 섬모는 젤리성분의 마루와 접촉한다(그림 18.13/14).
- 타원주머니와 둥근주머니는 서로 연락되고 속림프관과도 연결된다. 속림프관은 속림프주머니로 끝난다. 타원주머니 및 둥근주머니의 털세포는 밀집되어 평형반을 이룬다. 섬모는 젤리물질 속에 파묻혀있고 젤리물질 표면에는 무기물결정(평형모래)이 차 있다. 머리를 기울일 때에 이석은 옆으로 이동한다. 털세포 섬모의 비틀림을 일어나고 중추신경계통에 신호가 전달된다(그림 18.15).
- 안뜰의 수용기는 안뜰신경절의 감각신경세포를 활성화한다. 이 감각신경섬유는 속귀신경(N VIII)의 안뜰가지를 형성하고 안뜰신경핵의 신경세포와 연접한다(그림 18.16).

청각

- 음파는 고막을 진동시키고, 고막의 진동은 귓속뼈를 통해서 타원창에 전달된다. 타원창의 움직임은 먼저 안뜰관의 바깥림프에 압력을 가한다. 이 압력은 고실관의 바깥림프로 전해진다(그림 18.17).
- 압력파는 바닥막을 비틀고 코티기관의 털세포를 덮개막쪽으로 민다(그림 18.17과 표 18.2).

청각경로

- 청각의 감각신경세포체는 달팽이의 나선신경절에 위치한다. 이 감각신경섬유가 속귀신경(N VIII)의 달팽이가지를 이루고 달팽이신경핵에 연접된다(그림 18.18).

18.6 시각

눈의 부속기관

- 눈의 부속기관에는 눈꺼풀틈새로 눈을 분리하는 눈꺼풀이 있다. 속눈썹은 눈꺼풀 가장자리를 따라 나 있다. 눈꺼풀판샘은 눈꺼풀의 속 가장자리를 따라 지질이 풍부한 분비물을 만든다. 눈물언덕의 샘은 다른 분비물을 분비한다(그림 18.19).

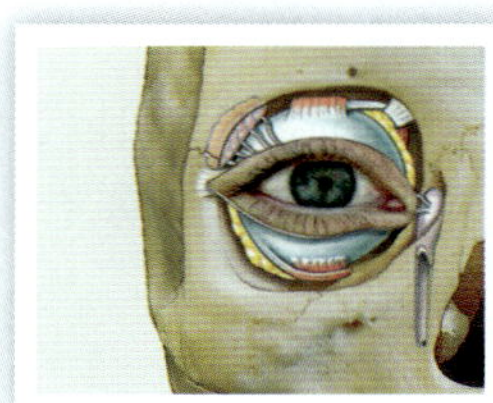

- 눈물샘의 분비물은 결막을 적신다.

이 분비물은 약 알칼리성이며 리소자임 효소를 함유하고 있어서 미생물을 공격한다. 눈물은 눈물못에 모인다. 눈물은 눈물구멍, 눈물소관, 눈물주머니를 지나 코눈물관을 통하여 아래콧길로 흐른다. 이런 구조물을 집합적으로 눈물기관이라 한다(그림 18.19~18.21).

- 안구의 노출된 대부분의 표면을 덮는 상피는 결막이다. 안구결막은 안구의 앞면을 덮고 있다. 눈꺼풀결막은 눈꺼풀의 속면을 덮고 있다. 각막은 투명하다(그림 18.21).

안구

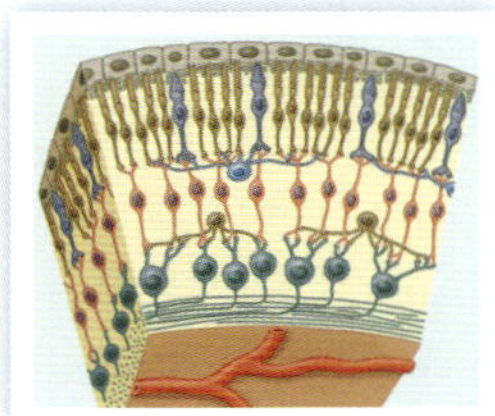

- 안구는 세 개의 층으로 구성된다: 바깥의 섬유층, 중간의 혈관층, 안쪽의 신경층.
- 섬유층은 안구의 가장 바깥층으로 공막(섬유층의 치밀한 섬유결합조직)과 각막으로 구성된다. 각막가장자리는 둘 사이의 경계이다(그림 18.21).
- 혈관층은 홍채, 섬모체, 맥락막으로 구성된다. 홍채는 앞방과 뒤방 사이의 경계가 된다. 섬모체는 섬모체근과 수정체의 걸이인대가 부착되어 있는 섬모체돌기로 구성된다(그림 18.21/18.23).
- 신경층(망막)은 바깥의 색소층과 속의 신경층으로 구성된다. 후자는 시각수용기 및 관련 신경세포를 가지고 있다(그림 18.21~18.23).
- 두 가지 유형의 빛수용기가 존재한다(망막의 시각수용기). 막대세포는 희미한 불빛에서 흑백 시각을 제공한다. 원뿔세포는 밝은 곳에서 천연색 시각을 제공한다. 원뿔세포는 황반에 집중되어 있다. 중심오목은 가장 정확한 상이 맺히는 장소이다(그림 18.21/18.23).
- 빛자극은 빛수용기로부터 두극세포를 지나 신경절세포로 가서 시각신경을 따라 뇌로 간다. 수평세포와 무축삭세포는 다른 망막구성세포 사이의 신호를 조절한다(그림 18.23a).
- 방수는 안구 속에서 계속 순환하여 앞방의 벽을 확산으로 통과하여 쉴렘관으로 들어가서 순환계통으로 돌아간다(그림 18.24).
- 수정체는 각막의 뒤에 놓여 있으며, 걸이인대에 의해 고정되고 유리체방의 앞쪽 경계를 형성한다. 유리체방은 유리체를 함유하고 있다. 유리체는 안구의 형태를 유지하고 망막을 지지한다(그림 18.21/18.24).
- 수정체는 망막의 빛수용기에 시각이미지의 초점을 맞춘다.

시각경로

- 각 빛수용기는 특정한 수용영역을 담당한다. 신경절세포의 축삭은 시각신경원반으로 모인 다음 시각신경을 지나 시각교차를 이룬다(그림18.21b,e/18.23/18.25/18.26).
- 시각교차에서 부분적인 교차가 일어난 후에 시각정보는 가쪽무릎핵으로 전달된다. 여기에서 시각정보는 뒤통수엽의 시각겉질로 보내진다(그림 18.26).
- 교차위핵과 솔방울로 간 시각자극은 다른 뇌줄기핵의 기능에 영향을 미친다. 이 핵들은 밤낮의 순환에 연결된 내장운동의 하루주기리듬을 만든다. 그리고 다른 생리적 활동에 영향을 미친다(그림 18.26).

단원 연습문제

For answers, see the blue Answers tab at the back of the book.

단계 1. 정의와 용어

1. 다음 그림을 보고 빈 곳에 적당한 해부학 용어를 적으시오.
   (a) ______________ (b) ______________
   (c) ______________ (d) ______________

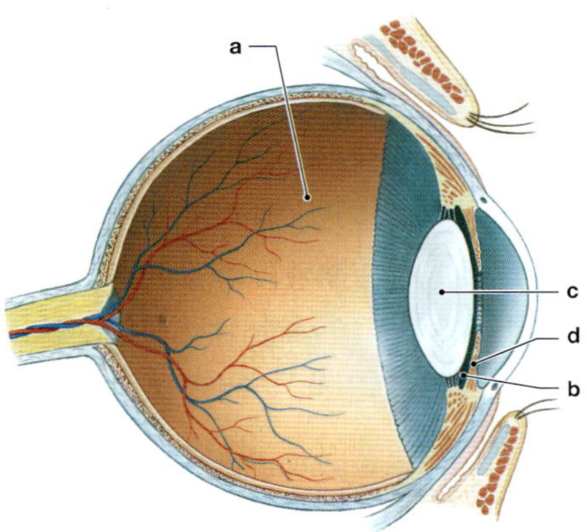

2. 피부의 얕은층에 아주 흔한 수용기로서 통증에 반응하는 것은?
   (a) 고유수용기
   (b) 압력수용기
   (c) 통각수용기
   (d) 기계수용기

3. 미세촉각-압력수용기는 어떤 구체적인 정보를 제공하나?
   (a) 자극의 원천
   (b) 자극의 모양
   (c) 자극의 성질
   (d) 위의 모든 보기가 옳음

4. 둥근주머니와 타원주머니의 수용기가 제공하는 감각은?
   (a) 회전감각
   (b) 청각
   (c) 진동
   (d) 중력과 직선 가속도

5. 눈꺼풀은 피부밑층의 깊은 곳에 있는 넓은 결합조직의 판에 의해 고정되고 강화된다. 이 판은?
   (a) 눈꺼풀
   (b) 눈꺼풀판
   (c) 콩다래끼
   (d) 안쪽눈구석

6. 신경층은?
   (a) 세 층으로 구성되어 있다.
   (b) 빛수용기를 갖고 있다.
   (c) 홍채를 형성한다.
   (d) 위의 모두다

7. 반고리뼈관의 종류는?
   (a) 배쪽, 등쪽
   (b) 가쪽, 중간, 안쪽
   (c) 앞쪽, 뒤쪽, 가쪽
   (d) 나선상, 똑바로, 거꾸로

8. 혈관의 벽과 소화, 생식, 비뇨기계통에서 압력의 변화를 감지하는 기계수용기는?
   (a) 촉각수용기
   (b) 압력수용기
   (c) 고유수용기는
   (d) 자유신경말단

9. 동공조절근은 자율신경계통이 지배한다. 부교감신경은 동공 ________을(를) 일으킨다. 교감신경은 동공 ________을(를)으킨다.
   (a) 확대; 조임
   (b) 확대; 확대
   (c) 조임; 확대
   (d) 조임; 조임

10. 청각과 관련된 정보를 중추신경계통에 전달하는 뇌신경은?
   (a) 제IV 뇌신경
   (b) 제VI 뇌신경
   (c) 제VIII 뇌신경
   (d) 제X 뇌신경

11. 아래의 빈 곳을 적당한 해부학 용어로 채우시오.

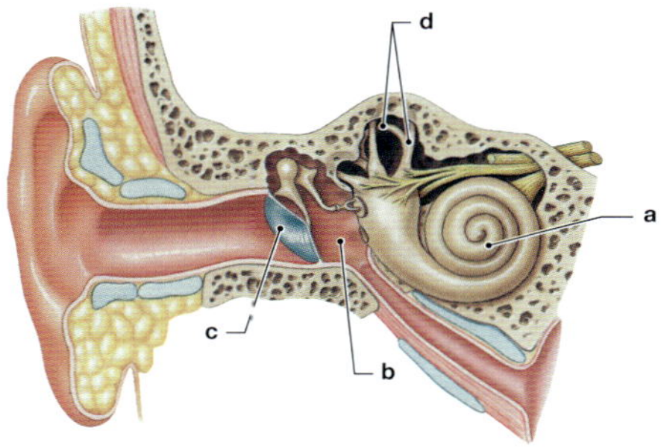

(a) ______________ (b) ______________
(c) ______________ (d) ______________

단계 2. 개념 정리

1. 피부의 심한 화상은 경미한 화상에 비하여 초기에 통증이 작다. 그 이유는?
   (a) 피부의 통각수용기가 타버려서 통각을 중추신경계통으로 전도할 수 없기 때문에
   (b) 심한 화상은 통각수용기 전체에 영향을 미쳐 빠른 적응으로 더 이상 통각을 느끼지 못하기 때문에
   (c) 약한 피부 화상은 통각수용기와 다른 수용기로부터 통각을 일으키기 때문에
   (d) 심한 화상은 대부분의 통각수용기의 수용범위를 벗어나기 때문에

2. 고막긴장근과 등자근은 귀의 기능에 어떻게 영향을 주는가?
   (a) 청각과는 관련이 없으며, 평형감각에서 중요한 역할을 한다.
   (b) 음파가 일으키는 진동에 대한 달팽이의 민감도를 증가시킨다.
   (c) 귀인두관의 열고 닫음을 조절한다.
   (d) 매우 큰 소리로부터 코티기관 털세포의 손상을 보호한다.

3. 맛있는 음식을 먹는 것을 상상하면 침을 흘리게 된다. 이러한 반응은 미각 또는 후각의 상승에 관여하는가? 만약 그렇다면, 그 이유는?
   (a) 아니다. 미각 또는 후각이 상승되지 않는다.
   (b) 침 분비는 음식이 보다 쉽게 입안을 통과하게 하지만, 맛과 냄새에는 영향을 미치지 않는다.
   (c) 침이 첨가되면 분자들이 용해되어 맛봉오리 속으로 보다 쉽게 들어가 맛을 향상시킬 것이며, 냄새도 향상되는 유사한 변화가 일어날 것이다.
   (d) 오직 미각만이 향상될 것이다.

4. 수용기 특이성이란 무엇인가?

5. 털세포에서 유리되는 신경전달물질의 양을 증가시키는 자극은 무엇인가?

6. 속귀에서 털세포의 기능은 무엇인가?

7. 감각성 적응이란 무엇인가?

8. 감각의 부호화를 통해서 자극의 어떤 정보가 제공되는가?

9. 팔의 층판소체가 손상되면 어떠한 결과가 예상되는가?

10. 뼈미로와 막미로 사이의 구조적 관계에 대하여 설명하시오.

단계 3. 종합적 사고

1. 베스는 코곁굴에서 약간의 물혹을 제거하였다. 수술 후 완전히 회복되었지만 냄새에 대한 감각이 수술 전보다 예리하지 못하다는 것을 알았다. 이와 같은 결과는 무엇 때문이라 생각하는가?

2. 10개월 된 제라드를 진찰한 결과 중이염이 진단되었다. 제라드 어머니에게 설명해야 할 내용은?

3. 감기에 걸리면 왜 밥맛이 떨어지는가?

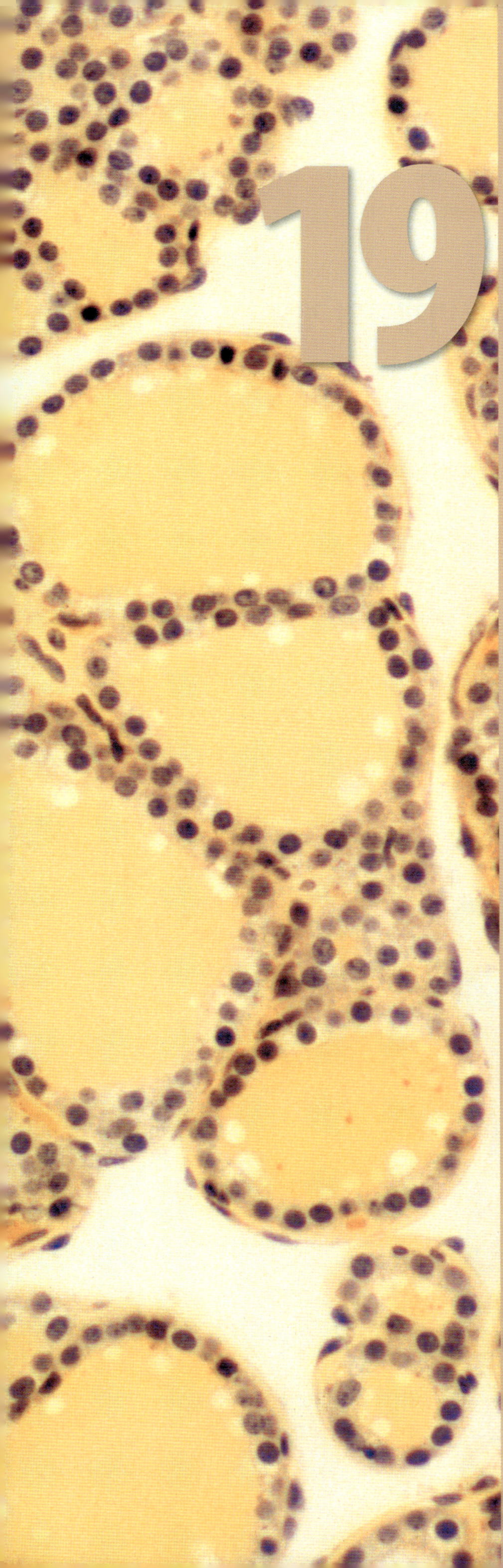

19 내분비계통 The Endocrine System

학습목표

- **19.1** 내분비반사와 내분비 활동이 조절되는 방식을 설명한다.
- **19.2** 샘뇌하수체와 신경뇌하수체의 해부학적 구조를 비교하고, 뇌하수체의 각 구획에서 분비되는 호르몬을 비교하고 설명한다.
- **19.3** 갑상샘의 해부학적 구조와 갑상샘에서 분비되는 호르몬의 기능을 설명한다.
- **19.4** 부갑상샘의 해부학적 구조와 부갑상샘에서 분비되는 호르몬의 기능을 설명한다.
- **19.5** 사춘기 전과 성인의 가슴샘의 구조를 비교하고 설명한다.
- **19.6** 부신의 겉질과 속질의 구조를 설명하고, 각 부위에서 분비되는 호르몬의 기능을 설명한다.
- **19.7** 콩팥과 심장에서 분비되는 호르몬의 기능을 설명한다.
- **19.8** 내분비이자를 구성하고 있는 네 종류의 주요 세포와 각 세포에서 분비되는 호르몬의 기능을 설명한다.
- **19.9** 남성과 여성 생식샘에서 분비되는 호르몬의 종류를 열거하고, 그 기능을 설명한다.
- **19.10** 솔방울샘세포에서 생성되는 호르몬의 기능을 설명한다.
- **19.11** 노화에 따라 나타나는 내분비계통의 주요 한 두 가지의 변화를 설명한다.

신체에서 여러 가지 기관과 계통들의 활동은 항상성에 의하여 조절된다. 신경계통과 내분비계통의 세포는 신체의 생리활동을 조정하고 감시하기 위하여 상호작용을 하며, 이 두 계통의 활동은 상호 밀접하게 조정되고, 기능은 상호 보완작용을 한다. 일반적으로 신경계통은 수초내 짧은 기간 동안에 주변의 환경적인 자극에 대하여 특수한 반응을 한다. 이와 대조적으로 내분비계통의 세포들은 화학물질을 전신에 분배하기 위하여 혈액 내로 방출한다. 이러한 화학물질을 **호르몬**(hormone은 '자극하다'는 의미)이라 하며, 다른 많은 조직과 기관의 대사활동을 동시에 변화시킨다. 호르몬의 효과는 즉시 나타나지 않으나, 효과를 나타낼 때는 수일 동안 지속된다. 이러한 유형의 반응은 내분비계통에서 특히, 성장이나 발생과 같이 계속 진행되는 과정을 조절하는 기능을 한다.

신경계통과 내분비계통은 쉽게 구분되지만 자세히 살펴보면 해부학적 또는 기능적으로 분리하기 어려운 경우가 있다. 예를 들면, 부신의 속질은 변형된 교감신경절로서 에피네프린과 노르에피네프린을 혈액 내로 방출한다. 부신의 속질은 내분비구조이나 기능적 또는 발생학적으로 신경계통의 일부이다. 그러나 시상하부는 해부학적으로 뇌의 일부이지만 다양한 종류의 호르몬을 분비하므로 기능적으로 내분비계통이다.

19.1 내분비계통의 개요

내분비계통(endocrine system)은 신체의 모든 내분비세포와 내분비조직을 포함한다(그림 19.1).

내분비세포는 내분비샘의 분비세포로서 호르몬을 직접 사이질액, 림프관 또는 혈액에 분비한다. 반면에 외분비샘의 분비물은 도관을 통하여 상피세포의 표면에 분비한다.

호르몬은 화학물질의 구조에 따라 네 가지 군으로 구성된다.

1. 아미노산유도체: **아미노산유도체**(amino acid derivatives)는 구조적으로 아미노산과 유사한 비교적 작은 분자이다. 예

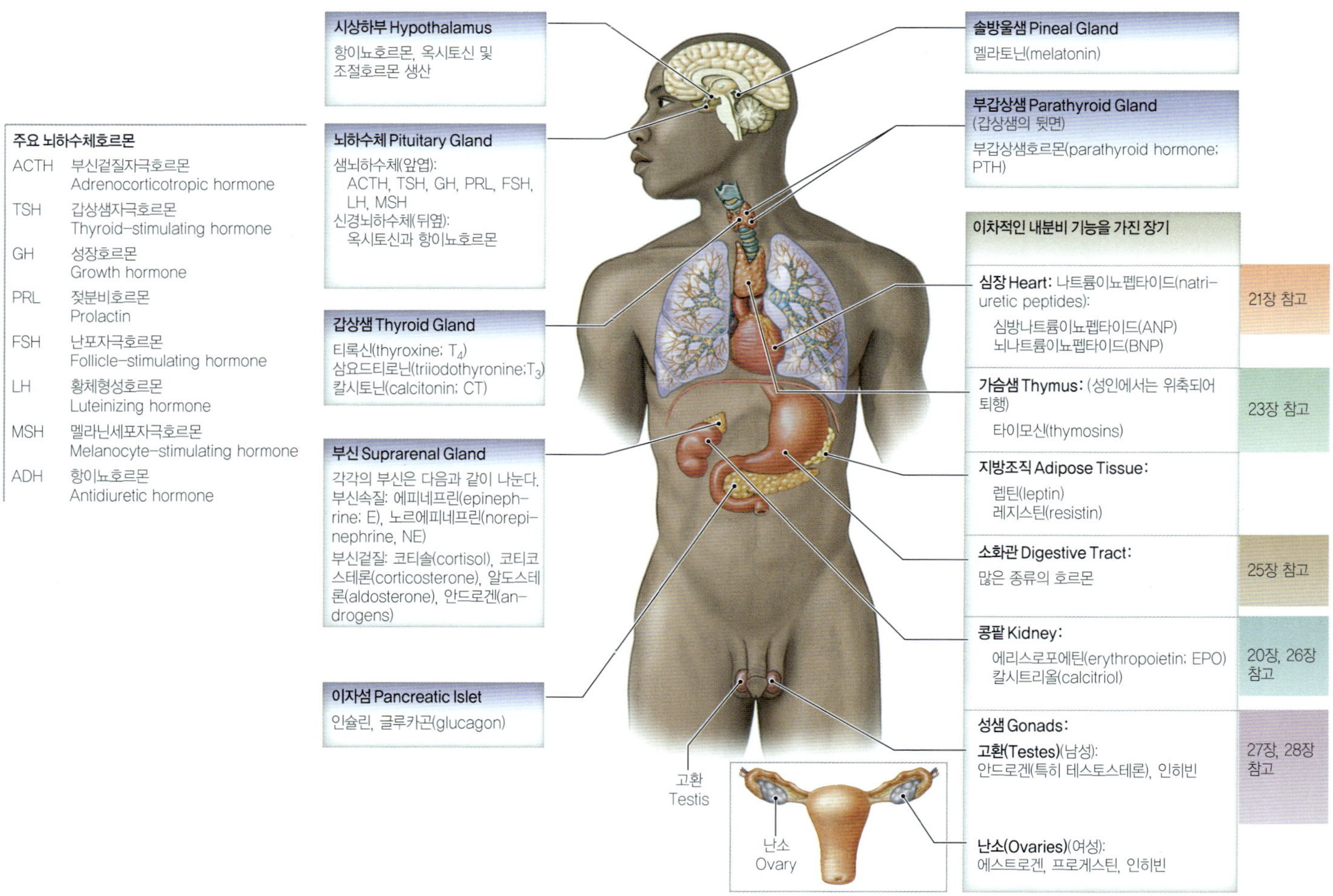

■ 그림 19.1 내분비계통
내분비샘의 위치와 분비세포 및 각각의 샘에서 분비되는 주요 호르몬

를 들면, 갑상샘(thyroid gland)에서 분비하는 **갑상샘호르몬(thyroid hormone)**, 부신의 속질에서 분비되는 **카테콜라민(catecholamine;** *epinephrine, norepinephrine*)과 같은 티로신(tyrosine)유도체가 있다. 그리고 솔방울샘(송과체, pineal gland)에서 합성되는 **멜라토닌(melatonin)**과 같은 트립토판(tryptophan)유도체가 있다.

❷ 펩타이드호르몬: **펩타이드호르몬(peptide hormone)**은 아미노산 사슬로 되어 있고 호르몬의 대부분을 차지하고 있으며, 뇌하수체호르몬은 모두 펩타이드호르몬이다

❸ 스테로이드호르몬: 콜레스테롤에서 유래하며 생식기관과 부신에서 분비되는 호르몬이 **스테로이드호르몬(steroid hormone)**이다.

❹ 에이코사노이드: **에이코사노이드(eicosanoid)**는 한쪽 끝에 5개의 탄소고리를 갖고 있는 작은 분자로서 신체 대부분의 세포에서 분비한다. 이 호르몬은 세포의 활동을 조정하고, 세포바깥액에서 일어나는 효소기전(예, 혈병 형성)에 영향을 준다.

효소는 모든 세포의 활동과 대사반응을 조절하며, 호르몬은 세포질의 효소 활성(activity), 유형(type) 또는 효소의 양(quantity)을 조절하여 세포의 기능에 영향을 미친다. 호르몬은 이러한 방법으로 각 호르몬의 **표적세포(target cell)**–호르몬과 작용할 수 있는 말초세포–의 대사작용을 조절한다.

내분비 활동은 체액자극(humoral stimuli, 세포바깥액의 구성 성분의 변화), 호르몬자극(hormonal stimuli, 특이 호르몬의 제거 또는 도달), 신경자극(nerual stimuli, 신경–샘접합부에 신경전달물질의 도달)에 의하여 제어되는 **내분비반사(endocrine reflex)**에 의하여 조절된다. 대부분의 내분비반사는 어느 정도의 음성되먹임기전에 의하여 조절된다.

양성되먹임기전에 의한 호르몬 조절은 어떠한 반응이 즉시 완료되도록 이끌어가는 경우에 한정된다. 호르몬의 분비는 호르몬 분비를 더욱 자극 하는데, 예를 들면, 진통과 분만 중 옥시토신은 자궁의 민무늬근육을 수축하고, 자궁수축은 옥시토신의 분비를 더욱 자극한다.

시상하부와 내분비호르몬 조절

시상하부내 조정중추는 서로 다른 세 가지 기전에 의하여 신경계통과 내분비계통의 기능을 조절한다(Spotlight 그림 19.2).

V 19.1 개념확인

1 ☐	뇌하수체의 호르몬 분비를 조절하는 뇌의 영역은 어디인가?
2 ☐	표적세포란 무엇인가? 호르몬과 호르몬의 표적세포 사이의 관계는?

19.2 뇌하수체

뇌하수체(pituitary gland 또는 hypophysis)는 무게가 6 g 이하의 기관으로서 신체에서 실질이 가장 조밀한 화학공장이다. 크기와 무게는 작은 포도와 같고, 난원형인 샘은 시상하부 아래의 나비뼈내 함몰부인 안장(터어키안, sella turcica)에 위치하고 있다. **깔때기(누두, infundibulum)**는 시상하부 아래에서 뇌하수체의 뒷면과 윗면에 걸쳐 있다(Spotlight 그림 19.2). 안장가로막(안격막, diaphragma sellae)은 뇌하수체줄기(뇌하수체경)를 둘러싸고 있으며 뇌하수체가 안장 내에 위치하도록 고정한다.

뇌하수체는 해부학적 또는 발생학적으로 샘뇌하수체(adenohypophysis) 또는 앞엽(전엽, anterior lobe)과 신경뇌하수체(neurohypophysis) 또는 뒤엽(후엽, posterior lobe)인 두 개의 엽으로 구성되어 있다. 뇌하수체에서는 9개의 중요한 펩타이드호르몬을 방출하며, 2개는 신경뇌하수체의 신경엽(neural lobe)에서 방출하고, 7개는 샘뇌하수체의 먼쪽 부분(말단부, pars distalis)과 중간 부분(중간부, pars intermedia)에서 방출한다(Spotlight 그림 19.2). 대표적인 표적기관은 그림 19.3에 그림으로 설명하였다.

신경뇌하수체

신경뇌하수체(신경하수체, neurohypophysis)(Spotlight 그림 19.2)는 뇌하수체의 뒤엽(posterior lobe)이라고 한다. 신경뇌하수체에는 약 5만 개 정도의 시상하부에 있는 신경세포의 축삭과 말단축삭이 위치하며, 이들 신경세포체는 **시각로위핵(시삭상핵, supraoptic n.)** 또는 **뇌실곁핵(실방핵, paraventricular n.)**에 위치한다(Spotlight 그림 19.2).

뒤엽(그림 19.3)에서 분비되는 호르몬은 다음과 같다.

- ADH: **항이뇨호르몬(antidiuretic hormone** 또는 *vasopressin*)은 다양한 자극, 특히 혈액내 전해질 농도가 증가하거나, 혈액의 양 또는 혈압이 감소할 때 가장 많이 방출된다. 항이뇨호르몬의 주요 기능은 콩팥에서 소실되는 수분의 양을 감소시키고, 말초혈관을 수축시켜 혈압을 높여준다.

SPOTLIGHT

그림 19.2
신경내분비조절: 시상하부와 뇌하수체

시상하부와 내분비 조절

시상하부의 통합중추는 세 가지 다른 기전으로 신경계통과 내분비계통의 활동을 조절한다.

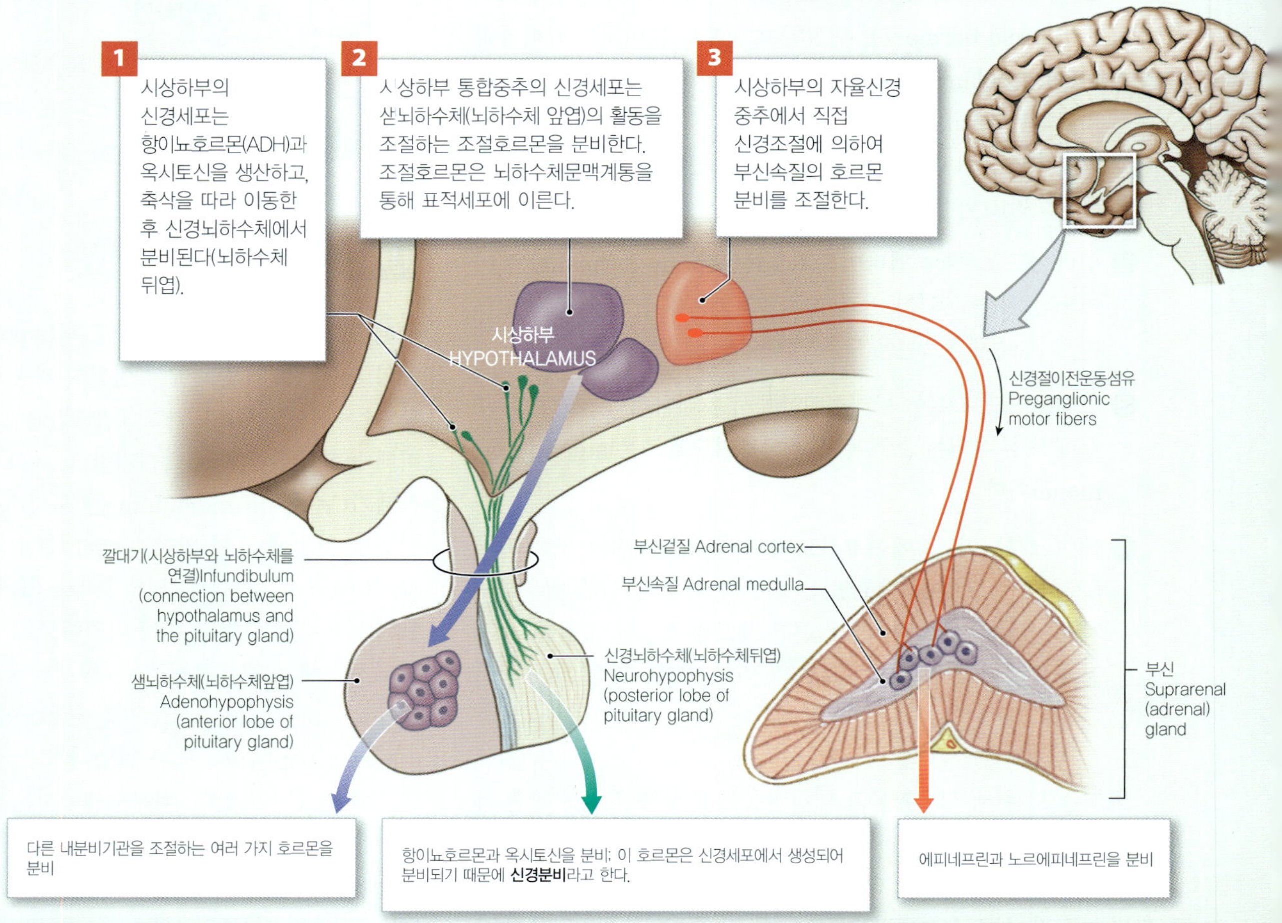

뇌하수체 문맥계통 The Hypophyseal Portal System

시상하부의 신경세포는 뇌하수체 깔대기(infundibulum) 인접 부위의 사이질액에 조절호르몬(regulatory hormone)을 분비한다(보라색의 신경세포). 조절호르몬은 일차모세혈관그물(primary capillary plexus)로 확산되어 들어가고, 모세혈관은 큰 혈관(vessel)이 된 후 샘뇌하수체의 내분비세포 주위에 이차모세혈관그물(secondary capillary plexus)을 형성한다. 이 두 모세혈관그물 사이를 연결하는 혈관을 **문맥(portal vessel)**이라 하고, 시상하부와 뇌하수체를 연결하는 이 그물망을 **뇌하수체문맥계통(hypophyseal portal system)**이라고 한다. 두 가지 다른 종류의 조절호르몬이 이 경로를 통해 운반된다. **방출호르몬(releasing hormone, RH)**은 뇌하수체앞엽의 호르몬 분비를 촉진하고, **억제호르몬(inhibiting hormone, IH)**은 뇌하수체앞엽의 호르몬 분비를 억제한다. 다른 종류의 방출호르몬과 억제호르몬이 있고, 그들의 표적세포는 각각 다른 내분비세포 집단이다.

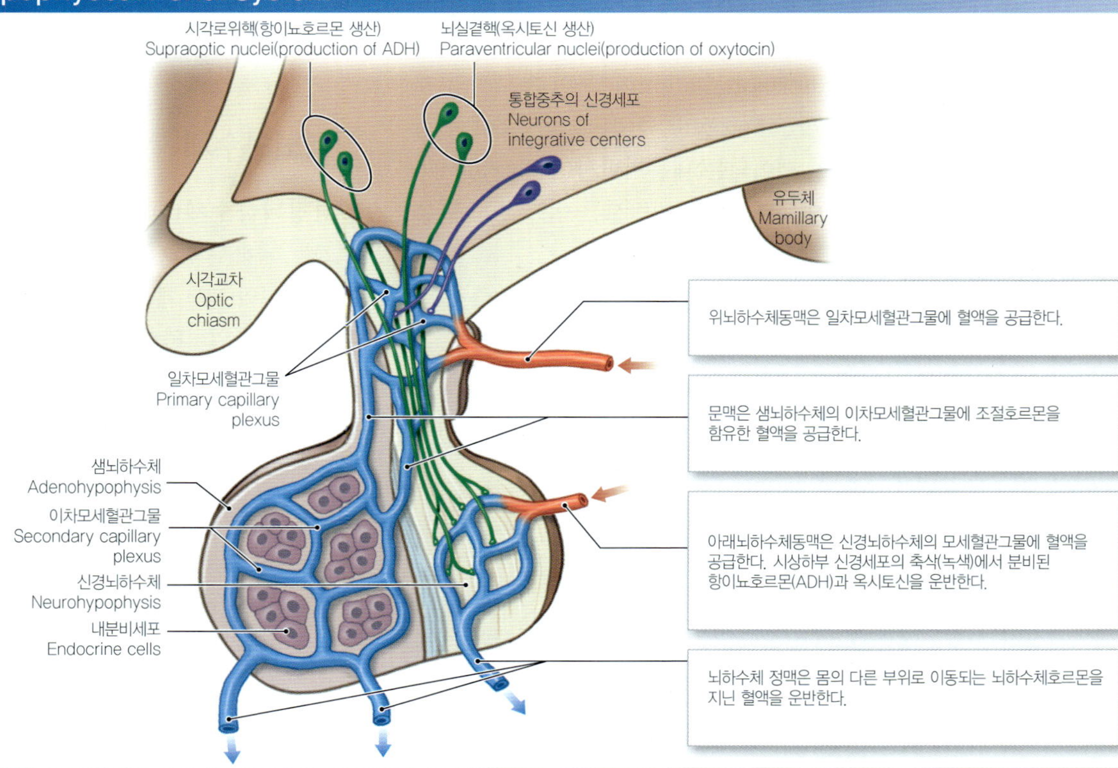

뇌하수체

뇌하수체는 두 개의 엽으로 구성되어 있다: **샘뇌하수체(앞엽)**과 **신경뇌하수체(뒤엽)**. 샘뇌하수체는 세 개의 구역으로 나눈다: (1) 큰 **먼쪽 부분(pars distalis)**은 뇌하수체의 주요 부분이다. (2) **중간 부분(pars intermedia)**은 신경뇌하수체와 인접하여 좁은 띠를 형성한다. (3) **융기 부분(pars tuberalis)**은 깔대기인접 부위를 감싸고 있다.

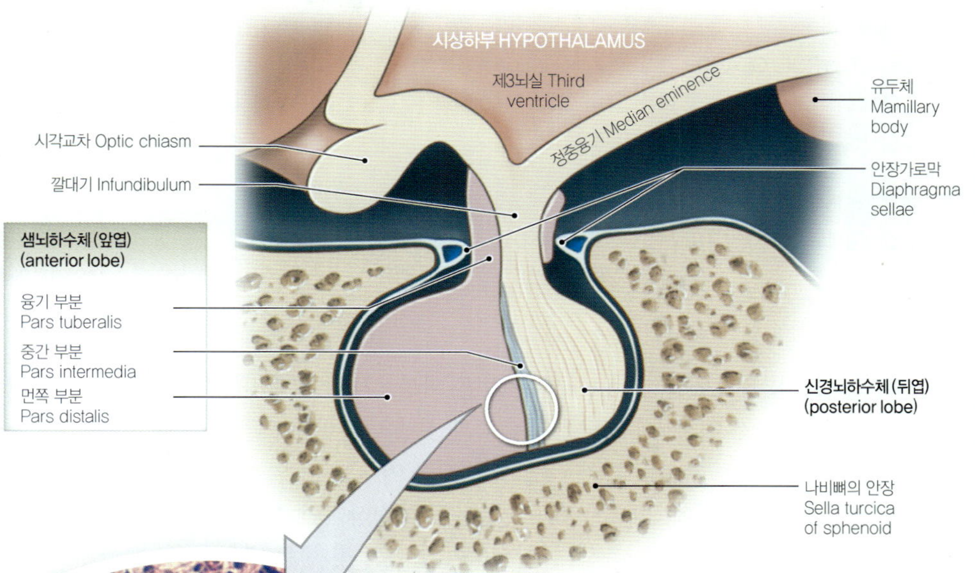

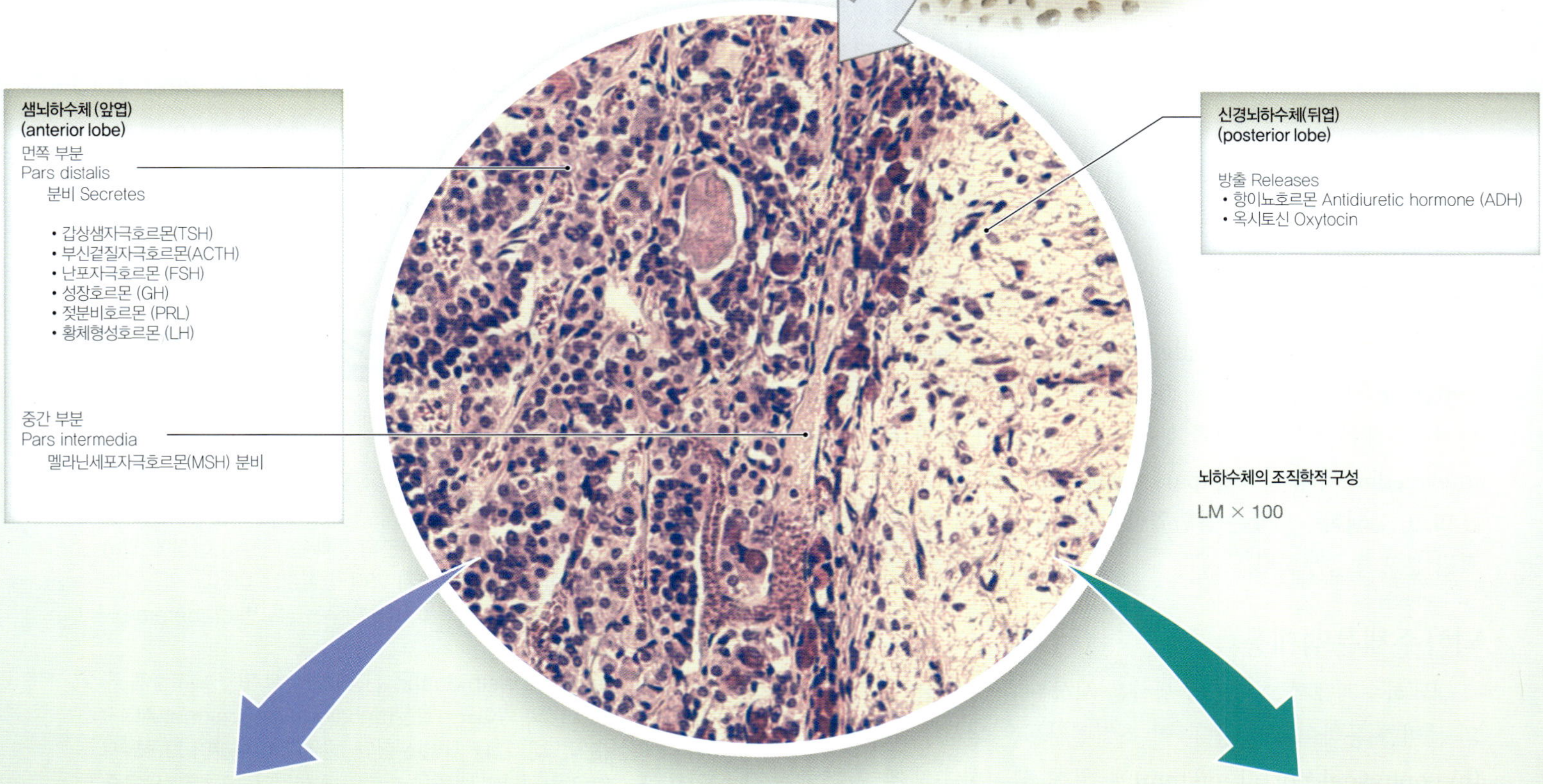

뇌하수체의 조직학적 구성

LM × 100

샘뇌하수체 The Adenohypophysis

혈관분포가 잘 되어 있는 샘뇌하수체는 다섯 종류의 세포가 있으며 일곱 가지의 호르몬을 생산한다. 먼쪽 부분은 광범위하게 대사작용에 영향을 주는 성장호르몬(growth hormone)과 다른 내분비샘의 호르몬 생산을 조절하는 다섯 가지의 호르몬을 생산한다. 작은 중간 부분은 멜라닌세포의 멜라닌 생성을 촉진하는 멜라닌세포자극호르몬(MSH)을 생산한다. 다른 내분비샘을 조절하는 호르몬을 자극호르몬(tropic hormone)이라 하고, 활성을 촉진하는 것을 의미한다. 예를 들면, 갑상샘자극호르몬(TSH)은 갑상샘이 표적이며 갑상샘호르몬의 분비를 촉진한다.

신경뇌하수체 The neurohypophysis

신경뇌하수체에는 약 5만 개 정도의 신경세포 축삭과 축삭종말이 있으며, 이들의 신경세포체는 시각로위핵이나 뇌실곁핵에 위치하고 있다. 시상하부의 시각로위핵은 항이뇨호르몬(ADH)을 생성하고, 뇌실곁핵은 옥시토신을 생성한다.

표 19.1 갑상샘, 부갑상샘 및 가슴샘에서 분비하는 호르몬

샘/세포	호르몬	표적기관	효과
갑상샘 THYROID GLAND			
T 갑상샘세포	티록신(T_4), 삼요드티로닌(T_3)	대부분의 세포	에너지 이용과 산소 소비, 성장, 발육을 증가
C 갑상샘세포	칼시토닌(CT)	뼈와 콩팥	체액에서 칼슘이온 농도의 감소; 임신하지 않은 건강한 성인에서는 중요성이 확실하지 않음
부갑상샘 PARATHYROID GLAND			
부갑상샘세포	부갑상샘호르몬(PTH)	뼈와 콩팥	체액에서 칼슘이온 농도의 증가
가슴샘	타이모신(23장 참고)	림프구	면역계통의 성숙과 기능획득

- 옥시토신: **옥시토신(oxytocin)**의 기능은 여성에서 잘 알려진 호르몬으로서 자궁민무늬근육의 수축과 젖샘의 분비세포를 둘러싸고 있는 수축성세포(근육상피세포)를 자극한다. 임신 말기에 옥시토신에 의한 자궁근육의 자극은 정상적인 진통과 분만에 필수적이다. 출산 후 신생아가 엄마의 젖을 빨 때 옥시토신이 혈액으로 방출되도록 자극되며, 옥시토신은 젖샘(mammary gland)의 근육상피세포를 수축시켜 젖꼭지(nipple)로부터 젖을 배출하게 한다. 남성에서는 전립샘에서 민무늬근육의 수축을 일으킨다.

샘뇌하수체

샘뇌하수체(선하수체, adenohypophysis)는 뇌하수체 **앞엽(anterior lobe)**이라고 하며, 5종류의 세포가 존재한다(그림 19.3). 샘뇌하수체는 3부위인 **먼쪽 부분**(pars distalis), **중간 부분**(pars intermedia) 및 **융기 부분**(pars tuberalis)으로 나눈다(Spotlight 그림 19.2). 샘뇌하수체에는 광범위한 모세혈관그물이 형성되어 있어 혈관 분포가 풍부하다.

뇌하수체문맥계통

샘뇌하수체에서 호르몬의 생산은 시상하부에서 특이 조절인자의 분비를 통하여 조절된다. 이 조절인자들은 **뇌하수체문맥계통(hypophyseal portal system)**에 의해 샘뇌하수체에 이른다(Spotlight 그림 19.2).

샘뇌하수체에서 분비하는 호르몬

샘뇌하수체에서 분비하는 호르몬의 기능과 조절기전은 잘 알려진 7종류의 호르몬에 대해 설명한다. 이 호르몬 가운데 한 종류를 제외하고는 샘뇌하수체의 먼쪽부위에서 생산되며, 5개의 호르몬은 내분비 기관의 호르몬 분비를 조절한다. 이러한 호르몬들은 **자극(tropic)**이라는 용어를 사용하고, 호르몬의 이름은 각 호르몬의 기능을 의미한다. 세부적인 내용은 그림 19.3에 요약하였다.

1. **갑상샘자극호르몬(갑상선자극호르몬, thyroid-stimulating hormone; TSH)**의 표적기관은 갑상샘이며, 갑상샘호르몬의 분비를 조절한다. TSH는 샘뇌하수체의 갑상샘자극세포(thyrotropes)에서 분비한다.

2. **부신겉질자극호르몬(부신피질자극호르몬, adrenocorticotropic hormone; ACTH)**은 부신에서 스테로이드호르몬을 분비하도록 자극한다. ACTH는 특이적으로 당대사에 관여하는 호르몬인 **당질코르티코이드(glucocorticoid)**를 생산하는 세포들이 표적세포이다. ACTH를 분비하는 세포는 부

임상노트

요붕증

당뇨병에는 여러 가지 형태가 있으나 지나치게 소변 생산이 많이 되는 것이 모든 당뇨병의 특징이다. 당뇨병은 콩팥의 물리적인 손상에 의하여 발생할 수 있지만 대부분의 형태는 내분비 이상에 의하여 발생한다. 가장 중요한 두 가지 형태의 질환은 다음에 설명하는 요붕증(diabete insipidus)과 이후에 다루는 당뇨병(diabete mellitus)이다.

요붕증(diabetes insipidus)은 신경뇌하수체 또는 뇌하수체 뒤엽에서 적당한 양의 항이뇨호르몬(antidiuretic hormone; ADH)이 더 이상 분비되지 않을 때 발생한다. 콩팥에서 수분이 보존되지 않을 때 소변으로 지나치게 많은 수분이 소실된다. 그 결과 요붕증 환자는 항상 갈증을 호소하나, 소비된 체액은 유지되지 않는다. 중등도의 경우(mild case)에는 소변으로 손실된 만큼 체액과 전해질을 섭취하면 치료가 필요하지는 않다. 요붕증이 심한 경우에는 하루에 10 L 정도 소실되며, 치료하지 않으면 치명적인 탈수현상이 일어난다. 항이뇨 합성제인 desmopressin acetate(DDAVP)를 코에 뿌리면 소변이 농축되어 소변량이 감소한다. 이 약의 성분은 코상피(nasal epithelium)를 통하여 확산된 후 혈류로 들어간다. 수면 시 사용한다면 자다가 소변보는 일(야뇨현상)을 효과적으로 치료할 수 있을 것이다.

신겉질자극세포(corticotropes)라고 한다.

❸ **난포자극호르몬(Follicle-stimulating hormone; FSH)**은 성숙한 여성의 난소에서 난자(여성의 생식자)의 발생을 촉진시킨다. 난자의 성숙 과정은 난포(follicle) 속에서 시작되고, 또한 FSH는 난포세포에서 **에스트로겐(estrogen)**의 분비를 자극한다. 스테로이드호르몬인 에스트로겐은 여성호르몬이며, 가장 중요한 에스트로겐은 에스트라디올(estradiol)이다. 남성에서 FSH의 분비는 고환에서 정자 생산을 도와주고, 이 호르몬을 분비하는 세포는 생식샘자극세포(gonadotropes)라고 한다.

❹ **황체형성호르몬(luteinizing hormone; LH)**은 여성에서 배란을 유도하고, 난소에서 **프로게스틴(progestins)**의 분비를 촉진한다. 프로게스틴은 임신이 가능하도록 신체를 준비하게 하는 스테로이드호르몬으로 프로게스테론(progesterone)이 가장 중요하다. 남성의 경우, LH는 정소의 사이질세포에서 남성호르몬인 **안드로겐(androgen)**의 생산을 자극한다. 테스토스테론(tetosterone)은 가장 중요한 안드로겐이다. 이 호르몬은 남성과 여성의 생식샘의 활동을 조절하기 때문에 FSH와 LH를 **생식샘자극호르몬(gonadotropins)**이라고 한다. 이 호르몬은 생식샘자극세포(gonadotropes)에서 생산된다.

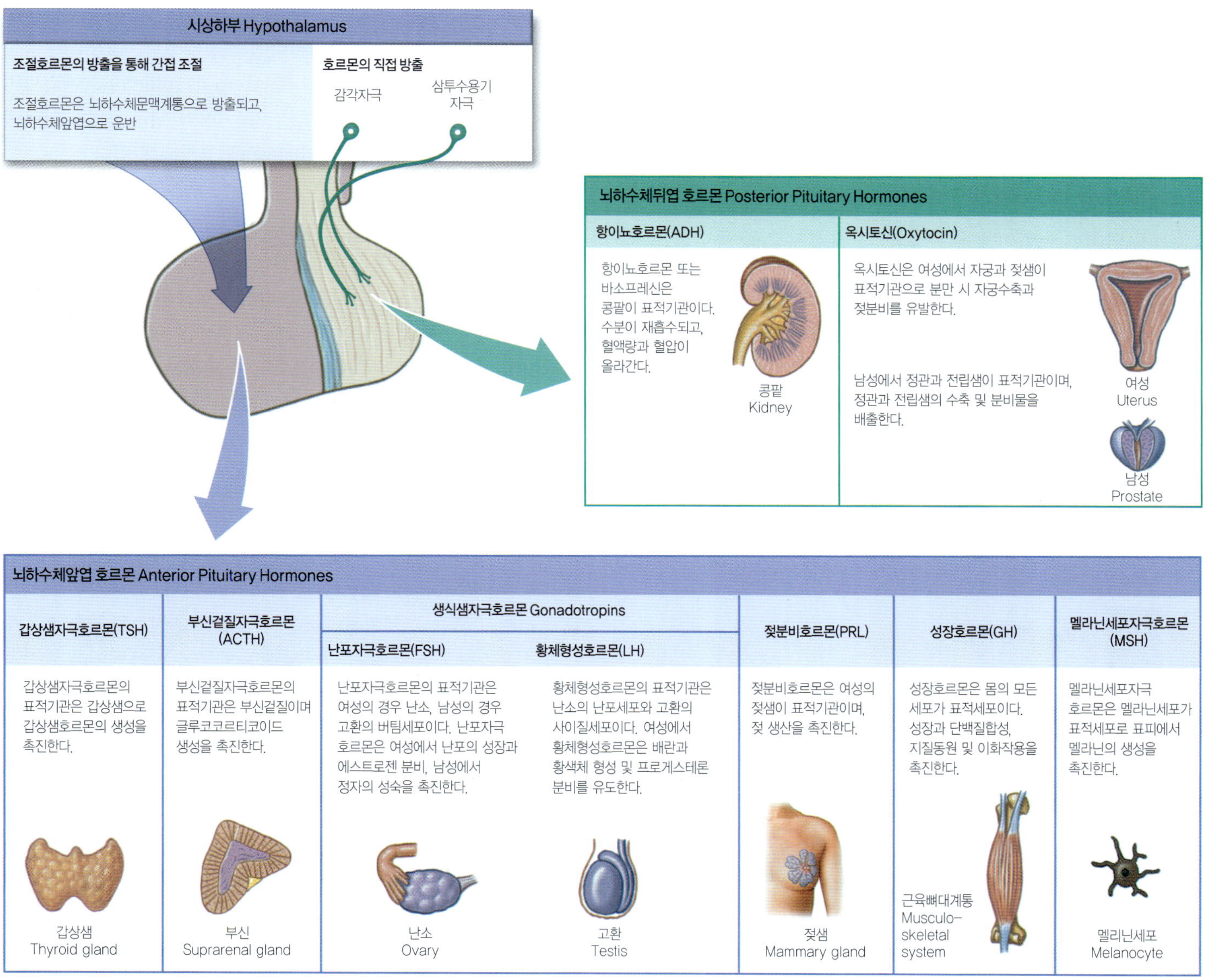

■ **그림 19.3 뇌하수체 호르몬과 호르몬의 표적기관**
이 모식도는 시상하부의 뇌하수체 조절, 뇌하수체 호르몬의 생산, 대표적인 표적조직의 반응을 나타낸다.

❺ **젖분비호르몬(유즙분비호르몬, prolactin; PRL)**은 젖샘의 발육과 젖의 생산을 자극한다. PRL은 젖샘세포에 영향을 주며, 젖샘(mammary gland)은 에스트로겐, 프로게스테론, 성장호르몬, 당질겉질호르몬 및 태반에서 생산된 호르몬과 같은 다른 많은 호르몬과의 상호작용에 의하여 조절된다. 남성에서 젖분비호르몬의 기능은 잘 밝혀지지 않았으며, 이 호르몬은 프로락틴생산세포(lactotropes)에서 분비된다.

❻ **성장호르몬(growth hormone; GH)**은 *human growth hormone (HGH)* 또는 somatotropin이라고 하며, 단백질 합성을 촉진시켜 세포복제와 성장을 자극한다. GH는 성장자극세포(somatotropes)에서 분비하며, 특히 뼈대와 근육의 발육에 강한 효과를 나타낸다. 간세포(liver cell)는 성장호르몬에 반응하여 펩타이드호르몬인 성장호르몬촉진인자(somatomedin)를 합성하고 분비한다. 성장호르몬촉진인자는 뼈대근육섬유, 연골세포 및 다른 많은 표적세포에서 단백질합성과 세포의 성장을 자극한다. 성장호르몬이 적당한 농도로 분비되지 않는 어린이는 뇌하수체성장장애(pituitary growth failure) 또는 뇌하수체난쟁이증(pituitary dwarfism)이 있다. 이러한 어린이에게는 정상적으로 사춘기를 동반하는 지속적인 성장과 성숙이 일어나지 않는다.

❼ **멜라닌세포자극호르몬(melanocyte-stimulating hormone; MSH)**은 뇌하수체의 중간부(pars intermedia)에서 방출되는 유일한 호르몬으로서 피부의 멜라닌세포(melanocyte)를 자극하여 멜라닌의 생산과 분비를 증가시킨다. 태아 발생 시, 어린이, 임신한 여성 및 일부 질환을 앓고 있는 환자의 경우는 부신겉질자극세포(부신피질자극세포, corticotropes, ACTH cell)에서 분비된다.

V 19.2 개념확인

1 ☐ 뇌하수체를 두 영역으로 구분하고, 각각의 부위에서 호르몬 방출이 어떻게 조절되는지 설명하라.

19.3 갑상샘

갑상샘(갑상선, thyroid gland)은 후두의 앞면에 돌출된 **방패연골(thyroid cartilage)** 바로 아래에 위치한 기관의 앞면을 가로질러서 양쪽에 위치한다(그림 19.4a). 갑상샘은 피부 아래에 위치하므로 손가락으로 쉽게 만져지며, 갑상샘에 이상이 있으면 현저하게 커지는 경우도 있다. 크기는 유전, 환경 및 영양 인자에 따라 매우 다양하며, 평균 무게는 약 34 g 정도이다. 갑상샘은 혈관 분포가 풍부하여 진한 적색을 띤다. 바깥목동맥(external carotid a.)의 가지인 위갑상동맥(상갑상선동맥, superior thyroid a.)과 갑상목동맥(갑상경동맥, thyrocervical trunk)의 가지인 아래갑상동맥(inferior thyroid a.)이 분포하고 있다. 정맥혈은 위갑상정맥(상갑상선정맥, superior thyroid v.)과 중간갑상정맥(중갑상선정맥, middle thyroid v.)을 거쳐 속목정맥으로 들어가고, 아래갑상정맥(하갑상선정맥, inferior thyroid v.)은 팔머리정맥(brachiocephalic v.)으로 들어간다.

갑상샘은 나비 모양으로서 두 개의 주요 **엽(lobe)**으로 구성되어 있으며, 각 엽의 위쪽 부분은 방패연골의 아래연을 향하여 기관의 가쪽면에 이르고, 아랫부분은 기관의 2~3번째 연골고리(연골륜, cartilaginous ring)까지 펼쳐져 있다. 두 엽은 가는 연결구조인 **갑상샘잘룩(협부, isthmus)**에 의하여 연결되었다. 갑상샘은 갑상샘 조직과 갑상샘 소포(갑상선소포, thyroid follicle)를 둘러싸며 구획을 나누는 결합조직의 연속인 얇은 피막(capsule)에 의하여 기관연골고리(기관륜, tracheal ring)에 고정되어 있다.

갑상샘소포와 갑상샘호르몬

갑상샘소포(thyroid follicle)는 갑상샘호르몬을 만들어 저장하고 분비한다. 각각의 소포는 구형으로서 작은 테니스공과 유사한 모양이다. 갑상샘소포는 전형적으로 **소포세포(follicular cell, T thyrocytes)**로 구성된 단층입방상피로 둘러싸여 있다(그림 19.4b,c). 상피의 유형은 갑상샘의 활성에 따라 좌우되는데 불활성화된 갑상샘 소포상피는 단층편평상피로 되어 있으며, 활성화된 갑상샘 소포상피는 단층원주상피로 되어 있다. 소포세포는 많은 양의 단백질이 저장된 점액성 액체인 **콜로이드(교질, colloid)**가 차 있는 공간인 **소포강(follicle cavity)**을 둘러싸고 있다. 각각의 소포세포를 둘러싸고 있는 모세혈관그물은 영양소와 조절호르몬을 소포세포까지 운반하고 이들의 분비산물과 노폐물을 받아들인다.

소포세포는 사립체가 풍부하고 광범위하게 과립세포질그물이 있는 단백질합성이 활발한 세포이다. 소포세포는 구형의 단백질인 **갑상샘글로불린(티로글로불린, thyroglobulin)**을 합성하여 갑상샘소포내 콜로이드로 분비한다. 갑상샘글로불린에는 타이로신 분자가 포함되어 있으며, 일부 아미노산들은 요오드와 결합되어 소포내에서 갑상샘호르몬으로 변형된다. 소포세포는 사이질액으로부터 세포속으로 요오드 이온(I^-)을 능동적으로 운반한다. 요오드는 특수한 이온화된 유형(I^+)으로 변형되어 소포세포의 속공간면에 있는 효소에 의하여 갑상샘글로블린의 티로신 분자에 부착된다. 두 종류의 갑상샘호르몬–**티록신(thyroxine, T_4)**과 **삼요드**

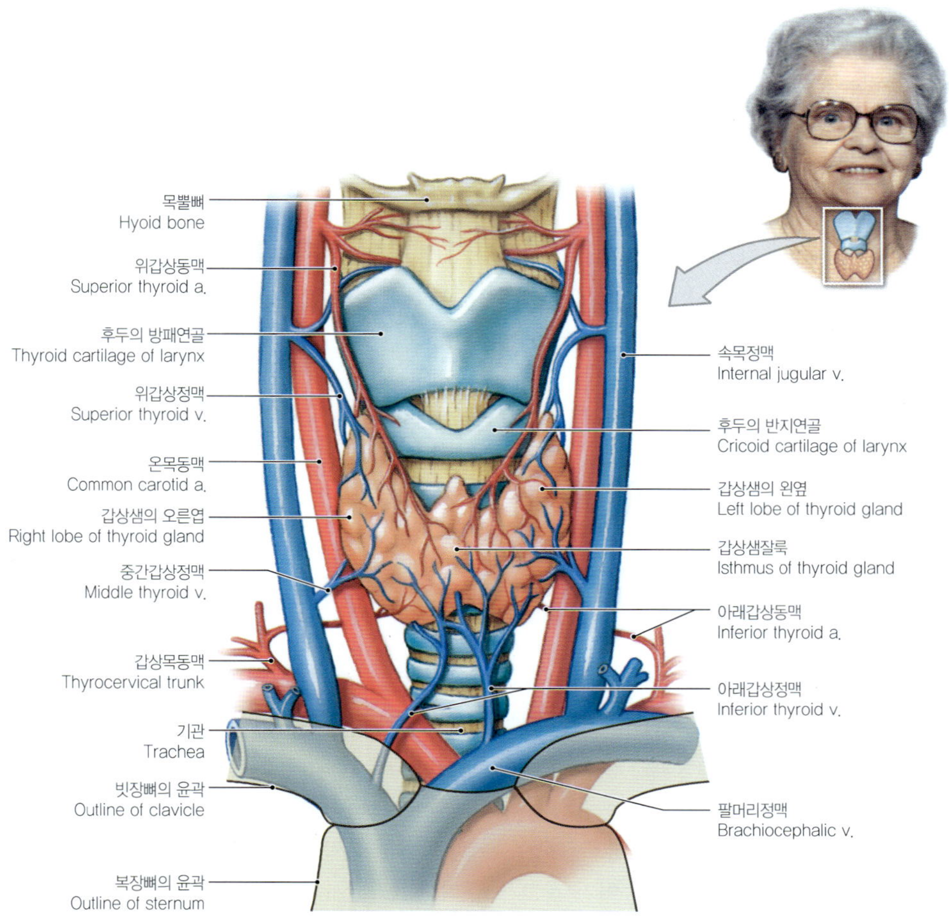

a 갑상샘의 위치와 해부학적 구조

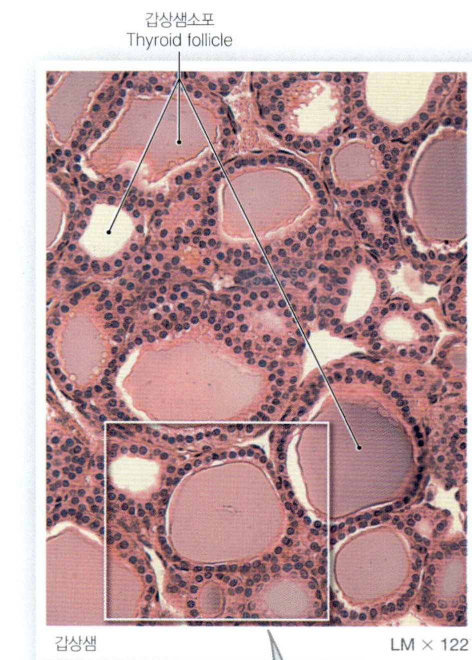

b 갑상샘의 조직학적 구성

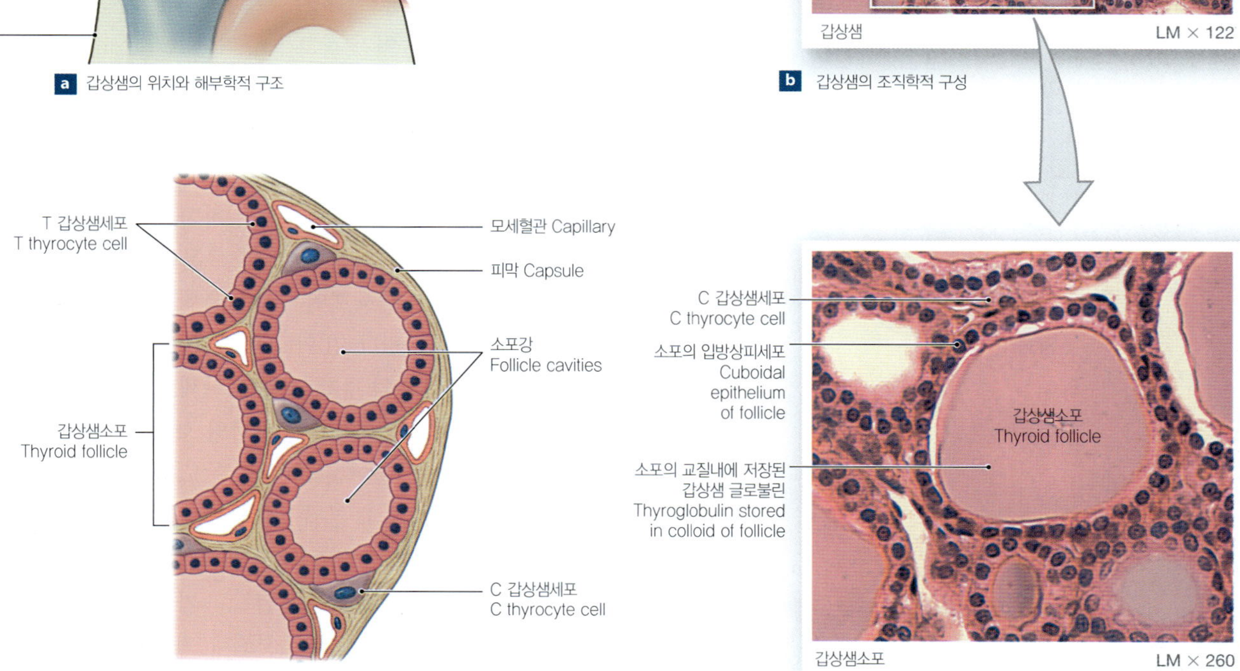

c 갑상샘 조직을 확대한 그림으로서 갑상샘 소포와 소포상피세포에 있는 두 가지 유형의 세포를 보여준다.

■ **그림 19.4** 갑상샘의 해부학적 및 조직학적 구성

티로닌(triiodothyronine, T_3)−은 이러한 방법으로 만들어진다. 반면에 소포 내에서 이들은 갑상샘글로불린의 구조로 존재한다. 갑상샘은 호르몬 산물을 세포 밖에 저장하는 유일한 내분비기관이다. 갑상샘호르몬 분비율을 조절하는 주요 인자는 순환하는 혈액내 갑상샘자극호르몬의 농도이다(그림 19.5). 시상하부로부터 분비되는 **갑상샘자극호르몬방출호르몬**(thyrotropin−releasing hormone; TRH)의 영향을 받아 샘뇌하수체는 갑상샘자극호르몬(TSH)을 분비한다. T갑상샘세포는 세포내섭취(endocytosis)에 의하여 소포의 속공간으로부터 갑상샘글로불린을 세포 내로 받아들이고, 단백질을 분해하여 T_3와 T_4 분자를 생성하고 분비한다. 분비된 호르몬은 주로 확산에 의하여 세포를 떠나 혈액으로 들어간다. 티록신(thyroxine; T_4)은 모든 갑상샘 분비물의 90%를 차지하며, 서로 보완기능을 하는 두 종류의 갑상샘호르몬은 신체의 거의 모든 세포에서 산소소비율과 세포대사율을 증가시킨다. 이 호르몬의 기능은 표 19.1에 요약하였다.

갑상샘의 소포곁세포

두 번째 유형의 내분비세포는 갑상샘의 입방형 소포세포 사이에 있다. 이 세포는 바닥판에 접촉되어 있지만 속공간쪽에는 도달하지 않는다. 이 세포를 C **갑상샘세포**(C thyrocyte) 또는 소포곁세포(소포방세포, parafollicular cell)라고 한다. C 갑상샘세포는 한 개 또는 작은 집단으로 관찰되며, 입방형 소포세포보다 크고 명확하게 염색되지 않는다(그림 19.4c). C 갑상샘세포는 호르몬인 **칼시토닌**(calcitonin; CT)을 분비한다. 칼시토닌은 체액내 칼슘이온 농도를 조절한다. 특히 뼈대내 무기질의 축적과 뼈의 성장을 자극하는 유아기나 기아 또는 임신과 같은 생리적 스트레스를 받을 때 칼슘이온 농도 조절에 도움을 준다. 칼시토닌은 뼈파괴세포의 기능을 억제하거나 콩팥에서 칼슘이온의 배출을 자극하여 칼슘이온 농도를 낮추는데, 이러한 칼시토닌의 기능은 부갑상샘(parathyroid gland)에서 분비되는 부갑상샘호르몬(parathyroid hormone)의 기능과 반대작용을 하고 있다(표 19.1).

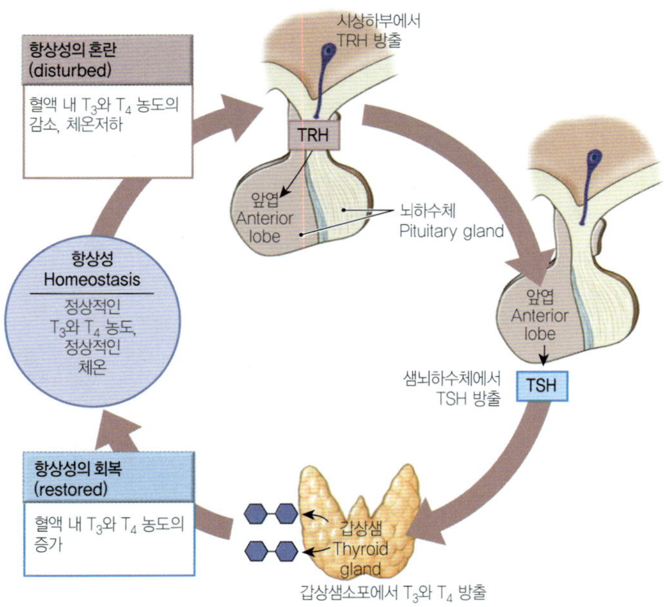

■ **그림 19.5 갑상샘호르몬 분비조절**
음성 되먹임기전은 갑상샘호르몬 방출의 항상성조절에 관여한다. TRH는 갑상샘호르몬 방출호르몬; TSH는 갑상샘자극호르몬.

19.3 개념확인

1 ☐ 갑상샘을 제거하였을 때, 갑상샘호르몬 농도의 감소에 따른 증상이 일주일 후에 나타난다. 그 이유는 무엇인가?

19.4 부갑상샘

부갑상샘(parathyroid gland)은 갑상샘의 뒷면에 전형적으로 네 개가 위치하며, 네 개의 무게는 1.6g 정도이다. 크기는 완두콩 크기 정도이며 붉은 갈색을 띤다(그림 19.6a). 이 샘은 대개 갑상샘 피막에 의하여 갑상샘의 뒷면에 부착되어 있다. 갑상샘과 같이 부갑상샘은 결합조직으로 된 피막에 둘러싸여 있으며, 이 피막이 샘의 실질로 들어가 작고 불규칙한 소엽(lobule)을 형성한다.

혈액은 위갑상동맥(superior thyroid a.)이 위쪽에 쌍으로 위치한 부갑상샘에 분포하고 아래갑상동맥(inferior thyroid a.)은 아래쪽에 쌍으로 위치한 부갑상샘에 분포한다(그림 19.4a). 정맥혈은 갑상샘의 정맥배출과 동일하다.

부갑상샘에는 **부갑상샘호르몬**(parathyroid hormone, PTH)을 생산하는 샘세포인 부갑상샘세포(으뜸세포 또는 주세포, chief 또는 principal cell)와(그림 19.6b,c) 미성숙 또는 불활성화된 세포인 다른 유형의 주요 세포(호산세포, oxyphil 또는 transitional cell) 두 종류가 있다. 갑상샘의 소포곁세포와 같이 부갑상샘세포는 혈액내 칼슘이온(Ca^{2+})의 농도를 감시하고, 칼슘 농도가 정상 이하로 떨어질 때 부갑상샘세포는 부갑상샘호르몬을 분비한다. 부갑상샘호르몬은 뼈파괴세포(osteoclast)와 뼈모세포(osteoblast)를 자극하고(뼈파괴세포의 효과가 우세하다), 비뇨기계통을 통한 칼슘이온의 배출을 감소시킨다. 또한 창자내 칼슘의 흡수를 증가시키는 콩팥호르몬인 칼시트리올(calcitriol)의 생성을 자극한다. 부갑상샘호르몬의 농도는 혈액내 칼슘 농도가 정상으로 돌아올 때까지 증가한다(표 19.1). 노인에서 부갑상샘호르몬은 골다공증(osteoporosis)의 진행을 감소시켜주는 효과가 있다고 알려졌다.

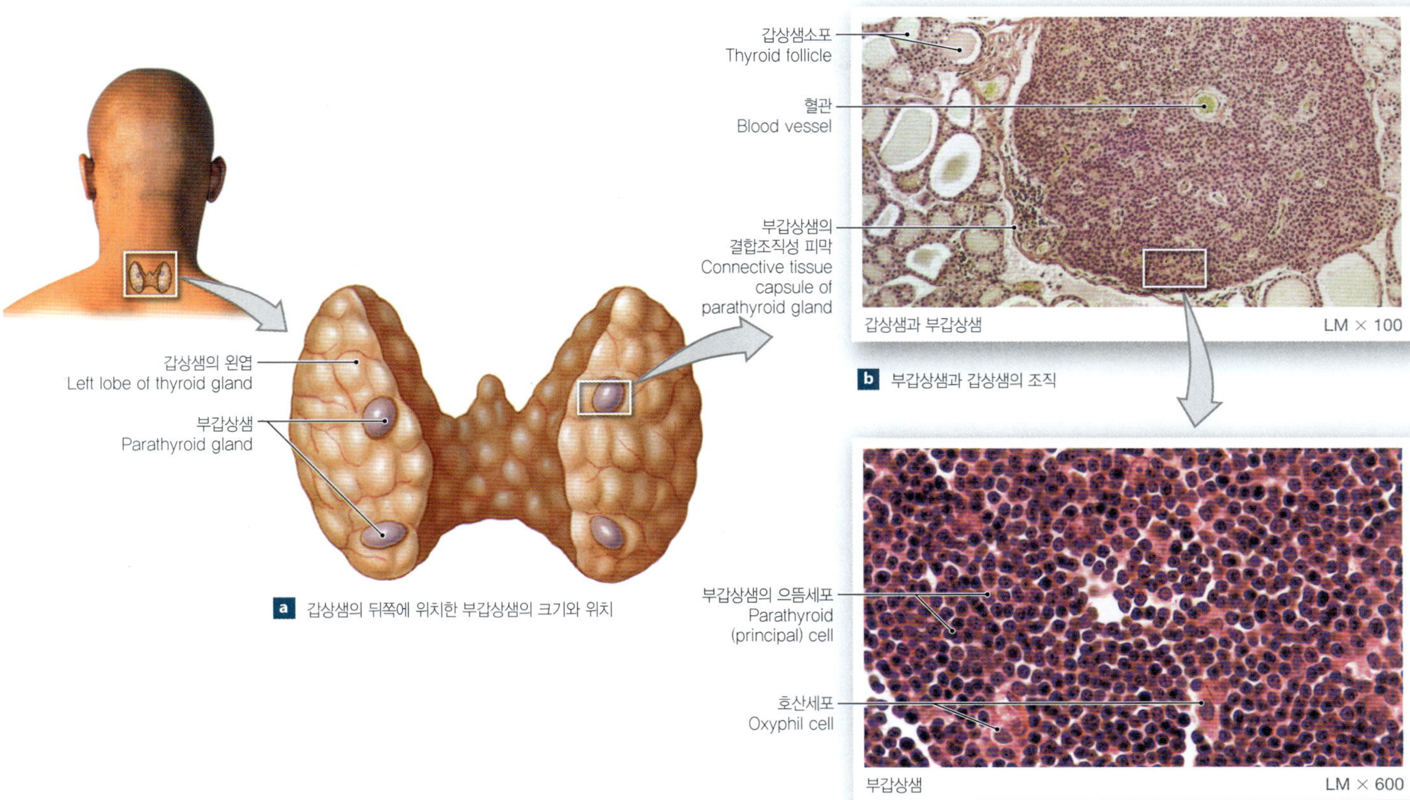

a 갑상샘의 뒤쪽에 위치한 부갑상샘의 크기와 위치

b 부갑상샘과 갑상샘의 조직

c 부갑상샘의 부갑상샘세포와 호산세포

■ 그림 19.6 부갑상샘의 해부학적 및 조직학적 구성
부갑상샘은 갑상샘의 뒤쪽에 네 개가 분리되어 위치한다.

19.4 개념확인

1 ☐ 부갑상샘을 제거하였을 때, 혈액 내에서 감소되는 가장 중요한 무기질은 무엇인가?

19.5 가슴샘

가슴샘(흉선, thymus)은 대개 복장뼈 바로 뒷면 가슴안의 세로칸(종격, mediastinum)에 위치하고 있다(그림 19.1). 신생아나 어린이는 가슴샘이 비교적 크고, 종종 목의 아래쪽으로부터 심장의 위모서리에 이른다. 성장하면서 상대적 크기는 감소하지만, 가슴샘은 서서히 커져 사춘기 직전에 가장 크게 발달하여 약 40 g에 이른다. 사춘기 이후의 가슴샘은 점차적으로 크기가 감소하여 50세에 약 12 g 정도 된다.

가슴샘은 정상적인 면역학적 방어 유지와 가슴샘의 발육에 중요한 여러 가지 호르몬을 분비한다(표 19.1). **타이모신(thymosin)**은 림프구의 성숙과 발육을 촉진하여 면역계통의 기능을 증가시킨다. 타이모신은 서로 보완적인 기능을 하는 호르몬들이 혼합되어 있다는 것이 밝혀졌다(thymosin-1, thymopoietin, thymopentin, thymulin, thymic humoral factor 및 IGF-1).

나이가 들면서 가슴샘은 크기와 분비능력이 점차 감소하여 질병에 더욱 민감해진다. 가슴샘의 조직학적 구성과 다양한 타이모신의 기능은 23장에서 설명한다.

19.5 개념확인

1 ☐ 가슴샘의 해부학적 위치는 어디인가?

19.6 부신

부신(suprarenal gland)은 **adrenal gland**라고 하며 노랗고 피라미드 모양을 하고 있으며, 치밀한 섬유 **피막(capsule)**에 의하여 양쪽 콩팥의 위쪽에 강하게 부착되어 있다(그림 19.7a).

왼·오른부신은 콩팥, 가로막 및 배골반안 뒤벽을 따라 주행하는 주요 동맥과 정맥 사이에 자리잡고 있다. 이 샘은 복막의 뒤에 위치한 복막뒤기관이다. 다른 내분비기관과 같이 부신은 혈관분포가 풍부하다. 부신을 지배하는 혈관은 콩팥동맥(renal a.)의 분지들, 아래가로막동맥(inferior phrenic a.) 및 대동맥에서 직접

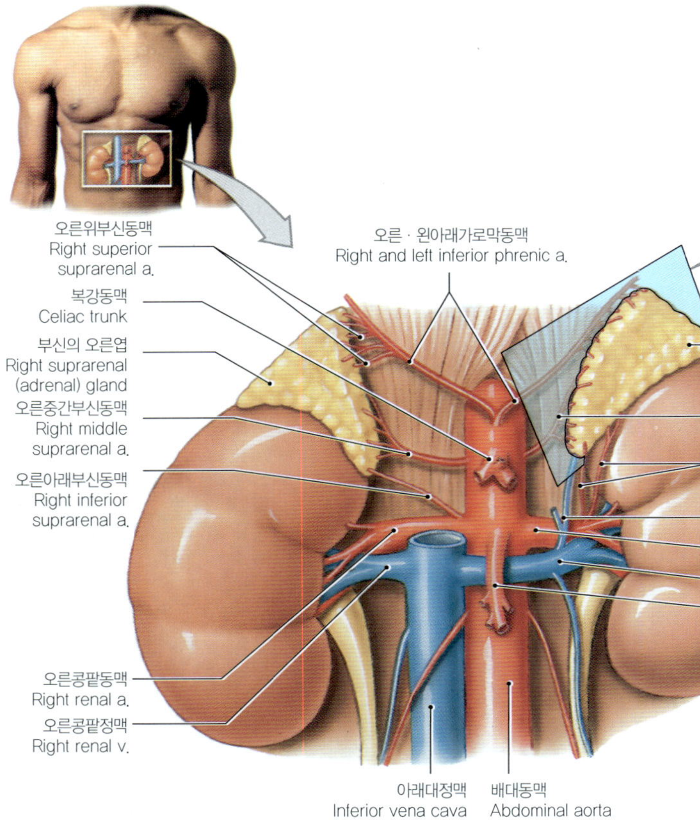

a 콩팥과 부신을 전면에서 본 모습. 절단면은 (b)에서 보여준다.

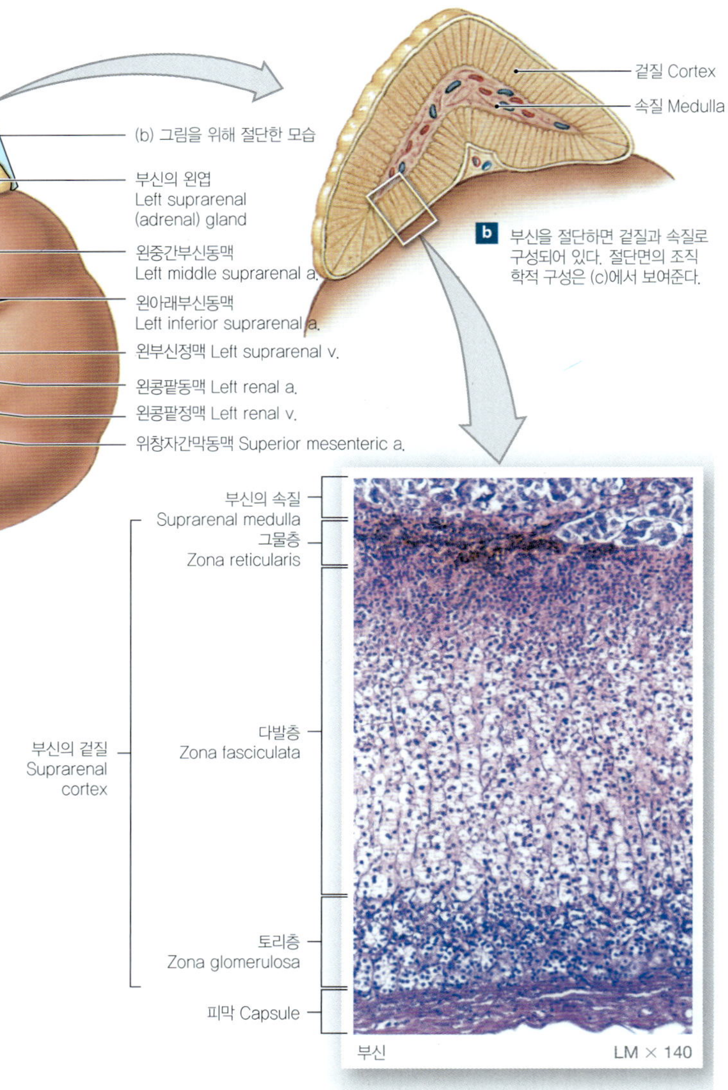

b 부신을 절단하면 겉질과 속질로 구성되어 있다. 절단면의 조직학적 구성은 (c)에서 보여준다.

c 부신의 조직학적 구조로서 주요 부위로 구분한다.

■ **그림 19.7** **부신의 해부학적 및 조직학적 구성**

분지하는 중간부신동맥(middle suprarenal a.)이다. 부신정맥(suprarenal v.)은 혈액을 부신으로부터 심장으로 보내준다.

전형적인 부신의 무게는 약 7.5 g으로 일반적으로 여성보다 남성이 더 무거우나 크기는 호르몬의 분비요구량의 변화에 따라 달라진다. 구조적 또는 기능적으로 부신은 두 영역, 즉 얕은층의 **겉질(cortex)**과 깊은층의 **속질(medulla)**로 나뉜다. 각 구역에서 서로 다른 호르몬을 분비하고, 모두 스트레스를 조절하는데 관여한다(그림 19.7b,c).

부신의 겉질

부신의 겉질은 콜레스테롤과 여러 가지 지방산과 같은 지질이 저장되어 있기 때문에 노란색을 띠고 있다. 겉질에서는 24종류 이상의 서로 다른 스테로이드호르몬을 생산하는데 전체적으로 **부신겉질스테로이드(adrenocortical steroid)** 또는 **코르티코스테로이드(corticosteroid)**라고 한다. 이 호르몬은 생명과 관련이 있어 부신이 파괴되거나 제거되면 코르티코스테로이드를 주입해야만 하고, 만약 주입하지 않으면 생존할 수 없다. 코르티코스테로이드는 표적세포에 유전자의 전사와 그 비율을 조절하여 효과를 나타낸다.

표 19.2 부신의 호르몬

영역/부위	호르몬	표적기관	효과
겉질(Cortex) 토리층(zona glomerulosa)	전해질코르티코이드, 주로 알도스테론	콩팥	콩팥에서 Na^+이온과 물의 재흡수를 증가시키고(특히 ADH가 있을 때), 소변으로 K^+ 이온의 배출을 가속화한다.
다발층(zona fasciculata)	당류코르티코이드, 코티솔(하이드로코티손), 코티코스테론; 코티솔은 코티손으로 변화되어 간에서 방출된다	대부분의 세포	뼈대근육으로부터 아미노산의 방출; 지방조직으로부터 지질의 방출; 간에서 글리코겐과 글루코스 형성 촉진; 말초에서의 지질의 이용을 촉진(글루코스 부족 시); 항염효과
그물층(zona reticularis)	안드로겐		정상적인 상태에서 중요성은 불확실
속질(Medulla)	에피네프린, 노르에피네프린	대부분의 세포	심장활동, 혈압, 글리코겐 파괴, 혈당을 증가; 지방조직에서의 지질을 방출(17장 참고)

피막 깊은층의 겉질은 뚜렷하게 세 개의 영역 또는 대(region 또는 zone)인 바깥층의 토리층(사구대, zona glomerulosa), 중간층의 다발층(속상대, fasciculata) 그리고 안쪽층의 그물층(망상대, zona reticularis)(그림 19.7c)으로 구분한다. 각각의 영역은 다른 스테로이드호르몬을 합성하지만(표 19.2), 모든 겉질세포들은 지질을 기초로 하여 스테로이드를 생산하기 때문에 무과립세포질그물이 광범위하게 발달하였다. 샘뇌하수체 또는 갑상샘과 같이 단백질을 분비하는 샘세포의 특징인 과립세포질그물이 풍부한 것과는 대조적이다.

토리층

토리층(사구대, zona glomerulosa)은 부신 겉질의 가장 바깥층에 위치하며 겉질의 약 15%를 차지하고 있다(그림 19.7c). 토리층은 피막으로부터 방사상으로 띠를 형성하는 다발층까지 펼쳐져 있다. 토리(glomerulus)라는 용어는 작은 공 또는 매듭(knot)이란 의미이며, 내분비세포가 치밀하게 모여 송이 모양을 하고 있다.

토리층은 체액의 전해질 구성성분에 영향을 주는 스테이드호르몬인 **전해질코르티코이드(mineralocorticoid; MC)**를 생산한다. **알도스테론(aldosterone)**은 주요한 전해질코르티코이드로서 소변의 이온 성분을 조절하는 콩팥세포가 표적세포이다. 이 호르몬은 물과 Na^+을 보유함으로써 소변을 통한 체액손실을 감소시키며, 땀샘, 침샘 및 소화관에서 Na^+과 수분 손실도 감소시킨다. 또한 소변으로 K^+이온의 배출을 촉진하며 다른 기관에서도 같은 작용을 한다. 혈액내 Na^+의 농도가 감소하거나 K^+이온의 농도가 증가할 때 또는 안지오텐신 II(*angio-tensin II; angeion, vessel + teinein, to stretch*) 호르몬이 토리층을 자극할 때 알도스테론이 분비된다.

다발층

다발층(속상대, zona fasciculata)은 토리층의 안쪽에서 시작하여 속질을 향해 펼쳐져 있으며(그림 19.7c), 부신의 겉질 용적의 약78%를 차지하고 있다. 다발층의 세포는 토리층의 세포보다 크며 세포질 내에 지방을 많이 함유하고 있어 창백하거나 거품과 같은 모양으로 관찰된다. 다발층의 세포들은 강한 햇빛이 비치는 것과 같이 그물층으로부터 방사상으로 띠를 형성한다. 인접한 띠들은 납작한 창모세혈관에 의하여 서로 분리되어 있다.

다발층에서 스테로이드의 생산은 뇌하수체의 앞엽으로부터 분비되는 ACTH에 의하여 자극을 받는다. 이 영역에서 생산되는 스테로이드호르몬은 전체적으로 당대사에 영향을 미치므로 글루코코르티코이드(glucocorticoid; GC)라고 한다. **코티솔(cortisol, hydrocortisone이라고도 함)**과 **코르티코스테론(corticosterone)**은 부신의 겉질에서 분비되는 가장 중요한 글루코코르티코이드이다. 간은 일부 순환하고 있는 코티솔을 활성이 있는 글루코코르티코이드인 **코티손(cortisone)**으로 변화시켜, 특히 간내에서 글루코스 합성과 글리코겐 형성을 증가시킨다.

그물층

그물층(망상대, zona reticularis)은 다발층과 부신 속질의 외연사이에서 좁은 띠를 형성한다(그림 19.7c). 그물층의 세포들은 속질의 세포보다 더욱 작으며, 세포들이 작으므로 다른 부위와의 경계를 쉽게 구분할 수 있다. 전체적인 부신의 겉질 용량의 약 7% 정도를 차지한다. 그물층의 내분비세포는 주름이 잡혀 있고, 분지하여 그물구조를 하고 있으며 광범위하게 모세혈관의 지배를 받고 있다. 그물층은 정상적으로 안드로겐(androgen)이라고 하는 성호르몬을 소량 분비한다. 부신에서 분비하는 안드로겐은 사춘기전의 소년과 소녀들의 두덩털(음모, pubic hair)의 발달을 자극한다. 고환에서 비교적 많은 양의 안드로겐을 생산하는 성인 남성에서는 중요하지 않지만, 성인 여성의 부신에서 분비되는 안드로겐은 근육의 발육을 촉진시키고, 혈구형성을 자극하며, 또한 성욕을 유지시키는 기능을 한다.

부신의 속질

부신의 겉질과 속질 사이의 경계는 직선을 이루고 있지 않으며(그림 19.7b,c), 지지결합조직과 혈관들은 광범위하게 서로 연결되어 있다. 속질은 혈관이 많이 분포하고 있어 붉은 갈색을 띠고 있다. **크롬친화세포(chromaffin cell 또는 pheochromocyte)**는 속질에 있는 크고 둥근 세포로서 교감신경절에 있는 신경세포와 유사하다. 이 세포는 신경절이전교감신경섬유의 지배를 받고, 내장신경에 의한 교감신경의 활성은 변형된 신경절세포의 분비활동을 유도한다.

부신의 속질에는 에피네프린(epinephrine, *adrenalin*)과 노르에피네프린(norepinephrine, *noradrenaline*)을 분비하는 두 종류의 내분비세포가 있다. 속질은 노르에피네프린보다 에피네프린을 세 배 정도 더 많이 분비하며, 이들은 세포의 에너지 이용과 비축된 에너지를 동원하여 근력과 지구력을 증가시킨다(표 19.2). 에피네프린과 노르에피네프린은 카테콜라민이라고 하는 아민의 한 종류로 구조와 기능이 비슷하며 부신 자극 후 30초에 최고에 달하고, 그 후 수분 동안 지속된다. 결과적으로 부신 속질의 자극으로 인한 호르몬의 효과는 교감신경의 신경전달물질에 의한 효과보다 오래 지속된다.

19.6 개념확인

1 ☐ 부신의 질환은 체액의 Na^+ 이온 유지를 방해한다. 부신의 어느 부위가 영향을 받았으며, 어떤 호르몬의 결핍에 의한 것인가?

19.7 콩팥과 심장의 내분비기능

콩팥과 심장은 혈압과 혈액량의 조절에 관여하는 다양한 호르몬을 생산한다. 콩팥은 레닌(renin)이라는 효소와 펩다이드 호르몬인 에리트로포에틴(erythropoietin) 및 스테로이드인 칼시트리올(calcitriol)을 생산한다. 즉, 순환기내에서 **레닌(renin)**은 간에서 생산되어 혈액을 순환하고 있는 불활성화 단백질인 **안지오텐시노겐(angiotensinogen)**을 **안지오텐신 I(angiotensin I)**으로 변화시킨다. 허파의 모세혈관에서 안지오텐신 I은 **안지오텐신 II(angiotensin II)**로 변환되는데, 안지오텐신 II는 부신의 겉질에서 알도스테론의 분비를 촉진한다. **에리트로포에틴(erythropoietin)**은 콩팥내 혈압 또는 혈액내 산소 농도가 감소할 때 방출되어 골수에서 적혈구의 생산을 자극한다. 또한 이 호르몬은 적혈구의 생산과 성숙을 자극하여 혈액량과 적혈구의 산소운반 능력을 증가시킨다.

칼시트리올(calcitriol)은 부갑상샘호르몬의 분비에 반응하여 콩팥에서 분비되는 스테로이드호르몬이다. 칼시트리올 합성은 관련된 스테로이드, 즉 피부에서 합성하거나 음식물을 흡수한 콜레칼시페롤(cholecalciferol; 비타민 D_3)에 의존한다. 피부에서 합성되거나 음식물로부터 흡수한 콜레칼시페롤은 혈류를 타고 간으로 가서 중간산물로 변환된 후 순환기계통으로 방출되면 콩팥에서 흡수되어 칼시트리올로 변환된다. 비타민 D 용어는 칼시트리올, 콜레칼시페롤 및 다양한 중간산물을 일컫는 관련된 스테로이드 전체를 말한다.

가장 잘 알려진 칼시트리올의 기능은 소화관에서 칼슘과 인 이온의 흡수를 자극한다. 부갑상샘호르몬은 칼시트리올의 방출을 자극하여 창자내 칼슘 흡수에 간접적으로 영향을 미친다. 뼈대계통과 콩팥에 대한 칼시트리올의 기능은 잘 알려져 있지 않다.

심장에 있는 심장근육세포는 혈압 또는 혈액량이 증가할 때 반응하여 **심방나트륨이뇨펩타이드(atrial natriuretic peptide; ANP)**와 **뇌나트륨이뇨펩타이드(brain natriuretic peptide; BNP)**를 생산한다. ANP와 BNP는 항이뇨호르몬(ADH)과 알도스테론(aldosterone)의 분비를 억제하고 콩팥에서 수분과 Na^+의 손실을 자극하여 혈압과 혈액량을 감소시키는 기능을 한다.

19.7 개념확인

1 ☐ 에리트로포이에틴(EPO)은 지구력을 필요로 하는 운동선수들이 경쟁우위를 얻기 위해 종종 사용하는 호르몬이다. 에리트로포이에틴의 수치가 높아지면 운동선수의 지구력에 어떻게 도움을 줄까?

19.8 이자와 소화기계통의 다른 내분비 조직

이자, 소화관의 점막 및 간은 섭취한 음식물의 정상적인 소화에 필수적인 다양한 외분비액을 분비한다. 소화기능의 속도는 자율신경계통에 의하여 영향을 받지만 대부분의 소화 과정은 국소적으로 각각의 기관에 의하여 조절된다.

이자

이자(췌장, pancreas)는 외분비와 내분비기능을 하는 혼합샘이다. 이자는 위와 작은창자 사이에서 J자 모양의 만곡을 형성하며 배골반안에 위치하고 있다(그림 19.8a). 이자는 결절성 또는 울퉁불퉁한 덩어리를 형성하는 가늘고 분홍색을 띤 기관이며, 성인의 이자는 길이가 20~25 cm이며 무게는 80 g 정도이다. 이자 용적의 99%인 **외분비이자(exocrine pancreas)**는 많은 양의 소화효소가 풍부한 액체를 분비도관을 통하여 소화관으로 운반하기 때문에 25장에서 이자에 대한 해부학적 구조를 세부적으로 다루었다.

임상노트

당뇨병

당뇨병(diabete mellitus)은 콩팥이 재흡수할 수 있는 정도보다 더 많은 고혈당을 초래하는 질환이다. 일반적으로 혈액내 글루코스의 농도가 높은 상태를 고혈당(hyperglycemia)이라고 한다. 소변내 글루코스가 나타날 때를 당뇨(glycosuria)라 하고, 일반적으로 소변이 지나치게 많이 생성되는 것을 다뇨(polyuria)라고 한다.

당뇨병은 유전적인 이상과 일부 알려진 관련 유전자에 의하여 발생한다. 돌연변이에 의하여 초래되는 부적당한 인슐린 분비, 비정상적인 인슐린 분자 합성 또는 결함 있는 수용체 단백질의 생산은 서로 공통적인 증상을 나타낸다. 이러한 상태하에서 비만은 질병을 일으킨 후 더욱 악화시킨다. 당뇨병은 다른 병적인 상태, 손상, 면역질환 또는 호르몬의 불균형을 초래할 수 있다. 당뇨병은 두 종류의 주요 유형으로 나눈다. **인슐린-의존성 당뇨병[insulin-dependent (type 1) diabete]**과 **비인슐린-의존성 당뇨병[non-insulin-dependent (type 2) diabete]**. 제1형 당뇨병은 인슐린펌프를 이용하여 인슐린을 주입하면 어느 정도 성공적으로 조절할 수 있다. 제2형 당뇨병의 치료 방법은 식이제한(dietary restriction)이 가장 효과적이다.

혈당은 치료를 해도 적절하게 안정화되지 않기 때문에 당뇨 환자들은 흔히 만성적인 의료문제를 요구할 정도로 발전한다. 이러한 문제는 관련된 조직이 에너지 위기에 빠지기 때문에 일어난다. 본질적으로, 대부분의 조직은 만성적으로 굶었을 때 주위 조직으로부터 당을 흡수할 수 없기 때문에 지질과 단백질을 분해하게 된다. 당뇨와 관련된 가장 흔한 의학적 질환(합병증)은 다음과 같다.

- 망막에서 모세혈관의 증식과 출혈에 의하여 부분적인 실명 또는 완전한 실명을 일으킬 수도 있는데 이러한 상태를 당뇨 망막병증(diabetic retinopathy)이라고 한다.
- 눈에 있는 렌즈의 투명도가 변화하여 백내장(cataract)을 일으킬 수 있다.
- 콩팥내 작은 출혈과 염증은 콩팥의 기능 이상을 초래하는 퇴행성 변화를 일으킨다. 이러한 상태를 당뇨병콩팥병증(diabetic nephropathy)이라고 한다. 콩팥내 혈액의 흐름을 개선하는 약으로 치료하면 콩팥이 기능이상으로 진전되는 것을 지연시킬 수 있다.
- 말초신경병증과 비정상적인 자율신경기능과 같은 다양한 신경질환이 나타난다. 이러한 질환을 전체적으로 당뇨병성 신경병증(diabetic neuropathy)이라고 하며, 아마도 신경조직내 혈액순환장애와 관련이 있을 것으로 생각한다.
- 심장내 혈액순환의 퇴행성 변화에 의하여 초기의 심장이상(심부전증)을 초래한다. 같은 연령대에서 당뇨병 환자가 비당뇨병 환자에 비하여 심부전증 발병률이 3~5배 높다.
- 혈관계통에서 일어나는 다른 변화는 팔과 다리의 먼쪽 부위까지 정상적인 혈액순환장애를 초래한다. 예를 들면, 발로 가는 혈액이 감소하면 조직의 괴사, 궤양 및 감염이 초래되어 결국 발가락의 소실이나 한쪽 또는 양쪽 다리의 주요 부분이 소실된다.

내분비이자(endocrine pancreas)는 샘 전체에 흩어져 있는 작은 세포집단으로서, 각각의 집단들은 외분비샘에 의하여 둘러싸여 있다. 이러한 세포집단을 **이자섬(췌도, pancreatic islet)** 또는 islet of Langerhans라고 하는데 전체 이자세포의 1%를 차지한다(그림 19.8b). 정상적인 이자에는 2백만 개 정도의 이자섬이 존재한다.

다른 내분비기관과 같이 이자섬은 호르몬을 순환기계통으로 운반하기 위하여 광범위한 창모세혈관그물에 의하여 둘러싸여 있다. 이자에 혈액을 공급하는 두 개의 주요 동맥은 이자샘창자동맥(췌십이지장동맥, pancreaticoduodenal a.)과 이자동맥(췌장동맥, pancreatic a.)이다. 정맥혈은 간문맥(hepatic portal v.)으로 들어간다(22장 참고). 이자섬(췌도)은 복강신경얼기(celiac plexus)의 분지를 통한 자율신경계통의 지배를 받는다.

각각의 이자섬에는 네 종류의 주요 세포들이 존재한다.

1. **알파세포**(alpha cell)는 간에서 포도당의 방출과 당원 분해율을 증가시켜 혈당의 농도를 증가시키는 **글루카곤**(glucagon)이라는 호르몬을 생산한다(그림 19.8b).
2. **베타세포**(beta cell)는 대부분의 체세포에서 포도당의 흡수와 이용률을 증가시켜 혈당을 낮추어주는 **인슐린**(insulin)이라는 호르몬을 생산한다(그림 19.8b).
3. **델타세포**(delta cell)는 글루카곤과 인슐린의 분비와 생산을 억제하고 소화관에서 효소의 분비율과 음식물의 흡수율을 낮추는 **소마토스타틴**(somatostatin, *growth-hormone inhibiting hormone*)이라는 호르몬을 생산한다.
4. **에프세포**(F cell)는 **이자폴리펩티드**(pancreatic polypeptide, PP)라는 호르몬을 분비한다. 이 호르몬은 쓸개의 수축을 억제하고 일부 이자효소의 생산을 조절하여 소화관에서 영양소 흡수율을 조절한다.

이자의 알파세포와 베타세포는 혈당 농도에 민감하며 이들의 조절기능은 다른 내분비호르몬 또는 신경계통의 직접적인 지배하에서 일어나지는 않는다. 하지만 이자섬세포는 혈당 농도의 변화에 대단히 민감하기 때문에 혈당 농도에 영향을 미치는 다른 호르몬들도 간접적으로 인슐린과 글루카곤의 생성에 관여한다. 이자의 주요 호르몬을 표 19.3에 요약하였다.

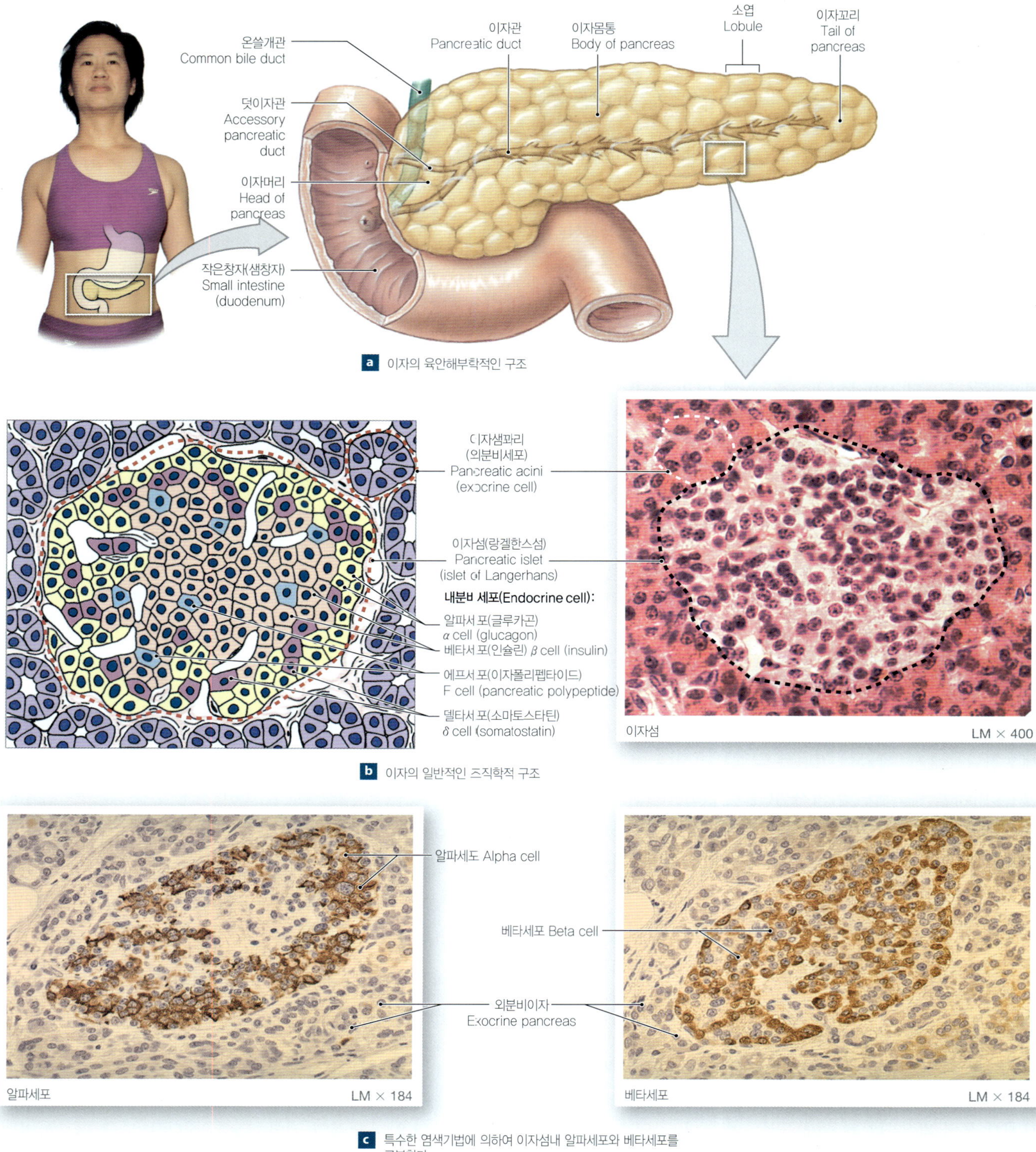

a 이자의 육안해부학적인 구조

b 이자의 일반적인 조직학적 구조

c 특수한 염색기법에 의하여 이자섬내 알파세포와 베타세포를 구분한다.

■ 그림 19.8 이자의 해부학적 및 조직학적 구성
이자는 외분비샘이 대부분을 차지하며, 외분비샘 내에 이자섬이라고 하는 내분비샘이 덩어리를 이루고 있다.

표 19.3	이자의 호르몬		
구조/세포	호르몬	주요 표적기관	효과
이자의 이자섬(PACREATIC ISLET)			
알파세포	글루카곤	간, 지방조직	저장된 지질을 동원; 간에서 글루코스 합성과 글리코겐 분해; 혈당 농도를 상승
베타세포	인슐린	뇌, 콩팥, 소화관 상피세포 및 적혈구를 제외한 모든 세포	세포에서 글루코스 흡수 용이; 지질과 글리코겐 형성과 저장을 자극; 혈당 농도를 감소
델타세포	소마토스타틴	알파세포와 베타세포, 소화기 상피세포	인슐린과 글루카곤 분비 억제
에프세포	이자 폴리펩타이드(PP)	쓸개, 이자, 위장관	쓸개의 수축 억제; 일부 이자내 효소 생산을 조절; 영양소 흡수 조절

19.8 개념확인

1 □ 이자에서 호르몬을 분비하며 내분비이자로 불리는 부위는?

19.9 생식기계통의 내분비조직

생식기계통의 내분비조직은 주로 남성과 여성의 성샘인 고환과 난소에 한정되어 있다. 생식기관의 해부학적 구조는 27장에서 설명한다.

고환

남성의 고환에 있는 **사이질세포(간질세포, interstitial cell)**는 안드로겐을 생산한다. 가장 중요한 안드로겐은 **테스토스테론(testosterone)**으로 기능이 있는 정자의 생산을 촉진하고, 남성 생식관의 분비샘을 유지하고, 이차성징에 영향을 미치고, 근육의 성장을 자극한다(표 19.5). 배아발생 중 테스토스테론의 생산은 중추신경계통 내 시상하부핵의 해부학적 발생에 영향을 미친다.

기능성이 있는 정자 형성과 직접 관련이 있는 **버팀세포(지지세포, nurse cell)**는 *sustentacular cell*이라고도 하며, 다른 호르몬인 **인히빈(inhibin)**을 분비한다. 인히빈은 FSH 자극하에서 생산되고, 뇌하수체 앞엽에서 FSH의 분비를 억제한다. 전 생애에 걸쳐 이 두 호르몬은 정상적인 수준의 정자 생산을 유지하기 위하여 상호작용을 한다.

난소

난소에서 난자는 **난포(follicle)**라고 하는 특수한 구조물 내에서 성숙하여 여성의 생식자가 된다. 성숙과정은 FSH에 의한 자극에 반응하여 시작한다. 난자를 둘러싸고 있는 난포세포는 에스트로겐, 특히 **에스트라디올(estradiol)** 호르몬을 생산한다. 이 스테로이드호르몬은 난자의 성숙을 지지하고 자궁점막의 성장을 자극한다(표 19.5). FSH 자극하에서 활성이 있는 난포는 인히빈(inhibin)을 분비하여 남성에서 설명한 음성되먹임기전을 통하여 FSH의 분비를 억제한다.

배란이 일어난 후 남아 있는 난포세포는 **황체(corpus luteum)**로 재배열하여 에스트로겐과 프로게스틴, 특히 **프로게스테론(progesterone)**의 혼합물을 방출한다. 프로게스테론은 자궁관을 따라 난자의 이동을 촉진시키고 발생 중인 배아가 자궁에 착상하도록 준비하게 한다. 생식기계통과 관련된 호르몬의 기능은 표 19.5에 요약하였다.

19.9 개념확인

1 □ 고환에서 생성되는 호르몬과 그 기능은 무엇인가?

19.10 솔방울샘

작고 빨간 솔방울 모양의 **솔방울샘(송과체, pineal gland)**은 epiphysis cerebri라고도 하며(그림 19.1과 19.9), 시상상부(epithalamus)의 일부 구조물이다. 솔방울샘에는 신경세포, 아교세포(glial cell) 및 특수한 분비세포인 **솔방울샘세포(pinealocyte)**가 존재한다. 솔방울샘세포는 신경전달물질인 세로토닌(serotonin) 분자로부터 유래한 호르몬인 **멜라토닌(melatonin)**을 합성한다. 멜라토닌은 FSH와 LH 분비를 자극하는 시상하부 방출인자의 생산을 억제하여 정자, 난자 및 생식기관의 성숙을 지연시킨다. 시각경로의 곁가지는 솔방울샘으로 들어가 멜라토닌 생산에 영향을 미친다. 멜라토닌의 생산은 밤에는 증가하고 낮에는 감소한다. 이러한 주기는 일주기성리듬(circadian rhythm), 즉 자연적으로 일어나는 수면주기를 조절하는데 중요하다. 이 호르몬은 활동적인 신경세포나 아교세포에서 발생한 독성으로부터 중추신경계통의 조직을 보호하는데 도움을 주는 강력한 항산화제이다.

임상노트

내분비질환

내분비질환(endocrine disorder)은 내분비샘, 내분비 또는 신경조절기전 그리고 표적기관의 조직이상과 같은 다양한 원인에 의하여 발생한다. 예를 들면, 호르몬의 표적기관에 대한 반응이 느리거나, 내분비세포에 종양이 발생하거나 또는 무엇인가에 의하여 정상적인 되먹임조절기전을 방해하기 때문에 호르몬의 농도가 상승한다. 내분비질환의 병명을 말할 때, 임상의들은 호르몬생산이 지나칠 때 접두사인 hyper- 를 사용하고, 호르몬 생산아 부족할 때는 hypo- 를 사용한다.

표 19.4 내분비기능이상과 임상적인 증상과의 관계

호르몬	저분비 시 나타나는 증상	주요 증상	과분비 시 나타나는 증상	주요 증상
성장호르몬(GH)	뇌하수체 성장이상 (어린이)	성장저하, 비정상적인 지방분포, 식사 후 수시간 동안 저혈당	거인증(어린이), 말단거대증(성인)	어린이에서는 키, 또는 성인에서는 얼굴과 손이 지나치게 성장
항이뇨호르몬(ADH)	요붕증	다뇨	항이뇨부적절분비증후군 (SIADH)	체내 수분 함유량의 증가, 저나트륨혈증
티록신(T_3, T_4)	점액수종, 크레틴병	대사율과 체온저하, 육체적, 정신적 발육의 손상	그레이브스병	대사율과 체온이 높고, 심박동이 빠르고, 체중감소
부갑상샘호르몬(PTH)	부갑상샘기능저하증	근육이 약해지고, 신경적 이상, 칼슘 농도 저하에 의한 강직	부갑상샘기능항진증	고칼슘혈증에 의하여 신경학적, 정신적 및 근육이상, 뼈가 약하여 쉽게 부서진다.
인슐린	당뇨병	고혈당, 글루코스 이용의 손상, 에너지를 위한 지질 의존, 당뇨, 케톤증	인슐린 과다분비	혈당이 낮아 혼수를 일으킨다.
전해질코르티코이드호르몬 (MC)	알도스테론저하증	다뇨, 혈액량 저하, 혈액내 고칼륨 농도	알도스테론증	수분의 정체와 저칼륨혈증에 의하여 체중이 증가한다.
당류코르티코이드(GC)	애디슨병	스트레스를 견디는 능력 부족, 저장된 에너지 동원, 정상적인 혈당 농도 유지	쿠싱병	저장된 지방과 조직 단백질을 지나치게 분해하고 글루코스 대사를 손상
에피네프린(E), 노르에피네프린(NE)	분류없음		크롬친화세포종	대사율, 체온 및 심박동의 증가, 혈당 농도 의 상승, 자율신경을 지나치게 자극하였을 때 나타나는 다른 증상들
에스트로겐(여성)	성기능저하증	불임, 이차성징의 결핍	남성형생식기증후군(an- drogenital syndrome)	부신 겉질의 그물층에서 안드로겐의 과생산에 의하여 남성화
			조기 성성숙	발육 중인 난포의 발생과 에스트로겐 분비가 조기에 생산된다
	폐경	배란 중지		
안드로겐(남성)	성기능저하증 유환관증	불임, 이차성징 결핍	여성형유방	부신 또는 창자세포 종양에 의하여 에스트로겐이 비정상적으로 생산되어 젖이 커진다.
			조기 성성숙	안드로겐이 조기에 생산되어 육체적인 발달과 행동변화가 조숙함

대부분의 내분비질환은 내분비샘 자체내 이상에 의하여 초래된다. 전형적인 결과는 특이 호르몬의 부적절한 농도의 생산, 즉 저분비(hyposecretion)이다. 저분비는 다음과 같은 원인에 의하여 일어난다.

- 대사관련 인자(metabolic factor). 저분비는 의문이지만, 호르몬 합성에 필요한 일부 주요 기질의 결핍에 의하여 초래된다. 예를 들면, 갑상샘기능저하증은 섭취한 음식물내 요오드의 농도가 부적절하거나 또는 갑상샘에서 요오드의 운반 또는 이용을 억제하는 약물에 노출될 때 발생한다.
- 신체적인 손상(physical damage). 정상적인 혈액공급이 안 될 때 또는 물리적으로 내분비세포가 손상되었을 때 내분비샘의 기능은 즉시 또는 호르몬 방출 초기에 크게 요동을 친 후에 불활성화된다. 손상이 심하다면 내분비샘은 영원히 불활성화된다. 예를 들면, 정상적인 혈액순환의 장애, 갑상샘암이나 주위 조직의 암 치료 시 방사선의 노출에 의한 갑상샘의 감염(갑상샘염) 또는 염증에 의하여 일시적으로 또는 영원히 갑상샘기능저하증(hypothyroidism)을 초래할 수 있다. 갑상샘은 정상적인 소포세포를 공격하여 파괴하는 항체를 생산하는 자가면역질환에 의해 손상될 수 있다.

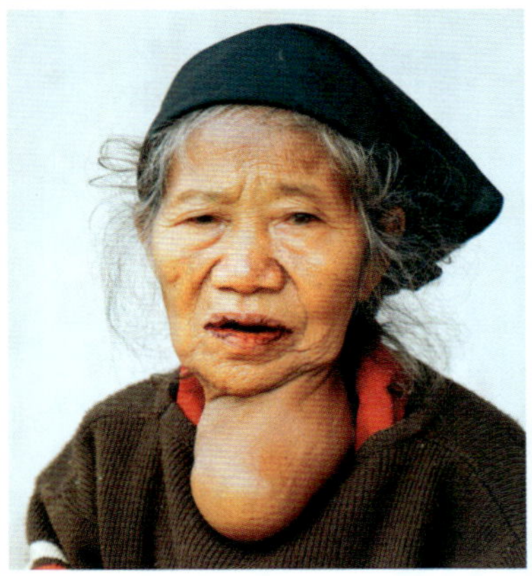
갑상샘종

- 선천적 장애(congenital disorder). 내분비샘이 너무 작거나, 필요한 효소가 비정상적이거나, 분비를 제어하는 샘세포가 비교적 민감하지 않을 때, 샘세포의 분비활동을 자극하는데 정상적으로 관여하는 수용체가 부족할 때, 정상적인 양의 호르몬을 생산할 수 없다.

내분비이상은 표적조직의 호르몬수용체가 비정상적이기 때문에 발생할 수도 있다. 이런 경우 관련된 샘이나 조절기전은 정상이지만 말초세포들이 순환호르몬에 대한 반응을 할 수 없기 때문에 일어난다. 이러한 유형의 비정상적인 예는 말초세포가 정상적으로 인슐린에 반응하지 않는 제2형 당뇨병에서 찾아볼 수 있다.

이러한 많은 질환은 신체 검사 시 나타나는 뚜렷한 해부학적 특징이나 비정상적인 구조를 나타낸다(표 19.4).

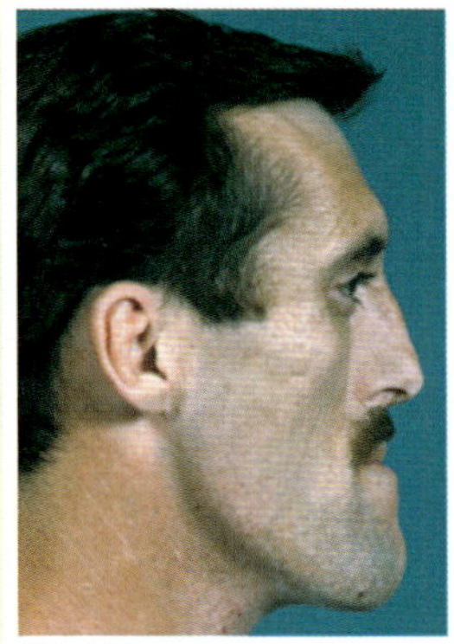
말단거대증

말단거대증

말단거대증(acromegaly)은 뼈끝이 완전히 융합된 후에 성장호르몬이 지나치게 많이 생산되어 발생한다. 뼈의 모양이 변하고 뼈대의 연골 부위가 확장된다. 얼굴이 넓어지고, 아래턱이 확장되는 것이 특징이다.

크레틴병

크레틴병(cretinism)은 유아기에 갑상샘 호르몬의 부족에 의하여 발생한다.

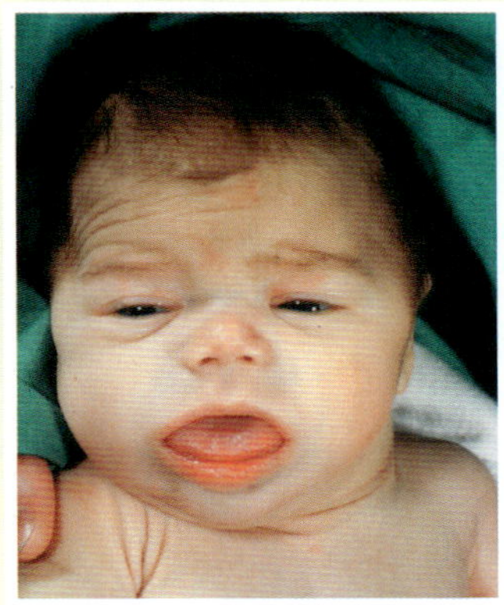
크레틴병

갑상샘종

갑상샘종(enlarged thyroid gland)은 갑상샘이 커지는 증상으로서, 대체로 영양소내 요오드의 결핍에 의하여 갑상샘의 분비가 안 될 때 발생한다.

애디슨병

애디슨병(Addison's disease)은 부신겉질자극호르몬 중 당류코르티코이드의 분비 부족에 의하여 발생한다. 구조적으로 MSH와 유사한 ACTH에 의한 멜라닌세포의 자극에 의하여 색소(pigment)가 변화된다.

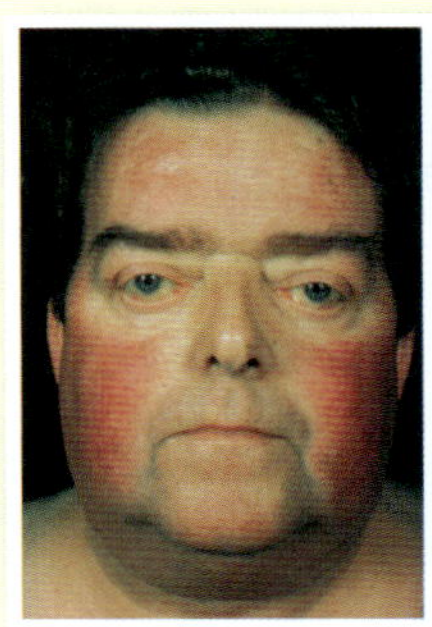
쿠싱병

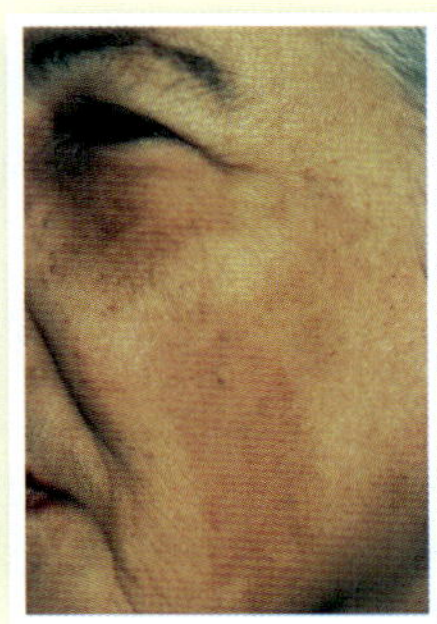
애디슨병

쿠싱병

쿠싱병(Cushing's disease)은 당류코르티코이드의 분비가 과다할 때 발생한다. 저장된 지질이 동원되고, 목의 아래쪽과 볼에 지방조직이 축적된다.

표 19.5 생식계통의 호르몬

구조/세포	호르몬	주요 표적기관	효과
고환 TESTIS			
사이질세포 Interstitial cell	안드로겐	대부분의 세포	정자의 기능적인 성숙을 지지; 뼈대근육에서 단백질 합성; 남성의 이차성징과 관련된 행동
버팀세포 Nurse cell	인히빈	뇌하수체의 앞엽	FSH의 분비억제
난소 OVARY			
난포세포 Follicular cell	에스트로겐(특히 에스트라디올) 인히빈	대부분의 세포 뇌하수체의 앞엽	난포성장 지지; 여성의 이차성징과 관련된 행동 FSH의 분비억제
황체 Corpus luteum	프로게스틴(특히 프로게스테론) 리렉신	자궁, 젖샘 두덩결합, 자궁, 젖샘	착상을 위한 자궁준비; 분비기능을 위한 젖샘준비 두덩결합을 느슨하게 하고; 자궁목부근의 이완; 젖샘의 발육을 자극

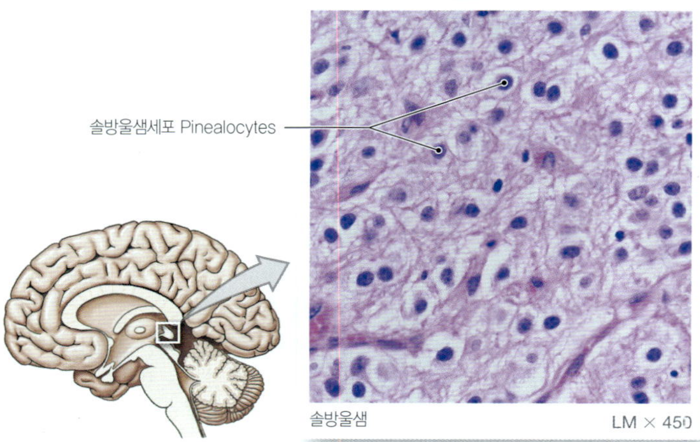

■ 그림 19.9 솔방울샘의 해부학적 및 조직학적 구성

Hot Topics

대륙 간 여행 후 운동선수의 시차증(Jet Lag)을 조절하는 방법에 대한 연구*

멜라토닌을 비롯하여 비행 전, 비행 중, 비행 후 약물복용에 대해 더 많은 이해를 하기 위한 연구가 이루어지고 있다. 이는 국제적인 비행이나 짧은 기간이지만 시간대를 지나는 반복적인 비행 후 스포츠 임상가들이 운동선수의 피로 증상을 개선하고 최적의 활동을 유지하도록 도움을 주기 위해 중요하다.

* Samuels, C. H. (2012). Jet lag and travel fatigue: A comprehensive management plan for sport medicine physicians and high-performance sport teams. *Clinical journal of sport medicine*. 22(3):268–273

19.10 개념확인

1 ☐ 시카고에서 베이징까지 여러 시간대를 지나 여행을 할 계획이다. 동료는 멜라토닌 정제를 복용하기를 권한다. 이 약은 어떻게 시차를 극복해줄까?

신경발생학 요약

내분비계통의 발생을 28장에 요약하였다.

19.11 호르몬과 노화

내분비계통은 나이가 증가함에 따라 상대적으로 기능적인 변화가 없다. 가장 극단적인 예외는 (1) 사춘기에 생식샘호르몬 농도의 변화이며, (2) 폐경기 여성에서 생식샘호르몬 농도의 감소이다. 나이가 증가함에 따라 다른 조직에서 호르몬 자극에 반응하는 능력이 변화한다. 결과적으로 호르몬 농도가 정상일지라도 대부분의 조직은 순환호르몬에 덜 반응하게 된다.

19.11 개념확인

1 ☐ 노화됨에 따라 가장 극적으로 농도가 떨어지는 호르몬은 무엇인가?

임상용어

갑상샘종(goiter) 갑상샘이 넓게 커지는 증상
당뇨병(diabete mellitus) 콩팥의 재흡수 능력 이상으로 혈당의 농도가 지나치게 증가하는 질환
요붕증(diabete insipidus) 뇌하수체의 뒤엽에서 ADH가 적절히 방출되지 않을 때 발생하는 질환
인슐린-비의존성 당뇨병[non-insulin-dependent diabete mellitus; NIDDM; 2형 당뇨병(type 2 diabete); 성인형당뇨병(maturity-onset diabete)] 당뇨병의 유형으로서 인슐린 농도는 정상이거나 증가하나 말초조직이 더 이상 정상적으로 반응하지 않는 상태이다.
인슐린-의존성 당뇨병[insulin-dependent diabete mellitus; IDDM, 1형당뇨병(type 1 diabete), 유년발병형 당뇨병(juvenile-onset diabete)] 당뇨병의 유형으로서 주로 이자섬의 베타세포에서 인슐린이 적절하게 생산되지 않을 때 발생한다.
점액부종(myxedema) 심한 갑상샘기능저하증의 증상으로서 피하의 부종, 피부의 건조, 저체온증, 근육이 약해지고, 반사가 느려지는 증상을 동반한다.

핵심정리

개요

- 신경계통과 내분비계통은 항상성 조절을 위하여 신체의 생리적인 활동을 조정하고 감시하기 위하여 상호 보완작용을 한다.
- 일반적으로 신경계통은 수초 내 짧은기간 동안에 "위기관리"를 수행하고 내분비세포들은 오랜 기간 동안 "진행 중인 대사 과정"을 조절한다. 내분비세포는 호르몬이라는 화학물질을 방출하여 조직과 기관의 대사활동을 동시에 변화시킨다.

19.1 내분비계통의 개요

- 내분비계통은 신체의 모든 내분비세포와 조직으로 구성되었다. 내분비세포는 분비산물을 사이질액에 방출한다(그림 19.1).
- 호르몬은 화학물질의 구조에 따라 네 가지 군으로 나눈다. 아미노산유도체, 펩타이드호르몬, 스테로이드호르몬, 에이코사노이드.
- 세포의 활동과 대사반응은 효소에 의하여 조절된다. 호르몬은 표적세포(특이 호르몬에 민감한 세포)의 활동을 변화시켜 그들의 효과를 발휘한다.
- 내분비 활동은 (1) 신경 활동, (2) 양성되먹임기전(드물다), (3) 복잡한 음성되먹임기전에 의하여 조절된다.

시상하부와 내분비호르몬 조절

- 시상하부는 신경계통과 내분비계통의 활동을 조절한다. 시상하부는 (1) 자율신경계통의 교감신경 영역의 내분비 성분인 부신 속질의 방출을 조절하고, (2) 신경뇌하수체(뒤엽)로부터 분비되는 두 종류의 호르몬인 항이뇨호르몬(ADH)과 옥시토신을 생산하고, (3) 조절호르몬(분비호르몬, RH과 억제호르몬IH)을 생산하여 샘뇌하수체(앞엽)를 조절한다(Spotlight 그림 19.2).

19.2 뇌하수체

- 뇌하수체는 아홉 개의 중요한 펩타이드호르몬을 분비하는데, 두 개는 신경뇌하수체에서 합성되고, 일곱 개는 샘뇌하수체에서 합성된다(Spotlight 그림 19.2와 그림 19.3).

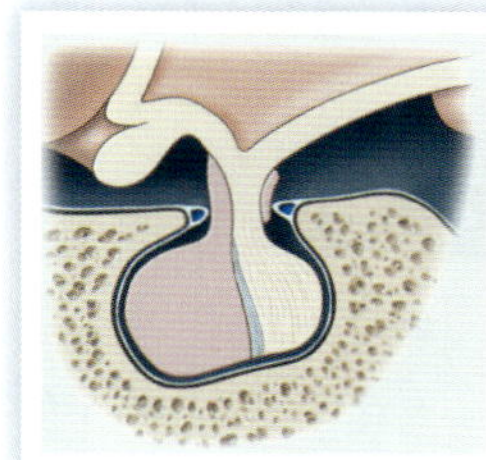

신경뇌하수체

- 신경뇌하수체에는 일부 시상하부 신경세포의 축삭이 있다. 시각로위핵과 뇌실결핵에 있는 신경세포에서는 각각 항이뇨호르몬(ADH)과 옥시토신)을 만든다. 항이뇨호르몬은 콩팥에서 소실되는 물의 양을 감소시키는데, 특히 혈액내 전해질의 농도가 올라가거나, 혈액량 또는 혈압이 떨어질 때 현저하게 분비된다. 여성에서 옥시토신은 자궁 민무늬근육의 수축 그리고 젖샘의 분비세포를 둘러싸고 있는 수축성세포(근육상피세포)를 자극한다. 이 호르몬은 자궁근육의 신장과 유아의 수유에 의하여 방출된다. 남성에서 옥시토신은 전립샘의 민무늬근육을 수축시킨다(Spotlight 그림 19.2와 그림 19.3).

샘뇌하수체

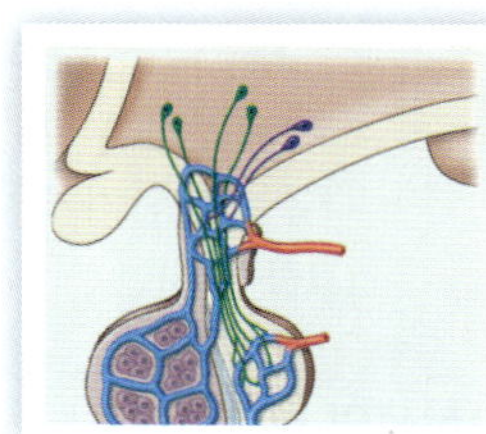

- 샘뇌하수체는 큰 먼쪽 부분(말단부), 띠 모양의 중간 부분 그리고 위쪽으로 확장된 융기 부분으로 나눈다. 샘뇌하수체는 혈관 분포가 풍부하다.
- 시상하부 바닥의 융기부에서, 시상하부의 신경세포들은 조절인자를 주위의 사이질액에 방출한다. 샘뇌하수체의 내분비세포들은 방출인자, 억제인자(호르몬) 또는 이 두 종류의 조화에 의하여 조절된다. 이러한 분비물들은 인접한 내피세포 사이의 공간에 열려 있는 창모세혈관을 통하여 순환기계로 들어간다. 문맥이라고 하는 혈관은 뇌하수체의 앞엽과 시상하부를 연결하는 특이한 혈관배열을 형성한다. 이러한 복잡한 구조를 뇌하수체문맥계통이라고 한다. 문맥으로 들어간 모든 혈액은 전신순환으로 들어가기 전에 표적세포에 도달한다(Spotlight 그림 19.2).

- 먼쪽 부분에서 분비되는 중요한 호르몬은 다음과 같다. (1) 갑상샘자극호르몬(TSH)은 갑상샘호르몬의 분비를 제어한다. (2) 부신겉질자극호르몬(ACTH)은 부신에서 당질코르티코이드 분비를 자극한다. (3) 난포자극호르몬(FSH)은 여성에서 에스트로겐의 분비를 자극하고, 난자(여성의 생식자)를 발생시키고 남성에서는 정자의 생산을 자극한다. (4) 황체형성호르몬(LH)은 여성에서 배란을 유도하고, 프로게스틴의 분비를 촉진하며, 남성에서는 안드로겐의 생산을 자극한다(FSH와 LH를 생식샘자극호르몬이라고 한다). (5) 젖분비호르몬(PRL)은 젖샘의 발육과 젖 생산을 자극한다. (6) 성장호르몬(GH)은 소마토트로핀이라고도 하며 세포복제와 성장을 자극한다(Spotlight 그림 19.2와 그림 19.3).
- 멜라닌세포자극호르몬(MSH)은 뇌하수체의 중간 부분에서 방출되며, 피부의 멜라닌세포를 자극하여 멜라닌을 생산한다.

19.3 갑상샘

- 갑상샘은 후두의 방패연골 바로 아래에 위치한다. 갑상샘은 두 개의 엽으로 구성되어 있고 좁은 잘룩에 의하여 서로 연결되어 있다(그림 19.4a).

갑상샘소포와 갑상샘호르몬

- 갑상샘은 많은 갑상샘소포를 갖고 있다. 소포세포는 갑상샘글로불린을 만들어 소포강 내에 있는 콜로이드(많은 양의 단백질이 저장된 점액성 액체)에 저장한다. 또한 소포세포는 세포바깥액으로부터 요오드를 소포강으로 운반하며, 요오드는 갑상샘글로불린의 타이로신 잔기와 복합체를 이룬다(그림 19.4b,c와 표 19.1).
- TSH에 자극을 받을 때 소포세포는 갑상샘글로불린을 재흡수하여, 단백질을 분해하고, 갑상샘호르몬인 티록신(TX, T_4)과 삼요드티로닌(T_3)을 순환기계통으로 방출한다(그림 19.5).

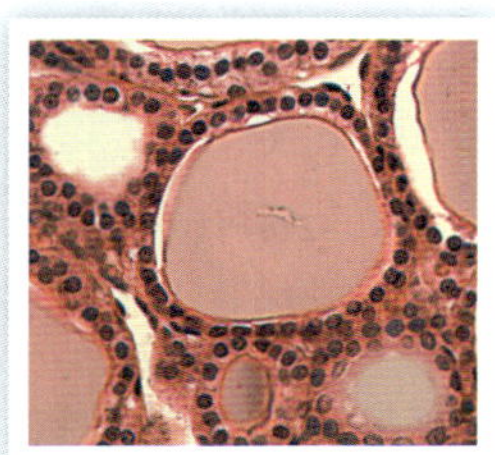

갑상샘의 소포곁세포

- 갑상샘 소포의 C 갑상샘세포는 칼시토닌(CT)을 생산하여 뼈파괴세포의 기능을 억제하거나 콩팥에서 칼슘이온의 배출을 자극하여 체액내 칼슘이온 농도를 낮추어 준다(그림 19.4c).
- 칼시토닌의 기능은 부갑상샘에서 생산되는 부갑상샘호르몬의 작용과 반대작용을 한다(표 19.1).

19.4 부갑상샘

- 네 개의 부갑상샘은 갑상샘의 뒷면에 묻혀 있다. 부갑상샘의 부갑상샘세포(으뜸세포)는 칼슘이온이 정상적인 농도보다 낮아지면 부갑상샘호르몬(PTH)을 생산한다. 부갑상샘의 호산세포의 기능은 알려져 있지 않다(그림 19.4a/19.6과 표 19.1).
- PTH는 (1) 뼈파괴세포의 활성을 자극하고, (2) 어느 정도 뼈모세포의 활성을 자극한다. (3) 소변으로 칼슘소실을 감소시키고 (4) 칼시트리올 생산을 자극하여 창자에서 칼슘흡수를 자극한다(표 19.1).
- 갑상샘의 C 갑상샘세포와 부갑상샘은 비교적 좁은 범위 내에서 칼슘이온 농도를 유지한다(그림 19.6c와 표 19.1).

19.5 가슴샘

- 가슴샘은 가슴안의 결합조직 덩어리 내에 묻혀 있고, 정상적인 면역학적 방어의 유지와 발달을 자극하는 여러 가지 호르몬을 생성한다(그림 19.1과 표 19.1).
- 가슴샘에서 생산되는 타이모신은 림프구의 발달과 성숙을 촉진한다.

19.6 부신

- 부신은 왼·오른 콩팥의 위쪽에 위치한다. 각각의 부신은 섬유성 피막에 의하여 둘러싸여 있으며, 얕은층의 겉질과 깊은층의 속질로 나눈다(그림 19.7).

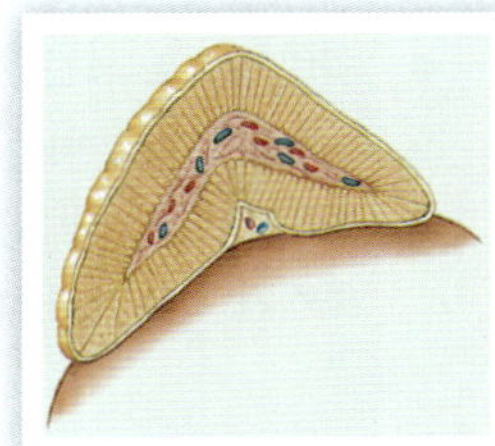

부신의 겉질

- 부신의 겉질은 부신겉질스테로이드 또는 코르티코스테로이드라고 하는 스테로이드호르몬을 생산한다. 겉질은 뚜렷하게 세 개의 영역 또는 대(region 또는 zone)로 나눈다. (1) 바깥층의 토리층은 콩팥, 땀샘, 침샘 및 소화관에서 Na^+과 물의 소실을 줄여주는 전해질코르티코이드, 주로 알도스테론을 분비한다. 토리층은 혈액량이나 혈압이 감소할 때 콩팥에서 레닌효소가 분비된 후 안지오텐신 II가 있을 때 반응한다. (2) 중간층인 다발층은 글루코코르티코이드(GC), 특히 코티솔과 코르티코스테론을 생산한다. 이러한 호르몬들은 특히 간에서 글루코스 합성과 글리코겐 형성을 촉진한다. (3) 안쪽층의 그물층은 안드로겐이라고 하는 성호르몬을 소량 분비한다. 부신에서 소량 생산되는 안드로겐의 중요성은 잘 알려져 있지 않다(그림 19.7과 표 19.2).

부신의 속질

- 부신의 속질에는 교감신경절에 있는 신경세포와 유사한 크롬친화성 세포들이 모여 있다. 속질에서는 에피네프린(epinephrine, adrenalin, 75~80%) 또는 노르에피네프린(noradrenaline, noradrenaline, 20~25%)을 분비한다. 이러한 카테콜라민은 세포에서 에너지 이용과 비축된 에너지의 동원을 가능하게 한다(그림 19.7b,c와 표 19.2).

19.7 콩팥과 심장의 내분비기능

- 콩팥과 심장의 내분비세포는 혈압, 혈액량의 조절, 혈액내 산소 농도 및 칼슘과 인 이온의 흡수에 관여하는 중요한 호르몬을 생산한다.
- 콩팥은 혈압 또는 혈액내 산소 농도가 감소할 때 방출되는 레닌이라는 효소와 펩타이드 호르몬인 에리트로포에틴을 생산한다. 콩팥은 부갑상샘호르몬이 있을 때 스테로이드호르몬인 칼시트리올을 분비한다. 레닌은 혈액을 순환하고 있는 불활성화된 단백질인 안지오텐시노겐을 안지오텐신 I으로 변화시키고, 허파의 모세혈관에서 안지오텐신 I은 안지오텐신 II로 변환된다. 안지오텐신 II는 부신 겉질에서 알도스테론의 분비를 자극한다. 에리트로포에틴(EPO)은 골수에서 적혈구의 생산을 자극한다. 칼시트리올은 소화관에서 칼슘과 인의 흡수를 자극한다.
- 심장에 있는 특수한 심장근육세포에서는 혈압 또는 혈액량이 지나치게 증가할 때 심방나트륨이뇨펩타이드(ANP)와 뇌나트륨이뇨펩타이드(BNP)를 생산한다. 이 호르몬은 콩팥에서 물과 Na^+의 소실을 자극하여 혈액량을 감소시킨다.

19.8 이자와 소화기계통의 다른 내분비조직

- 소화관의 점막, 간 및 이자는 섭취한 음식물의 정상적인 소화에 필수적인 다양한 외분비액을 분비한다.

이자

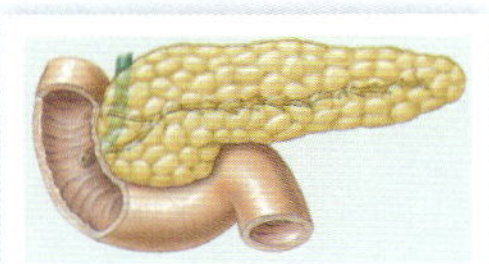

- 이자는 위와 작은창자 사이에 있는 결절성 또는 울퉁불퉁한 덩어리를 형성하는 기관이다. 이자는 외분비세포와 내분비세포가 혼합되어 있다. 외분비이자는 많은 양의 소화효소가 풍부한 액체를 분비도관을 통하여 소화관에 분비한다. 내분비이자는 이자섬 또는 islet of Langerhans라고 하는 세포집단을 형성한다. 각 이자섬에는 네 종류의 주요 세포들이 존재한다. 알파세포는 혈당의 농도를 증가시키는 글루카곤이라는 호르몬을 생산한다. 베타세포는 혈당을 낮추어주는 인슐린이라는 호르몬을 생산한다. 델타세포는 글루카곤과 인슐린의 생산과 분비를 억제하는 소마토스타틴이라는 호르몬을 생산한다. 에프세포는 쓸개의 수축을 억제하고 일부 이자효소의 생산을 조절하는 이자폴리펩타이드(PP)라는 호르몬을 분비한다. 이 호르몬은 소화관에서 영양소 흡수율을 조절하는데 도움을 준다(그림 19.8과 표 19.3).
- 인슐린은 대부분의 체세포에서 포도당의 흡수와 이용률을 증가시켜 혈당을 감소시킨다. 글루카곤은 간에서 포도당의 방출과 당원 분해율을 증가시켜 혈당의 농도를 증가시킨다. 소마토스타틴은 글루카곤과 인슐린의 분비율을 감소시키며 소화관을 따라 효소의 분비율과 음식물의 흡수율을 감소시킨다(표 19.3).

19.9 생식기계통의 내분비조직

고환

- 남성의 생식샘인 고환에 있는 사이질세포는 안드로겐을 생산한다. 가장 중요한 안드로겐은 테스토스테론으로 기능성이 있는 정자 생산을 촉진시키고, 남성 생식기도의 분비샘을 유지하고 이차성징에 영향을 미치며 근육의 성장을 자극한다(표 19.5).
- 호르몬 인히빈은 고환의 버팀세포(또는 sustentacular cell)에서 생산되며, 정상적인 수준의 정자 생산을 유지하기 위하여 뇌하수체의 앞엽에서 분비되는 FSH와 상호작용한다(표 19.5).

난소

- 난자는 여성의 난소에 있는 난포에서 발달한다. 난자를 둘러싸고 있는 난포세포는 에스트로겐, 특히 에스트라디올 호르몬을 생산한다. 이 호르몬은 난자의 성숙을 지지하고 자궁점막의 성장을 자극한다. FSH 자극하에서 활성이 있는 난포는 인히빈을 분비하여 음성되먹임기전을 통하여 FSH의 방출을 억제한다.
- 배란이 일어난 후 난소 내에 남아 있는 난포세포는 황체로 재배열하여 에스트로겐과 프로게스틴, 특히 프로게스테론의 혼합물을 방출한다. 프로게스테론은 수정란이 자궁관을 따라 자궁으로 이동을 가속화하고, 착상할 수 있도록 자궁을 자극 한다.

19.10 솔방울샘

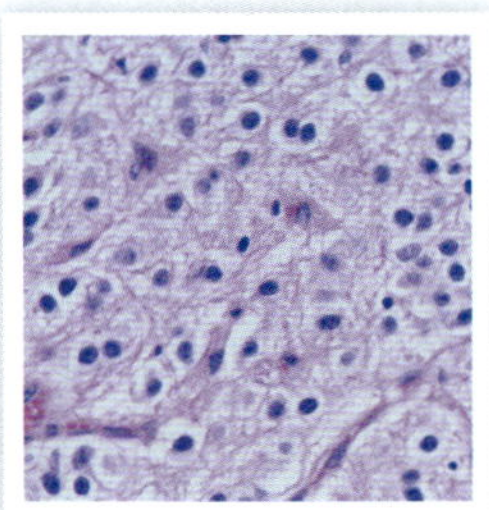

- 솔방울샘은 epiphysis cerebri 라고도 하며, 멜라토닌을 합성하는 분비세포인 솔방울샘세포가 있다. 멜라토닌은 FSH와 LH분비를 자극하는 시상하부 방출인자의 생산을 억제하여 정자, 난자 및 생식기관의 성숙을 느리게 한다. 이외에도 멜라토닌은 일주기성 리듬에 관여한다(그림 19.1/19.9).

19.11 호르몬과 노화

- 내분비계통은 나이를 먹음에 따라 상대적으로 기능적인 변화는 없다. 가장 극단적인 예외는 성성숙 시 생식샘호르몬 농도가 증가하고 폐경기 여성에서 생식샘호르몬 농도가 감소한다.

단원 연습문제

For answers, see the blue Answers tab at the back of the book.

단계 1. 정의와 용어

가장 근접한 항목에 대하여 짝을 지으시오.

1. 표적세포 ☐
2. 시상하부 ☐
3. 항이뇨호르몬 ☐
4. 젖분비호르몬 ☐
5. 난포자극호르몬 ☐
6. 콜로이드 ☐
7. 호산세포 ☐
8. 타이모신 ☐
9. 크롬친화성세포 ☐
10. 멜라토닌 ☐

a. 알려지지 않은 기능
b. 젖 생산을 자극
c. 호르몬에 의하여 조절
d. 솔방울샘
e. 노르에피네프린 분비
f. 수분손실 감소
g. 림프구 성숙
h. 에스트로겐 분비 자극
i. 분비호르몬 생산
j. 저장된 호르몬이 들어 있는 점성물질

11. 갑상샘이 표적기관이고 갑상샘호르몬을 분비하는 호르몬은
(a) 난포자극호르몬(FSH)
(b) 갑상샘자극호르몬(TSH)
(c) 부신겉질자극호르몬(ACTH)
(d) 황체형성호르몬(LH)

12. 갑상샘을 지배하는 혈관은 다음 중 어느 것인가?
(a) 위갑상동맥 (b) 아래갑상동맥
(c) 위, 아래, 중갑상정맥
(d) 위에 열거한 혈관 모두 옳다.

13. 노화가 내분비계통의 기능에 얼마나 영향을 미치는가?
(a) 대부분의 다른 계통보다도 비교적 덜 영향을 미친다.
(b) 호르몬 생산은 수용체에 의하여 감소된 반응을 보충하기 위하여 증가한다.
(c) 생식기계통의 내분비기능은 나이가 증가함에 따라 가장 영향을 받는다.
(d) 갑상샘에서의 호르몬 생산은 나이가 증가하면서 크게 감소한다.

14. 내분비기관은 무엇에 의하여 조절되는가?
(a) 다른 내분비샘에서 분비한 호르몬
(b) 직접 신경자극
(c) 세포바깥액의 구성성분의 변화
(d) 위에 열거한 것 모두 옳다

15. Na^+과 물의 재흡수로 소변으로의 체액손실이 감소되는 것은 무슨 작용의 결과인가?
(a) 항이뇨호르몬 (b) 칼시토닌
(c) 알도스테론 (d) 코티손

16. 혈당의 농도는 언제 감소하는가?
(a) 인슐린이 방출될 때
(b) 글루카곤이 방출될 때
(c) 말초세포가 글루코스 흡수를 중지할 때
(d) 알도스테론은 혈당과 관련된 세포를 자극하기 위하여 방출된다.

17. 콩팥에서 방출되는 호르몬은
(a) 칼시트리올과 에리트로포에틴이다.
(b) 항이뇨호르몬과 알도스테론이다.
(c) 에피네프린과 노르에피네프린이다.
(d) 코티솔, 코티손, 노르에피네프린이다.

18. 정상적인 갑상샘의 기능에 필요한 요소는?
(a) 마그네슘 (b) 칼륨
(c) 요오드 (d) 칼슘

19. 황체에서 분비하는 호르몬은?
(a) 테스토스테론 (b) 프로게스테론
(c) 알도스테론 (d) 코티손

단계 2. 개념 정리

1. 림프구가 부족하거나 거의 없는 사람은 어느 샘에 결함이 있는 것인가?
(a) 갑상샘 (b) 가슴샘
(c) 뇌하수체 (d) 솔방울샘

2. 심장활동 즉 혈압의 감소, 글리코겐 분해능력, 혈당의 농도 및 지방조직에 의한 지질의 방출은 전체적으로 어느 기관에 결함이 있을 때 나타나는 증상이다.
(a) 뇌하수체 (b) 부신의 겉질
(c) 이자 (d) 부신의 속질

3. 내분비계통과 신경계통의 기능적인 차이를 설명하시오.

4. 호르몬은 화학적 구조를 기초로 하여 4군으로 나눌 수 있다. 이 4군은 무엇인가?

5. 테스토스테론의 주요 표적조직과 기능은 무엇인가?

6. 갑상샘호르몬은 신체조직에 어떠한 기능을 발휘하는가?

7. 왜 부갑상샘의 기능이 정상적인 칼슘 이온농도를 유지하는데 필수적인 호르몬인가?

8. 생식기계통의 기능을 조절하는 멜라토닌의 역할을 설명하시오.

9. 뇌하수체내 모세혈관그물의 중요성은 무엇인가?

단계 3. 종합적 사고

1. 뇌하수체 종양은 어떻게 성장호르몬을 지나치게 많은 양을 생산하는가?

2. 내분비 이상은 좀처럼 사람의 대사에서 한 가지 변화만을 일으키지 않는다. 두 가지의 내분비 이상 즉, 지나치게 갈증을 호소하거나 지나치게 소변을 많이 배출하는 증상이 나타나는 것은 무엇 때문에 그러한가?

3. 갑상샘기능저하증(갑상샘에서 갑상샘호르몬의 생산이 불충분할 때)은 시상하부 그리고 뇌하수체 또는 갑상샘의 문제에 의하여 야기된다. 이것이 가능한 이유를 설명하시오.

4. 콩팥과 심장호르몬은 혈압과 혈액량을 어떻게 조절하는가?

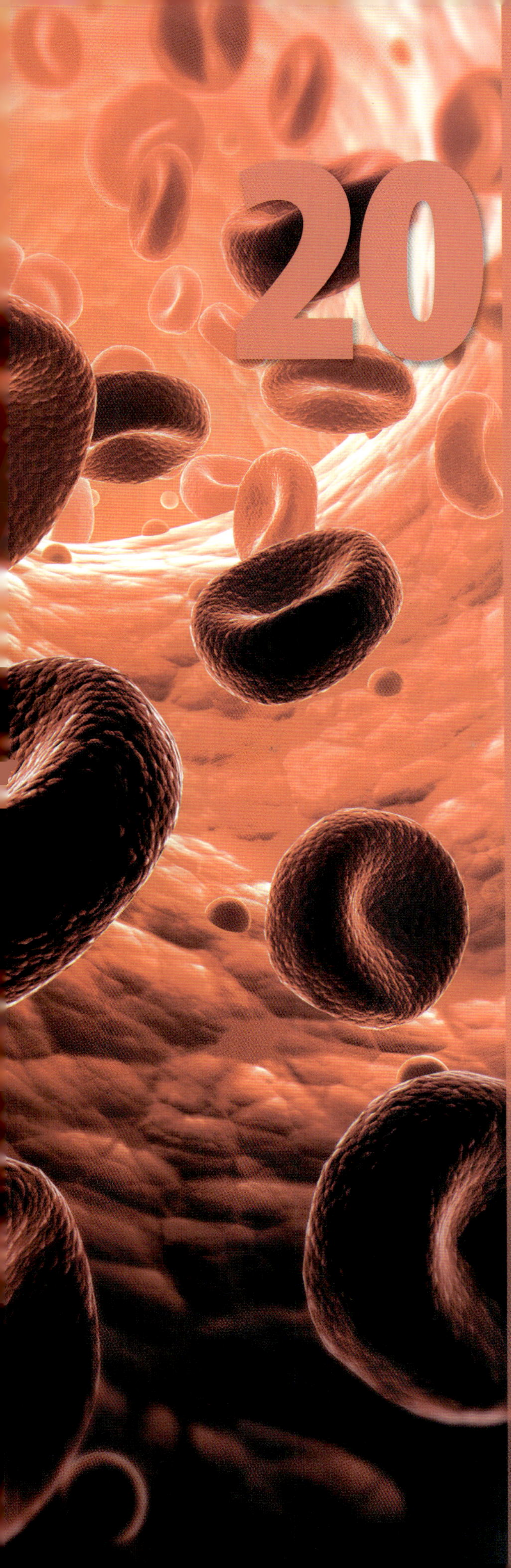

20 심장혈관계통
The Cardiovascular System

혈액
Blood

학습목표

20.1 혈액의 조성과 혈장의 물리적인 특성을 설명한다.

20.2 혈액에서 혈구를 비교하고 설명한다.

20.3 혈구형성과 적혈구형성을 비교하고 설명한다.

생체는 외부 환경과 끊임없이 화학적 소통을 하고 있다. 영양분은 소화기관의 표면을 통해 흡수되고, 기체들은 허파의 정교한 상피들을 통해 확산되며, 노폐물들은 대변, 소변뿐만 아니라 침, 담즙, 땀 그리고 다른 외분비기관을 통해 배출된다. 이러한 화학적 교환은 특정한 기관에서 일어나는데 이는 우리 몸의 모든 부분이 심장혈관계통(cardiovascular system, CVS)을 통해 연결되어 있기 때문이다. 이러한 심장혈관계통은 자동차의 냉각시스템에 비유될 수 있다. 기본적으로 순환액(혈액), 펌프(심장), 다양한 전도관(혈관망)으로 구성되어 있다. 앞으로 세 단원에서 심장혈관계통의 각 부분에 대해 다룰 것이다. 20장은 우리 몸을 순환하는 혈액의 성질에 대해 논의하고, 21장은 심장의 구조와 작용에 대해 탐구하며, 22장은 혈관들의 그물망과 심장혈관계통의 통합된 작용에 대해 살펴본다. 그 후 우리 몸의 혈관과 장기들을 기능적/구조적으로 연결시켜주는 림프계통(lymphoid system)에 대해 23장에서 배울 것이다.

20.1 혈액의 기능과 구성

혈액(blood)은 유동적인 결합조직으로 (1) 영양분과 산소, 호르몬을 우리 몸의 약 75조 개의 세포에 전달하며, (2) 대사의 노폐물들의 배출을 위해 콩팥으로 운반하며, (3) 주변 조직의 감염과 질병을 방어하기 위한 특별한 세포들을 수송한다. 표 20.1은 혈액의 기능을 자세하게 다룬 표이다. 혈액의 작용들은 절대적으로 중요하며, 어떤 세포나 조직들도 혈액순환이 되지 않는다면 몇 분 내에 당장 죽게 될 것이다.

혈액은 순환계통에 포함되고, 특징적이고 독특한 구성을 지녔다. 혈액은 크게 두 가지의 성분으로 되어 있다(그림 20.1과 표 20.2).

1. **혈장(plasma)**은 혈액의 액체 성분으로 물보다 약간 더 높은 비중을 지녔다. 용해된 단백질과 느슨한 결합조직이나 연골에서 발견되는 비용해성 섬유들의 망, 그리고 수많은 이온들을 포함한다.

2. **혈구(formed element)**는 혈액세포와 혈장 속에 퍼져 있는 세포 조각들을 말하며, 이 혈구 성분들은 많은 양이 존재하며 매우 분화되어 있다. **적혈구(red blood cell, RBC)**는 산소와 이산화탄소를 운반한다. **백혈구(leukocyte 또는 white blood cell, WBC)**는 적혈구보다 그 수가 적으며 면역계통의 구성 성분이다. **혈소판(platelet)**은 작고 막으로 둘러싸인 세포질 단위이며 혈액 응고(blood clotting)를 위해 필수적인 효소들과 인자들을 가지고 있다.

혈액(blood)은 혈장과 혈구들의 집합체이다. 이 구성 요소들은 임상적인 목적을 위해 분류하거나 **분리(fractionated)**할 수 있다. 혈액은 끈적거리고 응집성이 있으며 잘 흐르지 않는 점도(viscosity)가 있는 용액의 성질을 가졌다. 일반적으로 용액들의 점도를 증류수(점도 1)와 비교할 수 있다. 혈장은 1.5의 점도를 지녔지만 혈액 전체의 점도는 혈구 성분과 물 분자의 상호작용 때문에 5로 훨씬 높다.

평균적으로 성인 남성의 경우 5~6 L, 성인 여성의 경우 4~5 L의 혈액이 몸속에 있다. 혈액의 pH는 알칼리성이며(7.35~7.45 범위), 온도는 사람의 중심 체온(37℃)보다 약간 높은 정도(38℃)이다. 임상의들은 적거나 정상적이거나 과도한 혈액량을 각각 **저혈량(hypovolemic)**, **적정혈량(normovolemic)**, **고혈량(hypervolemic)**이란 용어로 사용한다. 모자라거나 과도한 혈액량은 잠재적으로 위험한데 예를 들어, 고혈량 상태(고혈압)의 경우 순환계통으로 여분의 혈액을 더 밀어내야 하기 때문에 심장에 심각한 부담을 줄 수 있다.

표 20.1	혈액의 기능
1.	가스 수송: 허파로부터 조직까지 산소를 운반하고 다시 조직에서 허파로 이산화탄소를 운반한다.
2.	영양소의 분배: 영양소는 소화기관으로부터 흡수되거나 지방조직이나 간에 저장되어 있다가 방출된다.
3.	대사 활동의 노폐물을 말초조직으로부터 배출기관, 특히 콩팥으로 운반한다.
4.	효소와 호르몬을 특정한 표적조직으로 수송한다.
5.	체내에서 조직액의 pH와 전해질 농도를 안정화시킨다. 이온을 흡수하고 수송하고 방출하는 과정을 통해 혈액은 체내조직의 이온 농도가 특정 부위로 쏠리는 것을 방지한다. 뼈대근육에 의해서 생성되는 젖산과 같이 조직에서 만들어지는 산과 같은 물질을 혈류를 통해 완충시킨다.
6.	상처 부위나 손상된 혈관 부위에서 혈액 손실을 막는다. **응고 반응(clotting reaction)**은 혈관벽의 파손된 부위를 막아 혈액량의 변화가 초래할 수 있는 혈압 변화나 순환계통 이상을 방지한다.
7.	독소나 병원체에 대한 방어기능을 한다. 혈액은 조직으로 들어가 감염과 싸우고 병원체를 제거하는 백혈구를 수송하며, 또한 외부의 물질과 침입 유기체와 싸우는 특별한 단백질인 항체를 운반한다. 혈액은 또한 감염에서 발생되는 독소를 모아 간이나 콩팥으로 수송하며, 그곳에서 비활성화되거나 방출될 수 있게 한다.
8.	열을 흡수하고 분배함으로써 체온을 유지한다. 움직이는 뼈대근육이나 조직은 열을 발생시키고, 혈액은 이 열을 빼앗아간다. 체온이 너무 높을 때, 피부로 가는 혈류량이 증가하여 피부에서 열 손실량이 많아지게 한다. 체온이 너무 낮을 때는 따뜻한 혈액이 온도에 가장 민감한 기관으로 향한다. 이러한 혈액 흐름의 변화는 심장혈관계통의 중추인 숨뇌에서 통합되고 조절된다.

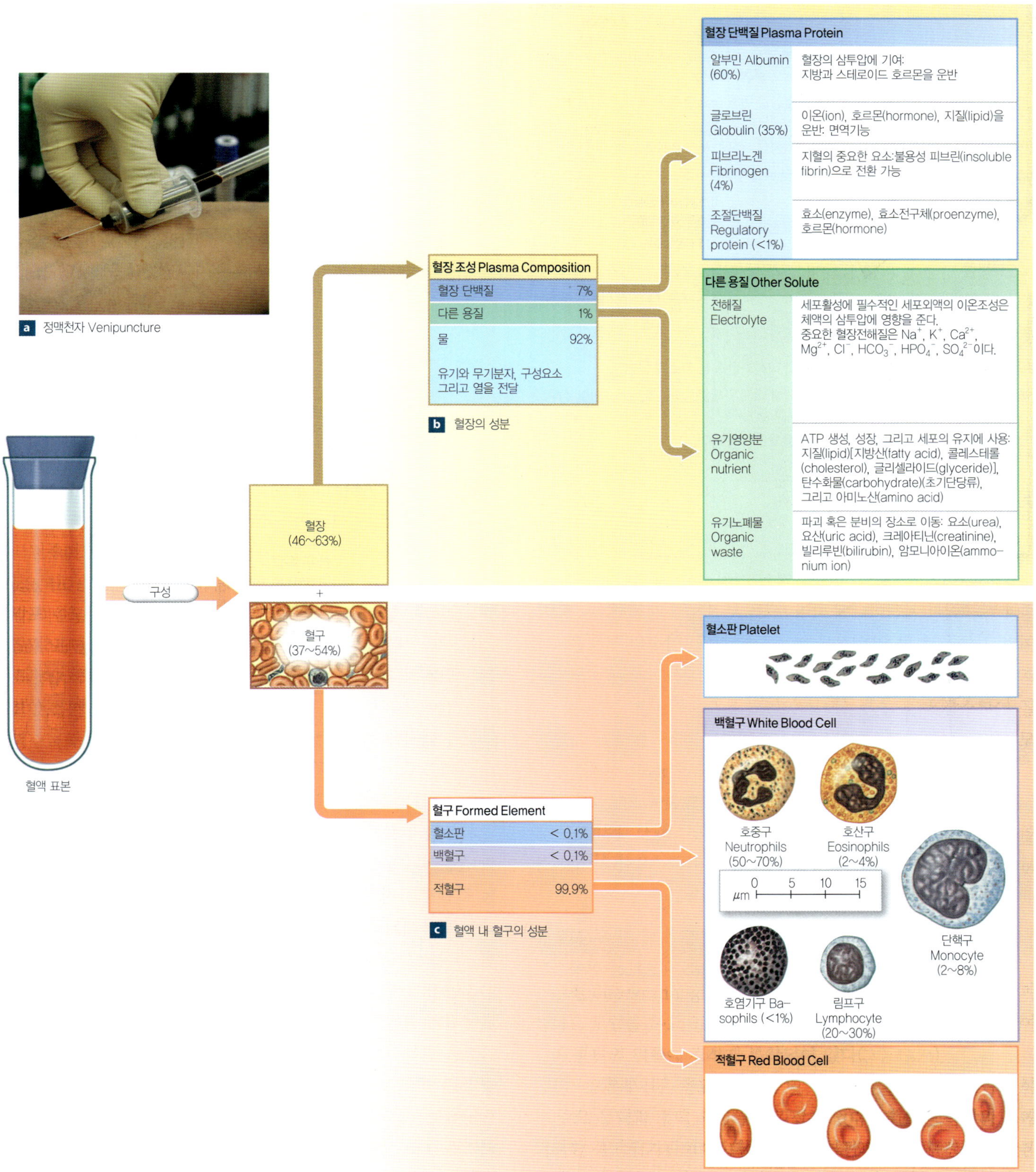

■ **그림 20.1 전체 혈액의 조성**
백혈구의 백분율 범위는 건강한 개체에서 100개의 백혈구세포를 측정한 것으로 정상적인 다양성을 나타낸다.

표 20.2	전체 혈액의 조성
조성	**특징**
혈장	
물	유기 혹은 무기분자를 용해시키고 운반, 혈액세포 형성, 열전달
전해질	세포활성을 위해 중요한 정상 세포외액의 이온 조성
영양분	에너지생성, 성장, 세포유지를 위해 사용
유기노폐물	파괴 및 배설 부위로 이동
단백질	
알부민	혈장의 삼투농도조절에 주로 관여: 일부 지질의 운반
글로브린	이온, 호르몬, 지질을 운반
피브리노겐	혈액 응고계통의 주요 요소: 불용성 피브린으로 전환가능
혈구	
적혈구	산소와 이산화탄소 등 가스를 운반
백혈구	병원체에 대해 인체를 방어: 독소, 노폐물, 상처 입은 세포들을 제거
혈소판	혈액 응고반응에 참여

혈장

혈장(plasma)은 혈액의 약 55%를 차지하며, 혈장의 약 92%는 물로 이루어져 있다. 이는 평균적인 수치로, 실제적인 농도는 순환계통의 어느 지점이냐에 따라, 샘플 부위가 몸의 어떤 부위인지, 어떤 기능을 하고 있는지에 따라 달라진다. 혈장의 구성은 그림 20.1과 표 20.2에 요약되어 있다.

혈장과 조직액의 차이

혈장과 조직액은 많은 경우에 비슷하다. 예를 들어, 혈장 속의 이온 농도는 조직액 속의 이온 농도와 비슷하나 세포 내의 이온 농도와는 큰 차이가 있다. 조직액과 혈장 사이의 주요한 차이는 용해된 기체와 단백질의 농도와 관련 있다.

1. 용해된 산소와 이산화탄소의 농도: 혈장 속의 산소 용해 농도는 조직액보다 높다. 결과적으로, 산소는 흐르는 혈액으로부터 주변 조직으로 확산되어 나간다. 이산화탄소 농도는 조직액 속이 훨씬 높으며, 따라서 이산화탄소는 조직으로부터 혈액으로 확산되어 나간다.

2. 용해된 단백질의 농도: 혈장은 엄청나게 많은 용해된 단백질을 가지고 있지만 조직액은 그렇지 못하다. 그러나 혈장 단백질은 크기가 매우 크고 원형이어서 혈관벽을 통과하지 못하고 혈관 속에 남게 된다.

혈장 단백질

혈장 단백질은 혈장 구성 성분의 약 7%를 차지한다(그림 20.1). 100 ml의 사람 혈장 속에는 일반적으로 6~8 g의 단백질이 용해되어 있다. 혈장 단백질은 크게 세 가지 그룹으로 나눌 수 있는데, 알부민, 글로불린, 피브리노겐이다.

1. **알부민(albumin)**은 혈장 단백질의 대략 60%를 차지한다. 단백질 중 가장 많은 양을 차지하기 때문에 혈장 삼투압에 주요한 역할을 한다. 또한, 지방산과 스테로이드 호르몬 등을 운반하는 데도 중요하다. 알부민은 혈장 단백질 중 크기가 가장 작은 단백질이다.

2. **글로브린(globulin)**은 혈장 단백질의 약 35%를 차지한다. 글로블린은 면역글로불린과 운반글로불린으로 나눈다. **면역글로블린(immunoglobulin)**은 항체라고도 불리며, 외부의 단백질과 병원체들을 공격한다. **운반글로불린(transport globulin)**은 작은 이온, 호르몬, 혹은 비수용성이거나 콩팥에서 여과될 성분들과 결합한다.

3. **피브리노겐(fibrinogen)**은 혈장 단백질 전체에서 4% 정도를 차지한다. 이 단백질은 혈장 단백질 중에서 가장 크며 정상적인 혈액 응고에 필수적이다. 특정한 상태에서 피브리노겐 분자들은 서로 결합하여, 크고 비수용성 가닥인 피브린(fibrin)을 형성한다. 이 섬유들은 혈액 응고의 기본적인 뼈대를 제공한다(그림 20.7). 혈액이 응고되지 않도록 혈액 응고 방지 단계의 과정이 실행되지 않으면, 혈장 표본에서도 피브리노겐에서 피브린으로 바뀌는 변환이 일어난다. 이 경우 응고된 단백질을 제거하면 **혈청(serum)**이라고 부르는 용액이 남는다.

알부민과 글로불린 모두 트리글리세리드, 지방산, 콜레스테롤과 같은 비수용성 지질 분자에 결합할 수 있다. 이러한 단백질-지방 결합체는 **지질단백질(lipoprotein)**이라고 불리며, 손쉽게 혈장 속에서 용해되므로 이러한 방법으로 비수용성 지질 분자들이 주변 조직으로 운반될 수 있다.

간은 90% 이상의 혈장 단백질을 합성하여 내보낸다. 간이 혈장 단백질의 근원이기 때문에 간의 이상은 혈액의 구성과 기능적인 특질을 변화시킬 수 있다. 예를 들어, 간에 유발되는 어떤 종류의 질병은 혈액 응고에 이상을 초래할 수 있는데, 이는 혈액 응고에 관여하는 피브리노겐과 혈장 단백질들이 불완전하게 합성되기 때문이다.

V 20.1 개념확인

1 혈액순환이 느려진다면 체온 유지에 어떠한 영향을 미치는가?
2 만일 저혈량 상태로 진단을 받았다면 혈압은 어떤 상태인가?
3 혈액의 점도는 왜 높은가?

20.2 혈구

혈액을 이루는 주요 세포는 적혈구(red blood cell)와 백혈구(leukocyte)이다. 백혈구는 크게 두 가지로 분류할 수 있는데, 과립(granular) 백혈구와 무과립(agranular) 백혈구이다. 또한, 혈액에는 혈소판이라고 하는 세포 구조를 가지지 않은 성분도 있는데 혈소판은 혈액 응고에 관여한다. 표 20.3에 혈구에 관한 정보가 요약되어 있다.

적혈구

적혈구(RBC 또는 erythrocyte)는 전체 혈액량의 절반 가까이를 차지한다(그림 20.1). **적혈구용적**(hematocrit) 수치는 전체 혈액에서 혈구가 차지하는 비율을 나타낸다. 성인 남성의 경우 일반적인 적혈구용적 수치는 45(범위: 40~54)이고 성인 여성의 경우 평균 42(범위: 37~47)이다. 혈액에서 백혈구 하나당 천 개의 적혈구가 존재하기 때문에 적혈구용적 수치는 적혈구의 양을 가리킨다고 말할 수 있다. 결과적으로, 적혈구용적 수치는 **농축적혈구용적**(VPRC, volume of packed red cell)이나 **농축세포용적**(PCV, packed cell volume) 수치로 보고된다.

보통 사람의 혈액 속의 적혈구 수치는 믿기 힘들 정도로 많다. 보통 남성의 혈액 1 μl 혹은 mm^3의 속에 평균적으로 5백 4십만 개의 적혈구가 들어 있으며, 1 μl의 여성의 혈액 속에는 약 4백 8십만 개의 적혈구가 있다. 한 방울의 혈액 속에는 2억 6천만 개의 적혈구가 들어 있으며, 성인 몸 전체의 혈액 속에는 2.5×10^{13}개의 적혈구가 들어 있다.

적혈구의 구조

적혈구는 혈류 내에서 산소와 이산화탄소를 운반한다. 적혈구는 인체 내에서 가장 특화된 세포 중의 하나이며, 적혈구의 해부학적 특징은 전형적인 세포와 비교했을 때 두드러진다. 그림 20.2a,b는 광학현미경과 전자현미경으로 본 적혈구의 특징적인 차이를

표 20.3 혈액 내 혈구의 성분

혈구	수량(μl당)	특성	기능	특징
적혈구	520만 개(약 440만~600만 개)	양면이 오목한 원반 형태로 핵, 사립체, 리보좀이 없음; 헤모글로빈 분자가 있어서 붉게 보임	허파에서 조직으로 산소를 운반하고, 이산화탄소를 조직에서 허파로 운반함	120일 생존 가능; 아미노산과 철분을 재활용; 골수에서 생성됨
백혈구	7,000개(약 6,000~9,000개)			
과립백혈구				
호중구	4,150개(약 1,800~7,300개) 백혈구의 백분율: 57%	둥근 모양 세포: 핵은 구슬이 연결된 모양; 세포질은 크고 희미한 포함물을 가짐	포식작용: 병원체나 조직 조각을 삼킴	활성에 따라 수분에서 수일 동안 생존; 골수에서 생성됨
호산구	165개(약 0~700개) 백혈구의 백분율: 2.4%	둥근 모양 세포: 핵은 두 개의 엽을 가짐; 세포질은 산성염색액에 밝은 오렌지색이나 붉은색으로 염색되는 큰 과립을 가짐	항체에 표식된 것들을 공격; 감염체와 싸움; 염증억제	골수에서 생성됨
호염기구	44개(약 0~150개) 혈구의 백분율: 0.6%	둥근 모양 세포: 세포질에 있는 진한 보라색이나 파란색의 과립들 때문에 핵을 잘 관찰할 수 없음	상처입은 조직 속으로 들어가서 히스타민이나 다른 화합물을 분비함	염증이 유발된 조직에서 비만세포를 도움; 골수에서 생성됨
무과립백혈구				
단핵구	456개(약 200~950개) 백혈구의 백분율: 6.5%	매우 크고 콩팥 모양의 핵; 풍부한 세포질을 가짐	자유큰포식세포가 되기 위해 조직 속으로 들어감; 병원체나 세포 조각을 삼킴	골수에서 기본적으로 생성됨
림프구	2,185개(약 1,500~4,000개) 백혈구의 백분율: 30%	적혈구보다 약간 큼; 둥근 핵; 매우 적은 세포질	림프계통의 세포들, 특별한 병원체나 독소에 대해 방어작용	T세포는 직접적으로 공격하고, B세포는 형질세포로 분화하여, 항체를 분비; 골수나 림프기관에서 생성됨
혈소판	350,000개 (약 150,000~500,000개)	세포질 조각; 효소와 효소전구체를 가짐; 핵이 없음	지혈작용: 혈관벽에 응집; 혈액 응고작용을 활성화시킴	골수의 거대핵세포로부터 생성됨

보여주고 있다. 각각의 적혈구는 얇은 중간 부위와 두꺼운 주변부를 가진 양면이 오목한 원반 형태이다(그림 20.2c). 표준 도말에서 일반적인 적혈구의 직경은 7.7 μm이며, 가장 두꺼운 부분은 2.85 μm이고, 반면에 중심부는 0.8 μm 정도로 얇다.

이러한 특징적인 양면 오목 구조는 유연성과 안정성을 제공하며 또한 각각의 적혈구에 대하여 세포 크기에 비해 매우 큰 표면적을 제공한다. 이러한 넓은 표면적은 적혈구세포질과 주위의 혈장 사이의 신속한 확산을 가능하게 한다. 혈액이 허파의 모세혈관에서 말초조직의 모세혈관을 거쳐 허파로 돌아오는 순환 과정에서 호흡한 가스는 적혈구에서 흡수되고 방출된다. 일반적인 성인의 적혈구의 표면적을 모두 합치면 약 3,800 m^2이며, 이는 인체 표면적의 약 2천 배에 달한다.

이러한 양면 오목 구조는 또한 접시를 쌓는 것과 같이 더미 형성을 가능하게 한다. 이러한 더미는 **연전(rouleaux)**이라고 불리는데, 연전은 주변 세포에 영향을 주지 않으며 형성되거나 해체되는 것이 반복적으로 일어난다. 하나의 연전은 적혈구 직경보다 약간 큰 혈관을 통과할 수 있게 한다(그림 20.2d). 반면에 각각의 세포들은 벽에 부딪혀 혈관을 막는 정체를 만든다. 결과적으로, 적혈구의 날씬한 측면은 세포에게 큰 유연성을 준다. 적혈구는 쉽게 자신의 모양을 변형할 수 있으므로 직경이 작거나 굽어져서 좁은 혈관을 지나갈 수 있게 된다.

적혈구의 수명과 순환

분화와 성숙 과정에서 적혈구는 대부분의 세포 소기관을 잃고 오직 세포 뼈대만이 남아 있게 된다. 그 결과로 혈액을 순환하는 적혈구에게는 사립체, 형질내세망, 리보솜, 핵 등이 존재하지 않는다(적혈구의 형성 과정은 나중 부분에 소개한다). 적혈구는 사립체가 없으므로 적혈구는 무기 호흡을 통해서만 에너지를 얻을 수 있으며 주위의 혈장에서 얻는 포도당에 의존한다. 이러한 기전은 적혈구에 흡수된 산소가 사립체에 의해 소모되지 않고 주변 조

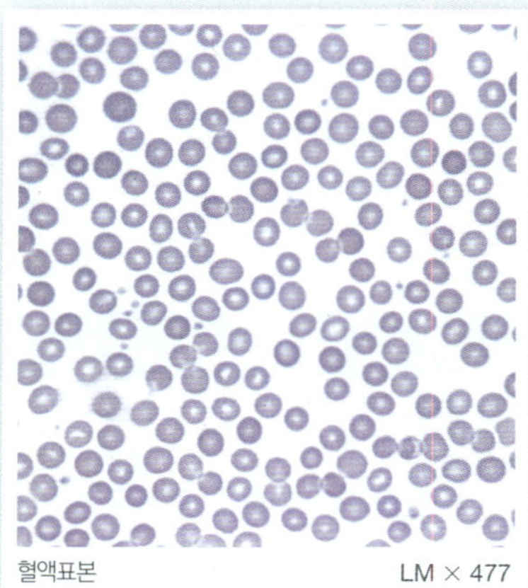

a 표준 혈액도말표본을 관찰했을 때, 적혈구는 슬라이드의 표면에 눌려 있기 때문에 2차원적 구조로 보인다.

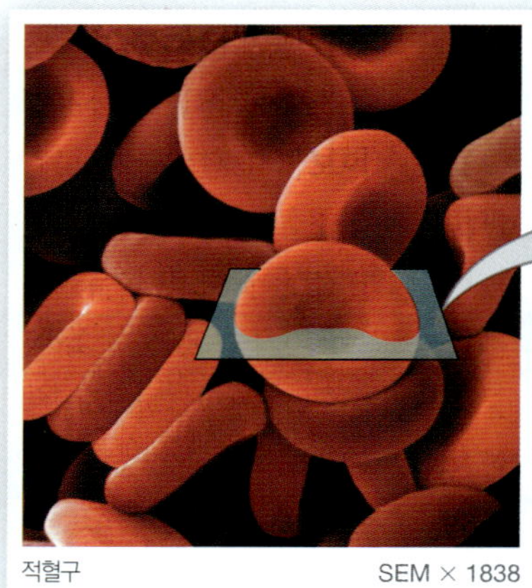

b 주사전자현미경으로 관찰한 적혈구의 모습은 그들의 3차원적 구조를 명확하게 보여준다.

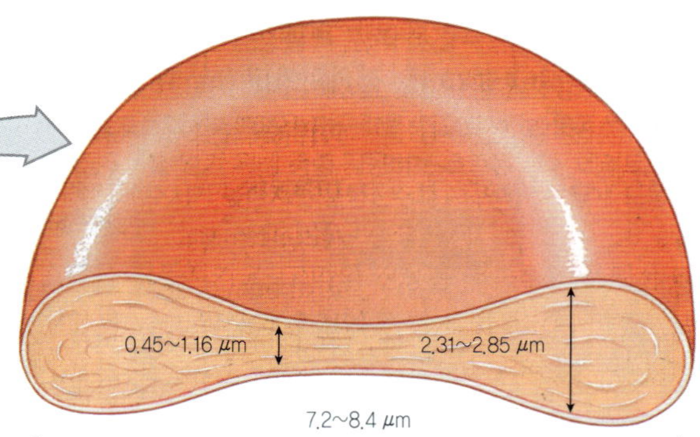

c 적혈구의 절단면

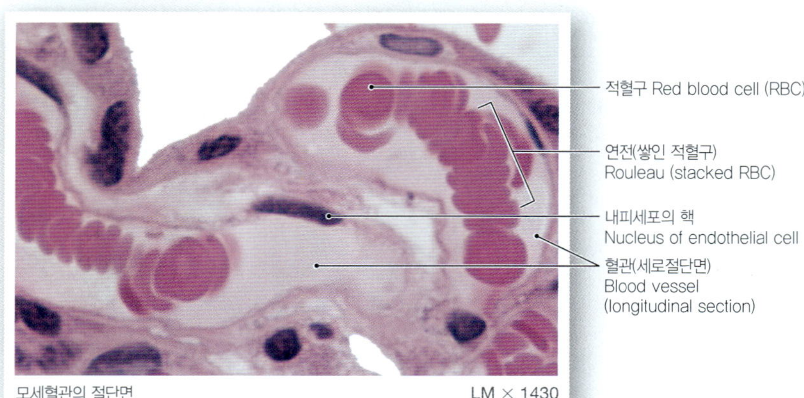

d 비교적 좁은 혈관을 통과할 때, 적혈구들은 접시처럼 쌓여 연전을 형성한다.

■ 그림 20.2 적혈구의 조직학

직으로 전해질 수 있게 한다. 핵과 리보솜이 없으므로 단백질 합성이 일어나지 않으며 적혈구는 파괴된 효소나 구조 단백질을 복구할 수 없다. 적혈구가 순환계통에서 한 번 순환하는데 걸리는 시간은 30초 미만이다. 이 시간에 적혈구는 연전을 이루고, 혈관 속에서 비틀리고 눌리며, 다시 다른 적혈구와 만나 심장을 향해 신속하게 달려가야 한다. 이 과정에서 닳고 찢어지지만 복구시스템이 없으므로 일반적인 적혈구는 120일 가량의 짧은 수명을 가지게 된다. 120일 동안 1,200km를 여행하고 나면, 형질막이 파괴되거나 혹은 노화된 세포가 식세포 작용에 의하여 소멸된다. 매일 적혈구의 1% 정도는 소멸되고 다시 생겨나며, 이 과정에서 매초 3백만 개의 새로운 적혈구가 혈액순환에 참가한다.

적혈구와 헤모글로빈

성숙 과정의 적혈구는 적혈구의 주요 기능인 산소와 이산화탄소 운반과 직접적인 연관이 없는 세포내 기관들을 잃게 된다. 성숙한 적혈구는 66%의 물과 33%의 단백질로 이루어진 세포질, 그리고 세포질을 둘러싸는 형질막으로 구성된다. **헤모글로빈**(hemoglobin, HB) 분자는 적혈구의 단백질의 95% 이상을 차지한다. 헤모글로빈은 세포의 산소와 이산화탄소 운반 능력을 담당하며, 헤모글로빈의 존재가 적혈구의 특징적인 붉은색을 띠게 한다. 산소와 결합된 헤모글로빈은 선홍색을 띠며, 반면에 산소와 분리된 헤모글로빈은 짙은 붉은색을 낸다. 이것이 동맥혈(산소가 풍부)과 정맥혈(산소가 결핍)의 색깔 차이를 설명한다.

각각의 헤모글로빈 분자는 복잡한 모양을 가진다. 헤모글로빈 분자는 네 개의 폴리펩타이드 소단위로 되어 있다. 두 개의 알파(α) 체인과 두 개의 베타(β) 체인으로 구성된다. 각각의 소단위는 하나의 **헴**(heme) 분자를 가지고 있다(그림 20.3). 각각의 헴 단위는 철 이온을 포함하며 철 이온이 있으므로 산소와 상호작용할 수 있다. 철과 산소의 결합은 매우 약하므로 헤모글로빈이나 산소 분자의 손상 없이 쉽게 떨어질 수 있다. 보통 적혈구 안에는 약 2억 8천만 개의 헤모글로빈 분자가 있으며, 헤모글로빈 분자는 네 개의 헴 단위를 가지고 있기 때문에 각각의 적혈구는 잠재적으로 10억 개 이상의 산소 분자를 운반할 수 있다. 헤모글로빈은 또한 혈액에서 이산화탄소 운반의 약 23%를 담당한다. 이산화탄소는 산소가 철과 결합하는 부위와 경쟁하기보다는 글로불린의 아미노산에 결합한다. 이산화탄소가 글로빈 소단위에 결합하는 것은 산소가 헴에 결합하는 것만큼이나 가역적이다.

적혈구가 허파의 모세혈관을 순환하면, 산소는 혈장 속으로 확산되어 들어오고 이산화탄소는 확산되어 나간다. 혈장 속의 산소 농도가 올라가면, 산소가 적혈구로 확산되어 가서 헤모글로빈에 결합한다. 혈장의 이산화탄소 농도가 낮아지면, 헤모글로빈은 이

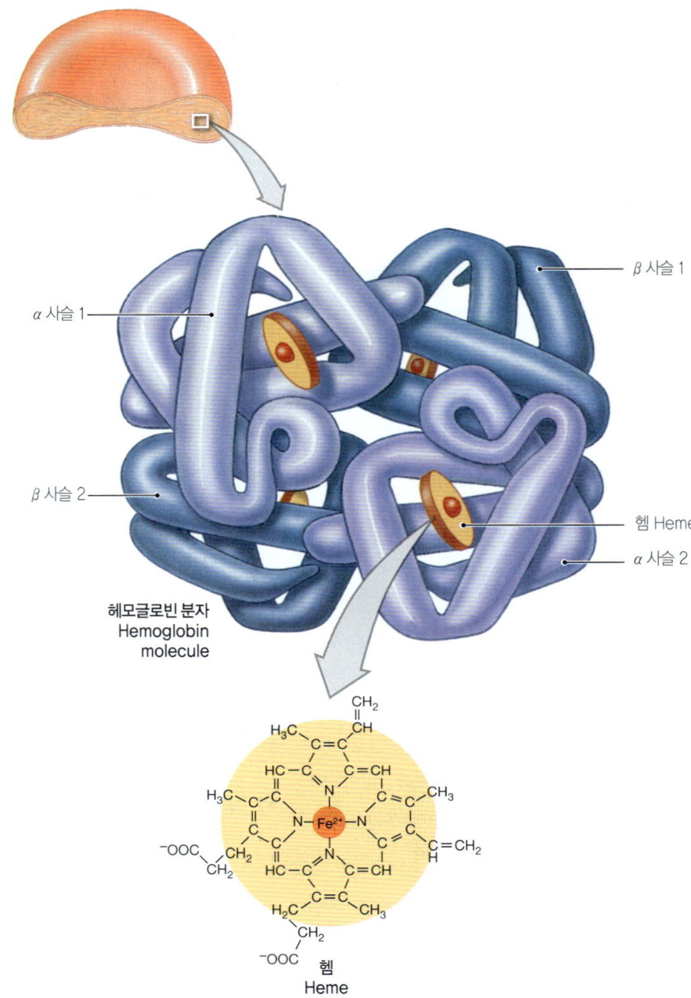

■ **그림 20.3 헤모글로빈의 구조**
헤모글로빈은 네 개의 글로빈 단위로 이루어졌다. 각각의 소단위는 하나의 헴(heme) 분자를 포함하며, 포르피린 고리가 철 이온을 둘러싸고 있다. 산소 분자와 결합하는 것은 철 이온이다.

산화탄소를 방출하여 혈장 속으로 내보낸다. 요약하면, 적혈구는 산소를 흡수하고 이산화탄소를 내보낸다. 조직에서는 세포들이 산소를 소모하고 이산화탄소를 내보내기 때문에 상황이 반대로 된다. 혈액이 이러한 조직들 사이를 흐르면서 산소를 혈장 밖으로 내놓고 이산화탄소는 혈장 속으로 용해된다. 그러므로 적혈구는 산소를 방출하고 이산화탄소를 흡수한다.

혈액형

개인의 **혈액형**(blood type)은 적혈구세포막에 특정한 성분이 있느냐 없느냐에 따라 결정된다. 일반적으로 적혈구세포막에는 많은 **표면항원**(surface antigen)들이나 응집원들이 혈장을 향해 노출되어 있다. 이러한 표면항원들은 특질이 결정된 당단백질

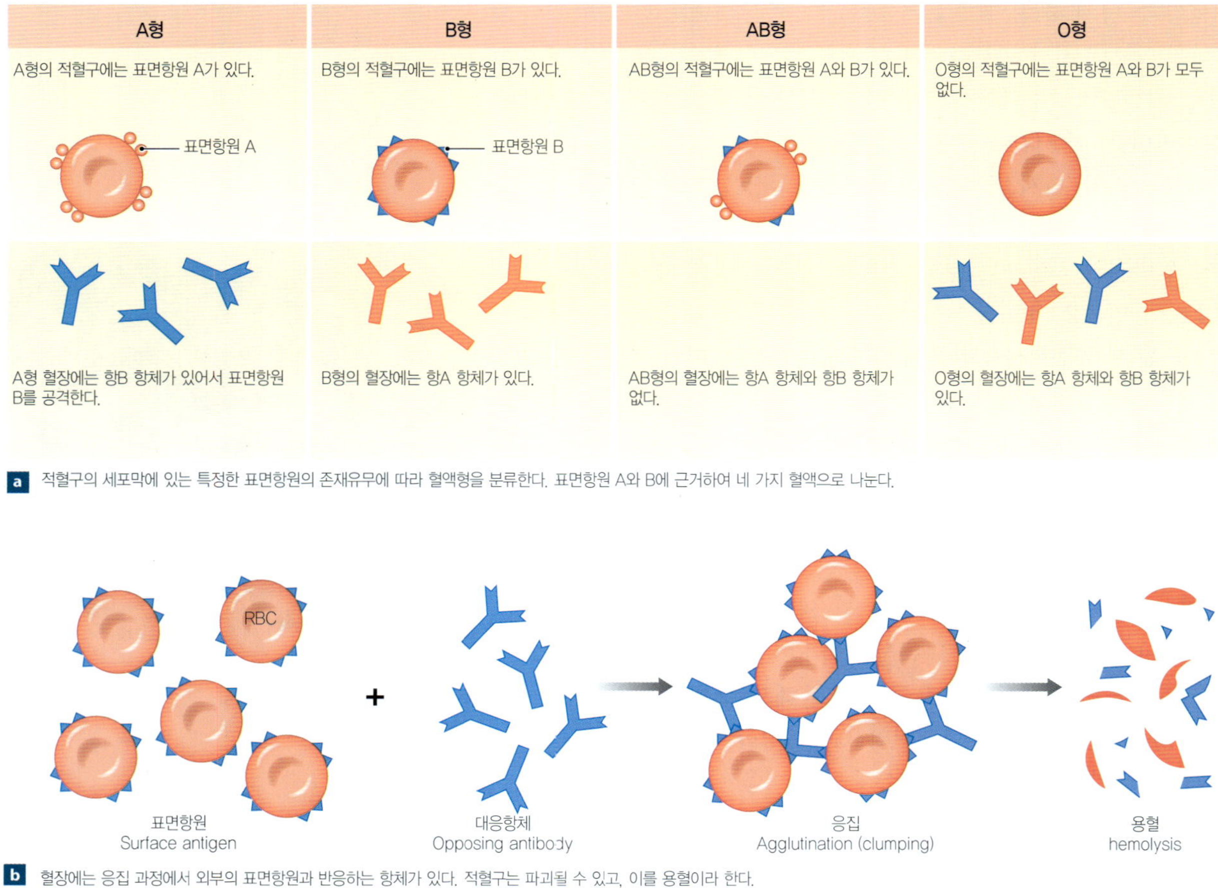

■ **그림 20.4 혈액 종류**
혈액형은 적혈구 표면의 항원에 따라 달라진다. 혈장은 외부의 표면항원에 반응하는 항체를 가지고 있다. 미국인의 상대적 혈액형 빈도가 표 20.4에 나타나 있다.

이거나 당지질이다. 적어도 50개의 서로 다른 종류의 표면항원이 적혈구 표면에 위치하고 있다. 특징적으로 중요한 세 개의 표면항원이 A, B, 그리고 D (Rh)라고 명시되었다.

사람마다 적혈구에는 특징적으로 표면항원이 복합되어 있다(그림 20.4). 예를 들어, **A형**의 경우 항원 A가, **B형**의 경우 항원 B가, **AB형**의 경우 항원 A, B가 모두 있으며, **O형**의 경우 둘 다 존재하지 않는다. 평균적으로 미국 인구의 46%가 O형, A형이 40%, B형이 10%, AB형이 4%이다. 이러한 수치는 인종과 민족에 따라 달라진다(표 20.4).

Rh인자(Rh factor)라고 불리는 D 혹은 Rh항원의 존재는 **Rh-양성(Rh-positive)**(존재)과 **Rh-음성(Rh-negative)**(부재)으로 표현된다. 전체 혈액형을 기록하는 경우에 Rh라는 용어는 자주 생략되며, O-음성, A-양성과 같이 기록한다.

표 20.4 혈액군 분포의 다양성

	각 혈액형 백분율				
조성	**O**	**A**	**B**	**AB**	**Rh^+**
미국 (평균)	46	40	10	4	85
코카시안	45	40	11	4	85
아프리카계 미국인	49	27	20	4	95
중국계	42	27	25	6	100
일본계	31	39	21	10	100
한국계	32	28	30	10	100
필리핀계	44	22	29	6	100
하와이계	46	46	5	3	100
북미원주민	79	16	4	<1	100
남미원주민	100	0	0	0	100
호주원주민	44	56	0	0	100

항체와 교차반응 사람들은 헌혈하거나 수혈하기 전에 자신의 혈액형을 검사해야 한다는 사실을 알고 있다. 자신의 면역계통은 본인의 적혈구 표면의 항원에 대해서는 반응하지 않는다(자기 자신의 세포를 인식하는 능력은 23장에서 다룬다). 그러나 혈장에는 면역글로브린(immunoglobulin)이라는 항체를 포함하고 있으며 이는 외부에서 온 물질의 표면항원을 공격한다. 이러한 항체들은 응집소(agglutinin)라고 알려져 있다. A형, B형, O형인 사람들의 혈액에는 항상 항체가 있으며 이들은 외부의 표면항원을 공격한다(그림 20.4a). 예를 들어, 만약 A형인 사람이 있다면, 혈장은 항B 항체를 가지고 있으며 이 항체는 B형 적혈구를 공격할 것이다(그림 20.4b). B형인 사람에게는 항A 항체가 있다. O형인 사람의 적혈구에는 A와 B 항원 모두가 없지만 혈장에는 항A 항체와 항B 항체가 모두 있다. 반대의 경우로, AB형의 사람의 혈장에는 항A 항체와 항B 항체가 모두 없다.

비록 A형 사람이 B형 혈액에 한 번도 노출된 적이 없다 하더라도 혈장에는 여전히 항B 항체가 존재한다. 대조적으로, Rh 음성인 사람의 혈장에는 항상 항Rh 항체가 존재하는 것은 아니다. 이러한 항체는 Rh 양성 적혈구에 노출된 적이 있을 때만 존재한다. 이러한 노출은 우연히 일어나며 수혈할 때나, Rh 음성인 엄마가 Rh 양성인 아이를 임신했을 때도 발생할 수 있다.

항체가 이에 특징적인 항원을 만나면 **교차반응**(cross-reaction)이 일어난다(그림 20.4b). 처음에 적혈구들은 뭉치게 되고, 이러한 과정은 **응집**(agglutination)이라고 하며, 또한 **용혈**(hemolyze)되거나 파열될 수 있다. 뭉친 덩어리나 적혈구 조각들은 혈액 속을 떠다니는 덩어리가 되며 콩팥이나 허파, 심장, 뇌의 작은 혈관들에 달라붙어서 혈류를 방해함으로써 조직들을 손상시키거나 파괴할 수 있다. 이러한 반응은 헌혈자와 수혈자의 혈액을 적절하게 맞추면 피할 수 있다. 실제로, 기증자의 혈구세포는 수혈자의 혈장과 교차반응을 일으키지 않도록 선택한다.

백혈구

백혈구(leukocyte 또는 white blood cell)는 말초조직에 산재해 있으며, 혈액 속에서 순환하는 백혈구는 전체 백혈구의 일부분이다. 대부분의 백혈구는 말초조직에서 찾을 수 있다. 백혈구는 신체가 병원체의 침입을 방어하는 것, 독소와 노폐물, 비정상적이거나 손상을 입은 세포를 제거하는 것을 돕는다. 백혈구는 특징적으로 다양한 크기와 형태의 핵을 가지고 있다(그림 20.5). 모든 백혈구세포들은 적혈구보다 같거나 크다. 백혈구는 크게 두 종류로 (1) 세포질에 큰 과립을 가진 **과립백혈구**(granular leukocyte, granulocyte)와 (2) 광학현미경으로 볼 수 있는 과립은 존재하지 않는 **무과립백혈구**(agranulocyte, agranular leukocyte)가 있다. 대표적인 과립백혈구와 무과립백혈구는 그림 20.5에서 볼 수 있다.

일반적으로 1 μl의 혈액에는 6천~9천 개의 백혈구가 있다. 백혈구감소증(leukopenia)은 백혈구 수가 충분하지 못할 경우를 말하는데 1 μl당 2천 5백 개 미만이면 심각한 문제를 일으킨다. **백혈구증가증**(leukocytosis)은 백혈구 수의 과도한 증가를 말하는데 1 μl 당 3만 개가 넘는 경우 또한 심각한 문제를 야기한다. 염색된 혈액도말에서 백혈구 **백분율**(differential count)을 관찰할 수 있으며 이 수치는 100개의 백혈구세포 표본 중에서 각각의 세포형태의 수를 나타낸다. 각 종류의 세포에 관한 일반적인 수치는 표 20.3에 나타나 있다. 말미에 −penia 와 −osis를 붙이는 것은 각각의 백혈구 종류에서도 적거나 높은 수치를 나타내기 위해 사용할 수 있다. 예를 들어, 림프구감소증(lymphopenia)와 림프구증가증(lymphocytosis)은 각각 림프구가 비정상적으로 적거나 많은 경우를 나타낸다.

백혈구의 수명은 일반적으로 며칠 정도로 매우 짧다. 상처를 입거나 외부에서의 침입이 일어난 부위에서 백혈구는 혈관의 내피

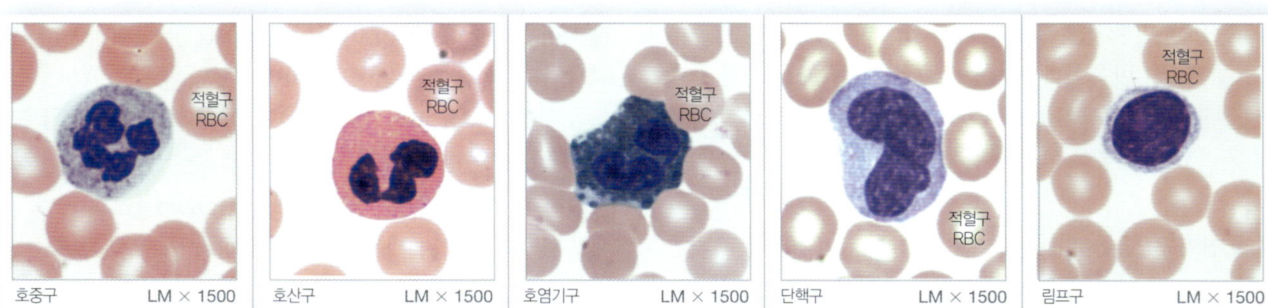

■ 그림 20.5 **백혈구의 조직학**
혈액도말에서 보이는 백혈구의 조직학적 비교

세포 틈새를 통과할 수 있다. 이러한 과정은 **혈구누출**(diapedesis)이라고 불린다. 혈류는 상처 부위로 백혈구를 빠르게 수송할 수 있는데, 염증이나 감염된 주변 조직액으로부터 오는 화학적 신호에 감응하여 백혈구를 유인한다. 이런 특정 화학 자극을 일으키는 유인작용은 **주화성**(chemotaxis)이라고 불리며, 침입하는 병원체나 손상된 조직, 혹은 이미 손상된 조직으로 백혈구들을 유도한다.

과립백혈구

과립백혈구들은 그들의 염색 특성에 따라 호중구(neutrophils), 호산구(eosinophils), 호염기구(basophils)로 나뉜다. 호중구와 호산구들은 면역 반응에 참여하는 중요한 식세포들이다.

호중구 혈액을 순환하는 백혈구 중에서 50~70%는 호중구(neutrophils)이다. 그들은 세포질이 옅고 중성으로 염색되는 과립을 가지고 있기 때문에 호중구라고 불리며 과립은 가수분해효소와 살균 성분을 포함한다. 성숙한 호중구는 12~15 μm 정도의 직경을 가지며, 적혈구 직경의 두 배 정도이다. 호중구는 농도가 매우 짙고 실에 꿴 구슬처럼 여러 개의 엽으로 응축된 찌그러진 핵을 가지고 있다(그림 20.5). 이러한 특성 때문에 호중구는 **다형핵백혈구**(polymorphonuclear leukocyte 또는 PMNs)라고 불리기도 한다.

호중구는 이동성이 높아서 상처 부위에 제일 먼저 도착한다. 이들은 매우 활동적인 포식세포로서 특히 세균을 공격하고 분해한다. 호중구는 수명이 짧아 12시간 정도 살 수 있다. 세포 잔해나 병원체를 활발하게 삼키고 죽으며, 이 과정에서 다른 호중구와 면역 작용을 하는 세포를 유인하는 화학물질을 분비한다.

호산구 **호산구**(eosinophils), 또는 **acidophils**라고도 불리며, 산성 적색 염료인 에오진(eosin)에 과립이 붉게 염색되기 때문이다. 호산구는 호중구와 크기가 비슷하며 혈액 속을 순환하는 백혈구 중 2~4%를 차지한다. 호산구는 진한 붉은색의 과립과 2엽 형태의 핵을 가지기 때문에 알아보기가 쉽다(그림 20.5). 호산구는 혈액 속의 항체와 반응한 외부 성분에 부착하여 포식하는 세포이다. 호산구의 수는 알레르기 반응이나 기생충 감염이 있을 때 급격하게 증가한다. 호산구는 또한 상처 부위에 가서 효소를 분비하여 염증을 억제하고 주변 조직으로의 확산을 통제한다.

호염기구 **호염기구**(basophils)는 염기성 염료에 염색되는 수많은 과립을 가지고 있기 때문에 이름이 붙여졌다. 이러한 세포 성분은 표준 혈액도말에 사용하는 염료와 반응하여 진한 보라색이나 파란색으로 염색된다(그림 20.5c). 호염기구는 상대적으로 수가 적어 전체 백혈구 중 1% 미만이다. 이들은 상처 부위로 이동해서 모세혈관벽을 통과하여 상처난 조직에 모이고 그들의 과립을 주변 조직액으로 분비한다. 이 과립들에는 혈관벽을 확장시키는 히스타민과 혈액 응고를 방지하는 헤파린이 들어 있다. 이러한 화학물질의 방출은 혈관벽의 투과성을 높임으로써 상처 부위의 염증 반응을 증가시킨다. 호염기구는 또한 비만세포를 자극하고 호염기구와 또 다른 백혈구를 상처 부위로 유도하는 화학 물질을 분비한다.[1]

무과립백혈구

혈액에는 **단핵구**(monocyte)와 림프구(lymphocyte) 두 종류의 무과립백혈구가 있다. 이 둘은 구조적 및 기능적으로 다르다.

단핵구 백혈구 중 가장 크기가 큰 것이 단핵구이다. 직경이 16~20 μm이며 적혈구에 비해 두세 배 정도 크다. 전체 백혈구 중 2~8% 정도를 차지한다. 단핵구들은 일반적으로 구형이며 도말하였을 때는 눌려서 더욱 크게 보인다. 단핵구들은 크기가 크고 타원형 또는 콩팥 모양의 핵을 가지고 있어 찾기가 쉽다(그림 20.5). 단핵구들은 말초조직으로 들어가기 전에 며칠간을 순환한다. 혈류 밖에서 단핵구들은 결합조직 속에서 고정되어 있는 고정큰포식세포(fixed macrophage)와 구별하기 위하여 자유큰포식세포(free macrophage)라고 불린다. 자유큰포식세포는 이동성이 큰 포식세포로 보통 상처 부위에 호중구 다음으로 도착한다. 큰포식세포들은 식세포 작용을 하면서 다른 단핵구들과 다른 큰포식세포들을 유인하고 자극하는 화학 물질들을 분비한다. 활발하게 작용하는 큰포식세포들은 섬유모세포(fibroblast)를 불러들이는 물질을 분비하는데 모여든 섬유모세포는 빽빽한 콜라겐 망을 형성하며 이 콜라겐 망은 상처 부위를 봉쇄하게 된다. 단핵구는 고정큰포식세포와 특화된 세포, 예를 들면 중추신경계통의 미세아교세포(microglia)나 피부의 랑게르한스 세포, 간이나 지라, 림프절의 큰포식세포와 같은 세포들로 이루어지는 **단핵구-큰포식세포시스템**(monocyte-macrophage system)을 구성한다.

림프구 일반적인 **림프구**(lymphocyte)는 매우 적은 세포질과 상대적으로 크고 둥글며 얇은 수레바퀴 형태의 보라색으로 염색되는 핵을 가진다(그림 20.5). 림프구는 보통 적혈구보다 조금 크고 전체 백혈구 중 20~30%를 차지한다. 혈액 중의 림프구는 전체 림프구 중에서 작은 부분이며, **림프기관**(lymphoid system)의 기본적인 세포는 림프구이기 때문에 주로 림프기관에 존재하며 심장혈관계

[1] 비만세포의 과립에도 히스타민과 다른 화학물질들이 존재하며, 손상된 결합조직에서 과립을 방출한다. 3장에 비만세포에 대해 설명하였으며 이 두 세포는 서로 다르다.

통과도 연계되어 있다.

림프구는 병원체나 외부 단백질에 반격할 수 있는 능력이 있기 때문에 특별한 면역을 담당한다. 림프구는 외부의 위협에 세 가지 방법으로 반응한다. 첫 번째 그룹은 **T세포**라고 불리며 주변 조직으로 들어가 외부세포를 직접 공격한다. 두 번째 그룹은 **B세포**라고 불리며 형질세포(plasmocyte)로 분화하여 외부 세포와 단백질을 공격하는 항체를 만든다. T세포와 B세포는 광학현미경으로는 구별할 수 없다. 세 번째 그룹은 **NK세포(자연살해세포)**로써 큰과립림프구(large granular lymphocyte)라고 알려져 있으며 비정상적인 조직과 세포를 제거하는 면역 감시기능(immure surveillance)을 담당한다. 이 세포들은 암을 예방하는데 중요하다(림프계통과면역에 관한 내용은 23장에서 논의한다).

혈소판

혈소판(platelet)은 납작하고 막으로 둘러싸여서 위에서 보면 둥글고 옆에서 보면 방추 모양을 하고 있다(그림 20.1). 혈소판은 한때 핵이 소실된 세포라고 여겨졌는데, 포유동물과 달리 일부 척추동물에서 작은 핵을 가진 혈액세포에 의해 비슷한 기능이 수행되었기 때문이다. 조직학자들은 이러한 종류의 세포들을 **혈전세포**(thrombocyte)라고 부른다. 비록 포유동물에서는 이들은 개개의 세포가 아니라 막으로 둘러싸인 효소 집합체이기 때문에 혈소판이라는 용어를 사용하는 것이 더욱 적합할 것임에도 불구하고 이 용어는 아직도 사용된다.

일반적으로 적색골수는 **거대핵세포**(megakaryocytes)라고 불리는 매우 특이한 세포들을 많이 가지고 있다. 이 이름이 암시하듯이, 거대핵세포는 직경이 160 ㎛에 이르는 거대한 핵을 가진 큰 세포이다(그림 20.6). 밀도가 높은 핵은 엽 혹은 고리 형태이며, 주위의 세포질은 골지장치와 리보솜, 사립체를 풍부하게 가지고 있다. 형질막은 주변 세포질로 광범위하게 펼쳐 있는 막 그물망과 연결되어 있다. 거대핵세포는 발생하여 성숙하는 동안에 구조 단백질, 효소와 막을 만들어낸다. 그리고 세포질을 작은 막으로 둘러싸인 단위에 싸서 내보내는데, 이 단위들이 혈소판이 되어 순환하는 혈액 속으로 들어간다. 성숙한 거대핵세포는 서서히 세포질을 잃어가며, 포식세포에 의해 탐식되어 재활용을 위해 분해될 때까지 약 4천 개의 혈소판을 만들어낸다.

혈소판은 지속적으로 만들어지며, 개개의 혈소판은 탐식세포 작용에 의해 제거될 때까지 10~12일을 순환한다. 혈액 1 ㎕속에는 평균 35만 개의 혈소판이 존재한다. 1/3 가량의 혈소판은 혈액 속을 순환하기보다는 지라나 순환계통 내에 존재한다.

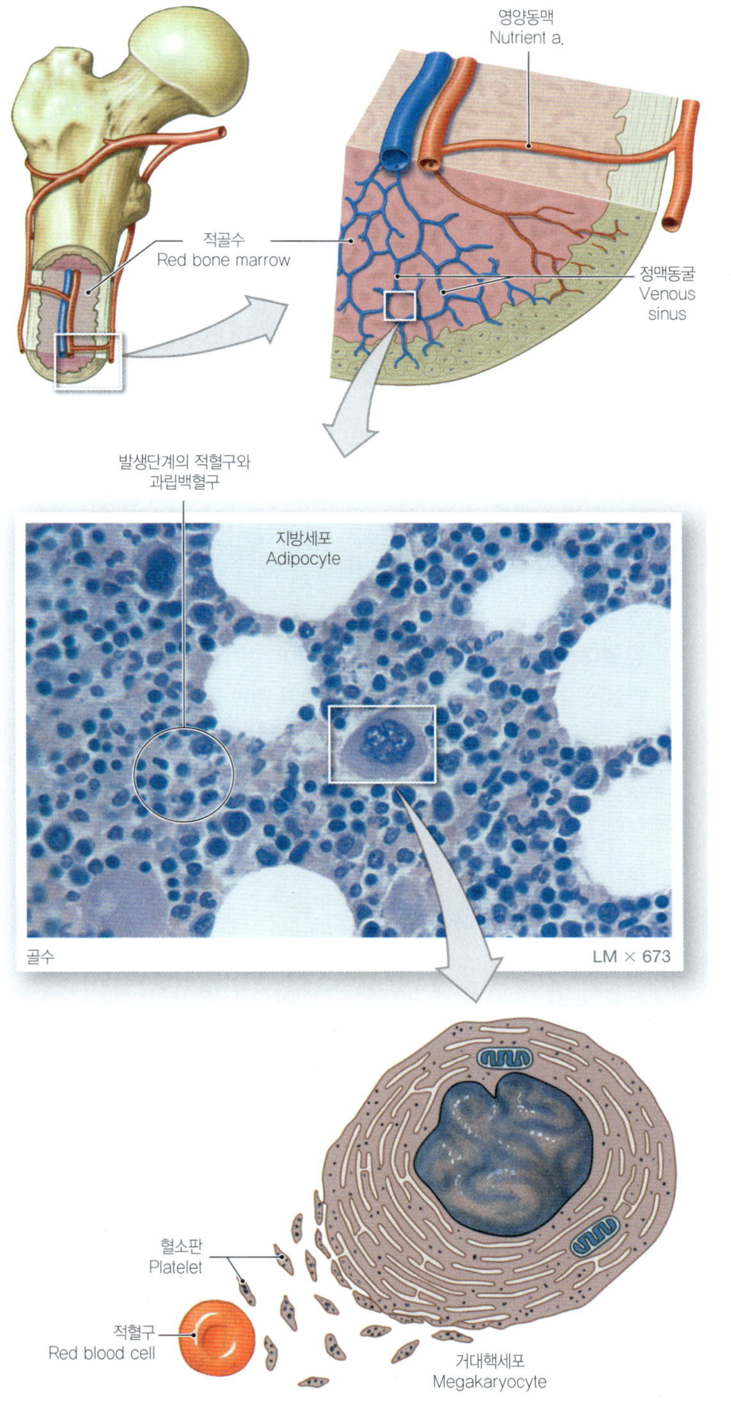

■ **그림 20.6 거대핵세포와 혈소판 형성의 조직학**
조직학적으로 거대핵세포는 커다란 크기와 핵의 특이한 모양 때문에 골수 절단면에서 눈에 띈다. 이 세포들은 혈소판이 되어 혈액으로 들어가는 세포질 덩어리를 내보낸다.

과다 출혈과 같이 순환계통에 큰 이상이 생길 경우, 고정되어 있던 혈소판은 이동성을 가지게 된다. 비정상적으로 혈소판 수치(1㎕당 80,000개 이하)가 낮은 경우 **혈소판감소증(저혈소판증, thrombocytopenia)**이라고 부르며 혈소판이 과도하게 파괴되거나 혈소판 생성이 비정상적으로 이루어지고 있는 것이다. 소화관의 출혈, 피부 내 출혈, 때때로 일어나는 중추신경계통 내의 출혈

임상 노트

혈액의 질환, 혈액도핑, 혈액질환의 치료

낫적혈구빈혈(sickle cell anemia; SCA)

낫적혈구빈혈(SCA)은 헤모글로빈 분자 중 베타 사슬의 아미노산 서열에 영향을 미치는 돌연변이로 인해 일어난다. 혈액이 풍부한 산소를 포함할 때 산소를 운반하는 헴 분자들과 적혈구들은 정상적으로 보인다. 그러나 결함이 있는 헤모글로빈이 산소와 결합하는 것을 중지했을 때 주위의 헴 분자들은 막대 모양으로 뭉쳐지고, 세포들은 딱딱해지고 굽어진다. 이 낫 형태가 되는 적혈구들은 약하고 쉽게 손상받게 된다. 더군다나 적혈구들이 좁은 혈관을 통해 주변 조직으로 산소를 운반하기 위해 그 모양이 접혀질 수 있는데 이 세포들이 낫 모양이 되면 혈관을 막을 수 있다. 순환계에 운행장애가 일어나면 조직들은 산소가 부족하게 된다. 오늘날 낫적혈구빈혈은 흑인 인구의 0.2%, 히스패닉의 0.07~0.1%에 달한다.

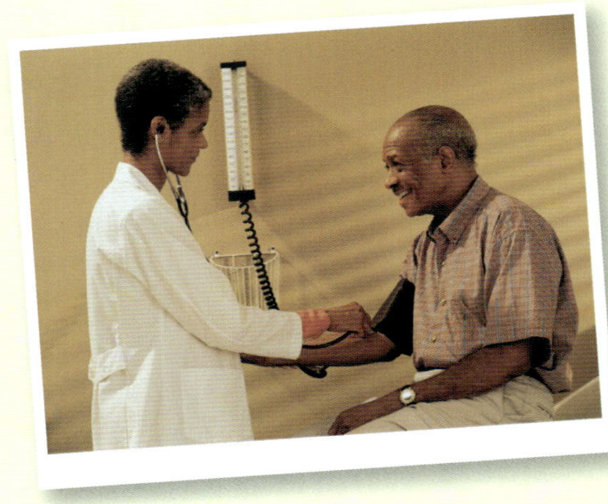

빈혈(anemia)과 적혈구증가증(polycythemia)

빈혈은 혈액의 산소 운반 능력이 떨어져 주변 조직으로의 산소 운반이 감소하는 상태를 말한다. 이러한 감소는 다양한 증상을 일으키는데, 빠른 근육 피로, 허약, 기면, 에너지 부족 상태 등을 포함한다. 빈혈은 적혈구용적이 비정상적으로 낮거나 적혈구 속의 헤모글로빈이 감소했을 때 생긴다. 숫자와 크기, 모양과 혈액 속의 헤모글로빈 양을 바탕으로 한 다양한 형태의 빈혈을 구별하기 위하여 표준적인 실험실 검사가 행해진다. 정상적인 혈액량에도 불구하고 적혈구용적 수치가 증가하면 적혈구증가증이다. **적혈구증가증**(polycythemia)에는 다양한 종류가 있다. **적혈구과다증**(erythrocytosis)은 적혈구에만 영향을 끼치는 적혈구증가증으로 이 단원에서 나중에 다루어진다. **진성 적혈구증가증**(polycythemia vera)은 모든 종류의 혈구가 증가하므로 생긴다. 많은 경우에 혈구세포들이 비정상적인 조혈모세포로부터 증식되면서 생긴다. 적혈구용적이 80~90에 달하고, 적혈구들이 작은 혈관들을 막고 있기 때문에 조직에 산소 공급이 제대로 되지 않는다. 이러한 경우는 젊은 사람들에게는 거의 일어나지 않으며 대부분 60~80세의 노인들에게서 일어난다. 다양한 대처 방법이 있지만 어느 것도 완전하게 치료하지는 못한다. 방사능 노출과 관련되어 있을 것이라는 증거가 존재하지만, 진성 적혈구증가증의 원인은 밝혀지지 않았다.

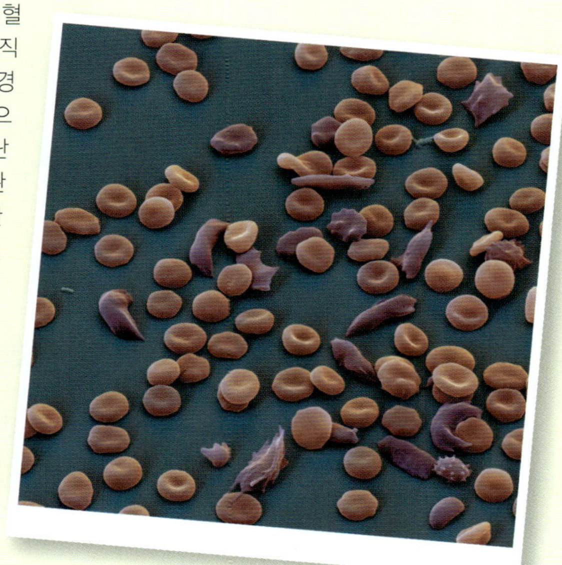

혈우병(hemophilia)

혈우병은 혈액 응고인자가 잘못 생산되는 특징이 있는 유전적인 질환 중의 하나이다. 혈우병이 나타날 확률은 약 1:10,000 정도이며, 남성이 80~90%를 차지한다. A형 혈우병(제VIII인자 결핍)에서는 단일 혈액 응고인자의 생성이 감소하는데 감소 정도에 따라 심각성이 좌우된다. 심한 경우 가벼운 물리적인 자극으로 과도한 출혈이 일어난다.

혈액 응고인자의 수혈은 혈우병의 증상을 조절하거나 감소시킬 수 있으나, 혈액 응고인자의 적절한 양을 얻기 위하여 많은 혈장표본을 서로 섞어야 한다. 혈장을 섞는 것은 가격이 매우 비싸고, 헤르페스나 AIDS와 같이 혈액을 통해 감염되는 감염원의 위험을 증가시킨다. 제VIII인자와 같은 혈액 응고인자를 만들기 위해 유전자탈락기술이 사용되는데 비록 공급은 현재에는 부족하지만, 이 방법은 결과적으로 혈액 응고인자를 얻기 위한 안전한 방법을 제공할 것이다.

혈액도핑(blood doping)

여러 종류의 **혈액도핑**을 이용한 훈련이 사이클링과 같은 인내를 필요로 하는 운동을 포함하여 경쟁을 필요로 하는 운동선수들 사이에 널리 행해져 왔다. 운동선수들은 혈액의 산소운반 능력을 향상시킴으로써 지구력을 증가시키기 위해 자신의 혈액을 뽑아 혈장으로부터 압축적혈구를 분리한 후 보관하다가, 경기 직전에 재수혈하여 적혈구수치를 증가시키는 방식을 이용하였다. 그러나 이 방법은 운동선수의 심장에 무리를 주어 뇌졸중과 심장발작의 위험을 증가시키므로 현재 아마추어 운동선수들에게는 금지되어 있다. 최근에는 많은 운동선수들이 그 대안으로 고도가 높은 지역에서 훈련을 하고 있다.

최근에는 DNA 재조합기술을 이용하여 EPO를 합성할 수 있으며, 개인적으로 구할 수도 있다. 이러한 약물의 사용은 검사자들이 알아내기가 힘들며, 이것을 사용하는 사람들은 혈액도핑을 이용하여 연습을 하는 사람들과 같은 정도의 위험을 가진다. 혈액도핑, EPO 남용 때문에 최근 5~10년 동안 18명의 유럽 사이클 선수들이 죽었으며, 2002년 동계올림픽 동안 여러 올림픽 선수들이 자격박탈을 당했다.

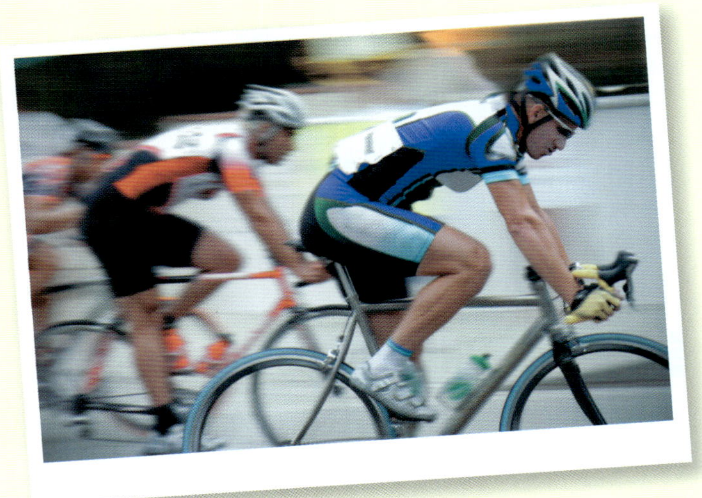

혈액질환의 치료(Treatment of Blood Disorder)

수혈(transfusion)

수혈을 통하여 혈액 성분이 혈액이 필요한 사람에게 제공된다. 대량 출혈이 일어난 이후에 몸의 혈액량을 맞추기 위해 전혈 수혈을 한다. **교환수혈(exchange transfusion)**은 환자 혈액의 대부분을 제거하고 동시에 다른 공급원으로부터 온 혈액으로 채워진다. 이러한 경우는 심각한 약물 중독이나 신생아의 용혈성 질환치료를 위해 필요하다.

혈액은 무균 상태에서 신중하게 가려진 기증자로부터 얻어진다. 세균과 바이러스 감염 여부를 조사하여 병원체가 발견되면 혈액은 폐기된다. 전혈은 응고방지와 적혈구 손상을 방지하기 위하여 약품처리되어 냉장된다. 냉장된 전혈은 약 3.5주간 사용가능하다. 장기간 저장을 위해서는 혈액을 분리한다. 적혈구는 혈장으로부터 분리하여, 필요하다면 특별한 냉동방지 용액처리된 후 냉동보관한다. 혈장은 차갑게 저장하거나, 얼리거나, 동결건조한다. 이러한 과정은 긴급한 상황에 사용하기 위하여 희귀한 혈액형의 장기 보관을 위해 행해진다.

분획된 혈액(fractionated blood)의 경우 다양하게 사용할 수 있다. **적혈구팩(packed red blood cell)**은 혈장 성분이 대부분 제거된 상태로 빈혈 치료에 사용되는데, 혈액량은 정상적이나 산소 운반 능력이 감소된 경우이다. 혈장은 심한 화상을 입은 경우처럼 대량 출혈이 일어났을 경우 수혈될 수 있다.

미국에서만 매년 6백만 unit의 혈액(3백만 리터)이 쓰이며, 혈액이나 혈액 성분에 대한 수요는 보통 수요가 공급을 초과한다. 더구나, 수혈 환자가 오염된 혈액을 통해 에이즈나 간염 바이러스에 감염될 가능성에 대한 우려가 점점 높아지고 있다. 따라서 최근 몇 년간 수혈 양상이 많이 바뀌었다. 일반적으로 수혈을 할 때 더 적은 혈액을 수혈한다. 또 자가수혈도 늘었는데, **자가수혈(autologus transfusion)**이란 혈액을 환자(잠재적인 환자)로부터 뽑아내어 저장한 다음 외과시술 이후와 같이 필요한 경우에 원래 기증자한테 다시 수혈하는 것을 말한다. 또 수술 중 손실된 혈액의 재사용하는 새로운 기술이 가능하게 되고 있다. 혈액은 채집되어 걸러지고 혈소판은 제거되고 남은 혈액 성분이 환자에게 다시 수혈된다.

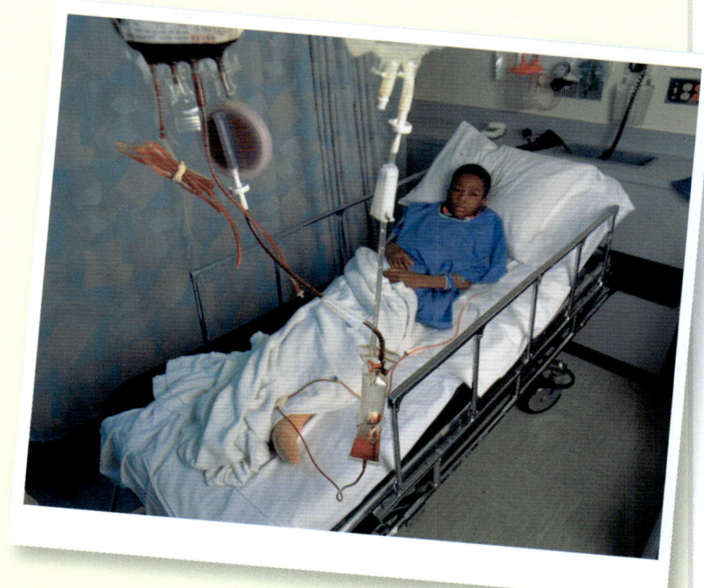

혈장 증량제(plasma expander)

혈장 증량제는 수혈을 준비하는 동안에 몇 시간 가량 일시적으로 혈액량을 늘릴 수 있는 용액이다. 혈장 증량제는 적절한 삼투를 유지하기 위하여 용해된 단백질보다는 큰 탄수화물 분자들을 포함한다. 이러한 탄수화물 분자들은 소화되지는 않지만, 식세포 작용에 의하여 점점 혈액 속에서 제거되며 혈액량도 서서히 감소한다. 혈장 증량제는 쉽게 보관할 수 있으며 무균 상태로 준비되면 세균이나 바이러스 감염 문제를 없앨 수 있다. 이러한 혈장 증량제는 저혈량 상태에 일시적인 해결책을 될 수 있지만, 주변 조직으로 산소를 운반하는 능력을 상승시켜 주지는 못한다.

등의 증상에서 일어날 수 있다. **혈소판증가증(thrombocytosis)**의 경우 혈소판 수치가 1 ㎕당 백만 개를 넘는 경우를 말하며, 이는 주로 감염이나 염증, 암에 반응하여 과도하게 혈소판이 생성되는 경우를 말한다.

혈소판은 혈관 응고계통(vascular clotting system)에 관여하며 혈장 단백질이나 순환계통의 세포나 조직들도 응고계통에 관여한다. **지혈(hemostasis)**은 손상된 혈관벽을 통해 혈액이 손실되는 것을 방지한다. 이런 과정을 통해 혈액 손실을 막고 조직의 복구를 위한 얼개를 형성한다(그림 20.7).

지혈은 복잡한 단계의 과정을 통해 이루어지며, 한 단계에서라도 문제가 생기면 전체 과정에 영향을 미친다. 또한 다양한 물질들이 요구되는데, 예를 들면, 칼슘 이온이나 비타민 K가 부족하면 지혈 과정 전체에 실질적인 영향을 끼치게 된다.

혈소판의 기능은 다음과 같다.

- 응고 과정에 필요한 화학 물질의 운반: 적정한 시기에 효소와 다른 인자들을 방출함으로써, 혈소판은 응고 과정의 개시와 조절을 돕는다.
- 손상된 혈관에 일시적인 벽 형성: 상처 난 부위에서 혈소판들은 서로 뭉쳐 혈소판 플러그(platelet plug)를 만드는데, 이는 응고가 진행되는 동안 혈액 손실을 감소시킨다.
- 응고 후에 일어나는 활발한 수축: 혈소판은 액틴과 마이오신 섬유를 가지고 있어서 응고 부위를 작아지게 수축시키는 작용을 할 수 있다. 혈병이 만들어진 후, 혈소판의 수축은 혈병의 크기를 줄이고 혈관벽의 상처 부위를 당겨준다.

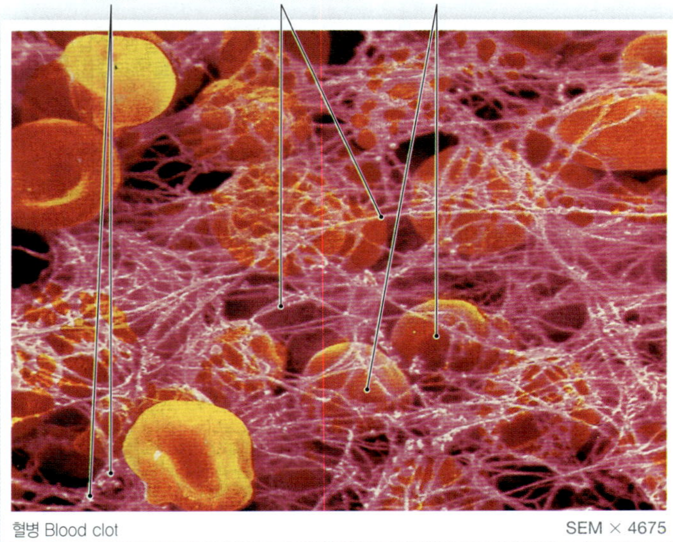

■ **그림 20.7 혈병(blood clot)의 구조**
혈병의 얼개를 형성하는 섬유의 그물망을 보여주는 컬러 주사전자현미경사진. 적혈구가 혈병 사이에 끼여서 덩어리를 형성하고 붉은색을 낸다.

	✔	**20.2 개념확인**
1	☐	적혈구용적 수치가 42라면, 혈액 속의 적혈구 비율은 어떻게 되는가?
2	☐	적혈구의 모양이 혈액의 흐름과 산소 확산에 어떻게 기여하고 있는가?
3	☐	감염된 상처 부위에 어떤 종류의 백혈구가 가장 많이 발견되는가?
4	☐	호염기구에 존재하는 과립의 기능은 무엇인가?

20.3 혈구형성

혈액세포들이 생성되는 과정을 **혈구형성(hemopoiesis)**이라고 한다. 줄기세포는 **다기능성 줄기세포(pluripotential stem cell, PPSC)** 또는 혈구모세포(hemocytoblast)라고 불리며 궁극적으로 모든 혈액세포를 만든다(그림 20.8).

적혈구형성

적혈구형성(erythropoiesis)이란 적혈구가 만들어지는 것을 가리킨다(그림 20.8). 성인에서 적색골수는 혈액세포 생성의 주요한 장소이다(그림 20.6). 적색골수는 척추뼈, 복장뼈, 갈비뼈, 머리뼈, 어깨뼈, 골반, 팔다리뼈에서 관찰된다. 극한 상황에서는 다른 뼈들에서 발견되는 지방성 **황색골수(yellow marrow)**가 적색골수로 전환되기도 한다. 예를 들어, 출혈이 심각하거나 오랫동안 지속될 경우, 적혈구 생성을 늘리기 위해서 이러한 전환이 일어난다. 적혈구형성이 정상적으로 일어나기 위해서는 골수조직들에 아미노산, 철 그리고 유제품이나 육류로부터 섭취하는 **비타민 B_{12}**가 충분히 공급되어야 한다.

적혈구형성은 **적혈구형성자극호르몬(erythropoiesis-stimulating hormone)** 또는 **에리트로포에틴(erythropoietin, EPO)**에 의해 조절되며, 이 과정은 19장에 소개된다. 에리트로포에틴은 산소가 적은 환경에서 특히 콩팥에서 만들어지고 방출된다. 에리트로포에틴은 크게 두 가지 기능을 한다.

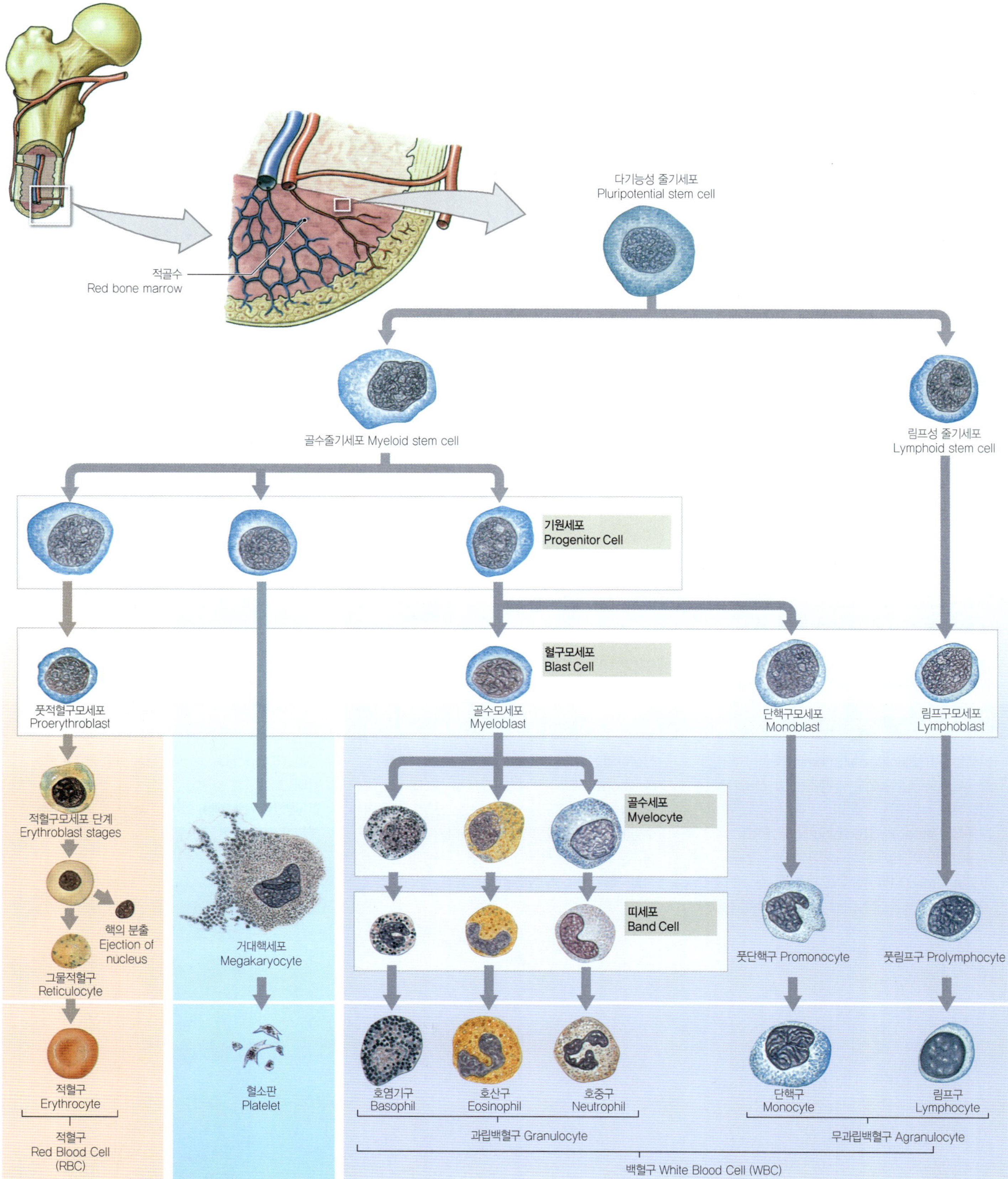

■ **그림 20.8 혈구의 기원과 분화**

다기능성 줄기세포는 골수 줄기세포와 림프성 줄기세포를 모두 만든다. 골수 줄기세포는 기원세포(progenitor cell)를 만들며, 이 기원세포는 다양한 갈래의 혈액세포로 분화된다. 이 그래프는 배아와 태아의 성숙 단계에서 일어나는 혈액세포의 주요한 구획을 나타낸 것이다.

1. 적혈구 모세포와 적혈구 모세포를 생산하는 줄기세포의 세포 분열을 촉진한다.
2. 주로 헤모글로빈 합성 속도를 증가시켜서, 적혈구의 성숙을 촉진시킨다. EPO가 최대인 환경에서 골수는 적혈구 생성 속도를 10배 정도 증가시킬 수 있어서 1초에 3천만 개의 적혈구를 만들어낼 수 있다.

적혈구의 성숙 과정은 일련의 발달 단계를 거친다. 혈액의 생성과 기능에 대한 전문가인 **혈액학자(hematologist)**들이 중요한 단계에 특정한 이름을 붙였다(그림 20.8).

백혈구형성

백혈구형성(leukopoiesis)을 담당하는 줄기세포는 골수에서 기원한다(그림 20.8). **림프구형성(lymphopoiesis)** 과정인 림프구의 생산에 관여하는 줄기세포는 마찬가지로 골수에서 기원하지만, 많은 수는 가슴샘(thymus)으로 이동한다. 골수와 가슴샘은 1차 림프기관(primary lymphoid organ)이라고 불리는데 이는 골수와 가슴샘에서 미분화된 줄기세포들이 분열하여 특정한 림프구가 될 운명을 가진 딸세포들을 만들기 때문이다. 미성숙한 B세포와 NK세포들이 골수에서 생성되며, 미성숙한 T세포들은 가슴샘에서 만들어진다. 이 세포들은 점차적으로 지라(비장), 편도, 림프절과 같은 2차 림프구조(secondary lymphoid structure)로 이동한다. 이 세포들은 분열할 수 있는 능력을 계속 유지하고 있으며, 분열하게 되면 항상 같은 종류의 세포만을 만들게 된다. T세포가 분열하게 되면 그 딸세포는 T세포이고 B세포나 NK세포가 되지 않는다. 림프구의 형성은 23장에서 좀 더 자세하게 다룬다.

림프구의 성숙을 조절하는 인자들은 아직 완전하게 밝혀지지 않았다. 그러나 성숙 이전에 가슴샘에서 나오는 호르몬이 T세포들의 분화와 유지에 관여한다는 사실이 알려져 있다. 집합적으로 통틀어서 **집락자극인자(colony-stimulating factor, CSF)**라고 부르는 여러 종류의 호르몬이 다른 종류의 백혈구 집단을 조절하는데 관여한다. 현재 상업적으로 항암화학요법을 받고 있는 환자들의 백혈구 생성을 촉진하기 위해 유용한 CSF가 사용되고 있다.

V 20.3 개념확인

1	☐	에리트로포이에틴의 두 가지 중요한 효과는 무엇인가?
2	☐	다기능성 줄기세포의 기능은 무엇인가?
3	☐	적혈구 성숙 과정의 어느 단계에서 핵의 방출이 일어나는가?
4	☐	혈소판을 생성하기 위해서 세포질묶음을 방출하는 세포는 어떤 세포인가?

임상용어

낫적혈구빈혈(sickle cell anemia) 비정상적인 헤모글로빈의 생성으로 인해 생긴 빈혈; 산소가 낮은 상태에서 적혈구는 낫 모양이 된다.
농축적혈구(packed red blood cell, PRBCs) 대부분의 혈장이 제거된 상태의 적혈구
빈혈(anemia) 적혈구용적률이나 헤모글로빈 농도가 낮아서 혈액의 산소 운반 능력이 감소한 상태
신생아의 용혈질환(hemolytic disease of the newborn, HDN) 모성 혈액형(Rh−)과 태아 혈액형(Rh+)의 부적합으로 인해 생기는 신생아의 빈혈
수혈(transfusion) 혈액량이 부족하거나 혈액의 구성성분이 결핍된 사람에게 보충해 주는 과정
적혈구증가증(polycythemia) 혈량은 정상적인데 비해 적혈구용적률은 높은 상태
정상혈량(normovolemic) 정상 적혈구량을 가진 상태
혈우병(hemophilia) 혈액 응고인자를 제대로 생산하지 못하는 유전질환 중의 하나

핵심정리

개요

- 심장혈관계통은 인체 내에서 영양물질, 노폐물, 세포의 빠른 수송을 가능하게 하는 기전을 제공한다.

20.1 혈액의 기능과 구성

- 혈액은 특수화된 결합조직이며 혈액의 기능은 다음과 같다. (1) 용해된 가스의 수송, (2) 영양 물질의 수송과 분배, (3) 대사 노폐물의 수송, (4) 호르몬과 효소의 수송과 전달, (5) 주변 조직액의 pH와 전해질 농도 안정화, (6) 응고 반응으로 손상된 혈관이나 상처 부위에서의 혈액 손실 방지, (7) 독소와 병원체로부터 방어, (8) 열의 흡수와 재분배로 체온 유지(그림 20.1과 표 20.1/20.2)
- 혈액은 두 가지 성분으로 되어 있다. 혈장은 혈액의 액체 기질이며, 혈구는 적혈구와 백혈구, 혈소판으로 구성된다. 전체 혈액은 혈장과 혈구로 이루어지며 이 전체 혈액은 분석이나 치료 목적을 위해 분획될 수 있다(그림 20.1과 표 20.2).

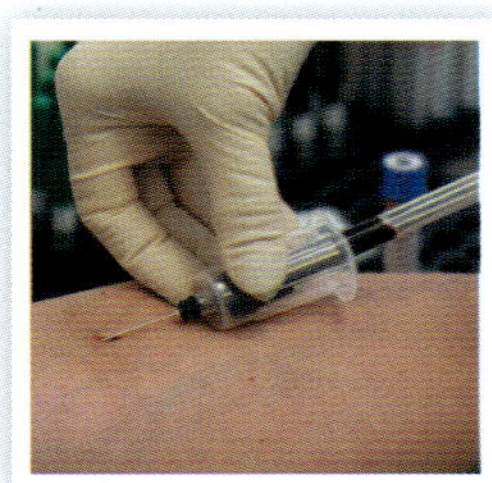

- 성인은 평균적으로 4.6 L의 혈액을 가진다. 저혈량, 적정혈량, 고혈량이란 용어는 각각 적거나 정상적이거나 과도한 혈액량을 가리킨다.

혈장

- 혈장은 혈액 부피의 55%를 차지한다. 대략 혈장의 92%는 물로 이루어져 있다(그림 20.1과 표 20.2).

혈장과 조직액의 차이

- 혈장은 조직액과 차이가 있는데, 혈장에 좀 더 많은 산소와 단백질이 녹아 있다. 혈장 단백질에는 알부민, 글로불린, 피브리노겐의 세 가지 종류가 있다(그림 20.1/20.7과 표 20.2).
- 알부민은 혈장 단백질의 약 60%를 차지한다. 글로불린은 혈장 단백질의 35%를 차지하며, 외부 단백질과 병원체를 공격하는 면역글로불린과 이온이나 호르몬 및 다른 물질과 결합하는 수송글로불린이 있다. 피브리노겐은 피브린을 형성하여 혈액 응고 과정에 참여하며, 혈장에서 피브리노겐을 제거한 것을 혈청이라고 부른다(표 20.2). 알부민이나 글로불린이 지질과 결합된 것을 지질단백이라고 하며, 지질단백 형태로 순환계통을 통해 조직으로 지질이 운반된다.

20.2 혈구

적혈구

- 적혈구는 혈액 부피의 절반에 조금 못미치는 양을 차지한다. 적혈구용적률은 전체 혈액에서 세포 성분이 차지하는 비율을 나타내는데 혈액에는 적혈구의 수가 백혈구의 1천 배 정도 많으므로, 이 수치는 적혈구의 양과 거의 일치한다(그림 20.2~20.4).
- 적혈구는 혈류 내에서 산소와 이산화탄소를 운반하는 역할을 한다. 적혈구는 부피에 비해 큰 표면적을 가진 매우 특수화된 세포이다. 적혈구는 양면이 오목한 원반 형태이며 이러한 구조로 인하여 적혈구는 큰 표면적을 가져 기체의 빠른 확산을 가능하게 하고, 연전(적혈구염주)을 만들어 작은 혈관을 쉽게 통과할 수 있다.

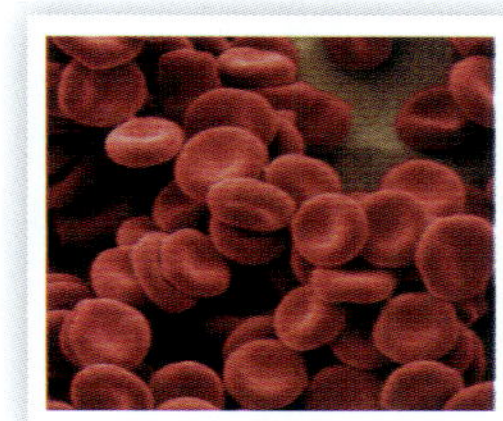

- 적혈구에는 사립체, 리보솜, 핵이 존재하지 않기 때문에 정상적인 세포기능을 유지할 수 없다. 따라서 혈액 속을 순환하다가 약 120일 정도 지나면 소멸한다. 죽거나 상처를 입은 적혈구는 포식세포에 의해 재활용된다(그림 20.2와 표 20.3).
- 헤모글로빈 분자들은 적혈구 단백질의 95% 이상을 차지한다. 헤모글로빈은 적혈구에서 산소와 이산화탄소 운반을 담당한다. 헤모글로빈은 구형 단백질로써 네 개의 소단위로 이루어진다. 각각의 소단위에는 철 이온을 지닌 헴이라는 분자가 있어 산소 분자와 가역적으로 결합할 수 있다(그림 20.3). 허파에서는 이산화탄소가 혈액 밖으로 방출되고 산소가 혈액 속으로 확산되어 들어온다. 말초 조직에서는 그 반대의 작용이 일어나서 산소는 확산되어 나가고 이산화탄소가 혈액 속으로 들어온다.
- 사람의 혈액형은 적혈구의 막에 있는 A와 B, 그리고 D(Rh)와 같은 특정한 표면항원의 존재 여부에 따라 결정된다. A형 혈액의 경우 표면항원 A를 가지고 있고, B형 혈액은 표면항원 B를, AB형 혈액은 두 가지 모두를 가지고 있으며, O형 혈액은 두 가지 모두를 가지고 있지 않다. Rh 양성 혈액은 Rh 항원을 가지고 있으며 Rh 음성 혈액은 항원을 가지고 있지 않다. 이러한 표면항원에 대한 항체는 응집소라고 한다. 혈장 속에 있는 항체는 외부의 표면항원을 가지고 있는 적혈구와 반응하며 교차 반응을 일으킨다(그림 20.4와 표 20.4).

백혈구

- 백혈구는 병원체로부터 인체를 방어하며 독소나 노폐물, 비정상적이거나 손상을 입은 세포들을 제거한다. 백혈구에는 과립구와 무과립구의 두 종류가 있다(표 20.5).

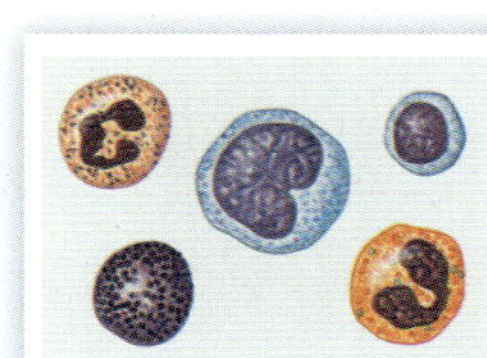

- 염색한 혈액도말을 관찰해보면 백혈구 수가 백혈구의 종류에 따라 다양함을 알 수 있다. 단어 뒤에 붙는 -penia와 -osis는 각각 특정 종류의 백혈구가 결핍되어

있거나 비정상적으로 증가했다는 것을 의미한다.

- 백혈구는 특정 화학물질에 이끌리는 주화성과 혈관벽을 통과하여 이동할 수 있는 혈구누출 능력이 있다.

과립 백혈구

- 과립백혈구는 호중구, 호산구, 호염기구로 분류된다. 순환하고 있는 백혈구 중 50~70%는 이동성이 뛰어난 포식세포인 호중구이다. 호중구보다 훨씬 수가 적은 호산구의 경우 포식세포로 혈액 속의 항체와 반응한 외부물질에 부착한다. 상대적으로 수가 적은 호염기구의 경우 상처 난 부위로 가서 히스타민을 분비해 염증 반응을 촉진한다(그림 20.5와 표 20.3).
- 무과립백혈구는 단핵구와 림프구로 나뉜다. 단핵구는 주변 조직으로 이동해 이동성이 큰 포식세포인 자유큰포식세포가 된다. 림프구는 림프계통의 주요 세포로, 주변 조직으로 들어가 외부 세포를 직접 공격하는 T세포, 항체를 만드는 B세포, 비정상적인 조직세포를 파괴하는 NK세포로 나뉜다(그림 20.5와 표 20.3).

혈소판

- 혈소판은 세포는 아니지만 막으로 둘러싸인 세포질 묶음으로 트롬보사이트라고 불리기도 한다.
- 거대핵세포는 골수에 있는 거대한 세포로 순환하는 혈액 속으로 혈소판을 내보낸다. 혈소판의 기능은 (1) 응고 과정에 중요한 화학 물질을 운반하고, (2) 손상된 세포벽에서 일시적으로 벽을 만들며, (3) 응고가 일어난 후 수축을 일으켜 혈관벽의 손상된 크기를 줄인다(그림 20.6/20.7과 표 20.3).

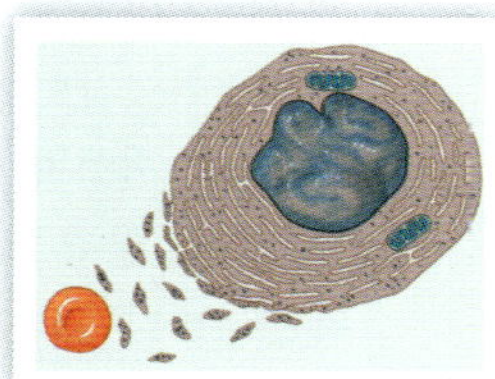

20.3 혈구형성

- 혈구형성은 혈액세포가 만들어지는 과정을 말한다. 다기능성 줄기세포라고 불리는 줄기세포는 모든 종류의 혈액세포로 분화된다(그림 20.8).

적혈구형성

- 적혈구형성은 적혈구가 만들어지는 것으로 성인의 골수조직인 적색골수에서 주로 일어난다. 적혈구형성은 적혈구형성자극호르몬의 작용으로 활발하게 일어난다. 적혈구 발달의 단계는 적혈구모세포와 그물적혈구 단계를 포함한다(그림 20.8).

백혈구형성

- 백혈구형성은 골수에서 시작된다. 과립구와 단핵구는 골수에 있는 줄기세포에 의해서 만들어진다. 림프구생성을 담당하는 줄기세포 역시 골수에서 기원하지만, 많은 수가 주변 림프조직으로 이동한다(그림 20.8).

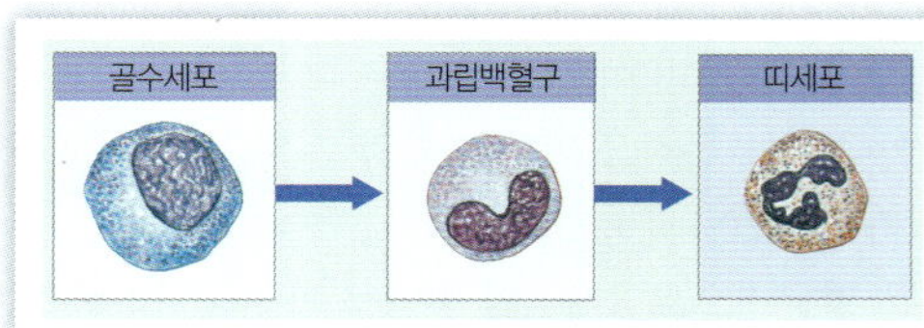

- 골수와 가슴샘은 일차림프기관이라고 불린다. 이차림프기관에는 지라, 편도, 림프절 등이 있으며 같은 종류의 세포를 생성해 내는 백혈구세포를 가지고 있다.
- 림프구의 성숙을 조절하는 인자들은 완전히 알려져 있지 않다. 다른 종류의 집락자극인자가 백혈구의 수를 조절하는데 관여한다.

단원 연습문제

For answers, see the blue Answers tab at the back of the book.

단계 1. 정의와 용어

1. 위의 그림 (a)에서 (e)까지 5개의 그림에 맞는 이름을 쓰시오.

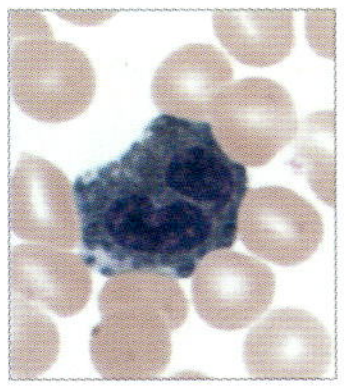
(a)

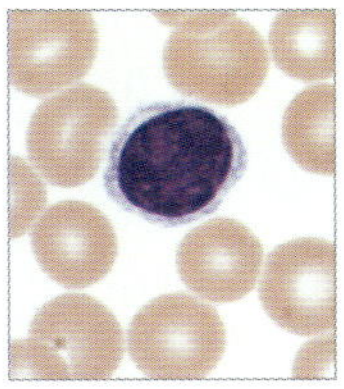
(b)

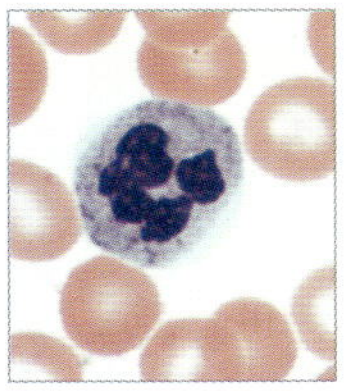
(c)

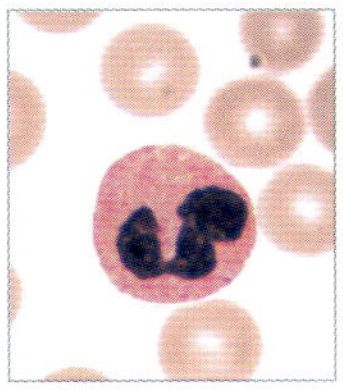
(d)

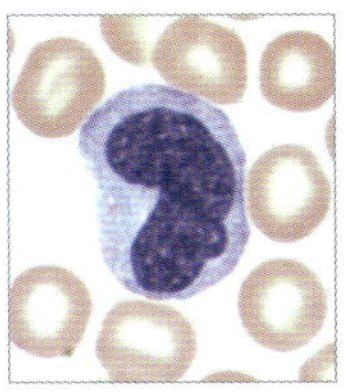
(e)

(a) ____________________
(b) ____________________
(c) ____________________
(d) ____________________
(e) ____________________

2. 혈액의 기능은?
(a) 영양분과 노폐물의 수송
(b) pH와 전해질 농도의 조절
(c) 유동액 손실 방지
(d) 위의 세 가지 모두

3. 혈액에서 가장 흔한 혈구는?
(a) 혈소판
(b) 백혈구
(c) 단백질
(d) 적혈구

4. 혈액 속의 가장 풍부한 단백질은?
(a) 글로불린
(b) 알부민
(c) 피브리노겐
(d) 지질단백

5. 백혈구를 두 종류로 나누면?
(a) 적혈구와 혈소판
(b) 과립세포와 무과립세포
(c) 피브리노겐과 콜라겐 섬유
(d) 고분자와 콜로이드

6. 백혈구 생성을 담당하는 줄기세포가 기원하는 곳은?
(a) 간
(b) 가슴샘
(c) 지라
(d) 골수

7. 적혈구에 관한 사실 중 틀린 것은?
(a) 적혈구는 양면이 오목한 원반 형태이다.
(b) 적혈구는 사립체가 없다.
(c) 적혈구는 큰 핵을 가지고 있다.
(d) 적혈구는 연전이라고 불리는 더미를 형성한다.

8. 헤모글로빈의 중요한 기능은?
(a) 철을 저장한다.
(b) 글루코오스를 수송한다.
(c) 적혈구의 색깔을 띠게 한다.
(d) 산소를 주변 조직으로 운반한다.

9. A형 혈액형을 가진 사람은?
(a) 적혈구에 A 표면항원이 있다.
(b) 혈장 속에 B 표면항원이 있다.
(c) 혈장 속에 항A 항체가 있다.
(d) 항O 항체가 혈장 속에 있다.

10. 알레르기 반응이나 기생충 감염 시 수가 증가하는 백혈구는?
(a) 호중구
(b) 호산구
(c) 호염기구
(d) 단핵구

11. 혈소판은?
(a) 핵이 없는 큰 세포이다.
(b) 핵이 없는 작은 세포이다.
(c) 세포 조각이다.
(d) 불규칙한 모양의 핵을 지닌 작은 세포이다.

단계 2. 개념 정리

1. Rh 양성이나 Rh 음성 혈액의 반응은 A, B, O형 혈액의 반응과 어떻게 다른가?
(a) 큰 차이가 없다. 이 혈액형들은 같은 방식으로 작용한다.
(b) Rh 양성 혈액을 가진 사람의 경우 혈액 속에는 Rh 양성 응집원이 존재하고, Rh 음성 혈액을 가진 사람의 경우 혈액 속에는 Rh 음성 응집원이 존재한다.
(c) Rh 음성 혈액을 가진 사람의 경우 Rh 양성 백혈구에 노출이 된 적이 있을 때에만 항 Rh 항체가 존재한다.
(d) 개인에게 투여된 Rh 혈액의 양에 반비례하여 반응의 정도가 격렬해진다.

2. 적혈구에 사립체가 존재하지 않는 경우 왜 더 효과적으로 산소 운반을 하는가?
(a) 적혈구가 산소를 수동적으로 운반하기 때문에 사립체는 세포 내에서 자리만 차지할 뿐 소용이 없다.
(b) 사립체가 작동하기 위해서 많은 에너지를 필요로 하기 때문에 사립체가 없을 경우에 산소를 운반하는데 더 많은 에너지를 쓸 수 있다.
(c) 적혈구가 산소를 수동적으로 운반하기 때문에 ATP가 수송 과정에 필요하지 않다. 따라서 사립체가 존재할 필요가 없다.
(d) 사립체가 없으면 적혈구는 흡수한 산소를 쓰지 않기 때문에 주변 조직에 산소를 온전히 전달할 수 있다.

3. 철이 결핍되면 어떤 증상이 나타나는가?
(a) 백혈구 숫자의 감소
(b) 단핵구 숫자의 감소
(c) 빈혈
(d) 적혈구증가증

4. 농축적혈구의 부피는 무엇을 가리키며, 왜 때때로 '농축세포용적(packed cell volume)'이라고 불리는가?

5. 혈액 응고 반응의 기능은 무엇인가?

6. 거대핵세포의 작용은 무엇인가?

7. 이차 림프 구조의 몇 가지 예를 들어보시오.

8. 지질단백이란 무엇이며, 혈액 속에서의 기능은 무엇인가?

9. O형 혈액형을 가진 사람이 AB형 혈액을 수혈받을 수 있는가? 답에 대한 이유는 무엇인가?

단계 3. 종합적 사고

1. 운동 경기가 시작되기 몇 달 전에, 왜 운동선수들은 종종 경기가 열리는 곳보다 높은 고도에서 훈련하는가?

2. 단핵구증은 포식세포나 다른 세포 수의 증가로 인해 지라가 커지는 증상을 유발하기도 한다. 일반적인 증상은 창백한 혈색, 피로감, 때때로 자리에서 일어나지 못할 정도의 두력감이다. 이러한 증상이 일어나는 이유는 무엇인가?

3. 우리 몸에서 사용되는 비타민 K의 절반 이상이 우리 몸의 대장에서 살고 있는 세균에 의해서 합성된다. 이러한 사실에 기초하여, 광범위항생제를 복용하게 되면 (항생제란 미생물을 선택적으로 죽이는 화학 약품을 말한다) 종종 코피를 흘리는 증상이 생기는 이유는 무엇인가?

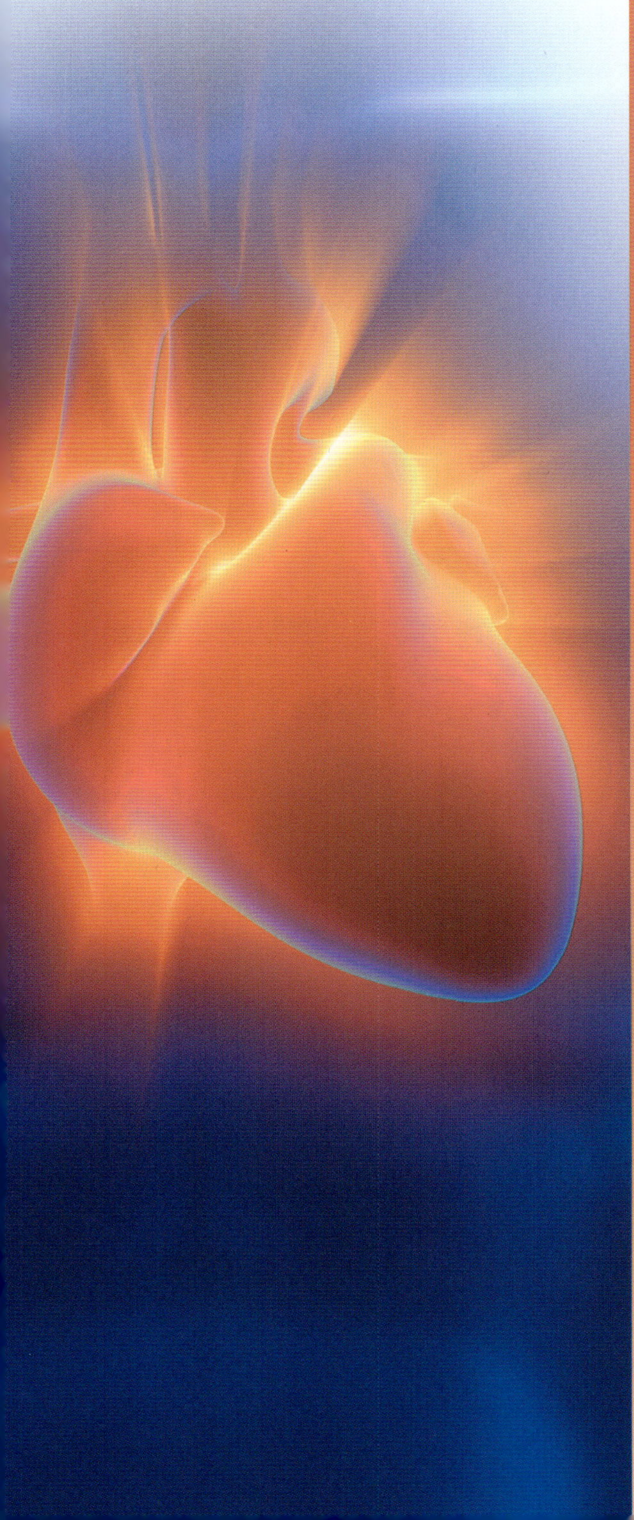

21 심장혈관계통
The Cardiovascular System

심장
The Heart

학습목표

- **21.1** 허파순환과 온몸순환을 비교 대조한다. 기본적인 심장혈관계통의 구조와 심장의 기능을 설명한다.
- **21.2** 심장막의 해부학적 구조를 설명한다.
- **21.3** 심장근육조직의 해부학적 구조를 설명한다.
- **21.4** 가슴 안에서 심장이 어떻게 위치하고 있는지 설명한다.
- **21.5** 심방과 심실의 구조적, 기능적 특징을 설명한다.
- **21.6** 오른심장동맥과 왼심장동맥의 해부학적 구조를 비교하고 대조한다.
- **21.7** 결절세포를 설명하고 심장주기를 조절하는 결절세포의 역할을 설명한다.
- **21.8** 심장주기 동안 일어나는 일들을 설명한다.
- **21.9** 자율신경계가 심장박동을 조절하는 방식을 설명한다.

모든 살아 있는 세포는 주변 조직액의 산소와 영양분을 이용하고 대사 노폐물을 배출한다. 산소와 영양분, 노폐물의 농도는 순환하는 혈액과 주변 조직과의 끊임없는 물질 교환을 통해 일정하게 유지되는데 혈액은 항상성을 유지하기 위해서 항상 순환하고 있어야 한다. 만약 혈액이 조직 속으로 흐르지 못한다면, 산소와 영양분 공급은 금세 고갈되고 노폐물을 흡수할 수 있는 능력도 곧 한계에 달하며 호르몬과 백혈구도 목표한 지점에 도달할 수 없게 된다. 그러므로 심장혈관계통의 모든 기능은 심장이 혈액을 흐르게 하는 원동력이기 때문에 궁극적으로 심장에 의존하게 된다. 심장의 근육조직은 하루에 약 만 번을 수축하며, 혈관을 통해 혈액을 순환시킨다. 심장은 매년 150만 갤런 이상의 혈액을 펌프질하며, 이는 200개의 기차 탱크를 채울 수 있는 양이다.

심장의 펌프 능력에 관한 구체적인 실증을 보고 싶다면, 부엌에 가서 수도꼭지를 계속 틀어놓고 있어 본다. 심장이 일생 동안 펌프질하는 혈액과 동일한 양의 물이 나오려면, 그 수도꼭지는 적어도 45년 동안 열려진 상태로 있어야 할 것이다. 또 놀라운 것은 심장이 펌프질하는 혈액량의 범위는 매우 폭넓어서, 1분에 5~30리터까지이다. 이러한 심장의 작용은 신경계에 의해 세밀하게 관찰되고 정밀하게 조절되어서, 평화롭게 자고 있거나 책을 읽거나 격렬하게 라켓볼을 치고 있는 동안에도 조직의 산소농도나 영양 물질, 노폐물의 양을 일정하게 유지하도록 해준다.

우리는 이 장에서 다양한 육체적 요구에 직면해서도 심장을 믿음직하게 작동시키는 구조적 특징을 알아보는 것에서부터 시작한다. 그리고 항상 변화하고 있는 신체의 요구에 적합하도록 조절해 주는 기전에 관해 고찰한다.

21.1 심장혈관계통의 개요

경이적인 운동량에도 불구하고, 심장의 크기는 대략 움켜진 주먹 크기 정도의 작은 기관이다. 혈관계를 통해 조직에 혈액을 전달하기 위하여 심장에 있는 네 개의 근육 구조물, 즉 왼-오른심방(atria), 왼-오른심실(ventricle)은 서로 조화를 이루며 작용한다. 이러한 심장과 말초조직 간의 연결은 다시 두 개의 순환으로 나뉘는데, 심장에서 이산화탄소가 많은 혈액을 허파로 뿜어내어 가스 교환을 한 다음 산소가 풍부한 혈액을 심장으로 가져오는 **허파순환**(pulmonary circuit)과 산소가 풍부한 혈액을 온몸의 세포로 운반한 후, 이산화탄소가 많은 혈액을 심장으로 다시 운반하는 **온몸순환**(systemic circuit)이 있다. 오른심방은 온몸순환으로부터 혈액을 받고, 오른심실은 이산화탄소가 풍부한 혈액을 허파순환으로 방출한다. 왼심방은 허파순환으로부터 혈액을 받고 왼심실은 온몸순환으로 혈액을 뿜어낸다. 심장이 박동할 때 심방이 먼저 수축하고, 그 다음 심실이 수축한다. 두 개의 심실은 동시에 수축하여 동일한 양의 혈액을 허파순환과 온몸순환으로 내보낸다.

각각의 순환은 심장에서 시작해서 심장에서 끝난다. **동맥**(artery)은 심장으로부터 혈액을 운반하고, **정맥**(vein)은 심장으로 혈액을 운반한다(**그림 21.1**). 혈액은 이 순환에 순차적으로 참여한다. 예를 들어, 대정맥을 통해 심장으로 돌아온 혈액은 다시 온몸순환을 하기 전에 허파순환을 반드시 거쳐야 한다. **모세혈관**(capillary)은 작고, 얇은 벽으로 이루어진 혈관으로 가장 작은 동맥들과 정맥들을 이어준다. 모세혈관은 교환혈관(exchange vessel)이라고 불리며 이는 모세혈관의 벽이 매우 얇아서 영양분의 수송과 용해된 기체, 노폐물의 운송이 가능하기 때문이다.

21.1 개념확인

1 □ 심장혈관계통의 두 개의 순환경로와 그 기능은 각각 무엇인가?

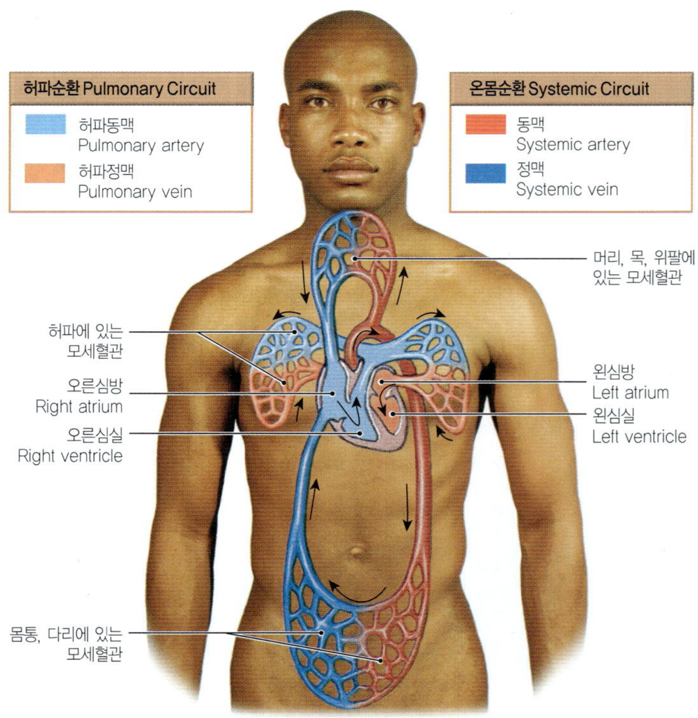

■ **그림 21.1 허파순환과 온몸순환의 모식도**
혈액은 심장의 펌프작용을 통해서 허파순환과 온몸순환을 한다. 각각의 순환은 심장에서 시작해서 동맥과 모세혈관, 정맥을 통과하고 심장에서 끝난다. 화살표는 각각의 순환 내에서 혈액이 순환하는 방향을 나타낸다.

21.2 심장막

심장은 앞가슴벽 근처에 위치하며, 복장뼈 바로 뒤쪽의 **심장막안**(pericardial cavity) 속에 존재한다(그림 12.11과 21.2a). 심장막안은 가슴막안 사이의 세로칸에 위치하고, 세로칸에는 가슴샘, 식도, 기관 등이 있다. 세로칸 속에서 심장과 다른 구조물과의 상대적인 위치는 그림 21.2c,d에 나타나 있다. 심장과 심장막안의 관계는 큰 풍선의 중심을 향해 주먹을 밀고 있는 모습으로(그림 21.2b), 풍선의 막은 심장막에 비유될 수 있으며, 주먹은 심장과 같다.

심장막(pericardium)은 심장을 둘러싸고 심장막안의 경계를 이룬다(그림 21.2). 심장막은 **섬유심장막**(fibrous pericardium)과 장막심장막의 두 부분으로 이루어져 있다. 섬유심장막은 질기고 불규칙한 결합조직으로 구성되어 있고 심장막의 가장 바깥 부분이다. 섬유심장막의 풍부한 아교섬유가 세로칸의 심장의 바닥과 결합되어 있어 심장이 수축하는 동안 주요 혈관의 위치를 고정시켜준다.

장막심장막(serous pericardium)은 섬유심장막의 깊은 곳에 있고 두 층의 장막으로 이루어져 있다. 가장 안쪽층의 장막심장막은 **내장층**(visceral layer 또는 심장바깥막, *epicardium*)으로 심장의 표면에 부착되어 있다. 장막심장막의 바깥층은 **벽쪽층**(parietal layer)으로 섬유심장막의 안쪽 표면에 닿아 있다. 벽쪽심장막과 내장쪽심장막 사이의 매끈한 간격을 **심장막안**(pericardial cavity)이라고 부른다(그림 21.2b,c,d). 이 공간에는 일반적으로 심장막에서 분비된 10~20 ml의 **심장막액**(pericardial fluid)이 존재한다. 심장막액은 윤활액처럼 작용해 맞닿은 면의 마찰을 줄여준다. 윤기가 있는 심장막의 안쪽은 심장이 박동할 때 마찰을 줄여준다.

V 21.2 개념확인

1 □ 심장막안이란 무엇인가?

21.3 심장벽의 구조

심장벽의 절단면(그림 21.3a,b)을 보면 심장벽이 세 층으로 이루어져 있다. (1) 바깥의 심장바깥막(epicardium, visceral pericardium), (2) 중간의 심장근육(myocardium), (3) 안쪽의 심장속막(endocardium).

❶ **심장바깥막(심외막, epicardium)**은 내장쪽심장막으로 심장의 바깥면을 형성한다. 심장바깥막은 성긴 결합조직을 지지하는 층을 덮고 있는 중피(mesothelium)로 구성되어 있는 장막이다.

❷ **심장근육**(myocardium)은 심장근육조직이 여러 층으로 구성되고, 결합조직, 혈관, 신경이 있다. 상대적으로 얇은 심방의 심장근육은 심방과 심방 사이를 지나면서 팔자모양을 이루는 층을 이루고 있다. 심실의 심장근육은 훨씬 두꺼우며, 근육의 방향은 층마다 다르다. 표면의 심실근육은 두 개의 심실을 모두 감싸며, 깊은 층의 심실근육은 심실 주변과 심실 사이에서 나선형을 그리며, 바닥(base)에서 시작해 심장 끝(apex)을 향한다(그림 21.3a-c).

❸ 판막을 포함한 심장 속의 표면은 **심장속막(심내막, endocardium)**이라고 알려진 단층편평상피로 덮여 있다. 심장속막은 심장과 연결된 혈관의 내피와 연결된다.

심장근육조직

심장근육조직은 특이한 조직학적 특성과 고유한 기능적 특성을 가지고 있다. 심장근육조직은 3장에 소개되었으며 그 특성을 간단하게 다른 근육들과 비교하였다. 심장근육세포(*cardiocyte*)는 상대적으로 작고, 직경은 평균 10~20 μm이며 길이는 50~100 μm이다. 일반적으로 심장세포의 핵은 하나이고 세포 중심에 위치한다(그림 21.3b-d).

심장근육세포가 뼈대근육세포보다 크기가 작지만, 심장근육세포가 정렬된 근육원섬유를 가지고 있다는 점, 근육원섬유마디가 정렬하여 무늬가 생긴다는 점에서 심장근육세포는 뼈대근육섬유를 닮았다. 그러나 심장근육세포는 여러 가지 중요한 점에서 뼈대근육세포와는 차이가 있다.

- 심장근육세포는 수축에 필요한 에너지를 거의 대부분 산소호흡에 의존한다. 그러므로 심장근육세포의 근육세포질은 수백 개의 미토콘드리아와 산소를 보존하기 위하여 풍부한 미오글로빈을 가지고 있다. 에너지 저장은 글리코겐이나 지방 포함물의 형태로 이루어진다.
- 심장근육세포의 T세관이 상대적으로 짧기 때문에 근육세포질세망과 함께 세동이(triad)를 만들지 않는다.
- 심장근육세포로의 혈액 공급은 붉은 뼈대근조직보다 훨씬 많다.
- 심장근육세포는 신경계의 지시 없이 수축한다. 수축에 관한 내용은 이 장의 뒷부분에서 다룬다.
- 심장근육세포는 사이원반(intercalated disc)이라 불리는 특수한 세포 사이연접으로 이어져 있다(그림 21.3c-e).

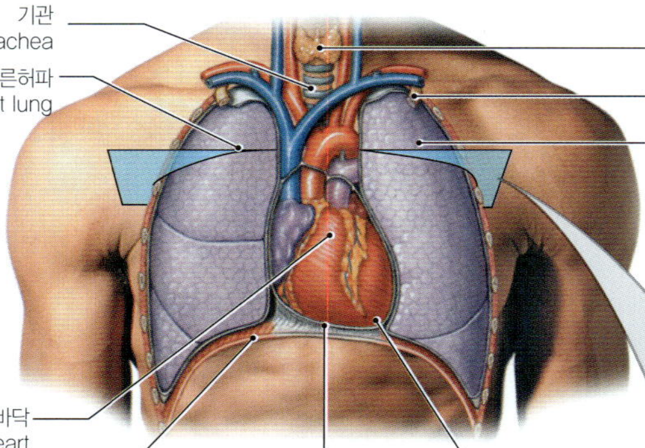

a 가슴우리를 열었을 때의 앞면. 허파와 비교하여 심장과 주요 혈관의 위치를 나타내었다. (c)는 절단면을 보여준다.

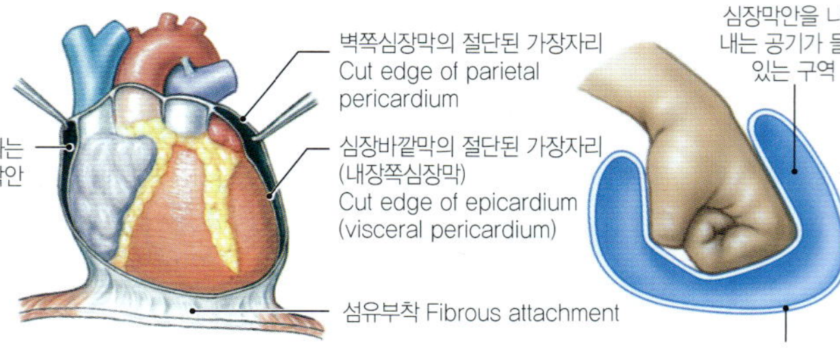

b 심장과 심장막안 사이의 관계. 심장막안은 주먹을 둘러싼 풍선처럼 심장을 둘러싼다(오른쪽).

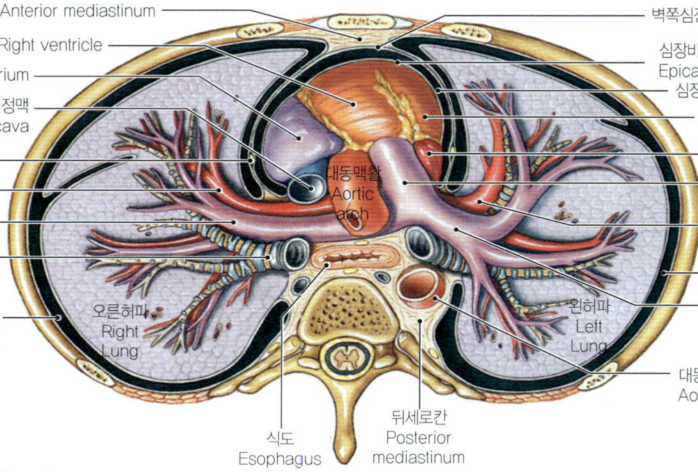

c 심장의 위치와 세로칸의 다른 구조물의 위치를 보여주는 모식도. 이 절단면에서 심장은 완전한 모습을 하고 있으므로 주요 혈관들의 방향을 볼 수 있다.

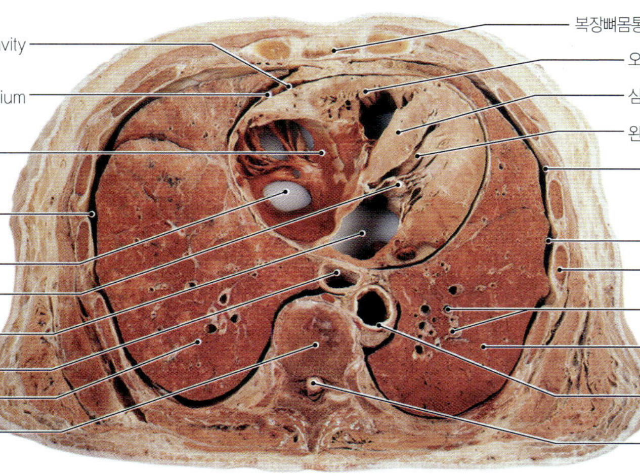

d T_8 위치 몸통의 수평절단면의 윗면

■ 그림 21.2 가슴속에서 심장의 위치
심장은 세로칸의 중간 부분, 복장뼈의 바로 뒷부분에 위치한다.

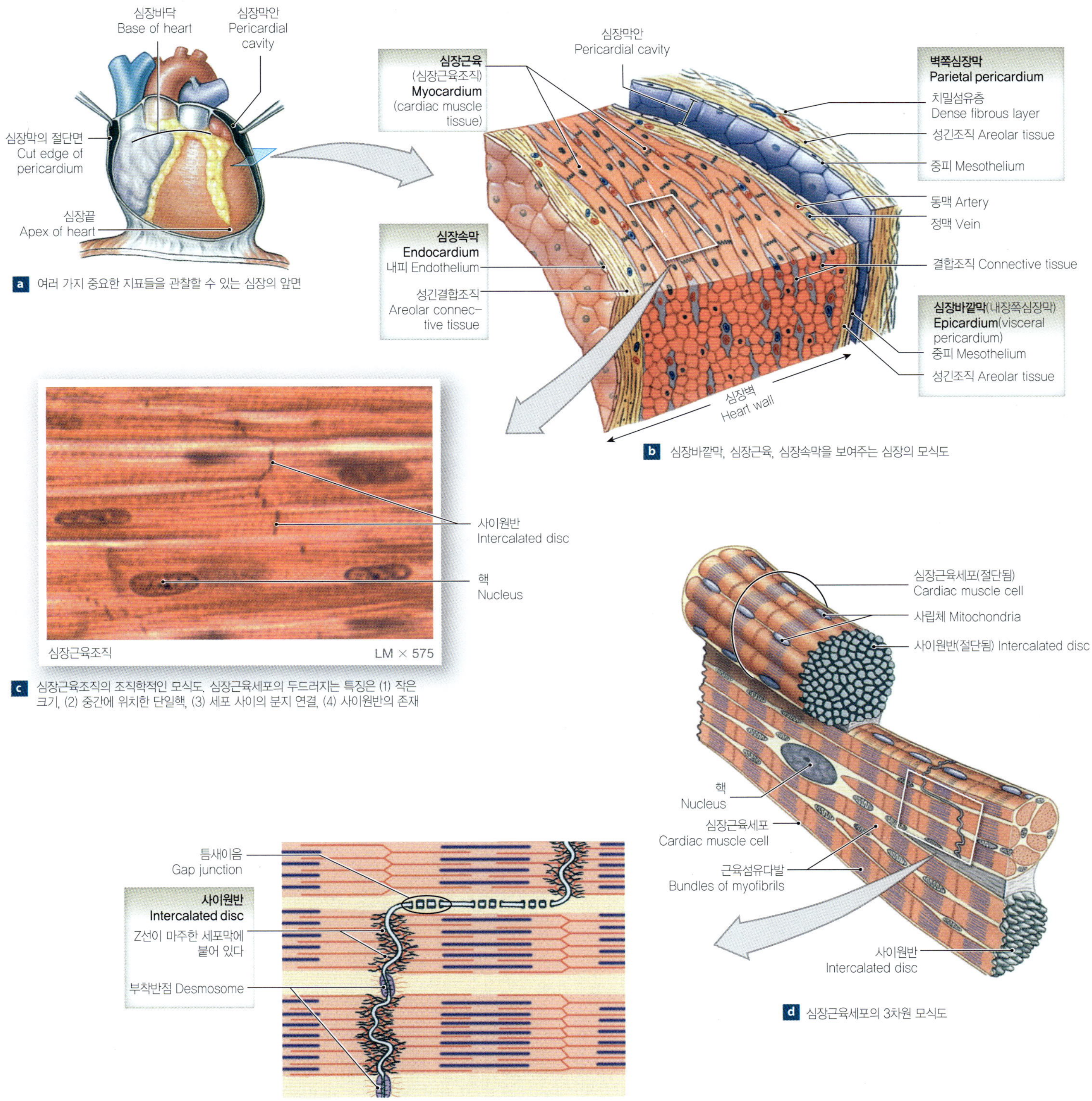

a 여러 가지 중요한 지표들을 관찰할 수 있는 심장의 앞면

b 심장바깥막, 심장근육, 심장속막을 보여주는 심장의 모식도

c 심장근육조직의 조직학적인 모식도. 심장근육세포의 두드러지는 특징은 (1) 작은 크기, (2) 중간에 위치한 단일핵, (3) 세포 사이의 분지 연결, (4) 사이원반의 존재

d 심장근육세포의 3차원 모식도

e 사이원반의 구조

■ 그림 21.3 심장벽의 근육조직의 조직학적 구성

사이원반

심장근육세포는 이웃한 세포와 **사이원반**(intercalated disc)이라고 하는 특수한 세포 사이연접으로 연결되어 있다. 사이원반은 심장근육조직에서만 특수하게 나타나는 구조이다(그림 21.3b-e). 톱니 모양의 외형은 마주한 심장근육세포막과 넓게 물려 있다. 사이원반에서는

- 두 개의 심장근육세포의 세포막은 부착반점(desmosome, maculae adherens)에 의해 연결되어 있다. 이는 세포를 함께 묶어 놓으며, 조직이 3차원적인 구조를 유지하는데 기여한다.
- 사이원반에는 부착판(fascia adherens)이라는 특수한 형태의 부착연접이 있다. 심장근육세포의 근육원섬유는 사이원반의 부착판에서 근육세포막에 단단하게 고정되어 있다. 사이원반은 따라서 인접한 세포의 근육원섬유를 묶어 놓는 역할을 한다. 결과적으로 두 근육세포는 최대한의 효율로 협력하여 일하게 된다.
- 심장근육세포는 틈새이음(gap junction)에 의해서도 연결되어 있다. 이온과 작은 분자들은 틈새이음을 통하여 세포 사이를 움직일 수 있으므로, 두 세포 사이에 전기적인 연결을 만들 수 있다. 결과적으로, 수축을 위한 자극은 세포막이 이어져 있는 것처럼 한 세포에서 다른 세포로 전달될 수 있다.

심장근육세포들이 기계적, 화학적 그리고 전기적으로 다른 세포들과 이어져 있기 때문에 심장근육조직은 하나의 거대한 세포처럼 기능을 한다. 어떤 한 세포라도 수축하게 되면 다른 세포들의 수축을 유발하게 되고, 결국 심장근육 전체로 수축이 퍼져나간다. 이러한 이유로, 심장근육은 기능적 융합세포(functional syncytium)로도 불린다.

섬유뼈대

심장의 결합조직은 많은 양의 그물 모양의 아교섬유와 탄력섬유를 가지고 있다(그림 21.3b) . 각각의 심장근육세포는 강하고 탄력 있는 막에 싸여 있고, 인접한 세포들과 섬유교차결합으로 연결되어 있다. 또, 각각의 근육층들도 섬유로 싸여 있어서, 섬유막은 얕은 층과 깊은 층의 근육을 나눈다. 이러한 결합조직 층은 탄력섬유조직으로 이루어진 치밀한 띠와 이어져 있어서 이 띠는 (1) 허파동맥과 대동맥의 기저를 이루며, (2) 심장의 판막을 둘러싼다. 이렇게 넓은 범위에 걸쳐진 결합조직 네트워크를 심장의 **섬유뼈대**(fibrous skeleton)라고 부른다(그림 21.9).

이 섬유뼈대는 다음과 같은 기능이 있다.

- 심장근육세포와 판막의 위치를 고정시킨다.
- 심장근육세포와 심장근육 속의 혈관과 신경에 물리적인 지지를 해준다.
- 수축 시 힘을 분산시킨다.
- 판막의 기능을 돕고 심장의 과도한 팽창을 방지한다.
- 수축 후 심장이 본래의 모양으로 돌아오도록 탄력성을 제공한다.
- 심실근육세포와 심방근육세포를 분리시킨다. 나중 부분에서 보게 되듯이, 이러한 분리는 심장수축의 협동에 매우 중요하다.

21.3 개념확인

1. 심장근육의 조직표본과 뼈대근육의 조직표본을 어떻게 구별할 수 있는가?
2. 심장근육세포는 이웃하는 세포와 어떻게 연결되어 있는가?

21.4 심장의 위치와 표면해부학

광고와 만화에서는 심장이 가슴 중앙에 있는 것으로 보이지만 정중면이 심장을 반으로 나누지는 않는다. 이는 심장이 (1) 약간 정중면의 왼쪽으로 놓여 있고, (2) 신체의 세로축에 대해 약간의 각을 가진 채로 기울어져 있으며, (3) 왼쪽을 향해 회전되어 있기 때문이다.

심장은 두 허파 사이인 세로칸(종격, mediastinum)내에 위치한다. 심장이 정중면의 약간 왼쪽에 위치하기 때문에 왼쪽 허파의 안쪽면 내의 패임은 오른쪽 허파 안쪽면의 상응하는 패임에 비해 더 깊다. **심장바닥(심저, base of heart)**은 심장의 넓은 윗부분으로 온몸순환과 허파순환을 위한 대동맥과 대정맥이 부착되어 있다. 심장바닥은 주요 혈관의 바닥부분과 두 심방의 윗면을 포함한다. 풍선을 이용한 분석에 의하면 심장바닥은 손목의 안쪽에 해당된다(그림 21.2b). 심장바닥은 복장뼈 뒤에 있고, 세째갈비뼈연골의 높이에 위치하며, 중심이 왼쪽으로 약 1.2 cm 정도 이동되어 있다(그림 21.4). **심장끝(심첨, apex of heart)**은 아래로 향하는 심장의 둥근 끝이며 가쪽으로 비스듬하게 기울어져 있다. 전형적인 성인의 심장은 심장바닥에서 심장끝까지 약 12.5 cm이다. 심장끝은 다섯째갈비사이공간 높이에 위치하며 정중면에서 왼쪽으로 약 7.5 cm 지점에 위치한다.

심장은 왼쪽을 향해 약간 회전되어 있기 때문에 심장바닥은 심

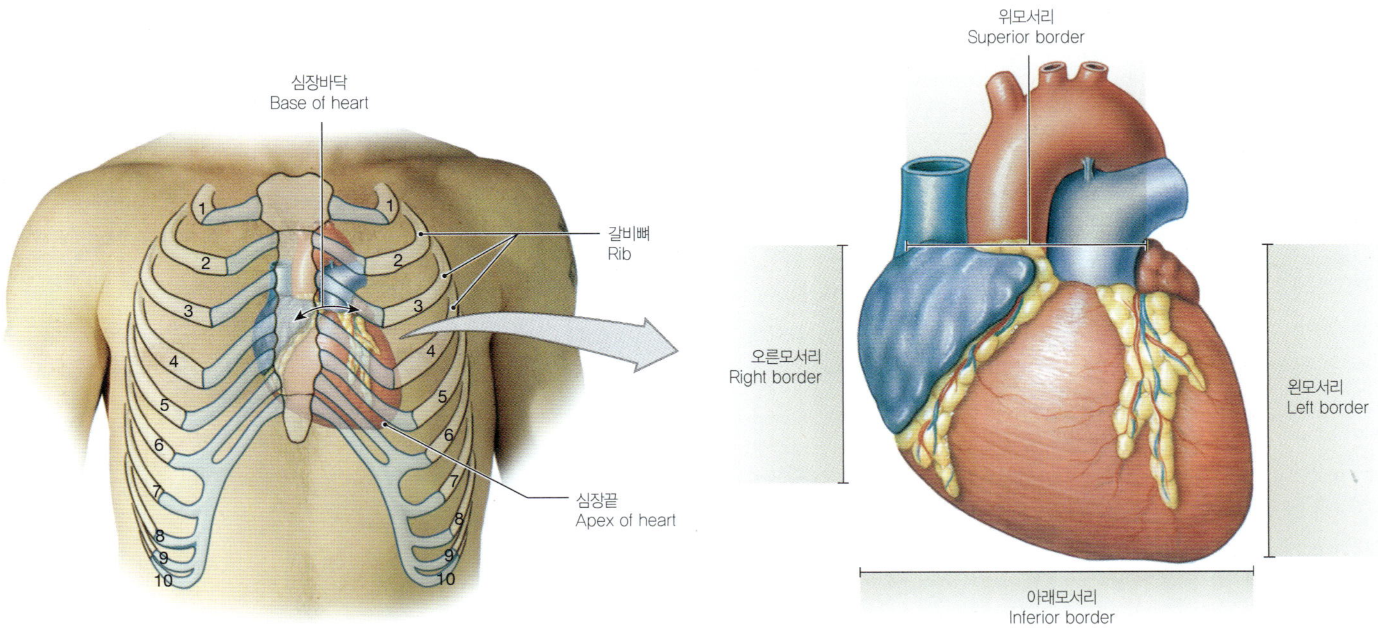

■ **그림 21.4 심장의 위치와 방향**
가슴안의 심장 위치와 심장의 면

장의 **위모서리(상연, superior border)**를 형성한다. 심장의 **오른모서리(우연, right border)**는 오른심방에 의해 형성된다. 심장의 **왼모서리(좌연, left border)**는 왼심실과 왼심방의 일부에 의해 형성된다. 왼모서리는 심장끝까지 확장되어 **아래모서리(하연, inferior border)**와 만난다. 아래모서리는 오른심실의 아래 벽에 의해 주로 형성된다.

심장은 왼쪽을 향해 약간 회전되어 있기 때문에 앞면, 또는 **복장갈비면(흉늑면, sternocostal surface)**은 주로 오른심실과 오른심방으로 구성된다(그림 21.5a와 21.6a). 심장바닥의 뒷면은 왼심방과 오른심방의 일부로 형성된다. 반면 왼심실의 뒤벽과 아래벽은

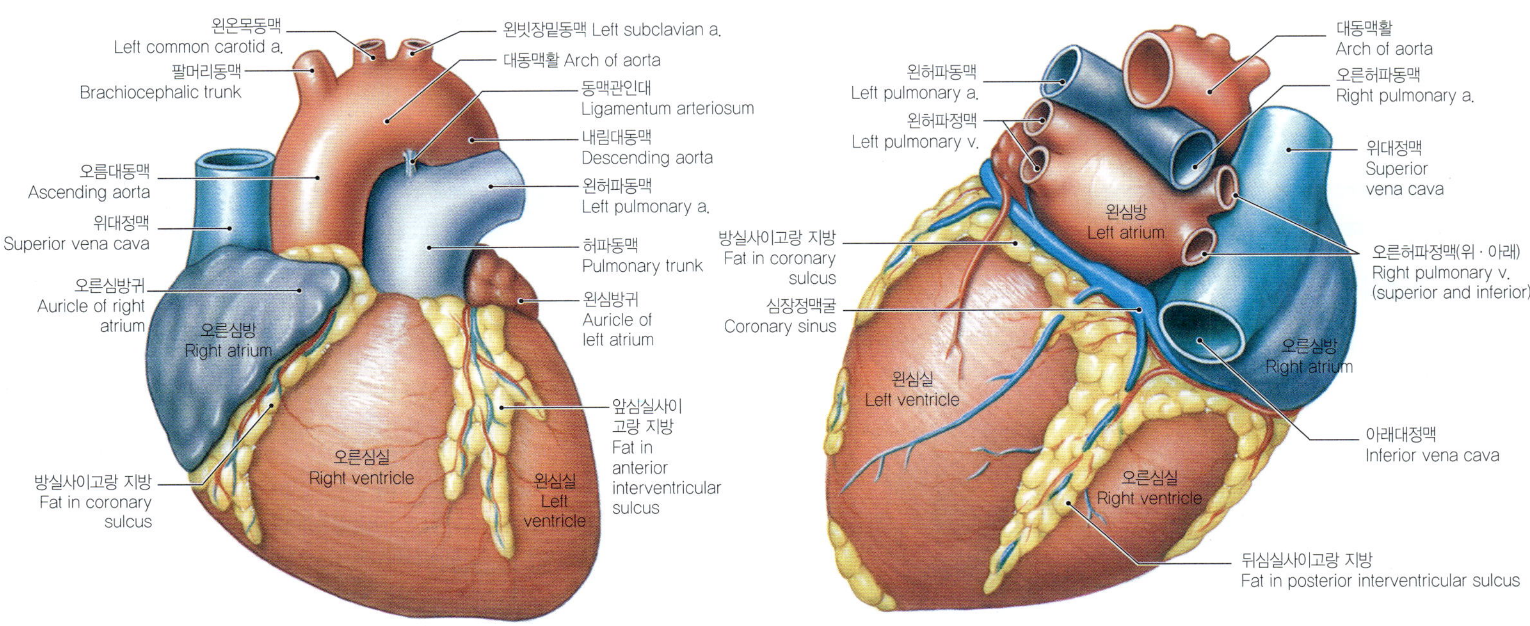

a 심장과 큰혈관의 앞면

b 심장과 큰혈관의 뒷면

■ **그림 21.5 심장의 표면 해부학**

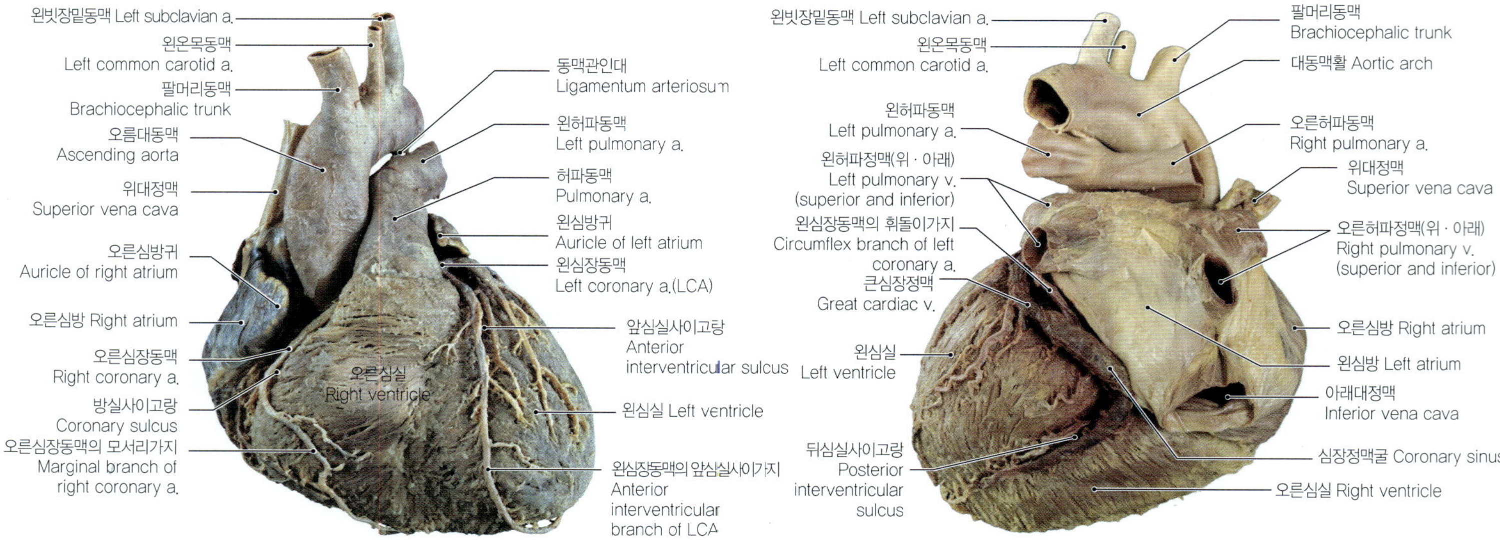

a 심장과 큰혈관의 앞면

b 심장과 큰혈관의 뒷면

■ 그림 21.6 심장의 표면 해부학

상당히 경사져 있고 심장바닥과 심장 끝 사이의 **가로막면(횡격면, diaphragmatic surface)**을 이룬다(그림 21.5b와 21.6b).

심장의 네 개의 방은 바깥면에서 보면 고랑(구, sulcus)이 있다(그림 21.5-6). 얕은 **심방사이고랑(방간구, interatrial groove)**은 두 심방을 분리하고, 깊은 **방실사이고랑(관상구, coronary sulcus)**은 심방과 심실 사이의 경계를 구분짓는 지표이다. 앞면의 움푹한 고랑(**앞심실사이고랑**, 전실간구)과 뒷면의 움푹한 고랑(**뒤심실사이고랑**, 후실간구)이 왼심실과 오른심실 사이의 경계를 나타낸다. 방실사이고랑과 심실사이고랑에 있는 심장바깥막(심장외막, epicardium)의 결합조직에는 보통 상당한 양의 지방조직이 있기 때문에 아래에 있는 고랑을 노출하기 위해서는 제거해야 한다. 이 고랑들로 심장의 근육에 혈액을 공급하는 동맥과 정맥이 지나간다.

심방과 심실은 매우 다른 기능을 가진다. 즉, 심방은 계속해서 동, 정맥혈을 받으며 혈액을 심실로 이동시켜야 하고, 심실은 온몸순환과 허파순환을 위하여 혈액을 내보내야 한다. 심방과 심실의 기능적 차이는 속과 바깥의 구조적 차이와 연관되어 있다. 그림 21.5와 21.6에 보면, 심장의 표면 해부학적 구조가 자세히 나타나 있고 심방과 심실의 특징에 주목한다.

임상노트

심장의 감염과 염증

많은 다양한 종류의 미생물들이 심장조직을 감염시켜 심각한 심장이상을 초래할 수 있다. **심장염(carditis)**은 심장의 염증을 가리키는 일반적인 용어이다. 심장이 감염되어 생기는 임상적인 현상은 대개 감염이 일어나는 장소에 따라 다르다. 예를 들어, 심장속막에 영향을 미치는 감염은 심내막염(endocarditis)을 일으켜 주로 힘줄끈과 심장판막에 손상을 주며, 치사율이 21~35%에 이른다. 심내막염의 가장 심각한 합병증은 손상 부위 표면에 혈병이 생기면서 발생한다. 점차적으로 혈병이 떨어져 나오면서 혈관 내를 부유하는 색전으로 작용해 혈류를 막아 뇌졸중, 심장마비, 콩팥기능 이상을 초래한다. 감염에 의한 심장판막의 손상은 판막의 누출, 심장기능 손실, 그리고 사망을 초래할 수 있다.

심근염(myocarditis)은 심장근육의 염증을 가리키며 직접 심장근육을 공격하거나 또는 심장근육에 손상을 주는 독성 물질을 생성하는 박테리아, 바이러스, 원충, 진균성 병원체 등에 의해 일어난다. 감염된 심장근육세포의 근육섬유는 그 작용이 촉진되어, 심장박동수가 현저하게 증가할 수 있다. 오랜 시간에 걸쳐 비정상적인 수축이 나타날 수 있으며 심장근육은 약해지게 된다. 이러한 문제가 결국 치명적일 수도 있다.

만약 심장막에 감염이 일어나거나 염증이 발생한다면, 체액이 심장 주위에 축적될 수도 있으며**(심장눌림증, cardiac tamponade)** 혹은 심장막의 신축성이 떨어질 수도 있다**(협착심장막염, constrictive pericarditis)**. 두 경우 모두에서 심장의 팽창은 제한되며 심박출량이 줄어든다. 과도한 체액을 배출시키거나 혹은 심장막주머니에 창을 내는 방법 등으로 치료한다.

오른심방은 앞, 아래, 그리고 왼심방의 오른쪽에 위치한다. 왼심방은 오른심방의 뒤쪽으로 뻗어 있다. 왼심방은 방실사이고랑에 이르는 심장 표면의 뒷면의 대부분을 형성한다. 두 심방은 상대적으로 얇은 근육층을 가져서 팽창성이 높다. 혈액으로 채워져 있지 않을 때는 각 심방의 바깥은 수축해서 울퉁불퉁하고 주름진 늘어진 주머니와 같게 된다. 심방의 팽창 가능한 확장부는 귀(ear) 모양이어서 초기 해부학자들이 **심방귀(심이, auricle)**라 불린다. 심방귀는 심방 부속기로도 알려져 있다.

심실은 방실사이고랑 아래에 놓여 있다(그림 21.5와 그림 21.6). 오른심실은 심장의 갈비면의 많은 부분을 이룬다. 왼심실은 심장의 왼편과 가로막면을 형성하며 방실사이고랑에서 심장끝까지 뻗어 있다.

V	21.4 개념확인
1 ☐	심방과 심실을 분리하고 있는 고랑의 이름은 무엇인가?
2 ☐	심장바닥이란 무엇이며, 여기에 어떤 구조물이 있는가?

21.5 심장의 속해부와 구성

심방과 심실의 속해부와 기능적 구성에 대해 그림 21.7과 21.8에 자세히 나타나 있다. 심방은 심방사이막(심방중격, interatrial septum)에 의해 분리되고 심실사이막은 심실을 분리한다(그림 21.7b와 21.8). 각 심방은 같은 쪽의 심실과 연결되어 있다. **판막(valve)**은 심방과 심실 사이의 입구로 확장되어 있는 심장속막의 접힌 부분으로 혈액의 역류를 막기 위해 열리고 닫혀, 심방에서 심실로의 혈액을 한 방향으로 흐르게 한다(판막의 구조와 기능은 다음 절에서 다룬다).

심방의 기능은 심장으로 돌아오는 혈액을 모으고 연결된 심실로 혈액을 운반하는 것이다. 오른심방과 왼심방의 기능적인 특징은 매우 비슷하고, 두 개의 방은 거의 같아 보인다. 오른심실과 왼심실의 기능적인 특징은 매우 다르고, 두 개의 심실 사이에는 상당한 구조적인 차이가 존재한다.

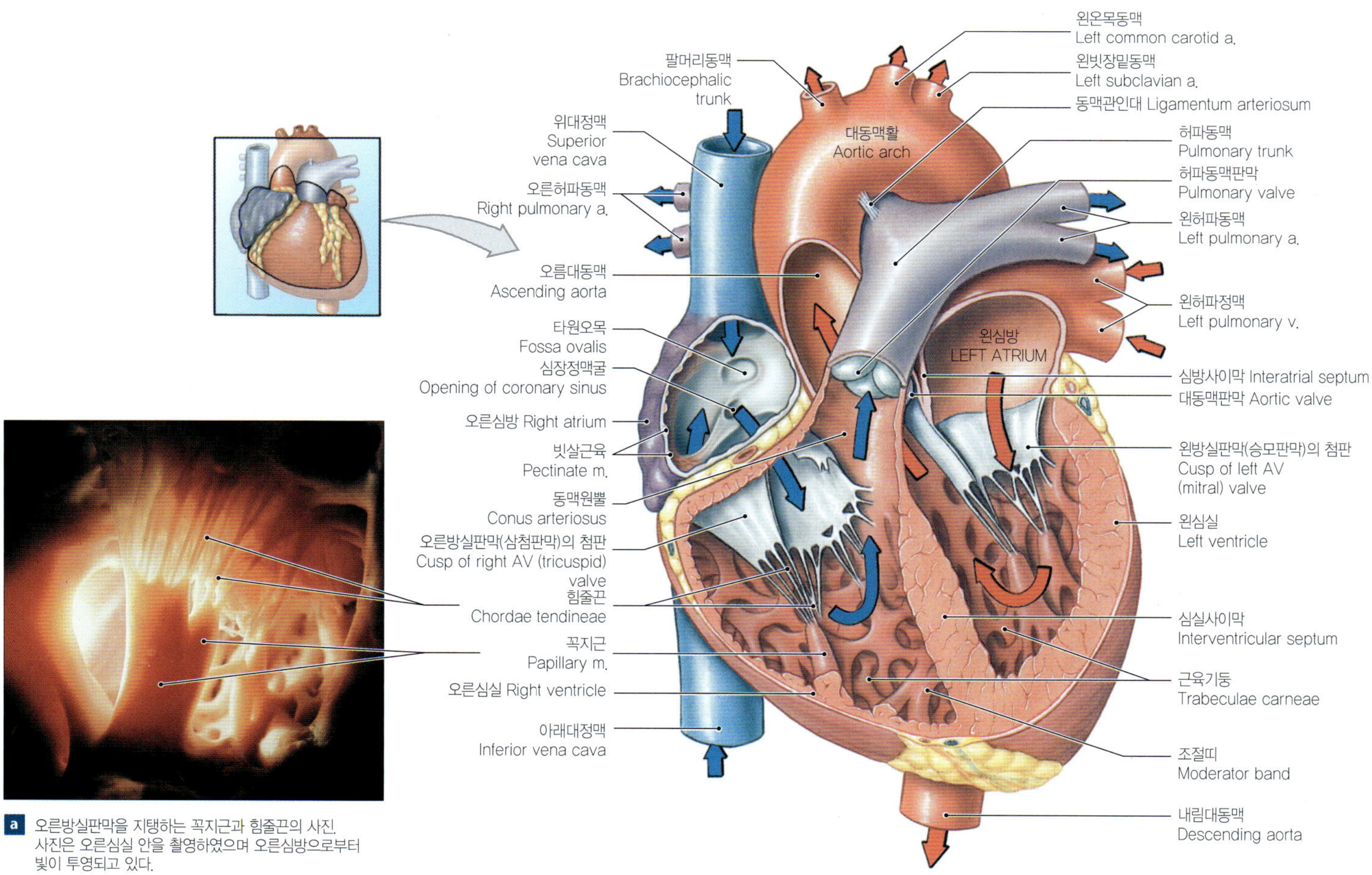

a 오른방실판막을 지탱하는 꼭지근과 힘줄끈의 사진. 사진은 오른심실 안을 촬영하였으며 오른심방으로부터 빛이 투영되고 있다.

b 이완된 심장의 가로절단면, 심방과 심실을 통한 주요한 지표와 혈액흐름의 통로를 보여준다.

■ **그림 21.7 심장의 단면 해부**

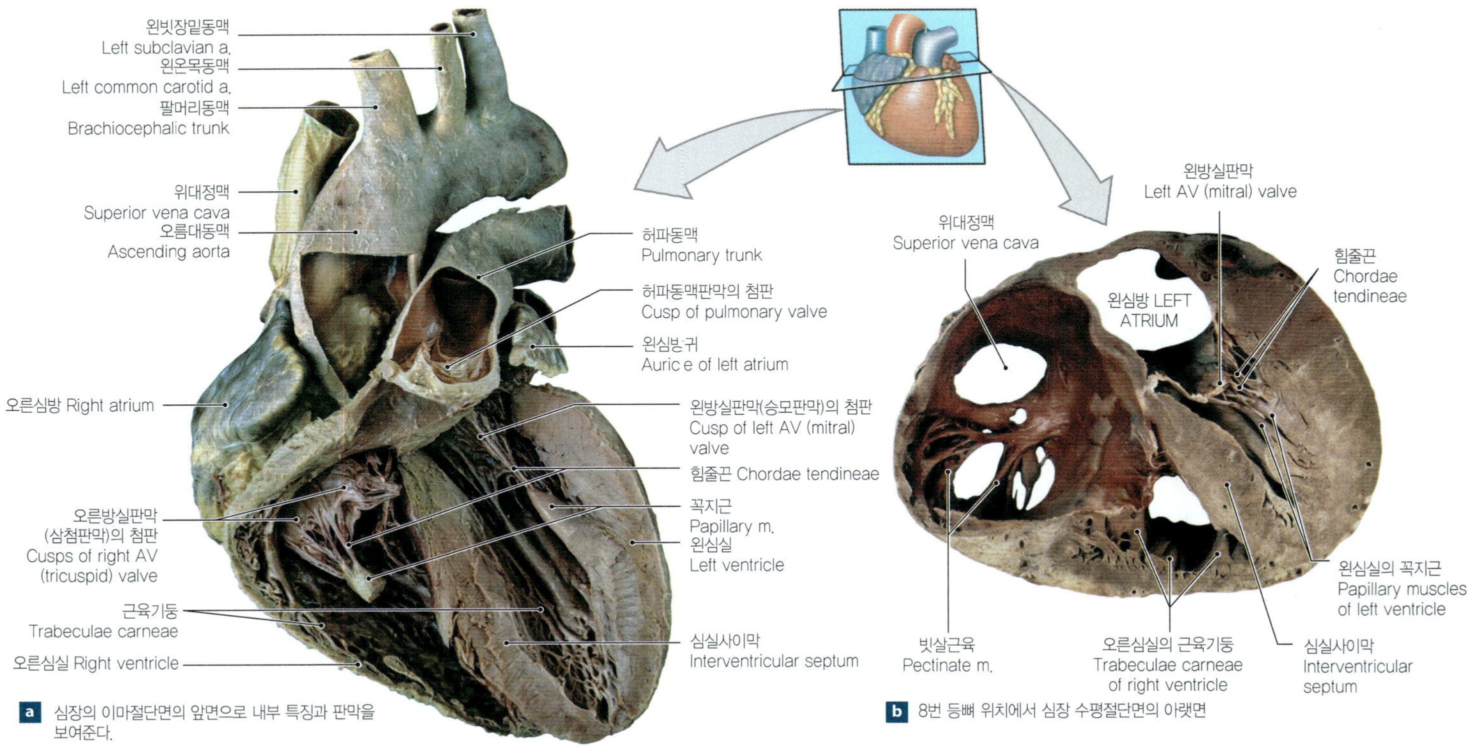

a 심장의 이마절단면의 앞면으로 내부 특징과 판막을 보여준다.

b 8번 등뼈 위치에서 심장 수평절단면의 아랫면

그림 21.8 심장의 단면 해부

오른심방

오른심방은 **위대정맥(상대정맥, superior vena cava)**과 **아래대정맥(하대정맥, inferior vena cava)**을 통해 온몸순환으로부터의 산소가 적은 정맥혈을 받는다(그림 21.5, 21.6, 21.7b와 21.8). 위대정맥은 오른심방의 뒤쪽 윗부분으로 열리며, 머리, 목, 팔, 그리고 가슴으로부터 오는 정맥혈액을 운반한다. 오른심방의 뒤쪽 아랫부분에 열려 있는 아래대정맥은 배안과 골반안, 다리의 조직과 기관으로부터 오는 정맥혈액을 운반한다. 심장 자체의 정맥은 심장정맥(coronary v.)이라 하고, 심장벽으로부터 오는 혈액은 심장정맥굴로 들어간다(그림 21.5b와 21.6b). 심장정맥굴은 오른심방의 뒤벽, 아래대정맥의 입구 아래에 열려 있다(심장혈관은 다음 절에서 다룬다.).

빗살근육(즐상근, pectinate m.)은 돌출된 근육으로, 오른심방귀의 속면과 인접한 심방벽의 앞면을 따라 존재한다. **심방사이막(심방중격, interatrial septum)**은 오른심방과 왼심방을 분리한다. 이 심방사이막에는 5주에서 출생까지 배 발생 동안 **타원구멍(난원공, foramen ovale)**이 있다(28장의 발생학 정리 참고). 타원구멍은 허파가 발달하고 기능을 하지 않는 동안 오른심방에서 왼심방으로 직접 혈액이 흐르도록 한다. 출생 시에 허파는 기능을 시작하고 타원구멍은 닫히게 된다. 48시간 후에는 영구적으로 닫히게 되며, 성인에서는 작은 함몰 부위인 **타원오목(난원와, fossa ovalis)**으로 존재하게 된다. 때때로 타원구멍이 닫히지 않고 열린 채로 유지되는데 그 결과 허파순환에서 혈액의 재순환이 일어나 온몸순환의 효율을 떨어뜨리고 허파혈관의 혈압이 올라간다. 이는 심장확장과 허파의 혈액 증가를 가져와 심장마비로 이어진다.

오른심실

산소가 부족한 정맥혈은 섬유성 판에 의해 결합된 넓은 구멍을 통해 오른심방에서 오른심실로 이동한다. 이 판은 **첨판(cusp)** 또는 삼첨판(tricuspid valve)인데 **오른방실판막(우방실판, right atrioventricular valve)**을 형성한다(그림 21.7과 21.8). 첨판의 자유로운 끝부분은 **힘줄끈(건삭, chordae tendineae)**인 아교섬유의 다발에 부착되어 있다. 이 다발은 심실 속면의 원통형 모양의 근육 돌출부인 **꼭지근(유두근, papillary m.)**으로부터 일어난다. 힘줄끈은 첨판의 움직임을 제한하고 오른심실에서 오른심방으로의 혈액의 역류를 막는다. 작용기전은 다음 장에서 자세히 다룬다.

심실 속면은 불규칙한 근육이 이어진 **근육기둥(육주, trabeculae carneae)**이 존재한다. **조절띠(moderator band)**는 심실근의 띠인데 두 심실을 분리하는 두꺼운 근육질의 분할선이 **심실사이막(심실중격, interventricular septum)**에서 오른심실의 벽과 꼭

지근의 바닥 부분까지 확장되어 있다.

오른심실의 상단끝은 부드러운 벽의, 원통형 모양의 주머니인 **동맥원뿔(동맥원추, conus arteriosus)**이 있으며 허파동맥판막(폐동맥판, pulmonary valve)까지 점차적으로 좁아진다. 이 판막은 세 개의 두꺼운 반달판막으로 구성된다. 혈액이 오른심실에서 방출될 때 혈액은 허파순환의 시작인 **허파동맥(폐동맥, pulmonary trunk)**의 판막을 통과한다. 이 판막은 심실이 이완될 때 오른심실로 혈액이 역류하는 것을 막는다. 혈액은 허파동맥으로부터 **오른허파동맥**(right pulmonary a.), **왼허파동맥**(left pulmonary a.) 양쪽으로 흘러들어간다(그림 21.5와 21.8). 이 혈관들은 가스교환이 일어나는 허파모세혈관이 되기까지 허파 속에서 계속해서 가지를 친다.

왼심방

산소가 풍부한 혈액은 각각의 허파모세혈관으로부터 네 개의 허파정맥을 형성한다. 이 **왼허파정맥**(left pulmonary v.)과 **오른허파정맥**(right pulmonary v.)은 왼심방의 뒷면으로 열린다(그림 21.5, 21.6과 21.7b). 왼심방은 오른심방보다 입방 모양이고, 왼심방귀는 오른심방귀보다 길고 좁으며 고리 모양이다. 빗살근육은 왼심방귀 안에 있다. 왼심방으로부터 왼심실로의 혈액 흐름은 승모판막(mitral valve) 또는 이첨판막(bicuspid valve)으로 알려진 **왼방실판막(left atrioventricular valve)**을 통과한다. 이첨판이 의미하듯이, 이 판막은 세 개가 아닌 한 쌍의 첨판을 가진다. 왼방실판막은 산소가 풍부한 혈액을 왼심방에서 왼심실로의 흐르게 하고, 반대 방향으로의 혈액흐름은 제한한다.

왼심실

왼심실은 심장의 방 중에서 가장 두꺼운 심장벽을 가진다. 두꺼운 심장근육은 온몸순환을 위하여 충분한 압력으로 혈액을 밀어낸다. 이와 비교하면 오른심실은 상대적으로 얇은 심장벽을 가지며 단지 약 30 cm의 혈액 이동거리를 가진다(12장, 그림 12.11 참고). 왼심실의 속 구성은 오른심실의 속 구성과 비슷하다(그림 21, 21.7b와 21.8a). 그러나 근육기둥이 오른심실보다 더 발달되어 있고 조절띠가 없으며 승모판막이 두 개의 첨판을 가지기 때문에 두 개의 큰 꼭지근이 있다.

혈액은 왼심실로부터 대동맥판막(aortic valve)을 통과해 **오름대동맥(상행대동맥, ascending aorta)**으로 이동한다. 대동맥판막에서 첨판의 배열은 허파동맥의 반달판막과 같다. 첨판과 인접한 오름대동맥의 시작 부위는 자루와 같이 팽창되어 있다. 이 자루를 **대동맥굴(대동맥동, aortic sinus)**이라고 하며 판막이 열릴 때 각각의 첨판이 대동맥의 벽에 붙는 것을 방지한다. 혈액을 심장근육으로 운반하는 오른 · 왼 심장동맥은 대동맥굴에서 시작한다. 대동맥판막은 심장의 바깥으로 온몸순환으로 뿜어져 나온 혈액이 왼심실로 역류되는 것을 막는다. 혈액은 오름대동맥으로부터 **대동맥활(대동맥궁, aortic arch)**을 거쳐 **내림대동맥(하대동맥, descending aorta)**으로 흐른다(그림 21.5, 21.6과 21.7b). 허파동맥은 태아의 중요한 혈관의 잔유물인 섬유성 끈인 동맥관인대에 의해 대동맥에 부착된다. 심장혈관계통은 22장에 설명되었듯이 출생 후 변화가 일어난다.

왼심실과 오른심실 사이의 구조적 차이점

왼심실과 오른심실 사이의 해부학적 차이점은 단면이나 3차원적인 그림에서 잘 볼 수 있다(그림 12.11, 21.7b와 21.8). 허파는 부분적으로 심장막안을 에워싸고 심장바닥은 오른쪽과 왼쪽 허파 사이에 놓여 있다. 결과적으로 허파동맥과 허파정맥은 상대적으로 짧고 넓어서 오른심실은 정상적인 허파순환을 통해 혈액 흐름을 촉진하기 위해 너무 강하게 혈액을 밀어낼 필요가 없다. 오른심실의 심장벽은 왼심실에 비해 상대적으로 얇고, 단면을 보면 오른심실은 왼심실의 두꺼운 심장벽에 부착된 주머니와 비슷하다. 오른심실이 수축할 때 오른심실은 왼심실의 심장벽을 향해 움직인다. 그러므로 오른심실이 수축하면 오른심실의 혈액이 허파동맥판막을 지나 허파동맥으로 이동한다. 이 과정을 통해 상대적으로 낮은 압력으로 효율적으로 허파순환이 가능해진다. 허파모세혈관이 매우 약하기 때문에 너무 높은 혈압은 위험할 수 있다. 온몸순환에서 나타나는 높은 혈압이 허파순환에서 나타난다면 허파혈관을 손상시키고 허파꽈리(pulmonary alveoli)에 물이 차게 된다.

왼심실에서는 온몸순환을 위한 혈압의 힘은 허파순환에 비해 6~7배에 달하기 때문에 오른심실과 같은 펌프작용은 왼심실에는 적합하지 않다. 왼심실은 매우 두꺼운 근육질의 심장벽을 가지며 둥근 단면을 가진다. 왼심실이 수축할 때, 두 가지 일이 일어난다. 심장바닥과 심장끝 사이의 거리가 감소하고 심실의 직경이 감소한다. 치약튜브의 끝을 동시에 압착하고 감아 올리는 상상을 해보면 쉽게 감을 느낄 수 있을 것이다. 왼심실에서 생성되는 힘은 매우 강력해서 대동맥판막을 열고 혈액을 오름대동맥으로 밀어내는 데 충분하다. 강력한 왼심실의 수축으로 오른심실 속으로 볼록하게 밀고 들어간다. 이러한 밀침은 오른심실의 효율을 증가시킨다. 오른심실의 근육조직이 심각하게 손상된 사람은 왼심실의 수축에 의해 제공되는 미는 힘을 이용해 생존을 유지할 수 있다.

Hot Topics

심장은 어떻게 강력하게 펌프질을 할 수 있는가?

심장근육세포는 나선 모양으로 심장 주위에 굽어져 있다. 최근 연구에서 심장근육세포가 부드럽고 규칙적으로 얽히지 않고 효과적으로 수축과 이완을 하는지 설명하였다.*

* Savadjiev, P. et al. 2012. *PNAS*. 109(4):9248–9253.

심장판막의 구조와 기능

네 개의 심장판막의 구조와 기능이 그림 21.7에서 21.9까지 자세하게 나타나 있다.

방실판막은 심방과 심실 사이에 위치한다. 방실판막은 다음과 같은 네 개의 구성요소를 가진다. (1) 심장의 섬유뼈대에 부착된 결합조직의 고리, (2) 심장의 방 사이를 열고 닫는 기능을 하는 결합조직 첨판, (3) 첨판의 모서리에 부착된 힘줄끈, (4) 심장벽의 꼭지근.

두 심실로 혈액의 역류를 막는 두 개의 **반달판막(반월판, semilunar valve)**이 있다. 이 판막은 첨판이 반달 모양을 닮아 이름지어졌다. **허파동맥판막**(pulmonary valve)은 오른심실로부터 허파동맥의 출구에 위치하고, **대동맥판막**(aortic valve)은 왼심실로부터 대동맥의 출구에 위치한다. 반달판막은 대칭적인 3개의 첨판이 삼각대의 다리와 같이 서로 지지하고 있기 때문에 힘줄끈이 필요하지 않다.

심장주기 동안 판막의 기능

힘줄끈과 꼭지근은 방실판막과 연계되어 심장주기 동안 방실판막의 정상적인 기능에 중요한 역할을 한다. 심실이완기 동안 심실은 혈액으로 가득차고 꼭지근은 이완된다. 그리고 방실판막은 열리고 심방에서 심실로의 별다른 저항 없이 혈액이 흐른다. 이 주기 동안 반달판막은 닫힌다.

심실수축기가 시작될 때 심실을 떠나는 혈액은 반달판막을 열고, 반면에 심방을 향해 거꾸로 이동하는 혈액은 방실판막의 첨판을 흔든다. 꼭지근과 힘줄끈의 긴장은 첨판이 심방에서 흔들리고 심방으로 열리는 것을 막는다. 그러므로 힘줄끈과 꼭지근은 심실이 수축하는 동안 혈액의 **역류**(regurgitation)를 막기 위해 필수적이다.

심각한 판막의 이상은 심장의 기능을 저하시킬 수 있다. 심장의 박동시기와 강도로 유용한 진단적 정보를 얻을 수 있고, 내과의사는 정상적이거나 비정상적인 심장의 소리를 듣기 위해 청진기를 사용한다. 판막의 소리는 심장막을 통과할 때 주변의 조직과 가슴벽에 의해 싸여 소리가 약해질 수 있다. 그러므로 **청진기**(stethoscope)의 위치는 항상 판막의 소리가 들리는 위치에 대응되지는 않는다.

임상 노트

승모판막탈출증

판막의 형태에서 작은 이상은 흔히 나타난다. 예를 들어, 14~30세의 나이를 가진 보통 사람들의 약 10%에서 약간의 **승모판막탈출증**(mitral valve prolapse, MVP)을 가진다. 이러한 경우에는 승모판막의 끝부분이 완전히 닫히지 않는다. 이러한 문제는 힘줄끈이 비정상적으로 길거나 짧거나, 꼭지근의 기능이상 때문에 유발된다. 판막이 완벽하게 작동하지 않기 때문에 왼심실의 수축기 동안 약간의 역류가 일어날 수 있다. 역류하는 동안 일어나는 파도와 소용돌이, 물흐르는 소리와 같은 심장잡음을 만들어 낸다. 이러한 사람들의 대부분은 완전히 아무런 증상이 없으며, 어떤 순환장애도 느끼지 못하고 정상적으로 건강하게 산다. 그러나 역류는 수술 후 판막 감염의 위험을 높일 수 있다.

21.5 개념확인

1. 심방과 심실 사이에 판막이 없다면 어떤 일이 일어날까?
2. 방실판막이 심방으로 열리지 않도록 막는 것은 무엇인가?

21.6 심장동맥

심장은 끊임없이 작동하므로 심장근육세포는 산소와 영양분의 확실한 공급을 필요로 한다. **심장동맥순환(관상동맥순환, coronary circulation)**은 심장근육조직에 혈액을 공급한다. 격렬한 활동 중일 때의 산소요구량은 상당히 증가하고, 심장으로의 혈액흐름이 휴식할 때보다 9배로 증가한다.

심장동맥순환은 심장혈관의 광범위한 연결망을 형성한다(그림 21.10). 오른 · 왼 **심장동맥(관상동맥, coronary a.)**은 오름대동맥의 첫 가지로써 오름대동맥 시작 부위의 대동맥굴 안에서 시작한다. 이곳의 혈압은 온몸순환의 다른 어느 곳의 혈압보다도 높으며, 이와 같이 높은 혈압은 심장근육조직에 충분한 혈액을 보낼 수 있게 한다.

오른심장동맥

오른심장동맥(우관상동맥, right coronary a.)은 오름대동맥에서 분지되어 오른쪽으로 꺾여 오른심방귀와 허파동맥 사이를 통과하여 방실사이고랑 안을 따라 지난다. 많은 변이가 있을 수 있

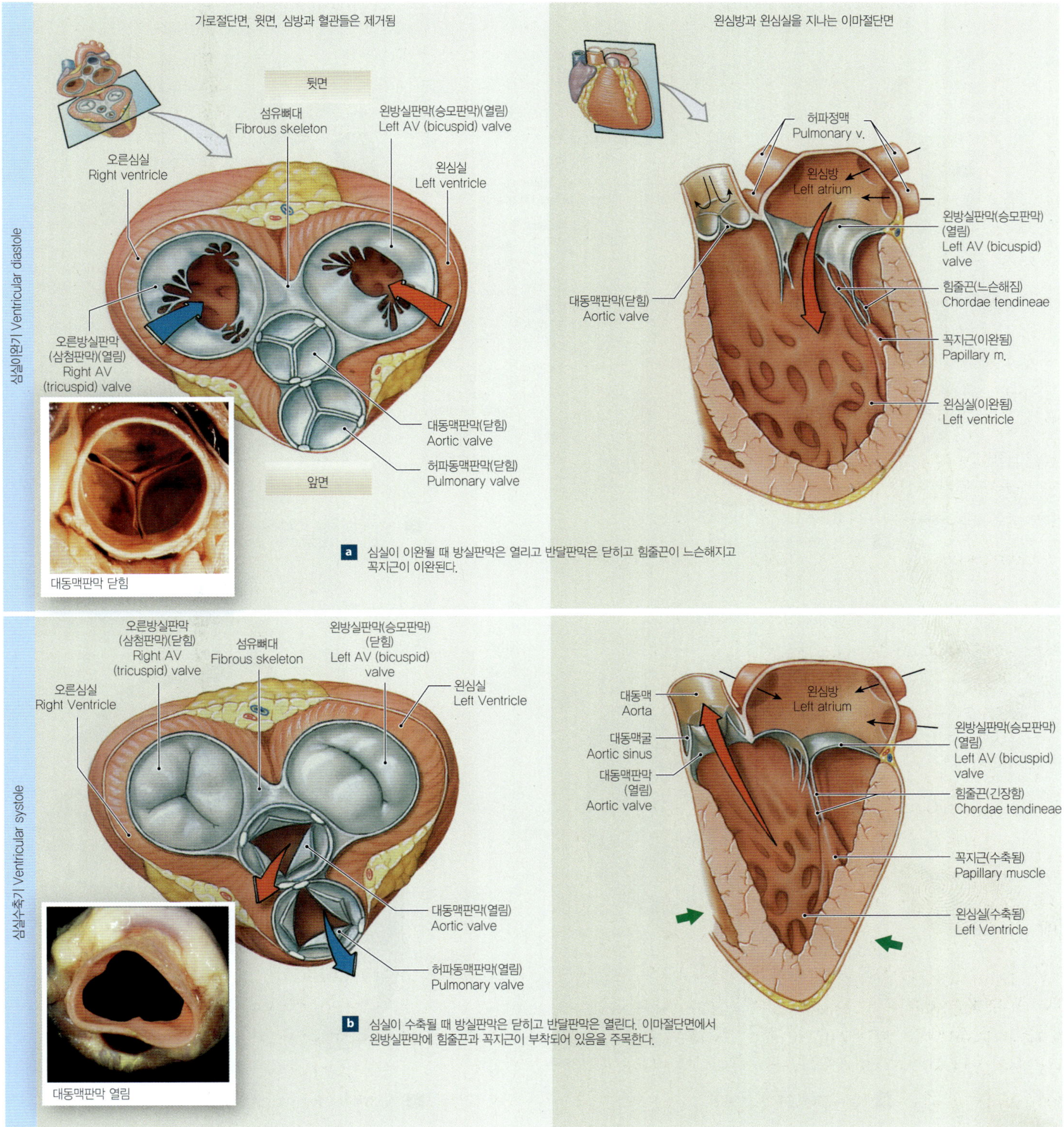

a 심실이 이완될 때 방실판막은 열리고 반달판막은 닫히고 힘줄끈이 느슨해지고 꼭지근이 이완된다.

b 심실이 수축될 때 방실판막은 닫히고 반달판막은 열린다. 이마절단면에서 왼방실판막에 힘줄끈과 꼭지근이 부착되어 있음을 주목한다.

■ **그림 21.9 심장의 판막**

붉고(산소가 풍부함) 푸른(산소가 부족함) 화살표는 심실 안과 밖으로의 혈액흐름을 나타낸다. 검은 화살표는 심방으로의 혈액흐름을 나타내고 녹색 화살표는 심실수축을 의미한다.

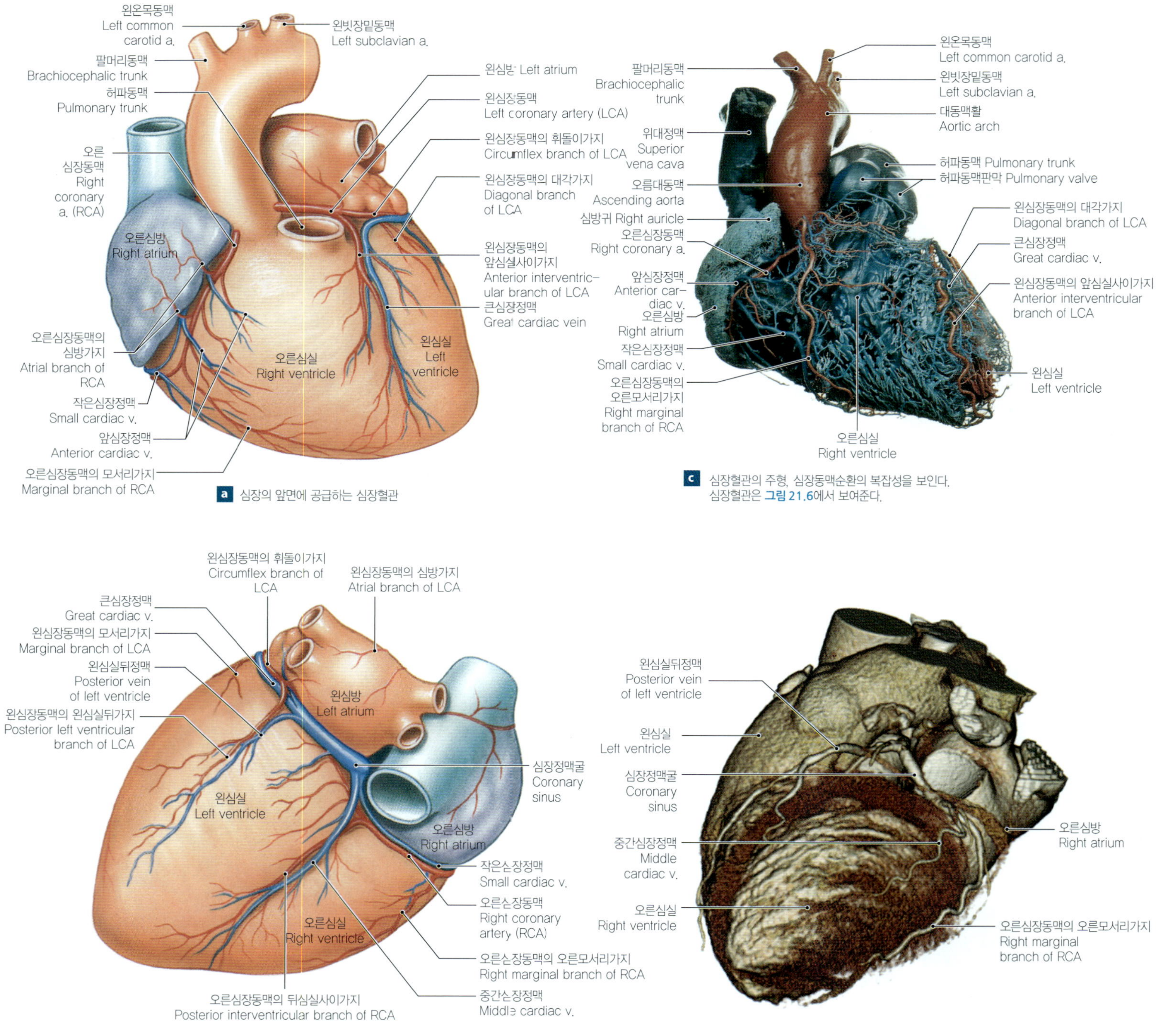

a 심장의 앞면에 공급하는 심장혈관

b 심장의 뒷면에 공급하는 심장혈관

c 심장혈관의 주형. 심장동맥순환의 복잡성을 보인다. 심장혈관은 그림 21.6에서 보여준다.

d 심장정맥과 보여주는 심장혈관조영사진, 왼쪽 가쪽면에서 촬영

■ **그림 21.10** 심장동맥순환

지만 오른심장동맥의 가지는 전형적으로 (1) 오른심방, (2) 왼심방의 일부, (3) 심방사이막, (4) 오른심실 전체, (5) 왼심실의 다양한 부위, (6) 심실사이막의 뒤 아래 1/3부분, (7) 심장의 전도계 일부에 혈액을 공급한다. 주요 가지는 그림 21.10에 나타나 있다.

1. **심방가지(심방지, atrial branch)**: 심방가지는 심장의 앞면을 가로질러 굽어져 있기 때문에 오른심장동맥에서 오른심방과 왼심방의 일부에 분포하는 심방가지가 분지된다.
2. 심실가지(심실지, ventricular branch): 심장의 오른 모서리 근처에서 오른심장동맥이 주로 오른심실의 앞면을 따라 심장끝까지 뻗어 있는 **오른모서리가지(우연지, right marginal branch)**를 낸다. 그 후 심장의 뒷면을 따라 계속되어 뒤심실사이고랑(후실간구, posterior interventricular sulcus)을 따라 심장끝을 향해 달리는 **뒤심실사이가지**를 낸다. 이 가지는 심실사이막과 심실의 인접부에 혈액을 공급한다.
3. 전도계로의 가지(branch to the conducting system): 오른심장동맥의 기저 근처의 작은 가지가 심방벽을 통과하여 심장박동원으로 알려진 굴심방결절(동방결절, sinoatrial node)에 이른다. 심장의 다른 전도계인 방실결절(atrioventricular node)로 가는 작은 가지는 뒤심실사이가지 근처의 오른심장동맥에서 시작한다. 심장박동 조절에 있어서 이 결절들과 그들의 역할은 다음 절에서 다룬다.

왼심장동맥

대부분 **왼심장동맥(좌심장동맥, left coronary a.)**은 오른심장동맥보다 크다. 왼심장동맥은 주로 (1) 왼심실의 대부분, (2) 오른심실의 좁은 부분, (3) 왼심방의 대부분, (4) 심실사이막의 앞 2/3 부분에 혈액을 공급한다. 왼심장동맥이 심장의 앞면을 지나면서 휘돌이가지(circumflex branch)와 앞심실사이가지(anterior interventricular branch)를 분지한다(그림 21.10). **휘돌이가지(회선지, circumflex branch)**는 방실사이고랑을 따라 왼쪽으로 돌아 심장의 뒷면을 향해 굽어질 때 하나 이상의 대각가지를 낸다. 휘돌이가지는 **왼모서리가지(좌연지, left marginal branch)**를 내고 심장의 뒷면에 닿아 **왼심실뒤가지(posterior left ventricular branch)**를 형성한다. 휘돌이가지의 먼 부위는 종종 오른심장동맥의 작은 가지와 만나고 합쳐진다. 훨씬 더 큰 **앞심실사이가지(전실간지, anterior interventricular branch)**는 심실사이고랑 내의 앞면을 따라 달린다. 이 동맥은 앞쪽 심실심장근육과 심실사이막의 앞쪽 2/3 부분에 걸쳐서 분포한다. 왼심장동맥의 가지인 앞심실사이가지의 작은 가지는 오른심장동맥의 뒤심실사이가지로 이어진다. 이와 같은 동맥 사이의 상호 연결을 **연결(문합, anastomosis)**이라고 한다. 동맥이 이런 방법으로 연결되어 있어 왼심장동맥과 오른심장동맥의 혈압 변화에도 불구하고 심실근육으로의 혈액 공급이 상대적으로 일정하게 유지된다.

심장정맥

큰심장정맥(대심장정맥, great cardiac v.)과 중간심장정맥(중심장정맥, middle cardiac v.)은 심장근육 모세혈관을 통하여 소정맥으로부터 혈액이 모인다. 이 혈관들은 정맥혈액을 방실사이고랑의 뒷부분에 놓여 있는 크고 얇은 벽을 가진 정맥인 **심장정맥굴(관상정맥동, coronary sinus)**로 운반한다(그림 21.5b, 21.6b와 21.10b,d). 앞서 언급되었듯이 심장정맥굴은 아래대정맥구멍과 방실구멍사이의 오른심방으로 열린다.

큰심장정맥 또는 심장정맥굴 안으로 흘러들어가는 심장정맥은 (1) 휘돌이동맥에 의해 공급되는 부위에서 유입되는 **왼심실뒤정맥(posterior vein of the left ventricle)**, (2) 뒤심실사이가지에 의해 공급되는 부위에서 유입되는 **중간심장정맥(middle cardiac v.)**, (3) 오른심방과 오른심실의 뒷면으로부터 혈액을 받는 **작은심장정맥(small cardiac v.)**이 있다. 오른심실의 앞면에서 유입되는 **앞심장정맥(anterior cardiac v.)**은 오른심방으로 직접 흘러들어간다.

V	21.6 개념확인
1	심장의 굴심방결절에 혈액을 공급하는 심장동맥은 무엇인가?
2	왼심장동맥은 심장의 어느 부위에 혈액을 공급하는가?

21.7 심장수축기의 조정

펌프의 기능은 압력을 형성해 특정한 부피의 액체를 수용 가능한 속도로 특정한 방향으로 이동시키는 것이다. 심장은 수축기와 확장기의 주기로 작동하고 각각의 방의 압력은 교대로 증가하고 감소한다. 방실판막과 반달판막은 이와 같은 압력 변화에도 불구하고 혈액을 한 방향으로 흐르게 한다. 혈액은 방실판막이 열려 있으면 심방에서 심실로 흐를 것이고, 심방의 압력이 심실의 압력보다 증가한다. 또한 혈액은 반달판막이 열려 있고 심실의 압력이 동맥의 압력보다 높은 한 혈액은 심실에서 동맥으로 흐를 것이다. 심장의 기능은 심방과 심실의 적절한 수축에 달려 있다. 정교한 박동원과 전도계는 심장수축의 필요한 시기를 제공한다.

뼈대근육과 다르게 심장근육조직은 신경 또는 호르몬의 자극 없이 스스로 수축하는데 이와 같이 자극을 생성하고 전도할 수 있

임상 노트

심장동맥질환

심장동맥질환(coronary artery disease; CAD)이라는 용어는 심장동맥순환의 퇴행적 변화를 의미한다. 심장근육섬유는 지속적인 산소와 영양 공급을 필요로 하는데 심장동맥순환이 감소하면 심장 활동 역시 줄어들게 된다. 이렇게 혈액 공급이 줄어든 것을 **심장동맥허혈(coronary ischemia)**이라고 하며 보통 심장동맥의 부분적 혹은 완전한 폐쇄에 의해 발생한다. 흔한 경우는 심장혈관벽에 플라크가 생기거나 지방이 축적되는 것이다. 플라크, 혹은 뭉친 혈전은 혈액이 통과하는 길을 좁아지게 해 혈류를 감소시키거나 막는다. 혈관벽의 민무늬근육의 연축은 혈류를 더욱 감소시키거나 심지어 완전히 정지시킨다. 심장동맥순환을 시각화하는데 다양한 영상 기법이 이용되는데, **심장동맥조영술(coronary angiography)** (**그림 21.8d**)이나 디지털감산혈관조영술(digital subtraction angiography, DSA) 스캔 (**그림 21.9a,b**) 등이 있다.

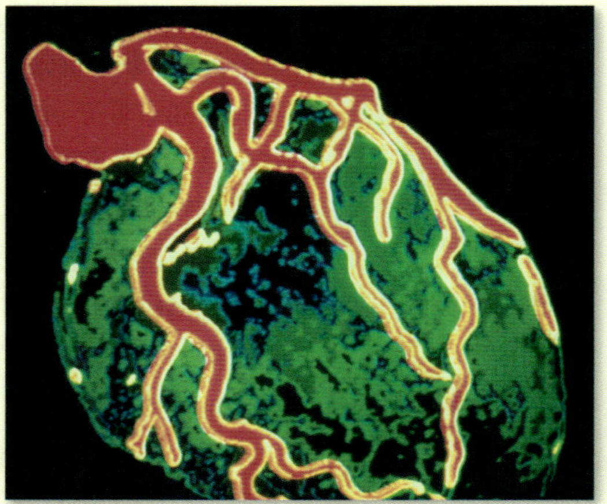
정상적인 순환

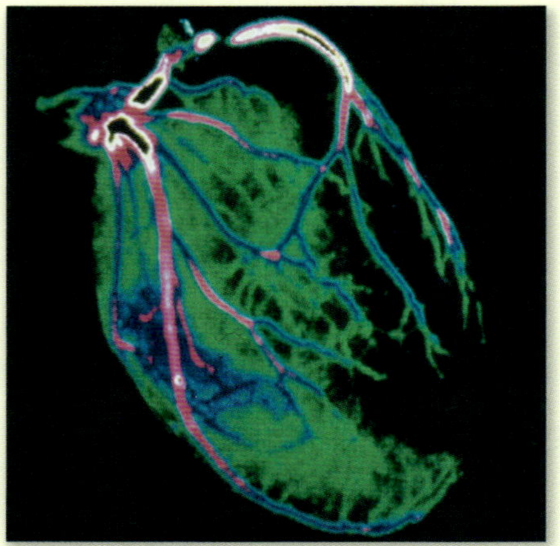
제한된 순환

왼쪽은 디지털감산혈관조영술로 촬영한 건강한 심장의 영상이다. 왼심실벽에 혈액이 광범위하게 공급되고 있다(동맥은 나타내지 않음). 오른쪽은 손상된 심장의 영상으로 심실근육으로 혈액이 공급되지 않고 있다.

심장동맥질환의 초기 증상 중 하나는 협심증(angina pectoris)이다. 대부분의 일반적인 형태의 협심증에서 일시적인 산소 전달의 불충분과 허혈은 심장의 작업부하가 증가할 때 발달한다. 비록 개인이 안락하게 휴식을 취할 때도, 비정상적인 활동이나 정서적 스트레스는 압통, 가슴 협착, 그리고 복장뼈에서 팔, 등, 목에 이르는 부위에 통증을 일으킬 수 있다.

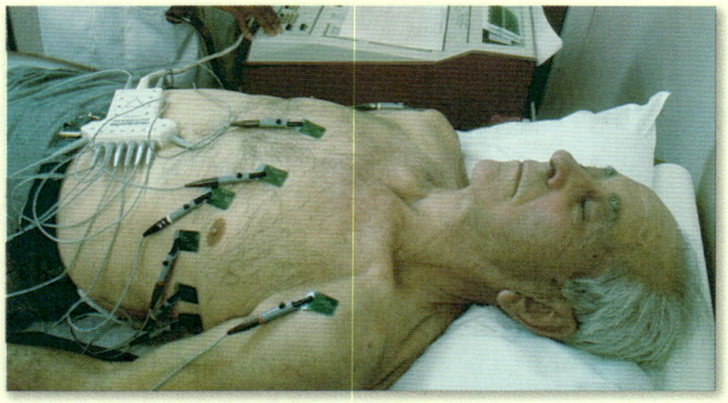

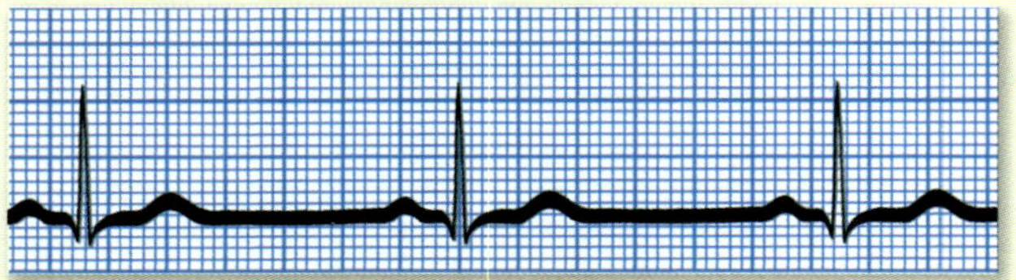
심전도표 ECG rhythm strip

협심증은 약물 치료의 조합과 생활방식의 변화에 의해 조절될 수 있다. 협심증을 예방하기 위해서는 협심증을 유발하는 활동을 제한하는 것으로 생활방식을 변화시켜야 한다. (1) 과도한 운동을 피하고 견딜만한 한계 속에서 적절하고 규칙적인 운동을 하며 스트레스가 많은 상황을 피하고, (2) 금연하며, (3) 적은 지방 소비의 식습관으로 바꾼다.

풍선혈관성형술(balloon angioplasty)에서 카테터 끝은 팽창형의 풍선을 가지고 있다. 혈관이 좁아진 부위에서 풍선은 부풀어서 혈관벽에 부착된 플라크를 축소시킨다(**그림 21.9c**). 이 과정은 작고(10 mm 이하) 부드러운 플라크의 제거에 유용하다. 재협착이나 혈관의 좁아짐이 일어날 수 있기 때문에 메탈스텐트나 슬리브를 동맥 속에 열린 상태로 둘 수 있다(**그림 21.9d**).

심장동맥우회로술(coronary bypass surgery)은 속가슴동맥과 같은 작은 동맥이나 넙다리정맥의 가지와 같은 말초정맥으로부터 작은 혈관을 취해서 그것을 사용해 심장동맥의 막힌 부위에 우회로를 형성한다. 한 번 수술할 때 네 개의 심장동맥우회로를 만들 수 있다. 그 과정은 치료된 혈관의 수에 따라 이름이 지어지고 그래서 단독, 이중, 삼중, 사중 심장동맥우회로술이라 부른다. 최근에는 심장동맥우회로술이 다른 치료법이 없는 심각한 협심증의 경우에만 사용된다.

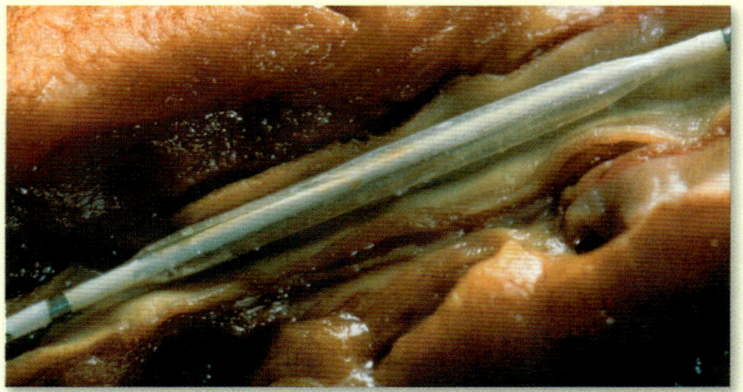
풍선혈관성형술

는 타고난 능력을 자발운동성(automaticity 또는 autorhythmicity)이라 한다(자발운동성은 25장에 설명하는 민무늬근육의 몇몇 종류의 특성이기도 하다). 신경이나 호르몬의 자극은 수축의 기본 리듬을 바꿀 수 있지만 심장이식을 위해 심장이 제거되어도 박동을 막는 단계를 취하지 않는 한 박동이 계속된다.

각각의 수축기는 정밀한 순서를 따르는데 심방이 먼저 수축하고 나서 심실이 수축한다. 만약 수축이 다른 순서를 따르면, 혈액 흐름의 정상적인 양상은 변하게 된다. 예를 들어, 심방과 심실이 동시에 수축한다면, 방실판막이 닫히고 심방과 심실 사이의 혈액 흐름은 막힐 것이다. 심장수축은 강력한 수축을 수행할 수 있는 심장근육세포가 분화된 전도세포에 의해 조절되며 이러한 세포는 두 종류가 있다. **결절세포(nodal cell)**는 심장수축률을 조절하고, **전도섬유(전도계근섬유, conducting fiber)**는 일반적인 심장근육에 수축 자극을 전달한다(Spotlight 그림 21.11).

굴심방결절과 방실결절

결절세포는 세포막이 자발적으로 역치까지 탈분극되기 때문에 매우 특이하다. 결절세포는 전기적으로 서로 전도계 근육섬유와 그리고 일반 심장근육세포에 연결되어 있다. 그 결과, 활동전위가 결절세포에서 발생하면 전도계를 통해 전달되어 모든 심장근육조직에 닿아 수축을 유발한다. 이런식으로 결절세포는 심장박동수를 조절한다.

모든 결절세포가 같은 속도로 탈분극되는 것은 아니고 수축의 보통 속도는 역치에 먼저 도달하는 결절세포에 의해 결정된다. 생성된 자극은 모든 다른 결절세포를 역치에 이르게 할 것이다. 이 반복적으로 탈분극되는 세포를 **박동조율세포(pacemaker cell)**라고 한다. 이 세포들은 **굴심방결절(동방결절, sinoatrial node, cardiac pacemaker)**에서 발견된다. 굴심방결절은 위대정맥의 입구 근처인 오른심방의 뒤 벽에 있다(Spotlight 그림 21.11). 분리된 박동조율세포는 빠르고 자발적으로 탈분극되어 분당 80~100회의 활동 전위를 만들어낸다.

굴심방결절이 자극을 만들어 낼 때마다 심장이 박동한다. 그래서 이론적으로 휴식 중 심장박동수는 분당 80~100회 박동한다. 그러나 굴심방결절에서 휴지 전위나 탈분극의 속도를 바꾸는 요인은 심장박동수를 바꿀 수 있다. 예를 들어, 결절세포의 활성은 자율신경계의 활성에 의해 영향을 받는다. 아세틸콜린이 부교감신경세포에 의해 방출될 때 탈분극의 속도는 느려지고 심장박동수가 떨어진다. 반대로, 교감신경세포에 의해 노르에피네프린이 방출될 때 탈분극의 속도와 심장박동수가 증가한다. 정상적인 휴식상태일 때 부교감신경의 활성은 심장박동수를 원래의 속도인 분당 80~100회에서 더 여유 있게 70~80회로 감소시킨다.

많은 임상적인 문제들이 비정상적인 심장박동조율기능의 결과로 생긴다. **느린맥(서맥, bradicardia)**은 심장박동수가 정상에 비해 느린 것을 의미하고, 반대로 정상 박동수보다 빠른 것은 **빠른맥(빈맥, tachycardia)**이다. 둘 다 상대적이고 임상적인 정의는 개인의 상태와 휴식 상태의 정상 심장박동수에 따라 다양하다.

21.7 개념확인

1 ☐ 만일 굴심방결절의 세포들이 기능을 하지 않는다면 심장박동수에 어떤 변화가 생길까?

21.8 심장주기

심장주기의 과정은 Spotlight 그림 21.11에 요약되어 있다.

21.8 개념확인

1 ☐ 결절세포는 심장근육의 수축에 어떤 역할을 할까?

신경 발생학 요약

심장혈관계통의 발생은 28장(발생학과 사람발생)에 요약하였다.

21.9 심장박동의 자동 조절

기본적인 심장박동은 굴심방결절의 박동조율세포에 의해 수행되지만 본래의 박동은 자율신경계통(autonomic nervous system, ANS)에 의해 조절될 수 있다.

자율신경계통의 교감신경과 부교감신경 부분은 심장신경얼기(해부학적 세부사항은 17장 참고)를 통해 심장에 분포한다. 자율신경은 굴심방결절과 방실결절뿐만 아니라 심방과 심실의 심장근육세포와 심장혈관벽의 민무늬근육에도 분포한다(그림 21.12).

결절조직에 미치는 노르에피네프린(NE)과 아세틸콜린(Ach) 효과는 이 장의 처음에 기술했으며, 다음과 같이 간단하게 요약할 수 있다.

- 노르에피네프린 분비는 결절세포와 수축세포의 베타 수용체(beta receptor) 자극을 통하여 심장박동과 수축력의 증가를 유발한다.
- 아세틸콜린은 결절세포와 수축세포의 무스카린 수용체(muscarinic receptor) 자극을 통하여 심장박동과 수축력의 감소를 유발한다.

SPOTLIGHT

그림 21.11
심장 전도계와 심장주기

심장의 전도계

심장의 근육조직은 신경이나 호르몬 자극이 없이 스스로 수축한다. 자극을 생성하고 전도하는 이러한 고유의 능력을 **자발성(자발운동성)**이라 한다. 심장의 전도계는 수축을 일으키는 자극이 시작되고 전달하는 특수한 심장근육세포의 망으로 이루어져 있다.

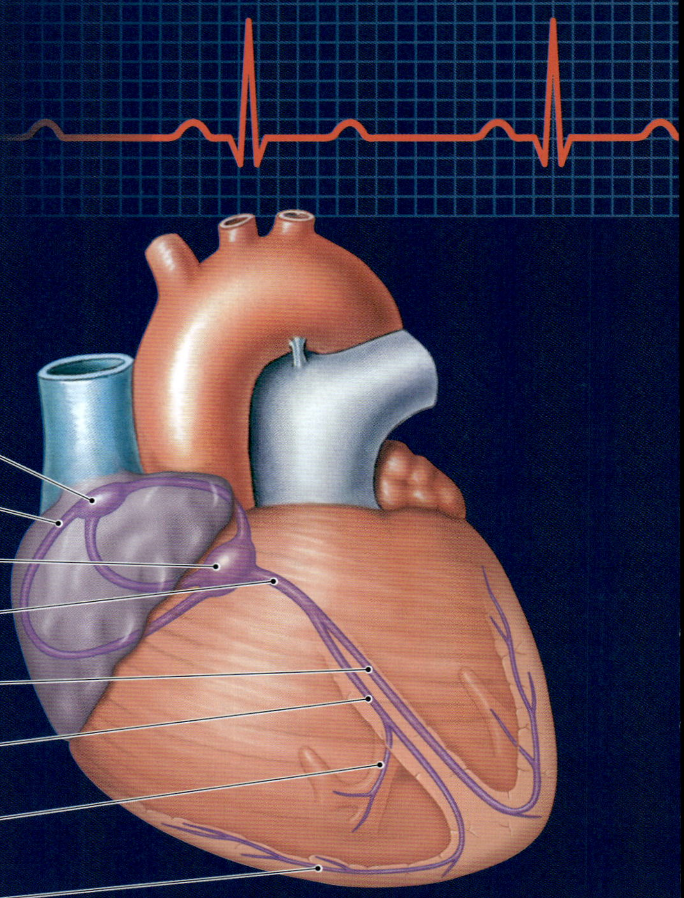

심장전도계의 구성

굴심방결절 Sinoatrial(SA) node	심박동을 일으키는 전기적 자극이 시작되는 박동조율세포가 있다.
결절간경로 Internodal pathways	양쪽 심방의 심장근육세포를 동시에 자극하면서 방실다발에 자극을 전도하는 심방벽의 전도섬유이다.
방실결절 Atrioventricular(AV) node	결절간경로에서 자극이 도달하면 방실결절 전기적 자극이 느려진다.
방실다발 AV bundle	방실다발에서 자극이 방실다발갈래로 전도된다.
왼다발갈래 Left bundle branch	심장끝을 향해 이동하고 왼심실의 속면에 퍼진다.
오른다발갈래 Right bundle branch	심장끝을 향해 이동하고 오른심실의 속면에 퍼진다.
조절띠 Moderator band	심실의 꼭지근에 자극을 전달하고, 심실수축이 일어나기 전에 힘줄끈이 팽팽해진다.
푸르킨예섬유 Purkinje fibers	심실 근육층의 수축세포에 매우 빠르게 자극을 전달한다.

심장전도계를 통한 전기적 자극의 이동

각 심장수축은 정확하게 순서에 따라 일어난다: 심방이 먼저 수축하고, 심실이 수축한다. 순서에 따라 심장을 지나는 전기적 활성이 확산되는 것을 그림으로 나타내고, 어떻게 전도계가 심장주기의 수축을 조절하는지 나타냈다.

1 경과시간 = 0

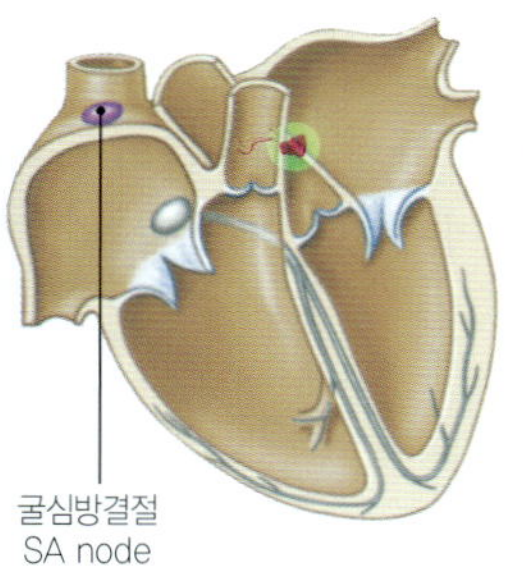

굴심방결절이 탈분극되고, 심방수축이 시작된다.

2 경과시간 = 50 msec

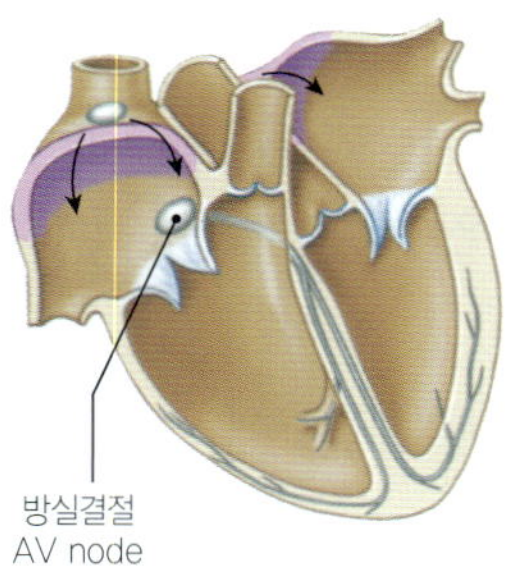

탈분극이 심방표면에 퍼지고, 방실결절에 도달한다.

3 경과시간 = 150 msec

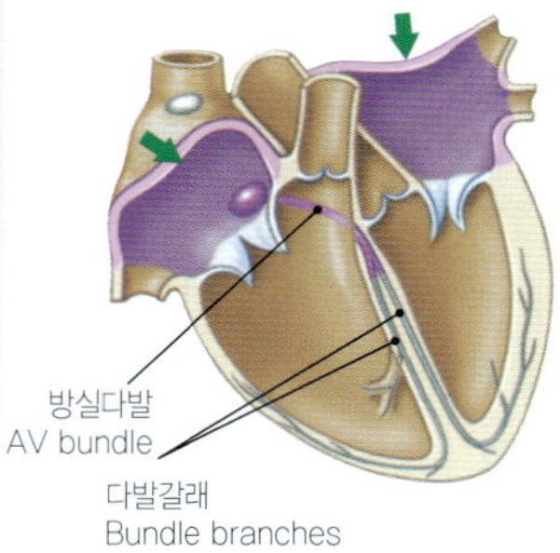

심방수축이 시작된다. 방실결절에서 전기적 활성이 방실다발로 확산되는데 100 msec로 지연되어 도달한다.

4 경과시간 = 175 msec

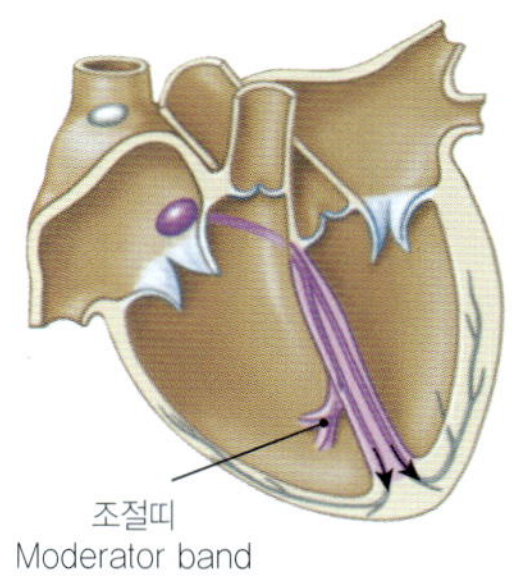

자극은 심실사이막 안의 다발갈래를 따라 심장끝에 이른다. 자극은 또한 조절띠에 의해 오른심실의 꼭지근으로 확산된다.

5 경과시간 = 225 msec

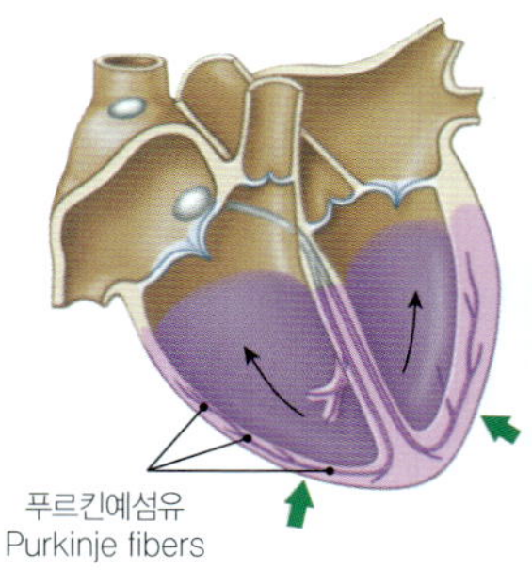

자극은 푸르킨예섬유에 의해 퍼져 심실 근육층 전체에 전달된다. 심방수축이 끝나고, 심실수축이 시작된다.

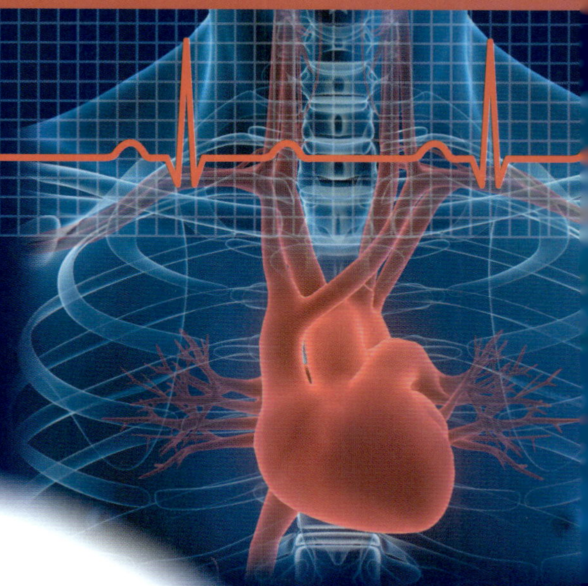

심장주기

심박동과 이어지는 심박동의 시작 사이의 기간을 **심장주기**라 한다. 심장주기는 수축과 이완이 교대로 일어난다. 심장주기 동안 심방과 심실은 각각 2개의 기로 나뉜다. 수축기 동안 혈액은 한 공간에서 다른 공간으로 배출되거나 동맥으로 배출된다. 수축기에 이어 두 번째 기인 확장기가 이어진다.

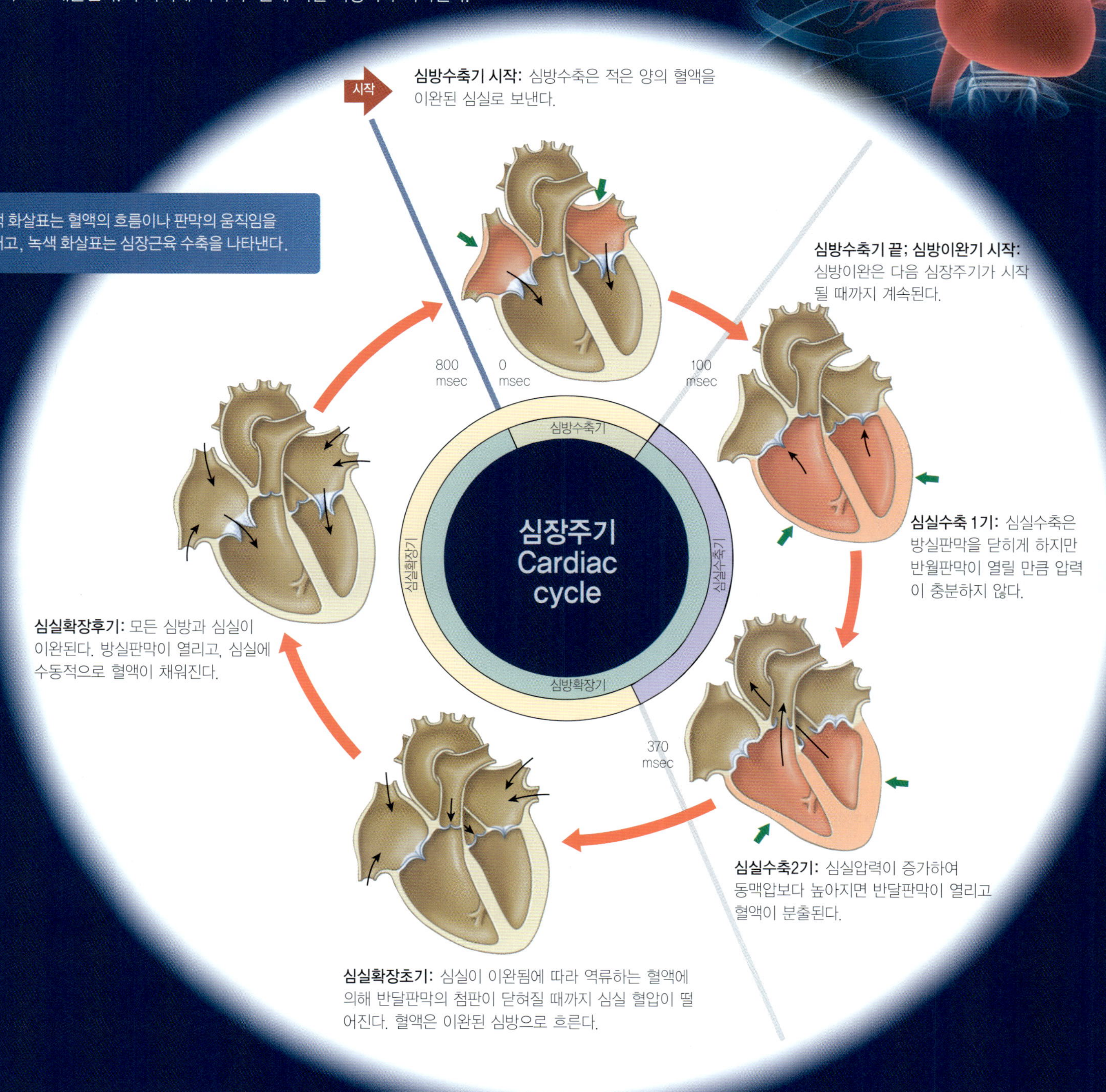

숨뇌의 심장중추는 심장조절의 자율신경계 중추이다. **심장촉진중추(cardioacceleratory center)**의 자극은 교감신경을 활성화하고, 인접한 **심장억제중추(cardioinhibitory center)**는 부교감신경의 활성을 조절한다. 심장중추는 더 높은 중추, 특히 시상하부의 부교감신경과 교감신경으로부터 신호를 받는다

심장혈관계통 상태와 관련된 정보는 혈압에 민감한 압수용기와 용해된 가스 농도에 민감한 화학수용기를 조절하는 내장감각신경섬유(visceral sensory fiber)로부터 심장중추에 다다른다. 이러한 수용기들에는 혀인두신경(설인신경, glossopharyngeal nerve)과 미주신경섬유들이 분포한다. 심장중추는 이런 정보에 대한 반응으로 뇌와 같은 중요한 기관에 적절한 혈액순환을 유지시키기 위해 심장의 활동을 조절한다. 이러한 중추들은 동맥혈에 용해된 산소와 이산화탄소 양과 혈압의 변화에 매우 빠르게 반응한다. 예를 들면, 혈압의 감소나 이산화탄소 농도의 증가와 같은 변화가 일어나면 말초조직의 요구에 맞추기 위해 심장이 더 열심히 작동해야만 한다는 것을 알려준다. 그때 심장중추는 교감신경계의 활동으로 심장박동과 수축력을 증가시킨다.

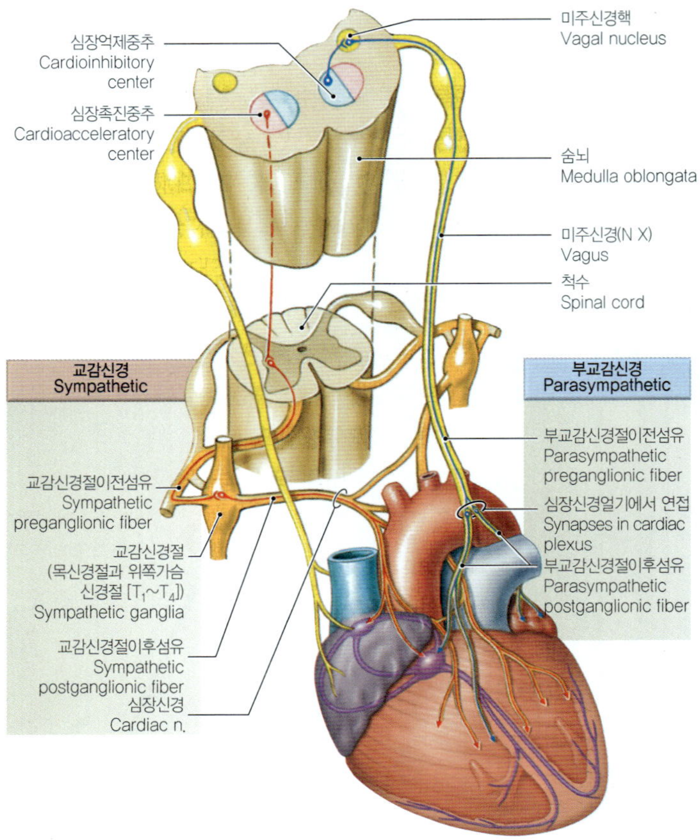

■ 그림 21.12 심장의 자율신경분포
숨뇌(medulla oblongata)의 심장중추는 미주신경(부교감신경)과 심장신경(교감신경)을 통해 심장박동과 심박출량을 조절한다.

V 21.9 개념확인

1 ☐ 자율신경계통의 교감신경가지와 부교감신경가지는 심장속 결절조직에 대해 다른 효과를 나타낸다. 이러한 효과는 무엇인가?

임상노트

심장부정맥, 인공심박조율기, 심근경색

심장부정맥

비정상적인 심장리듬인 **심장부정맥(cardiac arrhythmias)**에는 여러 종류가 있는데 이는 하찮은 것에서부터 치사에 이르기까지 다양하다.

만약에 부정맥이 간헐적이거나 지속기간이 짧으면 별로 문제가 되지 않는다. 그러나 부정맥이 지속되고 자주 일어나면 그것은 의학적인 주의가 필요하다. 임상 진단에서 부정맥은 다음과 같이 분류된다.

- 일반적인 결절과 전도 경로를 가지는 심장의 박동속도의 변화. 이런 상황은 보통 비정상적인 굴심방결절과 심방의 작용을 가리키는데 상대적으로 무해하고 발견되지 않을 수 있다.
- 비정상적으로 발생하거나 심실 속에서 심장의 활동 전위의 둔배. 이런 상황은 위험하고 사망에 이를 수 있다.

심장박동수의 변화

빠른맥(tachycardia)은 주로 분당 100회 이상의 심장박동속도로 정의된다. 몇 가지 상황에서, 즉 운동이나 흥분 동안에 빠른맥은 매우 정상적이다. 그러나 만성적이거나 심지어 휴식 시에도 빠른맥이 나타나는 경우는 심장박동조율기의 비정상적인 작동에 의한다. 이런 종류의 부정맥은 심장의 작업부하를 증가시킨다. 다음 수축이 일어나기 전에 심실은 혈액을 채울 충분한 시간이 없기 때문에 심장의 운동은 너무 빠른 심장박동속도로 인해 고통을 겪는다. 만성적이거나 급성의 빠른맥은 박동조율기 막의 투과성에 영향을 주거나 교감 자극의 효과를 막는 약으로 조절할 수 있다.

심방 빠른맥의 발작(paroxysmal atrial tachycardia, PAT) 시 심방 조기수축이 심방 활동의 혼란을 유발한다. 심실은 여전히 박동속도를 유지할 수 있지만, 심장박동속도는 분당 180회로 치솟는다. **심방조동(atrial flutter)**에서 심방은 조절된 방식으로 수축하지만, 그러나 수축은 매우

임상노트

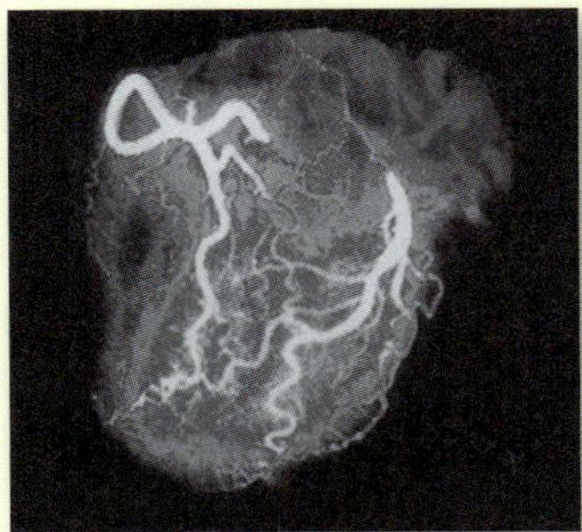

a 심장동맥혈관조영사진

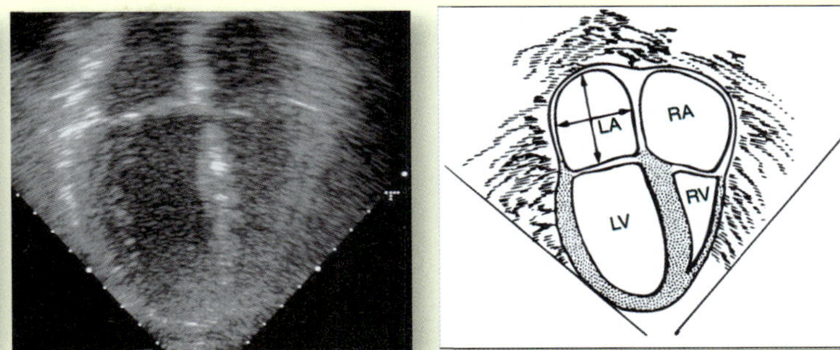

b 심장공명사진(왼쪽)과 해석 도면(오른쪽)

빠르게 일어난다. **심방세동(atrial fibrillation)** 동안에 그 박동은 분당 약 500회의 박동속도로 심방 표면으로 전달한다. 그러면 심방벽은 원래 계획된 박동을 하지 않고 떨리게 된다. 심방조동 또는 심방세동에서 심실의 박동속도는 심방속도를 따를 수 없게 되어 한계에 다다르게 된다. 이러한 현상은 특히 앉아서 생활하는 운동량이 적은 노인들에서 주로 나타나는데 심방의 기능이 떨어지지만 발견되지 않은 상태로 진행되기도 한다.

만성적인 심방세동에서 혈병이 심방벽에 형성될 수 있다. 혈병은 부서질 수도 있고 색전을 만들거나 중풍의 위험을 높일 수도 있다. 결과적으로 이런 상황으로 진단된 많은 사람들이 항응고제 치료법을 받는다. 심방조기수축이나 심박 빠른맥의 발작, 심방조동, 심방세동은 그들이 심장동맥질환 또는 밸브 문제 등 지속적이고 몇 가지 심각한 심장 손상과 관련되지 않을 경우에는 그리 위험하게 여겨지지 않는다.

비정상적인 발생이나 자극의 전도

비정상적인 심실의 활동에 기인한 이런 상태는 심장의 출력에 직접적인 영향을 준다. 많은 이런 심실 부정맥은 잠재적으로 치명적일 수 있다. 전도계는 단지 한 방향(심방에서 심실)으로 작용하기 때문에 심실부정맥은 심방 활동에 영향을 주지 않는다. **심실조기수축(premature ventricular contractions, PVCs)**은 푸르키니예섬유나 심실근육세포가 역치로 탈분극될 때 발생한다. 조기수축을 유발하는 세포는 외부(ectopic) 박동조율기라 부른다. 심실조기수축의 빈도는 에피네프린이나 다른 자극성 약물에 대한 노출, 심장근육세포막을 탈분극시키는 이온변화에 의해 증가될 수 있다. 비정상적인 심실수축은 강하고, 각각의 비정상적인 박동 이후에 다음 박동 전에 잠시 멈춤이 있다. 일시적인 심실조기수축은 흔하고 위험하지 않지만, 만약 개인이 충분히 알아챌 정도로 빈번하면 문제가 될 수 있다.

인공심박조율기

느린맥(bradycardia)은 보통 분당 50회 이하의 심장박동속도로 정의된다. 빠른맥과 마찬가지로 숙면과 같은 어떤 특수한 상황에서 느린맥은 정상적이다. 그러나 만성적인 느린맥은 심장이 증가된 심장 출력의 요구에 반응할 수 없음을 나타낸다. 몸의 산소에 대한 요구가 증가할 때, 심장은 더 열심히 작동해야 하지만 이에 반응하지 않는다. 심각한 느린맥의 증상은 무기력감, 피로, 실신, 착란을 포함한다. 느린맥에는 약물요법은 거의 도움이 되지 않으나 인공심박조율기는 상당히 효과적으로 사용될 수 있다. 이 장치는 상태에 따라 심방, 심실 또는 양쪽에 연결된 전선을 통해 약한 전기자극을 심장근육으로 전달한다. 심박조율기는 충전지를 포함하여 신체내부로 외과적으로 이식되는데(**그림 21.12**), 이 장치는 충전기가 교체되기 전까지 7~8년간 지속될 수 있다.

10~15년 전에 인공심박조율기에 중요한 기술적 진보가 이루어졌다. 현대 심박조율기는 마이크로프로세서의 도입 덕분에 특별한 상황에서 다른 기능을 수행함으로써 환자의 삶의 질을 높인다. 새로운 좀 더 정교화된 똑똑한 심박조율기가 규칙적으로 심장과 심실을 자극하고 운동할 때와 같이 자극의 속도를 변화해야 하는 순환적 요구에 순응하게 변화했다. 또 다른 기능은 심장 활동을 모니터하고 심장이 비정상적으로 작용할 때마다 반응하는 것이 가능하게 되었다.

똑똑한 심박조율기 하나가 체니 부통령의 임기 동안에 삽입되었다. 이 똑똑한 심박조율기는 자동 삽입형 제세동기로 주로 AICD라 불린다. AICD는 주로 심장질환 환자의 심장리듬을 관찰하는 장치다. 만약에 AICD가 비정상적으로 빠른 심장리듬을 관찰하면 자동적으로 심장을 전기적으로 자극하여 환자의 심장박동수를 낮추길 시도한다. 만약에 비정상적인 심장리듬이 지속되면, AICD는 약한 전기자극을 심장에 보내 정상적인 심장박동수를 회복하길 시도한다. 환자는 AICD가 빨리 심장을 자극하여 심장리듬을 정상적으로 되돌리려는 시도를 거의 느끼지 못한다. 그러나 만약에 전기충격기가 사용되면 가슴에 강한 충격을 느끼게 된다. 그 장치는 일반적으로 즉각적인 치료나 구급차가 도착할 때까지 치료하기 위해 기다릴 수 없는 바로 생명을 위협하는 심장리듬(예를 들어, 심실빠른맥이나 심실느린맥)에 사용된다.

외부의 제세동기는 두 개의 전극을 가슴에 접촉하여 강한 전기충격을 가한다. 전기자극은 전체 심장근육을 동시에 탈분극시킨다. 운이 좋으면, 재분극 이후에 굴심방결절이 최초의 역치에 도달하는 상태가 될 것이다. 따라서, 제세동의 일차적인 목표는 세동을 멈추는데 있는 것이 아니라, 심실에 정상적인 굴심방의 명령에 반응할 기회를 주는데 있다.

초기의 제세동은 의식이 없는 심장정지 환자를 극적으로 회복시킬 수 있다. 자동외부제세동기는 쉽게 이동할 수 있으며, 치명적인 심실리듬으로 쓰러진 사람에게 제세동 자극을 시행한다. 이러한 장치는 비행기와 공항, 그 밖의 공공장소에 많이 배치되고 있다.

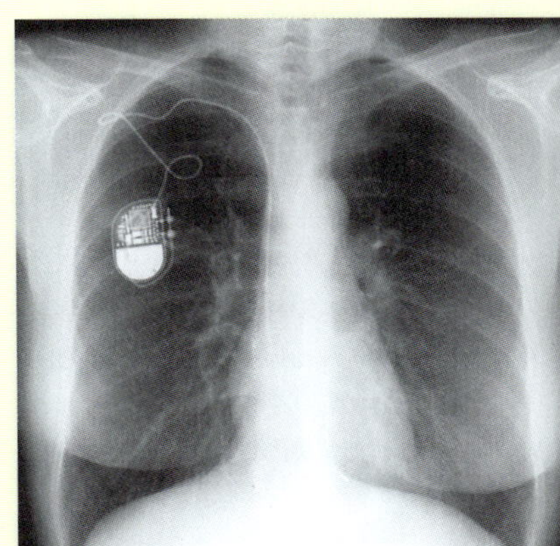

(계속)

임상 노트(계속)

심근경색증

심근경색(myocardial infarction, MI) 혹은 심장발작에서 심장동맥 순환은 막히게 되면 심장근육세포가 산소 부족으로 죽게 된다. 그러면 죽은 세포는 퇴행되고 경색이라 알려진 비기능적 부위를 만든다. 심장발작은 일반적으로 심각한 심장동맥질환 때문에 발생한다. 그 결과는 발생 부위와 순환이 막히는 상황에 따라 달라진다. 만약 그것이 심장동맥의 시작 부위에서 일어나면 손상 부위는 넓게 퍼지고 심장은 아마 박동 정지할 것이다. 만약 순환이 막히는 부위가 하나의 작은 동맥가지에 국한되면 환자는 당면한 위기에서 살아날 수 있을 것이나 많은 잠재적인 복잡성과 불쾌감을 느낄 것이다. 손상된 부위에서 흉터가 생기면 심장박동은 불규칙적이게 되고 혈액순환에 문제가 생길 것이며, 다른 부위의 혈관은 협착될 수 있고 협심증과 같은 추가적인 심장질환을 일으킬 수 있다.

심근경색은 심장동맥질환에서 관찰되는 것과 같은 특정 부위의 순환장애와 관련된다. 플라크 부위에서 혈전 때문에 위기가 발생할 때, 그 상태를 **심장동맥혈전증(coronary thrombosis)**이라 불린다. 플라크 형성에 의해 이미 좁아진 혈관은 혈관벽의 민무늬근육에 갑작스런 연축에 의해 막힐 수 있다. 개인은 그러면 협심증의 발병과 유사하나 휴식 시에도 지속되는 심각한 통증을 경험한다.

약 25%의 심근경색 환자가 의학적 도움을 얻기 전에 사망하며, 50세 이전의 심근경색 환자의 65%가 경색이 시작된 후 한 시간 내에 사망한다. 그러므로 치료의 목적은 경색의 크기를 제한하고 불규칙적 수축을 막고, 혈관확장제를 사용하여 혈액순환을 개선함으로써 추가적인 산소 공급을 하고 심장 작업부하를 막고 가능하다면 혈액순환을 방해하는 원인을 제거함으로써 추가적인 합병증을 막는 것이다. 심근경색이 일어나고 6시간 이내에 시행되기만 한다면 항응고제는 추가적인 혈전의 형성을 막을 수 있고, 심근경색 초기에 아스피린을 씹는 것은 효과적이고 혈전 용해 효소가 상해의 범위를 줄여줄 수 있다.

미국에서는 매년 약 130만 명의 심근경색 환자가 매년 발생하고 있으며 환자의 절반이 발병 1년 내에 사망한다. 많은 요소가 심근경색의 위험을 증가시키는 것으로 확인되었다. 그것은 흡연, 고혈압, 고콜레스테롤 수치, 당뇨와 비만이 포함된다. 또한 개인에 따라 관상동맥질환에 걸리기 쉬운 유전적 요소들이 있다. 가능한 한 많은 위험 요소를 제거하는 것은 심근경색을 예방하거나 생존 가능성을 증가시킬 것이다. 예를 들어, 콜레스테롤을 제한하는 식습관의 변화와 저체중을 위한 운동 그리고 고혈압을 위한 치료 추구는 상대적으로 바른 방향으로 쉬운 단계이며 이점도 상당하다.

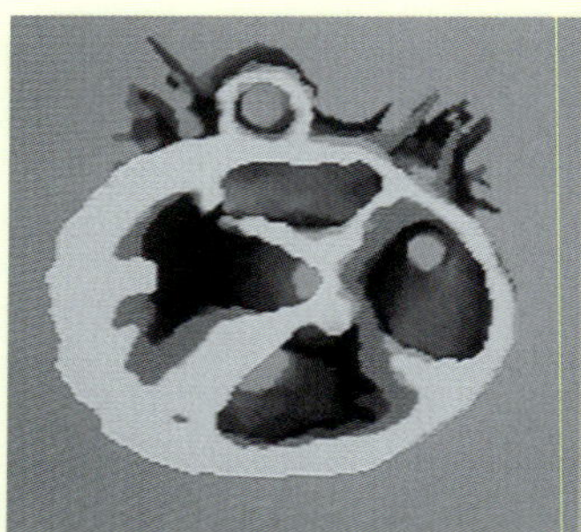

c 비스듬히 자른 3차원 CT 사진

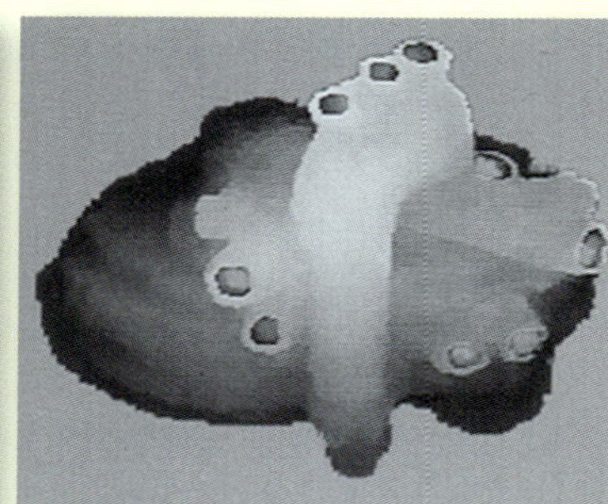

d 심장과 큰 혈관들의 뒤위쪽 3차원 CT 사진

임상용어

느린맥(bradycardia) 정상보다 느린 심장박동
빠른맥(tarchycardia) 정상보다 심장박동이 빠른 상태
심근경색(myocardial infarction; MI) 심장의 혈액 흐름이 막혀서 심장근육세포가 산소 부족으로 죽게 되는 상태, 또한 심장마비라고 부른다.
심부전(heart failure) 심장이 약해지고 말초조직이 산소와 영양결핍으로 고통받는 상태
심장동맥질환(coronary artery disease; CAD) 심장동맥순환의 퇴행적인 변화
심장동맥혈전(coronary thrombosis) 심장동맥에서 혈전형성으로 인한 막힘
심장부정맥(cardiac arrhythmias) 심장수축의 비정상적인 패턴
심장염(carditis) 심장의 염증반응을 가리키는 일반적인 용어
심장잡음(heart murmur) 심장 판막의 결함으로 혈액이 역류함으로써 야기된 거칠고 콸콸거리는 소리
심장눌림증(cardiac tamponade) 심장막안의 과민반응과 염증에 의해 야기된 상태로 심장막안에 액체가 모이고 심박출량을 제한한다.
승모판 탈출(mitral valve prolapse) 비정상적인 힘줄끈이나 꼭지근의 기능 부전으로 승모판 끝이 적절히 닫히지 않는 상태
판막 협착증(vavular stenosis) 심장판막 사이의 구멍이 정상보다 좁아진 상태
협심증(angina pectoris) 매우 힘든 일이나 스트레스와 같은 조건에서 심장의 작업량이 증가했을 때 순간적인 순환 불충분과 허혈로 심각한 가슴통증을 유발하는 상태

핵심정리

개요

- 신체의 모든 조직과 체액은 항상성을 유지하기 위해 심장혈관계통에 의존한다. 심장혈관계통의 적절한 기능은 심장활동에 달려 있고, 말초조직의 요구에 부응하여 심장의 펌핑 능력을 다양하게 할 수 있다.

21.1 심장혈관계통의 개요

- 심장혈관계통은 폐쇄된 두 개의 흐름으로 나눌 수 있다. 각각의 흐름은 차례로 작용하며 또 두 개의 흐름은 함께 동시에 작용한다. 허파순환은 심장에서 허파로 산소농도가 낮은 혈액을 운반한 후 돌아온다. 온몸순환은 심장에서 다른 신체 부위로 산소가 높은 혈액을 운반한 후 돌아온다. 동맥은 심장으로부터 혈액을 멀리 운반하고 정맥은 심장으로 혈액을 모아온다. 모세혈관은 가장 작은 동맥과 정맥 사이를 연결하는 작은 관이다(**그림 21.1**).
- 심장은 네 개의 방을 가진다. 오른심방과 오른심실, 왼심방과 왼심실. 심방은 심장으로 되돌아오는 혈액을 모으고, 심실은 심장에서 떠나는 혈관으로 혈액을 방출한다.

21.2 심장막

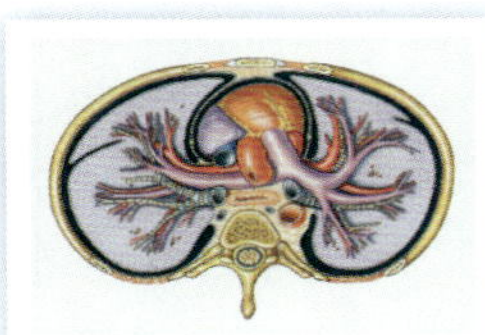

- 심장은 심장막안으로 둘러싸여 있다. 심장막안은 심장막에 의해 경계지어 있으며 적은 양의 윤활액이 차 있다. 심장막은 섬유심장막과 장막심장막이라고 하는 두 부분으로 이루어져 있다. 섬유심장막은 심장막의 가장 바깥부분이다. 안쪽의 장막심장막은 두 층의 장막으로 구성되어 있다. 내장쪽심장막은 장막심장막의 안쪽층으로서 심장의 바깥면을 덮고 있으며 심장 바깥막이라고도 한다. 장막심장막의 바깥층은 벽쪽심장막으로 심장을 둘러싸고 있는 섬유심장막의 안쪽 표면을 채운다. 심장은 가슴세로칸의 앞쪽 부분에 놓인다(**그림 12.11/21.2**).

21.3 심장벽의 구조

- 심장벽은 세 개의 층으로 구성된다. 심장바깥막, 심장근육(심장의 근육벽층), 그리고 심장속막(심장의 안쪽벽을 덮고 있는 상피조직)(**그림 21.3**).

심장근육조직

- 심장의 대부분은 심장근육으로 구성된다. 심장근육세포는 뼈대근육세포보다 훨씬 작고, 호기적 호흡에만 의존한다(**그림 21.3**).
- 심장근육세포는 사이원반에 의해 연결되어 있다. 사이원반구조는 세포에서 세포로 수축력을 전달하고 활동 전위를 전달한다. 사이원반은 심장근육세포를 부착반점, 근육원섬유, 틈새이음을 통해 연결한다. 심장근육세포는 이러한 방식으로 연결되어 있기 때문에 하나의 기능을 하는 거대한 세포로 작용한다(**그림 21.3**).

섬유뼈대

- 심장의 속 결합조직은 섬유뼈대라고 부른다(**그림 21.3b/21.9**).
- 심장의 섬유뼈대는 심장의 수축세포와 판막을 안정화시키는데 기여한다. 근육세포, 혈관, 신경을 지지하고 수축력을 분산시키며 힘과 탄력성을 부가하며 물리적으로 심실과 심방을 분리한다.

21.4 심장의 위치와 표면해부학

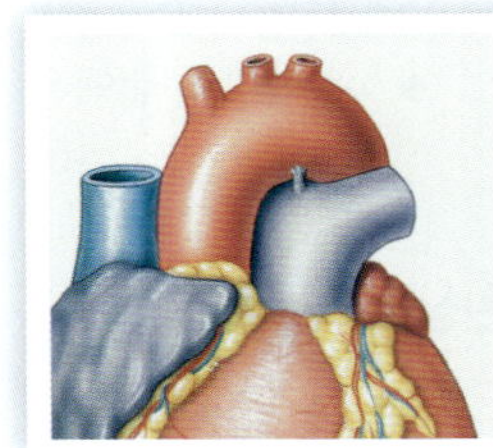

- 심장은 네 개의 방으로 나뉘며 이는 심장 표면의 고랑이나 고랑 등과 같이 외부표식으로 구분된다. 심방사이고랑은 두 개의 심방을 분리하고, 반면 방실사이고랑은 심실과 심방을 분리한다.
- 심방귀는 심방의 확장할 수 있는 영역이다. 심방사이고랑은 심방과 심실 사이의 깊은 고랑이다. 또 다른 얕은 함몰 부위인 앞심실사이고랑과 뒤심실사이고랑이 존재한다.
- 심장의 바닥에 큰 혈관들이 존재하며 심장의 아래 끝부분은 심장끝이다(**그림 21.2b/21.4**).
- 심장은 신체의 수직축과 약간 기울어져 있으며 위, 아래, 왼, 오른모서리가 있다(**그림 21.4**).
- 심장은 다음 표면을 가진다. 복장갈비면은 오른심방과 오른심실의 앞면에 의해 형성되고, 가로막면은 주로 왼심실의 뒤쪽 아래벽에 의해 형성된다(**그림 21.5/21.6**).

21.5 심장의 내부구조

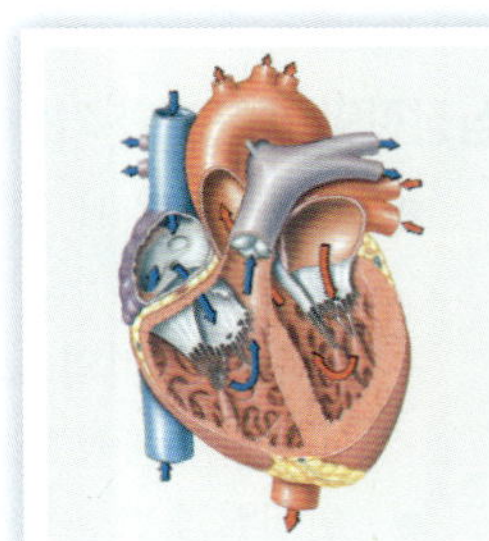

- 심방은 심방사이막으로 분리되어 있고, 심실은 심실사이막으로 분리되어 있다. 심방과 심실 사이의 구멍에는 혈액을 한 방향으로 흐르게 하는 판막이 있다. 판막은 심장속막을 덮고 있는 결합 조직의 주름으로 이루어져 있다(**그림 21.7/21.8**).

오른심방

- 오른심방은 위대정맥과 아래대정맥을 통해 들어오는 온몸순환으로부터 혈액을 받는다. 심방의 벽은 두드러진 근육능선인 빗살근육이 있다. 심장정맥은 심장정맥굴을 통해 오른심방으로

혈액이 유입된다. 배발생 동안에 심방 사이에 타원구멍이 있으며, 출생 후 타원구멍은 닫히고 타원오목이 된다(그림 21.5~21.8).

오른심실

- 오른심방의 혈액은 오른방실판막(또는 삼첨판막)을 통해 오른심실로 간다. 이 판막은 3개의 첨판으로 구성되며 빗살근육과 연결된 힘줄끈이 연결된 섬유조직이다(그림 21.7/21.8).
- 오른심실의 혈액은 허파동맥판막을 통과하여 허파동맥으로 들어간다. 허파동맥은 오른 · 왼허파동맥으로 나뉜다(그림 21.5~21.8).

왼심방

- 왼심방은 오른 · 왼허파동맥으로부터 산소가 풍부한 혈액을 받는다. 왼심방의 벽은 오른심방의 벽보다 두껍다(그림 21.5/21.6/21.7b).
- 왼심방의 혈액은 왼방실판막(승모판막, 이첨판)을 통과하여 왼심실로 들어간다.

왼심실

- 왼심실은 몸 전체로 혈액을 방출해야 하기 때문에 네 개의 방 중 가장 크고 심실의 벽이 두껍다. 왼심실의 혈액은 대동맥판막을 통과하여 오름대동맥으로 들어가 온몸순환을 한다. 혈액은 대동맥활을 거쳐 내림대동맥으로 간다(그림 12.11/21.5/21.6/21.7b/21.8).

왼심실과 오른심실의 구조적 차이

- 오른심실의 벽은 얇고 낮은 압력으로 인접한 허파로 들어가는 허파순환이 이루어진다. 기능적으로 허파에서 가스교환이 일어나는 표면의 허파모세혈관은 매우 섬세하기 때문에 압력이 낮아야 한다. 왼심실의 벽은 온몸순환으로 혈액을 펌프해야 하기 때문에 매우 두껍다.
- 왼심실과 오른심실의 해부학적 차이는 그림 12.11/21.7b/21.8에 나타냈다.

심장판막의 구조와 기능

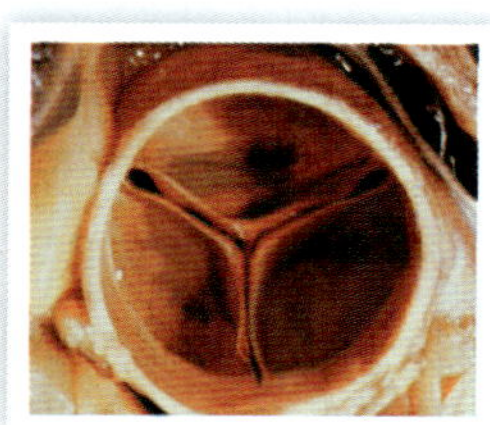

- 방실판막은 네 개의 구성요소를 가진다. (1) 심장의 섬유뼈대에 부착된 결합조직의 고리, (2) 첨판, (3) 힘줄끈, (4) 꼭지근.
- 왼심실과 오른심실의 출구에는 두 개의 반달 모양의 판막인 대동맥판막과 허파동맥판막이 있다(그림 21.7~21.9).
- 판막은 정상적으로 혈액의 역류를 막으며 오직 한 방향으로 혈액이 흐르도록 한다.

21.6 심장혈관

- 심장순환은 심장근육세포의 높은 산소요구와 영양요구를 충족시키기 위해 심장근육에 혈액을 공급한다.

오른심장동맥

- 심장동맥은 오름대동맥의 시작 부위에서 기원하고, 각각은 두 개의 가지를 낸다. 오른심장동맥은 오른모서리가지와 뒤심실가지를 낸다(그림 21.10).

왼심장동맥

- 왼심장동맥에서는 휘돌이가지와 앞심실가지가 나온다. 연결이라고 불리는 동맥 사이 연결에 의해 지속적으로 혈액 공급을 하게 된다(그림 21.10).

심장정맥

- 큰심장정맥과 중간심장정맥은 심장모세혈관에서 심장정맥굴로 혈액을 운반한다(그림 21.10).
- 큰심장정맥이나 심장정맥굴로 유입되는 다른 심장정맥으로는 왼심장동맥의 휘돌이가지에 의해 공급받는 부위의 혈액이 모이는 왼심실뒤정맥이 있다. 중간심장정맥은 왼심장동맥의 뒤심실가지에 의해 공급받는 부위의 혈액이 유입된다. 그리고 작은심장정맥은 오른심방과 오른심실의 뒤쪽 표면으로부터의 혈액이 유입된다(그림 21.5b/21.6b/21.10b,d).
- 앞심장정맥은 오른심실의 앞쪽 표면의 혈액이 모여 직접 오른심방으로 들어간다.

21.7 심장수축기의 조정

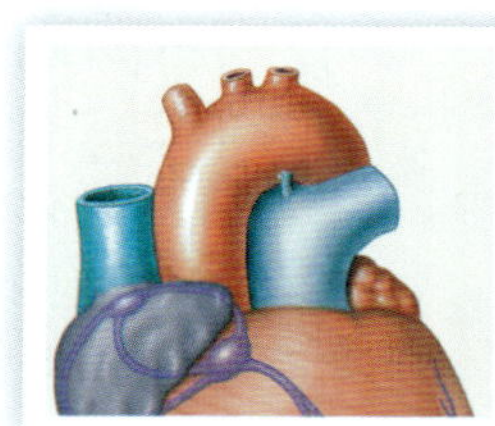

- 심장근육조직은 신경이나 호르몬의 자극없이 자발적으로 수축한다. 이를 자발운동성이라고 한다.
- 결절세포의 심장수축자극은 전도섬유에 의해 심장근육세포에 전달된다(Spotlight 그림 21.11).

굴심방결절과 방실결절

- 결절세포는 자발적으로 탈분극되고 심장박동수를 조절한다.
- 굴심방결절에 있는 박동조율세포는 정상적인 심장박동수를 조절한다(Spotlight 그림 21.11).
- 굴심방결절에서 생성된 자극은 결절간경로를 따라 방실결절에 도달한 후 방실다발(atrioventricular bundle, AV bundle)로 이동한다. 방실다발은 오른다발(right bundle branch)과 왼다발로 나뉘고 푸르키니에섬유(Purkinje fiber)를 통해 심실근육세포로 자극이 전달된다(Spotlight 그림 21.11).

21.8 심장주기

- 심장주기는 심방과 심실의 수축기(수축), 그리고 심방과 심실의 이완기(이완/충전)로 이루어진다(Spotlight 그림 21.11).

21.9 심장박동수의 자동 조절

- 기본적인 심장박동수는 박동조율세포에 의해 이루어지지만 자율신경계에 의해 조정될 수 있다. 노르에피네프린은 심장박동수와 심장수축력을 증가시키고 반면 아세틸콜린은 심장박동수와 심장수축력을 감소시킨다.
- 숨뇌의 심장촉진중추는 교감신경을 활성화한다. 심장억제중추는 부교감신경의 활동을 지배한다. 심장중추는 더 높은 중추와 혈액에 녹아 있는 가스 농도와 혈압을 조절하는 수용체로부터 신호를 받는다(그림 21.12).

단원 연습문제

For answers, see the blue Answers tab at the back of the book.

단계 1. 정의와 용어

가장 근접한 항목에 대하여 짝을 지으시오.

1. 심장세포 ☐
2. 느린맥 ☐
3. 이완기 ☐
4. 심장순환 ☐
5. 내장쪽심장막 ☐
6. 수축기 ☐
7. 심장근육 ☐
8. 오른허파정맥 ☐
9. 크롬친화성세포 ☐
10. 벽쪽심장막 ☐

a. 왼심방으로 가는 정맥
b. 심장바깥면을 덮음
c. 심장근육에 혈액을 공급함
d. 심장막 안쪽 표면을 덮는다
e. 심장박동수가 느리다
f. 심장근육세포
g. 심장의 근육벽
h. 심장주기 구간의 완화
i. 오른심방으로 가는 정맥
j. 심장주기의 수축기

11. 심장은 __________에 놓여 있다.
(a) 가슴막안
(b) 복막안
(c) 배골반안
(d) 심장막안

12. 아래 그림에서 표시된 구조물의 이름을 쓰시오.

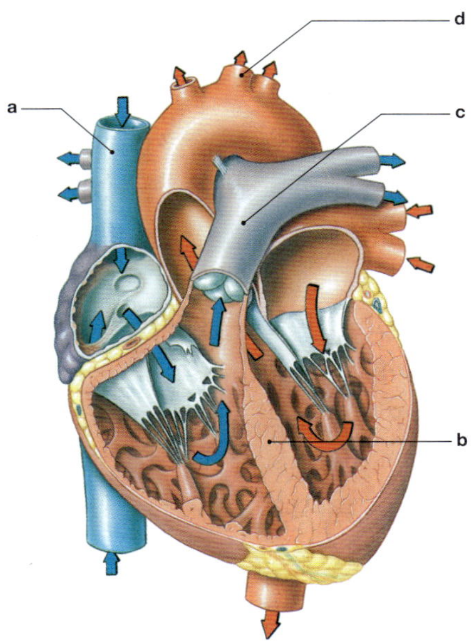

(a) ______________________
(b) ______________________
(c) ______________________
(d) ______________________

13. 아래 모든 보기는 __________ 제외하고 사이원반의 내용이다.
(a) 이들은 치밀이음부에 의해 결합된 세포들로부터 부가적인 힘을 제공한다.
(b) 이들은 반대편 근육세포의 근육형질막 사이에 민무늬근육 이음부를 가진다.
(c) 이들은 막에 부착된 연결 근육섬유의 근육원섬유를 가진다.
(d) 사이원반의 심장근육섬유는 틈새이음에 의해 연결된다.

14. 심장에는 __________ 분포하고 있다.
(a) 부교감신경
(b) 교감신경
(c) 교감신경과 부교감신경 모두
(d) 내장신경

15. 심장의 박동조율세포는 ________에 위치하고 있다.
(a) 굴심방결절
(b) 왼심실의 벽
(c) 푸르키니예섬유
(d) 왼심실과 오른심실 둘 다

16. 오른심장동맥의 주된 가지 두 개는 __________이다.
(a) 휘돌이가지와 왼모서리가지
(b) 앞심실사이가지와 왼앞내림가지
(c) 오른모서리가지와 뒤심실사이가지
(d) 큰심장정맥과 중간심장정맥

단계 2. 개념 정리

1. 만약 굴심방결절이 손상을 받는다면 심장박동에 어떤 일이 일어날까?
   (a) 다발 가지들에 의해 아주 낮게 심장박동이 일어날 것이다.
   (b) 심장이 멈출 것이다.
   (c) 방실결절이 정상보다 다소 느린 속도로 전도활동을 나타낼 것이다.
   (d) 심장박동이 강력하지는 않지만 증가할 것이다.

2. 꼭지근이 수축을 실패한다면, ________
   (a) 혈액이 심방으로 들어가지 않을 것이다.
   (b) 심실은 혈액을 펌프하지 않을 것이다.
   (c) 방실판막이 제대로 닫히지 않을 것이다.
   (d) 반달판막이 열리지 않을 것이다.

3. 만약 심장에 교감신경계의 신경전달이 손상을 입는다면, 남아 있는 자율신경계의 자극에 의한 영향하에 심장박동수에는 어떤 일이 발생하겠는가?
   (a) 증가할 것이다.
   (b) 변하지 않을 것이다.
   (c) 감소할 것이다.
   (d) 처음에는 증가하고, 그 다음 감소할 것이다.

4. 심장근육과 뼈대근육은 어떻게 비슷한가?

5. 왜 반달판막은 방실판막에서 발견되는 힘줄끈이 없는가?

6. 심장의 박동조율세포를 정의하고, 정상적으로 심장의 박동조율기 역할을 하는 세포 집단과 잠재적으로 박동조율기 역할을 할 가능성을 가진 다른 세포집단들을 쓰시오.

7. 심장막액의 기능은 무엇인가?

8. 가장 두꺼운 벽을 가진 심장의 공간은 어디인가? 그 이유는 무엇인가?

9. 왜 결절세포는 특별한가? 결절세포의 기능은 무엇인가?

10. 심장 기능에서 노르에피네프린 방출의 영향은 무엇인가?

단계 3. 종합적 사고

1. 수축기 초기에 왼심실에서 '콸콸거리는' 소리를 내는 심장 잡음을 가진다. 이 소리의 원인이 무엇으로 의심되는가?

2. 한 남성이 심장부정맥으로 인해 병원 응급실로 호송되어 왔다. 응급실에서 그는 빠른맥을 보이기 시작하고 그 결과로 의식을 잃고 있다. 그의 아내가 왜 의식을 잃고 있는지 묻는다. 뭐라고 답하겠는가?

3. 만약 심장중추에서 혈액에 산소 농도가 높다고 감지한다면 어떤 화학물질을 내보내겠는가?

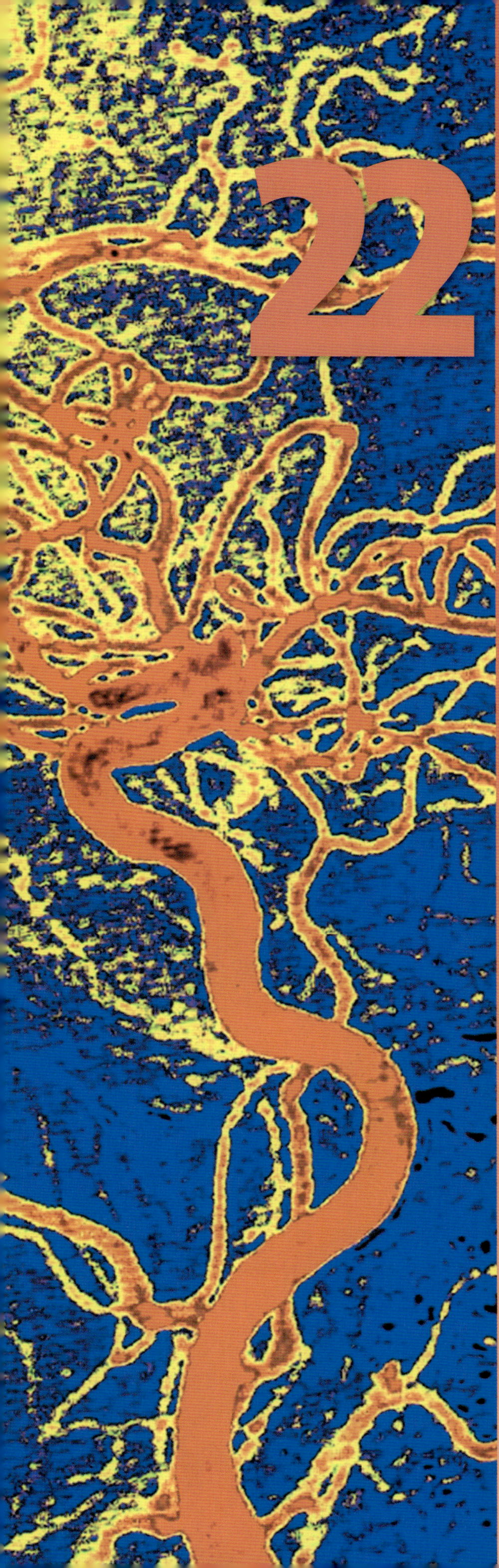

22 심장혈관계통

The Cardiovascular System

혈관과 순환

Vessels and Circulation

학습목표

22.1 탄력형동맥, 근육형동맥, 세동맥, 모세혈관, 세정맥과 정맥의 조직학적 구조를 설명한다.

22.2 정상 상태에서 심장과 동맥, 모세혈관의 용적과 정맥의 혈액 용적을 비교한다.

22.3 몸의 혈관분포를 묘사하는 세 가지 중요한 기능적 패턴을 설명한다.

22.4 심장의 오른심실로부터 허파를 지나 다시 오른심방으로 돌아오는 혈액의 순환경로를 설명한다.

22.5 온몸순환의 주요 동맥과 각각의 혈관들이 공급하는 부위와 기관들을 설명한다.

22.6 온몸순환의 주요 정맥과 각각의 혈관으로 유입되는 부위와 기관들을 설명한다.

22.7 태어날 때 일어나는 주된 심장혈관계통 변화와 그들의 기능학적 의의를 설명한다.

22.8 심장혈관계통에서 일어나는 나이와 관련된 변화를 설명한다.

심장혈관계통은 폐쇄된 시스템으로 혈액을 순환시킨다. 인체에는 두 개의 혈관 그룹이 있는데 하나는 허파로 혈액을 공급하고(허파순환), 다른 하나는 나머지 신체 부위로 혈액을 공급한다(온몸순환). 혈액은 심장에서 자발적으로 허파동맥과 대동맥으로 혈액을 보낸다.

온몸순환에 비해 작은 허파순환로는 허파동맥판막에서 시작하고 왼심방 입구에서 끝난다. 허파동맥에서 나온 허파동맥가지는 가스교환을 위해 허파로 혈액을 보낸다. 온몸순환로는 대동맥판막에서 시작하고 오른심방 입구에서 끝난다. 대동맥에서 나온 온몸순환동맥가지들은 노폐물이나 가스교환, 영양분 공급을 위해 다른 기관들로 혈액을 보낸다. 허파동맥과 대동맥은 각각 2.5 cm의 내경을 가진다. 수많은 작은 혈관들을 형성하는 이러한 혈관 가지들은 인체의 각 부위와 기관들에 혈액을 공급한다. 기관으로 들어간 후 좀 더 많은 가지들을 만들고 백만 개 이상의 작은 동맥들을 형성하면서 적혈구의 지름만한 크기로 수많은 모세혈관에 혈액을 공급한다. 이러한 모세혈관들은 많은 그물망을 형성한다. 몸에서 모든 모세혈관의 길이를 합친 수치는 5,000~25,000마일 정도된다. 다시 말하면 우리 몸의 모세혈관을 합치면 적어도 미국 대륙을 가로지를 수 있고 아마 지구를 한 바퀴 돌 수 있을 것이다. 혈액과 간질액 사이의 모든 화학작용과 가스교환은 모세혈관벽에서 일어난다. 조직의 세포는 영양분과 산소를 얻고 대사 노폐물을 제거하기 위해 모세혈관 표면의 확산을 이용한다. 모세혈관그물에서 나온 혈액은 작은 정맥들의 그물망으로 들어가고 궁극적으로 큰 혈관을 형성하기 위해 합쳐진다.

이 장에서는 우선 동맥과 모세혈관, 그리고 정맥들의 조직학적, 해부학적 구조에 대해 다룰 것이다. 그러고 나서 주요 혈관과 심장혈관계통의 순환에 대해 자세히 설명하기로 한다.

22.1 혈관의 조직학적 구조

동맥과 정맥의 벽은 세 개의 서로 다른 층을 가진다. (1) 속막(내막, inner intima), (2) 중간막(중막, middle media), (3) 바깥막(외막, outer adventitia). 동맥과 정맥의 조직학적 구조를 살피기 위해 Spotlight 그림 22.1을 참고한다.

- **속막**(intima)은 혈관의 가장 안쪽층이다. 이 층은 혈관의 내피를 포함하고 다양한 양의 탄력섬유를 포함하는 결합조직층이 아래에 있다. 속막의 바깥가장자리에는 **속탄력막(내탄력막, internal elastic membrane)**이라고 불리는 두꺼운 탄력성 섬유층이 있다. 큰 동맥에서는 작은 동맥에 비해 결합조직층이 더 넓고 속막도 더 두껍다.
- **중간막**(media, tunica media)은 중간층이며 성긴결합조직의 구조에서 민무늬근육 조직이 동심성 판 모양으로 존재한다. 중간막의 민무늬근육세포는 혈관의 속공간을 에워싼다. 교감신경에 의해 자극을 받으면 이런 민무늬근육은 수축하고 **혈관수축**(vasoconstriction) 과정으로 인해 혈관의 지름이 줄어든다. 민무늬근육의 이완은 **혈관이완**(vasodilation) 과정으로 혈관의 지름이 늘어난다. 이러한 민무늬근육은 국소적 자극이나 자율신경계통의 교감신경조직에 반응하여 수축하거나 이완되며, 혈관지름의 변화는 혈압이나 혈류에 영향을 끼친다. 아교섬유(교원섬유, collagen fiber)는 속막과 바깥막으로 중간막을 연결한다. 동맥에는 탄력섬유의 작은 띠가 있고 **바깥탄력막(외탄력막, external elastic membrane)**이 중간막과 바깥막 사이에 놓여 있다.
- **바깥막**(adventitia, tunica adventitia)은 혈관을 둘러싸고 결합조직집(connective tissue sheath)을 형성한다. 이 층은 매우 두껍고 주로 교원섬유로 이루어져 있으며, 탄력성 섬유띠가 흩어져 있다. 일반적으로 바깥막섬유는 근접한 조직의 교원섬유와 섞여 있으며, 혈관을 고정하고 안정화한다. 정맥에서 이 층은 중간층보다 보통 두껍다.

여러 층의 벽은 동맥과 정맥에 상당한 힘을 제공한다. 근육성 요소와 탄력성 요소들의 조합은 혈압과 혈액량 변화와 같이 혈관의 직경을 통제하며 조절한다. 그러나 이러한 여러 층의 혈관들은 혈관벽이 너무 두꺼워서 혈류와 주위 조직, 혹은 혈액과 혈관 자체 조직 사이에서 확산이 원활히 이루어지지 않는다. 그러므로 큰 혈관의 벽에는 중간막과 바깥막의 민무늬근육세포, 섬유모세포, 섬유세포에 혈액을 공급하는 작은 동맥과 정맥들이 존재한다. 이러한 혈관들을 **맥관벽혈관(자양혈관, vasa vasorum)**이라 부른다.

동맥과 정맥의 구별

일반적으로 같은 부위에서 동맥은 혈액을 공급하고 정맥은 혈액을 받아들이며 좁은 결합조직 띠 내에 나란히 놓여 있다(Spotlight 그림 22.1). 동맥과 정맥은 조직학적으로 다음의 특징을 가진다.

- 일반적으로 두 개의 근접한 혈관을 비교할 때 동맥의 벽은 정맥의 벽보다 두껍다. 동맥의 중간막은 정맥에 비해 더 많은 민무늬근육과 탄력성 섬유를 가진다. 동맥의 이러한 수축성, 탄력성에 의해 심장으로부터의 강한 혈압을 견딜 수 있다.

임상 노트

동맥경화증

동맥경화증(arteriosclerosis)이란 동맥혈관벽이 두꺼워지고 단단해지는 것을 의미한다. 동맥경화증과 관련된 합병증이 미국인의 사망 원인 중 절반 정도를 차지한다. 동맥경화증에는 여러 가지 다양한 형태가 있는데, 그중 하나가 21장에서 소개된 심장동맥질환(CAD)이다. 동맥경화증은 크게 국소석회화와 죽상동맥경화증의 두 가지 형태로 나뉜다.

- **국소석회화(focal calcification)**는 중간막의 민무늬근육이 점차적으로 퇴행되고, 이어서 칼슘염의 침착이 일어나는 것이다. 이러한 과정은 보통 팔다리나 생식기관에서 주로 일어난다. 어떤 종류의 국소석회화는 노화의 한 부분으로 일어나기도 하고 죽상동맥경화증과 관련되어 발생하기도 한다. 급속하고 심각하게 일어나는 석회화는 내분비계통의 이상으로 생기는 당뇨병의 합병증으로 생기기도 한다.
- **죽상동맥경화증(atherosclerosis)**은 내피세포의 손상이 일어나 중간막에 지방 침착이 형성되는 것과 관련이 있다. 이것이 동맥경화증의 가장 흔한 형태이다.

많은 인자들이 동맥경화증의 발병과 관련이 있으며, 중요한 요인 중의 하나는 혈액 속의 지방 비율이다. 죽상동맥경화증은 혈액 속의 혈장 지방, 특히 콜레스테롤 수치가 높은 사람들에게서 주로 일어난다. 혈액 속의 콜레스테롤은 주변 조직에 지질단백, 즉 단백질–지질 복합체의 형태로 전달된다.

콜레스테롤 함량이 높은 지질단백이 혈액 속에 오랜 기간 잔존할 경우, 순환하고 있는 단핵구들이 혈류에서 그들을 제거하기 시작한다. 결과적으로, 단핵구들은 지방 방울로 가득 차게 된다. 이렇게 되면 거품세포(foam cell)라고 불리며, 이들은 혈관의 내피세포벽에 붙어 성장인자를 방출한다. 이 사이토카인은 속막 근처의 민무늬근육세포의 분열을 촉진하고, 혈관벽은 두꺼워진다.

다른 단핵구들은 혈관벽 사이로 침투하여 내피세포 사이에 끼어든다. 이러한 변화가 일어나면서 단핵구, 민무늬근육세포, 내피세포들 또한 지방에 대해서 식세포작용을 일으킨다. 그 결과로써 지방조직의 덩어리인 플라크(plaque)가 만들어져 혈관의 내장쪽으로 돌출한다. 여기서 만들어지는 플라크는 상대적으로 단순한 구조이며, 적절한 식이조절로 플라크 생성 과정을 조절할 수 있다.

하지만 이 상태가 지속되면, 내피세포들은 지방이 들어차서 점차 부풀고, 내피세포들 사이에 틈새가 생긴다. 그러면 혈소판들이 점차 노출된 콜라겐 섬유에 달라붙게 되고, 혈소판 부착과 응집이 함께 일어나면서 국소적인 혈병이 생성되어 혈액의 흐름이 점차적으로 제한을 받는다. 플라크의 구조 또한 복잡하게 변한다. 플라크의 크기 성장은 멈출 수도 있지만, 구조적인 변화는 영구적으로 일어난다.

노인들, 특히 남성의 경우에 죽상경화판(플라크)이 생길 가능성이 대단히 높다. 에스트로겐이 플라크 형성을 저지한다는 증거들이 밝혀지고 있으며, 이 때문에 여성들의 심장동맥질환(CAD), 심근경색증(MI), 뇌졸중 발병 비율이 낮은 것으로 추정된다. 폐경기 이후 에스트로겐 합성이 감소되면, 여성들의 심장동맥질환, 심근경색증, 뇌졸중 비율이 현저하게 증가한다.

많은 나이, 그리고 남자라는 성별 이외에도, 혈중 고콜레스테롤, 고혈압, 흡연 등이 동맥경화를 일으키는 위험한 인자들이다. 대략 중년 남성의 20% 정도가 이러한 위험 요소 세 가지를 모두 충족시키며, 이 경우 심근경색이나 심장정지를 겪을 확률이 동년의 남성 집단보다 네 배 정도 더 높다. 여성들은 죽상경화판이 생기는 경우가 적지만, 콜레스테롤 수치와 혈압이 높고 흡연을 하는 나이든 여성의 경우 다른 여성들보다 위험성이 훨씬 높다. 당뇨병, 비만, 스트레스도 죽상동맥경화증의 발병을 촉진하는 인자로 작용한다. 또한 어떤 종류의 죽상동맥경화증은 폐렴을 포함한 여러 종류의 호흡기질환을 일으키는 폐렴 클라미디아(*chlamydia pneumoniae*)의 만성적인 감염과 관련이 있는 것으로 알려지고 있다.

카테터삽입(catheterization), 풍선혈관성형술(ballon angioplasty), 스텐트(stents) 등이 죽상동맥판 치료를 위한 잠재적인 방법이다. 그렇지만 위험인자를 줄이거나 제거하는 것이 죽상동맥경화증을 피할 수 있는 최선의 방법이며, 추천하는 방법은 다음과 같다. (1) 육류(소고기, 양고기, 돼지고기 등), 계란 노른자, 크림 등의 소비를 제한해서 콜레스테롤과 포화지방 섭취를 줄이는 것, (2) 담배를 끊는 것, (3) 혈압을 체크하고 필요하다면 혈압을 내리기 위한 단계를 밟을 것, (4) 콜레스테롤 수치를 정기적으로 검사하고 필요하다면 치료받을 것, (5) 체중을 조절할 것, (6) 규칙적으로 운동할 것.

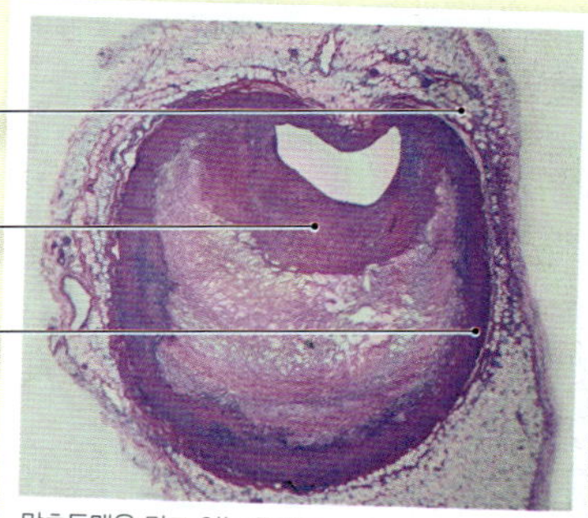

말초동맥을 막고 있는 플라그 LM × 28

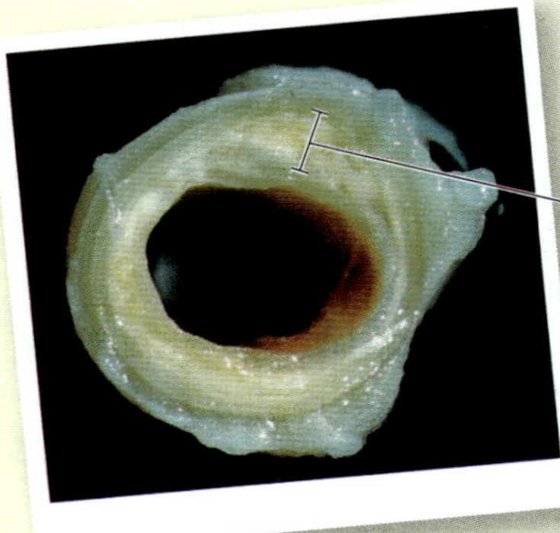

SPOTLIGHT

그림 22.1
혈관의 구조

혈관의 조직학적 구조

동맥과 정맥의 벽은 세 층으로 되어 있다. (1) 바깥박, (2) 중간막, (3) 속막

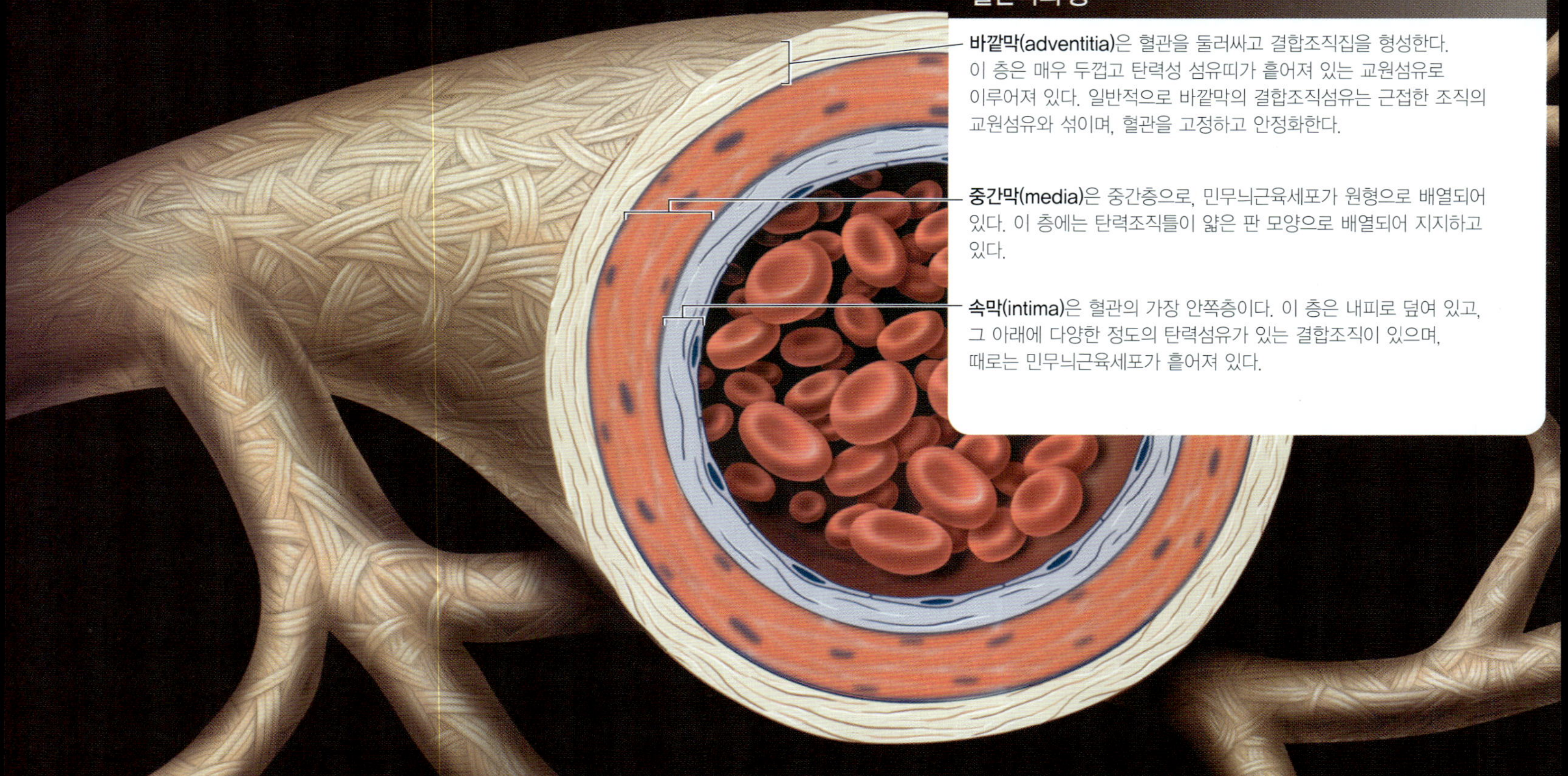

혈관벽의 층

바깥막(adventitia)은 혈관을 둘러싸고 결합조직집을 형성한다. 이 층은 매우 두껍고 탄력성 섬유띠가 흩어져 있는 교원섬유로 이루어져 있다. 일반적으로 바깥막의 결합조직섬유는 근접한 조직의 교원섬유와 섞이며, 혈관을 고정하고 안정화한다.

중간막(media)은 중간층으로, 민무늬근육세포가 원형으로 배열되어 있다. 이 층에는 탄력조직들이 얇은 판 모양으로 배열되어 지지하고 있다.

속막(intima)은 혈관의 가장 안쪽층이다. 이 층은 내피로 덮여 있고, 그 아래에 다양한 정도의 탄력섬유가 있는 결합조직이 있으며, 때로는 민무늬근육세포가 흩어져 있다.

동맥과 정맥의 조직학적 비교

일반적으로 인접한 두 개의 혈관을 비교할 때, 동맥의 벽은 정맥보다 두껍고 속공간은 상대적으로 작다. 동맥의 바깥막은 중간막보다 얇은 반면에, 정맥의 경우 일반적으로 바깥막이 가장 두껍다. 동맥의 중간막에는 민무늬근육과 탄력섬유가 정맥보다 많기 때문에 동맥벽이 혈압에 의해 신장되지 않을 때는 수축되어 있으며 내피는 주름을 형성하고 속공간은 작아진다. 결과적으로 동맥내피의 절단면은 주름진 형태로 보인다. 반면에 정맥의 혈압이 떨어졌을 때, 정맥은 단순히 찌그러진 형태이며, 내피의 단면은 상대적으로 매끈하다.

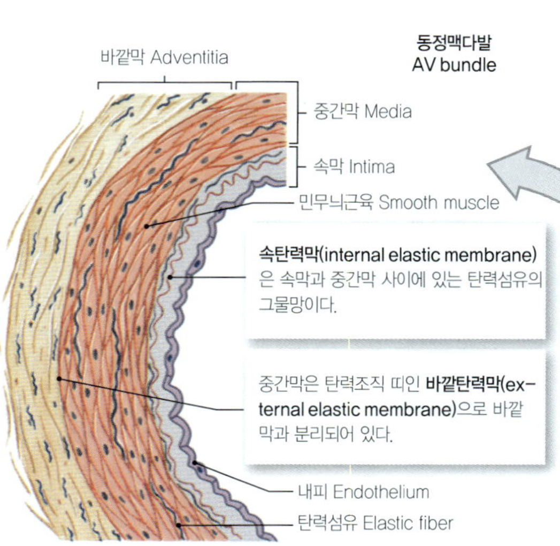

동맥 ARTERY

동정맥다발
AV bundle

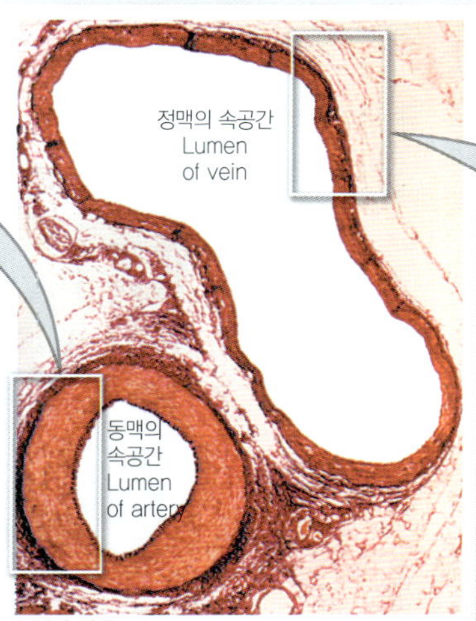

동댁과 정맥 LM × 60

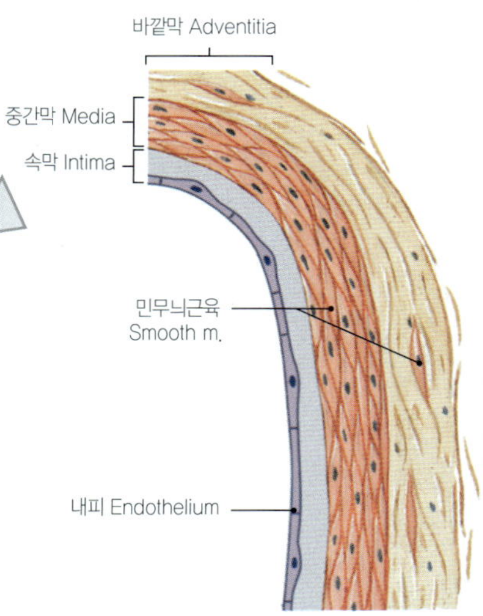

정맥 VEIN

동맥과 정맥의 구조적 차이

정맥 VEINS

동맥 ARTERIES

시작

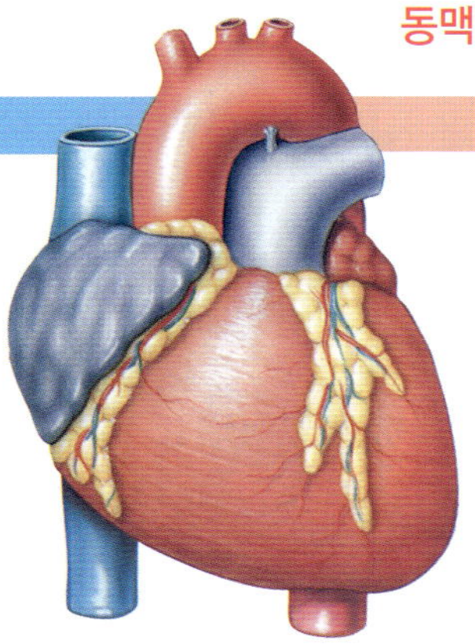

7 대형정맥 Large Vein

대형정맥에는 위대정맥과 아래대정맥, 가슴안과 배골반안의 지류가 있다.

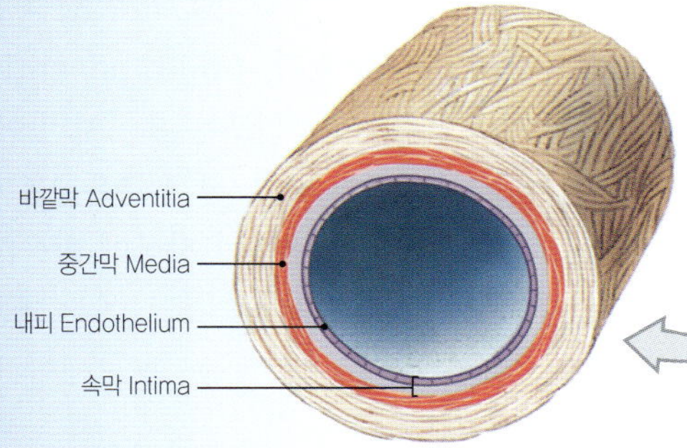

탄력형동맥 Elastic Artery 1

대동맥이나 팔머리동맥과 같은 탄력형동맥의 벽은 혈관의 지름이 상대적으로 두껍지 않고, 매우 큰 탄성을 지닌다. 이 혈관의 중간막에는 민무늬근육이 상대적으로 적고 고밀도의 탄력섬유가 존재한다.

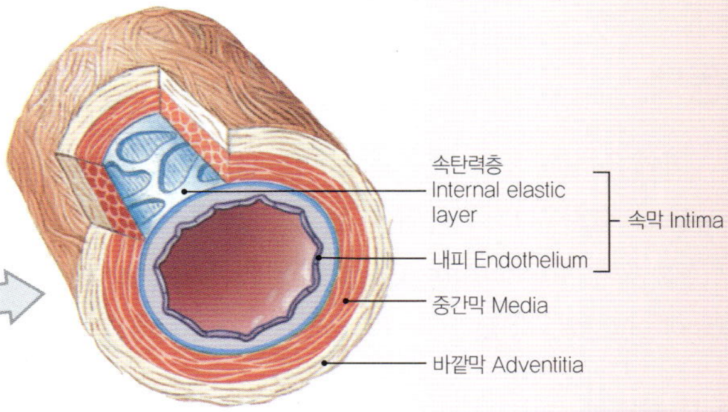

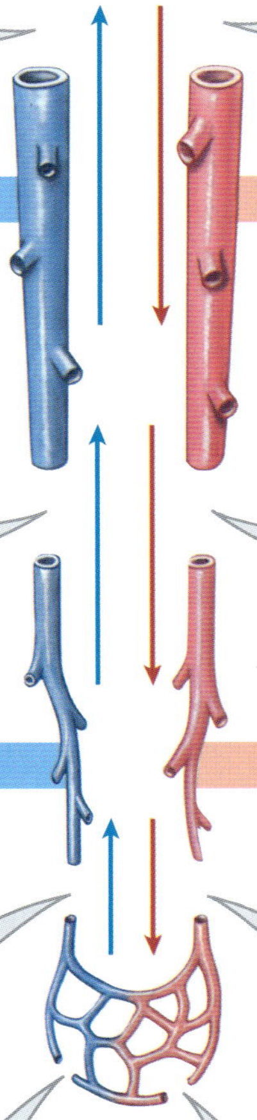

6 중형정맥 Medium-Sized Vein

노정맥이나 자정맥과 같은 중형정맥은 내부지름이 2~9 mm 정도이며, 일반적으로 크기는 근육형동맥과 비슷하다. 중간막은 얇고, 민무늬근육세포가 상대적으로 적다.

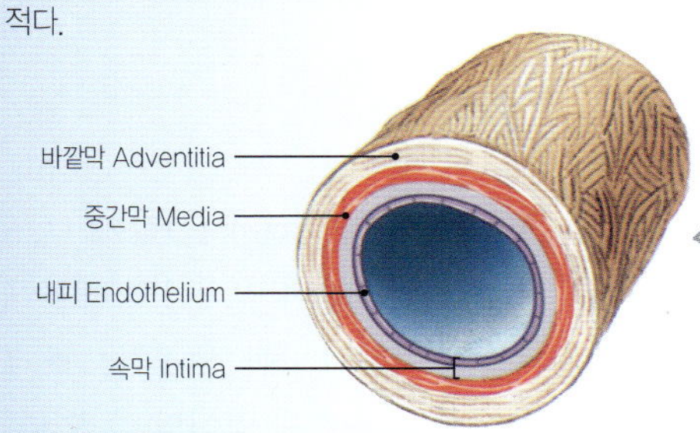

근육형동맥 Muscular Artery 2

일반적인 근육형동맥의 지름은 약 4 mm(0.15인치)이다. 노동맥이나 자동맥과 같은 근육형동맥은 탄력형동맥보다 중간막이 두껍고 민무늬근육세포도 많다.

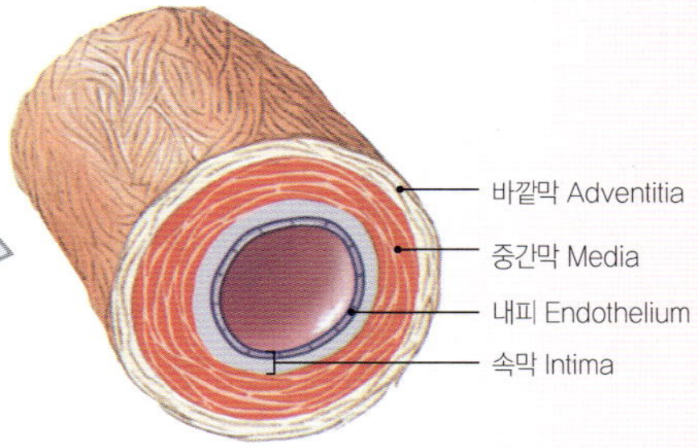

5 세정맥 Venule

세정맥은 가장 작은 정맥으로 모세혈관으로부터 혈액을 받는다. 세정맥은 크기와 특징이 매우 다양하고, 작은 세정맥들은 셀 수도 없고 이름도 없다. 가장 작은 세정맥은 모세혈관이 확장된 것처럼 보이며 50 μm 이하의 세정맥에는 중간막이 없다.

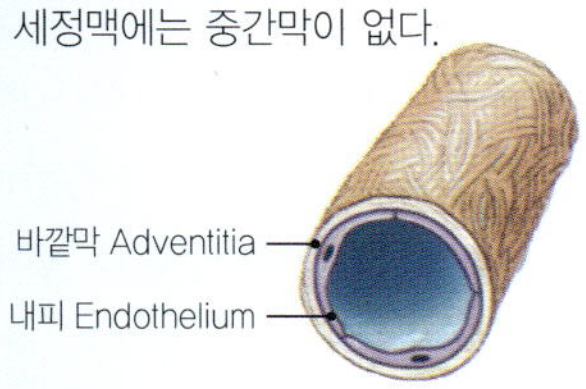

세동맥 Arteriole 3

세동맥의 평균 지름은 약 30 μm로 근육형동맥보다 상당히 작고, 그 수도 헤아릴 수 없으며 이름이 없다. 세동맥의 바깥막은 거의 불분명하고, 민무늬근육세포도 완전한 층을 이루고 있지 않고 흩어져 있다.

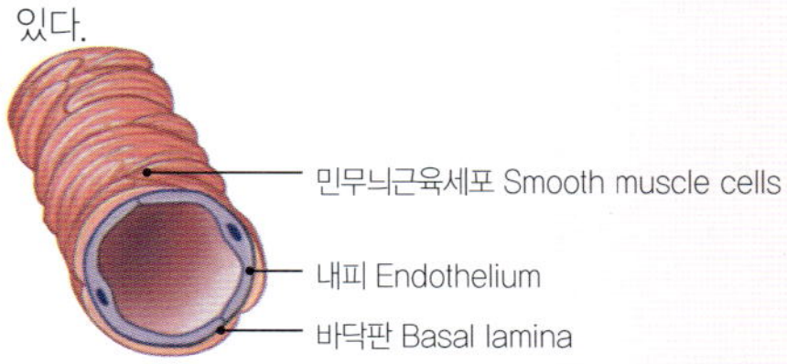

4 모세혈관 Capillaries

창모세혈관은 내피층이 불연속적이거나 뚫려 있어 혈관벽에 창 또는 구멍이 존재한다.

창모세혈관 Fenestrated Capillary

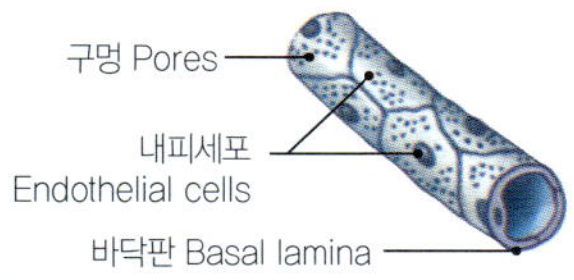

민창모세혈관 Continuous Capillary

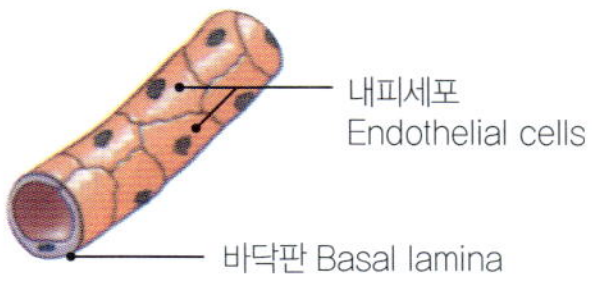

민창모세혈관은 몸의 대부분에 존재한다. 이 혈관의 내피는 완전한 속층을 이루고, 내피세포는 밀착연접과 부착반점으로 서로 연결되어 있다.

- 혈압이 낮아지면 동맥벽은 수축한다. 그러므로 해부 또는 절단면에서 관찰할 때(Spotlight 그림 22.1), 동맥은 상응하는 정맥에 비해 더 작게 보인다. 동맥의 벽은 두껍고 강하기 때문에 단면에서 원형 모양을 유지한다. 정맥의 단면은 위축되고, 조직표본에서 종종 납작하고 전체적으로 비틀려 있다.
- 동맥의 내피는 수축할 수 없어서 동맥이 수축할 때 내피는 동맥의 단면을 따라 주름진 모양을 보인다. 정맥의 내피는 동맥보다 주름이 적다.

동맥

혈액은 심장에서 말초의 모세혈관으로 이동하는 동안 동맥의 지름이 점차적으로 작아져 탄력형동맥(elastic a.), 근육형동맥(근형동맥, muscular a.), 세동맥(소동맥, arteriole)을 지난다(Spotlight 그림 22.1).

탄력형동맥

탄력형동맥(elastic a.)은 전도동맥(conducting a.)이라고도 하며 지름이 약 2.5 cm에 이르는 큰 혈관이다. 이 동맥은 심장으로부터 많은 양의 혈액을 이동시킨다. 허파동맥, 대동맥과 이의 주요 가지들(허파동맥, 온목동맥, 빗장밑동맥 및 온엉덩동맥)이 탄력형동맥에 속한다. 탄력형동맥의 벽은 혈관 지름에 비해 별로 두껍지 않지만 매우 큰 탄성을 갖는다. 중간막은 고밀도의 탄력섬유와 상대적으로 적은 양의 민무늬근육섬유로 이루어져 있다(Spotlight 그림 22.1).탄력형동맥의 민무늬근육세포는 교감신경 자극에 반응하여 활발하게 수축하지 않고 중간막에 존재하는 많은 탄력섬유를 분비하는 기능을 하고 있다. 중간막 내에 있는 고농도의 탄력섬유 때문에 탄력형동맥은 심장주기 동안 일어나는 압력 변화를 견딜 수 있다. 심실수축기에 압력이 급격히 증가하고 탄력형동맥의 직경이 늘어난다. 반면 심실이완기에는 동맥계통 내의 혈압이 감소하고 탄력섬유가 원래의 길이로 되돌아간다. 심실수축기 동안 탄력형동맥은 신장하여 압력의 급격한 증가를 완화시키고, 심실이완기 동안 원래의 크기로 되돌아가 압력의 감소를 늦추는 동시에 혈액을 모세혈관쪽으로 이동시킨다.

근육형동맥

근육형동맥(근형동맥, muscular a.)은 분배동맥(distributing a. 또는 중형동맥, medium-sized a.)이라고도 하며 혈액을 뼈대근과 몸의 내부 장기로 이동시킨다. 전형적인 근육형동맥의 지름은 약 0.4 cm 이다. 근육형동맥은 탄력형동맥보다 민무늬근육세포 함유율이 높아 중간막이 두껍다(Spotlight 그림 22.1). 근육형동맥의 예로는 목의 바깥목동맥(외경동맥, external carotid a.), 팔의 위팔동맥(상완동맥, brachial a.), 넓적다리의 넙다리동맥(대퇴동맥, femoral a.)과 배의 창자간막동맥(mesenteric a.)이 있다. 자율신경계통의 교감신경은 이 동맥의 지름을 조절할 수 있다. 자율신경계통은 중간막의 민무늬근육을 수축시키거나 이완시킴으로써 각 기관으로 가는 혈액의 흐름을 독립적으로 조절할 수 있다.

세동맥

세동맥(소동맥, arterioles)은 지름이 평균 30 ㎛로 근육형동맥보다 상당히 작다. 세동맥의 바깥막(외막, tunica adventitia)은 거의 불분명하고, 중간막의 민무늬근육세포는 흩어져 있어 완전한 층을 형성하지 않는다(Spotlight 그림 22.1). 작은 근육형동맥과 세동맥은 말초의 상태나 교감신경 혹은 내분비 자극에 반응하여 혈관의 지름을 변화시킨다. 예를 들어, 대부분의 조직에서 세동맥은 교감신경 자극을 받아 수축한다. 세동맥은 동맥과 모세혈관 사이에서의 혈액의 흐름을 조절한다.

탄력형동맥과 근육형동맥은 밀접하게 서로 연결되어 있고, 심장에서 멀어질수록 점차 혈관의 특성이 변한다. 근육형동맥 중 가장 큰 것은 상당량의 탄성조직을 함유하고 있는 반면 가장 작은 것은 근육이 많은 세동맥과 유사하다.

모세혈관

모세혈관은 가장 작고 섬세한 혈관이다(Spotlight 그림 22.1). 모세혈관벽을 통해 혈액과 주위 간질액 간 교환이 일어나기 때문에 모세혈관은 기능적으로 중요하다. 모세혈관벽이 상대적으로 얇아 확산 거리가 짧기 때문에 물질 교환이 빠르게 일어날 수 있다. 그뿐만 아니라 모세혈관을 따라 혈액이 천천히 흐르므로 혈관벽을 통한 물질의 확산이나 능동 수송에 필요한 충분한 시간을 갖게 된다. 일부 물질은 내피세포벽을 지나는 확산을 통해 모세혈관벽을 통과하는 반면 다른 물질은 이웃한 상피세포들 사이에 존재하는 틈을 통해 통과한다. 각 모세혈관의 구조가 혈액과 간질액 양방향으로의 물질 교환을 조절하는 능력을 결정한다.

전형적인 모세혈관은 얇은 바닥판으로 둘러싸인 내피세포관으로 이루어져 있다. 모세혈관 내부의 지름은 평균적으로 8 ㎛로 적혈구 세포의 내부 지름과 비슷하다.

민창모세혈관(continuous capillary)은 몸의 대부분에 존재한다. 이 모세혈관의 내피는 완전한 속층을 갖고, 내피세포는 밀착연접과 부착반점(desmosome)에 의해 연결된다(그림 22.2a,d). **창모세혈관(fenestrated capillary)**의 내피층은 불연속적이거나 뚫려 있어 혈관벽에 '창' 즉, 구멍이 존재한다(그림 22.2b,e).

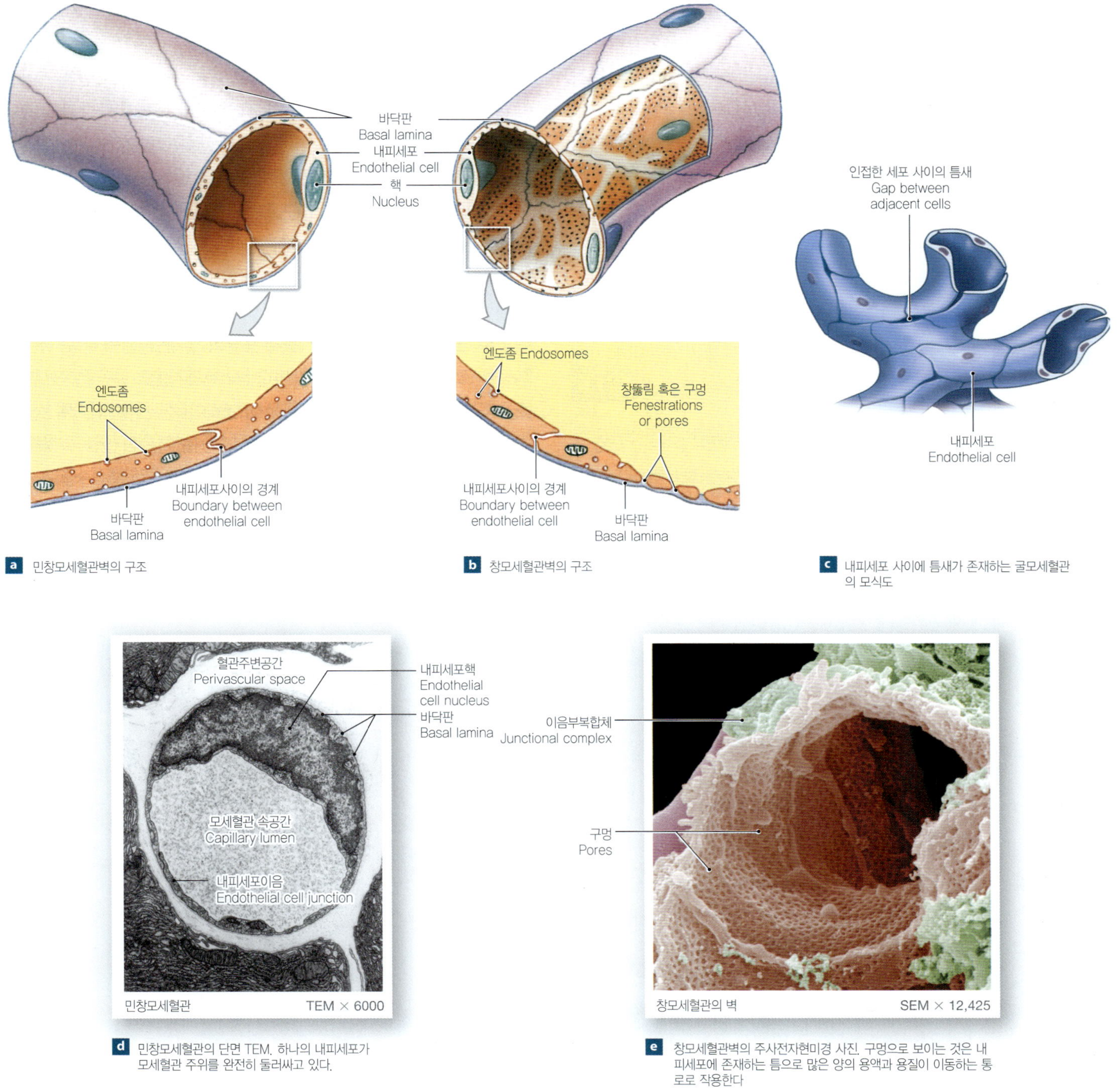

■ **그림 22.2** **모세혈관의 구조**

하나의 내피세포가 민창모세혈관의 속공간을 둘러싼다(그림 22.2d). 창모세혈관의 벽은 구멍으로 인해 훨씬 투과성이 높으며 "스위스 치즈"와 유사한 모습을 하고 있다(그림 22.2b,e). 이 구멍을 통해 펩티드와 작은 단백질 정도의 크기를 갖는 분자가 혈액 속으로 들어가거나 혈액에서 빠져 나온다. 창모세혈관은 용액과 용질의 빠른 교환을 가능하게 한다. 이전 단원에서 언급한 뇌의 맥락얼기 및 시상하부, 뇌하수체, 솔방울샘, 부신과 갑상샘 등의 다양한 내분비기관에 존재하는 모세혈관이 창모세혈관의 좋은 예이다. 창모세혈관은 콩팥의 여과 부위에서도 발견된다.

굴모세혈관(동모양모세혈관, sinusoid)은 창모세혈관과 유사하지만 혈관벽의 구멍이 더 크고, 바닥판(기저판, basal lamina)이 훨씬 얇다(그림 22.2c)(간 등의 일부 장기에서는 바닥판이 존재하지 않는다). 굴모세혈관은 납작하고 불규칙한 모양이며, 복잡한 기관의 내부윤곽을 따라 형성된다. 굴모세혈관에서 혈액과 간질액 사이에 부유단백질과 같이 큰 용질과 용액이 교환된다. 혈액은 굴모세혈관 내에서 비교적 천천히 흐르는데, 이로써 혈관벽을 통한 흡수나 방출이 일어나는 시간을 최대화할 수 있다. 간, 골수와 부신에서 관찰가능하다.

모세혈관과 굴모세혈관벽을 가로질러 물질의 교환을 일으키는 기본적인 네 가지 기전은 다음과 같다.

1. 모세혈관의 내피세포를 가로지르는 확산(지용성물질과 기체의 이동, 삼투에 의한 물의 이동)
2. 인접한 내피세포 사이의 틈을 통한 확산(물과 작은 용질; 크기가 큰 용질은 굴모세혈관을 통해 이동)
3. 창모세혈관과 굴모세혈관에 존재하는 구멍을 통한 확산(물과 용질)
4. 내피세포에 의한 소포이동(속공간면에서의 세포내이입, 바닥면에서의 세포외유출), 물과 특정 결합 혹은 비결합 용질

모세혈관그물

모세혈관은 개개의 단위로서 기능하지 않고 서로 연결되어 **모세혈관그물(모세혈관망, capillary beds)**, 즉 **모세혈관얼기(모세혈관총, capillary plexus)**를 형성한다(그림 22.3). 하나의 세동맥은 수십 개의 모세혈관으로 분지되어 여러 개의 세정맥과 연결된다. **모세혈관앞조임근(모세혈관전괄약근, precapillary sphincter)**이라 불리는 민무늬근육 띠가 각 모세혈관의 입구에 존재한다. 이 민무늬근육세포가 수축하면 모세혈관 입구를 조여 모세혈관의 지름이 작아지고 이로 인해 혈액의 흐름이 감소하거나 멈춘다. 조임근이 이완하면 모세혈관의 입구가 넓어져 혈액이 빠른 속도로 모세혈관으로 유입된다. 모세혈관앞조임근은 이산화탄소 농도가 증가하면 열리기 때문에 조직의 산소와 영양분 필요여부를 알리는 지표로서 작용한다. 조임근은 이산화탄소 농도의 감소 신호나 교감신경의 자극을 받아 닫힌다.

모세혈관그물에서 세동맥과 세정맥이 직접적으로 연결되기도 한다. 이 통로의 세동맥 부위에 존재하는 민무늬근육세포는 혈관의 지름을 변화시킬 수 있는데, 이 부위를 **메타세동맥(후소동맥, metarteriole)**이라 한다(그림 22.3a). 후세동맥은 구조상 세동맥과

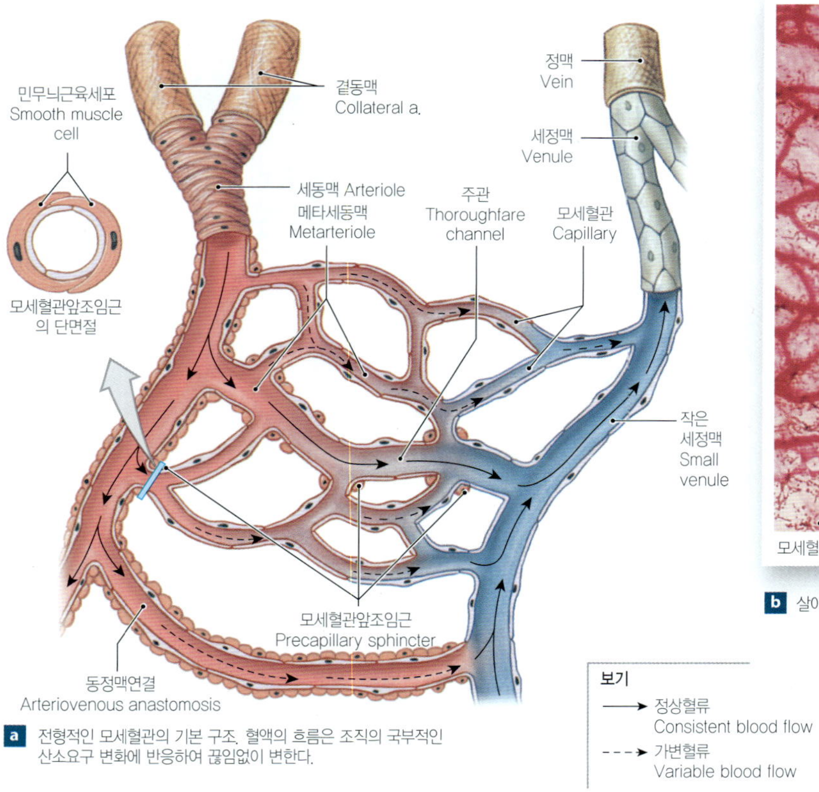

a 전형적인 모세혈관의 기본 구조. 혈액의 흐름은 조직의 국부적인 산소요구 변화에 반응하여 끊임없이 변한다.

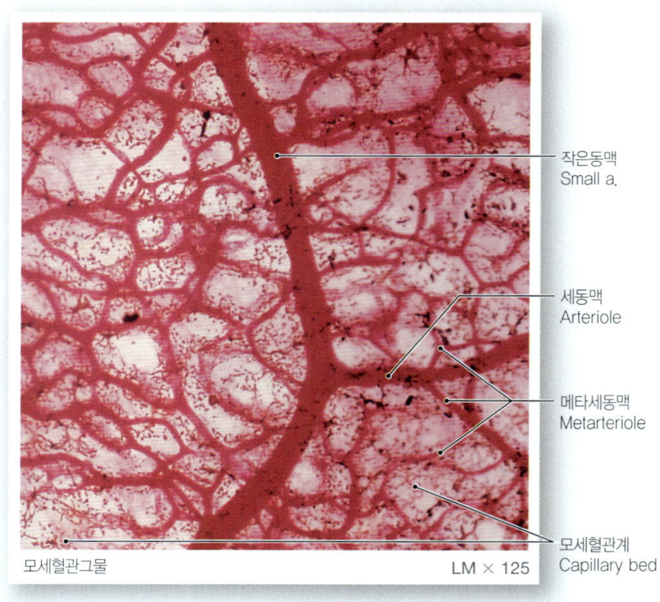

b 살아 있는 조직에서의 모세혈관그물

■ 그림 22.3 모세혈관그물의 구성

모세혈관의 중간 형태이다. 통로의 나머지 부분은 전형적인 모세혈관과 유사하며 **주관**(thoroughfare channel)이라 한다.

혈액은 세동맥에서 세정맥으로 일정한 속도로 흐르지만, 한 모세혈관 내 혈액의 흐름은 변할 수 있다. 각 모세혈관앞조임근은 수축과 이완이 번갈아 일어나는 주기를 갖는데, 1분에 12번 정도로 생각된다. 결과적으로 한 모세혈관 내에서 혈액은 일정하게 계속 흐르는 것이 아니라 율동적으로 흐른다. 따라서 혈액이 지금 한 경로를 통해 세정맥을 향해 흐르고 있다면 다음에는 또 다른 경로를 통해 세정맥에 도달하게 된다. 조직수준에서 조절되는 이러한 과정을 모세혈관의 **자율조절**(autoregulation)이라 한다.

전체 모세혈관계의 혈액 공급을 조절하는 기전도 있다. 어느 한 부위의 모세혈관그물은 종종 **곁동맥(측부동맥, collateral a.)**이라는 하나 이상의 동맥에 의해 혈액을 공급받는다. 곁동맥은 세동맥으로 끝나지 않고 서로 융합되어 **동맥연결(동맥문합, arterial anastomosis)**을 형성한다. 동맥연결은 뇌, 심장, 위뿐만 아니라 혈액순환 요구량이 많은 기관이나 부위에서도 발견된다. 이러한 배열은 조직으로의 확실한 혈액공급을 보장한다. 만약 한 동맥의 공급이 차단되면 다른 동맥이 모세혈관그물로 혈액을 공급한다. **동정맥연결(동정맥문합, aterionvenous anastomosis)**은 세동맥과 세정맥을 직접 연결한다(그림 22.3a). 동정맥연결은 자세 변화에 의해 한 혈관에서 다른 혈관으로 가는 혈액의 흐름이 방해받는 내장기관이나 관절에서 흔히 발견된다. 이 혈관벽에 존재하는 민무늬근육은 모세혈관그물로 흐르는 혈액의 양을 조절하기 위해 수축하거나 이완할 수 있다. 예를 들어, 동정맥연결이 넓어지면 혈액은 모세혈관그물을 우회하여 직접 정맥순환으로 들어간다.

정맥

정맥은 모든 조직과 기관으로부터 혈액을 모아 심장으로 되돌려 보낸다. 혈류양상을 보면 정맥은 작은 것에서부터 큰 것(세정맥, 중형정맥, 대형정맥)의 순으로 연결된다. 반면 동맥은 큰 것에서부터 작은 것(탄력형동맥, 근육형동맥, 세동맥)의 순으로 연결된다. 정맥의 혈압이 동맥의 혈압보다 낮기 때문에 정맥의 벽은 동맥의 벽보다 얇고 탄력이 떨어진다. 가장 작은 세정맥을 제외하고 모든 정맥의 벽은 동맥의 벽과 동일하게 세 개의 층으로 이루어져 있다. 그러나 정맥은 동맥보다 구조적으로 훨씬 다양하다.

정맥은 크기에 따라 분류되며, 정맥의 지름은 대체로 동맥의 지름보다 크다(Spotlight 그림 22.1 참고).

세정맥

세정맥(소정맥, venules)은 가장 작은 정맥으로 모세혈관으로부터 혈액을 모은다. 세정맥은 크기와 그 특징이 매우 다양한데 가장 작은 세정맥은 모세혈관이 확장된 것처럼 보이며, 전체 지름이 50 μm보다 작은 세정맥에는 중간막이 존재하지 않는다. 보통 세정맥 속공간의 지름은 대략 20 μm이다. 50 μm보다 큰 세정맥의 벽은 세 개의 층으로 이루어져 있으나 중간막이 얇고 결합조직이 대부분을 차지한다. 가장 큰 세정맥의 중간막에는 민무늬근육세포가 드문드문 존재한다.

중형정맥

중형정맥(medium-sized v.)의 내부지름은 2~9 mm로 일반적으로 중형동맥(medium-sized a.)과 크기가 비슷하다. 중형정맥의 중간막은 얇고 민무늬근육세포가 비교적 적다. 바깥막에 탄력섬유와 아교섬유 다발이 세로로 배열되어 있어서 세 개의 층 중에서 바깥막이 가장 두껍다.

대형정맥

대형정맥(large v.)에는 위대정맥, 아래대정맥 및 배골반안과 가슴속의 지류(tributary)가 있다. 정맥 중 대형정맥의 혈관벽이 가장 두껍다. 얇은 중간막이 탄력섬유와 아교섬유가 혼합된 두꺼운 바깥막에 둘러싸여 있다.

정맥판막

세정맥과 중형정맥의 혈압은 중력을 거스르기에는 너무 낮다. 그러므로 팔다리에서 이 정맥들은 속막이 접혀 형성된 **판막**(valves)을 갖는다(그림 22.4). 이 판막은 심장에서의 판막과 동일하게 작용하여 혈액이 역류하는 것을 방지한다. 판막이 제대로 기능할 때 정맥을 수축하거나 압박하는 작용이 혈액을 심장쪽으로 밀어 보낸다. 예를 들어, 서 있는 경우 발에서 되돌아오는 혈액은 심장으로 올라가기 위해 중력을 극복해야 한다. 판막은 정맥 내의 혈액을 구획화하여 구획 사이에서 혈압을 분할한다. 주위 뼈대근의 운동이 혈액을 심장쪽으로 이동시키는데 이 기전을 뼈대근육펌프(skeletal muscle pump)라 한다. 대정맥과 같은 대형정맥에는 판막이 존재하지 않고, 가슴안의 압력변화가 심장으로 혈액이 이동하도록 돕는다.

	V	22.1 개념확인
1	☐	조직절편을 보면 중간막에 민무늬근육이 거의 없고 얇은 벽으로 이루어진 작은 혈관들을 관찰할 수 있다. 이 혈관은 어떤 유형에 속하는가?
2	☐	판막은 왜 동맥에는 없고 정맥에만 있는가?
3	☐	위팔동맥은 어떤 유형의 동맥인가?

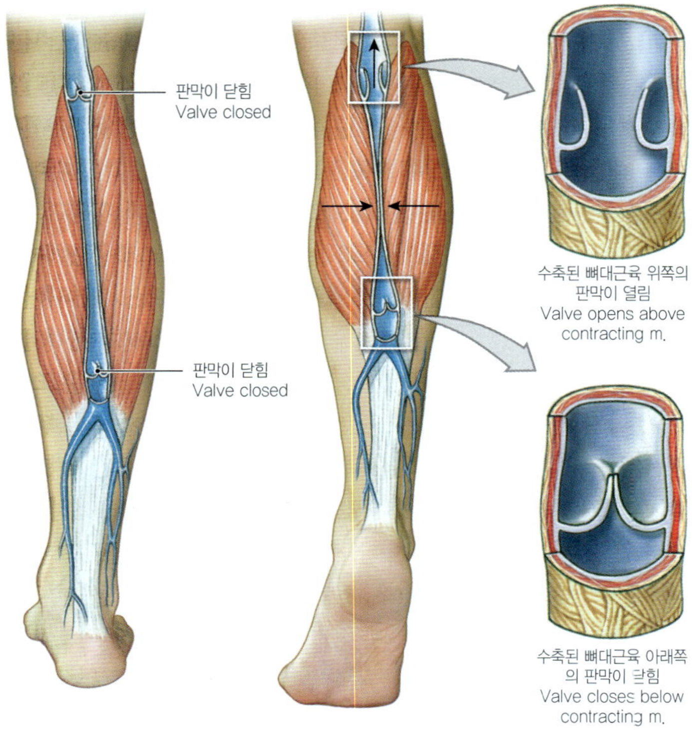

■ **그림 22.4 정맥계통 판막의 기능**
중형정맥벽에 존재하는 판막은 혈액의 역류를 방지한다. 인접한 뼈대근이 수축하면 정맥이 압박되어 압력이 형성된다. 이러한 압력은 정맥의 혈류 유지를 돕는다. 자세와 가슴배펌프의 변화도 정맥 혈류 유지에 보조적인 역할을 한다.

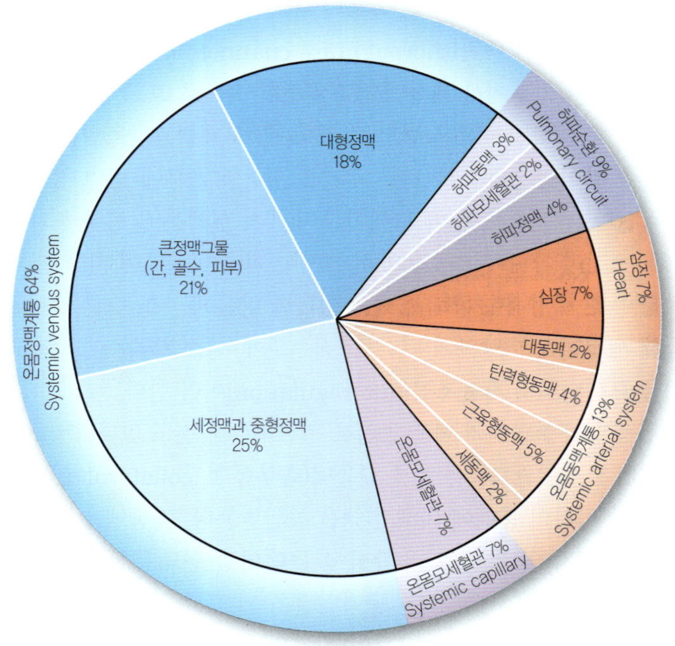

■ **그림 22.5 심장혈관계통에서의 혈액분포**

22.2 혈액분포

총혈액용적은 동맥, 정맥과 모세혈관 사이에 균일하지 않게 분포한다(그림 22.5). 심장, 동맥과 모세혈관은 정상적으로 혈액의 30~35%(전체 혈액에서 약 1.5 L)를 함유하며, 나머지(65~70% 다시 말해 약 3.5 L)는 정맥계통에 존재한다.

정맥은 벽이 얇고 민무늬근육의 함유율이 낮아 동맥보다 훨씬 팽창이 용이하다. 압력이 증가하면 전형적인 정맥은 동맥의 8배 정도 늘어난다. 정맥은 혈액용적이 증가하거나 감소할 때 탄력적인 벽이 늘어나거나 원래의 크기로 되돌아오는 방식을 통해 정맥계통의 혈액용적을 변화시킨다.

심각한 출혈이 발생하면 숨뇌의 혈관운동중추가 중형정맥벽의 민무늬근육세포에 분포하는 교감신경을 자극한다. 교감신경의 자극으로 혈관벽의 민무늬근육이 수축하고, 이 **정맥수축**(venoconstriction)으로 인해 정맥계통의 혈액용적이 감소한다. 그리고 혈액은 간, 골수와 피부의 정맥그물에서 일반적인 순환(general circulation)으로 들어간다. 정맥계통의 혈액용적을 줄임으로써 상당한 혈액손실에도 불구하고 동맥계통의 혈액용적이 정상 수준에 가깝게 유지될 수 있다. 따라서 정맥계통은 **혈액저장소**(blood reservoir)로써의 역할을 하고 간이 주된 저장고로서 기능을 한다. 용적의 변화는 **정맥예비력**(venous reserve)을 만들어낸다. 정상적인 경우 정맥내의 예비혈액은 총혈액용적의 21%인 1 L 이상에 이른다.

✓ 22.2 개념확인

1 ☐ 정맥수축이란 무엇이며, 혈액손실이 있을 때 어떻게 동맥계통의 혈액용적이 적절하게 유지되는가?

22.3 혈관분포

몸의 혈관은 허파순환과 온몸순환으로 나눌 수 있다. 허파순환은 심장과 허파 사이에서 혈액을 이동시키는 동맥과 정맥으로 구성되는데 비교적 그 경로가 짧다. 온몸순환의 동맥과 정맥은 심장에서 다른 모든 조직 사이로 혈액을 이동시키는데 허파순환에 비해 그 경로가 훨씬 길다. 이 두 순환에 관여하는 혈관은 기능 및 구조면에서 다르다. 예를 들어, 허파순환에서의 혈압은 상대적으로 낮고, 허파동맥의 벽은 온몸동맥의 벽보다 얇다.

그림 22.6에 허파순환과 온몸순환의 주요 순환경로를 간단하게 나타냈다. 다음의 그림과 표에 세 가지 중요한 기능적 패턴이 보여지고 있다.

1. 심장부근에서 심방과 심실에 연결되는 가장 큰 혈관을 제외하고 동맥과 정맥은 왼쪽과 오른쪽에서 대칭을 이룬다.
2. 한 혈관이 특정 해부학적 경계를 지나면 혈관의 이름이 변한다. 따라서 말단으로 뻗어가는 혈관을 정확하게 해부학적으로 설명할 수 있다.
3. 동맥과 정맥은 종종 연결을 형성하여 한 혈관이 일시적으로 혹은 영구적으로 막혀서 발생하는 충격을 감소시킨다.

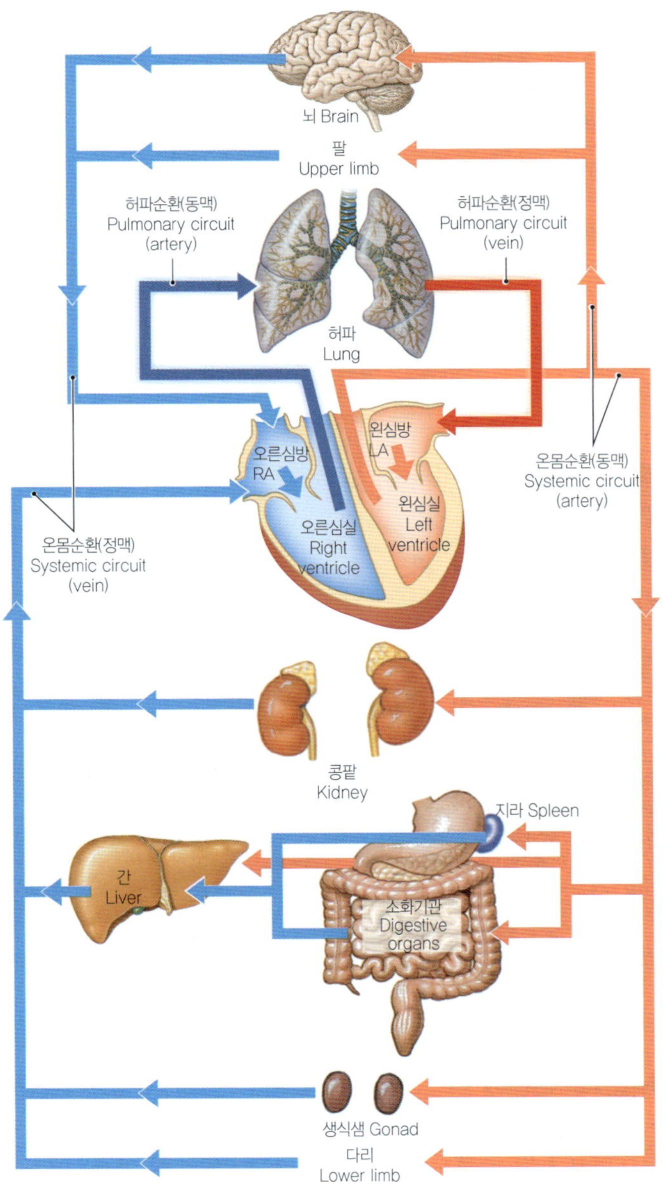

■ 그림 22.6 일반적인 혈액순환 패턴

V	22.3 개념확인
1 □	왜 배대동맥에서 발의 엄지에 이르기까지 하나의 혈관이 여러 개의 해부학적 이름이 있는지 설명한다.

22.4 허파순환

말초조직과 심장근육의 모세혈관그물에서 산소를 방출하고 이산화탄소를 흡수한 혈액이 오른심방에 도달한다. 오른심방과 오른심실을 지난 혈액은 허파동맥으로 들어가 허파순환을 시작한다. 허파순환은 동맥에서 시작하여 왼심방 입구에서 끝나는데 총혈액 용적의 9% 정도가 일정하게 순환한다(그림 22.7a). 허파순환을 통하여 혈액은 이산화탄소를 내보내고 산소를 얻는다. 이 동맥혈은 심장으로 되돌아가 온몸순환을 통해 몸에 분배된다. 온몸순환에 비해 허파순환은 상대적으로 짧은데 허파동맥의 바닥과 허파는 겨우 5 cm 정도 떨어져 있기 때문이다.

허파순환의 동맥은 산소가 적은 혈액을 운반한다는 점에서 온몸순환의 동맥과 다르다(이러한 이유로 도표에서 허파동맥과 온몸정맥을 파란색으로 표시한다). 허파동맥은 심장의 윗모서리에서 구부러져 **왼허파동맥(좌폐동맥, left pulmonary a.)**과 **오른허파동맥(우폐동맥, right pulmonary a.)**을 형성한다. 이 대형동맥은 허파로 들어와 수많은 작은 동맥가지를 낸다. 가장 작은 가지인 허파세동맥(폐세동맥, pulmonary arterioles)은 허파에 존재하는 작은 공기 주머니인 **허파꽈리(폐포, alveoli)** 주위를 둘러싸는 모세혈관그물에 혈액을 공급한다. 허파꽈리벽이 충분히 얇기 때문에 모세혈관그물 내의 혈액과 흡입한 공기사이에서 가스교환이 일어날 수 있다(허파꽈리의 구조는 24장에 자세히 설명하였다). 허파꽈리의 모세혈관에서 산소를 얻은 혈액은 세정맥으로 들어가고, 세정맥은 합쳐져 더 큰 혈관을 형성하여 **허파정맥(폐정맥, pulmonary v.)**으로 혈액을 운반한다. 양쪽 허파에서 두 개씩 나온 총 네 개의 정맥이 왼심방에 연결되어 허파순환을 완성한다(그림 22.7a). 그림 22.7b는 심장동맥조영상으로 허파순환의 혈관, 심장과 허파의 관계를 보여준다.

V	22.4 개념확인
1 □	심장에서 나가는 모든 혈액은 산소량이 풍부한가?

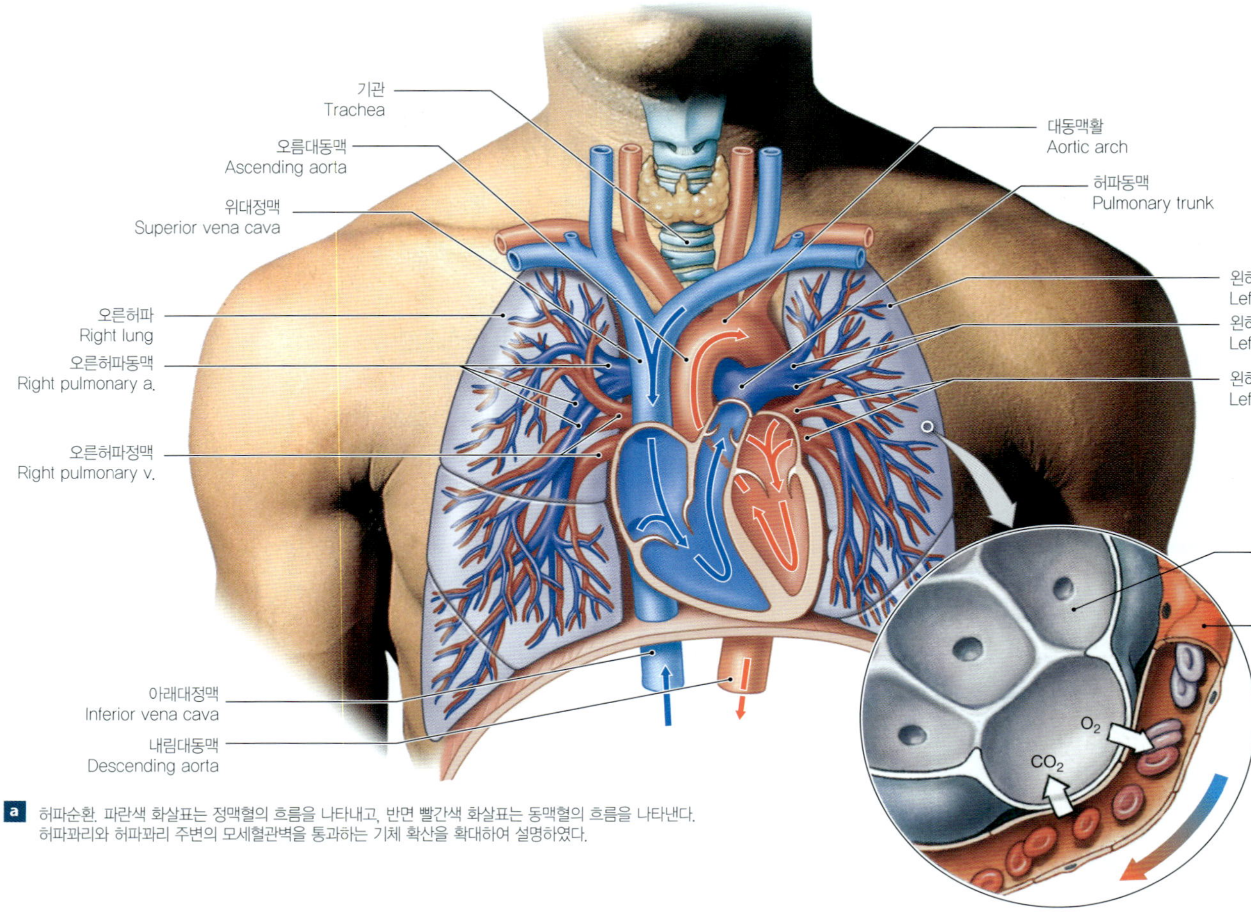

a 허파순환. 파란색 화살표는 정맥혈의 흐름을 나타내고, 반면 빨간색 화살표는 동맥혈의 흐름을 나타낸다. 허파꽈리와 허파꽈리 주변의 모세혈관벽을 통과하는 기체 확산을 확대하여 설명하였다.

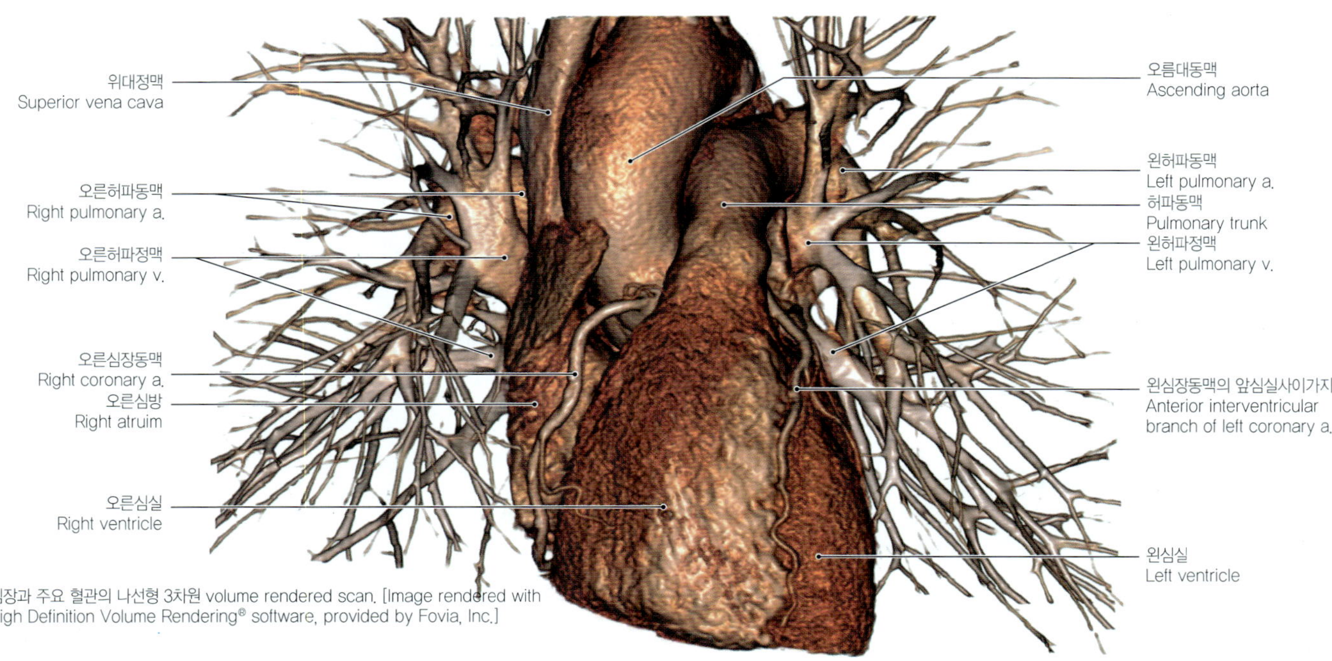

b 심장과 주요 혈관의 나선형 3차원 volume rendered scan. [Image rendered with High Definition Volume Rendering® software, provided by Fovia, Inc.]

■ **그림 22.7** 허파순환

22.5 온몸동맥

온몸순환(체순환, systemic circuit)은 대동맥 판막에서 시작하여 오른심방 입구에서 끝난다. 온몸순환은 허파순환에 포함되지 않는 몸의 모든 부위에 존재하는 모세혈관그물에 혈액을 공급하며, 온몸순환의 용적은 항상 총혈액용적의 84%로 유지된다.

그림 22.8은 동맥계통의 모습을 간단히 표현한 것이다. 이 그림에서 주요 온몸동맥의 상대적인 위치를 확인할 수 있다. 동맥과 이들 가지의 상세한 분포는 그림 22.9~22.17에 나타나 있다. 동맥/동맥들과 정맥/정맥들이라고 따로 표시하지 않았다. 따라서 갈비사이동맥(늑간동맥, intercostal a.)이 여러 개를 가리켜도 갈비사이(늑간, intercostal)라고만 표현하였다. 관습적으로 일부 대형동맥은 혼동을 피하기 위해 줄기(trunk)라고 지칭한다. 앞으로 몸 양쪽에 존재하는 주요 가지에 초점을 맞춰 설명하고, 두 혈관을 구별할 필요가 있을 경우에만 왼(left)- 오른(right)-이라는 용어를 사용할 것이다.

임상노트

대동맥류의 치유

동맥류는 혈관벽이 확장된 것으로 일반적으로 혈관벽의 구성성분인 교원섬유나 탄력섬유, 민무늬근육이 선천적으로 약하거나 시간이 지나면서 약해져 발생한다. 대동맥류는 대동맥의 어느 부위에나 생길 수 있으며, 부위에 따라 가슴대동맥 동맥류(대동맥류)와 배대동맥 동맥류(배대동맥류)가 있고, 배대동맥류가 가장 일반적인 형태이다. 남성이 여성보다 동맥류가 많이 발생한다. 추가적인 위험요소로는 가족력, 몸의 다른 곳의 동맥류, 고혈압이나 흡연력이 있다.

일반적으로 동맥류는 시간이 지남에 따라 커진다. 가끔 가슴대동맥류나 배대동맥류 환자의 경우 아무런 증상이 나타나지 않고, 일상적인 신체검사나 다른 관련이 없는 진찰 과정에서 X-ray, 초음파, CT 촬영 결과 발견된다. 만일 증상이 있다면, 동맥류의 위치에 따라 배안의 박동, 등의 통증, 호흡곤란, 삼키기 어려움과 같은 가슴이나 복부의 약한 국소적인 통증을 호소한다. 동맥류가 커지면 혈관벽은 약해지고, 종종 파열되기도 한다. 파열은 급작스럽게 일어나 심한 통증을 일으키고, 의식불명, 쇼크에 빠지게 되며, 혈액의 손실로 사망에 이른다. 배대동맥류 파열 환자의 95%는 파열된 혈관을 복구하기 위한 응급수술 전에 사망한다.

파열되지 않은 동맥류를 치료하기 위해 혈관수술을 결정할 때 항상 동맥류의 크기를 고려한다. 일반적으로 수술은 동맥류의 크기가 5~6 cm 이상일 때와 일년에 1 cm 이상 커질 때 시행한다. 최근 외과의사는 대동맥류를 치료하기 위해 두 가지 수술방법을 시행한다: (1) 전통적인 "open" 수술, (2) 보다 비침습적인 혈관내복구. 일반적으로 환자의 전체적인 건강 상태를 고려하고 환자와 외과의사가 논의하여 치료방법을 결정한다. "open" 수술방법은 이때까지 기본적으로 동맥류를 복구하기 위해 사용하는 일반적인 방법이다. 외과의사는 10~15 cm 길이로 절개하여 배안이나 가슴안을 열고 대동맥에 도달한다. 동맥류 위에서 외과의사는 대동맥의 약해진 부분을 이식하여 대체하고, 혈관벽은 강해지며 파열이 되지 않을 것이다.

동맥류의 혈관내 복구는 작은 절개를 통해 넙다리동맥으로 카테터라고 하는 가늘고 긴 튜브를 삽입하는 침습을 최소화하는 새로운 방법이다. 카테터에는 합성물질로 만들어진 작은 그물관인 혈관내 스텐트 이식편이 있다. 카테터가 동맥류 부위에 도달하면 스텐트는 대동맥 안의 자리에 딱 맞게 확장된다. 스텐트는 크기가 커지거나 대동맥이 파열되지 않고 혈액이 안전하게 동맥류 부위를 통과할 수 있게 한다. 스텐트는 넙다리동맥을 통해 동맥류까지 가기 때문에 환자의 넙다리동맥의 크기가 카테터를 충분히 수용할 정도로 커야 한다. 현재 이 수술방법을 시행하기에는 어린이나 젊은이, 많은 여성의 넙다리동맥이 작다.

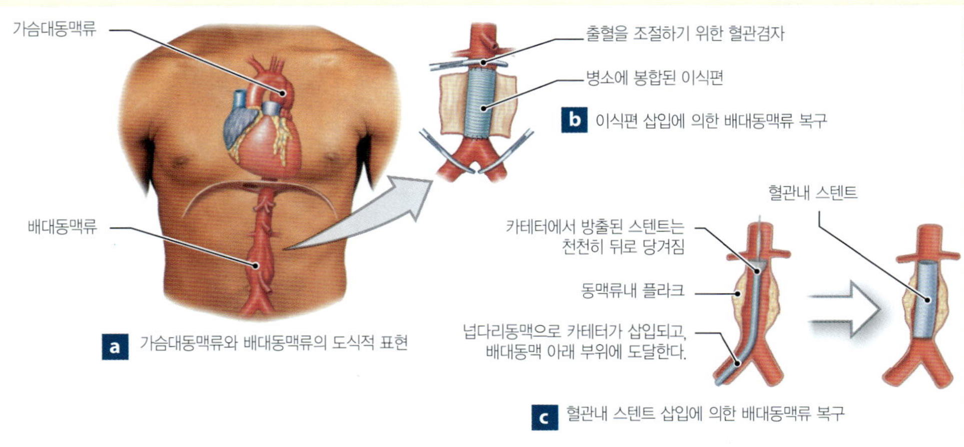

a 가슴대동맥류와 배대동맥류의 도식적 표현

b 이식편 삽입에 의한 배대동맥류 복구

c 혈관내 스텐트 삽입에 의한 배대동맥류 복구

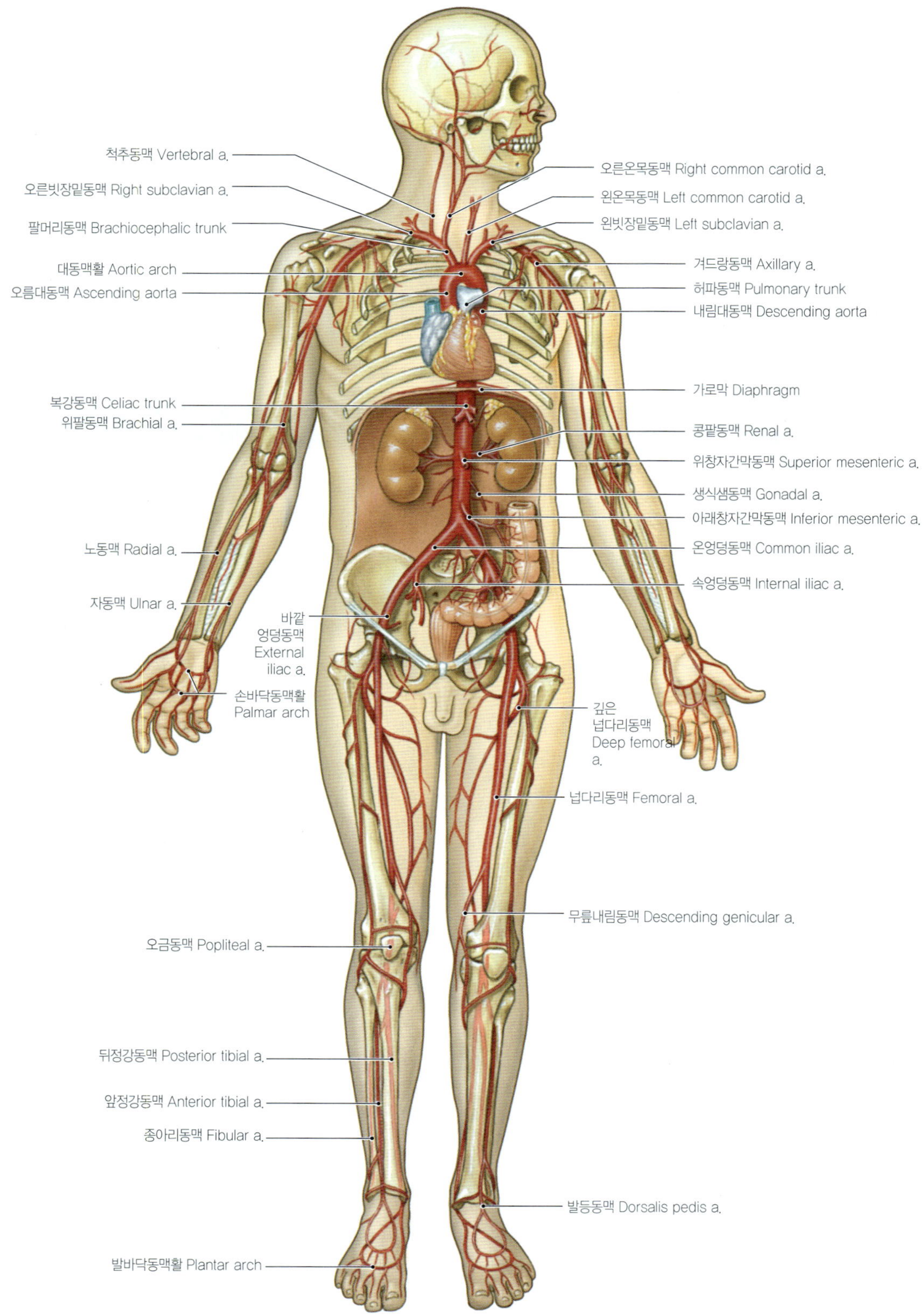

■ 그림 22.8 온몸동맥계통

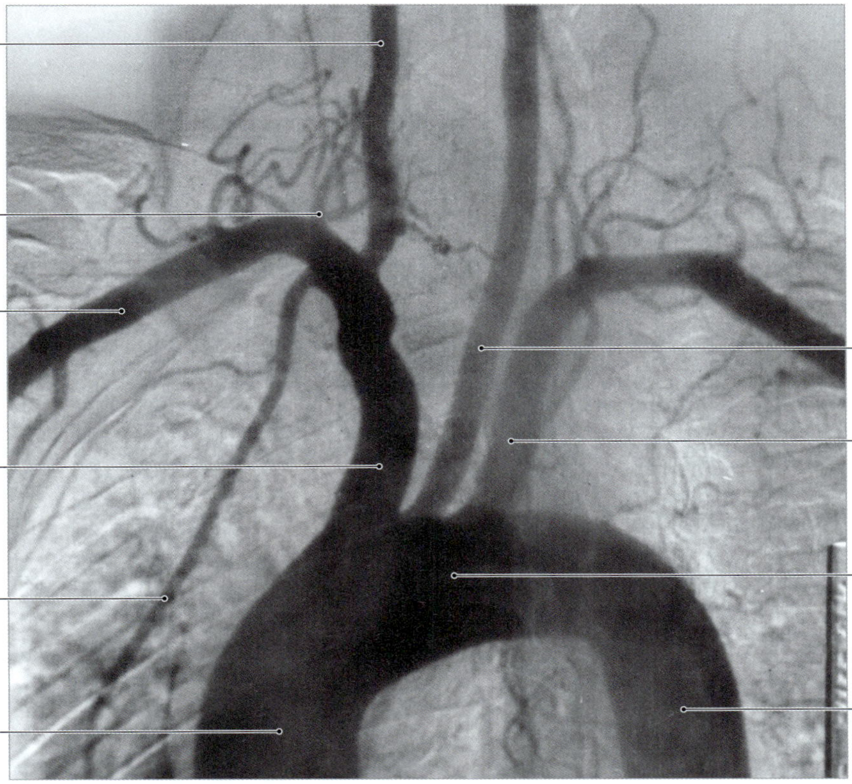

■ **그림 22.9 대동맥활의 혈관조영사진**
이 혈관조영사진은 오름대동맥, 대동맥활, 내림대동맥, 팔머리동맥(오른빗장밑동맥과 오른온목동맥으로 분지)과 왼빗장밑동맥 및 왼온목동맥을 보여준다.

오름대동맥

오름대동맥(상행대동맥, ascending aorta)은 왼심실의 대동맥 판막에서 시작한다(그림 21.6a, 22.8). 심장동맥은 대동맥 판막 바로 위에 있는 오름대동맥의 시작 부위에서 일어난다. 심장동맥의 혈관분포는 21장에서 설명하였고, 그림 21.10에 나타내었다.

대동맥활

대동맥활(대동맥궁, aortic arch)은 심장의 위 표면을 가로질러 지팡이 손잡이처럼 굽어지면서 오름대동맥과 내림대동맥(내림대동맥, descending aorta)을 연결한다. 대동맥활을 따라 세 개의 탄력형동맥이 시작된다(그림 22.8에서 22.10). 이 세 가지 동맥은 각각 **팔머리동맥(완두동맥, brachiocephalic trunk)**, **왼온목동맥(좌총경동맥, left common carotid a.)**과 **왼빗장밑동맥(좌쇄골하동맥, left subclavian a.)**으로 머리, 목, 어깨와 팔로 혈액을 공급한다. 팔머리동맥은 무명동맥(innominate a.)이라고도 하며, 약간 올라가서 **오른빗장밑동맥(우쇄골하동맥, right subclavian a.)**과 **오른온목동맥(우총경동맥, right common carotid a.)**으로 나뉜다. 팔머리동맥은 단 하나뿐이며 왼온목동맥, 왼빗장밑동맥은 각각 대동맥활에서 시작된다. 그러나 말단에서는 왼쪽과 오른쪽의 혈관이 거울상으로 분포한다. 그림 22.10은 이 세 가지 동맥의 주요 가지를 보여준다.

빗장밑동맥

빗장밑동맥(쇄골하동맥, subclavian a.)은 팔, 가슴벽, 어깨, 등, 뇌와 척수에 혈액을 공급한다(그림 22.8에서 그림22.10). 빗장밑동맥은 가슴안에서 세 개의 주요 가지를 낸다. (1) **갑상목동맥(갑상경동맥, thyrocervical trunk)**은 목, 어깨와 위쪽등의 근육과 조직에 혈액을 공급한다. (2) **속가슴동맥(내흉동맥, internal thoracic a.)**은 가슴의 앞벽과 심장막에 혈액을 공급한다. (3) **척추동맥(추골동맥, vertebral a.)**은 뇌와 척수에 혈액을 공급한다.

빗장밑동맥이 가슴안을 떠나 첫째갈비뼈의 가쪽모서리를 지나면 **겨드랑동맥(액와동맥, axillary a.)**이 되고 가슴 부위의 근육과 겨드랑에 혈액을 공급한다. 겨드랑동맥은 겨드랑을 지나 팔로 들어가 위팔휘돌이동맥(상완회선동맥, humeral circumflex a.)을 분지하여 위팔뼈머리(상완골두, head of humerus) 부근의 구조물에 혈액을 공급한다. 말단으로 가면 겨드랑동맥은 **위팔동맥(상완동맥, brachial a.)**이 되어 위팔에 혈액을 공급한다.

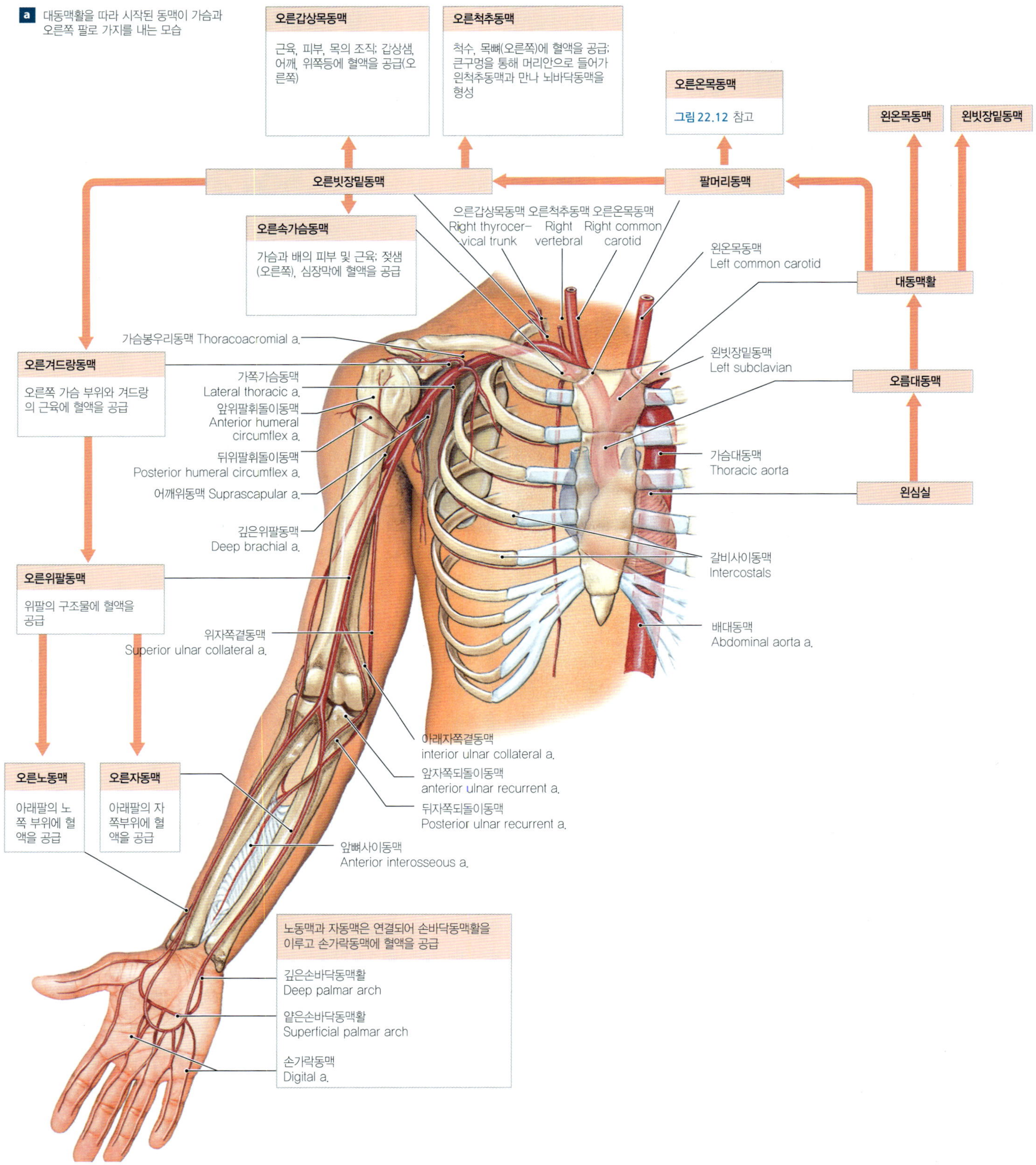

■ 그림 22.10 가슴과 팔의 동맥

b 혈관과 신경이 보이도록 절개한 오른쪽 겨드랑 부위의 앞모습

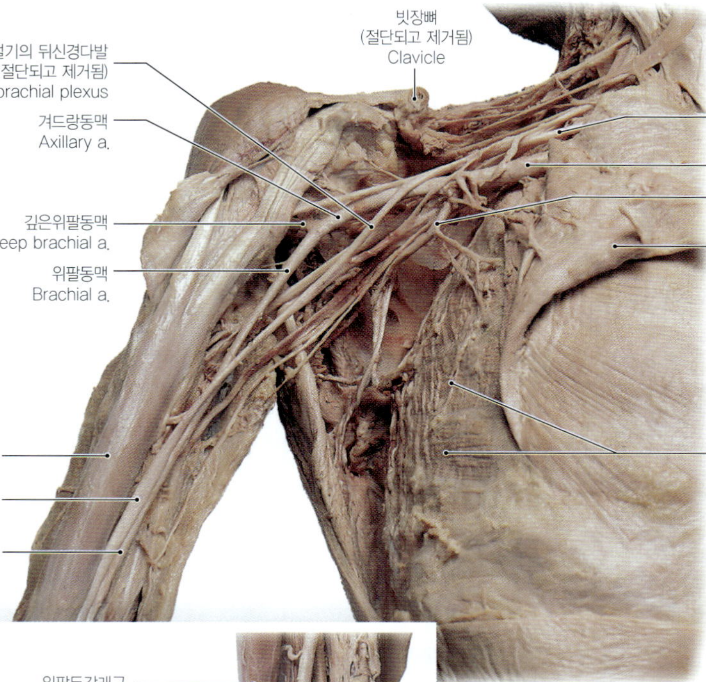

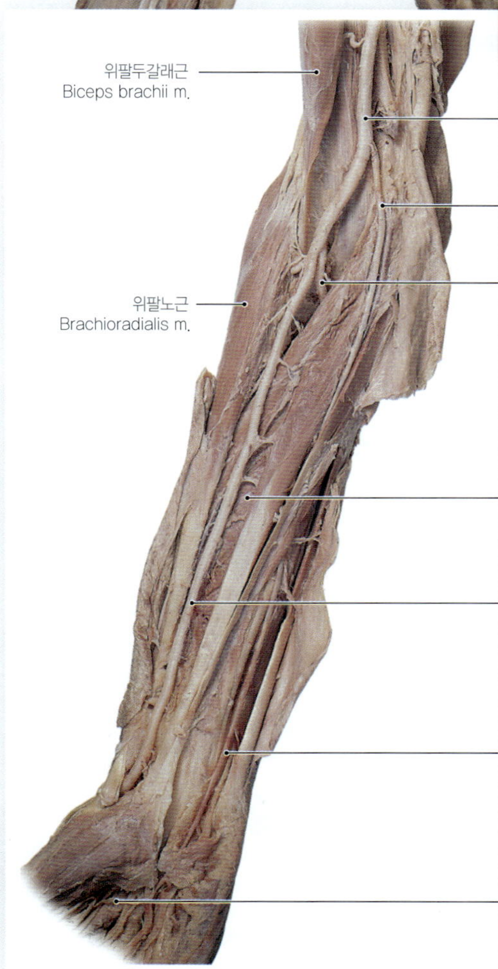

c 오른아래팔의 앞면, 주요 동맥이 보이도록 절개됨

■ **그림 22.10(계속)** 가슴과 팔의 동맥

위팔동맥은 먼저 **깊은위팔동맥(상완심동맥, deep brachial a.)**을 분지하여 팔의 뒷면을 따라 깊게 존재하는 구조물에 혈액을 공급한다. 깊은위팔동맥은 자쪽곁동맥(척측측부동맥, ulnar collateral a.)과 연결되고, 자쪽되돌이동맥(척측반회동맥, ulnar recurrent a.)과 함께 동맥, 팔꿉 근처에 혈액을 공급한다. 팔오금(주와, cubital fossa)에서는 위팔동맥(상완동맥, brachial a.)이 노뼈(요골, radius)를 따라가는 **노동맥(요골동맥, radial a.)**과 자뼈(척골, ulnar)를 따라 손목으로 들어가는 **자동맥(척골동맥, ulnar a.)**으로 나뉜다. 이 동맥들은 아래팔로 혈액을 공급한다. 손목에서는 이 동맥들이 손바닥에 혈액을 공급하는 **얕은손바닥동맥활(천장동맥궁, superficial palmar arch)**과 **깊은손바닥동맥활(심장정맥궁. deep palmar arch)**을 형성하고 이들의 가지는 연결(anastomose)되어 엄지와 손가락들의 **손가락동맥(digital a.)**에 혈액을 공급한다.

목동맥과 뇌의 혈액공급

온목동맥(총경동맥, common carotid a.)은 목의 깊은 곳에서 위로 올라간다. 온목동맥은 양쪽 기관(trachea) 중 어느 곳이나 강한 맥박이 느껴질 때까지 부드럽게 누르면 보통 찾을 수 있다. 각각의 온목동맥은 후두(larynx) 높이에서 **바깥목동맥(외경동맥, external carotid a.)**과 **속목동맥(내경동맥, internal carotid a.)**으로 나뉜다. 속목동맥의 시작부위에 위치한 **목동맥팽대(경동맥동, carotid sinus)**는 온목동맥까지 연결되어 있다(그림 22.11과 22.12). 목동맥팽대는 심장혈관계통 조절과 관련된 혈압수용기(baroreceptor)와 화학수용기(chemoreceptor)를 갖는다. 바깥목동맥은 목, 인두(pharynx), 식도, 후두, 아래턱(lower jaw)과 얼굴에 혈액을 공급한다. 속목동맥은 뇌에 혈액을 공급하기 위해서 관자뼈(측두골, temporal bone)의 목동맥관(carotid canal)을 통해 머리뼈를 통과한다. 각각의 속목동맥은 시각신경이 있는 부위까지 올라가 세 개의 가지로 나뉜다. (1) 눈에 혈액을 공급하는 **눈동맥(ophthalmic a.)**, (2) 뇌의 이마엽(전두엽, frontal lobe)과 마루엽(두정엽, parietal lobe)에 혈액을 공급하는 **앞대뇌동맥(전대뇌동맥, anterior cerebral a.)**, (3) 중간뇌와 대뇌반구의 가쪽면에 혈액을 공급하는 **중간대뇌동맥(중대뇌동맥, middle cerebral a.)**(그림 22.12와 22.13).

뇌는 혈액공급(circulatory supply)의 변화에 매우 민감하다.

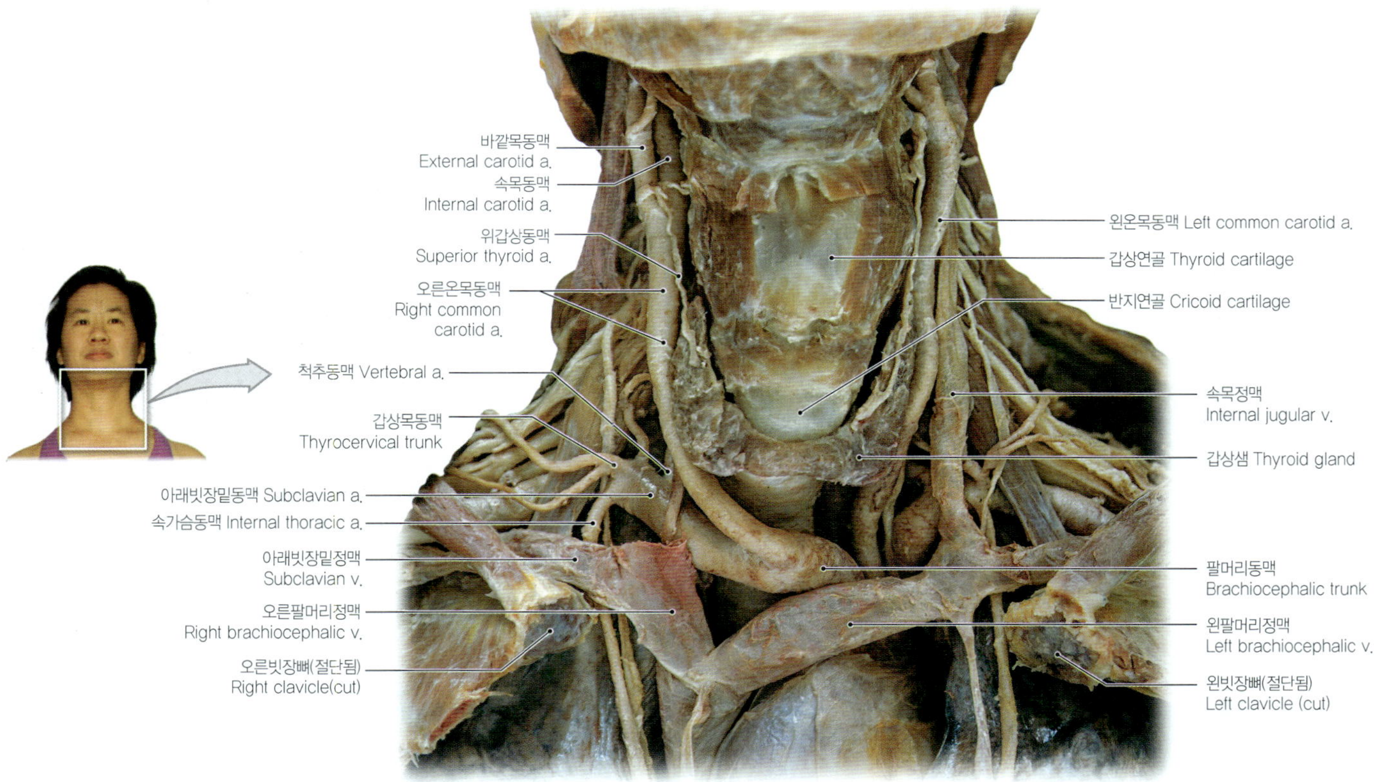

■ **그림 22.11 목의 주요 동맥**
목의 앞부분을 해부한 그림에서 주된 동맥의 위치를 볼 수 있다. 이 해부그림에서는 오른속목정맥의 아랫부분을 따라 오른빗장뼈의 일부분과 첫째갈비뼈, 복장뼈자루가 제거되었다.

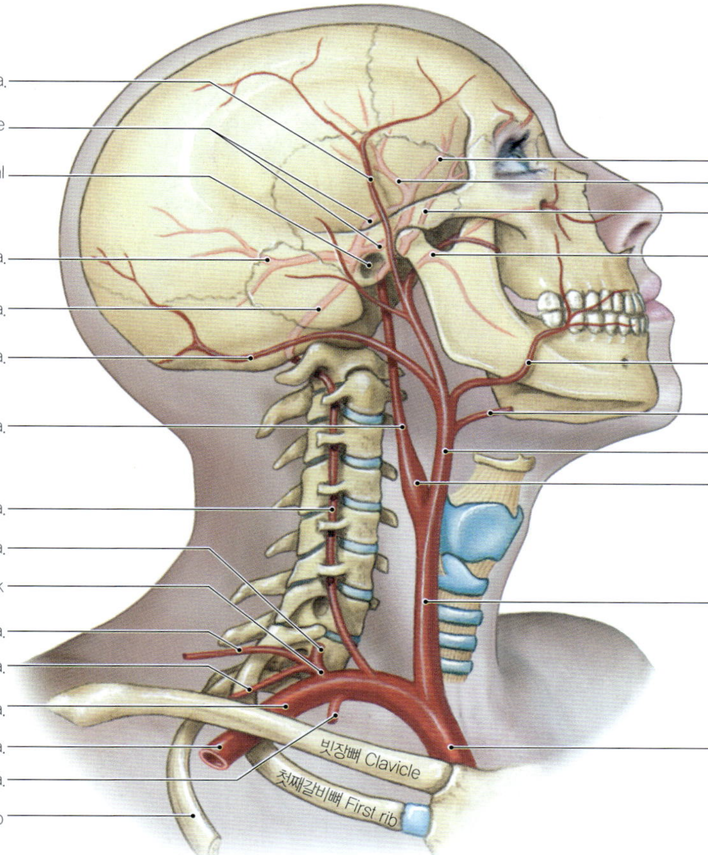

a 머리의 표면과 목에 동맥을 공급하는 일반적인 순환 모습. 오른쪽 부분의 비스듬한 가쪽면

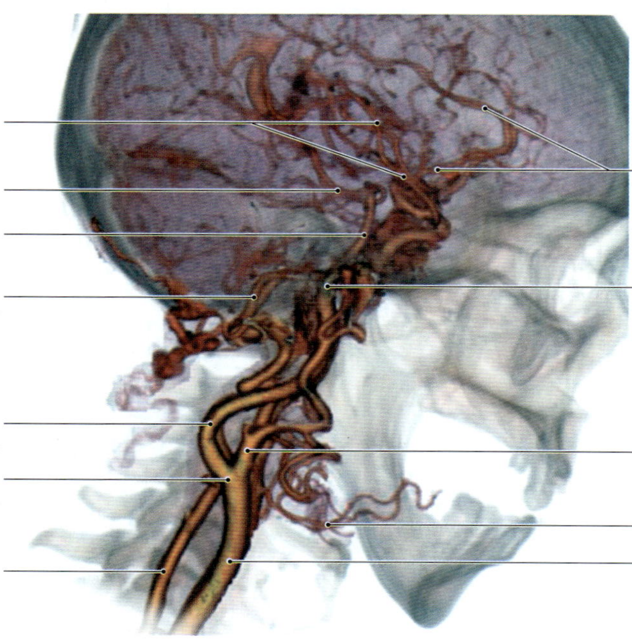

b 뇌에서 속목동맥과 그 가지를 나타내는 혈관조형 사진

■ **그림 22.12 목과 머리의 동맥**

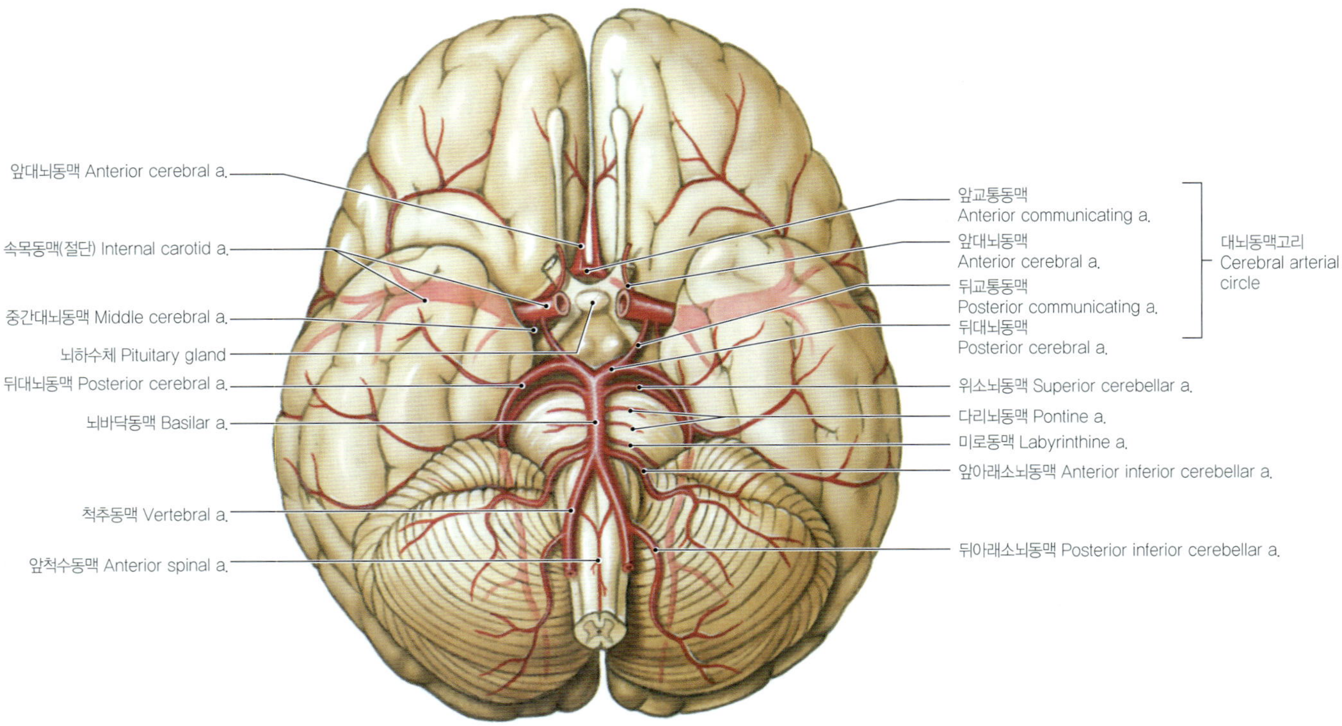

a 뇌의 아랫면에 나타나는 동맥분포. 뇌의 아랫면에 나타나는 정맥(그림 22.22b)과 비교한다.

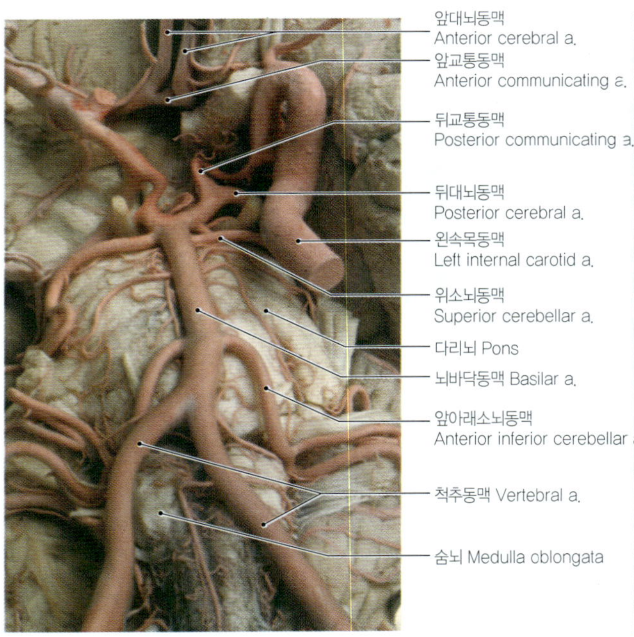

b 뇌의 아랫면에 나타나는 동맥. 혈관에 붉은 라텍스를 주입하여 보기 쉽게 했다.

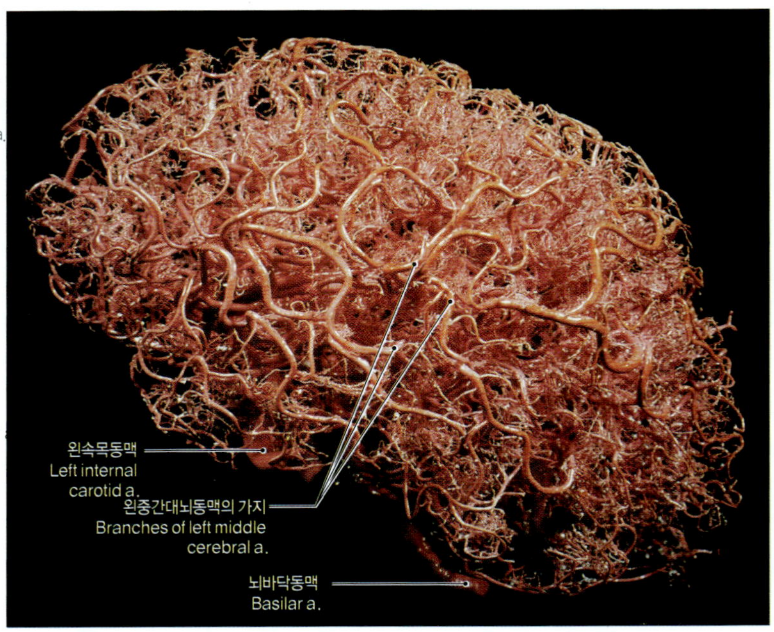

c 뇌에 분포하는 동맥의 가쪽면. 이것은 부식주형이다. 혈관에 라텍스를 주입한 다음 뇌조직을 산으로 녹여 제거하였다.

■ **그림 22.13** 뇌의 동맥

수초 동안의 혈액공급이 중지되면 무의식을 유발할 수 있고, 4분 뒤에는 영구적인 뇌손상을 입을 수도 있다. 그와 같은 혈액순환의 위기는 드문데 내경동맥뿐만 아니라 척추동맥을 통해서도 혈액이 뇌에 공급되기 때문이다. 척추동맥은 빗장밑동맥(쇄골하동맥, subclavian a.)에서 시작해서 목뼈의 가로돌기구멍(transverse foramina)을 통해 위로 올라간다. 척추동맥은 머리뼈의 큰구멍(대후두공, foramen magnum)을 통과하며, 숨뇌(연수, medulla oblongata)의 배쪽면(ventral surface)에서 양쪽이 합쳐져서 **뇌바닥동맥(뇌저동맥, basilar a.)**을 형성한다. 뇌바닥동맥은 뇌의 배쪽면에서 다리뇌(교뇌, pons)를 따라 계속되는데 **뒤대뇌동맥(후대뇌동맥, posterior cerebral a.)**으로 나뉘기 전에 수회 분지된다. **뒤교통동맥(후교통동맥, posterior communicating a.)**은 뒤대뇌동맥에서 분지된다.

속목동맥은 보통 대뇌의 앞쪽 반에 동맥을 제공하고 뇌의 나머지 부분은 척추동맥에서 혈액을 공급받는다. 그러나 이 순환 패턴은 쉽게 바뀔 수 있다. 왜냐하면 속목동맥과 뇌바닥동맥은 고리 모양의 연결인 **대뇌동맥고리(cerebral arterial circle 혹은 Willis circle)**–뇌하수체의 깔때기 부위를 돌고 있다–로 서로 연결되어 있기 때문이다(그림 22.13a,b). 이런 배열로 뇌는 속목동맥이나 척추동맥의 한쪽 혹은 양쪽 모두에서 혈액을 공급받은 수 있고 심각한 순환장애의 확률은 낮아진다.

내림대동맥

대동맥활(대동맥궁, aortic arch)은 **내림대동맥(하행대동맥, descending aorta)**으로 연결된다. 가로막(횡격막)은 내림대동맥을 위쪽의 **가슴대동맥(흉대동맥, thoracic aorta)**과 아래쪽의 **배대동맥(복대동맥, abdominal aorta)**으로 나눈다. 가슴대동맥의 지류는 그림 22.14에 나타나 있다.

가슴대동맥

가슴대동맥(thoracic aorta)은 다섯째등뼈(T_5) 높이에서 시작하고 열둘째등뼈(T_{12}) 높이에서 가로막을 지난다(그림 22.14). 가슴대동맥은 세로칸(종격, mediastinum) 안에서, 척주의 조금 왼쪽에서 등쪽(dorsal) 가슴벽(흉벽, thoracic wall)을 따라 내려간다. 가슴대동맥은 가슴(thorax)의 내장, 근육 가로막, 그리고 척수의 가슴 부분에 가지를 내어 혈액을 공급한다. 가슴대동맥의 가지들은 해부학적으로 내장쪽 가지와 벽쪽가지(벽측가지, parietal branch)로 나눈다. 내장쪽 가지들은 가슴의 장기에 혈액을 공급한다. **기관지동맥(bronchial a.)**은 허파로 혈액을 공급하고, **심장막동맥(pericardial a.)**은 심장막주머니에, **세로칸동맥(종격동맥, mediastinal a.)**은 보통의 세로칸 구조물(mediastinal structures)에, **식도동맥(esophageal a.)**은 식도에 혈액을 공급한다. 벽쪽가지들은 가슴벽(흉강벽, chest wall)에 혈액을 공급한다. **갈비사이동맥(intercostal a.)**은 가슴의 근육과 척주 부위에 혈액을 공급하고, **위가로막동맥(상횡격동맥, superior phrenic a.)**은 가슴과 배골반안(abdominopelvic cavity)을 나누는 가로막의 윗면에 혈액을 공급한다.

배대동맥

배대동맥은 가로막 아래에서 바로 시작한다(그림 22.14과 22.15). 배대동맥은 종종 지방세포에 둘러싸여 있으며 척주의 조금 왼쪽으로, 복막안(복막강, peritoneal cavity) 뒤쪽으로 내려온다. 넷째허리뼈 (L_4) 높이에서 배대동맥은 오른쪽과 왼쪽 **온엉덩동맥(총장골공맥, common iliac a.)**으로 나뉘고, 깊은 골반의 구조물과 다리에 혈액을 공급한다.

대동맥이 나뉘는 부분을 대동맥 끝부위(terminal segment)라고 한다. 배대동맥은 모든 배골반의 기관들과 구조물들에 혈액을 공급한다. 내장기관으로 가는 주요 가지들은 짝을 이루고 있지 않고, 배대동맥의 앞면에서 시작되어 창자간막(mesentery)을 따라 내장기관에 닿는다. 몸통벽, 콩팥, 복막안(peritoneal cavity)의 바깥에 있는 다른 구조물로 가는 가지들은 짝을 이루고 있고, 그 가지들은 배대동맥의 가쪽면에서 분지된다. 그림 22.14는 가슴과 배의 기관들이 제거된 상태에서 몸통에서의 주요 동맥들을 보여준다.

세 개의 짝을 이루지 않는 동맥들이 있다: (1) 복강동맥(celiac trunk), (2) 위창자간막동맥(상장간막동맥, superior mesenteric a.), (3) 아래창자간막동맥(하장간막동맥, inferior mesenteric a.)(그림 22.14과 그림 22.15)

1. **복강동맥(celiac trunk)**은 간, 위, 식도, 쓸개, 샘창자(십이지장), 이자(췌장) 그리고 지라(비장)에 혈액을 공급한다. 복강동맥은 세 개의 가지로 나뉜다.
   - **왼위동맥(좌위동맥, left gastric a.):** 위와 식도 아래쪽에 혈액을 공급한다.
   - **지라동맥(splenic a.):** 지라와 위(왼위식도동맥)과 이자(이자동맥)에 혈액을 공급하는 동맥이다.
   - **온간동맥(총간동맥, common hepatic a.):** 간(고유간동맥, hepatic a. proper), 위(오른위동맥, right gastric a.), 쓸개(쓸개동맥, cystic a.) 그리고 샘창자 부위(위샘창자동맥, gastroduodenal a., 오른위그물막동맥right gastoepiploic a., 위이자샘창자동맥 superior pancreaticoduodenal a.)에 혈액을 공급하는 동맥이다.

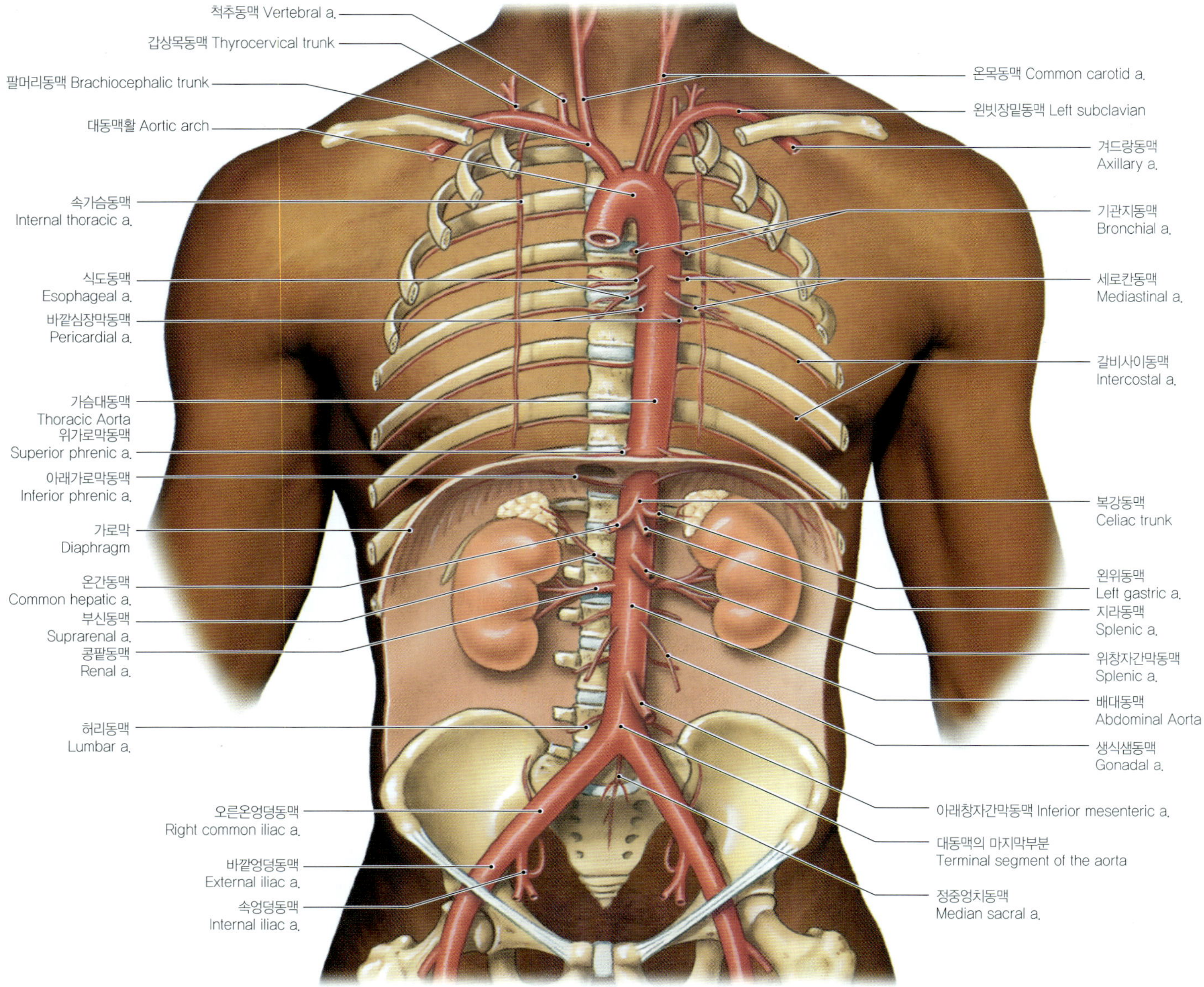

■ 그림 22.14 몸통의 중요 동맥

❷ **위창자간막동맥(상장간막동맥, superior mesenteric a.)**은 복강동맥(celiac trunk)에서 약 2.5 cm 밑에서 시작하는데 이자와 샘창자(아래이자샘창자동맥 inferior pancreatico-duodenal a.), 작은창자(창자동맥, intestinal a.), 대부분의 큰창자(오른잘록창자동맥 right colic a., 중간잘록창자동맥 middle colic a., 돌잘록창자동맥 ileocolic a.)에 혈액을 공급한다.

❸ **아래창자간막동맥(하장간막동맥, inferior mesenteric a.)**은 대동맥 끝부위의 5 cm 위에서 시작하고 큰창자의 마지막 부분(왼잘록창자동맥과 구불잘록창자동맥, left colic a. & sigmoid a.)과 곧창자(곧창자동맥, rectal a.) 부위에 혈액을 공급한다.

5개의 짝을 이루는 동맥이 있다: (1) 아래가로막동맥(하횡격동맥, inferior phrenic a.), (2) 부신동맥(suprarenal a.), (3) 콩팥동맥(신동맥, renal a.), (4) 생식샘동맥(gonadal a.), (5) 허리동맥(요동맥, lumbar a.).

❶ **아래가로막동맥(inferior phrenic a.)**은 가로막의 아랫면과 식도의 아랫부분에 혈액을 공급한다.

❷ **부신동맥(suprarenal a.)**은 위창자간막동맥의 근처에 있는 대동맥의 양쪽에서 분지한다. 각각의 부신동맥은 콩팥의 위에 있는 부신에 혈액을 공급한다.

❸ 짧은(약 7.5 cm) **콩팥동맥(renal a.)**은 위창자간막동맥에서 약 2.5 cm 아래에 있는 배대동맥의 뒤가쪽면에서 시작하고

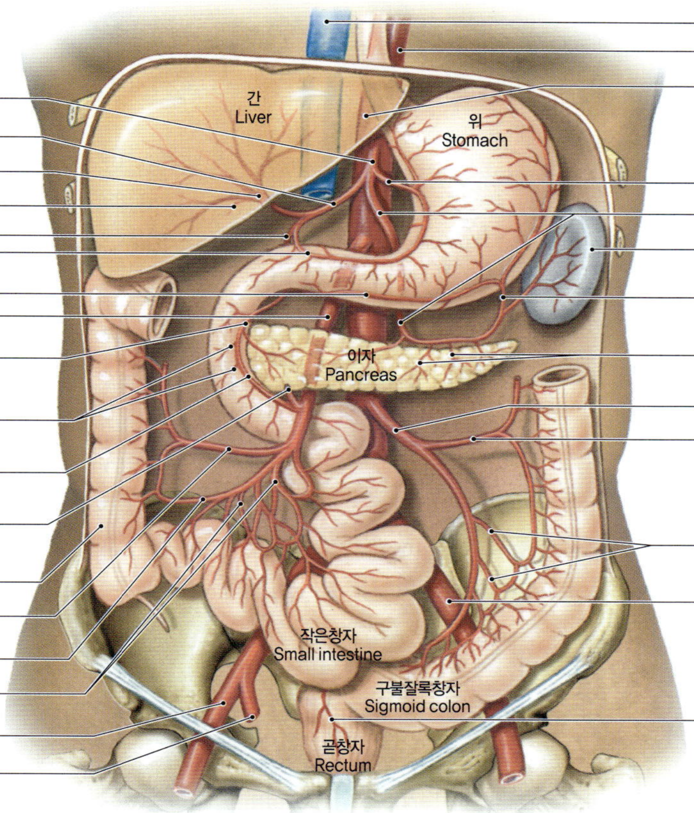

a 복부기관에 혈액을 공급하는 주요 동맥들

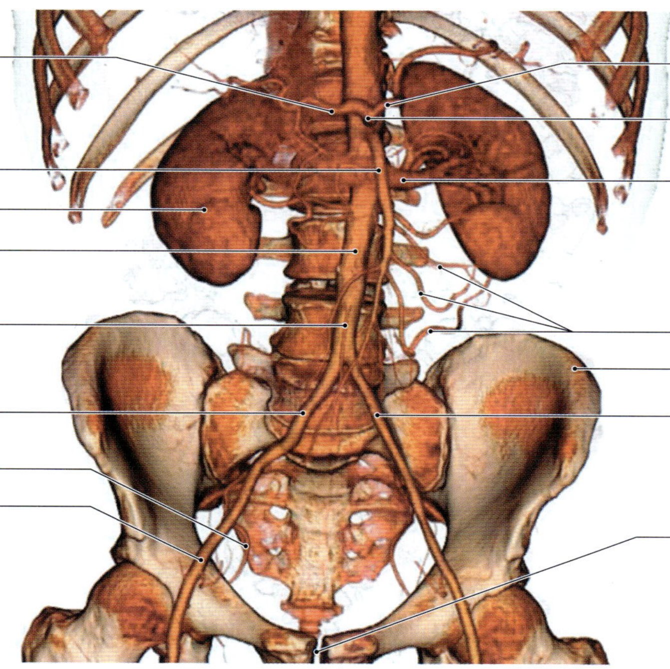

b 배대동맥의 혈관조형사진으로 복부기관과 콩팥으로 가는 혈관을 보여준다.

■ **그림 22.15 복부의 동맥**

복막의 뒤쪽으로 나아가 부신과 콩팥에 닿는다. 26장에서 콩팥동맥의 가지를 설명한다.

❹ **생식샘동맥**(gonadal a.)은 위와 아래창자간막동맥 사이에서 시작한다. 남자는 **고환동맥**(testicular a.)으로 고환과 음낭에 혈액을 공급하는 길고 가는 동맥이다. 여자는 **난소동맥**(ovarian a.)으로 난소와 자궁관과 자궁에 혈액을 공급한다. 생식샘동맥과 정맥의 분포는 남자와 여자가 다르고 그 차이점은 27장에서 설명한다.

❺ 작은 **허리동맥**(lumbar a.)은 대동맥의 뒷면에서 시작하고 척추와 척수, 배벽에 혈액을 공급한다.

골반과 다리의 동맥들

넷째허리뼈(L_4) 높이 부근에서 배대동맥의 끝부분은 근육형동맥(muscular a.)인 **오른, 왼온엉덩동맥(총장골동맥, common iliac a.)**과 작은 **정중엉치동맥(정중천골동맥, median sacral a.)**으로 나뉜다. 이 동맥들은 골반과 다리로 혈액을 운반한다(그림 22.14, 22.16, 22.17). 이 동맥들은 엉덩뼈의 안쪽면을 따라 주행하면서, 막창자(맹장)와 구불잘록창자(S상결장, sigmoid colon)의 뒤쪽으로 내려오고, 엉치엉덩관절(천장관절, sacroiliac j.) 부근에서, 각각의 온엉덩동맥은 **속엉덩동맥(내장골동맥, internal iliac a.)**과 **바깥엉덩동맥(외장골동맥, external iliac a.)**으로 나뉜다. 속엉덩동맥은 골반안으로 들어가 방광, 골반의 안쪽과 바깥쪽 벽, 바깥생식기관, 넓적다리 안쪽 부분에 혈액을 공급한다. 속엉덩동맥의 주요 가지로는 위볼기동맥(상둔동맥, superior gluteal a.), 속음부동맥(내음부동맥, internal pudendal a.), 폐쇄동맥, 가쪽엉치동맥(외측천골동맥, lateral sacral a.)이 있다. 여성의 경우, 이 혈관들은 자궁과 질에도 혈액을 공급한다. 바깥엉덩동맥은 다리에 혈액을 공급하는데 속엉덩동맥보다 훨씬 지름이 크다.

넓적다리(대퇴부) 부위와 종아리의 동맥들 바깥엉덩동맥은 엉덩허리근(장요근, iliopsoas m.)의 표면을 지나 위앞엉덩뼈가시(전상장골극, anterior superior iliac spine)와 두덩결합(치골결합, pubic symphysis) 사이에 있는 배벽 중간 부위를 통과한다. 바깥엉덩동맥은 넙다리 앞안쪽면에서 **넙다리동맥(대퇴동맥, femoral a.)**이 되고, 대략 5 cm 밑에서 **깊은넙다리동맥(심대퇴동맥, deep femoral a.)**이 가쪽면에서 분지한다(그림 22.16). 깊은넙다리동맥은 넙다리동맥의 가장 큰 가지로서 안쪽과 가쪽넙다리휘돌이동맥(내측과 외측대퇴회선동맥, medial and lateral circumflex femoral a.)이 분지하고, 넙다리뼈의 뒷면을 감싸는 관통동맥(perforating a.)을 낸다. 깊은넙다리동맥은 넙다리 앞부위의 깊은층과 넙다리 뒤와 가쪽의 근육과 피부에 혈액을 공급한다.

넙다리동맥은 넙다리뼈(대퇴골, femur)를 따라 밑으로, 그리고 뒤로 계속된다. 다리오금(슬와, popliteal fossa)에 이르러 **무릎내림동맥(하행슬동맥, descending genicular a.)**이 분지되고 무릎의 안쪽 부위에 혈액을 공급한다. 넙다리동맥은 계속 내려가 큰모음근(대내전근, adductor magnus m.)을 통과한 후 **오금동맥(슬와동맥, popliteal a.)**이 된다(그림 22.17). 오금동맥은 오금 부위를 지나 **뒤정강동맥(후경골동맥, posterior tibial a.)**과 **앞정강동맥(전경골동맥, anterior tibial a.)**으로 나뉜다. 뒤정강동맥은 **종아리동맥(비골동맥, fibular a. 또는 peroneal a.)**을 분지하고, 정강뼈(경골, tibia)의 뒷면을 따라 아래쪽으로 계속된다. 앞정강동맥은 정강뼈와 종아리뼈 사이를 지나고, 정강뼈의 앞면에 이른다. 발을 향해 내려가면서, 앞정강동맥은 다리의 앞쪽 부분의 피부와 근육에 혈액을 공급한다.

발의 동맥들 앞정강동맥은 발목에 이르러 **발등동맥(족상동맥, dorsalis pedis a.)**이 된다. 발등동맥은 발목과 발의 등쪽 부분에 혈액을 공급하기 위해 계속 가지를 낸다(그림 22.16).

뒤정강동맥(posterior tibial a.)은 발목에 이르러 발바닥 부위에 혈액을 공급하는 **안쪽(medial)**과 **가쪽(lateral) 발바닥동맥(족저동맥, plantar a.)**으로 나뉜다. 안쪽과 가쪽 발바닥동맥은 한 쌍의 동맥 연결(anastomoses)로 발등동맥과 연결된다. 이것은 **발등동맥활(족상궁, dorsal arch, arcuate arch)**을 **발바닥동맥활(족저궁, plantar arch)**에 연결하고 있으며, 이 활(arch)에서 분지된 작은 동맥들이 발과 발가락의 말단쪽으로 혈액을 공급한다.

22.5 개념확인

1	☐	목동맥으로부터 혈액을 공급받는 신체의 부위는 어디인가?
2	☐	오른팔의 위팔두갈래근 부위에서 관찰되는 동맥은 무엇인가?
3	☐	바깥엉덩동맥은 배안을 지나면 어떤 동맥이 되는가?
4	☐	속목동맥이 손상되면 항상 뇌에 손상을 주는가? 그 이유는 무엇인가?

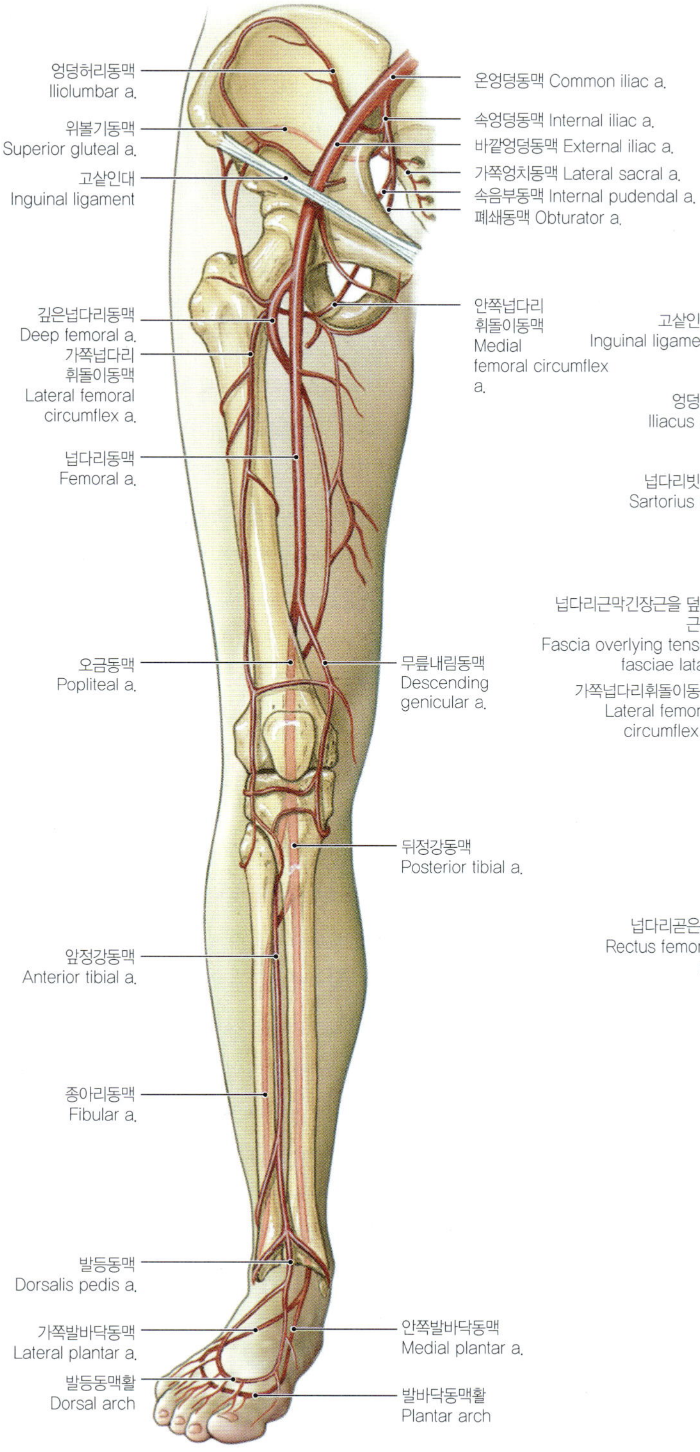

a 오른쪽 넙다리의 주요 혈관

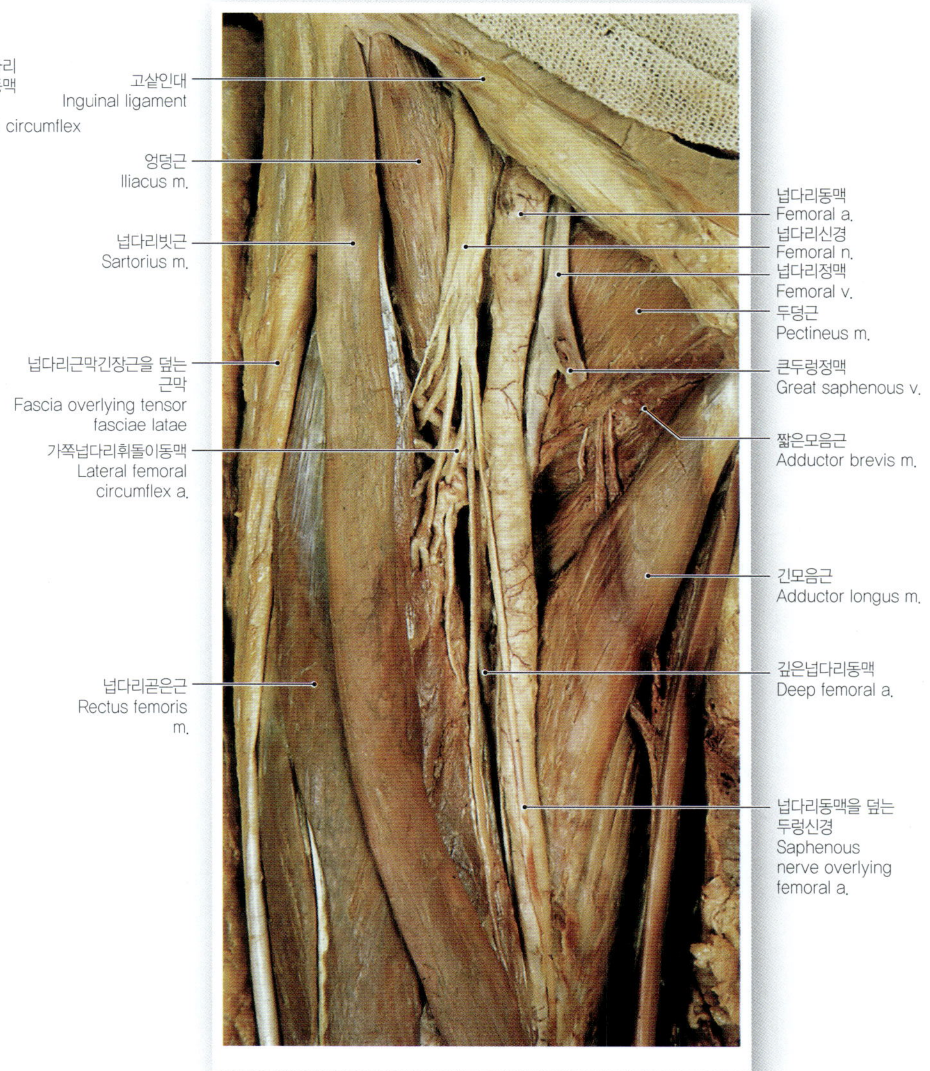

b 오른다리에 혈액을 공급하는 동맥의 앞면

■ **그림 22.16** 다리의 주요 혈관 I

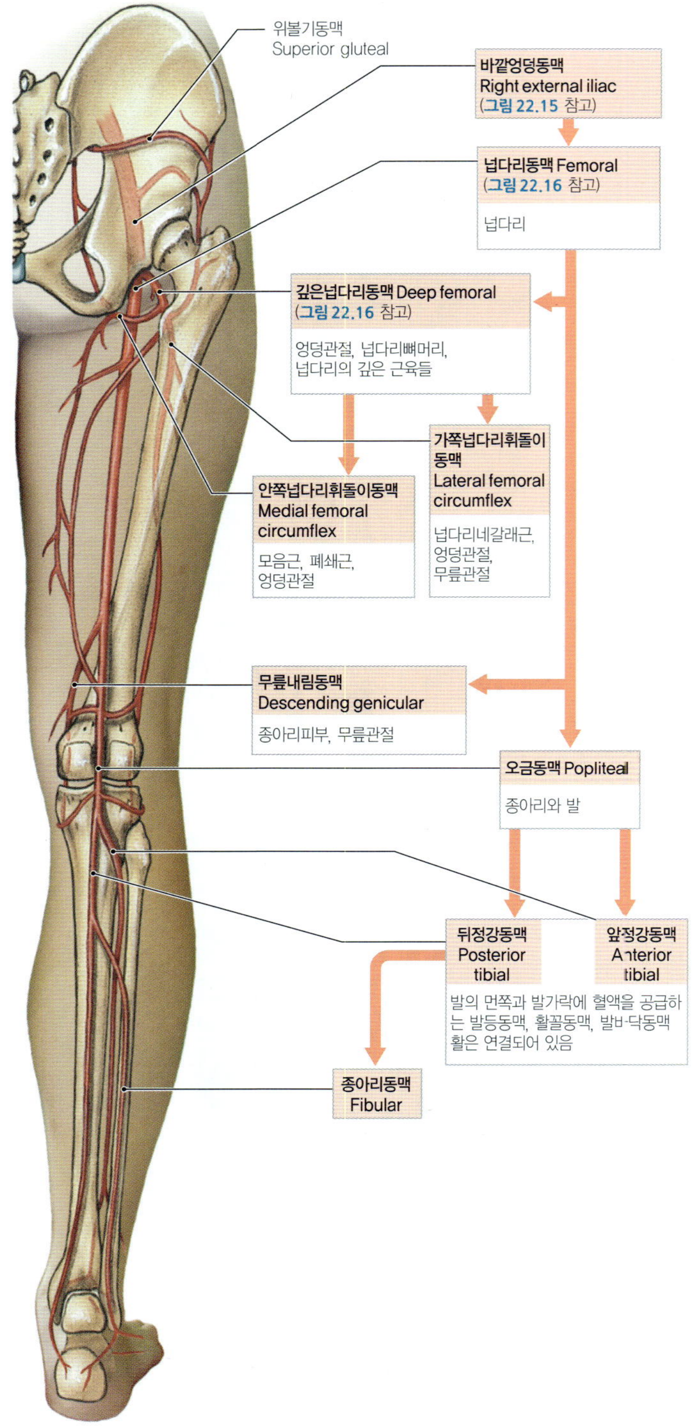

■ 그림 22.17 다리의 주요 혈관 II

22.6 온몸정맥

정맥은 정교한 정맥 그물망을 통해 몸의 조직과 기관으로부터 혈액이 모이며 위대정맥과 아래대정맥이 되어 심장의 오른심방으로 들어간다(그림 22.18). 그림 22.18과 그림 22.8에서 보면 동맥과 정맥들은 전형적으로 나란히 달리고, 많은 경우에 유사한 이름을 갖는다. 예를 들면, 겨드랑동맥(액와동맥, axillary a.)은 겨드랑정맥(액와정맥, axillary v.)과 나란히 달린다. 게다가 동맥과 정맥은 종종 같은 이름과 같은 구조에 분포하고 있는 말초신경과 함께 달린다.

동맥계통과 정맥계통 사이의 두 가지 뚜렷한 차이는 목과 팔다리의 주요 정맥 분포에서 나타난다. 첫째, 정맥 유입에 변이가 많다. 일반적으로 의미가 있는 변이로는 목과 팔다리의 정맥의 수와 정맥의 위치이다. 그러므로 이 장의 그림은 가장 일반적인 정맥을 나타낸다. 둘째, 목과 팔다리에서 동맥은 체표에서 나타나지 않는다. 동맥들은 몸의 깊은 부위에 존재하며, 뼈와 주위의 조직들에 의해 보호받는다. 이와는 대조적으로, 목과 팔다리의 정맥들은 얕은층과 깊은층에 각각 하나씩 두 개 세트의 말초정맥을 갖는다. 얕은정맥들은 체표와 가까워 쉽게 관찰되는데, 혈액 샘플을 얻기 위해서 쉽게 이용되고, 대부분의 혈액 검사는 위팔(대부분 팔꿈치 앞 표면)의 얕은정맥의 혈액으로 행해진다.

이 두 개의 정맥은 체온조절에 있어서 중요한 역할을 한다. 체온이 비정상적으로 낮을 때 피부로 동맥혈의 공급은 감소되고, 얕은정맥의 혈액은 우회한다. 팔다리에 공급된 혈액은 깊은정맥을 통하여 몸통으로 돌아온다. 체온이 지나치게 높을 때는 피부로의 혈액공급이 늘어나고, 얕은정맥들은 팽창한다. 이 기전을 통해 팔과 다리의 얕은정맥이 심한 운동이나 사우나나 온수 욕조에 앉아 있을 때 왜 뚜렷해지는지를 알 수 있다.

말초정맥의 분지된 형태는 동맥보다 매우 다양하다. 동맥의 경로는 보통 직선적인데 이는 동맥혈을 필요로 하는 조직으로 빨리 가야 하기 때문이다. 혈액이 정맥계통에 도달했을 때, 압력은 낮다. 정맥의 경로가 다양한 것은 기능적으로 별 차이가 없다. 가장 일반적인 정맥 배열에 대해서 설명한다.

위대정맥

심장정맥굴(심장정맥동, coronary sinus)로 들어가는 심장정맥을 제외하고, 모든 온몸정맥들은 위대정맥이나 아래대정맥으로 모인다. **위대정맥(상대정맥, superior vena cava, SVC)**은 머리, 목, 가슴, 어깨, 팔의 조직과 기관으로부터 혈액을 받는다(그림 22.18)

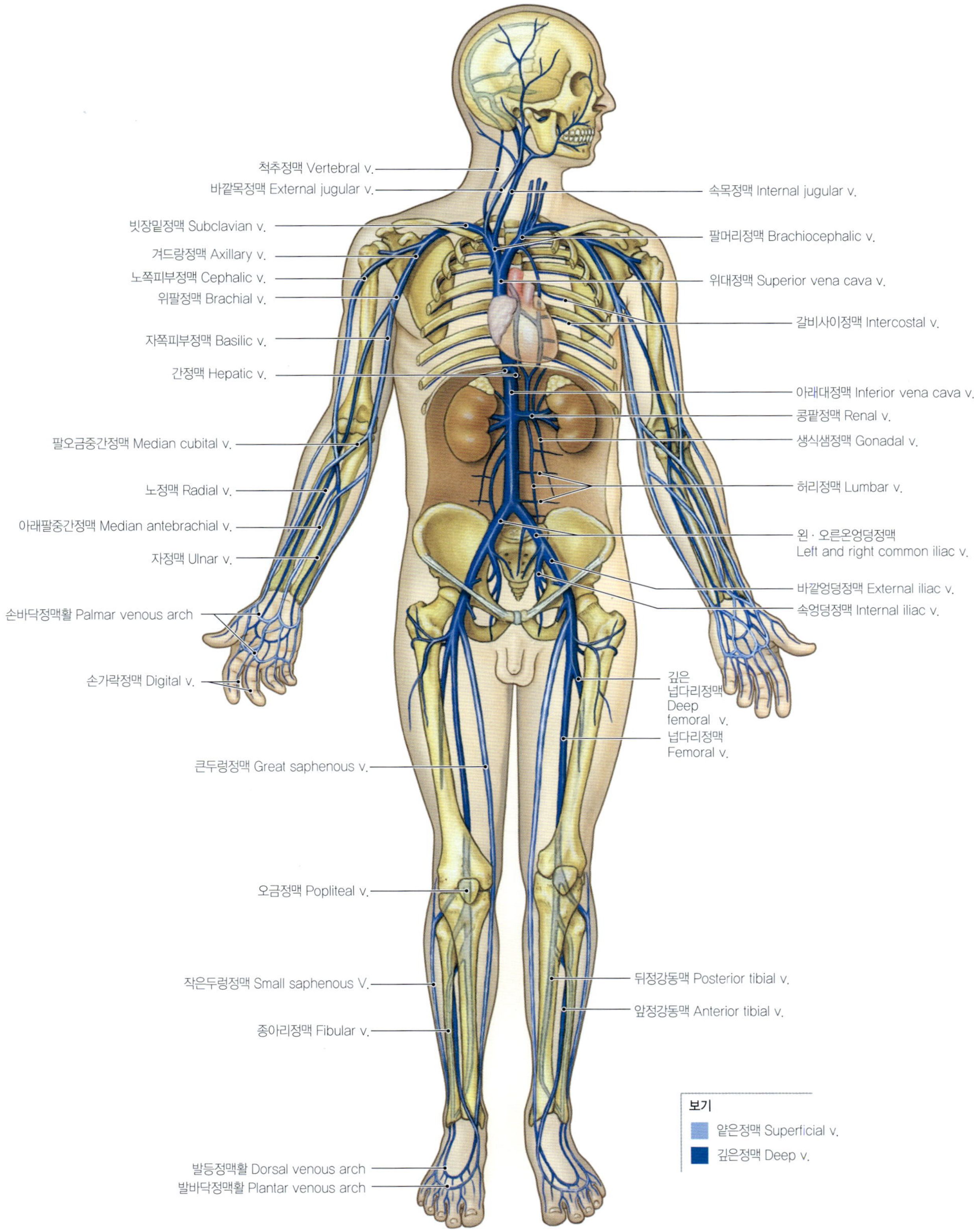

■ 그림 22.18 온몸정맥계통

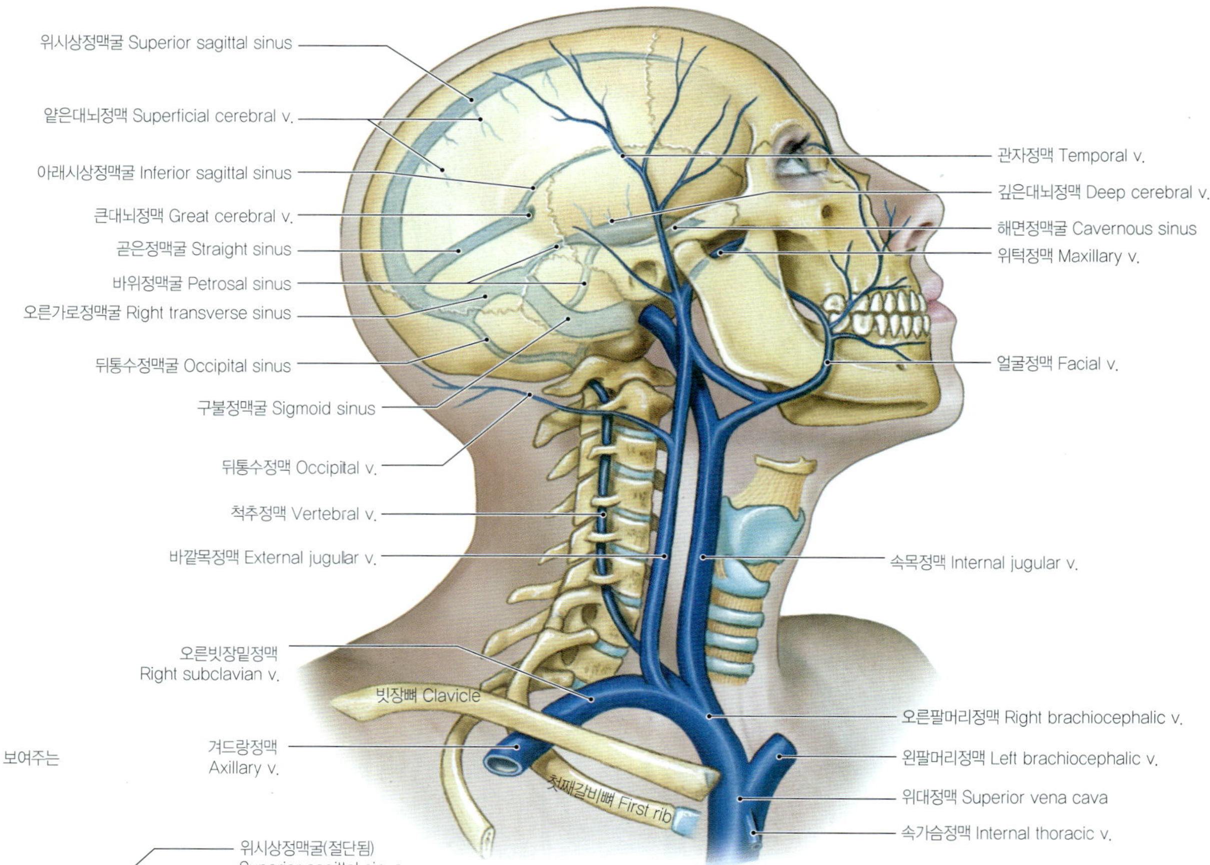

a 머리와 목의 주요 얕은 및 깊은정맥을 보여주는 비스듬한 가쪽면

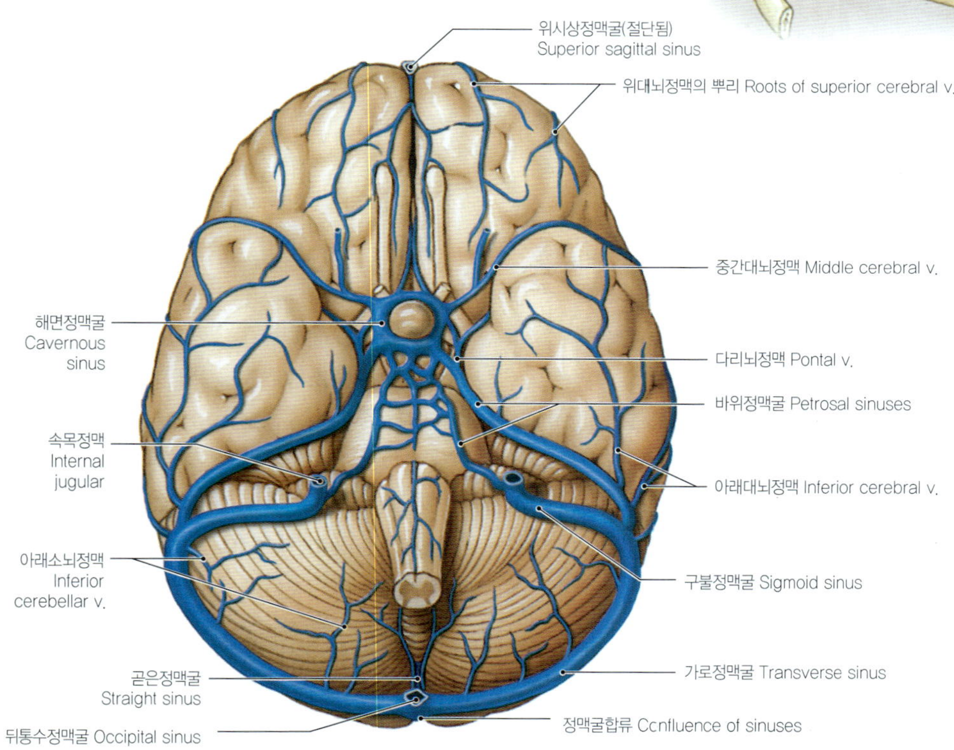

b 뇌의 아랫면에 나타나는 주요 정맥. **그림 22.15a**에 나타난 뇌의 동맥분포와 비교한다.

■ **그림 22.19** 머리와 목의 중요 정맥

머리의 정맥

많은 **얕은대뇌정맥(천대뇌정맥, superficial cerebral v.)**과 속대뇌정맥(internal cerebral v.)이 대뇌반구에 다양하게 분포하고 있다. 얕은대뇌정맥은 위시상정맥굴(상시상정맥동, superior sagittal sinus), 아래시상정맥굴(하시상정맥동, inferior sagittal sinus), 바위정맥굴(추체정맥동, petrosal sinus), 뒤통수정맥굴(후두정맥동, occipital sinus), 왼쪽과 오른쪽 가로정맥굴(횡정맥동, transverse sinus), 곧은정맥굴(직정맥동, straight sinus)을 포함한 경질막정맥굴(dural venous sinus)로 유입된다(그림 22.19). 가장 큰 정맥굴인 **위시상정맥굴(상시상정맥동, superior sagittal sinus)**은 대뇌낫(대뇌겸, falx cerebri) 안에 있다. **속대뇌정맥(internal cerebral v.)**의 대부분은 뇌 안에서 모여 **큰대뇌정맥(greater cerebral v.)**을 형성하는데 이는 대뇌반구와 맥락얼기(choroid plexus)의 혈액이 모여 **곧은정맥굴(직정맥동, straight sinus)**로 유입된다. 다른 대뇌정맥들은 눈확의 많은 작은 정맥들과 같이 **해면정맥굴(cavernous sinus)**안으로 유입된다. 해면정맥굴로부터 온 혈액은 **바위정맥굴(추체저맥동, petrosal sinus)**을 통해 속목정맥(내경정맥, internal jugular v.)에 도달한다.

정맥굴은 시옷봉합(람다상봉합, lambdoid suture) 부위에 있는 경질막(dura mater) 안에서 합쳐진다. 왼쪽과 오른쪽 가로정맥굴은 **정맥굴합류(정맥동교회, confluence of sinuses)**에서 가쪽으로 출발하여 관자뼈의 바위 부분 뒷면에서 **구불정맥굴(s자형정맥동, sigmoid sinus)**이 된다. 구불정맥굴은 목정맥구멍(경정맥공, jugular foramen)을 지나 머리뼈 밖의 **속목정맥(내경정맥, internal jugular v.)**으로 이어진다. 속목정맥은 목 부위에서 온목동맥(총경동맥, common carotid a.)과 평행하게 내려온다.

척추정맥(vetebral v.)은 목 부위척수(cervical spinal cord)와 머리뼈 뒷면의 혈액을 받는다. 이 혈관들은 척추동맥과 함께 목뼈의 가로돌기구멍 안으로 내려와 가슴의 팔머리정맥으로 흘러든다.

머리와 목의 얕은정맥 머리의 얕은정맥들은 합쳐져서 **관자정맥(측두정맥, temporal v.)**, **얼굴정맥(facial v.)**, **위턱정맥(상악정맥, maxillay v.)**을 이룬다(그림 22.19). 관자정맥과 위턱정맥들은 **바깥목정맥(외경정맥, external jugular v.)**으로 유입된다. 얼굴정맥은 속목정맥(내경정맥, internal jugular v.)으로 유입되며, 아래턱 모서리(angle)에서 바깥목정맥과 속목정맥 사이의 큰 정맥 연결(anastomosis)에 의해 얼굴, 머리덮개(두피, scalp), 머리뼈(두개골, cranium)의 정맥혈은 이원적으로 유입된다. 바깥목정맥은 목빗근(흉쇄유돌근, sternocleidomastoid m.)의 표면을 타고 내려와 빗장뼈(쇄골, clavicle)의 뒤에서 빗장밑정맥(쇄골하정맥, subclavian v.)으로 들어간다. 건강한 사람의 경우 바깥목정맥은 쉽게 만져지며, 목정맥압(경정맥압, jugular venous pulse; JVP)은 때때로 목의 밑부분에서 볼 수 있다.

팔의 정맥

손가락정맥(측지정맥, digital v.)은 **얕은손바닥정맥(천장정맥, superficial palmar v.)**과 **깊은손바닥정맥(심장정맥, deep palmar v.)**으로 유입된다(그림 22.20). 얕은손바닥정맥과 깊은손바닥정맥은 **손바닥정맥활(장정맥궁, palmar venous arch)**을 형성하며 서로 연결되어 있다. 얕은손바닥정맥활은 아래팔의 노뼈를 따라 올라가는 **노쪽피부정맥(요측피정맥, cephalic v.)**과 **아래팔중간정맥(전완정중피정맥, median antebrachial v.)**, 그리고 아래팔의 자뼈를 따라 올라가는 **자쪽피부정맥(척측피정맥, basilic v.)**으로 들어간다. 팔꿈치의 앞부분에 노쪽피부정맥과 자쪽피부정맥을 연결하는 얕은 **팔오금중간정맥(전완정중피정맥, median cubital v.)**이 있다. 정맥혈액은 일반적으로 중간피부정맥에서 채혈한다.

팔꿈치에서부터 자쪽피부정맥은 위팔두갈래근의 중간 표면을 따라 위로 올라간다. 자쪽피부정맥이 겨드랑에 다다르면 위팔정맥과 만나서 **겨드랑정맥(액와정맥, axillary v.)**을 형성한다(그림 22.20).

깊은손바닥정맥은 **노정맥(radial v.)**과 **자정맥(ulnar v.)**으로 들어간다. 팔꿈치를 지난 후에 이 정맥들은 합쳐져서 위팔정맥을 형성한다. **위팔정맥(brachial v.)**은 위팔동맥과 평행하게 놓여 있다. 위팔정맥이 겨드랑정맥이 되어 겨드랑에 들어가기 전에 자쪽피부정맥의 혈액을 받는다.

위대정맥의 형성

노쪽피부정맥은 첫째갈비뼈의 바깥쪽 표면에서 겨드랑정맥에 합류하여 **빗장밑정맥(쇄골하정맥, subclavian v.)**을 형성하고, 빗장밑정맥은 가슴 부위를 주행한다. 빗장밑정맥은 첫째갈비뼈의 윗면을 지나고, 빗장뼈를 따라 가슴우리로 들어간 후, 같은 쪽의 바깥목정맥과 속목정맥이 합쳐져 **팔머리정맥(완두정맥, brachiocephalic v.)**을 형성한다(그림 22.20). 팔머리정맥으로 머리뼈의 뒷부분과 척수에 분포하는 척추정맥의 혈액이 유입된다. 첫째와 둘째갈비뼈 위치에서 왼팔머리정맥과 오른팔머리정맥이 합쳐져서 위대정맥(상대정맥, superior vena cava, SVC)을 형성한다. 합류지점 근처에서 **속가슴정맥(내흉정맥, internal thoracic v.)**이 팔머리정맥으로 들어간다.

홀정맥(기정맥, azygos v.)은 위대정맥의 주요 지류이다. 이 혈관은 척주의 오른쪽면을 따라 허리 부위로부터 올라가서 가로막

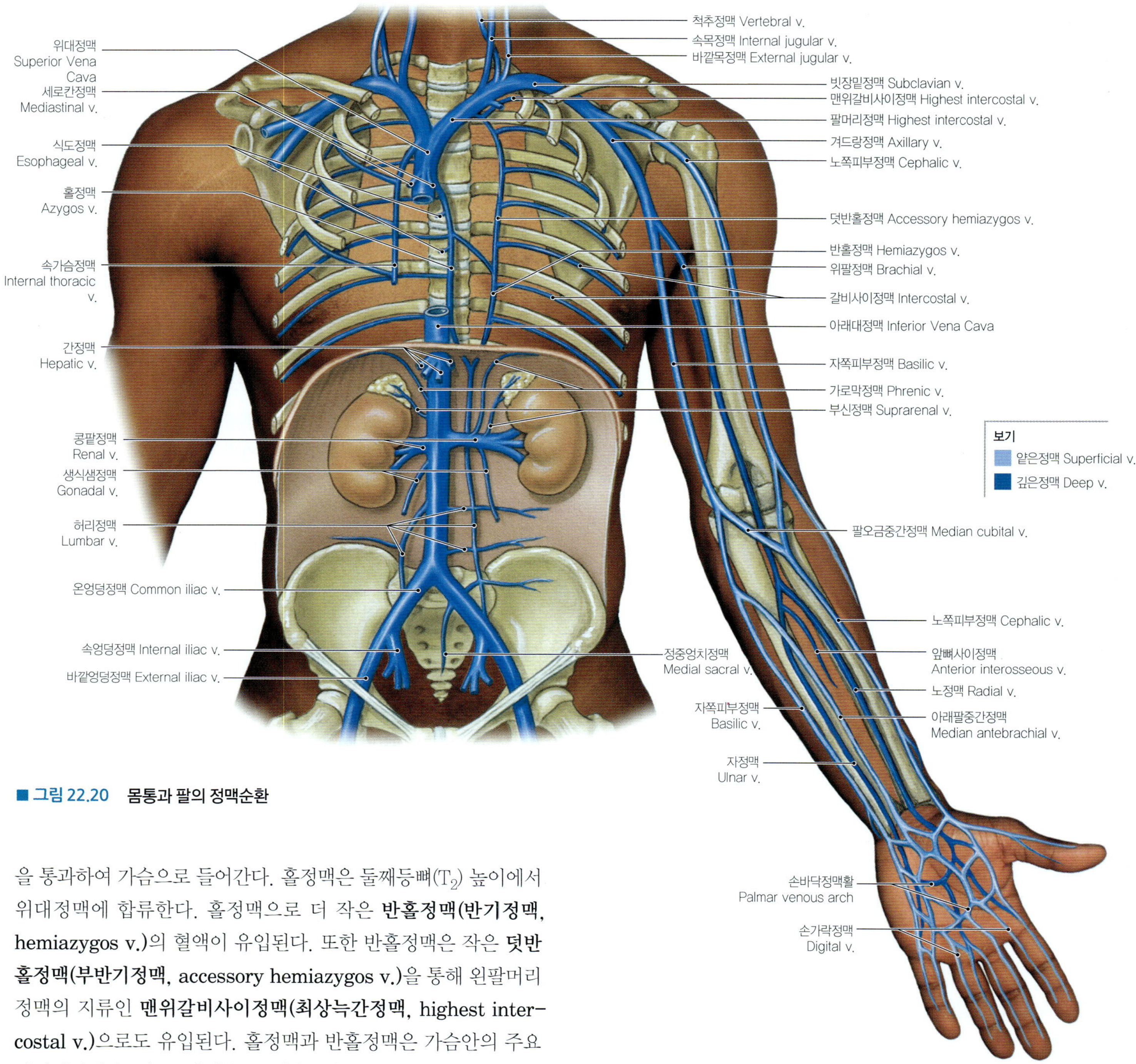

■ 그림 22.20 몸통과 팔의 정맥순환

을 통과하여 가슴으로 들어간다. 홀정맥은 둘째등뼈(T_2) 높이에서 위대정맥에 합류한다. 홀정맥으로 더 작은 **반홀정맥(반기정맥, hemiazygos v.)**의 혈액이 유입된다. 또한 반홀정맥은 작은 **덧반홀정맥(부반기정맥, accessory hemiazygos v.)**을 통해 왼팔머리정맥의 지류인 **맨위갈비사이정맥(최상늑간정맥, highest intercostal v.)**으로도 유입된다. 홀정맥과 반홀정맥은 가슴안의 주요 정맥혈관이다. 이 두 정맥은 (1) 가슴근육으로부터 유입되는 **갈비사이정맥(늑간정맥, intercostal v.)**, (2) 식도에서 유입되는 **식도정맥**(esophageal v.), (3) 다른 세로칸 구조물에서 유입되는 더 작은 정맥들의 혈액을 받는다.

아래대정맥

아래대정맥(하대정맥, inferior vena cava; IVC)에는 가로막 아랫부분에 위치하고 있는 장기들로부터 대부분의 정맥혈이 모인다(약간은 홀정맥과 반홀정맥을 통해 위대정맥으로 유입된다). 아래대정맥의 정맥 지류를 그림 22.21a요약하였다.

골반의 정맥순환 바깥엉덩정맥은 다리, 골반, 그리고 아래배부위의 혈액이 모인다. 바깥엉덩정맥은 엉덩뼈의 안쪽면을 따라 주행하면서 **속엉덩정맥(내장골정맥, internal iliac v.)**과 합쳐진다. 속엉덩정맥은 골반속기관의 혈액이 유입된다. 속엉덩정맥은 **볼기정맥(둔정맥, gluteal v.)**, **속음부정맥(내음부정맥, internal pudendal v.)**, **폐쇄정맥(obturator v.)**, 그리고 **가쪽엉치정맥(외측천골정맥, lateral sacral v.)**이 합쳐져서 형성된다(그림 22.21). 바깥엉덩정맥과 속엉덩정맥이 합쳐져서 **온엉덩정맥(총장골정맥, common iliac v.)**이 된다. 왼 · 오른온엉덩정맥은 비스듬히 위로 주행하며 다섯째허리뼈(L_5) 앞에서 합쳐져서 아래대정맥을 형성한다.

배의 정맥순환

배벽, 생식샘, 간, 콩팥, 부신, 그리고 가로막으로부터 정맥혈이 아래대정맥으로 유입된다. 배안에 있는 내장기관에서는 간문맥으로 혈액이 들어간다. 간문맥은 따로 설명한다. 아래대정맥은 대동맥과 평행하게 가슴막공간 뒷면을 따라 올라간다. 아래대정맥에서 나온 혈액은 오른심방으로 흘러들어가 위대정맥으로부터 유입된 혈액과 섞인다. 그리고 이 혈액은 오른심실로 들어가 허파에서의 산소공급을 위해 허파순환으로 보내진다. 아래대정맥의 배안 부위에서 6개의 주요한 정맥으로부터의 혈액이 합류한다(그림 22.20).

❶ **허리정맥(요정맥, lumbar v.)**은 배의 허리 부분의 혈액이 유입된다. 이 정맥의 위가지는 홀정맥(오른쪽)과 반홀정맥(왼쪽)에 연결되어 위대정맥으로 들어간다.

❷ **생식샘정맥(성선정맥, gonadal v.)**은 난소와 고환의 혈액이 유입된다. 오른쪽 생식샘정맥은 아래대정맥으로 들어가며 왼쪽 생식샘정맥은 보통 왼쪽 콩팥정맥으로 들어간다.

❸ **간정맥(간정맥, hepatic v.)**은 간에서 시작하여 열째등뼈(T_{10}) 높이에서 아래대정맥으로 들어간다.

❹ **콩팥정맥(신정맥, renal v.)**은 콩팥에서의 혈액이 유입된다. 이 혈관들은 아래대정맥의 가장 큰 지류이다.

❺ **부신정맥(부신정맥, suprarenal v.)**으로 부신에서의 혈액이 유입된다. 보통 오른부신정맥만 아래대정맥으로 흐르고, 왼부신정맥은 왼콩팥정맥으로 흐른다.

❻ **가로막정맥(횡격막정맥, phrenic v.)**은 가로막의 혈액이 유입된다. 오른가로막정맥만 아래대정맥으로 유입되고, 왼가로막정맥은 왼콩팥정맥으로 유입된다.

다리의 정맥

발바닥에 분포한 모세혈관의 혈액은 **발바닥정맥(족저정맥, plantar v.)** 그물에 모인다. **발바닥정맥활(족척정맥궁, plantar venous arch)**은 다리의 깊은정맥인 **앞정강정맥(전경골정맥, anterior tibial v.)**, **뒤정강정맥(후경골정맥, posterior tibial v.)**, 그리고 **종아리정맥(비골정맥, fibular v. 또는 peroneal v.)**으로 이어진다(그림 22.21). **발등정맥활(족배정맥궁, dorsal venous arch)**로 발등 표면의 모세혈관과 발가락정맥의 혈액이 유입된다. 발바닥정맥활과 발등정맥활은 광범위하게 서로 연결이 되어 있어 혈액이 얕은정맥에서 깊은정맥으로 쉽게 유입될 수 있다.

발등정맥활은 두 개의 얕은정맥인 **큰두렁정맥(대복재정맥, great saphenous v.)**과 **작은두렁정맥(소복재정맥, small saphenous v.)**으로 유입된다. 큰두렁정맥은 막힌 심장혈관을 교체하는 심장동맥우회술에 사용되기도 한다. 큰두렁정맥은 몸에서 가장 긴 정맥으로 다리와 허벅지의 중앙을 따라 올라가서, 엉덩관절 근처에서 넙다리정맥(대퇴정맥, femoral v.)으로 유입된다. 작은두렁정맥은 발등정맥활에서 시작해서 종아리의 뒤, 가쪽면을 따라 주행한다. 작은두렁정맥은 오금 부위에서 정강정맥과 종아리정맥이 합쳐져서 생기는 **오금정맥(슬와정맥, popliteal v.)**으로 들어간다. 오금정맥은 큰모음근과 인접한 무릎 부분에서 쉽게 만져진다(그림 22.21b). 넙다리뼈에 도달하면 오금정맥은 **넙다리정맥(대퇴정맥, femoral v.)**이 되고 넙다리동맥과 나란히 넙다리를 따라 올라간다. 배벽을 지나가기 직전에 넙다리정맥은 (1) 큰두렁정맥, (2) 넙다리의 깊은층의 혈액이 흐르는 **깊은넙다리정맥(심대퇴정맥, deep femoral v.)**, (3) 넙다리뼈의 목과 머리 부분의 **넙다리휘돌이정맥(대퇴회선정맥, femoral circumflex v.)**으로부터 혈액을 받는다. 넙다리정맥은 고샅인대를 지나면서 **바깥엉덩정맥(외장골정맥, external iliac v.)**이 된다.

간문맥계통

간은 아래대정맥으로 혈액을 흘려보내는 유일한 소화기관이다. 복강동맥, 위창자간막동맥, 아래창자간막동맥에서 모세혈관계로 흘러들어간 혈액은 아래대정맥으로 직접적으로 유입되는 대신에 **간문맥계통(hepatic portal system)**의 정맥으로 들어간다. 19장에서 두 개의 모세혈관계통과 연결된 혈관을 문맥이라고 부르고, 그 혈관망을 문맥계통이라고 했던 것을 기억할 것이다. 간문맥계통에서는 작은창자, 큰창자 일부분, 위, 이자(췌장)에서 영양분을 흡수한 정맥혈이 가공과 저장을 위해 간으로 직접 들어간다.

그러므로 간문맥계통에서의 혈액흐름은 다른 부위의 정맥에서 혈액흐름과 매우 다르다. 예를 들어, 간문맥계통에서의 혈당 및 아미노산 수치는 종종 다른 순환계통보다 높은 수치를 나타낸다. 이렇게 산소는 적고 영양분은 많은 혈액이 소화기관에서 간으로 유입됨과 동시에, 간은 온몸순환으로부터 고유간동맥을 통해 산소는 많고 영양분은 적은 혈액을 공급받는다. 이것은 간이 영양분과 산소를 서로 다른 혈관을 통해 공급받는 것을 의미한다.

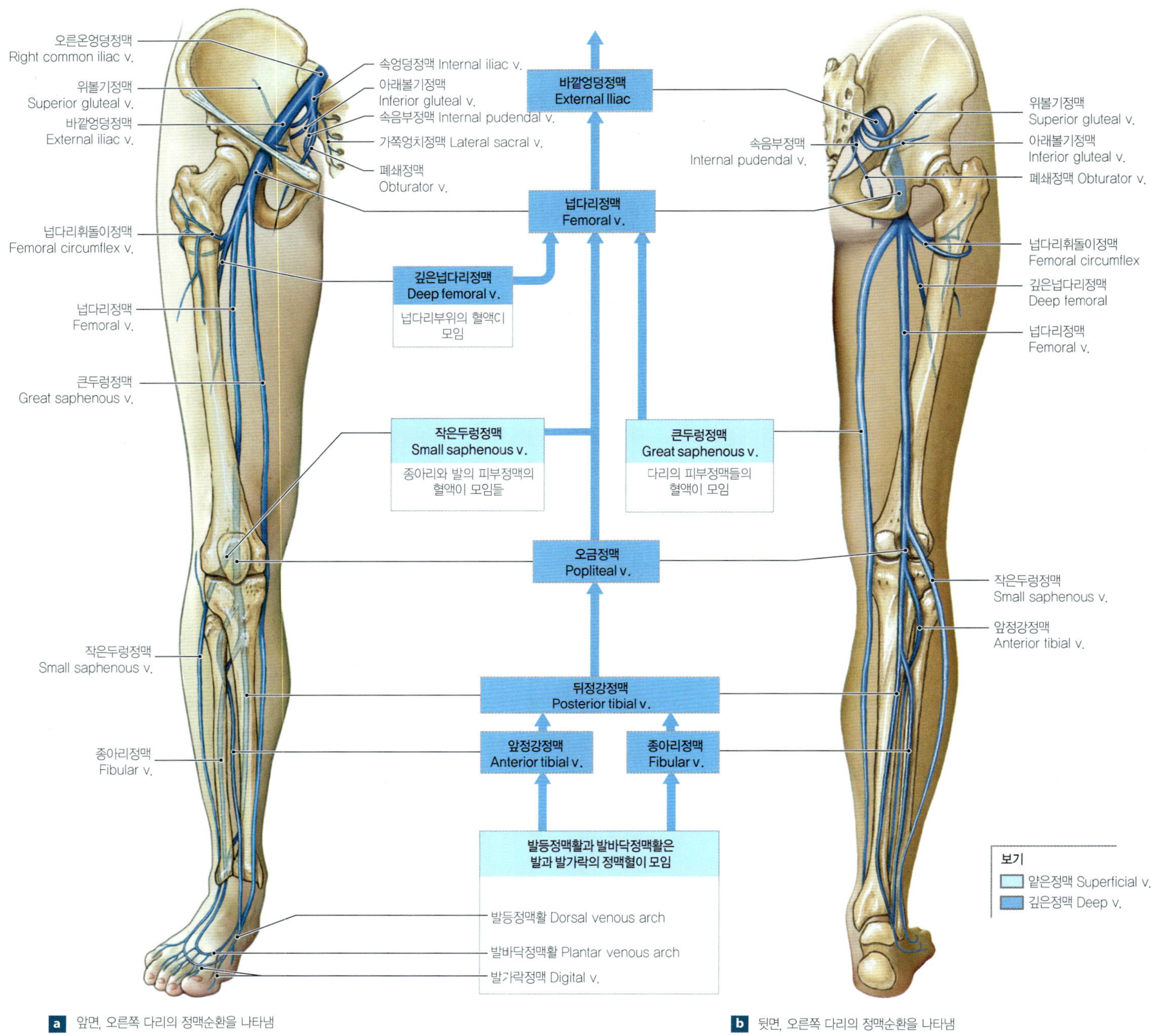

■ **그림 22.21** 다리의 정맥순환

간은 순환하는 혈액의 혈당과 아미노산과 같은 영양분의 농도를 조절하며, 소화를 하는 동안 위와 장은 매우 다양한 노폐물과 심지어는 독소까지도 고농도의 영양분과 함께 흡수를 한다. 간문맥계통은 이러한 화합물을 간으로 운송하여 간세포에서 저장, 대사 전환, 또는 배출을 한다. 혈액은 간의 굴모세혈관(sinusoid)을 지난 후, 간정맥을 통해 아래대정맥으로 흐른다(그림 22.22). 영양분을 흡수한 혈액은 먼저 간으로 가서 처리되기 때문에 진행 중인 소화 활동에 상관없이 일반적인 온몸순환에서 혈액의 조성은 상대적으로 안정되게 유지될 수 있다.

간문맥계통은 소화기관의 모세혈관에서 시작해서 간의 굴모세혈관으로 혈액이 들어가면서 끝난다. 간문맥의 지류는 다음과 같다.

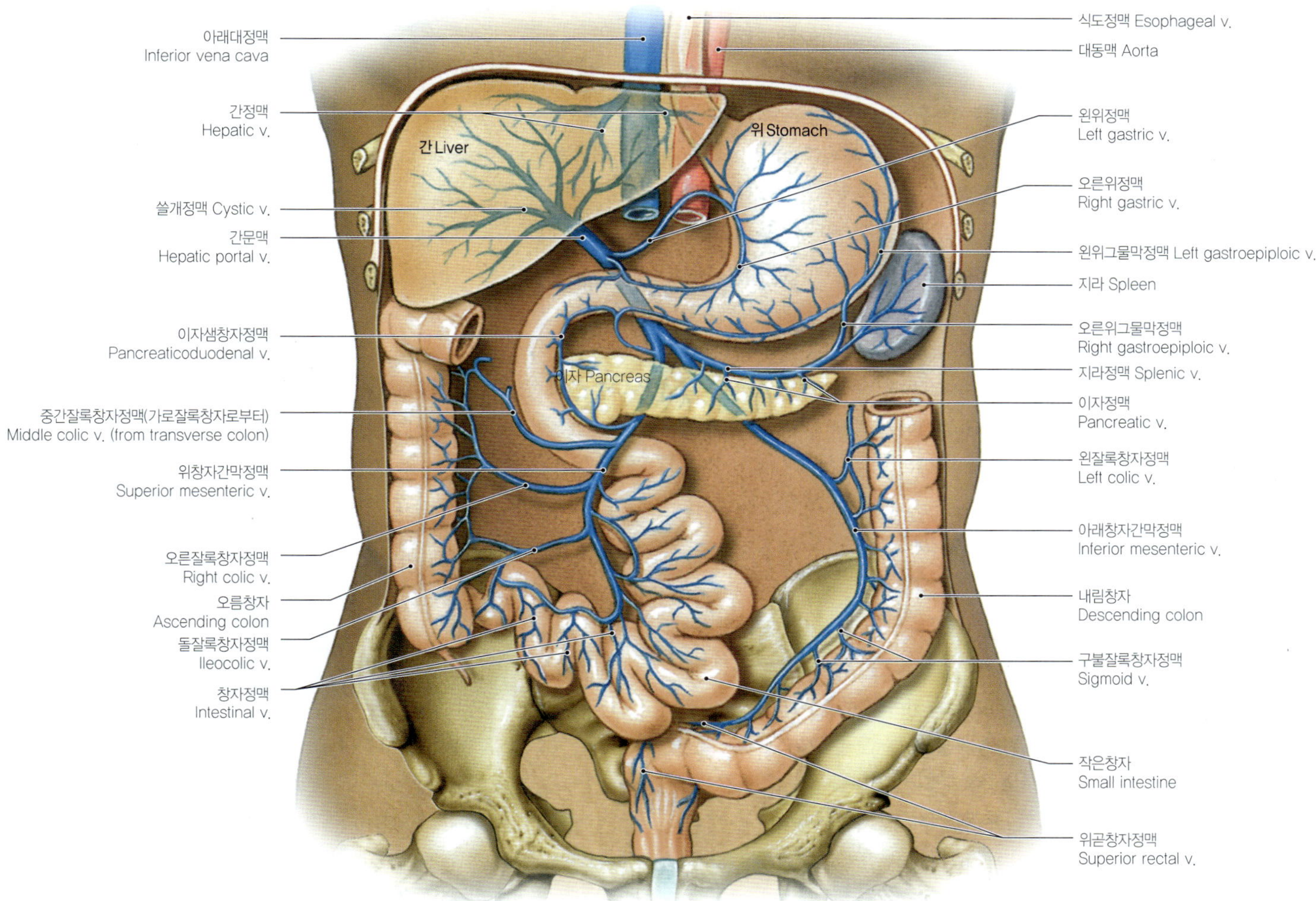

■ 그림 22.22 간문맥계통

- **아래창자간막정맥(하장간막정맥, inferior mesenteric v.)**은 큰창자의 아래 부위를 따라 흐르는 모세혈관의 혈액이 유입된다. 이것의 지류에는 **왼잘록창자정맥(좌결장정맥, left colic v.)**과 **위곧창자정맥(상직장정맥, superior rectal v.)**이 있으며, 왼잘록창자정맥과 위곧창자정맥으로는 내림잘록창자, 구불잘록창자, 그리고 곧창자에서의 혈액이 유입된다.
- **지라정맥(비정맥, splenic v.)**은 아래창자간막정맥과 지라, 위의 가쪽모서리(왼위그물막정맥), 이자(췌장십이지장정맥)의 정맥이 합쳐져서 형성된다.
- **위창자간막정맥(상장간막정맥, superior mesenteric v.)**은 위(오른위그물막정맥), 작은창자(창자정맥과 이자샘창자정맥), 그리고 큰창자의 앞쪽 2/3(돌잘록창자정맥, 오른잘록창자정맥, 중간잘록창자정맥)의 혈액이 유입된다.

간문맥은 위창자간막정맥과 지라정맥이 합쳐져서 형성된다. 두 정맥 중 대개 위창자간막정맥이 더 많은 양의 혈액과 대부분의 영양분을 공급한다. 간쪽으로 가까워지면, 간문맥으로 **위정맥(gastric v.)**에서의 혈액과 쓸개에서 오는 **쓸개정맥(담낭정맥, cystic v.)**의 혈액이 유입된다.

V		22.6 개념확인
1	☐	외부의 온도가 40℃가 넘고 매우 덥다. 그럴 경우, 정맥에 어떤 변화가 일어나며, 그 이유는 무엇인가?
2	☐	머리, 목, 가슴, 어깨, 팔에서 오는 혈액을 받는 주요정맥은 무엇인가?
3	☐	창자에서 모인 혈액이 가장 먼저 간으로 들어가는 이유는 무엇인가?

22.7 출생 시 심장혈관 변화

태아와 성인의 심장혈관계통은 큰 차이가 있는데 이는 호흡과 영양분 공급의 근원이 다르기 때문이다. 태아의 허파는 접혀 있고 기능을 하지 않으며 소화관에는 소화할 것이 없으며, 태아의 모든 영양 공급과 산소 공급은 태반을 통하여 태아와 모체의 혈류 사이의 확산에 의해 이루어진다(태반의 구조는 28장에서 다루도록 하겠다). 두 개의 **배꼽동맥(제동맥, umbilical a.)**은 태아의 속엉덩동맥에서 시작하여 탯줄로 들어가서 태반으로 혈액을 운송한다. 혈액은 한 개의 **배꼽정맥(제정맥, umbilical v.)**을 통해 태반에서 태아로 돌아와서 성장하는 태아에게 산소와 영양분을 제공한다. 배꼽정맥은 **정맥관**(ductus venosus)으로 들어가는데 정맥관은 성장하고 있는 간 내의 복잡한 정맥과 연결되어 있다. 간에서 오는 혈액과 배꼽정맥에서 오는 혈액이 정맥관에서 합류하여 아래대정맥으로 흐른다(그림 22, 23.a,c). 출생 시 태반 연결이 끊기면, 배꼽혈관으로 흐르는 혈액의 흐름은 멈추고 혈관은 곧 퇴화한다.

태아 초기에 심방사이막과 심실사이막이 발생하지만, 탄생 시까지 두 심방사이 구분은 기능적으로 불완전한 상태로 남아 있다. 심방사이 구멍인 **타원구멍**(foramen ovale)은 판막과 같이 작용하여 혈액을 오른심방에서 왼심방으로 자유롭게 흐르게 하지만 역류가 되면 판막이 닫혀 두 심방을 분리한다. 그래서 혈액은 오른심방에서 왼심방으로 들어가 허파순환 전부를 건너뛸 수 있다. 그리고 허파동맥과 대동맥 사이에 또 하나의 짧은 순환경로가 존재한다. **동맥관**(ductus arteriosus)이라고 하는 이 연결은 짧고 튼튼한 혈관으로 구성되어 있다.

허파가 위축되면 모세혈관은 압착되고 적은 양의 혈액만 허파로 흘러간다. 이완기에는 혈액은 오른심방으로 들어가고 오른심실로 흘러들어가지만, 일부의 혈액은 타원구멍을 통해 왼심방으로도 들어간다. 오른심방으로 도착하는 혈액 중 약 25%로는 허파순환을 거치지 않는다. 게다가 오른심실에서 나가는 혈액 중 90%가 넘는 혈액이 허파로 흘러가기보다는 동맥관을 통과해서 온몸순환으로 들어간다.

출생 시 급격한 변화가 생긴다. 유아가 첫 숨을 쉴 때, 허파가 확장하고 허파혈관도 확장한다. 동맥관의 민무늬근육은 수축하면서 허파동맥과 대동맥이 분리되고 혈액이 허파순환을 통해 흐르기 시작한다. 왼심방의 압력이 높아지면서 판막이 타원구멍을 막아 심장혈관 재형성 과정이 완료된다. 이러한 변화를 그림 22. 23a,b에 모식도로 요약했다. 성인에서는 심방사이막에 **타원오목**(fossa ovalis)이라고 하는 얕은 함몰이 있고, 이 타원오목은 타원구멍의 흔적이다. 동맥관의 흔적은 섬유끈으로 남게 되는데 이것이 **동맥관인대(동맥관삭, ligamentum arteriosum)**이다.

임상노트

선천적인 심장혈관계통 문제

항상성을 유지하는데 위협이 될 정도로 심각한 선천적 **심장혈관계통 질환**(congenital cardiovascular)은 상대적으로 드문 편이다. 보통은 심장 형성이 비정상적으로 되었거나 심장과 큰 혈관의 상호 연결에 문제가 있는 경우이다. 대부분의 경우 수술로 치료할 수 있으나, 여러 번의 수술이 필요하거나 보다 심각한 결함일 경우 수명이 짧아질 수도 있다.

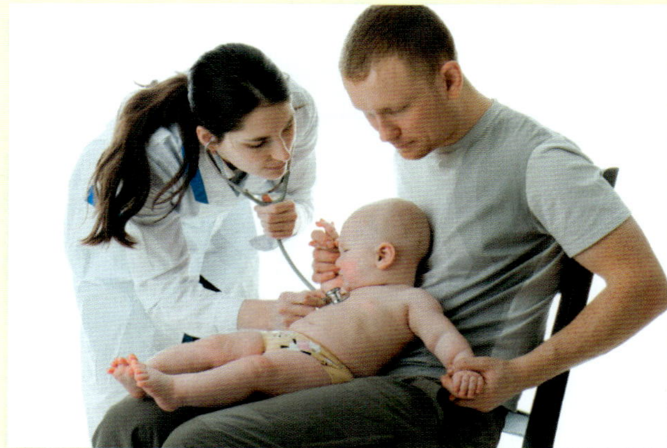

만약 출생 시 또는 출생 직후에 적절한 순환계통의 변화가 이루어지지 않으면, 결과적으로 문제가 발생한다. 문제의 심각성은 어떤 연결이 열려 있는 상태로 남아 있는지와 구멍의 크기에 따라 달라진다. 타원구멍 또는 동맥관 또는 두 개 모두를 외과적 수술로 봉합하는 치료방법이 있다. 다른 선천성 심장질환의 형태는 비정상적인 심장발달 또는 심장과 주요한 동맥, 정맥 사이에 부적합한 연결에 기인한다.

V 22.7 개념확인

1 ☐ 출생 후 신생아의 심장과 주요 혈관에서 일어나는 변화는 무엇인가?

22.8 노화와 심장혈관계통

심장혈관계통의 능력은 나이가 듦에 따라 점차 쇠퇴한다. 심장혈관계통과 동일한 순서(혈액, 심장, 혈관)로 주요한 변화에 대해 아래와 같이 나열 및 요약하였다.

- 혈액에서의 노화에 따른 변화는 (1) 적혈구용적률 감소, (2) 혈전(부동 혈액 응고)에 의한 말초정맥의 협착 또는 막힘, 즉

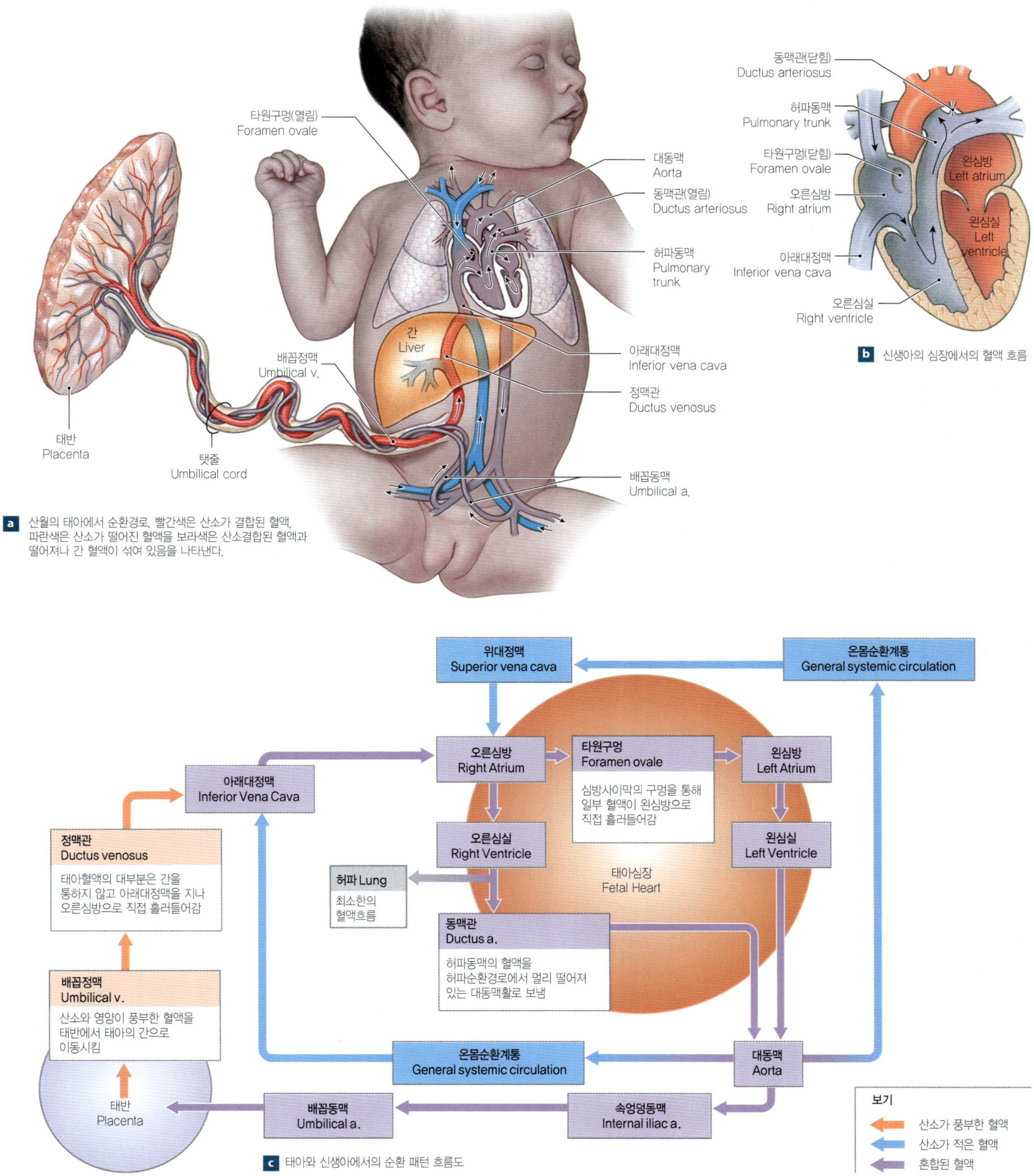

a 산월의 태아에서 순환경로. 빨간색은 산소가 결합된 혈액, 파란색은 산소가 떨어진 혈액을 보라색은 산소결합된 혈액과 떨어져나 간 혈액이 섞여 있음을 나타낸다.

b 신생아의 심장에서의 혈액 흐름

c 태아와 신생아에서의 순환 패턴 흐름도

■ **그림 22.23 출생시 태아순환의 변화**

혈전(thrombus)은 떨어져서 심장을 통과하여 종종 허파 안의 작은 동맥에 박혀 **허파색전증(폐색전증, pulmonary embolism)**을 일으킴, (3) 판막이 효과적으로 작동하지 않음에 따른 다리의 정맥 내 혈액의 고임이다.

- 심장에서의 노화에 따른 변화는 (1) 최대 심박출량의 감소, (2) 섬유뼈대(fibrous skeleton)의 탄력성 감소, (3) 심장동맥순환을 저해하는 진행성죽상경화증, 그리고 (4) 흉터조직에 의해 손상된 심장근육섬유의 교체이다.
- 혈관에서의 노화에 따른 변화는 종종 동맥경화증과 관련이 있으며 다음과 같다. (1) 동맥의 비탄성 벽이 갑작스러운 압력변화에 견디지 못해 **동맥류(aneurysm)**로 이어져, 관련된 혈관에 따라 뇌졸중, 경색 또는 상당량의 출혈을 일으킨다. (2) 약해진 혈관벽에 염화칼슘이 침착하여 뇌졸중 또는 경색 발생 가능성을 높인다. (3) 트롬빈은 죽상경화판을 형성할 수 있다.

신경 발생학 요약
심장혈관계통의 발생이 28장에 요약되어 있다(발생학과 사람발생).

22.8 개념확인

1 ☐ 노화에 따라 동맥의 탄력성이 감소되는 것이 위험한 이유는 무엇인가?

임상용어

동맥경화증(arteriosclerosis) 동맥의 혈관벽이 두꺼워지고 단단해짐
동맥류(aneurysm) 혈관, 보통 동맥의 약해진 벽에 생긴 팽출
정맥류(varicose vein) 정맥판막의 손상과 중력에 의해 야기된 축 늘어지고 부어오른 정맥
죽상경화증(atherosclerosis) 내피층의 변화와 플라크 형성을 특징으로 하는 동맥경화증의 한 종류
허파색전증(pulmonary embolism) 허파동맥 내에 혈전이 끼어 발생하는 순환장애
혈전(thrombus) 혈관 내의 정체된 핏덩이

핵심정리

개요

- 심장혈관계통은 두 개의 순환경로(허파순환과 온몸순환)를 갖는 폐쇄계통이다.
- 혈액은 동맥, 정맥 그리고 모세혈관의 그물망을 통해 흐른다. 혈액과 간질액 사이의 모든 화학성분 및 가스교환은 모세혈관벽을 통과하여 일어난다.
- 동맥과 정맥벽은 세 개의 층으로 구성되어 있다. 속막, 중간막, 바깥막(혈관 주변의 결합조직집)(Spotlight 그림 22.1).

22.1 혈관의 조직학적 구조

동맥과 정맥의 구별

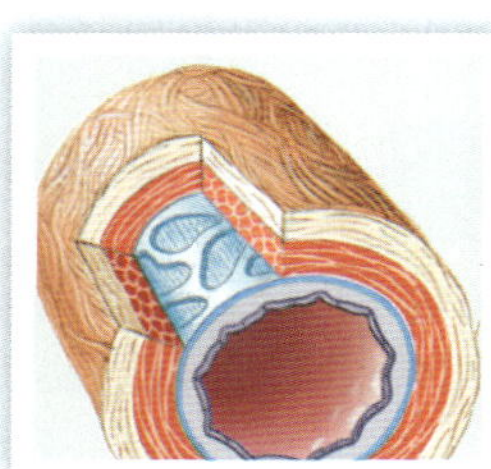

- 보통 동맥벽이 정맥벽보다 두껍다. 동맥의 내피층은 수축할 수 없어서 주름져 있다. 동맥은 혈압이 동맥을 팽창시키지 않을 때에는 수축되어 있다. 정맥은 아주 약간 수축한다 (Spotlight 그림 22.1).

동맥

- 동맥계통에는 큰 탄력형동맥, 근육형동맥 또는 중형동맥, 그리고 더 작은 세동맥이 있다. 탄력형동맥은 전도동맥이라고도 하며, 심장으로부터 많은 양의 혈액을 운반한다. 압력 변화에 따라 늘어나기도 하고 원래 위치로 되돌아갈 수도 있다. 근육형동맥은 분배동맥이라고도 하며, 뼈대근육과 장기로 혈액을 배분한다. 세동맥은 몸 상태에 반응하여 직경의 변화를 줄 수 있다(혈관수축 또는 혈관확장). 모세혈관으로 갈수록 혈관의 수는 늘어나지만 각 혈관의 직경은 감소하고 혈관벽은 얇아진다 (Spotlight 그림 22.1).

모세혈관

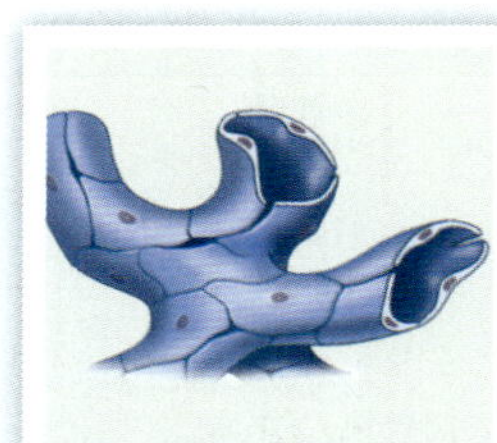

- 모세혈관은 가장 작은 혈관으로 혈액과 간질액 사이에 교환이 이루어지는 혈관벽을 가진 유일한 혈관이다. 모세혈관은 민창모세혈관(내피가 완전한 속막이다) 또는 창모세혈관(내피에 창문이 있다)이다. 굴모세혈관은 혈액이 매우 느리게 흐르는 간과 같은 특정 조직에서 발견되는 특수한 창모세혈관이다 (Spotlight 그림 22.1과 그림 22.2).
- 모세혈관은 모세혈관그물이라고 하는 상호 연결된 그물망을 형성한다. 모세혈관앞조임근은 각 모세혈관으로의 혈류를 조절

한다. 주관은 세동맥과 세정맥 사이의 연결 통로 역할을 하며, 메타세동맥은 주관의 세동맥 부위이다. 혈액은 동정맥연결을 통해 전체 모세혈관얼기를 우회하거나, 또는 모세혈관얼기 안의 주관을 통해 빠르게 통과할 수 있다(그림 22.3).

정맥

- 정맥은 조직과 기관으로부터 산소 농도가 낮은 혈액을 받아들여 심장으로 돌려 보낸다. 세정맥은 모세혈관으로부터 혈액을 받아 중형정맥으로 합쳐지고, 대형정맥으로 들어간다. 동맥계통 내의 혈압은 높고 정맥에서 혈압은 훨씬 낮다. 정맥에서의 판막은 혈액이 역류하는 것을 방지한다(Spotlight 그림 22.1과 그림 22.4).

22.2 혈액분배

- 심장, 동맥, 그리고 모세혈관에 보통 30~35%의 혈액이 있고, 대부분의 혈액이(65~70%) 정맥에 위치한다. 말초성의 정맥수축은 출혈 후에 동맥 내에 적당한 양의 혈액을 유지시키는데 도움을 준다. 동맥계통 내에 분배될 수 있는 정맥 내의 여분의 혈액을 정맥예비력이라고 하는데 보통 총 혈액량의 21%까지 차지한다(그림 22.5).

22.3 혈관분포

- 몸의 혈관은 허파순환(심장과 허파 사이)의 혈관과 온몸순환(심장에서 모든 기관과 조직으로)의 혈관으로 나눌 수 있다(그림 22.6).

22.4 허파순환

- 허파순환의 동맥은 산소 농도가 낮은 혈액을 운반한다. 허파순환은 허파동맥, 왼/오른허파동맥, 허파정맥을 포함하며, 허파정맥은 왼심방으로 혈액을 보낸다(그림 22.7).

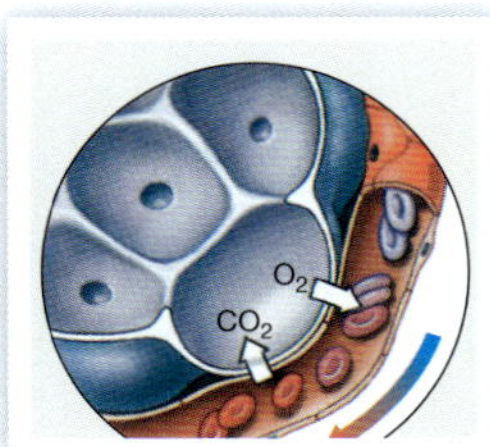

22.5 온몸순환

- 온몸순환은 대동맥판막에서 시작하여 오른심방 입구에서 끝난다. 온몸순환은 허파순환을 제외한 몸의 모든 부분의 모세혈관그물에 혈액을 보낸다.

오름대동맥

- 오름대동맥에서 심장동맥순환이 일어난다.
- 대동맥활은 내림대동맥으로 이어진다. 세 개의 대형동맥이 대동맥활에서 분지하여 머리, 목, 어깨, 그리고 위팔에 혈액을 공급한다. 세 개의 대형동맥은 팔머리동맥, 왼온목동맥, 그리고 왼빗장밑동맥이다(그림 22.8~22.17).
- 팔머리동맥은 오른빗장밑동맥과 오른온목동맥으로 나뉜다. 이 동맥들은 오른쪽 위팔과, 오른쪽 어깨, 목, 그리고 머리에 혈액을 공급한다(그림 22.10~22.12).
- 각각의 빗장밑동맥은 가슴우리를 빠져나와 겨드랑동맥이 되며, 겨드랑동맥은 위팔로 들어가 위팔동맥이 된다. 위팔동맥과 그 가지는 팔에 혈액을 공급한다(그림 22.10).
- 각각의 온목동맥은 속목동맥과 바깥목동맥으로 나뉜다. 바깥목동맥과 그 가지는 목과 얼굴의 구조물에 혈액을 공급한다. 속목동맥과 그 가지는 머리뼈로 들어가 뇌와 눈에 혈액을 공급한다. 뇌는 척추동맥에서도 혈액을 공급받는다. 척추동맥과 속목동맥은 대뇌동맥고리을 형성하여 안정적으로 뇌에 혈액을 공급한다(그림 22.11~22.13).

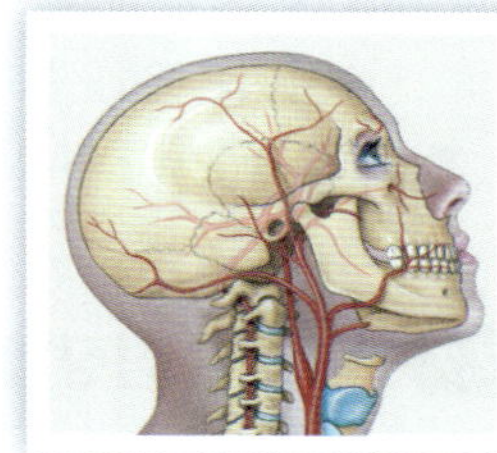

내림대동맥

- 가로막 위의 내림대동맥은 가슴대동맥이라고 부르고, 가로막 아래는 배대동맥이라고 부른다. 가슴대동맥과 그 가지는 가슴 안과 가슴 부위의 내장에 혈액을 공급한다. 배대동맥과 그 가지는 배벽, 복부내장, 골반 구조물과 다리에 혈액을 공급한다. 짝을 이루지 않는 세 개의 짝이 없는 동맥은 복강동맥, 위창자간막동맥, 그리고 아래창자간막동맥이다. 복강동맥은 왼위동맥, 온간동맥, 그리고 지라동맥으로 나뉜다. 짝이 있는 동맥에는 부신동맥, 콩팥동맥, 허리동맥, 그리고 생식샘동맥이 있다(그림 22.8~22.16).
- 목과 팔다리의 동맥은 피부 아래로 깊이 묻혀 있다. 반면에 보통 정맥에는 두 종류가 있다. 하나는 얕은정맥이고 하나는 깊은정맥이다. 이러한 두 개의 정맥지류는 체온을 조절하는데 중요한 역할을 한다(그림 22.8/22.18). 골반과 다리의 동맥에는 왼쪽, 오른쪽 온엉덩동맥이 있다. 온엉덩동맥은 바깥엉덩동맥과 속엉덩동맥을 분지한다. 넙다리동맥과 깊은넙다리동맥은 다리에 혈액을 공급한다(그림 22.16).

22.6 온몸정맥

- 혈액은 온몸의 조직과 장기의 정교한 정맥그물로부터 정맥을 거쳐 위대정맥과 아래대정맥으로 모인 후 오른심방으로 유입된다(그림 22.18).

위대정맥

- 위대정맥으로 머리, 목, 가슴, 어깨 그리고 팔의 혈액이 유입된다(그림 22.18~22.20).

아래대정맥

- 아래대정맥으로는 가로막 아래의 간문맥으로 유입되지 않는 기관과 구조물로부터 혈액을 받는다(그림 22.20~22.22).

- 두 개의 모세혈관계통과 연결된 혈관을 문맥이라고 부르고, 이 혈관들의 그물은 문맥계통을 구성한다.
- 복강동맥, 위창자간막동맥, 아래창자간막동맥에서 모세혈관으로 흐른 혈액은 간문맥계통으로 들어간다. 간문맥계통의 혈액은 다른 정맥 내에서의 혈액과 비교할 때 독특하다. 왜냐하면 문맥은 높은 농도의 영양분을 포함하고 있기 때문이다. 이러한 영양분들은 소화기관으로부터 흡수되어 문맥계통의 혈관을 통해 대사를 위해 간으로 이동한다(그림 22.22).
- 간문맥계통을 형성하는 혈관은 그림 22.22에서 볼 수 있다.

22.7 출생 시 심장혈관 변화

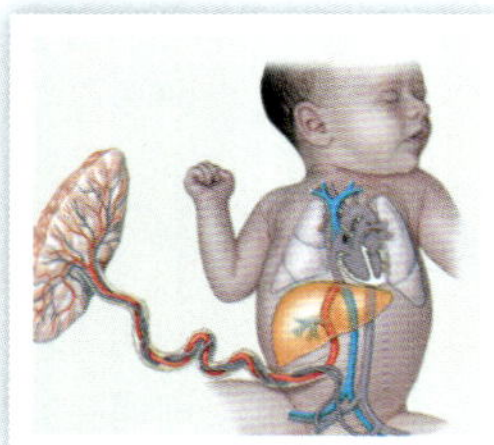

- 태아 성장 시 배꼽동맥은 태반으로 혈액을 나른다. 혈액은 배꼽정맥을 통해 돌아와서 간의 혈관망으로 들어간다. 정맥관은 이 혈액을 아래대정맥으로 보낸다(그림 22.23).
- 태아 성장 시 심방사이막이 불완전하여 타원구멍을 통해 오른심방에서 왼심방으로 혈액이 통과한다. 또한 동맥관을 통해서 허파동맥에서 대동맥활로 혈액이 흐른다. 출생 시, 혹은 출생 직후 허파순환이 작동을 하면서 이러한 연결은 보통 닫혀서 타원구멍이 있던 자리에 타원오목이라고 불리는 함몰이 형성되고, 동맥관이 있던 자리에 동맥관인대가 형성된다(그림 22.23).

22.8 노화와 심장혈관계통

- 혈액에서의 노화에 따른 변화는 (1) 적혈구용적률 감소, (2) 혈전(부동 혈액 응고)에 의한 말초정맥의 협착 또는 막힘, (3) 판막이 효과적으로 작동하지 않음에 따른 다리의 정맥 내 혈액의 고임이다.
- 심장에서의 노화에 따른 변화는 (1) 최대 심박출량의 감소, (2) 섬유뼈대(fibrous skeleton)의 탄력성 감소, (3) 심장동맥순환을 저해하는 진행성죽상경화증, 그리고 (4) 흉터조직에 의해 손상된 심장근육섬유의 교체이다.
- 혈관에서의 노화에 따른 변화는 종종 동맥경화증과 관련이 있으며 다음과 같다. (1) 동맥의 비탄성 벽이 갑작스러운 압력변화에 견디지 못해 동맥류(aneurysm)를 일으킨다. (2) 약해진 혈관벽에 염화칼슘이 침착하여 뇌졸중 또는 경색 발생 가능성을 높인다. (3) 트롬빈은 죽상경화판을 형성할 수 있다.

단원 연습문제

For answers, see the blue Answers tab at the back of the book.

단계 1. 정의와 용어

가장 근접한 항목에 대하여 짝을 지으시오.

1. 탄력형동맥 ☐
2. 혈전 ☐
3. 곁순환 ☐
4. 콩팥정맥 ☐
5. 엉덩동맥 ☐
6. 허파꽈리 ☐
7. 목동맥 ☐
8. 빗장밑동맥 ☐
9. 모세혈관그물 ☐
10. 근육형동맥 ☐

a. 머리로 혈액 공급
b. 분배동맥
c. 전도동맥
d. 정체된 피떡
e. 모세혈관그물
f. 모세혈관그물에 혈액을 공급하는 동맥
g. 팔에 혈액 공급
h. 작은 공기주머니
i. 다리에 혈액 공급
j. 콩팥에서 혈액을 모음

11. 다음 그림의 주요 동맥 이름을 쓰시오.

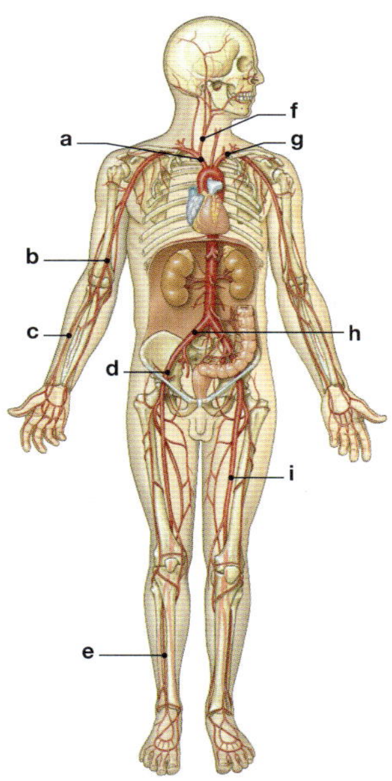

(a) ________ (b) ________
(c) ________ (d) ________
(e) ________ (f) ________
(g) ________ (h) ________
(i) ________

12. 다음 그림의 주요 정맥 이름을 쓰시오.

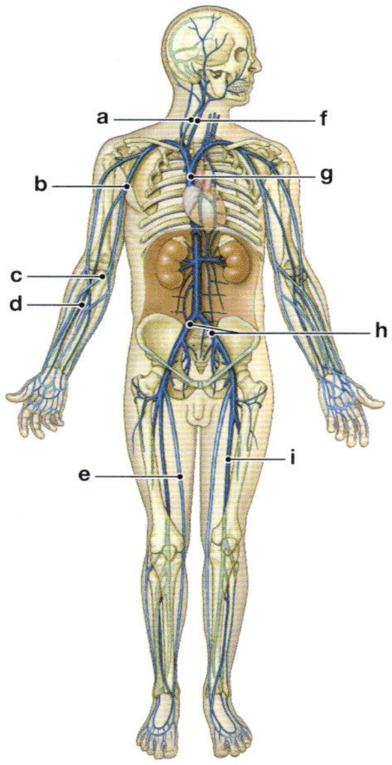

(a) ________ (b) ________
(c) ________ (d) ________
(e) ________ (f) ________
(g) ________ (h) ________
(i) ________

13. 동맥과 비교하여 정맥은?
(a) 더 탄력성 있다.
(b) 벽이 더 얇다.
(c) 중간층에 더 많은 민무늬근육이 있다.
(d) 주름진 내피를 가지고 있다.

14. 완전한 속막을 가지고 있는 모세혈관은?
(a) 민창모세혈관
(b) 창모세혈관
(c) 동양모세혈관
(d) 굴모세혈관

15. 혈액과 주변 간질액 사이에 교환을 허용하는 유일한 혈관은?
(a) 동맥 (b) 세동맥
(c) 정맥 (d) 모세혈관

16. 모세혈관의 혈액 흐름을 조절하는 것은?
(a) 동맥 연결
(b) 중심관
(c) 맥관벽혈관
(d) 모세혈관앞조임근

단계 2. 개념 정리

1. 동맥계통과 정맥계통의 주요한 차이점은?
(a) 동맥이 보통 정맥보다 더 얕은층에 있다.
(b) 팔, 다리에는 두 개의 정맥지류가 있다.
(c) 정맥은 보통 동맥보다 적은 가지를 낸다.
(d) 정맥은 팔다리에서 더 규칙적인 패턴으로 가지를 낸다

2. 창모세혈관은 어디에서 발견될 수 있는가?
(a) 이자
(b) 뼈대근육
(c) 심장근육
(d) 지라

3. 왜 수축된 동맥 내피층에는 주름이 나타나는가?
(a) 동맥이 수축될 때 내피세포 사이의 공간을 느슨해지게 한다.
(b) 내피층은 수축할 수 없다. 그래서 동맥이 수축할 때 주름에서 접힌다.
(c) 동맥이 수축될 때 동맥의 팽창 부위가 접힌다.
(d) 맥관벽혈관이 불규칙적으로 수축한다.
(e) 위에 답이 없다.

4. 탄력형동맥의 몇 가지 예는?

5. 굴모세혈관은 어디서 발견이 되는가?

6. 동정맥연결은 무엇인가?

7. 팔다리에서 정맥판막의 기능은 무엇인가?

8. 대동맥활에서 분지한 세 개의 탄력형동맥은 무엇인가?

9. 위대정맥은 몸의 어느 부위로부터 혈액을 받는가?

10. 태아 심장에서 타원구멍의 기능은 무엇인가?

단계 3. 종합적 사고

1. 사람의 코와 눈썹 부분에 여드름을 짜면 왜 위험한가?

2. 뜨거운 욕조와 월풀 욕조에 몸을 담그는 것을 좋아하는 사람이 있다. 하루는 올라갈 수 있는 대로 욕조의 온도를 높이기로 결정했다. 물속에서 몇 분이 지난 후, 그는 어지럽고, 의식을 잃어서 거의 익사할 뻔했다. 운 좋게 그는 지나가는 사람에 의해 구출되었다. 왜 이런 일이 발생하는지 설명한다.

3. 울혈심부전증을 앓고 있는 할아버지가 있다. 손녀가 할아버지를 방문했을 때 그녀는 할아버지의 발목과 다리가 부운 것을 발견했다. 그녀가 당신에게 왜 이런 일이 발생하는지 묻는다면 무엇이라고 그녀에게 답변하겠는가?

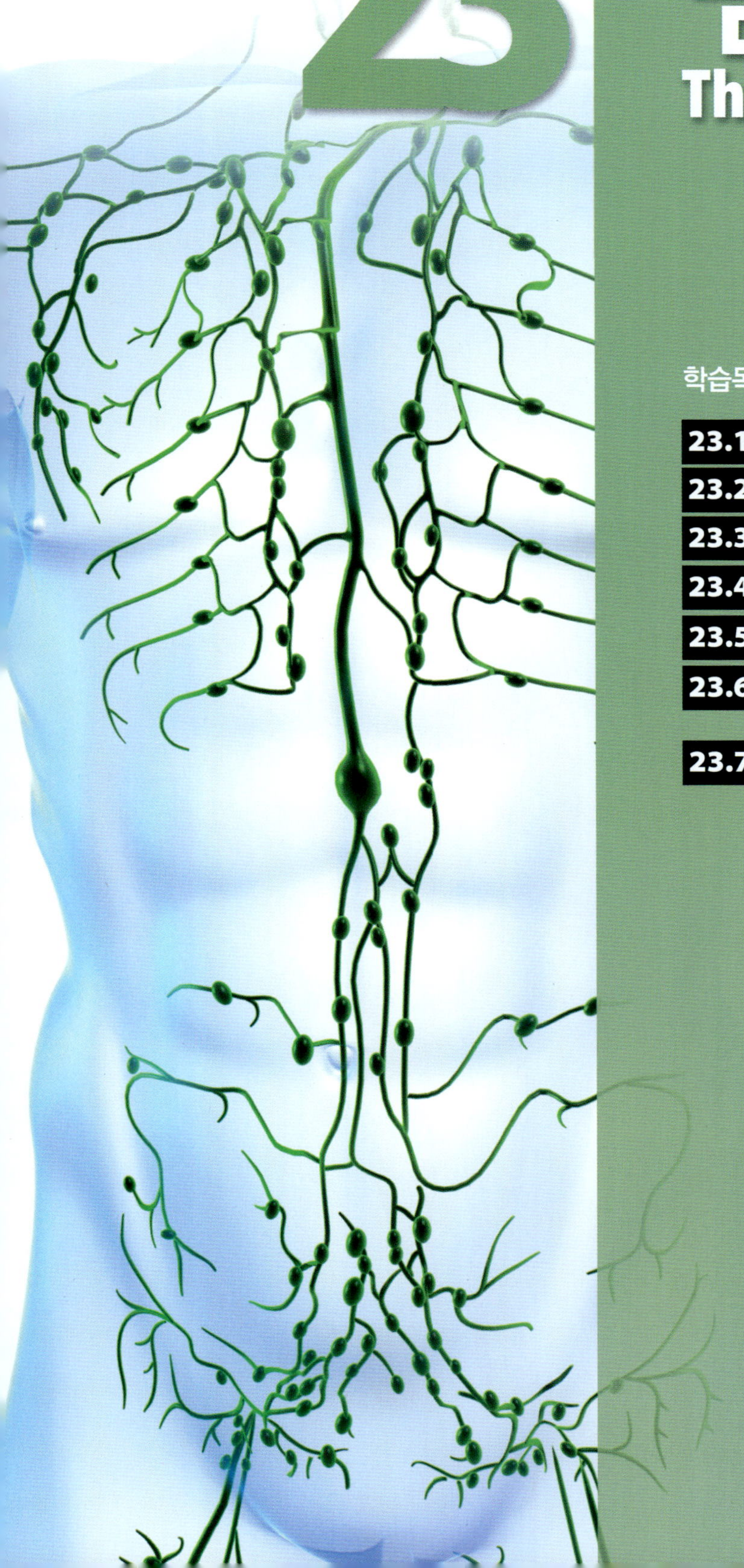

23 림프계통 The Lymphatic System

학습목표

23.1 림프계통의 세 가지 주요 기능에 대해 설명한다.

23.2 모세림프관과 혈관림프관을 비교하고 차이를 설명한다.

23.3 가슴림프관과 오른림프관을 비교하고 차이를 설명한다.

23.4 림프구의 세 가지 종류에 대해 비교하고 차이를 설명한다.

23.5 림프소절을 정의하고 인체 내에서 발견될 수 있는 부위 두 곳을 나열한다.

23.6 림프절과 가슴샘 및 지라의 해부학적 구조에 대해 비교하고 차이를 설명한다.

23.7 노화에 따른 면역계통의 변화를 토의한다.

세상은 인간에게 항상 친절하지만은 않다. 주위 환경으로부터 인간은 우연히 부딪치고, 찢기고, 또는 화상을 입기도 한다. 손상된 부위에는 다양한 바이러스, 세균 및 다른 미생물이 유입되기도 한다. 이러한 미생물 중 일부는 지속적으로 신체의 내부나 표면에 살아가면서 우리에게 큰 피해를 입힐 가능성이 있다. 건강한 사람에게서는 여러 가지 다른 기관이나 계통들이 광범위하게 서로 협력하고 있으며, 림프계통은 미생물과의 싸움에서 일차적인 방어 역할을 한다.

이 장에서는 림프계통의 해부학적 구성을 설명하고, 림프계통이 질병과 감염에 대하여 신체를 방어하는데 다른 계통이나 조직과 어떻게 상호작용하는지를 설명하고자 한다.

23.1 림프계통의 개요

림프계통(임파계통, lymphoid system 또는 *lymphatic system*)은 여러 가지 구성요소로 되어 있다(그림 23.1). 림프(임파, lymph)는 림프계통에서 감시하고 운반되는 체액성 결합조직이다.[1] 림프를 운반하는 관을 림프관(임파관, lymphatic vessel)이라 하고, 림프에 떠 있는 세포를 림프구(임파구, lymphocyte)라고 한다. 특수화된 림프조직(임파조직, lymphoid tissue)과 림프기관(임파기관, lymphoid organ)은 림프의 구성성분을 조절하고, 다양한 종류의 림프구를 생산한다.

말초조직에서 시작된 림프관은 림프를 정맥계통으로 운반한다. 림프는 (1) 혈장과 유사하지만 단백질의 농도가 낮은 사이질액과 (2) 면역반응을 담당하는 림프구, 그리고 (3) 다양한 유형의 큰포식세포로 구성되어 있다. 림프관은 종종 림프조직과 림프기관, 그리고 많은 수의 림프구, 큰포식세포, (많은 경우에) 림프성 줄기세포를 포함한 구조에서 시작되거나 혹은 이들을 통과하여 지난다.

림프계통의 기능

림프계통의 주요 기능은 다음과 같다.

- 림프구의 생산, 유지 및 분배: 신체의 정상적인 방어기전에 필수적인 림프구는 지라, 가슴샘 및 골수와 같은 림프기관 내에서 생산되어 저장된다. 림프조직과 림프기관은 일차림프조직 또는 이차림프조직으로 분류한다. 일차림프조직의 구조는 림프성 줄기세포가 분열하여 딸세포를 생산하여 B 림프구, T 림프구 또는 자연세포독성세포(NK)세포로 분화한다. 성인의 골수와 가슴샘은 일차림프구조이다. 그러나 대부분의 면역반응은 이차림프구조(secondary lymphoid structure)에서 시작하며, 이 곳에서 미성숙 또는 활성화된 림프구는 같은 유형의 다른 림프구를 생산한다. 예를 들면,

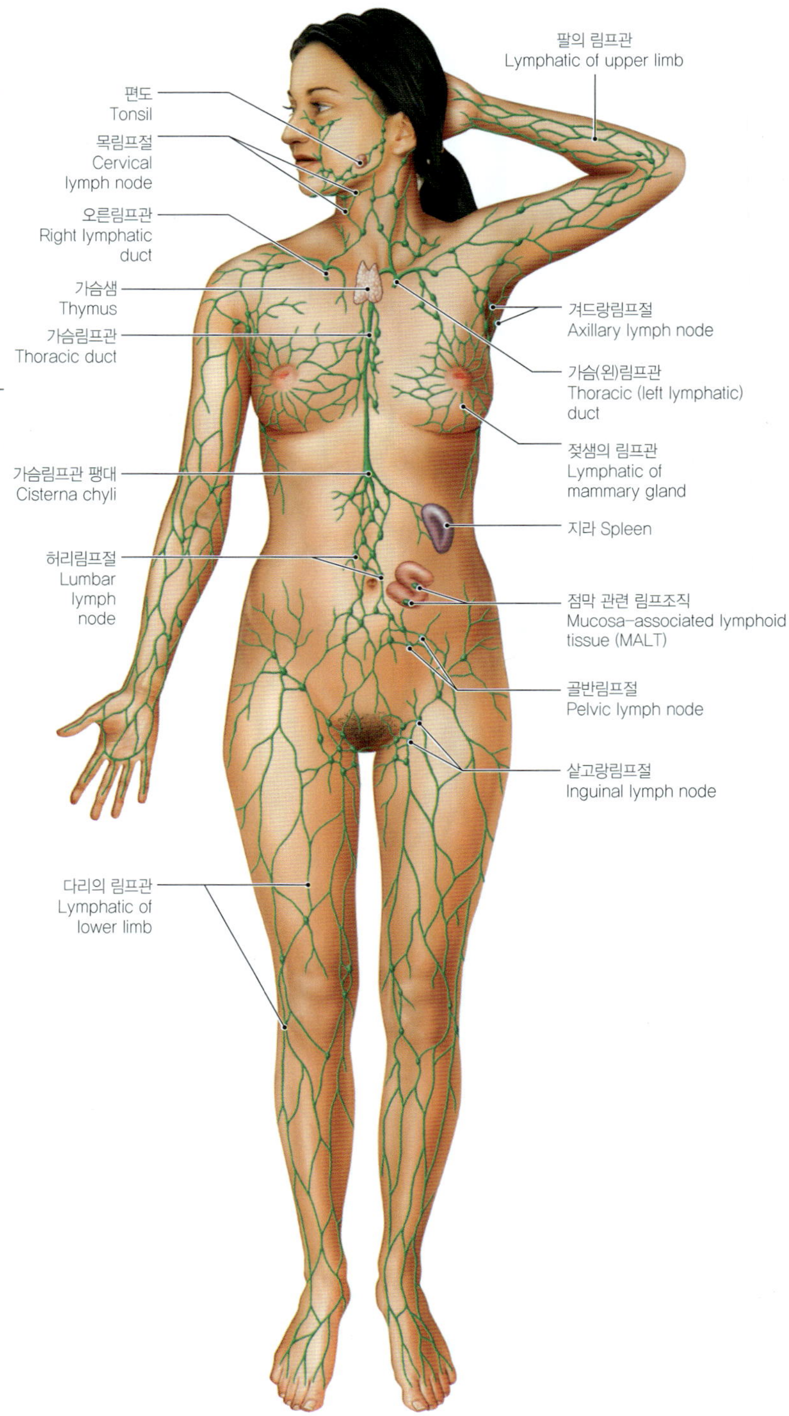

■ 그림 23.1 **림프계통**
림프관, 림프절 및 림프기관의 분포에 대한 개요

[1] "lymphoid"라는 용어와 "lymphatic"이라는 용어는 공통적으로 사용되어 왔으며, 용어의 동일성은 *Terminologia Anatomica*를 참고하였다.

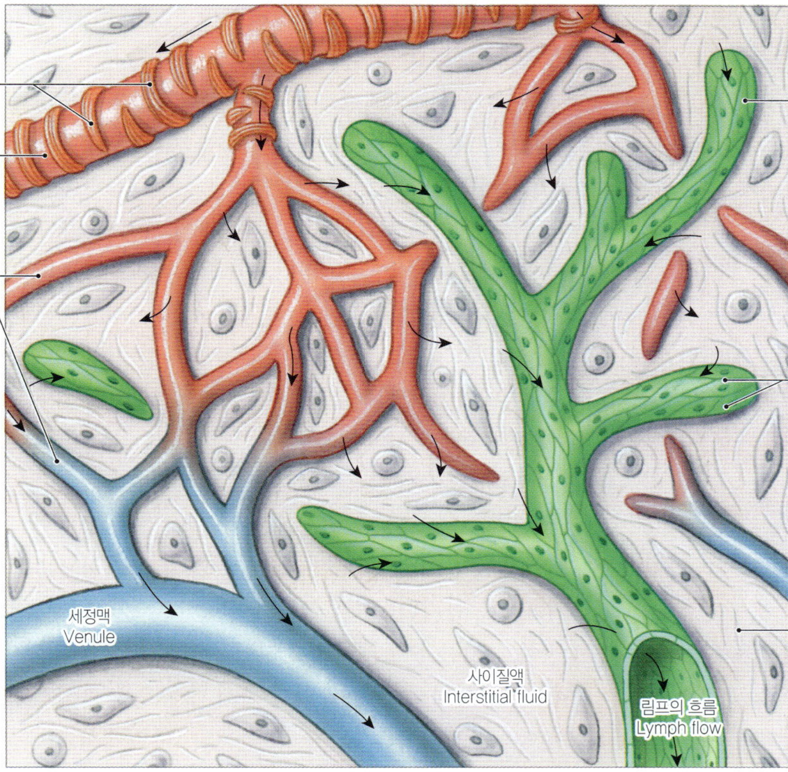

a 혈액모세혈관과 모세림프관과의 관계를 보여주는 삼차원적 구조. 화살표는 혈액, 사이질액 및 림프의 이동 방향을 나타낸다.

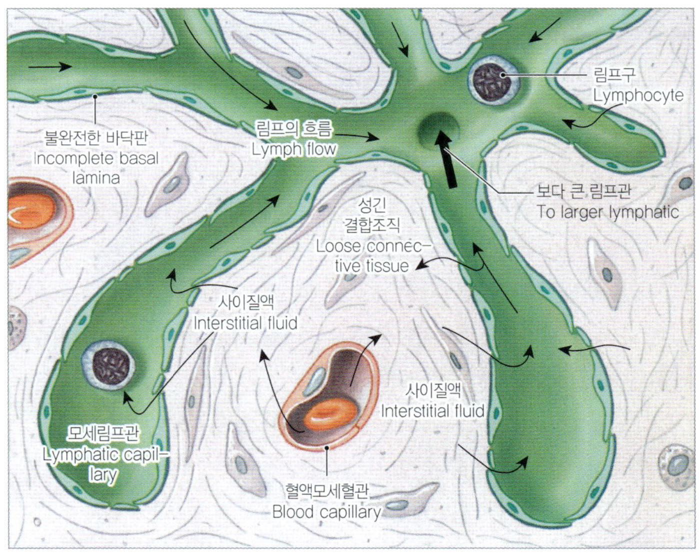

b 모세림프관 다발의 절단면

■ 그림 23.2 모세림프관
모세림프관은 성긴결합조직에서 시작되는 끝이 막힌 구조이다.

활성화된 B 림프구가 분열하여 감염에 대항하기 위하여 B 림프구를 대량 생산한다. 이차림프구조는 침입하는 세균과 처음 만나는 최전선에 위치한다. 예를 들면, 림프절과 편도가 여기에 속한다.

- 정상적인 혈액량을 유지하고 사이질액내 화학성분의 국소적인 변형물들을 제거한다. 혈액 내 압력은 혈장으로부터 물과 용해질을 사이질액으로 밀어낸다(그림 23.2). 소량의 체액은 모든 몸순환계통의 모세혈관을 따라 혈장으로부터 사이질액으로 순수이동이 일어난다. 실제적으로 약 3.6 L 또는 총혈액량의 72%가 매일 사이질액으로 유입된다. 그러나 이 정도 양은 정상적인 환경에서는 주목할 만한 양은 아니다. 림프계통의 관에서 매일 같은 양의 사이질액을 혈액으로 보내주기 때문이다. 결과적으로 혈액으로부터 조직으로 체액의 이동이 계속 일어나고, 림프관을 통하여 다시 혈류로 되돌아온다. 이러한 체액의 흐름이 신체의 부위별로 사이질액의 구성 성분의 차이를 없게 해준다. 매일매일 림프계통을 통하여 많은 체액이 이동하기 때문에 주요 림프관이 파열되면 빠르고 치명적인 혈액량의 감소를 초래한다.
- 호르몬, 영양소 그리고 노폐물의 운반을 위한 대체경로를 제공한다. 예를 들면, 소화관에서 흡수한 지방은 모세혈관의 벽을 통하여 흡수되기보다는 림프관을 통하여 흡수되어 혈류로 운반된다.

V 23.1 개념확인

1. 림프계통의 주된 기능은 무엇인가?
2. 주요 림프관의 파열은 치명적인가? 그런 이유와 그렇지 않은 이유는 무엇인가?

23.2 림프관의 구조

림프관(임파관, lymphatic vessel 또는 *lymphatic*)은 림프를 말초조직으로부터 정맥계통으로 운반한다. 혈관처럼 림프관은 직경이 작은 모세림프관과 직경이 큰 집합관인 림프관으로 구분할 수 있다.

모세림프관

림프연결그물은 말초조직 내에서 복잡한 연결그물을 형성하는 **모세림프관**(lymphatic capillary 또는 *terminal lymphatic*)에서 시작된다. 모세림프관은 여러 가지 면에서 혈관의 모세혈관과 차이가 있다. (1) 모세림프관은 직경과 절단면이 혈관보다 크고, (2) 내피세포에 연속적인 바닥판이 없기 때문에 더욱 얇으며, (3) 전형적으로 편평하고 불규칙한 외형을 갖고 있다. (4) 모세림프관은 불규칙한 바닥판으로부터 주위의 결합조직까지 아교섬유로 된 고정세섬유(anchoring filament)로 되어 있어서, 사이질압(interstitial pressure)이 증가할 때 통로가 열려 있게 해준다. 내피세포가 서로 단단하게 연결된 것이 아니라 겹쳐 있어서, 높은 투과성을 가지고 있다(**그림 23.2**). 내피세포가 겹쳐 있는 부위는 사이질액이 모세림프관쪽 한 방향으로만 흐르게 하는 판막역할을 하며, 체액이 빠져나가지는 못하게 한다(**그림 23.2b**). 내피세포 사이의 틈은 매우 크며, 세포들 사이의 틈새에는 사이질액은 거의 없어 모세림프관과의 연결통로를 관찰할 수 없다. 내피세포들 사이의 틈새는 사이질액과 용해된 용질뿐만 아니라 바이러스와 손상 또는 감염된 세포 찌꺼기 그리고 세균과 같은 다른 비정상적인 물질들을 흡수한다. 그 결과 모세림프관에서는 주위 조직의 건강 상태에 대한 물리적, 화학적인 증거들이 관찰된다.

모세림프관은 대부분의 조직에서 존재하지만, 특히 피부와 점막의 심층조직 및 소화관의 점막과 점막밑층에 많이 있다. 작은창자에 존재하는 모세림프관을 암죽관(lacteal)이라 하며, 소화관에서 흡수한 지방을 운반한다. 모세림프관은 중추신경계와 뼈, 골수, 연골, 표피, 눈확, 속귀 등과 같은 부위에는 존재하지 않는다.

림프관의 판막

림프는 모세림프관으로부터 더 큰 림프관을 지나 배안과 가슴 안에 위치한 림프줄기를 향하여 이동한다. 큰 림프관은 작은 정맥과 크기가 비슷하다. 하지만, 큰 림프관들은 다음과 같은 점에서 정맥과 조직학적으로 차별된다. (1) 림프관의 벽이 더 얇다. (2) 림프관은 더 넓은 속공간을 가지고 있다. (3) 림프관은 층 사이의 경계가 뚜렷하지 않기 때문에 림프관벽을 '막(tunic)'으로 표현하지는 않는다. (4) 림프관의 조직학적 구조는 굉장히 다양하다. 그러나 큰 림프관들은 정맥과 마찬가지로 내부에 판막을 가지고 있다. 판막은 서로 가까이 붙어 있고, 림프관에서 판막이 있는 부위는 육안적으로 관찰할 수 있을 정도로 돌출되어 있어 큰림프관에서는 구슬 모양으로 관찰된다(**그림 23.3**). 림프계통 내의 압력은 매우 낮다-정맥계통의 압력보다 훨씬 낮다. 판막은 특히 다리의 림프관 내에서 림프의 역류를 방지한다. 큰 림프관의 벽에는 민무늬근육층이 존재한다. 이로 인한 림프관의 규칙적인 수축은 림프를 림프관을 향하여 흐르도록 한다. 뼈대근육의 수축과 호흡운동이 서로 작용하여 림프관을 통한 림프의 이동을 도와준다. 다리에서 뼈대근육이 수축하면 림프관을 압박하여 림프가 림프줄기를 향하여 흐르도록 한다. 이와 유사한 기전에 의하여 정맥혈도 심장으로 되돌아간다. 숨을 들이쉴 때마다 가슴안 압력이 감소하여 보다 작은 림프관으로부터 큰 림프관으로 림프를 끌어들인다.

만약 림프관이 압박을 받거나 막히면, 판막이 손상되어 림프가 배출이 안 되거나 배출속도가 느려진다. 이 상태에서 모세혈관으로부터 체액이 새어 나올 때 림프계통은 더 이상 체액을 제거할 수 없게 되어 사이질액의 압력이 점차 증가하게 된다. 이때 조직은 점점 확장되어 팽창되는데 이를 림프부종(lymphedema)이라 한다.

림프관은 전형적으로 혈관과 가까운 부위에서 관찰된다. 림프관은 동맥과 정맥과의 상대적인 크기, 일반적인 모습 및 분지형태의 차이가 있으니 주의해야 한다(**그림 23.3a,c**). 생체조직에서 구분하는 방법은 특징적인 색깔의 차이에 의하여 명확하게 구분한다. 동맥은 대개 밝은 적색이고 정맥은 암적색이며, 림프관은 연한 금색을 띠고 있다.

V 23.2 개념확인

1. 두 가지 종류의 모세관 절단면을 현미경을 통해 보고 있다. 첫 번째 모세관은 두 번째에 비해 크고 얇은 벽을 가지고 있다. 두 번째 모세관은 둥근 형태인 반면, 첫 번째 것은 불규칙한 외형을 가지고 있다. 어느 것이 모세림프관일까?

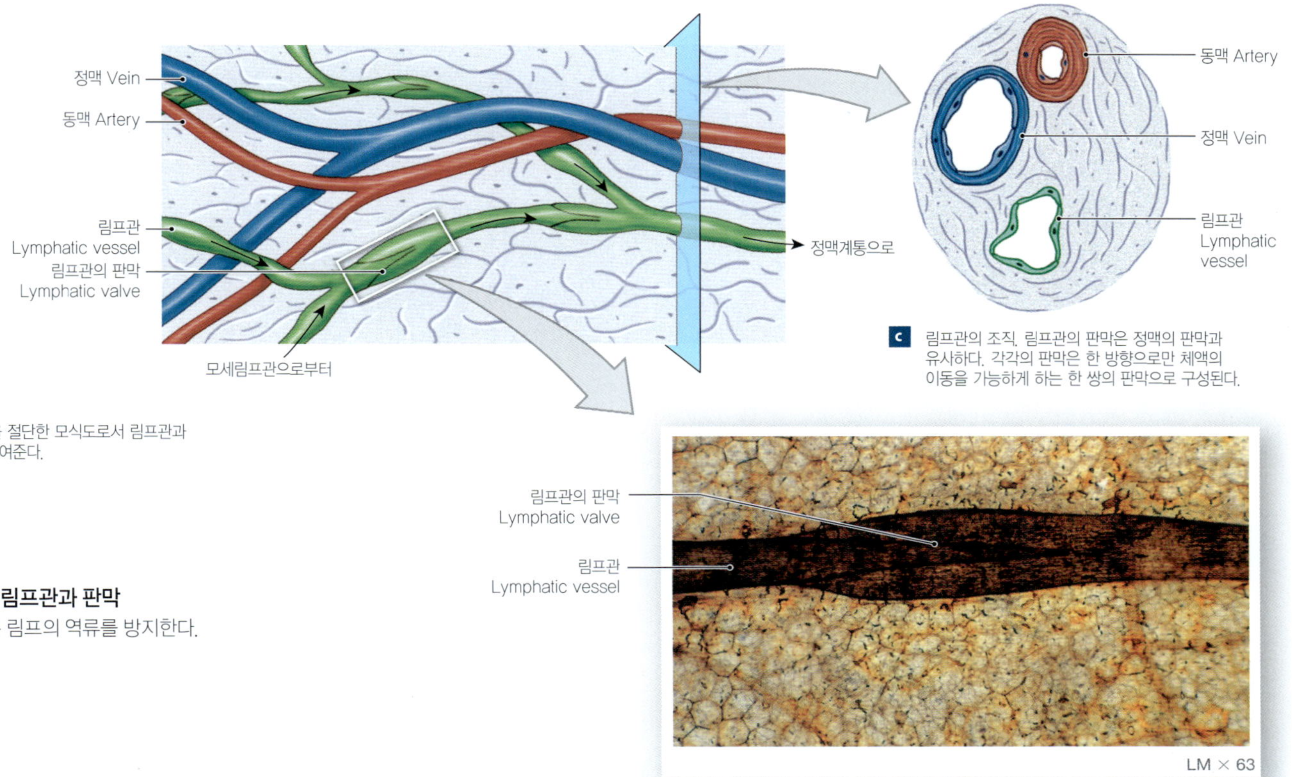

a 소성결합조직을 절단한 모식도로서 림프관과 작은 혈관을 보여준다.

b 가로절단면에서 림프관과 혈관의 구조적인 차이를 보여준다.

c 림프관의 조직. 림프관의 판막은 정맥의 판막과 유사하다. 각각의 판막은 한 방향으로만 체액의 이동을 가능하게 하는 한 쌍의 판막으로 구성된다.

■ **그림 23.3 림프관과 판막**
림프관의 판막은 림프의 역류를 방지한다.

23.3 주요 림프-집합관

두 종류의 림프관인 얕은림프관과 깊은림프관은 모세림프관으로부터 림프를 모은다. **얕은림프관(천층임파관, superficial lymphatic)**은 얕은정맥보다 숫자가 많으며, 자유스럽게 문합을 이룬다. 얕은림프관은 얕은정맥과 함께 주행하며 다음과 같은 부위에서 관찰된다.

- 피부 아래의 피부밑층
- 소화기, 호흡기, 비뇨기 및 생식기도를 둘러싸고 있는 점막의 성긴결합조직
- 가슴막안, 심장막공간 및 복막안을 둘러싸고 있는 장막의 성긴결합조직

깊은림프관(심층임파관, deep lymphatic)은 깊은동맥과 깊은정맥을 따라가는 큰 림프관이다. 이 림프관은 목, 팔다리, 몸통의 뼈대근육과 다른 기관뿐만 아니라 가슴안과 배골반안의 내장기관으로부터 림프를 모은다.

몸통내 얕은림프관과 깊은림프관은 서로 만나 **림프줄기(림프본간, lymphatic trunk)**라고 하는 큰 림프관을 형성한다. 림프줄기에는 (1) 허리림프줄기(요임파본간, lumbar trunk), (2) 창자림프

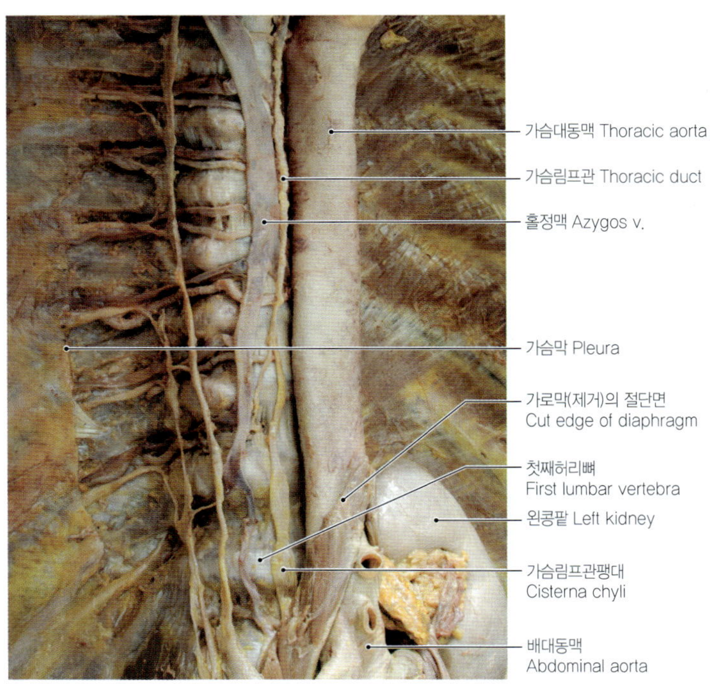

■ **그림 23.4 몸통의 주요 림프관**
가슴림프관과 인접한 혈관의 앞면. 가슴안과 배골반안의 기관들은 제거하였다.

줄기(장임파본간, intestinal trunk), (3) 기관지세로칸림프줄기(기관지종격임파본간, bronchomediastinal trunk), (4) 빗장밑림프줄기(쇄골하임파본간, subclavian trunk), (5)목림프줄기(경임파본간, jugular trunk)가 있다. 림프줄기는 림프를 두 개의 큰 집합관인 **림프관(임파관, lymphatic duct)**으로 배출하여 청맥순환기계통으로 운반한다(그림 23.4와 23.5).

가슴림프관

가슴림프관(흉관, thoracic duct)은 가로막 아래의 신체 양쪽부위와 가로막 위의 신체 왼쪽 부위로부터 온 림프를 모은다. 가슴림프관은 가로막 아래의 둘째허리뼈 높이에서 시작하여 목의 바닥부위로 올라간다. 대부분 사람들에서 가슴림프관의 시작 부위에는 확장된 주머니 모양의 공간인 **가슴림프관팽대(유미조, cisterna chyli)**가 있다(그림 23.4와 23.5a). 가슴림프관팽대는 배, 골반 및 다리에서 온 림프를 받는다.

가슴림프관의 아래쪽 구역은 깊은 허리림프줄기와 창자림프줄기가 합쳐져 정중선에서 약간 오른쪽으로 척주 앞에 하나의 림프관을 형성하면서 시작된다. 둘째허리뼈 앞쪽의 시작 부위로부터 배안에서 위로 올라간 후, 대동맥구멍(aortic hiatus)으로 알려진 구멍을 통해 대동맥과 함께 가로막을 관통한다. 다섯째등뼈 높이에서 가슴림프관은 약간 왼쪽으로 이동하여, 식도의 왼쪽 면을 따라 왼빗장뼈 높이까지 올라간다. 이 림프관은 왼기관지세로칸림프줄기, 왼빗장밑림프줄기 및 왼목림프줄기로부터 림프를 모은

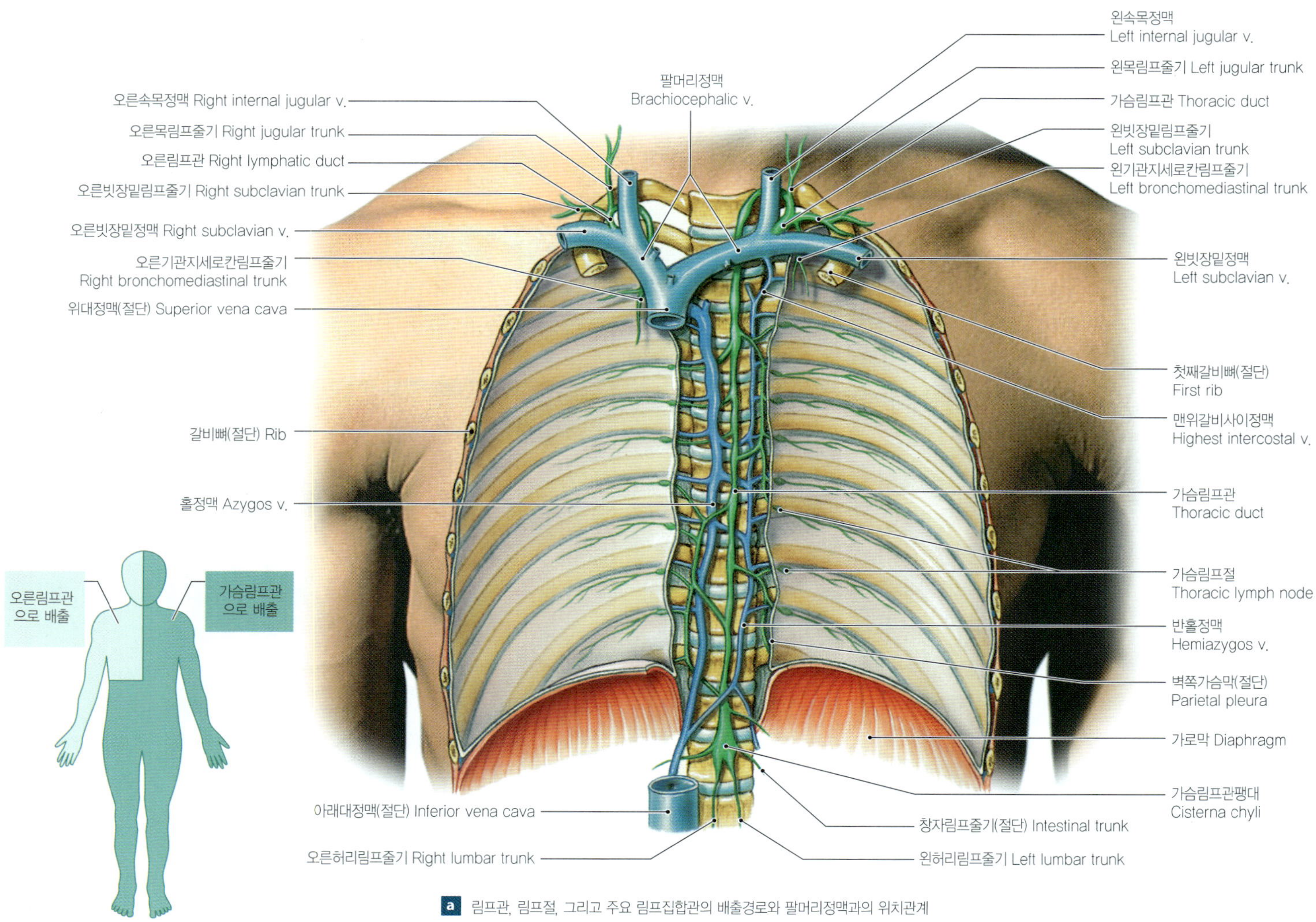

a 림프관, 림프절, 그리고 주요 림프집합관의 배출경로와 팔머리정맥과의 위치관계

b 가슴샘은 가로막 아래쪽과 몸 윗부분 왼쪽의 조직으로부터 림프를 받는다. 오른림프관은 가로막 위쪽의 몸 오른쪽으로부터 받는다.

■ **그림 23.5 림프관과 림프배출**

림프관, 림프절 및 주요 림프집합관의 집합계통과 팔머리정맥과의 관계. 가슴림프관은 가로막 아래쪽 모든 부위와 가로막 위쪽의 왼쪽 부위 조직으로부터 오는 림프를 모은다. 오른림프관은 가로막 위쪽의 오른쪽 부위 조직으로부터 오는 림프를 모은다.

후 가슴림프관은 왼속목정맥의 바닥부분 근처에 있는 왼빗장밑정맥으로 배출된다(그림 23.4와 23.5). 머리, 목 및 가슴의 왼쪽으로부터 모은 림프와 가로막 아래의 신체 전체로부터 모은 림프는 이러한 방식에 의하여 정맥계통으로 들어간다.

오른림프관

비교적 작은 **오른림프관(우임파관, right lymphatic duct)**은 가로막 위쪽의 신체 오른쪽 부위에서 온 림프를 모은다. 오른림프관은 오른빗장뼈 부위에서 모이는 보다 작은 림프관으로부터 림프를 받는다. 이 림프관은 오른속목정맥과 오른빗장밑정맥이 만나는 부위 또는 근처에서 정맥계통으로 배출된다(그림 23.5).

	✓	**23.3 개념확인**
1	☐	다섯 가지 림프줄기를 나열하라.
2	☐	가슴샘과 오른림프관으로 배출되는 신체 부위를 나열하라.

23.4 림프구

림프구는 림프계통의 주요 세포로서 특수한 면역기능을 갖고 있다. 림프구는 (1) 세균이나 바이러스와 같은 미생물의 침입, (2) 신체의 비정상적인 세포, 즉 바이러스에 감염된 세포나 암세포 그리고, (3) 세균에서 방출된 독소와 같은 이종단백질(foreign protein)과 반응한다. 림프구는 물리적, 화학적인 공격에 대항하여 이들을 무해하게 하거나 이러한 위협을 제거한다. 림프구는 혈류를 타고 말초조직을 순환하면서 이동하여 결국 림프계통을 통과하여 다시 혈류로 되돌아온다. 림프계통 내에서 보내는 시간은 다양하며 림프절내 또는 다른 림프기관 내에 수시간, 수일 또는 수년간 존재한다. 림프구는 말초조직에서 침입하는 병원균 또는 이종단백질과 접촉하며, 림프계통 내에서는 림프에 의해 운반된 단백질 또는 병원균에 노출된다. 어디에서 유래하였든지 상관없이 림프구는 면역반응의 개시에 의하여 반응한다.

림프구의 유형

혈액에는 3종류의 림프구가 존재하는데, **T 림프구(T cell)**[가슴샘(thymus)에서 유래], **B 림프구(B cell)**[골수(bone marrow)에서 유래] 및 **NK 세포(NK cell)**[자연세포독성세포, natural killer]가 있다(Spotlight 그림 23.6). 각각의 유형은 뚜렷한 생화학적 특징과 기능적 특징을 갖고 있다.

T 림프구

순환하고 있는 림프구의 약 80%는 T 림프구로 분류된다. T 림프구는 골수에서 유래하지만, 이후에 가슴샘으로 이동하여 활성화되거나 면역능력을 가지게 된다.

T 림프구의 유형은 다양하다. **세포독성 T 림프구(cytotoxic T cell)**는 다른 세포나 바이러스에 감염된 세포들을 공격하거나 종종 직접 접촉하여 공격한다. 이 림프구는 **세포매개면역(cell-mediated immunity)**을 담당한다. **도움 T 림프구(helper T cell)**와 **억제 T 림프구(suppressor T cell)**는 면역반응의 협력과 조절을 도와준다. 그러므로 이 림프구를 조절 T 림프구(regulatory T cell)라고 한다. 조절 T 림프구는 B 림프구의 활동과 활성을 조절한다. **기억 T 림프구(memory T cell)**는 특정한 항원에 노출되었을 때 활성화된 T 림프구의 분열에 의하여 생산된다. 이 림프구는 항원을 기억하여 저장하고 있기 때문에 기억세포라고 하며, 이후에 같은 종류의 항원이 신체에 노출되었을 때만 활성화된다.

도움 T 림프구는 형질세포의 분화를 촉진시키고, 항체의 생산을 가속화한다. 억제 T 림프구는 형질세포의 형성을 억제하고, 이미 존재하고 있는 형질세포에 의한 항체의 생산을 감소시킨다.

B 림프구

B 림프구는 골수에서 유래하고 골수 안에서 면역능력을 보유하게 되는데, 순환하고 있는 림프구의 10~15%를 차지한다. 항원에 노출되어 자극을 받으면 B 림프구는 **형질세포(plasmocyte)**로 분화한다. 형질세포는 **항체(antibody)**의 생산과 분비를 담당한다. 이러한 체액성 단백질인 항체는 **항원(antigen)**이라고 하는 특수한 화학적인 표적과 반응한다. 항원은 대체로 병원균, 일부 병원균의 산물 또는 조각들 및 다른 이물질들이다. 대부분의 항원은 짧은 펩타이드 체인 또는 복잡한 단백질을 따라 배열된 짧은 아미노산 시퀀스로 이루어져 있다. 그러나 일부 지질, 다당류 및 핵산도 항체생산을 자극할 수 있다. 항체가 항원과 결합하였을 때, 항체는 펩타이드 체인에서 시작하여 항원의 제거, 중화 및 파괴한다. 항체는 **면역글로불린(immunoglobulin)**이라고 한다. 혈액은 면역글로블린의 주요 분배경로이기 때문에 B 림프구는 **항체매개면역(antibody-mediated immunity** 또는 *humoral immunity*)을 담당한다. **기억 B 림프구(memory B cell)**는 활성화된 B 림프구의 분열에 의하여 생산된다. 활성화는 특정한 항원에 노출되면 일어난다. 기억 B 림프구는 그 후 신체에 항원이 나타날 때에만 활성화된다.

자연세포독성세포

자연세포독성세포(자연살해세포, NK cell)는 순환하고 있는 림프구의 5~10%이며 큰 과립을 갖고 있는 림프구(large granular lymphocyte)이다. 이 림프구는 이종세포, 바이러스에 감염된 정상세포들 및 정상조직에 있는 암세포들을 공격한다. 활성화된 큰포식세포와 자연세포독성세포는 말초조직을 계속적으로 감시하는데 이를 **면역학적 감시(immunological surveillance)**라고 한다.

림프구와 면역반응

면역반응(immune response)의 목표는 병원균, 비정상적인 세포, 독성과 같은 이물질 분자의 파괴와 불활성화이다. 이것은 두 가지 다른 방식에 의해 일어난다.

1. 활성화된 T 림프구에 의한 직접 공격으로, 세포매개면역(cell-mediated immunity)이라 부르는 방식과;
2. 활성화된 B 림프구에서 유래한 형질세포에 의해 방출된 순환항체에 의하여 공격방식이다. 이런 과정을 항체매개면역(antibody-mediated immunity)이라 부른다.

그림 23.6은 세균감염과 바이러스 감염에 대한 면역반응의 개요를 설명하고 있다. 항원이 노출된 후 첫 번째 면역반응은 종종 큰포식세포에 의한 항원의 포식작용에 의해 일어난다. 이때 큰포식세포는 자신의 세포막에 항원 조각을 노출시킨다. 이러한 방법으로 큰포식세포가 T 림프구에게 항원을 노출시켰을 때 이를 항원전달(antigen presentation)이라고 한다. 항원에 반응한 T 림프구는 특이항원에 대해서만 민감하다. 이러한 림프구는 세포막에 특이한 항원과 결합할 수 있는 수용체를 갖고 있기 때문에 반응한다. 특이항원과 결합이 일어나면 T 림프구는 활성화되어 분열하기 시작한다. 일부 딸세포는 세포독성 T 림프구로 분화되고, 나머지 딸세포는 B 림프구를 활성화할 도움 T 림프구가 되며, 일부는 나중에 동종의 항원을 다시 만났을 때 더 분화하는 기억 T 림프구가 된다.

실제로 면역계통은 어느 특정 항원이 발생할 예측 방법이 없다. 그 면역계통의 보호전략은 발생할지도 모르는 어느 항원에 대해 대비하고 있다. 발생 중, 림프계통내 세포의 분화는 다양한 항원 민감성을 갖고 있는 많은 림프구를 생산한다. 특이항원을 인지하는 림프구의 능력을 면역능(immunocompetence)이라고 불린다. 인체에는 수조 개의 림프구 중 수백만 개의 다른 종류의 림프구를 갖고 있다. 각각의 림프구들은 특이항원을 인지할 준비가 된 수천 개의 세포로 구성되어 있다. 이러한 림프구들 중 한 개가 항원과 결합하여 활성화되어 분열하여 특이항원에 민감한 더욱 많은 림프구를 생산한다. 일부 림프구는 즉시 항원을 제거하는 기능을 하고, 나머지 세포(기억세포)는 나중에 다시 만날 항원에 대비하여 준비를 하고 있다가 같은 종류의 항원이 신체에 다시 나타난다면 즉시 방어하기 위해 더욱 빠르게 면역반응을 일으킨다.

림프구의 수명과 분포

B 림프구와 T 림프구의 비율은 조직과 기관에 따라 다양하다. 예를 들면, B 림프구는 가슴샘에서는 좀처럼 관찰할 수 없다. 혈액에서 T 림프구는 B 림프구보다 8:1 정도로 더 많다. 이 비율은 지라에서는 1:1 정도이며, 골수에서는 1:3 정도이다.

기관내 존재하는 림프구는 상주하는 림프구가 아니라 외부에서 이주해 온 것이다. 림프구는 신체 내에서 계속 이동하면서 조직을 배회하다가 다른 부위로 이동하기 위하여 혈관이나 림프관으로 들어간다. T 림프구는 비교적 빠르게 이동한다. 예를 들면, 배회하는 T 림프구는 혈액에서는 30분 정도이며, 림프절에서는 15.2 시간 정도 머무르며, B 림프구는 더욱 천천히 이동한다. 전형적인 B 림프구는 다른 부위로 이동하기 전에 림프절에서 약 30시간 정도 머무른다.

일반적으로 림프구는 비교적 수명이 길며, 혈액내 다른 혈구보다 오랜 수명을 갖고 있다. 보통 80%가 4일 정도 생존하며, 일부 림프구는 20년 이상 생존하는 림프구도 있다. 살아가면서 정상적인 림프구의 수는 림프구형성 기전에 의하여 유지된다.

림프구형성: 림프구의 생산

림프구형성(임파구형성, lymphopoiesis)은 골수와 가슴샘에서 일어난다. Spotlight 그림 23.6은 골수, 가슴샘 및 말초 림프조직에서 림프구의 생산, 성숙 및 분포에 대한 설명이다.

Spotlight 그림 23.6에서 보이는 바와 같이, 골수에서 만능줄기세포(pluripotential stem cell)는 뚜렷한 운명이 다른 두 개의 림프성 줄기세포를 생산한다. 첫 번째 군은 골수에 있으며, 이곳의 림프줄기세포는 분열하여 자연세포독성세포와 B 림프구를 생산하고, 말초조직으로 이주하여 면역능을 획득한다. 자연세포독성세포는 말초조직을 통하여 계속 순환하나, B 림프구는 림프절, 지라, 림프조직에 상주한다. 두 번째 군의 림프줄기세포는 가슴샘으로 이동하여 가슴샘호르몬(티몬신-1, 티모펜틴, 티뮤린 및 다른 호르몬들)의 영향을 받아 계속 분열하여 딸세포를 생산하여 기능적으로 성숙한 T 림프구가 된다. 성숙된 T 림프구는 그 후 지라, 다른 림프기관 및 골수로 이주한다.

림프구는 말초조직으로 이주할 때 분열능력을 갖게 된다. 이러한 분열은 같은 특이항원에 민감한 같은 유형의 딸세포를 생산한다. 예를 들면, 분열하고 있는 B 림프구는 T 림프구나 자연세포독성세포를 생산하는 것이 아니라 다른 B 림프구를 생산한다. 특정 유형의 많은 림프구를 증식시키는 능력은 면역반응의 성공에 매우 중요하다. 만약 이러한 면역반응이 제대로 이루어지지 못하

그림 23.6
림프구 형성과 면역

림프구형성(lymphopoiesis)은 적색골수, 가슴샘, 말초림프조직이 관여한다. 이들 중에서 적색골수는 정상적인 림프구 수의 유지에 일차적인 역할을 한다. 적색골수 속의 만능줄기세포(Pluripotential stem cells)는 두 가지 경로로 분화하는 림프줄기세포를 생성한다.

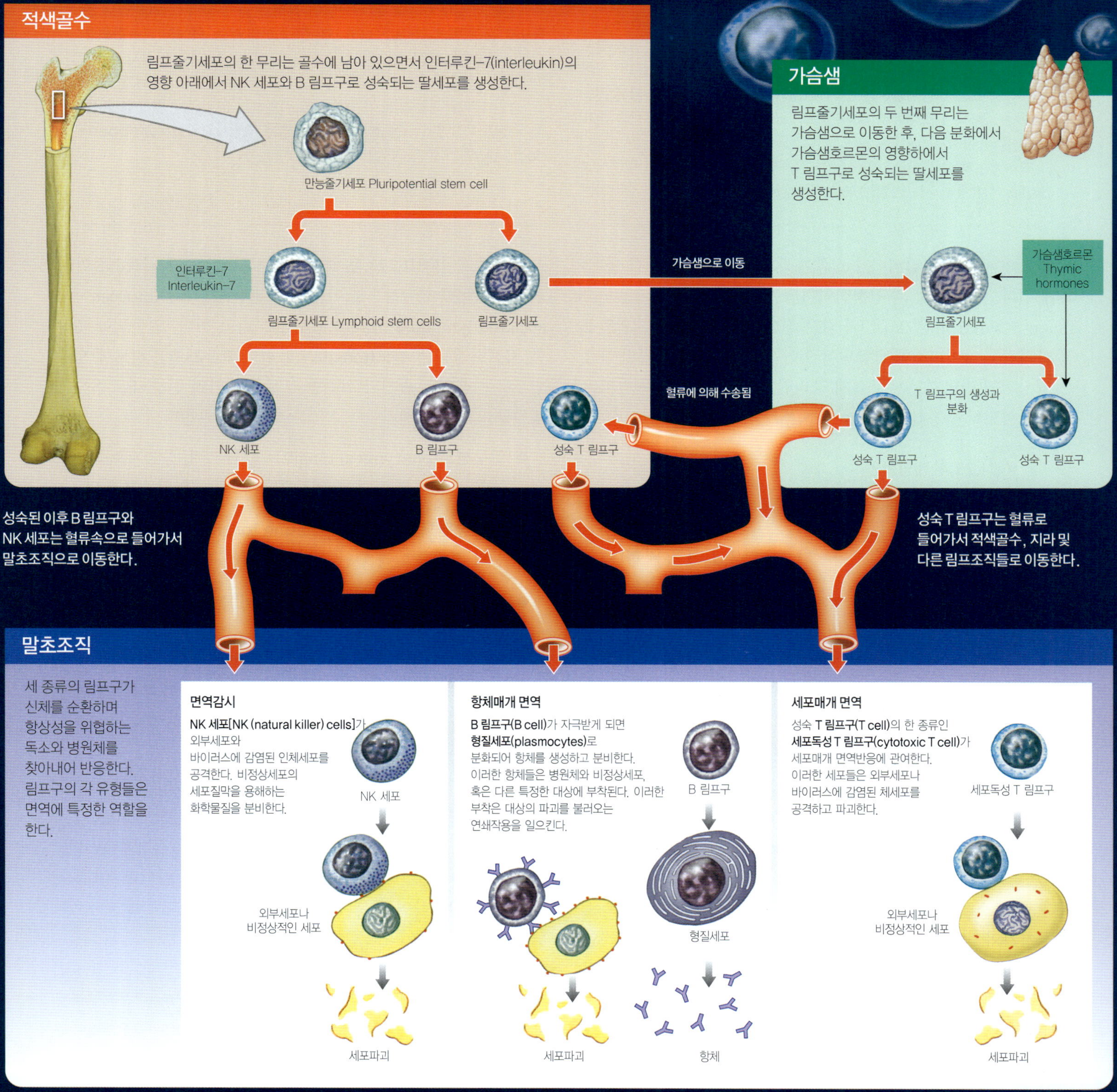

임상노트

감염된 림프소절

감염된 림프소절(infected lymphoid nodule) 림프소절은 병원균의 침입에 의하여 감염되어 종창과 통증을 동반하는 국소적인 감염을 초래한다. 편도는 인두벽의 감염에 대한 첫 번째 방어선이다.

편도염(tonsillitis)은 편도의 감염을 의미한다. 증상은 목이 아프고, 고열이 나며, 백혈구 증가증(비정상적으로 백혈구의 수가 증가)을 동반한다. 감염된 편도(정상적으로 인두편도)는 기관(trachea)의 입구를 부분적으로 차단할 정도로 감염되어 종창이 일어난다. 호흡이 힘들며, 심한 경우에는 호흡이 불가능하게 된다. 감염이 계속 진행된다면 농양이 편도 내 또는 편도주위조직에서 발생할 수도 있다. 세균은 모세림프관과 림프관을 따라 정맥계통과 합류하여 혈류로 들어가기도 한다.

초기에는 항생제에 의하여 감염을 통제할 수 있으나 농양이 형성되었을 때 가장 좋은 치료방법은 농양의 외과적인 배출과 편도를 제거하는 **편도절제술(tonsillectomy)**이다. 편도절제술은 항생제 개발에 앞서 편도염의 재발을 방지하는데 한때 추천하는 가장 좋은 방법이었다.

막창자꼬리염(충수염, appendicitis)은 막창자꼬리의 점막상피의 부식에 의하여 일어난다. 현저하게 세균 또는 바이러스 병원균과 같은 여러 가지 인자들이 초기에 괴사를 일으킨다. 세균은 정상적으로 큰창자속공간에서 살아가는데 이 세균들이 상피를 뚫고 상피 아래에 있는 조직으로 들어간다. 염증이 일어나고, 점액 분비와 농 형성이 가속화되고, 기관(organ)은 점점 확장된다. 종창이 일어나고 감염된 막창자꼬리는 파열 또는 천공이 일어난다. 이 상태가 지속되면 세균은 따뜻하고, 어둡고, 습한 복막안으로 이동하여 생명을 위협하는 복막염을 일으킬 수 있다. 막창자꼬리염의 가장 효과적인 치료법은 **막창자꼬리절제술(appendectomy)**에 의한 외과적인 제거이다.

면 각각의 세포들은 감염이나 질환에 대해 효과적인 방어를 할 수 없게 된다. 예를 들면, 후천성면역결핍증(acquired immune deficiency syndrome; AIDS)과 같은 질환은 선택적으로 T 림프구를 파괴하는 바이러스에 감염되어 일어난다. AIDS에 감염된 사람은 정상적인 면역계통에서 쉽게 물리칠 수 있는 세균이나 바이러스에 감염되어 사망하게 된다.

	V **23.4 개념확인**
1	☐ 어떤 유형의 림프구가 가장 많은가?
2	☐ 존은 병원균에 감염되었다. 몇 개월 후에 건강을 회복했지만, 같은 병원균에 다시 노출되었다. 그는 다시 아프게 될까? 아프게 되거나 아프지 않게 된다면 그 이유는?
3	☐ 순환하는 림프구들은 분화되는 능력을 가지고 있다. 왜 이것이 중요할까?

23.5 림프조직

림프조직(임파조직, lymphoid tissue)은 림프구가 우세하게 많은 결합조직이다. **광범위림프조직(diffuse lymphoid tissue)**에서 림프구는 호흡기도 또는 비뇨기도 점막의 결합조직 내에 흩어져 있다. **림프소절(임파소절, lymphoid nodule)**은 지지 뼈대를 이루고 있는 그물섬유(reticular fiber) 내에 림프구가 모여 있는 구조이다. 림프소절은 전형적으로 달걀형 모양을 하고 있고, 소화관 중 돌창자와 쓸개의 벽에서 종종 발견된다(그림 23.7a, b). 전형적인 림프소절의 평균 직경은 1 mm 정도이다. 그러나 주위조직과의 경계는 림프소절을 둘러싸고 있는 섬유주머니가 없기 때문에 불분명하다. 림프소절내 약하게 염색되는 중심 부위를 **종자중심(germinal center)**이라 하며, 이곳에는 활성화되어 분열하고 있는 림프구가 존재한다(그림 23.7). 소화관에는 광범위하게 림프소절이 배열되어 있는데 집단적으로 이를 **점막 관련 림프조직(mucosa-associated lymphoid tissue; MALT)**이라고 한다. 인두벽에 있는 큰 림프소절들은 **편도(tonsil)**라고 한다(그림 23.7c). 편도에 있는 림프구는 흡입된 공기나 섭취한 음식을 통하여 인두 내로 유입된 병원균을 모아서 제거한다. 편도는 5개가 존재한다.

- **인두편도(pharyngeal tonsil)**는 한 개이며, 종종 아데노이드(adenoid)라고 하며, 코인두의 위쪽 벽에 위치하고 있다.
- **입천장편도(구개편도, palatine tonsil)**는 인두와 물렁입천장의 경계를 따라 입안 후연에 위치하고 있다.
- 양측 **혀편도(설편도, lingual tonsil)**는 혀의 바닥에 위치하므로 관찰할 수 없다.

작은창자의 점막 내에 위치한 림프소절 덩어리를 **무리림프소절(집합임파소절, aggregated lymphatic nodule 또는 *Peyer's patch*)** 또는 페이어판(Peyer's patch)이라고 한다. 그 외에도 작은창자와 큰창자의 연결부 근처에서 시작하는 막창자꼬리(충수, appendix)의 벽에도 무리림프소절 덩어리가 존재한다.

이러한 림프소절내 림프구는 반드시 소화관의 점막을 뚫고 들어온 세균이나 바이러스 침입자를 파괴하는 것은 아니다. 이 부위에 감염이 일어나면 이를 편도염(tonsillitis) 그리고 막창자꼬리염(appendicitis)이라고 한다.

	V **23.5 개념확인**
1	☐ 작은창자의 점막 내에 위치한 림프소절 덩어리의 이름은 무엇인가?

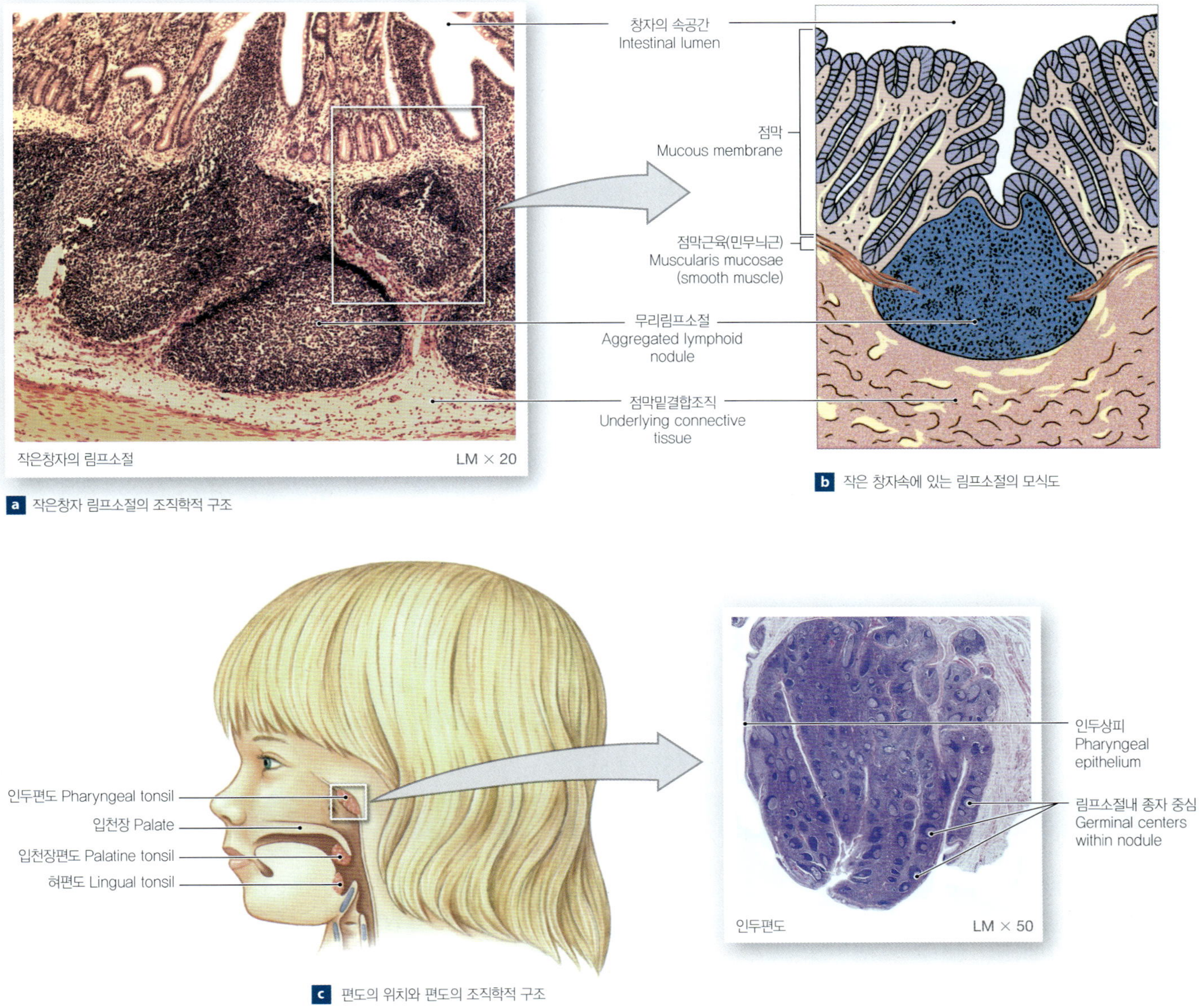

■ 그림 23.7 림프조직의 조직학적 구조

23.6 림프기관

림프기관(lymphoid organ)은 섬유결합조직 주머니에 의하여 주위조직과 분리되어 있다. 이러한 림프기관에는 림프절(lymph node), 가슴샘(thymus) 및 지라(spleen)가 있다.

림프절

림프절(lymph node)은 직경이 1~25 mm 정도의 작고 달걀형인 림프기관이다. 신체에서 림프절의 일반적인 분포유형은 그림 23.1에서 볼 수 있다. 각각의 림프절은 치밀한 섬유결합조직에 의하여 둘러싸여 있다. 섬유주머니의 섬유가 림프절의 내부까지 펼쳐져 있는데 이를 잔기둥(소주, trabecula)이라고 한다(그림 23.8).

림프절에서 오목하게 패인 **문(hilum)**을 통하여 혈관과 신경이 들어오고 나간다(그림 23.8). 각각의 림프절에는 들림프관(수입임파관, afferent lymphatic)과 날림프관(수출임파관, efferent lymphatic) 두 종류의 림프관이 있다. 들림프관은 림프를 말초조직으로부터 림프절까지 보내주는 관으로서 문(hilum)의 반대쪽에 있는 섬유주머니를 뚫고 들어간다. 이때 림프는 림프절 내의 불완전한 벽으로 된 통로인 동굴의 연결망을 통하여 천천히 흐른다. 림프가 림프절에 도착하면 큰포식세포(macrophage), 가지세포(수지상세포, dendritic cell) 및 분지된 그물섬유(reticular fiber)가

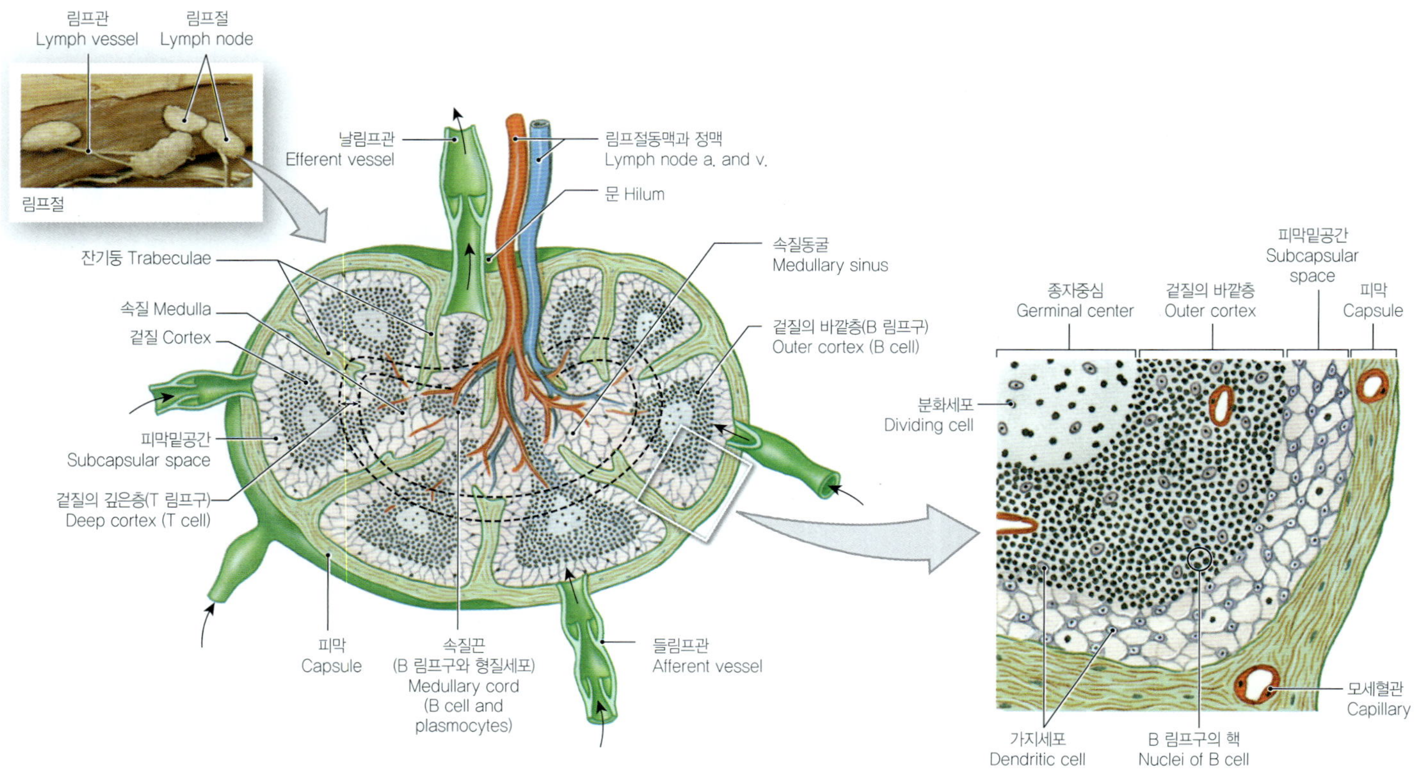

■ 그림 23.8 **림프절의 구조**

림프절은 치밀하고, 섬유성 결합조직 주머니에 의하여 둘러싸여 있다. 림프관과 혈관은 결합조직 주머니를 뚫고 림프절 내로 들어간다. 여러 개의 들림프관과 한 개의 날림프관이 있다.

임상 노트

림프샘병증과 전이성 암

정상적으로 **작은 손상**이 일어나면 그 부위로부터 배출되는 림프관을 따라 림프절이 약간 커진다. 림프절의 확장은 작은 국소적인 감염에 의하여 림프절내 포식작용과 림프구 수의 증가에 의하여 초래된다. 만성적 또는 지나치게 림프절이 커지는 것을 **림프샘병증(lymphadenopathy)**이라고 한다. 이 증상은 세균, 바이러스, 기생충 감염 및 암에 의하여 손상된 림프관의 상처에 반응하여 일어난다.

림프관은 신체 대부분의 부위에서 관찰되며, 모세림프관은 암세포의 통과에 대한 저항성이 거의 없다. 그 결과 전이되는 암세포는 림프관을 타고 전파된다. 이러한 환경하에서 림프절은 이주하는 암세포의 정류장 기능을 한다. 이와 같이 림프절을 분석하면 암세포의 전이에 대한 정보를 제공하므로 이 정보는 적당한 치료방법을 선택하는데 직접 영향을 준다. 한 예로, 림프절의 관여 정도에 따라 유방암 또는 림프종으로 분류한다.

망상을 이루고 있는 피막밑공간(subcapsular space)으로 들어간다. **가지세포(dendritic cell)**는 림프로부터 항원을 모아 자기의 세포막에 항원을 노출시킨다. 이렇게 결합된 항원과 만난 T 림프구는 활성화되어 면역반응이 시작된다. 림프는 피막밑공간을 지나 림프절 **겉질의 바깥층(outer cortex)**을 통하여 순환한다. 겉질의 바깥층에는 림프소절과 유사하게 B 림프구가 집단을 이루고 있는 종자중심이 위치한다.

림프는 **겉질의 깊은층(deep cortex,** 또는 *paracortical area*)과 연속된 림프동굴을 통하여 계속 순환한다. 여기서 순환하고 있는 림프구는 혈류를 떠나 겉질의 깊은층 내에서 혈관벽을 관통하여 림프절로 들어온다. 겉질의 깊은층에는 T 림프구가 압도적으로 많이 존재한다.

림프는 겉질의 깊은층에 있는 동굴을 지나 림프절의 **속질(수질, medulla)**과 연속된다. 속질에는 B 림프구와 형질세포가 길게 덩어리를 형성하는데 이를 **속질끈(수질삭, medullary cord)**이라고 한다. 림프는 속질에 있는 동굴그물을 지나간 후 문(hilum)에서 날림프관으로 들어간다.

림프절은 정수기와 같은 기능을 한다. 림프가 정맥계통에 도달하기 전에 림프를 여과하고 순수화한다. 림프가 림프절을 통과하여 순환할때 림프에 있는 항원의 99%가 제거된다. 림프동굴의 벽

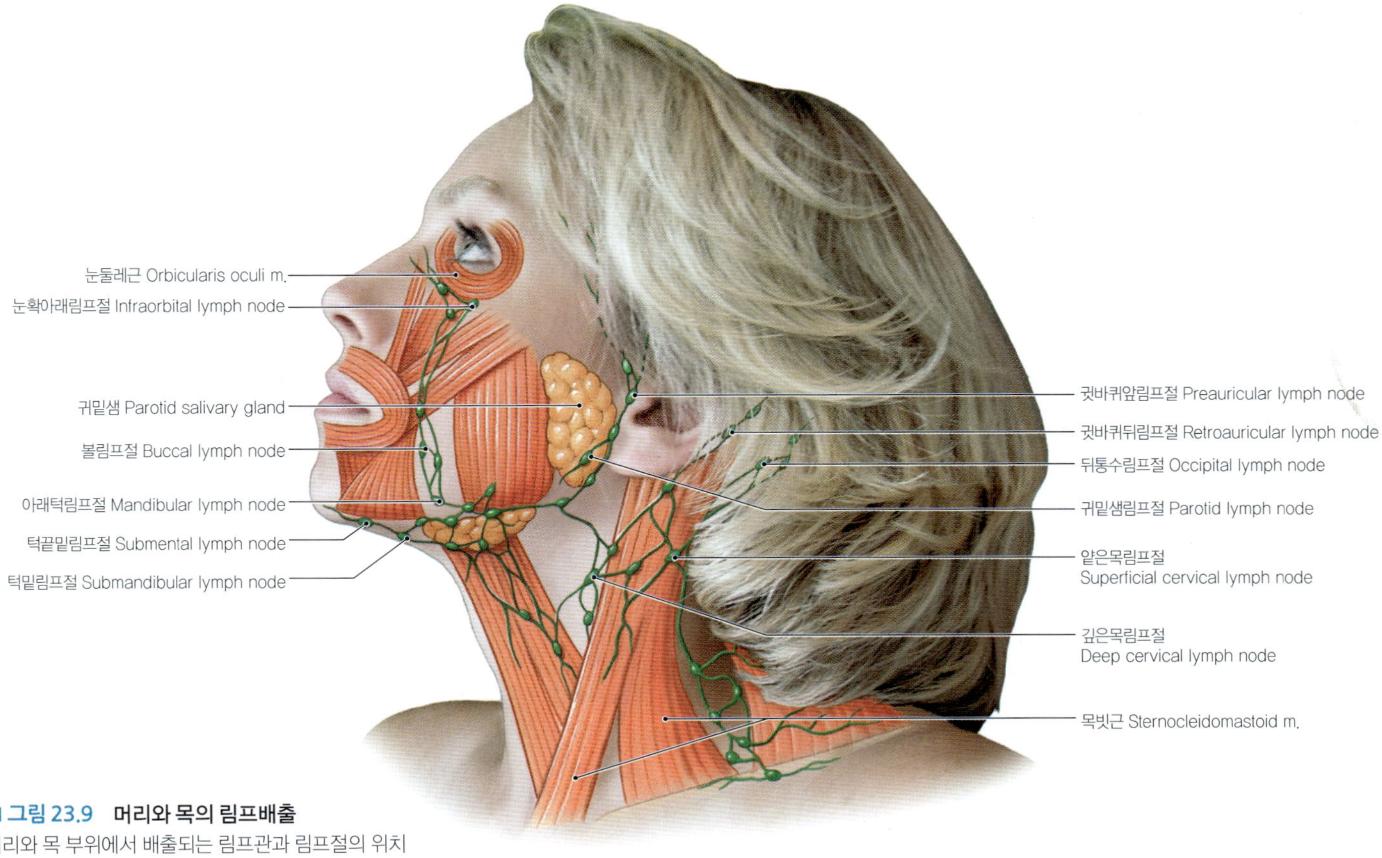

■ 그림 23.9 **머리와 목의 림프배출**
머리와 목 부위에서 배출되는 림프관과 림프절의 위치

에 있는 고정 큰포식세포는 유입된 림프에 있는 병원균 또는 세포 조각들을 포식한다. 이러한 방법으로 제거된 항원은 큰포식세포에 의하여 처리되고 인접한 T 림프구에 항원이 있음을 알려준다. 가지세포의 표면에 붙은 다른 항원들은 그곳에서 T 림프구의 활성을 자극한다.

크기가 가장 큰 림프절들은 말초의 림프관들이 림프줄기와 연결되는 부위인(그림 23.5) 목의 바닥부분(그림 23.9), 겨드랑이(그림 23.10) 및 샅고랑 부위에서 관찰된다(그림 23.11~23.13). 이러한 림프절을 종종 림프샘(lymph gland)이라 하고, 부어오른 림프샘은 말초 부위에 감염이나 염증이 일어났다는 것을 의미한다. 림프절은 내장의 창자간막, 기관과 허파로 이어지는 통로근처 및 가슴림프관과 인접한 곳에 많이 모여 있다.

림프조직과 림프절의 분포

림프조직과 림프절은 손상 또는 침입에 민감한 부위에 분포한다. 만약 우리가 침입자로부터 집을 보호하고 싶다면 모든 문과 창문을 감시하거나 집안에 큰 개를 키워야 한다. 림프조직과 림프절의 분포는 이와 유사한 기능에 기초를 두고 있다.

- **목림프절(경임파절, cervical lymph node)**은 머리와 목으로부터 오는 림프를 조절한다(그림 23.9).
- **겨드랑림프절(액와임파절, axillary lymph node)**은 팔로부터 몸통으로 들어오는 림프를 여과한다(그림 23.10a). 여성에서 겨드랑림프절은 젖샘으로부터 오는 림프를 배출하는 림프절이다(그림 23.10b).
- **오금림프절(슬와임파절, popliteal lymph node)**은 다리로부터 넙다리에 도착하는 림프를 여과한다. **샅고랑림프절(서혜임파절, inguinal lymph node)**은 다리로부터 몸통으로 들어오는 림프를 여과한다(그림 23.11~23.13).
- **가슴우리림프절(흉부임파절, thoracic lymph node)**은 허파, 호흡기도 및 세로칸에 있는 구조로부터 림프를 받는다(그림 23.5).
- **배림프절(복부임파절, abdominal lymph node)**은 비뇨기계통과 생식기계통으로부터 들어오는 림프를 여과한다.
- 페이어판(Peyer's patch) 림프조직, **창자림프절(장임파절, intestinal lymph node)** 및 **창자간막림프절(장간막임파절, mesenteric lymph node)**은 소화관으로부터 시작한 림프를 받아들인다(그림 23.14).

임상 노트

라임병

1975년 11월 코네티컷주의 '라임' 이라는 마을에서 성인과 청소년들에게 유행성 관절염이 퍼졌다. 6~9월 사이에 59건이 보고되었는데 그 정도 크기의 마을에 발생할 수 있는 통계적 수치의 100배에 해당하였다. 증상은 비정상적으로 심각했다: 감염된 사람들에게는 만성적인 발열과 벌레에 물린 듯한 자국을 중심으로 뚜렷한 붉은 발진이 나타났다. 관절퇴화와 신경계통 문제가 나중에 종종 발생하였다. 이러한 증상의 원인을 추적하는데 거의 2년의 시간이 걸렸으며, 이러한 질환은 라임병(Lyme disease)이라 알려지게 되었다.

라임병은 보렐리아 부르그도르페리(*Borrelia burgdorferi*)라는 세균에 의해 발생하는데, 일반적으로 하얀발 생쥐(White footed mice)에서 발견된다. 이 질병은 세균을 품고 있는 진드기의 물림에 의해 인간이나 다른 포유동물에게로 옮겨지게 된다. 사슴도 감염된 진드기를 퍼뜨리는 역할을 할 수 있다. 어린이들에게 감염률이 높았던 원인은 사슴이 종종 발견되는 들판에서 여름철에 야외 활동을 많이 했기 때문으로 파악되었다. 그러므로 어린아이들은 감염된 진드기에 노출되어 물릴 가능성이 더 높았다. 1975년 이후에 라임병 문제는 지역적인 문제를 넘어 국가적인 범위의 문제가 되었다. 미국의 경우 매년 12,500건이 발생되고 있으며, 유럽 지역에서도 발생이 보고되었다. 백신이 개발되었으나 아직 널리 사용되지는 못하고 있다.

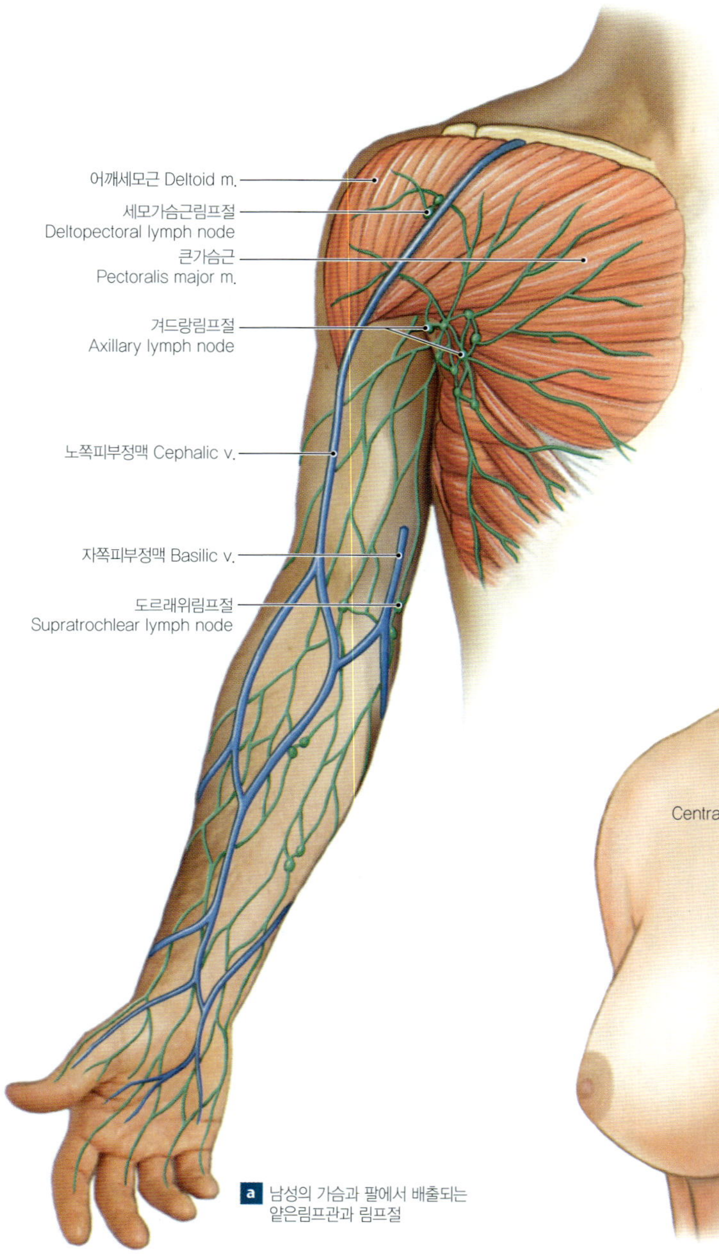

a 남성의 가슴과 팔에서 배출되는 얕은림프관과 림프절

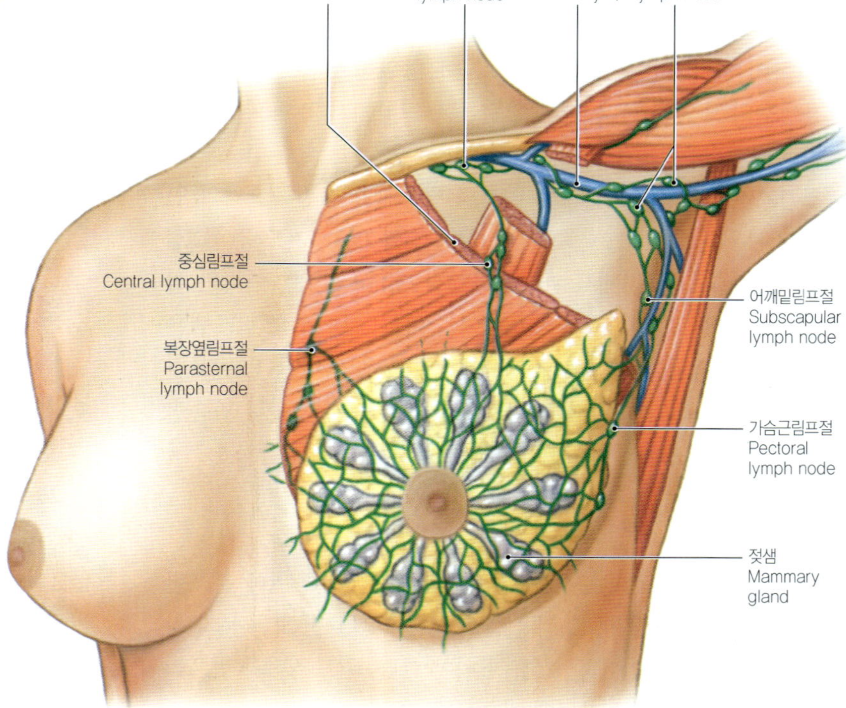

b 여성의 가슴과 팔의 얕은림프관, 깊은림프관 및 림프절

■ **그림 23.10 팔의 림프배출**

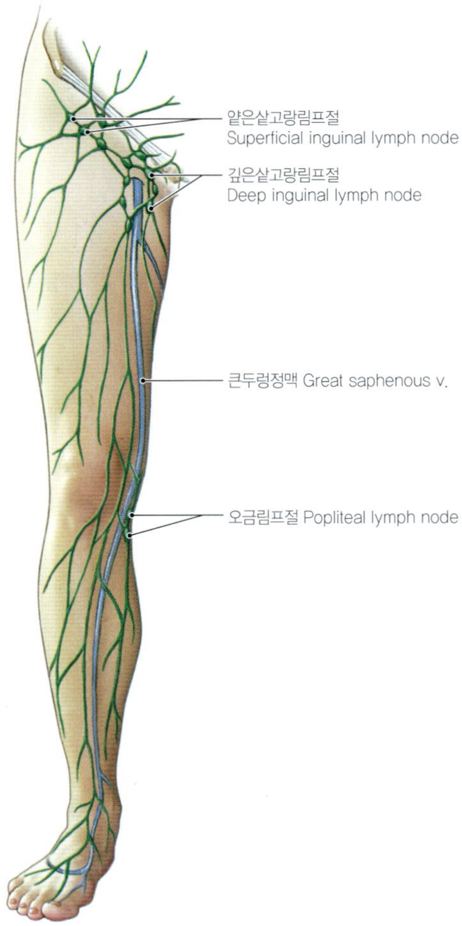

■ 그림 23.11 다리의 림프배출

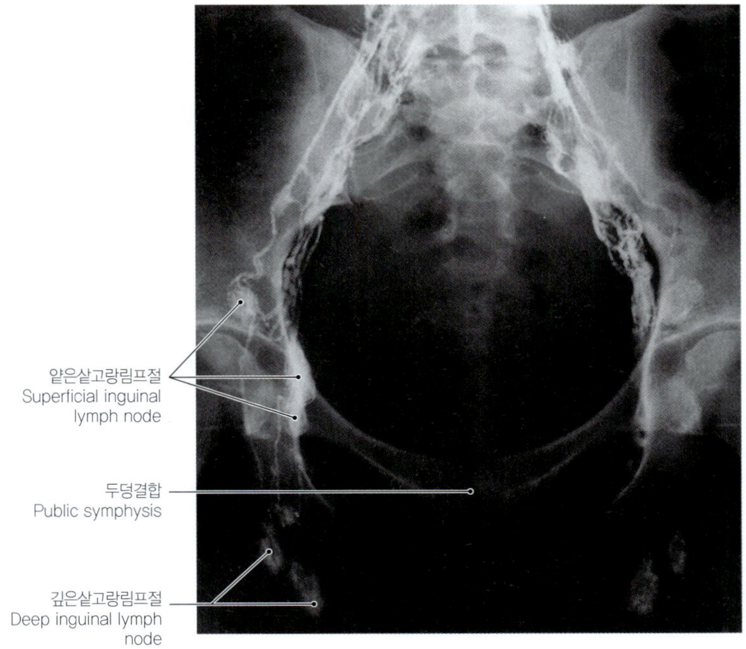

■ 그림 23.12 골반 림프관조영상

림프관과 림프절은 림프계통에 방사선 비투과물질을 주입한 후 X-선으로 촬영한 림프관 조영상으로 관찰할 수 있다.

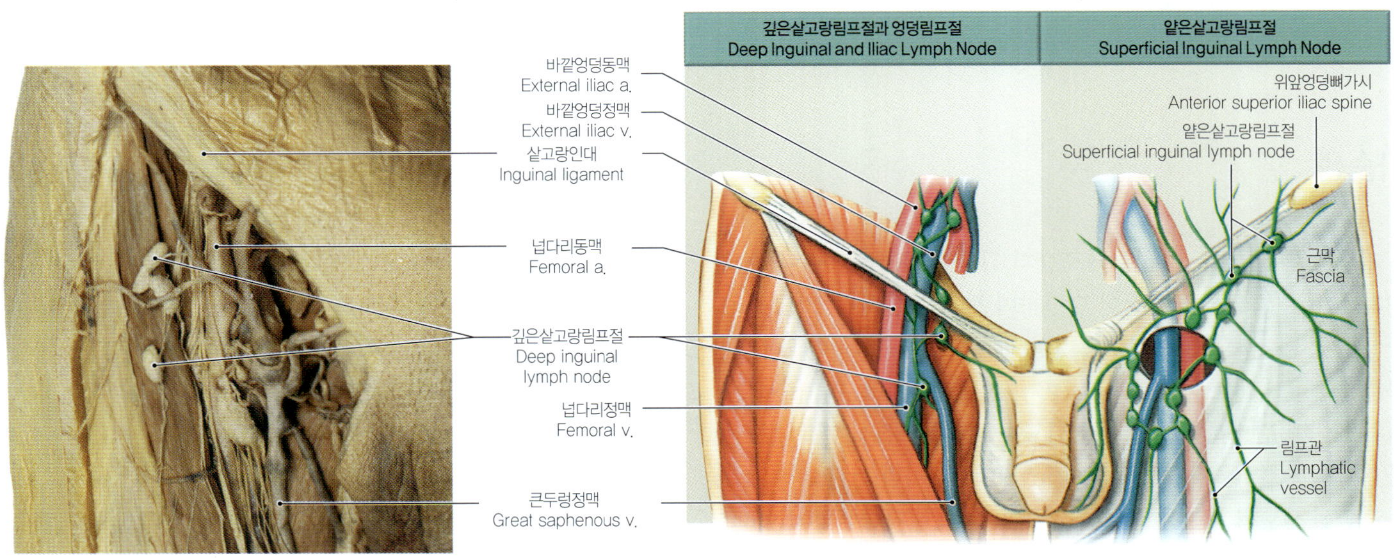

a 샅고랑 부위를 절개한 후 앞에서 본 샅고랑림프관과 림프절의 모습

b 남성 샅고랑의 얕은층과 깊은층의 모습으로 림프절과 림프관의 분포를 보여준다.

■ 그림 23.13 샅고랑의 림프배출

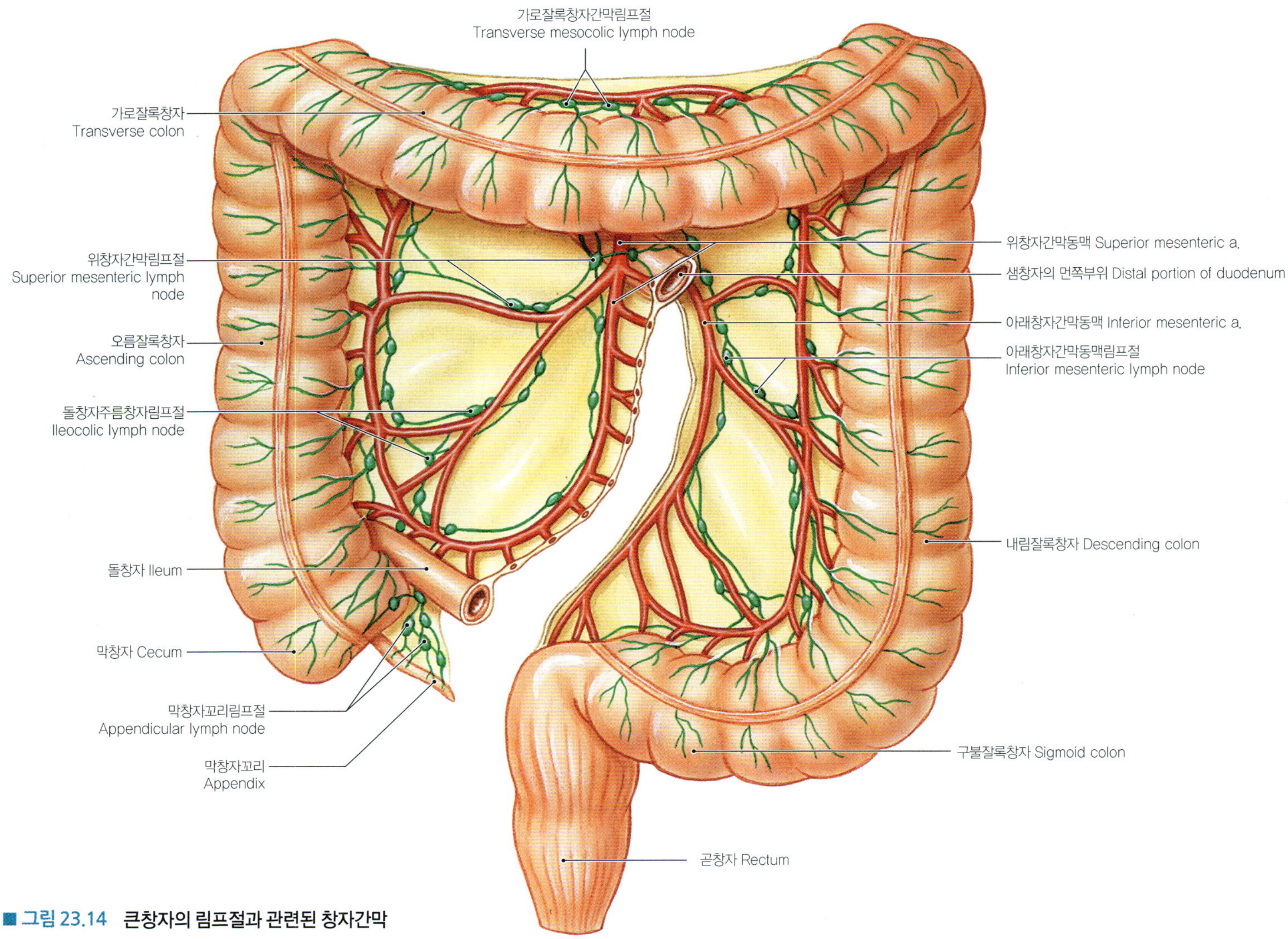

■ 그림 23.14 큰창자의 림프절과 관련된 창자간막

가슴샘

가슴샘(흉선, thymus)은 세로칸의 위쪽인 복장뼈자루 뒤쪽에 위치한다. 가슴샘은 결절같이 단단하며 핑크색을 띤다. 가슴샘은 출생 후 1~2년 정도에 크기가 가장 크며(신체크기와 비교하여), 사춘기에는 최대로 커져 약 30~40 g 정도 된다. 그 후 가슴샘은 점차 크기가 감소하여 기능적인 세포들은 결합조직섬유로 대치된다. 이러한 변화를 가슴샘의 퇴행(involution)이라 한다.

가슴샘은 덮고 있는 주머니에 의하여 두 개의 **가슴샘엽(thymic lobe)**으로 나뉜다(그림 23.15a,b). 피막으로부터 **섬유사이막(septa)**이 펼쳐져 들어가 평균 2 mm 폭으로 된 **소엽(lobule)**을 형성한다(그림 23.15b,c). 각각의 소엽은 치밀하며, 바깥쪽에 위치한 **겉질(cortex)**과 다소 흩어져 있고 창백한 **속질(medulla)**로 되어 있다. 겉질에는 림프성 줄기세포가 존재하며, 이 줄기세포는 빠르게 분열하여 딸세포가 되며, 그 후 T 림프구로 성숙되어 속질로 이주한다. 성숙 과정 중에 정상조직 항원에 민감한 T 림프구는 파괴된다. 살아남은 T 림프구는 결국 특수화된 혈관으로 들어간다. 반면에 T 림프구는 가슴샘 안에 있지만 면역반응에 관여하지 않는다. 이 림프구는 전신 순환에 들어가기 전까지는 불활성화된 상태이다. 가슴샘의 모세혈관은 사이질액과 순환기계통 사이에서 자유로운 교환이 일어나지 않기 때문에 중추신경계통의 것과 유사하다. 이러한 **혈액-가슴샘 장벽(blood-thymus barrier)**은 순환하고 있는 항원에 의하여 발생 중인 T 림프구가 성숙하기 전에 자극을 받는 것을 방지한다.

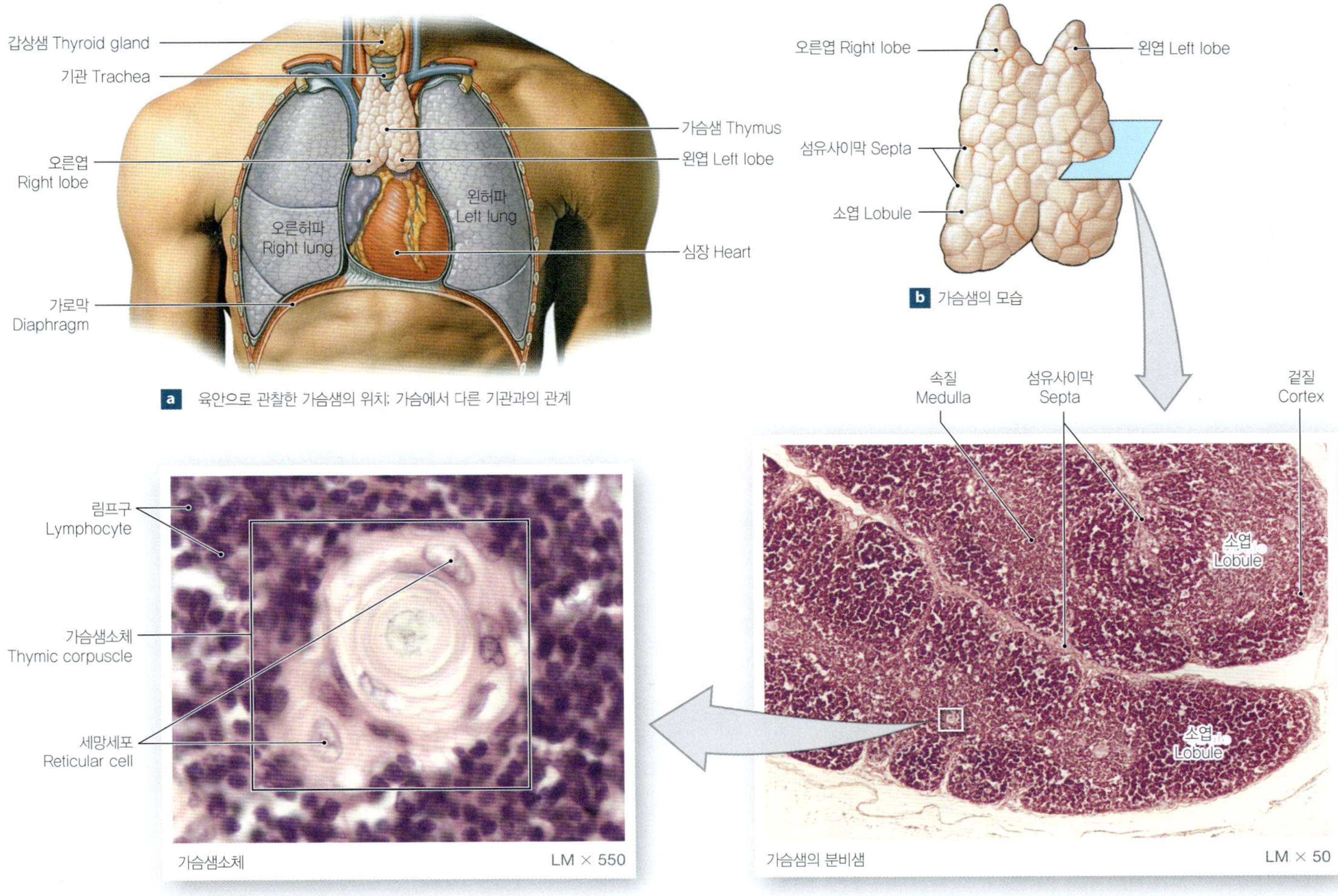

a 육안으로 관찰한 가슴샘의 위치: 가슴에서 다른 기관과의 관계

b 가슴샘의 모습

c 가슴샘의 조직. 섬유사이막은 서로 연결된 림프소절과 유사하게 가슴샘조직을 여러 개의 소엽으로 나눈다. 점선은 한 개의 소엽 경계를 나타낸다.

d 가슴샘소체(thymic corpuscle)의 조직학적 구조. 관찰되는 작은 세포들은 여러 가지 발생 단계에 있는 림프구이다.

■ **그림 23.15** 가슴샘의 해부학적 구조와 조직학적 구조

그물세포(망상세포, reticular cell)는 가슴샘의 림프구 사이에 흩어져 있다. 이 세포는 기능적인 T 림프구의 분화를 촉진하는 가슴샘호르몬을 생산한다. 속질에서 이 세포는 동심원모양으로 서로 집단을 이루어 가슴샘의 특이구조인 **가슴샘소체(가슴샘소체, thymic corpuscle)**를 형성하는데(그림 23.15d), 그 기능은 알려지지 않았다.

지라

지라(비장, spleen)는 신체에서 가장 큰 림프기관이다. 길이는 약 12 cm이며, 무게는 약 160 g이다. 지라는 위의 휘어진 외연을 따라 위치하며, 왼쪽에서는 다섯째갈비뼈에서 열한째갈비뼈에 위치한다. 넓은 창자간막띠인 **위지라인대(gastrosplenic ligament)**에 의하여 위의 가쪽모서리에 부착되어 있다(그림 23.16a). (열째등뼈 높이에서의 절단면을 보여주는 12장 그림 12.12 참고)

육안적인 절개 시 지라는 혈액으로 채워져 있기 때문에 진한

Hot Topics

가슴샘의 기능을 재생하는 방법을 찾기 위한 연구

다양한 T 림프구의 분화는 어린 시절에 가슴샘으로부터 충분히 이루어진다. 충분한 수의 T 림프구는 림프계통이 대부분의 병원체에 효과적으로 반응할 수 있도록 해준다.

가슴샘의 위축은 정상적인 노화현상이다. 가슴샘 위축은 결과적으로 T 림프구 수를 감소시키게 되며, 이는 노화에 따른 건강 문제로 이어진다. 가슴샘을 재생시키기 위한 방법들이 연구되고 있는데, 이는 노년층의 수명연장 및 건강과 관련이 있다.*

* Appay, V. et al. 2010. The role of the thymus in immunosenescence: Lessons from the study of thymectomized individuals. *Aging*. 2(2):78–81.

임상노트

림프종

림프종(lymphoma)은 악성림프종으로서 암성 림프구와 림프성 줄기세포로 구성되어 있다. 매년 미국에서 약 61,000건 이상이 림프종으로 진단된다. 림프종에는 여러 가지 유형이 있다. **호지킨병(Hodgikin's disease, HD)**은 모든 림프종의 13%를 차지한다. 가장 흔하게 발병하는 나이는 15~35세와 50세 이상이다. 이 나이에 발병하는 이유는 아직 밝혀지지 않았다. 이 질환의 원인은 불확실하지만 감염원은 아마도 바이러스가 관여할 것으로 생각하고 있다.

다른 유형의 림프종은 **비호지킨림프종(non-Hodgikin's lymphoma; NHL)**으로 분류한다. 이 림프종은 매우 다양하다. 비호지킨림프종의 85% 이상이 염색체 절편에서 한 염색체에서 다른 염색체로 위치가 바뀌는 염색체 전위와 관련된 종양세포의 염색체 이상과 관련이 있다. 한 염색체에서 다른 염색체로 유전자의 위치 이동은 정상적인 조절기전을 방해하고, 세포는 조절할 수 없게 성장한다(암세포가 된다). 예를 들면, 첫 번째 유형의 **버킷림프종(Burkitt's lymphoma)**은 염색체 8번의 유전자가 염색체 14번으로 전위된 후에만 발생한다(최소한 세 개의 변이가 있다). 버킷림프종은 정상적으로 Epstein-Barr 바이러스(EBV)에 감염된 뉴기니아인과 아프리카 남자 어린이에게 영향을 미친다. 이렇게 매우 다양한 바이러스는 전염성 단핵구증을 일으킨다.

EBV는 B 림프구에 감염된다. 그러나 정상적인 환경에서 대부분의 감염된 세포는 면역계통에 의하여 파괴된다. 이 바이러스는 많은 사람에게 영향을 미치고, 일반적으로 유년기에 노출되어 면역능이 오래 지속된다. 버킷림프종이 발생한 어린이는 EBV에 유전적인 민감성을 갖고 있다. 어떠한 림프종과도 관련된 최초의 증상은 통증 없이 림프절이 확장되는 것이다. 관련된 림프절은 딱딱해지고 탄성이 있는 조직과 같다. 림프절은 통증이 없기 때문에 이차증상이 나타날 때까지는 지나칠 수 있다. 예를 들면, 열이 재발하고, 밤에 땀이나고, 소화기나 호흡기 이상 또는 체중 감소에 의하여 도움을 요청하는 환자들은 피부 아래에 있는 림프절의 변화를 알지 못할 것이다. 이 질환의 말기에는 간과 지라의 비대, 중추신경계 기능이상, 폐렴, 다양한 피부질환 및 빈혈 증상이 나타난다.

치료방법을 선택하는데 있어서 영향을 미치는 가장 중요한 인자는 질병의 단계이다. 질병의 상태가 초기 단계(1~2기)로 진단되었을 때 국소적인 치료가 효과적이다. 초기에 진단되는 림프종은 거의 없다. 예를 들면, 비호지킨림프종의 10~15%만이 1~2기에서 진단된다. 3~4기의 림프종에서 치료는 대부분 화학요법이다. 두 가지 또는 그 이상의 약을 동시에 투여하는 콤비네이션 화학요법은 가장 효과적인 치료 방법이다.

골수이식 또는 혈액학적 줄기세포이식(bone marrow transplant 또는 hematologic stem cell transplant)은 급성의 후기 림프종을 치료하는데 선택하는 방법이다. 적당한 기증자의 골수성 줄기세포를 이용할 수 있을 때 환자는 전신의 방사선조사와 화학요법 또는 전신을 통하여 종양을 죽이기에 충분한 콤비네이션 방법들에 의하여 치료를 받게 된다. 불행하게도 이러한 치료 역시 정상적인 골수성 줄기세포를 파괴한다. 기증자의 골수는 이때 주입한다. 2주 안에 기증자의 세포는 골수에 새로운 군락을 이루어 새로운 혈구세포를 생산하게 된다.

골수성 줄기세포 이식 시 일어날 수 있는 합병증은 감염과 출혈의 위험성이 있으나 기증자의 골수는 정착을 하게 될 것이다. 골수까지 감염되지 않은 1~2기의 림프종 환자를 위하여 골수를 채취하여 10년 이상 동결할 수 있다. 만약 다른 선택적인 치료 시 실패하거나 뒤에 관해가 나타날 때 자신의 골수를 이용하여 이식을 할 수 있다.

빨간색을 띤다. 지라는 림프절이 림프를 위하여 수행하는 것과는 대조적으로 혈액을 위한 기능을 수행한다. 지라의 기능은 (1)포식작용에 의하여 비정상적인 혈구와 다른 혈액성분을 제거하고, (2)파괴된 적혈구로부터 재사용하기 위해 철성분을 저장하고, (3)순환혈액 내 항원과 반응하여 B 림프구와 T 림프구에 의한 면역반응의 개시와 관련된 기능을 한다.

지라의 면

지라는 유연하며 모양은 일차적으로 지라 주위의 구조와 유사하다. 위, 왼쪽 콩팥 및 근육성 가로막사이에 끼여 있다. **가로막면(diaphragmatic surface)**(그림 23.16a)은 가로막과 체벽의 모양과 같이 밋밋하고 볼록하다. **내장면(visceral surface)**(그림 23.16b)에는 **위 부위(gastric area)**와 **콩팥 부위(renal area)**가 있어 각각 위와 콩팥 모양과 같이 오목하게 패여 있다. 지라의 혈관과 림프관은 지라의 윗면과 지라면 사이의 경계에 있는 고랑인 지라문(hilum of spleen)에서 내장면의 지라와 교통한다. 지라로 배출하는 림프관과 지라정맥 및 지라동맥은 지라문에 붙어 있다.

지라의 조직

지라는 아교섬유와 탄력섬유가 함유된 섬유주머니에 의하여 둘러싸여 있다. 세포성분은 지라의 **속질(수질, pulp)** 내에 존재한다(그림 23.16c). **적색속질(적색수질, red pulp)**은 다량의 적혈구가 함유된 지라끈(비삭, splenic cord)을 형성하고, **백색속질(백색수질, white pulp)**영역에는 림프소절이 위치한다. 지라동맥은 지라문으로 들어가 지라주머니를 향하여 바깥쪽으로 방사상으로 많은 동맥을 분지한다. 이러한 **잔기둥동맥(소주동맥, trabecular a.)**은 광범위하게 분지하고, 이 동맥의 세동맥분지는 백색속질 영역에 의하여 둘러싸여 있다. 모세혈관들의 혈액은 적색속질의 정맥굴 속으로 배출된다.

적색속질의 세포에는 순환하고 있는 혈액의 모든 정상적인 성분과 고정큰포식세포와 자유큰포식세포들이 존재한다. 적색속질의 구조적 뼈대는 그물모양의 그물섬유로 구성되어 있다. 혈액은 이러한 그물구조를 지나 고정큰포식세포로 둘러싸인 큰 정맥굴로 들어간다. 정맥굴은 작은 정맥으로 배출되고 이 혈관이 합쳐져 **잔기둥정맥(소주정맥, trabecular v.)**이 되어 지라문과 연속되어 있다.

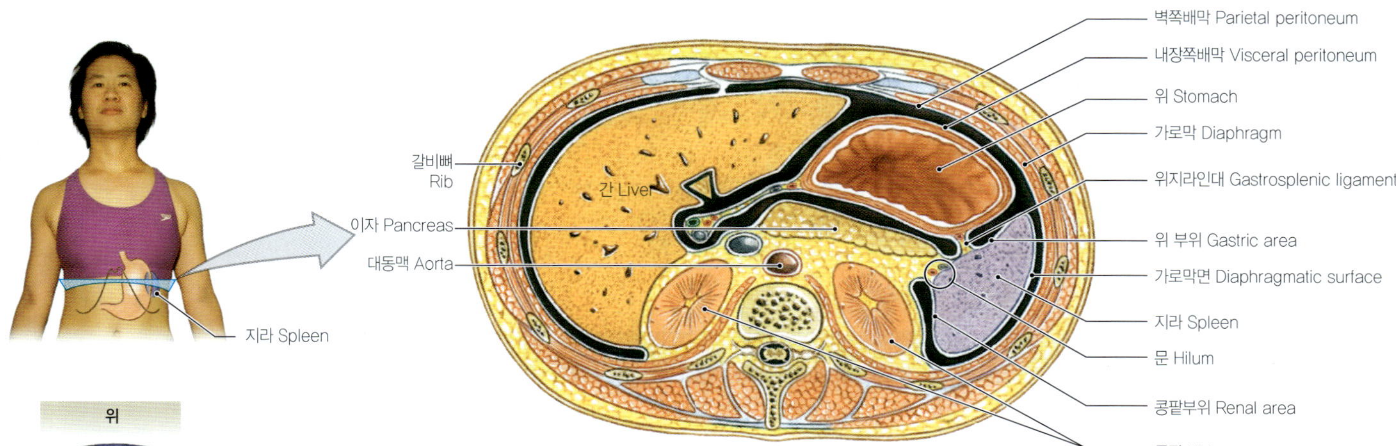

a 지라의 모습은 인접한 구조에 눌려서 인접한 구조의 모양과 비슷하다. 몸통을 가로절단하였을 때 배골반안의 전형적인 위치를 보여준다(아랫면).

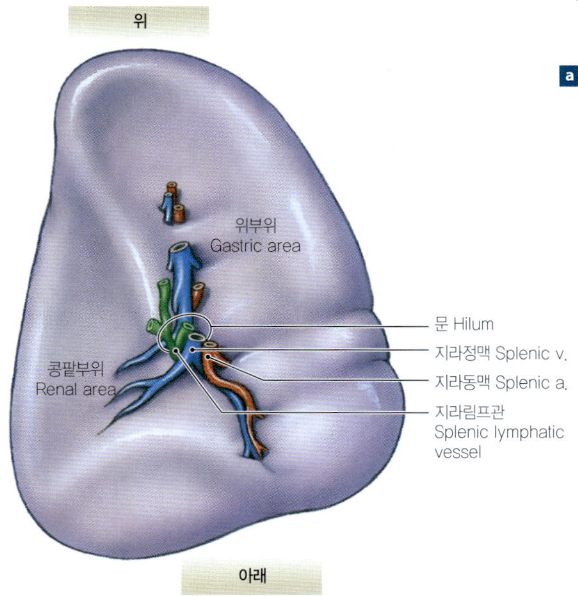

b 인접한 내장과 접하고 있는 지라 내장면의 외부 모습으로서 주요 해부학적 구조를 보여준다. 이 그림과 (a)의 구조와 비교하여 관찰한다.

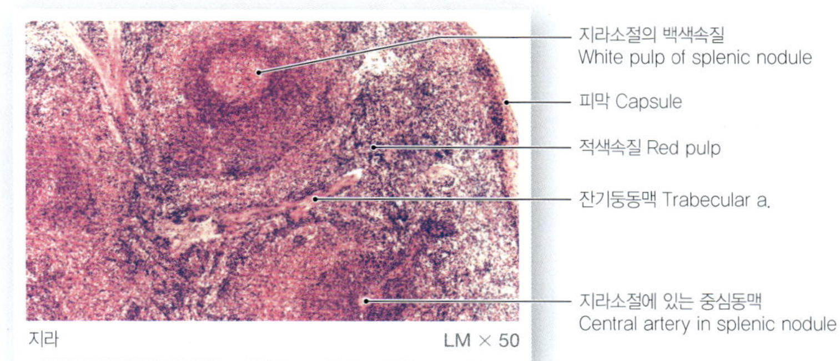

c 지라의 조직학적 구조. 백색속질(white pulp)의 영역에는 림프구가 풍부하다. 이 영역은 림프구의 핵이 진하게 염색되기 때문에 파란색 또는 보라색을 띠고 있다. 적색속질(red pulp)의 영역에는 적혈구가 풍부하게 존재한다.

■ **그림 23.16** **지라의 해부와 조직학적 구조**

이러한 순환기계통의 배열은 지라의 큰포식세포에서 순환 혈액내 감염된 세포 또는 손상된 세포를 포식하게 하고, 비정상적인 세포들을 구분하게 한다. 림프구는 적색속질 내에 산재하며, 각각의 백색속질 영역을 둘러싸고 있는 부위는 큰포식세포가 많이 모여 있다. 이와 같이 미생물이나 비정상적인 혈장성분들은 지라에 있는 림프구의 감시하에 있다.

신경 발생학 요약

림프계통의 발생에 관한 요약은 28장 참고

V 23.6 개념확인

1. 림프절의 분포에 있어 중요한 것은 무엇인가?
2. 가슴샘의 모세관 속에 혈액-가슴샘 장벽이 존재하는 이유는?
3. 감염이 일어났을 때 림프절이 확장되는 이유는?

23.7 노화와 림프계통

나이가 들면서 림프계통은 질병과 싸우는 능력이 감소하게 된다. T 림프구는 항원에 대한 반응이 줄어들게 된다. 그 결과 소수의 세포독성 T 림프구가 감염에 반응한다. 도움 T 림프구의 수도 역시 감소하기 때문에 B 림프구도 덜 반응하고, 항체 수준도 항원에 노출이 된 후 빨리 증가하지 않는다. 그 결과 바이러스나 세균 감염에 대한 민감도가 증가한다. 이러한 이유 때문에 노인들에게 인플루엔자와 같은 급성 바이러스 질환에 대한 백신접종을 강력하게 추천하고 있다. 노인들에게 암발생률이 증가하는 것은 림프계통에 의한 감시기능이 감소하고, 종양세포를 효과적으로 제거하지 못하기 때문이다.

임상용어

림프종(lymphomas) 비정상적인 림프구 또는 림프성 줄기세포로 구성된 악성종양. **호지킨병(Hodgkin's disease)**과 **비호지킨림프종(non-Hodgkin's lymphoma)**이 여기에 속한다.

막창자꼬리염(충수염, appendicitis) 막창자꼬리의 염증, 종종 막창자꼬리절제술을 요구하기도 한다.

후천성면역결핍증(acquired immune deficiency syndrome; AIDS) 인간면역결핍바이러스(HIV)에 감염되어 발생하는 질환으로서 T 림프구의 수가 감소하고, 세포성면역이 억제되는 특징이 있다.

핵심정리

개요

- 림프계통의 세포, 조직 및 기관은 바이러스, 세균 및 다른 미생물에 대한 신체의 방어에 중요한 역할을 한다.

23.1 림프계통의 개요

- 림프계통에는 림프(혈장과 유사한 액체이나 단백질이 적다)를 운반하는 그물 모양의 림프관이 있고, 림프기관과 림프조직은 림프관에 의하여 서로 연결되어 있다(그림 23.1/23.2).

림프계통의 기능

- 림프계통은 림프구(침입하는 미생물, 비정상적인 세포 및 이종단백질)를 생산, 유지 및 분배하는 기능을 한다. 이 계통은 혈액량을 유지하거나 사이질액의 구성성분의 국소적인 변화를 제거하는데 도움을 준다. 림프조직과 기관의 구조는 일차림프구조(줄기세포 함유)와 이차림프구조(미성숙 또는 활성화된 림프구 함유)로 분류한다.

23.2 림프관의 구조

모세림프관

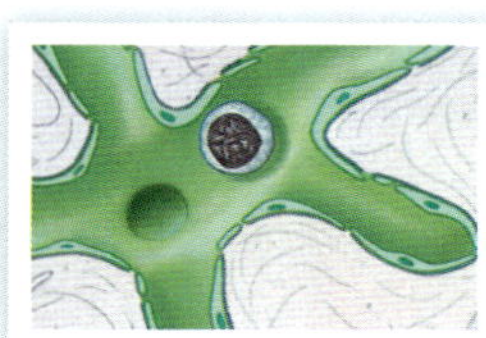

- 림프관은 림프를 말초조직으로부터 정맥계통으로 운반한다. 림프는 모세림프관에서 시작한 그물 모양의 림프관을 따라서 흐른다. 모세림프관의 내피세포는 서로 겹쳐져 있어 한 방향으로만 흐르게 하는 판막으로서 기능을 하며, 체액이 사이질공간으로 되돌아가지 못하도록 한다(그림 23.2b).

림프관의 판막

- 림프관은 림프의 역류를 방지하기 위해 안쪽에 판막이 많다(그림 23.3).

23.3 주요 림프-집합관

- 두 종류의 림프관인 얕은림프관과 깊은림프관은 모세림프관으로부터 림프를 모은다.

가슴림프관

- 가슴림프관은 가로막 아래의 몸 양쪽으로 부터 그리고 가로막 위의 몸 왼쪽 부위로부터 림프를 받는다(그림 23.4/23.5).

오른림프관

- 오른림프관은 가로막 위의 몸 오른쪽으로부터 림프를 받는다(그림 23.4/23.5).

23.4 림프구

림프구의 유형

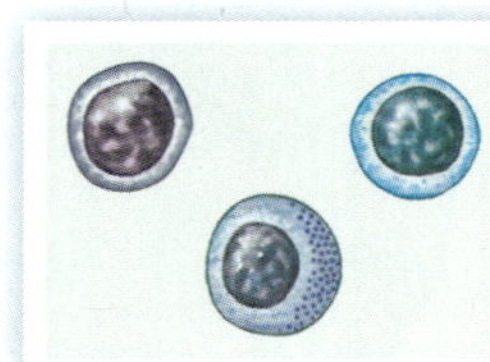

- 림프구에는 세 종류의 림프구가 있다. T 림프구(가슴샘 의존), B 림프구(골수유래), NK 세포(자연세포독성세포)(Spotlight 그림 23.6).
- 세포독성 T 림프구는 바이러스에 감염된 세포나 다른 세포를 공격한다. 이들은 세포매개면역을 일으킨다. 조절 T 림프구(도움 T 림프구와 억제 T 림프구)는 면역반응을 조절하거나 서로 협력하고, 기억 T 림프구는 비축(저장)세포로서 존재한다(Spotlight 그림 23.6).
- B 림프구는 항체를 분비하고 생산하는 형질세포로 분화하여 특이 화학물질의 표적 또는 항원과 반응한다. 체액내 항체를 면역글로불린이라고 한다. B 림프구는 항체매개면역을 담당한다. 기억 B 림프구는 나중에 동종의 항원이 다시 나타나면 활성화된다(Spotlight 그림 23.6).
- NK 세포(자연세포 독성세포)는 다른 세포들, 바이러스에 감염된 정상세포 및 암세포를 공격하고, 면역학적 감시라고 한다(Spotlight 그림 23.6).

림프구와 면역반응

- 면역반응의 목표는 독소와 같은 다른 분자, 비정상세포 및 병원균의 파괴와 불활성화이다. 항원은 큰포식세포에 의하여 포식되어 T 림프구에게 인식되어 분화하기 시작한다. 분화할 능력이 있는 수백만 개의 다른 림프구들은 신체가 어느 항원에도 대항할 준비를 할 수 있도록 해준다. 항원을 인식하는 능력을

면역능이라고 한다.

림프구의 분포와 수명

- 각 장기와 조직 내에서 B 림프구와 T 림프구의 비율은 끊임없이 다양하며, 림프구들은 비교적 긴 수명을 가진다.

림프구형성:림프구 생산

- 림프구는 계속적으로 림프조직과 림프기관을 통하여 혈액 안밖으로 이동하며 비교적 긴 수명을 갖고 있다. 림프구형성골수, 가슴샘 및 말초 림프조직에서 형성된다(Spotlight 그림 23.6).

23.5 림프조직

- 림프조직은 림프구가 많은 결합조직이다. 림프소절에서 림프구는 성긴아교결합조직에 치밀하게 모여 있다. 중요한 림프소절은 창자와 막창자꼬리의 점막 아래의 무리집합림프소절과 인두벽에 있는 편도이다(그림 23.7).

23.6 림프기관

- 중요한 림프기관에는 림프소절, 가슴샘 및 지라가 있다(그림 23.1/23.5/23.8~23.14).

림프절

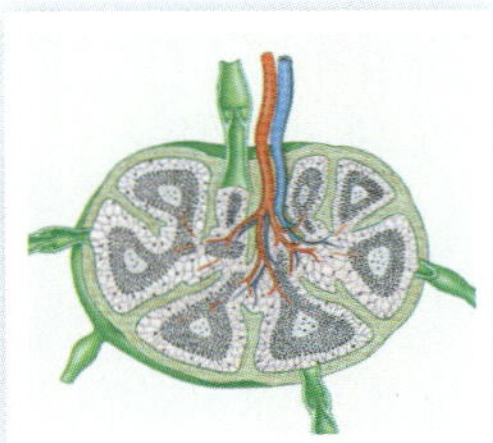

- 림프절은 섬유주머니로 둘러싸인 림프조직 덩어리이다. 겉질의 깊은 층은 T 림프구가 우세하다. B 림프구는 겉질의 바깥층과 속질의 속질끈에 존재한다. 림프샘에서 가장 큰 림프절은 말초림프관이 몸통과 연결되는 부위에서 관찰된다(그림 23.1/23.5/23.8~23.14).
- 림프조직과 림프절은 특히 미생물의 침입과 손상에 민감한 부위에 위치한다.
- 목림프절, 겨드랑림프절, 오금림프절, 샅고랑림프절 및 가슴우리림프절, 배림프절, 창자림프절, 창자간막림프절은 신체의 취약한 부위를 보호하는 역할을 한다(그림 23.4/23.5/23.9~23.14).

가슴샘

- 가슴샘은 세로칸 위쪽의 복장뼈자루 뒤쪽에 위치한다. 림프구 사이에 흩어져 있는 상피세포에서 가슴샘호르몬을 생산한다. 이 호르몬은 T 림프구의 분화를 촉진한다. 혈액-가슴샘 장벽은 사이질액과 순환계통 사이에서 자유로운 물질교환을 억제하여 T 림프구가 성숙되기 전에 활성화되는 것을 보호한다. 성성숙 이후 가슴샘은 점차 크기가 작아지는데 이를 퇴행이라고 한다(그림 23.15).

지라

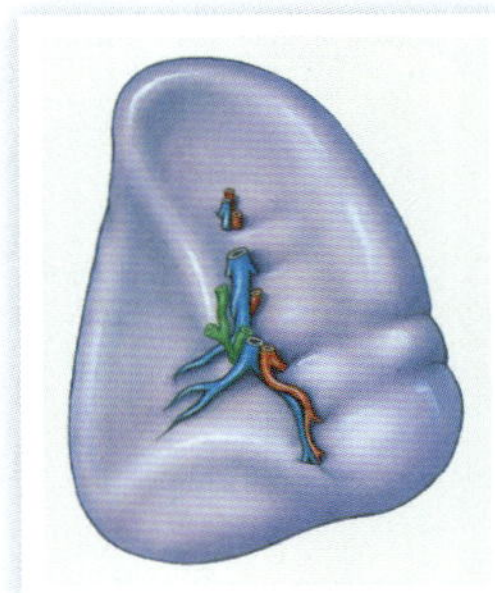

- 신체에서 가장 큰 림프조직 덩어리는 성인의 지라이다. 림프절이 림프와 관련된 일을 수행하듯이 지라는 혈액과 관련된 일을 수행한다. 지라의 가로막면은 가로막과 닿아 있다. 내장면은 위와 콩팥과 접촉하고 있고, 고랑이 있는 부위를 지라문이라고 한다. 세포성분은 지라의 속질을 형성한다. 적색속질은 적혈구가 많이 있으며, 백색속질은 림프소절과 유사하다. 림프구는 적색속질에 흩어져 있으며 백색속질을 둘러싸고 있는 부위에는 큰포식세포가 풍부하다(그림 12.12/23.16).

23.7 노화와 림프계통

- 노화가 되면 면역계통은 질병과의 싸움에는 비효율적이다.

단원 연습문제

답은 책 뒷부분의 정답 참고

단계 1. 정의와 용어

가장 근접한 항목에 대하여 짝을 지으시오.

1. 형질세포 ☐
2. 지라 ☐
3. 가슴샘 ☐
4. 세포독성 T 림프구 ☐
5. 항체 ☐
6. 자연세포독성세포 ☐
7. 모세림프관 ☐
8. 가슴림프관팽대 ☐
9. 림프구형성 ☐
10. B 림프구 ☐

a. 종말림프관
b. 세포매개면역을 담당
c. 항체생산
d. 면역학적 감시에 도움을 줌
e. 발생 중인 T 림프구 존재
f. 면역글로불린
g. 항체매개면역을 담당
h. 림프구 생산
i. 가슴림프관의 주머니 모양의 방
j. 신체에서 가장 큰 림프기관

11. 아래 모식도에서 림프계통 구조물들의 명칭을 적으시오.

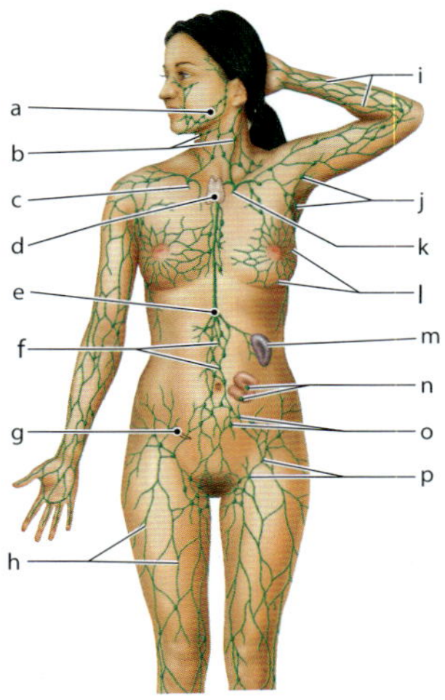

(a) ____________ (i) ____________
(b) ____________ (j) ____________
(c) ____________ (k) ____________
(d) ____________ (l) ____________
(e) ____________ (m) ____________
(f) ____________ (n) ____________
(g) ____________ (o) ____________
(h) ____________ (p) ____________

12. 림프구는 무엇으로 구성되어 있는가?
(a) 림프관
(b) 지라
(c) 림프절
(d) 위에 열거한 것 모두

13. 혈액모세혈관과 비교하여, 모세림프관은
(a) 바닥판을 갖고 있다.
(b) 직경이 작다.
(c) 밋밋한 내피세포로 둘러싸인 벽을 갖고 있다.
(d) 모양이 자주 불규칙하다.

14. 대부분의 림프는 어디를 경유해 정맥순환으로 되돌아오는가?
(a) 오른림프관
(b) 가슴림프관팽대
(c) 간문맥
(d) 가슴림프관

15. 림프구라고 하는 일부 세포들은?
(a) 포식작용이 활발하다.
(b) 적혈구를 파괴한다.
(c) 항체라고 하는 단백질을 생산한다.
(d) 주로 적골수에서 발견된다.

16. 인두벽에 위치한 큰 림프소절을 _____이라고 한다.
(a) 편도 (b) 림프절
(c) 가슴샘 (d) 가슴샘소체

17. 많은 수의 림프구를 함유하는 지라의 부위는?
(a) 백색속질
(b) 적색속질
(c) 아데노이드, 인두편도
(d) 림프절

18. 지라의 적색속질에는 어떤 세포가 풍부한가?
(a) 큰포식세포 (b) 항체
(c) 호중구 (d) 림프구

19. 순환하고 있는 항체를 생산하는 세포는?
(a) NK 세포 (b) 형질세포
(c) 도움 T 림프구 (d) 세포독성 T 림프구

20. 림프절의 속질끈에는 무슨 세포가 존재하는가?
(a) 세포독성 T 림프구
(b) 억제 T 림프구
(c) 자연세포독성세포
(d) B 림프구

21. 이물질과 바이러스에 감염된 체세포를 공격하는 림프구는?
(a) B 림프구 (b) 도움 T 림프구
(c) 세포독성 T 림프구 (d) 억제 T 림프구

단계 2. 개념 정리

1. 가슴샘이 티모신을 생산하지 못하면, 어느 세포의 수가 감소할 것으로 예상하는가?
(a) B 림프구 (b) 자연세포독성세포
(c) 세포독성 T 림프구 (d) 호중구

2. 후천성면역결핍증(AIDS)을 일으키는 면역결핍바이러스(HIV)는 선택적으로 어떤 세포에 감염을 일으키는가?
(a) 도움 T 림프구 (b) 형질세포
(c) 세포독성 T 림프구 (d) 억제 T 림프구

3. 림프구 표면의 항원 수용체를 파괴하면 무엇이 방해되는가?
(a) 포식작용
(b) 항체를 생산하는 능력
(c) 항원인식
(d) 항원을 인식하는 능력

4. 혈액-가슴샘 장벽의 기능은 무엇인가?

5. 지라의 문을 통하여 지나가는 주요 정맥과 동맥은 무엇인가?

6. 가슴림프관은 신체의 어느 부위로부터 온 림프를 모으는가?

7. 어느 유형의 림프구가 가장 흔한가 ?

8. 림프부종이란 무엇인가?

9. 이차림프구조에서는 어느 현상이 일어나는가?

10. 페이어판(Peyer' s patches)이라는 무리림프소절은 어디에서 관찰되는가?

단계 3. 종합적 사고

1. 탐은 방금 홍역바이러스에 노출되었다. 이전에 홍역에 걸렸는지를 기억할 수 없기 때문에 질병에 걸릴지 걱정하고 있다. 그는 전에 바이러스에 노출되었는지 또는 실제로 질병에 걸렸었는지를 당신에게 어떻게 말해야 할지를 물어본다. 당신은 그에게 뭐라고 해야 하는가?

2. 윌리는 돼지풀 꽃가루(ragweed pollen)에 알레르기 반응이 일어나서 당신에게 면역반응 억제에 의하여 상태를 호전시킬 약물치료 방법에 대하여 문의한다. 윌리에게 도움이 될 치료를 생각해보고 설명한다.

3. 파울라의 할아버지는 폐암을 진단받았다. 그의 주치의는 신체의 인접 부위로부터 여러 개의 림프절의 생검을 요청하였다. 파울라는 암은 허파 안에 있는데 왜 림프절을 생검하는지 궁금하였다. 그녀에게 무슨 말을 해야 하는가?

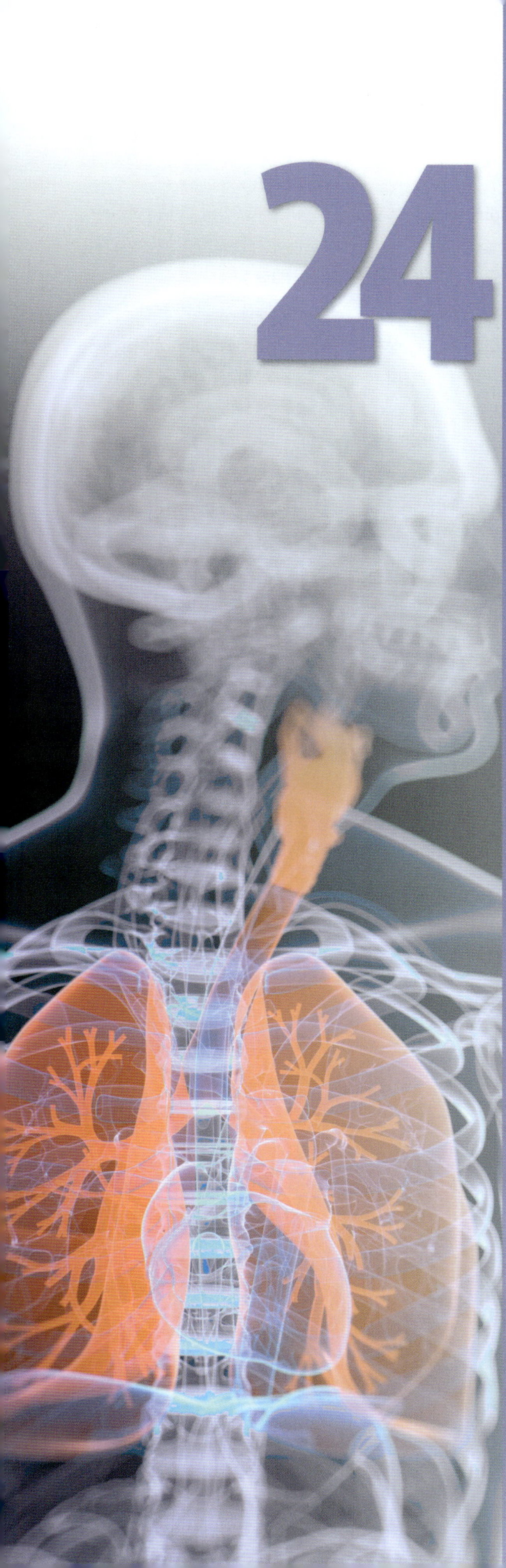

24 호흡계통 The Respiratory System

학습목표

- **24.1** 호흡계통의 여섯 가지 기능을 나열한다.
- **24.2** 상부호흡계통의 해부학적 구조와 기능을 비교하고 차이를 설명한다.
- **24.3** 후두의 해부학적 구조에 대해 설명한다.
- **24.4** 기관의 해부학적 구조에 대해 설명한다.
- **24.5** 일차기관지의 해부학적 구조를 비교하고 차이를 설명한다.
- **24.6** 오른폐와 왼폐의 해부학적 구조를 비교하고 차이를 설명한다.
- **24.7** 가슴막안과 가슴막의 해부학적 구조에 대해 설명한다.
- **24.8** 호흡에 중요한 역할을 하는 세 가지 근육을 나열하고, 그 근육들의 이는곳, 닿는곳, 역할 그리고 신경지배를 기술한다.
- **24.9** 출생 시 호흡계통에 일어나는 변화에 대해 서술한다.
- **24.10** 호흡조절중추가 어떻게 반응하고 호흡의 조절에 있어 화학수용체와 뻗침 수용체가 어떻게 기능하는지에 대해 설명한다.
- **24.11** 노화가 호흡계통에 미치는 세 가지 주된 영향에 대해 나열한다.

세포는 일차적으로 산소대사를 통해 에너지를 얻는데, 이것은 산소를 필요로 하고 이산화탄소를 생성하는 과정이다. 세포가 살아남기 위해서는 산소를 획득하고 이산화탄소를 제거해야만 한다. 심장혈관계통은 말초세포의 사이질액과 허파의 가스교환면 사이의 연결을 만들어 준다. 호흡계통은 공기와 혈액 사이의 가스교환을 용이하게 한다. 혈액이 순환하면서 혈액은 허파로부터 말초조직으로 산소를 운반한다. 또한 이러한 조직들로부터 생성된 이산화탄소를 받아서 제거하기 위해 허파로 운반한다.

이 장에서는 외부 환경으로부터 공기를 허파의 가스교환면으로 운반하는 호흡계통의 해부학적 구조에 대해 다룬다. 그러고 나서 호흡의 기전과 호흡의 신경조절에 대해 설명할 것이다.

24.1 호흡계통의 개요

호흡계통(respiratory system)은 코, 코안, 코곁굴, 인두(pharynx), 후두(larynx), 기관(trachea) 그리고 가스교환이 이루어지는 허파까지의 작은 전도로들을 포함한다(그림 24.1).

호흡관(respiratory tract)은 이러한 구조물을 통해 가스가 들어오고 나가는 경로를 말한다. **상부호흡계통**(upper respiratory system)은 코, 코안, 코곁굴 그리고 인두로 구성된다. 이러한 통로는 공기를 여과하고 따뜻하게 하며, 촉촉하게 하여 예민한 전도로와 하부호흡계통의 가스교환 장소에서 찌꺼기, 병원균 그리고 환경물질로부터 보호하는 역할을 수행한다. **하부호흡계통**(lower respiratory system)은 후두, 기관, 기관지 그리고 허파를 포함한다.

흡입된 공기를 거르고 따뜻하게 하고 촉촉하게 하는 것은 상부기관지의 입구에서 시작되어 전도 부분의 나머지 부분을 통해 이

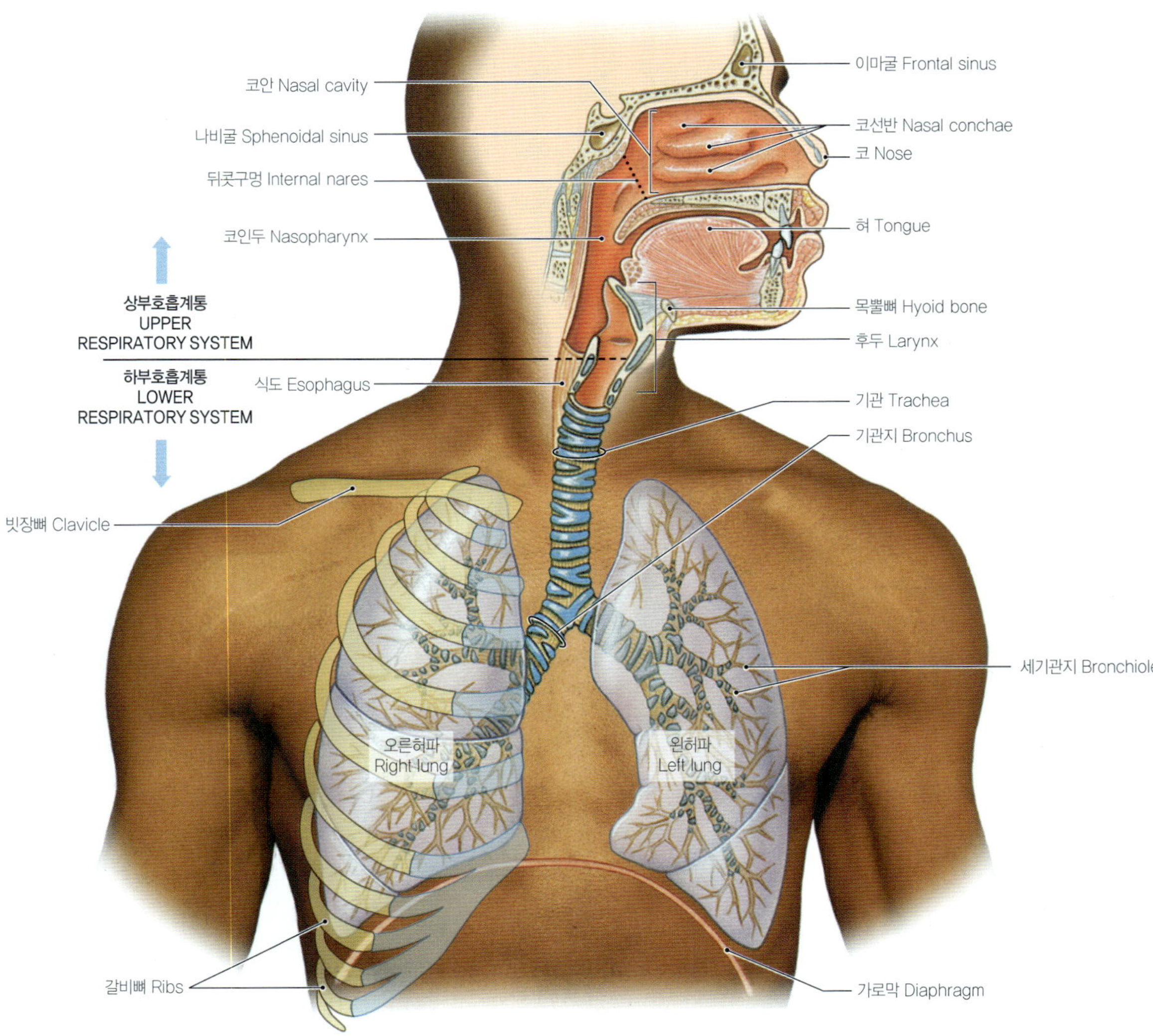

■ 그림 24.1 호흡계통의 구조

어진다. 따라서 공기는 허파꽈리에 다다를 때까지 대부분의 외부 입자들과 병원균들은 제거되고, 습도와 온도가 알맞은 조건이 된다. 이러한 조절은 일차적으로 호흡계통 상피세포의 특징 때문이다. 이 부분에 대해서는 다음에 다루기로 한다.

호흡계통의 기능

호흡계통의 기능은 다음과 같다.

- 가스와 순환혈액 사이의 가스교환을 위한 넓은 표면적을 제공한다.
- 가스를 허파로 운반해가고 운반해온다.
- 탈수, 온도변화 그리고 다른 환경변화로부터 호흡계통 표면을 보호한다.
- 호흡계통과 다른 조직들을 병원성 미생물의 침입으로부터 보호한다.
- 언어, 노래, 비언어적 전달을 포함하는 소리를 만들어 낸다.
- 혈액량, 혈압조절과 체액 pH의 조절을 보조한다.

호흡계통은 이러한 기능들을 심혈관계통과 림프계통, 일부 골격계통 그리고 신경계통과 공조하여 수행한다.

호흡관(respiratory tract)은 공기를 가스교환면으로 보내고 들여오는 기도(airway)들로 구성되어 있다. 호흡관은 전도 부분(conducting portion)과 호흡 부분(respiratory portion)으로 나뉠 수 있는데, 전도 부분은 코안의 입구에서부터 허파의 가장 작은 세기관지까지 뻗어 있는 부분이며, 호흡 부분은 호흡세기관지와 실제 가스교환이 이루어지는 미세한 공기주머니인 **허파꽈리(폐포, alveolus)**를 가리킨다. 호흡계통은 호흡관뿐만 아니라 그것과 관련된 조직, 기관 그리고 지지구조물을 모두 포함한다.

호흡상피

호흡상피(respiratory epithelium)는 수많은 점액세포를 가진 거짓중층섬모원주상피로 구성되어 있다(그림 24.2). 호흡상피는 인두의 아래 부위와 허파꽈리를 제외한 전체 호흡계통을 덮고 있다. 인두의 아랫부분은 중층편평상피에 의해 덮여 있으며 마모와 화학적 손상으로부터 보호하는 역할을 하는데, 인두의 이 부분은 공기를 후두로 전달할 뿐 아니라 음식물을 식도로 전해주는 역할을 하기 때문이다.

상피조직의 점액세포와 고유판 깊은 곳의 점액샘에서는 상피표면을 덮는 끈적한 점액을 분비한다. 코안의 섬모는 찌꺼기나 미생물을 점액과 함께 인두쪽으로 넘겨서 위의 산과 효소에 접촉되게 된다. 호흡기 전도로의 하부에 있는 섬모는 인두쪽으로 올려주면서 호흡기 전도로를 청소하는 점막 상승시스템을 형성한다.

호흡계통의 민감한 표면은 만약 흡입된 공기가 병원균같은 것에 의해 오염되었다면 심하게 손상받을 수 있으므로 호흡계통으로 들어온 공기는 오염물질을 제거하기 위해 걸러지게 된다. 이러한 호흡기의 여과기전은 **호흡기 방어체계**(respiratory defense system)를 형성하는데, 사실상 10 μm보다 큰 모든 입자들은 코안에서 제거된다. 큰 입자들은 코안쪽에 존재하는 뻣뻣한 콧털(vibrissae)에 의해 걸러지며, 작은 입자들은 코인두의 점막이나 인두의 분비물에 의해 갇히게 된다. 유해 수증기, 많은 양의 먼지와 찌꺼기, 항원 그리고 병원균과 같은 해로운 자극은 대개 점막생성 비율의 빠른 증가를 일으킨다(일반적인 감기 증상들은 200개 이상의 바이러스 중 하나가 호흡상피를 침범하여 발생한다).

흡입된 공기의 여과, 가온 그리고 가습은 전체 호흡계통을 통해 일어나지만 코안의 역할이 가장 큰 부분을 차지한다. 그러므로 입을 통해 호흡을 하게 되면 흡입된 공기의 여과, 가온 그리고 가습의 많은 부분이 이루어지지 않게 된다. 인공호흡기(mechanical ventilator)로 호흡하는 환자는 기관으로 직접 들어오는 공기를 들이마시게 되므로 허파꽈리의 손상을 방지하기 위해 흡입되는 공기는 반드시 인공적으로 여과되고 가습되어야 한다.

	V	24.1 개념확인
1	☐	호흡계통의 여섯 가지 기능을 나열하라.
2	☐	점액 상승기란 무엇인가?

24.2 상부호흡계통

코와 코안

코는 호흡계통으로 들어오는 일차적인 통로이다. 코와 관련된 뼈와 연골 그리고 코곁굴은 6장에서 소개하였다. 공기는 **코안(비강, nasal cavity)**으로 연결된 한 쌍의 **바깥콧구멍**(external nare)을 통해서 호흡계통으로 들어온다. 코의 유연한 조직들에 의해 막혀 있는 **코안뜰(비전정, nasal vestibule)**(그림 24.4a)은 얇은 한 쌍의 가쪽연골과 두 쌍의 콧방울연골(비익연골, alar cartilage)에 의해 지지된다(그림 24.3). 코안뜰의 상피조직에는 콧털이 존재하는데, 공중에 떠다니는 모래, 톱밥, 심지어 작은 곤충 같은 커다란 입자들은 이러한 털들에 막혀서 코안으로 들어오지 못하게 된다. **코사이막(비중격,nasal septum)**은 코안을 왼쪽과 오른쪽 부분으로

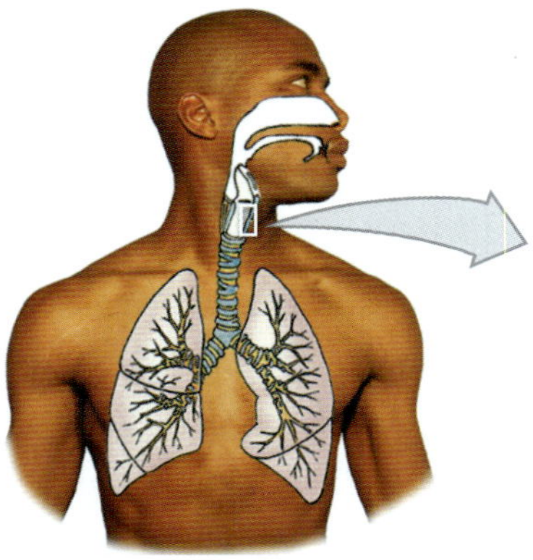

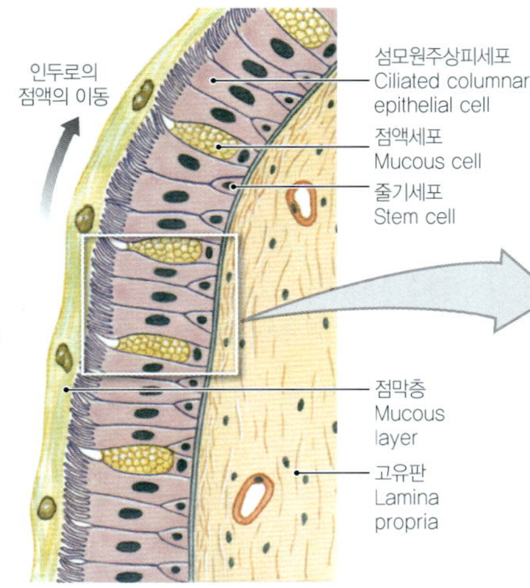

a 호흡상피의 조직학적 모식도

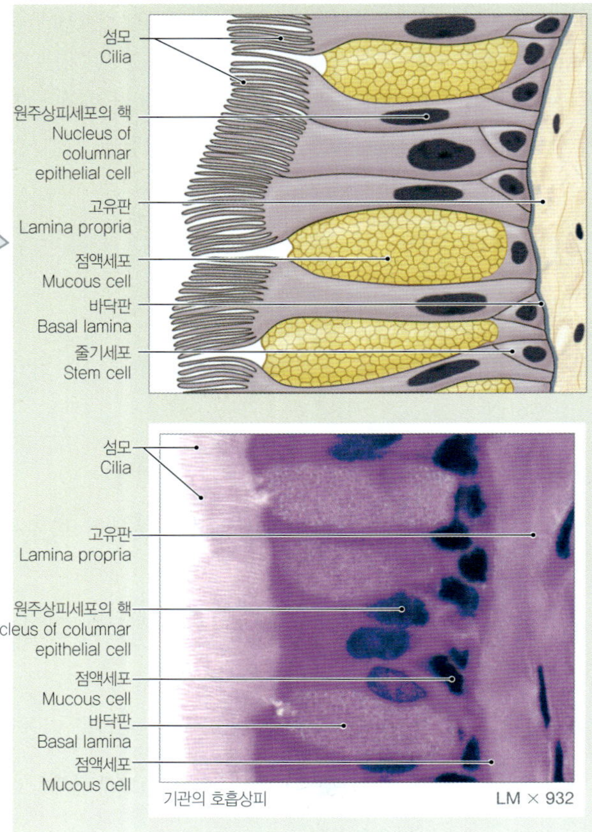

b 호흡상피의 조직학적 외형

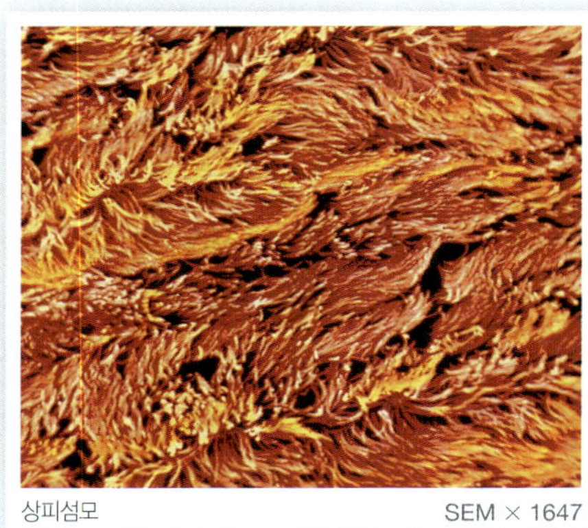

c 주사전자현미경으로 본 상피표면. 이 사진에서 상피세포의 섬모는 북실북실한 양탄자를 닮은 두꺼운 층을 형성하고 있다. 이러한 섬모들의 움직임은 점액을 상피표면을 통해 밀어내게 한다.

■ 그림 24.2 호흡계통의 구조

임상 노트

낭성섬유증

낭성섬유증(cystic fibrosis; CF)은 백인종에 있어 가장 흔한 치명적인 유전적 질환으로 3,000명당 1명꼴로 흔하게 발생한다. 미국에서만 매년 2,000명의 신생아들이 이 질환을 가지고 태어난다. 치료법의 발전에도 불구하고 단지 34%만이 성인이 될 때까지 생존하고 10% 이하만이 30세를 넘어 생존한다. 사망 원인은 대개 허파의 대규모 세균감염과 허파와 심장의 기능부전 때문이다.

근본적인 문제는 Cl이온의 능동수송과 관련된 막수송단백질의 이상 때문인데, 이러한 막단백질은 수성 분비물을 생산하는 외분비세포에 풍부하게 존재한다. 낭성섬유증을 가진 사람들에게 이러한 세포들은 염분과 물을 효과적으로 수송할 수 없으므로 생성된 분비물질은 걸쭉하고 끈적하다. 호흡기 전도로의 점액분비샘과 이자, 침샘, 소화관 그리고 생식계통 관의 분비세포들이 영향을 받는다.

가장 심각한 증상은 호흡기 방어시스템이 진한 점액들을 수송할 수 없게 되므로 나타난다. 점액상승이 작동을 멈추고 점액마개가 작은 호흡경로를 막게 된다. 이러한 폐쇄는 기도의 직경을 감소시키고 정상적인 호흡기 방어기능을 하지 못하게 하여 빈번한 세균감염을 일으키게 된다.

낭성세포증과 관련된 유전자가 밝혀졌으며 막단백질의 구조도 확인되었다. 현재는 이 유전자의 구조가 밝혀졌으며, 정상 유전자를 삽입함으로써 이러한 결함을 해결하고자 하는 목표로 연구가 진행 중이다.

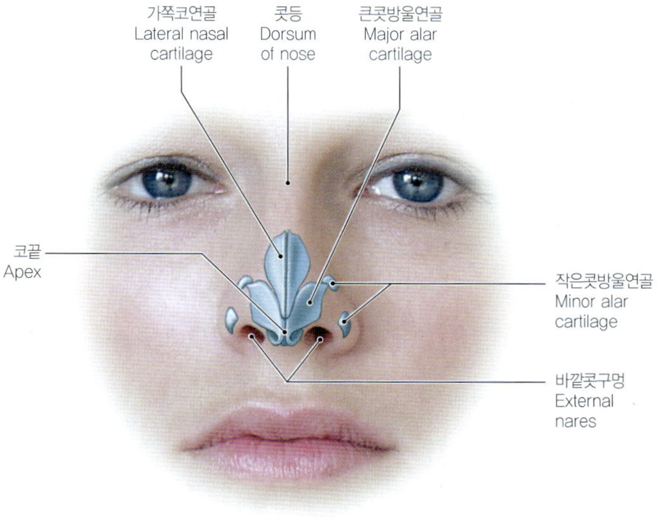

■ 그림 24.3 머리와 목에서의 호흡계통 구조 I
코연골과 코의 외부 표지점들

나뉘는데, 코사이막의 뼈 부분은 벌집뼈의 수직판과 보습뼈의 판의 융합으로 형성된다. 코사이막의 앞부분은 유리연골로 되어 있으며, 이러한 연골성 판은 **콧등(비배, dorsum of nose)**과 **코끝(비첨, apex of nose)**을 지지해 준다.

위턱뼈, 코뼈와 이마뼈, 벌집뼈 그리고 나비뼈는 코안의 가쪽과 윗벽을 형성한다. 인접한 코곁굴에서 생성된 점액분비는 코눈물관(nasolacrimal duct)을 통해 배출되는 눈물과 함께 코안의 표면을 촉촉하고 청결하게 유지시켜 준다. 코안의 윗부분 또는 후각부위는 후각상피에 의해 형성된 영역을 포함하며, (1) 벌집체판의 아랫면, (2) 벌집뼈의 위코선반 그리고, (3) 코사이막의 윗부분에 의해 형성된다.

위, 중간 그리고 아래 코선반(비갑개, nasal conchae) 또는 코선반뼈(비갑개골, turbinate bone)는 코안의 가쪽벽에서부터 코사이막쪽으로 뻗어 있다. 코안뜰로부터 **안쪽콧구멍(internal nare)**으로 통과하기 위해 공기는 **위(superior)**, **중간(middle)**, 또는 **아래(inferior) 콧길(비도, nasal meatus)**을 통해 인접한 코선반사이를 통과하여 흘러간다(그림 24.4). 이들은 열린 통로라기보다 좁은 홈인데, 들어온 공기는 코선반면(conchal surface)을 따라서 빠르게 휘돌게 된다. 이러한 난류는 다음과 같은 목적이 있다. 공기가 소용돌이치는 동안 공기 중의 작은 입자들이 코안을 덮고 있는 점액과 접촉하게 되는데 이것은 여과를 촉진할 뿐만 아니라 흡입된 공기를 가온하고 가습하기 위한 여분의 시간을 제공하게 된다.

위턱뼈와 입천장뼈에 의해 형성된 뼈로 이루어진 **단단입천장(경구개, hard palate)**은 코안의 바닥을 형성하고 입안과 코안을 구분시켜 준다. **물렁입천장(연구개, soft palate)**은 단단입천장 뒤쪽으로 뻗어 있으면서 상부 코인두와 인두의 나머지 부분의 경계를 지어준다(그림 24.4a와 24.5). 코안은 안쪽콧구멍에서 코인두로 연결되어 있다.

인두

코와 입 그리고 목구멍은 **인두(pharynx)**라 불리는 공동의 공간에 의해 서로 연결되어 있다. 소화계통과 호흡계통이 인두를 공유하는데 인두는 아래로 기도와 식도로 연결되어 있다. 인두의 휘어진 위쪽과 뒤쪽벽은 몸통뼈대(axial skeleton)에 가깝게 붙어 있지만 가쪽벽은 꽤 유연한 근육성의 조직으로 되어 있다. 인두는 코인두, 입인두 그리고 후두인두의 세 부분으로 나뉜다(그림 24.4a와 24.5).

코인두

코인두(비인두, nasopharynx)는 인두의 맨 윗부분이다. 이것은 안쪽 콧구멍을 통해 코안의 뒷부분과 연결되어 있으며 물렁입천장에 의해 입안과 분리된다(그림 24.4a와 24.5).

코인두는 전형적인 호흡계통 상피조직에 의해 덮여 있다. 인두편도(pharyngeal tonsil)는 코인두의 뒤쪽 벽에 위치한다. 가쪽벽에는 귀인두관(이관, auditory tube)의 입구가 존재한다(그림 24.4a).

입인두

입인두(구인두, oropharynx)는 목뿔뼈의 높이에서 물렁입천장과 혓바닥 사이로 뻗어 있다. 입안의 뒷부분은 입인두와 바로 연결되어 있으며, 마찬가지로 뒤쪽과 아래쪽 부분은 코인두와 연결되어 있다(그림 24.4a와 24.5). 코인두와 입인두의 경계에서 상피조직은 거짓중층섬모원주상피에서 입안상피와 유사한 중층편편상피로 변화된다.

물렁입천장의 뒤쪽은 **목젖(구개수, uvula)**과 두 쌍의 근육성 인두활을 형성한다. 목구멍편도(palatine tonsil) 앞쪽의 **입천장혀활(개설궁, palatoglossal arch)**과 뒤쪽의 **입천장인두활(구개인두궁, palatopharyngeal arch)** 사이에 놓여 있다(그림 25.5). 입천장혀활과 목젖을 연결하는 구부러진 선은 **목구멍(fauce)**의 경계를 형성하는데, 입안과 입인두 사이의 통로이다.

후두인두

후두인두(laryngopharynx)는 목뿔뼈와 식도의 입구 사이에 위치한 후두의 좁은 부분을 지칭한다(그림 24.4a와 24.5). 후두인두는 인두의 가장 낮은 부분이며 입인두와 같이 물리적인 침식, 화학적 손상 그리고 병원균 침범에 저항성을 가진 중층편평상피세포로 덮여 있다.

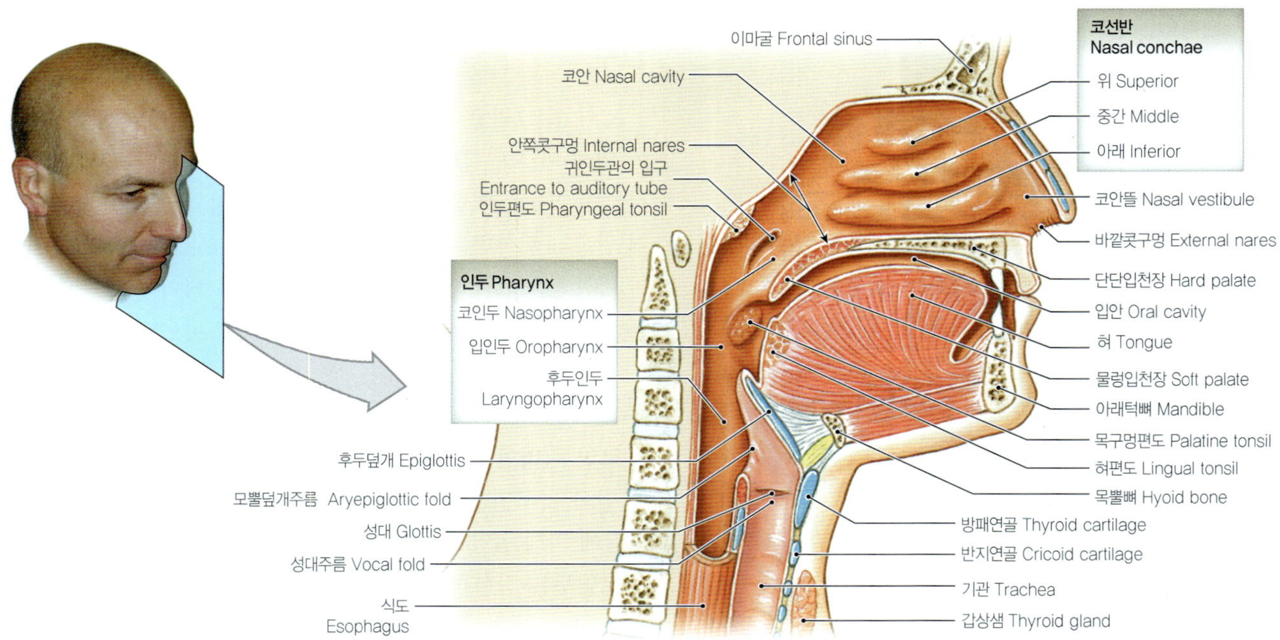

a 머리와 목의 시상절단 모식도

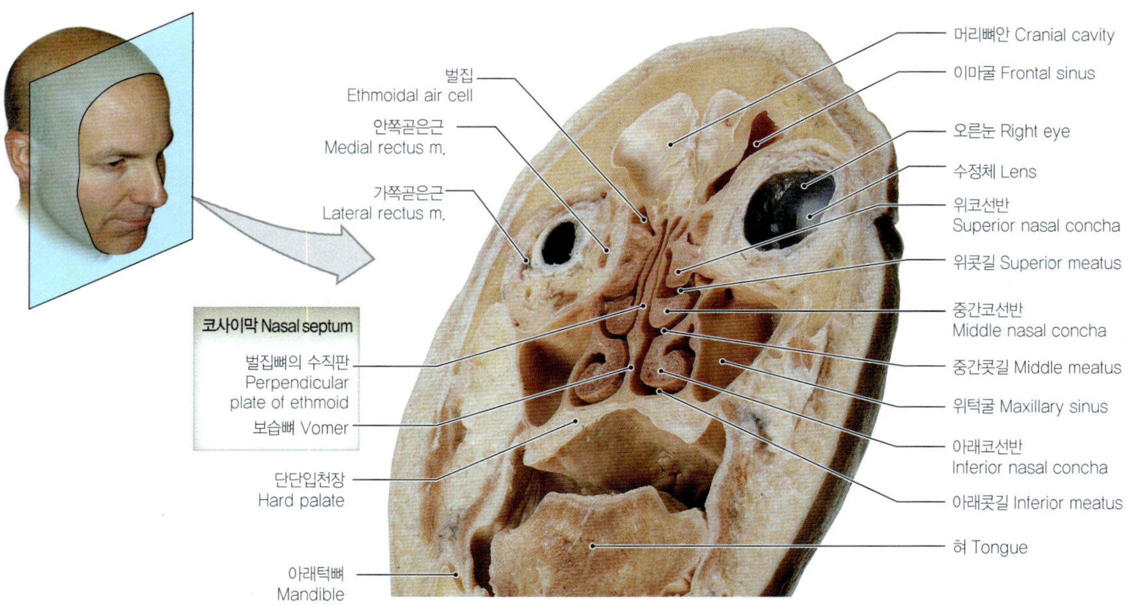

b 코곁굴과 코의 구조물의 위치를 보여주는 머리의 관상절단면

■ **그림 24.4** 머리와 목에서의 호흡계통 구조 II

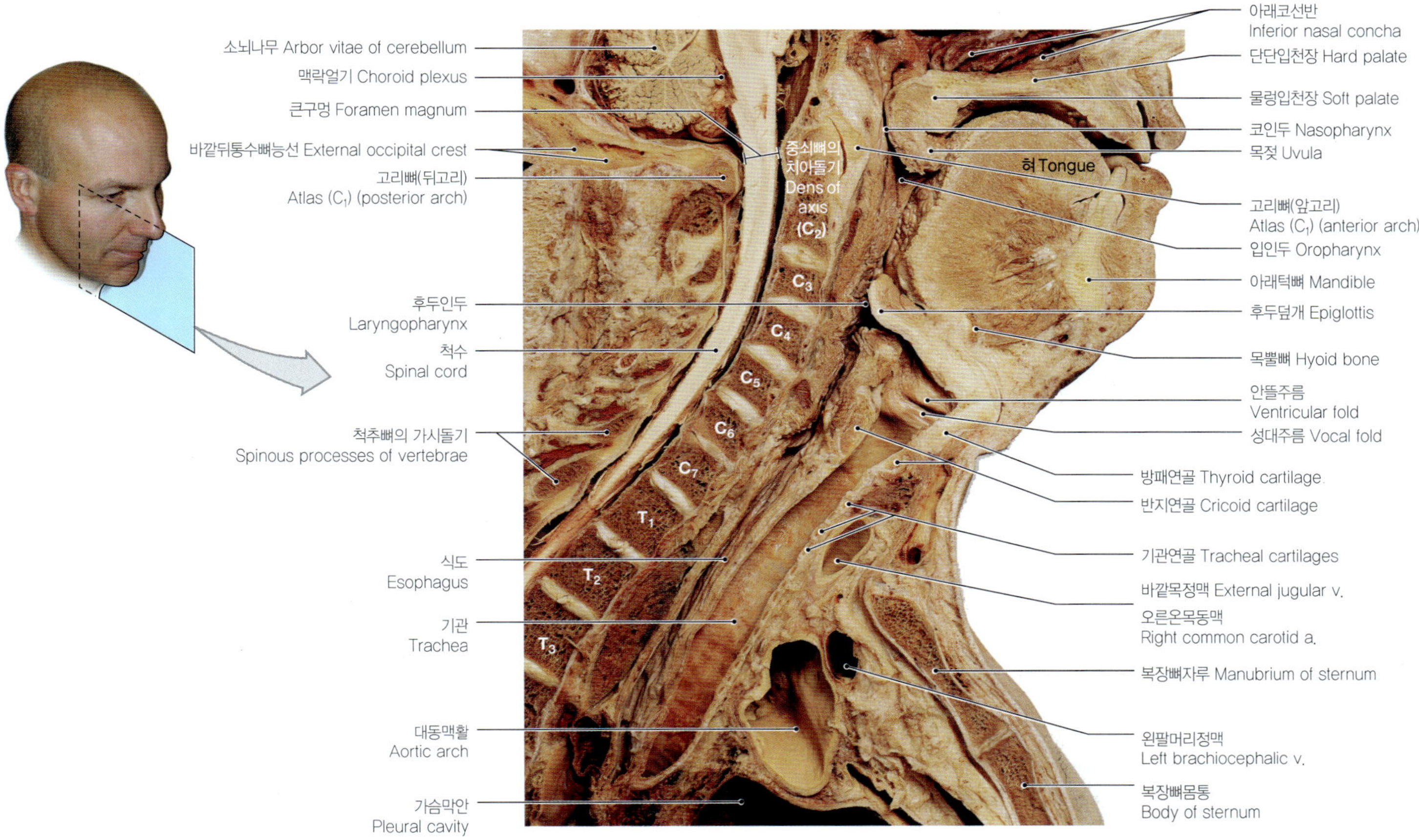

■ **그림 24.5 머리와 목에서의 호흡계통 구조 III**
머리와 목의 시상절단면에서의 코안과 인두

	V	**24.2 개념확인**
1	☐	인두의 세 가지 하부구조는 무엇인가?
2	☐	코선반의 기능은 무엇인가? 이것은 어떻게 하부 호흡계통에 영향을 미치는가?

24.3 하부호흡계통

후두

흡입된 공기는 좁은 구멍인 **성대문(성문, glottis)**을 통과하며 **후두(larynx)**를 지나가게 된다(**그림 24.4a**). 후두는 척추뼈 C_4나 C_5의 높이에서 시작되어 척수뼈 C_7의 높이에서 끝나는데, 후두는 인대와 골격근 혹은 둘 모두에 의해 안정화된 연골성 벽으로 이루어진 원통형 구조이다.

후두의 연골

세 개의 커다란 연골인 방패연골, 반지연골 그리고 후두덮개가 후두의 몸통을 형성한다(**그림 24.6**). 방패연골과 반지연골은 유리연골이다. 후두덮개연골은 탄력연골이다.

방패연골 가장 큰 후두연골은 **방패연골(갑상연골, thyroid cartilage)**인데, 흔히 Adam's apple이라 불린다. 이것은 후두의 대부분의 앞과 가쪽벽을 형성한다(**그림 24.6a,b**). 방패연골은 시상절단으로 본다면 뒷부분이 불완전한 구조이다. 방패연골의 앞면은 두꺼운 능선인 **후두융기(laryngeal prominence)**를 가지고 있다. 이 능선은 쉽게 보이고 만져진다.

방패연골의 아랫면은 반지연골과 관절하고 있다. 윗면은 후두덮개와 더 작은 후두연골에 인대결합을 가지고 있다.

반지연골 반지연골(윤상연골, cricoid cartilage)은 방패연골의 아래에 있다. 반지연골은 뒷부분이 크게 확장된 완전한 고리 모양인데, 방패연골이 없는 부분을 지지해준다. 반지연골과 방패연골은

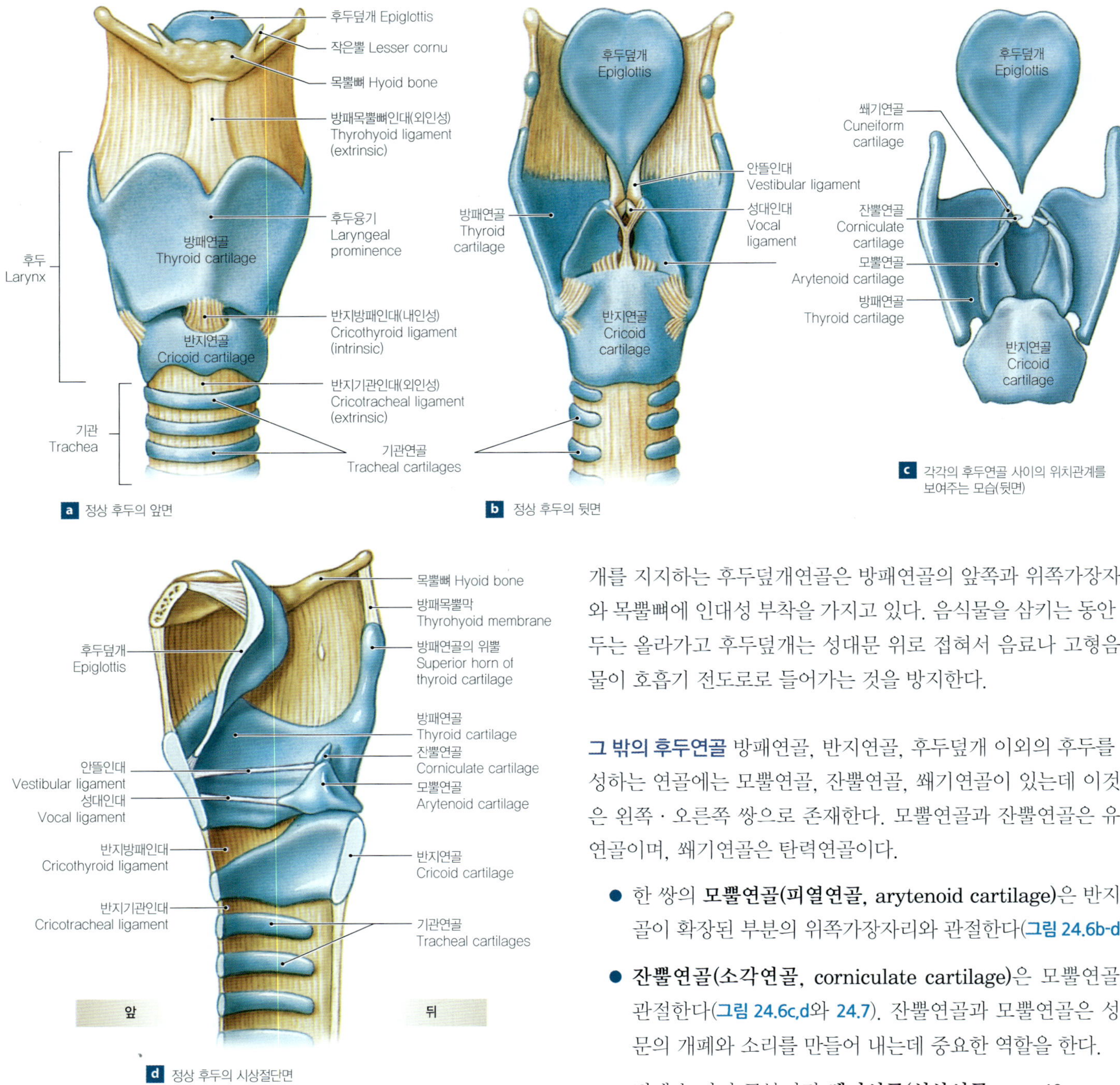

■ **그림 24.6 머리와 목에서의 호흡계통 구조 II**

성대문과 기도입구를 보호하며 두 연골의 넓은면은 중요한 후두근과 인대의 부착점을 제공한다. 반지연골의 아랫면은 인대에 의해서 기도의 첫 번째 연골에 부착된다(그림 24.6a,c). 반지연골의 윗면은 작은 한 쌍의 모뿔연골과 관절한다.

후두덮개 구두주걱처럼 생긴 **후두덮개(후두개, epiglottis)**는 성대문의 위쪽으로 뻗어 있다(그림 24.4a, 24.5와 그림 24.6b,c,d). 후두덮개를 지지하는 후두덮개연골은 방패연골의 앞쪽과 위쪽가장자리와 목뿔뼈에 인대성 부착을 가지고 있다. 음식물을 삼키는 동안 후두는 올라가고 후두덮개는 성대문 위로 접혀서 음료나 고형음식물이 호흡기 전도로로 들어가는 것을 방지한다.

그 밖의 후두연골 방패연골, 반지연골, 후두덮개 이외의 후두를 구성하는 연골에는 모뿔연골, 잔뿔연골, 쐐기연골이 있는데 이것들은 왼쪽 · 오른쪽 쌍으로 존재한다. 모뿔연골과 잔뿔연골은 유리연골이며, 쐐기연골은 탄력연골이다.

- 한 쌍의 **모뿔연골(피열연골, arytenoid cartilage)**은 반지연골이 확장된 부분의 위쪽가장자리와 관절한다(그림 24.6b-d).
- **잔뿔연골(소각연골, corniculate cartilage)**은 모뿔연골과 관절한다(그림 24.6c,d와 24.7). 잔뿔연골과 모뿔연골은 성대문의 개폐와 소리를 만들어 내는데 중요한 역할을 한다.
- 길게 늘어져 구부러진 **쐐기연골(설상연골, cuneiform cartilage)**은 각각의 모뿔연골의 가쪽면과 후두덮개 사이에 뻗어있는 모뿔덮개주름(피열후두개주름, aryepiglottic fold) 안에 놓여 있다(그림 24.6c와 24.7).

후두인대

일련의 **자체인대(내인성인대, intrinsic ligament)**들이 모든 아홉 개의 후두연골들을 묶어서 후두를 형성한다(그림 24.6a,b,d). **바깥인대(외인성인대, extrinsic ligament)**들은 방패연골을 목뿔뼈에 부착시켜 주고 반지연골을 기관에 부착시켜 준다. **안뜰인대(전**

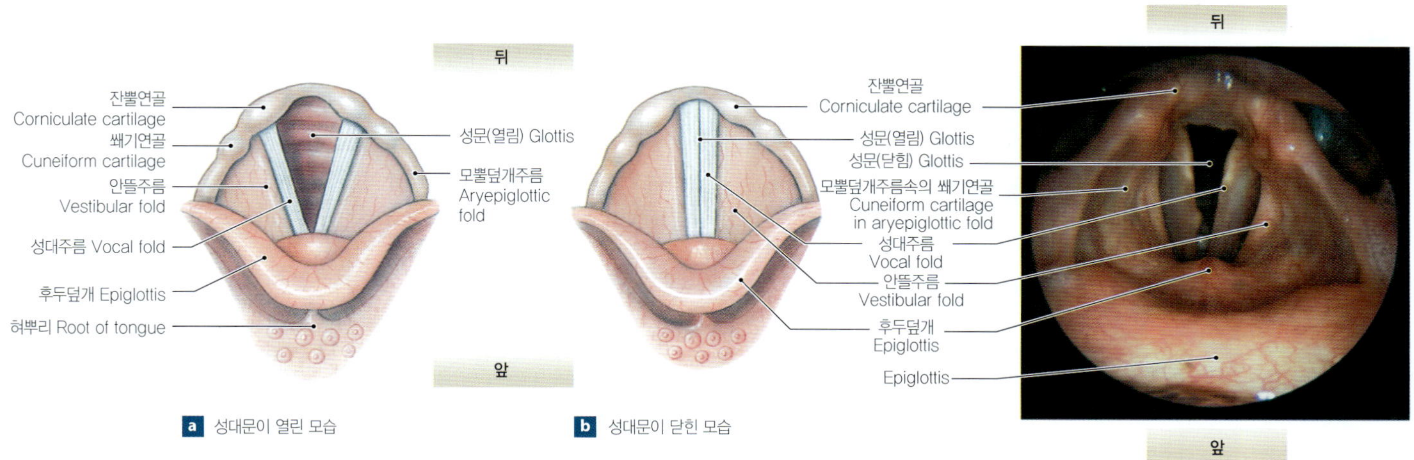

a 성대문이 열린 모습

b 성대문이 닫힌 모습

c 후두경으로 본 모습이다. 입인두 안에 후두 바로 위에서 찍은 사진이다.

■ **그림 24.7** 성대문

정인대, vestibular ligament)와 **성대인대(vocal ligament)**는 방패연골과 모뿔연골 사이로 뻗어 있다.

성대문(glottis)으로 뻗어 있는 후두상피조직의 주름들이 안뜰인대와 성대인대들을 덮고 있다. 안뜰인대들은 **안뜰주름(전정주름, vestibular fold)**으로 알려진 주름의 윗부분에 놓여 있다(그림 24.5, 24.6b와 24.7). 안뜰주름은 상대적으로 탄력성이 없는데, 외부물질이 성대문으로 들어가는 것을 방지하고 훨씬 예민한 **성대주름(vocal fold)**을 보호하는 작용을 한다.

성대주름은 상당히 탄력성이 있는데, 성대인대가 탄력조직의 띠로 되어 있기 때문이다. 성대주름은 소리의 생성과 관련이 있으며 이러한 이유 때문에 **참성대(진성대, true vocal cord)**라고 알려져 있다. 안뜰주름은 소리의 생성에 아무런 역할을 하지 못하기 때문에 종종 **거짓성대(가성대, false vocal cord)**라고 불린다.

소리의 생성 성대문을 통과하는 공기는 성대주름을 진동시켜서 음파를 생성한다. 만들어지는 소리의 높이는 성대주름의 직경, 길이 그리고 긴장도에 따라 달라진다. 직경과 길이는 후두의 크기와 직접적으로 관련이 있다. 긴장도는 방패연골과 모뿔연골의 상대적인 위치를 변화시키는 수의근의 수축에 의해 조절된다. 방패연골과 모뿔연골 사이의 거리가 증가하면 성대주름의 긴장도와 소리의 높이가 올라간다. 거리가 감소하면 성대주름 긴장도와 소리의 높이는 낮아진다.

어린 아이들은 가늘고 짧은 성대주름을 가지고 있어서 아이들의 목소리는 높이가 높은 편이고, 사춘기에 남성의 후두는 여성보다 상당히 커진다. 그리하여 성인 남성의 참성대는 두껍고 길며 여성보다 낮은 톤의 목소리는 만들어 낸다.

후두의 벽이 진동하면서 혼합적인 소리를 만들어 내므로 후두 전체가 소리의 형성과 관련이 있다. 소리의 확대와 메아리는 후두, 입안, 코안 그리고 코곁굴에서 일어난다. 소리의 최종적인 생성은 혀, 입술 그리고 뺨의 움직임에 따라 달라진다.

후두근육

후두는 두 개의 다른 근육집단과 관련이 있는데, 후두자체근과 후두바깥근이 그것이다. **후두자체근(내인성후두근, intrinsic laryngeal muscle)**은 두 가지 중요한 기능을 한다. 하나는 성대주름의 긴장도를 조절하는 것이며 다른 하나는 성대문을 열고 닫는 역할을 하는 것이다. 성대주름과 관련된 근육들은 방패연골, 모뿔연골 그리고 반지연골 사이에 존재한다. 성대문의 개폐는 성대주름을 각자 또는 같이 움직이게 하는 모뿔연골의 회전운동과 관련이 있다.

후두바깥근(외인성후두근, extrinsic laryngeal musculature)은 후두의 위치를 잡아주고 안정시켜 주는 역할을 한다. 이러한 근육에 대해서는 10장에서 다루고 있다.

음식물을 삼키는 동안 자체근과 바깥근이 협조하여 음식물이 성대문으로 들어가는 것을 막는다. 삼키기 전에 음식물은 부서져서 음식물덩어리(식괴, bolus)로 변한다. 그러고 나서 바깥근육들이 후두를 들어 올리고 후두덮개를 성대문의 입구 위로 구부려서 음식물덩어리가 후두 안쪽으로 들어가지 못하고 후두덮개를 통해 미끄러지도록 한다(그림 24.8). 이러한 움직임이 일어나는 동안 자체근육들은 성대문을 닫는다. 만약 음식물이나 음료가 안뜰의 표면이나 성대주름을 건드리게 되면 기침반사가 일어난다. 기침은 음식물이 성대문으로 들어가는 것을 막아준다.

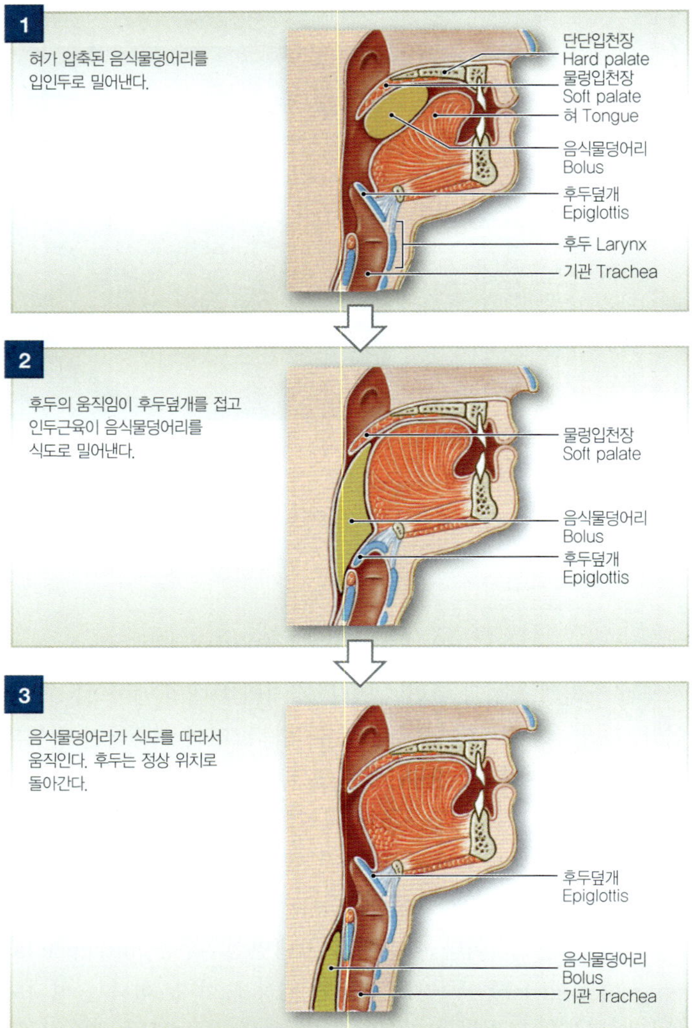

■ **그림 24.8 음식물을 삼키는 동안 후두의 움직임**

음식물을 삼키는 동안 후두의 상승은 후두덮개가 성대문 위를 덮게 만들고 음식물을 식도로 들어가게 한다.

		24.3 개념확인
1	☐	방패연골의 기능은 무엇인가?
2	☐	후두덮개의 기능은 무엇인가?
3	☐	의식적으로 근육을 이용해 방패연골과 모뿔연골 사이의 거리를 짧게 하면 목소리 높이는 어떻게 변할까?
4	☐	삼키기에 영향을 미치는 후두자체근이 없다면 어떻게 될까?

24.4 기관

기관(trachea)은 직경이 대략 2.5 cm이고 길이가 대략 11 cm인 질기고 유동성이 있는 관 형태이다(그림 24.4a, 24.5와 24.9)(둘째등뼈 높이에서 가로절단면의 구조는 12장 그림 12.10 참고). 기관은 여섯째목뼈의 앞부분에서 반지연골에 인대성 부착으로 시작한다. 다섯째등뼈의 높이인 가슴세로칸(종격, mediastinum)에서 끝나는데, 이곳에서 가지를 내어 좌우기관지 또는 주기관지로 분지된다.

기관의 표면은 **고유판**(lamina propria)이라 불리는 성긴결합조직의 층으로 덮인 호흡상피조직으로 구성되어 있다(그림 24.2a). 고유판은 호흡상피조직을 밑에 있는 연골과 분리시킨다. 상피조직과 고유판은 상호의존적이며 결합 부위는 **점막**(mucosa)을 형성한다.

결합조직의 두꺼운 층인 **점막밑층**(submucosa)은 점막을 둘러싸고 있다. 점막밑층은 많은 수의 분비관을 통해 상피조직표면과 연결되는 점액분비샘을 가지고 있다.

점막밑층의 바깥쪽에 기관은 15~20개의 **기관연골**(tracheal cartilage)을 가지고 있다(그림 24.9). 각각의 기관연골은 탄력성이 있는 **고리인대**(**윤상인대**, **annular ligament**)에 의해 인접한 연골에 부착되어 있다. 기관연골은 기관벽을 단단하게 하고 기도를 보호하는 작용을 한다. 이것은 또한 호흡계통에 주어지는 압력변화에 따른 기관의 허탈과 과도한 확장을 방지한다.

각각의 기관연골은 C자 형태이다. C자의 닫힌 부분은 기관의 앞부분과 바깥부분을 보호한다. 기관연골의 열린 부분은 뒤쪽의 식도 부위를 향하고 있다(그림 24.9b). 이곳은 연골이 기관주위로 연결되어 있지 않기 때문에 뒤쪽 기관벽은 음식물을 삼키는 동안 쉽게 형태가 변하여 음식물의 큰 덩어리들이 식도를 통과할 수 있도록 해준다.

탄력인대 그리고 민무늬근의 띠인 **기관근**(trachealis)은 각각의 기관연골의 말단을 연결시켜 준다(그림 24.9b). 기관근의 수축은 기관 속공간의 직경을 변화시켜 공기흐름에 대한 저항을 변화시킨다. 교감성 흥분은 기관근을 이완시켜서 기관의 직경을 증가시키고 많은 양의 공기가 호흡기 전도로를 따라서 움직이기 쉽게 해준다.

		24.4 개념확인
1	☐	기관을 강화시키는 연골은 완전한 원형이 아닌 C자 모양이다. 이러한 형태는 어떻게 기관을 보호하면서 동시에 삼키는 기능을 원활히 수행할 수 있는가?
2	☐	기관에서 보이는 상피는 어떤 유형인가?
3	☐	기관연골은 호흡에 어떻게 관여하는가?

24.5 일차기관지

가슴세로칸 안에서 기관은 **오른기관지**(right primary bronchus)와 **왼기관지**(left primary bronchus)를 내게 된다. 좌우 기관지는

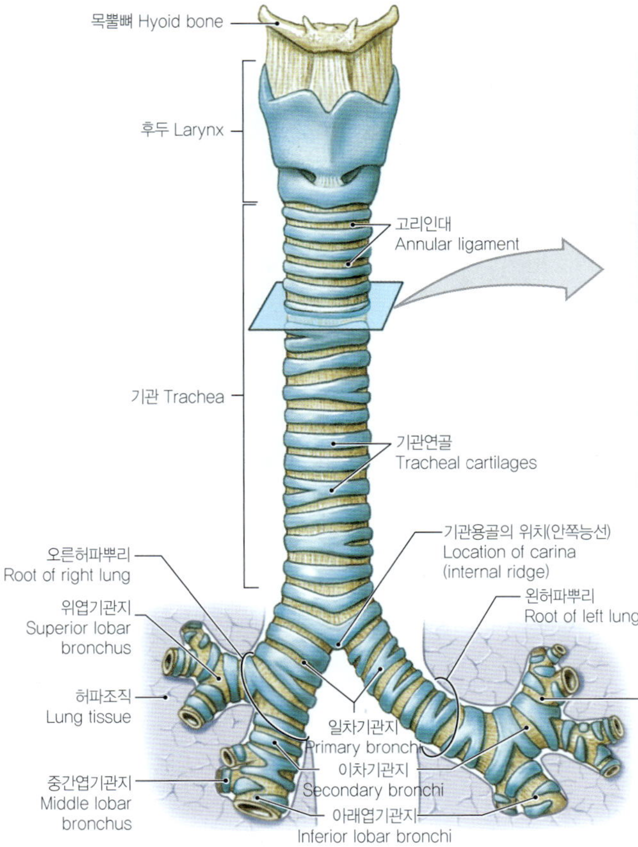

a 앞에서 본 모습

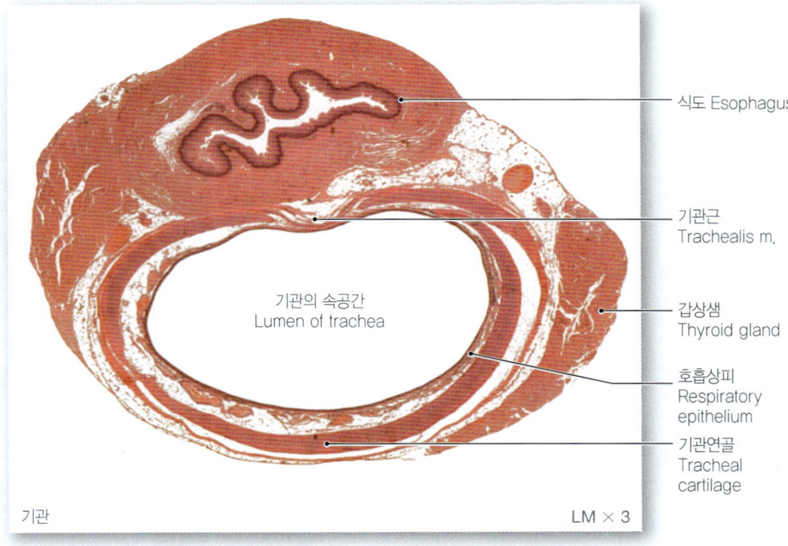

b 그림 (b)의 가로절단면. 기관과 주변구조물들과의 위치관계를 보여주는 조직학적 절단면

■ **그림 24.9** **기관과 기관지의 해부학적 구조**

허파 바깥쪽에 위치하므로 **허파밖기관지(폐외기관지, extrapulmonary bronchi)**라고도 부른다. **기관용골(carina)**이라 부르는 구조물이 두 기관지 입구 사이에 놓여 있다(그림 24.9a). 일차기관지의 조직학적 구조는 기관과 동일하여 C자 형태의 지지하는 고리가 존재한다. 오른기관지는 오른허파로 왼기관지는 왼허파로 연결된다. 오른기관지는 왼쪽에 비해 더 넓은 직경을 가지고 있으며 가파른 각으로 허파로 내려가면서 연결된다. 이러한 이유 때문에 기관으로 들어온 외부물질은 대개 왼쪽보다는 오른쪽으로 들어가게 된다.

각각의 일차 기관지는 더 분지하기 전에 허파의 안쪽면의 홈으로 들어간다. 이러한 홈은 **허파문(폐문, hilum of lung)**이라 부르는데 허파로 들어가는 혈관과 신경이 들어가는 입구가 된다. 허파문의 전체 구조는 치밀결합조직의 망에 의해 강하게 연결되어 있다. 이러한 복합체를 **허파뿌리(폐근, root of the lung)**라 부르는데 허파를 가슴세로칸에 부착시켜 주고 주요 신경, 혈관, 림프기관들의 위치를 고정시켜 준다. 허파뿌리는 다섯째등뼈(오른쪽)와 여섯째등뼈(왼쪽)의 앞부분에 위치한다.

V	**24.5 개념확인**
1 ☐	왼기관지와 오른기관지를 어떻게 구별할 수 있는가?

24.6 허파

왼 · 오른허파(그림 24.10)는 각각 왼쪽과 오른쪽 가슴 안에 위치하고 있다(여덟째등뼈 높이에서의 절단면을 보여주는 12장의 그림 12.11 참고). 각각의 허파는 **허파꼭대기(폐첨, apex of lung)**가 위로 향하는 무딘 원뿔 모양이다. 왼 · 오른허파의 허파꼭대기는 첫째갈비뼈 위 목의 바닥안쪽으로 뻗어 있다. 각 허파의 넓은 오목한 아랫부분인 **허파바닥(폐저, base of lung)**은 가로막의 윗면에 놓여 있다.

허파엽

허파는 깊은 틈새(열, fissure)로 구분되는 개별의 **엽(lobe)**을 가지고 있다. 오른허파는 **위엽(superior lobe)**, **중간엽(middle lobe)**, **아래엽(inferior lobe)**으로 구분되는 세 개의 엽을 가지고

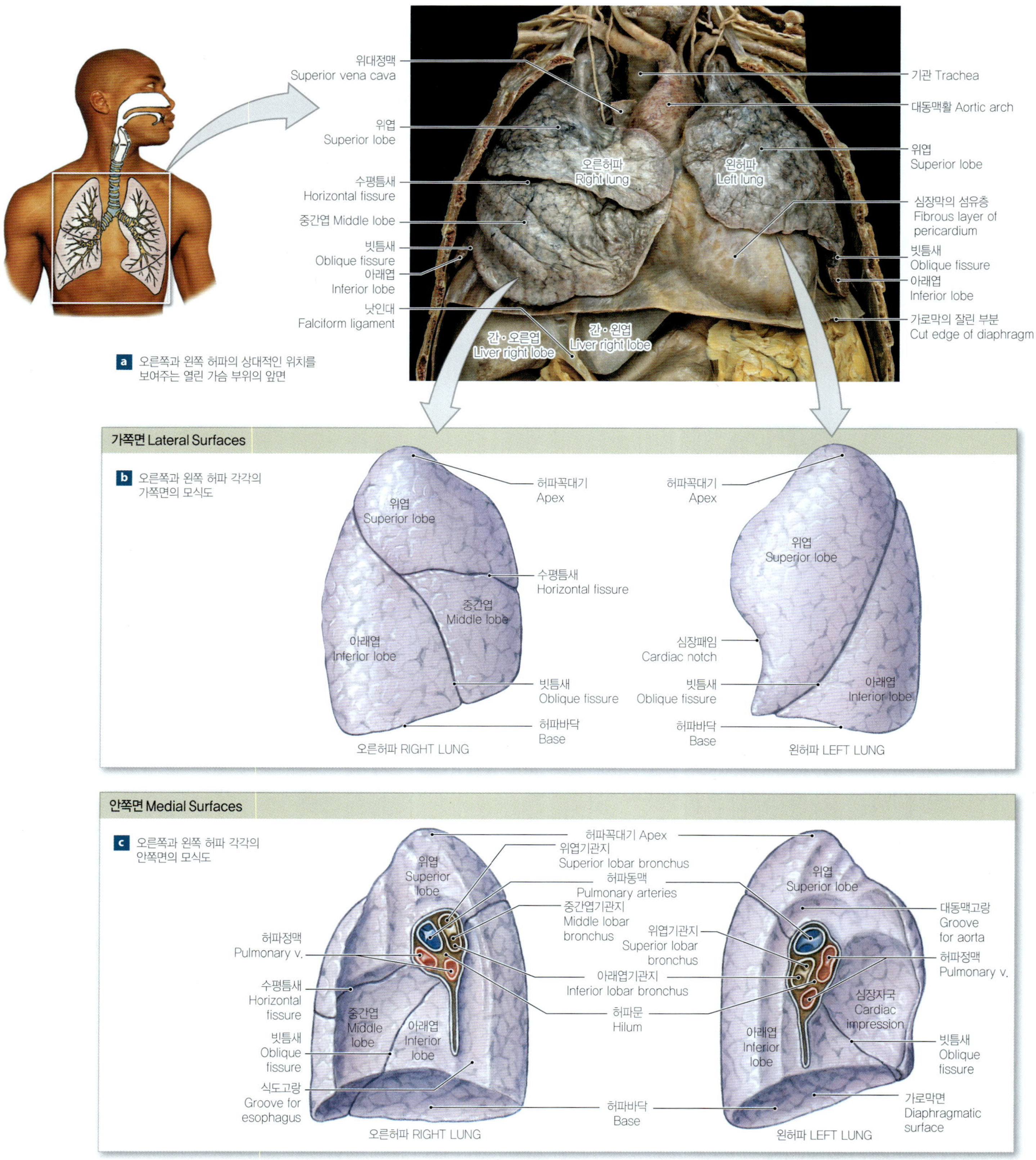

■ 그림 24.10 허파의 표면해부학적 구조

있다. **수평틈새(수평열, horizontal fissure)**는 위엽과 중간엽을 구분지으며, **빗틈새(사상열, oblique fissure)**는 위엽과 아래엽을 구분짓는다. 왼허파는 **위엽(superior lobe)**과 **아래엽(inferior lobe)**의 단지 두 개의 엽을 가지고 있는데 **빗틈새**에 의해 나뉜다(그림 24.10). 심장과 큰 혈관들의 대부분이 왼쪽 가슴안으로 들어가기 때문에 오른허파는 왼허파보다 더 넓다. 그러나 가로막이 간의 위치를 마련하기 위해서 오른쪽에서 올라와 있으므로 왼허파가 오른허파보다 더 길다.

허파면

가슴우리의 안쪽을 윤곽을 따라 접하는 허파의 구부러진 앞부분이 **갈비면(늑골면, costal surface)**이다(그림 24.10a). **가슴세로칸면(종격면, mediastinal surface)**에는 허파문이 있고, 불규칙한 모양을 가지고 있다(그림 24.10c). 양쪽 허파의 가슴세로칸면에는 큰 혈관과 심장의 위치를 나타내는 고랑이 존재한다. 심장은 정중선의 왼쪽에 위치하며, 왼허파는 커다란 심장자국(심압흔, cardiac impression)을 가지고 있다. 앞에서 바라보면 오른허파의 안쪽모서리는 수직선을 형성하는 반면, 왼허파의 안쪽모서리는 **심장패임(심장절흔, cardiac notch)**이라는 오목한 모서리를 가지고 있다.

각 허파뿌리의 결합조직은 허파 안쪽으로 뻗어 들어가서 섬유성 조직 또는 **잔기둥(소주, trabecula)**들을 형성하는데, 탄력섬유, 민무늬근 그리고 림프조직을 함유하고 있다. 이들은 반복적으로 분지하여 각 엽들을 더 작은 구역으로 분리하게 된다. 호흡의 전도로와 허파혈관 그리고 허파의 신경가지들은 이러한 잔기둥들을 따라서 말초까지 도달하게 된다. 마지막 구획인 **사이막(septum)**은 허파를 **소엽(lobule)**으로 나누며, 이것은 허파동맥, 허파정맥 그리고 공기전도로 등으로 이루어져 있다. 사이막의 결합조직은 내장쪽가슴막의 결합조직과 연결된다. 각 허파의 허파문으로부터 허파꽈리까지의 기관지의 분지양식을 살펴보기로 한다.

허파기관지

일차기관지와 이들의 가지들은 기관지나무(기관지목, bronchial tree)를 형성한다. 왼·오른기관지는 허파 바깥쪽에 존재하기 때문에 허파밖기관지(폐외기관지, extrapulmonary bronchus)라고 부르는데, 기관지가 허파로 들어가면서 더 작은 가지로 나뉜다(그림 24.9,24.11 그리고 24.12). 이러한 기관지들을 **허파속기관지(폐내기관지, intrapulmonary bronchi)**라 부른다.

각각의 일차기관지는 나뉘어 **이차기관지(secondary bronchus)**를 형성하는데, 이것은 **엽기관지(lobar bronchus)**라고도 부른다. 이차기관지는 다음으로 구역기관지(segmental bronchus)라고도 부르는 **삼차기관지(tertiary bronchus)**로 가지를 낸다. 가지를 내는 유형은 왼·오른허파가 서로 다르다. 세부 내용을 간략히 요약하면 다음과 같다. 각각의 삼차기관지는 공기를 하나의 허파구역으로 보내는데, 이것은 허파의 특수한 구역이다(그림 24.12a,b). 오른허파에는 10개의 삼차기관지(그리고 10개의 허파구역)가 존재한다. 왼허파 또한 발생 과정에서 10개의 구역을 형성하지만, 나중에 융합되어 8~9개로 줄어든다. 일차기관지, 이차기관지 그리고 삼차기관지의 벽은 점진적으로 연골조직의 양이 줄어들게 된다. 이차기관지와 삼차기관지의 벽은 속공간 주위로 정렬된 연골조직의 판을 가지고 있다. 이러한 연골조직은 기관과 일차기관지의 연골고리와 동일한 기능을 한다.

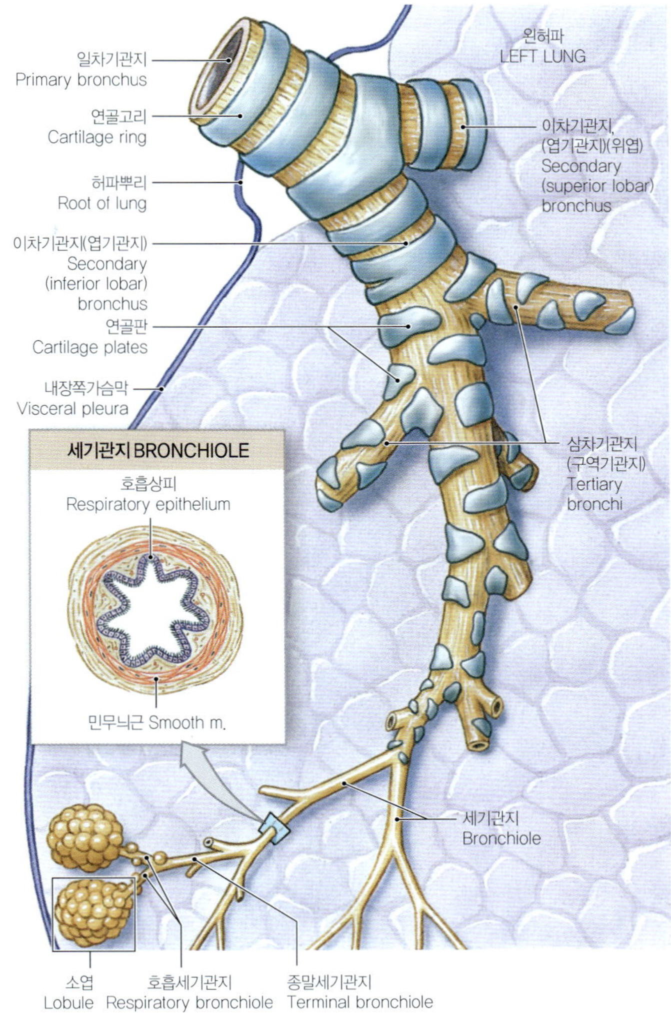

■ 그림 24.11 기관지와 세기관지
보기 편하게 하기 위해 분지 형태를 줄여서 나타내었다. 실제로 기도는 소엽의 수준까지 다다르기 전에 대략 23번의 분지를 낸다.

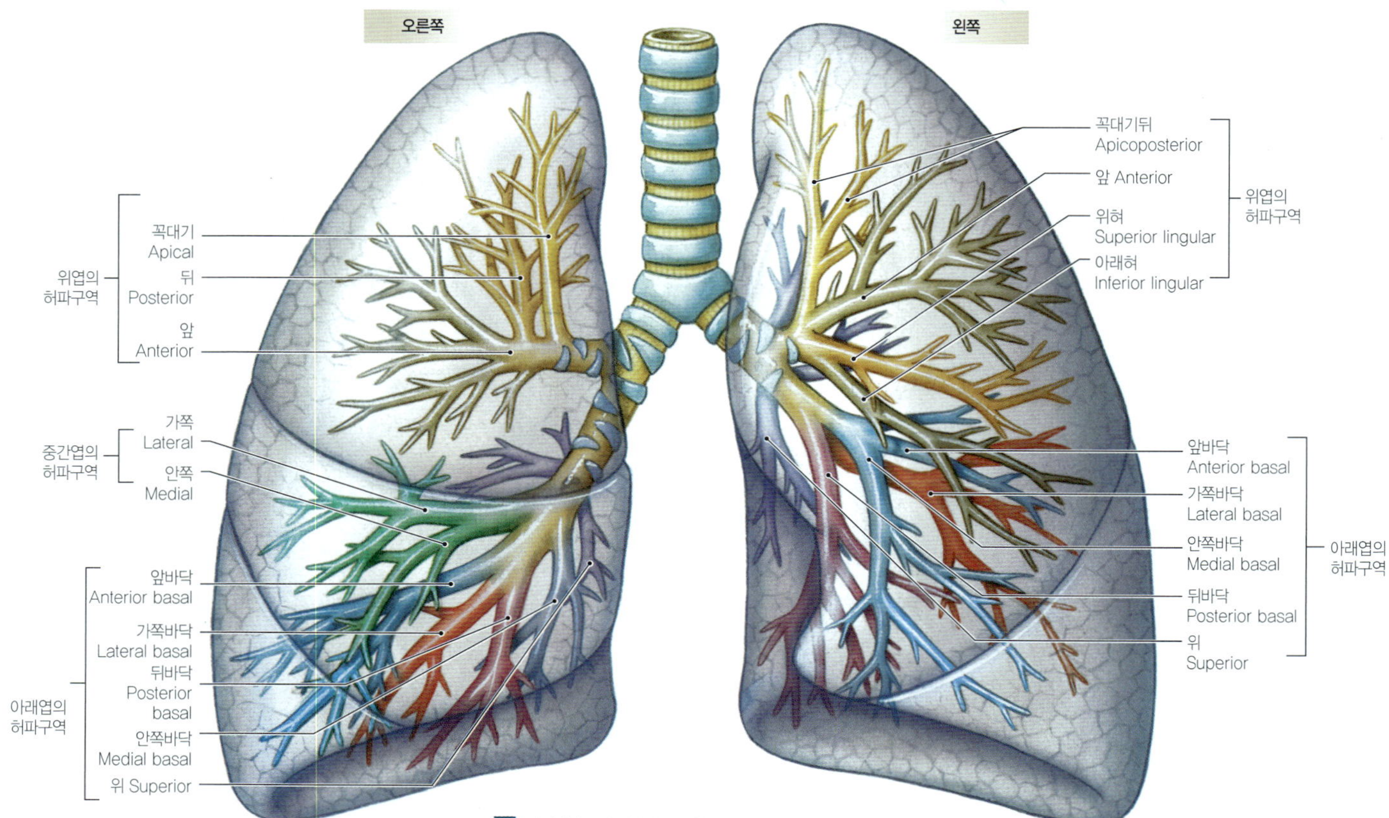

a 기관지나무와 허파의 구역을 보여주는 허파의 육안해부모습

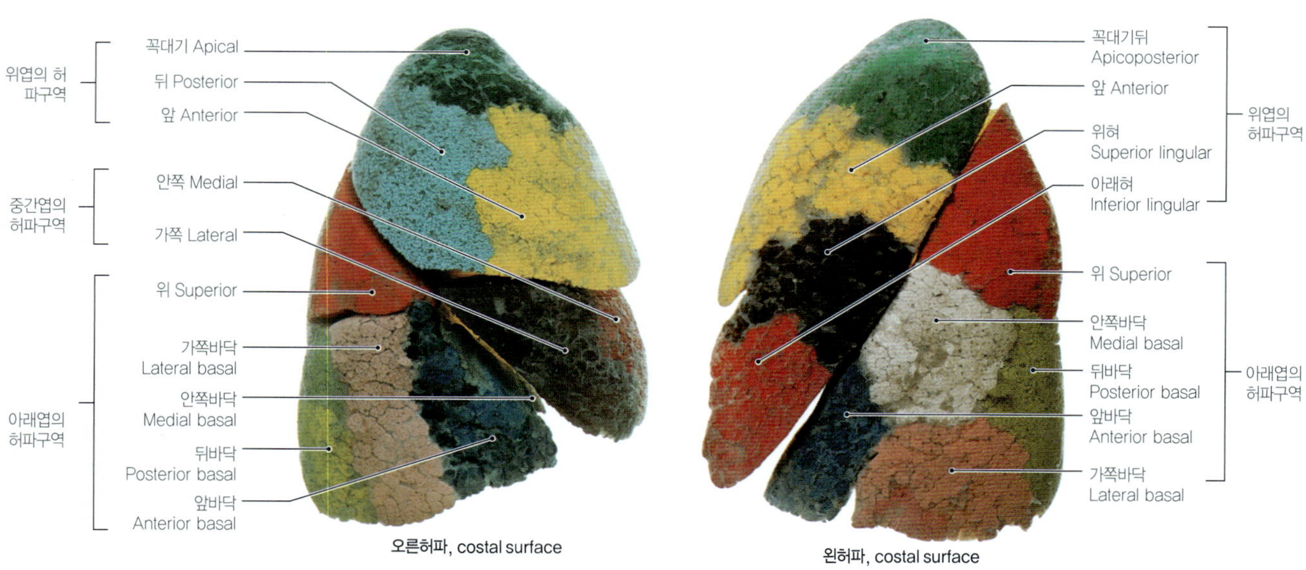

b 왼쪽과 오른쪽 허파에 각각의 허파구역의 분포를 보여주기 위해 색을 칠한 모습

■ 그림 24.12 기관지나무와 허파의 구역

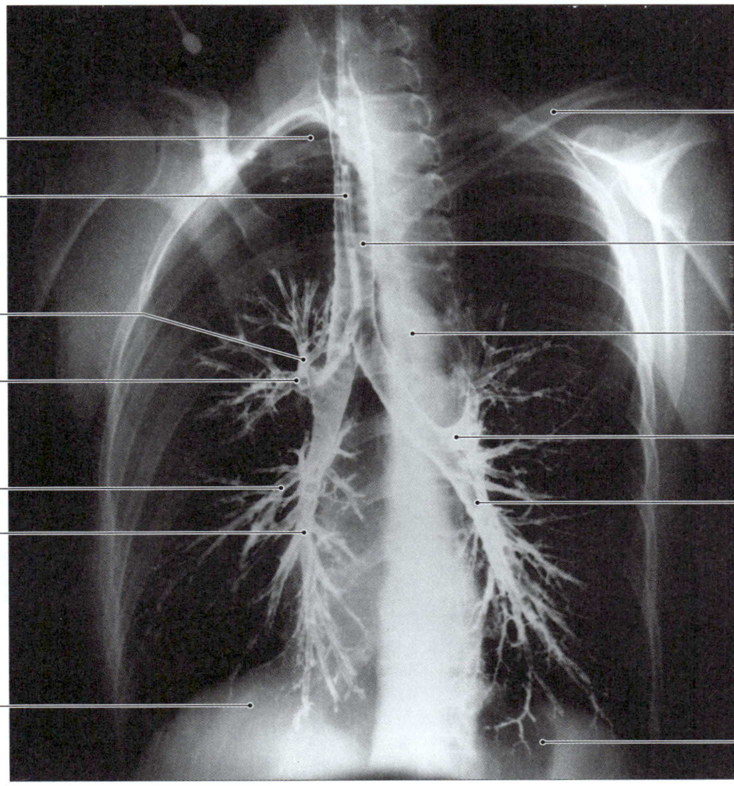

c 기관지조영술로 본 기관지나무, 앞뒤 모습

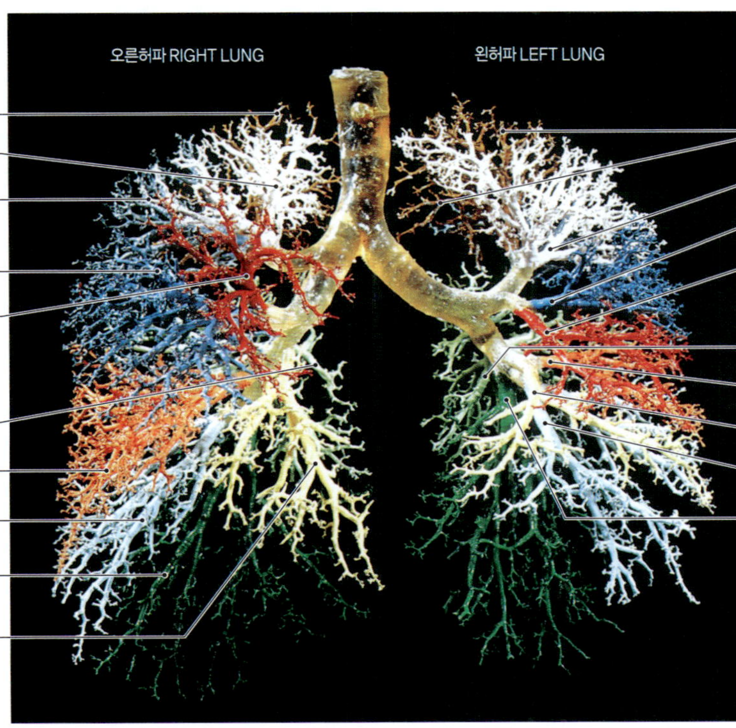

d 정상적인 성인 기관지나무의 플라스틱주형. 동일한 허파구역의 모든 분지를 같은 색으로 칠하였다.

■ 그림 24.12(계속) 기관지나무와 허파의 구역

임상노트

기도폐쇄

외부물질, 대개 후두와 기관에 정체된 음식물은 일반적으로 기침에 의해 배출된다. 만약 말을 하거나 소리를 낼 수 있다면 아직 기도는 열린 상태이므로 응급수단이 필요 없다. 그러나 만약 숨을 쉬거나 말을 할 수 없다면 생명이 위급한 상태이다.

하임리히법(Heimlich maneu-ver) 또는 복부압박법에서 구조자는 가로막 바로 아랫부분의 복부에 압박을 가한다. 압박은 가로막을 강하게 들어 올려줘서 폐쇄물질을 제거할 수 있는 충분한 압력을 만들어 낼 수 있다. 이러한 방법은 내장기관의 손상을 피하기 위해 적절하게 수행되어야 한다. 적십자나 지역 소방서 그리고 다른 구조단체에서는 계속해서 이러한 대처법을 훈련할 수 있는 기회를 제공하고 있다.

폐쇄가 여전히 남아 있다면 전문적인 구조자가 **기관절개**(tracheostomy)를 수행할 수도 있다. 이 과정에서 앞쪽 기관벽을 절개해서 관을 삽입하게 되는데, 관은 후두의 우회를 만들고 공기가 기관으로 직접 들어갈 수 있도록 해준다. 기관절개는 다음 경우에 필요할 수 있다. (1) 후두가 외부물질, 염증 또는 지속적인 후두경련에 의해 막혔을 경우, (2) 기도의 한 부분이 뭉개진 경우, 또는 (3) 후두암 수술 과정에서 기도의 일부를 절제하는 경우이다.

오른기관지의 분지

오른허파는 세 개의 엽을 가지고 있으며, 오른기관지는 **위엽기관지**(superior lobar bronchus), **중간엽기관지**(middle lobar bronchus) 그리고 **아래엽기관지**(inferior lobar bronchus)의 세 개의 엽기관지로 나뉜다. 각각의 엽기관지는 공기를 오른허파의 엽들 중 하나로 공기를 운반한다(그림 24.12).

왼기관지의 분지

왼허파는 두 개의 엽을 가지고 있으며, 왼기관지는 **위엽기관지**(superior lobar bronchus)와 **아래엽기관지**(inferior lobar bronchus)의 두 개의 엽기관지로 나뉜다(그림 24.9, 24.11 그리고 24.12).

이차기관지의 분지

각 허파의 이차기관지는 나뉘어 삼차기관지를 형성한다. 오른허파에서 삼차기관지 세 개가 위엽으로, 두 개가 중간엽으로, 다섯 개가 아래엽으로 들어간다. 왼허파의 위엽은 일반적으로 네 개의 삼차기관지를 가지는 반면, 아래엽은 다섯 개의 삼차기관지를 가진다(그림 24.12a,d). 삼차기관지는 허파의 허파구역으로 공기를 운반한다.

허파구역

허파의 각 엽은 **허파구역**(**폐구역**, **bronchopulmonary segment**)이라 불리는 더 작은 단위로 나뉜다. 각 구역은 한 개의 삼차기관지와 관련된 허파조직으로 구성된다. 허파구역은 관련된 삼차기관지에 따라서 명명하게 된다(그림 24.12a,b,d).

임상노트

폐암

폐암(lung cancer)은 현재 암발생의 13%를 차지하고 모든 암사망의 28%를 차지하고 있어서 미국의 경우 암에 의한 사망의 첫 번째 원인이 되고 있으며, 폐암에 의한 사망이 대장암, 유방암 그리고 전립샘암을 합친 것보다 더 많다. 다른 암에 대한 치료 방법이 발전했음에도 불구하고 폐암의 생존율은 현저하게 변화하지 않는다.

자세한 통계 자료에 의하면 모든 폐암의 85~90%에서 흡연이 직접적인 원인임이 밝혀졌다. 비흡연자에게서의 폐암 발생률이 10만 명당 3.4명인데 반해 하루에 반 갑 내지 한 갑을 피우는 사람에게는 10만 명당 59.3명, 하루에 한 갑 내지 두 갑을 피우는 사람에게는 10만 명당 217.3명으로 나타났다. 1970년 전까지는 이러한 질병은 대부분 중년 남성에게 발생했으나 흡연하는 여성이 증가함에 따라(1940년대에 시작된 유행), 많은 수의 여성들이 폐암으로 사망하고 있다. 흡연은 흡입된 공기의 성질을 변화시켜서 공기를 건조하게 만들고 여러 가지 담배성분과 미세입자들에 의해 오염되게 만든다. 이러한 것들이 호흡계통 방어에 부담을 주고 호흡계통 전체의 상피세포에 손상을 준다. 발암물질에 대한 노출이 축적됨에 따라 폐암발생의 위험성이 증가한다. 담배를 몇 주간 혹은 몇 년간 피웠던지 간에 담배를 많이 피울수록 위험성은 커진다. 종양이 형성되기 전 어느 시점에서는 흡연에 의한 조직학적 변화는 가역적이다. 발암물질이 제거된다면, 정상 상피세포가 회복될 것이다. 동시에 통계적인 위험성은 현저하게 낮아질 것이다. 금연한 후 10년 후에는 흡연하던 사람은 비흡연자에 비해 폐암 발생률이 10%밖에 더 높지 않게 된다.

흡연이 전형적으로 암을 유발한다는 사실은 담배 속에 포함된 독성 화학물질을 본다면 그리 놀랄 일은 아니다. 놀라운 것은 그 많은 흡연자들에게서 모두 폐암이 생기지 않는다는 것인데, 최근, 폐암을 유발시키는 유전적 소인이 있다는 것이 밝혀졌다.

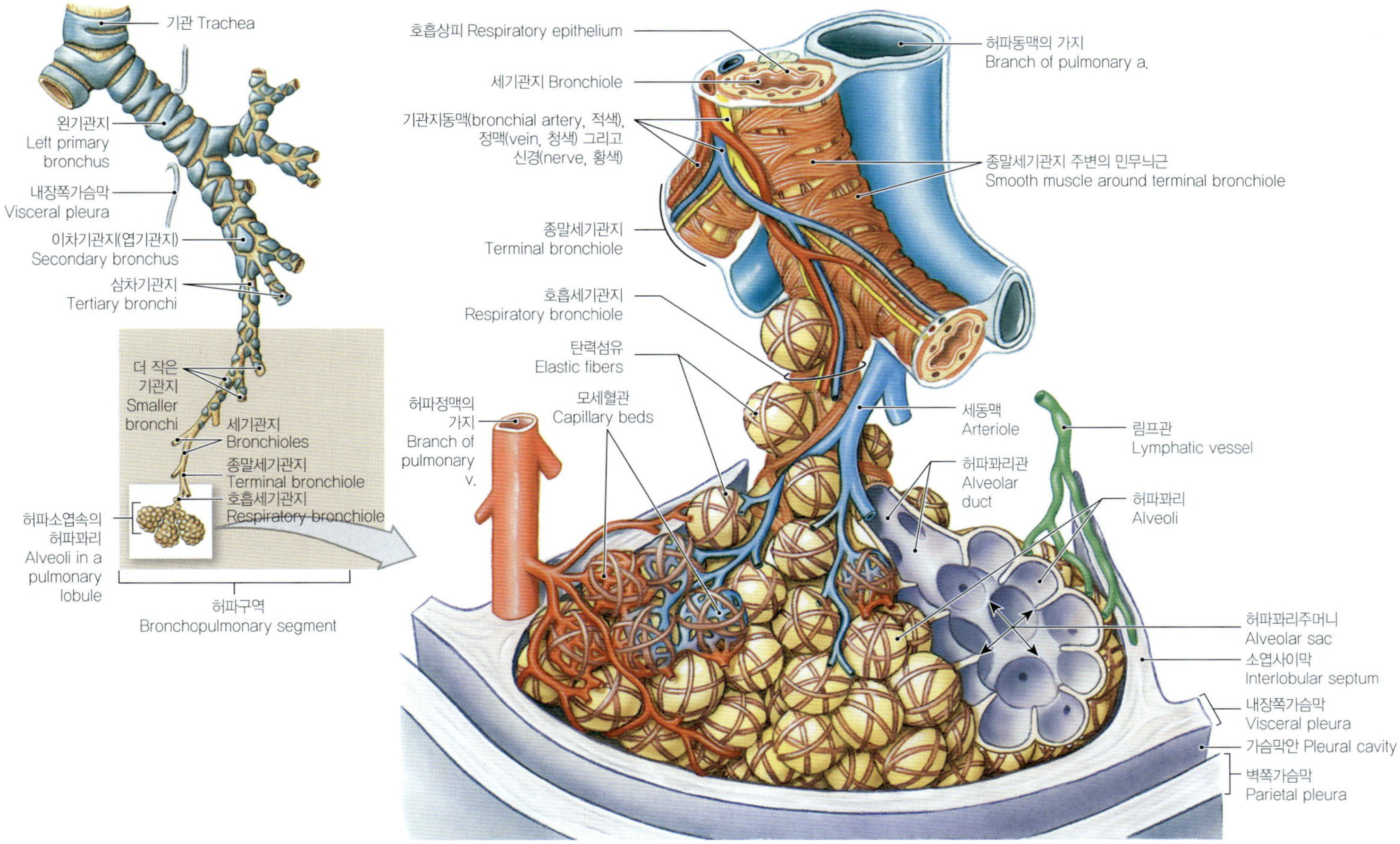

a 단일 소엽의 한 부분과 구조

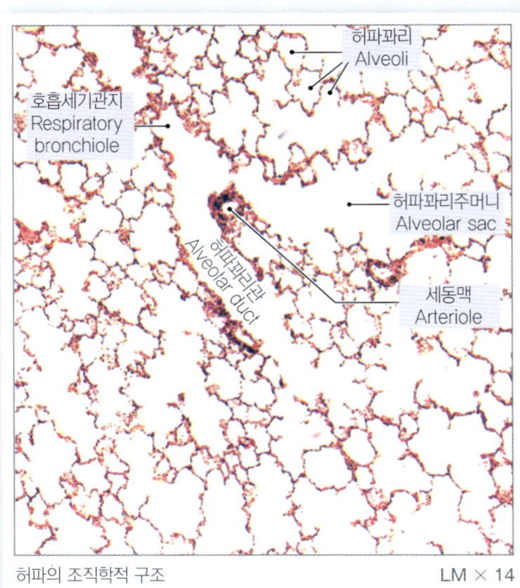

b 허파의 조직학적 절단면

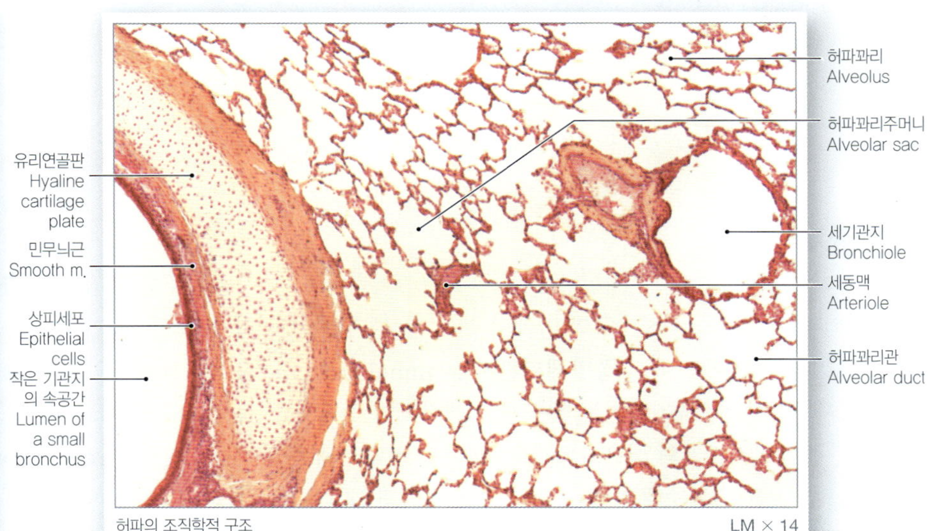

c 허파의 조직학적 절단면

■ **그림 24.13** 기관지나무와 허파의 구역

임상 노트

만성폐쇄성폐질환(COPD)

만성폐쇄성폐질환(chronic obstructive pulmonary disease; COPD)은 공기의 흐름을 방해하고 허파꽈리에서의 가스교환을 감소시키는 호흡계통 질병들을 말한다. 천식, 또는 천식성 기관지염은 증상이 급성적이고 간헐적일 때 일반적으로 사용되는 병명이며, 기관지염과 폐기종이라는 용어는 증상이 만성적이고 단지 급성기로 느리게 진행하는 경우에 사용된다.

천식

천식(asthma)은 미국인의약 3~6%에서 발생하는 것으로 알려져 있다. 외부 자극물질에 대하여 대단히 민감하고 예민한 호흡전도로의 수축반응을 기관지연축(bronchospasm)이라 부른다. 주로 흡입된 공기의 알레르기 유발물질(allergen)에 대한 즉각적인 과민반응으로 유발되는데, 약물반응, 공기오염, 만성기관지염, 운동 그리고 감정적인 스트레스가 예민한 사람들에게서 천식을 유발할 수 있다.

가장 명백하고 잠재적인 위험한 증상들은 다음과 같다. (1) 모든 기관지나무의 민무늬근육들이 수축, (2) 호흡전도로 점막의 부종과 팽창 그리고 (3) 점액생성의 과다. 위의 증상들의 조합은 호흡을 매우 힘들게 하는데, 흡기보다 호기가 영향을 더 받게 된다. 좁아진 전도로는 종종 호기가 완료되기 전에 허탈된다. 점액생성이 증가하지만 점액수송은 느리기 때문에 용액이 전도로를 따라 축적되므로 이어 기침(coughing)과 쌕쌕거림(wheezing)이 나타난다. 비만세포(mast cell)에 의한 히스타민(histamine)과 프로스타글란딘(prostaglandin) 분비에 대한 반응으로 기관지수축과 점액생성은 수분 안에 일어난다. 몇 시간 동안 호중구와 호산구는 염증반응이 발생한 곳으로 이동하여 공기의 흐름을 줄이고 호흡계통 조직을 파괴한다. 심한 경우 호흡계통의 기능을 감소시키기도 한다. 말초조직에 산소가 부족해지고 이러한 상태는 치명적이 될 수 있다. 미국에서 천식으로 인한 연간 사망률은 5~34세에서 약 백만 명당 4명에 이른다. 아프리카계 미국인의 사망률이 코카서스계 미국인의 2배에 달한다.

천식의 치료는 **기관지확장제(bronchodilators)**를 투여함으로써 호흡기 전도로를 확장시키고 항염증제로 기관지점막의 염증과 팽창을 감소시키는 것을 포함한다. 주요한 기관지확장제에는 테오필린(theophylline), 에피네프린(epinephrine), 알부테롤(albuterol) 그리고 다른 베타아드레날린성 약물(beta-adrenergic drug)들이 포함된다. 비록 베타아드레날린성 약물들이 위급상황에서 꽤 유용하다 할지라도, 이것들은 단지 짧은 기간에만 효과적이고 과도한 사용은 약효를 떨어뜨린다.

기관지염

기관지염(bronchitis)은 기관지의 염증과 팽창을 말하는데, 과도한 점액생성을 유발한다. 가장 특징적인 증상은 많은 타액생성을 동반한 잦은 기침이다. 성인 남성의 대략 20%가 만성기관지염을 가지고 있으며 공통적으로 흡연과 관련이 많다. 하지만 다른 환경적인 자극물질에 의해서도 유발된다. 시간이 지나면서, 점액생성의 증가는 좁은 기도를 막고 가스교환과 호흡계통 효율성을 떨어뜨리고, 더 많은 허파손상을 일으키는 만성 세균성감염이 흔하게 발생된다. 치료에는 금연과 필요에 따라 기관지확장제, 항생제 그리고 보충적인 산소가 사용된다.

폐기종

폐기종(emphysema)은 호흡이 짧아지고 육체적인 노동을 견디기 힘들어지는 만성적이고 점진적인 질환이다. 근본적인 문제는 호흡교환면적의 파괴인데, 호흡세기관지와 허파꽈리가 기능적으로 제거된다. 허파꽈리는 점점 확장되고 모세혈관 기능은 저하되어 허파의 가스교환기능이 심하게 감소되거나 허파꽈리가 파괴되어 기능을 하지 못하는 커다란 공간이 생긴다. 불행하게도 폐기종에서의 허파꽈리와 세기관지의 손실은 비가역적이다. 흡연을 멈춤으로써 증상이 악화되는 것을 막을 수 있으나, 대부분의 심한 경우에서 유일하게 효과적인 치료는 보충적인 산소의 공급이다. 허파이식이나 기능을 하지 못하는 허파조직의 제거가 일부 환자에게 도움이 된다.

세기관지

각각의 삼차기관지는 허파구역 안에서 여러 번 분지하는데, 최종적으로 약 6,500개의 작은 **종말세기관지(terminal bronchiole)**를 만들게 된다. 종말세기관지는 속공간이 대략 0.3~0.5 mm 정도 된다. 종말세기관지의 벽은 연골조직에 의한 지지가 부족하여 민무늬근조직에 의해 지배를 받게 된다(그림 24.11과 24.13a,b). 자율신경계통은 종말세기관지의 민무늬근육층의 활동성을 조절하여 직경을 변하게 한다. 교감신경흥분과 부신속질의 에피네프린(epinephrine) 분비는 **기관지확장(bronchodilation)**을 유발하고, 반대로 부교감신경흥분은 **기관지수축(bronchoconstriction)**을 유발한다. 이러한 변화는 호흡교환면으로 공기흐름의 출입에 대한 저항성을 변화시킨다. 민무늬근의 긴장은 종종 기관지점막에 주름을 잡히게 하고, 지나친 자극은 천식에서처럼 종말세기관지로의 공기의 흐름을 완전히 차단할 수도 있다.

각각의 종말세기관지는 한 개의 허파소엽으로 공기를 운반한다. 허파소엽 안에서 종말세기관지는 분지하여 여러 개의 **호흡세기관지(respiratory bronchiole)**를 형성한다. 이들은 기관지나무의 가장 얇고 가장 섬세한 가지이며, 이들은 허파의 가스교환면으로 공기를 운반한다. 공기가 종말세기관지를 떠나기 전에 흡입된 공기의 임시적인 여과와 가습이 완료된다. 호흡세기관지와 더 작은 종말세기관지의 상피세포는 입방형이다. 섬모는 드물게 존재하며, 점액세포나 밑에 놓인 점액분비샘은 존재하지 않는다.

Hot Topics

호흡계통 감염과 싸우는 호흡기 점액의 기능

나무줄기 형태의 호흡계통에서 생성되는 점액은 두 층의 점액소(mucin)를 함유하고 있다. 바깥층은 다시 2개의 하위층으로 나뉘고, 안쪽층은 3개의 하위층으로 구분된다. 감염이 일어나는 동안 점액소는 병원체에 대항하는 보호장벽을 생성한다. 연구결과에 따르면 점액소 안쪽층의 하위층 중 하나가 호흡계통염증과 감염에 싸우는 데 중요한 역할을 하는 것으로 밝혀졌다.*

*Kim, K. C. (2012). Role of epithelial mucins during airway infections. *Pulmonary Pharmacology & Therapeutics*. 10:1–5.

허파꽈리관과 허파꽈리

호흡세기관지는 각각의 허파꽈리(폐포, alveoli)와 **허파꽈리관(폐포관, alveolar duct)**이라 부르는 구역에 연결되어 있다. 호흡전도로는 **허파꽈리주머니(폐포낭, alveolar sac)**에서 끝나는데, 이것은 여러 개의 허파꽈리가 연결된 공간을 말한다(그림 24.13과 24.14a-c). 각 허파는 대략 15억 개의 허파꽈리를 가지고 있어서 허파를 스폰지 모양으로 보이게 한다. 모세혈관의 넓은 망은 각각의 허파꽈리와 연결되어 있다(그림 24.14). 모세혈관은 탄력섬유에 의해 둘러싸여 있다. 탄력섬유조직은 허파꽈리와 호흡세기관지의 위치를 유지하는데 도움을 준다. 숨을 내쉬는 동안 이러한 섬유들의 반동은 허파꽈리의 크기를 줄여주고 숨을 내쉬는 과정을 도와준다.

허파꽈리와 호흡막

허파꽈리의 상피조직은 일차적으로 단순편평상피로 구성되어 있다(그림 24.14c). 편평상피세포는 **I형 허파꽈리세포(I형 폐포세포, pneumocyte type I cell**, *type I alveolar cell*)라 부르는데, 대단히 얇고 섬세하다. **II형 허파꽈리세포(II형 폐포세포, pneumocyte type II cell**, *type II alveolar cell*)는 편평상피세포 사이에 흩어져 있다. 이러한 커다란 세포들은 인지질복합체를 구성하는 유성 분비물을 생산한다. 이러한 분비물을 **표면활성제(surfactant)**라고 부르는데, 각 허파꽈리의 안쪽면을 감싸고 있으면서 허파꽈리면을 둘러싸는 분비액은 표면장력을 감소시켜 준다. 표면활성제가 없다면 허파꽈리세포는 붕괴된다. **허파꽈리 큰포식세포(폐포대식세포, alveolar macrophage**, *dust cell*)들이 호흡기 방어시스템을 교묘히 피하여 허파꽈리면에 도달한 미세한 물질들에 대해 포식작용을 하면서 상피조직을 돌아다닌다.

가스교환은 허파꽈리상피조직의 바닥판 구역에서 일어나며 인접한 모세혈관과 융합이 되어 있다(그림 24.14d). 이러한 구역에서 호흡계통과 순환계통을 분리하는 전체 거리는 0.1 μm 밖에 되지 않는다. **호흡막(respiratory membrane)**을 통한 확산은 (1) 거리가 매우 짧고, (2) 가스가 지용성이므로 매우 빠르게 일어난다. 그러므로 상피조직의 막과 상피세포는 혈액과 허파꽈리의 속공간 사이의 O_2와 CO_2의 이동에 대한 장벽으로서의 역할을 하지 못한다.

허파의 혈액공급

호흡 교환면은 허파순환의 동맥으로부터 혈액을 공급받는다. 허파동맥은 허파문에서 허파로 들어가며 허파소엽에 다다랐을 때 기관지와 함께 가지를 낸다. 각각의 허파소엽은 동맥과 정맥을 받으며, 각 허파꽈리를 둘러싸는 모세혈관얼기는 직접적으로 호흡막 아래로 들어간다. 가스교환의 기능 외에도 허파꽈리모세혈관은 안지오텐신전환효소의 일차적인 공급원이 된다. 안지오텐신전환효소는 순환계통의 안지오텐신 I을 안지오텐신 II로 전환하는데, 혈액량과 혈압의 조절과 관련된 호르몬이다.

허파꽈리모세혈관으로부터의 혈액은 소정맥을 통과해서 왼심방으로 혈액을 운반하는 허파정맥으로 들어간다. 호흡기 전도로는 바깥목동맥(코안 전도로와 후두), 갑상목동맥(후두 아래쪽과 기관에 혈액을 공급하는 빗장밑동맥의 가지)으로부터 혈액을 공급받는다(그림 24.13a). 기관지동맥으로부터 혈액을 공급받는 모세혈관은 허파의 전도부로 산소와 영양분을 공급해준다. 정맥혈은 허파정맥으로 흘러들어가서, 온몸순환의 나머지 부분을 우회하고 허파꽈리를 떠나는 산소를 함유한 혈액을 희석시켜 준다.

V 24.6 개념확인

1	☐ 만성흡연자에게 잦은 "마른 기침"이 발생하는 이유는 무엇인가?
2	☐ 만성기관지염은 점액의 과다생성과 관련이 있다. 시간이 지나면 이러한 증상은 호흡에 어떤 영향을 미치게 되는가?
3	☐ 호흡세기관지에는 섬모가 거의 없거나 점액세포 혹은 점액샘이 없는 이유는?
4	☐ 허파꽈리세포에 의해 생성되는 계면활성제의 기능은 무엇인가?

24.7 가슴막안과 가슴막

가슴막안은 넓은 원뿔모양이다. 이것의 벽은 가슴우리(흉곽, thoracic cage)이며 근육성 가로막이 바닥을 형성한다. 두 개의 가슴막안은 가슴세로칸에 의해 분리되어 있다(그림 24.10a와 24.15). 각각의 허파는 한 개의 가슴막안을 차지하고 있으며 **가슴막(흉막, pleura)**에 의해 덮여 있다. 가슴막은 두 개의 연속된 층에 의해 구성되어 있다. **벽쪽가슴막(벽측흉막, parietal pleura)**은 가슴벽의

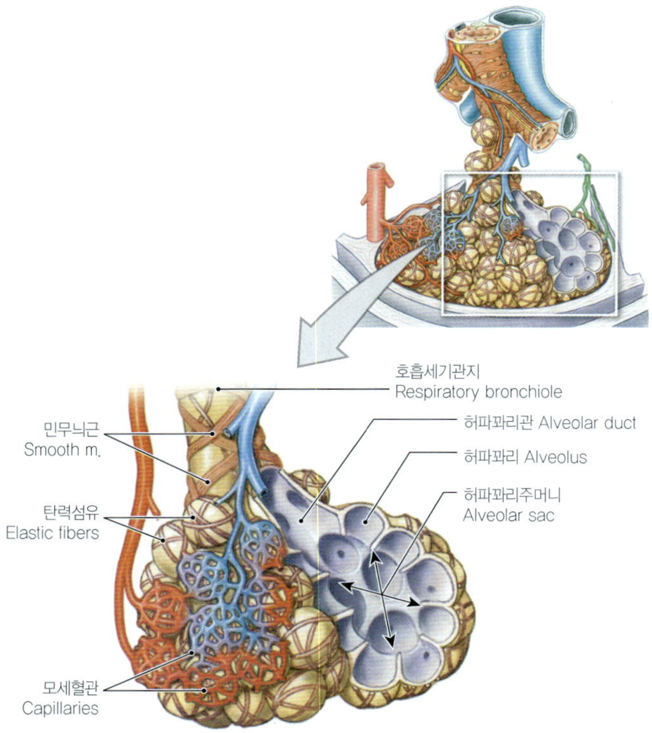

a 소엽의 기본 구조. 허파꽈리관과 허파꽈리 사이의 정렬이 드러나도록 절단함. 모세혈관얼기가 각각의 허파꽈리를 둘러싸고 있다.

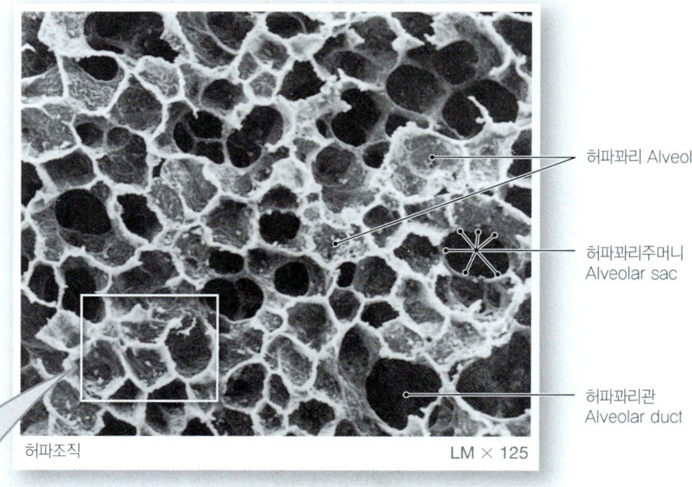

b 허파꽈리의 외형과 구조를 보여주는 허파조직의 전자현미경 사진

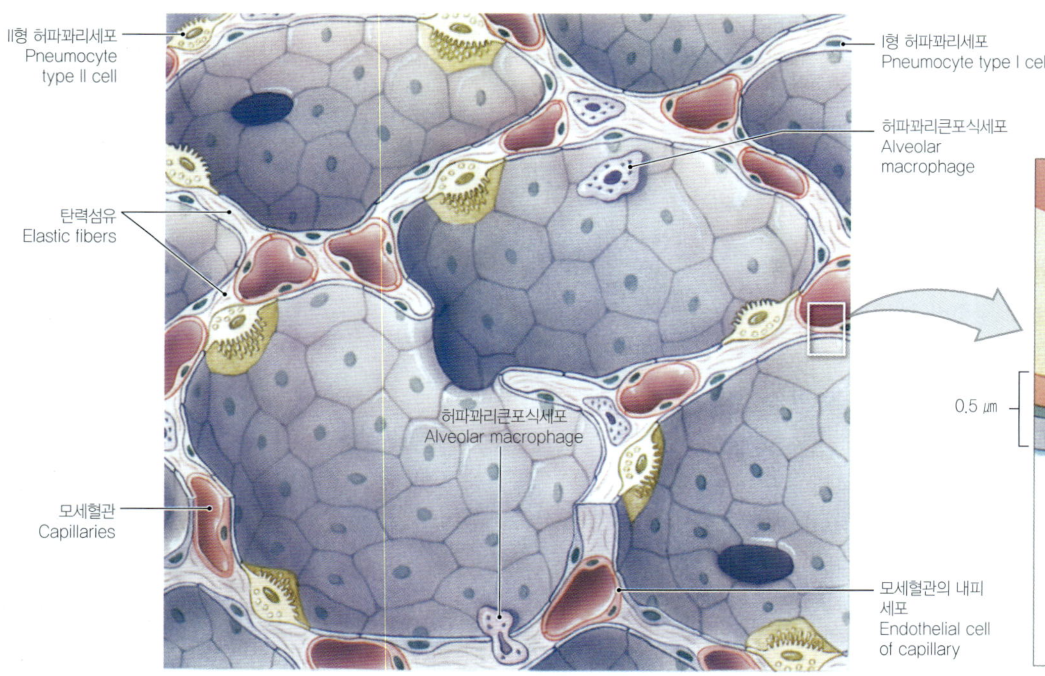

c 허파꽈리의 구조와 호흡막의 도식적인 단면도

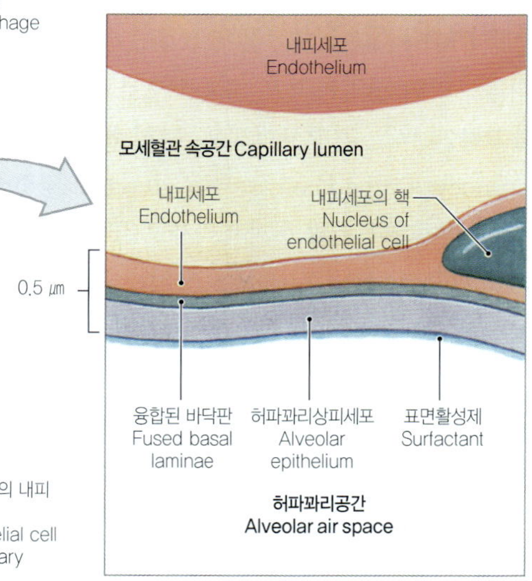

d 호흡막

■ 그림 24.14 허파꽈리의 구조

임상노트

호흡곤란증후군(RDS)

허파꽈리의 II형 허파꽈리세포(pneumocyte type II)가 배아 6개월말에 표면활성제를 생성하기 시작한다. 8개월까지 표면활성제 생성은 정상 호흡기능에 필요한 수준까지 오른다. **신생아호흡곤란증후군(Neonatal respiratory distress syndrome; NRDS)**은 유리질막병(hyaline membrane disease; HMD)으로도 알려져 있는데, 표면활성제 생성이 정상 수준까지 다다르지 못할 때 발생한다. 비록 HMD의 일부 형태가 유전에 의한 것이긴 하지만, 이러한 질병은 대부분 미숙아 출생의 경우 공통적으로 동반된다. 표면활성제가 없다면, 허파꽈리는 숨을 내쉬는 중에 붕괴되는 경향이 있다. 비록 공기 전도로가 열려진 채로 있다 해도, 신생아는 다음 호흡에서 허파꽈리를 다시 부풀게 하기 위해 더 많은 힘이 필요하게 된다. 사실상, 모든 호흡은 처음의 힘에 도달해야 하므로 태아는 빠르게 지치게 된다. 호흡운동은 점진적으로 약해진다. 결과적으로 허파꽈리는 확장에 실패하고 가스교환은 멈추게 된다. 이런 태아에 대한 치료 중 하나가 낮은 압력의 공기를 제공하여 허파꽈리가 열린 채로 있게 하는 것이다. 이러한 치료는 **호기말양압(positive end-expiratory pressure; PEEP)**으로 알려져 있는데 표면활성제 생성이 정상 수준으로 오를 때까지 신생아를 생존할 수 있게 해준다. 출생 첫날에 미세한 연무 형태의 표면활성제 방울을 기도로 흡입시키는 것이 NRDS에서 괴사비율을 거의 100%부터 10% 정도까지 감소시킨다.

또한 표면활성제의 이상(abnormalities)은 성인에서도 심한 호흡계통 감염이나 허파손상의 결과로 나타날 수 있다. 허파꽈리가 붕괴되고 **성인호흡곤란증후군(adult respiratory distress syndrome; ARDS)**으로 알려진 질병이 유발된다. PEEP 과정이 근원적인 문제가 해결될 때까지 생명을 유지시켜준다. 하지만 적어도 50~60%의 ARDS 환자는 사망에 이르게 된다.

안쪽면을 덮고 있으며 가로막과 가슴세로칸으로 뻗어있다. **내장쪽가슴막(장측흉막, visceral pleura)**은 허파의 바깥면을 덮고 있으며 허파엽 사이의 틈새로 뻗어있다. 벽쪽가슴막과 내장쪽가슴막 사이의 공간을 **가슴막안(흉막강, pleural cavity)**이라 부른다. 각각의 가슴막안은 벽쪽가슴막과 내장쪽가슴막이 일반적으로 서로 접하고 있기 때문에 실제적으로는 열려진 공간이라기 보다는 잠재적인 공간이다. **가슴막액(pleural fluid)**은 두 개의 가슴막에서 모두 분비된다. 촉촉하고 미끄러운 가슴막액은 벽쪽과 내장쪽면의 마주하는 표면 사이에서 숨을 쉬는 동안 마찰을 줄여주는 역할을 한다.

가슴막의 염증을 **흉막염(pleurisy)**이라고 부르는데 가슴막에서 과도한 양의 가슴막액을 생성하고 분비하거나, 감염된 가슴막은 서로 유착되어 움직임이 제한받게 된다. 어떤 경우 호흡이 힘들어지기도 하며, 이때는 신속한 의학적 처치가 필요하게 된다.

24.7 개념확인

1 ☐ 가슴막액의 기능은 무엇인가?

24.8 호흡근과 허파의 가스교환

허파 가스교환(pulmonary ventilation), 즉 호흡은 기관지나무로의 공기의 물리적인 출입을 말한다. 허파의 가스교환기능은 적절하게 허파꽈리로 공기가 들어오고 나가는 허파꽈리환기를 유지하는 것이다. 허파꽈리환기는 허파꽈리에서의 CO_2 축적을 방지하고 혈류에 의한 흡수되는 산소의 끊임없는 공급을 위해 필수적이다.

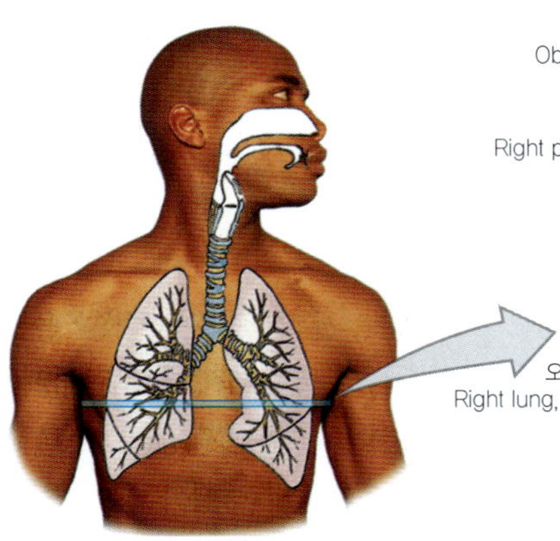

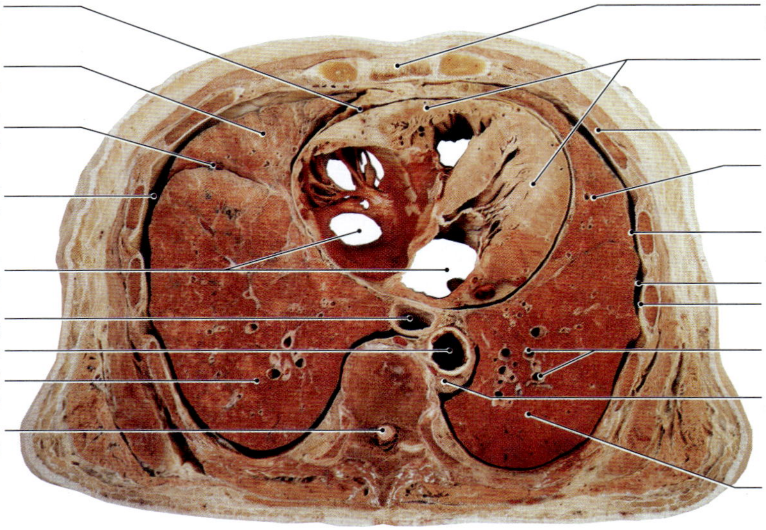

■ **그림 24.15 가슴 안에서의 해부학적 위치**
가슴안 구조물들의 위치관계는 가로절단면에서 가장 잘 보인다. 이 그림은 척추뼈 T8의 높이에서 아랫면을 바라본 모습이다.

호흡근

호흡운동과 관련된 골격근은 10장과 11장에 소개되었다. 이들 중에서 가장 중요한 것은 **가로막(횡격막, diaphragm)** 그리고 **바깥갈비사이근(외늑간근, external intercostal muscle)**과 **속갈비사이근(내늑간근, internal intercostal muscle)**이다. 가로막은 수축되면서 팽팽해지고 펴지게 되며 이것은 가슴우리의 용적을 증가시킨다. 가로막이 이완될 때는 위로 활 모양으로 굽으면서 가슴막안의 용적을 감소시킨다. 산소는 가슴막안의 용적이 증가할 때 허파 안으로 들어오며, 용적이 감소할 때 바깥으로 나간다. 바깥갈비사이근은 갈비뼈를 올려줌으로써 공기를 흡입하는데 도움을 준다. 갈비뼈가 올라갈 때, 앞쪽으로 회전하게 되고 가슴우리의 너비는 앞뒤축을 따라 증가한다. 속갈비사이근은 갈비뼈를 낮추고 가슴막안의 너비를 감소시킴으로써 공기를 내보내게 된다. 이러한 근육들과 이들의 운동은 Spotlight 그림 24.16에 나타나 있다.

호흡의 깊이와 빈도가 현저히 증가해야 할 때 **보조호흡근(accessory respiratory muscle)**이 활성화된다. 목빗근, 앞톱니근, 작은가슴근 그리고 목갈비근은 갈비뼈를 올리고 숨을 들이쉬는데 있어 바깥갈비사이근들을 보조한다. 가슴가로근, 배빗근과 배곧은근은 배 안의 내용물을 압박하여 가로막을 위로 올리고 가슴막안의 용적을 줄임으로써 숨을 내쉴 때 속갈비사이근들을 돕는다.

호흡운동

호흡근은 허파로 들어오고 나가는 공기의 용적에 따라 여러 가지 조합으로 사용된다.

호흡운동은 숨을 내쉬는 것이 수동적인가 능동적인가에 따라 정상 호흡 또는 과호흡으로 나뉠 수 있다.

정상 호흡 **정상 호흡(eupnea)**에서 숨을 들이쉬는 것은 근육성 수축을 필요로 하지만 숨을 내쉬는 것은 수동적인 과정이다. 정상적인 호흡에서 허파의 확장은 탄력섬유를 잡아당겨 늘어나게 한다. 게다가, 가슴우리의 상승은 체벽 결합조직의 반대쪽 골격근과 탄력섬유를 늘인다. 흡기근이 이완하면, 이러한 탄력섬유 구조물들은 다시 수축하여 가로막과 가슴우리를 원래 위치로 돌려 놓는다.

정상호흡은 가로막호흡과 늑골호흡을 포함한다.

- **가로막호흡(diaphragmatic breathing)** 또는 깊은호흡(deep breathing) 동안 가로막의 수축은 필요한 가슴막안 용적의 변화를 가져온다. 가로막이 수축되는 동안 공기가 허파로 들어오고, 가로막이 이완되면 숨을 내쉬게 된다.
- **늑골호흡(costal breathing)** 또는 얕은호흡(shallow breathing)에서 가슴벽의 모양이 변하기 때문에 가슴우리 용적도 변하게 된다. 숨을 들이마시는 것은 바깥갈비사이근이 갈비뼈를 올리고 가슴우리를 확장시킬 때 일어난다. 반대로 숨을 내쉬는 것은 이러한 근육들이 이완될 때 일어난다. 임신기간 중에 여성은 자궁이 커지고 가로막쪽으로 복부장기를 압박하기 때문에 늑골호흡에 더 많이 의존하게 된다.

과호흡 **과호흡(hyperpnea)** 또는 강제호흡(forced breathing)이란 능동적인 흡기와 호기운동을 말한다. 강제적인 호흡에서는 보조근들이 흡기를 돕도록 만들고 호기는 가슴가로근과 속갈비사이근들의 수축에 의해 일어난다. 사람이 격렬한 운동에서처럼 극단적으로 최고 수준까지 호흡한다면, 배의 근육들도 숨을 내쉬는데 사용되게 된다. 이들의 수축은 배안의 장기를 압박하여 가로막쪽으로 밀어서 가슴막안의 용적을 감소시키게 된다.

V 24.8 개념확인

1 ☐ 운동선수들은 대개 격렬한 운동 후에 깊게 숨을 쉬는 동안 그들의 허벅지 위에 손을 올리고 선채로 숨을 쉰다. 이러한 자세가 허파로 공기를 보내는 흐름을 증가시키는 가장 좋은 방법일까?

24.9 출생에 의해 호흡기 변화

태아와 신생아의 호흡계통 사이에는 여러 가지 중요한 차이점들이 있다. 출산 전에는 허파의 혈관이 찌그러져 있기 때문에 허파동맥저항이 높다. 가슴우리는 압축되어 있고, 허파와 전도로는 단지 소량의 용액만을 가지고 있으며 공기는 없다. 출생 시 신생아는 가로막과 바깥갈비사이근들의 강력한 수축을 통해 첫 번째 숨을 들이마시게 된다. 흡입된 공기는 함유하고 있던 용액을 기도 밖으로 밀어내고 기관지나무 전체와 허파꽈리의 대부분을 팽창시키기에 충분한 힘을 가지고 공기전도로 속으로 들어오게 된다. 허파 속으로 공기를 끌어 당기는 동일한 압력저하가 허파순환으로 혈액을 끌어들이게 된다. 이때 발생하는 혈류변화는 배아의 심방간 연결인 타원구멍(난원공, foramen ovale)과 허파동맥과 대동맥 사이의 태아 연결인 동맥관(ductus arteriosus)의 폐쇄를 유발한다.

이어지는 날숨은 허파를 완전하게 비워내지는 못하는데 가슴우리가 충분히 압축된 상태인 이전 형태로 되돌아가지 않기 때문이다. 연골과 결합조직은 공기전도로를 계속 열려 있도록 만들고 허파꽈리면을 덮고 있는 표면활성제(surfactant)는 허파꽈리가 붕괴되는 것을 방지하며, 이어지는 호흡의 연속은 허파꽈리의 확장을 완성시키게 된다.

호흡근과 폐환기

1 호흡근

호흡과 관련된 가장 중요한 뼈대근육은 가로막과 바깥갈비사이근이다. 이러한 근육들은 **주호흡근(primary respiratory muscles)**이며 쉬는 동안 정상적인 호흡에서 사용된다. **보조호흡근육들(accessory respiratory muscles)**은 예를 들어, 운동 시와 같이 깊고 빠른 호흡이 필요할 때 사용된다.

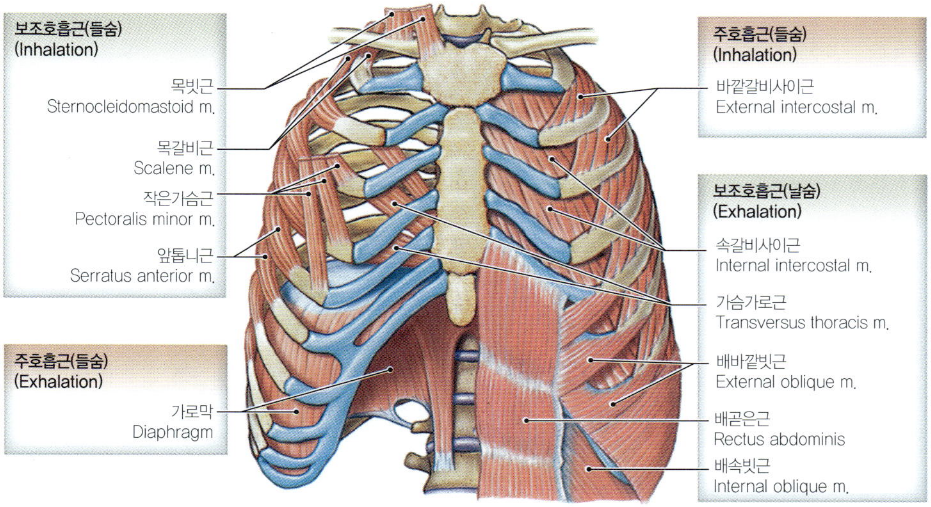

2 호흡의 기전

호흡계통을 들어오고 나가는 공기의 흐름은 허파의 용적이 변하면서 발생한다. 이러한 과정을 **폐환기(pulmonary ventilation)**라고 부른다. 허파용적의 변화는 뼈대근육의 수축을 통해 일어난다–특히 가로막과 가슴우리 속의 근육들이 그 역할을 한다. 갈비뼈가 올라가거나 가로막이 수축해서 평평해지면, 가슴안의 용적은 증가하고 공기는 허파속으로 들어온다. 갈비뼈가 올라갈 때 앞으로 나오는 움직임은 마치 양동이 손잡이가 올라가는 방식과 유사하다.

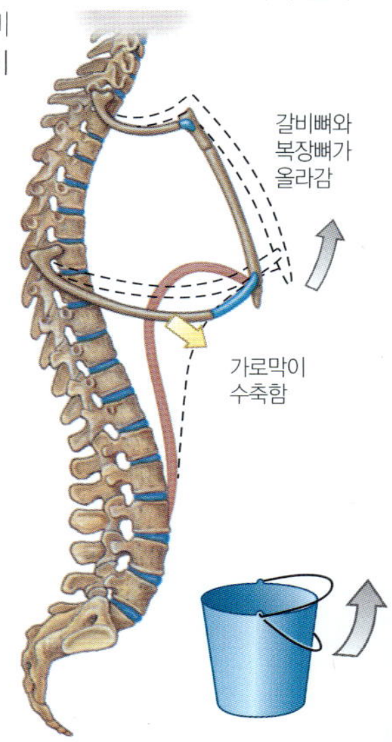

3 호흡의 움직임

호흡근들은 다양한 방식으로 조합되어 사용되는데, 허파로 들어오고 나가는 공기의 양에 따라 달라진다. **정상호흡(eupnea)**(조용한 호흡)에서는 들숨은 근육의 수축과 관련이 있으나 날숨은 갈비뼈, 근육 그리고 허파의 탄력적인 반동에 의존하는 수동적인 과정이다. **과다호흡(hyperpnea)**(강제호흡)은 들숨과 날숨을 일으키는 보조호흡근의 도움을 필요로 한다.

KEY
- (회색 화살표) = 가슴우리의 움직임
- (노란 화살표) = 가로막의 움직임
- (흰 화살표) = 근육의 수축

들숨 Inhalation

들숨은 능동적인 과정이다. 일차적으로 가로막과 바깥갈비사이근이 관여를 하며, 필요에 따라 보조호흡근이 보조적인 역할을 한다.

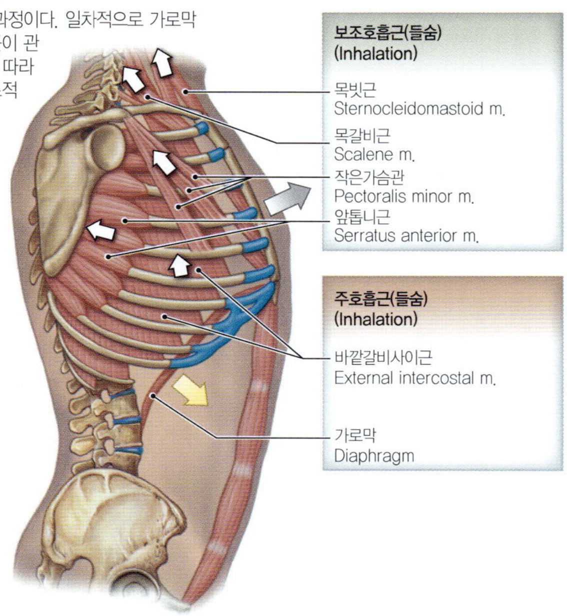

날숨 Exhalation

강제적인 날숨이 일어나는 동안 가슴가로근과 속갈비사이근은 능동적으로 갈비뼈를 압박하고, 배의 근육들은 배를 눌러서 가로막을 위로 밀어 올린다.

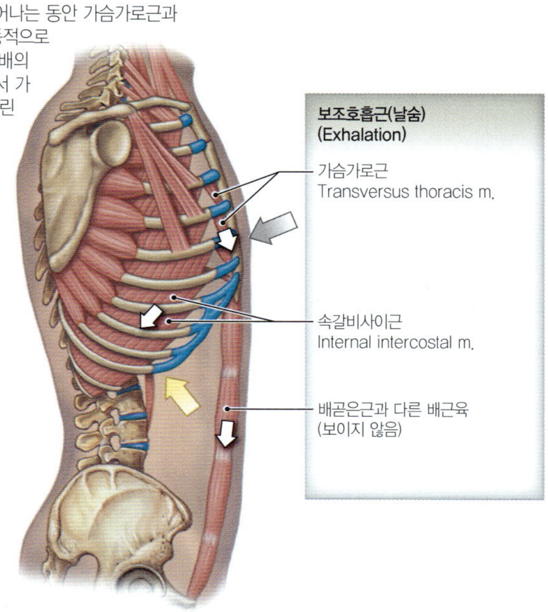

24.9 개념확인

1. 신생아가 숨을 쉬기 시작하면서 발생하는 심혈관계통과 호흡계통의 변화를 요약한다.

24.10 뇌의 호흡중추

정상 상태에서 O_2 흡수와 CO_2 생성비율은 모세혈관에서의 전달과 제거되는 비율과 일치한다. 신체의 산소요구량에 따른 변화를 맞추기 위해 순환기와 호흡계통의 조정이 필요할 때, 이들은 서로 협력해야 하는데, 이러한 반응을 조정하기 위한 호흡중추는 다리뇌와 숨뇌에 위치한다.

호흡중추(respiratory center)는 다리뇌와 숨뇌의 그물체(망상체, reticular formation) 안에 듬성듬성 존재하는 세 쌍의 핵이다(그림 24.17). 이러한 핵들은 허파의 가스교환의 빈도와 깊이를 조정함으로써 호흡근들의 활동을 조절한다.

호흡리듬중추(respiratory rhythmicity center)는 호흡의 기본적인 속도와 깊이를 형성하는데, 이것은 **등쪽호흡군(배측호흡군, dorsal respiratory group; DRG)**과 **배쪽호흡군(복측호흡군, ventral respiratory group; VRG)**으로 구분할 수 있다. 등쪽호흡군은 흡기중추로써 바깥갈비사이근들과 가로막으로 분포하는 운동신경을 조절한다. 이것은 호흡이 조용하든 강제적이든 모든 호흡주기에 기능을 한다. 배쪽호흡군은 단지 강제호흡일 경우에만 작용한다. 이것은 능동적인 날숨과 최대의 들숨에 관여하는 보조근들을 조정하는 운동신경들을 지배한다. 능동적인 날숨과 관련된 신경세포는 때때로 호기중추라고 불린다.

다리뇌의 **지속성흡입중추(apneustic center)**와 **호흡조절중추(pneumotaxic center)**는 호흡리듬중추에서의 신호를 조정하여 호흡의 속도를 조정하는 한 쌍의 핵이다. 이들의 활동은 감각신호나 고위중추로부터의 신호에 반응하여 호흡률과 호흡의 깊이를 조정하는 것이다. 지속성흡입중추, 호흡조절중추 그리고 호흡리듬중추의 위치는 그림 24.17에 나타나 있다.

정상적인 호흡은 의식적인 조절없이 자동적으로 일어나는데, 세 가지 다른 종류의 반사가 호흡의 조절에 관여한다. (1) 허파의 용적의 변화와 동맥압의 변화에 반응하는 물리적 반사(mechanoreceptor reflex), (2) 혈액과 뇌척수액의 CO_2 분압 pH 그리고 O_2 분압의 변화에 반응하는 화학적 반사(chemoreceptor reflex) 그리고 (3) 물리적 손상이나 호흡기 전도로의 자극에 반응하는 보호반사(protective reflex) 등이다.

고위중추는 호흡조절중추의 입력과 호흡근에 대한 직접적인 영향을 통해 호흡계통에 영향을 미친다. 이러한 고위중추들은 대뇌, 특히 대뇌겉질과 시상하부에서 발견된다. 피라밋로(추체로, pyramidal tract) 신호가 호흡근들의 의식적인 조절을 한다 해도, 이러한 근육들은 대부분 피라밋바깥로(추체외로, extrapyramidal tract) 경로를 통해 신호를 받아들인다. 게다가, 호흡중추는 그물체 속에 파묻혀 있으며 거의 모든 감각신경과 운동신경이 이러한 복합체와 연결을 가지고 있다. 결과적으로, 감정적 변화나 자율신경계통 활동이 종종 호흡의 속도와 깊이에 영향을 미친다.

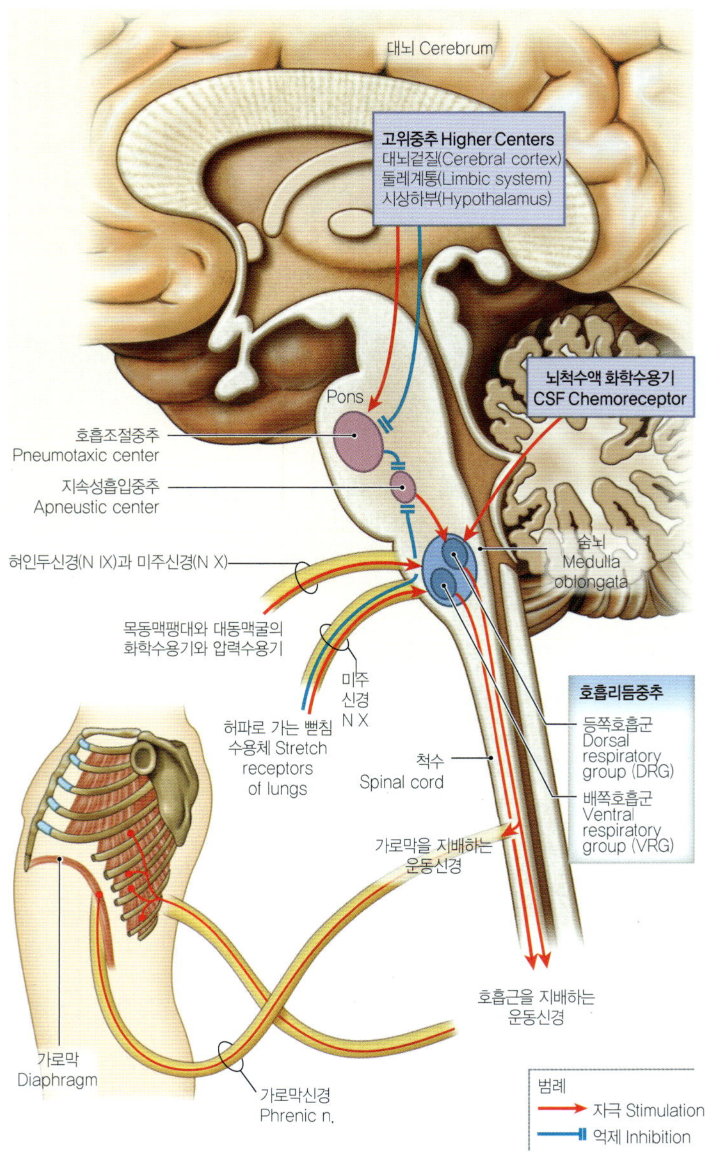

■ **그림 24.17 호흡중추와 반사조절**
호흡조절에 주요 호흡중추들과 다른 인자들 사이의 위치와 상관관계. 호흡근에 대한 의식적인 조절경로는 보이지 않는다.

24.10 개념확인

1. 어떤 호흡중추를 자극해야 호흡의 빈도와 깊이가 증가하는 결과를 가져올까?

24.11 노화와 호흡계통

노년층에서 많은 요소들이 호흡계통의 효율성을 떨어뜨리게 된다. 아래 세 가지 점이 특히 주목할 만하다.

1. 나이가 들어감에 따라, 신체 전반의 탄력조직이 감소하게 된다. 호흡계통에 대한 일차적인 영향은 허파가 확장되고 수축되는 능력이 감소되는 것이다.
2. 갈비뼈관절의 관절염 변화와 갈비뼈연골 탄력성의 감소로 인해 가슴우리운동이 제한받게 된다. 1에서 열거된 변화들의 조합으로 가슴우리운동의 경직과 감소가 호흡용적을 제한한다. 이러한 제한은 노화에 의한 운동수행능력의 감소를 초래한다.
3. 폐기종은 일반적으로 50~70세 이상의 성인에게서 발견된다. 30세 이후에 매년 평균적으로 대략 1평방 피트의 호흡막이 사라진다. 그러나 개인별로 차이가 커서 담배와 다른 호흡계통 자극물질에 노출된 시간에 좌우된다.

24.11 개념확인

1. 80세가 된 노인이 매일 자전거 타는 운동을 마친 후 숨쉬기가 10년 전에 비해 훨씬 어려워졌다고 당신에게 묻는다면 그 이유를 어떻게 설명할 것인가?

신경 발생학 요약

호흡계통의 발생 과정은 28장을 참고한다((Embryology and Human Development).

임상용어

결핵(tuberculosis; TB) 결핵균에 의한 허파의 감염. 증상은 다양하지만 대개 기침과 흉통, 고열, 발한, 피로 그리고 체중 감소가 나타난다.

규폐증(silicosis), 석면침착증(asbestosis), 탄분증(anthracosis) 호흡기 방어기제에 부담을 줄 만한 많은 양의 먼지나 다른 입자를 흡입하여 발생하는 심각한 임상질환으로 허파에 상처를 남기고 호흡기능의 감소를 초래한다.

기관절개술(tracheostomy) 외부물질이나 손상받은 인두를 우회하기 위해 기도앞벽을 절개하여 튜브를 삽입하는 시술

기관지염(bronchitis) 기관지상피의 염증

기흉(pneumothorax) 가슴막 안으로 공기가 들어간 상태

낭성섬유증(cystic fibrosis; CF) 허파의 점액분비가 너무 두꺼워져서 쉽게 이동하지 못하는 치명적 유전질환

무기폐(atelectasis) 부분적으로 또는 완전히 붕괴된 허파

심폐소생술(cardiopulmonary resuscitation; CPR) 순환계통과 호흡계통을 유지시키기 위한 가슴우리의 압박과 입안대구강 호흡의 반복적인 처치

천식(asthma) 호흡전도로가 예민해지고 민감해지며 염증이 발생되는 질환

코피(epistaxis) 외상, 감염, 알레르기, 고혈압, 또는 다른 인자로 인해 발생되는 코의 출혈

폐기종(emphysema) 짧고 가쁜 호흡 특징인 만성적인 진행성 질환으로 호흡교환면의 파괴로 기인한다.

폐렴(pneumonia) 허파의 소엽의 감염에 의해 발생하고, 허파꽈리로의 용액누출로 인해 호흡기능이 저하되며 호흡세기관지의 팽창과 압축이 특징인 질환

폐색전증(pulmonary embolism) 혈액응고, 지방덩어리, 또는 공기방울에 의해 허파혈관이 폐색된 상태

폐암(lung cancer) 기관지전도로나 허파꽈리에 생기는 악성종양

하임리히 처치법(Heimlich maneuver) 기도나 인두를 막고 있는 이물질을 배출시키기 위해 복압의 힘을 이용하는 방법

호흡곤란증후군(respiratory distress syndrome; RDS) 부적절한 표면활성제 생성에 의해 발생되며, 허파꽈리의 붕괴와 허파에서의 가스교환의 적절한 수준이 유지되지 못하는 것이 특징인 질환

후두염(laryngitis) 후두의 감염이나 염증 상태

흉강천자(thoracentesis) 진단검사를 위해 가슴막액 샘플을 채취하는 것

흉막삼출(pleural effusion) 가슴막안 안에 삼출액이 비정상적으로 축적된 상태

핵심정리

개요

24.1 호흡계통의 개요

- 호흡계통은 코, 코안 그리고 코곁굴, 인두, 후두, 기관 그리고 허파의 가스교환면에 이르는 전도로를 포함한다(그림 24.1).
- 상부호흡계통은 코, 코안, 코곁굴 그리고 인두로 구성된다. 이러한 구조들은 흡입된 공기의 여과와 가습의 과정을 시작한다. 하부호흡계통은 후두, 기관, 허파, 기관지, 세기관지 그리고 허파꽈리를 포함한다.
- 호흡기 전도로는 코안의 입구로부터 세기관지까지 뻗어 있는 전도부와 호흡세기관지와 허파꽈리를 포함하는 호흡부로 나뉜다(그림 24.1).

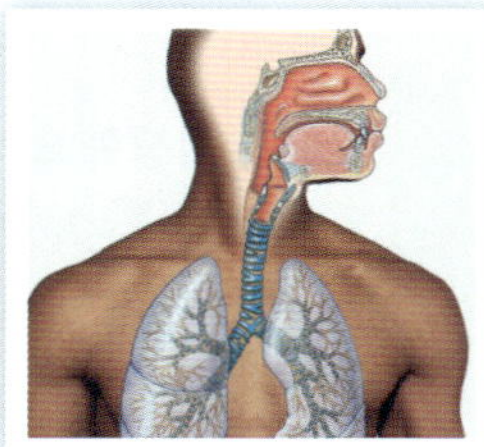

호흡계통의 기능

- 호흡계통은 다음과 같은 기능을 한다. (1) 공기와 순환하는 혈액 사이의 가스교환을 위한 공간을 마련한다. (2) 가스교환면으로 들어오고 나가는 공기를 움직이게 한다. (3) 호흡면을 방어한다. (4) 병원균으로부터 호흡계통과 다른 신체조직을 보호한다. (5) 소리에 의한 의사소통을 가능하게 한다. (6) 혈액량과 혈압 그리고 체액 pH를 조절하는데 도움을 준다.

호흡상피

- 호흡상피는 가장 작은 세기관지 수준까지의 호흡기 전도부의 내면을 덮고 있다.
- 호흡상피는 거짓중층상피, 섬모상피, 점액세포를 가진 원주상피로 구성되어 있다(그림 24.2).
- 호흡상피는 흡입되는 분자들을 가둘 수 있는 점액을 생성한다. 맨 아래층에는 고유판(결합조직층); 호흡상피와 고유판이 혼합되어 점막을 형성한다.
- 호흡기방어체계는 점액상승(위로 입자들을 씻어내는), 허파꽈리의 큰포식세포, 털 그리고 섬모 등을 포함한다.

24.2 상부호흡계통

코와 코안

- 공기는 정상적으로 코안으로 통해 있는 바깥콧구멍을 통해 호흡계통으로 들어간다. 코의 안뜰은 큰 입자들을 걸러낼 수 있는 털에 의해 보호되고 있다(그림 24.3/24.4/24.5).
- 흡입된 공기는 위, 중간, 아래콧길을 통하여 코선반면을 지나간다(그림 24.4).
- 단단입천장은 입안과 코안을 구분한다. 물렁입천장은 입안으로부터 위코인두를 분리한다. 코안과 코인두의 연결 부분이 안쪽 콧구멍을 형성한다(그림 24.3/24.4/24.5).

인두

- 코인두는 인두의 윗부분이다. 입인두는 입안과 이어져 있다. 후두인두는 목뿔뼈와 식도입구 사이의 좁은 구역을 포함한다(그림 24.4a/24.5/25.5).

24.3 하부호흡계통

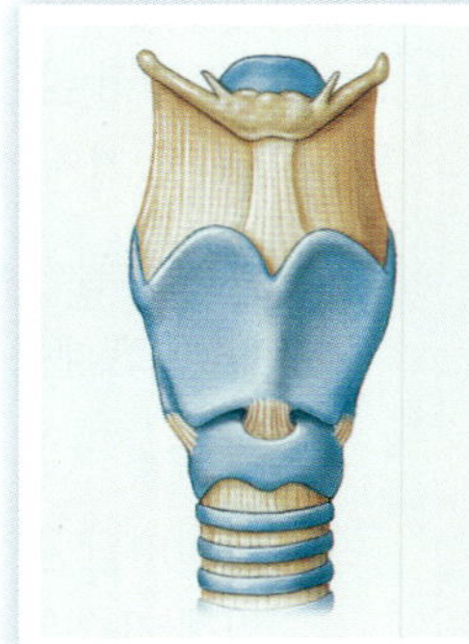

후두

- 흡입된 공기는 성대문을 통과하여 허파로 들어간다. 후두는 성대문을 둘러싸고 보호한다. 후두덮개는 후두쪽으로 뻗어있다(그림 24.4a/24.5/24.6 /24.7).
- 2쌍의 주름이 성대문 입구에 걸쳐 있다. 상대적으로 탄력성이 없는 안뜰주름과 좀 더 예민한 성대 주름이 그것이다. 성대문을 통과하는 공기는 성대주름을 진동시켜서 소리를 만들어낸다(그림 24.7).
- 후두자체근은 성대주름의 긴장도와 성대문의 개폐를 조절한다. 후두바깥근은 후두의 위치를 잡아주고 안정화시켜준다. 음식물을 삼키는 동안 이 두 근육군들은 음식물이 성대문으로 들어가는 것을 방지해 준다(그림 24.8).

24.4 기관

- 기관은 여섯째목뼈로부터 다섯째등뼈까지 뻗어 있다. 점막밑층은 기관벽을 단단하게 하고 기도를 보호하는 C자 형태의 기관연골을 가지고 있다. 기관의 뒷벽은 커다란 음식물이 식도를 따라 내려갈 수 있도록 형태가 변화될 수 있다(그림 24.2a/24.4a /24.5/24.9).

24.5 일차기관지

- 기관은 가슴세로칸에서 분지하여 오른기관지와 왼기관지를 형성한다. 일차기관지와 그들의 가지들은 기관지나무를 형성한다. 각각의 기관지는 허파문에서 허파로 들어간다. 허파뿌리는 기관지, 허파혈관 그리고 신경을 포함하는 결합조직덩어리를 말한다(그림 24.9).

24.6 허파

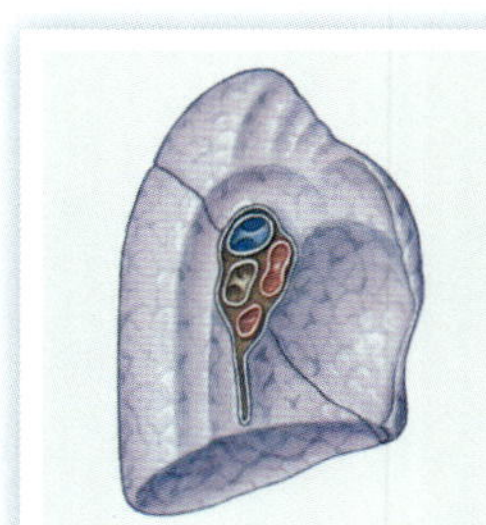

허파엽

- 허파엽은 틈새에 의해 분리된다. 오른허파는 세 개의 엽을 가지고 있다. 위엽, 중간엽 그리고 아래엽으로 나뉘며, 빗틈새는 위엽과 아래엽을 구분짓고, 수평틈새는 위엽과 중간엽을 구분짓는다. 오른허파는 또한 세 개의 엽기관지를 가지고 있

다. 위엽, 중간엽 그리고 아래엽기관지가 그것이다. 왼허파는 두 개의 엽을 가지고 있다. 위엽과 아래엽으로 나뉘며, 빗틈새에 의해 구분된다. 그리고 두 개의 엽기관지인 위엽기관지와 아래엽기관지가 존재한다(그림 24.10).

허파면

- 허파의 갈비면은 가슴우리의 안쪽 윤곽을 따라간다. 가슴세로칸면은 허파문을 가지고 있는데, 왼허파는 심장패임을 가지고 있다(그림 24.10).
- 허파뿌리의 결합조직은 잔기둥의 연속으로 허파의 실질속으로 뻗어 있다. 이러한 가지들은 허파를 허파소엽으로 나누는 사이막을 형성한다.

허파기관지

- 허파밖기관지(왼 · 오른기관지)는 허파의 바깥에 있다. 허파속기관지(허파로의 분지들)는 민무늬근의 띠로 둘러싸여 있다(그림 24.9/24.11/24.12/24.13).
- 각 허파는 더나아가 허파구역이라는 더 작은 단위로 나뉜다. 이러한 구역들은 삼차기관지에 따라 명명된다. 오른허파는 10개 왼허파는 8~9개의 허파구역을 가지고 있다(그림 24.9/24.11/24.12).

세기관지

- 허파구역 안에서 각각의 삼차기관지들은 최종적으로 각각의 소엽들을 공급하는 50~80개의 종말세기관지를 만든다(그림 24.11/24.13).

허파꽈리관과 허파꽈리

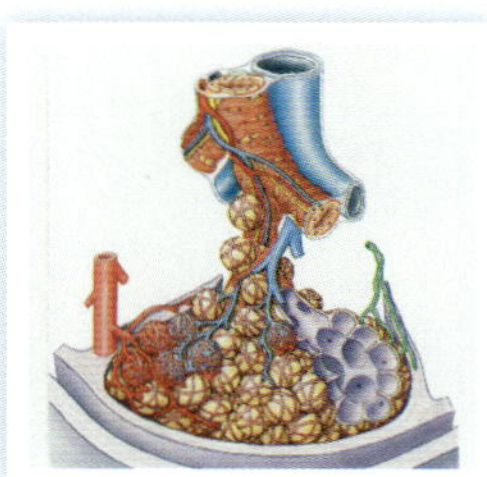

- 호흡세기관지는 허파꽈리관으로 열려 있다. 많은 허파꽈리들은 각각의 허파꽈리관에서 연결된다(그림 24.13/24.14).
- 호흡막(허파꽈리 상피)은 I형 허파꽈리세포들의 단순편평상피세포로 구성되어 있다. I형 허파꽈리세포들 사이에 흩어져 있는 II형 허파꽈리세포들은 허파꽈리가 붕괴되는 것을 방지해주는 유성 분비액(표면활성제)을 생산한다. 허파꽈리 큰포식세포는 상피조직을 돌아다니며 외부물질들을 잡아먹는다(그림 24.14).

허파로의 혈액공급

- 호흡교환면은 허파순환의 혈관을 통해 온몸순환으로 넓게 연결되어 있다(그림 24.13a).

24.7 가슴막안과 가슴막

- 각 허파는 가슴막으로 뒤덮인 하나의 가슴막안을 차지하고 있다. 가슴막의 두 가지 유형은 가슴벽의 안쪽면을 덮는 벽쪽가슴막과 허파를 덮고 있는 내장쪽가슴막이다. 가슴막액은 두 가슴막으로부터 분비된다(그림 24.10a/24.15).

24.8 호흡근과 허파의 가스교환

호흡근

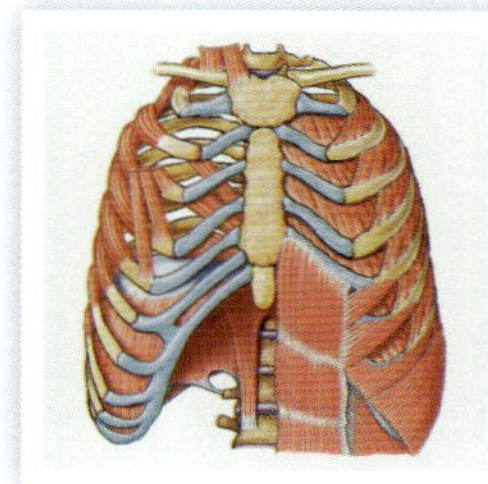

- 허파의 가스교환은 공기가 허파 속으로 들어왔다가 나가는 움직임을 말한다. 가장 중요한 호흡근은 가로막과 속 · 바깥갈비사이근이다. 가로막의 수축은 가슴막안의 용적을 증가시킨다. 바깥갈비사이근은 갈비뼈를 올려서 흡기를 돕는다. 속갈비사이근은 갈비뼈를 내리고 가슴막안의 너비를 줄임으로써 호기에 기여한다. 보조호흡근은 호흡의 깊이와 횟수가 현저히 증가되어야 할 때 활성화된다. 보조근에는 목빗근, 앞톱니근, 가슴가로근, 목갈비근, 작은가슴근, 배빗근 그리고 배곧은근 등이 포함된다(그림 24.16).

24.9 출생에 따른 호흡계통 변화

- 출산 전에 태아의 허파는 액체로 가득 차 있고 찌그러져 있다. 첫숨을 내쉴 때, 허파는 크게 확장되고 그 상태를 계속 유지하게 된다.

24.10 뇌의 호흡중추

- 호흡중추는 다리뇌와 숨뇌의 그물체 안에 존재하는 세 쌍의 핵이다. 호흡리듬중추는 호흡의 속도를 조절한다. 지속성흡입중추는 강하고, 지속적인 호흡운동을 유발하고, 호흡조절중추는 숨뇌 안에 있는 지속성흡입중추와 흡기중추를 억제한다(그림 24.17).
- 세 가지 다른 반사가 호흡의 조절에 관여한다. (1) 물리적 반사는 허파의 용적변화나 동맥압의 변화에 반응한다. (2) 화학반사는 혈액의 CO_2 분압, pH 그리고 O_2 분압와 뇌척수액의 변화에 반응한다. 그리고 (3) 방어반사는 호흡기의 물리적 손상이나 자극에 반응한다(그림 24.17).
- 의식적인 그리고 무의식적인 사고작용이 호흡중추에 영향을 미치거나 호흡근을 조절함으로써 호흡활동을 조절할 수 있다.

24.11 노화와 호흡계통

- 일반적으로 (1) 탄력섬유가 퇴화되면서 허파의 용적을 감소시키고, (2) 가슴우리의 움직임이 관절변화에 의해 제한을 받고 갈비연골의 유연성이 감소되며, (3) 노년층에는 어느 정도 폐기종이 나타나므로 호흡계통은 노화가 진행될수록 효율성이 떨어진다.

단원 연습문제

For answers, see the blue Answers tab at the back of the book.

단계 1. 정의와 용어

가장 근접한 항목에 대하여 짝을 지으시오.

1. 후두바깥근 ☐
2. 삼차기관지 ☐
3. 코인두 ☐
4. 안뜰주름 ☐
5. 하부호흡계통 ☐
6. 기관 ☐
7. 콧등 ☐
8. 이차기관지 ☐
9. 상부호흡계통 ☐
10. 후두 ☐

a. 인두의 윗부분
b. 코의 등쪽 부분
c. 코, 코안, 코곁굴
d. 숨통
e. 엽기관지
f. 성대문을 둘러싸고 보호함
g. 후두, 기관, 기관지, 허파
h. 성대주름을 보호함
i. 후두를 지지하고 안정화시킴
j. 구역기관지

11. 아래모식도에서 호흡계통 구조물의 명칭을 적으시오.

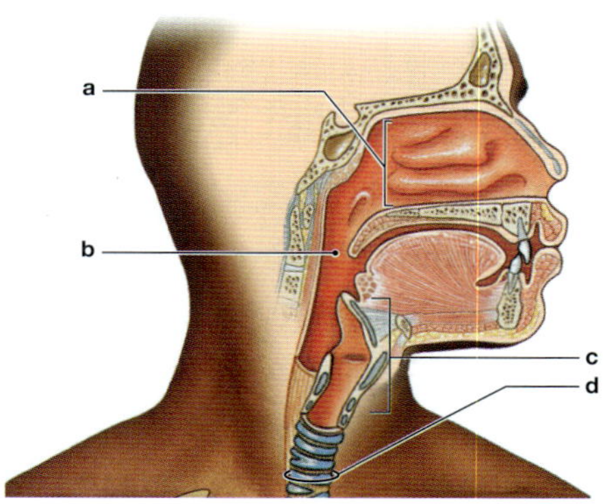

(a) ____________ (b) ____________
(c) ____________ (d) ____________

12. 인체로 들어온 공기를 여과시키고 가온, 가습시키는 것은?
(a) 상부호흡기
(b) 하부호흡기
(c) 허파
(d) 허파꽈리

13. 표면활성제의 기능은 무엇인가?
(a) 허파면을 보호한다.
(b) 작은 입자들을 잡아먹는다.
(c) 허파꽈리의 점액을 대체한다.
(d) 허파꽈리가 붕괴되는 것을 방지한다.

14. 바깥 코의 유연한 조직 내에 들어있는 코안의 부위는?
(a) 코인두
(b) 안뜰
(c) 내실
(d) 성대문

15. 만약에 모뿔연골와 잔뿔연골이 손상받는다면 후두기능의 어떤 면이 영향을 받을까?
(a) 공기가 들어갈 수 없다.
(b) 음식물을 삼키는 동안 음식물이 잘 넘어가게 하기 위해 후두가 위아래로 움직일 수 없다.
(c) 소리생성이 안 된다.
(d) 질식할 것이다.

16. 후두의 바닥을 형성하는 연골은?
(a) 방패연골
(b) 쐐기연골
(c) 잔뿔연골
(d) 완상연골

17. 성대주름이 위치하는 곳은?
(a) 코인두
(b) 입인두
(c) 후두
(d) 기관

18. 기관(trachea)은?
(a) 단순편평상피조직으로 덮여 있다.
(b) C자 모양의 연골에 의해 강화된다.
(c) 점액분비샘이 없다.
(d) 직경이 변화하지 않는다.

19. 이차기관지(엽기관지)와 삼차기관지(구역기관지)벽 속의 연골은?
(a) 기관고리의 연골과 완전히 다른 기능을 한다.
(b) 기관지를 지지하고 속공간이 열린 채로 있도록 돕는다.
(c) 연골조직 중에서 특징적으로 원형의 형태를 가진다.
(d) 공기의 흐름을 조절하는 정류장치로써의 역할을 함으로써 가스교환을 직접적으로 돕는다.

단계 2. 개념 정리

1. 안뜰의 상피조직은?
(a) 여과를 돕지 않는다.
(b) 많은 수의 작고 짧은 섬모를 가지고 있다.
(c) 가장 작은 입자들이 코안 전도로로 들어오는 것을 막아주는 털을 가지고 있다.
(d) 콧구멍으로 큰 입자와 곤충들이 들어오는 것을 막아주는 거친 털을 가지고 있다.

2. 왜 감기 환자들을 종종 코가 막힐까?
(a) 일반적인 감기를 일으키는 자극인자에 대한 비상피조직의 반응에 의해 바이러스 입자를 잡아두기 위해 정상보다 점액분비가 왕성해지기 때문이다.
(b) 감기에 걸린 동안 공기가 정상보다 더 높은 습도를 가진다면 호흡하기가 쉬울 것이고, 감기바이러스의 존재가 이러한 습도를 증가시키기 위해 점액 생성을 자극하기 때문이다.
(c) 재채기를 할 때 과도한 타액이 안쪽 콧구멍 통해 흡입되고 코안을 채우기 때문이다.
(d) 알려진 이유가 없다.

3. 깊은호흡은 늑골호흡과 어떻게 다른가?
   (a) 깊은호흡에서 가슴우리의 형태가 변하기 때문에 흉곽의 용적이 변화된다.
   (b) 기관지나무 안팎으로 공기가 움직이는데, 늘골호흡에서는 이러한 것이 유발되지 않는다.
   (c) 깊은호흡에서 가로막이 수축하는 반면, 늑골호흡에서는 수축하지 않는다.
   (d) 깊은호흡에서 근육은 흡기와 호기 모두를 돕기 위해 수축한다.

4. 오른허파는 몇 개의 엽을 가지고 있는가?

5. 기관지확장증(bronchodilation)이란?

6. 허파꽈리 큰포식세포의 기능은 무엇인가?

7. 사이막의 기능은 무엇인가?

8. 후두자체근육의 기능은?

9. 성대문의 개폐와 관련된 후두연골은?

10. 후두인두가 포함된 후두의 부위는?

단계 3. 종합적 사고

1. 천식은 어떤 질환이며, 해부학적 용어로 어떤 증상들이 설명될 수 있는가?

2. 신생아가 사망하여 길에 버려진 채로 발견되었다. 여러 가지 질문 중에 경찰에서 알고 싶은 것은 신생아가 사망한 채로 태어났는가 아니면 살아 있었는가이다. 부검의의 부검결과 태아는 출생 시에 사망했다고 했다. 어떻게 이런 결론을 얻을 수 있었을까?

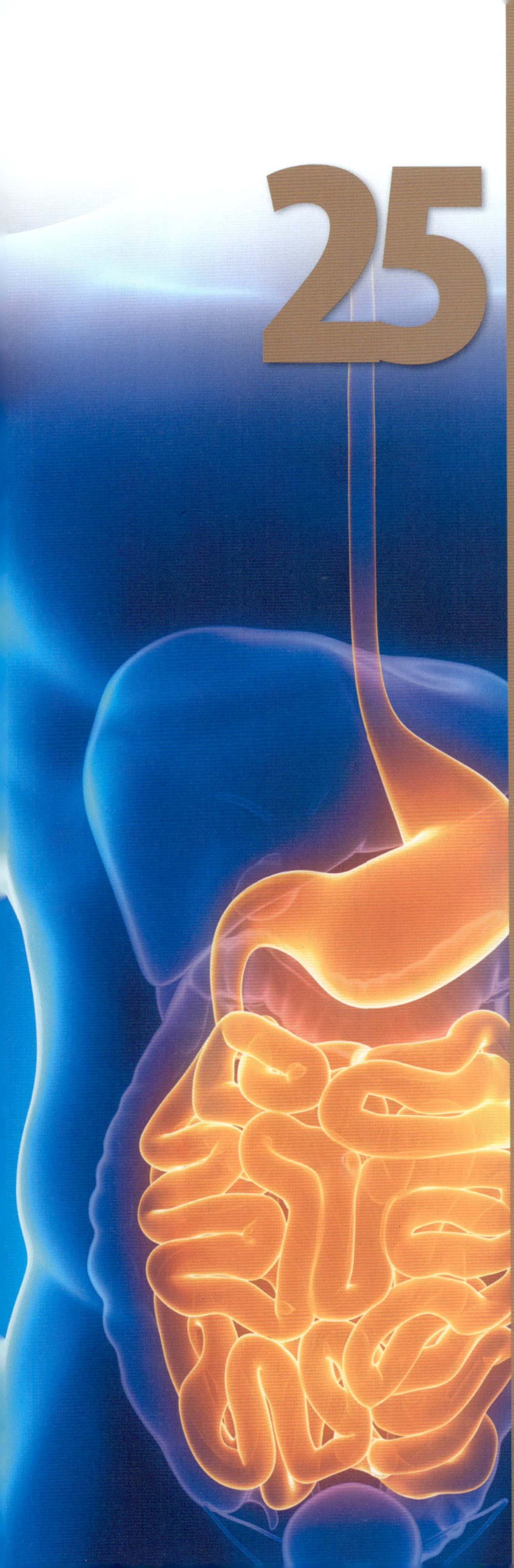

25 소화계통
The Digestive System

학습목표

- **25.1** 소화관의 네 층의 조직학적 구조와 특징에 대해 비교한다.
- **25.2** 혀, 치아, 침샘의 해부학적 구조에 대해 설명한다.
- **25.3** 인두의 구조와 기능 및 삼키기 과정에 대해 설명한다.
- **25.4** 식도의 해부학적 구조에 대해 설명한다.
- **25.5** 위의 해부학적 구조에 대해 설명한다.
- **25.6** 작은창자의 해부학적 구조에 대해 설명하고 위와 비교한다.
- **25.7** 큰창자의 해부학적 구조에 대해 설명하고 이것을 위, 작은창자와 비교한다.
- **25.8** 간, 쓸개, 이자의 해부학적 구조에 대해 비교한다.
- **25.9** 노화에 따른 소화계통의 변화에 대해 설명한다.

우리는 소화에 이상이 없는 한 소화계통에 대해 별로 깊이 생각하지 않고 살아간다. 하지만 매일매일 우리는 소화계통을 채우고 비우는 의식적인 노력에 많은 시간을 소비하고 있다. 소화계통과 관련된 말들은 우리의 일상대화 속에서도 쉽게 찾아볼 수 있는데, 우리는 어떤 사건이나 사물에 대해 "육감(gut feeling)"을 가지거나 "곱씹을(chew on)" 수 있고, 어떤 의견을 "납득하기 힘든(hard to swallow)" 경우도 있다. 소화계통에서 뭔가 문제가 생긴다면 우리는 그것이 아무리 작은 것일지라도 바로 처치할 수 있는 방법들을 찾으려고 한다. 이러한 이유로 TV광고들은 다양한 칫솔과 치약, 다이어트 요법, 제산제 그리고 설사약들을 매일 내놓는다.

소화계통은 **소화관(di-gestive tract)**이라 불리는 근육으로 이루어진 기다란 관과 다양한 **부속기관(accessory organ)**들로 이루어져 있다. 입(oral cavity), 인두(pharynx), 식도(esophagus), 위(stomach), 작은창자(small intestine), 그리고 큰창자(large intestine)가 이러한 소화관을 구성한다. 부속소화기관은 치아, 혀, 침샘과 같은 다양한 분비기관과 간(liver), 그리고 이자(pan-creas)를 포함하는데 이것들은 분비샘을 통해 소화관 안으로 각종 분비물을 분비한다. 음식물은 소화관으로 들어가고, 그 길을 따라서 통과하는데, 도중에 물, 효소, 완충액, 그리고 다른 인자 등을 포함한 분비기관들의 분비액과 섞여서 소화관 상피조직의 유기물과 무기물 영양성분의 흡수를 돕는다. 소화관과 부속기관은 다음과 같은 역할을 함께 수행한다.

- 음식물섭취(ingestion): 음식물섭취는 음식과 음료가 입을 통해 소화관으로 들어갈 때 일어난다.
- 기계적 과정(mechanical processing): 대부분의 섭취된 고형물은 삼키기 전에 기계적 과정을 거쳐야 한다. 혀로 짓누르고 치아로 찢고 부수는 것은 섭취 이전에 발생하는 기계적 과정의 예이다. 소화관에서의 소용돌이, 혼합, 휘젓기, 그리고 추진운동 등은 삼킨 후의 이어지는 기계적 과정이다.
- 소화(digestion): 소화는 당, 지질, 그리고 단백질 등이 소화상피세포에 의해 흡수될 수 있는 작은 유기분자들로 분해되는 화학적인 과정이며, 효소에 의한 과정이다.
- 분비(excretion): 일반적으로 능동분비에 의한 산, 효소, 그리고 완충액의 활동을 포함한다. 이러한 분비작용의 일부는 소화관의 상피세포에 의해 이루어지기도 하지만 대부분은 이자와 같은 부속기관에 의해 이루어진다.
- 흡수(absorption): 흡수는 유기분자, 전해질, 비타민, 그리고 물이 소화관 상피세포를 통과하여 소화관의 간질액 속으로 이동하는 과정이다.
- 배설(excretion): 노폐물들은 일차적으로 부속샘(특히 간)에 의해 소화관 속으로 배출된다.
- 농축(compact): 농축이란 소화되지 않는 물질과 유기노폐물들이 몸으로부터 배출되기 앞서 이루어지는 점진적인 탈수과정이다. 농축된 물질은 **분변(feces)**이라 불린다. **배변(defecation)**이란 몸으로부터 분변을 제거하는 것이다.

소화관의 상피조직은 또한 (1) 위산과 효소의 부식작용과 (2) 마모와 같은 물리적 스트레스, 그리고 (3) 음식과 같이 들어오거나 소화관에 존재하는 병원균으로부터 주변조직을 보호하는 방어작용도 한다.

요약하면, 소화계통의 기관들은 입으로 들어와서 소화관을 따라 통과하는 음식물을 물리적으로 그리고 화학적으로 처리하는 일을 한다. 이러한 과정의 목적은 음식물의 단단하고 복잡한 화학적 구조를 소화관의 상피조직에 의해 흡수될 수 있는 작은 분자들로 분해시켜서 순환하는 혈액 속으로 나르기 위한 것이다.

25.1 소화계통의 개요

소화계통의 주요 구성요소들은 그림 25.1에 나타나 있다. 비록 소화계통의 여러 기관들이 중복된 기능을 수행한다 할지라도 각각은 특수화된 영역을 가지고 있으며 독특한 조직학적인 특징들을 나타낸다. 이러한 특수화와 구별성에 대해 논하기 전에 소화관의 모든 부분에 공통적으로 해당되는 기본적인 구조적 특징에 대해 살펴보고자 한다.

소화관의 조직학적 구조

소화관의 주요 층은 (1) 점막층, (2) 점막밑층, (3) 근육층, 그리고 (4) 장막층으로 이루어져 있다. 이러한 네 개 층의 구조상의 변이는 소화관을 따라서 발생한다. 이러한 변이들은 각 기관과 부위의 특징적인 기능과 관련되어 있다. 소화관 각 부위의 대표적인 단면도와 모식도는 그림 25.2에 나타나 있다.

점막층

소화관의 **점막층(mucosa)**은 **점막(mucous membrane)**의 한 예이다. 점막은 이미 3장에서 다루었듯이, 분비샘의 분비물에 의해 축축해진 상피세포로 둘러싸여 성긴결합조직의 층으로 구성되어 있다. **점막상피조직(mucosal epithelium)**은 위치에 따른 자극에 의해 중층이거나 단층상피조직일 수 있다. 예를 들어, 입안과

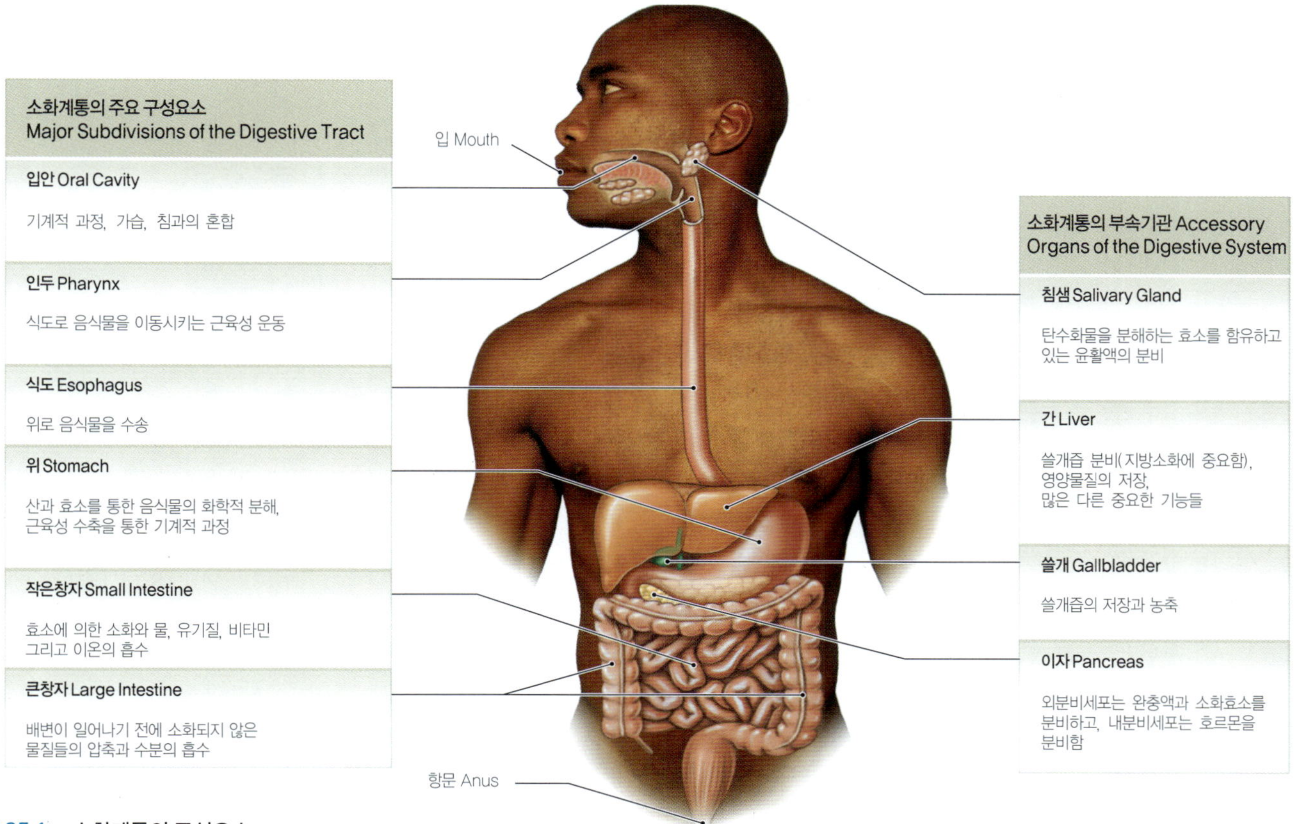

■ **그림 25.1 소화계통의 구성요소**
소화관의 주요 부위와 부속기관을 일차적인 기능과 함께 소개한다.

식도는 외부적인 스트레스와 마모에 저항할 수 있도록 중층편평상피에 의해 이루어져 있다. 반면에, 위, 작은창자, 그리고 큰창자의 대부분은 분비와 흡수에 맞게 특수화된 단층원주상피로 이루어져 있다. 소화관의 점막층에는 가로주름(횡주름, transverse fold)이나 세로주름(종주름, longitudinal fold)이 존재하는 경우가 많다(그림 25.2). **주름(plica)**이라 불리는 점막은 마치 치마주름(pleat)을 닮았는데, 이러한 주름은 전체 면적을 상당히 증가시켜 흡수를 용이하게 해준다. 소화관의 어떤 부위에서는 주름이 점막층과 점막밑층 모두를 포함하는 영구적인 형태를 취하고 있다. 그러나 어떤 부위에서는 음식물이 들어온 후에 음식물로 채워지면서 속공간이 확장될 수 있도록 주름이 없어지는 일시적인 형태를 띠기도 한다. 상피세포 표면으로 열린 관들은 점막층과 점막밑층 혹은 부속기관 안에 위치한 분비세포의 분비액을 운반한다.

성긴조직(areolar tissue)의 아래 층은 **고유판(lamina propria)**이라 불리는데 혈관, 감각신경말단, 림프관, 민무늬근섬유, 그리고 림프조직 등을 포함하고 있다. 이러한 림프조직은 점막관련림프조직(mucosa-associated lymphoid tissue; MALT) 복합체의 일부이며 23장에서 다루고 있다. 대부분의 소화관 부위에서 점막층의 바깥 부위는 민무늬근과 탄력섬유의 좁은 띠 형태로 되어 있다. 이것은 **점막근육(muscularis mucosa)**이라 불리는데, 점막근육의 민무늬근은 두 개의 얇은 근육층으로 이루어져 있다(그림 25.2a). 안쪽 층은 속공간을 감싸고 있으며(돌림층), 바깥층은 소화관의 장축에 평행으로 달리는 근섬유를 함유하고 있다(세로층). 이러한 층들의 수축은 속공간의 형태를 바꾸게 하고 상피주름을 움직이게 한다.

점막밑층

점막밑층(submucosa)은 점막근육을 둘러싸고 있는 치밀, 불규칙결합조직 층이다. 큰 혈관들과 림프관들이 이 층에서 발견되는데 어떤 부위에서는 점막밑층이 속공간으로 완충액과 효소를 분비하는 외분비샘을 포함하기도 한다. 바깥의 가장자리를 따라서 점막밑층은 신경섬유와 흩어진 신경세포체의 복합체를 포함하고 있다. 이 **점막밑신경얼기(점막하신경총, submucosal plexus,** *plexus of Meissner*)는 점막층을 지배하게 되는데, 이 부위에는 감각신경, 부교감신경절, 그리고 교감신경의 절후신경섬유(sympathetic postganglionic fiber)를 함유하고 있다(그림 25.2a).

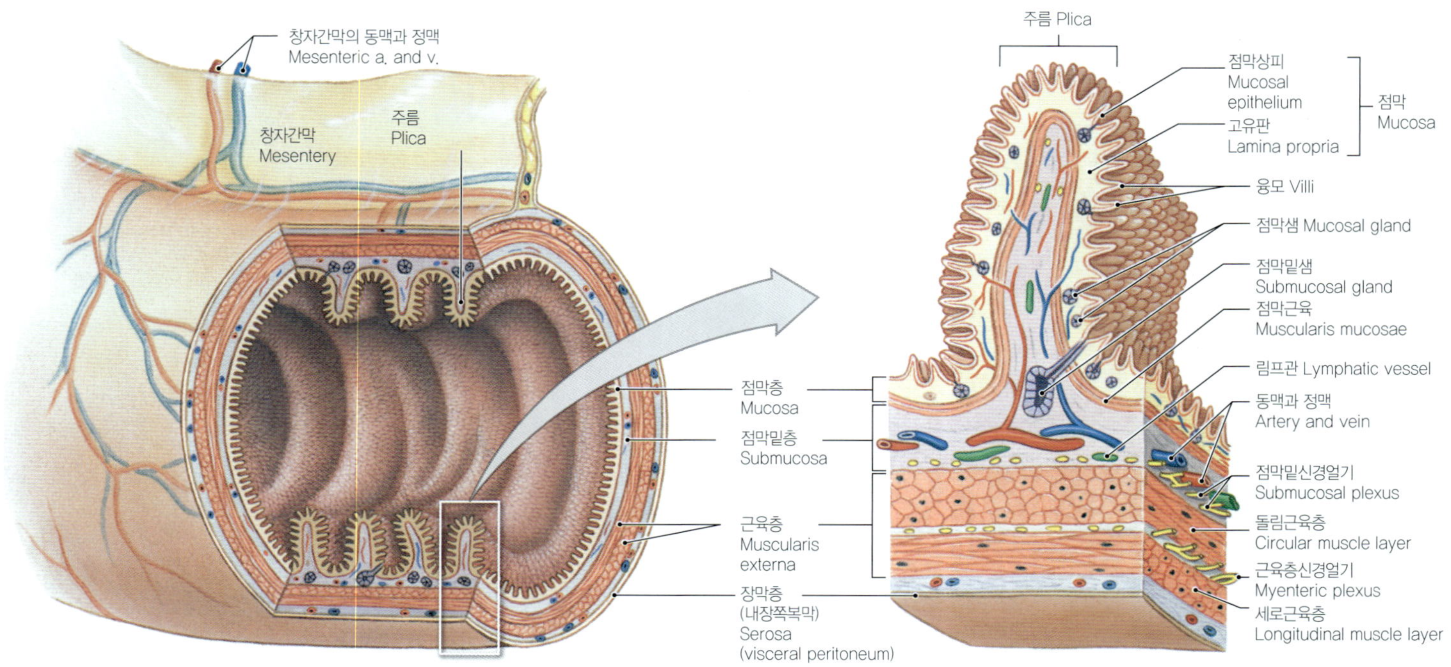

a 일반적인 소화관의 조직학적 구조를 보여주는 3차원 그림

b 소화관의 주름(plica) 구조를 보여주는 확대 단면

■ **그림 25.2** **소화관의 조직학적 구조**

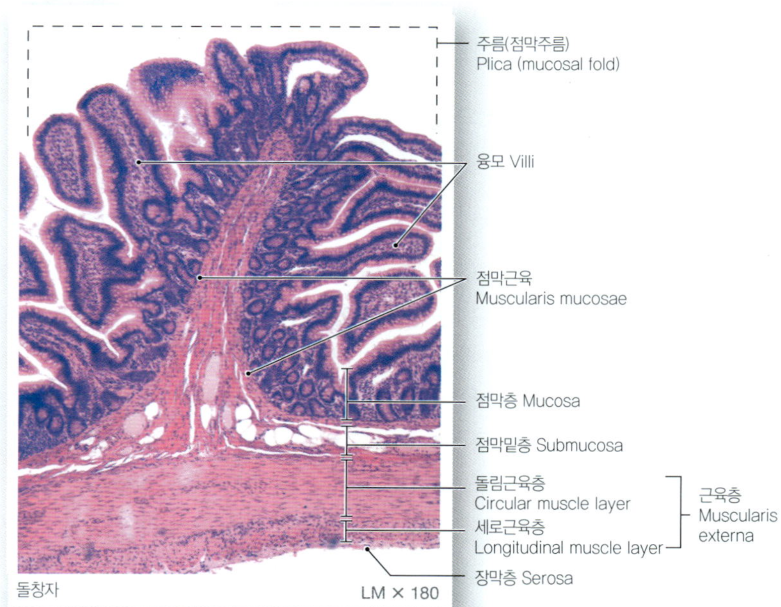

c 작은창자의 조직학적 구조를 보여주는 돌창자의 현미경 사진

근육층

근육층(muscularis externa)은 점막밑층을 둘러싸고 있으며 민무늬근섬유로 이루어져 있다. 이 근섬유들은 안쪽의 돌림층(circular layer)과 바깥쪽의 세로층(longitudinal layer)으로 구성되어 있다(그림 25.2). 이러한 민무늬근층은 소화관 속에서 일어나는 기계적 소화와 음식물의 이동에 필수적인 역할을 하게 된다. 이러한 운동들은 일차적으로 **근육신경얼기(근신경총, myenteric plexus**, 또는 *plexus of Auerbach*)의 신경세포들에 의해 조절된다. 부교감신경절과 교감신경의 절후신경섬유들의 복합체가 돌림근층과 세로근층 사이에 끼여 위치하는데, 부교감성 자극이 근육긴장도를 증가시키고 수축을 일으키는 반면에 교감성 자극은 근육운동을 제한하고 근육을 이완시키는 역할을 한다.

부가적으로, 소화관의 어떤 특정 부위에서는 근육층이 조임근(sphincter)이나 판막(valve)을 형성하여 음식물이 부적절한 때에 혹은 잘못된 방향으로 이동하는 것을 방지한다. 이러한 판막은 돌림근층의 일부가 두꺼워진 것인데 속공간을 수축시켜 음식물의 역류를 제한하는 역할을 한다.

장막층

배안의 대부분의 소화관에서 근육층은 **장막층(serosa)**으로 알려진 장막(serous membrane)에 의해 덮여 있다(그림 25.2). 그러나 입안, 인두, 식도, 곧창자에는 근육층을 둘러싸는 장막층이 존재하지 않는다. 대신에 근육층은 주위 구조물에 소화관을 단단하게 부착시키는 교원섬유의 두꺼운 복합체에 의해 싸여 있다. 이러한 섬유성집(fibrous sheath)을 **바깥막(adventitia)**이라 부른다.

근육층과 음식물의 이동

소화관은 **민무늬근**(smooth muscle)을 가지고 있는데, 한 개의 민무늬근세포는 직경이 5~10 μm이며 길이는 30~200 μm이다. 이들은 결합조직으로 둘러싸여 있지만 교원섬유들은 힘줄(tendon)이나 널힘줄(aponeurosis)을 형성하지 않는다. 이러한 민무늬근세포들은 근육원섬유마디(근절, sarcomere)로 조직화되지 않으므로 근육세포는 민무늬근(nonstriated muscle)이며, 불수의근(involuntary muscle)이다. 비록 이 근육들이 민무늬근이긴 하지만 수축력은 뼈대근이나 심장근만큼 강력하다. 내장민무늬근조직의 이러한 근육세포들 상당수는 운동신경지배를 가지고 있지 않다. 그러나 근육세포들은 층으로 잘 정돈되어 있으며 인접한 근육세포들은 틈새이음에 의해 전기적으로 서로 연결되어 있다. 그러므로 한 개의 내장민무늬근세포가 수축하면 그 파장이 근조직 전체로 퍼져나간다. 국소의 민무늬근세포 하나에 접하여 있는 운동신경의 활성이 처음 자극을 유발할 수 있다. 또는 화학물질, 호르몬, O_2나 CO_2의 농축, 혹은 과도한 뻗침(stretching)이나 자극 같은 물리적인 요소에 대한 국소적인 반응으로 유발될 수도 있다.

민무늬근세포의 수축미세섬유는 단단하게 조직화되어 있지 않기 때문에 민무늬근세포가 늘어나게 되면 곧 새로운 길이에 적응하게 되고 요구하는 만큼 수축할 수 있는 능력을 보유하게 된다. 극도의 신전을 견디는 능력을 가소성(plasticity)이라 부르는데, 이러한 가소성은 엄청난 부피의 변화를 겪어야 하는 위(stomach)와 같은 소화기관에 있어 특별히 중요하다.

소화관의 민무늬근에는 **조절세포**(pacemaker cell 또는 *interstitial cell*)가 존재하기 때문에 움직임에 있어 규칙적인 주기를 나타낸다. 조절세포는 점막근육과 근육층 모두에서 발견된다. 이러한 민무늬근세포들은 자동적인 탈분극을 거치게 되는데 이것이 꿈틀운동과 분절운동이라는 두 가지 유형의 수축운동을 유발한다. 이러한 파동성의 수축은 전체 근육층을 통해 퍼져나가서 음식물을 앞으로 나아가게 하고 소화관 속의 내용물들이 잘 섞이도록 도와준다.

꿈틀운동

근육층은 **꿈틀운동**(**연동운동**, **peristalsis**)의 수축을 통해 물질을 소화관의 한 부위에서 다른 부분으로 밀어낸다. 꿈틀운동은 소화관의 길을 따라 음식물덩어리(식괴, bolus)를 이동시키는 근육성 수축의 파동으로 만들어진다. **꿈틀운동파**(**연동파**, **peristaltic wave**)가 일어나는 동안 음식물의 뒤에서 돌림근들이 수축한다. 이어서 세로근들이 수축하여 인접한 부위의 길이를 짧게 한다. 그러고 나서 돌림근 속의 수축파동이 원하는 방향으로 물질을 밀어낸다(그림 25.3a).

분절운동

작은창자의 대부분과 큰창자의 일부에서는 **분절운동**(**segmentation**)을 유발하는 수축을 일으킨다(그림 25.3b). 이러한 운동은 소화물질을 휘젓고 분해해서 장분비 물질과 섞이게 한다. 이것은 특정한 방향으로의 움직임을 만들지는 않는다.

분절운동과 꿈틀운동은 조절세포, 호르몬, 화학물질, 그리고 물리적 자극에 의해 유발된다. 꿈틀운동파는 혀인두신경, 미주신경, 또는 골반신경 속의 들신경섬유와 날신경섬유에 의해 촉발되기도 한다. 소화관의 몇 cm 정도에 한정된 꿈틀운동파는 소화관 벽의 감각수용기에 의해 유발된다. 이러한 들신경섬유들은 국소적인 **근신경얼기반사**(**근신경총반사**, **myenteric reflex**)를 생성하기 위해 근신경얼기 속으로 연접한다. 이러한 것들은 중추신경계통과는 관련이 없는 짧은 반사(short reflex)이다. 장관신경계통(enteric nervous system)이란 용어는 이러한 반사들을 조정하는 신경복합체를 말한다.

일반적으로 짧은 반사는 소화관 한 부위의 활동을 조절한다. 이러한 조절은 국소적인 꿈틀운동을 조정하고 소화분비샘의 분비를 촉발한다. 많은 신경세포들이 포함되어 있는 장관신경계통은 대략 척수가 가지고 있는 것 만큼의 신경세포와 신경전달물질을 가지고 있다.

소화관 수용기로부터의 감각정보는 중추신경계통으로도 전달이 되는데 이곳으로부터 긴 반사(long reflex)가 촉발된다. 중추신경계통의 신경사이세포와 운동신경이 관여하는 긴 반사는 상위수준에서 소화기와 분비 활동을 총괄한다. 이러한 반사들은 소화관의 한 부위에서 다른 부위로 음식물을 이동시키는 큰 규모의 꿈틀운동파를 조절한다. 긴 반사는 근신경얼기에 연접하는 혀인두신경, 미주신경, 또는 골반신경의 운동섬유가 관여하기도 한다.

복막

내장쪽복막(**장측복막**, **visceral peritoneum**)은 몸통벽의 내면을 덮는 **벽쪽복막**(**벽측복막**, **parietal peritoneum**)과 연결되어 있다. 배안의 기관들은 종종 배안(복강, abdominal cavity)과 복막안(peritoneal cavity)에 놓여 있는 것으로 묘사된다. 실제로 복부기관들과 복막과의 관련성은 아래의 몇 가지 경우로 분류된다.

- **복막속기관**(**복막내기관**, **intraperitoneal organ**)은 복막 안에 놓여 있다. 그 속에서 모든 부분이 내장쪽복막에 의해 덮

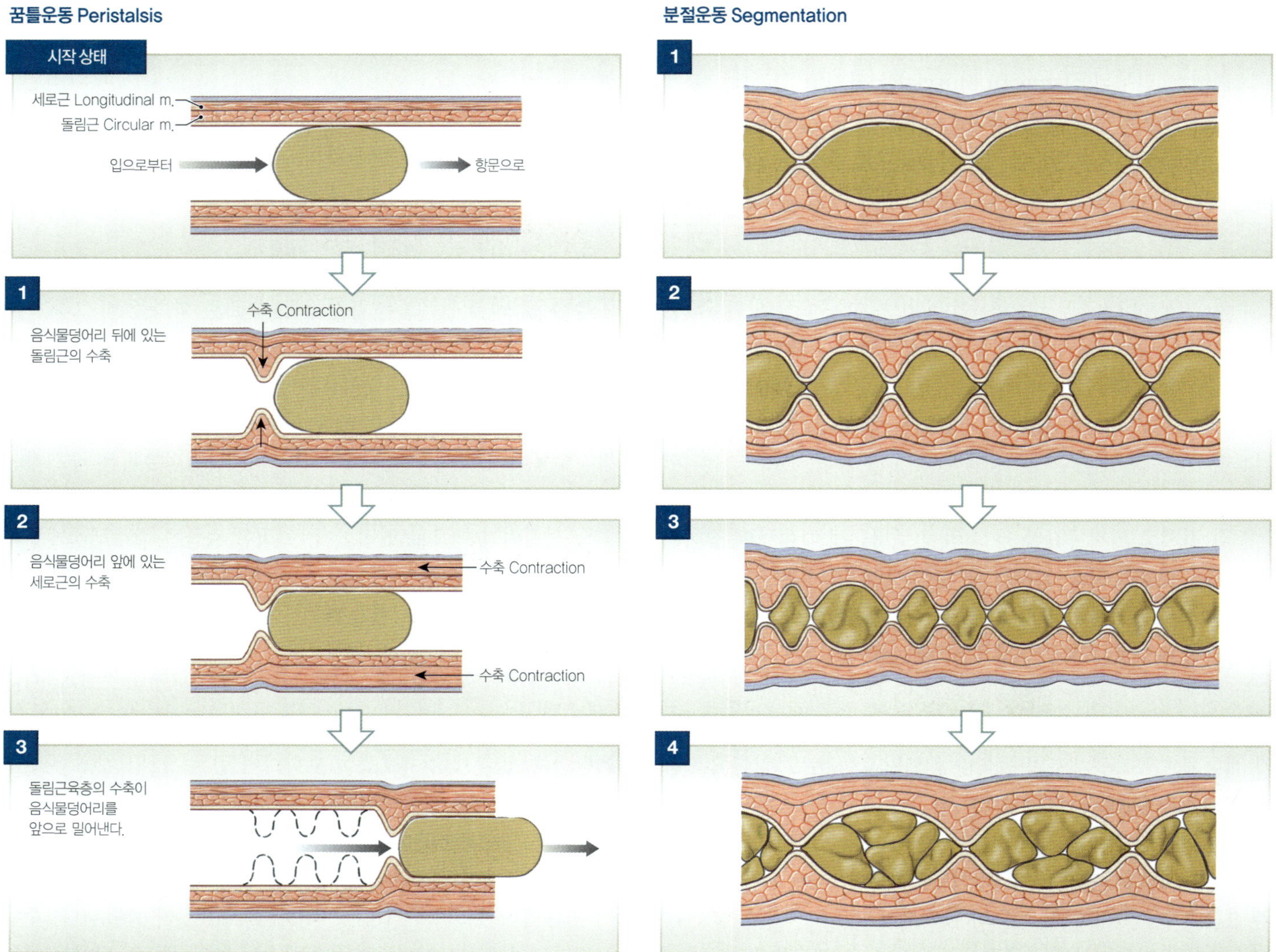

a 꿈틀운동이 돌림근육층과 세로근육층의 협력수축에 의해 소화관을 따라 음식물을 밀어낸다.

b 분절운동에는 일차적으로 돌림근육층이 관여한다. 이러한 운동은 소화관 내용물을 휘젓고 섞이게 하지만 특정 방향으로의 복합운동은 일어나지 않는다.

■ 그림 25.3 꿈틀운동과 분절운동

여 있다. 위, 간, 그리고 돌창자 등이 복막속기관의 대표적인 예이다.

- **복막뒤기관(복막후기관, retroperitoneal organ)**들은 단지 앞면 만이 내장쪽복막에 의해 덮여 있으며, 실제 기관은 복막 바깥에 위치해 있다. 이러한 기관들은 전형적으로 배아창자(embryonic gut)로부터 발생된 것이 아니다. 콩팥, 요관, 배대동맥 등이 복막뒤기관의 대표적인 예이다.
- **이차복막뒤기관(secondarily retroperitoneal organ)**은 복막속기관으로서 형성되지만 결과적으로는 복막뒤기관이 되는 소화관의 기관이다. 변화는 배아발생 과정에서 관련된 내장쪽복막의 한부분이 반대쪽 벽쪽복막과 융합하는 과정에서 발생한다. 이차 복막뒤기관의 대표적인 예가 이자와 샘창자의 대부분이다.

복막상피세포는 계속해서 복막 표면을 윤활하게 하는 수용성 복막액을 생성해낸다. 복막 안에서 존재하는 양은 매우 적지만, 매일 대략 7 L의 액체가 분비되고 재흡수된다. 비정상적인 환경, 예를 들어, 간질환, 심부전, 전해질 균형장애와 같은 경우에는 복막액의 양이 급격히 증가하게 된다. 이는 결과적으로 혈액량의 감소와 내장기관이 뒤틀어지는 위험을 초래할 수 있다.

창자간막

복막 안에서 소화관의 대부분의 부위는 벽쪽복막과 내장쪽복막을 연결해주는 장막에 의해 고정된다. 복막 두겹이 융합하여 **창자**

임상 노트

복막염

복막의 염증은 감염된 기관의 정상적인 기능을 방해하는 **복막염(peritonitis)**을 유발한다. 복막에의 물리적 손상, 화학적 자극 또는 박테리아 감염은 심각한 증상을 일으키고, 심지어 생명에 위협이 될 수도 있다.

박테리아 감염에 의한 복막염은 개복수술이나 위 혹은 내장벽을 관통하는 어떤 질병에 대한 외과수술에 따른 합병증으로 발생할 수 있다. 간질환, 콩팥질환 또는 심부전 또한 복막안으로의 액체운반을 증가시킬 수 있으며, 복수(ascite)라고 부르는 이러한 용액의 축적은 특징적인 복부팽만을 유발한다. 함유된 용액에 의한 내장기관의 뒤틀어짐은 결국 다양한 증상들을 불러올 수 있다. 가슴통증, 소화불량 그리고 허리통증 등이 일반적인 증상이다.

간막(장간막, mesentery)을 형성한다(그림 25.2a). 창자간막은 소화관으로 들어오고 나가는 혈관, 신경, 림프구들의 접근통로를 만들어주며, 또한 부착된 기관의 위치를 고정시켜주고 소화운동 또는 갑작스런 자세변화 시 내장의 엉클어짐을 막아준다.

발생 과정 중에서 소화관과 부속기관은 등쪽 그리고 배쪽 창자간막에 의해 복막 안에 고정되어 있다(그림 25.4a,b). 배쪽창자간막은 나중에 소화관의 대부분을 따라서 사라지는데, 위와 간 사이의 **작은그물막(소망, lesser omentum)**과 간, 앞쪽배벽, 가로막 사이의 낫인대(겸상인대, falciform ligament)에 남아 있다(그림 25.4b,c,d). 낫인대에서처럼 이러한 복막이 '인대' 라 불릴지라도, 뼈 사이를 이어주는 일반 인대와는 다르다. 소화계통과 부속기관 그리고 관련 창자간막의 발생에 관한 더 자세한 내용은 28장에 요약되어 있다.

소화관의 길이가 길어지면서, 창자간막은 비교적 복잡한 복막 안에서 꼬이고 돌아간다. 위장의 배쪽 창자간막은 엄청나게 늘어나서 몸통벽과 작은창자의 앞면 사이에서 아래쪽으로 길게 늘어진 주머니를 형성한다. 이 주머니를 **큰그물막(대망, greater omentum)**이라 부른다(그림 25.4b, Spotlight 그림 25.10). 큰그물막의 성긴결합조직은 대개 두꺼운 지방조직층을 함유한다. 지방조직의 지질은 중요한 에너지 보존장소이다. 게다가 큰그물막의 지방조직은 앞쪽 배벽을 통한 열의 손실을 줄여주는 절연체의 역할을 한다. 또한 큰그물막은 독소 또는 병원체로부터 인체를 보호하는 많은 수의 림프절을 함유하고 있다.

작은창자의 처음 25 cm를 제외한 소화관의 모든 부분은 **고유창자간막(mesentery proper)**이라 불리는 두꺼운 창자간막 층에 의해 고정되어 있는데, 이것은 안정성을 제공하지만 어느 정도 독립적인 움직임은 가능하다. **잘록창자간막(결장간막, mesocolon)**은 큰창자에 부착된 창자간막이다. 큰창자의 중간 부위인 가로잘록창자는 **가로잘록창자간막(횡행결장간막, transverse mesocolon)**에 의해 고정된다. 곧창자와 항문으로 이어지는 구불잘록창자는 **구불잘록창자간막(S상결장간막, sigmoid mesocolon)**에 의해 고정된다. 발생과정 중에서 오름잘록창자와 내림잘록창자 그리고 곧창자의 배쪽 창자간막은 등쪽 몸통벽에 융합된다. 이렇게 융합된 창자간막은 장기들을 제자리에 고정시킨다. 이러한 장기들은 이차복막뒤기관으로 분류되며, 내장쪽복막은 단지 장기의 앞면과 가쪽면의 일부분만을 덮고 있게 된다(그림 25.4b-d).

	V	25.1 개념확인
1	☐	소화관 점막의 구조와 기능은 무엇인가?
2	☐	창자간막의 기능은 무엇인가?
3	☐	꿈틀운동과 분절운동의 기능적 차이점은 무엇인가?
4	☐	민무늬근세포에서 수축성 미세섬유의 조직화 불완전성이 왜 중요한가?

25.2 입안

우리가 다루는 소화관은 입부터 항문까지의 음식물의 경로이다. 입은 입안으로 통해져 있는데, 입안의 기능은 (1) 삼키기 전 음식물을 분쇄, (2) 치아, 혀 그리고 입천장면의 움직임을 통한 기계적인 과정, (3) 점액과 침분비와의 혼합을 통한 윤활, (4) 침효소에 의한 탄수화물의 제한적인 소화 등을 포함한다.

입안의 해부학

입안(구강, oral cavity 또는 *buccal cavity*)(그림 25.5)은 **입안점막(구강점막, oral mucosa)**으로 덮여 있는데, 음식물의 소화 과정 중에 마모로부터 입을 보호하는 중층편평상피로 이루어져 있다. 피부의 중층편평상피와는 다르게 입안의 상피조직은 각화 과정을 거치지 않는다. **뺨(볼, cheek)**의 점막 또는 입안의 가쪽벽은 볼지방체(buccal fat pad)와 볼근(협근, buccinator muscle)으로 이루어져 있다. 앞쪽의 볼점막은 **입술**(lip 또는 **labia**)과 연결되어 있다. **안뜰(전정, vestibule)**은 양쪽의 뺨, 입술 그리고 치아 사이의 공간이다. 입안점막의 융기인 **잇몸(치은**, gum 또는 **gingiva)**은 위턱뼈와 아래턱뼈의 이틀면(alveolar surface)에서 각 치아의 아랫부분을 둘러싸고 있다.

입안의 천정은 **단단입천장(경구개, hard palate)**과 **물렁입천장(연구개, soft palate)**에 의해 형성되며 혀는 바닥면에 위치한다.

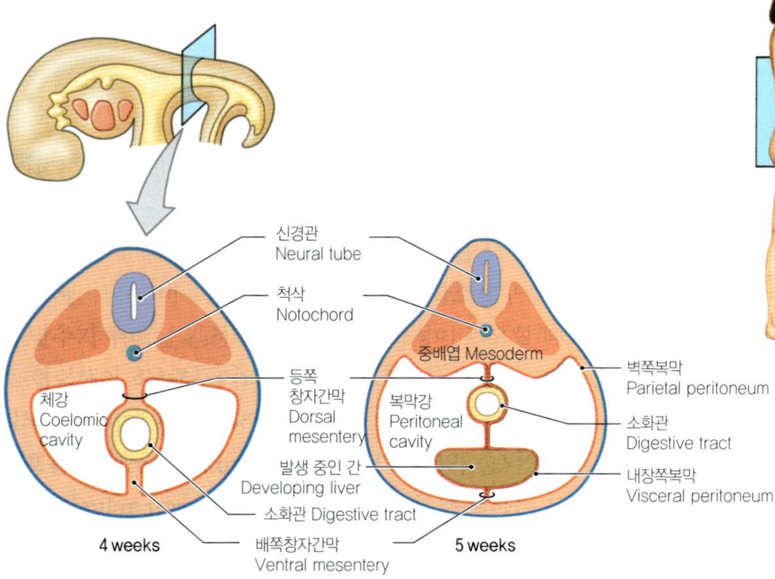

a 소화관을 지지하는 등쪽과 배쪽 창자간막을 포함한 초기 배아의 모식도(왼쪽). 배쪽 창자간막 속의 간의 발생을 보여주는 바로 다음 단계(오른쪽). (더 자세한 내용은 28장의 발생학적 요약 참고)

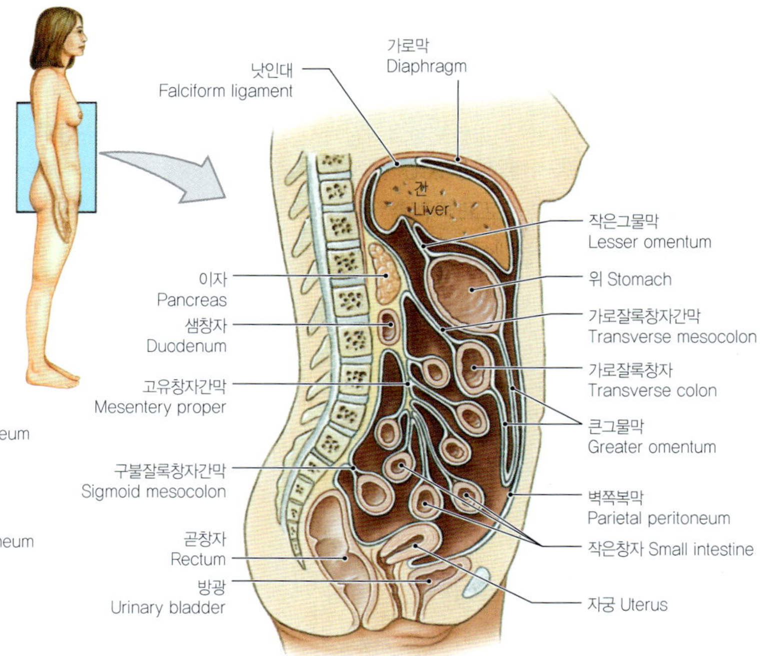

b 복골반강의 창자간막을 보여주는 시상절단면의 모식도

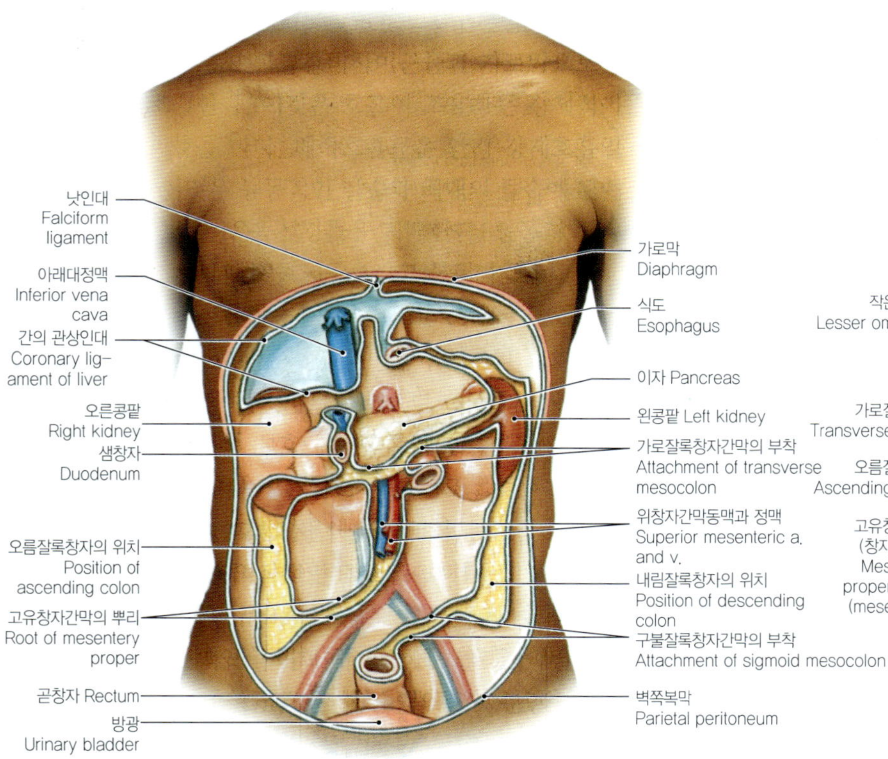

c 배안뒤벽으로의 창자간막과 내장기관들의 부착을 보여주는 빈 복막강의 앞면

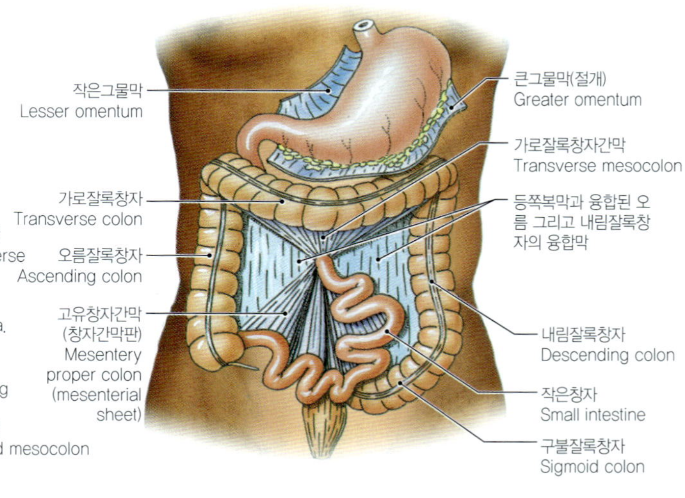

d 성인의 창자간막. 단순화된 그림임. 작은창자의 길이를 대폭 줄였음

■ **그림 25.4** 창자간막

단단입천장은 입안을 코안과 분리시켜준다. 물렁입천장은 입안을 코인두로부터 분리시켜주며 삼키기 과정 중에 코인두를 닫아준다. 손가락 모양의 **목젖(구개수, uvula)**은 물렁입천장의 뒷면 중앙부에 매달려 있는데 음식물이 인두쪽으로 너무 빨리 들어가는 것을 막아준다. 혀의 아래쪽으로 바닥 부분은 턱목뿔근이 일부 지지를 해주고 있다. 단단입천장은 위턱뼈와 입천장뼈의 입천장돌기에 의해 형성된다. 물렁입천장은 단단입천장 뒤에 위치한다. 물렁입천장의 뒤쪽에는 목젖이 매달려 있으며 아래와 같은 두 쌍의 근육성 입천장활(pharyngeal arch)이 존재한다.

1. 입천장혀활(구개설궁, palatoglossal arch)은 물렁입천장과 혀의 바닥 사이에 위치하며, 점막, 입천장혀근, 그리고 관련 조직들로 구성되어 있다.
2. 입천장인두활(구개인두궁, palatopharyngeal arch)은 물렁입천장으로부터 인두 쪽으로 뻗어 있으며, 점막과 입천장인두근, 그리고 관련 조직들로 구성되어 있다.

목구멍편도(구개편도, palatine tonsil)는 입천장혀활과 입천장인두활 사이에 위치한다. 물렁입천장의 뒷면은 목젖과 입천장인두활, 혀의 바닥을 포함해서 입인두의 입구인 **목구멍(fauces)**을 형성한다.

혀

혀(tongue)는 입안의 음식물을 조절하며 때때로 음식물을 입안으로 넘기는 일도 한다(그림 25.5). 혀의 일차적인 기능은 (1) 압축, 마모, 비틀기 등에 의한 기계적 과정, (2) 씹는 것을 도와주고 음식물을 삼키기 위한 준비의 조정, (3) 촉각, 온도, 맛을 느끼는 수용체를 통한 감각신경 분석, (4) 뮤신(musin)과 지방소화를 돕는 효소의 분비 등이다.

혀는 앞쪽 **혀몸통(설체, body of tongue)** 부분인 입안 부분과 뒤쪽 **혀뿌리(설근, root of tongue)** 부분인 인두 부분으로 나눌 수 있다. 혀의 위쪽면 혹은 **혀등(설배, dorsum of tongue)**에는 혀유두(papillae)라 부르는 많은 작은 돌기들이 존재한다. 각각의 혀유두를 덮고 있는 두꺼워진 상피조직은 부가적인 마찰을 만들어내어 혀에 의한 음식물의 움직임을 도와준다. 또한, 많은 혀유두를 따라서 맛봉오리(미뢰, taste bud)가 발견된다. 자세한 혀의 외형과 조직학적 구조는 그림 18.7에 나타나 있다. 성곽유두(유곽유두, circumvallate papilla)의 V자형 배열은 혀몸통과 인두에 위치하고 있는 혀뿌리의 대략적인 경계를 나타내준다.

혀의 상피조직은 혀의 고유판 안으로 확장된 작은 분비샘의 분비액으로 넘쳐난다. 이러한 분비액은 물, 뮤신(mucin)과 혀 리파제(lingual lipase) 효소를 함유하고 있다. 혀 리파제는 효소에 의한 지방분해, 특히 중성지방의 분해를 담당한다. 혀의 아랫면을

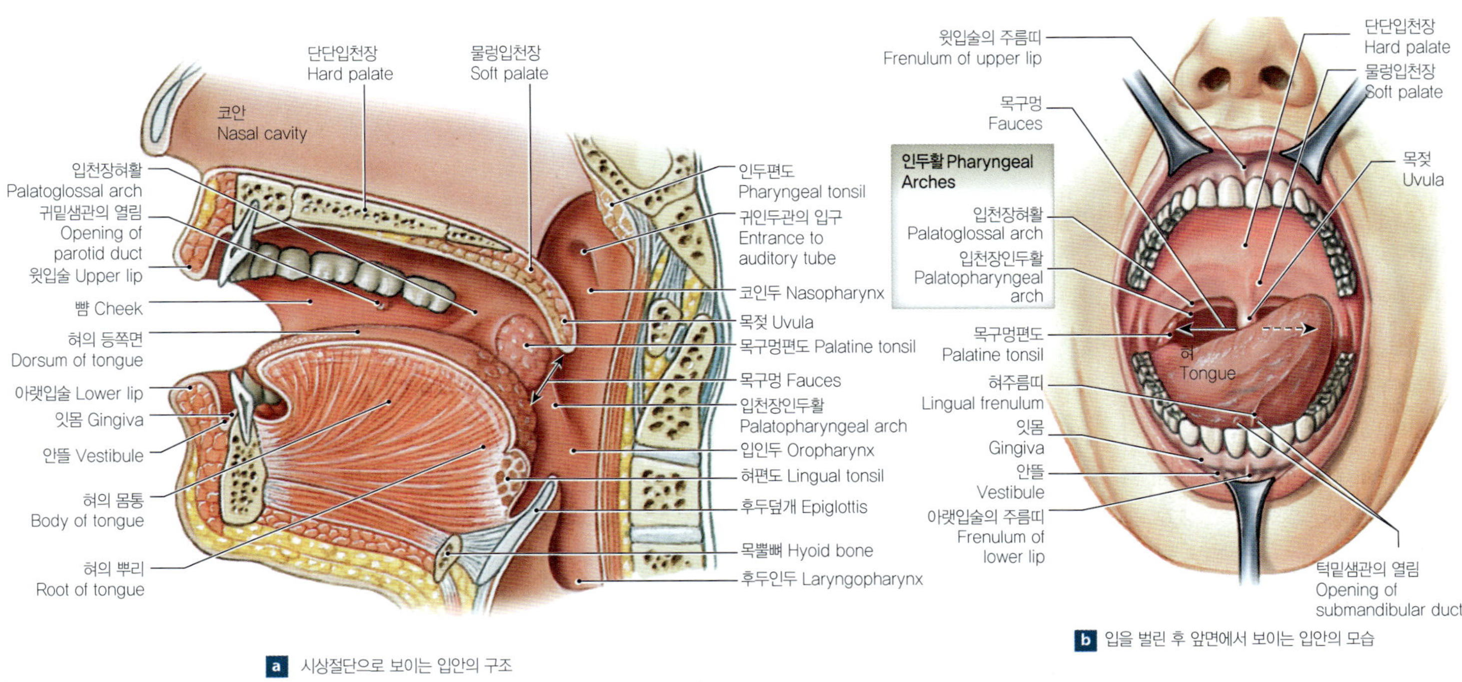

■ 그림 25.5 입안

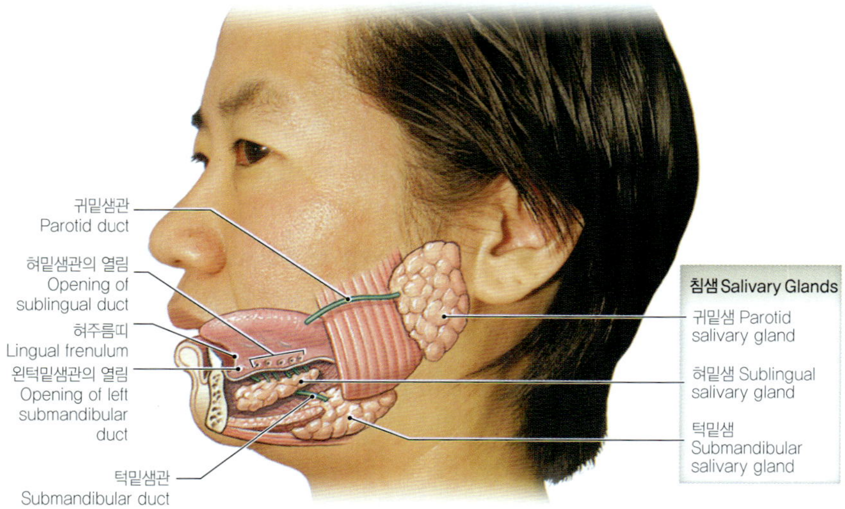

a 머리의 왼쪽에서의 침샘과 침샘관의 상대적인 위치를 보여주는 가쪽 모습. 아래턱뼈의 몸통 왼쪽 반과 왼쪽가지를 제거하였다. 입안의 침샘관의 위치는 **그림 25.5**를 참고한다.

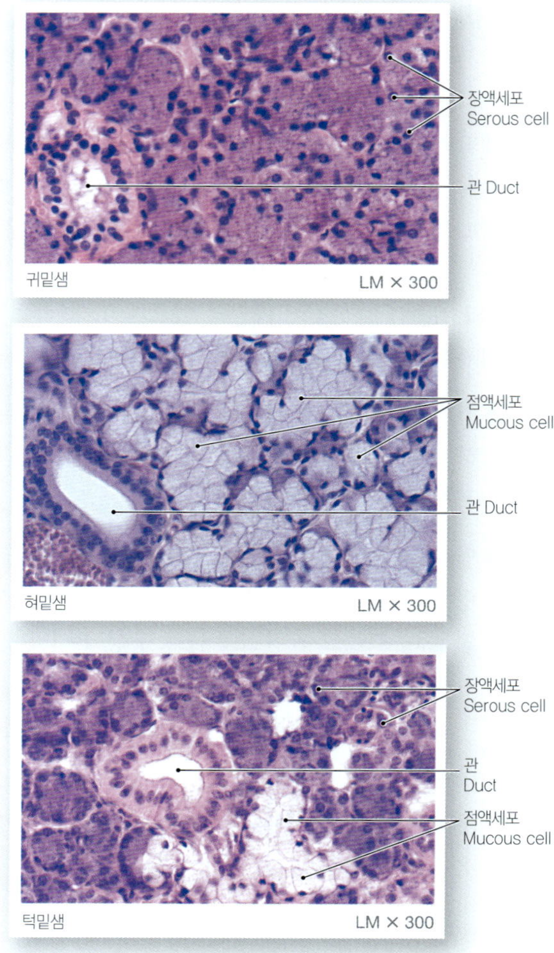

b 귀밑샘, 턱밑샘 그리고 혀밑샘의 자세한 조직학적 형태. 귀밑샘은 효소가 풍부한 침을 생산해낸다. 귀밑샘은 장액성 분비세포의 지배를 받는다. 턱밑샘은 효소와 뮤신을 함유한 침을 생산하고, 장액성과 점액성 분비세포를 모두 가지고 있다. 혀밑샘은 뮤신이 풍부한 침을 생산한다. 혀밑샘은 점액성 분비세포의 지배를 받는다.

■ **그림 25.6** **침샘**

덮고 있는 상피세포는 혀등의 상피세포보다 더 얇고 섬세하다. 아래 중앙선을 따라서 존재하는 점막의 얇은 주름인 **혀주름띠(설소대, lingual frenulum)**는 혀의 몸통을 입안 바닥의 점막에 연결시켜 준다. 혀주름띠의 양쪽에서는 열린 침샘의 관을 확인할 수 있다(**그림 25.5b**과 **25.6a**).

혀주름띠는 혀의 과도한 움직임을 막아준다. 그러나 혀의 움직임이 너무 제한적이라면 사람은 먹거나 정상적으로 말할 수 없을 것이다. 혀유착증(ankyloglossia)이라 불리는 이러한 증상은 외과적으로 교정할 수 있다.

혀는 **혀자체근(내인성 혀근육, intrinsic tongue muscle)**과 **혀바깥근(외인성 혀근육, extrinsic tongue muscle)** 두 종류의 근육을 포함하고 있다. 혀자체근과 혀바깥근은 모두 혀밑신경의 지배를 받는다. 목뿔혀근, 붓혀근, 턱끝혀근, 그리고 입천장혀근을 포함하는 바깥근에 대해서는 10장에서 다루고 있다. 모든 혀의 큰 움직임은 혀바깥근육에 의해 수행된다. 혀자체근육들은 말하는 것과 같은 정밀한 움직임을 하는 동안 혀의 모양을 변화시키고 혀바깥근육을 보조하는 역할을 한다.

침샘

3쌍의 침샘(타액선, salivary gland)은 입안으로 침을 분비한다(**그림 25.6**). 각각의 침샘은 섬유피막(fibrous capsule)으로 덮여 있다. 침샘의 분비세포에 의해 생성된 침(타액, saliva)은 작은 관의 복합체를 통해 하나의 커다란 배수관(drainage duct)으로 수송된다. 주요 관은 피막을 관통하여 입안점막면 위로 열린다. 침샘의 종류는 다음과 같다.

❶ **귀밑샘(이하선, parotid salivary gland)**은 가장 큰 침샘으로 무게는 대략 20 g 정도이다. 광대활의 아랫면과 목빗근의 앞쪽 가장자리 사이에서, 그리고 관자뼈의 꼭지돌기로부터 깨물근의 얕은층을 관통하여 앞으로 불규칙한 형태를 띠며 확장되어 있다. 분비액은 **귀밑샘관(이하선관, parotid duct** 또는 *Stensen's duct*)에 의해 배출되는데 위턱둘째어금니의 위치에서 입안의 안뜰로 흘러들어 간다(**그림 25.5a**).

❷ **혀밑샘(설하선, sublingual salivary gland)**은 입안바닥의 점막에 의해 덮여 있다. 많은 수의 **혀밑샘관(설하선관, sublingual duct** 또는 *duct of Rivinus*)들이 혀주름띠의 양쪽 면으로 열려 있다(**그림 25.6a**).

❸ **턱밑샘(악하선, submandibular salivary gland)**은 턱목뿔근선의 아래에서 아래턱뼈의 안쪽면을 따라 입의 바닥에 위치한다. **턱밑샘관(악하선관, submandibular duct** 또는 *Wharton's duct*)은 치아 바로 뒤의 혀주름띠 양쪽에서 입안으로 열려 있다(그림 25.5b). 턱밑샘의 조직학적 구조는 그림 25.6b에서 확인할 수 있다.

각각의 침샘은 독특한 세포구성을 가지고 있으며 약간씩 다른 특성을 가진 침을 생성한다. 예를 들어, 귀밑샘은 소화효소인 **침아밀라제(salivary amylase)**를 함유한 장액성인 분비물을 생성하며, 복합 탄수화물의 화학적 분해를 유도한다. 입안의 침은 각 침샘들의 분비액의 혼합물이다. 침의 대략 70%는 턱밑샘으로부터 유래하며, 25%는 귀밑샘으로부터, 나머지 5%는 혀밑샘으로부터 나온다. 침샘은 매일 총 1.0~1.5 L의 침을 생성하는데, 구성의 99.4%는 물로 이루어져 있으며 각종 이온과 완충액, 대사산물 그리고 효소들을 포함한다. 뮤신이라 불리는 당단백은 일차적으로 침의 윤활액으로서의 역할을 담당한다.

식사 시에 많은 양의 침이 입안을 부드럽게 하고 음식물을 적셔주며 맛봉오리를 자극하기 위해 각종 화학물을 분해한다. 연속적인 침의 분비는 계속해서 입안면을 덮고 입안의 세균수를 조절하는데 도움을 준다. 침분비가 줄어들거나 없어지게 되면 입안세균이 폭발적으로 증가하게 된다. 세균의 빠른 증식은 치아와 잇몸의 반복적인 감염과 점진적인 침식을 유발한다.

침샘의 조절

침샘 분비는 자율신경에 의해 조절된다. 각각의 침샘은 부교감신경과 교감신경의 지배를 받는다. 음식물이 입안으로 들어오게 되면 삼차신경에 의해 지배되는 수용체를 자극하거나 얼굴신경(N VII), 혀인두신경(N IX), 또는 미주신경(N X)에 의해 지배되는 맛봉오리를 자극함으로써 침분비반사를 촉발한다. 부교감신경은 모든 침샘의 침분비를 가속시켜 결과적으로 많은 양의 수용성 침을 생성하게 한다. 반대로, 교감신경 자극은 높은 효소 농도를 가진 적은 양의 점성의 침분비를 유도한다. 침의 감소는 입안이 건조해지는 느낌을 가져온다.

치아

치아면을 통해 음식물을 보내는데 있어 혀의 움직임이 중요하다. 치아는 음식물의 **씹기(저작, mastication)**를 수행한다. 씹기는 단단한 결합조직과 식물성 섬유를 분해하고 음식물을 침과 효소로 적시게 하는데 도움을 준다.

> **임상노트**
>
> **볼거리**
>
> **볼거리(유행성이하선염, mumps) 바이러스**는 선택적으로 침샘을 표적으로 하는데, 다른 기관들이 감염될 수 있기는 하지만 대부분은 귀밑샘에 호발한다. 감염은 대개 5~9세 사이에 발생한다. 첫 번째 감염은 항체형성을 자극하고 대개 영구적인 면역을 만들어준다. 활성 면역은 면역화에 의해 만들어진다. 청소년기 이후의 남성의 경우 볼거리 바이러스는 고환을 감염시켜 불임을 유발하기도 한다. 볼거리 바이러스에 의한 이자의 감염은 일시적인 혹은 영구적인 당뇨를 유발하기도 한다. 중추신경계통을 포함한 다른 인체계통의 감염은 심각한 결과를 초래할 수도 있다. 하지만 효과적인 볼거리 백신이 개발되어 있으므로 미국의 경우만 해도 백신이 널리 사용되고 있어서 이 질병은 거의 사라지고 있다.

그림 25.7a는 성인 치아의 단면이다. 각 치아의 대부분은 뼈와 같은 광물화된 기질로 구성되어 있다. 이러한 부분을 **상아질(dentine** 또는 *dentin*)이라 부르는데 살아 있는 세포를 함유하고 있지 않다는 점에서 뼈와는 다르다. 대신에 중앙의 **치아속질공간(치수강, pulp cavity)** 안에 세포질 돌기가 세포로부터 상아질 안쪽으로 뻗어 있다. 치아속질공간은 해면체조직이며 혈관분포가 잘되어 있다. 이것은 **치아뿌리(치근, root of tooth)**에 위치한 좁은 터널인 **치아뿌리관(치근관, root canal)**을 통해 혈관과 신경을 받는다. **치아동맥(dental a.)**, **치아정맥(dental v.)**, 그리고 **치아신경(dental n.)**은 **치아뿌리끝구멍(치근첨공, apical foramen)**을 통해 치아뿌리관으로 들어가서 치아속질공간에 분포한다.

치아의 뿌리 부분은 이틀(치조, alveolus 또는 bony socket)의 안쪽으로 들어가 있다. **치아주위인대(치근인대, periodontal ligament)**의 교원섬유들이 뿌리의 상아질로부터 이틀뼈(치조골, alveolar bone)까지 뻗어 있으면서 못박이관절(정식관절, gomphosis)이라고 알려진 강한 관절을 형성한다. 치아뿌리의 상아질을 덮고 있는 **시멘트질(cement** 또는 *cementum*)이 저항을 만들어주고 치아주위인대를 강하게 잡아준다. 이 시멘트질은 뼈의 조직학적 구조와 매우 유사하며 상아질보다 침식에 대한 저항성이 낮다.

치아목(치경, neck of tooth)은 치아뿌리와 **치아머리(치관, crown of tooth)**의 경계를 지어준다. 치아머리는 잇몸의 연조직위로 돌출되어 나온 치아의 눈에 보이는 부분이다. **잇몸고랑(치은구, gingival sulcus)**의 상피세포는 치아목 위의 치아에 단단한 부착력을 만들어서 잇몸이나 치아뿌리의 비교적 연한 시멘트 부위의 고유판으로 세균의 접근을 막는다. 만약 이러한 부착이 깨지면 잇몸염(gingivitis)이라 부르는 잇몸의 세균감염이 발생할 수 있다.

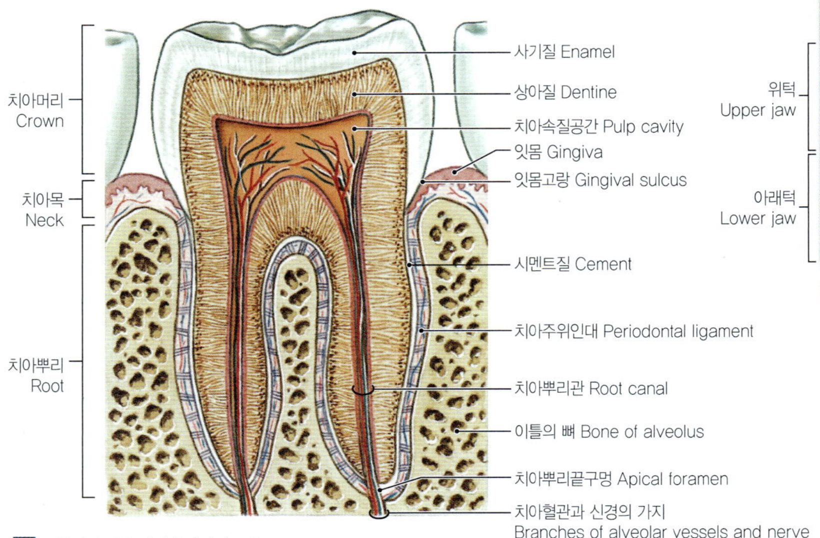

a 전형적인 성인 치아의 절단면 모식도

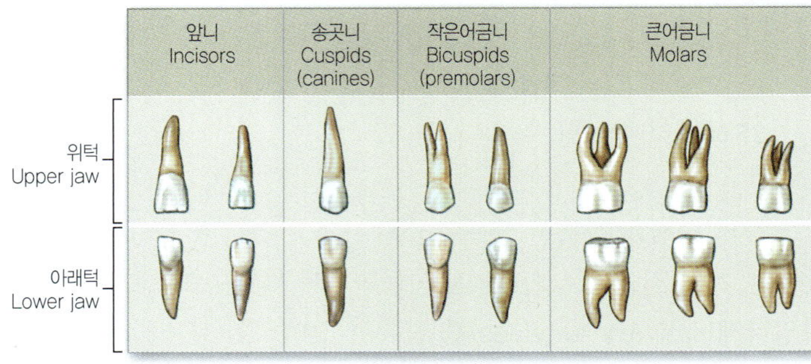

b 성인 치아

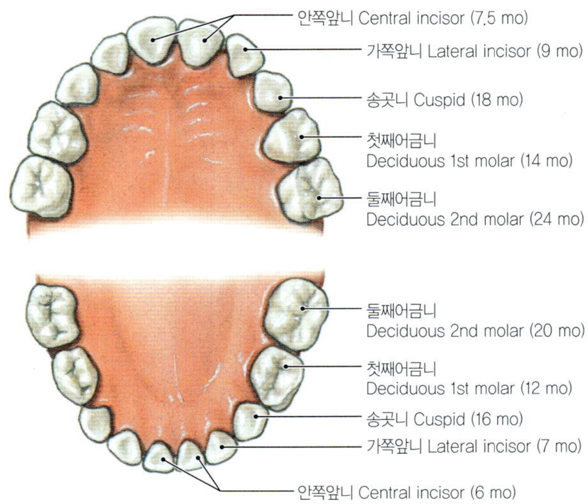

d 돌출되는 월령이 표시된 젖니

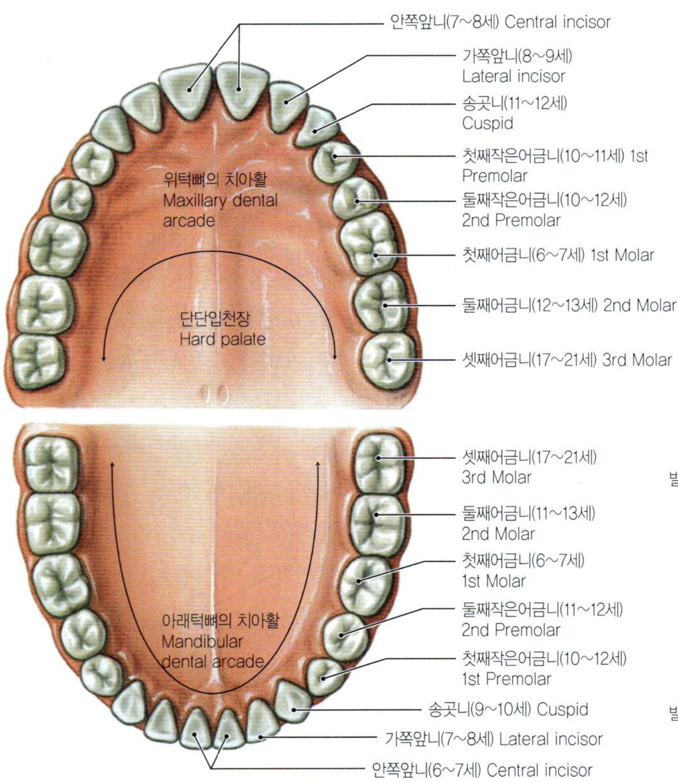

c 성인 치아의 정상위치. 각 치아의 돌출되는 정상 연령의 범위가 괄호 안에 표시되었다.

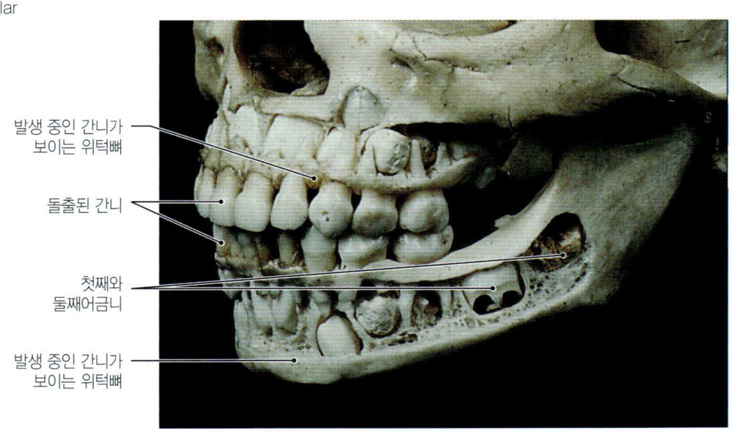

e 4세 아동의 머리뼈. 돌출되지 않은 간니를 보여주기 위해 위턱뼈를 제거하였다.

■ **그림 25.7 치아**
음식을 씹는 기능을 담당하는 치아

치아머리의 상아질은 **사기질(enamel)**로 덮여 있다. 사기질은 인산칼슘(calcium phosphate)의 조밀하게 압축된 결정체이며 생물학적으로 가장 단단하게 만들어진 물질이다. 사기질 피복이 완전하고 부식에 대한 저항성을 갖기 위해서는 성장기에 적당한 양의 칼슘, 인산, 그리고 비타민 D 섭취가 필수적이다.

치아의 유형 치아에는 네 가지 유형이 있는데, 각각 특수한 기능을 한다(그림 25.7b,c).

1. **앞니(절치, incisor)**는 입의 앞부분에서 위치하는 칼날처럼 생긴 치아이다. 앞니는 당근토막을 잘라낼 때처럼 자르거나 절단하는데 유용하다.
2. **송곳니(견치, cuspid** 또는 *canine*)는 날카로운 능선이 있으며 끝이 뾰족한 원뿔형의 치아이다. 송곳니는 찢거나 베는데 사용된다. 예를 들어, 셀러리(celery)의 질긴 조각은 앞니의 자르는 운동에 의해 약해지긴 하지만, 대개 한쪽으로 옮겨져서 송곳니에 의한 전단작용(shearing action)을 거치게 된다. 앞니와 송곳니는 각각의 독립적인 치아뿌리를 가지고 있다.
3. **작은어금니(소구치, bicuspid** 또는 *premolar*)는 하나 혹은 두 개의 치아뿌리를 가지고 있다. 작은어금니는 돌출된 능선과 편평한 치아머리를 가지고 있으며, 부수거나 짓이기거나 가는데 이용된다.
4. **어금니(대구치, molar)**는 돌출된 능선과 아주 넓은 평편한 치아머리를 가지고 있으며 전형적으로 세 개 또는 그 이상의 치아뿌리를 가지고 있다. 어금니 또한 부수거나 가는 작용을 하기 위한 편평한 치아머리를 가지고 있다.

젖니와 간니 발생 과정 중에 두 종류의 치아가 차례로 형성된다. 첫 번째는 **젖니(탈락치, deciduous teeth)** 또는 **유치(primary teeth,** *milk teeth,* 또는 *baby teeth*)라고 하며, 치아의 일시적 형태이다. 대개 20개의 젖니가 생기는데 위 · 아래턱에 각각 10개의 치아가 나온다. 나중에 성인이 되어 턱이 좀 더 커지게 되면 20개 이상의 간니(영구치, permanent teeth)를 수용할 수 있는데, 세 종류의 어금니가 개개인의 나이에 따라 위 · 아래턱의 가쪽면에서 나타난다. 이러한 치아는 치아열(tooth row)의 길이를 뒤로 확장시키고 간니를 32개까지 가진다.

위턱과 아래턱의 각각의 가쪽에 젖니의 치아배열은 두 개의 앞니와 한 개의 송곳니, 그리고 두 개의 어금니로 구성된다. 이들은 간니에 의해 점차적으로 교체된다.

그림 25.7c,d는 젖니가 돌출되는 순서와 교체되는 대략적인 나이에 대해 보여주고 있다. 이 과정에서 치아주위인대와 젖니의 뿌리가 떨어져 나갈 때까지 부식되거나 간니의 출현 또는 **돌출(eruption)**에 의해 젖니가 밀려나는 것을 볼 수 있다. 성인의 작은어금니(premolar)는 젖니의 어금니를 대체하게 되는데 최종적인 성인의 어금니는 턱이 늘어남에 따라 치열을 완성한다. 셋째어금니 또는 사랑니(wisdom teeth)는 21세 이전에는 돌출되지 않기도 한다. 사랑니는 종종 엉뚱한 곳에 나기도 하고, 제대로 돌출되지 못하기도 한다.

치아틀에 관한 용어 위아래 치열은 구부러진 **치아활(dental arcade)**을 형성한다. 치아활 주변의 위치는 특정한 용어로 지칭된다(그림 25.7b,c). **입술면(구순면, labial surface** 또는 **buccal surface)**이라는 용어는 치아활의 바깥면을 말하는데 입술이나 뺨 근처이다. **위쪽의 입천장면(구개면, palatal surface)** 또는 **아래의 혀면(설면, lingual surface)**은 치아활 안쪽의 면을 가리킨다. **안쪽면(근심면, mesial surface)** 또는 **먼쪽면(원위면, distal surface)**은 하나의 치아활 안에서의 치아 사이의 반대쪽 면을 말한다. 안쪽면은 마지막 어금니의 반대쪽을 향하는 치아의 면이다. 먼쪽면은 첫 번째 앞니의 반대쪽을 향하고 있다. 예를 들어, 각 송곳니의 안쪽면은 두 번째 앞니의 먼쪽면을 향하고 있다. **교합면(폐쇄면, occlusal surface)**은 실제적인 치아의 자르기, 찢기, 부수기, 갈기 등의 운동을 수행하는 부분을 말한다.

씹기 씹기근육은 아래턱을 위아래로 움직이거나 왼 · 오른쪽으로 움직이게 하는 작용을 한다. 음식물을 씹는 동안 음식물은 입안의 안뜰과 나머지 부분 사이의 앞뒤로 움직여져서 교합면의 통과를 반복한다. 이러한 움직임은 부분적으로 씹기근육의 운동에 의해 일어나지만 볼근육(협근, buccal muscle), 입술근육(labial muscle), 혀근육(lingual muscle)의 도움 없이는 제어가 불가능하다. 음식물이 적당히 조각나거나 찢어지게 되고 침샘분비에 의해 적셔지게 되면, 혀는 부스러기들을 작은 난형의 덩어리인 **음식물덩어리(식괴, bolus)**로 압축하기 시작하고 삼키기가 가능하게 된다.

	V	**25.2 개념확인**
1	□	입안을 덮고 있는 상피조직의 유형은?
2	□	침의 역할은 무엇인가?
3	□	입안에서는 어떤 영양소가 화학적 분해를 시작하는가?
4	□	사과를 먹는 척 해보면서 관련된 치아의 움직임을 요약한다.

25.3 인두

인두는 음식물과 공기의 공통적인 통로로서의 역할을 한다. 인두의 상피조직에 관한 부분과 코인두(nasopharynx), 입인두(oropharynx), 후두인두(laryngopharynx)의 구분에 대한 설명은 24장에서 기술되어 있다. 점막의 고유판 깊은 곳에 탄력섬유의 두꺼운 층이 존재하는데, 아래쪽의 뼈대근과 경계를 이룬다. 음식물삼키기와 관련된 특정한 인두근에 대한 내용은 다음과 같이 요약할 수 있는데, 10장에 좀 더 자세히 기술되어 있다.

- 인두수축근(pharyngeal constrictor)은 음식물을 식도로 밀어내는 역할을 한다.
- 입천장인두근(palatopharyngeus)과 붓인두근(stylopharyngeus)은 인두를 들어올린다.
- 입천장근(palatal muscle)은 물렁입천장과 인두벽의 인접한 부분을 올려준다.

인두근은 입안과 식도의 다른 근육들과 협동하여 **음식물삼키기(연하, deglutition)**를 가능하게 한다.

삼키기 과정

음식물삼키기의 시작은 수의적인 조절이 가능하지만 한번 시작되면 불수의적으로 진행되는 복잡한 과정이다. 음식물삼키기는 입안 단계(buccal phase), 인두 단계(pharyngeal phase), 그리고 식도 단계(esophageal phase)로 나뉠 수 있다. 각 단계의 중요과정은 그림 25.8에 나타나 있다.

❶ **입안 단계(buccal phase)**는 음식물을 단단입천장 쪽으로 밀어서 압축하는 것으로 시작된다. 곧 혀가 음식물을 인두쪽으로 넘기고 입천장근에 의한 물렁입천장의 상승을 돕는다(그림 25.8a,b). 1단계는 완전히 수의적이다. 그러나 음식물이 한번 입인두로 들어가게 되면, 불수의적인 반사가 시작되어 음식물은 위(stomach) 쪽으로 이동하게 된다.

❷ **인두 단계(pharyngeal phase)**는 음식물이 입천장활이나 인두벽의 뒷부분 혹은 양쪽 모두에 접촉하면서 시작된다(그림 25.8 c,d). 입천장인두근과 붓인두근에 의해 인두가 상승하고 후두덮개가 접힘으로써 음식물이 닫힌 성대문 쪽으로 가지 못하도록 조정한다. 이후 1초도 안 되어, 인두수축근들이 음식물을 식도로 밀어 넣는다. 음식물이 인두를 통과하여 식도로 들어가는 동안, 호흡중추는 억제되고 호흡은 멈추게 된다.

❸ 삼키기의 **식도 단계**(esophageal phase)는 **위식도조임근(상부식도괄약근, upper esophageal sphincter)**의 개방과 함께 시작된다(그림 25.8e-g). 개방된 조임근을 통과한 후에 음식물은 꿈틀운동에 의해 식도의 길을 따라 이동한다. 음식물의 접근은 약한 **아래식도조임근(하부식도괄약근, lower esophageal sphincter)**의 개방을 유발하고 음식물은 위 속으로 들어가게 된다(그림 25.8g,h).

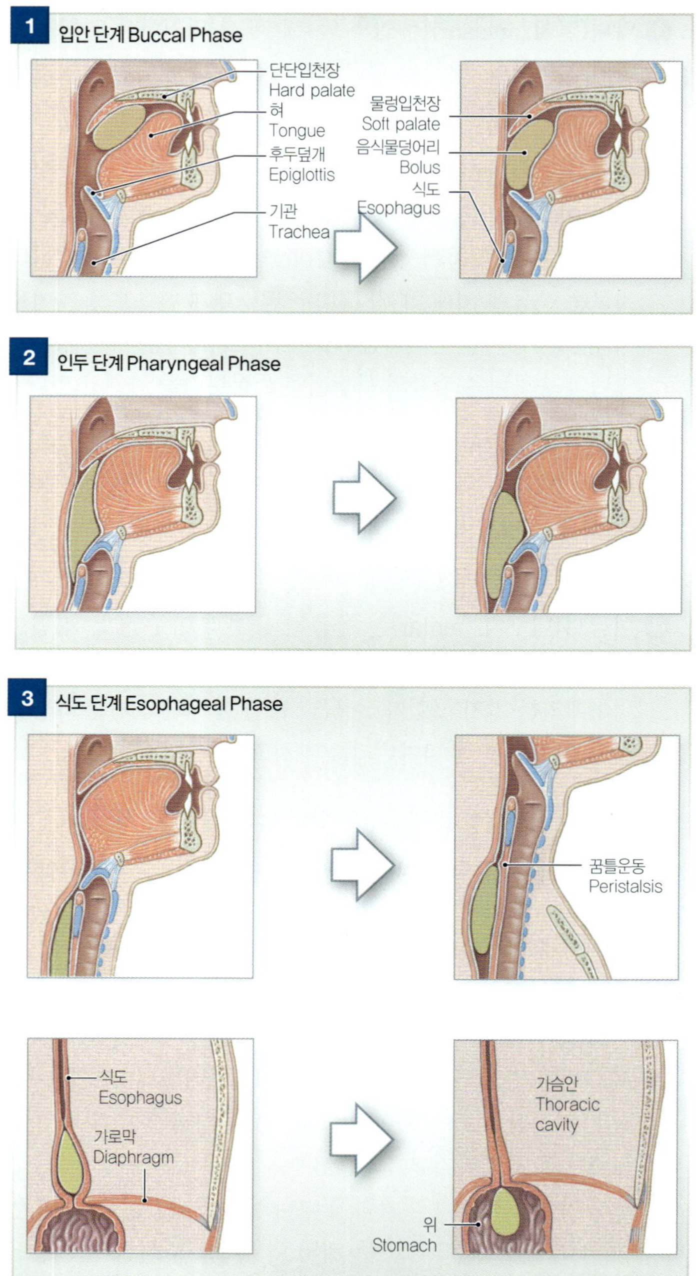

■ 그림 25.8 **삼키기 과정**
X-선에 근거하여 음식물을 삼키는 과정과 입으로부터 위까지 음식물의 이동을 보여준다. (a, b) 1단계, (c, d) 2단계, 그리고 (e-h) 3단계

25.3 개념확인

1 ☐ 목구멍은 어디에 위치하는가?

2 ☐ 물렁입천장과 후두가 상승하고 성대문(glottis)이 폐쇄되었을 때, 어떤 일이 발생하는가?

25.4 식도

식도(esophagus)(그림 25.1)는 음식물을 위로 운반하는 속이 빈 관 형태의 근육성 기관이다. 기도의 뒤쪽에 위치하며, 가슴 안에서 가슴세로칸의 등쪽 벽을 따라 통과하여 위로 들어가기 전에 가로막의 구멍인 **식도구멍(식도열공, esophageal hiatus)**을 통과하여 배안으로 들어간다. 식도는 대략 길이는 25 cm이고 직경은 2 cm 정도이다. 식도는 6번 목뼈 앞쪽의 반지연골의 높이에서 시작되어 7번 등뼈 앞에서 끝난다.

식도는 식도혈관과 (1) 목의 갑상목동맥 그리고 바깥목동맥, (2) 가슴세로칸의 기관지동맥과 식도동맥, (3) 복부의 아래가로막동맥과 왼위동맥의 가지로부터 혈액을 공급받는다. 식도모세혈관으로부터의 정맥혈은 식도정맥, 아래갑상정맥, 홀정맥, 그리고 위정맥으로 모아진다. 식도는 식도신경얼기를 통해 미주신경과 교감신경줄기에 의해 신경지배를 받는다. 소화관의 다른 조임근에 비해 식도의 위아랫부분의 조임근은 모두 경계가 뚜렷하지 못하다. 그럼에도 불구하고, 다른 조임근들과 비슷한 기능을 하기 때문에 이러한 부위를 묘사하기 위하여 위식도조임근과 아래식도조임근(들문조임근)이라는 용어가 사용된다.

임상노트

이완불능증, 식도염, 위식도역류

이완불능증(achalasia)은 꿈틀운동이 비정상적으로 약하기 때문에 삼켜진 음식물이 식도를 따라 내려가는 것이 상대적으로 느려지는 상태를 말한다. 따라서 음식물의 도달이 아래식도조임근의 개방을 유발시키지 못하게 되어 음식물은 마치 정지신호에 걸린 자동차들처럼 식도의 하부에 멈춰져 축적된다. 이차적인 꿈틀운동파가 반복적으로 만들어지면서 개인적인 불편함을 유발할 수 있다. 대부분의 치료는 식도 하부에 있는 돌림근을 절개하거나 근육층이 찢어질 때까지 하부 식도에 풍선을 부풀리는 시술을 통해 아래식도조임근을 약화시키게 된다.

식도 하부로의 위 내용물의 역류는 종종 식후에 발생하는데, 이는 복부 비만, 임신, 과식 후 눕는 경우 증가한다. 조임근의 약화 또는 영구적인 이완은 잦고 오래 지속되는 역류를 유발하여 강력한 위산의 접촉에 의한 **식도염**(esophagitis)을 유발한다. 식도의 상피조직은 산과 효소에 의한 공격에 대해 방어수단을 거의 가지고 있지 못하므로 염증, 상피부식, 격렬한 불편함이 유발된다. 잦은 역류는 결국 **위식도역류증**(gastroesophageal reflux disease; GERD)을 유발하여 일반적으로 흉통을 일으킨다. 많은 이들에게서 단순히 침상의 머리쪽을 올리는 방법이 치료만큼 자주 사용된다. 위식도역류증을 가진 환자들은 기침을 하고 목구멍이나 허파의 문제들을 호소하기도 하는데, 위액의 역류가 식도로부터 기관지쪽으로 흡입되는 경우에 발생한다. 그러나 기침 증상은 식도역류를 악화시키기도 한다. 따라서 원인과 결과의 연결은 불분명하다.

식도벽의 조직학적 구조

식도벽은 앞서 설명한 것처럼 점막층, 점막밑층, 근육층의 일반적인 소화관 벽의 구조를 가지고 있다(그림 25.2). 하지만, 이들은 여러 가지 독특한 특징들을 가지고 있는데 그림 25.9에서 보여주고 있다.

- 식도의 점막은 침식을 방지할 수 있는 중층편평상피세포로 이루어져 있다.
- 점막과 점막하부는 식도 전체에 큰 주름을 형성한다. 이러한 주름들은 큰 음식물덩어리의 통과가 가능하도록 확장된다. 음식물을 삼킬 때를 제외하고는 식도벽의 근긴장도에 의해 속공간이 닫혀 있다.
- 점막근육의 민무늬근층은 매우 얇거나 인두 가까이에서는 존재하지 않는다. 그러나 위에 가까워질수록 200~400 μm까지 두꺼워진다.
- 점막밑층은 산재된 식도샘들을 포함하고 있다. 단일성이고 분지를 내고 있는 관 형태의 샘들은 음식물을 윤활하게 해주고 상피 표면을 보호하는 점액을 생성한다.
- 근육층은 안쪽에 돌림근육층과 바깥쪽에 세로근육층을 가지고 있다. 식도에서 이들 두 근육층 모두의 상부 1/3은 뼈대근을 포함하고 있다. 중앙 1/3은 뼈대근과 민무늬근의 혼합이다. 하부 1/3을 따라서는 민무늬근만이 존재한다. 식도의 뼈대근과 민무늬근은 내장반사에 의해 조절되므로 이러한 수축은 수의적으로 만들어 낼 수 없다.
- 식도에는 장막층이 없다. 식도가 제 위치에 있을 수 있도록 바깥근육의 결합조직층이 등쪽 몸통벽쪽에서 고정시켜주고 있다. 이러한 바깥섬유층을 바깥막(adventitia)이라 부른다. 식도는 가로막과 위 사이에서 1~2 cm 이상 배안 바깥에 위치하는 데 복막은 앞쪽과 왼쪽 바깥면을 감싸고 있다.

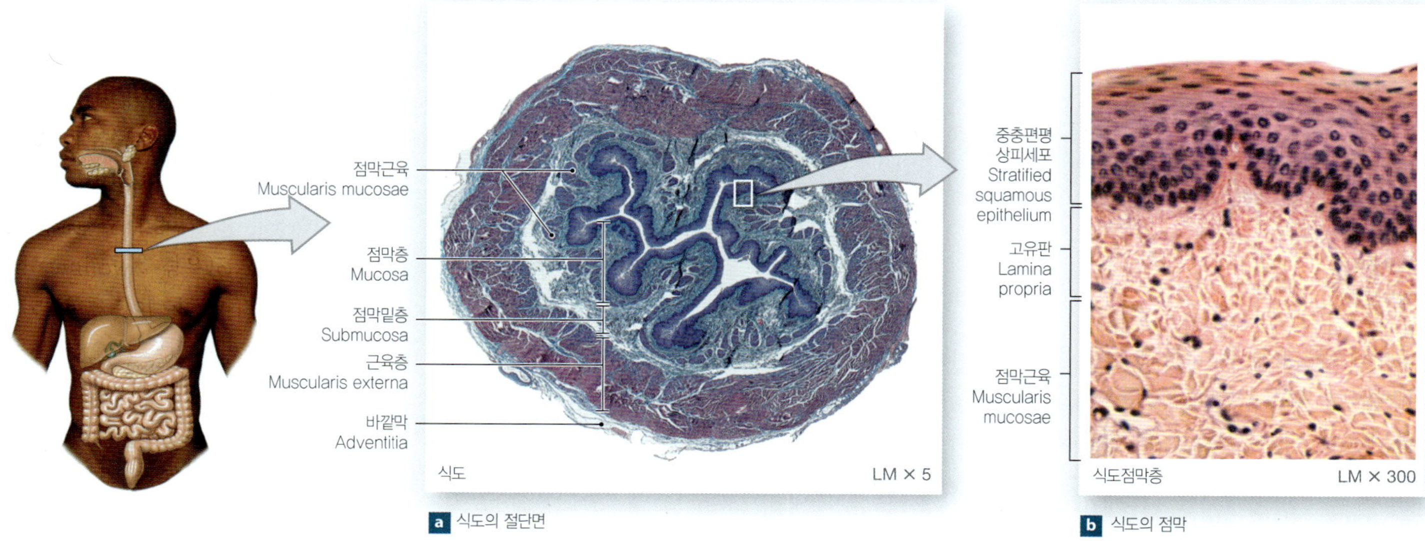

a 식도의 절단면　**b** 식도의 점막

■ 그림 25.9 식도의 조직학적 구조

✓	25.4 개념확인
1	음식물삼키기의 어떤 단계가 수의적인가?
2	사람들은 언제 가슴통증(heartburn)을 경험하며, 이때 식도에서는 무슨 일이 일어나는가?

25.5 위

위(stomach)는 크게 세 가지 주요한 기능을 한다. (1) 섭취된 음식물의 대량 저장, (2) 섭취된 음식물의 기계적인 분해, (3) 산과 효소의 화학적 결합을 분해시킴으로써 섭취된 음식물의 화학적 소화 등이다. 위샘에서 분비된 산, 효소들과 섭취된 음식물의 혼합은 **유미즙(chyme)**이라 불리는 점액성이고 강한 산성을 띤 걸쭉한 혼합물을 만들어낸다.

위의 해부학적 구조

위는 복막속기관인데, 확장된 J자 형태를 취하고 있다(Spotlight 그림 25.10). 위는 왼갈비아래 부위, 명치 부위, 그리고 배꼽부위와 왼허리 부위의 일부를 점하고 있다(그림 25.11). 위의 형태와 크기는 각 개인에 따라, 그리고 섭취하는 음식에 따라 무척 다양하다.

J자 형태의 위는 **안쪽면**(medial surface)을 형성하는 짧은 **작은굽이(소만, lesser curvature)**와 **바깥면**(lateral surface)을 형성하는 기다란 **큰굽이(대만, greater curvature)**를 가지고 있다. 평균적으로 작은굽이는 길이가 대략 10 cm이며 큰굽이는 40 cm 정도된다. 앞쪽면과 뒤쪽면은 완만하게 둥근 형태이다. 위는 일반적으로 7번 등뼈와 3번 허리뼈 사이에 위치한다.

위는 아래와 같이 크게 네 부위로 구분된다(Spotlight 그림 25.10).

1. 식도는 위의 안쪽면인 **들문(분문, cardia)**에 접하는데, 심장에 가깝게 위치하기 때문에 명명되었다. 이것은 위와 식도 사이의 3 cm 정도 접합부의 위쪽과 안쪽부분으로 구성된다. 식도의 속공간은 **들문구멍(분문구, cardiac orfice)**을 통해 연결된다.
2. 위식도접합부(gastroesophageal junction) 위의 위쪽 부위는 **바닥(저부, fundus)**이다. 바닥은 가로막의 아랫면과 뒤쪽면에 접하고 있다.
3. 위 바닥과 J자형 굽이 사이의 부위는 위의 **몸통(체부, body)**이다. 몸통은 위의 가장 큰 부위이다. 이곳은 섭취된 음식물과 소화액을 혼합하는 저장탱크로서의 역할을 한다.
4. **날문(유문, pylorus)**은 J자형의 굽이 부위이다. 날문은 위의 몸통과 연결되어 있는 날문방(유문동, pyloric antrum)과 샘창자와 연결되어 있는 날문관(유문관, pyloric canal)으로 구분된다. 소화 시에 혼합운동이 일어날 때 날문은 종종 형태가 변화된다. 근육성의 **날문조임근(유문괄약근, pyloric sphincter)**은 **날문구멍(유문구, pyloric orifice)**으로부터 샘창자로의 유미즙의 이동을 조절하는 역할을 한다.

위의 용적은 식사 시에 증가하지만 유미즙이 위를 떠나 작은창자로 들어갈 때는 감소한다. 비어 있는 위에서 점막은 두드러진 수많은 세로 주름을 형성하는데 이것을 **위주름(rugae)**이라 부른다(Spotlight 그림 25.10). 위주름은 위의 속공간이 확장될 수 있도록 해준다. 확장이 일어나면 상피세포들은 길게 늘어날 수 없으므로 편평해진다. 그러면 위주름은 덜 돌출되는데 완전히 확장된 위에서 위주름은 거의 찾아볼 수 없다.

위의 창자간막

위의 바깥 표면을 덮고 있는 내장쪽복막은 한 쌍의 돌출된 창자간막과 이어져 있다. 큰그물막은 위의 큰굽이로부터 앞치마처럼 매달려 있는 큰주머니를 형성한다. 큰그물막은 앞배벽의 뒤쪽에 위치하며, 복부내장 앞쪽에 위치한다(그림 25.4과 Spotlight 그림 25.10). 작은그물막은 위의 작은굽이와 간 사이의 복부쪽 창자간막의 작은 주머니이다. 작은그물막은 위의 위치를 잡아주고 간으로 들어오거나 나가는 혈관과 다른 구조물들의 통로를 제공하는 역할을 한다.

위의 혈액공급

복강동맥(celiac a.)의 세 분지가 위에 혈액을 공급한다(그림 22.15와 Spotlight 그림 25.10).

- 왼위동맥(left gastric a.)은 작은굽이와 들문에 혈액을 공급한다.
- 지라동맥(splenic a.)는 위바닥에 직접 혈액을 공급하고 왼그물막동맥을 통해 큰그물막에 혈액을 공급한다.
- 온간동맥(common hepatic a.)은 오른위동맥, 오른그물막동맥, 위샘창자동맥을 통해 날문부의 작은굽이와 큰굽이에 혈액을 공급한다. 위정맥과 위큰그물막정맥은 위로부터 혈액을 받아서 간문맥으로 보낸다(그림 22.22).

위의 근육조직

위의 점막근육과 근육층은 일반적인 돌림근층과 세로근층 외에 별도의 민무늬근층을 가지고 있다. 점막근육은 일반적으로 돌림근층이 하나 더 추가되어 있으며, 근육층은 내부로 민무늬근의 빗근층(oblique layer)이 추가되어 있다(Spotlight 그림 25.10). 이러한 민무늬근의 부가적인 근육층은 위벽을 튼튼하게 해주고 유미즙의 형성에 필수적인 혼합과 교반 활동(churning activity)을 가능하게 해준다.

위의 조직학적 구조

위의 모든 부분은 단층원주상피로 덮여 있다. 이러한 상피조직은 위의 안쪽공간면(luminal surface)을 덮는 점액을 집중적으로 생산하는 분비성의 얇은 판이라 할 수 있다. 점액층은 상피를 위공간의 산과 효소로부터 보호하는 작용을 한다.

위오목(위소와, gastric pit)이라고 불리는 얕은 함몰구조가 위면(gastric surface)으로 열려 있다(그림 25.12). 각 위오목의 바닥(base) 또는 목(neck) 부분의 점액세포는 유미즙으로 끊임없이 떨어져 나가는 표면세포를 대체하기 위해서 세포분열이 활발하다. 상피세포의 이러한 끊임없는 교체는 위 내용물에 대한 부가적인 방어를 제공한다. 만약 위산과 소화효소가 점막층에 구멍을 낸다면 손상된 상피세포는 재빨리 교체된다.

위의 분비세포

위의 바닥과 몸통에서 각각의 위오목은 고유판 아래로 깊이 뻗어 있는 여러 **위샘(gastric gland)**과 연결되어 있다. 위샘(그림 25.12c,d)은 단순하게 분지된 관 형태의 분비샘으로 목점액세포, 벽세포, 으뜸세포, 그리고 이 두 세포 사이에 흩어져 있는 내분비세포로 구분된다(그림 25.12c-f). 벽세포와 으뜸세포는 서로 협력하여 매일 1,500 mL 정도의 **위액(gastric juice)**을 분비한다.

목점액세포 위샘의 **목점액세포(mucous neck cell)**는 원주 형태이며, 점액 표면세포와 유사하다. 끝부분의 세포질에는 수용성으로 위 내용물을 윤활하게 하는 기능을 가진 분비물로 채워져 있다.

벽세포 특히 각각의 위샘의 몸쪽 부위(proximal portion)를 따라 주로 존재하는 피라밋 형태의 세포를 **벽세포(parietal cell)** 혹은 산분비세포(oxyntic cell)라 부른다. 벽세포는 HCl과 내인자를 분비한다. 내인자(intrinsic factor)는 내장을 통한 비타민 B12의 흡수를 용이하게 한다. 비타민 B12는 정상적인 적혈구 생성에 있어 필수적인 요소이다. HCl은 위액의 pH를 낮춰서 미생물들을 없애고, 음식물의 세포벽과 결합조직을 분해하고 으뜸세포의 분비작용을 활성화시키는 역할을 한다.

으뜸세포 **으뜸세포(chief cell)** 또는 효소원세포(zymogen cell)는 위샘의 바닥 근처에 가장 풍부하게 존재한다. 이 세포는 **펩시노겐(pepsinogen)**을 분비하는데, 위 속공간이 위산에 의해 활성화된 단백질용해효소인 **펩신(pepsin)**으로 전환된다. 신생아의 위는 **레닌(rennin)**과 **위리파제(gastric lipase)**를 생산하는데 이것은 모유의 소화에 있어 필수적인 효소이다. 레닌은 모유단백질을 응고시키고 위 리파제는 모유지방의 소화를 시작한다.

SPOTLIGHT

그림 25.10
위의 해부학

위와 그물막 The Stomach and Omenta

J자 모양의 위는 크게 네 부분으로 나뉜다: **바닥, 들문, 몸통, 날문**. 위는 안쪽면을 형성하는 짧은 작은 굽이와 가쪽면을 형성하는 큰굽이를 가지고 있다. 위장의 형태와 크기는 사람별로 다를 뿐 아니라 식습관에 따라 무척 다양하다.

위의 혈액공급 Blood Supply to the Stomach

작은그물막 Lesser Omentum

작은그물막은 위와 샘창자 몸쪽 그리고 간 사이에 위치한다.

간위인대 Hepatogastric Ligament

간위인대는 간을 위의 작은굽이에 연결시킨다.

간샘창자인대 Hepatoduodenal Ligament

간샘창자인대는 간을 샘창자의 몸쪽 부위에 연결시킨다.

큰그물막 Greater Omentum

큰그물막은 위의 큰굽이로부터 앞치마처럼 걸려 있는 큰주머니를 형성한다.

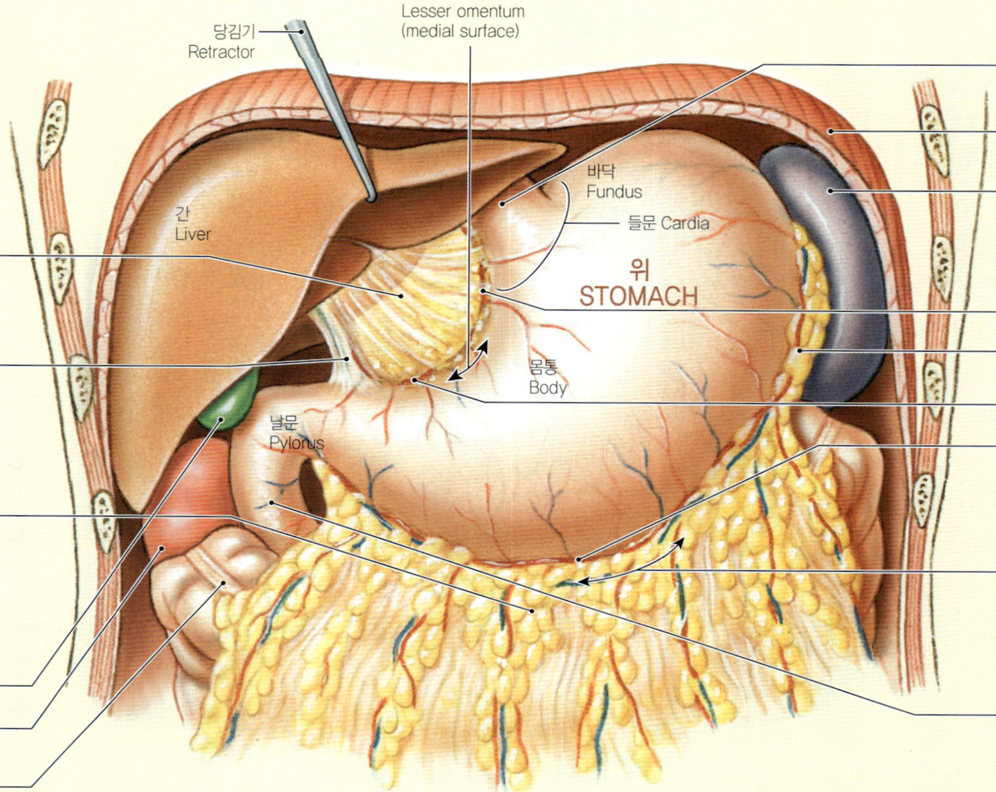

작은그물막을 제거한 후의 배안 윗쪽 부분을 보여주는 앞쪽면. 위의 위치와 방향에 주목한다.

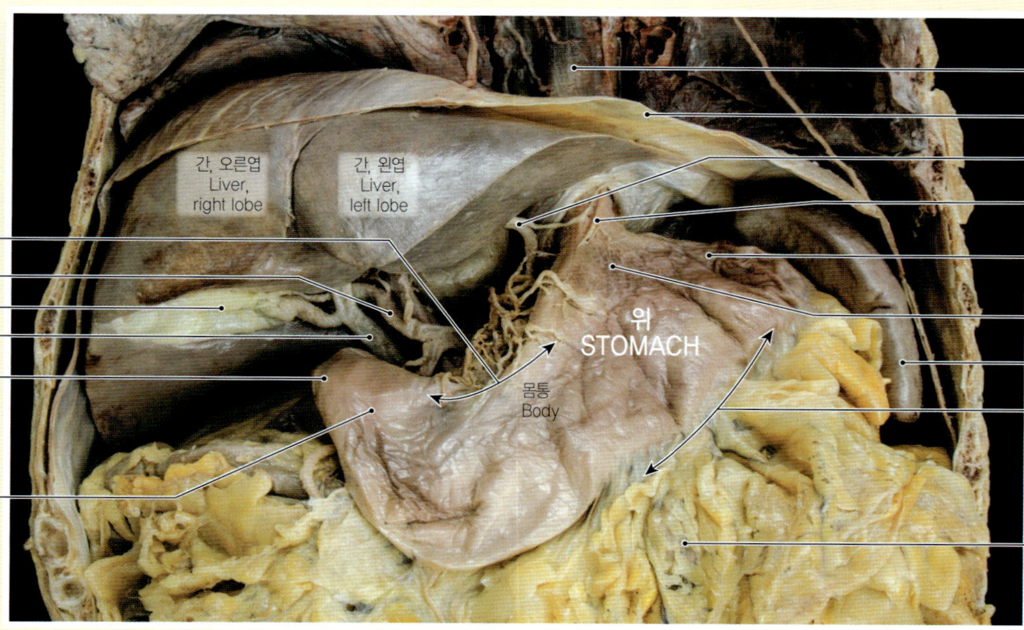

위의 안과 바깥의 해부학적 구조 External and Internal Anatomy of the Stomach

위의 근육층은 깊은 돌림근층을 둘러싸는 얇은 세로근층으로 구성되어 있는데, 이는 소화관을 따라 다른 부위도 대부분 같은 유형으로 구성되어 있다. 그러나 위는 근육의 세 번째 층을 가지고 있다. 가장 안쪽의 빗근층은 위장벽을 강화시키고 위 내용물을 섞는 기능을 보조해준다. 이완된 위에서는 점막은 **위주름(rugae)**이라 부르는 뚜렷한 주름들을 볼 수 있는데 이것은 음식물을 먹을 때 위의 내강이 확장되도록 해준다.

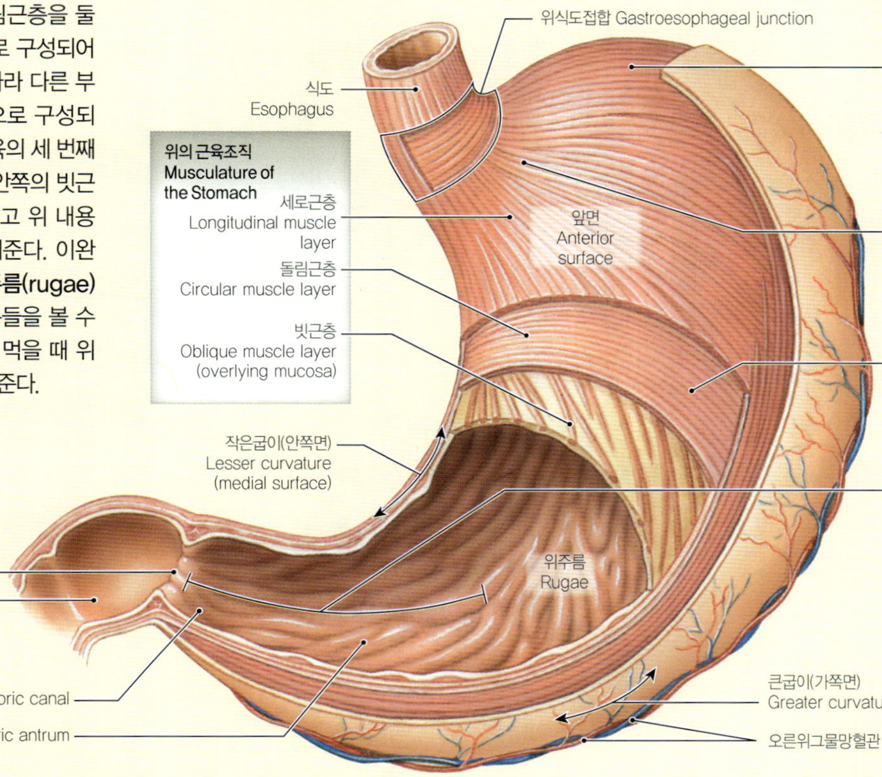

위 부위 Regions of the Stomach

바닥 Fundus

바닥은 위와 식도의 이음부(위식도접합) 위쪽 부위이다.

들문 Cardia

들문은 위식도접합에서 위장쪽으로 3 cm 이내의 위쪽, 안쪽 부위이다.

몸통 Body

몸통은 위의 가장 큰 부위로, 바닥과 날문 사이의 부위이다.

날문 Pylorus

날문은 샘창자의 입구로 뻗어 있다.
날문은 **날문방**과 **날문관**으로 나뉜다.
근육성의 **날문조임근**은 샘창자로 음식물의 통과를 조절한다.

임상노트

위의 X-선 검사

고-대비 X-선 검사를 통해 위와 샘창자의 상피와 내강을 자세히 볼 수 있다. 환자는 바륨용액을 섭취하고 고-대비 X-선 촬영을 한다. 이러한 X-선 사진들에서 위 상피의 상태와 위 내용물을 섞어주는 기능을 하는 근수축의 움직임을 자세히 관찰할 수 있다.

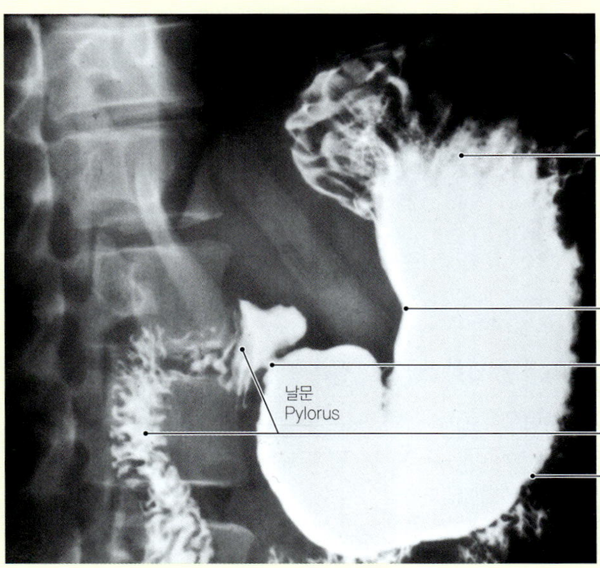

위와 샘창자의 고-대비 X-선 사진

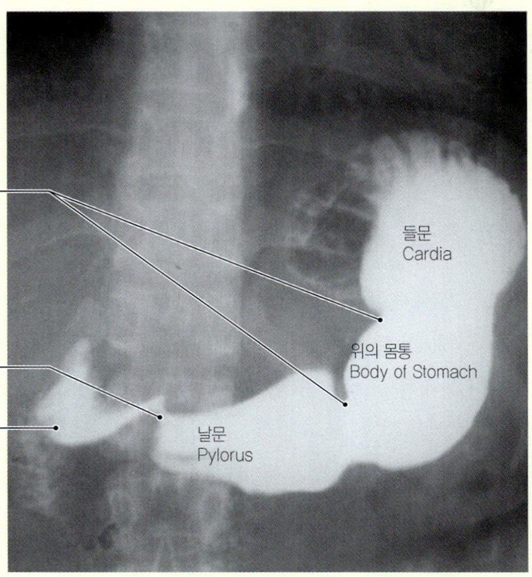

날문 부위, 날문조임근, 샘창자의 X-선 사진

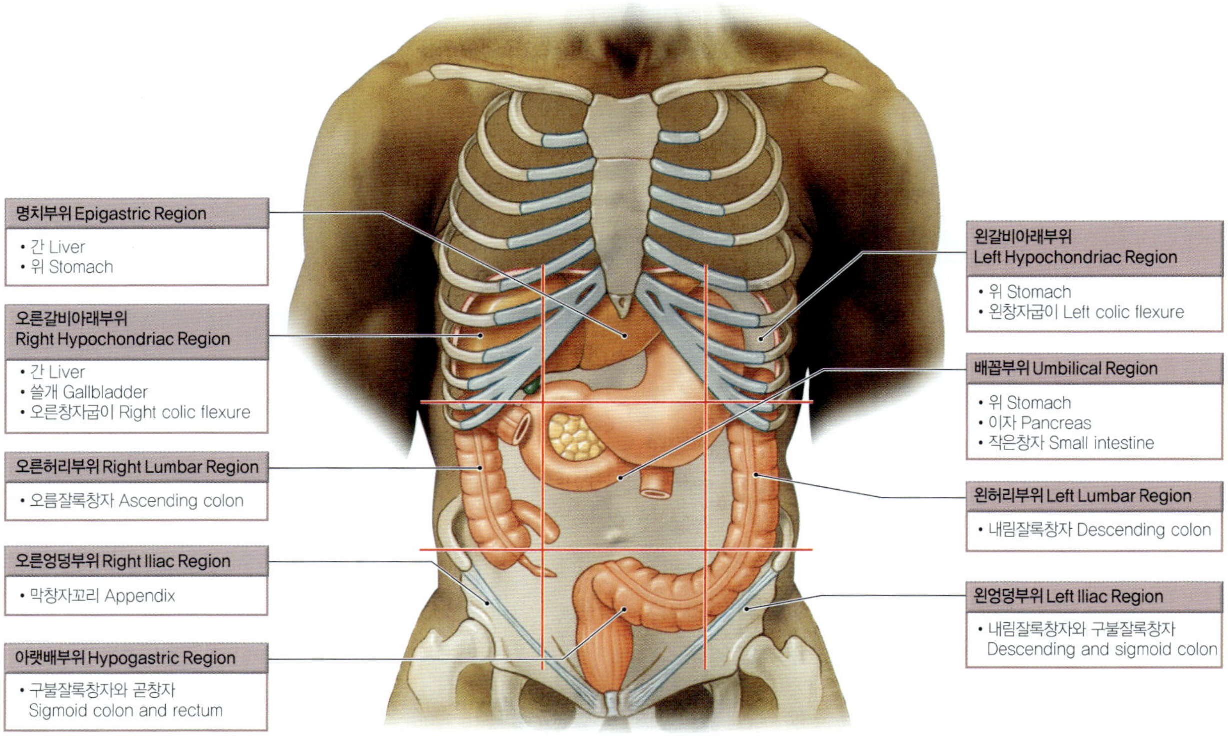

■ 그림 25.11 복부 9부위와 경계

내분비세포 벽세포와 으뜸세포 사이에 흩어져 있는 세포가 **장내분비세포(enteroendocrine cell)**이다. 이러한 세포들은 적어도 일곱 가지의 서로 다른 분비물질을 생산한다. 예를 들어, **G 세포(G cell)**는 날문부의 위오목에 가장 풍부한 내분비세포이다. 이들은 **가스트린(gastrin)** 호르몬을 분비한다. 가스트린은 음식물이 위로 들어올 때 분비되는데, 벽세포와 으뜸세포 모두의 분비작용을 자극한다. 이것은 또한 위벽에서의 민무늬근 운동을 촉진하는 기능이 있어서 혼합과 교란 활동을 향상시킨다.

위의 조절

위점막에서의 위산과 효소의 생성은 직접적으로는 중추신경계통에 의해 간접적으로는 국소적인 호르몬분비에 의해 조절된다. 중추신경계통 조절은 미주신경(부교감신경)과 복강신경얼기(교감신경)에 의해서 이루어진다. 음식을 보는 것과 생각하는 것만으로는 미주신경의 운동섬유를 자극할 수 있다. 절후신경성 부교감신경섬유가 벽세포, 으뜸세포 그리고 위의 점액세포에 분포되어 있다. 자극은 위산, 효소 그리고 점액의 생성 증가를 유발한다. 음식물이 위에 도달하게 되면 위벽의 뻗침수용체(stretch receptor)와 점막의 화학수용체를 자극한다. 위벽의 근육층에서 반사적인 수축이 발생하고 내분비세포에 의해 가스트린이 분비된다. 벽세포와 으뜸세포 모두 가스트린에 민감하여 그들의 분비작용을 촉진한다. 특히 벽세포는 가스트린에 매우 민감하여 위산분비 속도가 다른 효소분비에 비해 엄청나게 증가한다.

교감신경활성은 위활동의 억제를 유발한다. 게다가, 작은창자는 위의 분비 활동을 억제하는 두 가지 호르몬을 분비한다. **세크레틴(secretin)**과 **콜레시스토키닌(cholecystokinin)**은 이자와 간 모두에 의해 분비를 촉진한다. 위의 운동저하는 이차적이지만 보완적인 효과이다.

25.5 개념확인

1. 큰그물막의 기능은 무엇인가?
2. 위를 덮고 있는 세포들은 산성 환경에서 손상받지 않기 위해 어떻게 하는가?
3. 으뜸세포가 분비하는 것은?
4. 어떤 호르몬이 벽세포와 으뜸세포의 분비작용을 자극하는가?

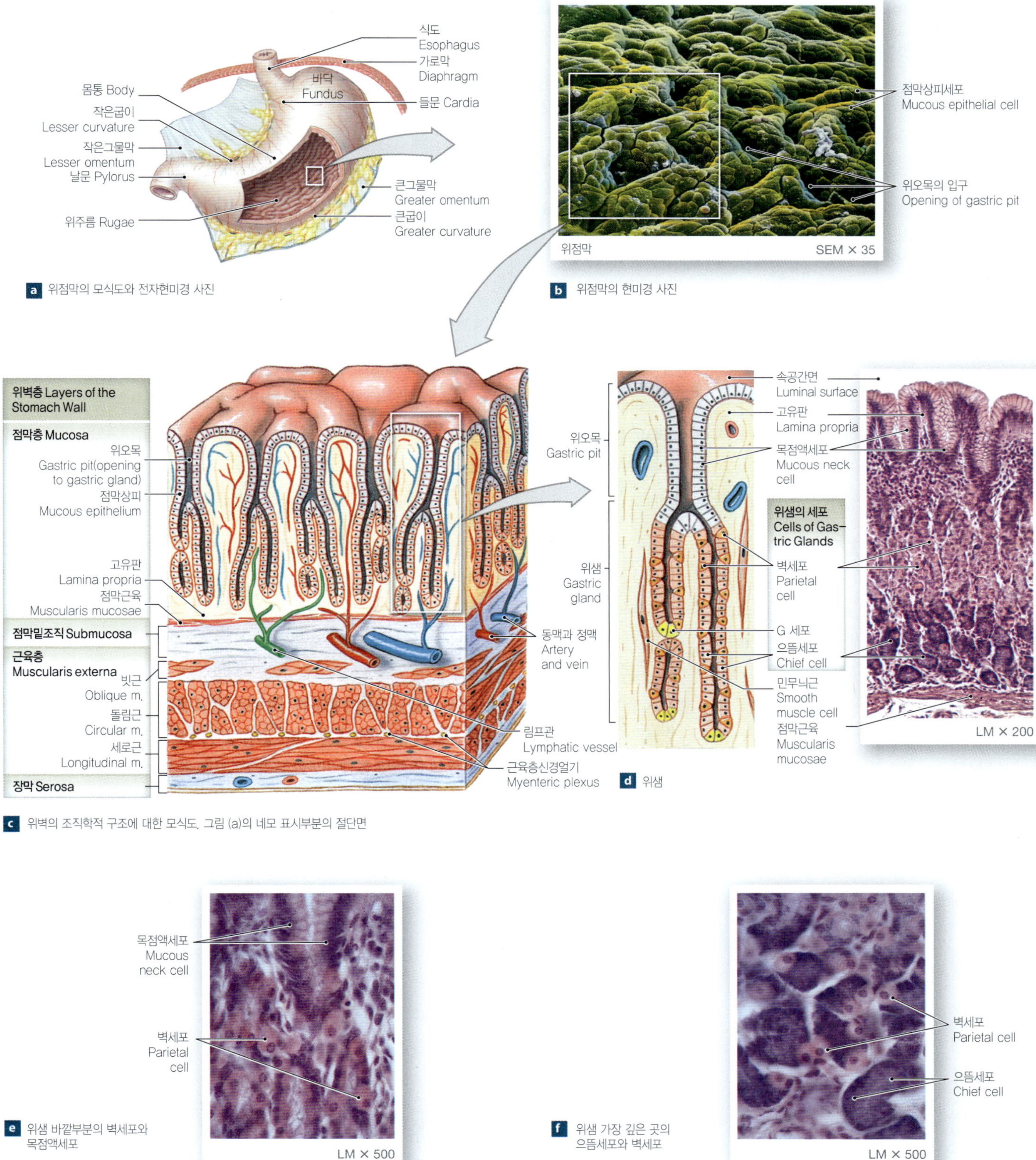

a 위점막의 모식도와 전자현미경 사진

b 위점막의 현미경 사진

c 위벽의 조직학적 구조에 대한 모식도. 그림 (a)의 네모 표시부분의 절단면

d 위샘

e 위샘 바깥부분의 벽세포와 목점액세포

f 위샘 가장 깊은 곳의 으뜸세포와 벽세포

■ **그림 25.12** 위벽의 조직학적 구조

임상 노트

위염과 소화성궤양

위점막의 염증은 위 내면의 표면적인 염증인 **위염(gastritis)**을 일으킨다. 위염은 알코올이나 아스피린(aspirin)과 같은 약물을 섭취한 후에 악화될 수 있다. 위염은 또한 심각한 정신적 육체적 스트레스, 위벽의 세균감염, 또는 강산이나 강알칼리 화학물의 섭취 등에 의해서도 발생할 수 있다. *Helicobacter pylori* 같은 세균에 의한 감염은 궤양형성에 중요한 인자이다. 궤양은 위벽의 국소적인 부위에 뚜렷이 나타나는 침식을 말한다. 이러한 세균들은 상피세포를 덮고 있는 점막을 뚫을 정도로 상당히 오랜 기간 생존할 수 있다. 위점액의 방어층에 들어가게 되면 위산과 효소의 활동으로부터 안전하게 된다. 시간이 경과해서 감염이 상피세포를 손상하게 되면 두 가지 심각한 결과를 낳게 된다. (1) 위액에 의한 고유판(lamina propria)의 침식과 (2) 위벽을 통한 혈류 내로의 세균의 침입과 전파가 그것이다.

소화성 궤양(peptic ulcers)은 위산과 소화효소들이 위점막이나 작은창자의 몸쪽 부분의 방어를 뚫고 침식해 들어갈 때 발생한다. 위치에 따라서 **위궤양(gastric ulcer)**과 **샘창자궤양(duodenal ulcer)**으로 분류된다. 소화성 궤양은 과도한 위산의 생성 또는 상피세포의 방어작용을 방해하는 알칼리 점액의 부적절한 생성에 의해 초래된다. 대략 50~80%의 위궤양과 95%의 샘창자궤양은 *H. pylori*에 감염된 사람들에게서 나타난다.

한번 위액이 상피세포를 파괴하게 되면 사실상 방어벽이 무너진 고유판은 소화성 공격에 그대로 노출된다. 날카로운 복부통증이 나타나고 출혈이 생길 수 있다. 종종 제산제의 투여가 위산을 중화시키고 위점막을 재생할 수 있는 시간을 벌어줌으로써 궤양을 치료에 도움을 줄 수 있다. 여러 가지 약물들이 위산의 생성과 분비를 저해한다. 비록 재발의 가능성도 있지만, 복합 항생제의 집중적인 2주간의 치료가 *H. pylori*를 제거하고 궤양을 치료할 수 있다. 산성음료의 섭취를 제한하고 위산생성을 촉진거나(카페인) 노출된 위점막세포를 손상시킬 수 있는(알코올) 음식물을 피하는 식이제한이 도움이 된다. 많은 예에서 손상은 현저한 출혈을 일으킬 수 있다. 위산은 소화관의 벽을 통해 침식해 들어가 배안으로 들어갈 수도 있다. 이런 경우를 **관통된 궤양(perforated ulcer)**이라 부르는데, 즉각적인 외과적 교정이 필요하다.

25.6 작은창자

작은창자(소장, small intestine)는 소화와 영양분의 섭취에 있어 일차적인 역할을 담당한다. 작은창자는 길이가 대략 6 m(범위, 5.0~ 8.3 m) 정도되고 직경이 위와 접합부에서는 대략 4 cm 이고, 큰창자의 접합부에서는 2.5 cm 정도의 크기가 된다. 작은창자는 왼갈비아래 부위(left hypochondriac region)와 명치 부위(epigastric region)를 제외한 복부의 모든 부분에 존재한다(그림 25.11과 25.13). 영양분 흡수의 90%가 작은창자에서 발생하며 나머지는 큰창자의 몸쪽 부분에서 일어난다.

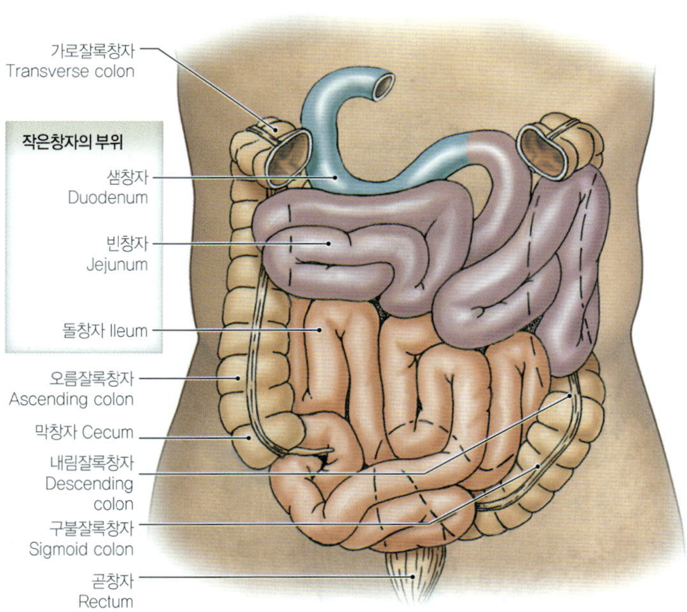

■ **그림 25.13 작은창자의 부위**
색칠한 부분은 샘창자, 빈창자 그리고 돌창자의 상대적인 크기와 위치를 보여준다.

작은창자는 복막안의 대부분을 차지한다. 작은창자의 위치는 등쪽 몸통벽에 부착된 창자간막에 의해 안정화된다. 소화가 일어나는 동안 작은창자의 움직임은 위, 큰창자, 배벽 그리고 골반에 의해 제한된다. Spotlight 그림 25.10, 25.11 그리고 25.13은 소화관의 다른 부분과 관련된 작은창자의 위치에 대해 보여준다.

내장벽은 **돌림주름(윤상주름, plica circularis)**이라 부르는 가로주름을 포함하고 있다(그림 25.2a,b, 25.14a, 25.15). 위의 주름(rugae)과는 달리 각각의 작은창자 주름(plica)은 작은창자벽의 영구적인 구조이다. 돌림주름은 작은창자가 음식물로 가득찬다 해도 사라지지 않는다. 대략 800개의 돌림주름이 작은창자의 전 몸통 위에서 발견되는데 이것은 흡수를 담당하는 표면적을 크게 증가시키는 역할을 한다.

작은창자의 부위

작은창자는 샘창자, 빈창자, 돌창자의 세 개의 부위로 구분한다(그림 25.13).

샘창자

샘창자(십이지장, duodenum)(Spotlight 그림 25.10, 25.13)는 작은창자의 가장 짧은 부위이다. 길이는 대략 25 cm다. 샘창자는 위의 날문 부분에 연결되어 있으며, 연결부는 날문조임근에 의해 보호되고 있다. 날문부의 시작 부위로부터 샘창자는 이자를 둘러싸며 C자 형태로 구부러져 있다. 대략 2.5 cm 부위는 복막 내에 존재하는 반면, 나머지 부분은 이차적으로 복막 뒤에 존재하며 척추뼈 L1과 L4 사이에 위치한다(그림 25.4b).

샘창자는 위로부터 유미즙을 받고 이자와 간으로부터 소화분비액을 받아들이는 "혼합그릇(mixing bowl)"의 역할을 한다. 거의 모든 필수적인 소화효소들이 이자에서 샘창자로 분비된다.

빈창자

갑작스럽게 구부러지는 만곡인 샘빈창자굽이(십이지장공장곡, duodenojejunal flexure)에 의해 샘창자와 **빈창자(공장, jejunum)**의 경계가 구분지어진다. 이 연결부에서 작은창자는 복막 안으로 다시 들어가게 되어 복막속기관이 되면서 창자간막에 의해 고정된다. 빈창자는 대략 2.5 m 길이로 되어 있다. 대량의 화학적 소화와 영양분의 흡수가 빈창자에서 일어난다.

돌창자

작은창자의 셋째이자 마지막 부분은 **돌창자(회장, ileum)**이다. 돌창자는 작은창자 중에서 길이가 가장 긴 부분으로 대략 3.5 m 정도가 된다. 돌창자는 돌막창자판막이라 불리는 조임근에서 끝나는데, 돌막창자판막은 돌창자로부터 큰창자의 막창자로 음식물이 넘어가는 것을 조절한다. 돌막창자판막은 막창자쪽으로 불룩 튀어나와 있다.

작은창자의 지지구조

샘창자는 지지하는 창자간막이 없다. 시작되는 부위에서 처음 2.5 cm 정도는 움직일 수 있으나, 나머지 부분은 복막뒤기관이며 위치가 고정되어 있다. 빈창자와 돌창자는 고유창자간막(mesentery proper)이라 불리는 넓은 부채 모양의 창자간막에 의해 지지되고 있다(그림 25.4). 혈관, 림프기관 그리고 신경은 창자간막의 결합조직을 통과해서 작은창자의 분절에 다다른다. 혈관은 위창자간막동맥과 위창자간막정맥의 가지를 포함한다(그림 22.15와 22.22). 부교감신경지배는 미주신경에 의해 일어나며, 교감신경지배는 위창자간막신경절로부터의 절후신경섬유를 포함한다.

작은창자의 조직학

내장상피세포

작은창자점막에는 속공간 안으로 튀어나온 기다란 돌기 모양의 많은 구조물이 존재하는데 이것을 **장융모(intestinal villi)**(그림 25.14와 25.15)라고 한다. 각각의 융모는 단층원주상피세포로 뒤덮여 있으며, 상피세포의 끝부분은 미세융모(microvilli)로 덮여 있다. 이러한 세포들은 종종 "솔가장자리(brush border)"를 가지고 있다고 표현하는데, 만약 작은창자가 매끄러운 표면을 가진 관 형태라면 총 흡수면적은 대략 0.33 m^2 밖에 되지 않을 것이다. 그러나 작은창자의 상피세포는 돌림주름을 가지고 있으며, 각각의 주름은 융모를 지지해주고 융모는 노출면에 미세융모를 가지고 있는 상피세포로 뒤덮여 있으므로 이러한 정렬은 전체 흡수면적을 200 m^2 이상으로 증가시켜준다.

창자움; 창자샘

원주상피세포 사이에서 술잔세포(배상세포, goblet cell)는 내장 표면으로 뮤신(mucin)을 내보낸다. 융모의 바닥 부분에는 **창자움(장선, intestinal crypt** 또는 *crypt of Lieberkühn*)이라 불리는 입구가 존재한다. 이러한 주머니는 고유판 아래로 깊이 뻗어 있다(그림 25.14b,d). 각각의 창자움의 바닥 근처에는 줄기세포의 분화가 끊임없이 새로운 상피세포를 재생시킨다. 이러한 새로운 세포들은 끊임없이 내장 표면의 세포를 교체하고 며칠 내로 융모의 끝까지 도달하여 거기서 세포들은 내장의 속공간 안으로 떨어져 나간다. 이러한 진행 과정은 상피세포 표면을 새롭게 하고 유미즙에 세포내 효소를 더해준다.

내장의 창자움은 또한 항균작용이 있는 효소들과 다양한 장호르몬(intestinal hormone)을 생성하는 내분비세포를 포함하고 있다.

고유판

각 융모의 고유판은 간문맥순환계로 영양분을 흡수하고 전달하는 모세혈관의 넓은 망상구조를 가지고 있다. 각각의 융모는 모세혈관과 신경말단에 이외에도 **암죽관(유미관, lacteal)**(그림 25.14b,c,e)이라 부르는 말단림프관을 가지고 있다. 암죽관은 국소적인 모세혈관으로 들어가지 못하는 물질을 수송한다. 거대한 지질당복합체와 같은 물질들은 최종적으로 가슴림프관(thoracic duct)의 경로를 통해 정맥순환계로 도달하게 된다. 암죽관이라는 용어는 지방을 많이 함유한 림프의 하얀 우유빛깔 때문에 붙여진 것이다.

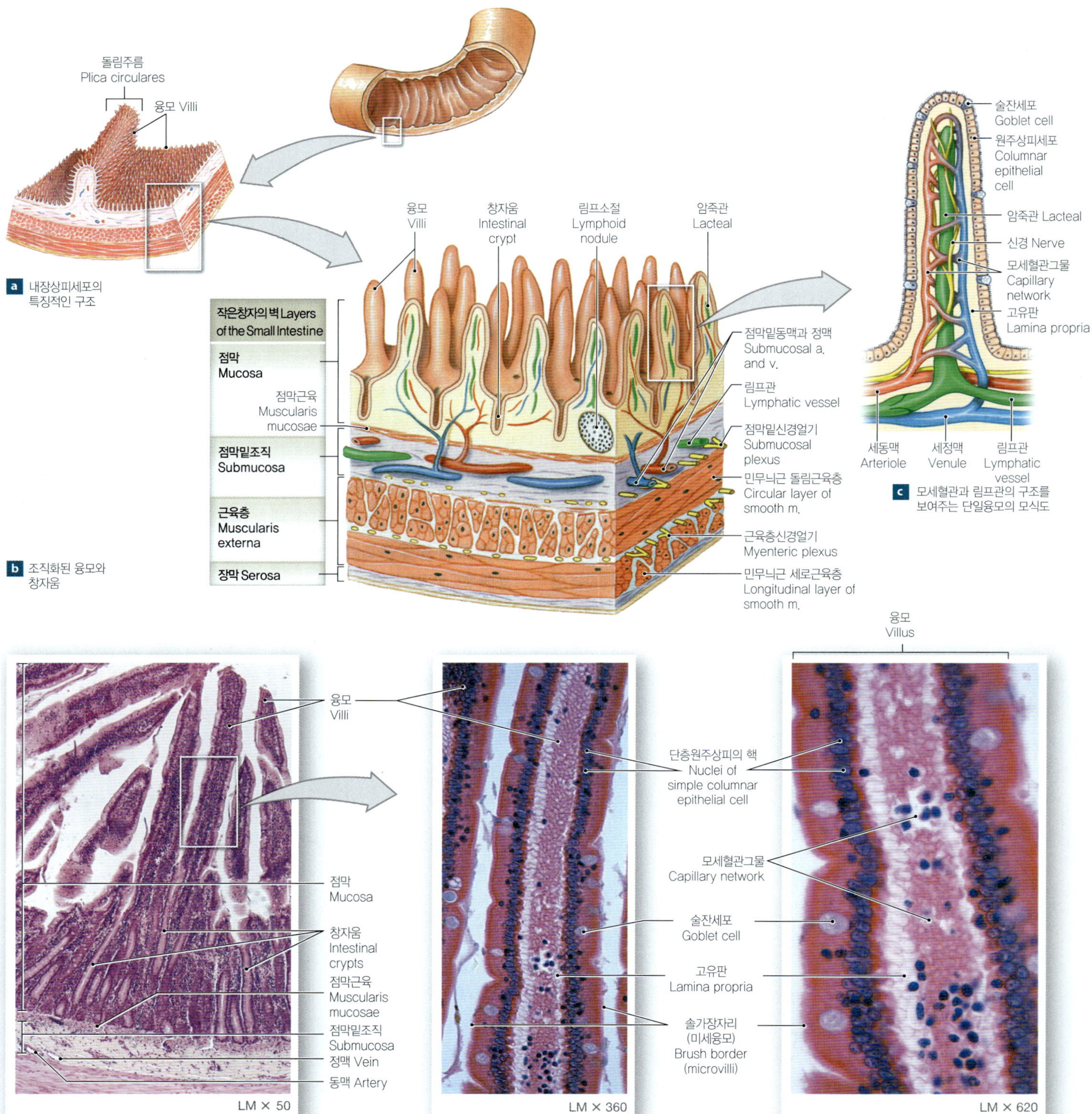

a 내장상피세포의 특징적인 구조

b 조직화된 융모와 창자움

c 모세혈관과 림프관의 구조를 보여주는 단일융모의 모식도

d 특징적인 융모, 돌림주름, 점막밑조직, 근육층들을 가진 점막을 보여주는 작은창자벽의 모습

e 빈창자 융모의 현미경 사진

■ 그림 25.14 창자벽의 조직학적 구조

국소적인 특수화

작은창자의 부위들은 일차적인 기능에 따라 각각 조직학적으로 특수화되어 있다. 작은창자의 각각 부위의 대표적인 단면이 그림 25.15에 나타나 있다.

샘창자 샘창자(duodenum)는 많은 수의 점액분비샘을 가지고 있다. 창자움 외에도 점막밑층은 부르너샘(Brunner's gland)이라 알려진 **샘창자점막밑샘**(duodenal submucosal gland)을 가지고 있다. 이러한 분비샘들은 많은 양의 점액을 생산해낸다(그림 25.15). 장분비샘과 점막밑분비샘에서 생산된 점액들은 위로부터 도달한 산성 유미즙으로부터 상피조직을 보호하는 역할을 한다. 점막은 또한 유미즙의 pH를 높여주는 완충액을 포함하고 있다. 점막밑분비샘은 샘창자의 몸쪽 부분에 가장 많이 존재하고 빈창자에 다가갈수록 숫자는 감소하게 된다. 이곳을 지나면서 내장의 내용물은 pH가 1~2로부터 7~8로 변화하게 된다. 빈창자의 시작 부위부터는 부가적인 점액분비가 필요 없게 된다.

이자로부터 완충액과 효소, 그리고 간으로부터 쓸개즙이 샘창자의 중간 부위로 흘러들어 간다. 간과 쓸개로부터 오는 온쓸개관과 이자로부터 오는 이자관은 샘창자벽에서 **샘창자팽대**(duodenal ampulla) 또는 **온쓸개이자관팽대**(hepatopancreatic ampulla)라 불리는 근육성 공간에서 서로 만나게 된다. 이 공간은 **샘창자유두**(duodenal papilla)라고 불리는 작은 돌기에서 샘창자 속공간으로 열린다. 별도의 덧이자관이 존재하기도 하는데 이런 경우 샘창자유주는 크기가 더욱 커진다(그림 25.15와 25.21 a,b).

빈창자와 돌창자 돌림주름과 융모는 빈창자의 중간 부분까지도 현저하게 남아 있으며(그림 25.14d,e와 25.15), 대부분의 영양분 흡수는 여기서 일어난다. 돌창자에 가까워질수록 돌림주름과 융모는 점점 작아져서 돌창자의 끝부분에 다다르면 크기와 숫자가 모두 감소하게 된다. 이러한 감소는 흡수 활동의 감소에 따른 것으로

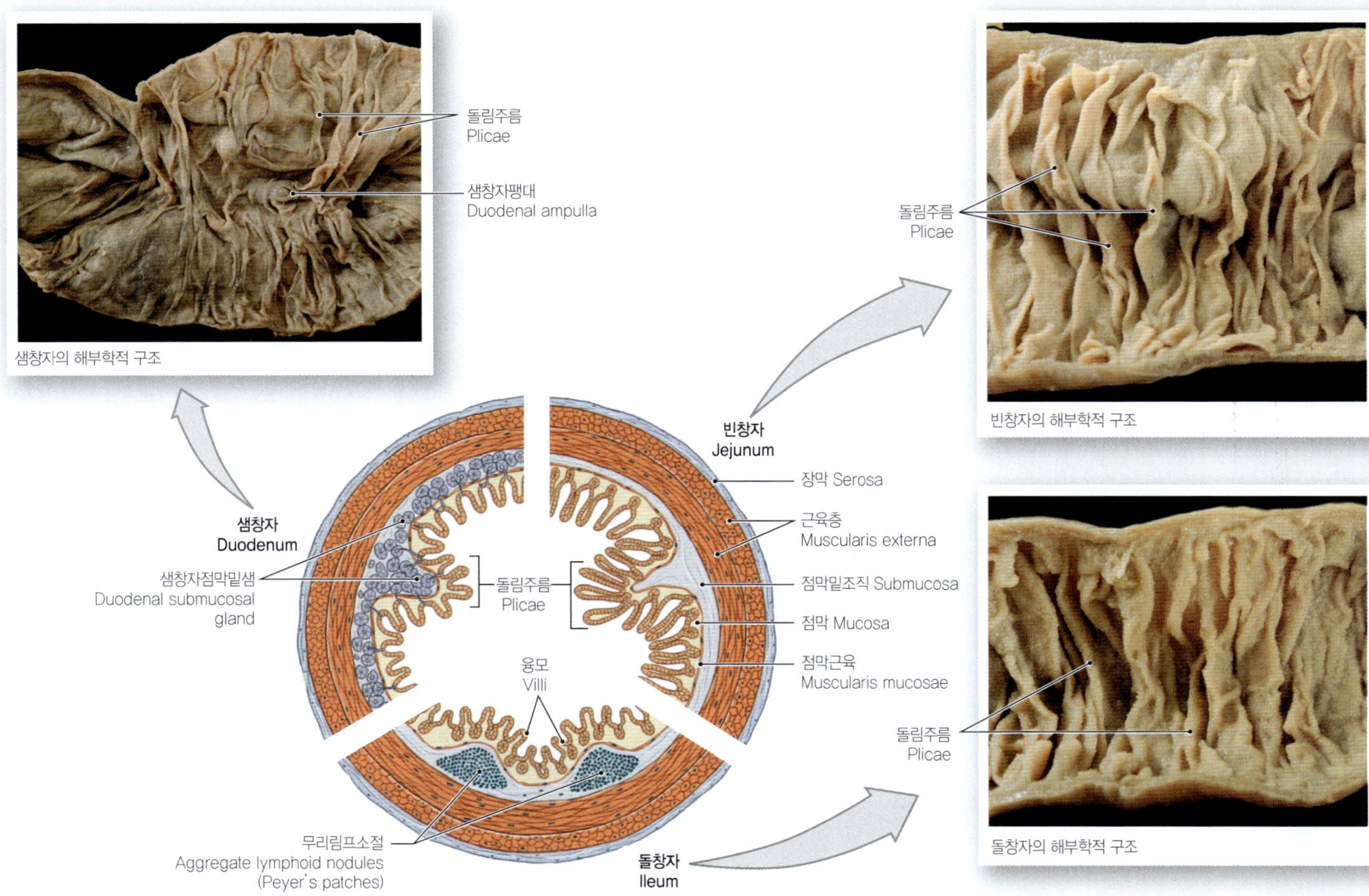

■ **그림 25.15 작은창자의 부위**
작은창자 각 부위의 특징적인 구조를 보여주는 모식도. 샘창자팽대부의 절단면을 자세히 보여주고 있다. 사진들은 작은창자 각 부위의 내장상피세포의 해부학적 구조를 보여주고 있다.

대부분의 영양분 흡수는 음식물이 돌창자의 말단부에 다다르기 전에 일어난다. 큰창자에 근접한 부위에서는 돌림주름이 거의 없으며 융모도 뭉툭한 원뿔 형태로 흩어져서 존재한다.

정상 상태에서도 큰창자 안에는 대장균같은 세균들이 일반적으로 존재하는데, 이러한 세균들은 주변의 점막으로부터 영양분을 공급받는다. 상피조직의 장벽(세포, 점액, 소화액)과 면역세포들이 큰창자로부터 유입되는 세균으로부터 작은창자를 보호한다. 작고 독립적으로 존재하는 개개의 림프소절들은 빈창자의 고유판에 존재한다. 돌창자 안에서 림프소절들은 숫자가 더욱 많아지고 서로 융합되어 림프조직의 커다란 덩어리를 형성한다(그림 25.15). 이러한 림프조직은 **무리림프소절(aggregated lymphoid nodule)** 혹은 페이어판(Peyer's patch)이라 부르는데 대략 체리 정도의 크기이다. 이들은 큰창자의 입구 근처인 돌창자의 말단부에 가장 많이 존재하며 인체에 해로운 세균들을 많이 함유하고 있다.

작은창자 운동의 조절

흡수가 일어날 때 미약한 꿈틀운동이 음식물을 천천히 작은창자를 따라 움직이게 한다. 작은창자의 운동은 일차적으로 점막밑신경얼기와 근육신경얼기가 포함된 신경반사에 의해 조절된다. 부교감신경 자극은 이러한 반사의 감도를 증가시키고 꿈틀운동과 분절운동을 가속시킨다. 이러한 수축과 운동은 장 내용물의 혼합을 촉진하는데 대개 처음 자극의 몇 cm 안에서만 한정된다. 음식물이 위로 들어갈 때 협력된 장운동이 일어난다. 이러한 운동은 음식물을 샘창자에서 큰창자까지 밀어내는 역할을 한다. 그 사이 돌막창자판막은 음식물이 큰창자로 들어갈 수 있도록 한다.

호르몬과 중추신경계통은 작은창자와 부속분비샘의 분비 활동을 조절한다. 작은창자에서 분비되는 물질을 합쳐서 **장분비액(intestinal juice)**이라 부른다. 분비 활동은 국소적인 반사와 부교감성 흥분(미주신경성)에 의해 유발된다. 반면에 교감신경은 분비 활동을 억제한다. 샘창자의 내분비세포는 위, 샘창자, 간 그리고 이자의 분비 활동을 조절하는 호르몬인 세크레틴(secretin)과 콜레시스토키닌(cholecystokinin)을 분비한다.

	V	25.6 개념확인
1	☐	소화와 영양분의 흡수를 촉진하는 작은창자의 조직학적 특징은 무엇인가?
2	☐	돌림주름의 기능은 무엇인가?
3	☐	창자움(intestinal crypt)의 기능은 무엇인가?
4	☐	"혼합그릇"으로써의 역할을 하는 것은 작은창자의 어느 부위인가?

25.7 큰창자

U자형으로 생긴 **큰창자(대장, large intestine)**는 돌창자의 말단에서 시작하여 곧창자에서 끝난다. 큰창자는 위와 간의 아래에 놓여 있으며, 작은창자의 둘레를 거의 완전하게 감싸고 있다(그림 25.1, 25.11, 그리고 25.13).

큰창자의 길이는 약 1.5 m, 너비가 7.5 cm 정도된다. 큰창자는 세 부분으로 나눌 수 있다. (1) 큰창자의 첫 번째 부분인 막창자는 주머니처럼 보인다. (2) 큰창자의 가장 큰 부분인 잘록창자, 그리고 (3) 큰창자의 마지막 15 cm는 곧창자로 소화관의 마지막이 된다(그림 25.16).

큰창자의 주요기능은 (1) 물과 전해질의 재흡수와 장 내용물을 대변으로 압축하는 것과 (2) 세균 활동에 의해 생성된 중요한 비타민의 흡수, 그리고 (3) 배변 전에 변을 저장하는 것이다.

큰창자는 위창자간막동맥과 아래창자간막동맥에서 혈액을 공급받는다. 정맥혈은 위창자간막정맥과 아래창자간막정맥을 통해 큰창자로부터 모아진다.

막창자

돌창자로부터 도착한 장 내용물은 먼저 **막창자(맹장, cecum)**라 불리는 확장된 주머니 속으로 들어가게 된다. 돌창자는 막창자의 안쪽면에 부착되어 있으며 **돌창자유두(ileal papilla)** 부위에서 막창자로 이어진다. 열림부를 둘러싸고 있는 근육들은 **돌막창자판막(회맹판, ileocecal valve)**(그림 25.16)을 형성하는데, 창자의 내용물이 큰창자로 들어가는 것을 조절한다. 막창자는 복막속기관인데, 도달하는 장 내용물을 모으고 저장하여 압축 과정을 시작한다. 가늘고 속이 빈 **막창자꼬리(충수, appendix** 또는 *vermiform appendix*)는 막창자의 뒤안쪽면에 부착되어 있다. 막창자꼬리의 길이는 약 7~8 cm이지만 크기와 모양이 꽤 다양한 편이다. 창자간막의 띠인 **막창자꼬리간막(mesoappendix)**이 막창자꼬리를 돌창자와 막창자에 연결시켜 준다. 막창자꼬리의 점막과 점막밑층은 림프절에 의해 지배를 받으며 림프계 기관으로서 막창자꼬리의 일차적인 기능은 편도의 기능과 유사하다고 할 수 있다. 막창자꼬리의 염증은 막창자꼬리염(appendicitis)의 증상을 일으킨다.

잘록창자

잘록창자(결장, colon)는 작은창자에 비해 큰 직경과 얇은 벽을 가진다. 그림 25.16에 잘록창자의 여러 가지 독특한 특징들이

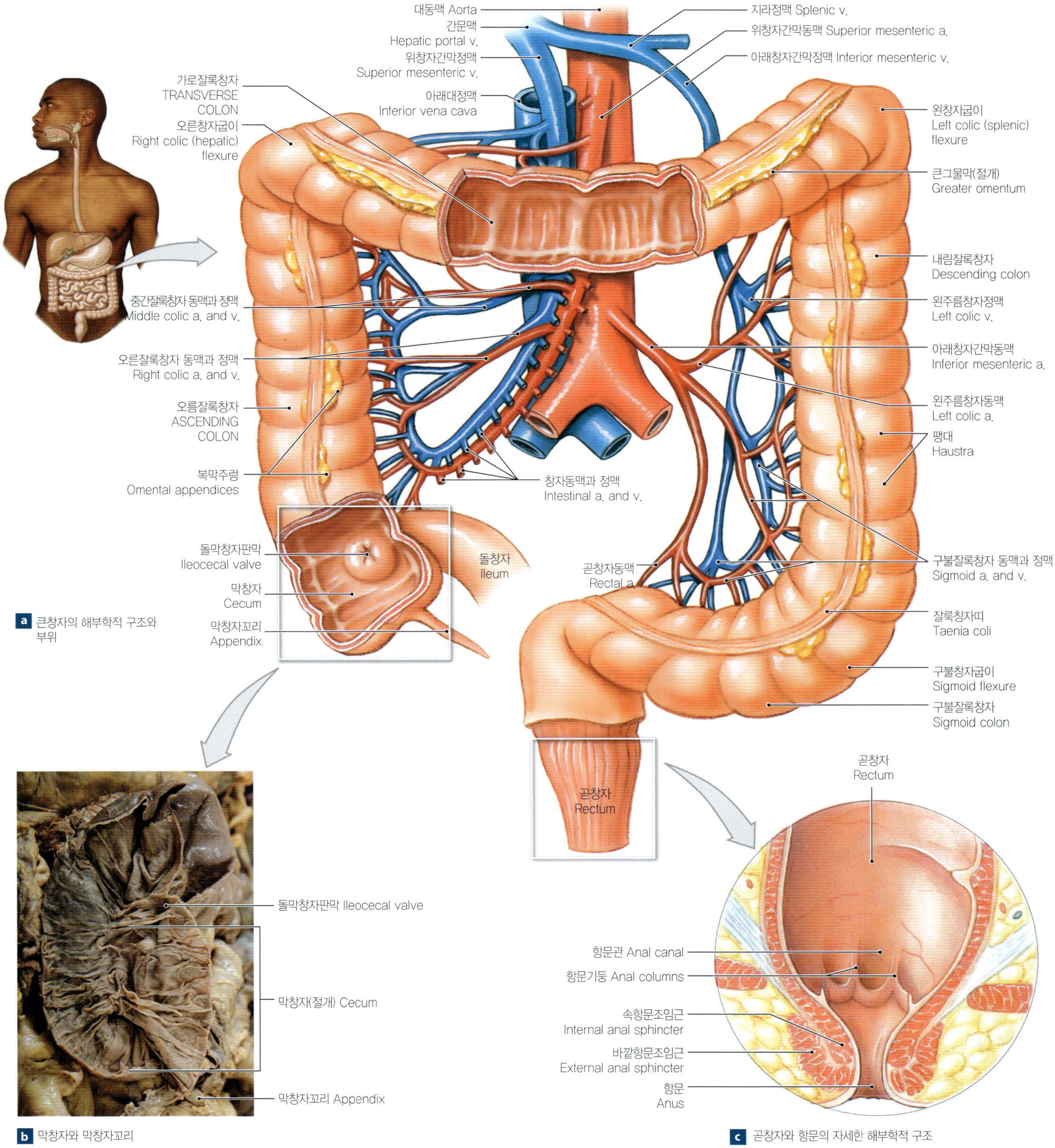

a 큰창자의 해부학적 구조와 부위

b 막창자와 막창자꼬리

c 곧창자와 항문의 자세한 해부학적 구조

■ **그림 25.16** 큰창자

나타나 있다.

❶ 잘록창자의 벽은 **잘록창자팽대(결장팽대, haustra)**라는 많은 주머니들을 형성하여 상당한 팽창과 뻗침을 가능하게 한다. 큰창자 속공간을 잘라보면 잘록창자팽대 사이의 주름들이 점막층까지 뻗어 있으면서 많은 내장주름을 형성하고 있는 것을 확인할 수 있다.

❷ 세 개의 각각 분리되어 있는 세로로된 민무늬근육의 띠를 **잘록창자띠(결장뉴, taenia coli)**라 하는데, 장막 바로 밑의 잘록창자의 외부 표면에서 발견할 수 있다.

❸ 잘록창자의 장막은 눈물 모양의 지방덩어리를 많이 가지고 있는데 이것을 **복막주렁(omental appendix)** 또는 잘록창자의 지방막창자꼬리(fatty appendices of the colon)라 부른다(그림 25.16a).

잘록창자의 부위

잘록창자는 네 부분의 부위로 나뉜다. 오름잘록창자, 가로잘록창자, 내림잘록창자, 그리고 구불잘록창자(그림 25.16a). 잘록창자의 부위는 그림 25.17에서와 같이 X-선 사진을 통해서도 명확히 구분된다.

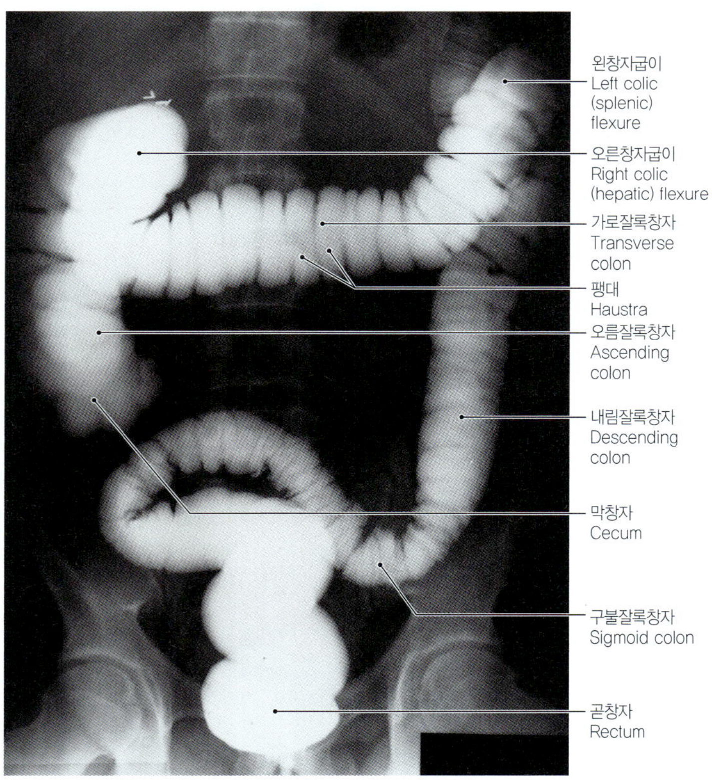

■ 그림 25.17 잘록창자의 앞면/뒷면 X-선 사진

오름잘록창자 **오름잘록창자(상행결장, ascending colon)**는 막창자의 윗부분에서 시작하여 복막안의 오른쪽 바깥쪽과 뒤배벽을 따라서 위로 올라가서 간의 아랫면으로 가게 된다. 이곳에서 잘록창자는 왼쪽으로 꺾이는데 이것을 **오른창자굽이(우결장만곡, right colic flexure)** 혹은 간굽이(간만곡, hepatic flexure)라고 한다. 오른창자굽이는 오름잘록창자의 끝부분과 가로잘록창자의 시작 부분을 구분지어준다. 오름잘록창자는 이차복막뒤기관이며, 바깥쪽과 앞쪽면은 내장쪽복막에 의해 뒤덮여 있다(그림 25.4c,d, 25.16a).

가로잘록창자 오른창자굽이에서 **가로잘록창자(횡행결장, transverse colon)**가 앞쪽으로 꺾여서 오른쪽에서 왼쪽으로 배안을 가로지른다. 가로잘록창자가 배안을 지나가면서 복막의 위치관계가 변화한다. 처음 부위는 복막속기관이며 가로잘록창자간막(횡행결장간막, transverse mesocolon)에 의해 고정되고 큰그물막의 층에 의해 앞배벽과 분리되어 있다. 가로잘록창자가 왼쪽에 다다르면 위의 큰굽이의 아래를 지나고 이차복막뒤기관이 된다.

위잘록창자간막(위결장간막, gastrocolic ligament)이 가로잘록창자를 위의 큰굽이에 부착시켜준다. 지라 근처에서 잘록창자는 오른쪽 각으로 휘어져서 **왼창자굽이(좌결장만곡, left colic flexure)** 혹은 지라굽이(비장만곡, splenic flexure)를 형성하고 아래쪽으로 내려간다.

내림잘록창자 **내림잘록창자(하행결장, descending colon)**는 배안의 왼쪽을 따라서 아래로 내려간다. 이차복막뒤기관이기 때문에 잘록창자의 이 부위는 배벽에 단단히 고정되어 있다. 엉덩뼈오목에서 내림잘록창자는 S자 형태인 구불잘록창자로 들어간다.

구불잘록창자 **구불잘록창자(S상결장, sigmoid colon)**는 길이가 15 cm 뿐인 큰창자의 S자 형태의 부위이다. 이것은 **구불창자굽이(S상만곡, sigmoid flexure)**에서 시작되어 곧창자에서 끝난다(그림 25.16a). 구불잘록창자는 복막속기관이며 방광 뒤로 휘어지면서 구불잘록창자간막(S상결장간막, sigmoid mesocolon)에 의해 고정된다(그림 25.4).

곧창자

구불잘록창자는 대변을 **곧창자(직장, rectum)**로 보낸다. 곧창자는 이차복막뒤기관이며 소화관의 마지막 15 cm를 형성한다(그림 25.11, 25.16a,c, 그리고 25.17). 곧창자는 대변을 일시적으로 저장하기 위한 팽창가능한 기관이다. 곧창자로 대변의 이동은 배변의 변의감을 유발한다.

곧창자의 마지막 부분인 **항문관(anal canal)**은 **항문기둥(항문주, anal column)**이라는 작은 세로주름을 가지고 있다. 항문기둥의 끝가장자리는 곧창자 시작부의 원주상피세포와 입안에서 주로 발견되는 구조와 유사한 중층편평상피세포 사이를 경계짓는 가로주름이 있다. 항문관은 **항문(anus** 또는 *anal orifice*)에서 끝난다. 항문이 끝나는 부위의 표피는 각질화되고 피부 표면과 동일한 형태를 취한다.

항문관의 고유판과 점막밑층 안의 정맥이 부풀려서 치질(hemorrhoid)을 유발하기도 한다. 이 부위의 근육층의 돌림근층은 **속항문조임근(내항문괄약근, internal anal sphincter)**을 형성한다. 속항문조임근의 민무늬근섬유는 수의근(voluntary muscle)이 아니다. **바깥항문조임근(외항문괄약근, external anal sphincter)**은 항문관의 말단부를 둘러싸고 있다. 이 조임근은 뼈대근섬유로 구성되며 수의근에 속한다.

큰창자의 조직학적 구조

큰창자를 작은창자와 구분짓게 해주는 조직학적 특징은 다음과 같다.

- 큰창자벽은 상대적으로 얇은 편이다. 비록 잘록창자의 직경이 작은창자의 직경보다 대략 세 배 정도 되더라도 벽은 훨씬 더 얇다.
- 큰창자는 작은창자의 특징인 융모가 거의 없다.
- 술잔세포가 작은창자에 비해 훨씬 많이 존재한다.
- 큰창자는 창자움이라는 독특한 구조을 가지고 있다(그림 25.18). 큰창자의 분비샘은 작은창자의 분비샘보다 훨씬 깊은 편이고, 술잔세포에 의해 지배된다. 자극이 국소적인 신경얼기와 연결된 신경반사를 유발할 때 분비작용이 일어나며 결과적으로 소화되지 않은 찌꺼기들이 압축되는 과정에서 윤활제로써 작용하는 대량의 점액을 생성한다.
- 커다란 림프소절이 고유판 전체에 흩어져 있고 점막밑층까지 뻗어 있다(그림 23.7a).
- 근육층의 세로층이 잘록창자띠의 근육성 띠에 감소되어 있다는 점에서 다른 창자 부위와 다르다. 그러나 잘록창자의 혼합과 추진성 압축력은 작은창자와 유사하다.

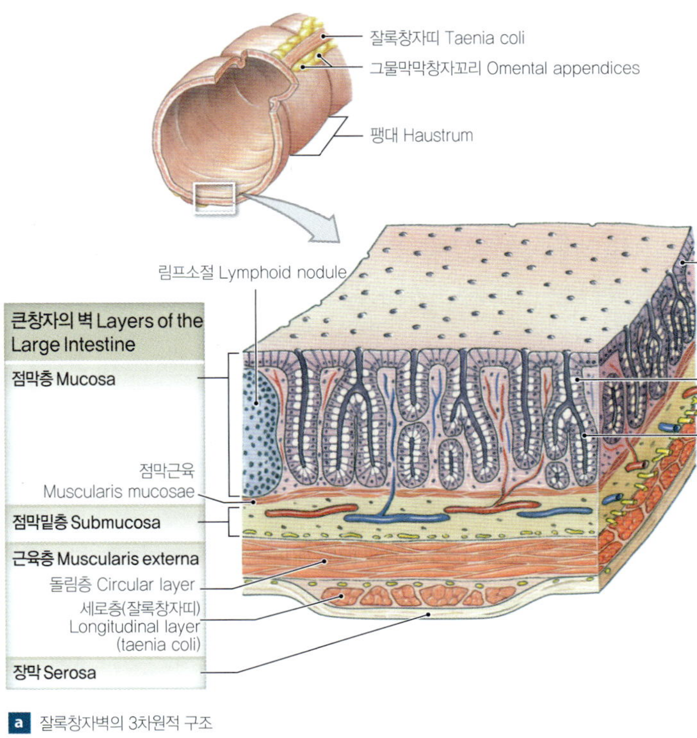

a 잘록창자벽의 3차원적 구조

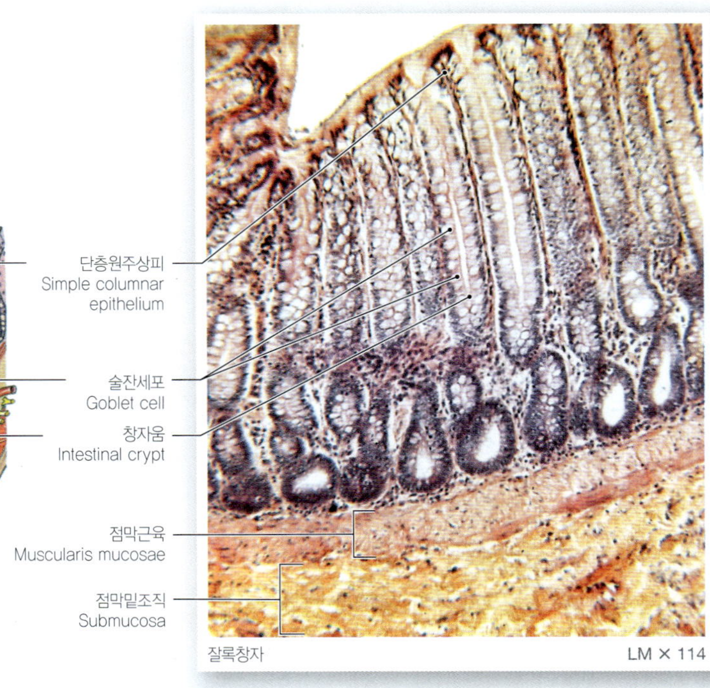

b 점막층과 점막밑층의 자세한 형태를 보여주는 잘록창자의 현미경 사진

■ **그림 25.18 큰창자의 벽**

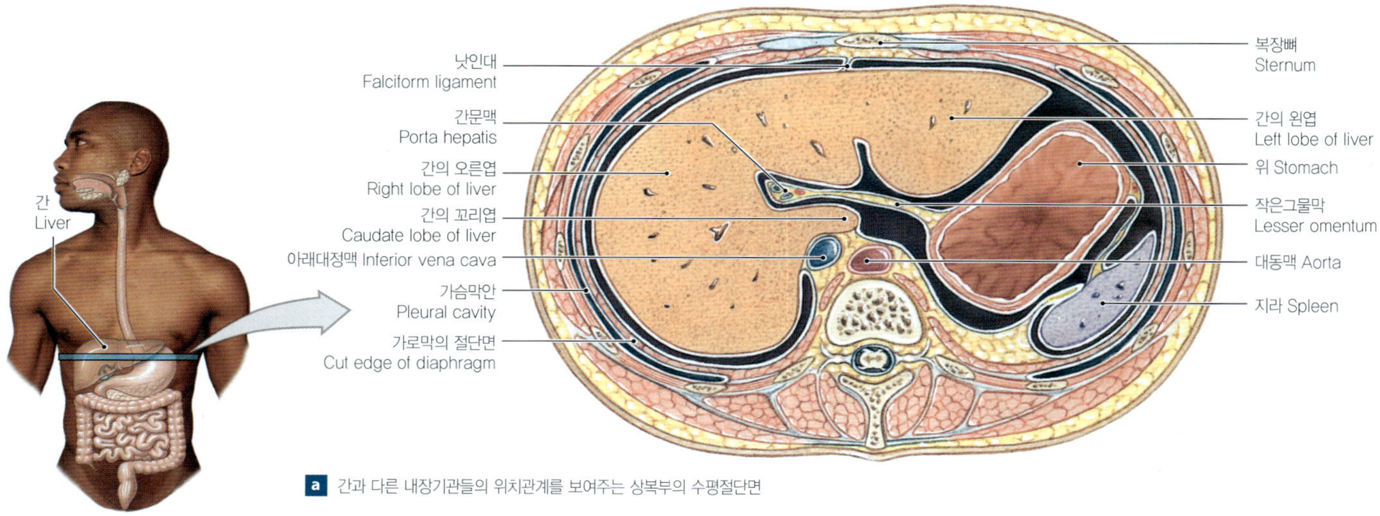

a 간과 다른 내장기관들의 위치관계를 보여주는 상복부의 수평절단면

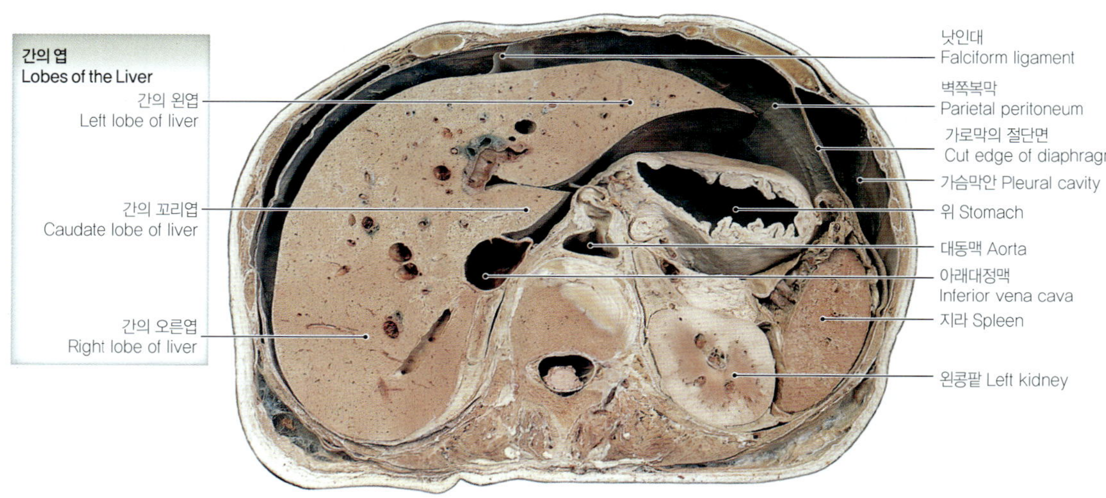

b 그림 (a)의 실제 절단면

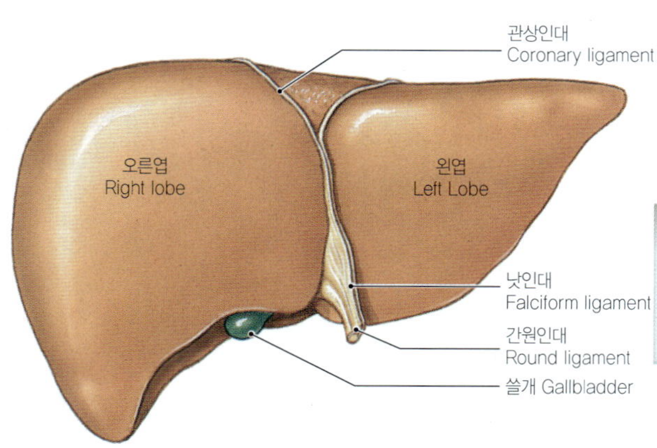

c 간의 앞면에서 보이는 해부학적 표지점

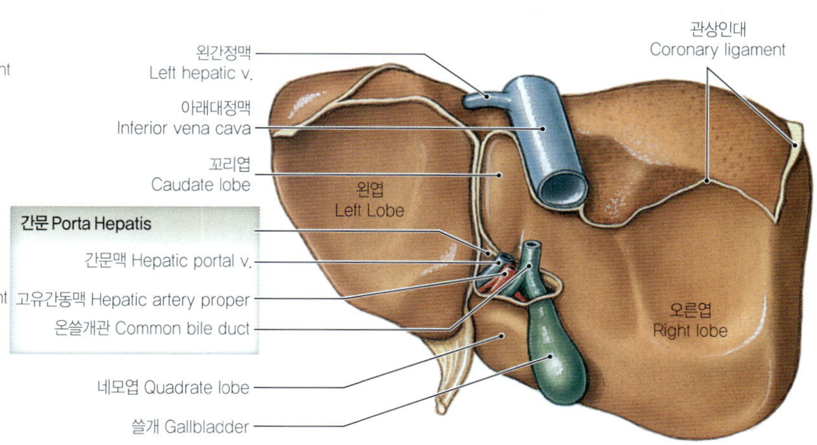

d 간의 뒷면

■ **그림 25.19** 간의 해부학적 구조

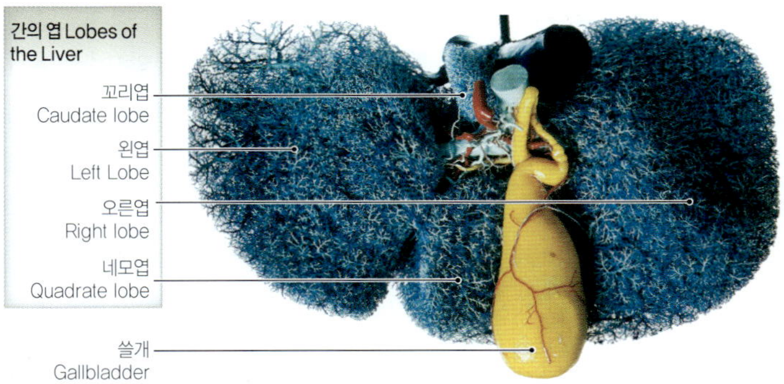

e 쓸개, 쓸개관 그리고 관련 혈관들이 보이는 간 주형물의 아래와 뒷면

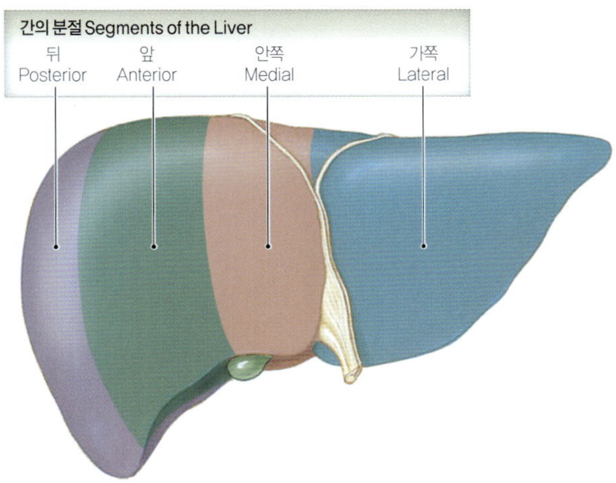

f 주요 분절의 대략적인 경계를 나타내는 간의 앞면

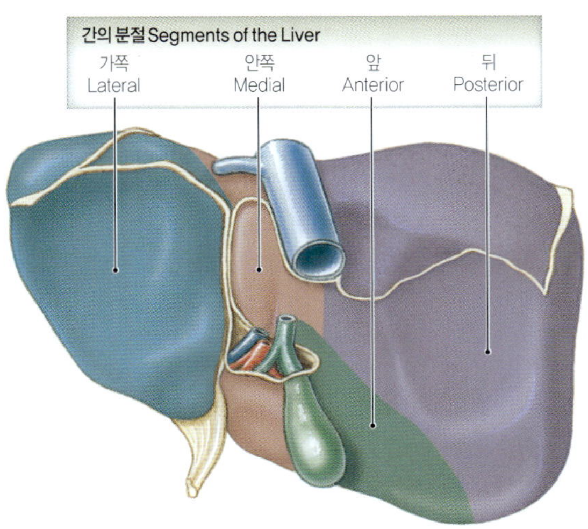

g 주요 분절의 대략적인 경계를 나타내는 간의 뒷면

■ **그림 25.19(계속)** 간의 해부학적 구조

큰창자 운동의 조절

장 내용물이 막창자에서 가로잘록창자로의 이동은 매우 느리게 일어나며, 큰창자의 꿈틀운동(peristaltic activity)과 팽기교반운동(haustral churning), 분절운동(segmentation movement)을 포함한다. 큰창자를 통한 장 내용물의 느린 이동은 장 내용물이 진득한 반죽 형태로 변화하는 시간을 벌어준다. 가로잘록창자로부터 큰창자의 나머지 부분으로의 이동은 강력한 꿈틀운동에 의해 발생되며, **집단운동(mass movement)**이 하루에도 몇 번씩 일어난다. 위와 샘창자의 확장에 의해 자극이 시작되며 명령은 창자신경얼기를 거쳐 전달된다. 수축운동은 대변을 곧창자로 밀어내고 배변에 대한 의식적인 변의감을 만들어낸다.

이러한 강력한 집단운동이 대변을 구불잘록창자에서 곧창자로 밀어낼 때를 제외하고는 곧창자는 일반적으로 비어 있다. 곧창자 벽의 확장은 배변에 대한 의식적 변의감을 자극한다. 또한 이것은 배변반사(defecation reflex)를 통해 속항문조임근의 확장을 일으키고 대변은 항문관으로 이동한다. 그런 다음 바깥항문조임근이 수의적으로 이완되면 배변이 일어난다.

	V	25.7 개념확인
1	□	큰창자의 조직학적 구조를 작은창자와 비교해본다.
2	□	큰창자의 네 부위를 나열한다.

25.8 부속소화기관

소화관의 부속분비기관에는 침샘, 간, 쓸개, 그리고 이자가 포함된다. 분비성 기관은 정상적인 소화기능에 필수적인 효소와 완충액을 생산하고 저장한다. 소화에서의 이러한 작용 외에 침샘, 간, 그리고 이자는 외분비작용도 한다. 간과 이자는 소화작용에서의 기능 외에도 중요한 기능을 담당하고 있다.

간

간(liver)은 가장 큰 내장기관이며 인체에서 가장 많은 기능을 가진 기관이다(**그림 25.19**). 간의 대부분은 오른갈비아래 부위와 명치 부위에 위치한다(**그림 25.11**). 간의 무게는 대략 1.5 kg이다. 이 크고 단단하고 불그스레한 갈색의 기관은 대사조절, 혈액조절, 그리고 쓸개즙생성의 세 가지 기본 범주로 구분되는 인체에 필수적인 대사와 합성작용을 담당한다.

- 대사조절: 간은 인체의 대사조절에 있어 아주 중요한 역할을 담당한다. 탄수화물, 지질 그리고 아미노산의 혈중농도는 간에 의해서 조절된다. 소화관의 흡수층에서 모아진 모든 혈액은 간문맥계를 통해 간으로 흘러들어 간다. 그 후 혈액이 간문맥을 통해 몸순환으로 돌아가기 전에 간세포는 혈액으로부터 흡수된 영양소나 독소를 추출한다. 간세포는 대사산물의 혈중농도를 감시하면서 필요에 따라 조절하는 역할을 한다. 영양소가 지나친 경우 제거시켜서 저장하며, 부족한 경우에는 저장된 예비물질을 동원하거나 적절한 합성작용을 수행한다. 순환 중인 독소나 대사노폐물들 또한 이차적인 불활성화, 저장 또는 외분비를 위해 제거된다. 또한 지용성 비타민(A, D, K, E) 등도 간에서 흡수되고 저장된다.
- 혈액조절: 간은 인체에서 가장 큰 혈액저장소이며 심박출량의 약 25%를 받는다. 혈액이 간굴모세혈관(간동양모세혈관, liver sinusoid)을 지나갈 때 (1) 간 속의 포식세포가 오래되고 손상된 적혈구와 세포부스러기 몸순환으로부터의 병원균 등을 제거한다. (2) 간세포는 혈액의 삼투압농도에 영향을 미치는 혈장단백질을 합성하고 영양소를 운반하며 혈액응고와 보체계(complement system)를 형성한다.
- 쓸개즙의 합성과 분비: **쓸개즙(담즙, bile)**은 간세포에 의해서 합성되어 쓸개에 저장되며 샘창자의 속공간으로 분비된다. 쓸개즙은 대부분이 물로 이루어져 있는데 그 안에 적은 양의 이온과 빌리루빈(헤모글로빈으로부터 유도된 색소), 쓸개즙염으로 알려진 지질의 집단을 함유하고 있다. 물과 이온은 유미즙이 작은창자로 들어갈 때 그 속의 산을 희석하고 완충하는데 도움을 준다. 쓸개즙염은 유미즙 속의 지질과 관련이 있으며, 효소들이 이러한 지질들을 흡수에 용이한 지방산으로 분해하는 것을 수월하게 한다.

지금까지 인체에서 약 200개 이상의 다른 기능들이 간과 관련된 것으로 알려졌다. 이러한 기능들의 일부가 표 25.1에 나타나 있다. 간이 심각하게 손상된다면 치명적일 수 있다. 간은 손상 후에 어느 정도 재생되는 능력을 가지고 있으나 정상적인 혈관형성이 돌아오지 않으면 간기능은 완전히 회복되지 않는다.

간의 해부학

간은 가장 큰 복막속기관이다. 내장쪽복막의 깊은 곳에 질긴 섬유피막이 있다. 앞에서 봤을 때, 복부 창자간막인 **낫인대(겸상인대, falciform ligament)**는 간의 **왼엽(좌엽, left lobe)**과 **오른엽(우엽, right lobe)** 사이를 구분짓는다(그림 25.19a-c). 낫인대의 아랫면의 두꺼워진 부분은 **간원인대**(round ligament 또는 *ligamentum teres*)인데, 퇴화된 태아배꼽정맥의 흔적으로 남아 있는 섬유성 띠(band)이다. 간은 **관상인대**(coronary ligament)에 의해서 가로막의 아랫면에 매달려 있다.

간의 외형은 그 주변구조물들에 의해 결정된다. **앞면**(anterior surface)은 배벽의 완만한 곡선을 따라간다(그림 25.19c). **뒷면**(posterior surface)은 위, 작은창자, 오른콩팥 그리고 큰창자의 흔적을 가지고 있다(그림 25.19d). 간의 윗면, 앞면 그리고 뒷면은 가로막과 접하고 있기 때문에 가로막면(diaphragmatic surface)이라 부른다. 간의 아랫면은 내장쪽면(visceral surface)이라 부른다.

간은 전통적으로 네 개의 엽을 가지고 있다고 기술되어 왔다(그림 25.19d). 아래대정맥에 의한 흔적은 오른엽과 작은 **꼬리엽(미상엽, caudate lobe)** 사이를 구분짓게 해준다. 꼬리엽 아래에는 **네모엽(방형엽, quadrate lobe)**이 놓여 있는데 왼엽과 쓸개 사이에 위치해 있다.

네 개의 엽에 대한 전통적인 묘사는 간의 표면적인 형태학에 기본하는데, 현대의학 특히 외과수술에서의 요구와는 들어 맞지 않는 면이 있다. 결과적으로 간의 구조를 묘사하기 위한 좀 더 포괄적인 체계가 발전되었다. 새로운 용어는 복잡하긴 하지만 간동맥, 문맥, 그리고 간관(hepatic duct)의 주요 하위분류에 의거하여 필수적으로 간의 엽들을 부위로 나눈다. 그림 25.19f가 부위들의 대략적인 경계를 보여준다. 실제의 경계는 간의 절개 없이는 결정할 수 없다.

표 25.1	간의 주요 기능
소화와 대사 기능	
소마토메딘(somatomedin)의 합성	
쓸개즙의 생성과 분비	
당원(glycogen)과 잉여지방의 저장	
정상적인 혈당, 아미노산, 지방산 농도의 유지	
영양소의 합성과 상호전환 (아미노산의 아미노전이 혹은 탄수화물의 지질로의 전환)	
수송단백과 결합된 콜레스테롤의 합성과 분비	
독성물질의 불활성화	
예비이온의 저장	
지용성 비타민의 저장	
다른 주요 기능	
혈장단백의 합성	
응고인자의 합성	
불활성호르몬안지오텐시노겐(inactive hormone angiotensinogen)의 합성	
손상된 적혈구의 포식작용 (쿠퍼세포)	
순환호르몬의 면역글로불린 흡수와 분해 (인슐린과 에피네프린 포함)	
지용성 약물의 흡수와 불활성화	

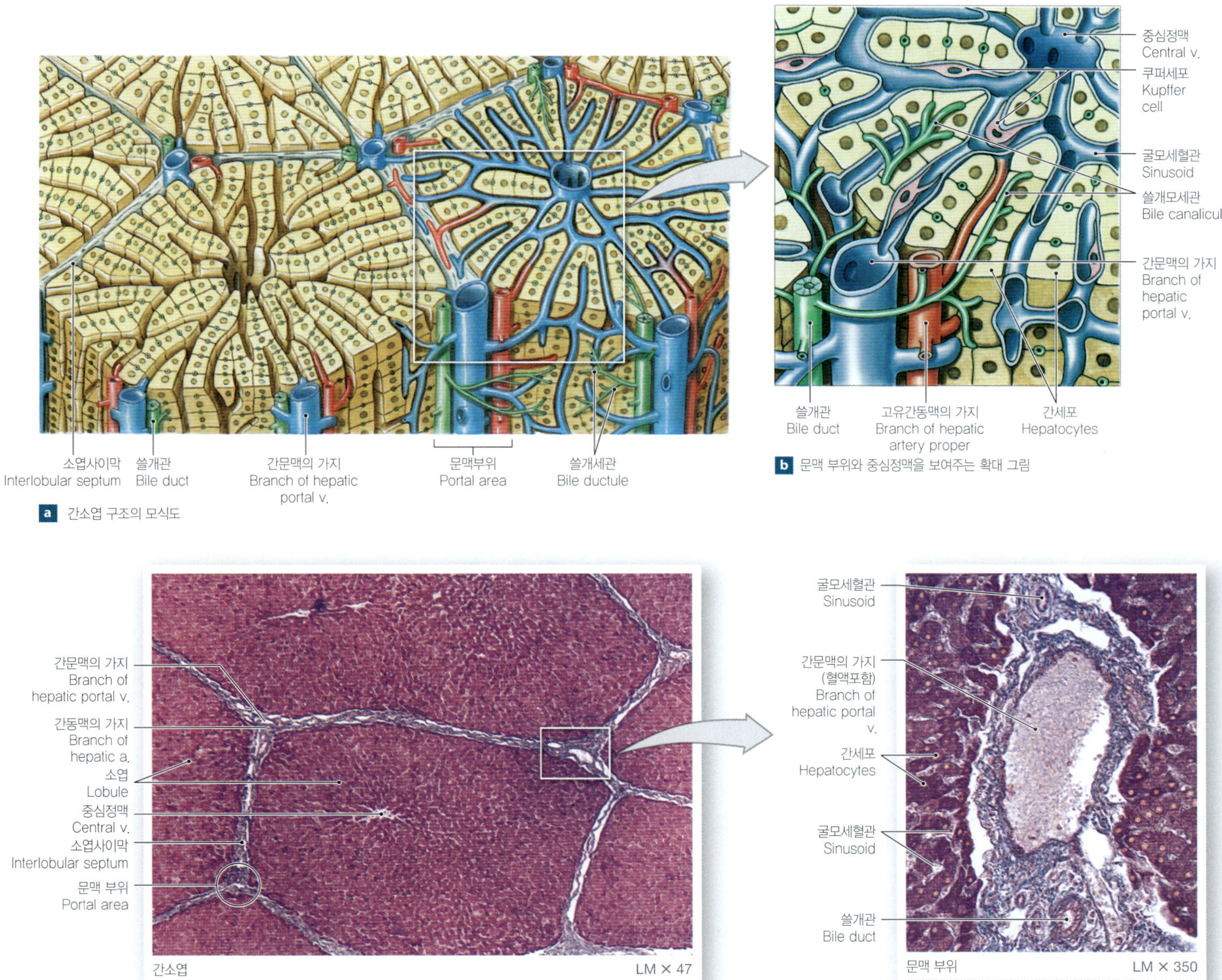

a 간소엽 구조의 모식도

b 문맥 부위와 중심정맥을 보여주는 확대 그림

c 간소엽의 광학현미경 사진. 인간의 간소엽은 명확한 결합조직 경계가 없어서 조직학적 부위를 구분하기 힘들다.

d 문맥 부위(간세동이)의 자세한 조직학적 구조를 보여주는 광학현미경 사진

■ **그림 25.20 간의 조직학적 구조**

간의 혈액공급 간의 혈액순환은 22장에 자세히 다루어져 있으며, 그림 22.15와 22.22에 요약되어 있다.

두 개의 혈관이 간에 혈액을 공급하는데, **고유간동맥(hepatic artery proper)**과 **간문맥(hepatic portal v.)**이 그것이다(그림 25.16a과 25.19d). 대략적으로 정상 간의 혈액흐름의 1/3이 간동맥을 지나서 도달하고 나머지는 간문맥에 의한다. 혈액은 아래대정맥으로 연결되는 **간정맥(hepatic v.)**을 통해 몸순환으로 돌아간다. 고유간동맥은 간에 산소를 함유한 혈액을 공급하고 간문맥은 장으로부터 흡수된 영양소와 다른 화학물질을 제공한다.

간의 조직학적 구조

간의 각각의 엽은 결합조직에 의해서 대략 10만 개의 **간소엽(liver lobule)**으로 나뉘는데, 이것들이 간의 기본적인 기능단위가 된다. 전형적인 간소엽의 조직학적 구성과 구조는 그림 25.20에서 보여주고 있다.

간소엽 간소엽 속의 **간세포(hepatocyte)**는 수레바퀴 살처럼 정렬된 불규칙한 판의 연속집단을 형성한다(그림 25.20). 그 판은 대략 7세 때까지는 단지 세포 두 개도 안 되는 정도의 두께이고, 그리고

나서 이후에 세포 한 개 정도의 두께가 된다. 노출된 간세포의 면은 짧은 미세융모로 뒤덮여 있다. 인접 판 사이의 동굴모세혈관들은 **중심정맥(central v.)**으로 흘러들어 간다(그림 25.20a,b,c). 동굴모세혈관의 뚫린 벽은 커다란 구멍을 포함하고 있다. 물질들이 순환으로부터 나와서 간세포를 둘러싸는 공간으로 들어가도록 해준다. 동굴모세혈관벽에는 별세망내피세포(stellate reticuloendothelial cell)로 알려진 많은 수의 **쿠퍼세포(Kupffer cell)**가 포함되어 있다. 이 포식세포들은 단핵구-큰포식세포계(monocyte-macrophage system)의 일부분이며, 병원체와 세포 부스러기 그리고 손상된 혈액세포들을 삼켜버린다. 쿠퍼세포는 또한 소화관을 통해 흡수된 주석이나 수은같은 중금속들을 삼켜버리고 보존한다.

혈액은 문맥과 간동맥의 작은 가지로부터 간굴모세혈관으로 들어간다. 전형적인 간소엽은 가로단면을 보면 육각형 모양이다(그림 25.20). 간소엽의 6개의 모퉁이 각각에 **간세동이(간삼각, portal area 또는** *hepatic triad*)가 존재하는데, 문맥 부위는 (1) 간문맥의 가지, (2) 고유간동맥의 가지, (3) 쓸개관의 작은 가지의 세 구조로 이루어져 있다(그림 25.20).

간동맥과 문맥으로부터의 가지들은 혈액을 주변 간소엽의 동굴모세혈관으로 보낸다(그림 25.20a,b). 혈액이 굴모세혈관을 따라 흘러가는 동안 간세포는 노출면을 통해 혈류로부터 물질을 흡수하거나 혈류 속으로 물질을 분비한다. 그런 다음 혈액은 간굴모세혈관을 떠나서 간소엽의 중심정맥으로 들어간다. 중심정맥은 최종적으로 모여서 아래대정맥으로 흘러들어 가는 간정맥을 형성한다.

쓸개즙 분비와 수송 쓸개즙은 마주보는 간세포 사이의 좁은 통로 속으로 분비된다. **쓸개모세관(담모세관, bile canaliculus)**이라고 불리는 이러한 작은 통로는 간소엽을 통해 바깥으로 확장되어 중심정맥으로부터 멀어진다. 결국 쓸개모세관은 쓸개즙을 가장 가까운 문맥 속의 쓸개관(담관, bile duct)으로 수송하는 **쓸개세관(담소관, bile ductule)**과 연결된다(그림 25.20a,b). **오른간관(right hepatic duct)**과 **왼간관(left hepatic duct)**은 간소엽의 모든 쓸개관으로부터 쓸개즙을 모은다. 이러한 관들은 모여서 간을 떠나는 **온간관(총간관, common hepatic duct)**을 형성한다. 온간관 속의 쓸개즙은 (1) 샘창자로 흘러들어 가는 온쓸개관 속으로 가거나 또는 (2) 쓸개로 연결된 쓸개주머니관으로 들어간다. 이러한 구조는 그림 25.21의 X-선 사진을 통해 볼 수 있다.

쓸개

쓸개(담낭, gallbladder)는 속이 빈 서양배 모양의 근육성 기관이다. 쓸개는 쓸개즙이 작은창자로 분비되기 전에 쓸개즙을 저장하고 농축하는 근육 주머니이다. 쓸개는 간의 오른엽의 내장쪽면의 오목한 부위에 위치한다. 간처럼 쓸개도 복막속기관이다.

쓸개는 **바닥(저부, fundus)**, **몸통(체부, body)**, 그리고 **목(경부, neck)** 세 부분으로 나뉜다(그림 25.21d). **쓸개주머니관(담낭관, cystic duct)**은 쓸개로부터 간문(porta hepatis) 쪽으로 이어지는 반면, 온간관과 쓸개주머니관은 융합하여 **온쓸개관(총담관, common bile duct)**을 형성한다(그림 25.21a). 샘창자에서 근육성인 **온쓸개이자관조임근(담췌관괄약근, hepatopancreatic sphincter** 또는 *sphincter of Oddi*)이 온쓸개관의 속공간과 샘창자팽대부를 둘러싸고 있다(그림 25.15과 25.21c). 샘창자팽대부는 작게 융기된 돌기인 샘창자유두에서 샘창자로 열린다. 이 조임근의 수축은 통로를 막아 작은창자로 쓸개즙이 유입되는 것을 조절한다.

쓸개는 두 가지 주요한 기능을 가지고 있는데, 쓸개즙 저장과 쓸개즙 변형이 그것이다. 온쓸개이자관팽대조임근이 닫히면, 쓸개즙은 쓸개주머니관으로 들어간다. 쓸개즙이 온쓸개관으로 더 이상 흘러들어 갈 수 없을 때는 쓸개주머니관을 통해 확장이 가능한 쓸개 속으로 들어가 저장된다. 쓸개는 최대 40~70 mL의 쓸개즙을 저장할 수 있다. 쓸개 속에서 쓸개즙의 구성은 변하는데, 물은 흡수되고 쓸개즙염과 쓸개즙의 다른 구성성분들은 점점 더 농축된다.

쓸개즙 분비는 호르몬인 콜레시스토키닌(cholecystokinin 또는 CCK)의 자극하에서 유발된다. 많은 양의 지질과 부분적으로 소화된 단백질을 포함한 유미즙이 도달했을 때 콜레시스토키닌이 샘창자에서 혈류 속으로 분리된다. 콜레시스토키닌은 온쓸개이자관팽대조임근의 이완과 쓸개의 수축을 유발한다.

쓸개의 조직학적 구조

쓸개의 벽은 단지 점막(mucosa), 고유판(lamina propria), 그리고 근육층(muscularis mucosa)으로 이루어져 있다. 점막층은 표면을 불규칙한 **점막움(mucosal crypt)**으로 나누는 수많은 주름들을 형성한다. 고유판은 원형결합조직(areolar connective tissue)으로 구성되며, 점막근육과 점막밑층이 없다. 근육층은 얽혀 있는 민무늬근으로 이루어져 있는데, 안쪽층은 일차적으로 세로로 배열된 민무늬근육층인 반면, 바깥층은 일차적으로 원형으로 배열된 민무늬근육으로 구성된다.

이자

이자(pancreas)는 위의 뒤에 위치하며, 샘창자에서 지라의 가쪽으로 확장되어 있다(그림 25.21a, 25.22, 23.16a). 이자는 가늘고

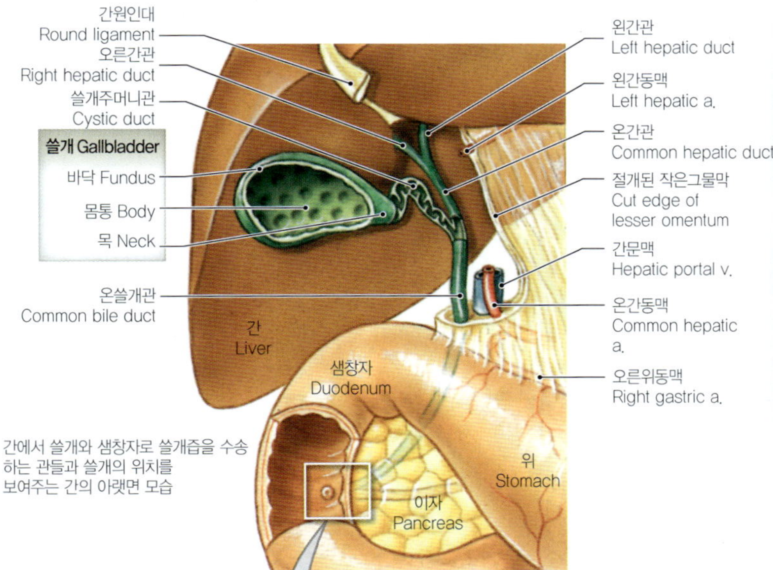

a 간에서 쓸개와 샘창자로 쓸개즙을 수송하는 관들과 쓸개의 위치를 보여주는 간의 아랫면 모습

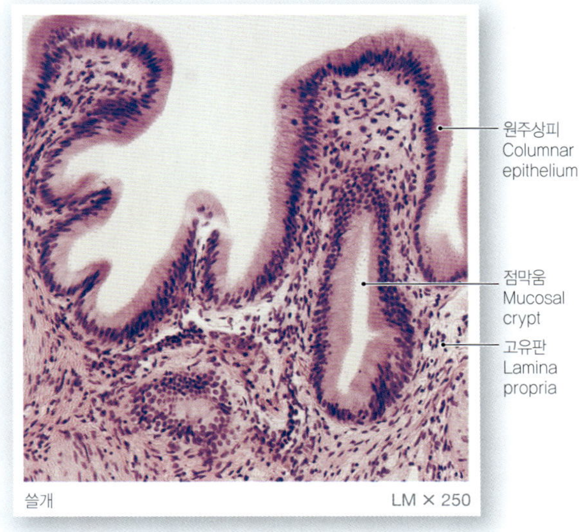

b 쓸개 점막의 조직학적 구조

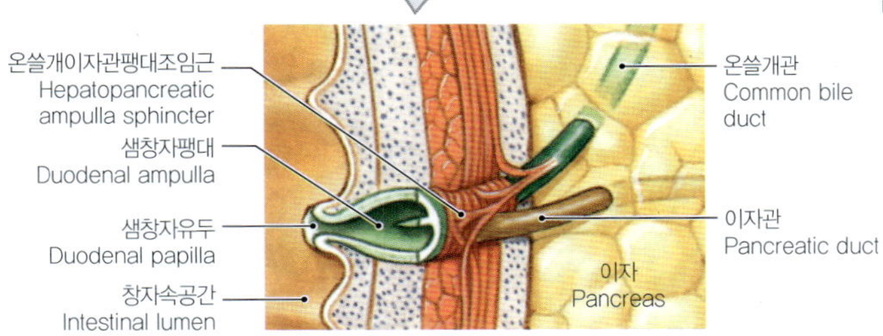

c 온쓸개관, 간관 그리고 쓸개주머니관 사이의 위치관계를 좀 더 쉽게 보여주기 위해 작은그물막 부분을 잘라내었다.

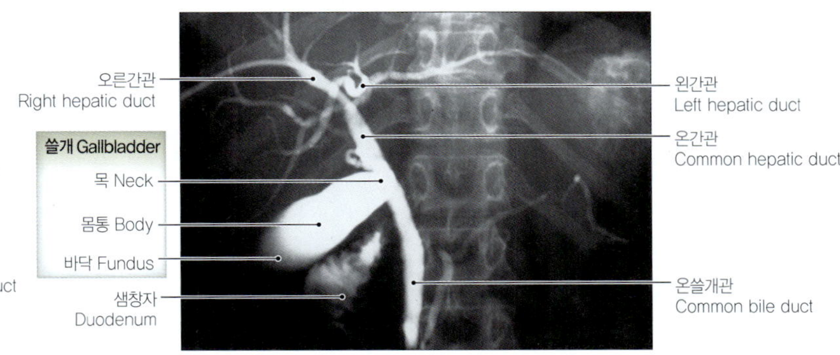

d 쓸개, 쓸개관 그리고 이자관을 보여주는 X-선 사진(쓸개이자조영술, 앞뒷면)

■ **그림 25.21** 쓸개의 조직학적 구조

긴 분홍빛을 띤 회색기관으로 대략 15 cm 정도 길이이며 무게는 80 g 정도이다. 이자의 넓은 **머리(head)** 부위는 샘창자와 위의 날문이 연결되며, 홀쭉한 **몸통(body)**은 지라쪽으로 가로로 확장되어 있으며, **꼬리(tail)**는 짧고 무디게 둥근 형태이다. 이자는 이차 복막뒤기관이며, 배안의 뒤벽에 단단하게 고정되어 있다.

이자의 표면은 울퉁불퉁하고 마디가 있는 무늬를 가지고 있다. 얇고 투명한 결합조직의 피막이 이자를 감싸고 있다. 이자의 소엽은 혈관과 연결되어 있으며 이자액 배출관이 앞쪽 피막과 복막의 표면을 통해 보이기도 한다.

이자는 일차적으로 소화효소와 완충액을 생산하는 외분비 기관이다. 이자의 내분비 기능에 대해서는 19장에서 다루고 있다. 커다란 **이자관(췌관, pancreatic duct** 또는 *duct of Wirsung*)이 이러한 분비액을 샘창자팽대로 운반한다. 작은 **덧이자관(부췌관, accessory pancreatic duct** 또는 *duct of Santorini*)이 이자관에서 가지를 내기도 한다(그림 25.22a). 만약 덧이자관이 존재하는 경우 작은샘창자유두(lesser duodenal papilla)를 형성하여 샘창자로 흘러들어 간다. 이 작은샘창자유두는 큰샘창자유두(greater duodenal papilla)에서 몇 cm 앞에 놓여 있다.

Hot Topics

간수술을 준비하는 과정에서 컴퓨터소프트웨어가 어떻게 도움이 되는가?

수술 전에 계획을 잘 짜는 것은 성공적인 수술을 위한 필수적인 과정이다. 컴퓨터를 이용한 수술 전 계획시스템이 실제적인 간수술에 앞서 간의 분절과 혈관을 영상화하여 볼 수 있는데 지대한 영향을 미친다는 연구결과가 제시되었다. *

* Xiao Song et al. 2011. Computer-aided preoperative planning for liver surgery based on CT images. *Procedia Engineering*. 24:133-137.

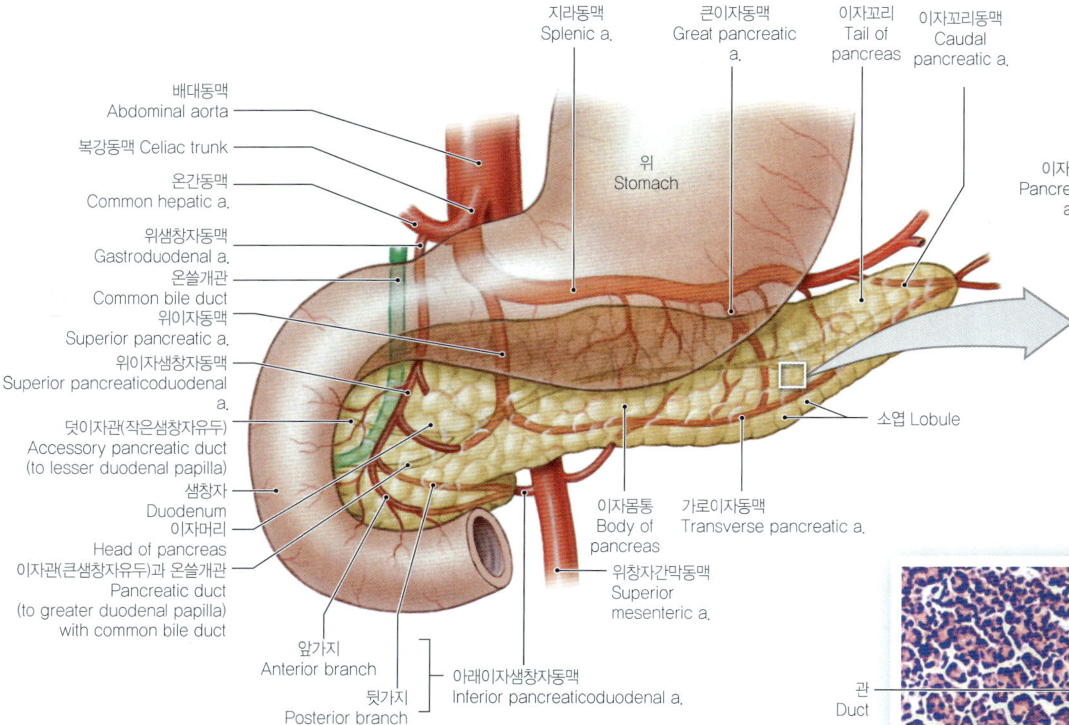

a 이자의 해부학적 구조. 위의 날문에서 시작하는 샘창자의 만곡 부위로 이자머리가 들어가 있다.

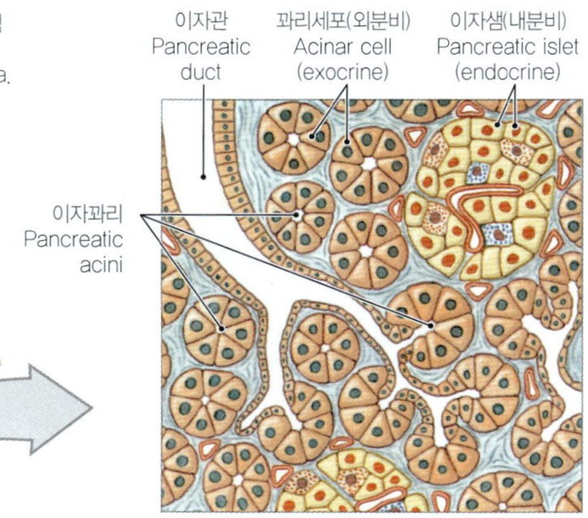

b 외분비와 내분비 부위를 보여주는 이자의 조직학적 구조의 모식도

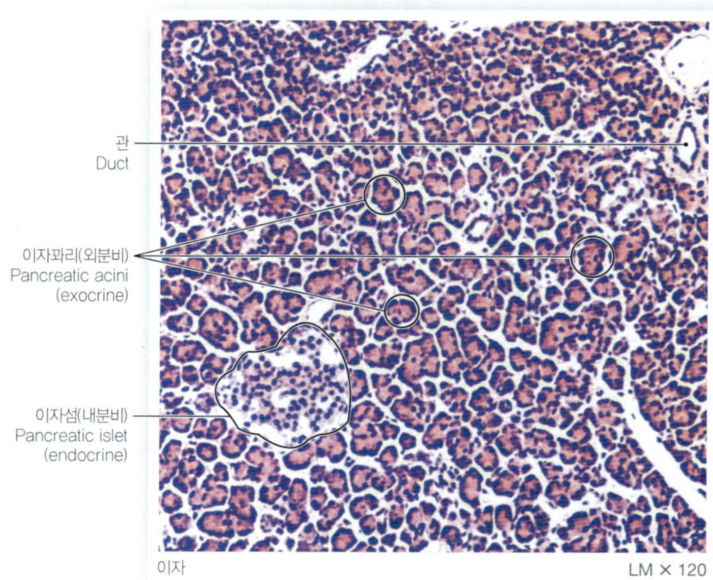

c 외분비와 내분비 세포를 보여주는 이자의 현미경 사진

■ **그림 25.22** 이자

이자의 동맥은 지라동맥, 위창자간막동맥, 온간동맥의 가지를 통해 이자로 들어간다(그림 22.15와 25.22a). **이자동맥(pancreatic a.)**과 **위이자샘창자동맥(superior pancreaticoduodenal a.)**과 **아래이자샘창자동맥(inferior pancreaticoduodenal a.)**은 이러한 혈관들의 주요 분지이다. 지라정맥과 분지들이 이자로부터 나온다(그림 22.22).

이자의 조직학적 구조

결합조직으로 구성된 격막이 샘창자 조직을 각각의 소엽으로 구분시킨다(그림 25.22b,c). 혈관과 이자관의 가지가 이러한 결합조직 격막에서 발견된다. 이자는 복합적인 대롱꽈리샘(관상포상선, tubuloacinar gland)의 한 예이다. 각각의 소엽 안에서 **이자꽈리(췌장선포, pancreatic acinus)**로 끝나기 전에 반복적으로 가지를 낸다. 각각의 이자꽈리는 단층입방상피로 이루어져 있다. 이자의 섬(islet)들이 이자꽈리 사이에 흩어져 있으나 이자의 세포 구성의 단지 1% 정도만을 차지한다.

이자꽈리는 물과 이온, 그리고 이자소화효소의 혼합물을 샘창자로 분비한다. 이러한 분비액을 **이자액(췌액, pancreatic juice)**이라 부르는데 이것은 이자효소들을 함유하고 있다. 이러한 효소들은 작은창자에서 소화작용의 대부분을 담당하는데 섭취된 물질을 흡수에 적당한 작은 분자들로 분해한다. 이자관은 수용액 속으로 완충액(주로 중탄산염)을 분비한다. 이러한 분비물질은 유미즙 속의 산을 중성화시키고 장내물질들의 pH을 안정화시키는데 중요한 역할을 한다.

이자효소

이자효소는 표적기관에 따라 분류된다. **리파제(lipase)**는 지질을 소화시키고, **카르보히드라제(carbohydrase)**는 탄수화물을 소화시킨다. **뉴클레아제(nuclease)**는 핵산(nucleic acid)을 분해하며, **단백질분해효소(proteolytic enzyme)**는 단백질을 잘게 부순다. 단백질분해효소는 **프로테이나제(proteinase)**와 **펩티다제(peptidase)**를 함유한다. 프로테이나제가 큰 단백질 복합체를 분해하는 반면, 펩티다제는 작은 펩티드고리를 각각의 아미노산으로 분해한다.

이자분비액의 조절

이자액의 분비는 일차적으로 샘창자로부터의 호르몬의 명령에 대한 반응으로 유발된다. 산성화된 유미즙이 작은창자에 도달하면, 세크레틴이 분비된다. 이 호르몬은 완충액, 특히 중탄산염을 함유한 수용성 이자액의 생성을 촉발한다. 다른 샘창자 호르몬인 콜레시스토키닌도 이자효소의 생성과 분비를 자극한다.

V 25.8 개념확인

1	☐	낭성섬유증(cystic fibrosis)에서 이자관이 두꺼워진 분비물에 의해 막힐 수 있다. 이러한 질병이 어떤 영양소의 소화를 방해할 수 있는가?
2	☐	간의 세 가지 주요한 기능은?
3	☐	온쓸개이자관팽대조임근이 수축되면 어떤 일이 일어나는가?
4	☐	이자의 기능은 무엇인가?

25.9 노화와 소화계통

노화와 관련된 소화계통의 많은 변화들이 이미 잘 알려져 있다.

- 상피세포에서의 줄기세포 분화율 저하: 소화관 상피가 점점 마모, 산, 효소에 의한 손상에 민감해진다. 그러므로 소화성 궤양이 발생한 가능성이 높아진다. 나이가 들어감에 따라 상피세포의 줄기세포 분열이 덜 일어나므로 조직회복이 잘 되지 않는다. 입안과 식도 그리고 항문에서 중층상피들이 점점 얇아지고 약해진다.
- 민무늬근 긴장도의 감소: 일반적인 운동성이 감소하고 꿈틀운동에 의한 수축이 약해진다. 이러한 변화는 유미즙의 이동을 느리게 하고 변비가 잘 생기게 만든다. 팽기벽의 늘어짐은 게실염(diverticulitis) 증상을 유발한다. 대변을 배출해내기 위한 압력이 혈관벽의 탄력이 약한 부분을 자극하여 치질(hemorrhoid)을 유발한다. 위의 들문조임근의 약화는 식도역류와 잦은 흉통(heartburn) 발작을 유발하기도 한다.
- 축적된 손상의 영향이 뚜렷해짐: 점차적인 치아 부식과 잇몸염에 의한 치아 손상이 대표적인 예이다. 축적된 손상은 내장기관에도 해당된다. 소화관으로 흡수된 알코올, 중금속, 그리고 기타 해로운 화학물질과 같은 독소들은 간으로 운반되어 해독되거나 저장된다. 간세포는 이러한 물질들에 면역력이 없으며 만성적인 노출은 간경화나 다른 유형의 간질환을 유발할 수 있다.
- 암발생률의 증가: 상피세포를 유지하기 위해 줄기세포가 분화되는 기관에서 발생하는 암이 가장 일반적이다. 직장암과 위암 발생률이 노년에 증가한다. 구강암과 인후암은 노년의 흡연자들에게 특히 많이 발생한다.
- 소화계통에 직 · 간접적으로 영향을 미치는 다른 인체계통의 변화: 예를 들어, 뼈대계통에서의 뼈기질과 칼슘농도의 감소는 치아틀의 침식과 그로 인한 치아의 손실과 관련이 있다. 노화에 따른 후각과 미각의 저하는 전체 신체 영향을 미치는 섭식변화로 이어질 수 있다.

V 개념확인

1	☐	소화계통에 영향을 미치는 인체 다른 계통의 노화에 따른 변화에 대해 나열한다.

신경 발생학 요약

소화계통의 발생에 관해서는 28장을 참고한다(Embryology and Human Development).

임상용어

간경변증(cirrhosis) 약물, 바이러스감염, 허혈, 또는 다른 인자들에 의한 간세포 파괴로 간에 흉터가 발생되어 유발되는 질병
결장염(colitis) 잘록창자의 자극으로 인해 장기능이 비정상적이 되는 질병
복막염(peritonitis) 복막의 염증으로 통증이 수반되는 상태
식도염(esophagitis) 소화액의 침범으로 인한 식도의 염증 상태
소화성궤양(peptic ulcer) 유미즙 속의 위산과 소화효소에 의한 위 또는 샘창자 점막의 국소적인 침식
식도이완불능증(achalasia) 약한 꿈틀운동과 아래 식도조임근의 부전으로 인한 식도아랫부분의 폐쇄
유행성이하선염(mumps) 주로 5~9세에 발생하는 귀밑샘의 바이러스 감염
위염(gastritis) 위점막의 염증

핵심정리

개요

- 소화계통은 근육성의 소화관과 다양한 부속기관들로 구성되어 있다.

25.1 소화계통의 개요

소화관의 조직학적 구조

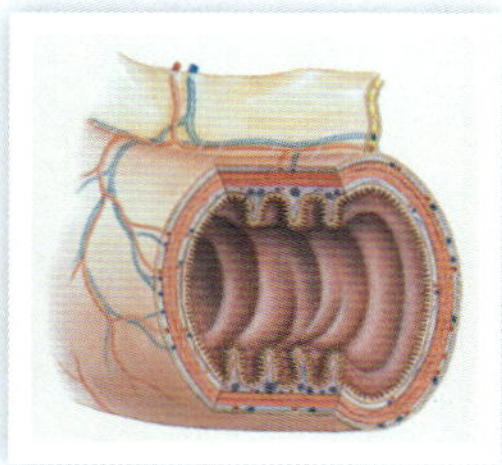

- 고유판과 점막상피세포는 소화관의 점막층을 형성한다. 소화관의 주요층은 점막밑층, 근육층, 그리고 장막층이라 부르는 장막이다(그림 25.1/25.2).

민무늬근층과 음식물의 이동

- 소화관의 민무늬근세포는 유연성을 가지고 있어서 과도한 신전에도 견뎌낼 수 있는 능력이 있다. 소화계통은 내장민무늬근 조직을 가지고 있어서 그 속에서 근육세포들은 얇은 판에 정렬되어 있으며 운동신경지배가 없다. 조절세포가 존재하여 주기적인 수축파가 근육전체로 퍼져나갈 수 있다.
- 근육층은 꿈틀운동을 통해 소화관으로 장 내용물을 밀어낸다. 작은창자에서의 분절운동은 소화물질을 휘젓는 역할을 한다(그림 25.3).

복막

- 장막은 내장쪽복막으로도 불리는데, 배벽의 안쪽면을 덮고 있는 벽쪽복막과 연속된다.
- 창자간막이라 부르는 융합된 두 겹의 복막이 소화관의 각 부분들을 지지해주고 있다(그림 25.2a/25.4와 Spotlight 그림 25.10).
- 복막안의 기관들은 복막속, 복막뒤, 이차복막뒤 등 복막과 다양한 위치관계를 형성하고 있다.

25.2 입안

- 입안의 기능은 다음과 같다. (1) 음식물의 분석, (2) 치아, 혀, 그리고 입천장면을 이용한 기계적 과정, (3) 점액과 침분비을 통한 윤활, (4) 침효소에 의한 소화. 입안의 구조는 혀, 침샘, 그리고 치아를 포함한다(그림 25.5).

입안의 해부학적 구조

- 입안은 중층편평상피세포로 덮여 있다. 단단입천장과 물렁입천장은 입안의 천정을 형성한다. 다른 중요한 특징들은 그림 25.5를 보면 나타나 있다.
- 혀는 맛을 느끼는 기능 외에도 기계적인 과정과 음식물의 조작 등에 도움을 준다. 혀의 윗면(설배)은 혀유두로 덮여 있다. 혀의 아랫면은 혀주름띠라 부르는 점막의 얇은 주름을 가지고 있다. 자체근과 혀바깥근은 혀밑신경의 지배를 받는다(그림 18.7/25.5).

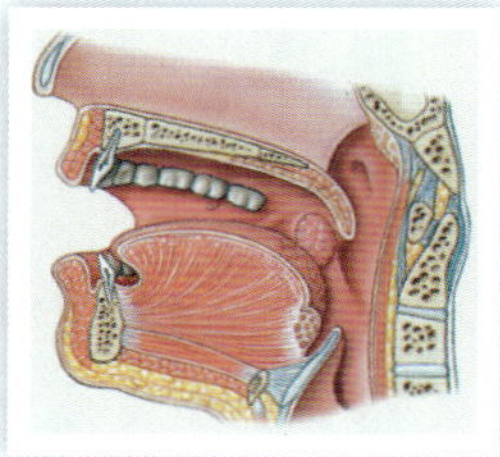

- 귀밑샘, 혀밑샘, 턱밑샘은 분비물질을 입안으로 분비한다. 귀밑샘은 아밀라제를 분비하여 탄수화물의 분해를 시작한다(그림 25.5/25.6).
- 침은 입안을 윤활하게 하고, 음식물을 용해하고, 화학물질을 분해하고, 입안면을 적셔주며 세균을 없애는데 도움을 준다. 침 분비는 대개 자율신경계통에 의해 조절된다.
- 상아질이 치아의 기본구조를 형성한다. 치아머리는 사기질로 덮여 있으며 치아뿌리는 시멘트질로 덮여 있다. 치아목은 치아뿌리와 치아머리의 경계를 지어준다. 치아주위인대는 치아를 치아속질공간에 고정시켜 준다. 씹기는 치아의 마주보는 교합면의 접촉을 통해 일어난다(그림 25.7).
- 네 가지 유형의 치아가 존재하는데 각각은 독특한 기능을 가지고 있다. 앞니는 자르기를, 송곳니는 찢기를, 작은어금니는 부수기를, 어금니는 갈기를 담당한다(그림 25.7b,c).
- 처음 나오는 치아를 젖니라고 하며 일시적인 일차치아의 형태이다. 젖니는 성인의 이차치아인 간니에 의해 대체된다. 치아가 돌출되는 순서는 그림 25.7d에 나타나 있다.
- 음식물씹기의 힘은 음식물덩어리를 쉽게 삼킬 수 있을 때까지 치아의 표면에 계속 유지된다.

25.3 인두

- 뼈대근은 음식을 삼키는 데도 이용되는데 인두수축근과 입천장인두근, 붓인두근과 입천장근이 이에 속한다.

삼키기 과정

- 음식물삼키기는 세 단계로 나뉜다. 입안단계는 입안에 음식물이 꽉 차게 되면 인두쪽으로 넘어가는 과정이다. 인두단계는 후두가 올라오게 되고 후두덮개의 반사작용과 성대문이 닫히는 과정을 말한다. 마지막으로 식도단계는 위식도조임근이 열리면서 음식물이 꿈틀운동을 통해 아래식도조임근까지 내려가는 과정이다(**그림 25.8**).

25.4 식도

- 식도는 속이 빈 근육으로 된 관으로 음식물과 액체성분들을 위까지 전달해주며 식도구멍을 지나 위에 연결되어 있다(**그림 25.1/25.8**).

식도벽의 조직학적 구조

- 식도의 벽은 점막층, 점막밑층, 근육판 그리고 바깥막으로 이루어져 있다(**그림 25.1/25.2/25.9**).

25.5 위

- 위는 세 가지 주요 기능이 있다. (1) 섭취된 음식물의 보관, (2) 저항물질의 기계적인 와해작용, (3) 산성과 효소를 이용하여 화학적 결합을 분해하는 화학적 소화기능.

위의 해부학

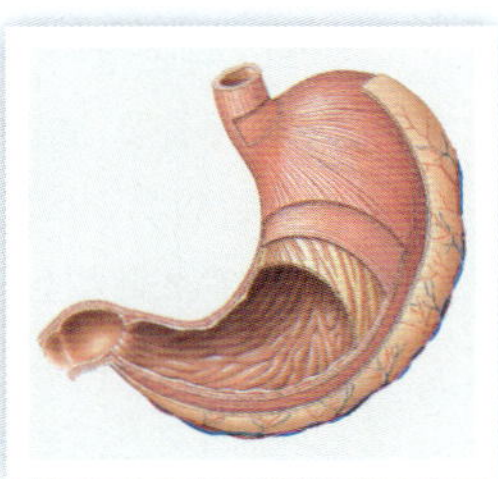

- 위는 들문, 바닥, 몸통 그리고 날문과 같이 네 부분으로 나뉜다. 날문조임근은 음식물이 위로부터 나갈 수 있도록 해준다. 점막층과 점막밑층은 세로주름으로 되어 있으며, 위주름이라 부른다. 근육층은 세층의 민무늬근으로 이루어져 있다. 세로근층, 돌림근층, 그리고 안쪽의 빗근층이다(**그림 25.4/Spotlight 그림 25.10**과 **그림 25.11/25.12**).
- 위의 창자간막들은 큰굽이에 걸려있는 큰그물막과 작은굽이에 붙어있는 작은그물막이 있다.
- 복강동맥의 세 가지인 왼위동맥, 지라동맥, 그리고 온간동맥, 이들 세 가지 혈관들이 위에 혈액을 공급한다(**그림 25.15/22.22/Spotlight 그림 25.10**).

위의 조직학

- 위의 모든 부분은 단층원주상피세포로 이루어져 있다. 위벽의 얕은 홈은 위오목이라고도 하며, 바닥과 몸통의 위샘이 있다. 위벽의 벽세포들은 내인자와 염산을 분비한다. 으뜸세포는 위속공간에서 효소인 펩신으로 전환되는 펩시노겐을 분비한다. 위의 G 세포는 호르몬인 가스트린을 분비한다(**그림 25.12**).

위의 조절작용

- 위액의 생산과 분비는 CNS[미주신경(부교감신경)과 복강신경얼기(교감신경)]의 직접적인 조절을 받는다. 국소호르몬인 세크레틴과 콜레시스토키닌의 분비는 위액분비를 저해하지만 이자와 간의 분비는 촉진시킨다.

25.6 작은창자

작은창자의 부위

- 작은창자는 샘창자, 빈창자 그리고 돌창자로 구성된다(**그림 25.2a,b/25.4b/25.11/25.13/25.14a/25.15**).

작은창자의 지지

- 위창자간막동맥과 위창자간막정맥은 작은창자의 여러 부분에 많은 분지들을 제공해준다(**그림 22.15/22.22**).
- 고유창자간막은 샘창자와 돌창자로 들어가는 위창자간막동맥과 정맥, 림프, 그리고 신경들을 지지한다(**그림 25.4/25.15/25.22**).

작은창자의 조직학적 구조

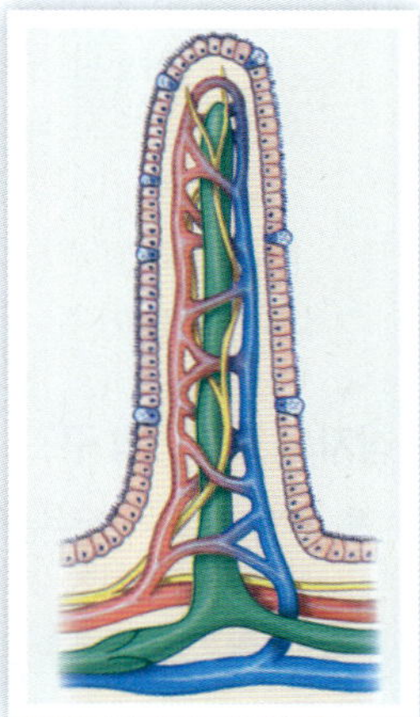

- 장점막층에는 가로주름이 있으며, 돌림주름이라 부른다. 작은창자의 점막층은 장융모라 불리는 작은 돌기로 이루어져 있으며 이 돌기는 흡수 표면적을 늘려주는 기능을 한다. 각 융모는 암죽관이라고 하는 말단 림프샘을 가지고 있다. 창자움(리베르퀸샘)이라 불리는 곳에는 장내분비세포, 술잔세포 그리고 줄기세포가 존재한다(**그림 25.4/25.11/25.13~25.15**).
- 작은창자의 부위는 조직학적으로 분화되어 있는데 그들이 일차적인 기능을 결정짓는다. 샘창자는 (1) 점액을 생산하는 샘(crypts)을 도와주는 샘창자샘이 있고 (2) 온쓸개관과 이자관의 분비를 받아들인다. 빈창자와 돌창자는 고유판 안에 무리림프소절(페이어판)의 큰 집단이 있다(**그림 25.1/25.4/25.11/25.13/25.16~25.18**).

작은창자의 조절

- 장액은 유미즙을 촉촉하게 하고 산의 완충작용을 돕고 소화효소와 소화산물을 녹이는 기능을 한다.

25.7 큰창자

- 큰창자는 돌창자의 말단 부위의 아래쪽에 위치한 작은 주머니에서 시작하고 항문에서 끝난다. 큰창자의 주요 기능은 (1) 수분의 재흡수와 배설물의 응축, (2) 박테리아에 의한 비타민의 흡수, (3) 배변전 배설물의 저장 등이 있다(그림 25.1/25.4/25.11/25.13/25.16~25.18).
- 큰창자는 세 부분으로 나뉜다. 막창자, 잘록창자 그리고 곧창자이다.

막창자

- 막창자는 돌창자로부터 도착한 물질들을 모으고 저장한다. 돌창자는 돌창자유두에서 막창자로 이어지며 열린부분을 둘러싸는 근육들은 돌막창자판막을 형성한다. 막창자꼬리는 막창자에 붙어 있으며, 림프계통의 한 부분으로서 그 기능을 한다(그림 25.16).

잘록창자

- 잘록창자는 큰 직경과 작은창자보다 얇은 벽을 가지고 있다. 잘록창자는 잘록창자팽대, 잘록창자띠 그리고 큰그물막막창자꼬리(융모막 속에 지방이 축적된 것)를 가지고 있다(그림 25.16/25.17).
- 잘록창자는 다시 네 부분으로 나뉜다. 오름잘록창자, 가로잘록창자, 내림잘록창자 그리고 구불잘록창자로 나뉜다(그림 25.4/25.16/25.17).

곧창자

- 곧창자는 항문관에서 끝나며 항문으로 이어진다. 속·바깥항문조임근은 항문으로 배설물이 배변되는 것을 조절한다. 곧창자벽의 팽창은 배변반사를 유도한다(그림 25.11/25.16/25.17).

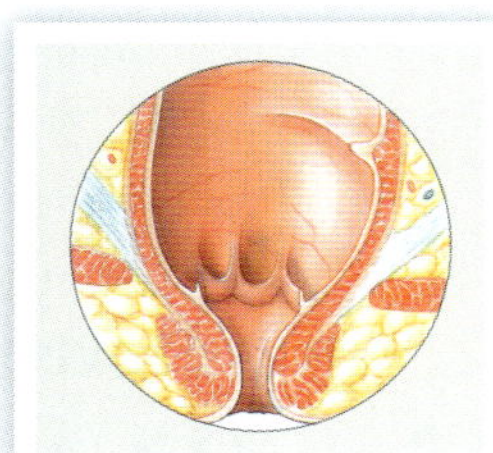

큰창자의 조직학적 구조

- 잘록창자의 주요 조직학적 특징은 융모가 없고, 술잔세포가 풍부하며, 큰창자 특유의 점액분비 창자움을 가지고 있는 것이다(그림 23.7/25.18).

큰창자의 조절

- 막창자에서 가로잘록창자로의 움직임은 꿈틀운동과 팽기교반운동을 통해 천천히 일어난다. 가로잘록창자에서 구불잘록창자로의 움직임은 집단운동을 통해 하루에 몇 번씩 일어난다.

25.8 부속소화기관

간

- 간은 신진대사 및 혈액의 조절작용 그리고 쓸개즙을 생산하는 기능을 한다. 간의 신진대사작용은 혈액내에서 노폐물과 영양소의 농도를 조절하는 역할을 하고, 혈액학적으로는 혈액의 저장고 역할을 한다(그림 25.11/25.19/25.20과 표 25.1 참고).
- 전형적인 국소해부학의 서술에 의하면 간은 네 개의 엽으로 나뉜다. 왼엽, 오른엽, 네모엽 그리고 꼬리엽으로 나뉜다. 쓸개는 오른엽의 뒷면 내의 구멍에 위치하고 있다. 최근 간의 소엽의 구조에 따른 새로운 명명법이 채택되었는데, 이는 간동맥, 간문맥 그리고 간관을 구분하는 것에 기본을 두고 있다(그림 25.19a,b,c,d,f).
- 고유간동맥과 간문맥은 간에 혈액을 공급해 준다. 간정맥은 간으로부터 혈액을 공급받아 아래대정맥을 통해 몸순환으로 다시 돌려보낸다(그림 22.15/22.22/25.19d).
- 간의 세포는 특수화된 상피세포로, 간세포라고 부른다. 쿠퍼세포 또는 성상세망내피세포는 간굴모세혈관 표면에 상주하는 포식세포이다. 간소엽은 간의 기본 기능적인 단위이다. 각 소엽은 가로단면이 육각형 모양이고 여섯 개의 문맥공간, 또는 간세동이라고 한다. 문맥 공간은 간문맥, 고유간동맥, 그리고 간관의 분지들로 구성되어 있다. 쓸개세관은 쓸개즙을 문맥공간으로 이어진 쓸개모세관으로 이동시켜 준다. 각 소엽으로부터 나온 쓸개관은 왼·오른간관의 형태로 합쳐지고 이는 다시 온간관의 형태로 합쳐진다(그림 25.19~25.21).

쓸개

- 쓸개는 속이 빈 근육으로 된 기관으로, 작은창자 내로 분비되기 전의 쓸개즙을 보관하고 농축시킨다. 쓸개즙염은 지방덩어리를 잘게 부숴주고 소화효소들이 잘 작용할 수 있도록 만들어준다. 쓸개즙의 방출은 콜레시스토키닌의 자극에 의해 일어난다.

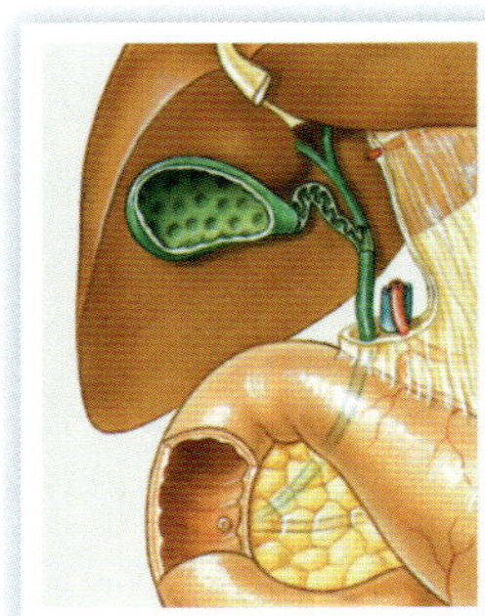

- 쓸개는 바닥, 몸통 그리고 목으로 구성된다. 쓸개주머니관은 쓸개에서부터 온쓸개관의 형태로 온간관으로 합쳐지게 한다(그림 25.15/25.19d/25.21).
- 쓸개의 벽은 단지 점막, 고유판, 그리고 근육층으로 구성되어 있다(그림 25.21).

이자

- 이자는 머리, 몸통, 꼬리 부분으로 나뉜다. 이자관은 샘창자벽으로 통해 있다. 각 소엽 내에는 관들이 이자꽈리에서 끝까지 반복적으로 분지하고 있다. 덧이자관과 이자관은 샘창자의 벽

쪽으로 뚫려 있고 각각 작은샘창자유두와 큰샘창자유두로 이자액을 방출한다(그림 25.15/25.16a/22.22/25.21a/25.22).

- 이자조직은 내분비와 외분비 부분으로 나뉜다. 기관의 대부분은 외분비 부분으로 수분, 이온, 그리고 소화효소를 작은창자로 분비하는 기능을 한다. 이자의 소화효소는 리파제, 탄수화물분해효소, 핵산분해효소, 그리고 단백질분해효소 등이 있다. 내분비 부분에서 생산되는 주요 호르몬은 인슐린과 글루카곤이 있다.

25.9 노화와 소화계통

- 나이가 든 사람들에게서도 정상적인 소화와 흡수는 일어난다. 그러나 소화계통의 변화는 다른 체계에서도 나이와 연관된 변화라는 것을 반영한다. 이것은 상피줄기세포의 분화율이 저조하고, 민무늬근의 긴장 상태가 감소하고, 축적된 상처들이 나타나며, 발암률이 높아지고, 다른 계통에서도 많은 변화가 있는 것을 포함한다.

단원 연습문제

For answers, see the blue Answers tab at the back of the book.

단계 1. 정의와 용어

가장 근접한 항목에 대하여 짝을 지으시오.

1. 분절 ☐
2. 고유창자간막 ☐
3. 송곳니 ☐
4. 장막층 ☐
5. 볼지방판 ☐
6. 저작 ☐
7. 작은어금니 ☐
8. 소화관 ☐
9. 잘록창자간막 ☐
10. 꿈틀운동 ☐

a. 작은창자를 지지하는 창자간막판
b. 소화관을 통해 음식물을 밀어냄
c. 소화음식물을 휘젓고 쪼갬
d. 견치
e. 음식물의 기계적/화학적 소화
f. 바깥근육층을 덮고 있는 장막
g. 씹기
h. 소구치
i. 큰창자와 연결된 창자간막
j. 빰을 형성함

11. 아래 그림에서 소화계통 구조의 명칭을 적으시오.

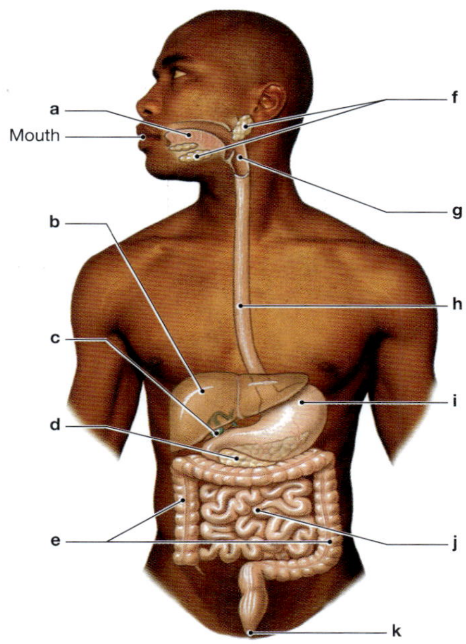

12. 다음 중 기계적인 소화 과정과 관련된 운동이 아닌 것은?
(a) 흡수
(b) 혀로 음식물을 누르기
(c) 치아로 음식물을 절단하거나 부수기
(d) 위에 의한 음식물의 교란과 휘저음

13. 화학적 소화란?
(a) 소화되지 않은 찌꺼기의 점진적인 탈수 과정
(b) 음식물을 소화관으로 넣은 과정
(c) 음식물의 화학적인 분해
(d) 내장으로 영양분을 흡수

14. 대부분의 소화관은 어떤 조직으로 덮여 있는가?
(a) 거짓중층섬모원주상피
(b) 입방상피
(c) 중층편평상피
(d) 단층원주상피

15. 내장기관들의 일부를 적절한 위치에 고정시키는 복막의 이중판은?
(a) 장막
(b) 바깥막
(c) 창자간막
(d) 섬유막

16. 소화계통의 활동은 무엇에 의해 조절되는가?
(a) 호르몬
(b) 부교감신경
(c) 교감신경
(d) 위의 세 개 모두

17. 아래 모식도에서 소화관의 네 층의 명칭을 적으시오.

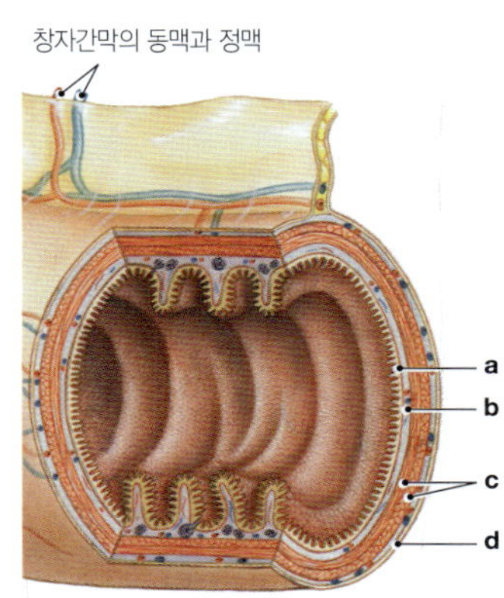

18. 바깥근육층에서 돌림근층과 세로근층 사이에 끼워 있는 것은?
   (a) 점막층
   (b) 점막밑층
   (c) 점막근육
   (d) 근육층신경얼기

19. 작은창자의 대부분을 지지하고 있는 창자간막은?
   (a) 고유창자간막
   (b) 가로창자간막
   (c) 작은그물막
   d) 큰그물막

20. 입안과 인두 사이의 통로는?
   (a) 목젖
   (b) 목구멍
   (c) 입천장혀활
   (d) 입천장인두활

21. 복부창자간막은?
   (a) 성인에서 복막안의 소화기관을 위한 부착점이 된다.
   (b) 분비성이지만 관의 형태는 아니다.
   (c) 간문맥과 그것의 분지들을 위한 통로를 제공한다.
   (d) 위에 답 없음.

단계 2. 개념 정리

1. 다음 중 작은창자의 전체에 대한 내용이 아닌 것은?
   (a) 소화와 영양분의 약 80%를 흡수하는 일차적인 장소이다.
   (b) 길이가 대략 6 m정도된다.
   (c) 복막뒤기관이다.
   (d) 돌림주름이라 부르는 가로주름을 가지고 있다.

2. 성인에서 소화관의 기능은?
   (a) 인체 대부분 다른 계통의 노화와 관련된 변화와 유사하게 변화된다.
   (b) 다른 인체계통에서 발생하는 변화에 독립적이다.
   (c) 간기능의 검사에 의해 결정된다.
   (d) 효율성에서는 개선되지만 소화율에 있어서는 아니다.

3. 창자간막의 일부 손상이나 제거는 작은창자의 정상적인 기능을 어떻게 방해하는가?
   (a) 꿈틀운동의 증가를 초래한다.
   (b) 호르몬분비가 증가한다.
   (c) 혈액과 신경의 공급이 방해를 받을 것이다.
   (d) 내장이 운동성을 잃게 된다.

4. 이자로부터의 분비되는 리파제(lipase)의 기능은?

5. 온쓸개이자관팽대조임근의 기능은 무엇인가?

6. 쓸개는 쓸개즙을 통해 어떤 기능을 하는가?

7. 쿠퍼세포(Kupffer cell)의 기능은 무엇인가?

8. 곧창자에 다다르기 전 잘록창자의 마지막 부위는 무엇인가?

9. 작은창자의 유미(lacteal)의 기능은 무엇인가?

10. 가스트린(gastrin)의 분비를 유발하는 것은?

단계 3. 종합적 사고

1. 살인용의자가 희생자가 살해되기 4시간 전에 희생자와 저녁식사를 했다고 주장했다. 부검을 담당했던 법의학자는 용의자가 거짓말을 하고 있다고 하며, 희생자는 10시간 동안 아무것도 먹지 않았던 것이 확실하다고 한다. 법의학자는 어떻게 그것을 알았을까?

2. 입안에서부터 항문까지 소화관을 통한 음식물의 이동을 조절하는 여섯 개의 조임근은 무엇인가? 그것들 중에서 의식적인 수의적 조절이 가능한 것이 있는가? 이유는?

3. 바깥쪽부터 소화관의 벽을 형성하는 6개의 조직학적 층은 무엇인가?

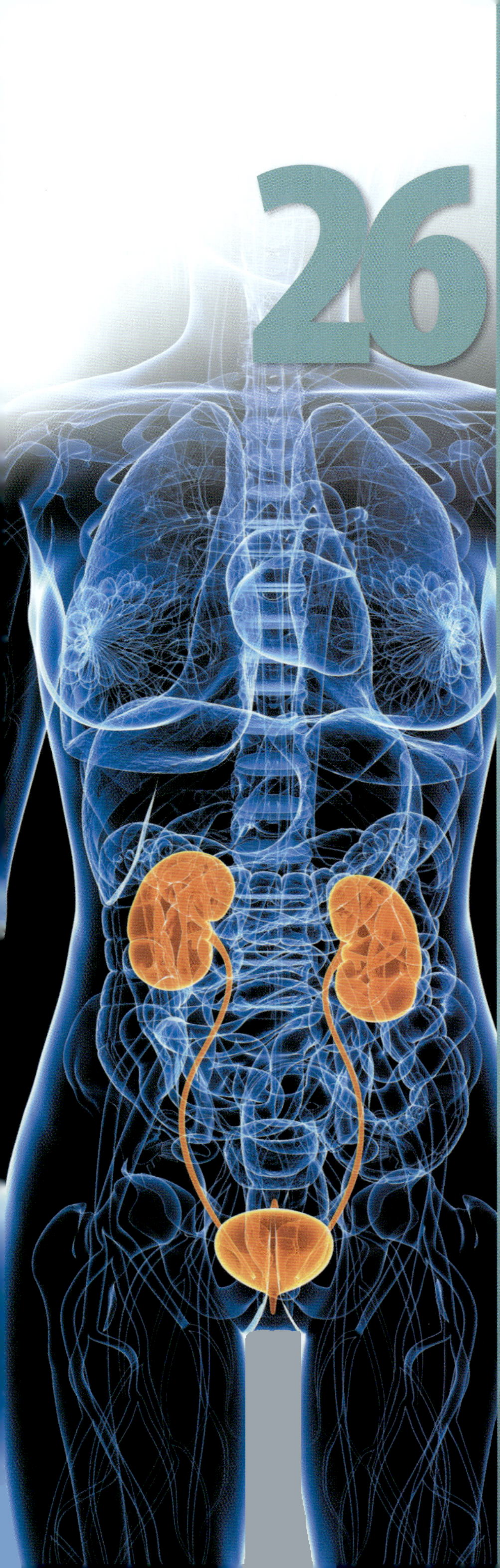

26 비뇨계통
The Urinary System

학습목표

26.1 콩팥의 해부학과 조직학적 구조에 대해 논의한다.

26.2 요관, 방광 및 요도의 해부학과 조직학적 구조에 대해 논의한다.

26.3 노화가 비뇨계통에 미치는 영향에 대해 서술한다.

소화계통, 순환계통, 호흡계통 그리고 비뇨계통의 통합운동은 체내의 "오염"을 방지하는 기능을 한다. 소화계통은 음식물로부터 영양분을 흡수하고, 간은 순환하는 혈액의 영양분 농도를 조절한다. 순환계통은 이러한 영양물질들을 운송하는데 호흡계통으로부터 O_2를 공급받아 말초조직으로 운반하는 역할을 한다. 그런데 혈액은 말초조직에서 떠날 때 CO_2와 더불어 활동 중인 세포로부터 생성된 다른 노폐물들을 같이 운반한다. CO_2는 허파에서 제거되며, 대부분의 유기노폐물은 수분 및 전해질과 함께 비뇨계통에 의해 제거되고 배설되는데 이 부분이 이번 장에서 자세히 다루게 될 내용이다. 다른 인체계통은 물과 용질을 배설하는데 있어 콩팥의 기능을 보조하는 역할을 한다. 예를 들어, 땀샘으로부터 생성된 땀은 물과 용질을 함유하고 있으며, 다양한 소화계통 장기들은 소화관의 내강 속으로 노폐물을 배출한다. 그러나 이러한 장기들의 기능은 콩팥의 기능과 비교했을 때 무척 미약한 편하다.

비뇨계통(urinary system)은 중요한 분비기능을 수행하며 몸으로부터 생성되는 유기 노폐물을 제거하는 작용을 한다. 또한 비뇨계통은 종종 간과되는 여러 중요한 기능을 담당한다. 비뇨계통의 다양한 기능은 다음과 같다.

- 소변의 배뇨량을 조절함으로써 Na^+, K^+, Cl^-, Ca^{2+}과 다른 이온들의 혈장농도를 조절한다.
- (a) 소변에서의 수분 손실량을 조정하고, (b) 에리트로포이에틴(erythropoietin)을 분비하고, (c) 레닌(renin)을 분비함으로써 체내 혈액량과 혈압을 조절한다.
- 혈액 pH의 안정화에 기여한다.
- 중요한 영양성분들의 혈액으로의 유출을 방지함으로써 영양성분들을 보존한다.
- 유기노폐물을 제거하는데, 특히 요소와 요산, 독성물질 그리고 약물 등과 같은 질소노폐물을 제거하는 기능을 한다.
- 내장쪽 상피세포에 의한 칼슘 이온의 흡수를 자극하는 비타민 D_3의 호르몬 유도체인 칼시트리올(calcitriol)을 합성한다.
- 독성물질을 해독하고, 기아 시에 다른 조직들이 아미노산을 분해하여 이용할 수 있도록 탈아미노화시키는데 있어 간의 기능을 도와준다.

모든 비뇨계통의 작용은 혈액의 용질조성과 농도를 적절한 한도 내에서 유지하기 위해 미세하게 조절된다. 이러한 기능들 중 어느 한 가지 이상은 즉각적이고 어쩌면 치명적인 결과를 초래할 수 있다.

본 장에서는 비뇨계통의 기능적인 구조에 대해 다루고 소변생성과 농축을 조절하는 비뇨계통의 주요 기전에 대해 설명하고 있다. 비뇨계통(그림 26.1)은 콩팥, 요관, 방광 그리고 요도를 포함한다. 비뇨계통의 배설기능은 한 쌍의 **콩팥**(kidney)에 의해 수행된다. 콩팥은 물과 이온 그리고 작은 용해성 물질들을 포함한 신체 노폐물인 **소변**(urine)을 생성한다. 콩팥을 떠난 소변은 **요로**(urinary tract)를 따라 이동하는데, **요관**(ureter)과 소변을 일시적으로 저장하는 **방광**(urinary bladder)으로 구성된다. **배뇨**(urination 또는 *micturition*)는 근육성 방광의 수축력이 **요도**(urethra)를 따라 소변을 몸밖으로 배출시킬 때 일어난다.

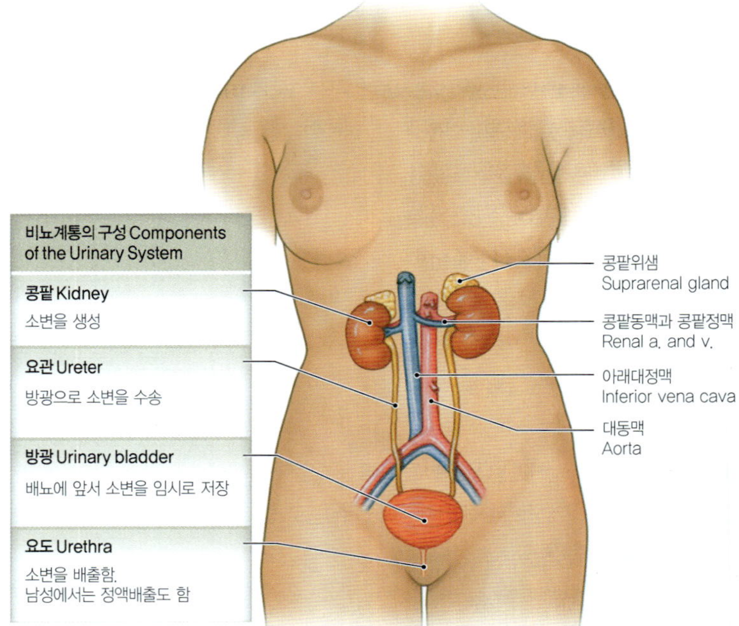

■ 그림 26.1 비뇨계통의 개요

26.1 콩팥

콩팥(신장, kidney)은 열둘째등뼈와 셋째허리뼈 사이에 척주의 가쪽에 위치한다(그림 26.2와 26.3a). 오른콩팥의 윗면이 종종 왼콩팥의 윗면보다 아래에 위치한다(그림 26.1, 26.2a 그리고 26.3a).

해부학적 구조상, 오른콩팥의 앞면은 간, 잘룩창자의 간굽이 그리고 샘창자에 의해 덮여 있다. 왼콩팥의 앞면은 지라, 위, 이자, 빈창자 그리고 잘룩창자의 지라굽이에 의해 덮여 있다. 각 콩팥의 윗면은 콩팥위샘(부신, suprarenal gland)에 의해 덮여 있다(그림 26.1, 26.2a 그리고 26.3a). 콩팥, 콩팥위샘 그리고 요관은 배막뒤위치로 등쪽 체벽의 근육과 벽쪽배막 사이에 위치한다(그림 26.2b,c와 26.3 그리고 12.13).

배안에서 콩팥의 위치는 (1) 덮고 있는 배막, (2) 인접한 내장기관

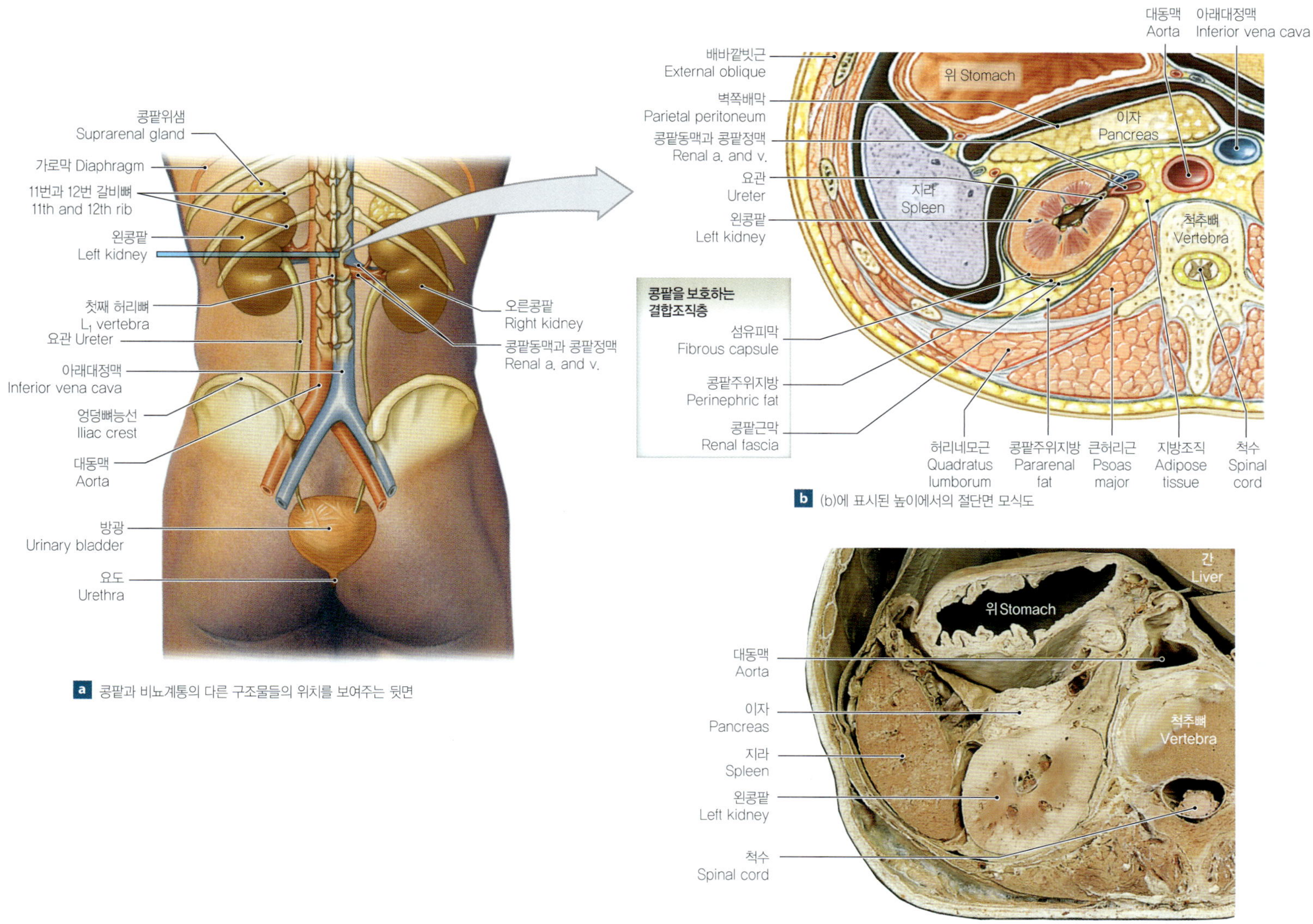

a 콩팥과 비뇨계통의 다른 구조물들의 위치를 보여주는 뒷면

b (b)에 표시된 높이에서의 절단면 모식도

c (c)보다 약간 높은 위치의 실제 절단면

■ **그림 26.2 비뇨계통**

과의 연결 그리고 (3) 지지하는 결합조직에 의해 유지된다. 결합조직의 세 개층(**그림 26.2b,c**)이 각각의 콩팥을 보호하고 고정시킨다.

❶ 아교섬유(collagen fiber)의 층이 전체 콩팥의 바깥면을 둘러싸고 있다. 이 층은 콩팥의 **섬유피막(fibrous capsule)**으로 알려져 있다. 이것은 콩팥의 형태를 유지시키고 물리적인 보호작용을 수행한다.

❷ **콩팥주위지방(perirenal fat** 또는 *perinephric fat*)인 지방조직의 층이 섬유피막을 둘러싸고 있다. 이 층은 꽤 두꺼운 편이며 실제 해부상 콩팥주위지방은 일반적으로 콩팥의 경계를 모호하게 만든다.

❸ 아교섬유가 안쪽의 섬유피막으로부터 콩팥주위지방을 거쳐 두꺼운 바깥층을 형성하는데 이것을 **콩팥근막(renal fascia)**이라 부른다. 이것은 콩팥을 둘러싸고 있는 주변 구조물에 부착시키는 역할을 한다. 뒤쪽으로 콩팥근막은 체벽의 근육들을 둘러싸는 깊은 근막과 연결되어 있다. 콩팥주위지방(pararenal fat)의 층은 콩팥근막의 뒤쪽과 바깥쪽 부분을 체벽으로부터 분리시켜준다. 앞쪽으로 콩팥근막은 배막에 부착되어 있고 반대쪽의 앞쪽 콩팥근막과 부착되어 있다.

사실상, 콩팥은 콩팥근막으로부터의 아교섬유에 의해 지지되고 있으며 지방조직의 부드러운 완충물 안에 파묻혀 있다. 이러한 구조는 정상적인 콩팥기능을 저해하는 일상적인 충격으로 보호하는 작용을 한다. 만약 지지해주는 섬유들이 늘어나거나 체지방량이 감소되어 지방조직의 양이 감소하게 되면 콩팥은 외부적으로 충격에 더욱 취약하게 된다.

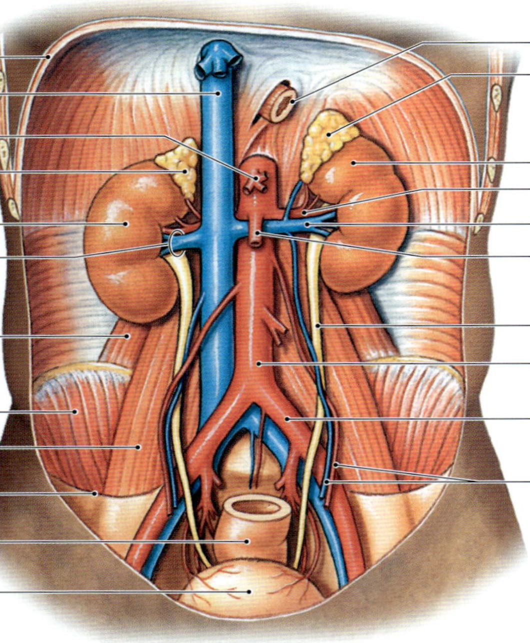

a 콩팥, 콩팥위샘, 요관, 방광 그리고 콩팥의 혈관을 보여주는 복골반강의 모식도 앞면

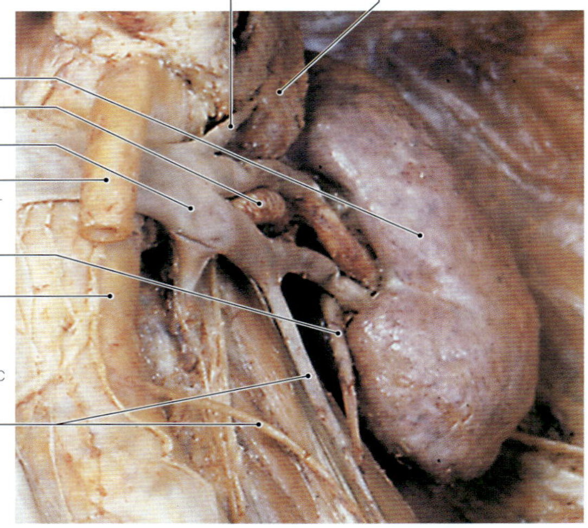

b 왼콩팥과 관련 구조물들을 보여주는 앞면

■ **그림 26.3** **비뇨계통의 맨눈해부학적 모습**

콩팥의 표면해부학

적갈색의 콩팥은 콩 모양이다. 전형적인 성인의 콩팥(그림 26.3와 26.4)은 대략 길이 10 cm, 너비 5.5 cm, 두께 3 cm 정도이다. 한쪽 콩팥의 무게는 대략 평균 150 g이다. 안쪽의 함입부는 **콩팥문(신문, hilum)**이라 하는데 콩팥동맥의 입구이자 콩팥정맥과 요관이 빠져나오는 곳이다.

섬유피막은 속층과 바깥층으로 되어 있는데, 절단면(그림 26.4a)에서 속층은 콩팥문쪽으로 꺾여서 콩팥 안의 속공간 **콩팥굴(신장동, renal sinus)**을 뒤덮고 있다. 콩팥의 혈관, 림프관, 신경 그리고 요관은 콩팥문을 통하여 콩팥으로 들어가고 콩팥굴 안에서 가지를 낸다. 두꺼운 피막의 바깥층은 콩팥문을 통과하여 이러한 구조들을 고정시킨다.

콩팥의 단면해부학

각 콩팥의 안쪽에는 콩팥겉질, 콩팥속질 그리고 콩팥굴을 포함하고 있다. 과립성이며 적갈색인 **콩팥겉질(신피질, renal cortex)**은 콩팥의 바깥층이다. 콩팥겉질은 피막과 접하고 있다(그림 26.4a). **콩팥속질(신수질, renal medulla)**은 겉질 안쪽에 위치하며 좀 더 짙은 색이다. 콩팥속질은 **콩팥피라밋(신추체, renal pyramid)**이라 불리는 6~18개의 개별적인 원뿔형 또는 삼각형의 구조물로 구성되어 있다. 각각의 콩팥피라밋의 바닥은 콩팥겉질과 맞닿아 있으며, 꼭지 부분인 **콩팥유두(renal papilla)**는 콩팥굴쪽으로 뻗어 있다. 각각의 콩팥피라밋은 콩팥유두로 모이는 여러 개의 작은 홈들을 가지고 있다. 인접한 콩팥피라밋들은 콩팥기둥(신주, renal column)이라고 불리는 겉질조직의 띠에 의해 분리되어 있다. 콩팥기둥은 겉질과 유사한 독특한 과립성 구조를 가지고 있다. **콩팥엽(신엽, renal lobe)**은 콩팥피라밋, 콩팥겉질의 바닥부분 그리고 콩팥기둥의 인접한 조직들을 포함한다.

소변의 생성은 콩팥의 엽에서 일어난다. 각 콩팥유두 속의 관들은 **작은콩팥잔(소신배, minor calyx)**이라 부르는 컵 모양의 공간 속으로 소변을 모은다. 4~5개의 작은콩팥잔들이 합쳐져 한 개의 **큰콩팥잔(대신배, major calyx)**을 형성하고 큰콩팥잔은 합쳐져서 하나의 커다란 깔대기 모양의 공간인 **콩팥깔때기(신우, renal pelvis)**를 형성한다. 콩팥깔때기는 콩팥굴의 대부분을 채우고 있으며, 콩팥문의 요관으로 연결된다.

소변생성은 콩팥의 각 엽의 겉질속의 현미경으로 보이는 관 형태의 **콩팥단위(신원, nephron)**라 부르는 곳으로부터 시작된다. 각각의 콩팥은 대략 125만 개의 콩팥단위를 가지고 있으며, 길이를 모두 합치면 약 145 km의 길이가 된다.

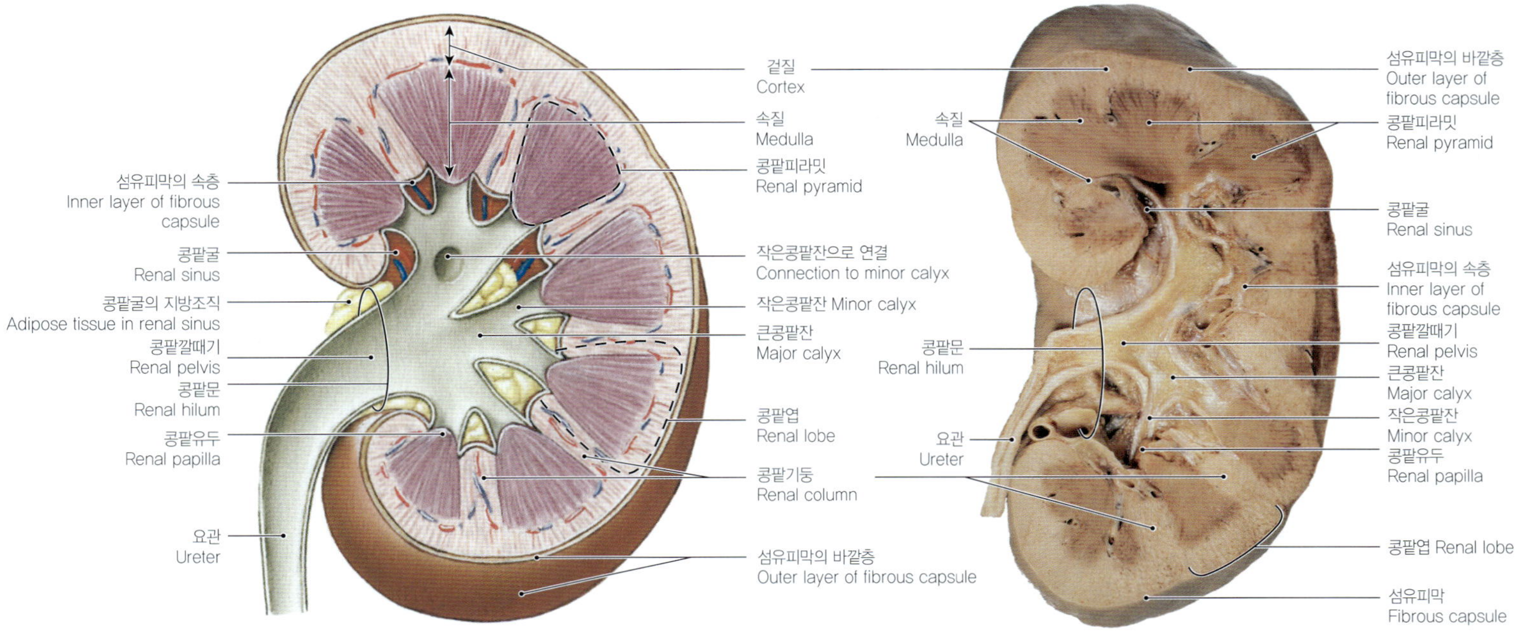

a 주요 해부학적 구조물들을 보여주는 왼콩팥의 시상절단면, 앞면

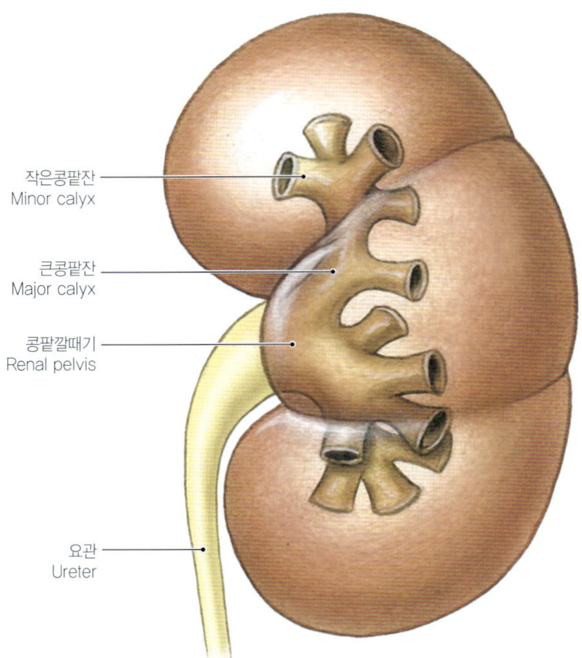

b 콩팥 속의 콩팥잔과 콩팥깔때기의 정렬을 보여줌

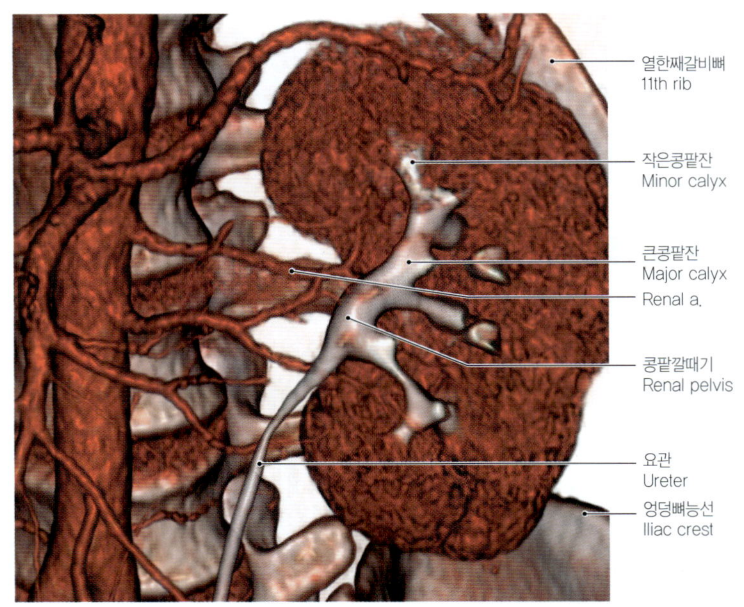

c 콩팥잔, 콩팥깔때기 그리고 요관을 보여주는 왼콩팥의 요로조영 사진

■ **그림 26.4 콩팥의 해부학적 구조**

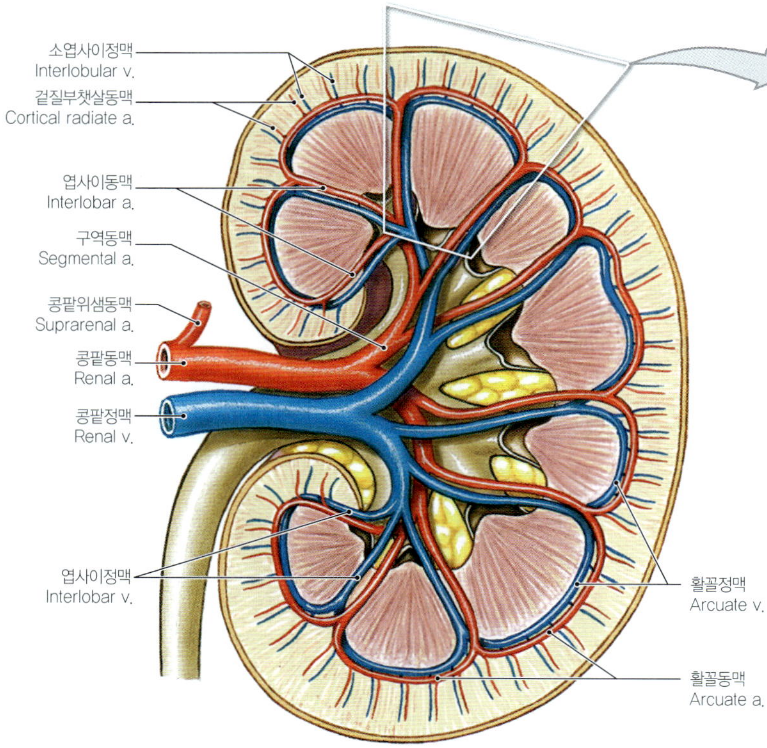

a 주요 동맥과 정맥을 보여주는 시상절단면. **그림 26.3**과 **26.8**을 참고.

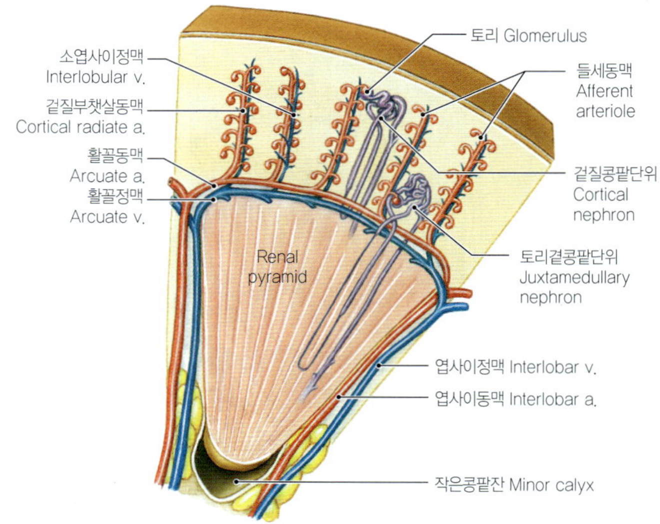

b 겉질에서의 순환

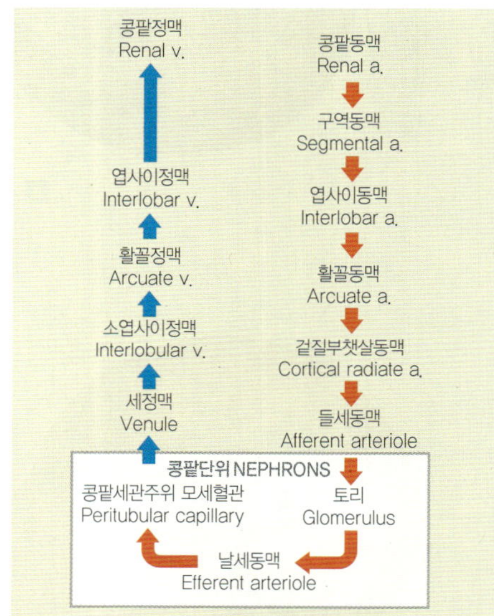

c 콩팥순환의 흐름을 요약한 흐름도

■ **그림 26.5 콩팥으로의 혈액 공급**

콩팥으로의 혈액공급

콩팥은 심장혈액의 약 20~25%를 받는다. 정상인의 경우 분당 1,200 mL의 혈액이 콩팥으로 흘러들어 온다. 각 콩팥은 위창자간동맥 높이 근처에서 배대동맥의 가쪽면을 따라서 시작되는 **콩팥동맥(신동맥,renal a.)**으로부터 혈액을 공급받는다. 콩팥동맥이 콩팥굴로 들어가면서 **구역동맥(segmental a.)**으로 가지를 낸다(**그림 26.5**). 구역동맥은 곧이어 방사상으로 뻗어나가는 **엽사이동맥(interlobar a.)**들로 나뉘는데, 이것은 섬유피막을 통과해서 콩팥피라밋 사이의 콩팥기둥을 통해 콩팥겉질로 뻗어나간다. 엽사이동맥은 콩팥의 겉질과 속질사이의 경계와 나란히 주행하는 **활꼴동맥(arcuate a.)**에 혈액을 공급한다. 각각의 활꼴동맥은 많은 **겉질부챗살동맥(cortical radiate a.)** 또는 소엽사이동맥(interlobular a.)을 만들어 내는데, 이것은 인접한 콩팥의 엽부분으로 혈액을 공급한다. 수많은 **들세동맥(afferent arteriole)**들이 각각의 겉질부챗살동맥으로부터 각각의 콩팥단위로 혈액을 공급하기 위해 분지되어 나온다.

콩팥단위로부터 혈액은 **소엽사이정맥(interlobular v.)**으로 모아지는 세정맥과 작은 정맥들의 복잡한 그물조직으로 들어간다. 동맥분포와 동일하게 소엽사이정맥은 혈액을 **활꼴정맥(arcuate v.)**으로 전달하고 이것은 **엽사이정맥(interlobar v.)**으로 어어진다. 엽사이정맥은 변해서 **콩팥정맥(renal v.)**을 형성한다. 구역정맥은 존재하지 않는다. 이러한 수많은 혈관들은 콩팥의 혈관주형(**그림 26.6b**)과 콩팥혈관조영사진(**그림 26.10b**)에서 확인할 수 있다.

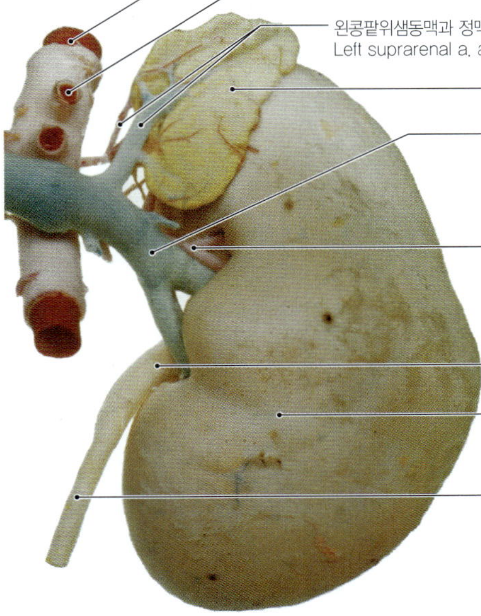

a 왼콩팥, 요관 그리고 관련 혈관을 쉽게 볼 수 있도록 혈관에 라텍스(latex)를 삽입함

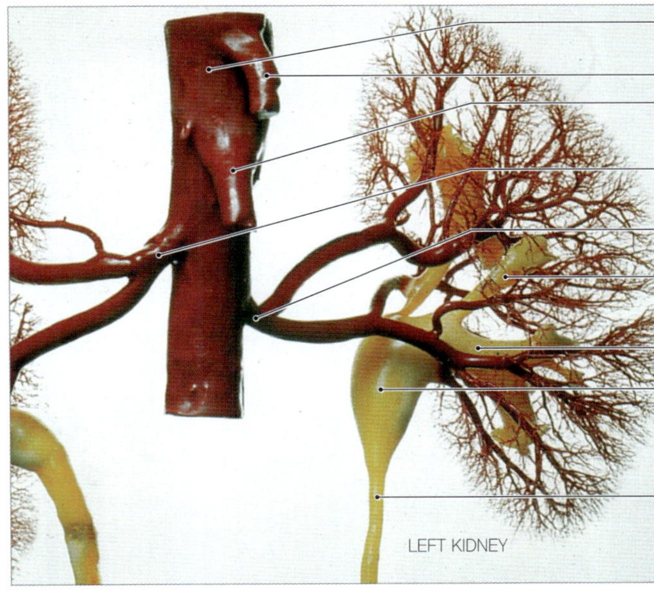

b 콩팥의 혈관과 전도로의 주형물

■ 그림 26.6 **콩팥혈관과 혈류**

콩팥의 신경지배

콩팥에서의 소변생성은 어느 정도 자율적으로 조절되는데 콩팥단위에 혈액을 공급하는 세동맥 직경의 반사적인 변화에 의한 것이다. 이것에 의해서 혈류량과 여과율이 변하게 되는데, 호르몬성 그리고 신경성 기전들이 이러한 국소적인 반응을 보조하고 조정한다. 콩팥과 요관은 **콩팥신경(신신경, renal n.)**에 의해 지배를 받는다.

관련된 대부분의 신경섬유는 위창자간막신경절로부터의 교감성 절후섬유이다. 콩팥신경은 콩팥문에서 각각의 콩팥으로 들어가서 콩팥동맥의 가지를 따라서 각각의 콩팥단위에 다다르게 된다. 교감신경지배의 기능은 다음과 같이 알려져 있다. (1) 콩팥의 혈류와 혈압의 조절, (2) 레닌분비의 자극, (3) 물과 Na^+ 이온 재흡수의 직접적인 자극.

콩팥의 조직학적 구조

콩팥단위는 콩팥의 기초적인 구조이자 기능적인 단위인데, 현미경을 통해서만 관찰할 수 있다. 콩팥단위에 대해서는 그림 26.7에 모식도로 요약하여 정리하였다.

콩팥의 구조와 기능에 대한 소개

긴 관 형태의 통로인 **콩팥세관(신세관, renal tubule)**은 컵모양의 공간인 **콩팥소체(신소체, renal corpuscle)**에서 시작된다. 콩팥소체는 대략 200 μm(0.2 mm) 길이이다. 이것은 **토리(사구체, glomerulus)**라 부르는 모세혈관의 그물구조를 가지고 있는데, 이것은 약 50개의 모세혈관이 얽혀 있는 구조이다. 혈액은 들세동맥(afferent arteriole)을 통해 토리로 들어오고, 날세동맥(efferent arteriole)으로 나간다. 콩팥단위의 이러한 구조는 그림 26.7에 나타나 있다.

토리의 벽을 통한 여과는 **토리여과액(glomerular filtrate)** 또는 단순여과액이라는 단백질이 없는 용액을 생산해낸다. 콩팥소체로부터 여과액은 다양한 구조와 기능적 특징을 가진 구역으로 나뉘는 긴 관 형태의 경로를 따라 들어간다. 주요 하부구조물은 다음과 같다. (1) **토리쪽곱슬세관(근위곡세뇨관, proximal convoluted tubule, PCT)**, (2) **콩팥단위고리(nephron loop)**, 또는 헨레고리(loop of Henle) 그리고 (3) **먼쪽곱슬세관(원위곡세뇨관, distal convoluted tubule, DCT)**.

각각의 콩팥단위는 **집합계통(collecting system)**으로 소변을 배출한다. 먼쪽곱슬세관에 연결된 **연결세관(connecting tubule)**

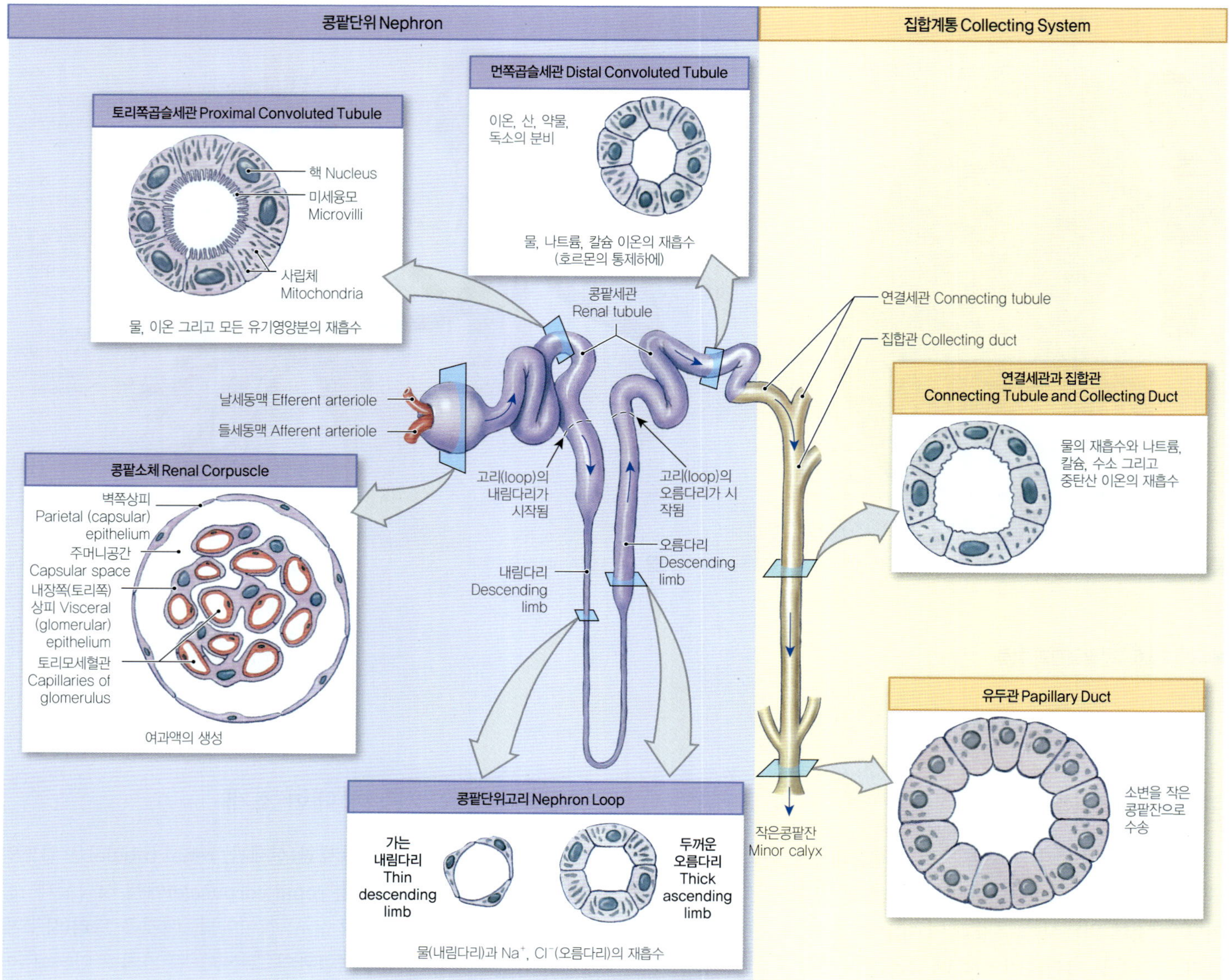

■ 그림 26.7 전형적인 콩팥단위
콩팥단위(보라색)와 집합세관(갈색)의 각 구역에 대한 조직학적 구조와 주요 기능을 보여주는 모식도

은 여과액을 근처의 **집합관(collecting duct)**으로 옮긴다. 집합관은 콩팥겉질을 떠나 콩팥속질로 내려오면서 여과액을 콩팥깔때기로 배출되는 **유두관(papillary duct)**으로 이동시킨다.

콩팥단위는 위치에 따라 각각 조금씩 구조적인 차이점이 있다. 모든 콩팥단위의 대략 85% 정도는 **겉질콩팥단위(겉질신원, cortical nephron)**이며 콩팥의 바깥층 겉질 안에 거의 대부분이 위치한다(그림 26.8a,e). 겉질콩팥단위의 콩팥단위고리는 비교적 짧은 편이며, 날세동맥은 혈액을 전체 콩팥세관을 감싸고 있는 **콩팥세관주위모세혈관(요세관주위모세혈관, peritubular capillary)**의 그물로 전달한다. 이러한 모세혈관들은 소엽사이정맥으로 혈액을 옮기는 작은 소정맥들로 이어진다(그림 26.5c). 나머지 15%

Hot Topics

발세포가 토리모세혈관의 병리적 변화를 일으킨다

최근 연구결과에 따르면 발세포는 토리모세혈관구조의 유지에 중요한 역할을 하는 것으로 밝혀졌다. 이러한 연구들은 발세포의 손상이 토리모세혈관 안에서의 뚜렷한 해부학적 변화를 일으키는 일련의 과정들을 유발할 수 있음을 말해주는 것이라 할 수 있다.*

* Gnudi, L. 2012. Podocytes and the struggle against glucose toxicity: New targets for treatment? *Metabolism: Clinical and Experimental*. 1051-1054.

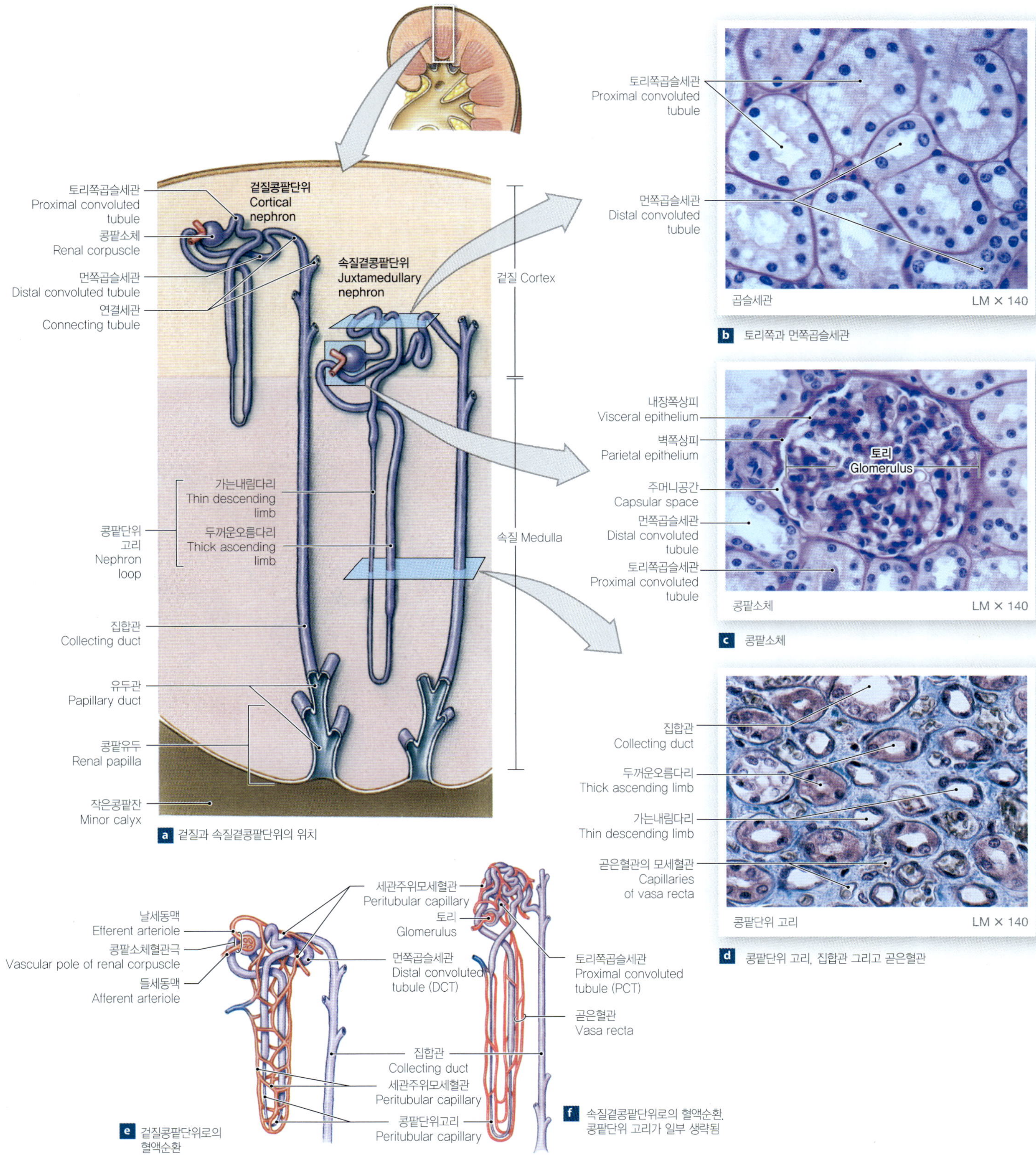

■ 그림 26.8 콩팥단위의 조직학적 구조

SPOTLIGHT 그림 26.9 콩팥소체

콩팥소체(renal corpuscle)는 토리와 토리주머니(보만주머니)로 구성된다. 빨간색 화살표는 혈류의 흐름을 나타낸다. 콩팥소체 주변에는 속질곁콩팥단위가 있는데, 이것은 혈압과 혈류의 조절에 관여한다.

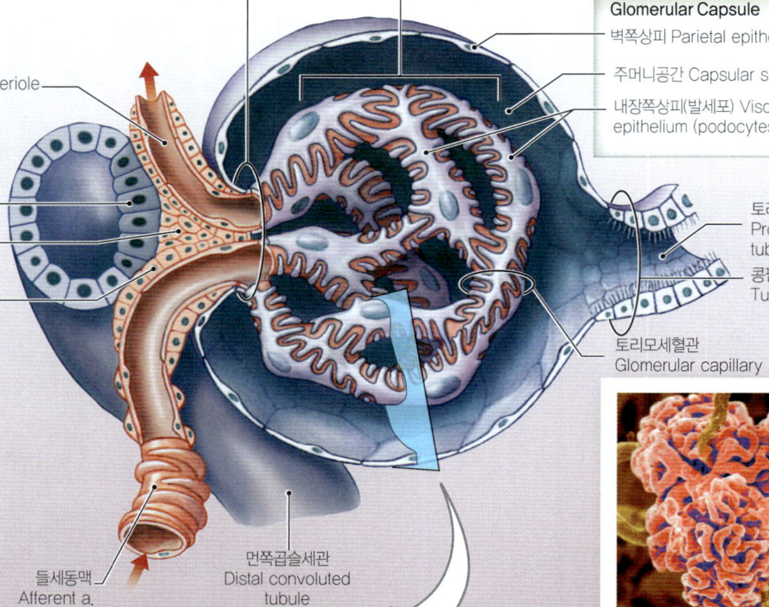

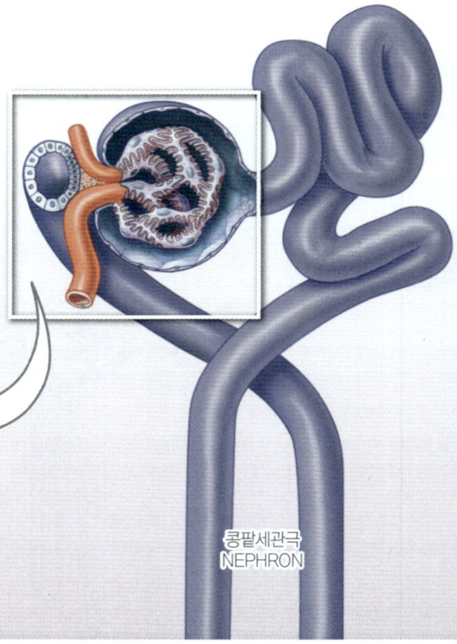

토리곁복합체 Juxtaglomerular Complex

치밀반점 Macula densa

토리밖혈관사이세포 Extraglomerular mesangial cells

토리곁세포 Juxtaglomerular cells

토리곁복합체는 레닌(renin)과 에리트로포이에틴(erythropoietin)을 분비하는데, 이들은 혈액량과 혈압에 영향을 미침으로써 토리여과율을 조정한다.

여과장치 Filtration Apparatus

혈장은 토리의 벽을 통과하여 주머니공간 속으로 여과된다. 이러한 여과 과정을 통해 생성된 용액을 **토리여과액(glomerular filtrate)**이라 부른다. 여과 과정에는 세 개의 장벽이 관여하는데, 이들은 함께 여과막(filtration membrane)을 형성한다.

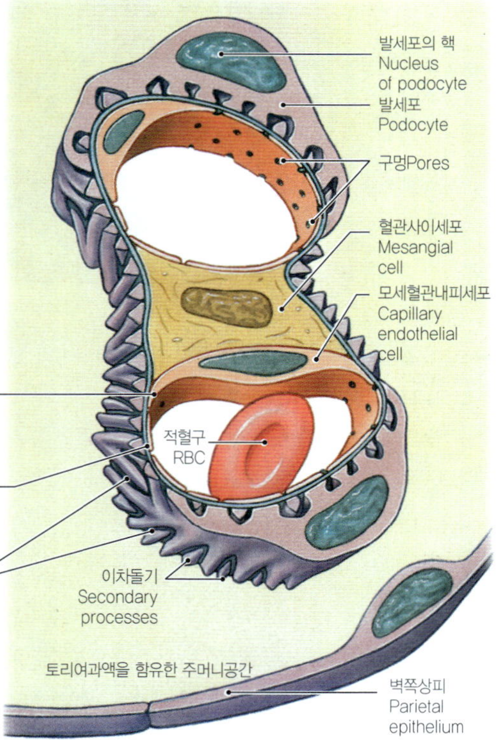

여과막 Filtration Membrane

혈관내피세포 Capillary endothelium (혈액세포의 통과를 막는다)

바닥판 Basal lamina (큰 혈장 단백질의 통과를 막는다)

발세포의 이차돌기 사이의 여과틈새 (대부분의 모든 혈장단백질의 통과를 막는다)

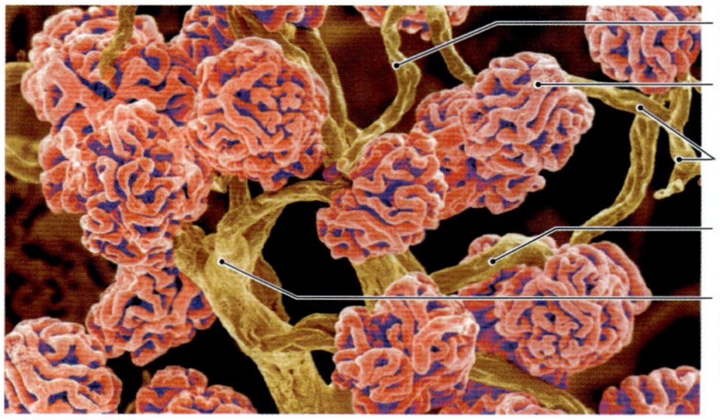

토리와 관련 혈관들 SEM × 94

다양한 콩팥소체와 그와 관련된 혈관들의 3차원적 구조를 보여주는 콩팥소체의 전자현미경 사진

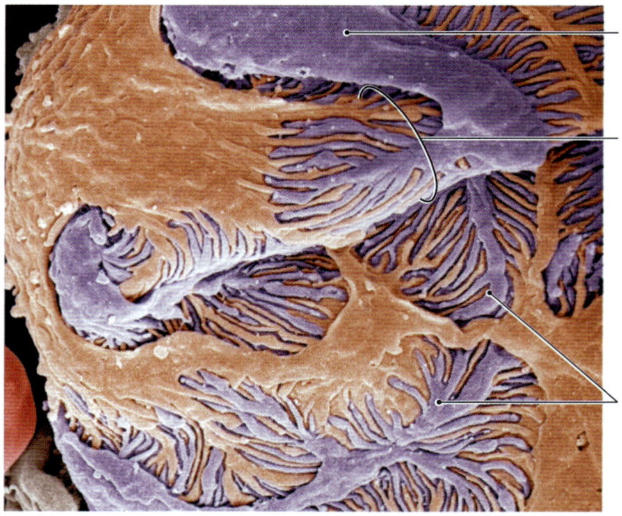

발세포 SEM × 20,800

각각의 발세포와 이차돌기를 보여주는 토리표면의 전자현미경 사진

의 콩팥단위는 **속질곁콩팥단위(방수질신원, nephron)**인데, 속질쪽으로 더 가깝게 위치하고 있으며, 콩팥피라밋으로 깊이 뻗어 있는 긴콩팥단위고리를 가지고 있다(그림 26.8a,f). 속질곁콩팥단위보다는 겉질콩팥단위가 더 많이 존재하기 때문에 겉질콩팥단위는 콩팥의 재흡수와 분비기능의 대부분을 수행한다. 그러나 속질곁콩팥단위는 농축된 소변의 생성에 필수적인 환경을 제공하는 역할을 한다.

콩팥깔때기에 도달한 소변은 콩팥소체에서 생성된 여과액과는 많이 다르다. 여과의 수동적인 과정은 오로지 용질크기에 의한 장벽을 통과하는 이동을 촉진한다. 유기노폐생성물의 이동을 가능하게 할 만큼 크기가 큰 틈새를 가진 여과기는 물, 이온 그리고 포도당, 지방산, 또는 아미노산과 같은 다른 유기분자들의 이동을 막을 수 없다. 콩팥단위는 다음과 같은 기능을 수행한다.

- 여과액으로부터 모든 유용한 유기성 기질을 재흡수
- 여과액으로부터 80% 이상의 물을 재흡수
- 여과 과정에 의해서 놓친 여과노폐물 속으로 분비

이제 속질곁콩팥단위의 각 구역에 대해 좀 더 자세히 살펴보기로 한다.

콩팥소체

콩팥소체는 대략 150~250 μm의 직경을 가지고 있다. 이것은 (1) 토리의 모세혈관 고리와 (2) **토리주머니(사구체낭, glomerular capsule)** 또는 보만주머니(Bowman's capsule)로 알려진 콩팥세관의 확장된 구역을 포함한다. 토리는 심장이 심막강 안에 들어가 있는 것과 동일한 방식으로 토리주머니에 들어가 있다(Spotlight 그림 26.9). 토리주머니의 바깥벽은 단층편평상피세포의 **벽쪽상피세포(parietal epithelium**, *capsular epithelium*)에 의해 덮여 있으며, 이 층은 토리모세혈관을 덮고 있는 **내장쪽상피세포(visceral epithelium**, *glomerular epithelium*)와 연결되어 있다. 내장쪽상피세포는 토리모세혈관을 둘러싸고 있는 복잡한 돌기를 가진 커다란 세포로 구성되어 있다. 이러한 특수화된 세포들은 **발세포(족세포, podocyte)**라 불리며 Spotlight 그림 26.9에서 볼 수 있다. **토리주머니 공간(capsular space)**은 벽쪽과 내장쪽 상피세포에 의해 분리된다. 벽쪽과 내장쪽 상피세포 사이의 연결은 콩팥소체의 혈관극에 위치해 있다. **혈관극(vascular pole)**에서 토리모세혈관은 혈류와 연결되어 있다. 혈액은 들세동맥을 통해 이러한 모세혈관으로 도달하고 더 작은 직경의 날세동맥에서 나간다(Spotlight 그림 26.9)(이러한 비정상적인 순환구조는 다음 절에서 더 자세히 다룰 것이다).

여과는 혈압이 용액과 용해된 용질을 토리로부터 토리주머니공간으로 밀어낼 때 일어난다. 이러한 결과로 만들어진 여과액은 혈장단백질이 제거된 혈장과 유사하다. 여과 과정은 세 가지 물리적인 장벽의 통과를 통해 일어난다(Spotlight 그림 26.9).

1. 모세혈관내피(capillary endothelium): 토리모세혈관은 직경이 60~100 nm (0.06~0.1 μm)인 구멍을 가진 창모세혈관(fenestrated capillary)이다. 이러한 구멍은 혈액세포들의 통과를 막을 수 있을 정도로 매우 작지만, 혈장단백질 뿐만 아니라 용질의 확산을 막기에는 너무 크다.
2. 바닥판(basal lamina): 모세혈관 내피를 둘러싼 바닥판은 전형적인 바닥판의 밀도와 두께의 세 배 이상으로 밀집된 층을 가진다. 토리의 밀집된 층은 큰 혈장단백질의 이동을 막지만 작은 혈장단백질과 영양분, 이온의 이동을 막지는 못한다. 인체 다른 곳의 바닥판과는 다르게 밀집층은 모세혈관을 두 번 또는 그 이상으로 둘러싼다. 동시에 **혈관사이세포(mesangial cell)**들은 인접한 모세혈관을 내피 사이에 위치한다. 혈관사이세포는 (1) 모세혈관의 물리적으로 지지해주고, (2) 밀집층을 방해할지도 모르는 유기물질을 삼켜버리고, (3) 토리모세혈관의 직경을 조절하여 토리 혈류와 여과의 조절에 있어 중요한 역할을 한다.
3. 토리상피(glomerular epithelium): 발세포는 바닥판을 바깥 표면을 둘러싸고 있는 긴 세포성 돌기를 가지고 있다. 이러한 섬세한 "다리" 또는 **이차돌기(secondary process)**(Spotlight 그림 26.9)는 **여과틈새(filtration slit)**라 불리는 좁은 틈에 의해 분리되어 있다. 여과틈새가 매우 좁기 때문에 여과액은 용해된 이온을 가진 물, 작은 유기물질 그리고 있다면 혈장단백질들로 구성되어 있는 토리주머니속공간으로 들어간다.

대사산물뿐만 아니라, 여과액은 포도당, 지방산, 아미노산 그리고 비타민 같은 다른 유기성 화합물을 포함한다. 이러한 잠재적으로 유용한 물질들은 토리쪽곱슬세관에 의해 재흡수된다.

토리쪽곱슬세관

토리쪽곱슬세관(PCT)은 콩팥세관의 첫 부분이다. 토리쪽곱슬세관으로 들어가는 입구는 콩팥소체의 혈관극 거의 정반대편에 있는 **콩팥세관극(tubular pole)**에 위치한다(Spotlight 그림 26.9). 토리쪽곱슬세관은 재흡수를 위한 표면적을 증가시키기 위해 표면에 미세융모로 뒤덮인 단층입방상피세포로 이루어져 있다(그림 26.7과 그림 26.8a,b). 이러한 세포들은 여과액이 토리쪽곱슬세관을 지나갈 때 여과액으로부터 유기영양분과 이온, 혈장단백질을 능동적으로 흡수한다. 이러한 용질들이 흡수되면 삼투압은 토리쪽곱슬세관의 벽을 통해 콩팥세관주위액(peritubular fluid)이라 불리는 주변의 사이질액으로 물을 끌어온다. 흡수는 토리쪽곱슬세관의 주요한 기능이다. 토리쪽곱슬세관을 따라 콩팥세관액(tubular fluid)이 통과할 때, 상피세포는 실질적으로 모든 유기영양분과 혈장단백질 그리고 Na^+, Cl^-, 물의 60%를 흡수한다. 또한 토리쪽곱슬세관은 능동적으로 K^+, Ca^{2+}, Mg^{2+}, 중탄산 이온, 인산 이온, 그리고 황산 이온을 흡수한다.

콩팥단위고리

토리쪽곱슬세관은 콩팥세관이 콩팥속질쪽으로 갑자기 꺾이는 굽힘부분에서 끝난다. 이 굽힘은 콩팥단위고리의 시작을 표시한다(그림 26.8a,d). 콩팥단위고리는 **내림다리(하행지, descending limb)**와 **오름다리(상행지, ascending limb)**로 나뉠 수 있다. 내림다리는 콩팥깔때기쪽으로 콩팥속질로 내려가며, 오름다리는 겉질쪽으로 돌아온다. 오름다리와 내림다리는 각각 **두꺼운 구역**(thick segment)과 **얇은 구역**(thin segment)을 가지고 있다(그림 26.7과 26.8a,d)(두껍고 얇다는 용어는 둘러싸는 상피조직의 두께를 말하는 것이며 내강의 직경은 아님).

두꺼운 구역은 콩팥겉질에 가장 가까운 구역에서 관찰되는 반면, 얇은 구역은 더 깊은 속질 부위 안에서 얇은 편평상피조직으로 덮고 있다. 두꺼운 오름다리는 콩팥속질 깊은 곳에서 시작되는데 Na^+, Cl^- 이온을 콩팥세관액 밖으로 뿜어내는 능동수송기전을 가지고 있다. 이러한 수송활동의 결과로 속질의 사이질액은 매우 높은 농도의 용질을 포함하고 있다. 용질농도는 일반적으로 mOsml의 단위로 표현된다. 콩팥속질의 제일 깊은 부분에서 콩팥단위고리의 바닥 부분에 가깝게 사이질액의 용질농도는 대략 혈장의 4배 정도된다(1,200 mOsml vs. 300 mOsml). 얇은 내림다리와 오름다리는 자유스럽게 물을 투과시키는 반면 상대적으로 이온과 다른 용질에 대해서는 투과할 수 없다. 콩팥단위고리를 둘러싸는 높은 삼투압농도는 결과적으로 콩팥단위 밖으로의 물의 삼투압 이동을 일으킨다. 이러한 물은 **곧은혈관**(vasa recta)의 가느다란 모세혈관에 의해 흡수되는데, 이것은 일반적인 몸순환으로 용액을 되돌려 보낸다.

그물효과(net effect)는 콩팥단위고리가 부가적인 25%의 물을 콩팥세관으로부터 재흡수하고 더높은 비율의 Na^+과 Cl^- 이온을 재흡수하는 것이다. 토리쪽곱슬세관과 콩팥단위고리에서의 재흡수는 정상적으로 모든 유기영양분, 85%의 물 그리고 90% 이상의 Na^+과 Cl^- 이온을 담당한다. 남아 있는 물, 이온 그리고 토리에서 여과된 모든 유기산물은 콩팥단위고리에 남아서 먼쪽곱슬세관으로 들어간다.

먼쪽곱슬세관

콩팥단위의 오름다리는 세관벽을 토리 및 관련 혈관들과 가깝게 접할 수 있게 하기 위해 가파른 각을 만드는 곳에서 끝난다. 먼쪽곱슬세관(DCT)은 그곳에서 시작된다. 먼쪽곱슬세관의 처음 부위는 콩팥소체의 혈관극을 가로질러 날세동맥과 들세동맥 사이를 통과한다(Spotlight 그림 26.9).

단면을 보면(그림 26.7과 26.8b,c), 먼쪽곱슬세관은 토리쪽곱슬세관과 다음과 같이 다르다. (1) 먼쪽곱슬세관은 직경이 더 작으며, (2) 먼쪽곱슬세관의 상피세포는 미세융모가 적으며 그리고 (3) 먼쪽곱슬세관의 상피세포 사이의 경계가 명확하다. 이러한 특징들은 기능면에서 곱슬세관의 두 구역 사이의 주요 차이점을 반영한다. 토리쪽곱슬세관은 일차적으로 재흡수를 담당하는 반면, 먼쪽곱슬세관은 일차적으로 분비기능에 관여한다.

먼쪽곱슬세관은 다음 기능을 하기 위해 중요한 장소이다. (1) 이온, 산 그리고 다른 물질들의 능동적 분비, (2) Na^+과 Ca^{2+} 이온을 콩팥세관액으로부터 선택적으로 재흡수 그리고 (3) 콩팥세관액을 농축시키는데 도움을 주는 물의 선택적 재흡수. 먼쪽곱슬세관의 Na^+의 수송능력은 부신에서 분비되는 알도스테론(aldosterone)의 혈중농도에 의해 조절된다.

토리곁복합체 토리의 혈관극에서 날세동맥에 접한 먼쪽곱슬세관의 상피세포는 먼쪽곱슬세관의 다른 부위에 비하여 두껍다. 먼쪽곱슬세관의 이 구역은 Spotlight 그림 26.9에서 자세히 볼 수 있는데, 이곳을 **치밀반점**(macula densa)이라고 부른다. 이러한 세포들은 세뇨관액에서 전해질 농축(특히 Na^+와 Cl^-)을 감시하는 기능을 한다. 치밀반점의 세포들은 날세동맥의 벽속에 있는 특수한 민무늬근섬유와 깊은 관련이 있다. 이러한 근육섬유들을 **토리곁세포(사구체방세포, juxtaglomerular cell)**라 부른다. **바깥토리혈관사이세포**(extraglomerular mesangial cell)들이 토리, 날세동맥, 들세동맥과 먼쪽곱슬세관 사이의 공간을 채우고 있다. 치밀반점, 토리곁세포 그리고 바깥토리혈관사이세포들이 함께 **토리곁복합체(사구체방복합체, juxtaglomerular complex** 또는 *juxtaglomerular apparatus: JGA*)를 형성하는데, 이것은 19장에서 언급한 레닌과 에리트로포이에틴, 두 개의 호르몬을 분비하는 내분비조직이다. 이러한 호르몬은 콩팥동맥압, 혈류 또는 국소적인 산소량 저하 시에 분비되는데, 혈액량, 헤모글로빈 농도 그리고 혈압을 상승시키며, 여과액 생성률을 정상으로 되돌린다.

집합계통

콩팥단위의 마지막 구역인 먼쪽곱슬세관은 집합계통으로 열려 있는데, 연결세관(connecting tubule), 집합관(collecting duct)

임상노트

신부전치료에서의 진전

한 개의 정상적인 콩팥이면 혈액을 여과하고 신체항상성을 유지하기에 충분하다. 그러므로 콩팥기능상실(신부전)은 양쪽 콩팥이 다 손상되지 않는 한 발생하지 않는다. 만성콩팥기능상실의 관리는 전형적으로 물과 염분의 섭취를 제한하고 식이단백질을 최소화하는 것이다. 이러한 치료는 생성되는 소변량을 최소화하고 많은 양의 질소산화물이 생성되는 것을 방지함으로써 비뇨계통의 피로를 감소시킨다.

만약 약물과 식이조절이 혈액구성을 안정화시키지 못한다면, 좀 더 적극적인 치료가 이루어져야 한다. **혈액투석(hemodialysis)**에서 인공막을 가지고 있는 투석기는 혈액성분을 조절하기 위해 사용된다. 임시적인 콩팥투석을 위해 션트(Shunt)라 불리는 실리콘 튜브가 중간크기의 동맥과 정맥에 삽입된다(전에는 종아리 부위가 종종 사용되었지만, 요즘의 전형적인 위치는 아래팔이다). 투석기에 연결되어 있는 동안, 환자는 조용히 앉아서 혈액이 동맥 션트로부터 순환되어 기계를 거쳐서 다시 정맥 션트로 돌아가게 한다. 환자의 혈류는 선택적으로 투과되는 인공막을 통과한다. 즉, 인공막의 구멍들은 작은 이온들의 확산이 가능할 정도로 크지만, 혈장단백질의 손실은 충분히 방지할 수 있다. 막의 다른 면에는 특별히 투석액이 흐른다. 막을 통해 확산이 일어날 때, 혈액 조성이 변한다. K^+, 인산 이온, 황산 이온, 요소, 크레아티닌 그리고 요산은 막을 통해 투석액 속으로 확산된다. 중탄산이온과 포도당은 혈류 속으로 확산된다. 결과적으로 투석막을 통한 확산이 정상 토리 여과를 대체하게 된다. 투석액은 중요한 대사산물이 막을 통한 확산되지 않고 혈류에 남겨지도록 각 환자에게 맞게 조정된다.

혈액투석 대체방법으로써, **복막투석(peritoneal dialysis)**은 투석막으로 배막이 사용된다. 투석액은 복벽의 카테터를 통해 배막으로 들어가고 용액은 간격을 두고 제거되고 대체된다. 한 과정은 1시간에 2 L의 용액이 순환하는 것이다. 15분은 투석액 주입, 30분은 교환 그리고 15분은 투석액을 제거한다. 이런 과정은 병원이나 혹은 집에서 이루어진다. **연속이동복막투석(continuous ambulatory peritoneal dialysis; CAPD)**인 경우 환자는 카테터를 통해 2 L의 투석액을 자가 주입하고 4~6시간까지 자유스럽게 정상적인 활동을 한다. 그때쯤 용액이 신선한 투석액으로 대체된다.

가장 만족스러운 해결방법은 콩팥이식인데 공여자나 사체로부터 얻은 새로운 콩팥을 이식하는 것을 말한다. 손상받은 콩팥은 제거되고 혈액공급이 새로운 콩팥에 연결된다. 엉덩동맥이나 대동맥으로부터 골반이나 배안 아래쪽에 이식된 콩팥으로 혈액을 공급하기 위해 동맥이식이 사용된다. 콩팥이식의 성공률은 다양하여 1년간 유지되는 성공률은 현재 80~95%이다. 가까운 친척으로부터 얻어지는 콩팥을 사용하는 것이 콩팥이식이 5년 이상 유지될 확률이 높다. 면역억제제가 조직거부반응을 위해 사용되는데, 그러나 이러한 치료는 환자의 감염에 대한 저항성을 낮게 한다.

그리고 유두관(papillary duct)으로 구성된다(그림 26.8a,d). 각각의 연결세관은 각각의 콩팥단위를 근처의 집합관으로 연결한다(그림 26.8a,e,f). 각각의 집합관은 많은 연결세관로부터 용액을 받아서 겉질콩팥단위과 속질곁콩팥단위로 내보낸다. 여러 개의 집합관이 하나로 모여져서 더 큰 유두관으로 내보내고, 콩팥깔때기 속의 작은콩팥잔으로 연결된다. 집합계통을 덮고 있는 상피세포는 연결세관에서 단층입방상피로 시작되어 집합관과 유두관에서는 원주상피로 이행된다(그림 26.7)

집합계통은 콩팥단위로부터 콩팥깔때기로 콩팥세관액을 수송할 뿐만 아니라, 삼투압농도와 용적에 있어 최종적인 조정을 담당한다. 조절기제는 물에 대한 집합관의 투과도를 변화시킨다. 이러한 변화는 집합관이 속질을 통과하기 때문에 확연하다. 그곳에서 콩팥단위고리는 사이질액에서 높은 용질농도를 만든다. 집합관 투과도가 낮다면, 집합관에 도달하는 대부분의 콩팥세관액이 콩팥깔때기로 흘러들어 오고 소변은 희석될 것이다. 반대로, 집합관 투과도가 높다면, 집합관으로부터 속질로의 물의 삼투압적 흐름이 촉진될 것이며, 결국 소변이 농축되어 양이 줄어들 것이다. 항이뇨호르몬(antidiuretic hormone, ADH)은 집합계통의 투과도를 조절하는 호르몬이다. 순환되는 항이뇨호르몬의 농도가 높을수록 흡수되는 물의 양이 많아지고, 소변의 더 농축된다.

	✓	26.1 개념확인
1	☐	혈압이 낮다면 콩팥에서는 어떤 변화가 일어날까?
2	☐	콩팥동맥에서부터 토리로의 혈액의 흐름과 콩팥정맥으로 돌아오는 경로를 추적하라.
3	☐	토리로부터 작은 콩팥잔으로의 여과액의 경로를 추적하라.
4	☐	여과작용만으로는 소변생성에 충분하지 못한 이유를 설명한다.
5	☐	콩팥단위고리의 기능은 무엇인가?

26.2 소변의 수송, 저장 그리고 배뇨를 위한 해부학적 구조

여과조정과 소변생성은 용액이 작은콩팥잔에 들어갈 때 끝난다. 비뇨계통의 나머지 부분(요관, 방광, 요도)은 수송, 저장 그리고 소변의 제거에 사용된다. 그림 26.10c는 이러한 장기들의 상대적인 크기와 위치를 보여준다.

작은콩팥잔과 큰콩팥잔, 콩팥깔때기, 요관, 방광 그리고 요도의 처음 부분은 이완과 수축의 변화를 어느 정도 견뎌낼 수 있는 이행상피로 덮여 있다.

요관

요관은 콩팥에서 방광으로 도달하기 전까지 아래로 뻗어 있는 약 30 cm 정도되는 한 쌍의 근육성 관이다(그림 26.1과 26.2a). 각각의 요관은 콩팥문을 통과하는 깔대기 모양의 콩팥깔때기의 연결부위에서 시작된다(그림 26.4와 26.10c). 요관은 방광으로 뻗어 있고 아래쪽으로 그리고 안쪽으로 큰허리근을 거쳐 통과한다. 요관은 배막뒤기관으로 뒤복벽에 단단히 고정되어 있다(그림 26.3). 요관이 방광의 벽에 도달하여 연결되는 경로는 생식기계통의 위치와 크기가 다양하기 때문에 남녀에 따라 차이가 있다(그림 26.11a,b).

요관은 배안으로 들어가지 않고 방광의 뒤벽을 관통한다. 그런 후 경사진 각도로 방광벽을 통과하는데 **요관구멍(ureteral opening)**은 둥글기보다는 틈 형태이다(그림 26.11c). 이런 형태는 방광이 수축했을 때 소변이 요관과 콩팥으로 역류하는 것을 방지하기 위한 것이다.

요관의 조직학

각 요관의 벽은 3층 구조로 되어 있다. (1) 이행상피로 덮여 있는 안쪽의 점막, (2) 민무늬근의 세로근(안쪽)과 돌림근(바깥쪽)띠로 되어 있는 중간 근육층 그리고 (3) 섬유성피막과 배막에 연속되는 바깥의 결합조직층인 바깥막(adventitia)이다(그림 26.12a). 콩팥에서 시작되어 약 30초마다 요관벽속의 뻗침수용체의 자극에 의해 근육성 벽의 연동수축이 유발된다. 이러한 수축은 콩팥깔대기로부터 소변을 밀어내어 요관을 따라 방관으로 소변을 수송한다.

방광

방광은 소변을 임시적으로 저장하는 기능을 하는 속이 빈 근육성 장기이다. 남성의 경우, 방광바닥은 곧창자와 두덩뼈결합 사이에 위치한다. 여성의 경우, 방광바닥은 자궁아래와 질의 앞쪽에 놓여 있다. 방광의 직경은 크기가 다양해서, 팽창된 상태에 따라 다른데, 완전히 팽창된 방광은 약 1 L의 소변을 저장할 수 있다.

방광의 윗면은 배막층으로 덮여 있다. 여러 개의 배막주름이 방광의 위치를 고정시키는데 도움을 준다. **정중배꼽인대(median umbilical ligament)**가 앞쪽과 위쪽 경계로부터 배꼽쪽으로 뻗어 있다(그림 26.11b,c). **가쪽배꼽인대(lateral umbilical ligament)**는 방광의 가쪽을 통과하여 마찬가지로 배꼽으로 이어진다. 이러한 섬유띠는 배아기와 태아기에 태반에 혈액을 공급했던 두 개의 배꼽동맥의 흔적으로 남아 있는 것이다. 방광의 뒷면, 아랫면 그리고 앞면은 배막 바깥쪽에 놓여 있다. 이러한 공간에서 질긴 인대성 띠가 방광을 골반과 두덩뼈에 부착시킨다.

절단면(그림 26.11c)에서 보면, 방광을 덮고 있는 점막은 특별히 방광주름을 형성하는데 방광에 소변이 가득차서 늘어나게 되면 사라진다. 요관구와 요도입구에 의해 경계가 되는 삼각형의 구역은 **방광삼각(trigone)**을 형성한다. 이곳의 점막층은 주름이 없으며, 부드럽고 매우 두껍다. 방광삼각은 방광이 수축했을 때 소변을 요도로 보내는 깔대기로서의 역할을 한다.

요도입구는 방광의 가장 아랫부분인 방광삼각의 꼭대기(apex)에 있다. 요도구멍을 둘러싸는 부위는 **방광목(neck of urinary bladder)**으로 알려져 있는데 근육성의 **속요도조임근(내요도괄약근, internal urethral sphincter)**이 있다(그림 26.11b,c). 속요도조임근의 민무늬근은 방광으로부터 소변의 배출에 불수의적인 조절을 담당한다. 방광은 아랫배신경얼기 속의 신경절로부터의 절후신경섬유와 골반신경의 가지에 의해 조절되는 벽속신경절(intramural ganglia)로부터의 부교감성 신경섬유에 의해 지배된다.

방광의 조직학

방광벽은 이행상피로 된 점막층과 점막밑층 그리고 근육층으로 이루어져 있다(그림 26.12b). 근육층은 세 개의 층으로 되어 있다. 안과 바깥에 세로로 지나가는 민무늬근이 존재하고 돌림근이 그 사이에 끼워져 층을 형성하고 있다. 이러한 근육층은 합쳐서 방광의 강력한 **배뇨근(detrusor muscle)**을 형성한다. 이러한 근육의 수축은 방광을 압박하고 소변을 요도로 내보낸다. 장막층은 방광의 윗면을 덮고 있다.

요도

요도는 방광목으로부터 바깥쪽으로 뻗어 있다(그림 26.11c). 여성과 남성의 요도는 길이와 기능면에서 차이가 있다. 여성의 경우, 요도는 매우 짧아서 방광에서부터 질전정까지 3~5 cm 길이가 된다(그림 26.11b). **바깥요도구멍(외요도구, external urethral orifice** 또는 *external urethral opening*)은 질의 앞벽 가까이에 위치한다.

남성의 경우, 요도는 방광목으로부터 음경끝까지 약 18~20 cm 정도의 길이이다. 남성의 요도는 세 부분으로 나뉜다(그림 26.11 a,c,d). (1) 전립샘요도(prostatic urethra), (2) 막성요도(membranous urethra) 그리고 (3) 해면체요도(spongy urethra).

전립샘요도(prostatic urethra)는 전립샘의 중앙을 통과한다(그림 26.11c). **막성요도(membranous urethra)**는 골반강의 근육성 바닥면인 비뇨생식가로막(요생식격막, urogenital diaphragm)을 관통하는 짧은 구역이다. **해면체요도(spongy urethra)**, 또는 음경요도(penile urethra)는 비뇨생식가로막의 먼쪽으로부터 음경의 끝부분인 바깥요도구멍까지 뻗어 있다(그림 26.11a). 이러한 구

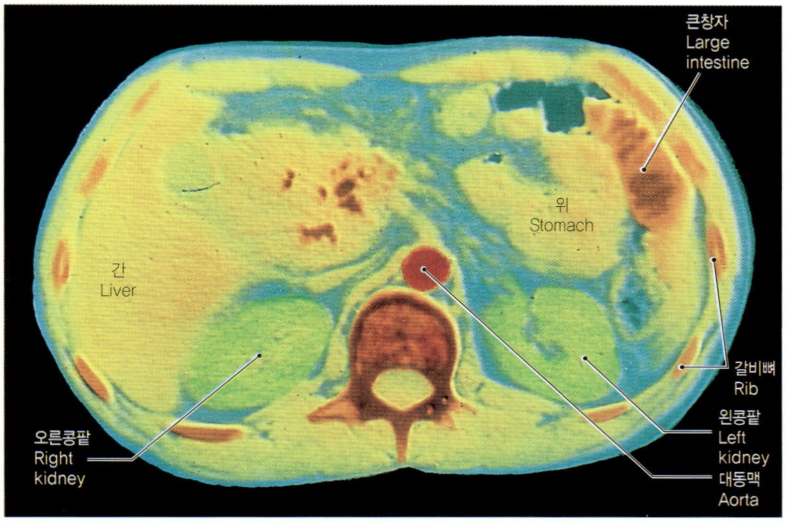

a 몸통의 가로절단면에서 콩팥의 위치를 보여주는 CT스캔사진. 이러한 영상으로서 병변이나 종괴의 발생에 대한 유용한 정보를 얻을 수 있다.

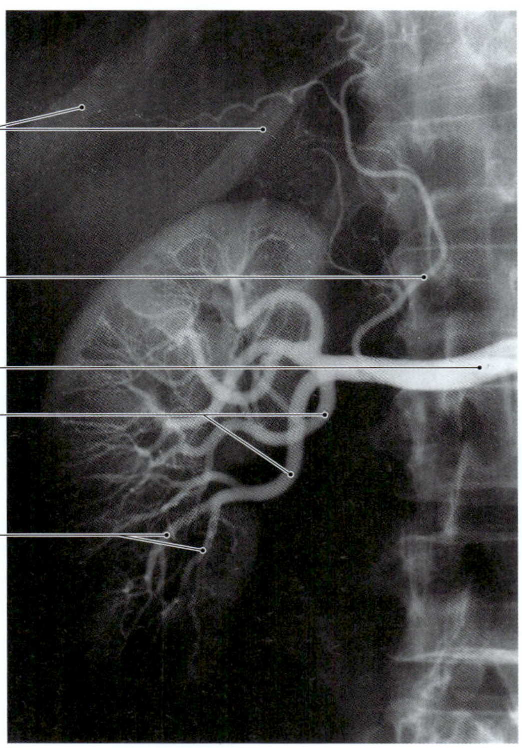

b 오른콩팥의 콩팥혈관조영사진. 동맥조영술 시행 시 X-선에서 혈관을 볼 수 있게 해주는 방사선 비투과성 물질을 투여함

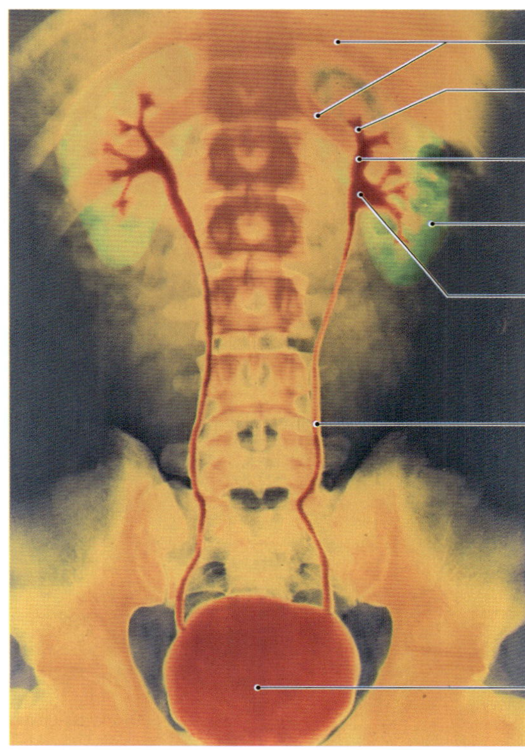

c 이 X-선 사진은 방사선 비투과성 물질의 정맥내 주사 후의 영상이다. 이 물질은 나중에 소변으로 배출된다. 이러한 영상은 깔때기조영사진(pyelogram)으로 알려져 있으며, 그 과정을 정맥깔때기조영술(intravenous pyelography, IVP)이라 한다.

■ **그림 26.10** 비뇨계통의 영상

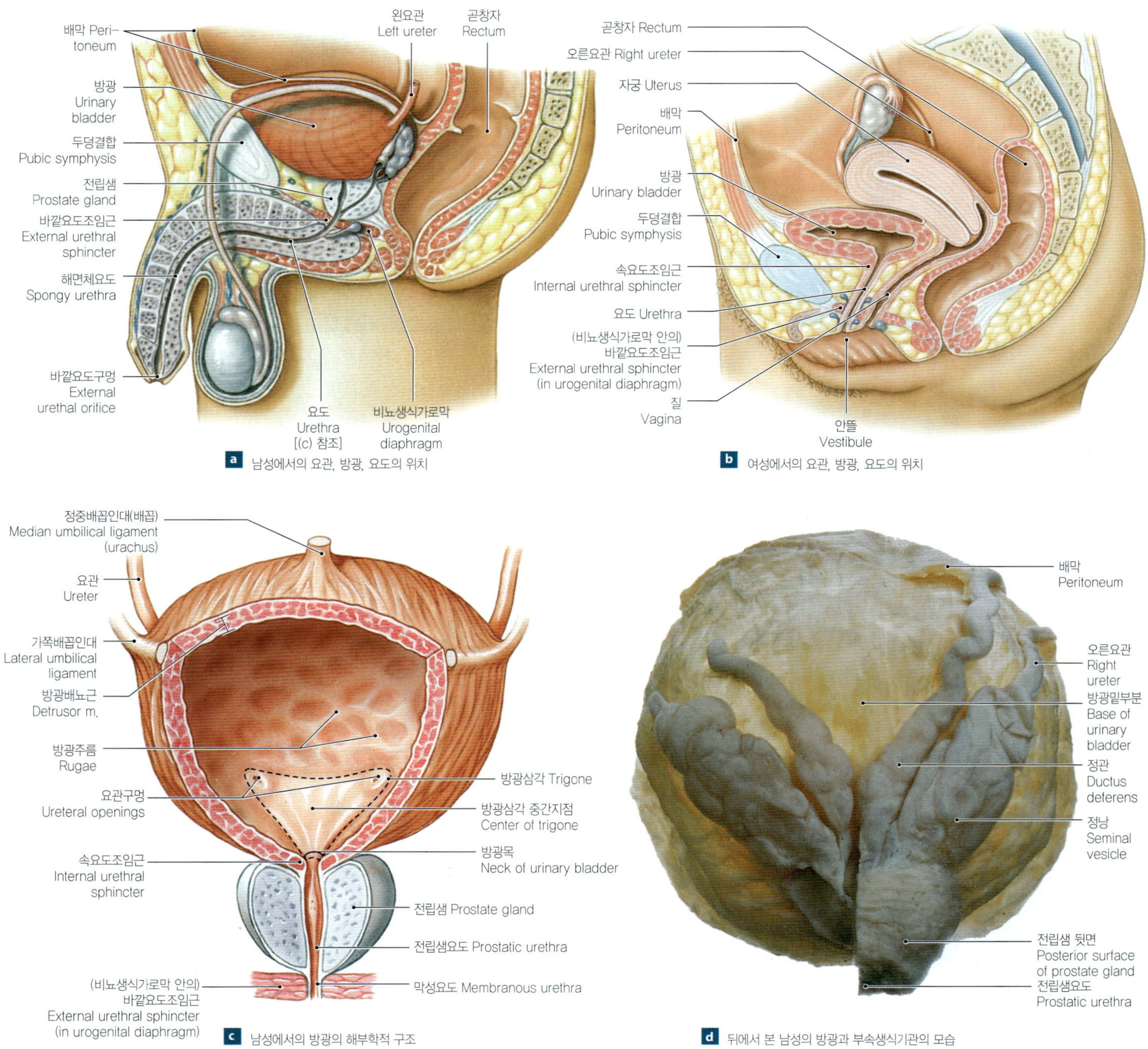

a 남성에서의 요관, 방광, 요도의 위치

b 여성에서의 요관, 방광, 요도의 위치

c 남성에서의 방광의 해부학적 구조

d 뒤에서 본 남성의 방광과 부속생식기관의 모습

■ **그림 26.11** 소변의 수송과 저장을 담당하는 기관들

임상노트

전도로의 문제

집합세관, 집합관, 또는 요관의 국소적인 폐쇄는 합쳐서 **결석(cast)** 라 부르는데 작은 응고혈액, 상피세포, 지질, 또는 다른 물질에 의해 초래된다. 결석은 종종 소변으로 배출되고 소변샘플의 현미경분석에 의해 관찰되기도 한다. **신결석(calculi)**, 또는 "콩팥돌(kidney stone)"은 칼슘의 축적, 마그네슘염, 또는 요산의 결정에 의해 형성되고 **신석증(nephrolithiasis)**이라는 질병을 유발한다. 콩팥돌이나 외부 압박과 같은 다른 인자에 의한 **비뇨계통폐쇄(urinary obstruction)**는 통증이 심하고 콩팥의 여과기능을 감소시키거나 소실시키기 때문에 심각한 문제를 일으킨다. 연동운동과 소변의 압력이 그것들을 움직이지 못한다면, 결석은 외과적으로 제거되거나 파괴되어야 한다. 콩팥돌 파쇄기(lithotripter) 말고도 담석을 파괴하는데 사용되던 방법과 유사한 비수술적 대체요법이 콩팥돌을 파괴한다.

역들의 기능성 차이점은 27장에서 다룰 것이다.

남성과 여성 모두에서 요도는 비뇨생식가로막을 통과하는데, 뼈대근의 원형 띠가 **바깥요도조임근(내요도구, external urethral sphincter)**을 형성한다. 바깥요도조임근과 속요도조임근 모두의 수축은 아랫배신경얼기의 가지에 의해 조절된다. 단지 바깥요도조임근만이 음부신경의 회음가지를 통해 수의적이 조절이 가능하다. 이 조임근은 평소에는 수축되어 있어서 배뇨 시에 수의적으로 이완된다. 바깥요도조임근의 자율신경지배는 신생아나 척수손상 성인에서처럼 자율조절이 안 될 때 중요하게 된다.

요도의 조직학

여성의 경우 요도는 방광목 근처에 이행상피로 덮여 있다. 요도의 나머지 부분은 전형적으로 중층편평상피조직으로 덮여 있다 (그림 26.11c). 고유판은 정맥의 확장된 얼기를 가지고 있는데 복합

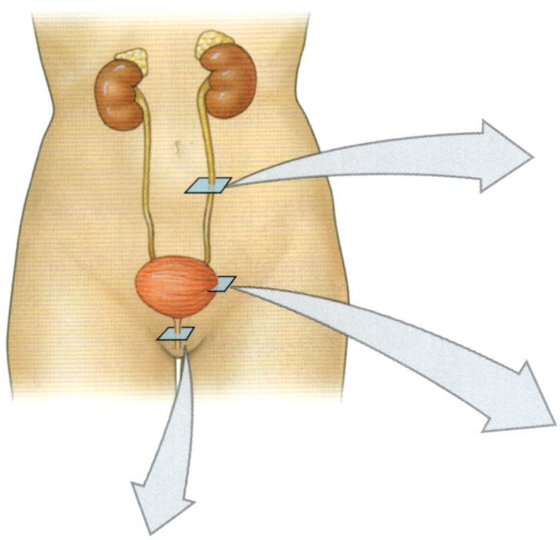

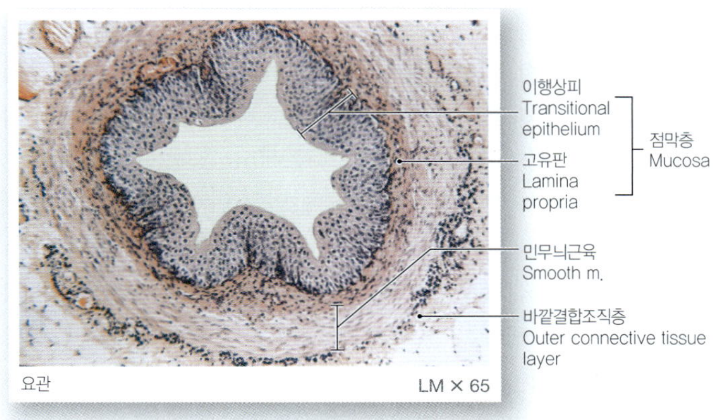

a 가로절단면에서 보이는 요관. 속공간을 둘러싸는 민무늬근의 두꺼운 층에 주목한다.

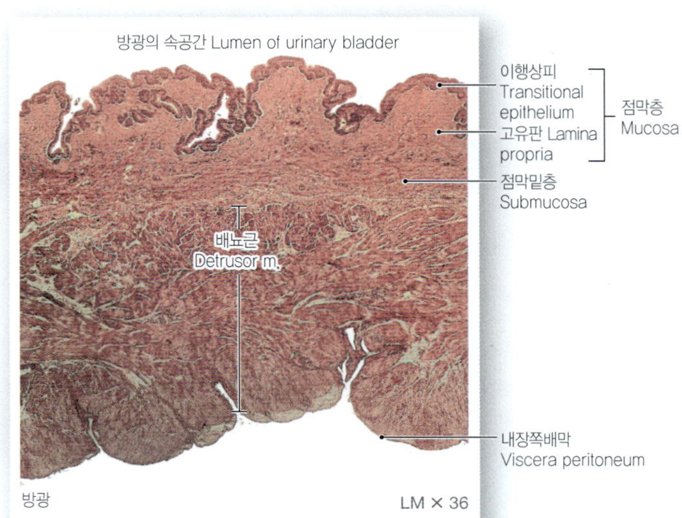

b 방광벽의 모습

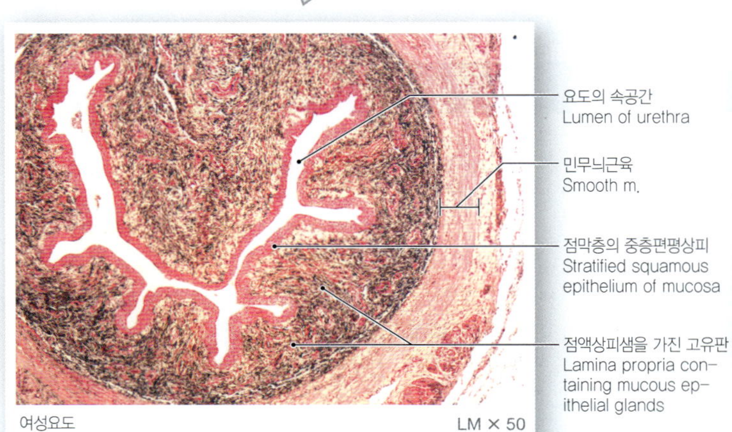

c 여성요도의 가로절단면

■ **그림 26.12** 소변을 모으고 수송하는 기관들의 조직학적 구조

체 전체는 민무늬근의 동심층에 의해 둘러싸여 있다.

남성의 경우 요도의 조직학적 구성은 길이에 따라 다양하다. 방광목으로부터 바깥요도구멍으로 진행되면서 상피조직은 이행상피로부터 거짓중층원주상피 또는 중층원주상피 그리고 이후에 중층 편평상피로 변화된다. 고유판은 두껍고 탄력성이 있다. 점막은 세로주름을 형성한다. 점액생성세포가 상피주머니에서 발견되는데, 남성의 경우 상피의 점액분비선의 관은 고유판으로 뻗어 나가는 관을 형성하기도 한다. 고유판의 결합조직은 요도를 주변구조물에 고정시킨다.

배뇨반사와 배뇨

소변은 요관의 연동수축에 의해 방광에 도달한다. 방광을 비우는 배뇨의 과정은 **배뇨반사(micturition reflex)**에 의해 조정된다. 소변이 가득차면 방광벽의 뻗침수용체가 자극받는다. 골반신경 속의 구심성 섬유는 생성된 신호를 엉치척수(sacral spinal cord)로 보낸다. 이러한 활성도의 증가는 (1) 엉치척수 속의 부교감성 운동신경을 촉진하고, (2) 방광의 수축을 자극하고 그리고 (3) 대뇌겉질에 감각을 중계하는 사이신경세포(inter-neuron)를 자극한다. 결과적으로, 방광속에서 소변에 의한 압력을 느낄 수 있다. 방광에 대략 200 mL 정도의 소변이 찰 때 요의를 느끼게 된다. 수의적인 배뇨는 바깥요도조임근의 의식적인 이완과 배뇨반사의 무의식적인 촉진을 포함한다. 바깥요도조임근이 이완되면 자율신경계를 통한 되먹임(feedback) 작용이 속요도조임근을 이완시킨다. 복근과 호기근의 긴장이 복압을 증가시키고 방광을 압박하는데 도움을 준다. 배뇨가 정상적으로 끝난 후에는 방광은 10 mL 이하의 소변만을 저장한다. 바깥요도조임근의 수의적인 이완이 없다면, 방광이 용적에 가까워지면서 두 개의 조임근 모두에 반사적인 이완이 일어난다.

	V 26.2 개념확인
1	☐ 콩팥돌에 의한 요관의 폐색은 어느 두 부위에서 소변의 흐름을 방해하는가?
2	☐ 방광의 내피가 어떻게 방광이 확장되게 할 수 있는지 설명한다.
3	☐ 어떻게 방광이 고정되는가?

26.3 노화와 비뇨계통

일반적으로 노화는 콩팥의 문제가 증가하는 것과 관련된다. 나이와 관련된 비뇨계통 변화는 다음과 같다.

1. 정상 기능을 수행할 수 있는 콩팥단위의 수 감소: 콩팥의 콩팥단위의 전체 수가 25~85세 사이에 30~40% 감소한다.
2. 토리 여과의 감소: 이러한 감소는 토리 수의 감소, 남겨진 토리 속의 여과장치의 지속적인 손상 그리고 콩팥으로 혈류감소에 의해 초래된다.
3. 항이뇨호르몬(ADH)에 대한 감수성 감소: 노화에 의해 콩팥단위의 먼쪽과 집합계통 전체가 ADH에 덜 반응하게 된다. 물과 Na^+의 재흡수가 떨어지면, 배뇨는 더 잦아지고 하루의 수분요구량도 증가된다.
4. 배뇨반사의 문제: 여러 요소들이 이 문제에 관여한다.
   a. 조임근이 근육긴장도를 잃고 수의적으로 소변을 저장하는데 덜 효과적이게 된다. 이러한 긴장도의 소실은 소변의 느린 유출인 요실금(incontinence)을 초래한다.
   b. 배뇨를 조절하는 능력은 중풍, 알츠하이머병, 대뇌겉질 또

임상노트

요로기계 감염

요로기계 감염(urinary tract infections; UTI)은 요로계에 집락을 형성하는 세균이나 진균에 의해 발생된다. 장내 박테리아인 대장균에 의한 감염이 가장 많으며 여성은 바깥요도구멍과 항문의 짧은 거리 때문에 요로계 감염에 특히 민감하다. 여성의 요로가 상대적으로 짧기 때문에 성관계에 의해 세균이 요로를 통과하여 방광쪽으로 침범하기 쉽다.
이러한 질병은 무증상일 수도 있지만, 소변 속에 세균과 혈액세포가 발견되어 감지되는 경우도 있다. 요로벽의 염증이 일어날 경우, 요로염(urethritis)이라 부르며, 방광의 상피조직의 감염은 방광염(cystitis)이라 부른다. 많은 감염들이 어느 정도까지 두 부위에 모두 영향을 미치게 된다. 증상은 배뇨가 고통스러워지고, **배뇨곤란(dysuria)**이 나타나며, 방광은 긴장되고 압력에 민감해진다. 이런 증상에도 불구하고 환자는 요의를 자주 느끼게 된다. 요로계 감염은 일반적으로 항생제 치료가 잘 듣지만 재감염이 발생할 수 있다.
치료하지 않으면 세균은 요관을 따라 콩팥깔때기로 진행할 수도 있다. 콩팥깔때기의 벽의 감염은 **신우염(pyelitis)**을 일으킨다. 만약 세균이 콩팥겉질과 속질을 모두 침범하면, **신우신염(pyelonephritis)**이 발생한다. 신우신염의 증상은 고열, 감염된 쪽의 심한 통증, 구토, 설사 그리고 소변 내의 혈액세포와 고름 등이 나타난다.

는 시상하부에 영향을 미치는 다른 CNS 질병 후에 종종 소실된다.

c. 남성의 경우, **소변정체**(urinary retention)는 전립샘의 이차적인 만성감염을 초래할 수 있다. 이러한 질환에서 전립샘조직의 팽창과 비틀어짐은 요로의 전립샘요도를 압박하여 소변의 흐름을 제한하거나 막는다.

26.3 개념확인

1 ☐ 92세 남성이 젊었을 때보다 더 자주 화장실을 가게 되어 불편함을 겪고 있다. 그에게 어떻게 이것을 설명할 것인가?

신경 발생학 요약

비뇨계통의 발생학은 28장을 참고한다.

임상용어

방광염(cystitis) 주로 감염에 의한 방광벽의 염증
배뇨곤란(dysuria) 배뇨 시 통증
신결석(calculi) 콩팥돌은 칼슘축적(cal-cium deposit), 마그네슘염(magnesium salt), 또는 요산의 결정(crystal of uric acid)에 의해 형성된다.
신석증(nephrolithiasis) 콩팥에 결석이 생김
요도염(urethritis) 요도벽의 염증
요로감염(urinary tract infection, UTI) 세균이나 진균감염에 의해 요로계가 감염됨
요로폐쇄(urinary obstruction) 결석이나 다른 인자들에 의해 요로가 막힘
요실금(incontinence) 배뇨의 수의적인 조절이 불가능함
자율방광(automatic bladder) 배뇨반사는 정상이지만, 중추신경계 손상으로 인해 바깥요도조임근의 수의적인 조절이 소실된 상태. 환자는 방광의 반사적 배뇨를 참을 수 없다.
콩팥깔때기조영사진(pyelogram) 방사선불투과성 합성물을 투여한 후 콩팥의 X-선 촬영으로 얻은 이미지
혈액투석(hemodialysis) 혈액조성을 조절하고 노폐물을 제거하기 위해 사용되는 인공적인 막을 이용하는 치료기술

핵심정리

개요

- 비뇨계통의 기능은 (1) 혈중 이온농도를 조절하고, (2) 에리트로포이에틴과 레닌을 분비함으로써 수분손실량을 조정하여 혈액량과 혈압을 조절하고, (3) 혈액 pH의 안정화를 돕고, (4) 영양분을 보존하고, (5) 유기노폐물을 제거하고, (6) 칼시트리올을 합성하는 것이다.
- 비뇨계통은 콩팥, 요관, 방광 그리고 요도를 포함한다. 콩팥은 소변(물, 이온 그리고 용해성 복합물)을 형성한다. 배뇨가 일어나는 동안 소변은 몸밖으로 배출된다(**그림 26.1**).

26.1 콩팥

- 콩팥은 마지막 등뼈와 셋째허리뼈 사이의 척추 양쪽에 위치한다(**그림 26.1~26.3**).
- 배안의 콩팥의 위치는 (1) 덮고 있는 배막과 (2) 인접한 내부장기와의 접촉 그리고 (3) 지지하는 결합조직에 의해 유지된다. 결합조직의 세 개의 동심층은 장기의 바깥면을 덮고 있는 섬유피막, 섬유피막을 둘러싸고 있는 콩팥주위지방 그리고 주변구조물에 콩팥을 고정시키는 콩팥근막이다(**그림 12.13/26.4**).

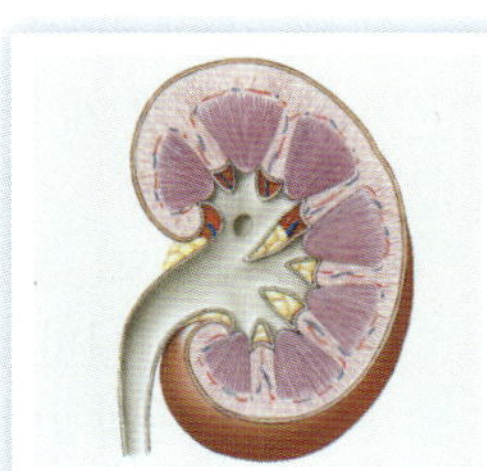

콩팥의 표면해부학

- 요관과 콩팥혈관은 콩팥의 콩팥문에 부착되어 있다. 섬유피막의 안쪽 층은 콩팥굴을 덮고 있다(**그림 26.3/26.4**).

콩팥의 절단해부학

- 콩팥은 바깥의 콩팥겉질, 중앙의 콩팥속질 그리고 안쪽의 콩팥굴로 나뉠 수 있다. 콩팥속질은 6~18개의 콩팥피라밋을 포함하고 있으며, 콩팥피라밋의 끝, 또는 콩팥유두는 콩팥굴속으로 이어진다. 콩팥기둥은 인접한 콩팥피라밋을 구분하는 겉질로 구성되어 있다. 콩팥엽은 콩팥피라밋, 콩팥겉질의 덮는 부분 그리고 콩팥기둥의 인접한 조직을 포함한다(**그림 26.4a**).
- 작은콩팥잔은 큰콩팥잔으로 이어진다. 이러한 공간들은 콩팥깔때기로 이어지고 요관으로 연결된다(**그림 26.4a~c**).

콩팥으로의 혈액공급

- 콩팥의 혈관은 콩팥단위에 혈액을 공급하는 들세동맥으로의 콩팥동맥, 구역동맥, 엽사이동맥, 활꼴동맥 그리고 겉질부챗살동맥를 포함한다. 콩팥단위로부터, 혈액은 소엽사이, 활꼴, 엽사이 그리고 콩팥정맥으로 유입된다(**그림 22.14/22.15/26.5/26.6b/26.10b**).

콩팥의 신경지배

- 콩팥과 요관은 콩팥신경에 의해 지배된다. 교감성흥분이 토리

의 혈류와 혈압을 조절하고, 레닌분비를 자극하고 그리고 Na^+ 이온과 물의 재흡수를 촉진한다.

콩팥의 조직학적 구조

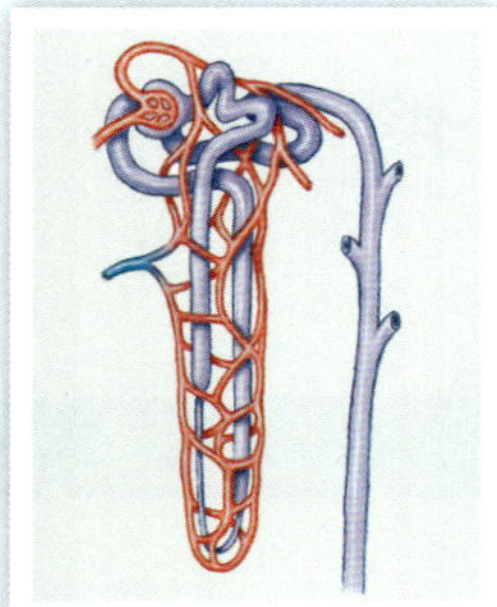

- 콩팥단위(콩팥의 기본적인 기능적 단위)은 집합계통으로 배출하는 콩팥세관으로 구성된다. 콩팥소체로부터, 세뇨관액은 토리쪽곱슬세관(PCT), 콩팥단위고리, 먼쪽곱슬세관(DCT)을 통과한다. 그런 후에 집합세뇨관, 집합관, 유두관을 거쳐 작은콩팥잔에 도달한다(그림 26.7).
- 콩팥단위의 대략 85%는 콩팥겉질에 존재하는 겉질콩팥단위이다. 콩팥단위고리가 짧고 날세동맥은 콩팥세관 주변을 둘러싸는 콩팥세관주위 모세혈관에 혈액을 공급한다. 속질곁콩팥단위는 속질에 가깝게 위치하며, 콩팥단위고리가 콩팥피라밋으로 깊게 뻗어 있다(그림 26.5b,c/26.8a,e,f).

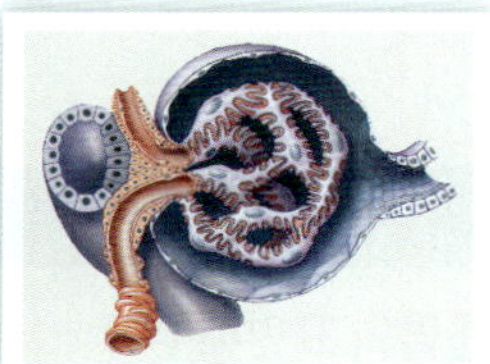

- 콩팥단위는 (1) 여과액의 생성, (2) 유기영양분의 재흡수 그리고 (3) 물과 이온의 재흡수의 기능을 담당한다. 벽상피세포가 콩팥소체의 바깥벽을 덮고 있다. 혈액은 주변의 커다란 들세동맥을 통해 들어와서 상대적으로 작은 날세동맥으로 나간다(Spotlight 그림 26.9).
- 콩팥소체는 토리와 토리주머니를 가지고 있다. 토리에서 내장쪽 상피의 발세포는 모세혈관 주위로 돌기를 내어 감싸고 있다. 발세포의 이차돌기들은 좁은 여과틈에 의해 분리된다. 토리주머니 공간은 벽쪽상피세포와 내장쪽상피세포를 분리한다. 토리모세혈관은 창모세혈관이다. 바닥판의 치밀층은 특히 두껍다. 혈액은 콩팥소체의 혈관극에 들세동맥을 통해 들어오고 날세동맥을 통해 나간다. 날세동맥으로부터 혈액은 속질 내에서 콩팥단위고리를 따라가는 콩팥세관주위 모세혈관과 곧은혈관으로 들어간다(Spotlight 그림 26.9).
- 토리쪽곱슬세관은은 콩팥세관액으로부터 능동적으로 영양분, 이온, 혈장단백질 그리고 전해질을 재흡수한다. 콩팥단위고리는 내림다리와 오름다리를 포함한다. 각 가지들은 두꺼운 구역과 얇은 구역을 가지고 있다. 오름다리는 용액을 토리쪽곱슬세관으로 운반하는데, 여기서 능동적으로 이온들을 분비하고 소변으로부터 Na^+ 이온을 재흡수한다. 토리쪽곱슬세관과 콩팥단위고리에서의 재흡수는 모든 유기영양분, 물의 85%와 Na^+과 Cl^-의 90% 이상을 포함한다(그림 26.7/26.8과 Spotlight 그림 26.9).
- 먼쪽곱슬세관은 이온과 다른 물질의 분비 그리고 Na+ 이온의 재흡수에 중요한 장소이다(그림 26.7/26.8과 Spotlight 그림 26.9).
- 토리곁복합체는 치밀반점, 토리곁세포 그리고 바깥토리혈관사이세포로 구성된다. 토리곁복합체는 레닌과 에리트로포이에틴을 분비한다(Spotlight 그림 26.9).
- 먼쪽곱슬세관은 집합계통으로 열려 있다. 집합계통은 집합뇨세관, 집합관 그리고 유두관으로 구성된다. 콩팥단위로부터 콩팥깔때기로 용액을 수송하는 기능 외에 집합계통은 삼투압 농도와 용적을 조정한다(그림 26.7/26.8a,d,e,f).

26.2 소변의 수송, 저장 그리고 배뇨를 위한 해부학적 구조

- 콩팥세관용액 조정과 소변생성은 용액이 콩팥굴의 작은콩팥잔에 들어가면서 끝난다. 비뇨계통의 나머지부분(요관, 방광, 요도)는 소변의 수송, 저장 그리고 배출을 담당한다(그림 26.10c).

요관

- 요관은 콩팥깔때기로부터 방광으로 뻗어 있고 소변을 방광하는 수송하는 역할을 담당한다. 각 요관벽은 안쪽의 점막층, 중간의 근육층 그리고 바깥의 결합조직층(피막)으로 구성된다(그림 26.1/26.2/26.3/26.4/26.10c/26.11).

방광

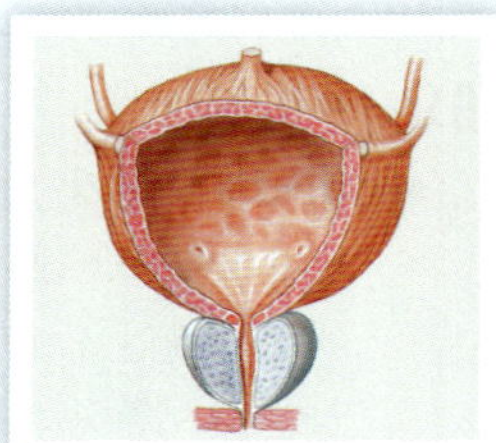

- 방광은 소변의 저장고로서의 역할을 하는 속이 빈 근육성 장기이다. 방광은 정중배꼽인대와 가쪽배꼽인대에 의해 안정화된다. 방광의 내면은 방광삼각, 방광목 그리고 속요도조임근을 포함한다. 점막층은 뚜렷한 방광주름을 가지고 있다. 배뇨근의 수축은 방광을 압박하여 소변을 요도로 밀어낸다(그림 26.11/26.12).

요도

- 요도는 방광목으로부터 바깥으로 뻗어 있다. 여성의 경우 요도는 짧고 바깥요도구멍에서 끝난다. 남성의 경우, 요도는 전립샘요도, 막성요도 그리고 해면체요도를 가지고 있다. 요도 해면체는 바깥요도구멍에서 끝난다. 남성과 여성에서 모두 요도는 비뇨생식가로막을 통과하는데, 이것은 배뇨의 수의적인 조절을 가능하게 하는 바깥요도조임근을 형성하는 뼈대근의 원형 띠이다.
- 여성의 요도는 일반적으로 방광 가까이에서 이행상피조직으로 덮여 있다. 나머지 부분은 일반적으로 중층편평상피이다. 남성의 요도는 방광에서의 이행상피에서 중층원주상피 또는 거짓중층상피 그리고 바깥요도구멍 가까이에서는 중층편평상피로 다양하다(그림 26.11/26.12).

배뇨반사와 배뇨

- 배뇨 과정은 방광벽의 뻗침수용체에 의해 시작되는 배뇨반사에 의해 조정된다. 수의적 배뇨는 바깥요도조임근의 수의적인 이완과 이러한 반사의 결합으로 이루어진다.

26.3 노화와 비뇨계통

- 노화는 일반적으로 콩팥의 문제가 증가하는 것과 관련된다. 비뇨계통의 노화와 관련된 변화는 다음과 같다. (1) 정상 기능을 하는 신원수의 감소, (2) 토리여과의 감소, (3) 항이뇨호르몬에 대한 민감도 감소 그리고 (4) 배뇨반사의 문제(남성에서 전립샘이 비대되는 경우 소변정체가 일어날 수 있다).

단원 연습문제

For answers, see the blue Answers tab at the back of the book.

단계 1. 정의와 용어

가장 근접한 항목에 대하여 짝을 지으시오.

1. 배뇨 ☐
2. 배뇨근 ☐
3. 치밀층 ☐
4. 속질 ☐
5. 콩팥문 ☐
6. 콩팥단위 ☐
7. 신결석 ☐
8. 곧은혈관 ☐
9. 섬유성 피막 ☐
10. 콩팥근막 ☐

a. 방광의 근육
b. 콩팥의 기능적 기본단위
c. 소변반사
d. 콩팥의 섬유층
e. 콩팥의 돌
f. 6~18개의 콩팥피라밋으로 구성
g. 콩팥의 두꺼운 바깥층
h. 모세혈관의 연속
i. 토리결복합체 구역
j. 콩팥동맥과 정맥이 들어오고 나가는 구역

11. 아래 모식도에서 구조물의 명칭을 적으시오.

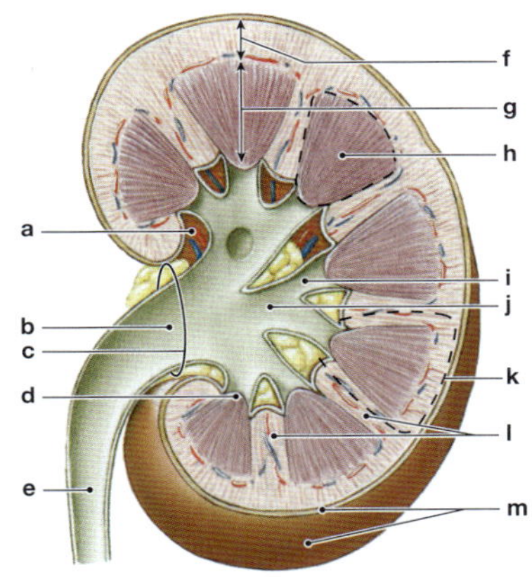

12. 각 콩팥은 무엇에 의해 보호되고 안정되는가?
(a) 단지 섬유피막에 의해서
(b) 단지 콩팥기둥위지방과 섬유성 피막에 의해서
(c) 단지 콩팥기둥위지방에 의해서
(d) 섬유피막, 콩팥기둥위지방 그리고 콩팥근막에 의해서

13. 다음 중 비뇨계통의 기능이 아닌 것은?
(a) 과도한 포도당 입자를 분비한다.
(b) 혈액량을 조절한다.
(c) 혈액 pH을 안정화시킨다.
(d) 유기노폐물을 제거한다.

14. 콩팥굴이란?
(a) 콩팥조직의 가장안쪽층
(b) 콩팥속질에 위치하는 원뿔형 구조물
(c) 콩팥피막을 덮여 있고 콩팥문 안에 존재하는 안쪽 공간
(d) 콩팥깔때기의 커다란 가지

15. 어떤 혈관이 토리쪽곱슬세관과 먼쪽곱슬세관에 혈액을 공급하는 혈관얼기를 형성하는가?
(a) 구역동맥
(b) 세관주위 모세혈관
(c) 겉질부챗살동맥
(d) 활꼴동맥

16. 여과의 과정이 일어나는 곳은?
(a) 토리쪽곱슬세관
(b) 콩팥소체
(c) 집합관
(d) 콩팥단위고리

17. 소변의 농축을 담당하는 곳은?
(a) 토리쪽곱슬세관
(b) 먼쪽곱슬세관
(c) 집합관
(d) 콩팥단위고리

18. 요관과 방광을 덮고 있는 상피조직은?
(a) 중층편평상피
(b) 거짓중층원주상피
(c) 단층입방상피
(d) 이행상피

19. 정상적인 소변의 구성성분이 아닌 것은?
(a) 수소 이온
(b) 요소
(c) 거대단백질
(d) 염

20. 방광의 앞면과 윗면으로부터 배꼽으로 뻗어 있는 인대는 무엇인가?
    (a) 원인대
    (b) 네모인대
    (c) 정중배꼽인대
    (d) 가쪽배꼽인대

21. 집합관에 부착된 콩팥단위의 부위는?
    (a) 콩팥단위고리
    (b) 토리쪽곱슬세관
    (c) 먼쪽곱슬세관
    (d) 집합관

단계 2. 개념 정리

1. 방광으로 들어가는 요관의 입구부가 원형이지 않고 틈으로 되어 있는 이유는?
    (a) 소변이 드나들기 쉽도록 쉽게 비틀어진다.
    (b) 이런 모양이 방광이 수축될 때 소변이 역류하는 것을 방지해준다.
    (c) 요관의 이 부분을 지지해주기 때문에 정중배꼽인대와 가쪽배꼽인대 사이에서 눌려 있다.
    (d) 특별한 이유가 없다. 위치 때문에 그런 형태가 된다.

2. 노년층에서 생기는 배뇨반사의 문제는 무엇인가?
    (a) 조임근의 긴장이 증가되어 방광에서 소변을 배출하기가 쉽지 않다.
    (b) 전립샘이 비대되기 때문에 소변의 정체가 일어난다.
    (c) 항이뇨호르몬에 대한 감수성이 증가한다.
    (d) Na^+ 이온의 정체가 증가한다.

3. 한쪽 콩팥에 1개 이상의 콩팥동맥과 콩팥정맥을 가지고 있으면서 콩팥문에서 콩팥으로 들어가는 내강의 크기가 비슷한 사람은 콩팥기능에 어떤 변화가 있을까?
    (a) 다른 사람보다 높은 압력의 혈액을 견뎌낸다.
    (b) 동맥과 정맥이 정상인 이상, 콩팥기능도 정상이 된다.
    (c) 콩팥을 통해 높은 혈류가 들어온다.
    (d) 이러한 콩팥은 일정시간에 생성할 수 있는 소변량이 좀 더 유연적일 것이다.

4. 콩팥단위에서 토리가 위치하는 곳은?

5. 토리상피조직의 특징은 무엇인가?

6. 토리결복합체가 분비하는 것은?

7. 방광삼각이란 무엇인가?

8. 수의적인 조절이 가능한 요도조임근은?

9. 토리쪽곱슬세관의 주요 기능은 무엇인가?

10. 방광 주름의 기능은 무엇인가?

단계 3. 종합적 사고

1. 바깥요도조임근의 신경조절은 아이가 2~3세가 될 때까지 완성되지 않지만, 속요도조임근은 출생 시부터 기능을 시작한다. 왜 조기의 화장실 사용교육이 성과없는 실망스러운 결과를 낳게 되는가?

2. 제니퍼는 콩팥기능상실 때문에 은퇴하기 전까지는 마라톤 챔피언이었다. 지난 마라톤 두 경기 동안, 검사결과를 통해 그녀에게 급성신기능장애가 발생한 것으로 밝혀졌다. 어떻게 장거리 달리기가 이러한 질병을 유발하였을가?

3. 왜 여자는 임신을 하게 되면 화장실을 더 자주 가게 될까?

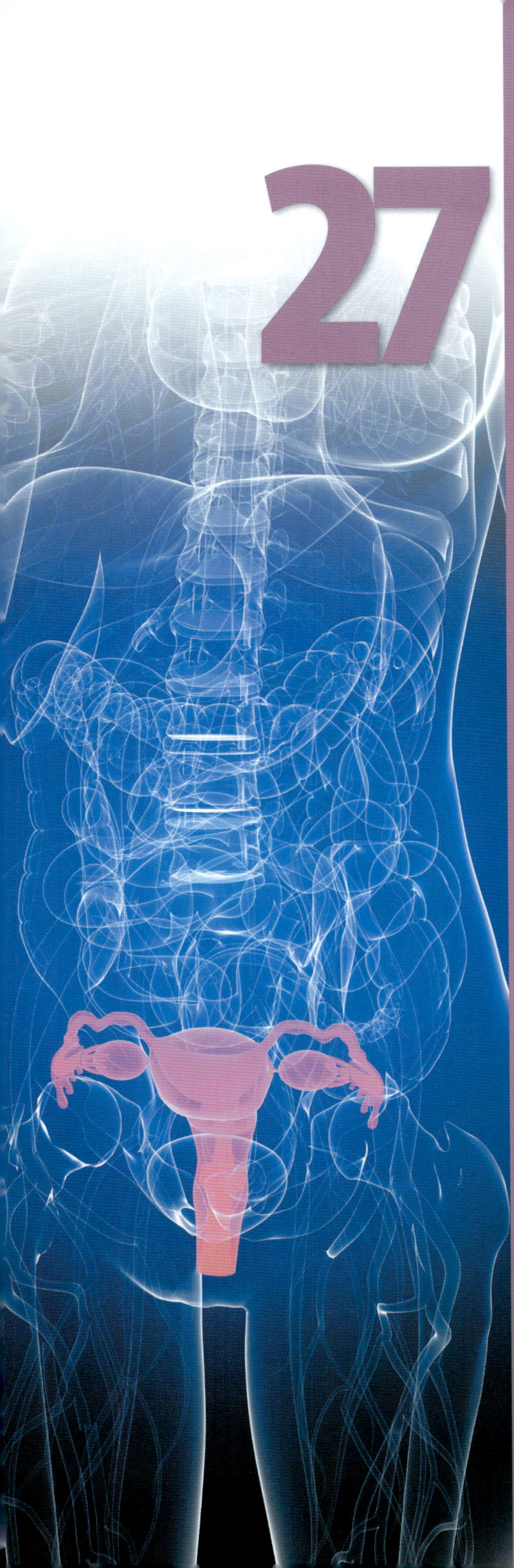

27 생식계통
The Reproductive System

학습목표

27.1 남성과 여성의 생식계통의 구조를 비교한다.

27.2 남성 생식계통 기본구조의 위치, 해부학 및 조직학적 구조에 대해 설명한다.

27.3 여성 생식계통 기본구조의 위치, 해부학 및 조직학적 구조에 대해 설명한다.

27.4 남성과 여성 생식계통의 노화에 따른 변화에 대해 설명한다.

인간의 삶은 고작 수십 년에 불과하지만 인류는 생식계통의 작용을 통해 수백만 년 동안 영속해 왔다. 인간의 생식계통은 남성 혹은 여성 생식세포 또는 **생식자**(gamete)를 생산, 저장, 영양공급 그리고 운반한다. **수정**(fertilization) 후에는 아버지로부터 유래한 **정자**(sperm)와 어머니로부터 유래한 미성숙 **난자**(ovum)에 의해 유전물질의 조합이 이루어진다. 수정의 결과 **접합자**(zygote)를 형성하며, 한 개의 세포는 약 9개월 동안 반복적인 분열, 성장, 발달을 통해 다음 세대를 담당할 신생아가 된다. 또한 생식계통은 성호르몬을 생산하여 몸의 다른 기관들의 구조와 기능에도 영향을 미친다.

이 장은 생식자의 생산과 유지 특히 여성의 경우 배아와 태아의 발생과 유지에 필요한 구조와 메커니즘에 대해 다룰 것이다. 마지막 장인 28장에서는 수정부터 배아의 발생 과정에 대하여 논의할 것이다.

27.1 생식계통의 구성

생식계통은 다음을 포함한다.

- 생식기관 또는 **생식샘(생식선, gonad)**: 생식자와 호르몬 생성
- 생식관: 생식자를 받아들이고 저장하며 이동시키는 관 구조
- 부속샘 및 기관: 생식계통 내의 관 또는 다른 배출관으로 액을 분비
- 생식기관과 연관된 살의 구조: 일반적으로 **바깥생식기**(external genitalia)라고 함

남성과 여성 생식계통은 기능적으로 매우 상이하다. 성인 남성은 고환이라 불리는 생식샘에서 주로 테스토스테론인 성호르몬 안드로겐(androgen)을 분비하며, 또한 하루에 5천만 개의 정자를 생산한다. 저장 후 성숙한 정자는 부속샘에서 분비하는 성분들과 혼합되어 정액을 형성하며 긴 관구조를 지난다. 사정할 때 정액은 체외로 배출된다.

성인 여성의 경우 난소라는 생식샘에서 한 달에 단지 한 개의 미성숙 생식자인 난자를 생산해낸다. 난자는 근육성 자궁으로 이어지는 자궁관을 따라 이동한다. 질이라는 통로가 자궁과 외부를 연결하고 있다. 성교 동안 질은 사정된 정액을 받아들이며 정자는 여성 생식관을 따라 올라가 난자와 만남으로서 수정이 시작된다.

V 27.1 개념확인

1 ☐ 생식샘이 생성하는 것은?

27.2 남성 생식계통의 해부학적 구조

남성 생식계통의 주된 구조물은 그림 27.1에서 보는 바와 같다. 정자는 고환을 떠나 부고환관, 정관, 사정관, 요도를 거쳐 체외로 나간다. 부속샘은 정낭, 전립샘, 망울요도샘으로 구성되어 있으며 사정관과 요도로 정액을 분비한다. 바깥생식기는 고환을 싸고 있는 음낭과, 요도의 먼쪽 부분이 통과하는 발기 조직인 음경을 포함한다.

고환

각각의 고환(testis)은 납작한 달걀 모양으로 약 길이 5 cm, 폭 3 cm, 두께 2.5 cm, 그리고 무게 10~15 g 정도이다. 고환은 음낭 내에 매달려 있으며 **음낭**(scrotum)은 피부주머니로 살 아래, 항문 앞에 놓여 있다. 시상면(그림 27.1)과 이마면(그림 27.3)에서의 고환 위치와 주변 조직과의 연관성을 유의한다.

고환내림

발생 동안, 고환은 콩팥 근처의 배안에서 형성된다. 이 기관의 상대적인 위치는 태아가 성장하며 점차 아래로, 그리고 앞배벽의 앞쪽으로 이동한다. **고환길잡이(고환도대, gubernaculum testis)**는 결합조직과 근섬유로 구성된 끈 구조로 각 고환 아래로부터 밑에 있는 작은 복막주머니 뒤벽을 연결한다. 성장이 진행되어도 고환길잡이는 길어지지 않아 고환은 그 위치에 머문다(그림 27.2). 발생 7개월째 (1) 성장은 빠른 속도로 진행되고 (2) 순환호르몬이 고환길잡이를 수축하도록 자극한다. 이후에 고환의 상대적인 위치는 더욱 변하여 작은 복막주머니와 함께 배벽 근육층을 통과한다. 이 과정을 **고환내림**(descent of the testis)이라고 부른다.

고환이 배벽을 통과하면서 정관, 고환혈관, 신경, 림프관 등을 동반한다. 일단 고환이 내려가게 되면 정관, 혈관, 신경, 림프관도 정삭 내부에 함께 묶음으로 남는다.

정삭

정삭(spermatic cord)은 질긴 결합조직인 근막과 고환에 공급되는 혈관, 신경, 림프절을 싸고 있는 근육으로 구성되어 있다. 정삭은 깊은고샅굴구멍(심서혜륜, deep inguinal ring)에서 시작하여 고샅굴(서혜관, inguinal canal)로 뻗으며 얕은고샅굴구멍(천서혜륜, superficial inguinal ring)으로 나와 음낭 안의 고환으로 내려온다(그림 27.3). 정삭은 고환내림 동안에 형성된다. 각 정삭은 정관, **고환동맥**(testicular a.), **고환정맥**(testicular v.)의 **덩굴정맥얼기(망상정맥층, pampiniform plexus)**, 그리고 허리신경

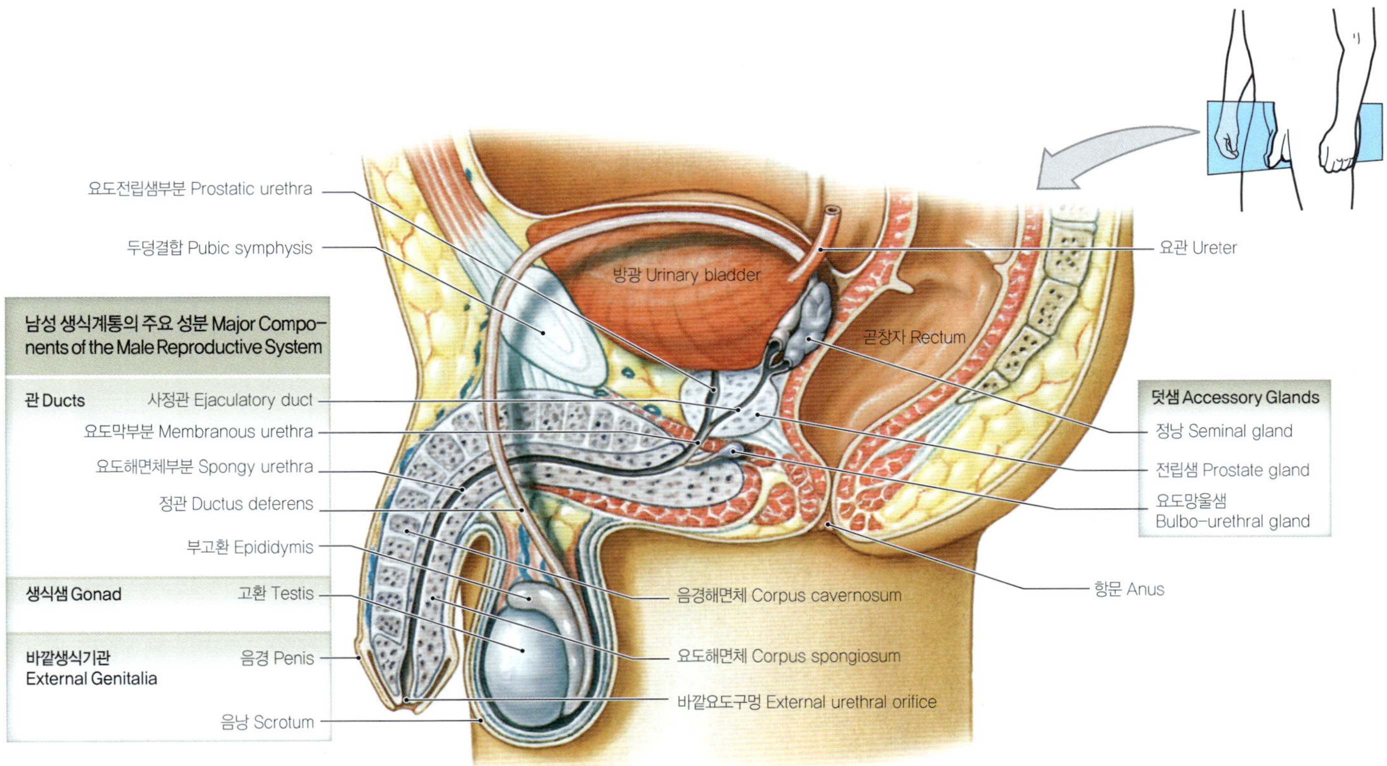

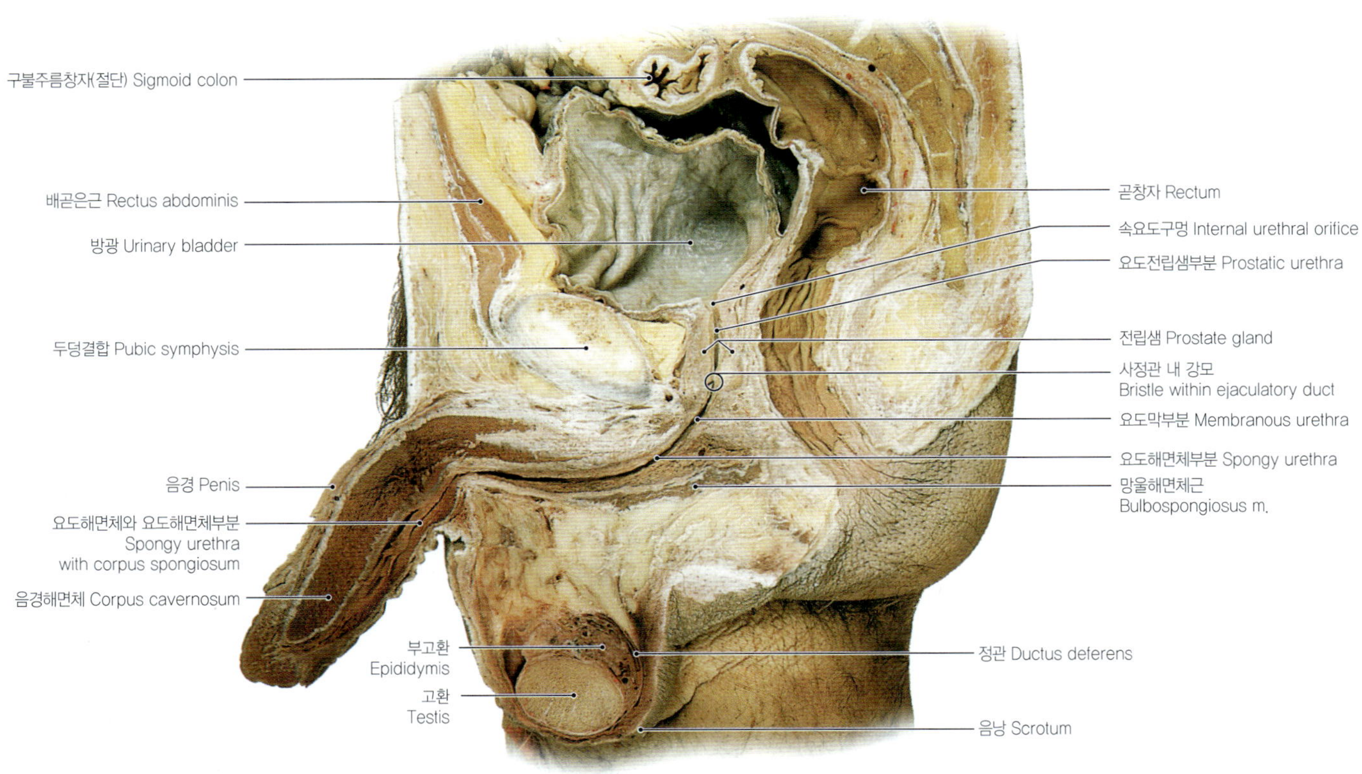

■ 그림 27.1 남성 생식계통 I
시상면으로 본 남성 생식계통. 왼쪽의 다양한 기관을 보여주는 그림이다.

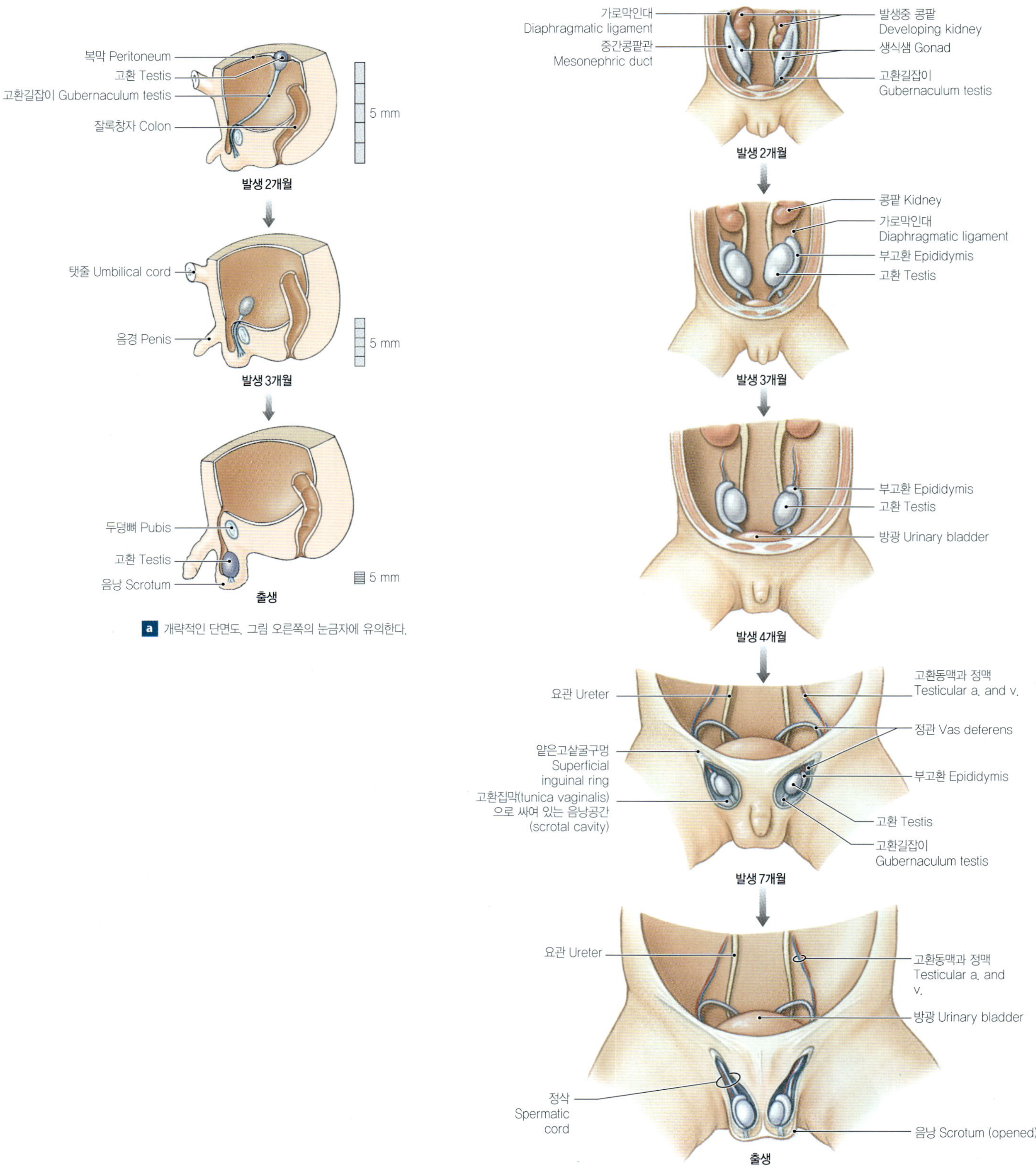

a 개략적인 단면도. 그림 오른쪽의 눈금자에 유의한다.

b 고환내림의 대표적인 시기 동안 배안 앞면의 열린 그림

■ **그림 27.2** 고환내림

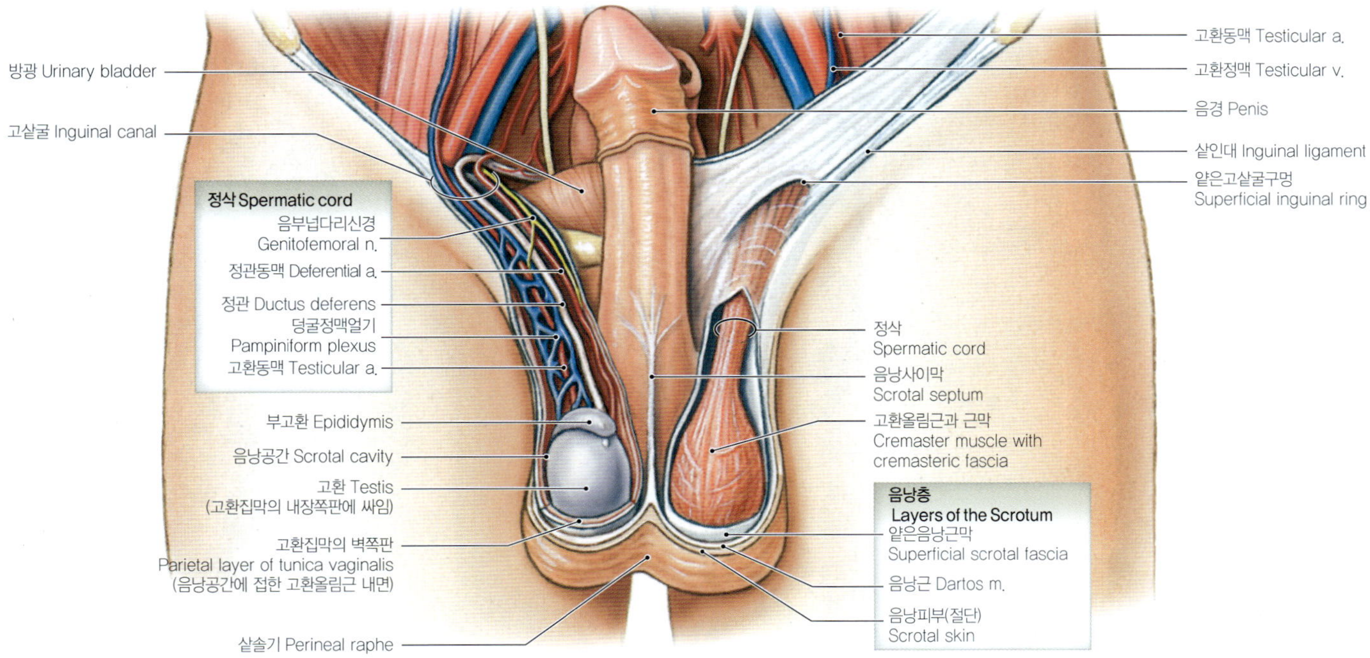

■ **그림 27.3 남성 생식계통 II**
생식샘, 바깥생식기와 관련구조에 관한 앞면

얼기에서 비롯된 **엉덩고샅신경**(ilioinguinal n.), **음부넙다리신경**(genitofemoral n.)을 포함하고 있다.

배안과 음낭 내부 공간을 연결하는 좁은 관을 **고샅굴**(inguinal canal)이라 부르며 보통 닫혀 있으나, 정삭의 유지는 일생동안 배벽의 약한 부분으로 남는다. 결과적으로 10장에서 언급된 고샅굴탈장이 남성에서 상대적으로 흔하다. 여성에서 고샅굴은 매우 작아 단지 엉덩고샅신경과 자궁원인대 만을 포함하고 있다. 배벽이 변하지 않는 한 고샅굴탈장은 여성에서 드물다.

음낭과 고환의 위치 음낭 내부는 분리된 두 개의 방으로 되어 있다. 두 구획은 외부적으로 **샅솔기(회음봉선, perineal raphe)**라는 음낭표면의 두껍게 융기된 부분으로 나타난다. 샅솔기는 항문으로부터 샅 중앙부, 음낭을 가로질러 음경의 앞쪽까지 뻗어 있다(그림 27.3, 27.4a). 각 고환은 분리된 구획 또는 **음낭공간**(scrotal cavity)이라는 고환의 바깥과 음낭의 안쪽을 분리하는 작은 공간을 가지고 있다. **고환집막(고환초막, tunica vaginalis)**은 고환의 바깥면과 음낭공간을 싸고 있는 장막으로 이 두 면 간의 마찰을 감소시켜준다.

음낭은 얇은 피부층과 아래의 얕은근막으로 구성되어 있다. 음낭의 진피는 **음낭근(육양근, dartos m.)**이라는 민무늬근육을 포함하고 있다. 음낭근의 긴장성 수축은 음낭 표면에 주름을 지게 하며 고환오름을 돕는다. 뼈대근육으로 **고환올림근(고환거근, cremaster m.)**은 진피 깊은 곳에 놓여 있다. 고환올림근의 수축은 음낭과 함께 고환을 몸쪽으로 당기며 고환올림근반사(cremasteric reflex)에 의해 조절된다. 수축은 성적 자극이나 온도 변화에 의해 형성된다. 고환내 정상적인 정자발생은 체내 어느 곳보다 1.1℃ 낮은 온도를 요구한다. 고환올림근은 고환을 몸으로부터 이동시키므로 적정 온도의 유지에 필수적이다. 주변 환경이나 체온이 올라가면 고환올림근은 고환을 몸에서 멀리 이동시켜 음낭을 식히고, 차가운 물의 수영장에 들어가는 경우 고환올림근은 수축하여 고환을 몸쪽으로 당겨 온도가 떨어지지 않게 한다.

음낭은 감각 및 운동신경이 아랫배신경얼기, 엉덩고샅신경의 가지, 음부넙다리신경, 그리고 음부신경으로부터 풍부하게 공급된다. 음낭의 혈액은 **속음부동맥**(internal pudendal a., 속엉덩동맥에서 기원), **바깥음부동맥**(external pudendal a., 넙다리동맥에서 기원), **아래배벽동맥**(inferior epigastric a., 바깥엉덩동맥에서 기원)의 고환올림근가지에서 공급된다. 정맥의 이름과 분포는 동맥의 것을 따른다.

고환의 구조

백색막(백막, tunica albuginea)은 치밀한 섬유층으로 고환을 둘러싸며 고환집막에 의해 싸여 있다. 이 섬유성 피막은 교원섬유가 풍부하며 부고환 주변 섬유와 연속되어 있다. 백색막의 교원섬유는 고환 내부에도 뻗어 섬유성 구획 혹은 고환사이막(고환중격,

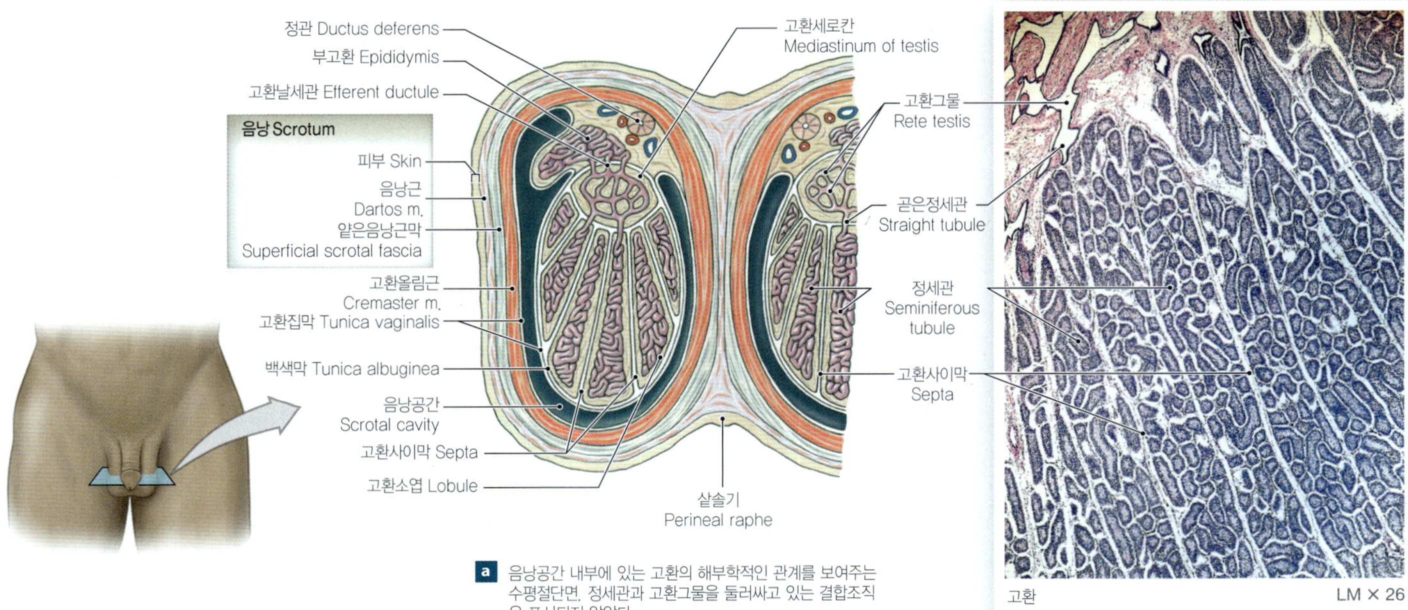

a 음낭공간 내부에 있는 고환의 해부학적인 관계를 보여주는 수평절단면. 정세관과 고환그물을 둘러싸고 있는 결합조직은 표시되지 않았다.

b 정세관을 분리하고 있는 고환사이막의 일반적인 조직사진

■ **그림 27.4 고환의 구조**

septa)을 형성한다(**그림 27.4**). 고환사이막은 **고환세로칸(고환종격, mediastinum of testis)**으로 모인다. 고환세로칸은 고환에 공급되는 혈관과 림프절, 그리고 정자를 모으고 부고환으로 이동시키는 관구조를 지지하고 있다.

고환의 조직학적 구조

중격은 고환을 **소엽**(lobule)이라는 구획으로 나눈다. 약 800개의 가늘고 치밀하게 말려 있는 **정세관**(seminiferous tubule)이 고환소엽에 위치한다(**그림 27.4**). 각 정세관은 평균 80 cm 길이로 전형적인 고환은 약 반 마일 정도의 정세관을 가진다. 정자생성은 정세관 내에서 일어난다.

각 정세관은 U자 모양으로 단일한 **곧은정세관(직정세관, straight tubule)**으로 연결되어 고환의 종격으로 들어간다(**그림 27.4a, 27.7a**). 종격내부는 곧은정세관이 광범위하게 상호연결되어 **고환그물(고환망, rete testis)**이라고 하는 연결미로를 형성한다. 15개 내지 20개의 큰 **고환날세관(수출소관, efferent ductule)**이 고환그물과 부고환을 연결하고 있다.

정세관은 치밀하게 말려 있기 때문에 조직표본에서 주로 가로절단면이 관찰된다. 미세한 피막이 각 세관을 싸고 있으며 성긴결합조직이 정세관 사이 공간을 채우고 있다. 이 공간 내에 많은 혈관과 큰 **사이질세포(간질세포, interstitial cell** 또는 *interstitial cell of Leydig*)가 존재한다(**그림 27.5c,d**). 사이질세포는 남성호르몬인 안드로겐을 생산한다. 테스토스테론은 가장 중요한 안드로겐이다. 테스토스테론은 (1) 정자발생을 자극하고 (2) 정자의 물리적, 기능적 성숙을 촉진하며 (3) 남성 생식관의 부속기관을 유지시키며 (4) 얼굴의 털, 지방조직의 분포, 근육량, 전체 신체크기와 같은 비생식적 구조의 발달과 성숙에 영향을 주어 2차 성징의 발달을 유발하며 (5) 신체의 성장과 대사를 자극하고 (6) 성적인 행동과 성충동을 자극하여 뇌 발달에 영향을 준다.

정자발생과 감수분열

정자는 **정자발생**(spermatogenesis)의 과정을 통해 생산된다. 정자발생은 정세관의 가장 바깥 세포층에서 시작된다. **정조세포**(spermatogonia)라 불리는 줄기세포는 배아발생 중에 형성되나 사춘기까지 휴면 상태로 남으며, 성성숙이 시작되면 생식능력을 보유하는 동안 정조세포가 계속 분열한다. 분열이 일어나면 딸세포 중 하나는 정세관의 가장 바깥층에 미분화 줄기세포로 남고 다른 딸세포는 정세관의 속공간쪽으로 밀려나간다. 속공간쪽으로 밀려난 세포는 **일차정모세포**(primary spermatocyte)로 분화하여 **감수분열**(meiosis)을 시작한다. 감수분열은 정상적인 염색체의 반을 가지는 생식자를 생성하는 세포분열을 말한다. 생식자는 염색체 쌍 중 단지 하나만을 가지므로 **홑배수체(반수체, haploid)**라고 불린다.

감수분열은 생식자를 생성하는 특별한 형태의 세포분열이다. 체세포분열과 감수분열은 핵에 대하여 확연한 차이를 갖는다. 체세포분열은 한 번의 분열로 23쌍의 염색체를 가진 두 개의 동일한 딸세포를 만들어내지만, 감수분열은 두 번의 분열 후 23개의 염색체를 갖는 네 개의 반수체 생식자를 만든다.

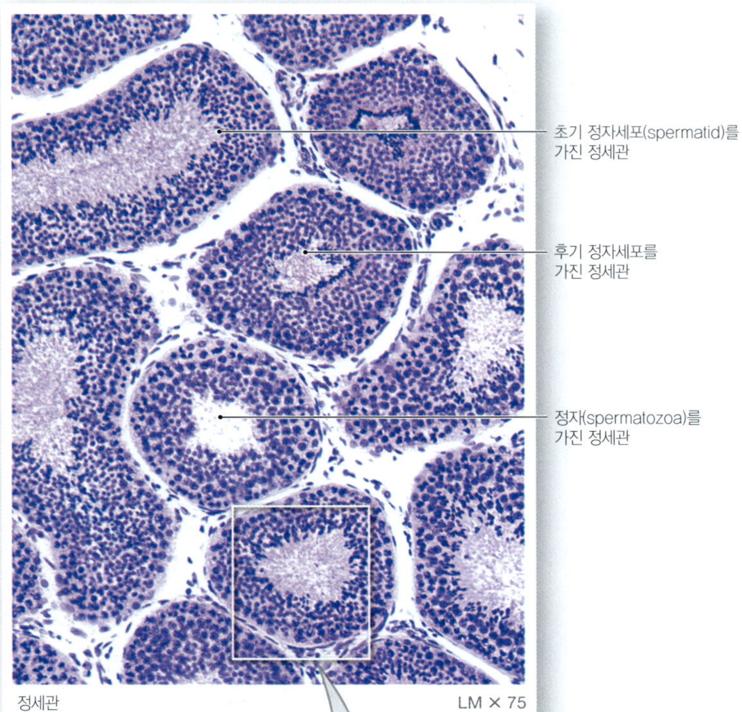

a 정세관의 단면

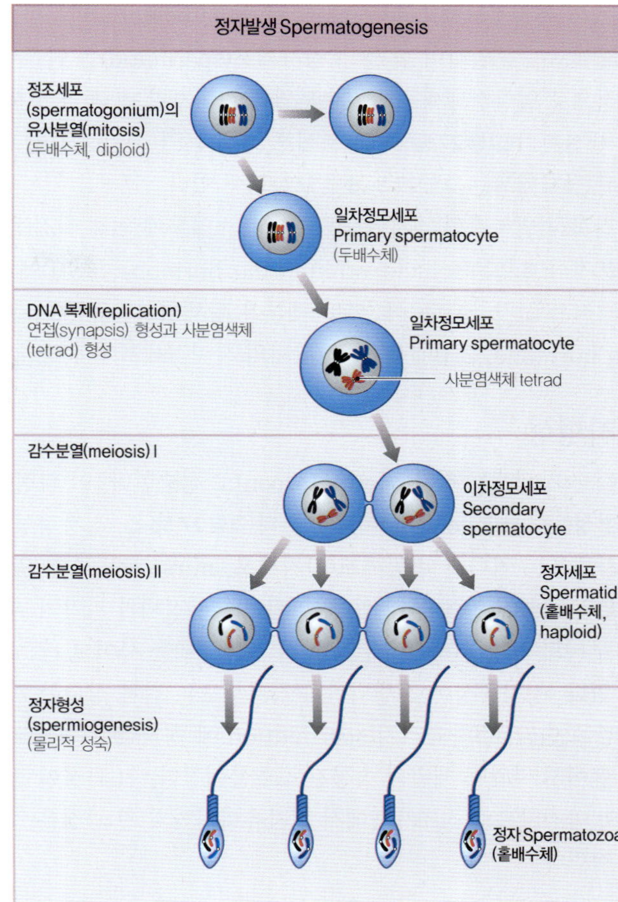

b 고환내 감수분열. 대표적인 3단계 염색체의 변화 과정을 보여주고 있다.

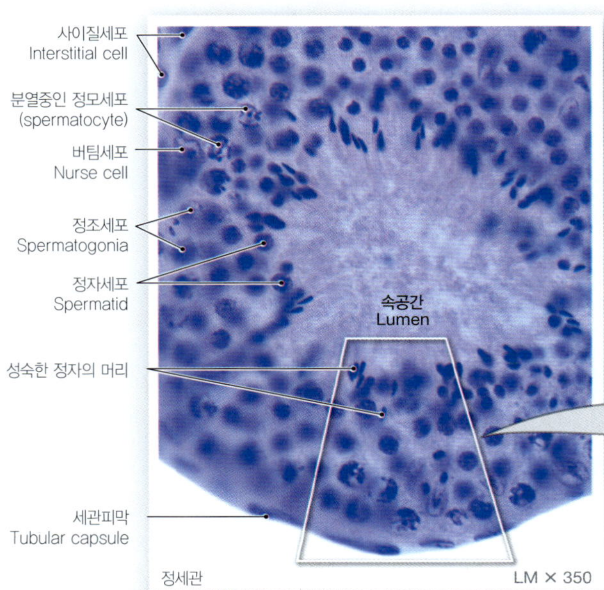

c 정세관의 단면내 정자발생

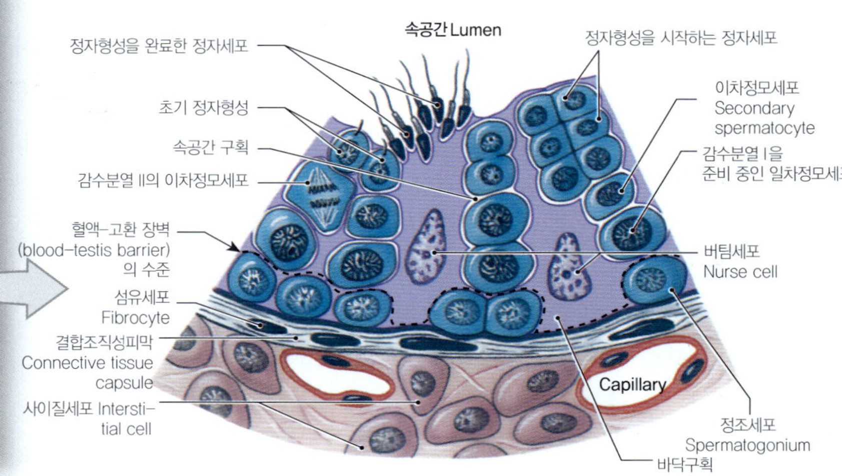

d 혈액-고환 장벽과 정세관 벽의 구조

■ **그림 27.5 정세관의 조직학적 구조**

고환에서 감수분열의 첫 번째 단계로 일차정모세포가 분열하여 한 쌍의 **이차정모세포**(secondary spermatocyte)를 만든다. 이차정모세포는 분열하여 한 쌍의 **정자세포**(spermatid)를 만든다. 결과적으로 일차정모세포가 감수분열에 들어가면 네 개의 정자세포를 생산한다(그림 27.5a,b). 정조세포, 감수분열 중인 정모세포, 그리고 정자세포는 그림 27.5c,d에 묘사되어 있다.

간략히 말하자면 정자발생은 테스토스테론에 의해 직접적으로, 난포자극호르몬(follicle-stimulating hormone, FSH)에 의해 간접적으로 자극된다. 테스토스테론은 황체형성호르몬(luteinizing hormone, LH)에 의해 고환 내의 사이질세포에서 생산된다.

정자형성

각 정자세포는 **정자**(spermatozoon)로 성숙한다. 이 과정을 **정자형성**(spermiogenesis)이라 부른다(그림 27.5b-d). 정자형성 동안 정자세포는 커다란 **버팀세포(지지세포, nurse cell** 또는 *Sertoli cell*)의 세포질 안에 묻혀 있다. 버팀세포는 정세관 피막의 바닥막에 부착되어 있으며 감수분열 중인 정모세포들 사이 공간으로 뻗어 있다. 정자형성이 진행되면서 정자세포는 점차 성숙한 정자의 외형을 띤다. 정자유리기(spermiation)에 정자는 버팀세포로부터 떨어져 나와 정세관의 속공간으로 들어간다. 이 과정이 정자형성의 마지막으로 정조세포에서 정자유리기까지 전 과정은 약 9주가 걸린다.

버팀세포

버팀세포는 다섯 가지의 중요한 기능을 가진다.

❶ 혈액-고환 장벽의 유지. 정세관은 **혈액-고환 장벽**(blood-testis barrier)에 의해 일반 혈액순환과 분리되어 있다(그림 27.5c,d). 이는 뇌-혈관 장벽과 유사하다. 버팀세포 사이의 치밀연접이 주변 사이질액으로부터 정세관의 속공간을 분리시키고 있다. 버팀세포를 가로지르는 물질수송은 엄격하게 조절되어 정모세포나 정자세포의 주변 환경은 매우 안정적으로 유지된다. 정세관의 속공간은 사이질액과는 매우 다른 액체를 가진다. 속공간액은 안드로겐, 에스트로겐, 칼슘 그리고 아미노산이 다량 함유되어 있다. 혈액-고환 장벽은 이러한 성분 차이를 유지하는 데 필수적이다. 또한 발생 중인 정자는 체세포의 세포막에서는 발견되지 않은 특이적인 항원은 세포막 표면에서 발현한다. 만약 혈액-고환 장벽이 없으면 자신의 면역계에 의해 공격을 받게 될 것이다.

❷ 정자발생의 유지: 정자발생은 순환 중인 FSH와 테스토스테론에 의한 버팀세포의 자극에 의존한다. 자극된 버팀세포는 정조세포의 분열과 정모세포의 감수분열을 유지한다.

> **Hot Topics**
>
> **혈액-고환 장벽은 처음 알려진 것보다 복잡하다***
>
> 혈액-고환 장벽은 종종 버팀세포들 사이의 치밀이음부(tight junction)의 결과로 묘사되었다. 하지만 최신 연구에 따르면 혈액-고환 장벽은 해부학적, 생리학적, 그리고 면역학적인 세 가지 요소의 상호작용에 의한 것으로 밝혀졌다.*
>
> * Mital, P. et al. 2011. The blood-testis and blood-epididymis barriers are more than their tight junctions. *The Society for the Study of Reproduction*. 2011.

❸ 정자형성의 유지: 정자세포를 둘러싸며 정자세포의 발생을 촉진하는 영양과 화학적 자극을 제공한다.

❹ 인히빈의 분비: 버팀세포는 **인히빈**(inhibin)이라는 호르몬을 분비한다. 인히빈은 난포자극호르몬과 생식샘자극호르몬방출호르몬(GnRH)이 뇌하수체에서 생성되는 것을 억제한다. 정자의 생성속도가 빠를수록 인히빈의 분비량도 증가한다.

❺ 안드로겐결합단백질의 분비: **안드로겐결합단백질**(androgen-binding protein; ABP)은 정세관의 속공간액에 함유된 안드로겐(주로 테스토스테론)에 결합한다. 이 단백질은 정세관 내의 안드로겐 농도를 높여 정자형성을 자극하는 것으로 보인다.

정자의 구조

정자는 뚜렷한 머리(head), 중간부분(middle piece), 꼬리(tail) 세 부분으로 구분된다(그림 27.6).

- **머리**(head)는 납작한 난원형으로 응축된 염색체를 함유한다. 끝은 **첨단체**(acrosomal cap 또는 *acrosome*)를 가지고 있으며, 막으로 둘러싸인 낭포구획으로서 수정의 초기 단계에 관여하는 효소를 가진다.
- 짧은 **목**(neck)은 **중간부분**(middle piece)과 머리를 연결한다. 목은 정자세포에서 유래한 두 개의 중심체를 가지고 있다. 먼쪽중심체의 미세소관(microtubule)이 중간부분과 꼬리로 연결되어 있다. 미세소관 둘레를 나선 모양으로 싸는 사립체는 꼬리를 움직이는데 필요한 에너지를 제공한다.
- **꼬리**(tail)는 인체에 있는 유일한 **편모**(flagellum)로 이를 통해 이동할 수 있다. 물결치는 듯 예측가능하게 움직이는 섬모와 달리, 정자의 편모는 나선형 운동의 움직임을 보여준다.

편모의 미세소관은 치밀한 섬유집으로 둘러싸여 있다.

다른 세포와 달리, 성숙한 정자는 세포질그물, 골지장치, 리소좀, 퍼옥시좀, 봉입체, 그리고 많은 세포내 구조가 없다. 정자는 글리코겐이나 다른 에너지원을 가지고 있지 않기 때문에 주변의 액체로부터 영양(주로 과당)을 흡수해야만 한다.

남성 생식관

고환은 성숙한 정자를 만들어내지만 성공적인 수정을 할 수 없는 운동성이 결여된 정자를 만든다. 남성 생식계통의 다른 기관들이 정자를 기능적으로 성숙시키며 영양제공, 저장, 그리고 운반에 관여한다.

부고환

발생 후기 정자는 버팀세포로부터 떨어져 나와 정세관의 속공간으로 들어간다. 정자는 외관상 성숙한 형태이나 아직 기능적으로 미성숙하기 때문에 세밀한 운동이나 수정을 할 수 없다. 액체의 흐름이 정자를 곧은정세관을 따라 고환그물을 지나 부고환 내로 이동시킨다(**그림 27.7a,b**). 부고환의 속공간은 특징적인 긴 부동섬모를 가진 거짓중층원주상피로 덮여 있다(**그림 27.7c,d**).

부고환(epididymis)은 고환의 뒤 모서리에 위치하고 있다(**그림 27.1**, **27.3**, **27.4**, **27.7a**). 부고환은 단단한 구성으로 음낭 피부를 통해 감촉을 느낄 수 있다. 부고환은 약 7 m 길이의 긴 관이지만 코일처럼 꼬여 있어 매우 작은 공간을 차지한다. 부고환은 머리, 몸통, 꼬리를 가진다.

- 윗부분 **머리**(head)는 고환세로칸에 있는 고환날세관에서 나온 정자를 받아들인다.
- **몸통**(body)은 마지막 고환날세관의 먼쪽 부분으로 고환의 뒷모서리를 따라 뻗어 있다.
- 고환의 아래모서리 근처에서 **꼬리**(tail)가 시작된다. 꼬리는 지금까지의 방향과는 반대로 위로 올라가며 속공간의 상피세포도 변한다. 부동섬모는 사라지고 정관에 연결되면서 상피세포가 불분명해진다. 부고환의 꼬리는 정자가 저장되는 중요한 부분이다.

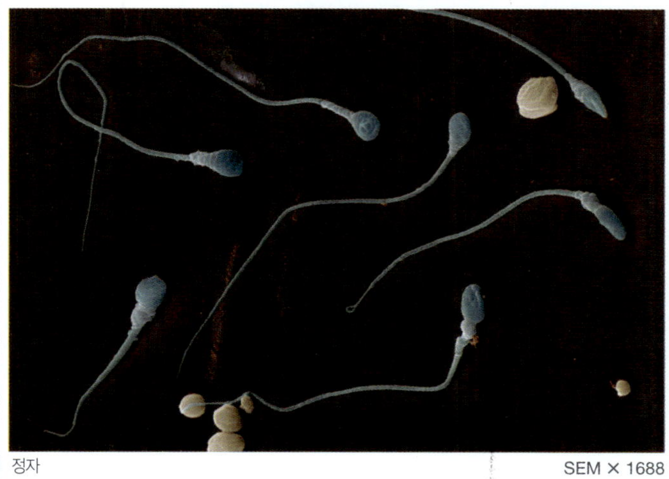

a 정세포에서 정자로의 분화

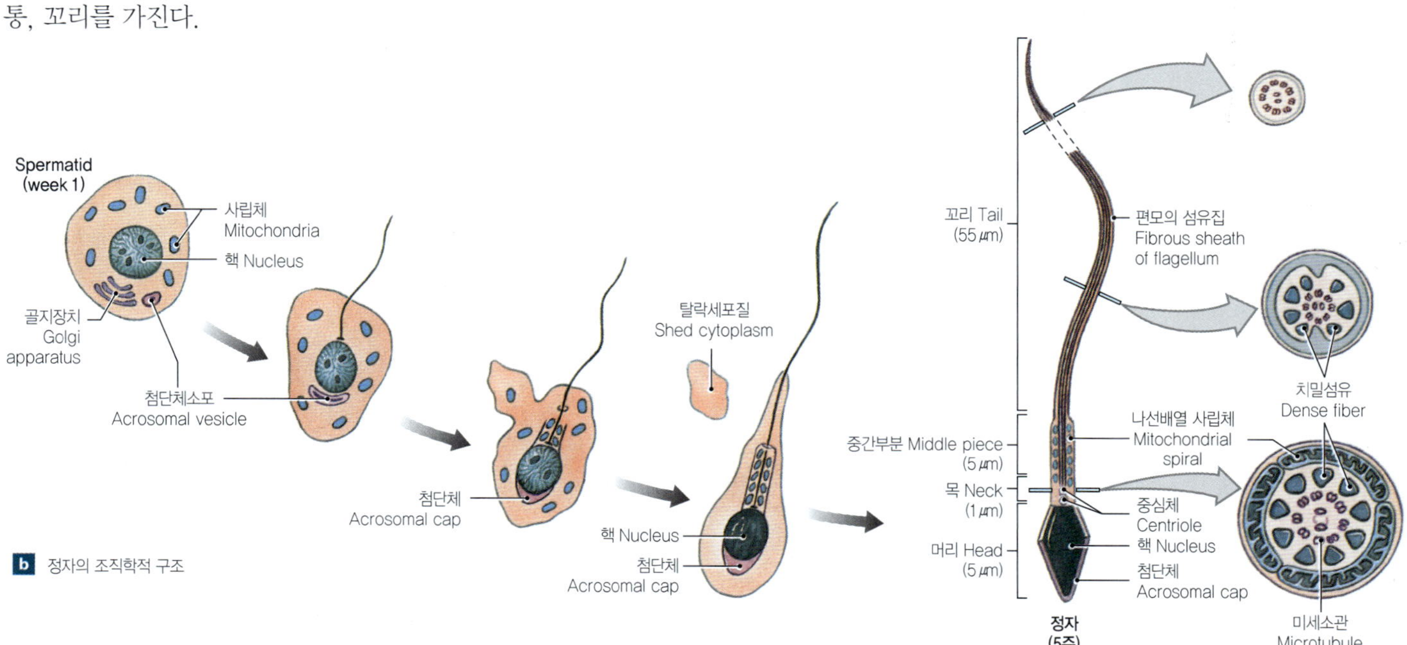

b 정자의 조직학적 구조

■ **그림 27.6** **정자형성과 정자의 조직학적 구조**

임상노트

고환암

고환암(testicular cancer)은 상대적으로 드물게 발생한다. 미국에서는 매년 약 8,250명의 새로운 환자가 보고되고 있다. 그러나 고환암은 15~34세 사이의 남성에서 가장 일반적인 암이다. 고환암 환자 열 명 중 아홉 명은 비정상적인 정조세포와 정모세포 때문이다. 일반적인 치료에는 고환절제술이나 화학요법을 같이 사용한다. 자전거경주 선수인 랜스 암스트롱(Lance Armstrong)은 뇌와 허파로 전이된 고환암을 성공적으로 치료한 후 혹독하다는 뚜르 드 프랑스(Tour de France) 대회에서 7번 연속으로 우승했다.

부고환은 세 가지 주된 기능을 담당한다.

❶ 부고환은 정세관에서 생산되는 액체의 조성을 조절한다. 부고환의 거짓중층원주상피는 뚜렷한 부동섬모(그림 27.7c,d)를 가지는데 이것은 속공간에서 흡수와 분비를 위한 표면적을 증가시키는 역할을 한다.

❷ 부고환은 손상된 정자의 재활용센터 역할을 담당한다. 세포잔여물과 손상된 정자는 흡수되어 효소작용으로 분해된 후 부고환 액체순환에 의해 주변 사이질액으로 배출된다.

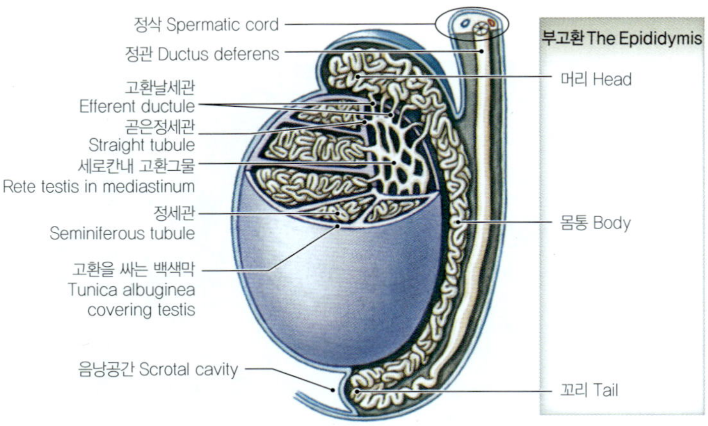

a 고환과 부고환의 개략적인 단면 그림을 보여주고 있다.

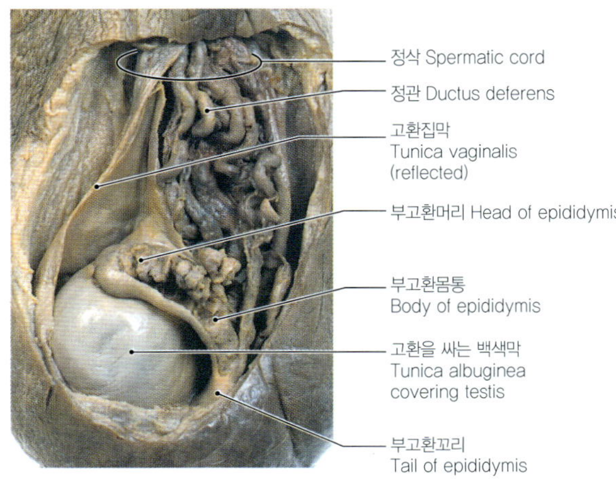

b 고환과 부고환의 육안적 단면

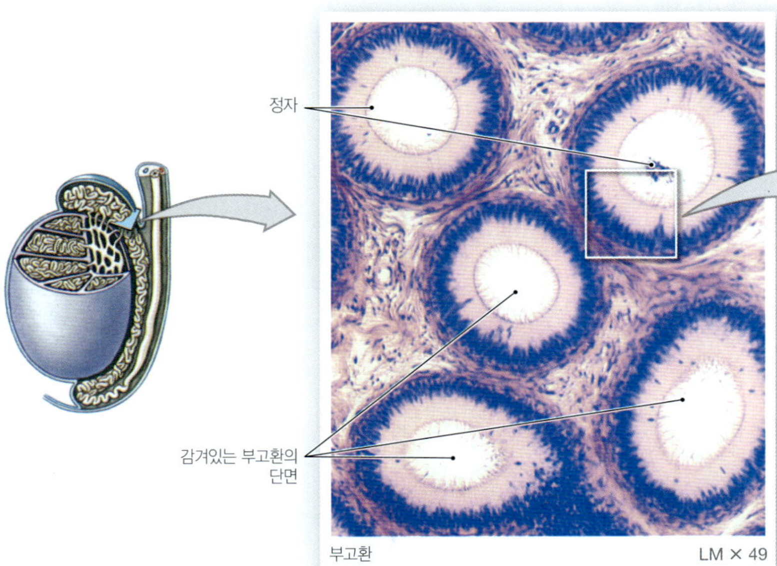

c 부고환관의 머리 부분과 주변을 싸고 있는 결합조직에 대한 조직학적 구조

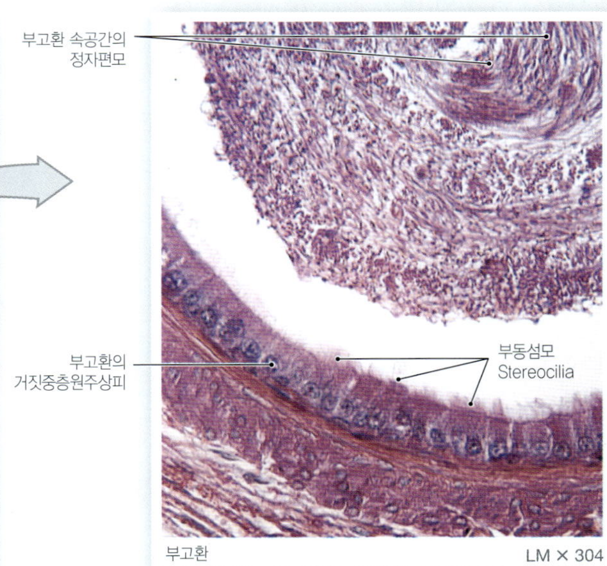

d 상피의 특징, 특히 긴 부동섬모가 관찰되는 광학현미경적 구조

■ **그림 27.7** 부고환

❸ 부고환은 정자를 저장하고 기능적 성숙을 촉진한다. 정자가 부고환을 통과하는데 2주가 소요되며 이 동안 환경적 보호 아래 기능적으로 성숙한다. 부고환을 떠난 정자가 성숙했음에도 불구하고 비운동성이다. 활성화되어 운동성을 가진 완전한 기능화를 위해서는 **수정능획득**(capacitation) 과정을 거쳐야 한다. 이 과정은 보통 두 단계로 되어 있다. (1) 정자가 정낭의 분비물과 섞였을 때 운동성을 가진다. (2) 정자는 여성 생식기 내부의 환경에 노출되어 세포막의 투과성이 변할 때 성공적으로 수정능을 획득할 수 있다. 정자가 남성 생식기관에 남아 있게 되면 부고환의 분비산물이 조숙한 수정능획득을 막는다.

부고환을 따라 정자를 수송하기 위해 여러 액체의 복합적인 운동과 민무늬근육의 연동운동이 수반된다. 결국 정자는 부고환의 꼬리에 다다르게 되어 정관에 진입한다.

정관

정관(ductus deferens, vas deferens)은 길이 40~45 cm로 부고환의 꼬리(그림 27.7a,b)에서 시작하여 정삭의 한 부분으로 샅굴을 통하여 배골반안으로 들어간다(그림 27.3). 배안 내부에서 정관은 뒤쪽으로 가서 전립샘 위의 뒤모서리를 향하여 방광 곁을 따라 아래로 내려간다(그림 27.1). 전립샘에 닿기 전에 정관은 팽대되고 **정관팽대**(ampulla)를 형성한다(그림 27.8a).

정관의 벽은 두꺼운 민무늬근육층을 포함하고 있다(그림 27.8b). 이 층의 연동운동은 정자와 정액을 부동섬모성 원주상피세포로 덮여 있는 속공간을 따라 나가도록 돕는다. 정자의 운반과 더불어, 정관은 수개월간 정자를 저장할 수 있다. 이 시기 동안 정자는 낮은 대사율을 유지하면서 활동이 정지된 상태에 있게 된다.

정관의 팽대부와 정낭관이 연접하여 **사정관**(ejaculatory duct)이 된다. 사정관은 상대적으로 짧은 구조(2 cm 이하)로 전립샘의 근육성벽을 통과하여 다른 쪽에서 온 사정관 근처의 요도로 열린다(그림 27.1).

요도

26장에서 언급한 바와 같이, 남성의 요도는 약 15~20 cm 길이로 방광에서 음경의 끝까지 이어져 있으며 전립샘부분(prostatic region), 막부분(membranous region), 해면체부분(spongy region)으로 나뉜다(그림 27.1, 27.9). 이 구분은 26장에서 다루어졌다. 남성의 요도는 오줌 배설과 생식의 두 기능을 위해 사용되는 통로이다.

부속샘

정세관과 부고환에서 나온 분비물은 최종 정액 양의 5%에 지나지 않는다. 정액은 뚜렷한 생화학적 특징을 지닌 다수의 상이한 샘조직에서 분비된 액체의 혼합이다. 샘조직으로 정낭, 전립샘, 망울요도샘이 포함된다(그림 27.1, 27.8a). 샘조직의 주요한 기능은 (1) 정자의 활성화, (2) 정자운동에 필요한 영양분 제공, (3) 요도와 질의 산성 환경을 중화시키는 완충작용이다.

정낭

정관은 팽대부와 정낭의 배출관 사이의 연접부에서 끝난다. **정낭**(seminal gland, seminal vesicle)은 방광의 뒤벽과 곧창자의 앞벽 사이에서 정중선 양쪽의 결합조직에 파묻혀 있다. 정낭은 관상의 샘조직으로 길이 약 15 cm이며 많은 수의 짧은 가지를 가진다. 코일 형태로 조밀하게 접혀 있어 대략 길이 5 cm, 폭 2.5 cm가 된다. 정낭의 위치는 그림 27.1, 27.8a, 27.9a에서 볼 수 있다.

정낭은 매우 활동적인 분비샘으로 거짓중층원주 혹은 입방상피로 되어 있다(그림 27.8c). 정액량의 60% 형성에 기여하며 정낭액은 혈장과 동일한 삼투농도를 유지하나 조성은 상당히 다르다. 특히 정낭의 분비물은 프로스타글란딘, 응고단백질, 정자가 대사 과정에서 ATP를 쉽게 생성할 수 있는 높은 농도의 과당을 함유하고 있다. 정낭액은 정관, 정낭, 전립샘의 연동적인 수축이 일어나는 유출(emission) 때 정관내부로 배출된다. 이 수축은 교감신경계통의 조절에 의해 일어난다. 정낭의 분비물과 혼합되면 비활동적이나 기능적으로는 성숙한 정자가 비로소 편모를 치며 높은 운동성을 가진다.

전립샘

전립샘(전립선, prostate gland)은 직경 4 cm 정도되는 근육성의 작은 원형 기관이다. 전립샘은 방광에서 시작된 전립샘요도를 둘러싸고 있다(그림 27.1, 27.8a, 27.9a). 전립샘의 샘조직은 30~ 50개의 복합대롱꽈리샘(compound tubuloalveolar gland)의 덩어리로 구성되어 있다(그림 27.8d). 이 샘조직은 민무늬근육섬유의 두꺼운 덮개로 싸여 있다. 내부 상피세포는 단층상피에서 거짓중층원주상피까지 다양하다.

전립샘 분비물(prostatic fluid)은 약산성으로 정액량의 20~30%를 담당한다. 전립샘 분비물에는 아직 기능을 알 수 없는 물질들 외 **세미날플라스민**(seminalplasmin)이라는 항생물질이 남성의 요로감염을 억제하고 있다. 이 분비물들은 근육성 벽의 연동수축에 의해 요도전립샘부분으로 방출된다.

a 방광과 전립샘의 뒷면. 주변 구조와 정관의 구획간의 관련성을 보여준다.

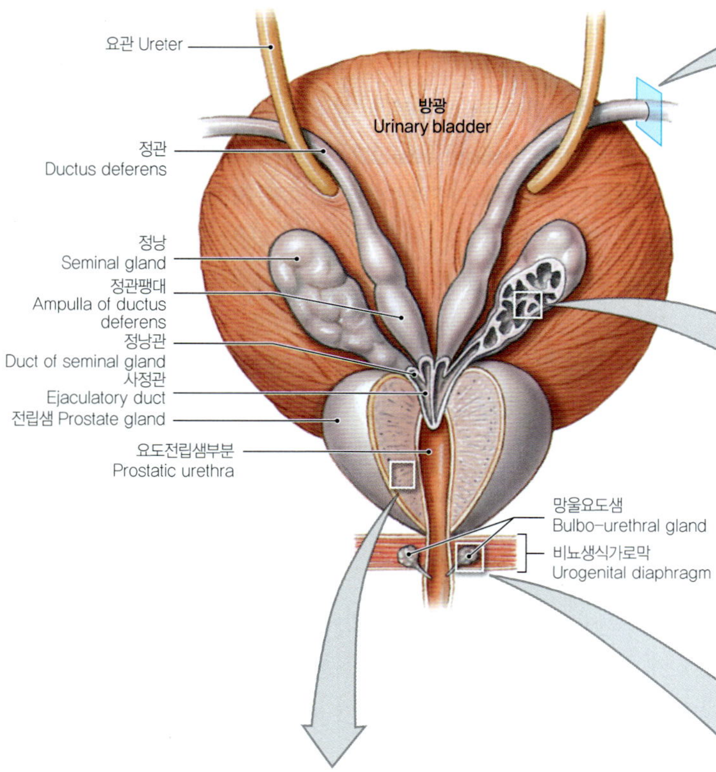

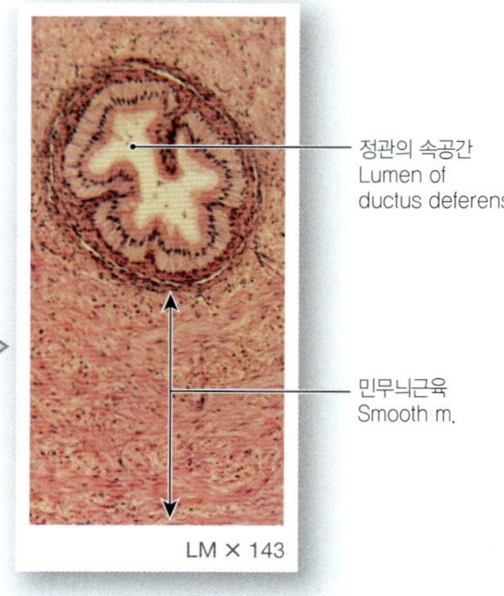

b 정관의 속공간 주변의 광범위한 민무늬근육층을 보여주는 광학 및 전자현미경 사진

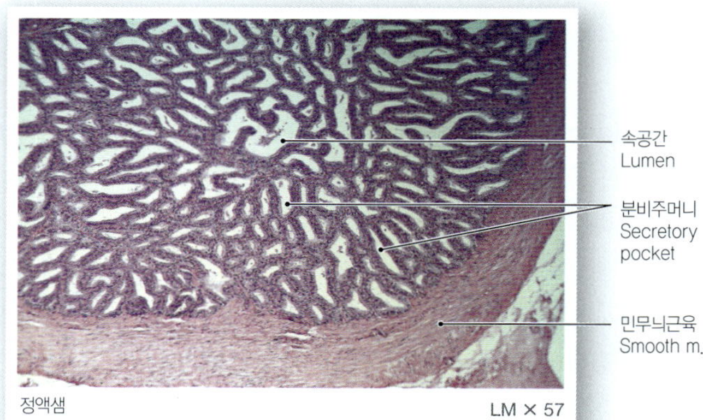

c 정낭의 조직. 광범위한 샘조직 표면에 주목할 것. 정액 성분의 대부분을 생산한다.

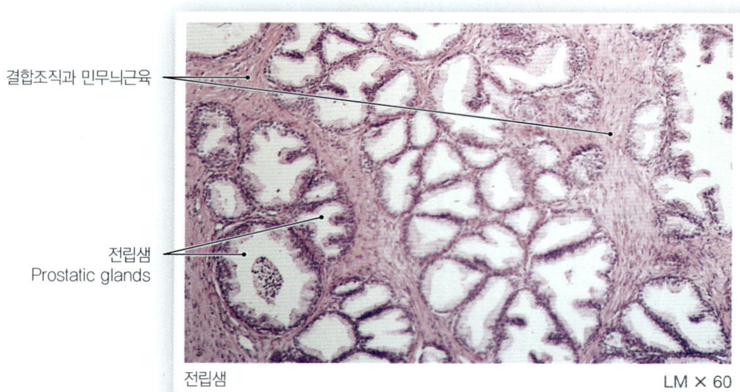

d 망울요도샘의 조직학적 구조. 망울요도샘은 해면체요도 안으로 끈적한 점액을 배출한다.

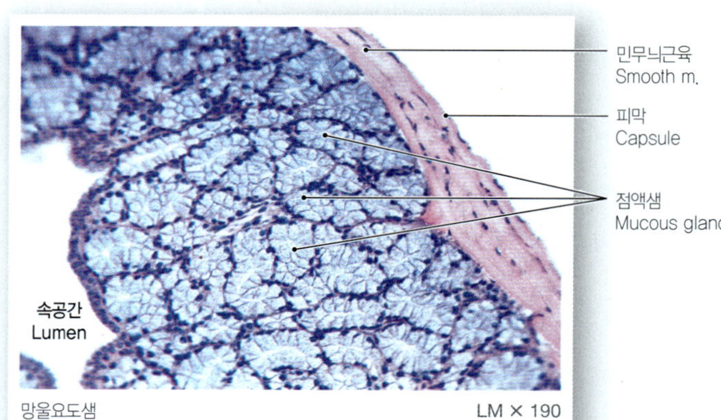

e 전립샘의 상세한 조직학적 구조. 각각의 샘 단위 사이의 조직은 주로 민무늬근육을 함유하고 있다. 이 민무늬근육섬유의 수축은 사정관과 요도내부로의 분비운동을 돕는다.

■ 그림 27.8 정관과 부속샘

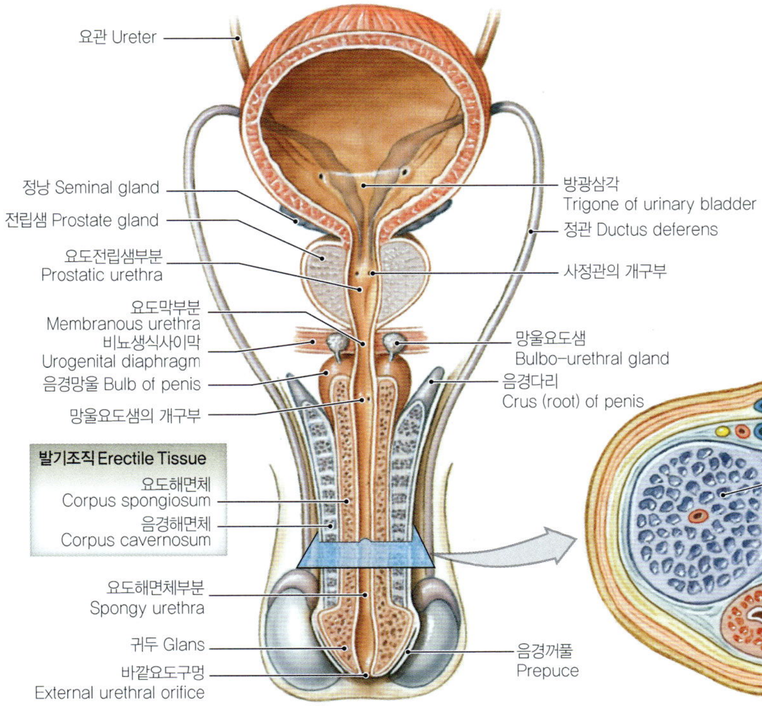

a 음경구조를 보여주는 이마절단면

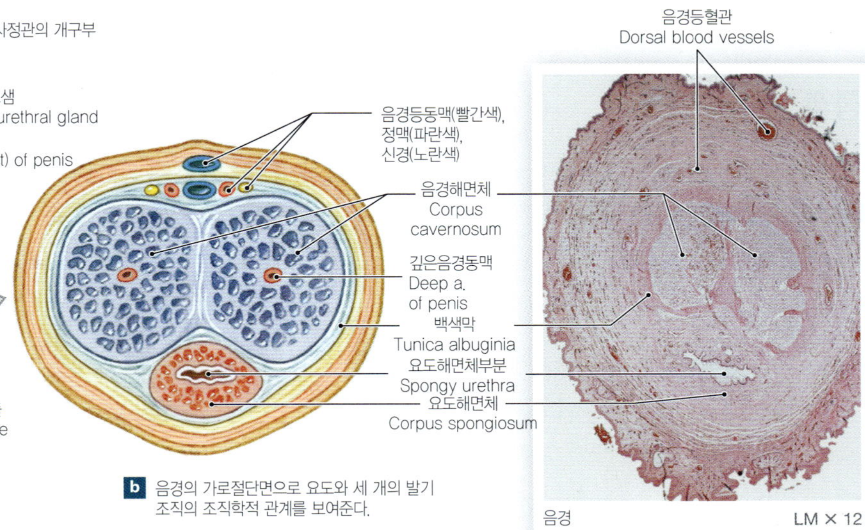

b 음경의 가로절단면으로 요도와 세 개의 발기 조직의 조직학적 관계를 보여준다.

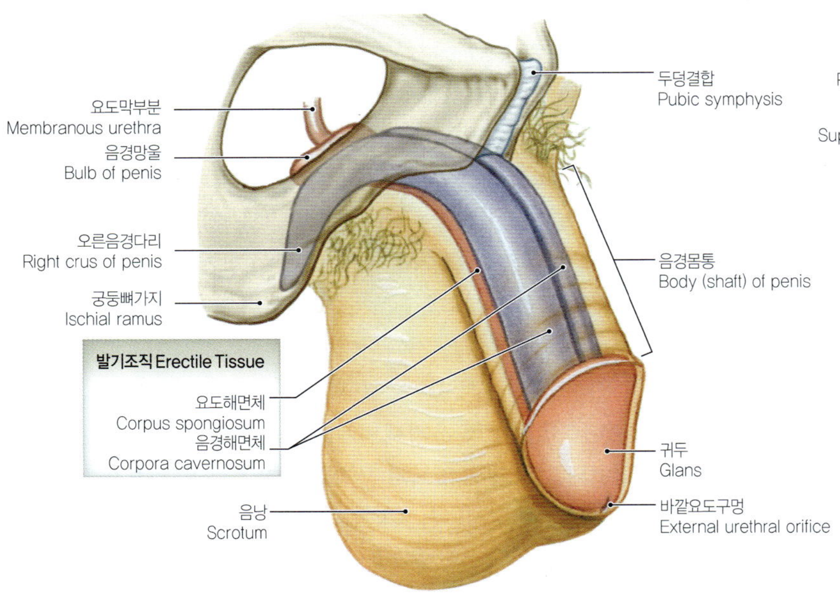

c 음경의 가쪽면과 경사면으로 발기조직의 방향성을 보여준다.

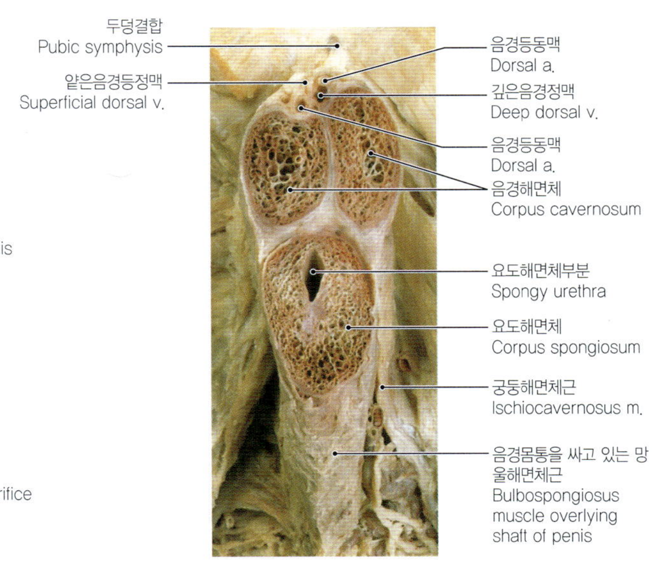

d 음경의 가로절단면

■ **그림 27.9 음경**

망울요도샘

한 쌍의 **망울요도샘(구요도선, bulbo-urethral gland** 또는 *Cowper's gland*)은 비뇨생식가로막의 근막에 둘러싸여 음경의 바닥 부분에 위치한다(그림 27.1, 27.8a, 27.9a). 망울요도샘은 직경 10 mm 정도의 구형으로 3~4 cm 길이의 도관은 요도의 속공간으로 개구하기 전 해면체요도와 평행하게 존재한다. 샘과 관은 단층원주상피로 싸여 있다. 이 복합대롱꽈리점액샘은 끈적한 알칼리 성분인 점액을 분비하며(그림 27.8e), 요도에 남아 있는 산성 오줌을 중화시키며 음경 끝에서 윤활제 역할을 한다.

정액

전형적인 사정작용으로 2~5 mL의 정액이 배출된다. **사정액(ejaculate)**에는 다음을 함유하고 있다.

1. 정자(spermatozoa): 정상적인 **정자의 수(sperm count)**는 1 mL의 정액당 2천만~1억 개이다.
2. 정액: **정액(seminal fluid)**의 성분은 특유의 이온과 영양물질을 함유한 샘 분비물의 혼합이다. 정낭(60%), 전립샘(30%), 버팀세포와 부고환(5%) 그리고 망울요도샘(5%)의 분비물 혼합이다.
3. 효소(enzyme): 수많은 중요한 효소들이 정액에 존재한다. (1) 단백질분해효소는 질 내부에서 점액분비물을 분해하며, (2) 세미날플라스민은 대장균과 같은 다양한 세균을 죽이는 항생 물질이다.

음경

음경(penis)은 요도의 먼쪽을 포함하는 관상기관으로(그림 27.1) 오줌을 밖으로 배출하며 성교 중 여성의 질 안으로 정액을 전달한다. 음경(그림 27.9a,c)은 세 부분으로 나뉜다.

- **음경뿌리(음경근, root)**는 두덩뼈가지에 음경을 부착시키는 고정부이다. 이 연결은 두덩결합의 아래에 있는 비뇨생식삼각 내에서 형성된다.
- **음경몸통(음경체, body)**은 관상의 유동 부분이다. 발기조직(erectile tissue)의 덩어리는 자루 안에서 관찰된다.
- **음경귀두(glans)**는 바깥요도구멍을 둘러싸고 있는 확장된 먼쪽 끝이다.

음경을 덮고 있는 피부는 대개 털이 없으며 몸의 다른 피부보다 어두운 색을 띤다. 진피는 민무늬근육층을 함유하고 있으며 아래의 성긴결합조직은 얇은 피부가 아래 구조의 뒤틀림 없이 움직이도록 한다. 또한 피부밑조직은 얕은동맥, 정맥, 림프관이 있으나 지방세포는 거의 없다.

피부가 접혀 있는 구조인 **음경꺼풀(음경포피, prepuce, foreskin)**은 음경의 끝을 덮고 있다. 음경꺼풀은 상대적으로 좁은 음경 **목(neck)** 부분에 붙어 있으며 바깥요도구멍 주위의 귀두 위로 연장되어 있다. 반대편에는 털주머니가 없으며 목 부분의 피부와 음경꺼풀 내부에 있는 **음경꺼풀샘(preputial gland)**은 **치구(smegma)**라고 알려진 피지성분을 분비한다. 치구는 세균이 증식하는 최적의 영양성분이므로 이 부분을 자주 닦아주지 않으면 염증과 감염이 흔하게 발생한다. 이 문제를 피하는 방법으로 **포경수술(circumcision)**을 실시하며 외과적으로 음경꺼풀을 제거하는 것이다. 서양(특히 미국)에서는 이 수술을 보통 태어나자마자 실시한다. 논란의 여지가 있으나 이 수술은 문화적 성향이나 역학적인 증거의 뒷받침으로 인해 지속되고 있다. 포경수술을 안 한 남성의 경우 요로감염의 발생률이 높으며 포경수술을 한 남성보다 음경암이 걸릴 위험성이 높다.

진피 아래 성긴결합조직의 깊은 곳에 치밀한 탄력섬유의 망상조직이 음경 내부구조를 둘러싸고 있다. 음경 몸통의 대부분은 원통 모양의 평행한 세 개의 **발기조직(erectile tissue)**으로 구성되어 있다(그림 27.9). 발기조직은 3차원적 혈관 미로를 구성하고 있으며 탄력결합조직과 민무늬근육섬유의 구획에 의해 불완전하게 분리되어 있다. 안정 상태에서 동맥가지는 수축되어 있으며 근육구획은 긴장되어 있다. 이 상태는 발기조직 내로 혈액이 들어오면서 완화된다. 부교감신경 자극으로 동맥벽 내의 민무늬근육이 이완된다. 근육이 이완될 때 (1) 혈관이 확장되고, (2) 혈류가 증가하며, (3) 혈관은 혈액으로 충만되며, (4) 음경이 **발기(erection)**한다. 이완된 음경은 음낭 앞 두덩결합 아래 모서리에 매달려 있다. 그러나 발기된 동안에 음경은 경직되며 더욱 위로 향하게 된다.

늘어진 음경의 앞면은 얇은 사이막과 치밀한 교원섬유집으로 둘러싸인 두 개의 원통형 **음경해면체(corpus cavernosum)**가 있다. 음경해면체는 바닥 부분에서 분리되어 **음경다리(음경각, crus of penis)**를 형성한다. 음경다리는 질긴 결합조직인대에 의해서 궁둥뼈가지에 부착된다. 음경해면체는 귀두까지 연장되어 있으며 **깊은음경동맥(deep a. of penis)**을 포함하고 있다(그림 27.9a-c).

요도해면체(corpus spongiosum)는 요도의 해면체부분을 싸고 있다. 이 발기조직은 비뇨생식가로막의 얕은근막으로부터 귀두까지 연장되어 있다. 요도해면체를 싸고 있는 집은 음경해면체보다 더 탄력이 있는 섬유로 되어 있으며 한 쌍의 동맥을 포함하고 있다. **음경망울(음경구, bulb)**은 두터우며 요도해면체의 몸쪽 부분에 해당한다.

발기 후 정액 배출에는 두 단계를 거친다. **유출(emission)** 동안 교감신경계통이 정관, 정낭, 전립샘, 망울요도샘을 따라 일련의 연동적인 수축을 일으킨다. 이러한 수축은 남성 생식관 내부에서 정액의 구성성분을 섞이게 한다. 이어서 **사정(ejaculation)**이 일어나는데 골반바닥에 있는 궁둥해면체근(좌골해면체근, ischiocavernosus)과 망울해면체근(구해면체근, bulbospongiosus)의 강력하고 율동적인 수축으로 인해 일어난다. 궁둥해면체근은 음경의 측면을 따라 있으며 이 근육의 수축은 음경을 딱딱하게 한다. 망울해면체근은 음경바닥부분를 둘러싸고 있으며 이 근육의 수축은 정액을 바깥요도구멍 쪽으로 밀어낸다. 이러한 수축은 척수의 아래 허리와 위 엉치분절의 반사작용에 의해 조절된다.

27.2 개념확인

1	정삭의 몸통을 이루는 구조는 무엇인가?
2	남성에게 비교적 자주 발생하는 고샅굴탈장(inguinal hernia)의 원인은 무엇인가?
3	고환이 복막안 바깥에 위치하는 것이 정자생성에 중요한 이유는?
4	혈액-고환 장벽의 기능은 무엇인가?
5	정자가 버팀세포로부터 분리되어 체외로 배출될 때까지의 경로를 순서대로 서술하라.

신경 발생학 요약

남성 생식계통의 발생에 대한 요약은 28장(발생학과 인체발생)을 참고

27.3 여성 생식계통의 해부학적 구조

여성 생식계통은 기능적인 생식자 생산, 발생 중인 배아의 보호와 유지, 신생아에 대한 영양을 제공해야 한다. 여성 생식계통의 주요 구조는 그림 27.10에 보는 바와 같다. 여성 생식자는 **난소(ovary)**에서 나와 수정이 이루어지는 **자궁관(난관, uterine tube,** *Fallopian tube, oviduct*)을 따라 이동하고 결과적으로 자궁에 다다른다. **자궁(uterus)**은 **질(vagina)**로 개구되어 있다. 질의 바깥 개구부는 여성 바깥생식기에 의해 둘러싸여 있다. 남성 생식기와 같이 다양한 부속 생식샘의 분비물이 생식관으로 분비된다.

난소, 자궁관, 자궁은 **자궁넓은인대(자궁광인대, broad ligament)**라고 알려진 펼쳐진 장막에 싸여 있다(그림 27.11, 27.15). 자궁관은 자궁넓은인대의 위쪽 경계를 따라 연장되어 있고 난소 가쪽면의 골반안으로 열려 있다. 자궁넓은인대의 자유면은 자궁관과 부착되어 있는데 이를 **자궁관간막(난관간막, mesosalpinx)**이라고 부른다. 자궁넓은인대의 비후된 주름을 **난소간막(mesovarium)**이라 하며 난소가 제 위치를 갖도록 지지한다.

자궁넓은인대는 골반안의 바닥과 양 옆에 부착되어 있으며 벽쪽 복막으로 연속된다. 따라서 자궁넓은인대는 골반안을 나누고 있다. 자궁의 뒤벽 부분과 잘록창자의 앞면 사이의 공간에 형성된 오목을 **곧창자자궁오목(직장자궁와, rectouterine pouch)**라고 부르며 자궁의 앞벽과 방광 뒷면 사이의 공간을 **방광자궁오목(방광자궁와, vesicouterine pouch)**(그림 27.10, 27.11c)이라고 부른다. 이 분할면은 시상면에서 가장 명확하게 나타난다.

다른 많은 인대가 자궁 및 관련 생식기관의 위치를 지지하고 안정화시키면서 자궁넓은인대를 도와주고 있다. 이 인대들은 난소 또는 자궁으로 가는 길목에 자궁넓은인대의 창자간막 내부를 달리고 있다. 자궁넓은인대는 가쪽 이동과 회전을 제한하고 다른 인대들의 상하 이동을 제한하고 있다.

임상노트

난소암

난소암(ovarian cancer)은 세 번째로 여성에게 흔한 생식계통 암이다. 난소암은 초기 진단이 어려워 높은 사망률을 보인다. 미국 여성의 경우 평생에 걸쳐 난소암에 걸릴 확률은 70명에 한 명 꼴이다. 여성의 암 중 약 6%가 난소암으로 진단되며 암으로 인한 여성 사망원인 중 네 번째에 해당한다. 일반 난소조직이나 비정상적인 난자에서 기인한 암의 경우 예후는 상대적으로 좋은 편이다. 이러한 암들은 화학요법, 방사선, 수술의 복합 치료가 유효하다. 그러나 난소암 중 85%가 상피세포에서 기인하며 이 경우 단지 1/3만이 지속적으로 호전시킬 수 있다. 초기 진단은 성공적인 치료를 보장하나 표준화된 유효한 진단법이 아직 없다.

초기 단계의 치료는 한쪽 난소와 자궁관을 제거하는 것이다(자궁관난소절제술, salpingo-oophorectomy). 더욱 진행된 암에는 양측자궁관난소제거술(bilateral saloingo-oophorectomy; BSO)과 완전한 자궁절제술(hysterectomy)이 시행된다. 공격적인 화학요법으로 인해 골수의 줄기세포가 파괴되기 때문에 골수이식이 요구되기도 한다. 몇몇 화학요법제는 배안으로 투입될 수 있어 혈류로 주입했을 때 나타날 수 있는 전신적인 반응없이 높은 농도를 투여할 수 있다. 이러한 방법을 복강내요법(intraperitoneal therapy)이라고 부른다.

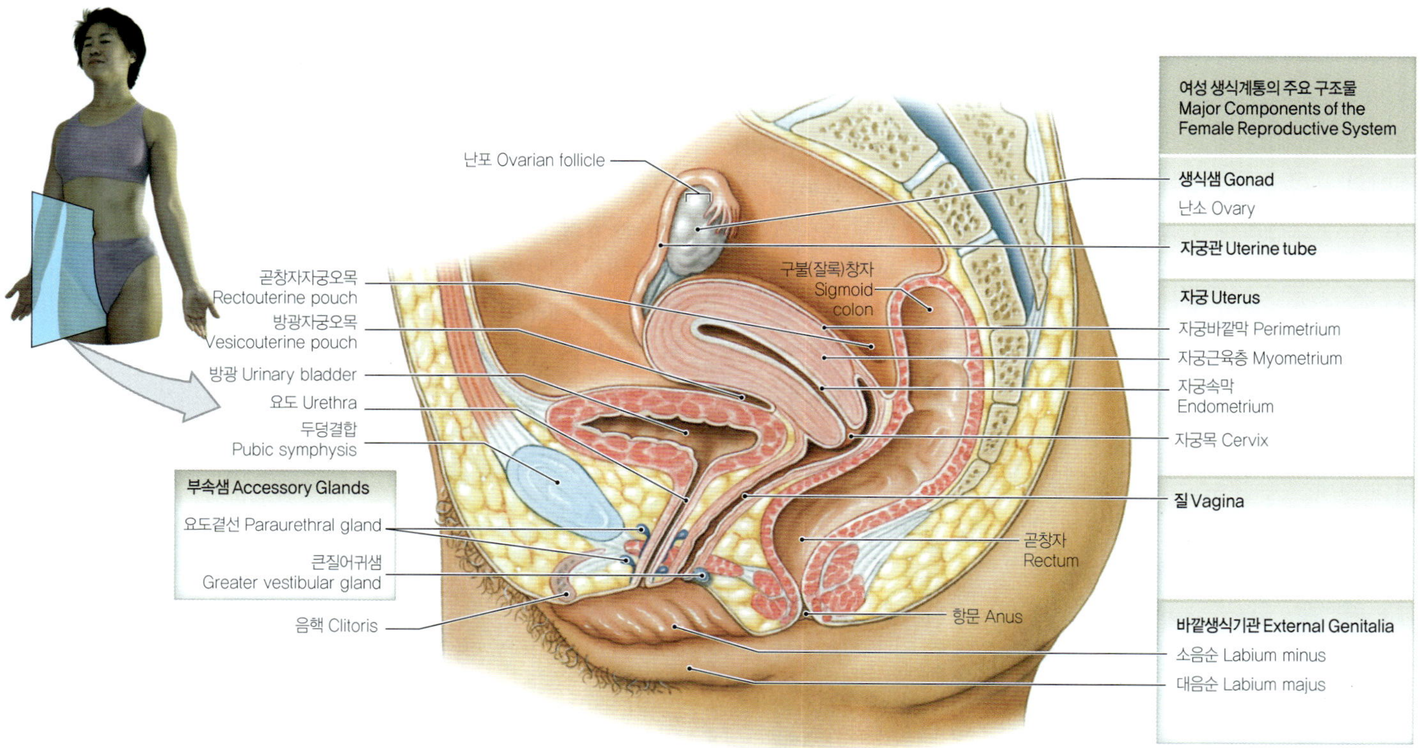

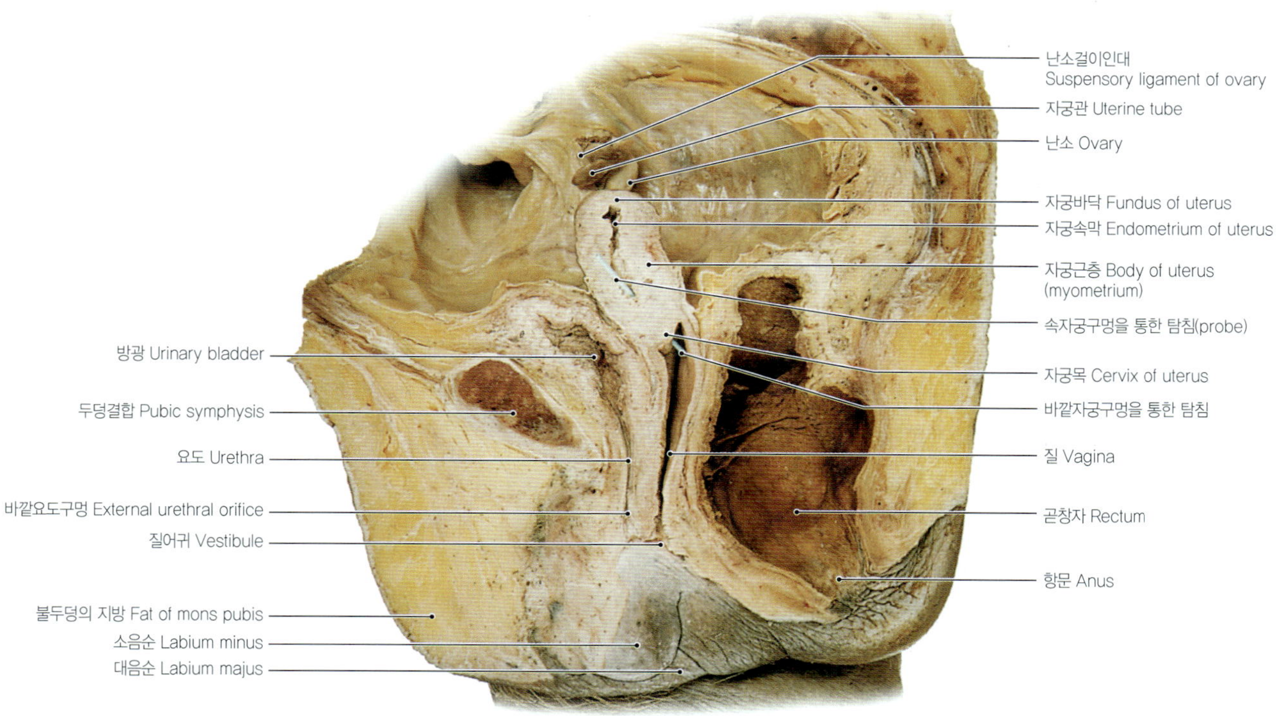

■ 그림 27.10 여성 생식계통
여성의 골반과 샅의 시상절단면

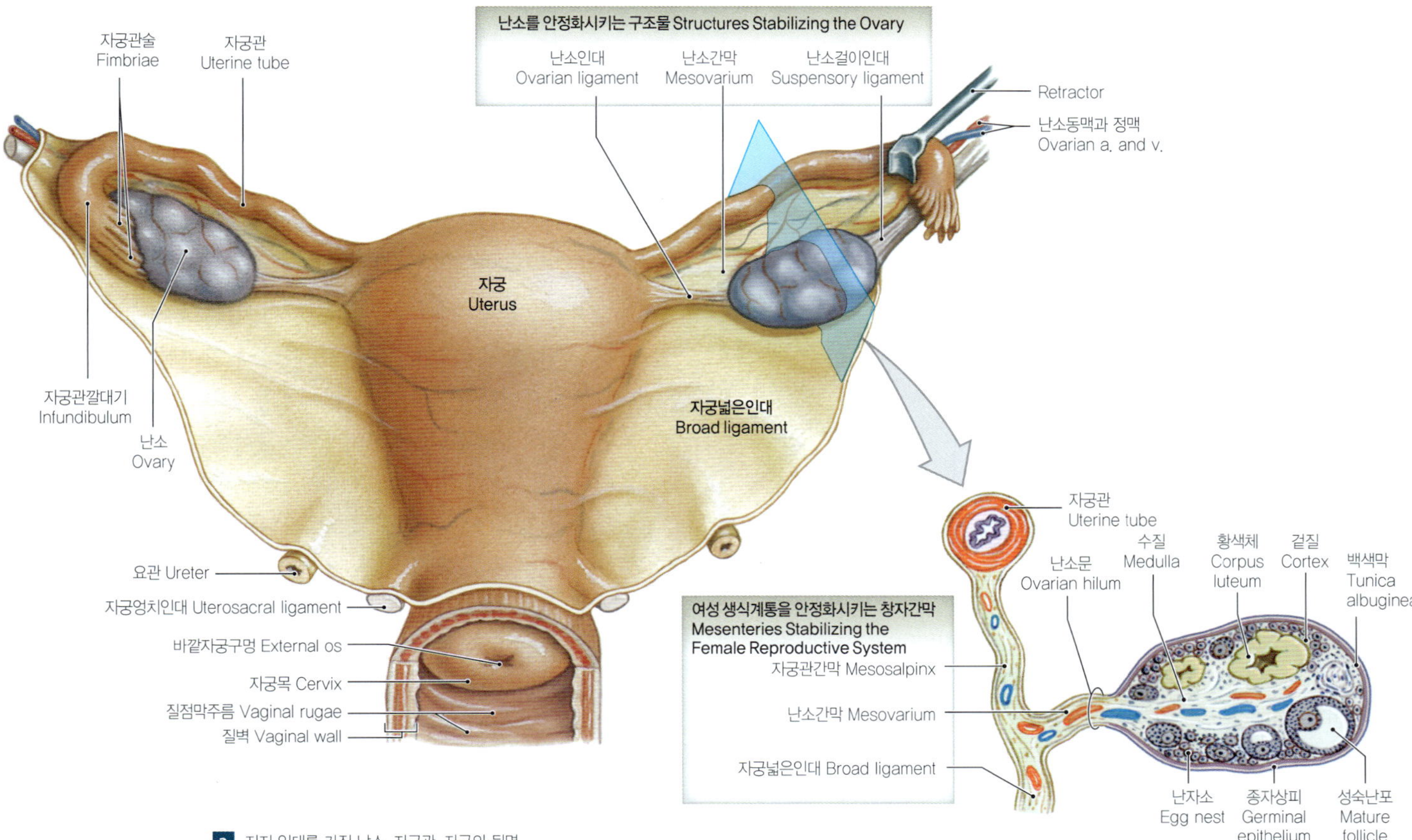

a 지지 인대를 가진 난소, 자궁관, 자궁의 뒷면

b 난소와 관련된 창자간막의 절단면

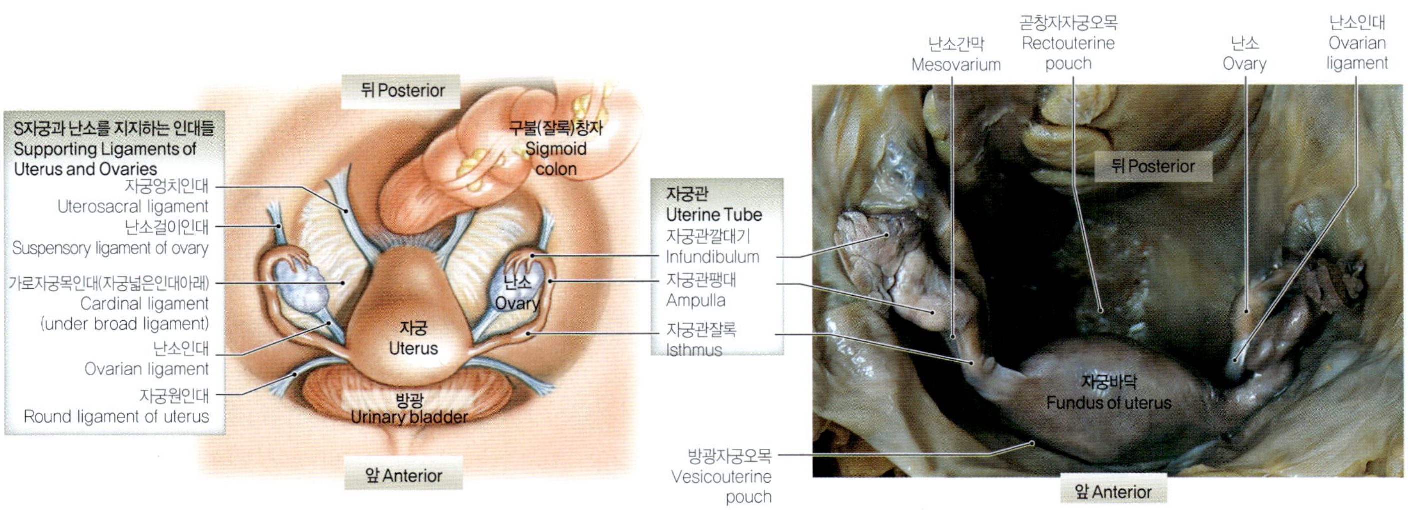

c 여성 골반안을 위에서 본 그림. 자궁과 난소를 지지하는 인대를 보여준다. 사진에서 방광은 복막에 의해 덮여 있으므로 보이지 않는다.

■ **그림 27.11** 난소, 자궁관, 자궁

난소

난소(ovary)는 쌍으로 된 골반안의 가쪽벽 근처에 위치하는 작은 기관이다(그림 27.10, 27.11, 27.15). 전형적인 난소는 납작한 난원형으로 약 길이 5 cm, 폭 2.5 cm, 두께 8 mm 정도된다. 각 난소의 무게는 6~8 g이다. 이 기관은 난자의 생산과 호르몬의 분비를 담당하고 있다. 난소간막과 지지인대인 난소인대와 난소걸이인대가 난소위치를 유지하고 있다. **난소인대(ovarian ligament)**는 자궁관이 시작되는 자궁의 가쪽벽에서 난소의 안쪽면까지 이어져 있다. **난소걸이인대(난소제인대, suspensory ligament)**는 자궁관의 개구부를 지나 난소의 가쪽면에서 골반벽까지 이어져 있다. 주된 혈관인 **난소동맥(ovarian a.)**과 **난소정맥(ovarian v.)**은 난소로부터 난소걸이인대 안으로 주행한다. 이 두 혈관은 자궁간막을 통하여 연장되어 있고 신경과 림프관이 함께 주행하며 **난소문(ovarian hilum)**에서 난소와 연결된다(그림 27.11).

난소는 핑크색 혹은 노란색을 띠며 덩어리진 오트밀과 같은 결절성 경도를 가지고 있다. 난소를 덮고 있는 내장쪽 복막은 입방상피세포의 단일막으로서 이 상피를 **종자상피(germinal epithelium)**라고 부른다. 이는 **백색막(tunica albuginea)**이라고 불리는 치밀한 결합조직층을 덮고 있다. 난소는 겉의 겉질과 속의 속질로 나뉘며 생식자는 난소의 겉질에서 생산된다.

난소주기와 난자발생

여성 생식자의 생산을 **난자발생(oogenesis)**이라고 하며 이 과정은 출생 전부터 시작되어 성성숙 전까지는 휴지기에 있다가 폐경기(menopause)에 끝난다. 사춘기에 이 과정은 **난소주기(ovarian cycle)**의 일부로서 한 달 주기로 발생된다. 생식자 발생은 **난포(ovarian follicle)**라고 불리는 특별한 구조에서 형성된다. 남성 생식샘과 달리 여성의 줄기세포인 **난조세포(oogonia)**는 출생 이전에 체세포분열을 완료한다. 이와 관련된 연구들이 진행 중이다.*

각 일차난모세포는 단층편평세포로 된 난포세포층에 의해 둘러싸여 있다. 일차난모세포와 난포세포는 함께 **원시난포(primordial ovarian follicle)**를 구성하고 있다.

사춘기에 FSH의 양이 증가함에 따라 난소주기가 시작되며 매달 원시난포 중 몇 개가 자극을 받아서 발생 단계를 거친다. 이 주기의 중요한 과정은 그림 27.12에 나타나 있다.

* Tilly J, Niikura Y, Rueda BR. 2009. The current status of evidence for and against postnatal oogenesis in mammals: A case for ovarian optimism or pessimism. *Biology of Reproduction*. 80:2–12.

❶ 일차난포의 형성. 난소주기는 활성화된 원시난포가 **일차난포(primary follicle)**로 발생하면서 시작된다. 일차난포의 난포세포는 커지면서 계속적인 세포분열을 거친다. 세포분열의 결과로 뭇층의 난포세포가 난소 주위를 둘러싼다. 난포의 벽은 점점 두꺼워지며 발생 중인 난자와 가장 안쪽의 난포세포 사이에 공간이 벌어진다. 난포세포와 난자로부터 미세융모가 뻗어나와 손가락이 깍지를 낀 듯한 부위를 **투명대(zona pellucida)**라고 부른다. 난포세포는 계속해서 발생 중인 난자에 지속적으로 영양분을 제공한다. 이 난포세포를 **과립세포(granulosa cell)**라고 부른다.

원시난포로부터 일차난포, 그리고 일련의 난포로 성숙해가는 발달 과정은 FSH의 자극에 의해 일어난다. 난포세포가 분열해가면서 난소간질 인접세포들은 난포 주위를 둘러싸는 **난포막세포(thecal cell)**의 층을 형성한다. 난포막세포와 과립세포는 함께 에스트로겐(estrogen)이라 불리는 스테로이드 호르몬을 분비한다. **에스트라디올(estradiol)**이라고 불리는 호르몬은 가장 중요한 에스트로겐으로 배란 이전에 가장 지배적인 호르몬이다. 에스트로겐류는 다양한 기능을 가지고 있는데 그것은 (1) 뼈대와 근육의 성장 자극, (2) 여성 이차 성징의 유지, (3) 성행위와 관련된 행동이나 성욕 등을 포함한 중추신경계통 활동에 대한 영향, (4) 생식샘이나 관련 기관의 기능 유지, (5) 자궁속막의 수선과 성장을 개시하는 것이다.

❷ 이차난포의 형성. 많은 원시난포들이 일차난포로 발달됨에도 불구하고 단지 소수의 일차난포만이 이차난포가 될 수 있다. 이러한 변형은 난포의 벽이 두꺼워지면서 시작되며 깊은 층의 난포세포가 적은 양의 액체를 분비하기 시작한다. 이런 **난포액(follicular fluid** 또는 *liquor folliculi*)은 점차 확장되어 난포세포를 속층과 바깥층으로 나누는 작은 주머니 안에 축적된다. 이 단계의 복합체가 **이차난포(secondary follicle)**이다. 난자는 계속 느린 속도로 성장하는 반면에 난포는 난포액의 축적으로 인해서 빠르게 확장된다.

❸ 삼차난포의 형성. 난소주기가 시작된 지 8일 내지 10일 후에 난소는 보통 발생을 진행할 오직 하나의 이차난포만을 포함하고 있다. 난소주기의 10~14일 정도까지 **삼차난포(tertiary follicle)**, 또는 **성숙난포(mature ovarian follicle**, *Graafian follicle*)로 발달하며 이 난포의 직경은 대강 15 mm 정도된다. 이 복합체 전체는 겉질에 걸쳐 접하게 되며 난소벽을 늘려 난소표면에 뚜렷한 팽창면을 만든다. 난자는 과립세포의 덩어리에 둘러싸인 채 **난포동굴(난포강, antrum)**이라고 하

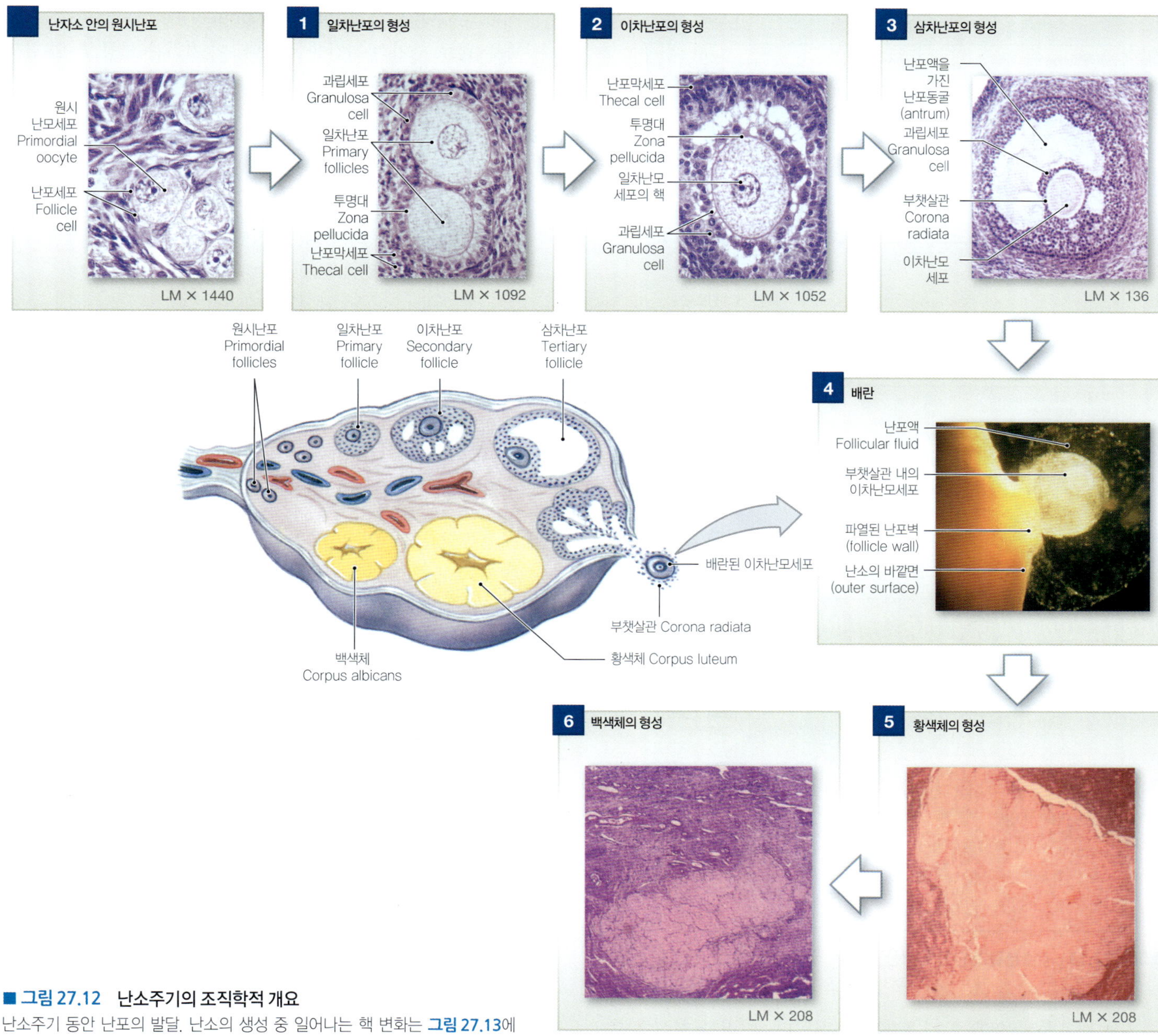

■ **그림 27.12 난소주기의 조직학적 개요**
난소주기 동안 난포의 발달. 난소의 생성 중 일어나는 핵 변화는 그림 27.13에 설명되어 있다.

는 확장된 중앙부의 속공간 안에 위치한다.

이 시기까지 일차난모세포는 일차감수분열 전기에 머물러 있다가 비로소 분열을 완료한다. 난자발생 동안 핵의 변화는 정자발생 시 일어나는 것과 동일하나 일차난모세포의 세포질은 균등하게 나뉘지 않는다(그림 27.13). 두 개의 이차난모세포가 생산되는 대신에 일차감수분열의 결과로 **이차난모세포**(secondary oocyte)와 기능이 없는 작은 **극체**(polar body)가 생산된다. 이차난모세포는 바로 이차감수분열의 중기로 돌입하게 되며 이 과정은 수정이 일어나야만 완료된다. 수정이 일어나면 이차감수분열이 완료되어 난자와 비기능적인 극체가 형성된다. 따라서 동일한 크기의 네 개 생식자가 생성되는 대신, 난자발생 시기에는 일차난모세포의 세포질 대부분을 차지한 하나의 난자와 단지 여분의 염색체를 가지고 있는 세 개의 극체만을 생산한다.

❹ 배란. **배란**(ovulation) 시기가 다가오면서 이차난모세포와 주위의 난포세포가 난포벽과의 연결이 느슨해지면서 세포들

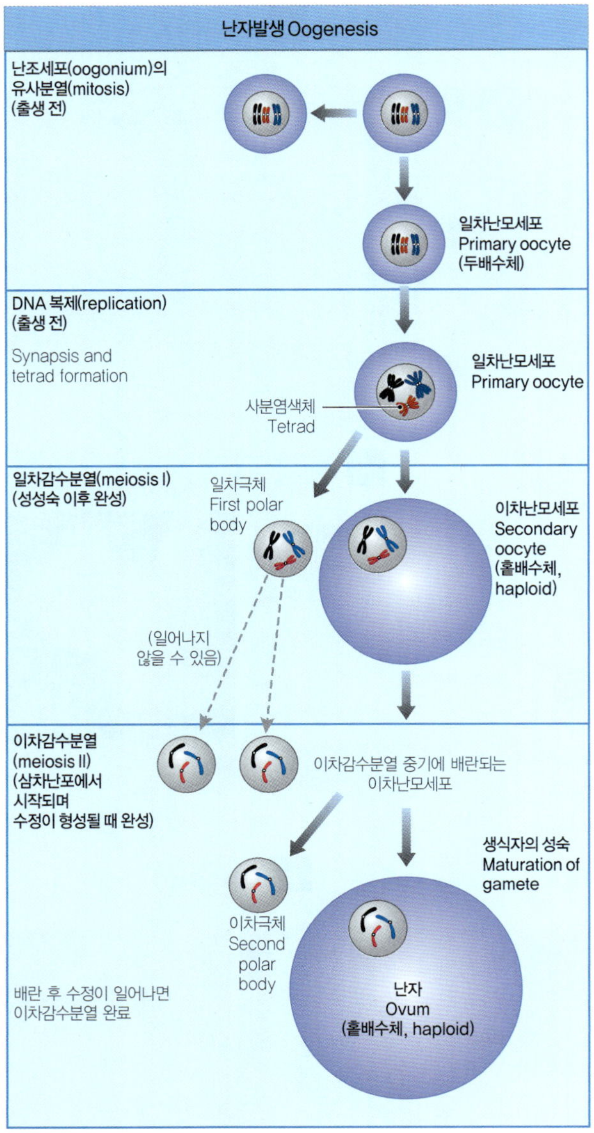

■ 그림 27.13 감수분열과 난자의 생산

은 난포동굴 안으로 자유롭게 움직인다. 이러한 현상은 총 28일 주기 중 14일째에 일어난다. 난자를 둘러싼 난포세포는 **부챗살관(방사관, corona radiata)**이라고 알려져 있다. 팽대된 난포벽이 파열되면 난포의 내용물들이 배안으로 분비되는데 이 안에는 난자가 포함되어 있다. 끈적한 난포액은 부챗살관이 난소의 표면에 부착해 있도록 유지하며 자궁관의 출입구에 직접 접촉되어 있는 상태 또는 난포액의 흐름에 따라 난자를 자궁관 안으로 이동시킨다. 배란은 난포벽을 약화시키는 LH의 갑작스런 상승으로 자극된다.

삼차난포가 성숙함에 따라 에스트로겐의 수치가 최고조에 이르는 상황이 LH 분비의 급격한 증가를 촉진하며 서로 일치하고 있다. **난포기(follicular phase)**는 난소주기의 시작과 배란 완료 사이의 기간을 말한다. 이 기간은 보통 7~28일까지 다양하다.

❺ 황색체의 형성. 빈 난포가 붕괴되어 속공간 안으로 파열된 혈관의 혈액이 고인다. 남아 있는 난포세포는 이 부위로 들어가 증식하여 짧은 시기의 내분비구조물인 **황색체(황체, corpus luteum)**를 형성한다. 색깔이 노란색이어서 황색체라고 불리며 LH 자극하에서 형성된다.

황색체 안에 함유된 지질은 **프로게스틴**(progestin)이라고 알려진 스테로이드성 호르몬을 합성하는데 사용된다. 중요한 프로게스틴은 **프로게스테론**(progesterone)이다. 적정량의 에스트로겐이 황색체에서 분비되지만 배란 후에는 프로게스테론이 주된 호르몬이 된다. 프로게스테론의 중요한 기능은 임신을 위해 자궁을 유지하는 것이다.

❻ 백색체의 형성. 임신이 되지 않으면 황색체는 배란 후 대략 12일 후에 퇴화된다. 프로게스테론과 에스트로겐의 수치는 뚜렷하게 떨어진다. 섬유아세포는 비기능성인 황색체를 침범하면서 창백한 흉터와 같은 조직을 만드는데 이를 **백색체(백체, corpus albicans)**라고 부른다. 황색체의 퇴화로 난소주기는 끝나게 된다. 난소주기의 **황색체기**(luteal phase)는 배란기에 시작되며 황색체가 위축되면서 끝난다. 이 기간은 보통 14일간 지속된다. 난포기의 기간이 다양한 변화를 보이므로 전 난소주기는 21일에서 35일의 범위를 갖는다.

다른 난소주기는 바로 시작되는데 이는 한 주기가 끝나면 프로게스테론과 에스트로겐이 감소되어 시상하부에서 **생식샘자극호르몬**(gonadotropin-releasing hormone; GnRH) 생산을 자극한다. GnRH는 뇌하수체 앞엽에서 FSH와 LH가 분비되므로 이로 인해 새로운 난포주기가 형성된다.

난소주기와 관련된 호르몬의 변화는 다른 생식조직과 기관의 활동에 영향을 미친다. 자궁의 경우 호르몬 변화는 자궁주기(uterine cycle)를 유지하도록 반응하는데 이는 다음 항에서 언급하겠다.

나이와 난자발생

많은 원시난포가 일차난포로 발생되고 많은 일차난포가 이차난포로 성숙해 가지만 보통 하나의 이차난포만이 배란 시에 골반안으로 나온다. 다른 이차난포들은 **폐쇄**(atresia)라는 퇴행 과정을 겪는다. 사춘기에 대략 20만 개의 원시난포가 각 난소에 존재한다. 40여 년 동안 단지 500개 정도의 난자가 배란되었더라도 남아 있는 난포는 그리 많지 않다.

자궁관

각 자궁관(uterine tube)은 약 13 cm 길이인 근육성 관구조의 기관으로 네 부분으로 나뉜다(그림 27.10, 27.11, 27.14, 27.15).

❶ 자궁관깔대기: 난소에 가장 가까운 끝부분으로 확장된 깔대기 모양을 하고 있으므로 **자궁관깔대기(난관누두부, infundibulum)**라 불리며 수많은 손가락 모양의 돌기가 골반 안으로 뻗어 있다. 이 돌기를 **자궁관술(난관채, fimbria)**이라고 부른다. 자궁누두 내부의 세포는 섬모를 가지고 있어서 자궁관의 중간부분인 자궁관팽대쪽으로 움직이고 있다.

❷ 자궁관팽대: 자궁관의 중간부분이 **자궁관팽대(난관팽대부, ampulla)**이다. 벽내부에는 두꺼운 민무늬근육층으로 자궁에 다가갈수록 점차 증가한다.

❸ 자궁관잘록: 자궁관팽대에서 이어지는 **자궁관잘록(난관협부, isthmus)**은 짧은 분절로서 자궁벽에 인접해 있다.

❹ 자궁부분: 자궁관잘록은 짧은 **자궁부분**(uterine part, 또는 *intramural part*)으로 이어진다. 이를 자궁관의 벽내부분(intramural part)이라고도 부른다. 자궁부분은 자궁공간으로 개구되어 있다.

자궁관의 조직학적 구조

자궁관의 상피세포층은 섬모성 그리고 비섬모성 단층원주세포이다(그림 2.14c). 점막은 집중적인 민무늬근육으로 둘러싸여 있다(그림 27.14b). 섬모운동과 자궁관벽의 연동수축운동의 조합으로 자궁관을 따라 난자가 이동한다. 배란 수시간 전에 아랫배신경얼기에서 나온 교감신경과 부교감신경이 이러한 물결 운동을 시작하게 한다. 자궁관은 이차난모세포를 운반하면서 최종적인 성숙과 수정을 돕는다. 보통 난자가 자궁관깔대기에서부터 자궁내부로 이동하는데 3~4일이 소요된다. 수정이 일어나려면 이차난모세포는 자궁관을 통과하는 최초 12~24시간 동안에 정자와 만나야 한다. 수정은 일반적으로 자궁관팽대에서 일어난다.

자궁관은 운반의 기능뿐만 아니라 지질과 글리코겐을 함유한 풍부한 영양환경을 제공한다. 이러한 복합물은 정자와 발생 중인 초기 배아에 영양분을 제공한다. 수정이 되지 않은 난자는 자궁관의 끝부분 혹은 자궁에서 퇴화된다.

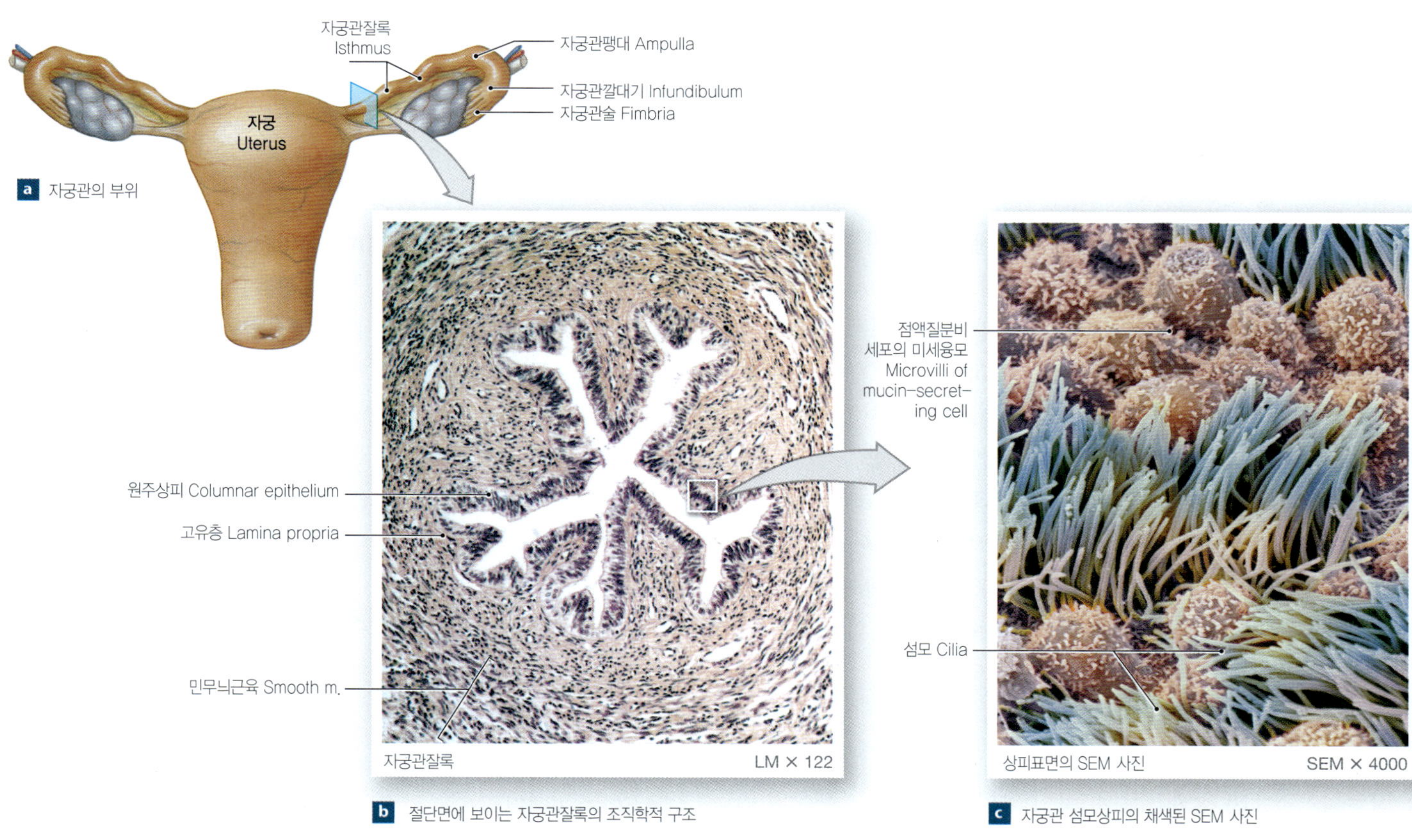

■ 그림 27.14 자궁관

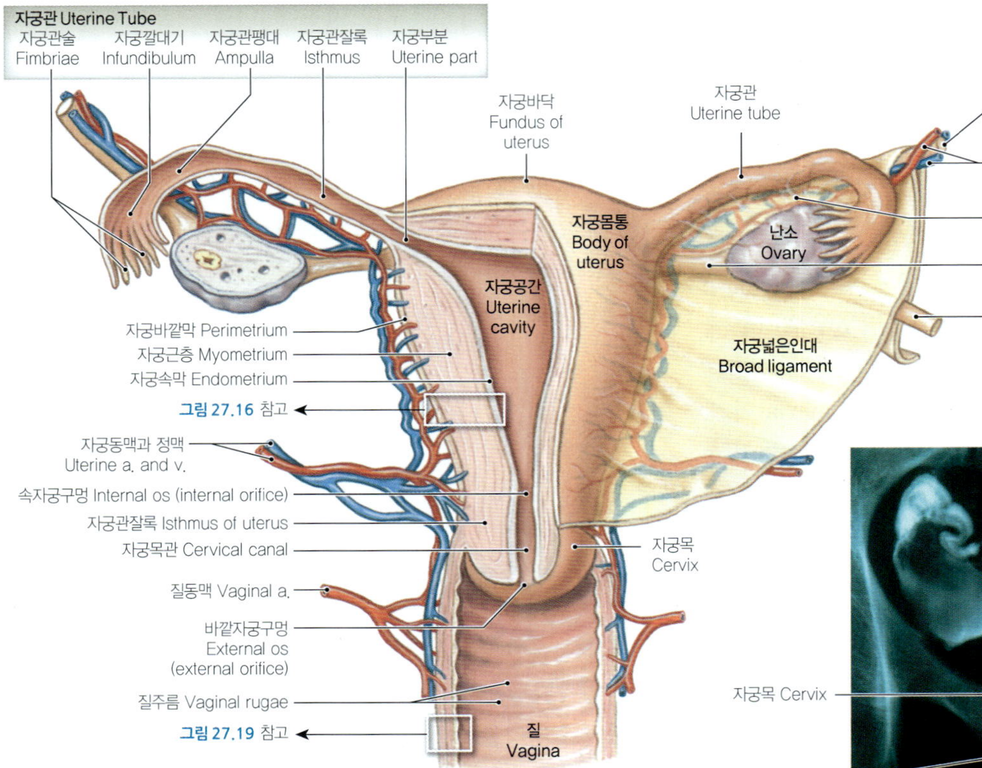

a 자궁과 골반안에 고정된 인대의 뒷면

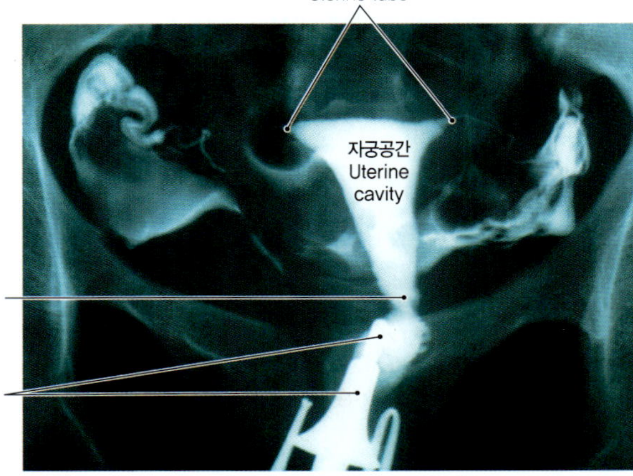

b 자궁자궁관조형사진(hysterosalpingogram)으로 본 자궁안과 자궁관 내부

■ 그림 27.15 자궁

자궁

자궁(uterus)은 발생 중인 배아(1~8주)와 태아(9주~출산)를 위한 물리적인 보호, 영양 유지, 노폐물을 제거하는 기능을 담당한다. 또한 근육성 벽은 출산 시 수축하여 태아가 나오도록 한다. 골반안에서 자궁 위치와 다른 골반내 기관과의 상관성은 그림 27.10, 27.11, 27.15들에서 다양한 모습을 보여주고 있다.

자궁은 길이 약 7.5 cm, 최대 직경 5 cm의 작은 서양배 모양의 기관으로 무게는 30~40 g이다. 정상적인 위치에서 자궁은 바닥면 근처에서 앞쪽으로 굽어져 있어서 **앞굽이(전굴, anteflexion)**라고 한다. 이 위치에서 자궁몸통은 방광의 뒤쪽 위에 걸쳐 있다(그림 27.10). 이와 달리 자궁이 엉치뼈 쪽으로 뒤로 굽어져 있다면 **뒤굽이(후굴, retroflexion)**라고 불린다. 뒤굽이는 성인 여성의 약 20%에서 나타나며 임상적인 중요성은 없다.

자궁의 걸이인대

자궁넓은인대의 창자간막 외에 세 쌍의 걸이인대가 자궁의 위치를 안정화시키며 운동범위를 한정짓고 있다(그림 27.11, 27.15a). **자궁엉치인대(자궁천골인대, uterosacral ligament)**는 자궁의 옆에서 엉치뼈의 앞쪽으로 이어져 자궁몸통이 아래와 앞으로 움직이는 것을 막는다. **자궁원인대(round ligament)**는 자궁관 바닥면의 바로 아래 자궁 옆 모서리에서 시작된다. 자궁원인대는 고샅굴을 지나 바깥생식기의 결합조직의 말단부로 뻗어 있다. 이들 인대는 주로 자궁이 뒤로 움직이는 것을 제한한다. **가로자궁목인대(횡인대, cardinal ligament)**는 자궁과 질의 바닥 부분에서 골반 가쪽 벽으로 뻗어 있다. 이 인대 또한 자궁이 아래로 움직이는 것을 제한한다. 부가적으로 물리적인 지지를 담당하는 것은 뼈대근육과 골반바닥의 근막이다.

자궁내부의 해부학적 구조

자궁몸통(자궁체, body 또는 *corpus*)은 자궁의 가장 큰 부분이다(그림 27.15a). **자궁바닥(자궁저, fundus)**은 자궁관이 접합하는 위쪽에 있는 자궁몸통의 둥근 부분이다. 자궁몸통은 자궁관잘록(난관협부, isthmus)에서 끝나며, **자궁목(cervix)**은 자궁잘록에서 질로 연장된 아랫부분이다.

관상의 자궁목은 질내로 약 1.25 cm 정도 들어와 있다. 질안에서 자궁목의 먼쪽 부분은 **바깥자궁구멍(외자궁구, external os)**을 둘러싼 곡면을 형성한다. 바깥자궁구멍은 **자궁목관(cervical canal)**으로 이어지며 **속자궁구멍(내자궁구, internal os)**을 통해 **자궁공간(자궁강, uterine cavity)** 안으로 열린다(그림 27.15). 자궁목관을 채우고 자궁구멍을 덮고 있는 점액은 세균이 질을 통해 자궁목관으로 들어오는 것을 막는다. 배란이 다가올수록 점액 조성은 변하여 더욱 묽게 된다. 점액의 점성이 그대로면 정자가 자궁으로 들어가는 것과 자궁관으로 올라가는 것이 힘들어 성공적인 수정가능성이 감소한다. 이 때문에 여성 불임의 치료에는 자궁목 점액의 점성을 감소시키는 약제도 포함된다.

자궁은 자궁 및 난소동정맥의 가지가 풍부하다. 수많은 림프관 또한 자궁의 각 부분에 분포한다. 자궁은 아랫배신경얼기(교감신경계)와 엉치 S_3와 S_4 분절(부교감신경계통)로부터의 자율신경섬유가 지배하고 있다. 감각을 담당하는 자궁의 들섬유는 척수 T_{11}과 T_{12}의 뒤뿌리를 통해 들어온다.

자궁벽

자궁의 면적은 매우 다양하다. 생식이 가능하지만 아직 아이를 낳지 않은 성인 여성의 자궁벽 두께는 약 1.5 cm이다. 자궁벽은 바깥층에 근육성 **자궁근육층(자궁근층, myometrium)**이 있으며 속층에 샘을 가진 **자궁속막(자궁내막, endometrium)** 혹은 점막층(mucosa)이 있다. 자궁바닥 및 자궁몸통의 앞, 뒤쪽은 복막이 연장된 장막에 의해 덮여있다. 이러한 불완전한 장막층을 **자궁바깥막(자궁외막, perimetrium)**이라고 부른다(그림 27.15a, 27.16).

자궁속막은 자궁 용적의 약 10%를 차지하고 있다. 많은 수의 자궁샘은 자궁속막 표면으로 개구한다. 이러한 자궁샘은 고유층 안으로 깊이 들어가 자궁근육층까지 이른다. 에스트로겐의 영향하에서 자궁샘, 혈관, 자궁속막은 달마다 자궁주기(uterine cycle)라는 다양한 변화를 거친다. 자궁속막의 샘과 혈관조직은 성장하는 태아의 생리적인 요구를 충족시킨다.

자궁근육층은 자궁벽의 가장 두꺼운 부분이며 자궁 용적의 약 90%를 형성한다. 자궁근육층 내부의 민무늬근육은 세로, 돌림, 비스듬하게 배열되어 있다. 자궁속막의 민무늬근육은 자궁으로부터 질 내부로 커다란 태아를 밀어내기 위해 필요한 힘을 제공한다.

자궁의 혈관공급

자궁은 속엉덩동맥의 가지인 **자궁동맥(uterine a.)**의 가지와, 콩팥동맥 아래의 배대동맥으로부터 나오는 난소동맥(ovarian a.)으로부터 혈액을 공급받는다(그림 27.15a). 자궁으로 가는 동맥들은 광범위한 상호연접을 형성하여 임신 동안 자궁의 모양과 위치가 변하여도 혈액의 공급은 원활하게 된다.

자궁의 조직학적 구조

자궁속막은 **기능층(functional layer)**이라는 자궁공간에 접한 층과 **바닥층(기저층, basilar layer)**이라는 자궁근육층에 인접한 두 개의 층으로 나뉜다. 기능층은 자궁샘의 대부분을 포함하며 자궁속막 두께의 대부분을 차지한다. 바닥층은 자궁속막을 자궁근

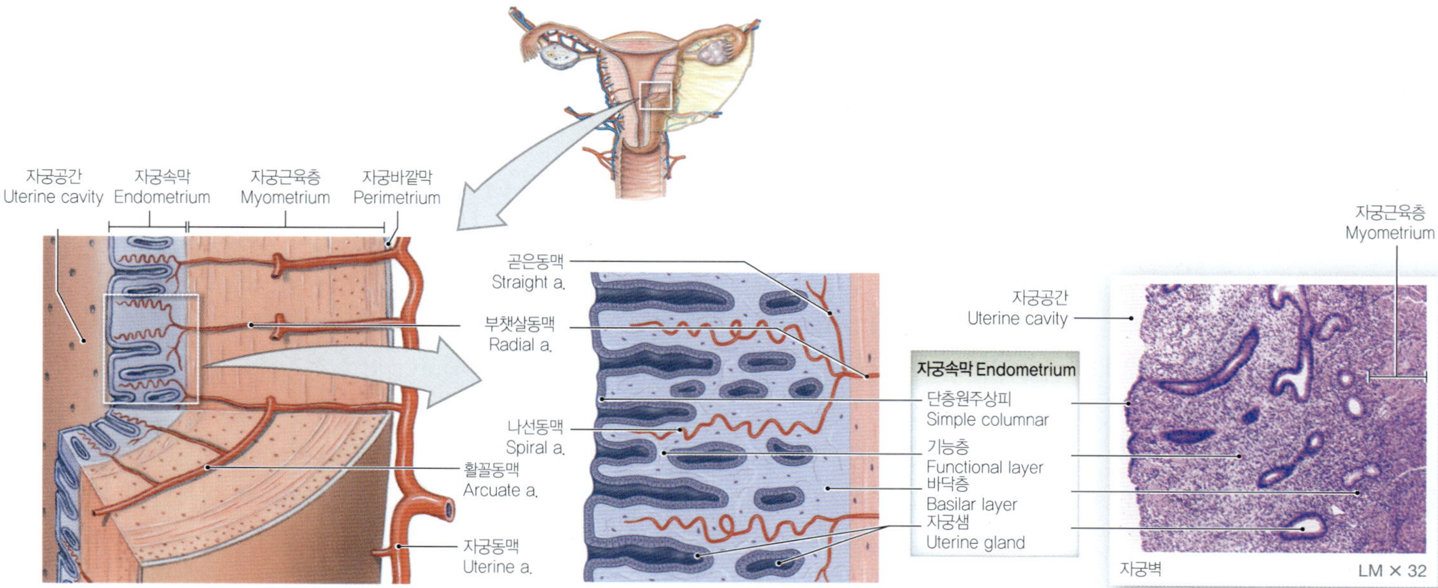

a 자궁벽의 절단면

b 자궁속막과 동맥공급이 나타나 있다.

c 자궁벽의 기본적인 조직학적 구조

■ 그림 27.16 자궁벽

임상 노트

자궁암

자궁암(uterine cancer)은 10만명 당 6명꼴로 발생하며 2006년 미국의 경우 40,770명의 새로운 추정 환자가 보고되었으며 8,200명이 사망했다. 자궁암에는 (1) 자궁내막암, (2) 자궁경부암 두 종류가 있다.

자궁내막암(endometrial cancer)은 자궁속막에 침습하는 암으로 50~70세의 여성에게 가장 흔하다. 폐경기 여성의 골다공증 치료에 사용되는 에스트로겐요법이 자궁내막암 발병률을 2~10배 정도 높인다. 에스트로겐요법에 프로게스테론요법을 부가하면 이런 위험률은 감소된다. 자궁내막암을 위한 완벽한 검사법은 없다. 가장 일반적인 증상이 불규칙적인 하혈이며 자궁속막을 생검하여 조직검사를 한다. 초기 단계에서 치료는 자궁절제술과 그 후에 시행되는 국소방사선요법이다. 진전 단계에서는 보다 공격적인 방사선치료가 추천된다. 약물요법은 성공적인 치료를 보장하지 못하며 단지 30~40%의 환자만이 효과를 보인다.

자궁경부암(cervical cancer)은 15~34세 여성에서 가장 흔한 생식계통 암이다. 이 암의 주된 위험요인은 여러 명의 성적 파트너에 있다. 암은 성적 접촉을 통해서 다양한 종류의 인간유두종바이러스(human papilloma virus, HPVs) 중 하나가 생식기로 감염되어 발생하는 것으로 여겨진다. 자궁경부암을 가진 대부분의 여성들은 말기가 되어서야 증상을 보인다. 이 단계에서 질 출혈(특히 성교 후), 골반통, 질분비물 누출 등을 보인다. 진전된 형태의 암일 경우 전형적으로 방사선요법, 자궁절제술(hysterectomy, 완전한 혹은 부분적인 자궁의 제거), 림프절 제거, 화학요법 등이 복합적으로 시행된다.

조기발견이 자궁경부암으로 인한 사망률을 낮추는 데 중요하다. 표준화된 검사는 해부학자이자 세포학자인 Dr. George Papanicolaou의 이름을 딴 팝 도말표본(Pap smear)이다. 자궁목의 상피세포는 정상 상태에서 박리되므로 상피 표면을 긁어 만든 세포표본에서 비정상적이거나 암화된 세포를 검사할 수 있다. 미국암협회는 20~21세 때는 매년 팝검사를 실시하고 65세까지는 3년에 한 번씩 검사를 실시할 것을 권유하고 있다. 국소적인 비침습성 자궁경부암은 해당 자궁목부분을 제거한다.

육층에 부착시키며 대롱샘의 종말가지를 포함한다(그림 27.16).

자궁근육층 내부에는 자궁동맥의 가지들이 자궁속막을 둘러싸는 **활꼴동맥(궁상동맥, arcuate a.)**을 형성한다. **부챗살동맥(방사동맥, radial a.)**은 활꼴동맥으로부터 나오는 가지로 자궁속막의 바닥층에 혈액을 공급하는 **곧은동맥(직동맥, straight a.)**과 기능층에 혈액을 공급하는 **나선동맥(spiral a.)**으로 연결된다(그림 27.16b).

바닥층의 구조는 시간에 따라 상대적으로 일정하지만 기능층의 구조는 성호르몬의 수준에 따라 주기적인 변화를 겪는다. 이러한 변화는 자궁주기의 특징적인 조직학적 모습을 반영한다.

자궁주기

자궁주기(uterine cycle) 혹은 월경주기(menstrual cycle)는 평균 28일이나 개인에 따라 21~35일의 범위로 이에 이르면 정상의 경우로 본다. 자궁주기의 세 양상은 (1) 월경기, (2) 증식기, (3) 분비기이다. 각 시기 자궁속막의 조직학적 구조는 그림 27.17에 나타나 있다. 각 시기는 난소주기의 조절과 관련된 호르몬에 대한 반응이 나타난다(그림 27.18).

월경기 자궁주기는 **월경기(menses)**의 개시와 함께 시작된다. 월경기는 자궁속막의 기능층 전체가 붕괴되는 특징적인 시기이다. 동맥이 수축함에 따라 기능층으로 혈류가 감소하고 분비샘과 기능층의 조직이 괴사하기 시작한다. 결국 약화된 동맥의 벽이 파열되고 혈액이 기능층의 결합조직 안으로 흐른다. 혈액세포와 퇴화된 조직이 자궁속막으로부터 분리되어 자궁안으로 떨어지게 되며 바깥자궁구멍을 통해 질로 나간다. 이러한 조직의 박리는 모든 기능층이 소실될 때까지 계속 진행된다(그림 27.17a). 이를 **월경(menstruation)**이라고 부른다. 월경은 보통 1~7일간 지속되며 이 시기 동안 대략 35~50 mL의 혈액이 소실된다. 생리통, 이른바 **월경불순(dysmenorrhea)**은 자궁의 염증이나 수축 혹은 인접 골반 조직과 관련된 조건에 의해서 야기된다.

월경기는 프로게스틴과 에스트로겐의 농도가 난소주기의 끝 무렵에 감소될 때 나타나는 현상이다. 이 현상은 에스트로겐의 농도가 다시 상승하여 다음 번의 난포가 발생할 때까지 지속된다(그림 27.18).

증식기 자궁샘의 아랫부분을 포함하는 바닥층은 월경기 동안에도 남는데 이는 이 층의 혈액순환이 온전히 보존되기 때문이다. 월경기가 완료된 이후에 혈액에서 순환 중인 에스트로겐의 영향하에서 자궁샘의 상피세포들이 증식하여 자궁상피 원래 모습을 회복한다(그림 27.17b). 상피세포가 더욱 성장하고 혈관구조가 갖추어지면 기능층의 완전한 회복이 이루어진다. 이러한 재수복이 진행되면 자궁속막이 **증식기(proliferative phase)**에 있다고 말할 수 있다. 이러한 재수복은 난소에서 일차난포와 이차난포의 확장과 함께 동시에 진행된다. 증식기는 발생 중인 난포에서 분비되는 에스트로겐에 의해 자극받으며 유지된다(그림 27.18).

배란이 일어날 때 기능층은 수 밀리미터의 두께이며 뚜렷한 점액샘이 바닥층의 모서리를 따라 연장된다. 이 시기에 자궁속막의

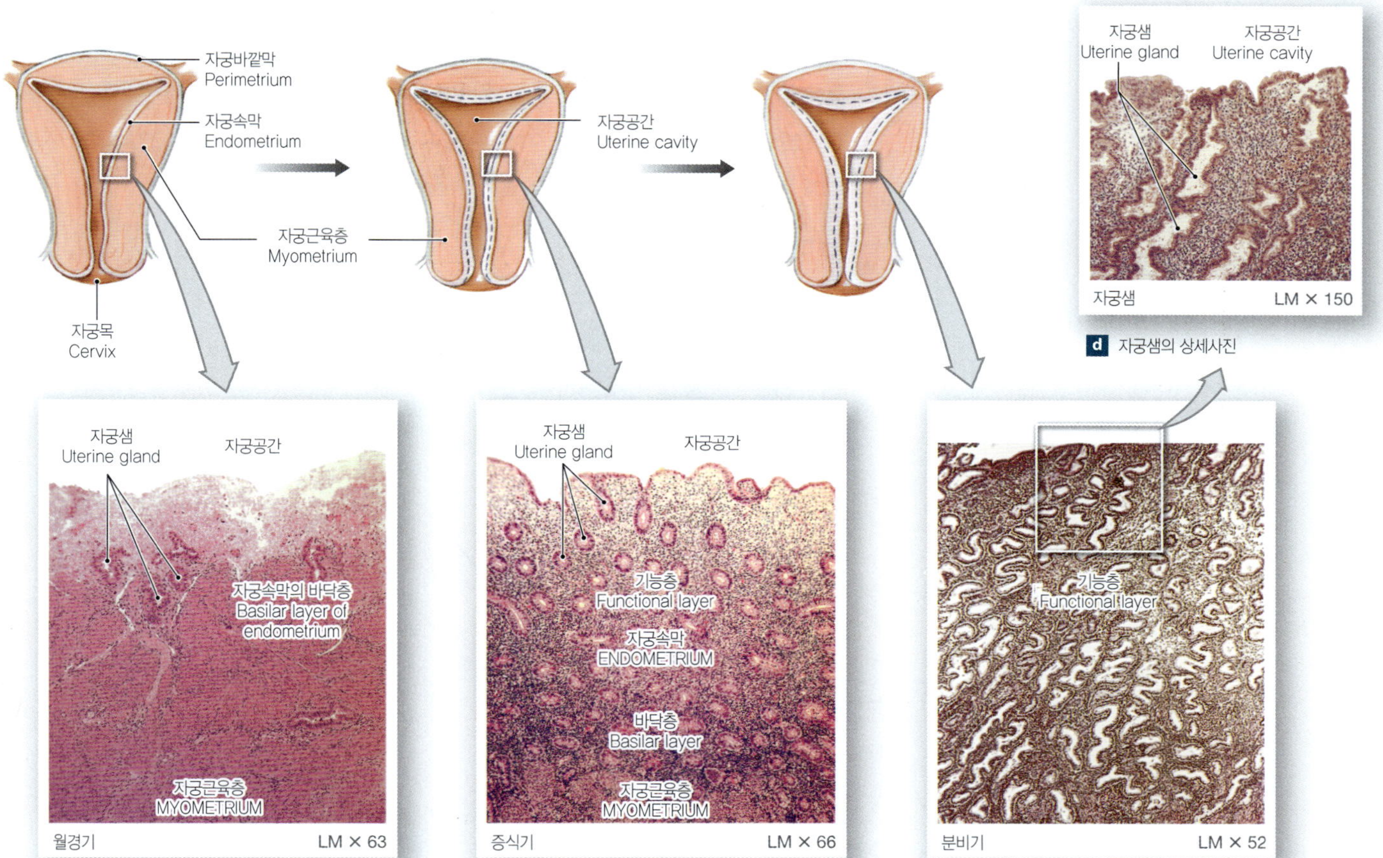

a 월경기

b 증식기

c 분비기. 기능층이 비후되므로 (a) 부분과 (b) 부분을 동일하게 하나의 사진에서 자궁속막을 완전히 포착할 수 없다.

d 자궁샘의 상세사진

■ **그림 27.17 자궁주기의 조직학적 변화**

샘은 글리코겐이 풍부한 점액을 생산한다. 완전하게 갖춰진 기능층은 고도의 혈관이 갖추어지며 자궁근육층 안쪽의 큰 혈관에서부터 나온 나선형의 작은 동맥들이 분포한다.

분비기 자궁주기의 분비기(secretory phase) 동안에는 자궁속막샘이 확장되어 분비 속도가 가속되며 동맥은 확장되고 기능층 속으로 나선동맥이 분포한다(그림 27.17c). 이러한 활동은 황색체에서 분비된 프로게스틴과 에스트로겐이 연합한 자극효과에 의해 일어난다(그림 27.18). 이 시기에 배란이 시작되고 황색체는 그대로 유지된다.

분비활동은 배란 후 12일에 최고조에 이르며 그 다음 1~2일 내에 샘분비 활동은 감소하며 자궁주기는 황색체가 자극호르몬생산을 중단하면서 끝난다. 그리고 새로운 주기가 월경기의 개시와 기능층의 박리로 시작된다. 분비기는 보통 14일 동안 유지된다. 결과적으로 배란의 시기는 첫 번째 월경일로부터 14일을 거꾸로 세어서 결정할 수 있다.

초경과 폐경기 자궁주기는 초경(menarche)으로 시작되는데 초경은 전형적으로는 11~12세 사춘기의 최초의 자궁주기를 일컫는다. 자궁주기는 45~55세경의 마지막 자궁주기인 **폐경기(menopause)**가 될 때까지 계속된다. 수십 년의 기간 동안 규칙적인 자궁주기는 단지 특이적인 상황 예를 들어, 질병, 스트레스, 기아, 임신 같은 상황에서 중단된다. 대체로 초경 후 2년 동안과 폐경기 마지막 2년 동안은 주기가 불규칙적이다.

질

질은 자궁목에서 바깥생식기에 의해 형성된 공간인 질어귀(질전정, vestibule)까지 이어진 탄력적인 근육성 관이다(그림 27.10, 27.11a). 질은 평균 7.5~9 cm의 길이이지만 팽창이 잘 되므로 길이나 넓이는 가변적이다.

질의 근위부 끝에는 자궁목이 **질관(vaginal canal)** 안으로 돌출된다. 자궁목의 돌출부를 둘러싸고 있는 좁은 오목부분을 **질천장**

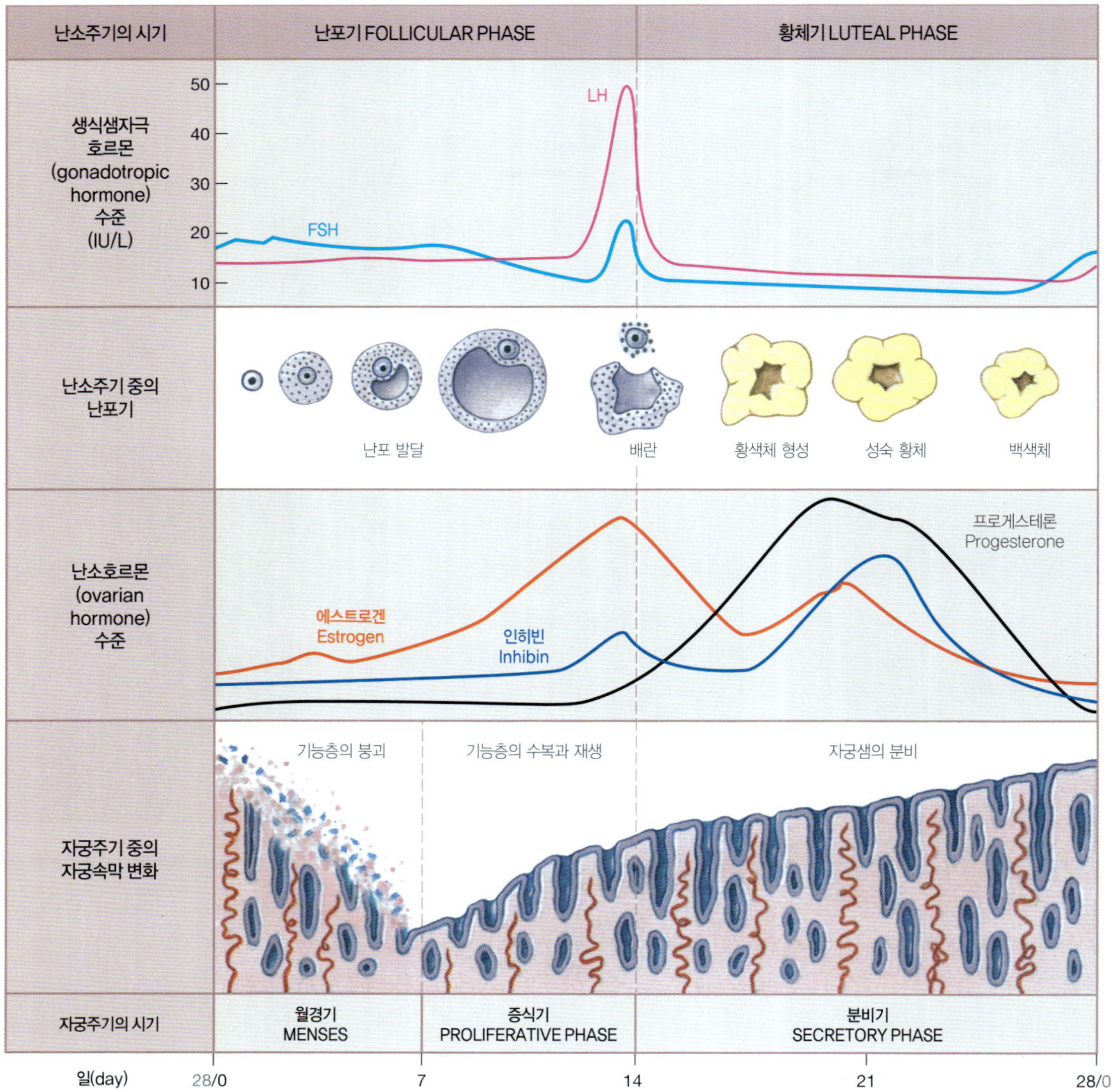

■ 그림 27.18 여성 생식계통 기능에 대한 호르몬 조절

(질원개, fornix)이라고 한다. 질은 곧창자와 평행하게 놓여 있고 두 기관은 뒤쪽으로 밀접하여 접촉되어 있다. 앞쪽에 요도가 질의 위쪽벽을 따라 뻗어 있으며 방광에서부터 질어귀의 개구부까지 연결된다. 질의 주된 혈관 공급은 속엉덩동맥(또는 자궁동맥)과 정맥의 **질가지(vaginal branch)**에 의해 이루어진다. 신경의 경우 아랫배신경얼기, 엉치 S_2~S_4 분절과 음부신경의 가지가 지배하고 있다.

질은 세 가지 주요한 역할을 담당한다.

❶ 질은 월경액의 제거를 위한 통로를 제공한다.

❷ 질은 성교 동안에 남성 생식기를 받아들여 정자가 자궁에 도달할 때까지 정자를 보유한다.

❸ 분만 시 태아가 빠져 나오는 산도 아랫부분을 형성한다.

질벽은 혈관얼기와 민무늬근육층을 포함하고 있다(그림 27.15a, 27.19). 그리고 표면은 자궁목샘 분비액으로 촉촉하며 투과가능한 상피세포를 가로질러 수분이 이동한다. 질과 질어귀는 **처녀막(hymen)**이라고 하는 탄력성 상피주름에 의해서 분리되어 있는데 처녀막은 부분적으로 혹은 완전히 질의 입구를 막고 있다. 두 개의 망울해면체근이 질구멍을 지나고 있으며 이 근육들이 수축되면 입구가 조여진다. 이 근육들은 질입구 양쪽을 지나는 발기조직체인 질어귀망울(전정구, vestibular bulb)을 덮고 있다(그림 27.20b). 발생 동안에 질어귀망울은 남성의 요도해면체와 같은 배아조직으로부터 유래한다(28장 발생학 참고). 질어귀망울과 요도해면체는 상동기관이라 불리는데 그들의 구조와 기원이 유사하기 때문이다. 그러나 이들 상동기관은 기능이 서로 다르다.

질은 자궁목의 점액에서 영양을 공급받은 정상군의 세균을 가지고 있다. 이들 세균의 대사 활동으로 산성 환경을 형성하며 이는 많은 병원성 미생물의 성장을 저해한다. 산성 환경은 정자운동성을 저해하므로 정액이 가진 완충작용은 성공적인 수정에 중요하다.

질의 조직학적 구조

질의 속공간은 중층편평상피세포로 덮여 있어(그림 27.19) 이완된 상태에서는 질점막주름(rugae)을 형성한다(그림 27.15a). 아래의 고유층은 두꺼우며 탄력적이면서 작은 혈관, 신경, 림프절 등을 포함하고 있다. 질의 점막은 탄력성 근육층으로 둘러싸여 있는데 이 민무늬근육층은 돌림형과 세로형의 근육다발로 형성되어

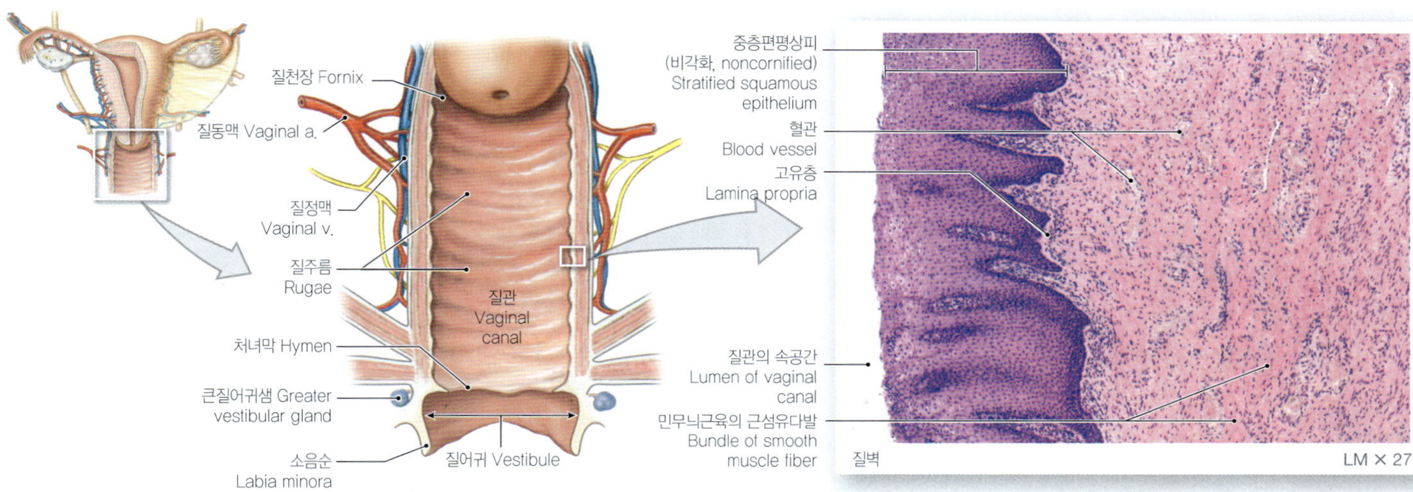

■ 그림 27.19 질벽의 조직학적 구조

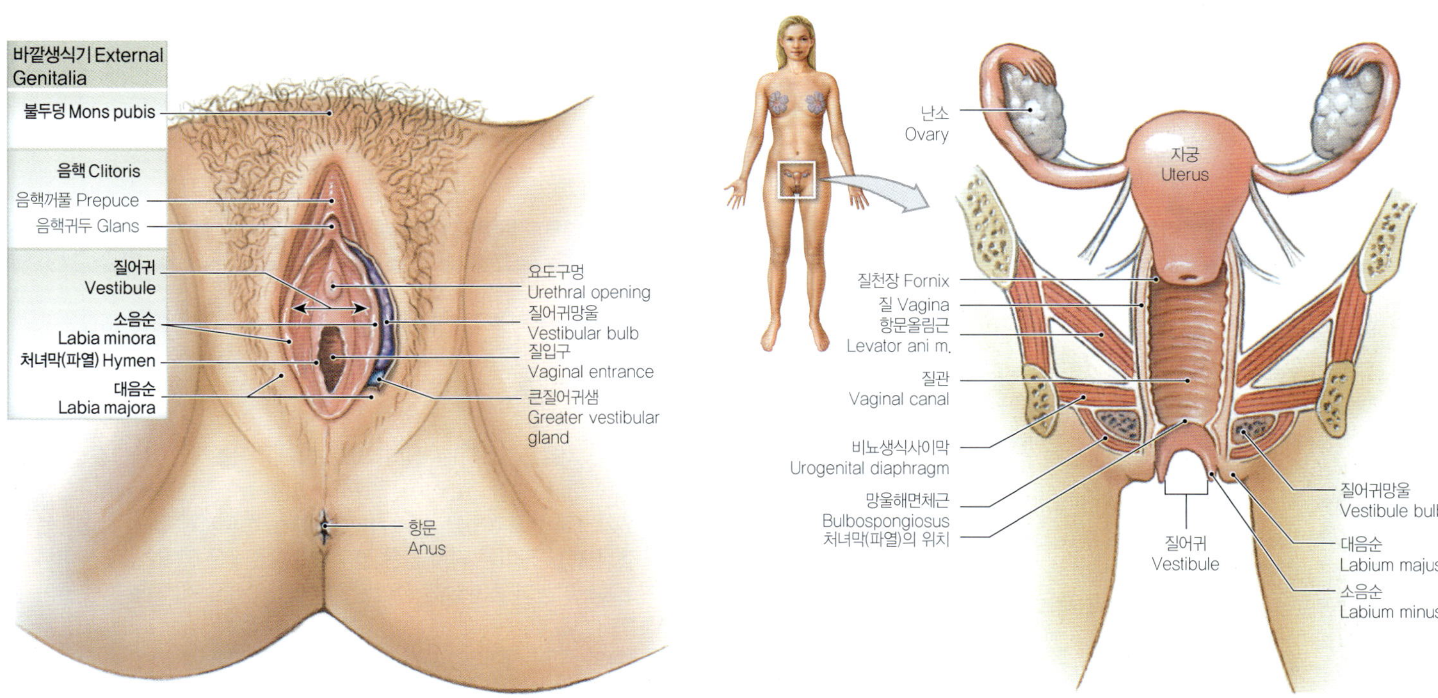

a 여성의 샅 아랫면

b 내부와 바깥생식기 구조를 보여주는 이마면의 그림

■ 그림 27.20 여성 바깥생식기

자궁근육층까지 연장되어 있다. 자궁과 인접한 질부분은 골반 복막의 연장인 장막에 싸여 있다. 나머지 질의 근육층은 섬유성 결합조직인 바깥막(외막, adventitia)에 싸여 있다.

바깥생식기

여성 바깥생식기를 에워싸고 있는 부위를 **음문**(vulva 또는 *pudendum*)이라고 한다(그림 27.20a). 질은 **소음순**(labia minora, *labium minus*)에 싸인 중심공간은 질어귀로 개구한다. 소음순은 털이 없는 매끈한 피부로 덮여 있으며 요도는 질구 바로 앞 질어귀로 개구한다. **요도곁선(요도방선,** paraurethral gland 또는 *Skene's gland*)은 바깥요도구멍에 가까운 요도로 배출한다. 요도개구부의 앞쪽에 있는 **음핵**(clitoris)은 질어귀로 뻗어 있다. 음핵의 내부는 남성의 음경해면체와 상동기관인 발기조직을 가지고 있다(28장 발생학 참고). 음핵은 성적으로 흥분하게 되면 혈액이 고여 발기한다. 작은 발기성 귀두는 음핵의 꼭대기에 있으며 소음순의 연장면인 **음핵꺼풀(음핵표피,** prepuce 또는 *hood*)을 싸고 있다.

다양한 수의 **작은질어귀샘(소전정선,** lesser vestibular gland)은 분비물을 배출하여 질어귀를 촉촉하게 유지하고 있다. 성적 흥분 시에 질입구의 뒤쪽 모서리에 있는 **큰질어귀샘(대전정선, greater vestibular gland,** *Bartholin's gland*)의 분비물을 질어귀로 배출한다(그림 27.10a). 이 점액샘은 남성의 망울요도샘과 닮았다.

음순의 바깥 경계는 불두덩과 **대음순**(labium majora)에 의해 형성된다. **불두덩(치구, mons pubis)**은 뚜렷한 융기 부분으로 두덩결합 앞쪽 피부밑 지방조직에 의해 형성된다. 또한 지방조직은 남성의 음낭과 상동기관인 대음순 안에도 축적된다. 대음순은 소음순이나 질어귀를 둘러싸고 있으며 일부분을 가리고 있다. 대음순의 바깥은 불두덩을 덮고 있는 거친 털로 덮여 있으나 안쪽면은 상대적으로 털이 없다. 기름샘과 산재되어 있는 아포크린 땀샘은 이 대음순 안으로 분비물을 내어 이 구조들을 촉촉하게 유지하고 윤활시켜 주고 있다.

신경 발생학 요약
여성 생식계통의 발생 과정은 28장 참고(Embryology and Human Development).

젖샘

출생 시 신생아는 스스로를 보호하지 못하고 여러 중요한 기관계는 발생 과정이 아직 완료되지 않은 상태이다. 독립적인 개체로 자립하기 위한 초기 신생아는 **젖샘(유선, mammary gland)**에서 분비되는 모유로부터 영양을 얻는다. 모유의 생산 혹은 **수유**(lactation)는 가슴의 젖샘에서 형성되며 여성 생식계통의 특수화된 부속기관이다.

젖샘은 가슴 양쪽 피부 깊은 곳의 **가슴지방패드**(pectoral fat pad)의 피부밑조직 내에 위치한다(그림 27.21a,b). 가슴은 작은 원추형 돌기물인 **젖꼭지(유두, nipple)**를 가지고 있는데 젖꼭지는 몸

임상노트

유방암

유방암(breast cancer)은 40~59세 사이 여성의 주요 사망 원인이다. 일반적으로 50세 이후에 더 흔하게 발병한다. 미국에서는 매년 약 21만 2천 명의 새로운 환자가 보고된다. 미국에서는 8명 중 1명꼴로 유방암이 발병하는 것으로 추정된다. 발병은 코카시안 인종이 가장 높고 아프리카계 미국인이 다소 낮으며 아시아인이나 미국 본토인이 가장 낮다. 뚜렷한 위험인자로 (1) 가족력, (2) 30세 이후의 임신, (3) 이른 초경, (4) 늦은 폐경이 있다. 계속된 연구에도 불구하고 유방암과 구강피임제, 에스트로겐요법, 모유수유, 지방섭취, 음주 사이의 증명된 연관성은 없다. 대부분의 여성에 있어 복합적인 요소가 작용하여 유방암이 발생하지 않지만 가족력이 있는 여성의 경우 보다 높은 발병가능성을 갖는다.

사망률을 낮추는 데는 유방암의 조기진단이 중요하다. 대부분의 유방암은 자가진단에 의해서 발견되지만 최근 몇 년간 임상진단 기술이 발달하고 있다. **유방조영술**(mammography)은 젖샘조직을 검사하는데 X-선을 사용하며 연조직 부위만 투과해야 하므로 방사량은 제한된다. 이 검사법은 젖샘조직내부의 가장 명확한 영상을 제공해준다(그림 27.21b). 초음파도 어느 정도의 정보를 제공해주지만 영상의 정밀성은 떨어진다.

성공적인 치료를 위해서는 상대적으로 작거나 국소적인 암이라도 동정이 되어야 한다. 일단 2 cm 이상 자라게 되면 장기 생존율은 떨어진다. 또한 암세포가 림프계통를 통해 겨드랑림프절로 퍼지게 될 경우 예후는 나쁘다. 림프절 전이가 되지 않은 경우 5년 생존율은 약 82%가 되며 4개 혹은 그 이상의 림프절에 전이된 경우에는 생존율이 21%까지 떨어진다.

유방암의 치료는 종양의 제거와 겨드랑림프절의 표본채취로 시작된다. 암세포는 보통 검진 전에 전이되기 때문에 영향을 받은 유방을 부분적으로 혹은 모두 제거한다. 화학요법, 방사선치료, 호르몬치료의 복합요법이 외과수술에 부가되어 사용될 수 있다.

의 표면으로 젖샘관이 열리는 곳이다. 각 젖꼭지를 둘러싸고 있는 흥갈색의 부위를 **젖꽃판(유륜, areola)**이라고 부른다. 진피층에 있는 커다란 기름샘이 젖꽃판 표면의 도돌한 표면을 형성한다.

젖샘조직은 많은 분할된 엽으로 구성되어 있으며 각 엽은 많은 분비소엽을 포함한다(그림 27.21a). 소엽에서 나온 관들은 모여 각 엽 내부에서 단일한 **젖샘관(유관, lactiferous duct)**으로 모인다(그림 27.21a,c,d). 젖꼭지근처의 젖샘관은 **젖샘관팽대(유관동, lactiferous sinus)**라고 하는 확장된 공간을 형성한다. 보통 15~20개의 젖샘관팽대는 각 젖꼭지의 표면으로 개구하고 있다. 치밀한 결합조직은 관 구조를 둘러싸는 엽과 소엽 사이로 확장된 구획을 형성한다. **젖샘걸이인대(유방제인대, suspensory ligament of breast)**라고 알려진 결합조직의 끈은 피부 아래의 진피에서 유래한다. 성긴결합조직의 층이 아래 큰가슴근으로부터 젖샘복합체를 분리하고 있다. 속가슴동맥의 가지가 각 젖샘으로 혈액을 공급한다. 젖샘으로의 림프관 연결은 23장에서 상세히 설명되었다.

임신기 동안의 젖샘 발달

그림 27.21c,d는 비활성화된 젖샘과 활성화된 젖샘의 조직학적인 구조를 비교하고 있다. 휴지기의 젖샘은 활성화된 샘세포보다 관 구조가 주로 분포한다. 임신을 안 한 여성의 가슴크기는 샘조직의

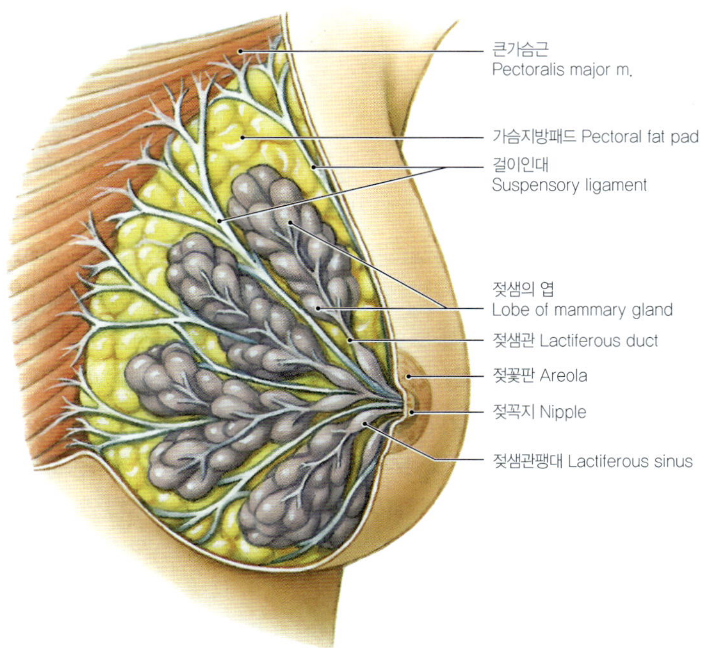

a 젖샘의 육안적 구조

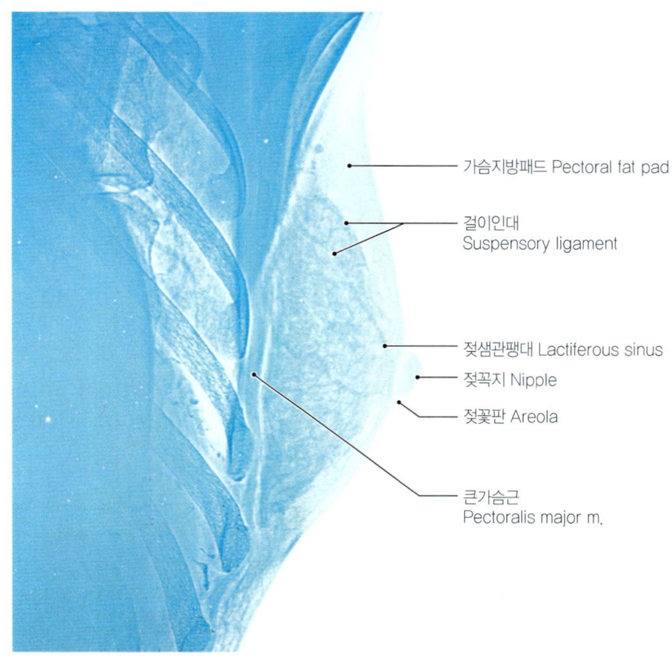

b 유방건식촬영(xeromammogram) 안쪽면을 투사한 방사선학적 기술로 가슴의 상세한 조직을 보여주고 있다.

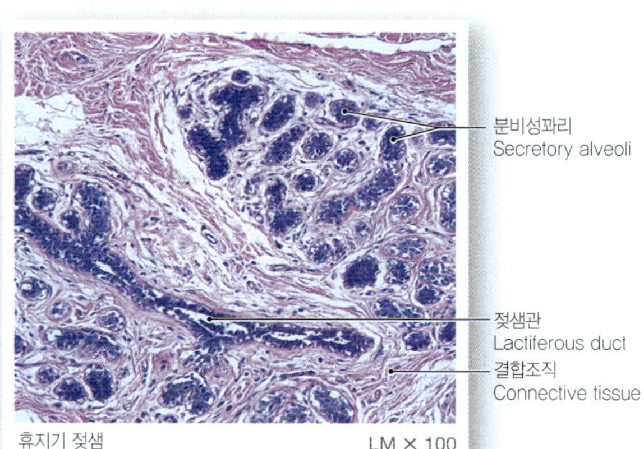

c 휴지기의 젖샘의 조직학적 구조

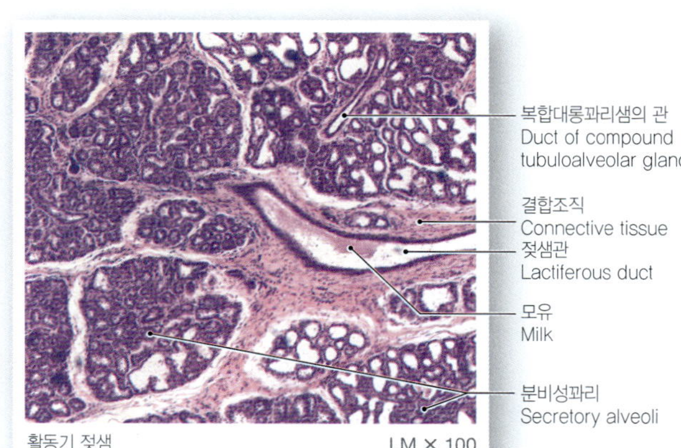

d 활성기의 젖샘의 조직학적 구조

■ **그림 27.21** **젖샘의 조직학적 구조**

양보다 주로 가슴 지방조직의 양을 반영하고 있다. 임신이 될 때까지 분비구조는 발생하지 않는다.

뇌하수체 앞엽에서 분비된 프롤락틴(prolatin)과 성장호르몬(growth hormone; GH)을 포함한 호르몬들의 협력에 의해 젖샘은 더욱 발달한다. 이러한 호르몬들의 자극 시에 태반으로부터 분비된 **인간태반성락토겐(human placental lactogen; HPL)**의 도움을 받으면 젖샘관이 활발하게 유사분열을 하고 샘세포가 형성되기 시작한다. 임신 6개월까지 젖샘은 완전히 성장하며 관구조를 채우는 분비물을 생산하기 시작한다. 모유는 신생아가 젖꼭지를 빨기 시작할 때 분비된다. 이러한 자극은 뇌하수체 뒤엽의 옥시토신의 분비를 촉진한다. 옥시토신은 젖샘관과 젖샘관팽대의 벽의 민무늬근육을 수축시켜 모유의 배출을 촉진한다.

임신과 여성 생식계통

수정이 일어나면 접합자는 일련의 세포분열을 거쳐 **주머니배(배반포, blastocyst)**라고 부르는 속이 빈 공 모양의 세포체를 형성한다. 자궁공간에 이를 때까지 주머니배는 초기에 자궁관샘의 분비물을 흡수하여 영양을 공급받는다. 수일 내에 주머니배가 자궁속막에 접촉하게 되면 상피세포를 침식하여 자궁속막에 파묻힌다. 이 과정을 **착상(implantation)**이라고 하며 **태반(placenta)**이라고 하는 특수한 기관의 형성과 관련된 일련의 사건이 시작된다. 태반은 다음 9개월 동안 배아와 태아의 발생을 유지한다.

태반은 용해된 가스, 영양분, 노폐물 등을 태아와 모체의 혈액 사이를 이동시키는 매개체 역할을 담당한다. 또한 태반은 내분비기관의 기능을 담당하여 호르몬을 분비한다. **사람융모막생식샘자극호르몬(human chorionic gonadotropin; HCG)**은 착상이 발생되자마자 모체 혈액에 존재하게 된다. HCG가 혈액이나 오줌에 존재한다는 것은 신뢰할 만한 임신표지를 제공해 준다. 기능적인 면에서 HCG가 존재하는 동안 황색체가 퇴화하지 않는다는 점에서 HCG는 LH와 닮았다. 황색체가 퇴화하면 임신은 종료되고 자궁속막의 기능층은 붕괴되어 버린다.

HCG의 존재하에 황색체는 퇴화되지 않고 약 3개월 동안 유지한다. 황색체가 퇴화된다고 해서 월경기가 다시 시작되지 않는데 이는 태반이 활발하게 에스트로겐과 프로게스테론을 분비하기 때문이다. 다음으로 태반은 추가로 두 종류의 호르몬을 합성한다. 릴렉신(자궁이완인자, relaxin)은 분만 동안 골반의 유연성을 증가시키고 자궁목의 이완을 야기하며, 인간태반성락토겐은 모유의 생산을 위한 젖샘의 준비를 돕는다.

	V	27.3 개념확인
1	☐	난포세포의 기능은 무엇인가?
2	☐	자궁관의 상처는 어떻게 불임을 유발하는가?
3	☐	자궁주기의 증식기 동안, 난소주기에서는 어떤 일이 일어나는가?
4	☐	젖샘관 하나가 막히게 되면 젖꼭지로 모유 운반이 잘 안 되는 이유를 설명하라.
5	☐	모유 분비를 자극하는 호르몬은 무엇인가?

27.4 노화와 생식계통

노화의 과정은 남성과 여성의 생식계통에 영향을 미친다. 여성에서 나이와 관련된 가장 현저한 변화는 폐경기이며, 반면 남성의 경우 점진적으로 오랜 기간에 걸쳐서 노화의 변화가 일어난다.

폐경기

폐경기는 보통 배란과 월경이 종료되는 시기로 정의된다. 폐경기는 전형적으로 45~55세 시기에 일어나며 이 이전에는 배란과 월경주기가 점진적으로 약화된다. **조기폐경(premature menopause)**은 40세 전에 일어나는 것을 말한다. 원시난포가 부족한 경우에 조기폐경이 일어날 수 있다. 폐경기는 GnRH와 FSH, LH의 생산이 급속히 상승하여 지속되는 양상을 동반하는 반면, 혈중 에스트로겐과 프로게스테론은 감소되는 양상을 보인다. 에스트로겐 수치가 감소되어 (1) 자궁크기가 감소하고, (2) 젖샘의 크기가 감소하며, (3) 요도와 질벽이 얇아지고, (4) 난소, 자궁, 질을 지탱하고 있던 결합조직이 약화된다. 감소된 에스트로겐 농도는 골다공증을 유발하며 다양한 심혈관, 신경적 영향을 주어 화끈거림, 침울, 우울 등의 증세를 보인다.

남성 갱년기

남성 생식기관의 변화는 보다 점진적이며 **남성 갱년기(male climacteric)**라고 부른다. 혈중 테스토스테론의 수치가 50~60세 사이에 감소되며 이와 연관되어 FSH와 LH가 증가한다. 정자생산은 계속 되지만(남성은 80대에도 생식능력을 가짐) 노년 남성의 성적 활동성은 점차 감소되며 이는 테스토스테론의 감소와 연관이 있다. 몇몇 의사들은 노년 남성과 여성의 성적욕구를 증강시키고자 테스토스테론 보충 치료를 제안하기도 한다.

27.4 개념확인

1. 자궁탈출증(prolapsed uterus)은 자궁의 위치가 변하여 골반 안의 좀 더 아래쪽으로 이동된 상태이다. 이런 증상이 폐경기 여성에게 자주 발생하는 이유는?
2. 60세 이상의 남성에게 테스토스테론 보충요법이 권장되는 이유는?

임상용어

고환절제술(orchiectomy) 외과적인 고환의 제거 수술
자궁속막증(endometriosis) 자궁 밖으로 자궁속막 조직이 성장한 것

핵심정리

개요

- 인간의 생식계통은 기능적인 생식자의 생산, 저장, 영양공급, 운반을 담당한다. 수정은 남성에서 유래한 정자와 여성에서 유래한 미성숙 난자가 결합하여 접합자를 형성하는 것이다.

27.1 생식계통의 구성

- 생식계통은 생식샘, 생식관, 부속 생식샘 및 기관, 바깥생식기를 포함한다.
- 남성에서 고환은 정자를 생산하며 사정 동안에 정자를 정액을 통해 체외로 배출한다. 성적으로 성숙한 여성의 난소(생식샘)는 자궁관을 따라 자궁에 도달하게 될 난자를 생산한다. 질은 자궁과 외부를 연결한다.

27.2 남성 생식계통의 해부학적 구조

- 정자는 부고환, 정관, 사정관, 요도를 거쳐 체외로 나간다. 부속기관–특히 정낭, 전립샘, 망울요도샘–은 사정관과 요도로 분비물을 배출한다. 음낭은 고환을 둘러싸고 있으며 음경은 발기기관이다(그림 27.1~27.9).

고환

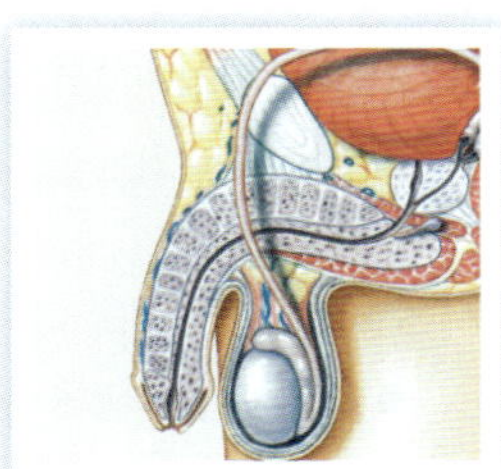

- 고환은 음낭내부에 매달려 있으며 각각 약 2인치 정도의 길이와 1인치의 직경을 갖는다.
- 고환은 발생 동안 고샅굴을 통하여 고환내림을 한다. 이 시기 이전에 고환은 고환길잡이에 의해 배안에 머물러 있다. 발생 7개월 동안 분화 성장과 고환길잡이의 수축에 의해서 고환이 내려간다(그림 27.2).
- 근막, 결합조직, 근육이 총체적으로 정삭이라고 하는 집을 형성한다. 정삭은 정관과 고환동정맥, 덩굴정맥얼기, 엉덩고샅신경, 음부넙다리신경을 둘러싸고 있다(그림 27.3).
- 고환은 정삭을 통해 배안에 연결되어 있다. 샅솔기는 음낭 내부의 두 공간을 나누고 있는 경계를 표시한다. 각 고환은 각각의 음낭공간 내부에 자리잡고 있다(그림 27.1~27.4).
- 음낭근의 수축으로 음낭은 주름진 모양이 된다. 고환올림근은 고환을 몸쪽으로 가깝게 잡아당긴다. 고환집막은 장막으로서 백색막을 덮고 있다. 백색막은 섬유성 피막으로 고환을 둘러싸고 있다. 고환사이막은 백색막에서부터 고환세로칸까지 뻗어 있으므로 일련의 소엽 구조를 형성한다. 각 소엽 내부의 곱슬정세관은 정자가 생산되는 장소이며 정자는 곧은정세관을 거쳐 고환그물 안으로 들어간다. 고환날세관은 고환그물과 부고환관을 연결하고 있다. 곱슬정세관들 사이에는 사이질세포가 남성호르몬인 안드로겐을 분비하고 있다. 곱슬정세관은 정조세포를 함유하고 있는데 정조세포는 줄기세포로서 정자발생(정자생산)에 관여한다(그림 27.1~27.5/27.7a).
- 정조세포는 일차정모세포를 생산하는데 이것은 두배수체의 세포로 감수분열을 겪는다. 4개의 정자세포가 각 일차정모세포에서 생산된다. 정자세포는 버팀세포에 파묻혀 있으며 정자로 성숙하게 되는데 이 과정을 정자발생이라고 부른다. 버팀세포의 기능은 혈관–고환 장벽을 유지하는 것이며 정자발생과 정자형성을 지지하며 인히빈과 안드로겐결합 단백질을 분비한다.

정자의 구조

- 각 정자는 머리, 목, 중간부분, 꼬리를 가지고 있다 머리의 끝에는 첨단체라는 것이 있다. 꼬리에는 하나의 편모를 갖는다. 세포소기관이 부족하므로 정자는 환경으로부터 영양분을 흡수해야만 한다(그림 27.6).

남성 생식관

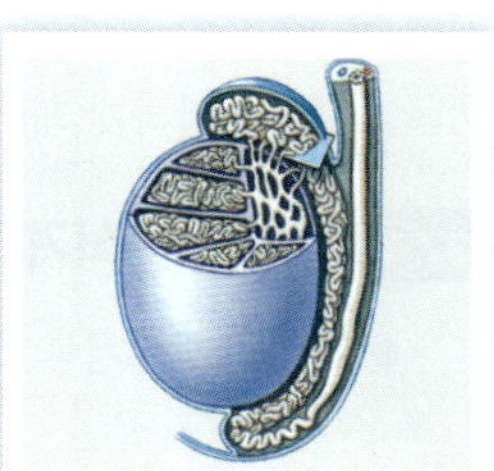

- 버팀세포로부터 떨어져 나온 정자는 액체의 흐름에 따라 부고환으로 들어간다. 부고환은 가늘고 긴 관으로 머리, 몸통, 꼬리로 되어 있다. 부고환은 관의 속공간 액체의 조성을 조절하며 손상받은 정자를 재활용하는 센터로 정자를 보관하고 정자의 기능적인 성숙을 촉진한다(수정능획득이라고 불리는 과정)(그림 27.1/27.4/27.7).
- 정관은 부고환에서 시작되어 정삭의 한 성분으로서 고샅굴을

지난다. 전립샘의 근처에서 확장되어 정관팽대를 형성한다. 정관팽대는 정낭의 아랫부분과 연접하여 사정관을 형성하는데 사정관은 요도로 연결되어 있다. 정관은 정자를 운송하고 저장하는 기능을 담당한다(그림 27.1/27.7/27.8).

- 요도는 방광에서부터 음경의 끝으로 뻗어 있다. 전립샘부분, 막부분, 해면체부분의 세 부분으로 나뉜다(그림 27.1/27.9).

부속생식샘

- 부속생식샘은 정자를 활성화시키고 영양분을 제공하며 요도와 질의 산성 환경을 중화시키는 완충액을 생산하는 기능을 한다.
- 각 정낭은 정액의 60%를 담당하는 활성화 분비물을 배출하는 샘조직이다. 정낭의 분비물은 과당이 매우 풍부하므로 정자가 ATP를 손쉽게 생산하는데 사용된다. 정자는 정낭의 분비물과 섞이게 되면 매우 활동적이 된다(그림 27.1/27.8/27.9).

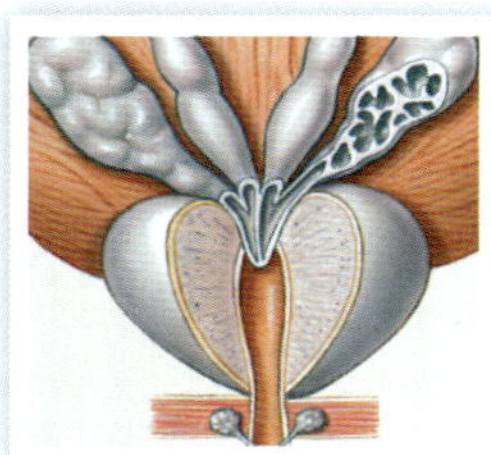

- 전립샘은 약산성액(전립샘액)을 분비한다. 정액의 약 20~30%를 차지하며 세미날플라스민이라고 하는 남성의 요도감염을 예방하는 항생물질을 함유하고 있다(그림 27.1/27.8/27.9).
- 망울요도샘(쿠퍼샘)에서 분비되는 알칼리성 점액은 윤활기능을 담당한다(그림 27.1/27.8/27.9).

정액

- 전형적인 사정은 2~5 mL의 정액을 배출하며 정액 1 mL당 2천만~1억 개의 정자수를 가진다. 정액은 부속생식샘에서 분비된 특별한 혼합물로 중요한 효소들을 함유하고 있다.

음경

- 음경은 뿌리, 몸통(자루), 귀두로 나뉜다. 음경을 덮고 있는 피부는 음낭의 것과 유사하다. 음경표피는 음경의 끝을 둘러싸고 있다. 음경표피 안쪽의 음경표피샘은 치구를 분비한다. 음경몸통에는 세 개의 발기조직을 가지고 있다. 얇은근막 밑에는 두 개의 음경해면체와 요도를 싸고 있는 하나의 요도해면체가 존재한다. 동맥벽의 민무늬근육이 이완될 때 발기조직은 혈액으로 충만하게 되어 발기를 야기한다(그림 27.1/27.2/27.9).

27.3 여성 생식계통의 해부학적 구조

- 여성 생식계통의 중요한 구조물은 난소, 자궁관, 자궁, 질 그리고 바깥생식기이다(그림 27.110~27.21).
- 난소, 자궁관, 자궁은 자궁넓은인대에 싸여 있다(창자간막이 확장됨). 난소간막은 각 난소를 지탱하고 안정화시킨다(그림 27.10/27.11/27.15).

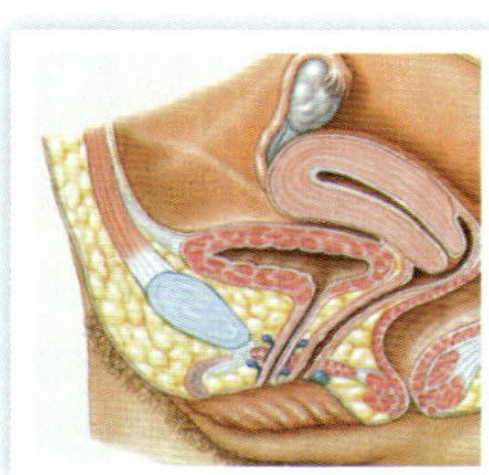

난소

- 난소는 난소인대와 난소걸이인대에 의해 그 위치에 고정되어 있다. 난소동맥과 난소정맥은 난소문에서 난소로 들어간다. 각 난소는 백색막으로 덮여 있다(그림 27.10/27.11/27.15).
- 난소발생(생식자생산)은 난소주기의 일환으로 달마다 난포 안에서 일어난다. 원시난포는 일차난포로 발달하게 되며 난소를 둘러싸고 있는 과립막세포는 가장 중요한 에스트라디올인 에스트로겐을 분비한다. 난포액은 단지 몇 개 밖에 되지 않는 이차난포의 빠른 성장을 촉진한다. 최종적으로 하나의 삼차난포[성숙난포 혹은 그라피안난포]가 발달한다. 일차난모세포는 감수분열을 거쳐 이차난모세포가 된다. 배란 동안에 이차난모세포는 난포세포(부챗살관)에 둘러싸인 채 파열된 난소벽을 통해 분비된다(그림 27.12/27.13).
- 난소에 남아 있던 난포세포는 황색체를 형성하여 프로게스틴, 특히 프로게스테론을 주로 생산한다. 만약 임신이 되지 않으면 황색체는 흔적적인 백색체로 퇴화된다(그림 27.12).
- 프로게스테론과 에스트로겐 수치의 내림은 GnRH의 분비를 촉진시켜서 FSH와 LH의 생산을 일으킨다. 이로써 다시 완전한 난소주기가 시작된다(그림 27.18).

자궁관

- 각 자궁관은 자궁관술을 가진 확장된 깔대기 모양의 자궁관깔대기가 있다. 자궁관팽대, 자궁관잘록, 자궁부분이 있으며 자궁부분은 자궁공간으로 열린다(그림 27.10/27.11/27.14/27.15).

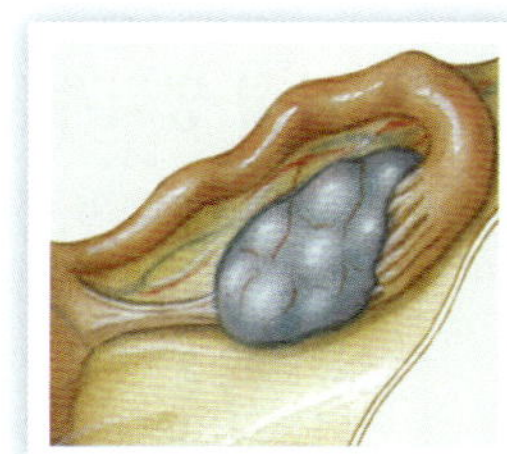

- 자궁관은 섬모 혹은 섬모가 없는 단층원주상피세포로 덮여 있는데 이것은 물체 운반을 돕는 기능을 수행한다. 수정이 되면 난자는 자궁관팽대에서 자궁으로 향하는 최초 12~24시간 동안에 정자를 만나야 한다.

자궁

- 자궁은 발생 중인 배아를 물리적으로 보호하고 영양을 유지하는 기능을 제공한다. 보통 자궁은 아랫부분 근처에서 앞쪽으로 굽어 있다(전굴). 자궁넓은인대, 자궁엉치인대, 자궁원인대, 가로자궁목인대에 의해 고정되어 있다(그림 27.10/27.11/27.15).

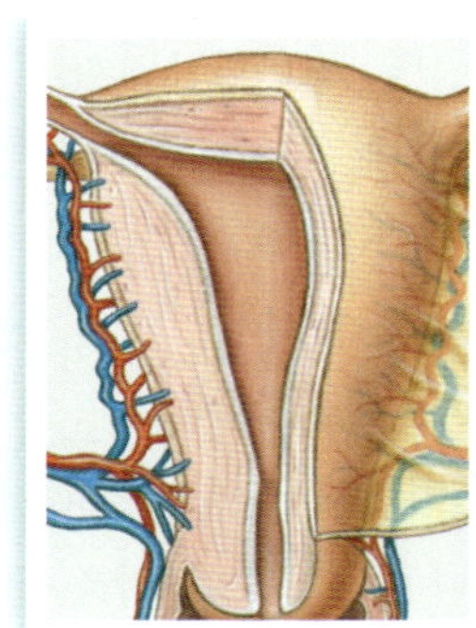

- 자궁을 겉모양으로 구별하면 자궁몸통(가장 큰 부분), 자궁바닥, 자궁잘록, 자궁목, 자궁구멍, 자

궁공간, 자궁목관, 속자궁구멍으로 나뉜다. 자궁벽은 안층의 자궁속막, 근육층인 자궁근육층, 그리고 겉의 자궁바깥막으로 나뉜다(그림 27.15/27.16).

- 자궁은 가지가 많고 광범위한 상호연접을 갖는 자궁동맥으로부터 혈액을 공급받는다.
- 전형적인 28일의 자궁주기(월경주기)는 월경의 시작과 자궁속막 기능층의 탈락과 함께 개시된다. 월경기의 이러한 과정은 1~7일간 계속된다(그림 27.17/27.18).
- 월경기 이후에 증식기가 시작되어 기능층은 수복되며 두꺼워진다. 월경 활동은 초경(최초의 자궁주기)로 시작되며 폐경기 때까지 계속된다(그림 27.17/27.18).

질

- 질은 자궁에서 바깥생식기 사이의 탄력성 있는 근육성 관구조이다. 질은 월경액이 나가는 통로이며 성교 동안 음경을 받아들이는 곳으로 산도의 아랫부분을 형성한다. 얇은 상피성 주름인 처녀막은 질입구를 부분적으로 막고 있다. 질은 중층편평상피로 덮여 있으며 이완되었을 때는 질점막주름을 형성한다(그림 27.10/27.11/27.15/27.19).

바깥생식기

- 음문의 구조는 질어귀, 소음순, 음핵, 음핵꺼풀, 대음순을 포함한다. 작은질어귀샘, 큰질어귀샘은 질어귀 내부와 주위를 촉촉하게 만들어준다. 지방성 불두덩은 음문의 바깥면을 형성한다(그림 27.10/27.20).

젖샘

- 젖샘은 가슴의 피부밑조직에 있으며 모유를 생산하거나 수유를 하는 곳이다. 가슴의 샘조직은 분비소엽으로 구성되어 있다. 소엽에서 나온 관들은 단일한 젖샘관을 구성하며 젖샘관팽대를 형성하면서 젖꼭지 근처로 나온다. 젖샘의 관은 젖꼭지를 통해 체외로 개구한다(그림 27.21).

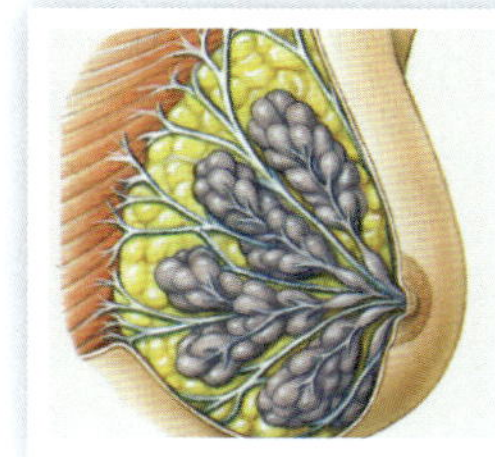

- 속가슴동맥의 가지가 각 젖샘에 혈액을 공급한다.
- 젖샘은 뇌하수체 앞엽에서 나오는 프로락틴과 성장호르몬 그리고 태반에서 나오는 인간태반성락토겐(HPL)의 영향하에서 임신기 동안 발달한다.

임신과 여성 생식계통

- 수정이 일어나는 동안 주머니배의 착상은 자궁속막에서 이루어진다. 태반은 일시적인 내분비기관의 역할을 담당하여 수많은 호르몬을 생산한다. 사람융모막생식샘자극호르몬(HCG)은 수개월 동안 황색체를 유지시킨다. 황색체가 퇴화될 때까지 태반은 활발하게 에스트로겐과 프로게스테론을 분비한다. 또한 태반은 분만 동안 필요한 릴렉신, 그리고 인간태반성락토겐(HPL)을 생산한다.

27.4 노화와 생식계통

폐경기

- 폐경기(배란과 월경이 종료되는 시기)는 전형적으로 50세에 일어난다. 조기폐경은 40세 이전에 발생한다. GnRH, FSH, LH의 생산이 증가하는 반면, 혈중 에스트로겐과 프로게스틴의 농도는 감소한다.

남성 갱년기

- 남성 갱년기는 50~60세에 나타나며 혈중 테스토스테론 수치의 감소와 FSH, LH 수치의 증가를 수반한다.

단원 연습문제

For answers, see the blue Answers tab at the back of the book.

단계 1. 정의와 용어

가장 근접한 항목에 대하여 짝을 지으시오.

1. 사이질세포 ☐
2. 고샅굴 ☐
3. 젖샘 ☐
4. 자궁속막 ☐
5. 음낭근 ☐
6. 음낭공간 ☐
7. 정조세포 ☐
8. 에스트라디올 ☐
9. 팽대 ☐
10. 정자꼬리 ☐

a. 음낭공간과 배안을 연결
b. 정자를 생산하는 줄기세포
c. 고환을 가진 음낭의 구획
d. 수유하는 곳
e. 편모
f. 자궁벽의 안쪽 층
g. 자궁관이 확장된 부분
h. 중요한 에스트로겐 호르몬
I. 안드로겐의 생산을 담당하는 곳
j. 음낭진피 내의 민무늬근육

11. 아래 모식도에서 남성 생식계통의 기본구조의 명칭을 적으시오.

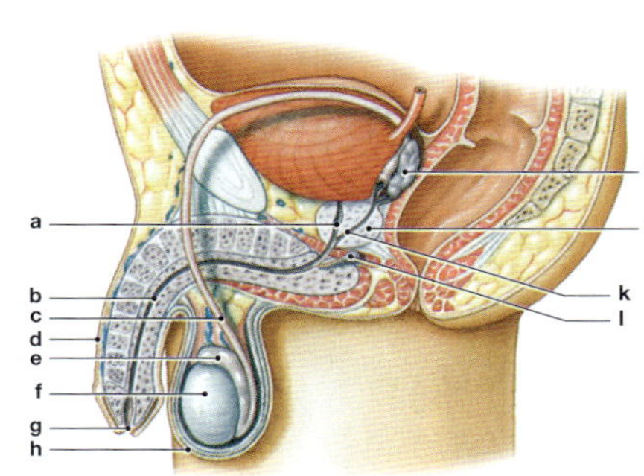

12. 생식계통은 다음을 포함한다.
   (a) 생식샘과 바깥생식기
   (b) 생식자를 받아들이고 운반하는 관
   (c) 부속생식샘과 분비물을 내는 기관들
   (d) 위의 모두

13. 남성 생식계통의 부속기관에 해당되지 않은 것은?
   (a) 정낭 (b) 음낭
   (c) 망울요도샘 (d) 전립샘

14. 정자생산이 일어나는 곳은?
   (a) 정관 (b) 정세관
   (c) 부고환 (d) 정낭

15. 부고환에서부터 요도로 정자를 운반하는 구조는?
   (a) 정관 (b) 부고환
   (c) 정낭 (d) 사정관

16. 아래 모식도에서 여성 생식계통의 기본구조의 명칭을 적으시오.

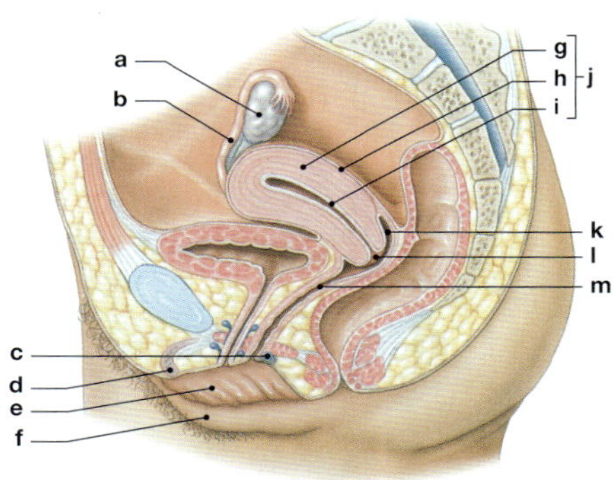

17. 고환세로칸은
   (a) 수직으로 위치한다.
   (b) 고환에 공급되는 혈관과 림프관을 지탱한다.
   (c) 왼, 오른쪽의 고환을 분리한다.
   (d) 바깥고환막을 형성한다.

18. 자궁으로 난자를 운반하는 구조는?
   (a) 자궁엉치인대
   (b) 질
   (c) 자궁관
   (d) 자궁깔대기

19. 다음 중 자궁을 지탱하는 인대가 아닌 것은?
   (a) 배꼽인대
   (b) 가로자궁목인대
   (c) 자궁원인대
   (d) 자궁넓은인대

20. 월경주기의 증식기 동안에는?
   (a) 배란이 일어난다.
   (b) 새로운 기능층이 자궁속막에서 형성된다.
   (c) 분비샘과 혈관이 자궁속막에 발달한다.
   (d) 오래된 기능층이 분리된다.

21. 질은?
   (a) 소음순에 의해 둘러싸인 중앙의 공간이다.
   (b) 자궁의 내부표면이다.
   (c) 자궁의 아랫부분이다.
   (d) 자궁과 바깥생식기를 연결하는 근육성 관이다.

단계 2. 개념정리

1. 요도해면체에 대한 혈액공급이 손상되면 음경의 기능에 어떤 변화가 생길까?
   (a) 발기된 음경이 이완될 수 없다.
   (b) 발기가 일어나지 않을 것이다.
   (c) 발기가 되지만 사정을 못한다.
   (d) 요도가 막힐 것이다.

2. 만약 고환내림이 일어나지 않으면 남성 생식관의 기능에 어떤 일이 발생할까?
   (a) 고환혈액공급이 원활하지 않을 것이다.
   (b) 정삭이 고샅굴을 통해 탈장이 일어날 것이다.
   (c) 과도한 양의 남성호르몬이 배안으로 배출될 것이다.
   (d) 활동적인 정자가 생산되지 않을 것이다.

3. 어떤 경우에는 유방암에 의해 암 주변 피부가 함몰되는 것이 관찰된다. 다음 중 젖샘의 어떤 구조가 이러한 현상과 관련될까?
   (a) 암 그 자체; 암은 피부의 민무늬근육을 수축시킨다는 점에서 그러하다.
   (b) 젖샘의 어떠한 구조도 관련이 없으며 단지 큰가슴근과 작은가슴근이 관련될 뿐이다.
   (c) 젖샘의 림프절; 암이 림프절을 수축시킨다.
   (d) 젖샘의 젖샘걸이인대; 젖샘걸이인대가 암과 연계된다.

4. 정자의 어느 부분에 염색체가 있는가?

5. 첨단체의 기능은 무엇인가?

6. 세미날프라스민은 어디에서 생산되며 기능은 무엇인가?

7. 난포액은 어떻게 난포의 발달에 도움을 주는가?

8. 월경은 자궁속막의 어떤 층의 소실을 야기하는가?

9. 착상이 완료되자마자 관찰되는 호르몬은 무엇인가?

10. 언제 정상적으로 고환내림이 시작되는가?

단계 3. 종합적 사고

1. 제리는 자동차사고를 당하여 L3 수준의 척수가 끊어졌다. 그는 회복 후에 여전히 발기를 할 수 있을지 궁금하였다. 당신은 그에게 어떤 조언을 해줄 것인가?

2. 자궁속막증으로 알려진 상황에서 자궁속막의 세포는 자궁관 내부로 증식하거나 배안으로 증식한다. 자궁속막증의 주된 증상은 주기적인 통증이다. 왜 이러한 현상이 발생하는지 생각해보시오.

3. 여성은 남성보다 성행위의 결과로 발생하는 복막염이나 요도감염에 더욱 취약하다. 남성과 여성의 해부학적 차이의 관점에서 왜 이러한 현상이 발생하는지에 대해 설명해보시오.

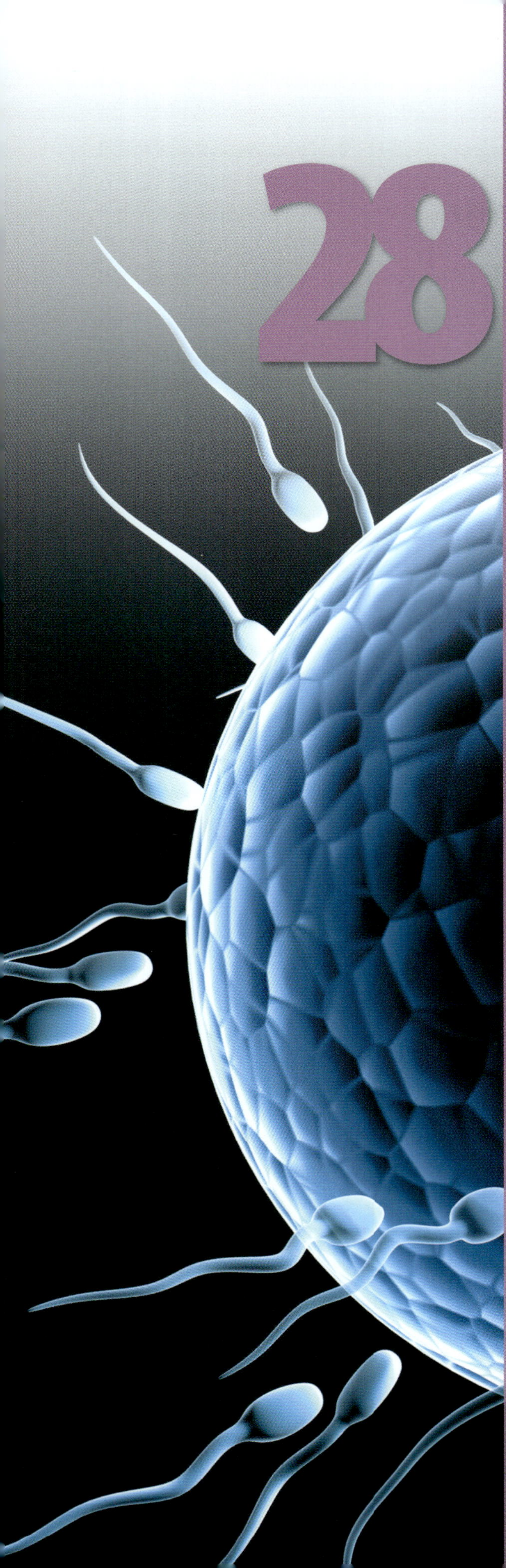

28 생식계통
The Reproductive System

발생학과 사람발생
Embryology and Human Development

학습목표

- **28.1** 발생의 여러 가지 시기를 나열한다.
- **28.2** 수정의 과정을 설명한다.
- **28.3** 임신기간을 3개의 석달로 구분하고 비교한다.
- **28.4** 진통의 단계와 분만 직전, 분만 후에 일어나는 일을 설명한다.
- **28.5** 태아가 신생아로 바뀌어가는 해부학적 변화를 이해한다.
- **28.6** 배아에서 보이는 해부학적 형태와 신생아 및 성인의 해부학적 구조로 이어지는 변화를 요약한다.

발생(development)은 임신에서 성숙까지의 과정 동안 점진적으로 일어나는 해부학적 구조의 변화이다. 변화는 실로 놀랄 만한 것으로 하나의 세포에서 시작한 것이 조직, 기관, 기관계통을 구성하는 수조 단위의 세포로 구성된 인체가 된다. 발생 동안 **분화**(differentiation)라고 불리는 유전인자의 선택적 활성을 통해 특수화된 세포 형태를 만든다. 인체발생에 대한 기본적인 이해는 해부학적 구조에 대한 이해를 증진시킬 수 있는 지식을 제공한다. 발생 과정 중 중요한 변화에 논의의 초점을 맞출 것이며 특정 기관계통의 발생을 시각화한 발생학 요약도로 나타냈다.

28.1 발생의 개요

발생은 (1) 세포의 분열과 분화를 통해 다양한 세포 형태를 만들며, (2) 이러한 세포 종류들을 재구성하여 해부학적 구조를 만들고 조절한다. 발생은 성숙하고 생식 가능한 개체를 만든다. 이는 **수정**(fertilization) 혹은 **수태**(conception)로부터 시작하는 연속적 과정이며, 특정 해부학적 변화에 따라 특정 시기로 나뉜다. 본 장에서는 수정에서 분만까지의 출생 전 즉, 자궁내 발생에 주된 초점을 맞추고 있다. **발생학**(embryology)이라는 용어는 출생 전 발생 동안 일어나는 변화에 대한 학문이다. 출생 후 발생은 출생에서 시작되며 성숙기까지 계속된다. 우리는 분만 직후 신생아기에 관해 간단하게 언급할 것이지만 어린이나 청소년기 발생에 대한 관점들은 앞서 특정 기관계통을 다룬 장에서 언급하였다.

출생 전 발생은 더욱 세분할 수 있다. **배아전발생**(preembryonic development)은 수정에서 시작되어 분할(일련의 초기 세포 분열), 착상(전배아의 자궁속막으로 이동)으로 이어진다.

배아 전 발생의 다음 시기는 **배아발생**(embryonic development)으로 수정 후 9~10일에 일어나는 착상에서부터 발생 8주 후반까지를 말한다. **태아발생**(fetal development)은 발생 9주부터 출생까지를 말하며 지금부터 상세한 각 과정을 살펴보게 될 것이다.

28.1 개념확인

1 ☐ 아내가 임신한 사실을 알았다. 장래 아이의 조부모에게 출생 전 발생과 출생 후 발생의 차이를 어떻게 설명하겠는가?

28.2 수정

수정은 두 개의 홑배수체 배우자의 융합에 의해 정상 체세포 염색체 수를 가진 두배수체 접합자를 생산한다. 정자와 난자의 기능적 역할과 기여도는 서로 다르다. 정자는 단순히 수정할 장소까지 아버지의 염색체를 전달하지만, 난자는 수정 후 거의 일주일 동안 배발생을 유지하기 위한 영양분과 유전적 프로그램을 제공해야 한다(그림 28.1a).

정상적인 수정은 보통 배란 후 하루 내에 자궁관팽대에서 일어나며, 이때 이차난모세포는 겨우 몇 센티미터를 이동한다. 따라서 정자는 질에서부터 자궁관팽대까지의 거리를 이동해야만 한다. 질에 도달한 정자는 운동성을 가지고 있으나 여성생식관 내에서 수정능 획득을 할 때까지 난자와의 수정을 할 수 없다.

자궁근육의 수축과 자궁관안의 섬모운동은 질에서 수정 장소까지 정자운동을 가속시키는 기전이다. 정자의 이동 시간은 30분에서 2시간 정도이다. 정자의 이동은 여러 가지의 도움과 이용 가능한 영양분이 있음에도 불구하고 쉬운 것은 아니다. 2억 개의 정자가 사정에 의해 질 안으로 도입이 되면 대략 1만개의 정자가 자궁관으로 들어가며 실제적으로 100개보다 적은 수가 자궁관팽대에 도달한다. 남성의 경우 정자가 1 mL당 2천만 개 이하일 경우 이차난모세포에 살아서 도달하는 정자의 수가 너무 적기 때문에 기능적으로 **불임**(sterile)이다. 배란된 이차난모세포는 한두 개의 정자만으로 수정을 완료할 수 없는 구조이다.

배란기의 난모세포

배란은 난모세포의 성숙이 완성되기 전에 일어난다. 난포를 떠나는 이차난모세포는 이차감수분열의 중기에 해당된다. 대사의 조절 또한 불연속적이어서 이차난모세포는 발생을 진전시킬 자극을 기다리며 비대사 상태로 있는다. 수정이 일어나지 않으면 감수분열이 마무리되지 않고 세포는 분해된다.

이차난모세포가 난소로부터 배란될 때 부챗살관(방사관, corona radiata)이라는 난포세포 층에 의해 둘러싸이므로 수정은 복잡한 과정이 된다. 일련의 사건들은 그림 28.1b에 나타나 있다. 부챗살관은 이차난모세포가 파열된 난포벽을 통과하여 자궁관깔대기 안으로 들어갈 때 보호하는 기능을 한다. 물리적으로 수정은 난모세포막에 단 하나의 정자가 접촉하여도 되지만 정자는 일차적으로 부챗살관을 통과해야 한다. 정자의 첨단체머리는 **하이알루론산분해효소**(hyaluronidase)를 가지고 있는데 이 효소는 부챗살관 내의 난포세포사이의 접합을 분해한다. 수정을 위해 다수의 정자들이 난포세포사이의 결합을 분해하는 하이알루론산분해효소를 분비해야 한다. 아무리 많은 정자들이 이에 관여하더라도 오직 하나의 정자만이 수정에 참여하여 난모세포를 활성화시킬 수 있다. 정자가 투명대를 통과하여 이차난모세포와 만날 때 정자와 난모세포의 세포막이 융합되어 정자가 **난세포질**(ooplasm)로 들어간다. 이러한 막융합은 **난모세포의 활성화**(oocyte activation)를 촉진한다. 난모세포의 활성화는 이차난모세포의 대사적인 활성화로 인한 일련의 변화가 수반된다. 난모세포의 대사율은 급격히 증가하며 즉각적인 세포막 변화는 추가적인 정자의 수정을 방지한다[만약 하나 이상의 정자가 난모세포막을 통과하게 되면 뭇정자증(다정, polyspermy)이라고 불리며 정상적인 발생이 일어날 수 없다]. 난모세포에서 일어나는 가장 극적인 변화는 감수분열을 완료하는 것이다.

풋핵형성과 양성혼합

난모세포의 활성과 감수분열이 완료된 후 난자에 남아 있는 핵물질은 재구성되어 **여성풋핵(자성전핵**, female pronucleus)을 만든다(그림 28.1b). 이러한 변화가 일어나는 동안 정자의 핵은 부풀어서 **남성풋핵(웅성전핵**, male pronucleus)이 된다. 남성풋핵은 세포의 중앙으로 이동하고 두 개의 풋핵은 융합되는데 이 과정을 **양성혼합**(amphimixis)이라고 한다. 수정이 완성되면 46개의 정상적인 염색체를 가진 접합자를 형성한다. 접합자는 분열을 시작할 준비를 하며 이러한 체세포 분열은 궁극적으로 수십 억 개의 특수화된 세포를 생산한다.

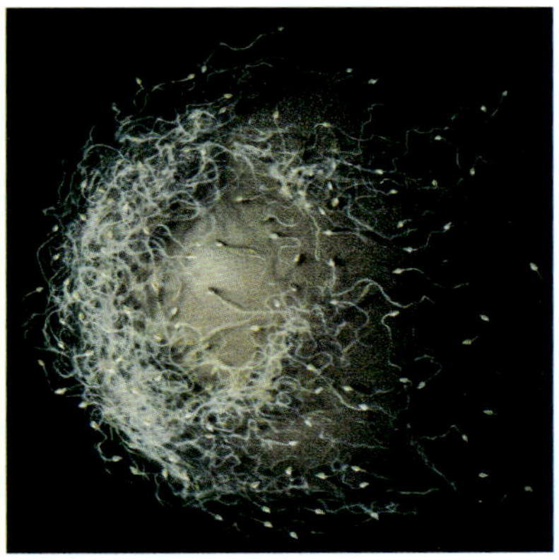

a 정자에 의해 둘러싸인 이차난모세포

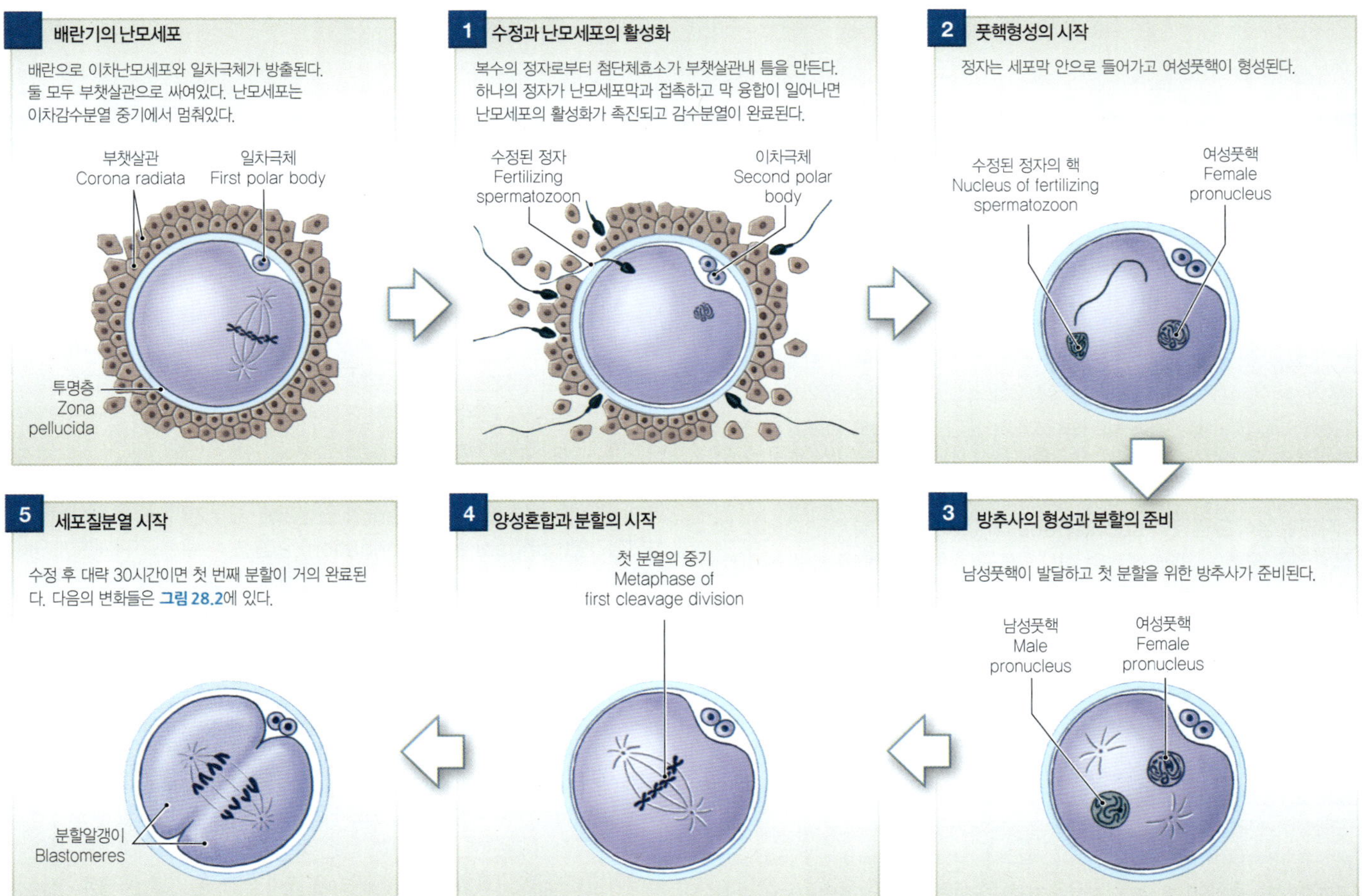

b 수정과 그 직후 일어나는 사건들

■ 그림 28.1 수정과 분할의 준비

V 28.2 개념확인

1. 질 안으로 들어온 정자는 바로 수정을 할 수 있는가? 설명하라.
2. 왜 수정을 위해서 많은 수의 정자가 이차난모세포에 도달해야 하는가?
3. 정자가 난자의 세포질에 들어가자마자 이차난모세포에서는 어떤 일이 일어나는가?

28.3 출생 전 발생

출생 전 발생으로 보내는 시간을 **임신기간(gestation)**이라고 한다. 편의상 임신기간은 각 기간이 3개월씩 구성된 3개의 **석달(trimester)**로 구성된다.

- **제1석달(first trimester)**은 배아와 초기 태아발생의 기간으로 모든 주요한 기관계통의 원기가 형성된다.
- **제2석달(second trimester)**은 기관과 기관계통 대부분의 발생이 완료되는 시기이다. 인체는 비례적으로 변화하여 말기에 태아는 뚜렷한 사람으로 보인다.
- **제3석달(third trimester)**은 신속한 태아 성장이 특징적이다. 초기는 대부분의 주요 기관계통이 완전한 기능을 가지며 한 달 심지어 두 달 먼저 태어난 조산아도 생존할 수 있다.

제1석달

제1석달 끝(발생 12주)에 이르러 태아는 약 75 mm의 길이와 14 g의 무게를 갖는다. 이 기간 동안 일어나는 변화는 복합적이며 출생 전 발생에 걸쳐 가장 위험한 시기이다. 수태의 약 40%만이 이 시기를 거쳐 배를 형성한다. 임신한 여성은 약 복용도 피하고 스트레스를 받지 않도록 주의를 받는데 이는 이 시기 동안 발생 과정에서 생길 수 있는 잘못을 방지하기 위해서이다.

제1석달 동안 많은 중요하고도 복합적인 발생의 변화가 일어난다. 3장에서 제시된 발생학 요약은 제1석달 동안의 두 가지 중요

임상노트

복잡성과 완벽성

장차 부모가 될 사람들은 임신이 아주 아름다우며 모든 아이들이 완벽할 것이라고 생각하지만 이것은 발생 과정의 본질에 대한 깊은 오해를 반영하고 있다. 이러한 오해는 심각한 발생 과정의 오류가 나타났을 때 누가 혹은 어떤 것이 잘못되었다는 생각을 일으키게 한다. 모체의 습관(흡연, 음주, 잘못된 식이 등등), 독성물질의 노출, 처방받은 약물 그리고 환경의 파괴적 자극 등에 비난을 돌리게 된다. 현실적으로 모든 임산부가 목화솜에 싸인 채로 임신부터 출산까지 침대에 있는다고 하여도, 발생 과정의 오류는 지속적이고도 규칙적으로 형성된다.

자연발생적 돌연변이(spontaneous mutation)는 복제 단계에서 무작위적인 오류에 의해 생기며 상대적으로 흔하다. 적어도 수정의 10%에서 비정상적인 염색체를 가진 접합자를 생산한다. 대부분의 자연발생적 돌연변이는 눈에 띄는 결함을 만들지는 않기 때문에 실제 돌연변이의 수는 훨씬 더 많을 것이다. 문제가 있는 접합자의 대부분은 발생완료 전에 죽고 단지 신생아의 0.5%만이 자연발생적 돌연변이에서 기인한 염색체 이상을 보인다.

조절기전의 특성 때문에 출생 전 발생은 미리 결정된 경로를 따르지 않는다. 예를 들어, 혈관이나 신경의 경로에는 많은 변이가 존재하는데 혈액이나 신경자극이 전달되는 것에는 문제가 없다. 그러나 변이가 허용 한계를 벗어나면 배아 혹은 태아는 완전한 발생에 실패한다. 작은 심장 구조의 변형도 태아를 죽게 할 수 있으나 정맥분포의 많은 변이는 흔하면서도 상대적으로 무해하다. 누구도 모든 면에서 평균적인 특성을 가질 수 없으므로 모든 사람은 어느 정도는 비정상이라고 할 수 있다. 대략 유전자의 20%가 다른 사람과 미묘한 차이를 보이며, 여분의 유두 혹은 모반 같은 사소한 결점들은 흔하다.

모든 수태의 반 이상은 분할기까지 생존하지 못한다. 이러한 접합자는 자궁관이나 자궁공간에서 분리된다. 착상이 일어나지 않기 때문에 임신의 어떤 징후도 보이지 않는다. 착상 전 사망률은 흔히 염색체 이상과 결부되어 있다. 착상된 배아 중 대략 20%는 발생 5개월을 넘기기 힘들며 평균 8주 정도 생존한다. 대부분의 경우 초기 배아형성이나 태반형성에서의 심각한 문제 때문이다.

출생 전 사망은 대부분 심각한 이상이 있는 태아를 제거하기 위한 것이다. 결점이 덜한 태아는 생존하여 임신기를 채우거나 조기 출산된다. **선천성기형(congenital malformation)**은 출생 시 주된 기관계통에 영향을 미치는 구조적 비정상을 말한다. 척추뼈갈림증, 물머리증, 뇌없음증, 입술갈림증, 다운증후군 등이 가장 흔한 선천성기형이다. 출생 시 선천성기형의 발생률은 6%이며 단 2%만이 심각한 것으로 분류된다. 선천성기형 중에 10%만이 염색체 이상이나 관련 질병에 대한 가족력과 같은 유전적 문제가 아닌 환경적 요인으로 발생한다.

의학기술은 해부학적이고 생리학적인 과정을 이해하고 조작하는 능력을 개선시키고 있다. 미래의 부모가 될 사람들에 대한 유전적 분석은 특정 문제의 가능성을 추정할 수 있으나 그 자체를 통제할 수 있는 수준은 아니다. 유전적 기전에 대한 보다 나은 이해가 수반된다고 하여도 자연유산이나 선천성기형의 예방과 같은 발생의 모든 측면을 조절할 수는 없다. 출생 전 발생은 많은 복합적인, 상호의존적인 단계들과 연관되어 있기 때문에 어느 정도의 기형은 통계적으로 불가피하다.

한 시기를 보여주고 있는데 (1) 조직의 형성, (2) 상피조직의 발생과 결합조직의 기원이다. 이러한 발생 시기는 독특한 특성들을 가지고 있다.

네 가지의 일반적인 과정 즉 분할, 착상, 태반형성, 배아발생에 초점을 맞춘다.

1. **분할(난할, cleavage)**은 수정 후 즉시 시작되는 일련의 세포분열로 자궁벽과 접촉하면서 끝이 난다. 이 시기에 접합자는 **주머니배(배반포, blastocyst)**로 알려진 다세포체로 발달한 **초기배아(pre-embryo)**가 된다(분할과 주머니배형성은 3장의 발생학 요약 참고).
2. **착상(implantation)**은 주머니배가 자궁속막에 접하면서 시작되고 자궁벽 안으로 묻힌다. 착상이 진행되면서 중요한 배아구조의 형성을 위한 변화가 일어난다.
3. **태반형성(placentation)**의 첫 단계는 주머니배의 가장자리 주위로 혈관형성이 되는 것이다. **태반(placenta)**은 모체와 태아가 연결되는 구조로서 더욱 진행된 출생 전 발생을 위한 호흡과 영양을 제공한다.
4. **배아발생(embryogenesis)**은 생존 가능한 배아의 형성이다. 이 과정에서 배아의 몸체와 내부 기관을 형성한다.

분할과 주머니배의 형성

분할(그림 28.2)은 접합자의 세포질이 **분할알갱이(할구, blastomere)**라는 보다 작은 세포들로 나뉘는 일련의 세포분열이다. 첫 분할은 두 개의 동일한 분할알갱이를 가진 초기 배아를 형성하며 수정 후 대략 30시간 내에 완료된다. 초기 분할 동안 모든 분할알갱이는 동시적으로 체세포분열을 거치므로 연속적인 분할은 10~12시간 간격으로 일어난다. 그러나 분할알갱이의 숫자가 증가하면서 분할 간의 시간 간격은 예측하기 힘들어진다.

초기 배아는 치밀한 세포구 형태로 뽕나무열매를 닮아 **오디배(상실배, morula)**라고 부른다. 분할한 지 5일 후에 분할알갱이는 **주머니배공간(포배강, blastocoele)**이라고 불리는 속이 빈 공 모양의 주머니배를 형성한다. 이 시기에 주머니배세포들 간 차이를 볼 수 있다. 세포의 바깥층은 주머니배공간으로부터 분리되는데 외부층을 **영양막(trophoblast)**이라고 부른다. 기능은 troph (음식)+blast (아세포)라는 명칭으로 유추해 볼 수 있으며 발생 중인 배아에 영양성분을 공급한다. 영양막세포는 자궁벽과 만나게 되는 유일한 전기배아의 세포이다. 두 번째 그룹의 세포들은 **속세포덩이(내세포괴, inner cell mass)**로서 분할알갱이의 한쪽 끝에 무리지어 존재한다. 이들은 주머니배공간에 노출되어 있으며 영양막에 의해 외부 환경과 격리되어 있다. 속세포덩이를 구성하는 세포들은 인체의 여러 세포 형태를 만들 수 있는 줄기세포들이다.

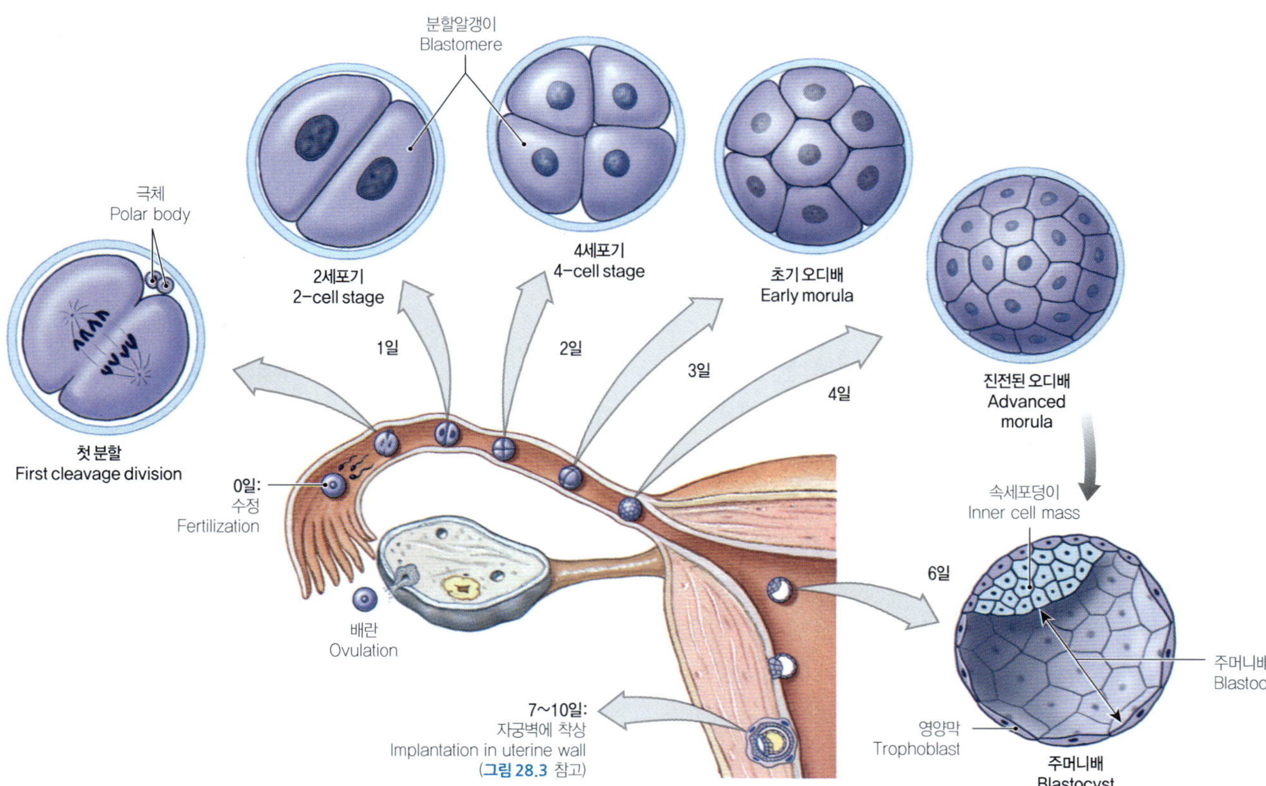

■ 그림 28.2 분할과 주머니배의 형성

착상

수정 후 접합자는 자궁까지 4일 동안 이동한다. 접합자는 오디배 상태로 자궁공간에 도달한 다음 2~3일 후에 주머니배를 형성한다. 이 시기 동안 세포는 자궁공간 내부의 액으로부터 영양분을 흡수한다. 이 액체는 글리코겐이 풍부하며 자궁속막에서 분비된다. 완전히 형성된 주머니배는 보통 자궁바닥 또는 자궁몸통의 자궁속막과 접하여 착상을 하게 된다. 착상 과정은 그림 28.3에 나타나있다.

착상은 속세포덩이에서 가까운 주머니배 표면이 자궁벽을 만나면서 시작된다(그림 28.3의 발생 7일). 자궁속막과 접하면서 영양막의 세포는 신속하게 분열하여 여러 층의 두꺼운 영양막층을 형성한다. 자궁속막에 가까운 영양막세포들은 세포막이 소실되면서 뭇핵을 가진 세포질층을 형성한다(발생 8일). 이러한 층을 **융합영양막(syncytial trophoblast)**이라고 부르며 하이알루론산분해효소를 분비하면서 자궁상피를 침식해 들어간다. 이 효소는 마치 정자에서 분비된 하이알루론산분해효소가 부챗살관세포사이의 연결을 분해하는 것처럼 인접한 상피세포사이를 분해한다. 침식작용은 자궁벽에 틈을 만들게 되나 인접 상피세포가 이동하여 표면을 수선한다. 수선이 완료되면 주머니배는 자궁공간과 맞닿지 않고 완전히 자궁속막에 파묻힌다. 이후 자궁속막의 기능층 내에서 전체 발생이 진행된다.

착상이 진행됨에 따라 융합영양막은 주변의 자궁속막 안에서 지속적으로 퍼져나간다(발생 9일). 이러한 과정은 효소에 의한 자궁샘의 소화와 분해를 야기한다. 분해된 영양성분은 융합영양막에 의해 흡수되고 확산을 통해 아래에 있는 **세포영양막(cellular trophoblast)**을 지나 속세포덩이로 전달된다. 영양성분은 초기 단계의 배아형성을 위한 에너지를 제공한다. 영양막은 자궁속막 모세혈관주위로 확장되고 모세혈관이 파괴됨에 따라 모체의 혈액이 **영양막공간(lacunae)**이라고 불리는 영양막의 통로를 통해 흘러나온다. 손가락 모양의 **일차융모(primary villi)**가 영양막에서 주변의 자궁속막으로 뻗어나간다. 일차융모는 중심에 세포영양막을 가진 융합영양막의 신장된 구조를 말한다. 며칠 후 영양막은 더욱 큰 자궁속막 정맥과 동맥을 침식하여 영양막공간 내의 혈류를 증가하게 한다.

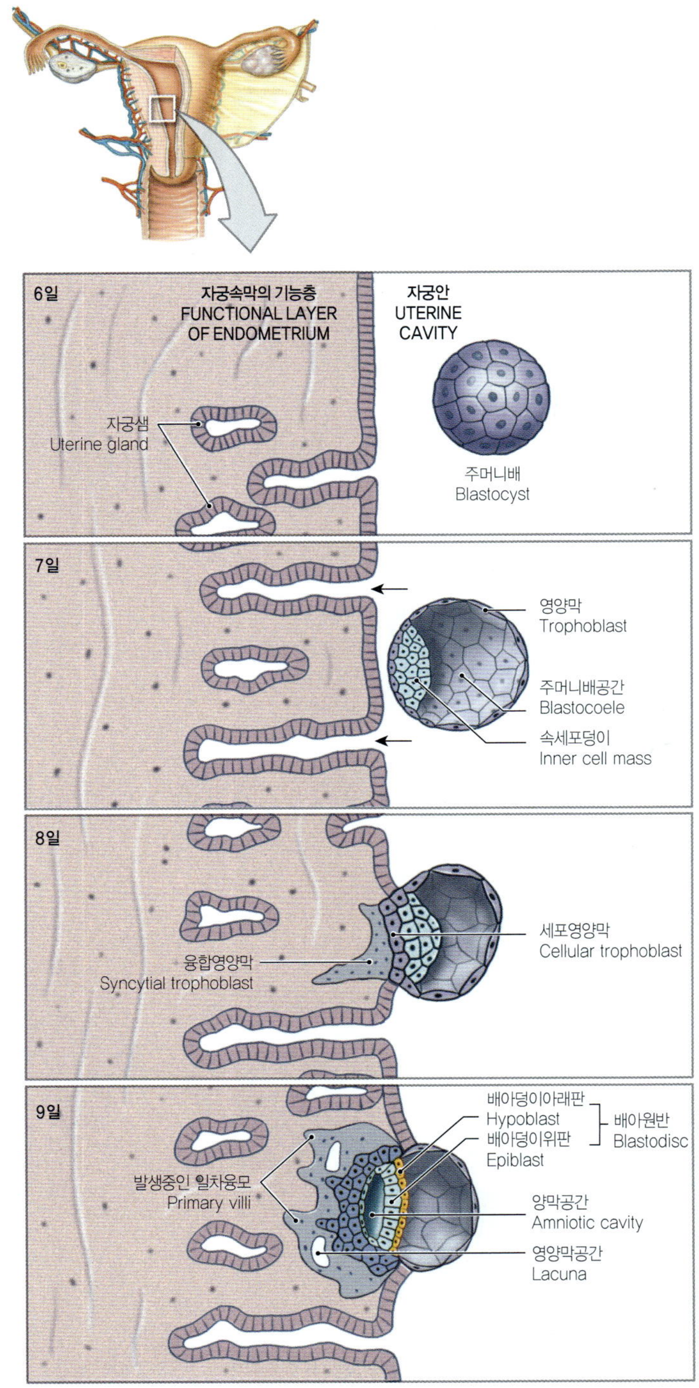

■ 그림 28.3 착상 과정의 단계

배아원반의 형성 초기 주머니배 단계에서 속세포덩이는 잘 보이지 않는 구조이다. 하지만 착상시기에 이르러 속세포덩이는 영양막으로부터 분리되기 시작한다. 점차 분리되면서 액체로 채워진 **양막공간(양막강, amniotic cavity)**이라고 불리는 공간을 형성한다. 양막공간은 그림 28.3의 발생 9일 그림에 나와 있다. 부가적인 상세한 설명은 그림 28.4의 발생 10~12일 그림에 나타나 있다. 이 시기에 속세포덩이의 세포들은 두터운 두 개의 층을 가진 난원형의 원반을 형성한다. **배아원반(배반, blastodisc)**이라고 불리는 이 구조는 초기에 두 개의 상피세포 층인 **배아덩이위판(외포배판, epiblast)**과 **배아덩이아래판(내포배판, hypoblast)**으로 구성된다. 배아덩이위판은 양막공간과 맞닿아 있고 배아덩이아래판은 주머니배공간의 액체성분에 노출되어 있다.

임상 노트

기형발생인자와 비정상적인 발생

기형발생인자(teratogen)는 세포 손상, 염색체 구조 변형, 또는 정상적인 유도작용을 방해함으로써 정상적인 태아발생을 저해하는 물질이다. 살충제, 제초제, 항생제, 진정제, 안정제, 스테로이드 호르몬, 이뇨제, 마취제, 진통제와 같은 많은 처방제제들이 기형 발생의 영향을 미칠 수 있다. 임산부는 의사의 조언이 없다면 어떤 약이라도 사용 전에 경고문을 읽어야 한다. 대부분의 자연 약초와 제제들은 검증되지 않았고 다양한 화학적 조성을 가진다. 임신 중의 효과는 알지 못하므로 획일적으로 임신기간 동안 안전하다고 할 수는 없다.

태아알코올증후군(fetal alcohol syndrome; FAS)은 모체의 음주로 인한 태아의 머리기형, 심장혈관이상, 신경이상 등의 발생장애를 말한다. 태아사망률은 17%까지 높아질 수 있으며 생존하더라도 후기 발생에 문제가 생긴다. 가장 심각한 경우는 모체가 적어도 7온스의 독주, 10병의 맥주나 2병의 와인을 매일 마셨을 경우이다. 그러나 알코올에 직접 노출된 정도와 관련되기 때문에 어느 정도의 섭취가 안전하다고 정의할 수는 없다. 미국에서 태아알코올증후군은 정신지체의 많은 요인 중 하나로 매년 7,500명의 신생아가 보고되고 있다.

흡연은 발생중인 태아에 대한 또 다른 위험인자이다. 니코틴과 같은 잠재적으로 해로운 화학물질을 유입할 뿐만 아니라 모체혈액의 산소분압을 낮추거나 태반에 도달하는 산소의 양을 감소시킨다. 흡연 산모의 태아는 비흡연 산모의 태아만큼 빨리 성장할 수 없다. 또한 자연유산, 미숙, 태아사산 등의 위험성을 증가시킨다. 출생 후 신생아 사망률은 산모가 흡연할 때 높을 뿐만 아니라 신생아 발달에도 악영향을 미친다.

창자배와 종자층의 형성 며칠 후에 세 번째 층이 **창자배형성(장배형성, gastrulation)** 과정을 통해 형성된다(그림 28.4, 발생 12일). 창자배형성 동안 배아덩이위판의 특정 부위의 세포들이 배아원반의 중심부, 즉 **원시선(원조, primitive streak)**이라고 불리는 선쪽으로 이동한다. 세포들이 원시선에 도달하면 이주한 세포들은 표면에서 분리되어 배아덩이위판과 배아덩이아래판 사이로 이동한다. 이 이동으로 확연히 다른 운명을 결정짓게 될 세 층의 종자층이 형성된다. 창자배형성이 시작되면 양막공간에 접한 층은 **외배엽(ectoderm)**이라 하고 배아덩이아래판은 **내배엽(endoderm)**, 새롭게 형성된 층은 **중배엽(mesoderm)**이라 한다. 중배엽의 형성과 더불어 **종자층(germ layer)**의 운명은 3장의 발생학 요약에서 소개되었다. 표 28.1은 각 종자층이 어떠한 신체의 계통으로 발생할지에 대한 더욱 자세한 정보를 보여준다.

배아바깥막의 형성 신체구조와 기관을 형성하면서 종자층은 배아 바깥으로 뻗어나가는 네 개의 구조물을 만든다. 이 구조들은 **배아바깥막(배외막, extraembryonic membrane)**이라고 하며 (1) 난황주머니(yolk sac, 내배엽과 중배엽), (2) 양막(amnion, 외배엽과 중배엽), (3) 요막(allantois, 내배엽과 중배엽) 그리고 (4) 융모막(chorion, 중배엽과 영양막)이 있다. 이 막들은 안정된 환경과 더불어 모체의 혈류에서 온 산소와 영양분에 접근할 수 있도록 함으로써 배아와 태아의 발생을 지속적으로 유지시킨다. 이러한 막들은 출생 전 발생에서의 중요성에도 불구하고 성인이 되었을 때 거의 흔적을 남기지 않는다. 그림 28.5에서는 배아바깥막의 발달에 관한 대표적인 단계를 보여준다.

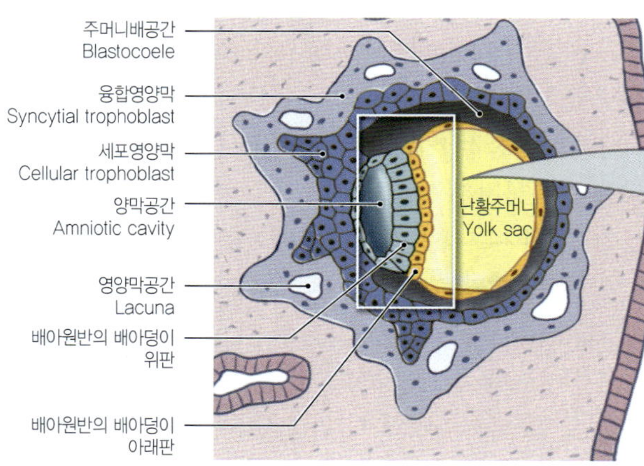

발생 10일

a 배아원반은 두 개의 층으로 시작된다. 배아덩이위판은 양막공간에 맞닿아 있고 배아덩이아래판은 주머니배공간에 노출되어 있다. 양막공간 둘레의 배아덩이위판의 세포가 이동하는 것이 양막형성의 첫 단계이다. 배아덩이아래판의 세포이동은 배아원반 아래에 매달린 주머니를 형성하는데 난황주머니를 형성하는 첫 단계이다.

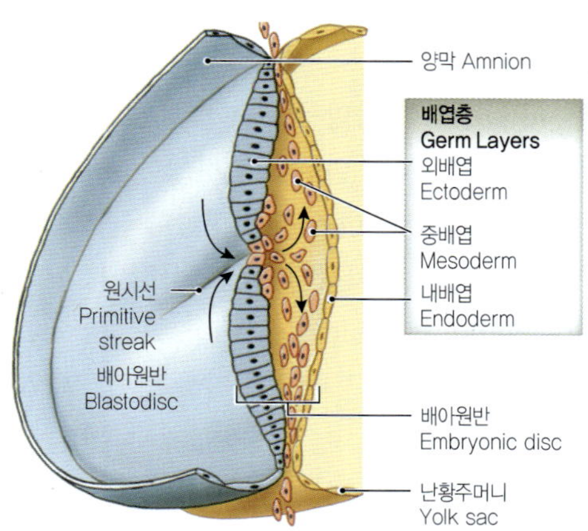

발생 12일

b 배아덩이위판의 세포가 배아덩이위판과 배아덩이아래판의 사이로 이동해 감에 따라 배아원반의 세 번째 층이 생긴다. 이 시기부터 창자배형성이 시작되어 배아덩이위판은 외배엽, 배아덩이아래판은 내배엽 그리고 이동한 세포를 중배엽이라고 부른다.

■ 그림 28.4 배아원반의 구조와 창자배형성

표 28.1	일차 종자층의 운명
외배엽성 기원	
피부계통: 표피, 털주머니와 털, 손(발)톱, 피부와 관련된 샘(아포크린샘, 부분분비땀샘, 젖샘, 기름샘) **뼈대계통:** 인두연골과 성체 유래물(나비뼈, 귓속뼈, 관자뼈의 붓돌기, 목뿔뼈의 뿔과 몸통가장자리)* **신경계통:** 뇌와 척수를 포함한 모든 신경조직 **내분비계통:** 뇌하수체와 부신속질 **호흡계통:** 콧길의 점막상피 **소화계통:** 입, 항문, 침샘의 점막상피	
중배엽성 기원	
피부계통: 표피 유래물을 제외한 진피 **뼈대계통:** 몇몇 인두 유래물을 제외한 모든 구성물 **근육계통:** 모든 구성물 **심장혈관계통:** 골수를 포함한 모든 구성물 **림프계통:** 모든 구성물 **비뇨계통:** 콩팥단위와 집합관계의 시작 부분을 포함한 콩팥 **생식계통:** 생식샘과 인접 관계 **기타:** 체강안벽(가슴안, 가슴막안, 배안)과 모든 기관계를 지지하는 결합조직	
내배엽성 기원	
내분비계통: 가슴샘, 갑상샘, 이자 **호흡계통:** 호흡상피(콧길제외)와 관련 점액샘 **소화계통:** 점막상피(입과 항문 제외), 외분비샘(침샘제외), 간과 이자 **비뇨계통:** 방광과 관계의 먼쪽 부분 **생식계통:** 관계의 먼쪽 부분, 접합자를 생산하는 줄기세포	

*신경능선은 외배엽에서 유래하며 머리와 배아 인두굽이의 뼈대 유래물의 형성에 기여한다.

난황주머니 배아바깥막 중 처음으로 나타나는 것은 난황주머니(난황낭, yolk sac)이다(그림 28.4, 28.5). 난황주머니는 배아덩이아래판의 세포들이 주머니배공간의 주변 가장자리로 퍼져나가 배아원반 아래에 늘어진 주머니를 형성한 것이다. 이 주머니는 이미 발생 10일경에 관찰된다(그림 28.4). 창자배가 형성되면서 중배엽성 세포들은 이 주머니로 이동하고 난황주머니가 형성된다. 곧 중배엽 내부에서 혈관이 보이며 조혈세포의 형성에 중요한 초기 장소가 된다.

양막 외배엽층이 확장되며 양막공간과 접하는 내면에 걸쳐 퍼지게 된다. 이어서 중배엽세포가 바깥층을 형성한다. 이러한 외배엽과 중배엽의 결합이 **양막(amnion)**을 형성한다(그림 28.5). 배아 또는 훗날 태아에 따라 이 막은 확장되며 양막공간의 크기도 커진다. 양막공간은 **양수(amniotic fluid)**를 가지고 있는데 이는 발생 중 배아 혹은 태아를 둘러싸고 보호하는 역할을 한다(그림 28.5).

요막 세 번째 배아바깥막의 형성은 난황주머니의 바닥근처 내배엽의 돌출 주머니에서 형성된다(그림 28.5). 내배엽성 끝부분이 주머니배벽 쪽으로 자라면서 중배엽 세포들에 둘러싸인다. 이러한 내배엽과 중배엽으로 된 주머니를 **요막(allantois)**이라고 한다. 요막의 바닥부분은 나중에 방광이 된다. 요막의 형성과 방광과의 관계는 발생학 요약인 비뇨기계통의 발생을 참고한다.

융모막 요막과 연결된 중배엽은 영양막 내부주변으로 확장되어 완전한 영양막 아래의 중배엽층을 형성한다. 이러한 중배엽과 영양막이 결합된 것을 **융모막(chorion)**이라고 한다(그림 28.5). 착상이 처음 이루어질 때 영양막에 의해 흡수된 영양분은 단순 확산으로 배아원반에 다다를 수 있다. 그러나 배아와 영양막 복합체가 확장됨에 따라 영양막과 배아원반 사이의 거리가 커져 확산만으로는 더 이상 발생 중 배아를 유지하지 못한다. 융모막은 이러한 문제를 해결하기 위해 중배엽 안에서 발달한 혈관으로 영양막과 함께 배아와의 빠른 물질 이동 구조를 만든다. 융모막 혈관을 통한 순환은 심장이 박동을 시작하는 발생 3주 초에 시작된다.

태반형성

융모막 내부의 혈관관찰은 기능적인 태반형성의 첫 단계이다. 발생 3주에 이르러(그림 28.5) 중배엽은 각 영양막융모의 중심부를 따라 확장되어 모체조직과 접촉하고 있는 **융모막융모(chorionic villi)**를 형성한다. 이러한 융모는 계속 확장하고 가지를 내어 자궁속막 안에 복잡한 네트워크를 형성한다. 모체혈관은 계속 침식당하여 모체혈액이 융합영양막에 싸인 영양막공간으로 스며 나온다. 영양막공간의 모체혈액과 융모막융모내 혈관의 태아혈액 사이에서 확산이 일어난다.

초기에는 주머니배 전체를 융모막융모가 둘러싸고 있다. 융모막은 계속 확장하여 자궁속막에서 풍선처럼 확장된다. 발생 4주에 이르러 배아, 양막, 난황은 확대되어 용액으로 가득찬 방 구조 안에 떠 있게 된다(그림 28.5). 배아와 융모막 사이의 연계는 **몸줄기(body stalk)**로 연결되고 이 구조물 안에 요막, 태반으로 오가는 혈액을 공급하는 혈관을 포함하고 있다. 배아의 내배엽과 난황 사이의 좁은 연결구간을 **난황줄기(yolk stalk)**라고 한다. 난황줄기와 몸줄기는 본 장의 발생학 요약 중 소화기계통의 발생에 서술되어 있다.

태반은 무한정 계속 확장되지 않는다. 태반의 확장으로 자궁속막 표면에 현저히 불룩한 구조가 형성되면서 태반구조의 위치적인 차이가 나타나기 시작한다. 배아를 덮고 있으면서 자궁공간으로부터 분리시키는 얇은 자궁속막의 부분을 **피막탈락막(decidua capsularis)**이라고 부른다. 이 층은 더 이상 영양분의 교환에 관여하지 않으며 융모막융모도 소실된다(그림 28.5). 태반의 기능은 원반 모양으로 자궁속막의 가장 깊은 곳에 분포하는 **바닥쪽탈락막(기저탈락막, decidua basalis)**이라는 곳에 집중된다. 자궁속막의 나머지 부분 중 융모막과 접하지 않은 곳을 **벽쪽탈락막(벽측탈락막, decidua parietalis)**이라고 부른다. 제1석달간의 말기에 태아는 태반으로부터 좀 더 떨어지게 된다(그림 28.5). 태아는 **탯줄(제대, umbilical cord)** 또는 배꼽줄기(umbilical stalk)에 연결되며

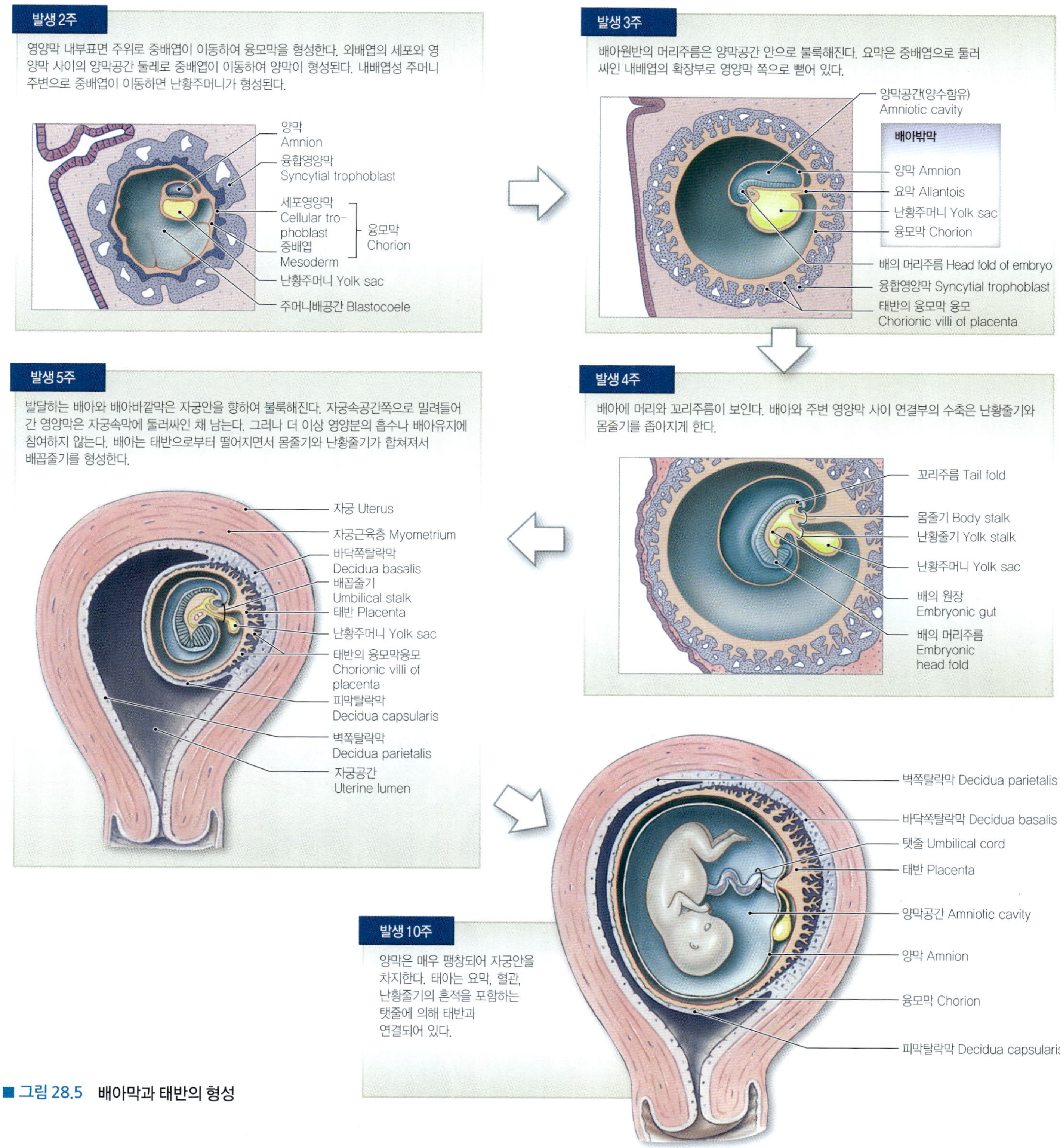

■ 그림 28.5 배아막과 태반의 형성

이 속에는 요막, 태반혈관 그리고 난황줄기를 포함하고 있다.

발생 중인 태아는 영양분의 흡수, 호흡, 배설을 위해 모체의 기관계통에 전적으로 의존한다. 예를 들어, 모체는 자신과 태아를 위하여 충분한 산소, 영양분 그리고 비타민을 흡수해야 하며, 생성되는 노폐물 모두를 제거해야 한다. 이는 임신의 초기 몇 주 동안에는 그다지 부담이 되지 않지만 일련의 임신주기에 따라 태아가 점점 커지면 모체에 부담이 된다. 실질적으로 모체는 둘을 위해 숨을 쉬고 먹고 배설해야 한다.

태반순환 그림 28.6a는 제1석달 말기의 태반순환을 보여준다. 태아에서 태반으로 한 쌍의 **배꼽동맥(제동맥, umbilical a.)**과 하나의 **배꼽정맥(제정맥, umbilical v.)**을 통해 혈액이 순환한다. 융모막융모(그림 28.6b)는 태아와 모체 혈류 사이의 능동적 그리고 수동적 교환을 위한 표면적을 제공한다. 27장에서 언급했듯이 태반 역시 모체뿐만 아니라 배아조직에 영향을 미치는 중요한 호르몬을 합성한다. 사람융모막생식샘호르몬(HCG)은 착상 후 며칠 내에 생산된다. 이것은 황색체를 자극하여 임신 초기 동안 프로게스테론이 계속 생산되게 한다. 제2, 3석달 동안에도 태반은 프로게스테론, 에스트로겐, 사람태반성락토겐(HPL)과 릴렉신을 분비한다. 이러한 호르몬들은 영양막에 의해 생산되어 모체 혈류로 분비된다.

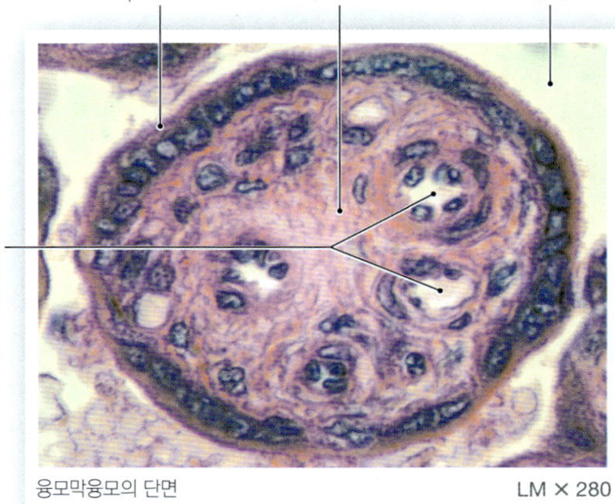

b 융모막융모의 조직학적 구조, 모체혈액사이에 돌출된 융합영양막을 보여주는 가로면

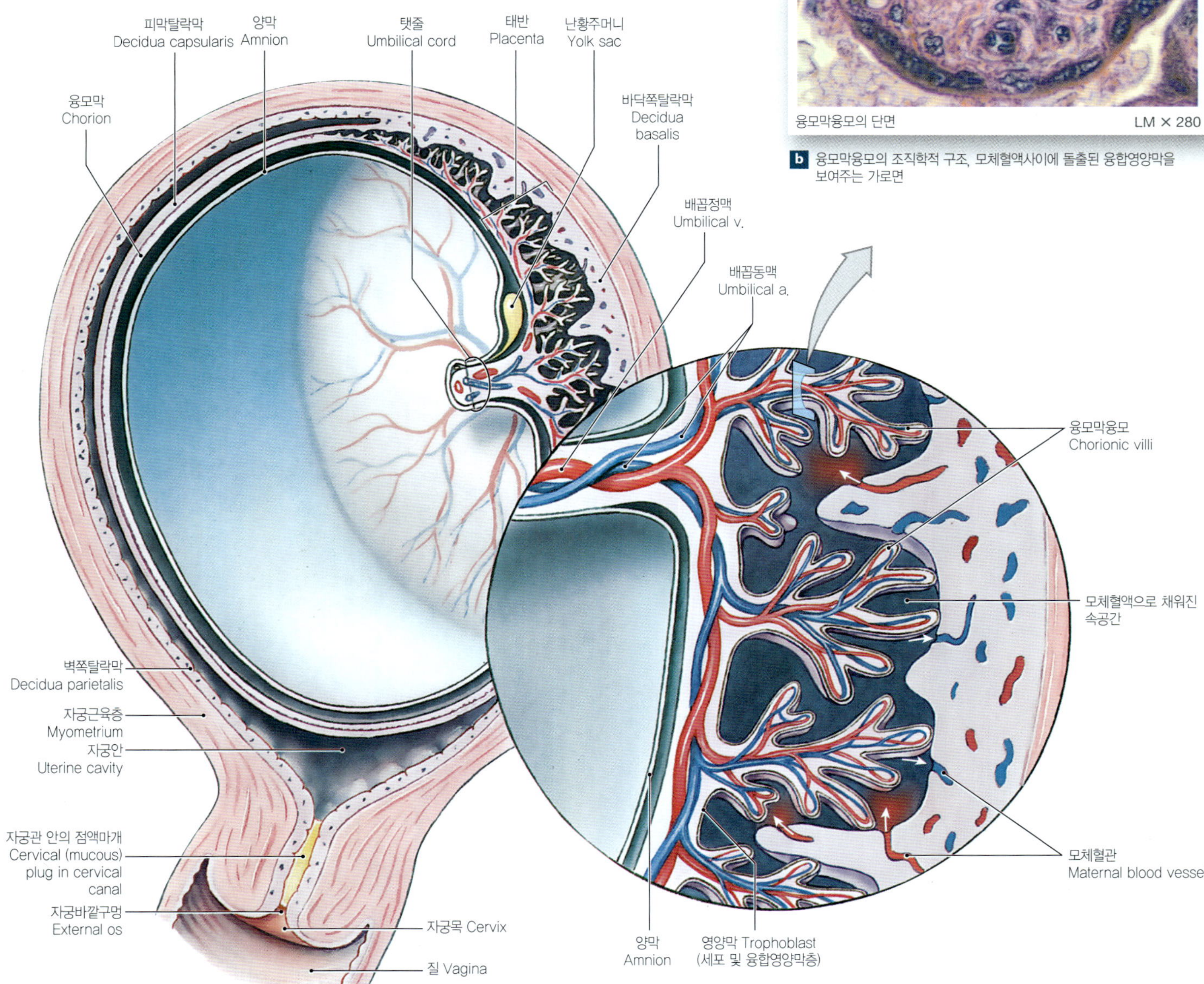

a 자궁을 명확하게 보여주기 위해 배아와 탯줄이 제거된 모습이다. 파열된 모체 동맥을 통해 태반 안으로 혈액이 흐른다. 이후 혈액은 태아 혈액을 가진 융모막융모 주위를 흐른다. 태아의 혈액은 한 쌍의 배꼽동맥을 통해 도달하여 하나의 배꼽정맥을 통해 나간다. 모체의 혈액은 다시 파열된 작은 자궁정맥을 따라 자신의 정맥계로 들어온다. 모체의 혈류는 화살표로 보여주고 있다. 모체와 태아의 혈액은 실제 섞이지 않는다는 것에 유의한다.

■ **그림 28.6 태반의 3차원적 구조**

배아발생

창자배발생이 시작된 후 곧 배아원반의 주름과 분화성장으로 양막공간 내로 돌출된 부분을 형성한다(그림 28.5). 이러한 돌출부는 **머리주름(head fold)**으로 불리며 동일한 형태로 **꼬리주름(tail fold)**이 형성된다(그림 28.5). **배아**는 물리적 그리고 발생학적으로도 배아원반의 남은 부분 및 배아바깥막과 분리된다. 이로써 배아는 명확한 방향성을 가지는데 등쪽면, 배쪽면 그리고 왼쪽면, 오른쪽면을 갖춘다. 이러한 방향성 변화들은 발생 4주경부터 제1석달 말기 사이에 나타나며 그림 28.7에서 볼 수 있다.

제1석달인 12주 동안은 기관형성(organogenesis)이라는 기본적인 기관형성이 확립되는 시기이므로 발생학적으로 중요한 시기이다. 각 기관계통의 기관형성에 대한 주요한 변화는 표 28.2에 나타나 있다.

제2석달 및 제3석달

제1석달 말기(그림 28.7d)에 모든 중요한 기관계통의 원기가 형성된다. 다음 3개월간에 걸쳐서 기관계통은 기능적 발생을 완료하며 말기에 태아 무게는 약 0.64 kg에 이른다. 제2석달 동안 태아는 양막으로 둘러싸여 있으며 주변의 태반보다 더 빨리 자란다.

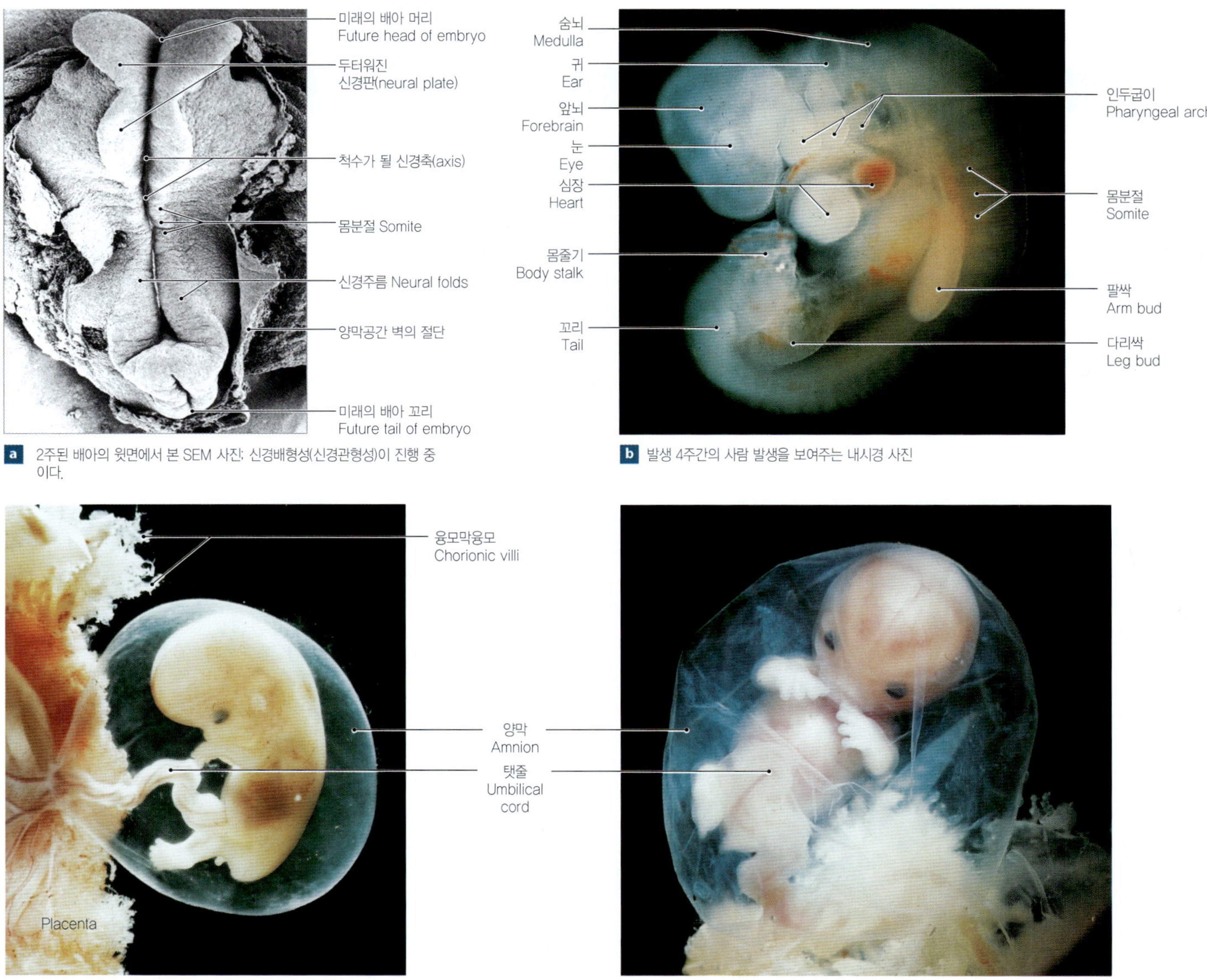

a 2주된 배아의 윗면에서 본 SEM 사진: 신경배형성(신경관형성)이 진행 중이다.

b 발생 4주간의 사람 발생을 보여주는 내시경 사진

c 발생 8주간의 사람 발생을 보여주는 내시경 사진

d 발생 12주간의 사람 발생을 보여주는 내시경 사진

■ 그림 28.7 제1석달

곧 양막을 덮고 있는 중배엽성 구조는 융모막의 안쪽층과 융합된다. 그림 28.8은 4개월된 태아를 내시경 사진으로 그리고 6개월된 태아를 초음파 사진으로 보여주고 있다.

제3석달 동안 태아의 모든 기관계통은 기능을 갖게 된다. 성장의 정도는 점차 감소하지만 평균적으로 이 시기에 체중이 가장 많이 늘어난다. 석달 동안에 약 2.6 kg의 무게가 더 늘어나서 마침내 3.2 kg 정도에 이른다. 제2 및 제3석달 동안의 기관계통의 발달에 대한 주요한 변화는 이 장의 끝에 있는 발생학요약을 참고하고, 표 28.2에 요약되어 있다.

전형적으로 임신말기의 자궁은 급격히 커진다. 7.5 cm에서부터 30 cm까지 길어지며 약 5 L의 액체를 담고 있다. 자궁과 내용물의 무게는 약 10 kg이다. 이러한 뚜렷한 팽창은 민무늬근섬유의 확장과 신장에 의한 것이다. 그림 28.9는 16주에서 만삭(9개월)에 걸친 자궁, 태아, 태반의 위치를 보여준다. 임신이 종료될 때쯤 자궁과 태아는 배안의 많은 기관을 정상 위치에서 밀어낸다(그림 28.9c).

28.3 개념확인

1. 주머니배의 속세포덩이는 무엇이 되는가?
2. 융합영양막의 기능은 무엇인가?
3. 중배엽층에서 어떤 기관계통이 형성되는가?
4. 태반의 기능은 무엇인가?

표 28.2 출생 전 발생의 개요

3장의 기본지식:
조직의 형성
상피의 발생
결합조직의 기원
기관계통의 발생

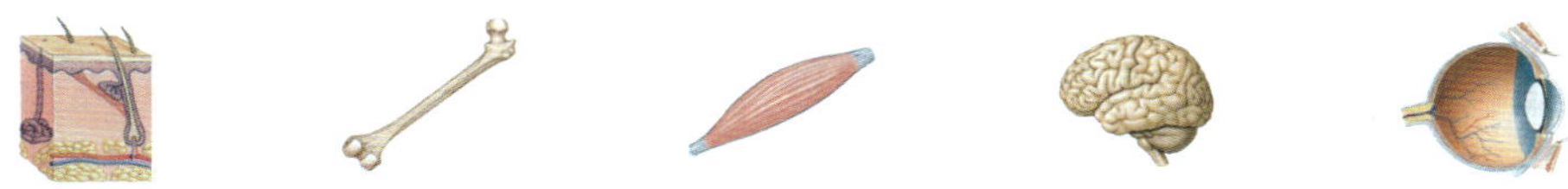

임신기(개월) Gestational Age	크기와 무게 Size and Weight	피부계통 Integumentary System	뼈대계통 Skeletal System	근육계통 Muscular System	신경계통 Nervous System	특수감각기관 Special Sense Organ
1	5 mm, 0.02 g		(b) 몸분절 형성	(b) 몸분절 형성	(b) 신경관 형성	(b) 눈과 귀형성.
2	28 mm, 2.7 g	(b) 손(발)톱바닥, 털주머니, 땀샘 형성	(b) 몸과 팔(다리)연골 형성	(c) 축성 근육의 원기	(b) CNS, PNS 구성, 대뇌 성장	(b) 맛봉오리와 후각상피형성
3	78 mm, 26 g	(b) 표피층이 보임	(b) 골화중심 확장	(c) 팔(다리)근육의 원기	(c) 기본적인 척수와 뇌구조	
4	133 mm, 150 g	(b) 털, 기름샘 형성 (c) 땀샘	(b) 관절화 (c) 얼굴과 입천장 구성	태동의 시작	(b) 대뇌의 신속한 확장	(c) 기본적인눈과귀구조 (b) 말초수용체형성
5	185 mm, 460 g	(b) 케라틴형성, 손(발)톱 형성			(b) 척수의 미엘린 형성	
6	230 mm, 823 g			(c) 살 근육	(b) CNS관 형성 (c) 피질의 층형성	
7	270 mm, 1492 g	(b) 케라틴형성, 손(발)톱형성, 털 형성				(c) 눈꺼풀이 열리고, 망막이 빛에 민감
8	310 mm, 2274 g		(b) 뼈끝연골 형성			(c) 맛봉오리의 기능화
9	346 mm, 2912 g					
출생 후 발생		털의 일관성과 분포의 변화	뼈끝연골의 형성과 성장의 계속	근육량과 조절 증가	수초화, 층형성, CNS관의 형성 계속	
기관계통 발생요약		피부의 발달	머리뼈발생 척주의 발생 팔다리뼈대의 발생	근육계통의 발생	신경계통 발생의 개요 척수와 척수신경의 발생 뇌와 뇌신경의 발생	특수감각계통의 발생

참고: (b) = 형성되기 시작; (c) = 완전히 형성됨

28.4 진통과 분만

분만의 목적은 태아를 내어보내는 **출산(parturition)**이라는 과정이다. 진통(labor)은 증가된 옥시토신의 수치와 옥시토신에 대한 자궁민감도의 조합으로 인해 촉진된다. 복합적인 자극은 자궁속막이 진통수축(labor contraction)을 하게 한다. 자궁의 간헐적인 경련과 같은 가진통(false labor)과는 달리 진진통(true labor)의 수축은 자궁의 바닥부분에서 시작되어 자궁목 쪽으로 물결처럼 퍼져나간다. 이러한 수축은 강하며 규칙적인 간격으로 일어난다. 분만에 가까워져 수축의 강도와 빈도가 증가하게 되면 태아의 위치가 바뀌며 자궁목관 쪽으로 이동하게 된다.

분만의 단계

분만은 보통 확장 단계, 배출 단계, 태반 단계의 3단계로 나뉜다(그림 28.10).

확장 단계

확장 단계(dilation stage)는 진진통의 시작이며 자궁목이 확장되어 태아가 자궁관 쪽으로 내려오게 된다(그림 28.10a). 전형적으로 8시간 혹은 그 이상 지속되며 진통수축은 약 10~30분 정도의 간격으로 발생한다. 보통 이 단계의 후반에 양막이 파열되며 때때로 양수가 터졌다고 표현한다.

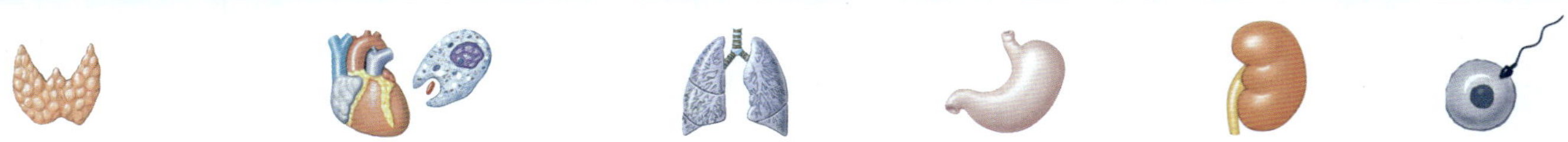

내분비계통 Endocrine System	심장혈관계통 및 림프계통 Cardiovascular and Lymphoid System	호흡계통 Respiratory System	소화계통 Digestive System	비뇨계통 Urinary System	생식계통 Reproductive System
	(b) 심박동	(b) 기관과 허파형성	(b) 창자, 간, 이자 형성 (c) 요막	(c) 난황	
(b) 가슴샘, 갑상샘, 뇌하수체, 부신 형성	(c) 기본적 심장구조, 주요 혈관, 림프절, 림프관 (b) 간의 혈관형성	(b) 세로칸내부에 광범위한 기관 분지 (c) 가로막	(b) 창자 구획, 융모, 침샘 형성	(b) 콩팥 형성(성인형)	(b) 젖샘 형성
(c) 가슴샘, 갑상샘	(b) 편도, 골수내 혈액형성		(c) 쓸개주머니, 이자		(b) 명확한 생식샘, 관, 음부형성
	(b) 림프기관으로 림프구이동, 지라의 혈액 형성			(b) 배아의 콩팥 퇴화	
	(c) 편도	(c) 콧구멍 개구	(c) 창자 구획		
(c) 부신	(c) 지라, 간, 골수	(b) 허파꽈리 형성	(c) 상피구성, 샘창자구획		
(c) 뇌하수체			(c) 창자주름		(b) 고환내림
		완전한 허파 분지 및 허파꽈리 형성		출생 시 완전한 콩팥단위 형성	출생임박 시 고환내림 완료
	생후 심장혈관의 변화, 림프계가 점차 완전히 작동				
내분비계통의 발생	심장발생 심장혈관계통의 발생 림프계통의 발생	호흡계통의 발생	소화계통의 발생	비뇨계통의 발생	생식계통의 발생

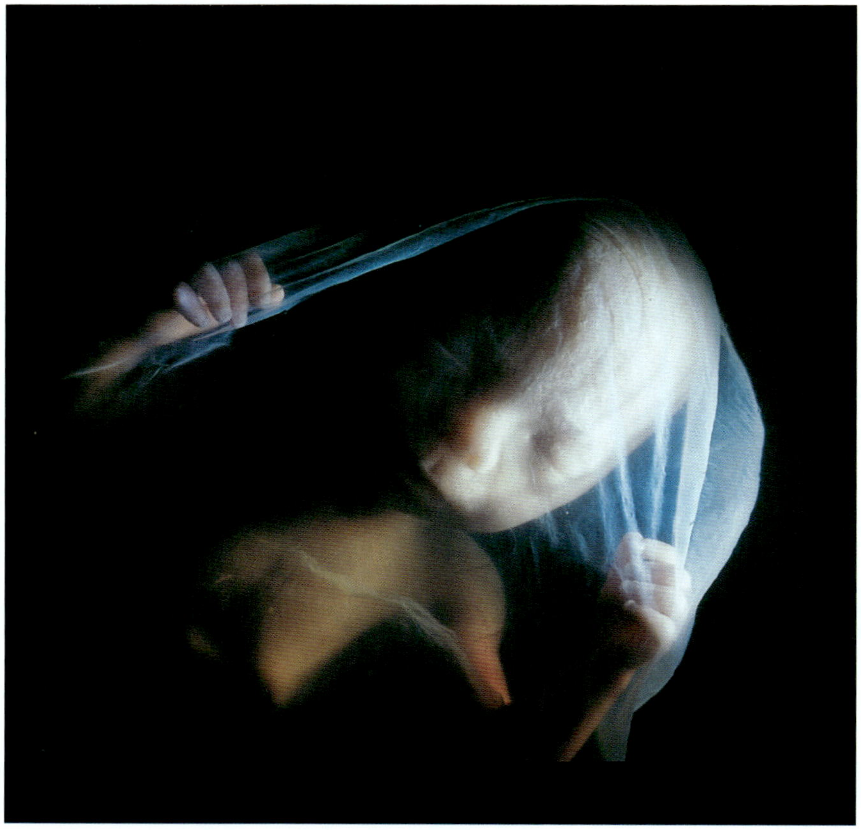

a 내시경으로 본 발생 4개월의 태아

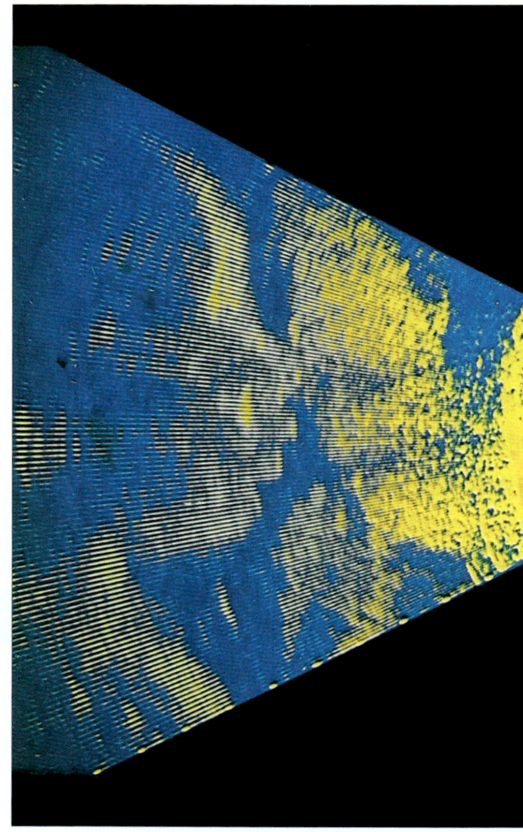

b 초음파스캔으로 본 임신 6개월 태아의 머리

■ 그림 28.8 제2석달 및 제3석달

배출 단계

배출 단계(expulsion stage)의 자궁목은 완전히 확장되며 밀려온 태아에 의해 자궁목이 열리면서 시작된다(그림 28.10b). 배출은 태아가 질로부터 완전히 나올 때까지 계속되며 보통 2시간 이내로 지속된다. 신생아가 바깥 세상으로 나오게 되는 것을 **출산**(delivery)이라고 한다.

질관이 너무 좁아 태아가 나오기 힘들어 샅부분이 찢어지는 긴급 상황이 되면 임시로 샅부분의 근육을 절개하여 산도를 확장한다. 출산 후에 이러한 **회음절개술**(episiotomy)은 광범위한 살 열상으로 인한 출혈이나 조직손상을 치료하는 것보다 훨씬 간단한 봉합으로 회복가능하다.

태아 머리뼈와 모체 골반출구의 상대적인 크기가 분만의 안전과 성공에 영향을 끼친다. 과정이 느리고 확대와 배출 단계 동안 복합적인 양상을 보이면 태아를 **제왕절개술**(cesarean section 또는 *c-section*)로 꺼낸다. 이 경우 배벽과 자궁을 따라 태아의 머리가 나올 수 있을 정도로 절개한다. 미국의 경우 15~25% 정도 행해지며 지금은 회음절개술과 제왕절개의 빈도를 낮추려는 노력 중이다.

태반 단계

분만의 **태반 단계**(placental stage) 동안 근육긴장이 부분적으로 비워진 자궁벽을 따라 이뤄지며 점차 자궁의 크기가 감소한다(그림 28.10). 이러한 자궁수축은 자궁속막과 태반 사이의 연결을 끊어지게 한다. 보통 출산 후 1시간 내에 태반 단계는 태반을 배출하면서 끝난다. 태반의 분리는 혈액손실을 동반한다(약 500~600 mL). 그러나 모체 혈액량은 임신 동안 증가하기 때문에 혈액손실을 견딜 수 있다.

조숙분만

조숙분만(premature labor)은 태아가 완전히 발달하기 전에 진통이 일어난 경우를 말한다. 신생아가 생존할 확률은 분만할 때의 체중과 직접적으로 연관되어 있다. 집중적인 관리를 할지라도 신생아의 체중이 400 g 이하라면 살 수 없다. 이는 호흡, 순환, 배설기관이 모체기관의 도움 없이는 유지될 수 없기 때문이다. 결과적으로 자연유산과 **미숙분만**(immature delivery)을 나누는 경계는 보통 제2석달 말기에 이른 신생아 체중 500 g을 기준으로

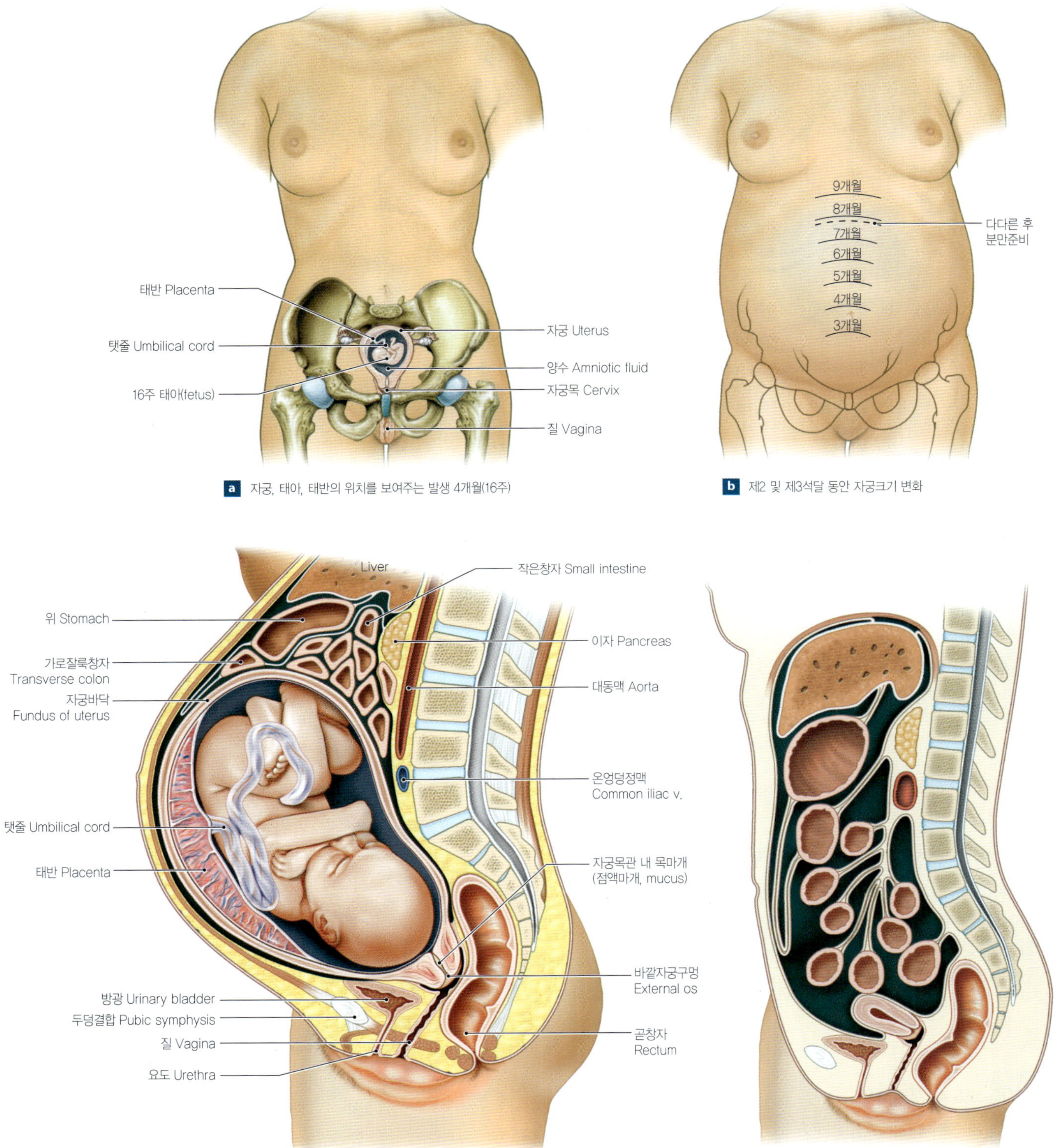

a 자궁, 태아, 태반의 위치를 보여주는 발생 4개월(16주)

b 제2 및 제3석달 동안 자궁크기 변화

c 임신말기. 자궁 및 태아와 (d)와 비교되는 상대적인 배안 기관의 변화된 위치에 유의

d 임신하지 않은 여성에서 기관의 위치

■ 그림 28.9 자궁과 태아의 성장

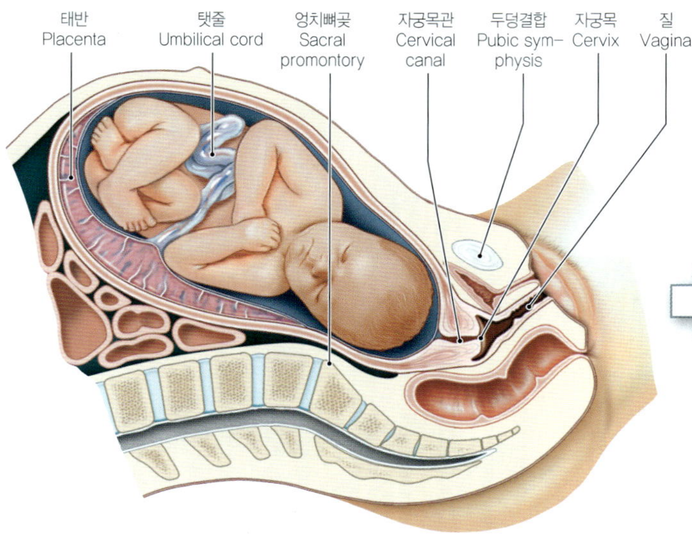

완전히 발달한 분만시작 전의 태아

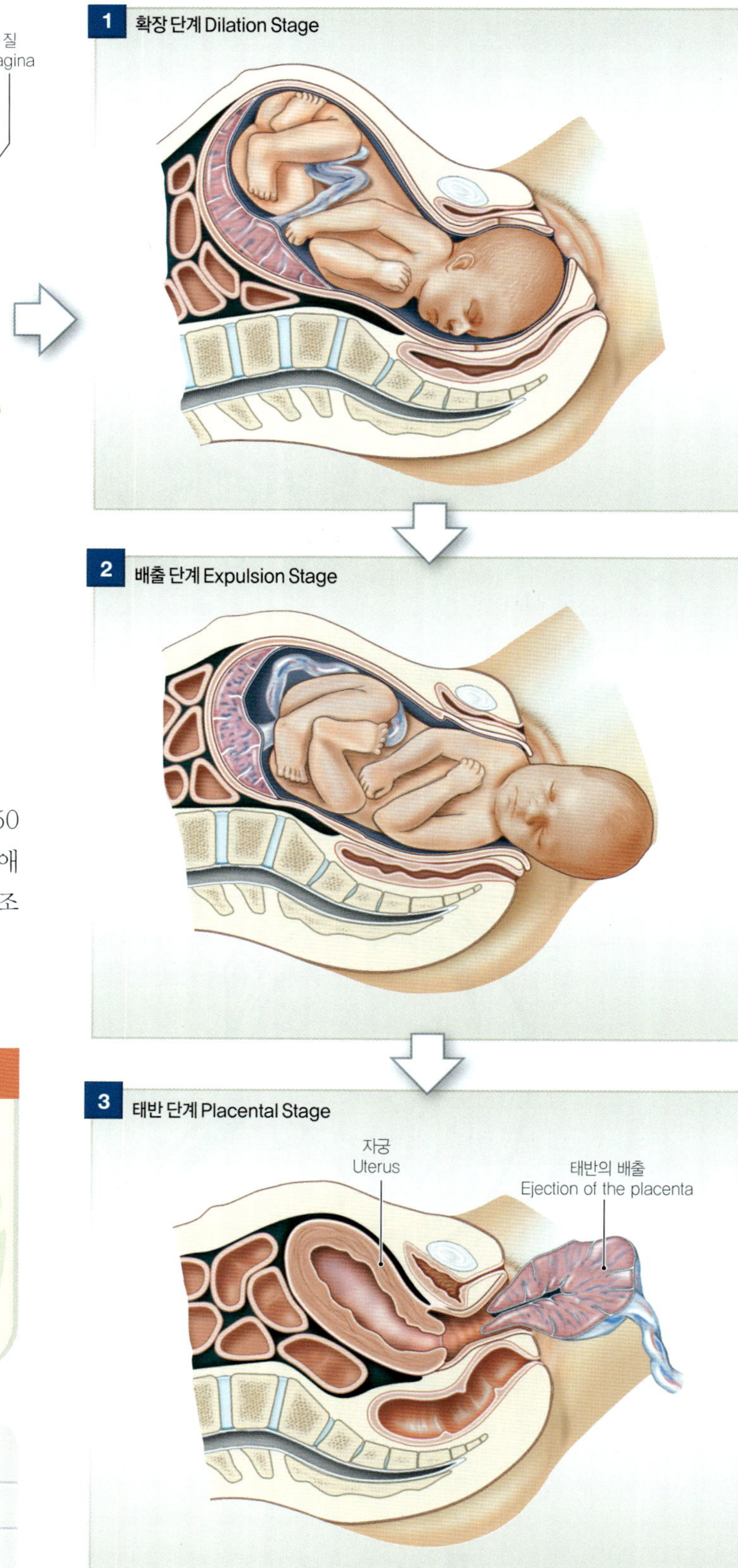

■ 그림 28.10 분만의 단계

결정된다.

발생 7개월을 채우기 전의 신생아(1 kg 미만의 체중)는 50대 50 남짓의 확률을 갖게 되며 생존할지라도 대부분 심각한 발달장애를 겪는다. 미숙아분만은 1 kg 이상의 신생아에 해당하며 개체조건에 따라 상당한 또는 완벽한 정도의 생존이 가능하다.

Hot Topics

볼기분만은 선천성기형의 예측자인가?

많은 연구들은 볼기분만이 선천성 기형의 존재를 예측하는 상당한 인자이며, 볼기태위로 분만된 아이는 기형이 있는지 특별한 정밀검사를 받을 필요가 있다는 것을 입증하였다. *

* Fang Bai, et al, 2012. Breech presentation at delivery: An indicator of congenital anomaly? *American Journal of Obstetrics and Gynecology* 206(1):S251.

28.4 개념확인

1 ☐ 분만의 어느 단계가 가장 긴가?

2 ☐ 태반의 배출은 무엇이 촉진하는가?

임상 노트

겸자분만과 볼기분만

대부분 임신 말기에 태아는 머리가 산도를 먼저 통과하기 위해 자궁내부에서 회전하여 모체의 엉치뼈를 향하는데 약 6%의 태아는 모체의 두덩뼈 쪽을 향한다. 이런 신생아들은 충분한 시간이 주어지면 정상 분만이 가능하나 **겸자분만(forceps delivery)**을 하면 신생아와 산모의 위험을 줄일 수 있다. 겸자는 크고 구부러진 샐러드 집게처럼 생겨 질관 내에 넣을 때 한쪽을 분리할 수 있다. 일단 위치를 잡으면 겸자는 재조립되어 태아의 머리를 잡을 수 있다. 간헐적으로 잡아 당겨 정상적인 분만과 유사한 힘을 머리에 가한다.

분만의 3~4%는 태아의 다리나 엉덩이가 먼저 산도로 나온다. 이런 분만을 **볼기분만(breech birth)**이라고 한다. 볼기분만의 경우 탯줄이 압박되어 태반순환이 차단되므로 신생아의 사망률이 상대적으로 높다. 태아에서 머리는 가장 넓은 부분이므로 자궁목이 다리나 몸통이 통과할 정도로 확장되어도 머리가 통과할 정도는 아니다. 태아의 머리가 끼어서 탯줄을 압박하게 되고 분만이 지연되면 태아는 심한 스트레스를 받으며 잠재적인 손상을 입는다. 만일 태아를 수동적으로 재위치를 잡을 수 없다면 보통 제왕절개가 시행된다.

28.5 신생아기

신생아는 성숙한 어른의 해부학적, 기능적, 생리학적 특징에 미치지 못하므로 발생의 과정은 출산 후에도 계속된다. **신생아기(neonatal period)**는 출생시기부터 한 달간 이어진다. 태아가 **신생아(neonate)**로 됨에 따라 다양한 생리학적, 해부적 변화가 일어난다. 분만 전에는 용해된 가스, 영양분, 배설물, 호르몬, 항체의 이동이 태반장벽을 통해 일어난다. 출산 시 신생아는 자신의 특수한 기관과 기관계통에 의해 스스로 호흡, 소화, 배설의 기능을 수행해야만 한다. 태아에서 신생아로의 변화는 다음과 같이 요약된다.

1. 출생 시 허파는 접혀진 상태이며 액체가 차 있지만 힘찬 흡입과 함께 공기로 채워진다.
2. 허파가 팽창할 때 혈압과 혈류속도의 변화 때문에 심장혈관순환의 양상이 변화된다. 동맥관이 닫혀 허파순환과 온몸순환이 분리되며, 타원구멍이 닫혀 심방이 분리되어 완전하게 허파순환과 온몸순환이 분리된다. 심장혈관계통의 변화는 21장과 22장에서 논의되었다.
3. 신생아의 심박동은 분당 120~140회, 호흡수는 분당 30회가 정상이고 어른보다 상대적으로 높다.
4. 출생 전에 소화기계통은 쓸개즙 혼합물, 점액, 상피세포 등이 축적되어 있으나 상대적으로 비활동 상태로 남아 있다. 이러한 혼합물은 초기 며칠 동안 배출된다. 이 기간 동안에 신생아의 수유가 시작된다.
5. 동맥혈에 노폐물이 쌓이면 콩팥에서 오줌으로 걸러진다. 토리여과는 정상이지만 오줌은 완전히 농축되지 않는다. 결과적으로 오줌으로 인한 손실이 높으므로 신생아의 수분 소요는 어른보다 높다.
6. 신생아는 특히 분만 후 초기 며칠 동안 체온을 조절할 능력이 낮다. 신생아가 자라면서 피하지방의 "단열재"가 두꺼워짐에 따라 대사율도 증가한다. 유아기 동안 매일 심지어 시간마다 체온은 계속 변한다.

이번 장의 마지막 부분은 기관계통의 발생학적인 주요 변화를 요약하고 있다. 표 28.2는 각각의 석달에 발생하는 개략적인 발생 지표를 보여준다.

	✓	28.5 개념확인
1	☐	왜 신생아는 어른보다 더 많은 수분을 섭취해야 하는가?
2	☐	당신이 신생아를 처음 품에 안았을 때, 아기의 심박동수가 상당히 높다는 사실을 알았다. 걱정해야 할 일인가?

28.6 기관계통의 발생

피부계통의 발생

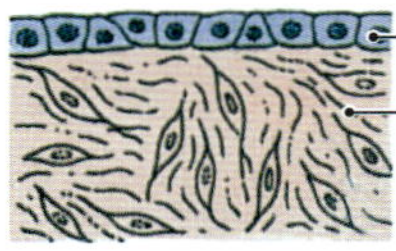

발생 1개월

발생 2개월 초 표면의 외배엽은 느슨하게 구성된 중간엽을 덮고 있는 단층상피층이다.

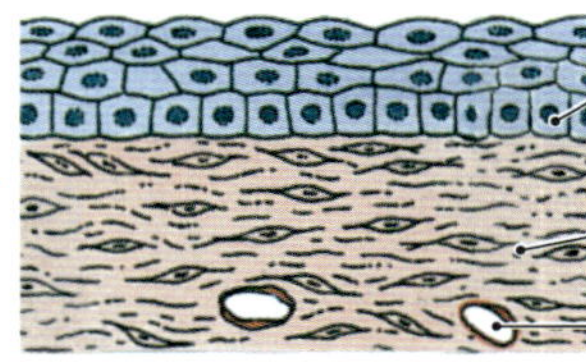

발생 3개월

여러 주를 거치면서 상피층은 바닥 또는 종자세포들의 반복적인 분열에 의해 중층으로 된다. 아래에 있는 중간엽은 영양분을 운반하는 혈관을 포함한 배아결합조직으로 분화한다.

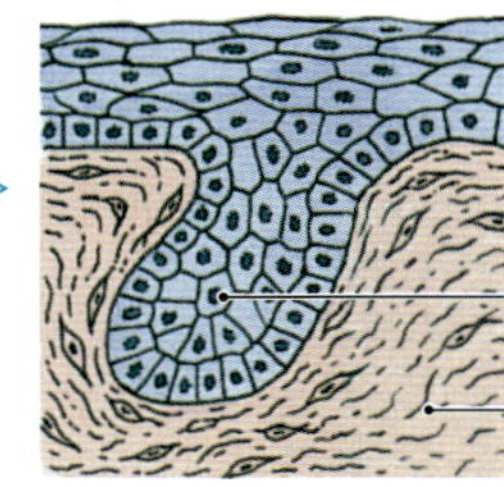

발생 4개월

발생 3 내지 4개월 동안 표피의 일부에서 광범위한 분열과 함께 진피내로 들어가는 세포끈을 형성한다. 이를 **표피기둥(epithelial column)**이라 한다. 더 깊이 진피 내로 뻗어감에 따라 중간엽세포가 이 기둥을 둘러싼다. 털주머니, 기름샘, 땀샘이 이러한 기둥에서부터 분화된다.

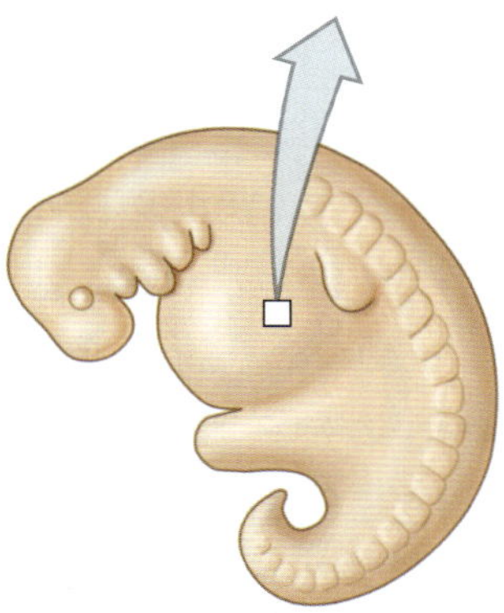

피부 Skin

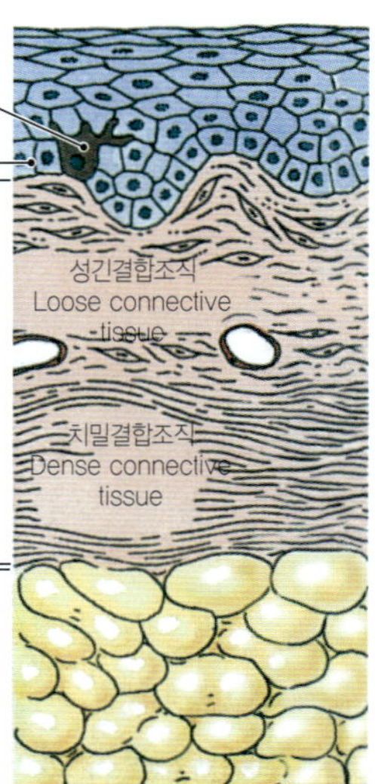

발생 4개월

바닥세포의 분열이 계속되면서 상피세포층은 두꺼워지고 바닥판은 불규칙한 접힘을 형성한다. 멜라닌세포로 불리는 색소세포가 종자세포사이로 들어온다. 이로써 상피는 성인의 표피와 닮게 된다.

배아의 결합조직은 진피로 분화된다. 섬유아세포와 다른 결합조직세포는 중간엽세포나 이주한 세포로부터 형성된다. 소성결합조직은 주름 쪽으로 뻗어 있으나 보다 깊은 혈관이 적은 곳은 치밀하고 불규칙한 교원섬유 그물을 형성한다. 진피아래 배아의 결합조직은 피부밑조직 즉 성긴결합조직 층으로 분화된다.

손(발)톱 Nail

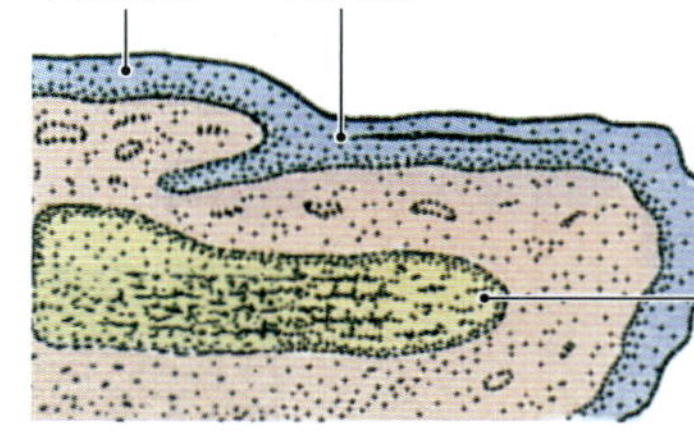

발생 4개월

손(발)톱은 손가락과 발가락 끝의 표피가 두꺼워지면서 나타난다. 두꺼워진 판은 진피에 자리를 잡으며 일반 표피의 가장자리와 뚜렷이 구분된다. 초기에 손톱의 형성은 손톱 부위에 있는 모든 종자세포가 관여한다.

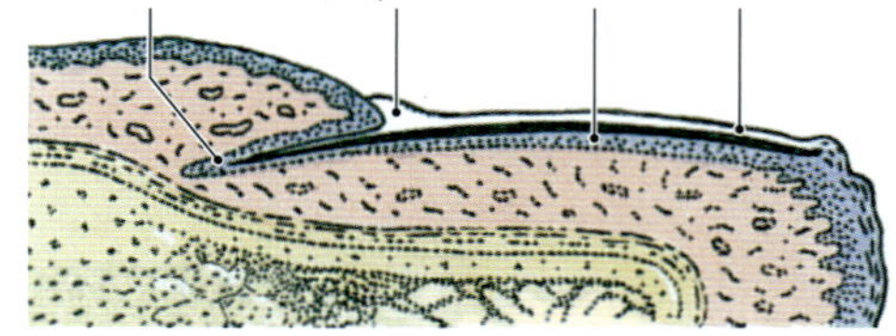

출생

출생에 이르면 손톱의 형성은 손톱의 뿌리에 제한된다.

털주머니(모낭) Hair Follicle

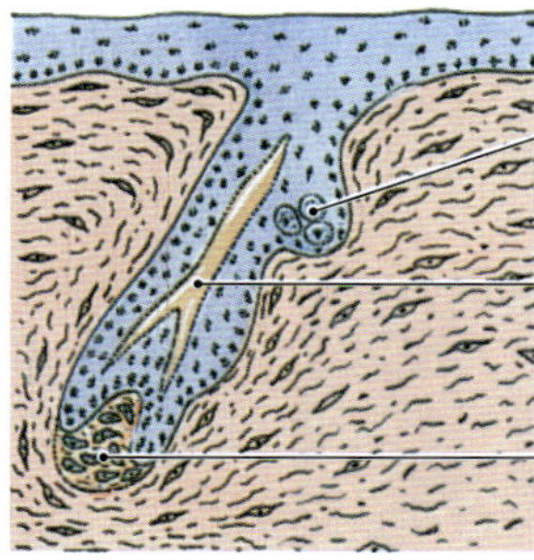

발생 5개월

털주머니는 깊은 기둥이 작은 결합조직덩이인 털유두를 둘러싸면서 발달한다. 털의 성장은 털유두를 덮고 있는 상피세포 내에서 일어난다. 표피기둥으로부터 기름샘을 형성한다.

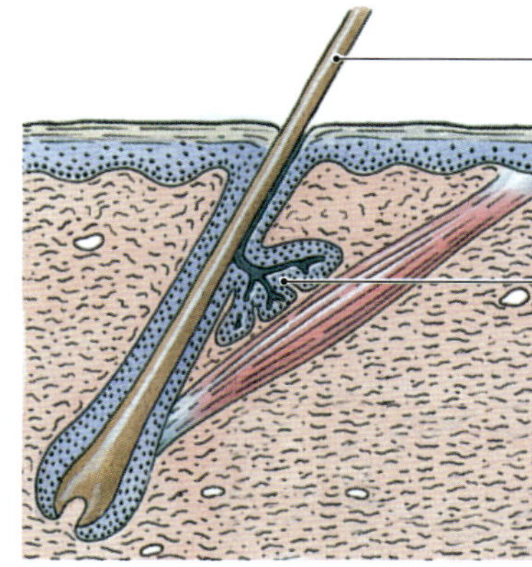

출생

출생 시 털은 털주머니로부터 자라나오고 기름샘의 분비로 털을 윤택하게 한다.

외분비샘 Exocrine Gland

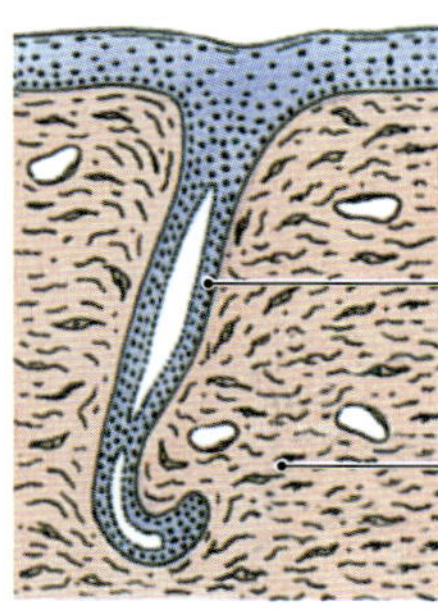

발생 5개월

땀샘은 표피기둥이 길어지면서 감기는 속이 빈 모습으로 발생한다.

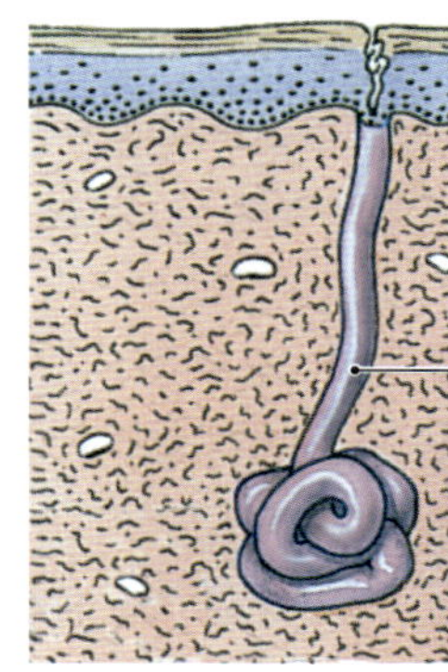

출생

출생 시 땀샘의 관은 샘분비물을 피부표면으로 운반한다.

젖샘 Mammary Gland

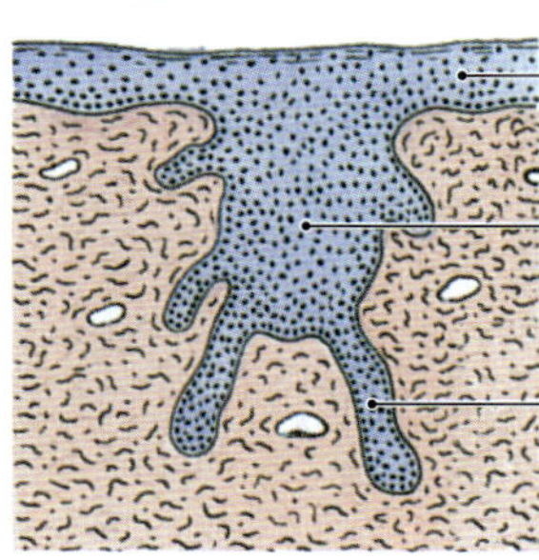

발생 5개월

젖샘은 유사하게 발달하나 표피는 훨씬 넓고 두꺼워지며 광범위한 가지를 친다.

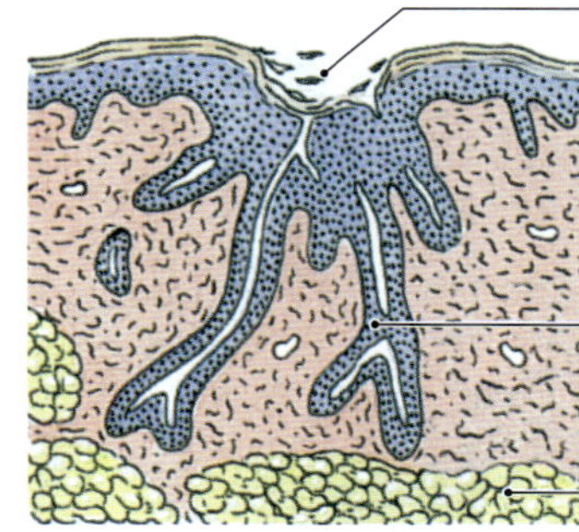

출생

출생 시 젖샘 발생은 완성되지 못한다. 여성의 경우 성성숙기 때에 관과 샘이 더욱 정교하게 발달하며 임신말기가 되어야 기능적으로 완전히 발달한다.

머리뼈의 발생

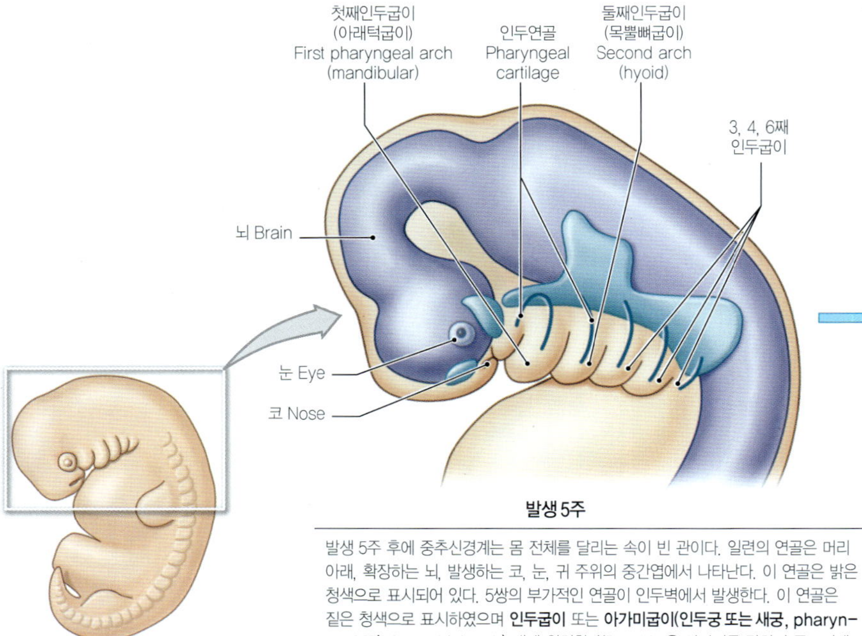

발생 5주

발생 5주 후에 중추신경계는 몸 전체를 달리는 속이 빈 관이다. 일련의 연골은 머리 아래, 확장하는 뇌, 발생하는 코, 눈, 귀 주위의 중간엽에서 나타난다. 이 연골은 밝은 청색으로 표시되어 있다. 5쌍의 부가적인 연골이 인두벽에서 발생한다. 이 연골은 짙은 청색으로 표시하였으며 **인두굽이** 또는 **아가미굽이(인두궁 또는 새궁, pharyngeal 또는 branchial arch)** 내에 위치한다(Brachial은 아가미를 말하며 물고기에서 뒤쪽의 굽이는 아가미를 지탱하기 위한 뼈대로 발달한다). 첫째굽이 또는 **아래턱굽이(하악궁, mandibular arch)**가 가장 크다.

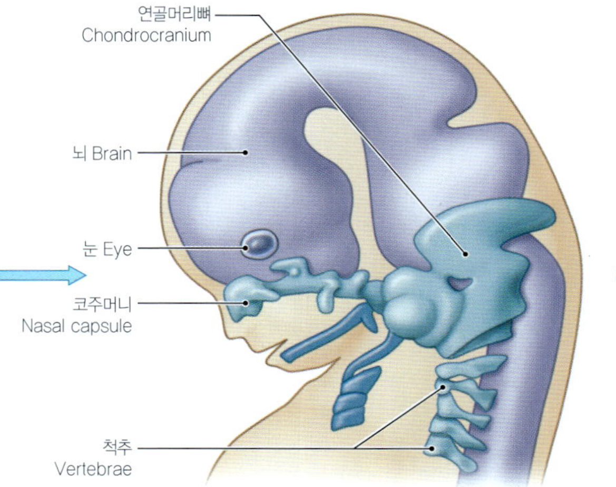

발생 8주

뇌와 연계된 연골은 확장 융합되어 **연골머리뼈(chondrocranium)**를 형성한다. 이것이 뇌와 감각기관을 떠받치고 있다. 발생 8주의 연골벽과 바닥은 불완전하며 천정 부분은 없다.

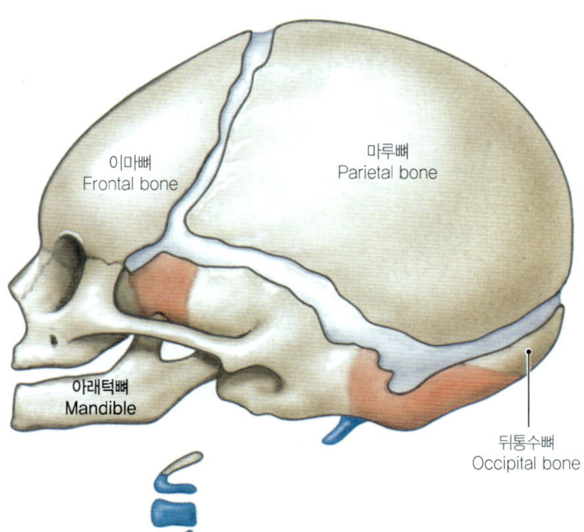

출생

출생 시 머리뼈: 12주의 머리뼈와 비교해 보면 광범위한 융합이 형성되었으나 머리뼈 천정 부분은 불완전한 상태로 남아 있다(**그림 6.18**).

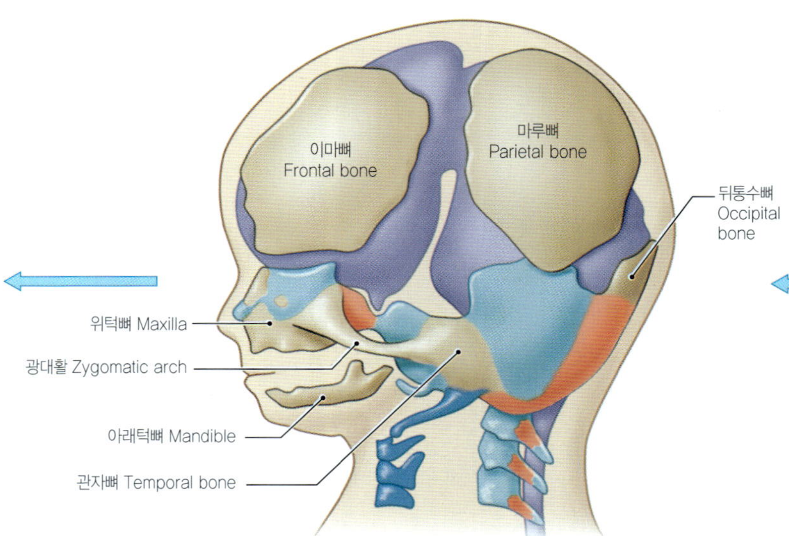

발생 12주

12주 후에 머리뼈 부위와 얼굴의 골화가 잘 일어난다(**그림 5.6**).

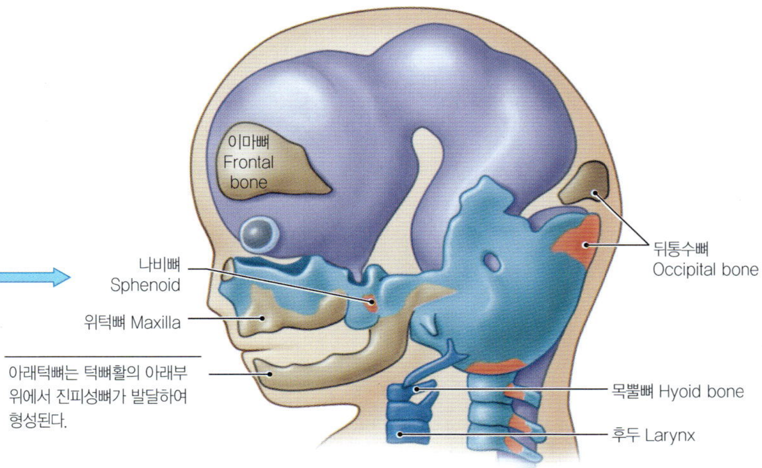

발생 9주

발생 9주 동안, 여러 개의 연골내골화 중심이 머리뼈연골내에서 일어난다. 이러한 중심은 붉은색으로 표시되어 있으며 싸고 있는 진피에서 막내골화가 시작되면서 두 개의 천정을 이루는 이마뼈와 마루뼈가 나타난다. 골화중심은 커지고 확장되어 광범위한 융합이 일어난다.

아래턱굽이의 등쪽 부분은 연골머리뼈와 융합된다. 융합된 연골은 골화되지 않고 대신 뼈모세포가 진피성 뼈를 둘러싸기 시작한다. 양쪽에서 발생중인 코안 입구 뼈와 결합하여 두 개의 위턱뼈를 형성한다. 입천장의 골화는 입천장돌기를 형성하여 나중에 위턱뼈와 융합된다.

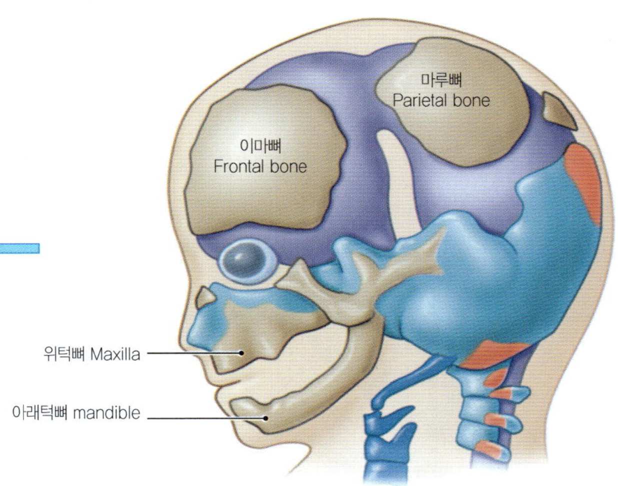

발생 10주

둘째 굽이 혹은 **목뿔뼈굽이(설골궁, hyoid arch)**는 관자뼈 주위에 형성된다. 목뿔뼈 위 끝과 관자뼈가 함께 융합되어 붓돌기를 형성한다. 목뿔뼈굽이의 등쪽은 목뿔뼈로 골화가 된다. 셋째 굽이는 목뿔뼈와 융합하고 넷째, 여섯째 굽이는 후두연골을 형성한다.

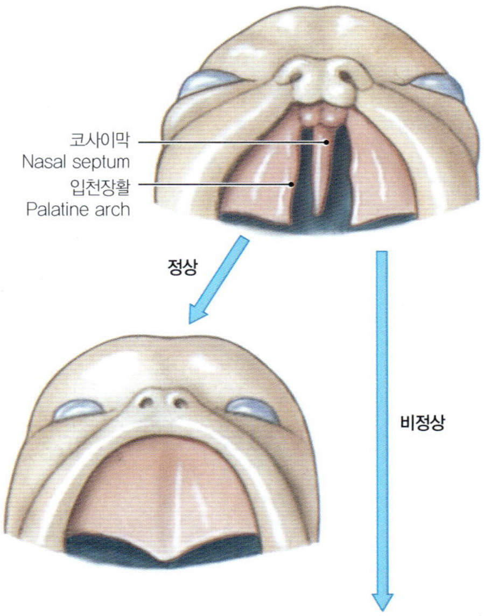

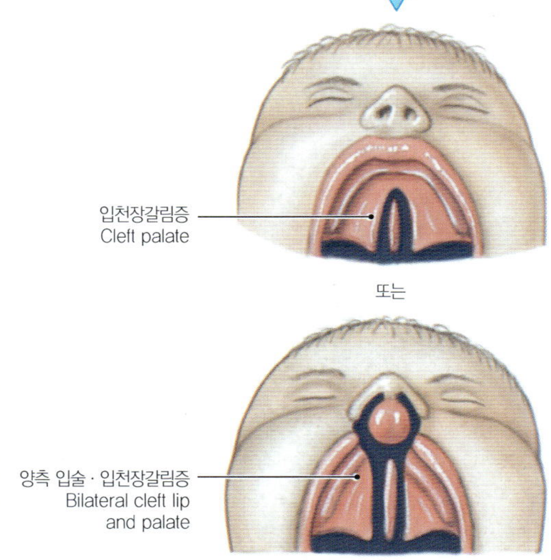

만약 아래쪽 피부가 정상적으로 융합되지 않으면 결과적으로 **입술갈림증(구순열, cleft lip)**이 된다. 갈라진 입술은 대략 1,000명 중 1명 정도 발생한다. 눈확과 입천장까지 확장되어 갈라지면 **입천장갈림증(구개열, cleft palate)**이라고 한다. 입천장갈림증의 경우는 보통 입술갈림증의 반 정도 존재한다. 둘 모두 외과적 수술로 교정이 가능하다.

척주의 발생

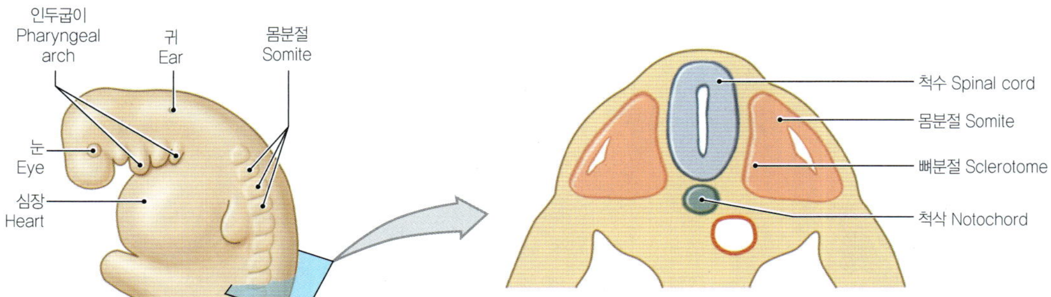

발생 4주

발생 중인 척수는 **척삭(notochord)**이라고 불리는 세로 막대의 위에 놓인다. 발생 4주째에 척수와 척삭의 양쪽에 **몸분절(somite, 체절)**이라고 불리는 일련의 중배엽성 블록을 형성한다. 각 몸분절의 안쪽 부분에 있는 **뼈분절(sclerotome, 경절)**이라는 부위에서 척주와 머리뼈의 바닥을 형성한다.

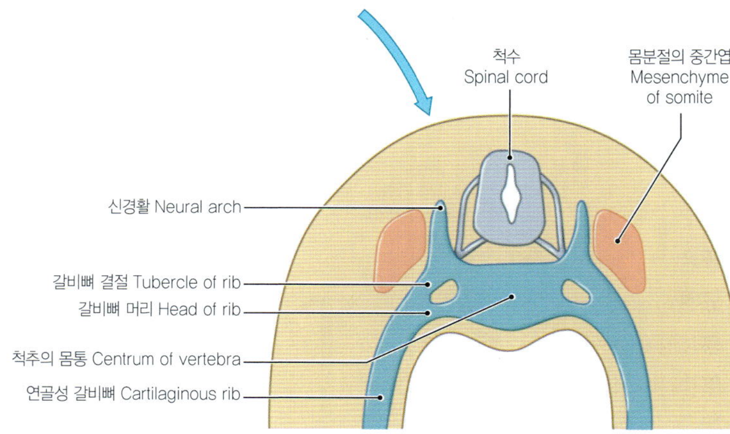

발생 8주

척추의 몸통연골은 척수 주위로 자라서 완전한 척추모형을 형성한다. 목, 가슴, 허리 부위에서 인접 연골 블록이 접한 곳에서 관절이 형성된다. 엉치뼈와 꼬리뼈의 연골은 서로 융합된다.

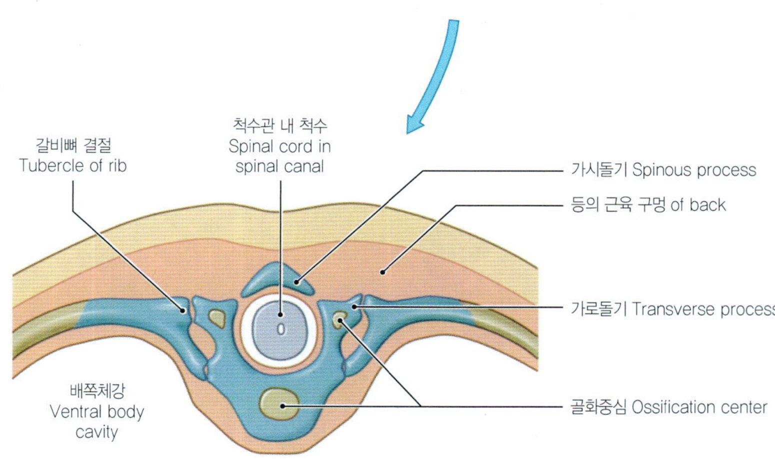

발생 12주

척추뼈로부터 갈비뼈가 분리될 무렵 골화가 시작된다. 가장 짧은 갈비뼈만이 완전한 골화가 된다. 나머지 먼쪽 부분은 연골성으로 남아서 갈비연골을 형성한다. 많은 골화중심이 복장뼈에 보이지만 점차 융합되어 그 수는 감소한다.

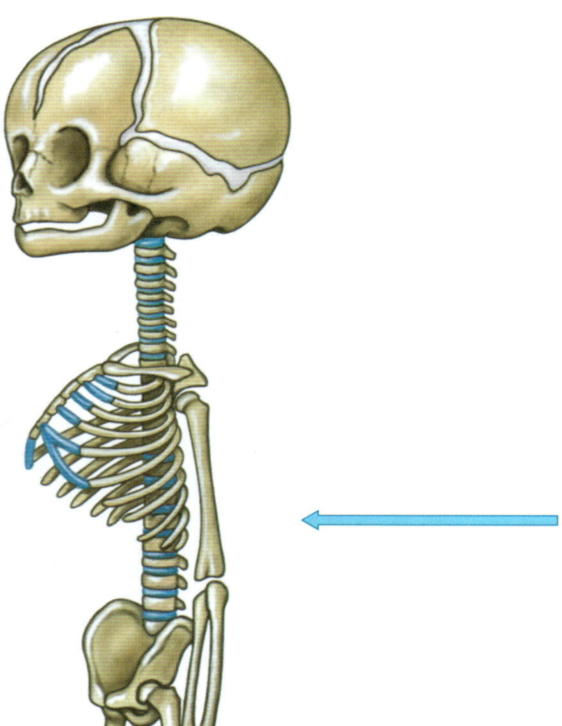

출생

출생 시 척추뼈와 갈비뼈는 골화되지만 많은 연골 부위는 그대로 남는다. 예를 들어, 갈비뼈의 앞쪽 부분은 연골상 태로 남아 있다. 추가적인 성장이 수년간에 걸쳐 일어나는데 척추뼈에서 고리판의 바닥 부분은 3~6세까지, 척추뼈돌기와 척추몸통은 18~25세까지 자란다.

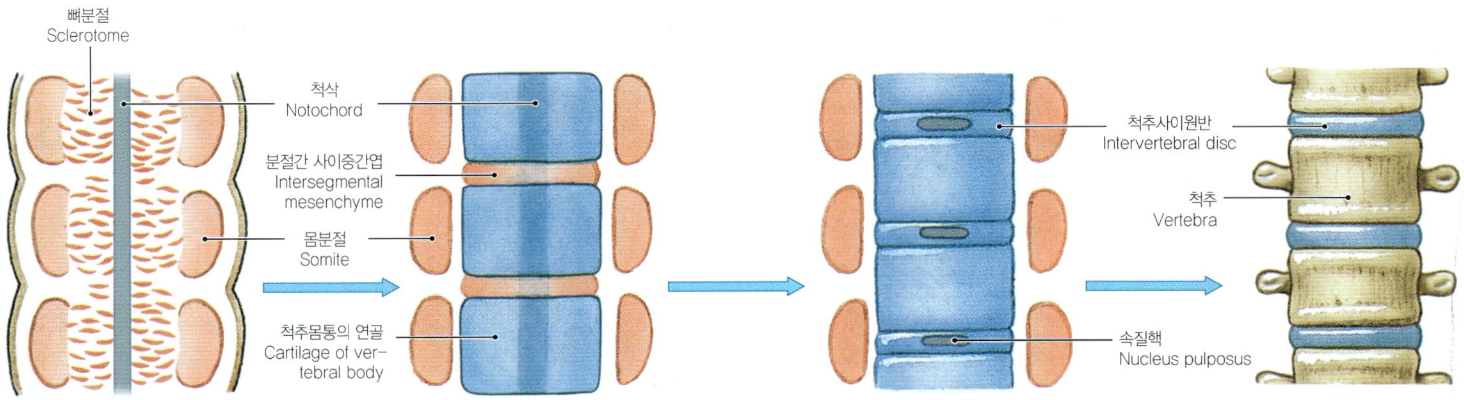

발생 4주

골격분절의 세포는 몸분절로부터 이동하며 척삭 주위에 모인다.

발생 6주

이동한 세포들은 연골모세포로 분화하고 일련의 연골성 블록을 만들어서 척삭 주위를 둘러싼다. 이러한 연골은 척추뼈의 몸통으로 발달하며 중간엽에 의해 분리된다.

발생 8주 / 성인

척추뼈의 몸통이 확장되어 결국 척삭이 제거된다. 하지만 일부 척추사이에 잔존하여 척추사이원반의 속질핵을 형성한다. 후에 중간엽세포가 둘러싸면서 연골모세포로 분화되어 섬유테의 섬유연골을 만든다.

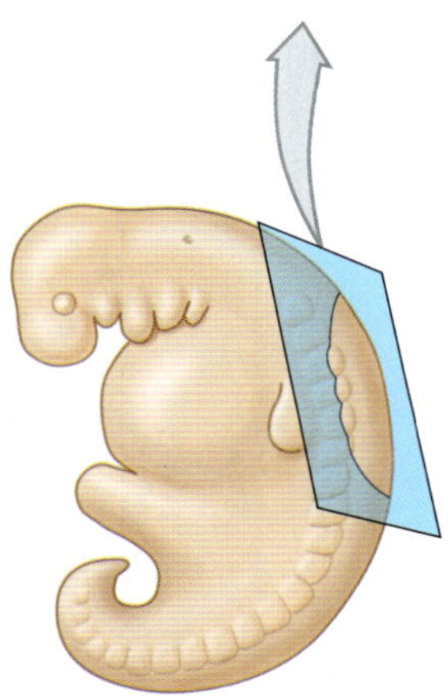

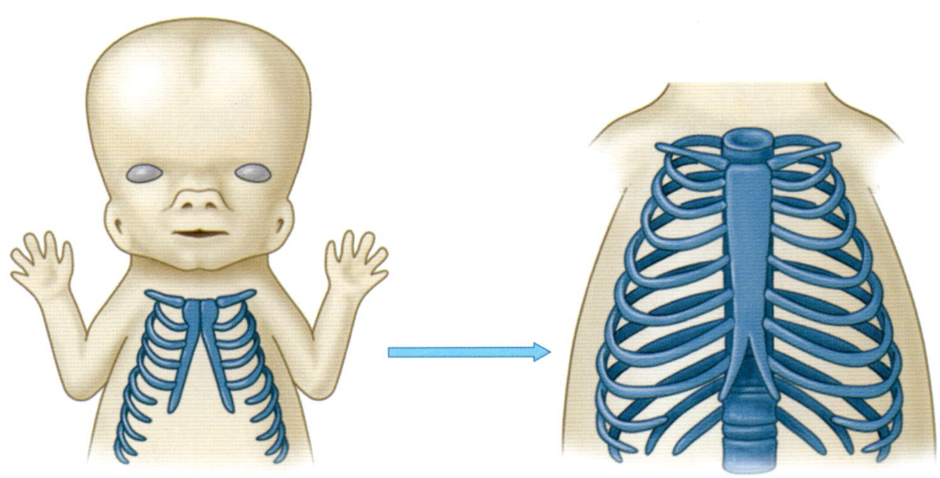

발생 8주 / 발생 9주

갈비연골이 발생 중인 척추뼈의 가로로 뻗어 나간다. 처음에는 갈비연골이 연속되어 있으나 8주째에 척추뼈로부터 분리된다. 갈비뼈는 모든 척추뼈에 형성되지만 목, 허리, 엉치 그리고 꼬리 부위에서 갈비뼈는 작으며 나중에 성장하는 척추뼈와 융합된다. 가슴 부위 척추뼈의 갈비뼈는 가슴벽의 만곡을 따라 계속 확장된다. 배쪽의 정중선에 도달하면 복장뼈와 융합한다.

팔(다리)뼈대의 발생

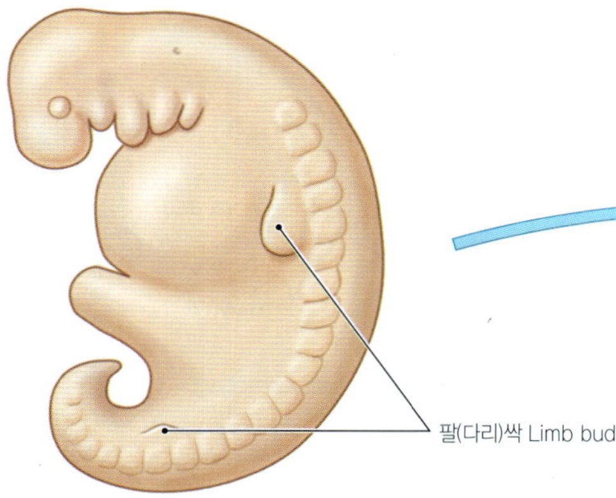

발생 4주

발생 4주에 능선이 배아의 측면을 따라 목 뒤에서 항문 앞까지 뻗어 있다. 이러한 능선은 중배엽성 세포가 외배엽 아래에서 모여 형성된다. 중배엽은 점차 각 능선의 끝부분에 축적되어 두 쌍의 팔(다리)싹(사지아, limb bud)을 형성한다.

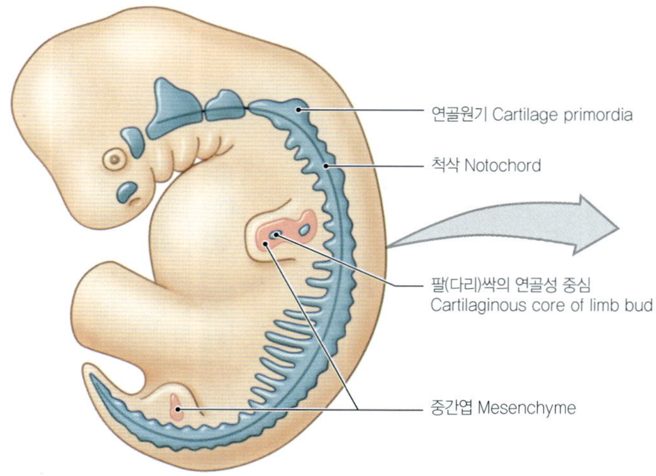

발생 5주

발생 5주 후에 팔싹은 연골중심을 형성하고 빗장연골이 몸통의 중간엽에서 발달하기 시작한다.

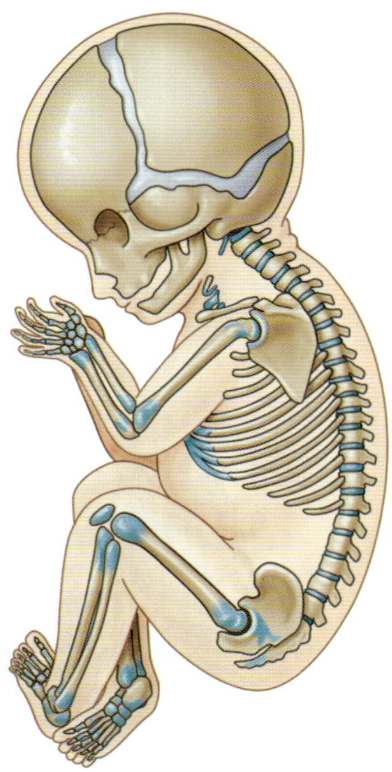

출생

신생아의 뼈대. 위팔뼈, 머리, 손목, 손바닥과 손가락 사이에 그리고 엉덩이 내부에 걸쳐 광범위한 부위에 연골이 관찰된다(푸른색).
이전 두 페이지의 발생학 요약과 비교하여 몸통뼈대가 보이는 것에 유의한다.

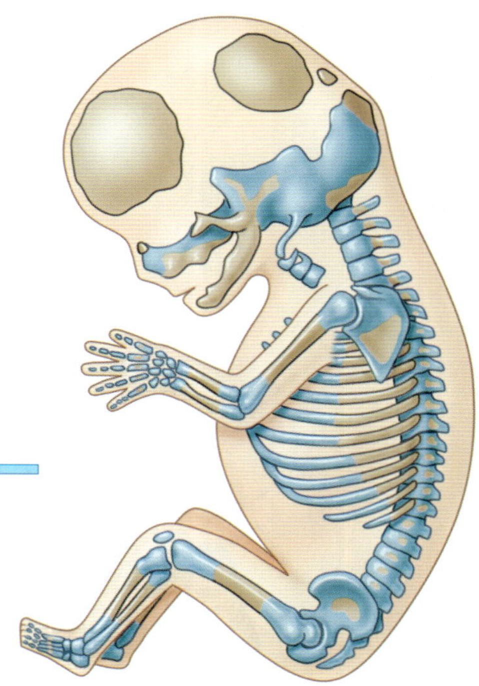

발생 10주

태아뼈대가 발생 10주에 다다름에 따라 골화가 일어난다. 팔(다리)뼈의 몸통은 빠르게 골화가 일어나지만 손과 발의 먼쪽 뼈는 연골형태로 남아 있다.

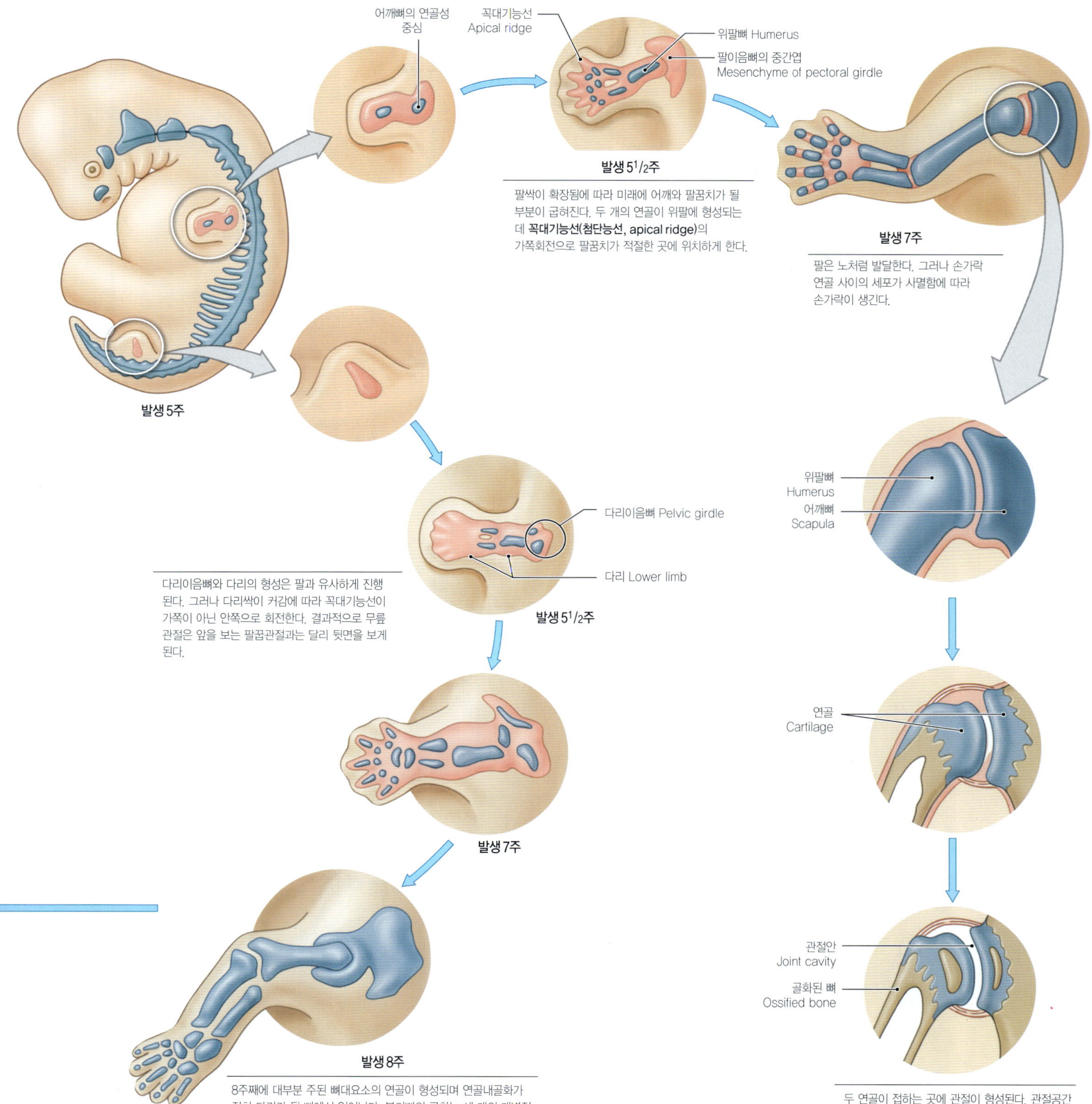

팔싹이 확장됨에 따라 미래에 어깨와 팔꿈치가 될 부분이 굽혀진다. 두 개의 연골이 위팔에 형성되는데 **꼭대기능선(첨단능선, apical ridge)**의 가쪽회전으로 팔꿈치가 적절한 곳에 위치하게 한다.

팔은 노처럼 발달한다. 그러나 손가락 연골 사이의 세포가 사멸함에 따라 손가락이 생긴다.

다리이음뼈와 다리의 형성은 팔과 유사하게 진행된다. 그러나 다리싹이 커감에 따라 꼭대기능선이 가쪽이 아닌 안쪽으로 회전한다. 결과적으로 무릎관절은 앞을 보는 팔꿉관절과는 달리 뒷면을 보게 된다.

8주째에 대부분 주된 뼈대요소의 연골이 형성되며 연골내골화가 장차 다리가 될 뼈에서 일어난다. 볼기뼈의 골화는 세 개의 개별적인 중심에서 시작되며 확장된다.

두 연골이 접하는 곳에 관절이 형성된다. 관절공간 안쪽 면은 연골 상태로 남고 나머지 부분은 골화가 일어난다.

근육의 발생

머리주변의 중배엽은 인두굽이와 연계된 뼈대근육을 형성한다.

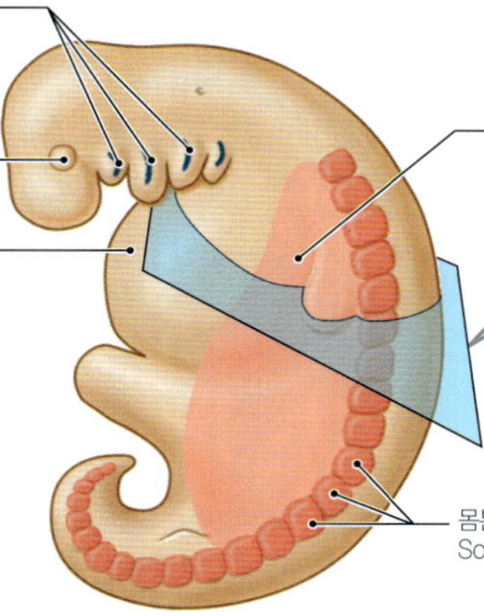

발생 4주째에 척삭 양쪽의 중배엽이 몸분절을 형성한다. 각 몸분절의 안쪽 부위는 뼈대근육을 형성하는데 이 부분을 **근육분절(근절, myotome)**이라고 부른다.

가쪽판의 벽측 부분과 인접 근육분절의 중배엽이 팔(다리)싹을 형성한다.

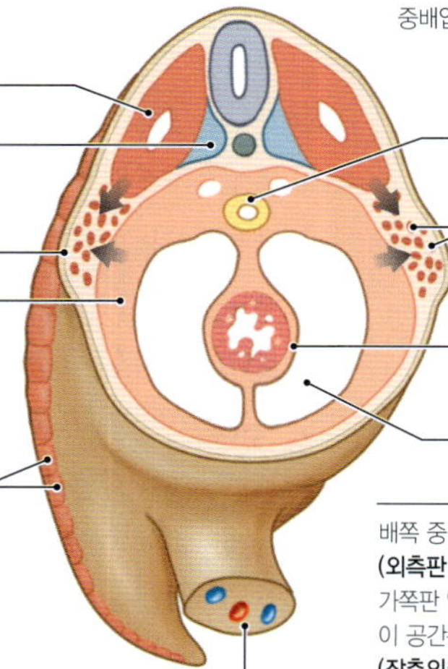

배쪽 중배엽은 분절된 무리를 형성하지 않고 **가쪽판(외측판, lateral plate)**이라는 구조로 남아 있다. 가쪽판 안에서 가슴과 배의 빈공간이 보인다. 이 공간은 체강으로 가쪽판을 안쪽의 **내장쪽가쪽판(장측외측판, viseral layer)**과 바깥쪽의 **벽쪽가쪽판(벽측외측판, parietal layer)**으로 나뉜다.

발생 4주

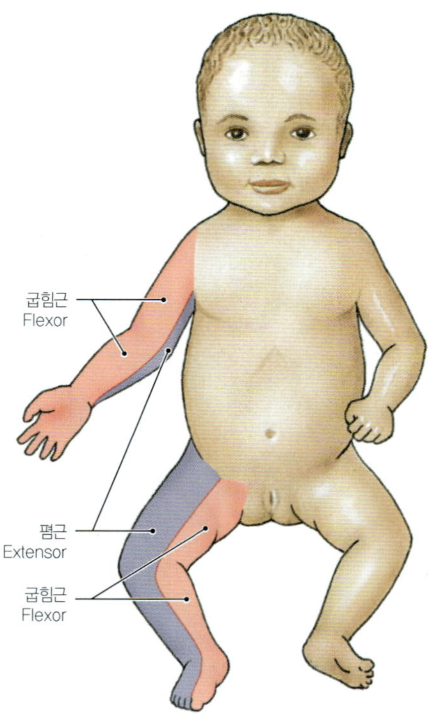

출생

팔(다리)싹의 회전으로 몸의 축과 대비되는 근육 무리의 위치 변화가 있다.

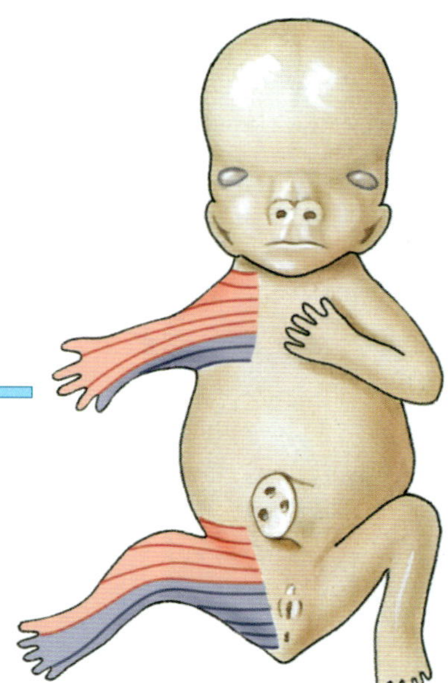

발생 4주

팔(다리)싹이 확장됨에 따라 부가적인 근육아세포가 인접 근육분절에서 사지로 들어온다. 선은 사지에 근육아세포를 제공하는 근육분절사이의 경계를 표시한다.

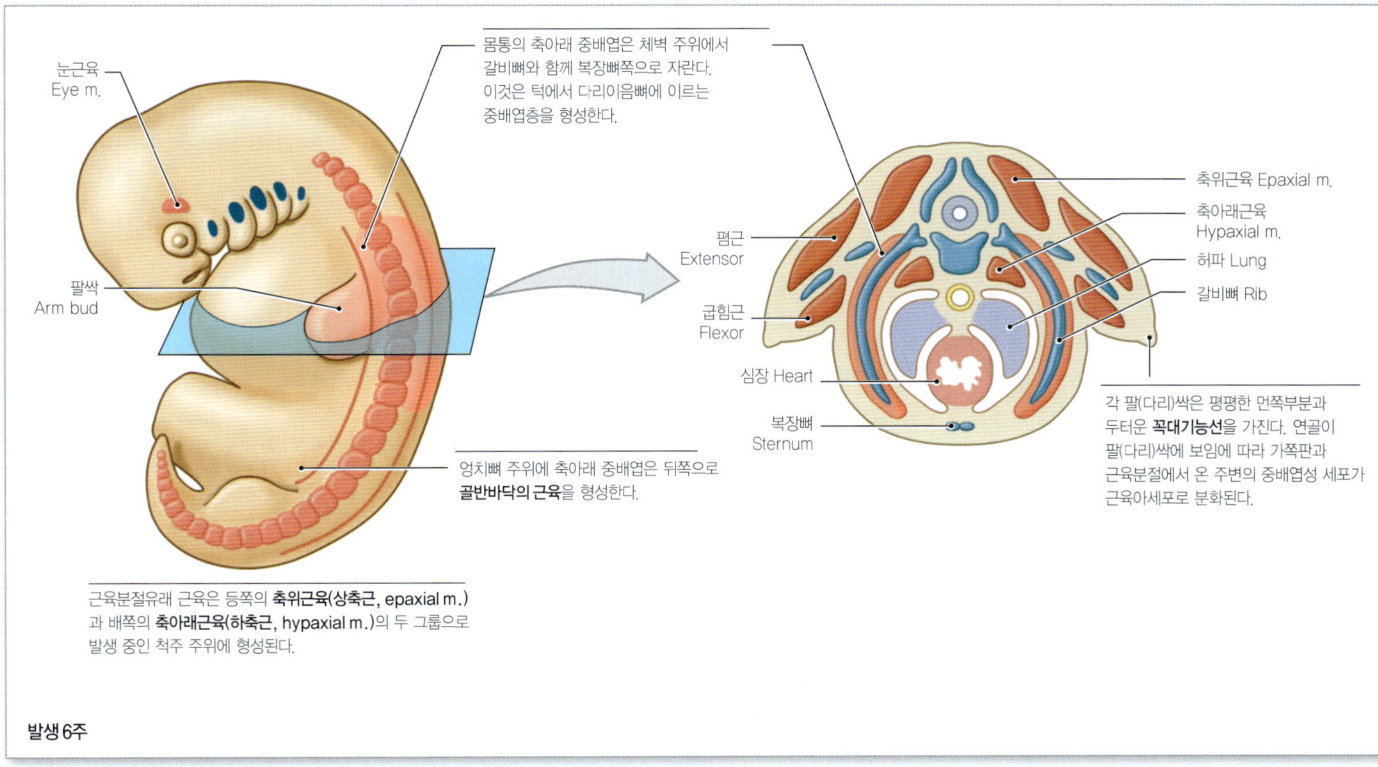

눈근육
Eye m.
몸통의 축아래 중배엽은 체벽 주위에서 갈비뼈와 함께 복장뼈쪽으로 자란다. 이것은 턱에서 다리이음뼈에 이르는 중배엽층을 형성한다.
팔싹
Arm bud
펌근
Extensor
굽힘근
Flexor
심장 Heart
복장뼈
Sternum
축위근육 Epaxial m.
축아래근육
Hypaxial m.
허파 Lung
갈비뼈 Rib
각 팔(다리)싹은 평평한 먼쪽부분과 두터운 **꼭대기능선**을 가진다. 연골이 팔(다리)싹에 보임에 따라 가쪽판과 근육분절에서 온 주변의 중배엽성 세포가 근육아세포로 분화된다.
엉치뼈 주위에 축아래 중배엽은 뒤쪽으로 **골반바닥의 근육**을 형성한다.
근육분절유래 근육은 등쪽의 **축위근육(상축근, epaxial m.)**과 배쪽의 **축아래근육(하축근, hypaxial m.)**의 두 그룹으로 발생 중인 척주 주위에 형성된다.
발생 6주

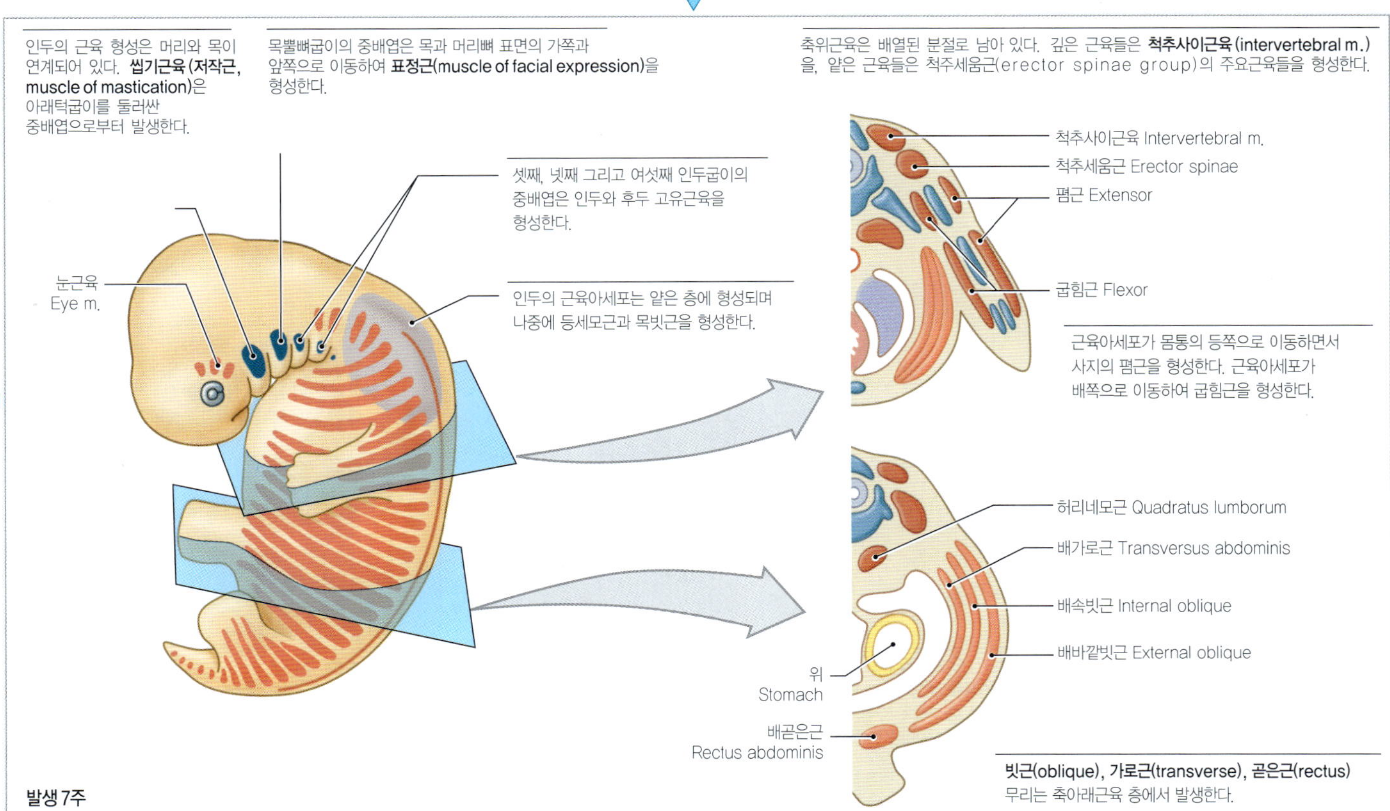

인두의 근육 형성은 머리와 목이 연계되어 있다. **씹기근육(저작근, muscle of mastication)**은 아래턱굽이를 둘러싼 중배엽으로부터 발생한다.
목뿔뼈굽이의 중배엽은 목과 머리뼈 표면의 가쪽과 앞쪽으로 이동하여 **표정근(muscle of facial expression)**을 형성한다.
축위근육은 배열된 분절로 남아 있다. 깊은 근육들은 **척추사이근육(intervertebral m.)**을, 얕은 근육들은 척주세움근(erector spinae group)의 주요근육들을 형성한다.
눈근육
Eye m.
셋째, 넷째 그리고 여섯째 인두굽이의 중배엽은 인두와 후두 고유근육을 형성한다.
인두의 근육아세포는 얕은 층에 형성되며 나중에 등세모근과 목빗근을 형성한다.
척추사이근육 Intervertebral m.
척주세움근 Erector spinae
펌근 Extensor
굽힘근 Flexor
근육아세포가 몸통의 등쪽으로 이동하면서 사지의 펌근을 형성한다. 근육아세포가 배쪽으로 이동하여 굽힘근을 형성한다.
허리네모근 Quadratus lumborum
배가로근 Transversus abdominis
배속빗근 Internal oblique
배바깥빗근 External oblique
위
Stomach
배곧은근
Rectus abdominis
빗근(oblique), 가로근(transverse), 곧은근(rectus) 무리는 축아래근육 층에서 발생한다.
발생 7주

신경계통의 발생

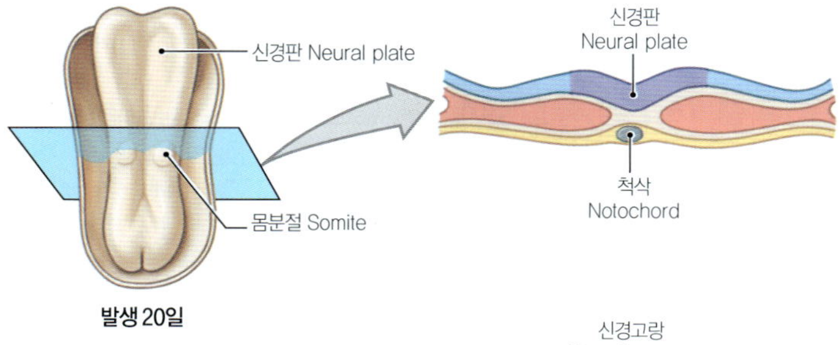

발생 2주 후에 몸분절은 척삭의 양쪽에 나타난다. 정중선 근처의 외배엽은 두꺼워져서 융기된 신경판을 형성한다. **신경판(neural plate)**은 배아의 머리가 될 부분이 가장 크다.

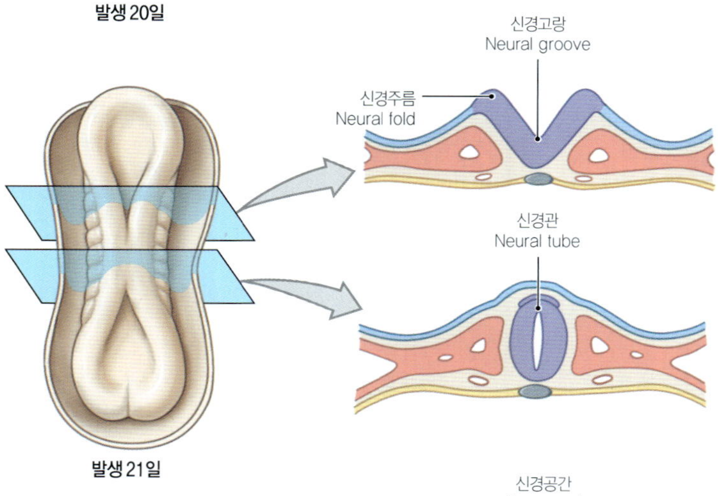

신경판의 축을 따라 주름이 발달하면서 **신경고랑(신경구, neural groove)**이 형성된다. **신경주름(neural fold)** 또는 능선은 함께 움직이나 3주 말경 신경판 축의 중간을 따라 만난다.

신경주름이 만나 관 모양의 **신경관(neural tube)**이 형성되며 표면의 외배엽과의 연결이 끊어진다. 신경관 형성의 과정은 **신경관형성(neurulation)**이라고 불리며 일주일 이내에 완료된다. 발생중인 신경관 주위의 뼈대 및 근육 발생을 참고한다.

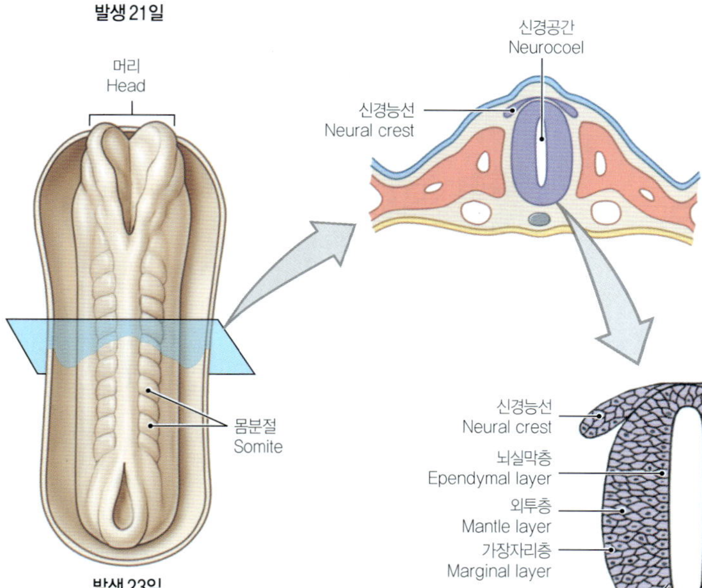

신경주름의 끝에 있는 세포들은 중심관 형성에 관여하지 않는다. 이들 **신경능선(neural crest)**의 세포들은 신경관 등쪽과 외배엽 사이에 그리고 나중에 다른 곳으로 이동한다. 신경관은 CNS를 형성한다. 신경관 내 신경세포로부터 나온 축삭과 신경능선 세포의 축삭은 PNS를 형성한다.

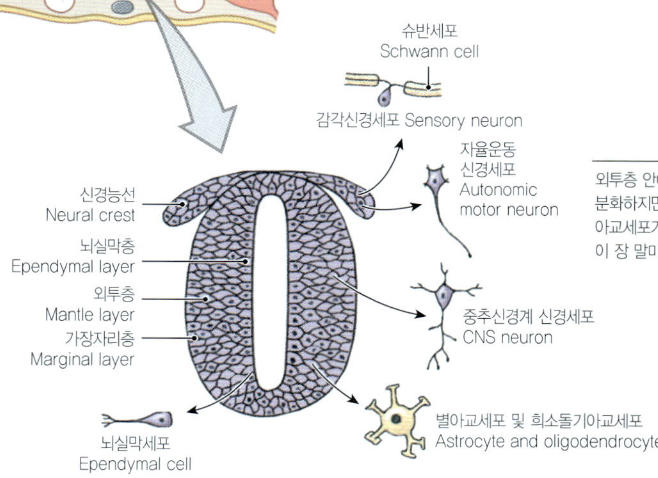

외투층 안에 보이는 최초의 세포는 신경세포로 분화하지만 나머지 세포들은 별아교세포와 희소돌기아교세포가 된다. CNS와 PNS의 진전된 발생은 이 장 말미의 발생학 요약을 참고한다.

신경관은 상피세포층이 반복적으로 분열하면서 두꺼워진다. 발생 5주 중반쯤 3개의 뚜렷한 층이 나타난다. **뇌실막층(상의층, ependymal layer)**은 폐쇄된 공간인 **신경공간(신경강, neurocoel)**을 싸고 있다. 신경상피는 계속 체세포분열을 하여 주변의 **외투층(mantle layer)**을 형성한다. 발생중인 신경세포의 축삭이 표면의 **가장자리층(변연층, marginal layer)**을 형성한다.

척수의 발생 I

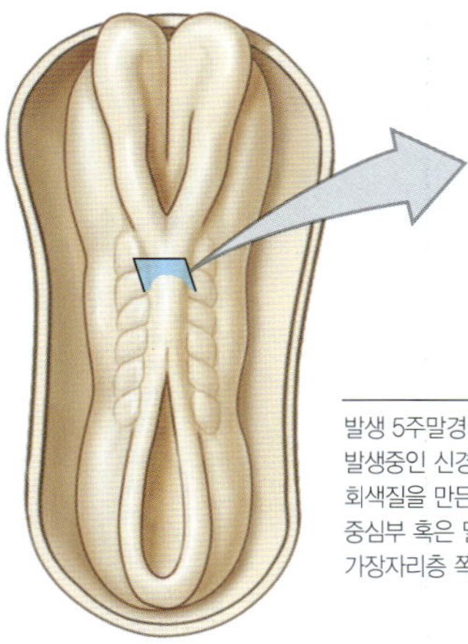

발생 22일

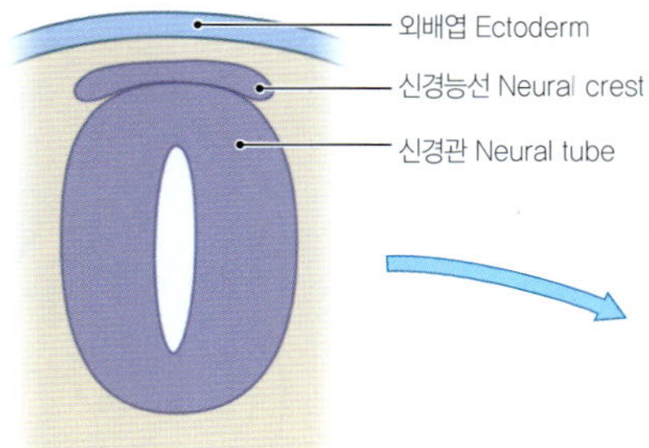

발생 5주말경 신경관은 거의 완전히 닫힌다. 척수 내에 있는 외투층은 발생중인 신경세포와 신경아교세포들을 가지며 신경공간을 둘러쌀 회색질을 만든다. 신경세포가 외투층 안에서 발생함에 따라 축삭은 중심부 혹은 말초 쪽으로 자란다. 축삭은 외투층에서 떠나 주변의 가장자리층 쪽으로 시냅스형성을 위해 뻗어나간다.

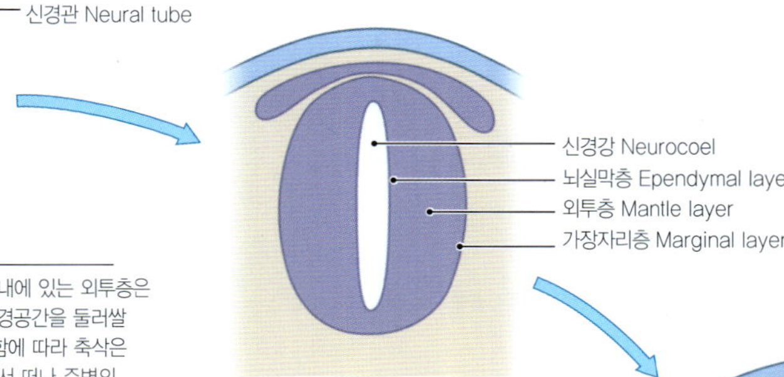

발생 23일

결국 자라나는 축삭은 가장자리층 안에 신경다발 또는 신경로를 형성한다. 이러한 신경로는 척수의 백색질을 형성하는 기둥이 된다.

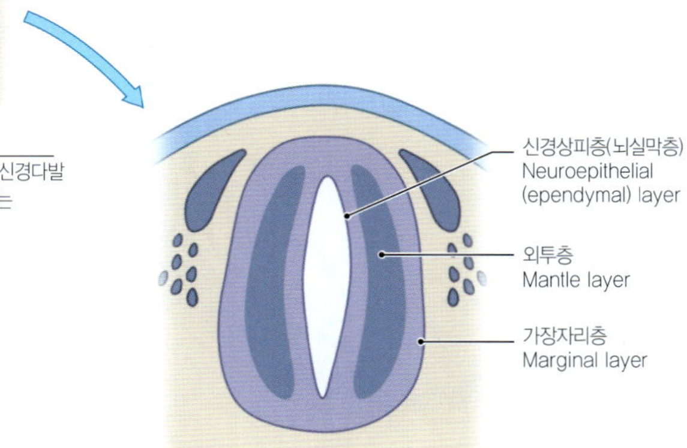

발생 28일

신경능선의 세포는 척수 양쪽으로 이동하여 뒤뿌리신경절을 형성한다. 신경능선세포는 감각신경세포와 신경아교세포(슈반세포와 위성세포)가 된다. 이 감각신경세포로부터 나온 돌기는 말초 쪽으로 자라 수용체와 접하거나 뒤뿌리를 통해 CNS 안으로 들어간다.

각 분절 안에서 발생중인 운동신경세포의 축삭은 척수로부터 뻗어 나온 한 쌍의 앞뿌리를 형성한다.

뒤뿌리신경절의 먼쪽에서 앞뿌리의 날신경성 운동신경과 뒤뿌리의 들신경성 감각신경이 함께 단일한 척수신경이 된다. 대부분 신경들은 말초가지의 정형화된 양상을 가지며, 이러한 양상이 피부분절의 분포를 설명해준다.

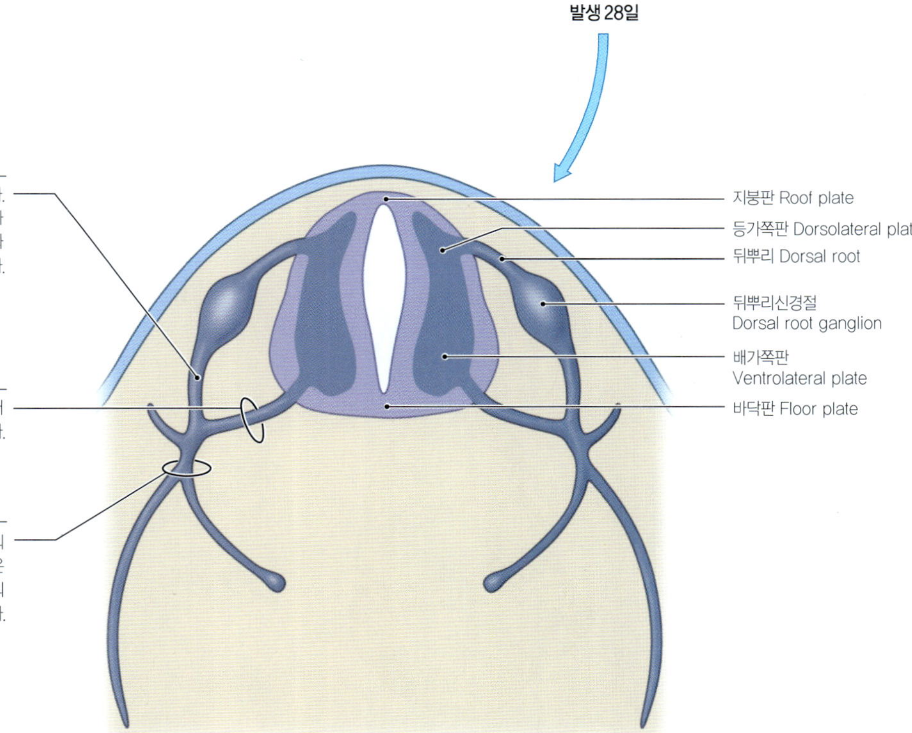

발생 7주

외투층이 확장됨에 따라 신경공간은 가쪽으로 눌려서 상대적으로 좁아진다. 상대적으로 **지붕판(roof plate)**과 **바닥판(floor plate)**은 얇지만, **등 및 배가쪽판(dorsolateral and ventrolateral plate)**은 빠르게 확장된다. 등가쪽판 안에서 발생중인 신경은 감각신경의 정보를 받지만 배가쪽 부위는 운동신경세포로 발달한다.

척수의 발생 II

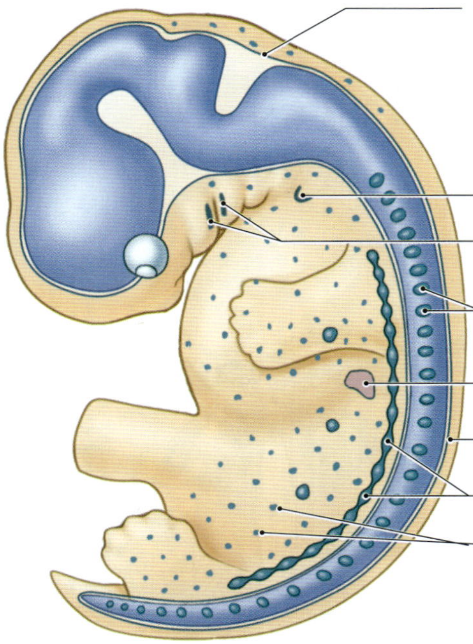

발생 7주(신경능선세포의 분포)

신경능선세포가 척수관 근처와 말초기관내부에 자율신경절을 형성하기 위해 모인다. 이동 중인 신경능선세포는 치아 형성, 후두연골, 피부의 멜라닌세포, 머리뼈, 눈주위 결합조직, 눈의 고유근육, 슈반세포, 위성세포, 부신의 속질을 형성한다.

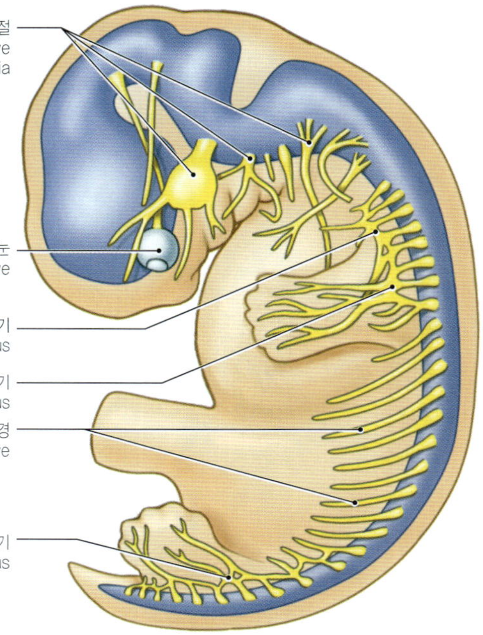

발생 7주(말초신경의 분포)

많은 척수신경이 각각 발생중인 팔(다리)로 뻗어간다. 배아의 근육세포가 근육분절에서부터 이동할 때 신경도 그들을 따라 성장한다. 성인의 큰 근육들이 많은 근육분절 블록에서 기원한다면 결합조직성 구획이 원래의 경계를 나타내며 신경분포는 하나 이상의 척수신경을 수반한다.

발달 이상

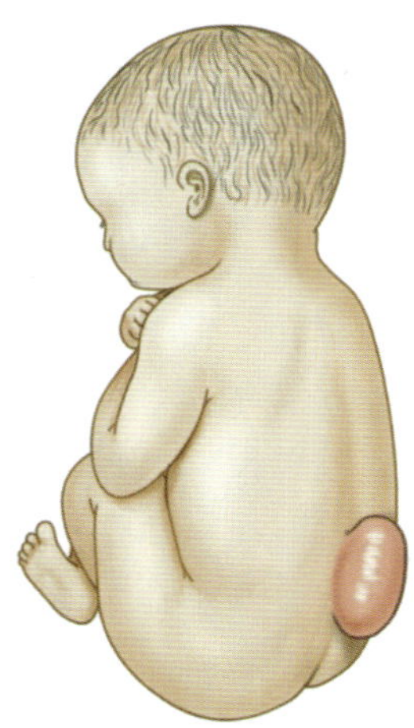

척추뼈갈림증

척추뼈갈림증(이분척추, spina bifida)은 발생 중인 척추뼈 고리판이 융합되지 않아 비정상적인 신경관을 형성하는 것이다. 척추뼈고리가 불완전하여 척수막이 등쪽 피부의 아래로 튀어나온다. 장애 정도는 결손 정도에 따라 결정된다. 경증인 경우 간과될 수 있으나 중증인 경우 척주의 많은 부분이 관련된다.

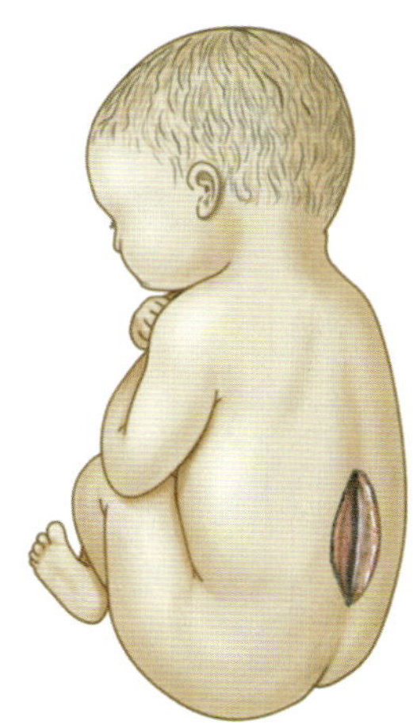

신경관결손

신경관결손(neural tube defect; NTP)은 척수형성의 발생이상에 의해 이차적으로 형성된다. 속이 빈 관구조 대신에 척수부분에 넓은 판이 형성된다. 이것은 종종 척추뼈갈림증과 관련되기도 한다. 신경관 결손은 대략 약 천 명 당 한 명 꼴로 나타난다. 출생 전 검사로 80~85% 정도의 결손여부를 파악할 수 있다.

뇌의 발생 I

간략하게 머리뼈, 척주발생 그리고 척수의 발생에 대해 다시 살펴본다.

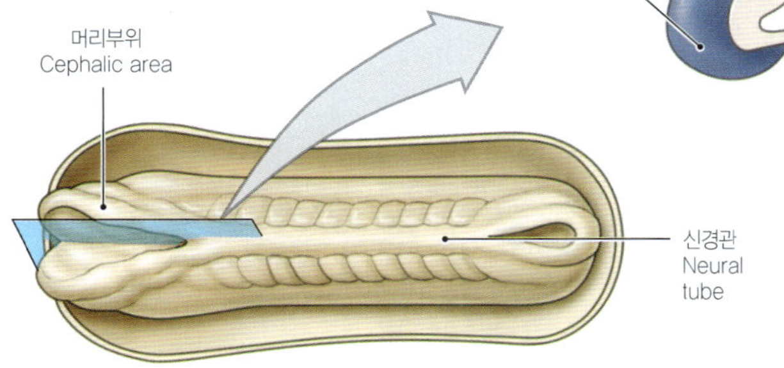

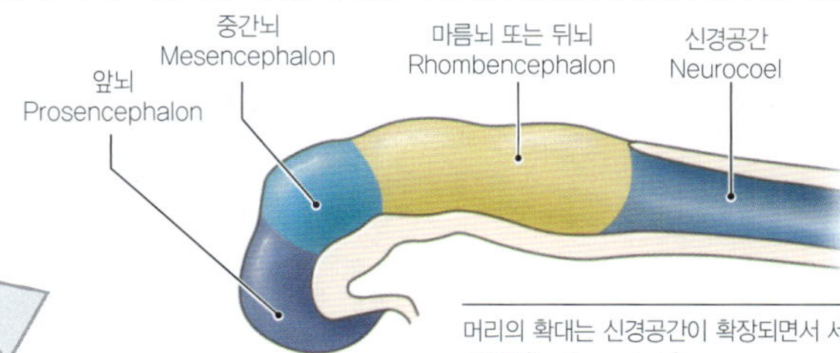

머리의 확대는 신경공간이 확장되면서 세 개의 뚜렷한 **뇌소포(brain vesicle)**,
(1) **앞뇌(전뇌, prosencephalon)**,
(2) **중간뇌(중뇌, mesencephalon)**,
(3) **뒤뇌** 또는 **마름뇌(rhombencephalon, 후뇌 또는 능형뇌)**가 형성될 때 일어난다. 앞뇌와 뒤뇌는 발달이 진행될수록 더 세분화된다.

신경관(neural tube) 형성이 완료되기 전에 머리 부분은 확장되기 시작한다. 뇌와 척수발생의 주요한 차이는 (1) 초기 외투층(회백질)과 가장자리층(백질) 구조의 상실, (2) 신경겉질의 형성, (3) 특이 구역 간의 상이한 성장, (4) 특징적인 만곡과 주름의 형성, (5) 명백한 분절구조의 상실.

발생 23일

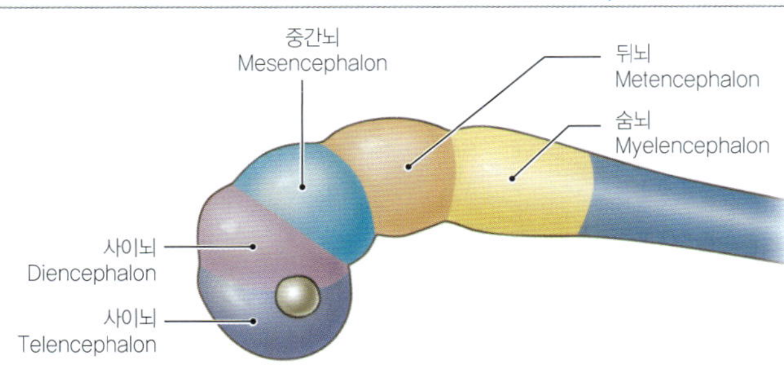

마름뇌는 처음에 **뒤뇌(후뇌, metencephalon)**와 **숨뇌(수뇌, myelencephalon)**로 나뉜다.

앞뇌는 **끝뇌(종뇌, telecephalon)**와 **사이뇌(간뇌, diencephalon)**를 형성한다. 끝뇌는 머리쪽 앞뇌의 등가쪽 가장자리의 한 쌍의 팽대부로 시작한다.

발생 4주

뇌신경은 감각신경절로 발달하며 뇌와 함께 말초수용체와 연결된다. 그리고 운동신경섬유는 발생중인 뇌신경핵으로부터 나온다. 뇌신경 I, II, VIII의 특수감각신경은 발생중인 수용체와 연관되어 발생한다. 체성운동신경 III, IV, VI는 안구의 근육으로 성장한다. 혼합신경(V, VII, IX, X)들은 **인두굽이(pharyngeal arches)**에 신경분포를 한다.

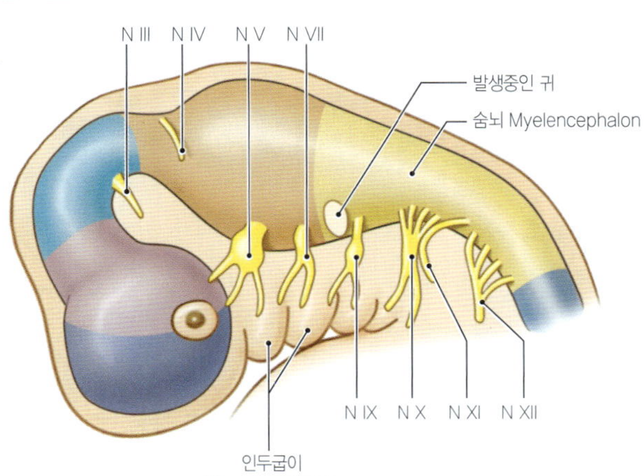

중간뇌(mesencephalon)의 발생은 좁아진 신경 공간 즉, 중간뇌수도관(aqueduct of the mid brain)과 함께 신경조직의 작은 덩이를 형성한다.

상이한 성장과 배아의 위치와 방향성이 변함에 따라 일련의 **굽이(flexure)**가 발생중인 뇌의 축을 따라 나타난다.

발생 5주

뇌의 발생 II

사이뇌와 숨뇌의 천정은 발생이 진행되지 않아 뇌수막과 접촉하고 있는 얇은 뇌실막층으로 남는다. 이 부위로 들어오는 혈관은 **맥락얼기(choroid plexus)**를 형성한다.

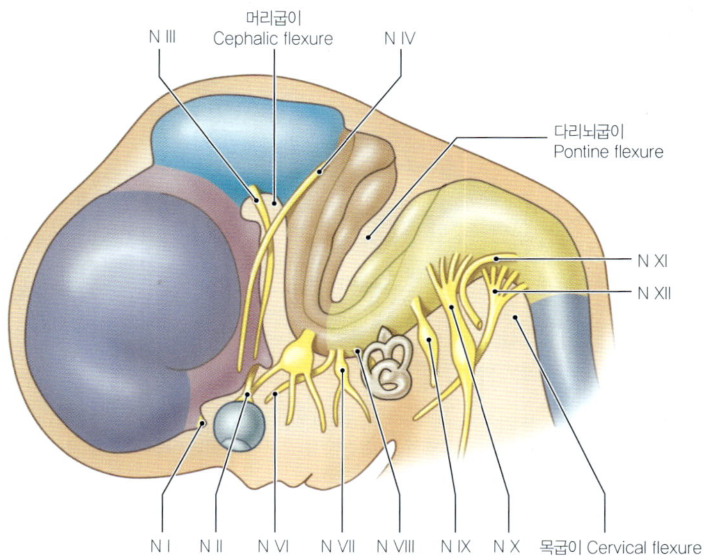

성장이 계속됨에 따라 다리뇌굽이가 형성되고 뇌는 더 치밀해진다. 확장 중인 대뇌반구는 뇌의 위가쪽 부위에 두드러진다. 이동 중인 신경아세포는 대뇌겉질을 생산하고 아래의 회백질은 바닥핵으로 발달한다.

발생 8주

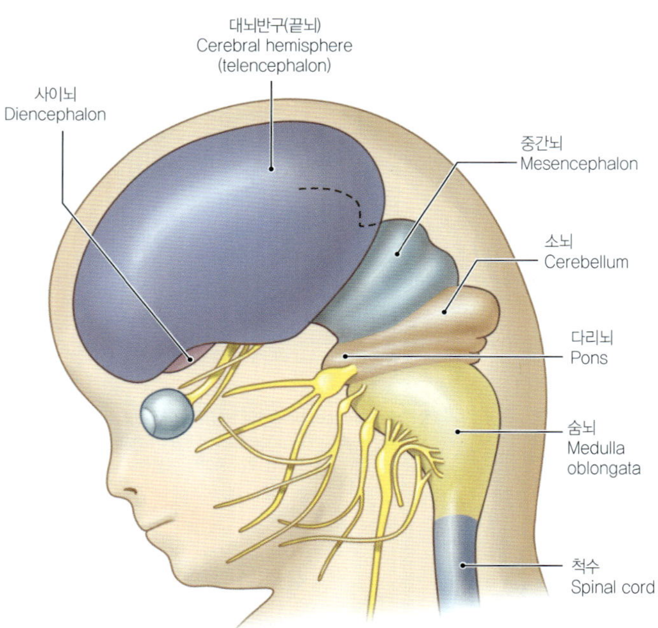

11주 후에 확장 중인 대뇌반구는 사이뇌보다 더 자란다. 뒤뇌에서 겉질형성과 확장으로 소뇌를 만들며 다리뇌의 핵과 신경로 위에 놓인다.

발생 11주

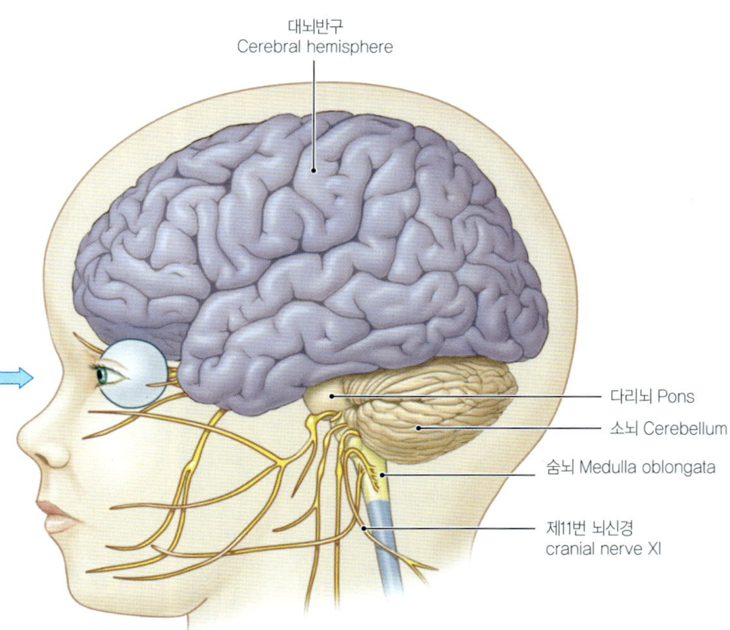

소아

특수감각기관의 발생 I

모든 특수감각기관은 상피세포와 배아의 발생중인 신경계 사이의 상호작용으로 형성된다.

시각 Vision

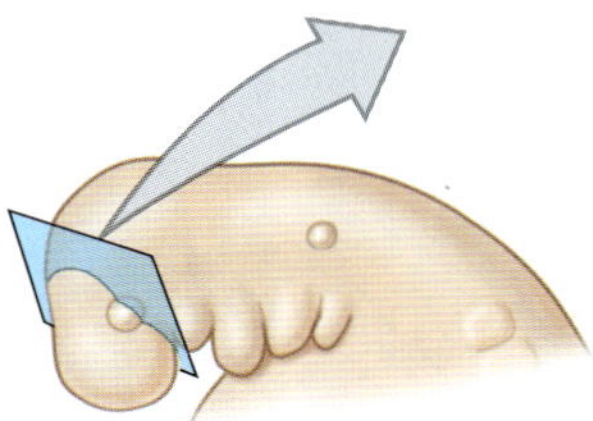

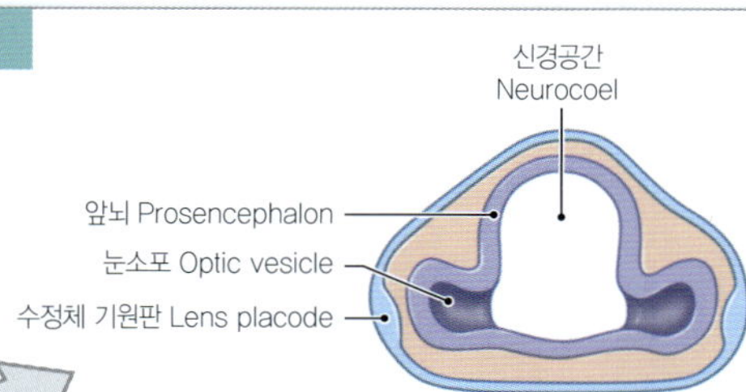

발생 4주

시각발생의 첫 징후는 앞뇌의 가쪽벽 안에서 **눈소포(optic vesicle)**라 불리는 한 쌍의 팽대부가 나타난다. 이것은 아령 모양으로 확장되어 있으며 신경공간과 연속된 속공간을 가진다.

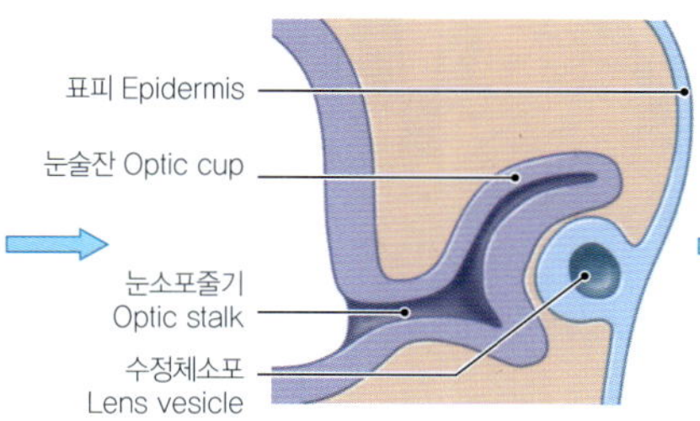

이러한 팽대부는 함입되어 한 쌍의 **눈술잔(시각배, optic cup)**을 형성한다. 이것은 시각줄기에 의해 사이뇌와 연결된 채로 존재한다. 눈술잔를 덮는 표피는 **수정체기원판(lens placode)**을 형성하고 수정체기원판은 두꺼워지면서 수정체가 되는 **수정체소포(lens vesicle)**를 형성한다.

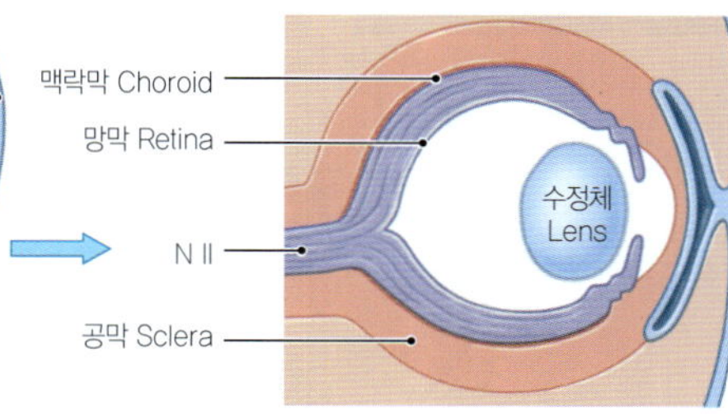

이 복합체 주변에 모인 중배엽은 맥락막과 공막을 형성한다. 안구앞방과 뒷방은 속공간이 중배엽 내에 출현하면서 형성된다.

후각 Olfaction

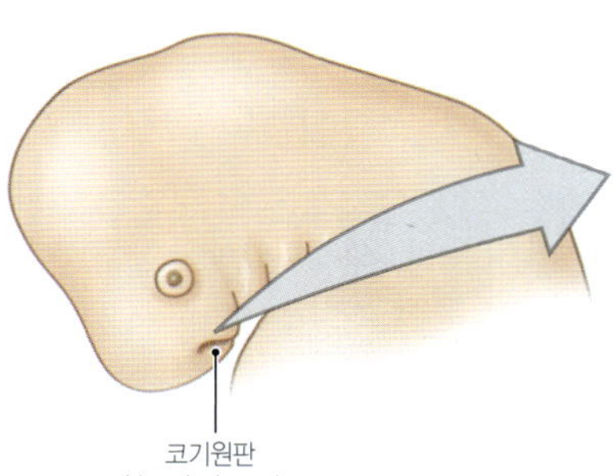

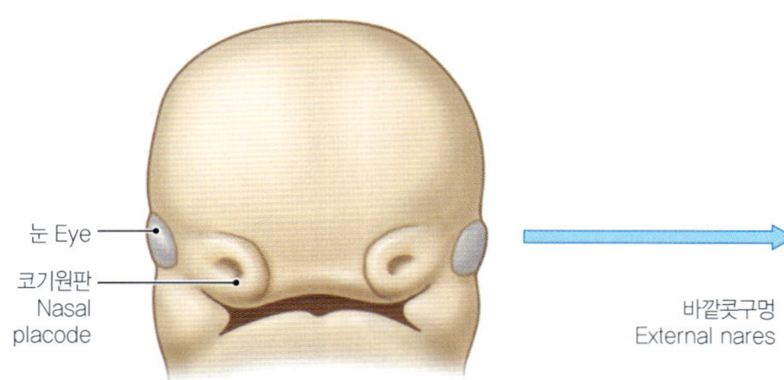

발생 5주

후각 수용체는 발생 5주 동안 앞뇌 앞쪽의 비후된 한 쌍의 **코기원판(nasal placode)**에서 시작된다.

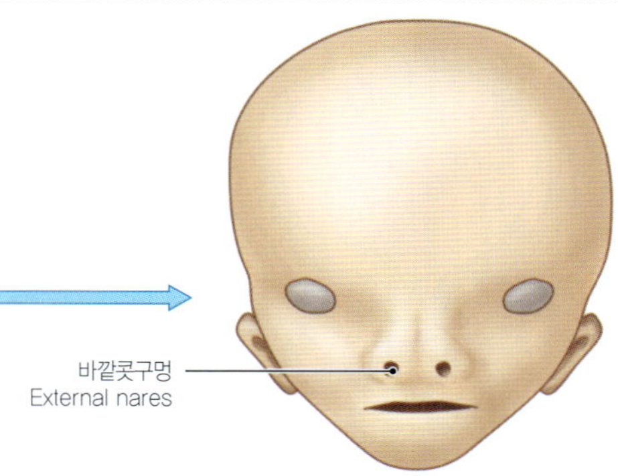

발생 10주

시간이 갈수록 코기원판은 안으로 접히면서 발생중인 얼굴구조에 의해 보호된다(얼굴의 발달은 머리뼈의 발생학 요약에서 언급하였다).

미각 Gustation

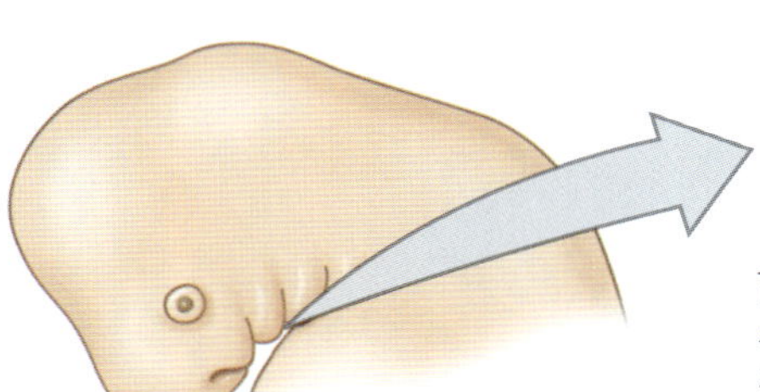

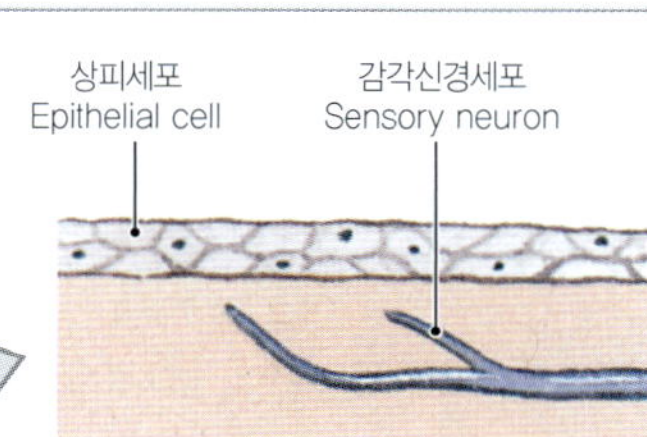

미각 수용체는 다른 특수감각기관보다 최소로 특수화된 구조이다. 맛봉오리는 입과 인두안으로 자라는 감각신경섬유로서 발생한다.

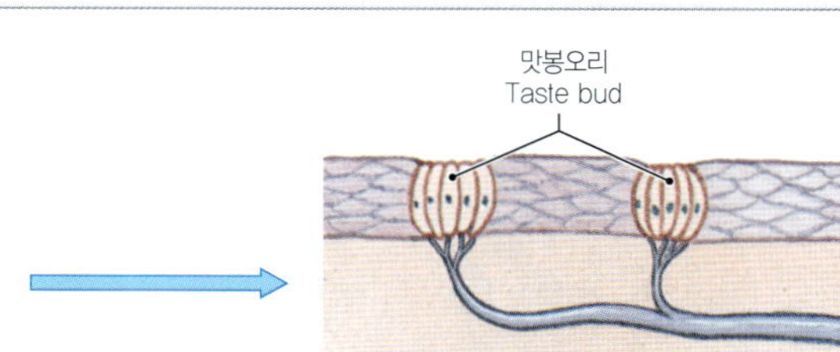

신경말단이 상피세포와 맞닿을 때 상피세포는 미각세포로 분화한다. 감각신경이 잘리면 맛봉오리는 퇴화한다. 감각신경이 이동되면 새로운 부위에 새로운 맛봉오리의 발생을 촉진한다.

특수감각기관의 발생 II

평형감각과 청각 Equilibrium and Hearing

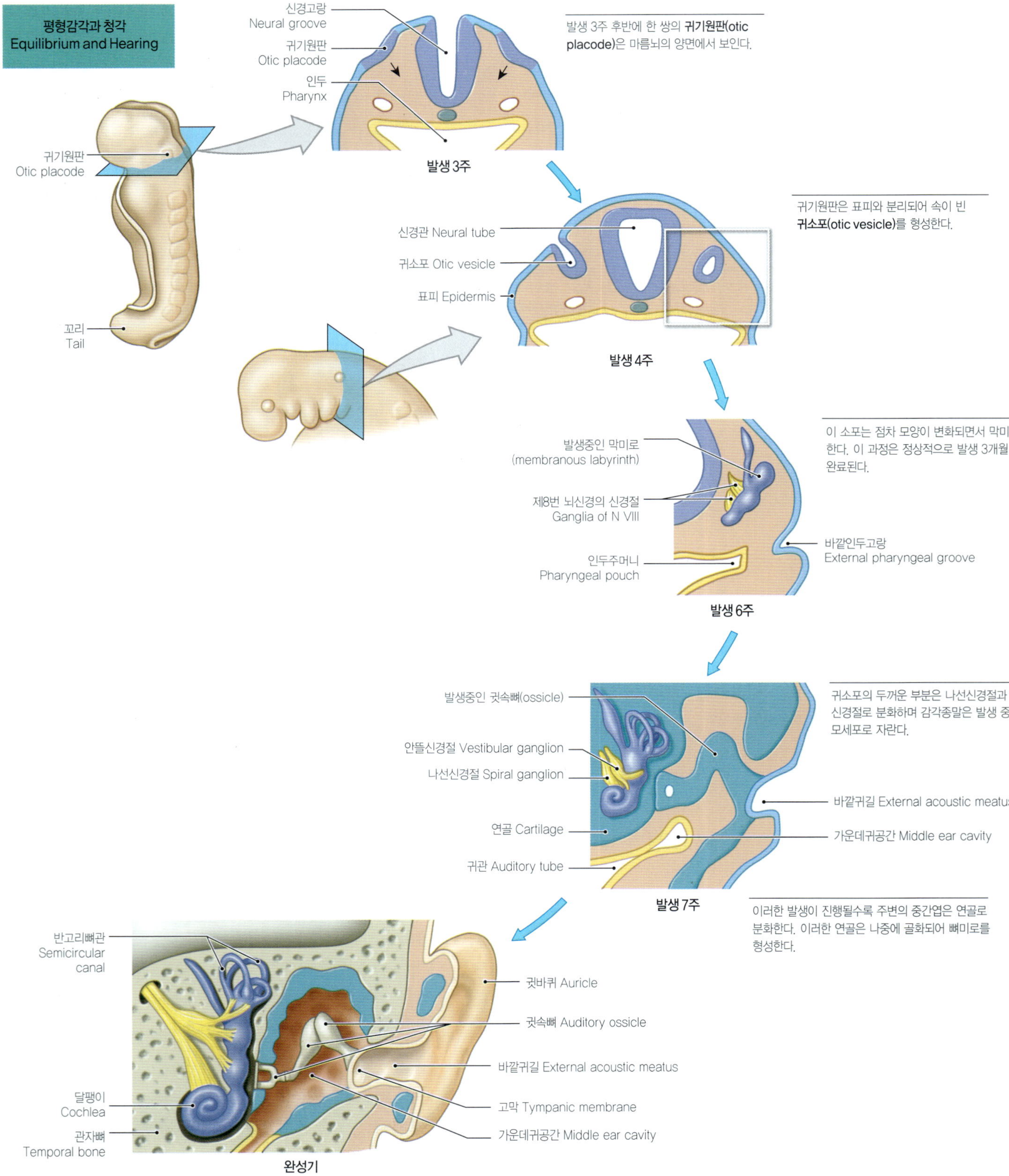

발생 3주 후반에 한 쌍의 **귀기원판(otic placode)**은 마름뇌의 양면에서 보인다.

귀기원판은 표피와 분리되어 속이 빈 **귀소포(otic vesicle)**를 형성한다.

이 소포는 점차 모양이 변화되면서 막미로를 형성한다. 이 과정은 정상적으로 발생 3개월 말까지 완료된다.

귀소포의 두꺼운 부분은 나선신경절과 안뜰신경절로 분화하며 감각종말은 발생 중인 모세포로 자란다.

이러한 발생이 진행될수록 주변의 중간엽은 연골로 분화한다. 이러한 연골은 나중에 골화되어 뼈미로를 형성한다.

내분비계통의 발생 I

3장에서 언급했듯이 외분비 및 내분비의 모든 분비샘은 상피세포로부터 유래한다. 내분비기관은 (1) 배아의 외부, (2) 소화관, (3) 체강을 덮고 있는 상피세포로부터 유래한다.

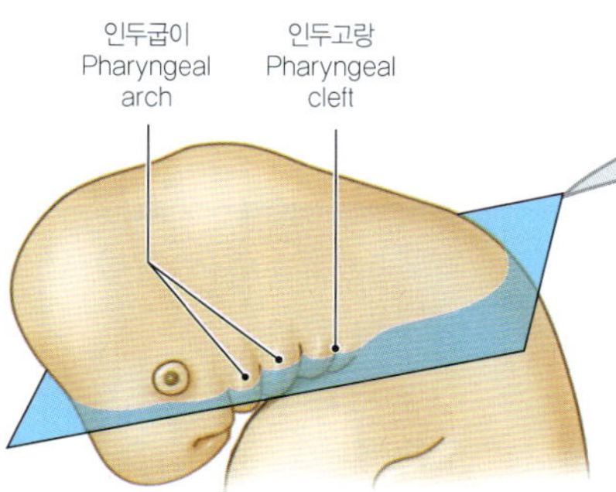

발생 5주

배아의 인두 부위는 내분비계통의 발생에 주요한 역할을 한다. 발생 4~5주 후에 인두굽이는 잘 형성된다. 인간의 배아는 5~6개의 인두굽이를 발생하나 모두 외부에서 관찰되지는 않는다(5번 인두굽이는 보이지 않거나 즉시 퇴화된다). 5개의 주요한 인두굽이(I–IV, VI)는 깊은 외배엽성 인두고랑으로 분리된다.

부갑상샘과 가슴샘 Parathyroid and Thymus

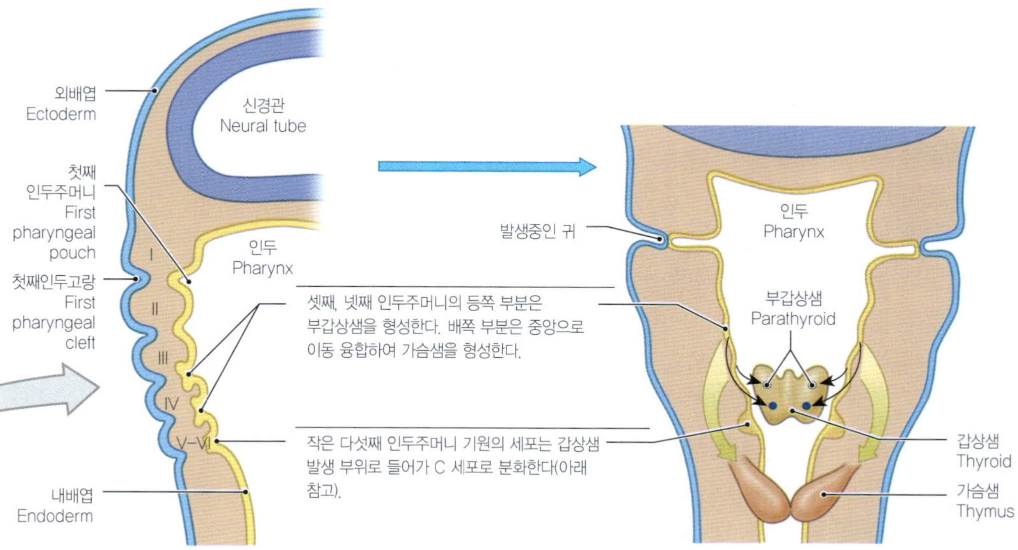

절단면에서 5개의 **인두주머니(pharyngeal pouch)**가 인두고랑 가쪽으로 놓여 있다. 첫 번째 인두주머니는 첫 번째 인두굽이(아래턱굽이)의 뒤쪽에 놓여 있다. 다섯 번째, 여섯 번째 인두주머니는 매우 작아 서로 연결되어 있다. 세 번째, 네 번째 그리고 다섯 번째 쌍의 인두주머니를 덮고 있는 내배엽은 내배엽상피 아래로 이동하는 등쪽과 배쪽 덩이를 형성한다.

갑상샘 Thyroid Gland

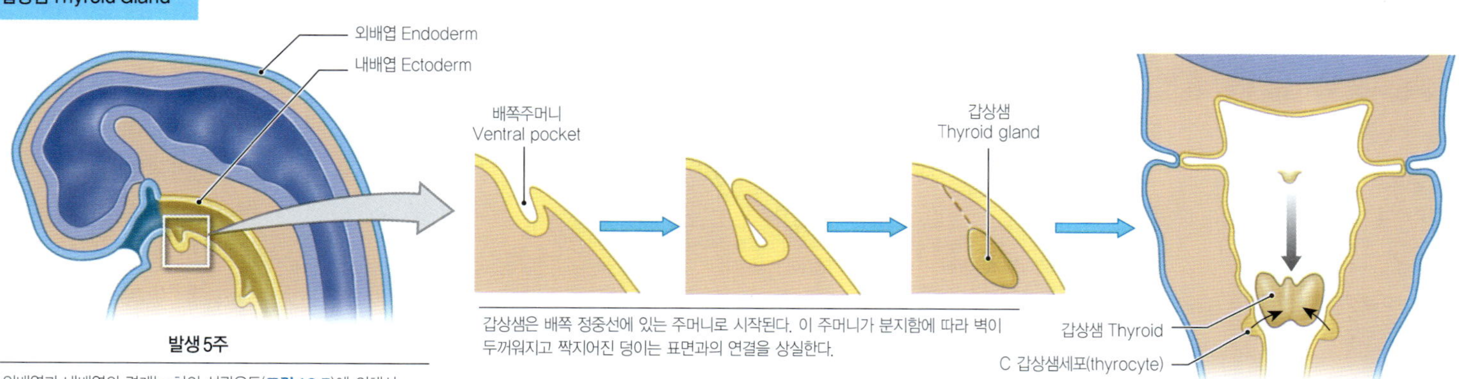

발생 5주

외배엽과 내배엽의 경계는 혀의 성곽유두(**그림 18.7**)에 의해서 형성되는 경계선을 따라 구분된다. 이 경계선은 대략 아래턱굽이의 중앙과 일치한다. 갑상샘은 배쪽 정중선에서 형성한다.

갑상샘은 배쪽 정중선에 있는 주머니로 시작된다. 이 주머니가 분지함에 따라 벽이 두꺼워지고 짝지어진 덩이는 표면과의 연결을 상실한다.

배아가 커지고 모양이 바뀜에 따라 갑상샘은 후두의 갑상연골 근처로 이동한다. 이 과정에서 갑상샘은 다섯째 인두주머니의 C 갑상샘세포를 포함한다.

내분비계통의 발생 II

뇌하수체 Pituitary Gland

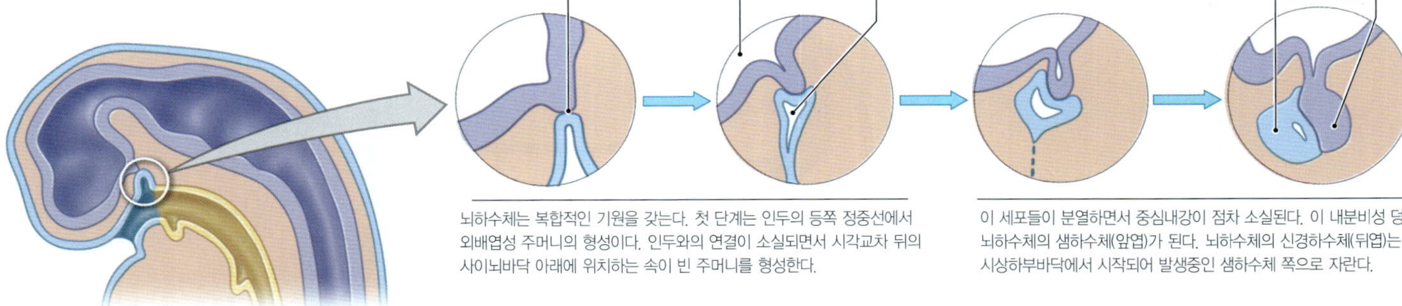

발생 5주, 정중시상면

뇌하수체는 갑상샘이 형성되는 곳의 등쪽 정중선에서 형성된다.

뇌하수체는 복합적인 기원을 갖는다. 첫 단계는 인두의 등쪽 정중선에서 외배엽성 주머니의 형성이다. 인두와의 연결이 소실되면서 시각교차 뒤의 사이뇌바닥 아래에 위치하는 속이 빈 주머니를 형성한다.

이 세포들이 분열하면서 중심내강이 점차 소실된다. 이 내분비성 덩이는 뇌하수체의 샘하수체(앞엽)가 된다. 뇌하수체의 신경하수체(뒤엽)는 시상하부바닥에서 시작되어 발생중인 샘하수체 쪽으로 자란다.

부신 Suprarenal Gland

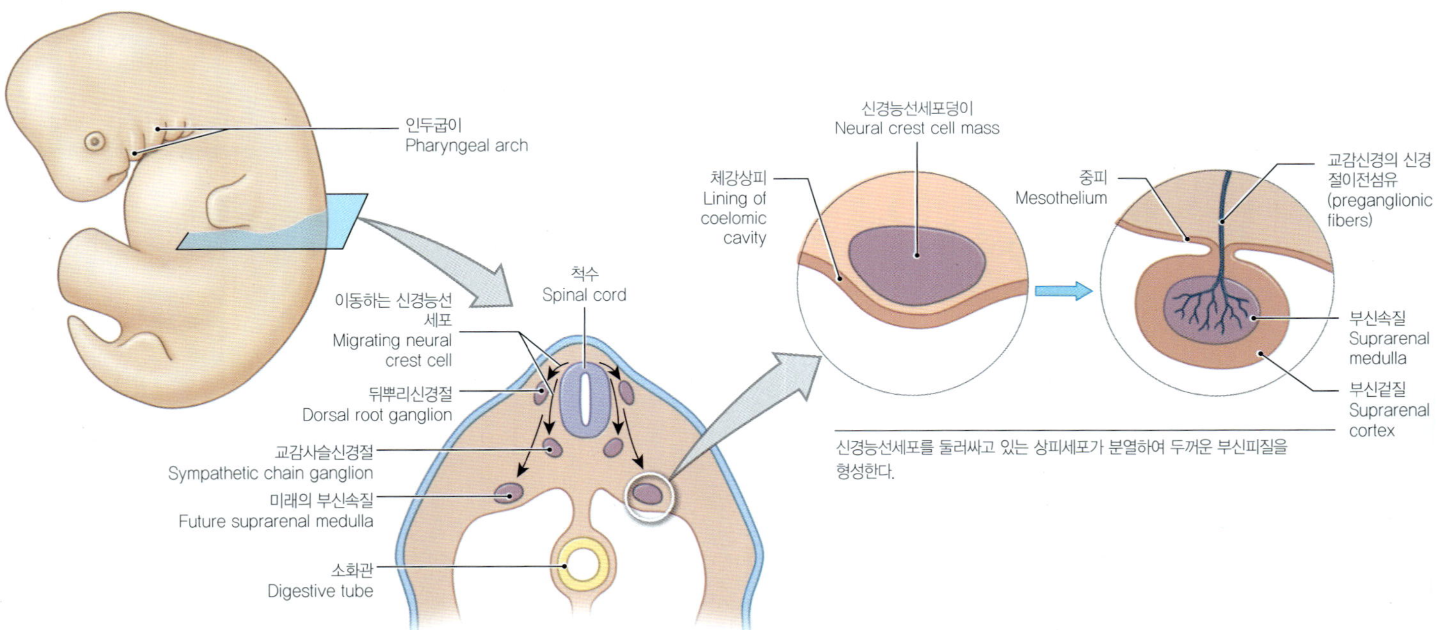

신경능선세포를 둘러싸고 있는 상피세포가 분열하여 두꺼운 부신피질을 형성한다.

부신 역시 복합기원을 갖는다. 신경관이 형성되자마자 신경능선세포는 CNS로부터 이동한다. 이 이동으로 뒤뿌리신경절과 자율신경절이 형성된다. 체강의 양쪽 부신의 속질이 되는 곳에 신경능선세포가 모인다.

발생 5주

내분비기관의 발생에 관한 부가적인 사항은 다음의 림프, 소화, 비뇨 및 생식계통의 발생학 요약을 참고한다.

심장의 발생

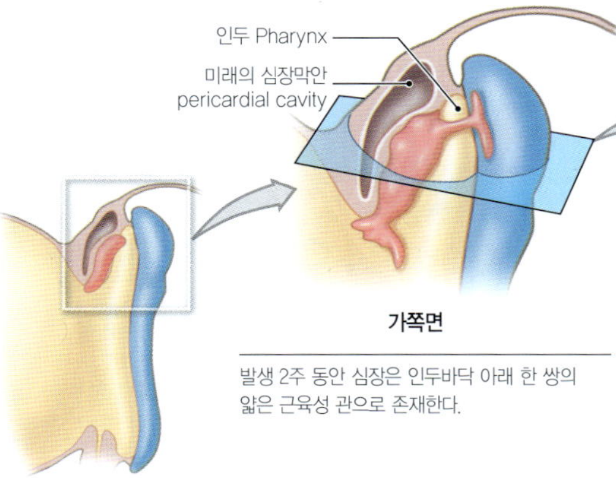

가쪽면

발생 2주 동안 심장은 인두바닥 아래 한 쌍의 얇은 근육성 관으로 존재한다.

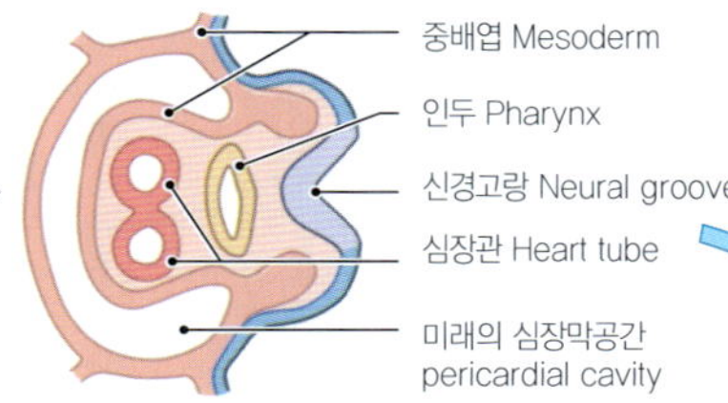

발생 2주

이 부위의 중배엽성 가쪽판은 이미 벽쪽과 내장쪽으로 나뉘어서 궁극적으로 심장막안을 형성할 공간을 만든다.

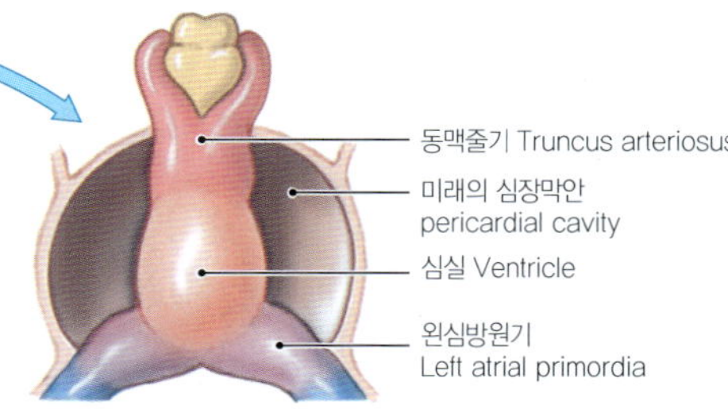

발생 3주

배쪽면

3주에 이르러 심장은 박동을 시작하며 혈액을 순환시킨다. 심장관이 융합되어 단일한 중심방을 가진 심장을 형성한다. 두 개의 큰 정맥이 심장으로 혈액을 가져오며 하나의 큰 동맥인 **동맥줄기(truncus arteriosus, 동맥간)**는 온몸순환으로 혈액을 보낸다.

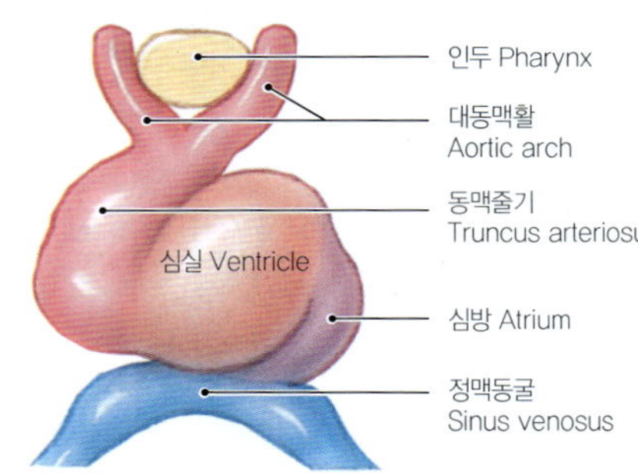

발생 4주

심장은 배아가 더 자라면서 신장된다. 뒤쪽으로 굽어져 S자굽이를 형성하고 더욱 현저해진다. 심방과 심실은 이미 두께에서 차이가 난다.

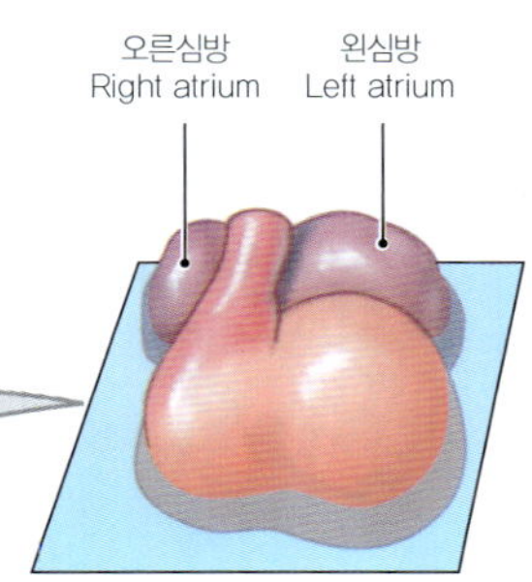

발생 5주

5주째에 심방 및 심실사이의 사이막이 심장 내부를 분리하기 시작한다.

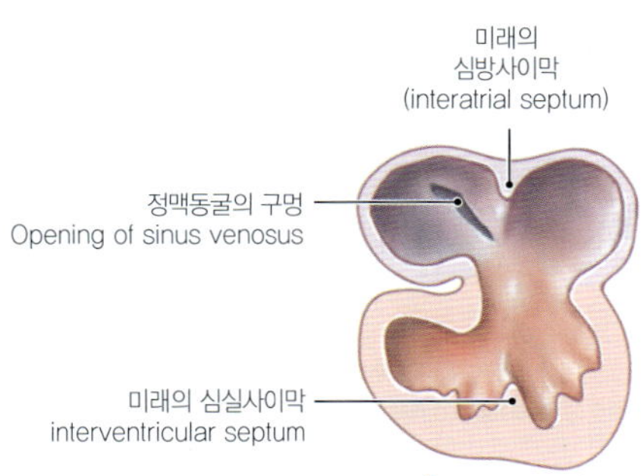

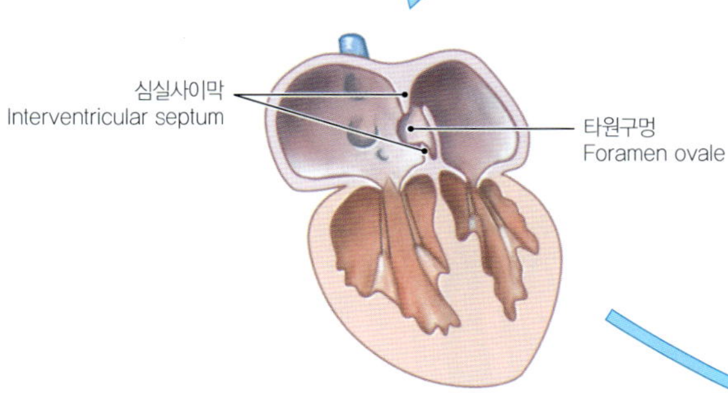

두 개의 심방사이막이 발생하며 하나는 다른 하나를 덮고 있다. 둘 사이의 틈을 **타원구멍(난원공, foramen ovale)**이라고 부르며 오른심방에서 왼심방으로 혈액을 흐르게 한다. 왼쪽에서 오른쪽으로 역류되는 것은 일방향성 판에 의해 방지된다. 출생 전까지 이러한 심방의 흐름은 혈액을 허파순환으로부터 우회시킨다.

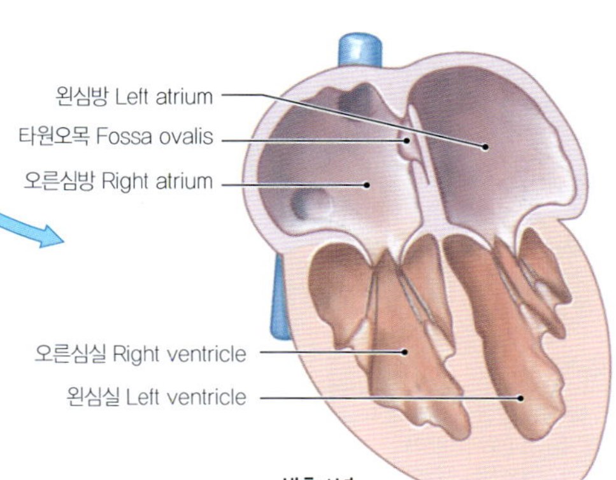

생후 1년

출생 시 타원구멍은 닫히고 심장 내의 허파순환과 온몸순환이 분리된다. **타원오목(fossa ovalis, 난원와)**의 얕은 패임은 타원구멍 주변에서 성인에도 잔존한다(다른 생후 심장혈관계통의 변화는 그림 18.7, 그림 22.8 참고).

심장혈관계통의 발생

대동맥활 Aortic Arch

대동맥활(aortic arch)은 심방혈액을 각 인두굽이로 운반한다. 등쪽 인두벽에서 혈관은 융합되어 등대동맥을 형성하며 **등쪽대동맥(dorsal a.)**은 몸을 따라 혈액을 분배한다. 동맥활은 보통 인두굽이에 해당하는 I과 VI로 표시할 수 있다.

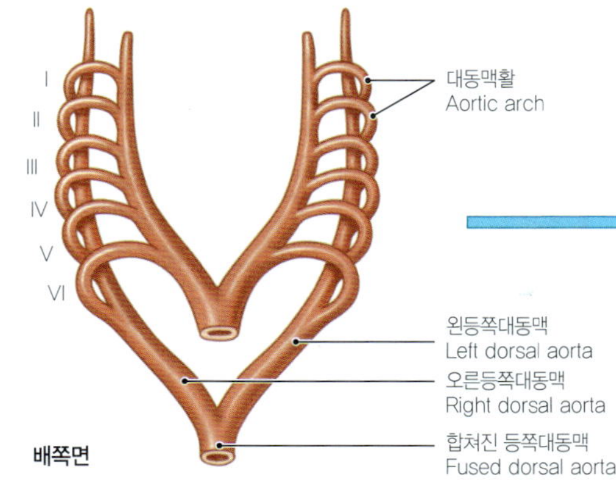

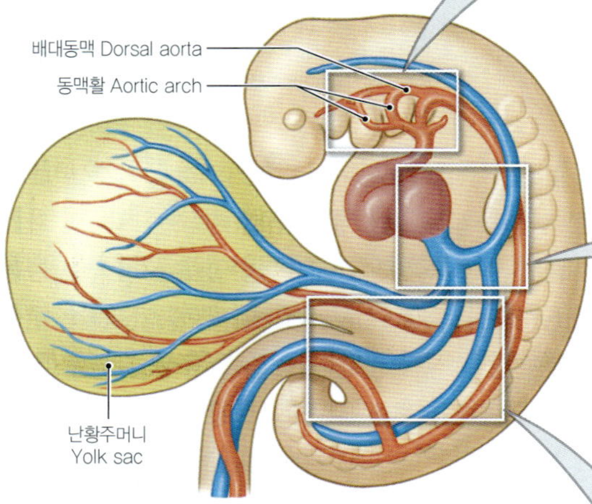

발생 4주

3개의 주된 혈관복합체의 발생을 살펴 본다: 대동맥활, 대정맥, 간문맥과 배꼽혈관계(혈액산소포화와는 상관없이 동맥은 빨간색으로 정맥은 파란색으로 표시하였다).

대정맥 Venae Cavae

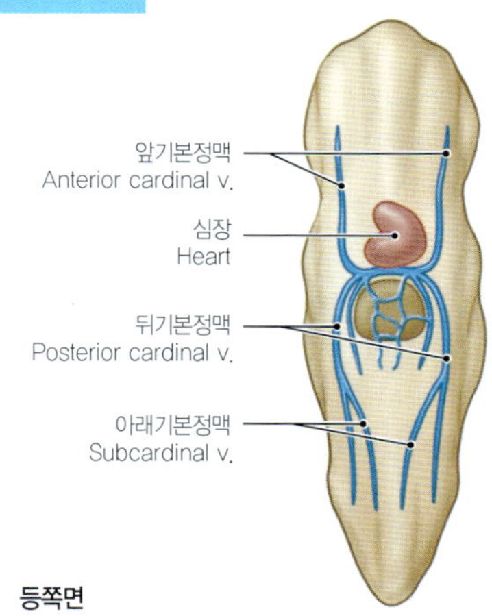

등쪽면

체벽의 조직, 사지, 머리에서부터 들어오는 초기 정맥순환은 쌍으로 된 **앞기본정맥(전주정맥, anterior cardinal v.)**, **뒤기본정맥(후주정맥, posterior cardinal v.)**, **아래기본정맥(하주정맥, subcardinal v.)**으로 모인다.

간문과 배꼽혈관 Hepatic Portal and Umbilical Vessel

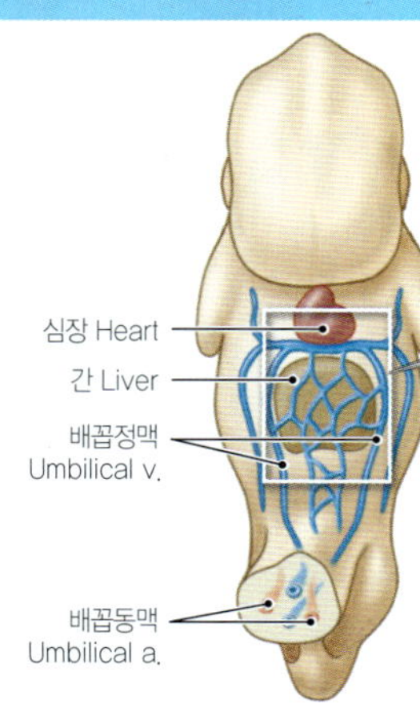

발생 4주

쌍으로 된 **배꼽동맥(umbilical a.)**은 혈액을 태반으로 이동시킨다. 4주째에 한 쌍의 **배꼽정맥(umbilical v.)**은 혈액을 간의 모세혈관망으로 되돌린다. 소화관을 따라 이어진 정맥들은 광범위한 상호연접을 갖는다.

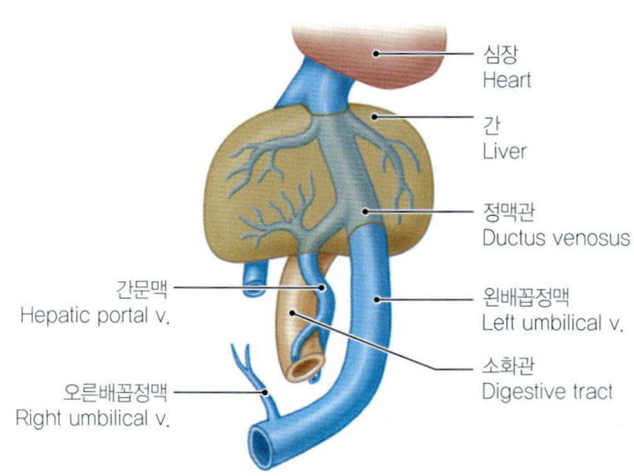

발생 12주

12주에 이르러 오른쪽 배꼽정맥은 분해되고 태반으로부터 온 혈액은 하나의 배꼽정맥을 따라 흐른다. **정맥관(ductus venosus)**은 어느 정도의 정맥혈을 간으로 우회시킨다. 소화관에서 들어오는 정맥들은 융합되어 간문맥을 형성한다.

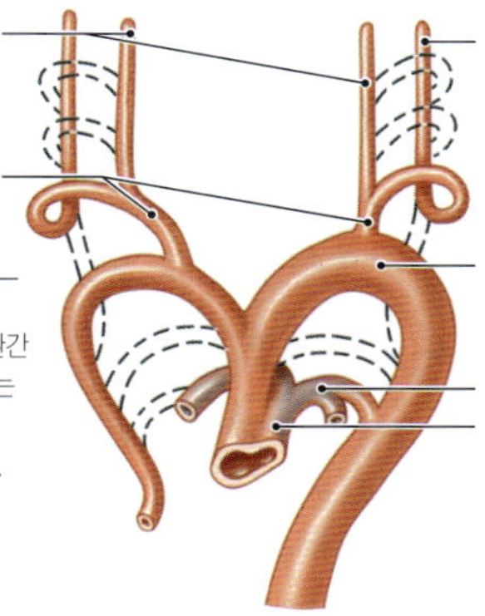

발생이 진행되면서 몇몇 동맥활은 소실된다. **동맥관(ductus arteriosus)**은 허파와 온몸순환간의 짧은 순환을 제공한다. 오른심방으로 들어오는 대부분의 혈액이 심장의 동맥관이나 **타원구멍(foramen ovale)**을 통과하여 허파를 우회한다.

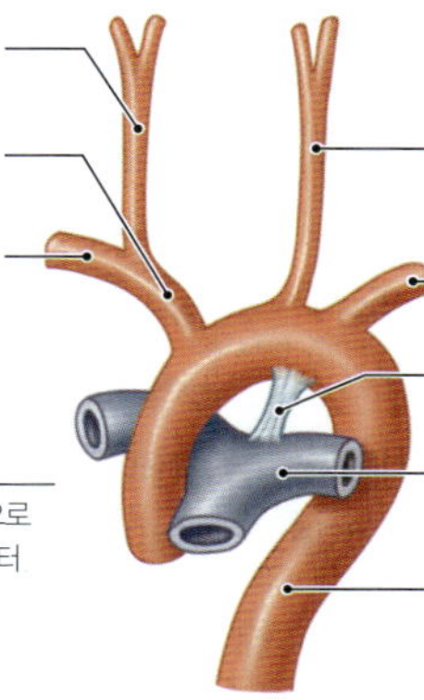

IV굽이의 왼쪽 반이 궁극적으로 대동맥활이 되어 왼심실로부터 혈액을 운반한다.

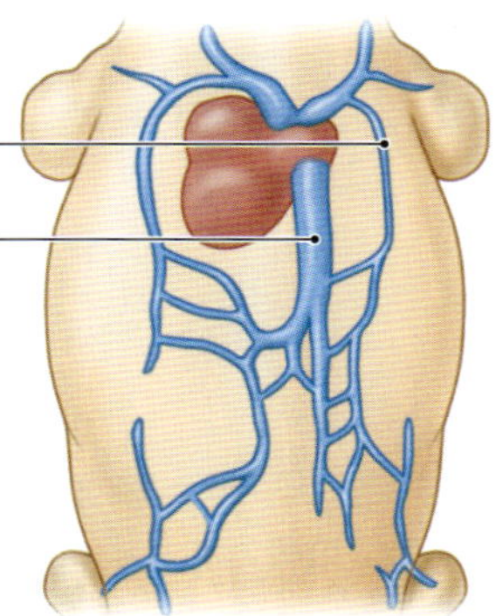

정맥간의 상호연결 융합과 소실 등으로 직접적이며 더욱 큰 연결들이 오른심방쪽으로 형성된다.

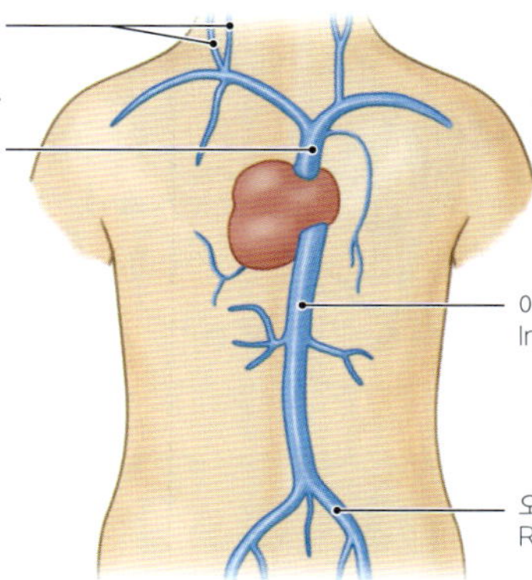

이 과정이 계속되면서 최종적으로 위대정맥과 아래대정맥이 생성된다.

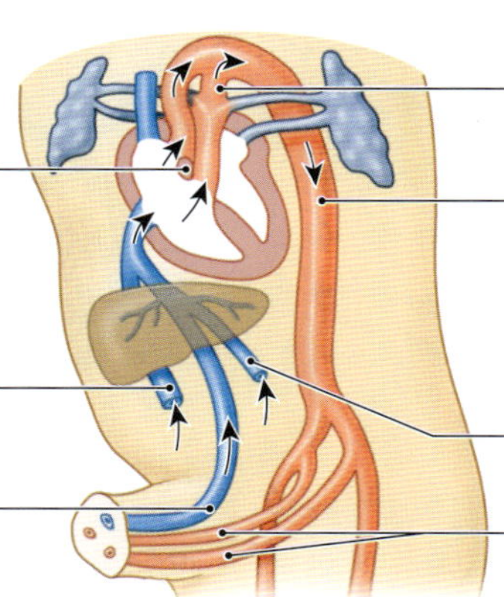

말기

출생 전에는 태반에서부터 돌아온 혈액은 정맥관을 따라 아래대정맥에 도달한다. 아래대정맥에 의해 운반된 혈액 대부분은 타원구멍과 동맥관을 통해 허파를 우회한다.

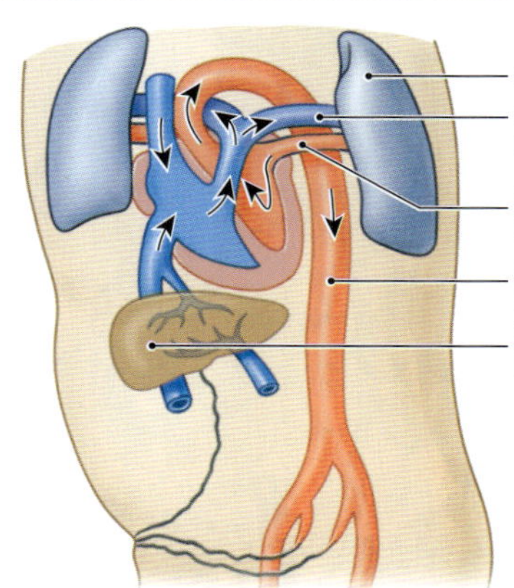

신생아

생후에 가슴이 확장되고 첫 번째 호흡을 하면서 가슴안의 압력이 떨어진다. 허파혈관이 확장되고 허파로 가는 혈류가 증가한다. 오른심방의 압력이 떨어지고 왼심방의 압력이 높아지면서 타원구멍이 닫힌다. 동맥관의 민무늬근육이 수축되어 궁극적으로 섬유성 **동맥관인대(ligamentum arteriosum)**로 변환된다.

림프계통의 발생

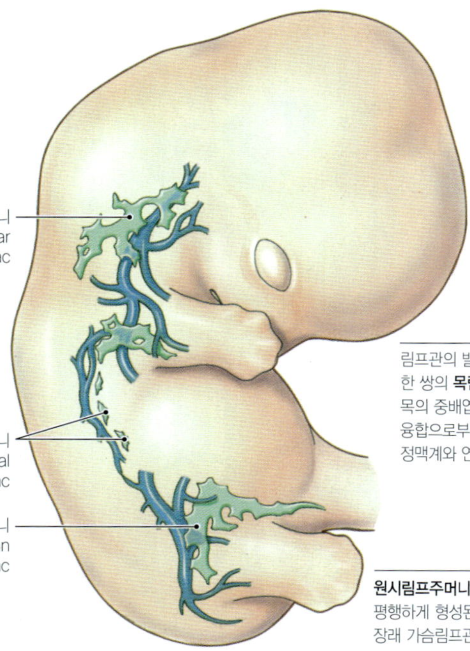

발생 7주

림프관의 발달은 혈관형성과 밀접하게 연계된다. 한 쌍의 **목림프주머니(경림프낭, jugular lymph sac)**가 목의 중배엽 안에 있는 작은 내배엽성 주머니의 융합으로부터 형성된다. 7주에 이르러 이 주머니는 정맥계와 연결된다.

원시림프주머니(primordial lymph sac)는 체강의 정맥과 평행하게 형성된다. 큰 **정중림프주머니(median lymph sac)**는 장래 가슴림프관팽대의 위치를 표시한다.

가슴샘은 셋째 인두주머니의 세포로부터 형성된다. 이 세포들은 상피세포에서 분리되어 계속적으로 분열한다. 배아의 모양이 변함에 따라 가슴샘의 엽은 가슴의 중앙에서 합쳐진다. 출생 시 가슴샘은 상대적으로 커지면서 앞세로칸을 차지한다.

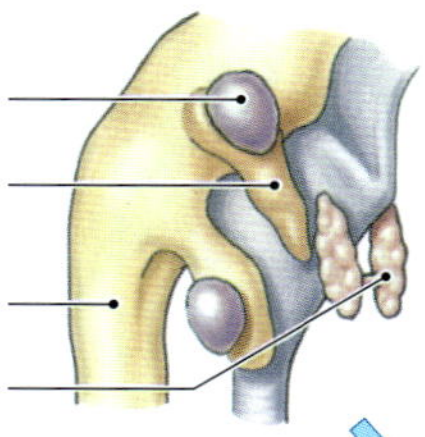

발생 6주

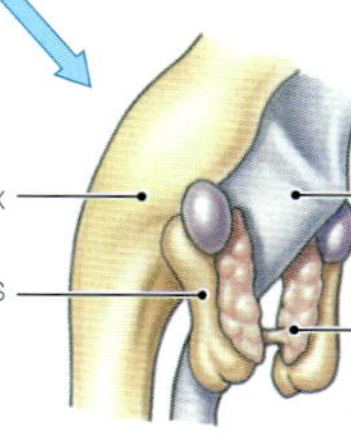

발생 7주

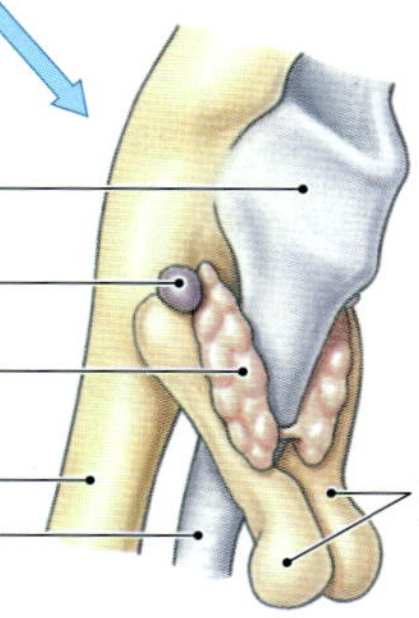

발생 8주

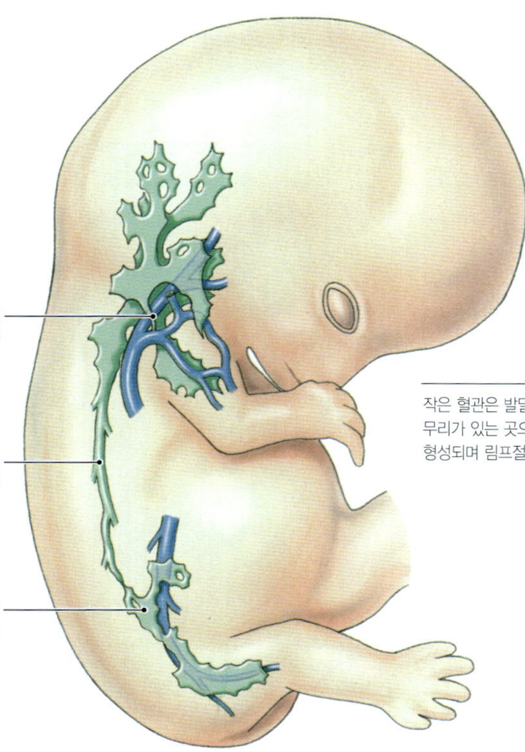

발생 8주

작은 혈관은 발달중인 림프주머니 안의 림프구무리가 있는 곳으로 자란다. 결합조직성 피막이 형성되며 림프절의 내부구조가 형성된다.

성장이 계속되면서 격리되어 있던 림프주머니가 합쳐지면서 가슴관과 오른쪽 림프관을 형성한다. 팔(다리)싹이 확장됨에 따라 림프관은 발생중인 동맥과 정맥이 함께 자란다.

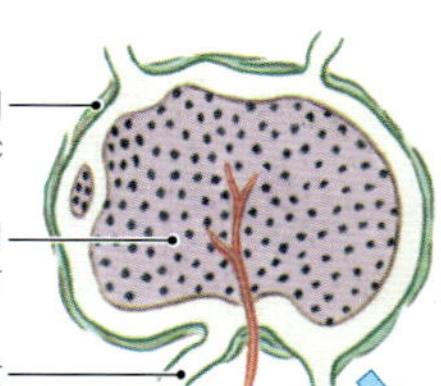

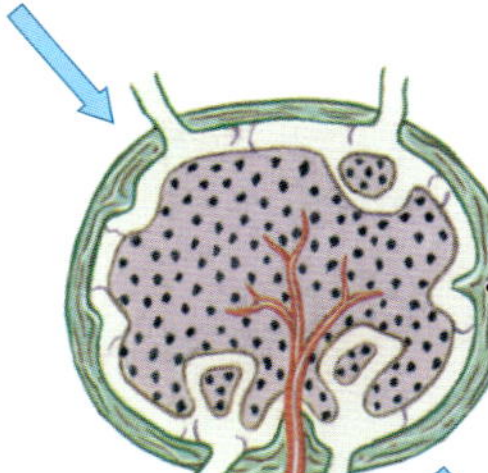

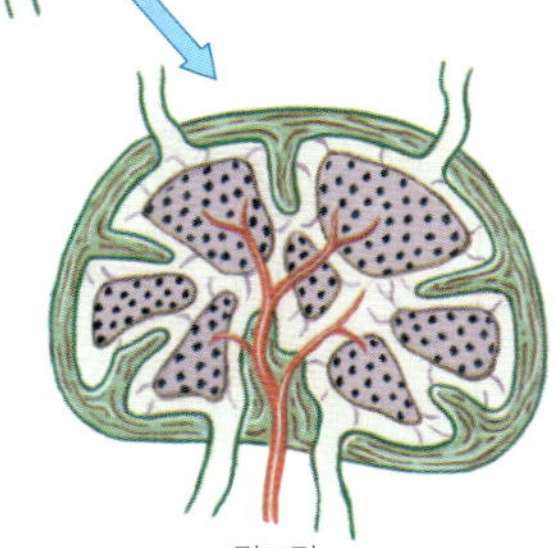

호흡계통의 발생 I

허파 Lung

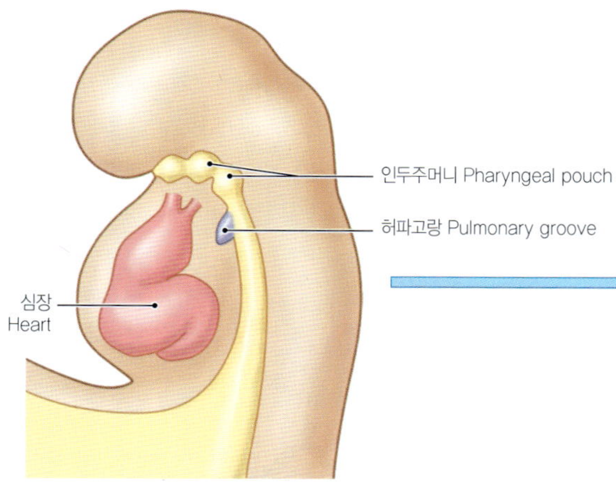

발생 3주

얕은 **허파고랑(pulmonary groove)**은 발생 3 1/2주 후에 인두의 배쪽 정중바닥에서 보인다. 이 고랑은 마지막 인두굽이 근처에 있다가 점차 깊어진다.

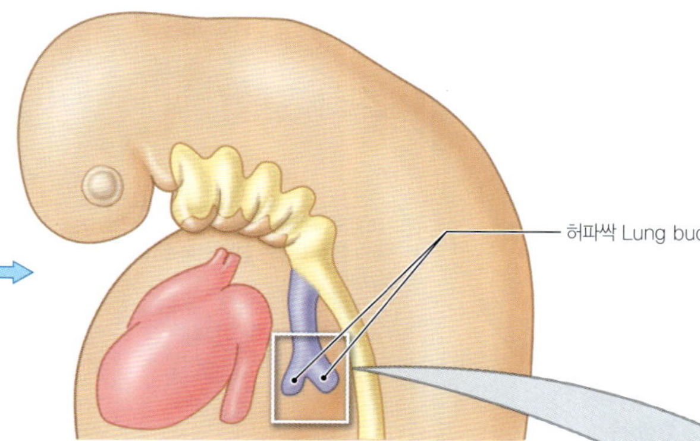

발생 4주

4주에 이르러 고랑은 식도 앞에서 뻗은 막힌 주머니가 된다. 이 관은 기관이 되며 끝에서 관 가지 즉 한 쌍의 **허파싹(lung bud)**을 형성한다.

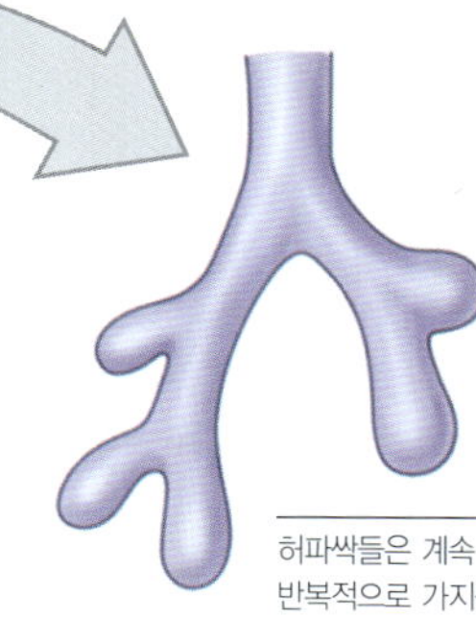

허파싹들은 계속 신장되며 반복적으로 가지를 친다.

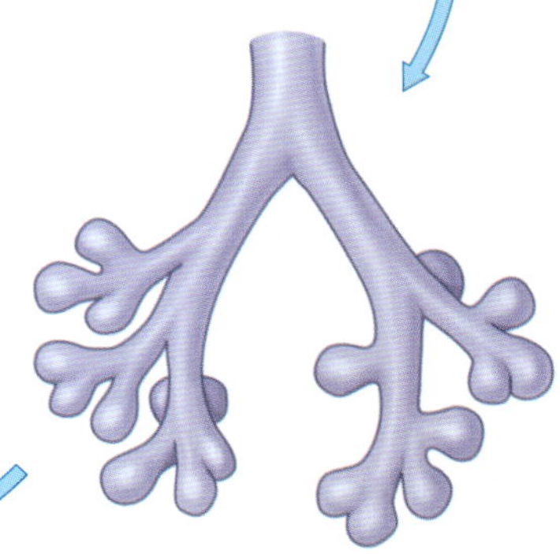

발생 3개월

6달 말의 태아에서 수백만 개의 종말가지를 만들며 세기관지수준의 통로가 완성된다.

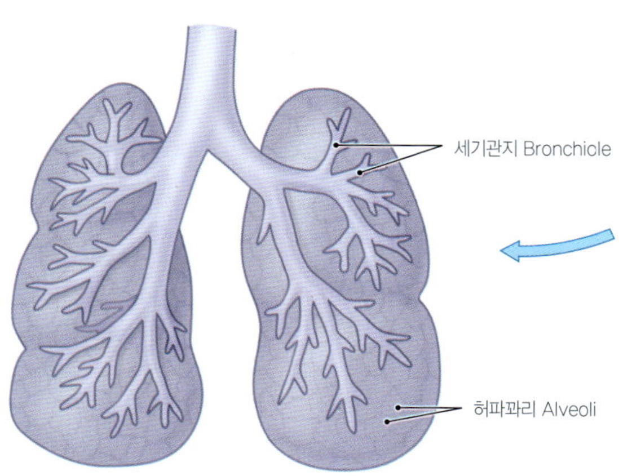

다음 3달에 걸쳐 각 세기관지는 수백 개의 허파꽈리를 형성한다. 이 과정은 생후 다양한 기간 동안 계속된다.

호흡계통의 발생 II

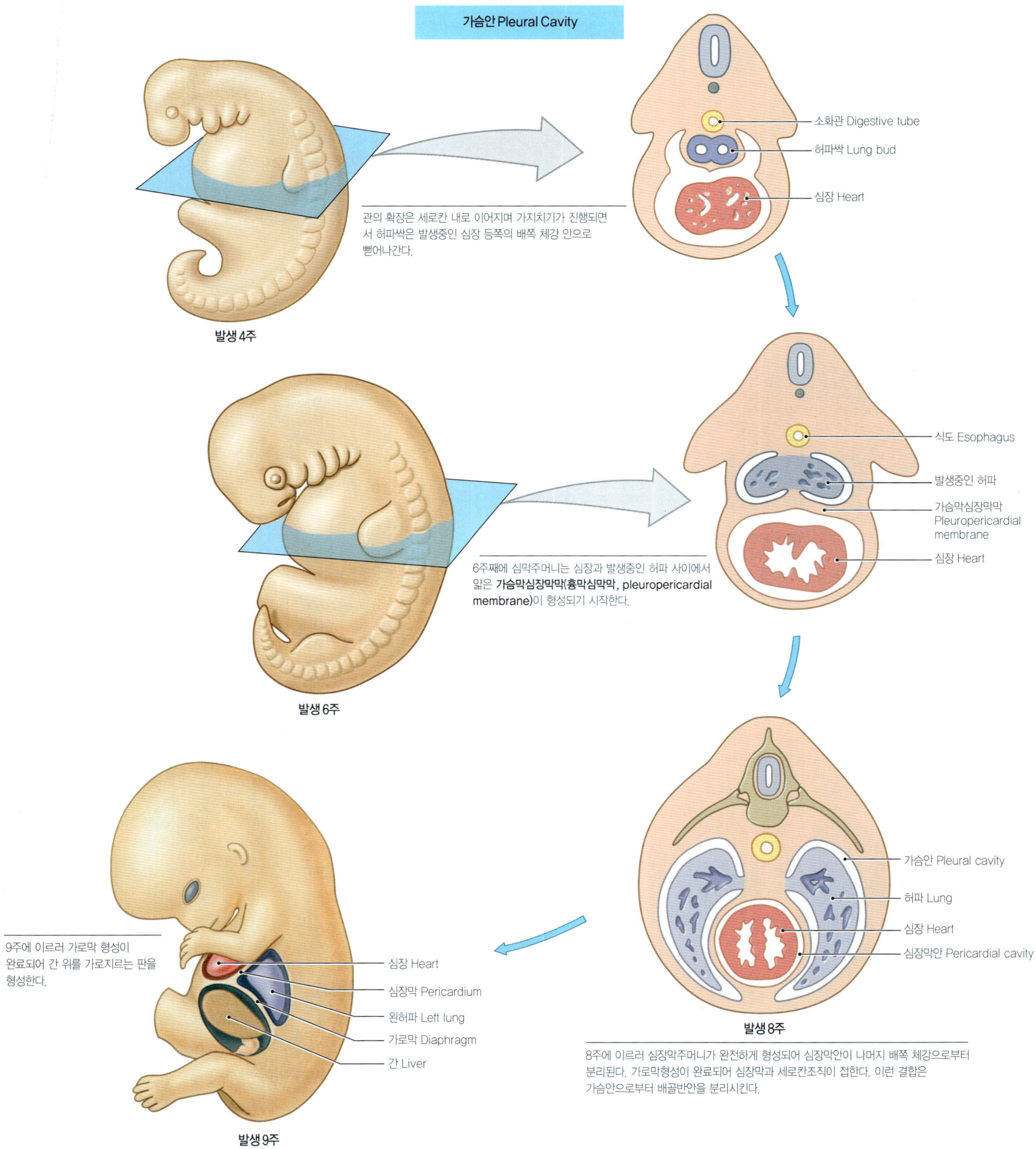
가슴안 Pleural Cavity
관의 확장은 세로칸 내로 이어지며 가지치기가 진행되면서 허파싹은 발생중인 심장 등쪽의 배쪽 체강 안으로 뻗어나간다.
발생 4주
소화관 Digestive tube
허파싹 Lung bud
심장 Heart
6주째에 심막주머니는 심장과 발생중인 허파 사이에서 얇은 **가슴막심장막막(흉막심막막, pleuropericardial membrane)**이 형성되기 시작한다.
발생 6주
식도 Esophagus
발생중인 허파
가슴막심장막막 Pleuropericardial membrane
심장 Heart
9주에 이르러 가로막 형성이 완료되어 간 위를 가로지르는 판을 형성한다.
심장 Heart
심장막 Pericardium
왼허파 Left lung
가로막 Diaphragm
간 Liver
발생 9주
가슴안 Pleural cavity
허파 Lung
심장 Heart
심장막안 Pericardial cavity
발생 8주
8주에 이르러 심장막주머니가 완전하게 형성되어 심장막안이 나머지 배쪽 체강으로부터 분리된다. 가로막형성이 완료되어 심장막과 세로칸조직이 접한다. 이런 결합은 가슴안으로부터 배골반안을 분리시킨다.

소화계통의 발생 I

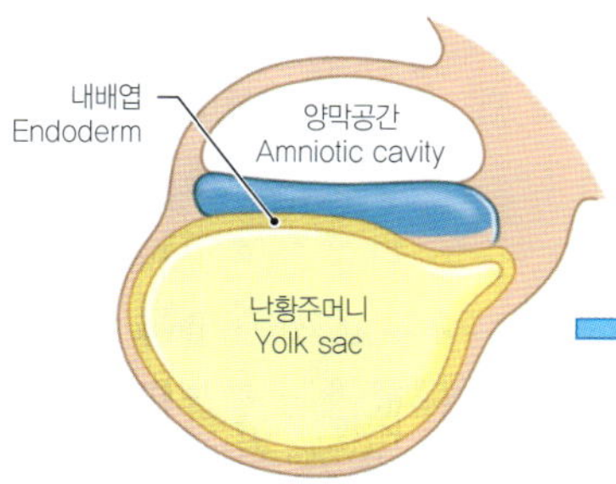

3주에 이르러 내배엽세포는 주머니배 공간 안으로 이동하여 **난황주머니(yolk sac)**라는 주머니를 완성한다.

발생 3주

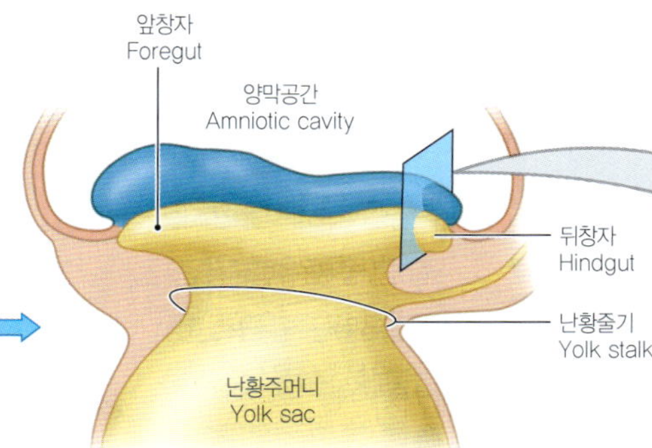

배아가 주름을 형성하면서 두 개의 내배엽성 주머니 즉 **앞창자(전장, foregut)**, **뒤창자(후장, hundgut)**가 형성된다.
이 주머니와 난황주머니 간의 결합은 난황줄기 내부에 남아 있다.

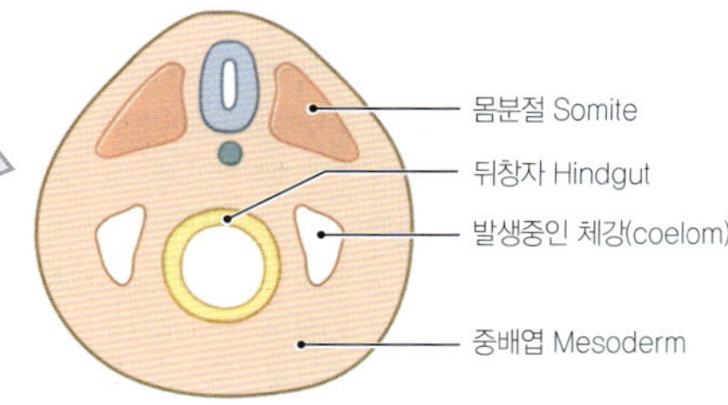

단면에서 배아의 원시창자는 중배엽에 의해 둘러싸인 단층의 내배엽성 관이다. 중배엽 내부에서 보여주는 공간은 체강(배쪽 체강)을 형성한다.

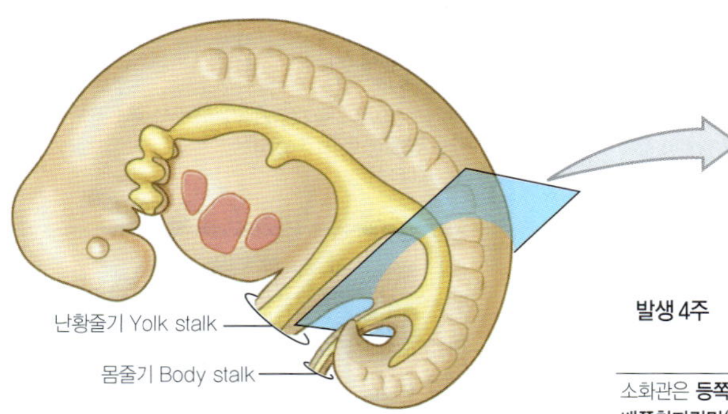

발생 4주

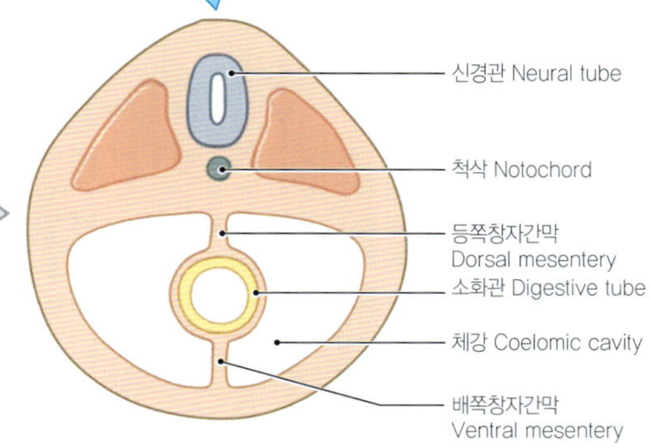

소화관은 **등쪽창자간막(배측장간막, dorsal mesentery)**과 **배쪽창자간막(복측장간막, ventral mesentery)**에 의해 체강안에 매달려 있다. 배쪽창자간막은 혈관 혹은 내장기관이 형성되는 곳을 제외하고는 소실된다. 배꼽동맥의 경로와 배꼽정맥 그리고 간이 발달하는 곳에 그대로 남아 있다.

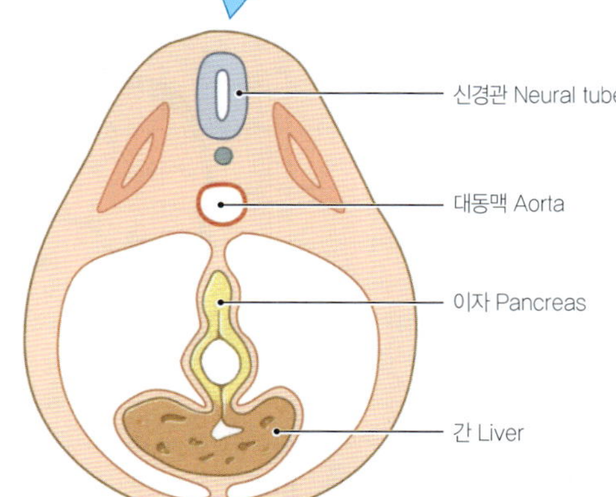

이자와 간은 소화관의 상피성주머니로 발생을 시작하여 각각 배쪽과 등쪽창자간막으로 들어간다.

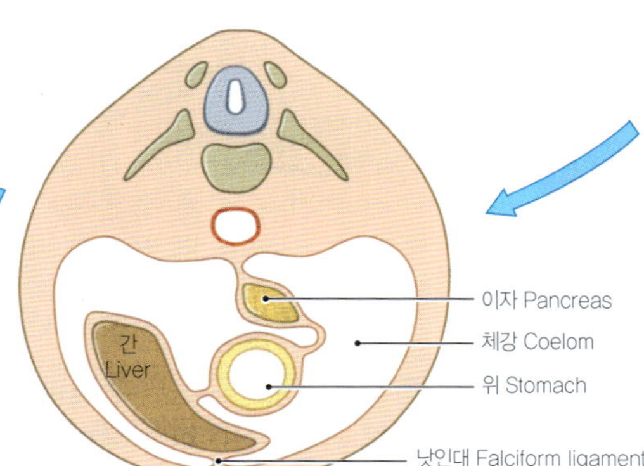

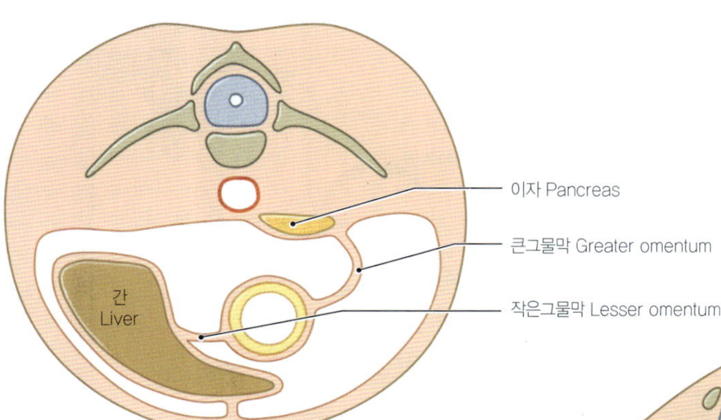

배아가 자라면서 위와 간은 오른쪽으로 회전하여 두 개의 주머니를 형성한다.
이 주머니가 형성하는 창자간막이 큰그물막과 작은그물막이다.

소화계통의 발생 II

소화계통의 발생 I의 단면 참고

창자가 신장되기 시작하고 배쪽창자간막이 소실되면서 배꼽줄기 안쪽으로 밀려나간다. 더욱 신장되고 꼬인 장은 배아 몸체의 바깥에 있다.

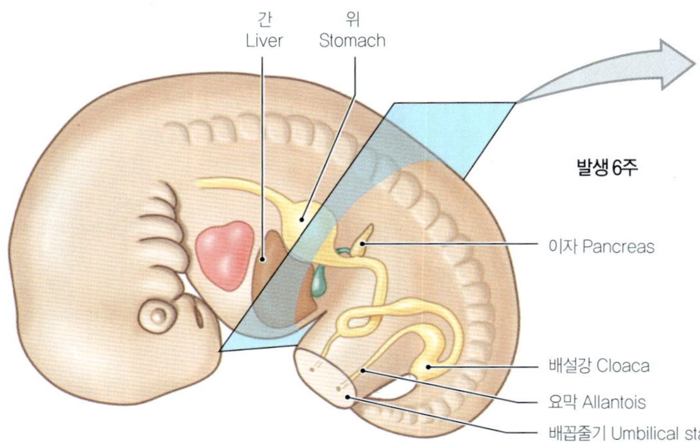

뒤창자는 꼬리 안으로 확장되고 **배설강(cloaca)**이라는 큰 공간을 형성한다. 배설강의 신장 부분인 관상의 **요막(allantois)**은 몸으로부터 **몸줄기(body stalk)**안으로 향한다. 난황줄기와 몸줄기의 융합은 **탯줄(umbilical cord)**이라고 알려진 **배꼽줄기(umbilical stalk)**를 형성한다.

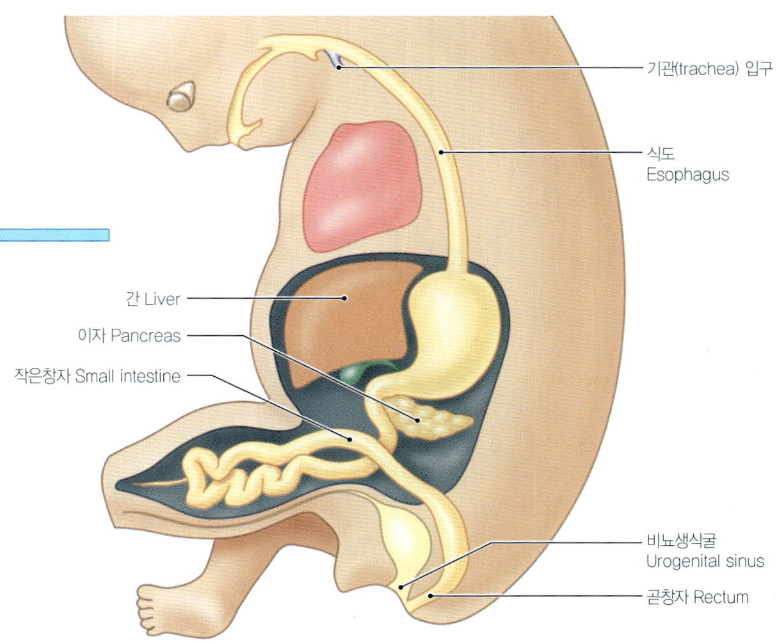

발생 8주

배설강을 따라 구획이 형성되면서 뒤쪽의 곧창자와 요막과의 연결을 유지하는 앞쪽의 **비뇨생식굴(요생식동, urogenital sinus)**로 나뉜다.

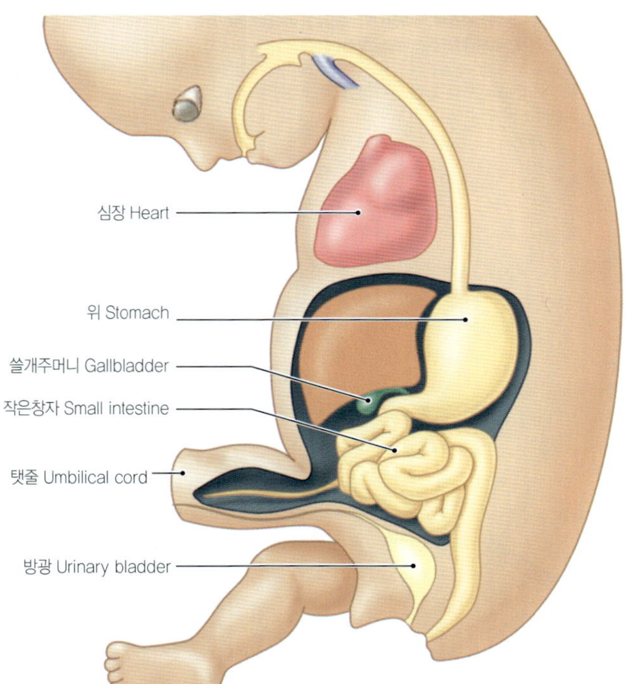

발생 10주

10주에 이르러 장은 계속 길어짐에도 불구하고 체강 내로 이동한다.

비뇨계통의 발생 I

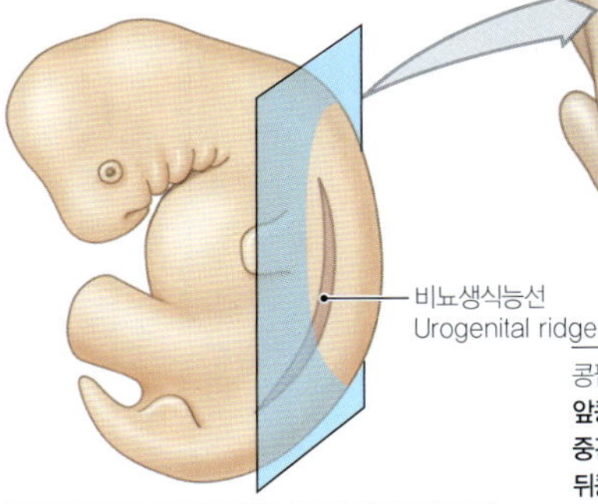

콩팥이 **비뇨생식능선(요생식능선, urogenital ridge)**, 즉 체강의 등가쪽벽 아래의 두꺼워진 부위로 축을 따라 단계별로 발달한다.

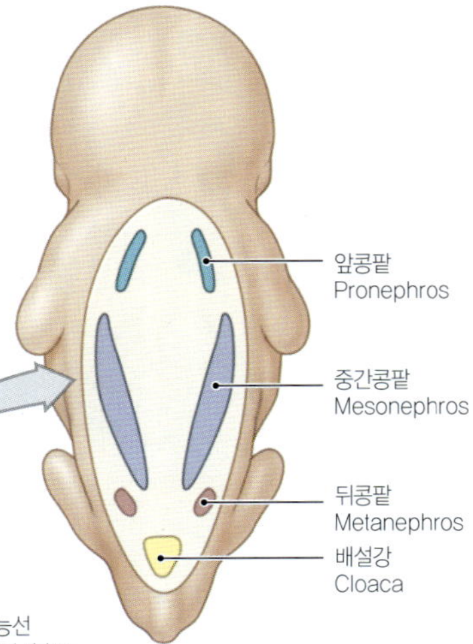

콩팥발생은 이 능선의 앞/뒤 축을 따라 진행되는데 **앞콩팥(전신, pronephros)**의 형성으로 시작되어, **중간콩팥(중신, mesonephros)**을 따라 계속되고, **뒤콩팥(후신, metanephros)**의 발생으로 끝을 맺는다.

앞콩팥은 몸분절과 가쪽판 사이 중배엽성 좁은 띠인 **콩팥분절(신절, nephrotome)** 안에서 보이는 일련의 관구조(보통 7쌍)로 구성된다.

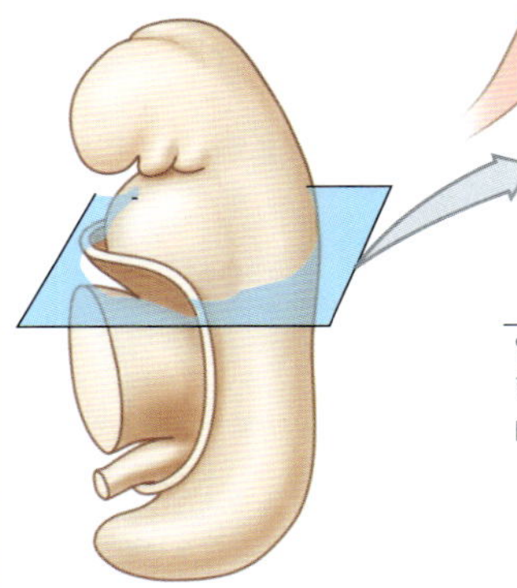

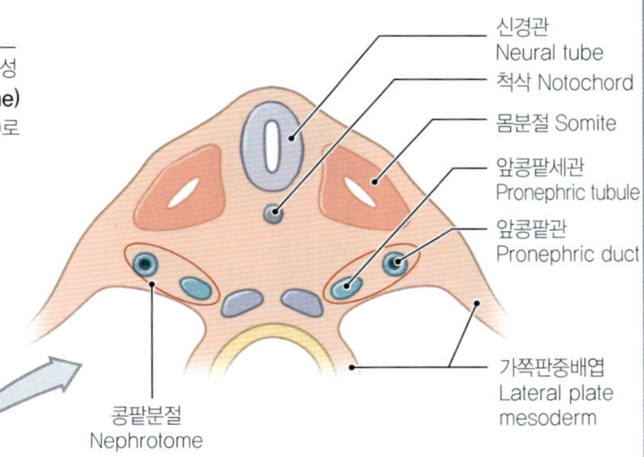

앞콩팥관은 매우 작고 비기능성이며 곧 소실된다. 앞콩팥의 현저한 기여는 배설강에 연결되는 한 쌍의 **앞콩팥관(전신관, pronephric duct)**이 유일하다.

발생 $3^1/_2$주

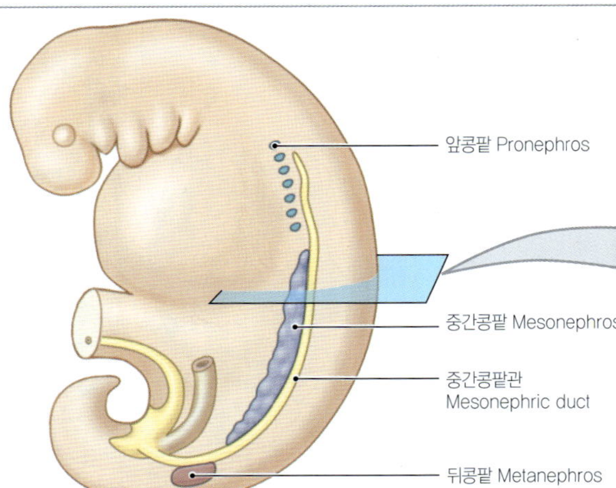

뒤콩팥의 콩팥분절 중배엽은 분절의 흔적 없이 밀집한 덩이를 형성한다. 이것은 기능을 갖춘 성인의 콩팥이 된다.

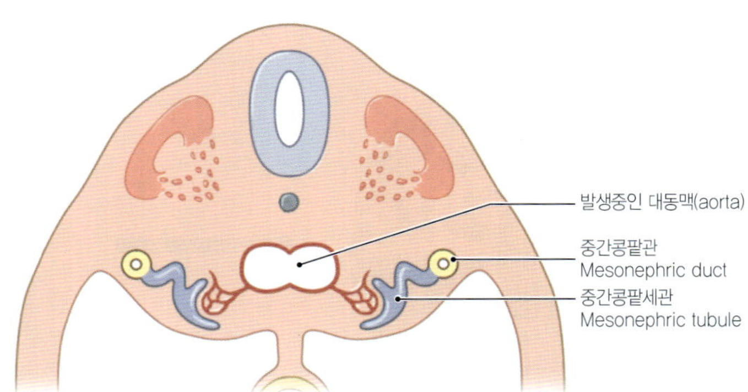

대략 발생 4주 후에 비뇨생식능선을 따라 중배엽의 중심부는 중간콩팥을 형성한다. 정중선 양쪽에 각 70개의 세관이 이러한 분절 내에서 발달한다. 이러한 세관들은 인접 앞콩팥관을 따라 자라서 융합된다. 이후 이 관은 **중간콩팥관(중신관, mesonephric duct)**이라고 불린다.

발생 4주

비뇨계통의 발생 II

요관싹(uretic bud) 혹은 뒤콩팥곁주머니(후신게실, metanephric diverticulum)는 각 중간콩팥관의 벽에서 형성되며 이 맹관은 연장되며 인접 뒤콩팥 안으로 가지를 친다. 뒤콩팥안에서 발달 중인 세관은 나중에 요관싹의 종말가지와 연결된다.

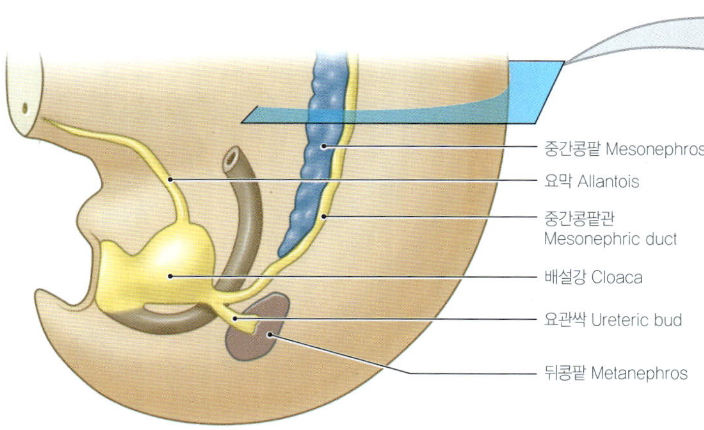

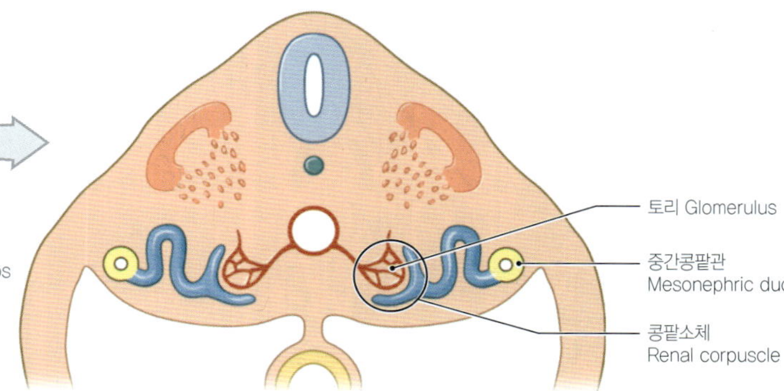

각 분절에서 대동맥의 가지는 콩팥분절 쪽으로 자라고 세관은 더 큰 토리를 가진 콩팥단위를 형성한다. 앞콩팥처럼 중간콩팥도 계속 유지되지 않으며 중간콩팥의 마지막 분절이 형성되면 최초의 중간콩팥은 이미 퇴화가 시작된다.

발생중인 배아에 의해 생산되는 대사노폐물의 대부분은 태반을 통하여 모체순환으로 들어간다. 콩팥에서 생산되는 소량의 오줌은 배설강과 배꼽줄기 안으로 뻗어 있는 내배엽성주머니인 요막에 축적된다.

발생 6주

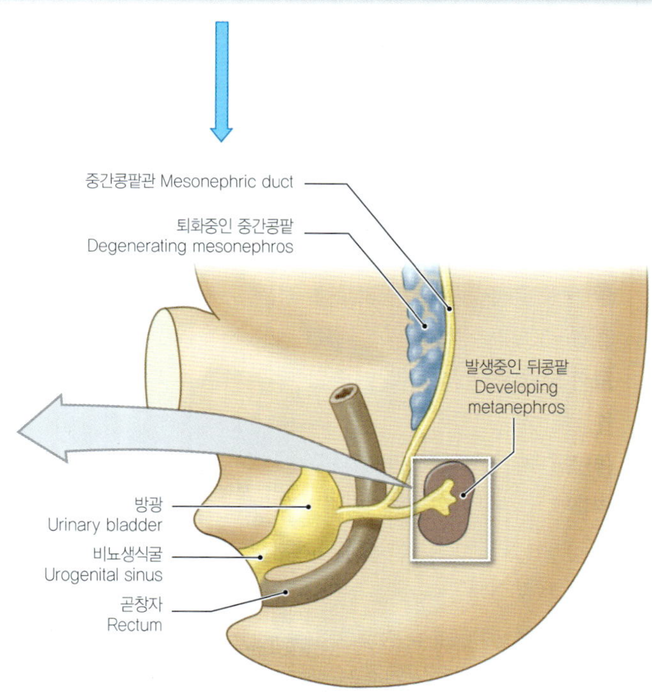

발생 8주

발생 2개월 후반에 배설강은 뒤쪽의 곧창자와 앞쪽의 비뇨생식굴(urogenital sinus)로 나뉜다. 요막의 몸쪽은 방광(urinary bladder)으로 유지된다. 방광과 체표면 개구부 사이의 연결에 요도(urethra)가 형성된다.

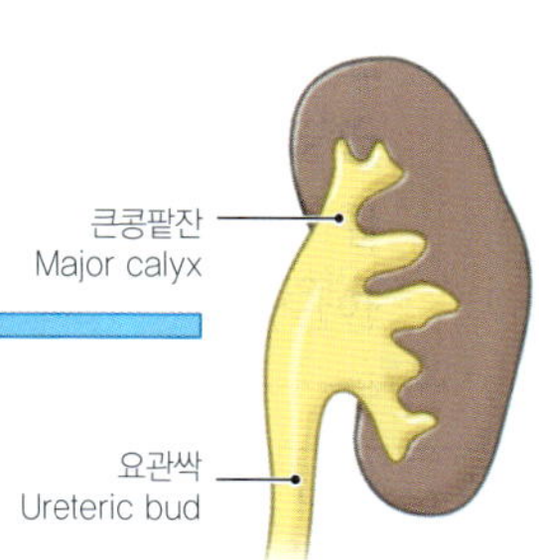

요관싹은 뒤콩팥으로 가지를 치면서 콩팥잔과 집합관계를 형성한다. 콩팥단위는 뒤콩팥의 중배엽 안으로 형성되면서 집합세관 쪽으로 열린다.

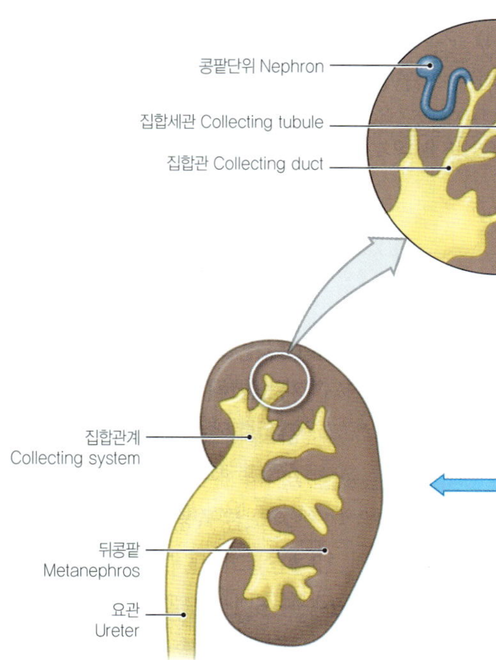

발생 12주

콩팥은 발생 3개월에 이르러 여과액을 생산하기 시작한다. 여과액은 노폐물을 함유하고 있지 않으며, 노폐물은 태반으로 배설되어 모체의 콩팥에 의해 제거된다. 무의미한 여과액은 양수와 혼합되어 태아에 의해 삼켜지며 소화관에 의해 재흡수된다.

생식계통의 발생

성적으로 미분화된 단계 (발생 3~6주)

생식샘의 발생

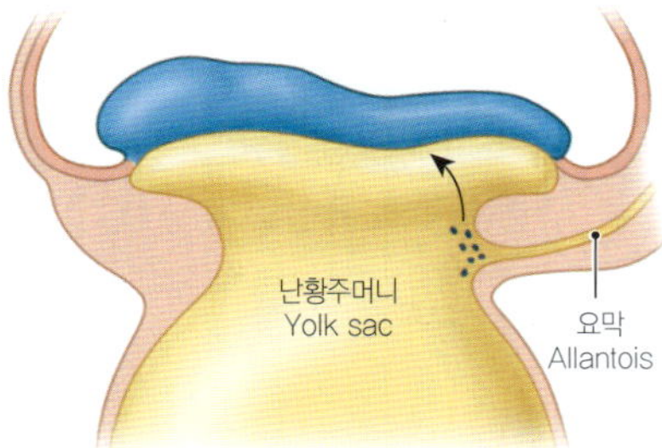

발생 3주

3주째 동안 내배엽성 세포는 요막근처의 난황주머니벽에서 배안의 등쪽 벽으로 이동한다. 이 원시종자세포는 중간콩팥과 평행한 **생식능선(genital ridge)**으로 들어간다.

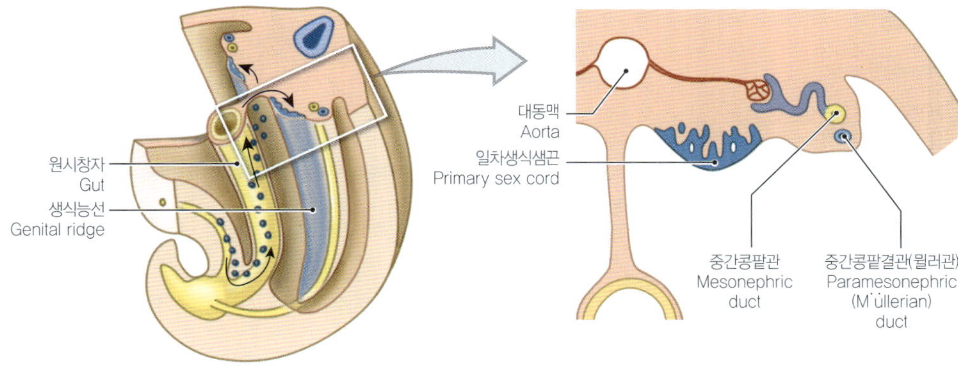

각 융기는 **일차생식샘끈(일차성선삭, primary sex cord)**이라는 세포기둥과 연관된 두꺼운 상피층을 가진다. 초기 생식샘은 융기의 중앙부(속질)로 뻗어 있다. 각 중간콩팥관의 앞쪽에 콩팥과 관련이 없는 **중간콩팥곁관[paramesonephric (Müller-ian) duct, 중신방관]**은 생식융기를 따라 배설강쪽으로 뻗어 있다. 성적으로 분화되지 않은 시기에 남성 배아는 여성 배아와 구별되지 않는다.

생식관과 부속기관의 발생

이시기에 양쪽 성 모두 중간콩팥관과 중간콩팥곁관을 가진다. 안드로겐에 노출되지 않으면 배아는 여성형으로 발달한다. 정상적인 남성 배아에서 생식능선의 중심(수질)안의 세포는 6주 후에 때때로 테스토스테론을 생산하기 시작한다. 테스토스테론이 관들과 바깥생식기의 변화를 촉진한다. 자세한 사항은 다음 페이지에서 다룬다.

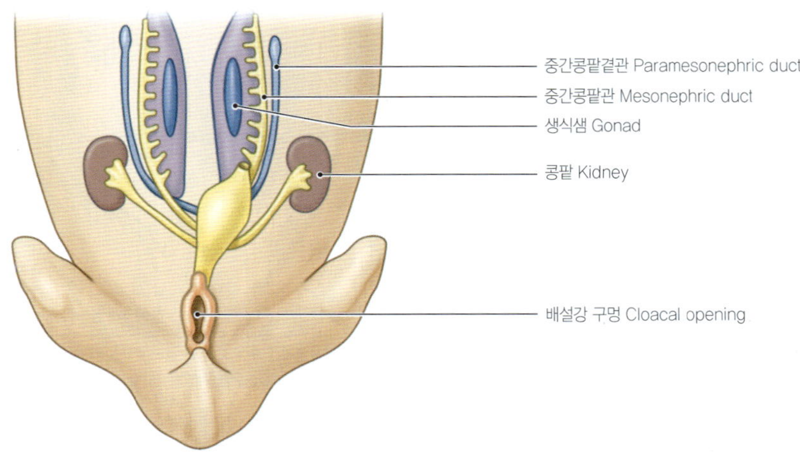

바깥생식기의 발생

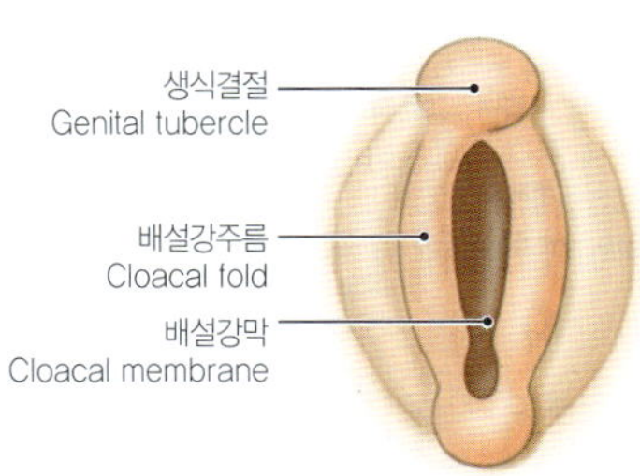

발생 8주

발생 4주 후 **배설강막**(배설강은 외부로 개구되지 않았음) 주변에 **배설강주름(cloacal fold)**이라고 불리는 중간엽융기가 존재한다. **생식결절(genital tubercle)**은 남성에서 귀두를, 여성에서 음핵을 형성한다.

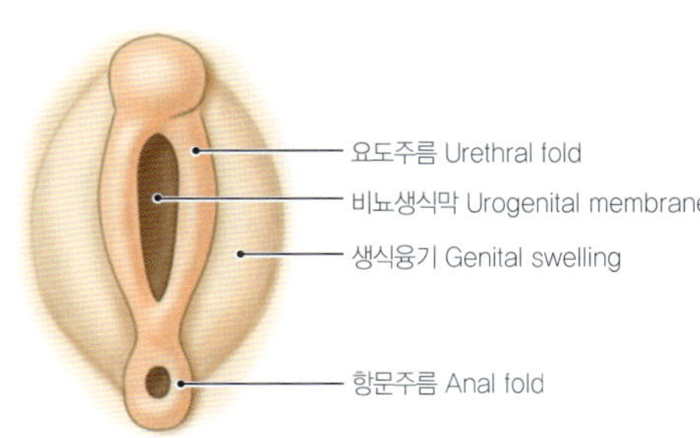

발생 8주

2주 후에 배설강이 나뉘어 배설강막이 항문주름(anal fold)으로 싸인 뒤쪽의 **항문막(anal mem-brane)**과 **요도주름(urethral fold)**으로 싸인 앞쪽의 **비뇨생식막(요생식막, urogenital mem-brane)**으로 나뉜다. 생식융기가 현저하게 각 요도주름 가쪽으로 형성된다.

생식계통의 발생

남성 생식계통의 발생

고환의 발생

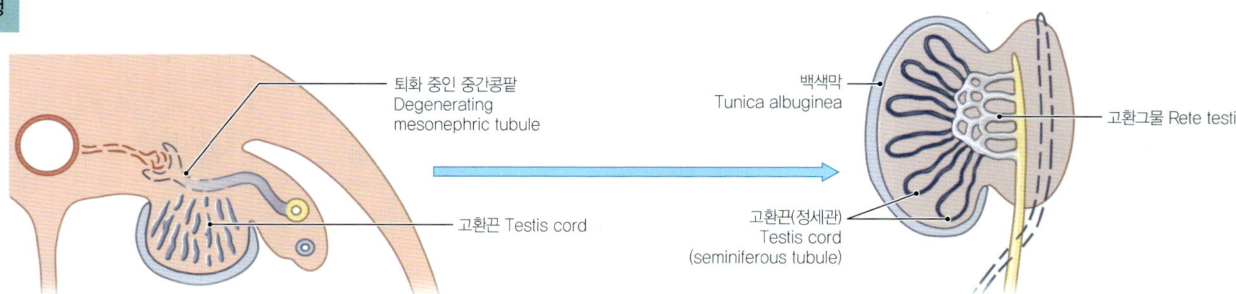

발생 7주

남성에서 일차생식샘끈이 증식하며 종자세포는 생식샘끈 안으로 이동한다. 결과적으로 **고환끈(고환삭, testis cord)**은 정세관을 형성한다.

발생 12주

고환끈과 인접 중간콩팥의 콩팥단위 사이 연결이 형성된다. 이 콩팥단위는 나중에 퇴화됨에도 불구하고 정세관은 중간콩팥관과 연결되어 있다.

남성생식관과 부속기관의 발생

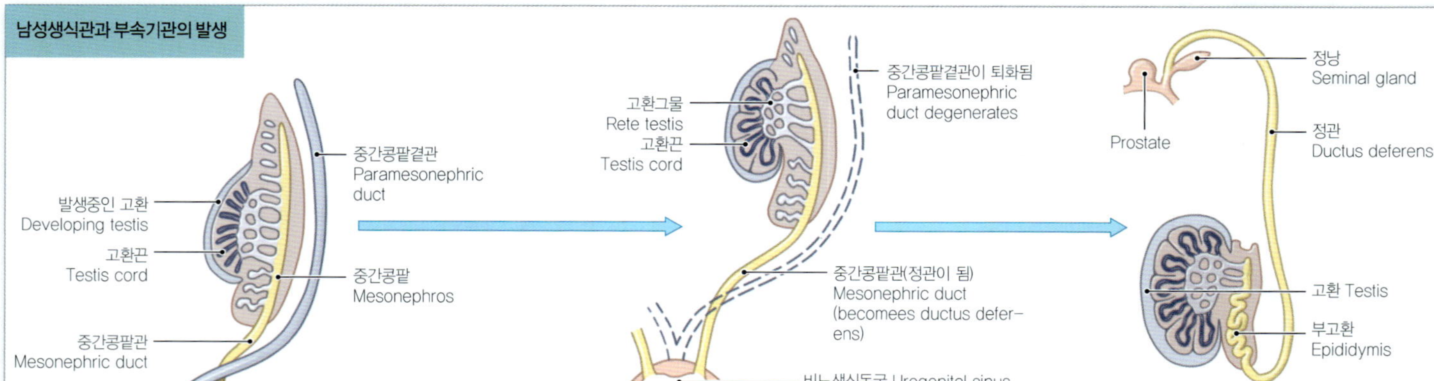

발생 4개월

발생 7개월

왼쪽 고환과 생식관의 이마절단면. 발생중인 고환과 상대적인 중간콩팥의 위치와 방향에 주목한다.

발생 4개월 후에 고환끈은 고환그물에 의해 중간콩팥세관의 잔존물과 연계된다. 중간콩팥곁관(뮐러관)은 퇴화된다.

고환이 음낭으로 내려간 후의 구조(**그림 27.2**). 최종 형성된 생식기관과 배아구조사이의 관계를 주목한다.

남성 바깥생식기의 발생

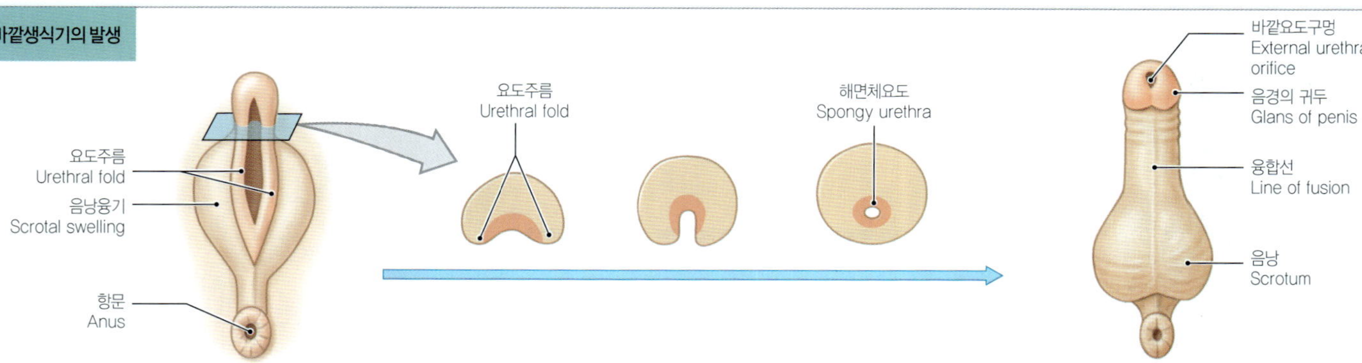

발생 10주

10주째에 **생식결절(genital tubercle)**은 확장되며 요도주름의 끝은 해면체요도(단면 참고)를 형성하기 위하여 함께 융합하기 시작한다. 그리고 쌍으로 된 **음낭융기(sacrotal swelling)**는 생식융기로부터 발달한다.

출생

신생아 남자 아이에서 요도주름사이의 융합선이 뚜렷하다.

여성 생식계통의 발생

난소의 발생

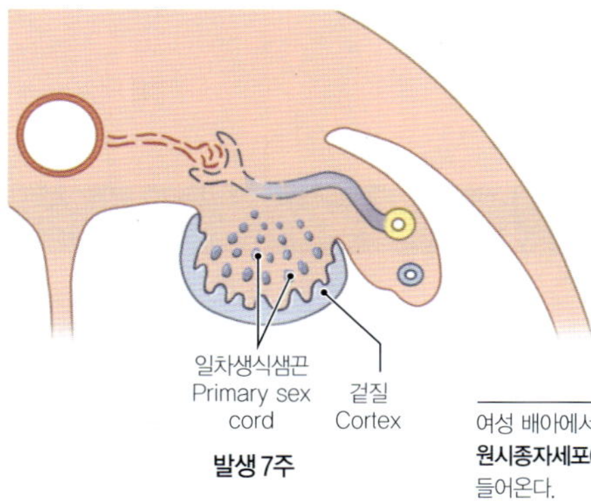

여성 배아에서 **일차생식샘끈(일차성선삭, primary sexcord)**은 퇴화되며 **원시종자세포(primordial germ cell)**가 생식능선의 바깥 지역(겉질) 안으로 들어온다.

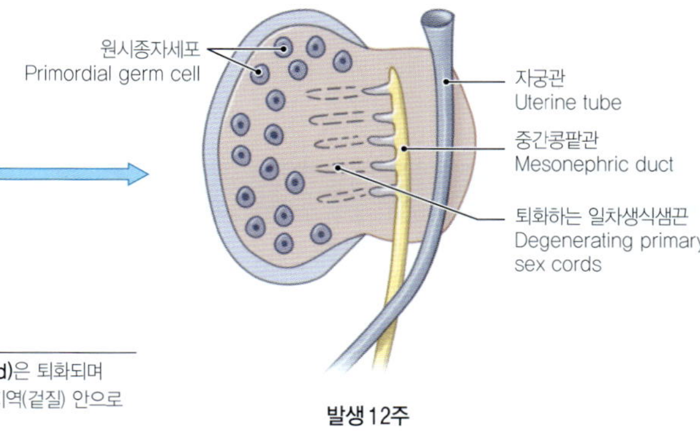

여성생식관과 부속기관의 발생

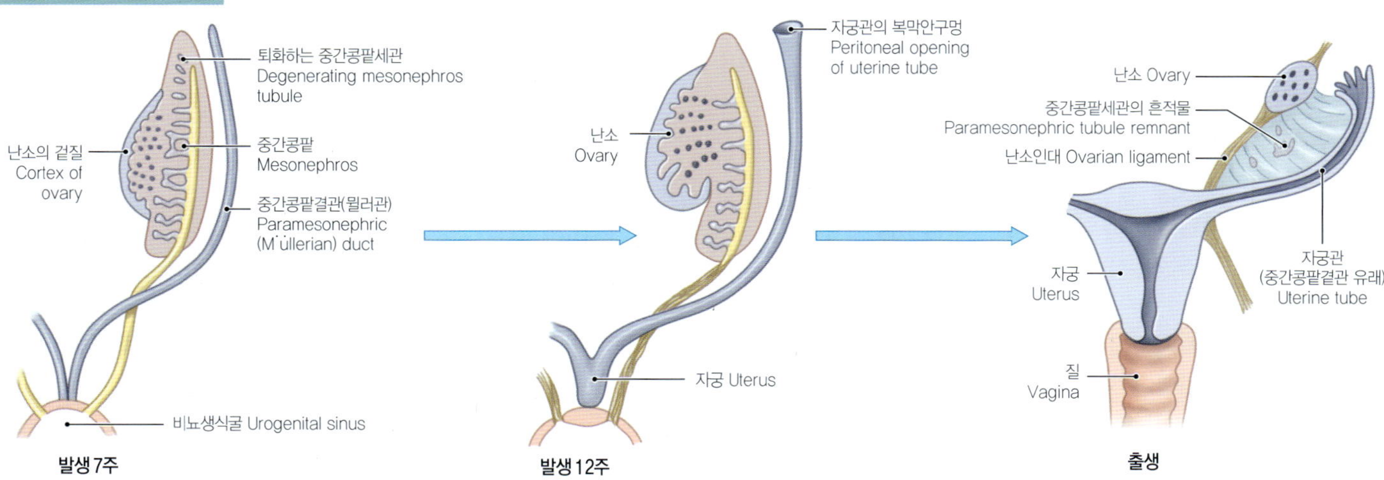

중간콩팥세관과 중간콩팥관은 퇴화한다. 중간콩팥곁관(뮐러관)은 배안에 넓은 개구부를 발달시킨다. 비뇨생식굴에서 자궁을 형성하게 될 중간콩팥곁관의 융합과 분리에 주목한다.

남성과 여성 바깥생식기의 비교

남성	여성
음경 Penis	음핵 Clitoris
음경해면체 Corpora cavernosum	발기조직 Erectile tissue
요도해면체 Corpus spongiosum	질어귀망울 Vestibular bulb
음경의 몸쪽몸통 Proximal shaft of penis	소음순 Labium minus
해면체요도 Spongy urethra	질어귀 Vestibule
망울요도샘 Bulbo-urethral gl.	큰질어귀샘 Greater vestibular gl.
음낭 Scrotum	대음순 Labium majus

여성 바깥생식기의 발생

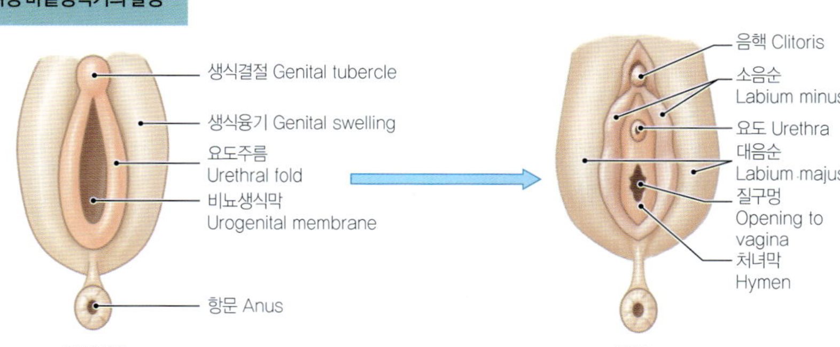

여성에서 요도주름은 융합되지 않는다. 요도주름은 소음순을, 생식융기는 대음순을 형성한다. 생식결절은 음핵으로 발달한다. 요도는 음핵의 뒤에서 외부로 개구한다. 처녀막은 비뇨생식막의 흔적으로 남아 있다.

임상용어

기형발생인자(teratogen) 염색체구조나 배아의 화학적 환경을 변형시켜 세포손상에 의한 정상 발생을 붕괴하는 물질

볼기분만(breech birth) 태아의 다리나 엉덩이가 질관으로 먼저 분만되는 것

선천성 기형(congenital malformation) 출생후 보이는 중요한 계통에 영향을 주는 심각한 구조적 비정상

아프가르평가(Apgar rating) 신생아를 평가하는 방법으로 발달장애나 신경학적 손상을 위한 검사

태아알코올증후군(fetal alcohol syndrome; FAS) 모체의 음주에 기인하는 태아의 상태로 뼈대, 신경계 그리고/혹은 심장혈관계통의 발생 결함이 특징적임

핵심정리

개요

- 발생은 수태에서 성숙까지의 기간 동안 신체적, 생리적 특성의 점진적 변화이다. 발생 동안 상이한 세포 형태의 형성을 분화라고 한다.

28.1 발생의 개관

- 발생은 수태(수정)로부터 시작되며 출생 전 발생과 출생 후 발생(출생에서 성숙까지)으로 나눌 수 있다.

28.2 수정

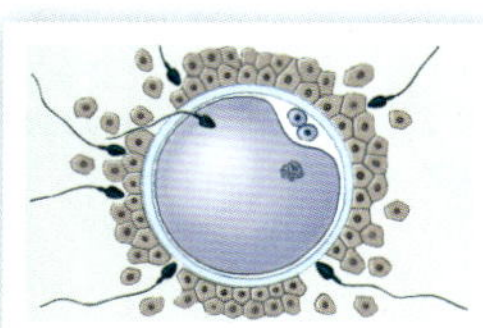

- 수정은 정상적으로 배란 후 하루 안에 자궁관팽대 부위에서 이루어진다. 정자는 수정능획득 전에는 수정을 할 수 없다. 약 2억 개의 정자가 질 안으로 사정되지만 단지 100여 개의 정자만이 자궁관팽대부에 도달한다. 1 mL당 2천만 개 이하의 정자를 가진 남성은 기능적으로 불임이다.

배란 시 난자

- 정자의 첨단체에서는 하이알루론산 분해효소이라는 부챗살관의 세포를 분해하는 효소를 분비하여 난자세포막을 노출시킨다. 하나의 정자가 난자세포막에 이르러 수정이 되며 난자활성이 이어진다(그림 28.1).

풋핵의 형성과 양성혼합

- 활성화 동안에 이차난모세포는 감수분열을 마친다. 여성풋핵은 남성풋핵과 융합하는데 이 과정을 양성혼합이라고 한다.

28.3 출생 전 발생

- 임신 9개월은 각각 3개월씩 3개의 석달로 나뉜다.

제1석달

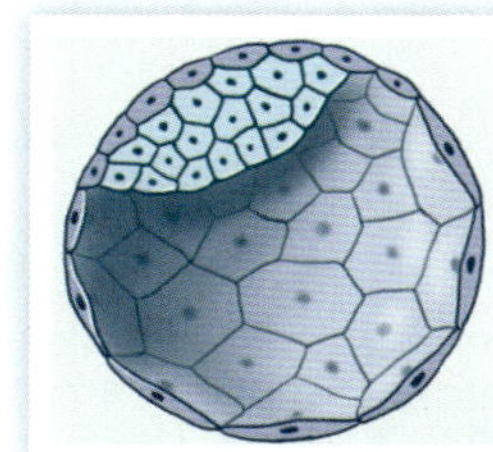

- 제1석달은 출생 전 발생에서 가장 중요한 시기이다. 분할은 일련의 체세포분열로 접합자의 세포질을 분할하고 접합자는 주머니배가 된다. 착상 동안에 주머니배는 자궁속막에 묻힌다. 태반은 주머니배 주위의 혈관에서 형성된다. 배아발생은 생존가능한 배아의 형성이다.
- 주머니배는 바깥의 영양막과 속이 빈 주머니배공간 한쪽을 차지하는 속세포덩이로 구성된다(그림 28.2와 표 28.1).

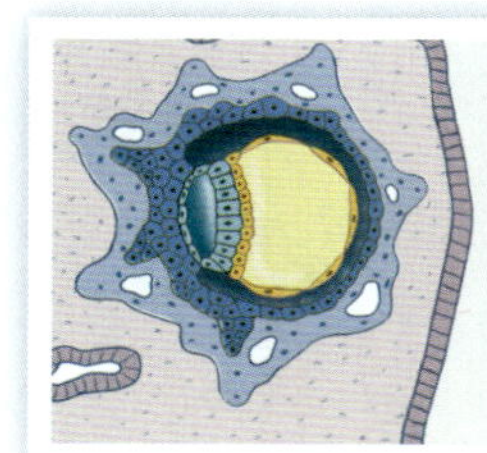

- 주머니배가 자궁벽에 붙으면 자궁속막에 인접한 영양막은 융합영양막이 된다. 융합영양막은 자궁상피세포를 침식해 들어간다. 영양막이 확장되면서 모체혈액은 영양막의 통로 즉, 영양막공간을 따라 흐른다. 주머니배는 층 구조인 배아원반을 형성한다. 창자배형성 후에 배아원반은 내배엽, 외배엽 그리고 중간의 중배엽으로 구성된 배아를 포함한다. 이러한 종자층은 네 개의 배아바깥막, 즉 난황주머니, 양막, 요막, 융모막의 형성에 도움을 준다(그림 28.3~28.5와 표 28.1).

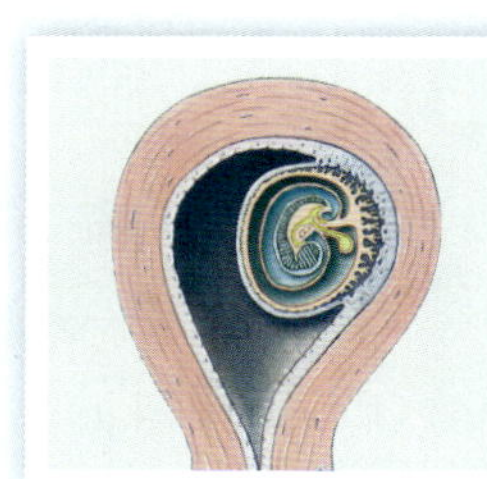

- 난황주머니는 혈액세포의 형성에 중요한 곳이다. 양막은 발생중인 배아를 둘러싸서 보호하는 액체를 함유하고 있다. 요막의 바닥은 나중에 방광이 된다. 융모막의 혈관내 순환은 영양막과 함께 배아를 연결하는 빠른 순환계통을 제공한다(그림 28.4/28.5).
- 융모막융모는 모체 조직으로 뻗어가면서 모체혈액을 따라 흐르는 가지그물구조를 형성한다. 몸줄기와 난황줄기는 배아를 융모막과 난황주머니에 각각 연결한다. 발생이 진행될수록 탯줄은 태아와 태반을 연결한다. 혈류가 배꼽동맥과 배꼽정맥을

통하여 흐르며 융모막융모에서 교환이 일어난다. 태반은 HCG, 에스트로겐, 프로게스틴, HPL, 릴렉신을 합성한다(**그림 28.5/28.6**).

- 배아는 머리주름과 꼬리주름이 형성되고 제1석달 동안에 중요한 변화를 겪는다. 최초 12주에 기관형성을 위한 기반이 형성된다(**그림 28.5b,c/28.7**과 **표 28.2**).
- 제3석달 말기에 기능적인 태아기관계통의 발생이 완료된다.

제2 및 제3석달

- 제2석달에 기능적으로 거의 완성된 기관과 태아가 빠르게 자란다. 제3석달 동안 기관계통은 기능성을 갖게 되며 태아는 몸무게가 늘어난다(**그림 28.7~28.9**과 **표 28.2**).

28.4 진통과 분만

- 진진통의 목적은 태아의 강제적인 배출, 즉 분만에 있다.

분만의 단계

- 분만은 세 단계인 확장 단계, 배출 단계, 태반 단계로 나뉜다. 확장 단계는 자궁목이 확장되면서 보통 8시간 혹은 수시간 걸린다. 배출 단계는 태아분만을 야기한다. 태반은 태반 단계 동안 배출된다(**그림 28.10**).

조숙분만

- 조숙분만은 태아가 완전히 발생하기 전에 분만한다. 미숙아분만은 신생아의 몸무게가 1 kg 이상이며, 생존할 수도 있고, 생존하지 못할 수도 있다.

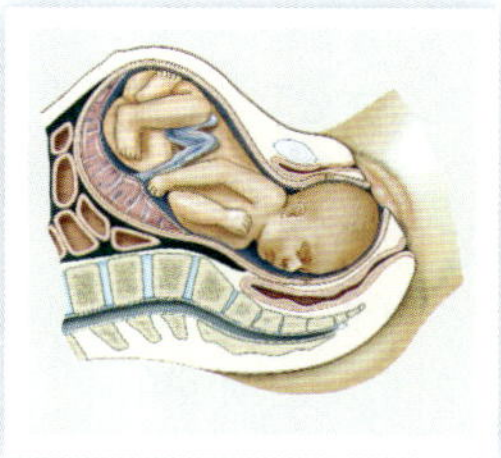

28.5 신생아기

- 신생아기는 출생 후, 한 달까지이다.
- 태아부터 신생아로 이행되는 과정에서 호흡, 순환, 소화 그리고 비뇨계통은 독립적으로 기능화될 때까지 많은 변화를 겪는다. 또한 신생아는 온도조절을 시작해야만 한다.

28.6 기관계통의 발생학

- 배아원기와 그 유도체는 서로의 구조 발생에 명확한 관계를 이루고 있다. 이런 상관관계에 의해 초기의 해부학적 형태가 발생된다.
- 결과적으로 이런 해부학적 형태는 신생아에서 성인에까지 이어진다. 배아원기의 유도체들은 배아발생에서 이루어진 것과 같은 방식으로 성인에서도 서로 관계되어 있다.

단원 연습문제

For answers, see the blue Answers tab at the back of the book.

단계 1. 정의와 용어

가장 근접한 항목에 대하여 짝을 지으시오.

1. 부챗살관 ☐
2. 하이알루론산 분해효소 ☐
3. 제2석달 ☐
4. 배출 단계 ☐
5. 난세포질 ☐
6. 제3석달 ☐
7. 제1석달 ☐
8. 분만 ☐
9. 확장 단계 ☐
10. 회음절개술 ☐

a. 진진통이 시작된다.
b. 완전한 자궁목의 이완이 시작된다.
c. 출생
d. 신속한 태아 성장이 특징적이다.
e. 회음부의 근육을 절개
f. 난자주위의 난포세포층
g. 첨단체안의 효소
h. 난자의 세포질
i. 배아/초기 태아의 발생기
j. 기관계통의 계속되는 발생이 특징적이다.

11. 아래의 그림에서 발생 10주에 두 개의 배아바깥막의 명칭과 3부위의 자궁속막의 명칭을 쓰시오.

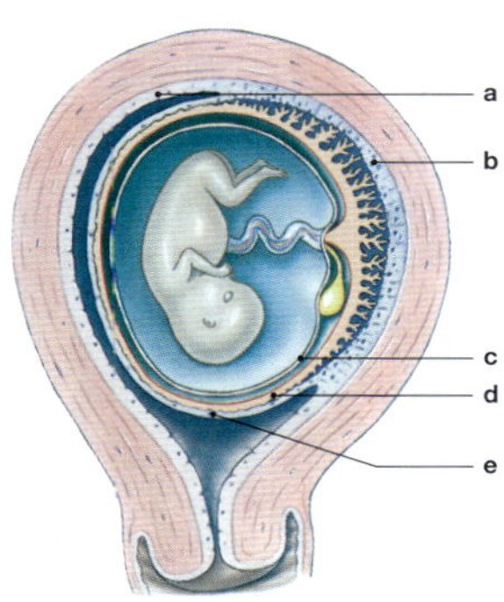

12. 양성혼합 동안은?
(a) 정자는 수정능을 획득한다.
(b) 난자가 이차감수분열을 완료한다.
(c) 남성과 여성풋핵이 융합한다.
(d) 감수분열이 일어난다.

13. 제1석달의 발생 동안은?
(a) 태아의 허파는 공기를 처리하기 시작한다.
(b) 모든 중요한 기관의 원기가 형성된다.
(c) 기관과 기관계통은 발생을 완료한다.
(d) 가장 빠른 태아성장이 일어난다.

14. 수정 후 발생하는 세포분열 과정을 무엇이라 부르는가?
(a) 분할
(b) 착상
(c) 태반형성
(d) 배아형성

15. 주머니배는?
(a) 혈관을 형성하는 배아바깥막이다.
(b) 단단한 구형 세포집단이다.
(c) 속이 빈 구형의 세포집단이다.
(d) 태반의 일부분이다.

16. 제2석달 동안 모체가 자신의 몸 안에 새 생명을 가지고 있다는 것을 인식하게 되는 중요한 사건은?
    (a) 태아의 뇌가 급속히 자라기 시작하는 것이다.
    (b) 태아가 자궁 안에서 움직이기 시작하는 것이다.
    (c) 눈과 귀의 기본구조가 형성되는 것이다.
    (d) 관절이 형성되는 것이다.

17. 임신테스트의 기초가 되는 호르몬은?
    (a) LH
    (b) 프로게스테론
    (c) 사람융모막생식샘호르몬(HCG)
    (d) 사람태반성락토겐(HPL)

18. 분만의 첫 단계는?
    (a) 확장 단계
    (b) 배출 단계
    (c) 태반 단계
    (d) 탈락단계

19. 방광을 형성하는 배아바깥막은?
    (a) 난황 (b) 요막
    (c) 양막 (d) 융모막

20. 착상 동안에는?
    (a) 융합영양막은 자궁속막을 침식한다.
    (b) 속세포덩이는 태반을 형성하기 시작한다.
    (c) 자궁속막 안의 모체혈관은 주머니배를 둘러싸고 분리한다.
    (d) 모든 영양막이 융합영양막이 된다.

단계 2. 개념 정리

1. 융모막이 적절히 형성되지 않으면 배아의 운명은 어떻게 되는가?
    (a) 생성되는 혈액세포의 수가 불충분하게 되고 출생시 신생아는 수혈이 필요하다.
    (b) 아무런 영향이 없으며 요막이 기능을 대신한다.
    (c) 배아주위의 보호완충액이 없어져 자궁내에서 손상을 입게 된다.
    (d) 배아는 충분한 양의 영양분과 산소를 받을 수 없어 자연유산된다.

2. 융모막융모와 태반의 바닥쪽탈락막 사이에 혈액공급이 직접적으로 연결되면 어떤 영향을 줄까?
    (a) 정상적인 발생이 형성된다.
    (b) 태아에 손상 또는 치사에 이르는 부적합성 반응이 일어날 가능성이 있다.
    (c) 태아성장이 지체된다.
    (d) 태아는 보통보다 더 빨리 자란다.

3. 두 개의 발생중인 태아가 융모막과 태반을 공유하고 있지만 양막이 분리되어 있다면 어떤 상황을 기대할 수 있는가?
    (a) 태아는 이란성 쌍생아가 된다.
    (b) 태아는 심각한 발생장애를 가지고 있다.
    (c) 태아는 일란성 쌍생아이다.
    (d) 태아는 유전적으로 다르다.

4. 분할은 무엇이며 어느 석달에 일어나는가?

5. 원시선란 무엇인가?

6. 사람융모막생식샘호르몬의 영향을 설명한다. 어디서 언제 생산되는가?

7. 양성혼합 동안 어떤 일이 일어나는가?

8. 어떤 배아바깥막이 혈액세포생성에 중요한가?

9. 기관형성 과정을 설명하시오.

10. 왜 제1석달이 결정적 시기인가?

단계 3. 종합적 사고

1. 간절히 아이를 갖기를 원하는 부부가 있지만 2년 동안 성공하지 못하였다. 결국 의사와 상담한 결과 남편이 정자부족증(정자 수가 적음)이었다. 그는 예전 생물학 시간에 오직 하나의 정자가 난자에 수정된다고 들었는데 왜 자신이 아이 갖는 능력이 부족한지 이해할 수 없다고 말한다. 당신은 그에게 어떻게 설명해 주겠는가?

2. 수십 년간 풍진 혹은 독일홍역을 일으키는 바이러스가 강력한 기형유발인자라고 인식되어 왔다. 어느 석달 동안에 임산부가 이 병원체에 노출되면 가장 위험한가? 이유는 무엇인가?

개념확인 및 단원 연습문제 해답

1 기초 해부학 입문

개념확인

Page 2

1. 조직학자는 조직(tissue)의 구조와 특성을 연구한다.
2. 조직이 결합하여 기관을 형성한다. 기관은 다양한 기능을 가지는 해부학적 구성 단위이다.

Page 4

1. 맨눈해부학자는 기관계통과 그리고 전체로서 인체와의 관련성을 연구하며, 반면 조직학자는 조직(tissue)의 구조와 특성을 연구한다.
2. 기관계통은 함께 조직화된 효과를 만드는 기능을 가진 기관들의 그룹이다.

Page 4

1. 외과해부학은 수술과정을 위한 중요한 해부학적 랜드마크를 연구하고, 반면 임상해부학은 질병과정 중 겪는 인식할 수 있는 병리학적인 변화를 해부학적 특징에 초점을 맞추어 연구한다.
2. 가로절단해부학은 맨눈해부학의 하위 전문분야이다.

Page 6

1. 기관계통은 상호작용이 일어나므로, 청색증 환자의 진단은 폐의 문제로 인한 불충분한 산소 섭취에 기인되었는지, 아니면 심장의 문제로 심장 수축에 의하여 몸 전체에 공급되어야 할 혈액 공급 문제로 인체 조직에 불충분한 산소의 전달이 문제인지를 알아야 하기 때문이다.

Page 15

1. 발생과정 중 유전자의 발현 또는 억제에 의하여, 특징적인 세포학적 특수화가 점차 출현하는 것을 말한다.
2. 이 구조물들은 외피계통에서 발견된다.

Page 22

1. Groin = inguin, buttock = gluteus, hand = manus
2. 두 눈은 정중시상면에 의하여 분리된다.
3. 창자사이막은 복막안에서 위, 소장, 큰창자의 일부분과 같은 장기를 지지하고 안정화 시키는 장막의 두 겹으로 이루어지며, 반면 약간의 움직임은 허용한다.
4. 가로막 아래의 몸공간은 배골반안이다.

단원 연습문제

단계 1. 정의와 용어

1. F; 2. E; 3. G; 4. H; 5. B; 6. D; 7. C; 8. A; 9. a. 이마면; b. 시상면; c. 수평면; 10. a. pleural cavity(가슴막안); b. pericardial cavity(심장막안); c. abdominal cavity(배안); d. pelvic cavity(골반안) 11. B; 12. C; 13. B; 14. B

단계 2. 개념 정리

1. a.
2. 모든 살아 있는 유기체는 동일한 기본적인 기능을 가지고 있다: 반응성, 성장과 분화, 번식, 운동, 대사와 배출
3. 그림 1.10을 보라.
4. b
5. b
6. 특수화된 기관계통을 가진 큰 유기체들은 몸의 각각 다른 부분에서 흡수, 호흡, 그리고 배출을 수행한다. 이것은 그들의 생산물의 내부수송이 필요하다는 것을 의미한다. 확산과 삼투와 같은 수동적 과정은 너무 느려 기관들의 정상적인 기능과 생명유지를 허용하지 않기 때문이다.

단계 3. 종합적 사고

1. 골수의 세포분열과정이 파괴되면, 적혈구를 너무 적게 생산하는 빈혈(anemia)나 적혈구를 너무 많이 생산하는 적혈구증가증(polycythemia)이 생길 수 있다. 빈혈의 경우 말초조직에 운반하는 산소량에 영향을 주므로 결국 전체 대사작용에 영향을 미치게 된다. 적혈구증가증의 경우 말초 모세혈관을 통과해야 할 적혈구 수의 과잉증가로 혈관 막힘이 발생하여 말초의 대사활동을 달라지게 할 것이다.
2. 소화기, 호흡기, 뼈대계통에 영향을 미칠 것이다. 표면해부학과 국소해부학의 지식과 계통해부학, 비교해부학, 발생학에 대한 과목들이 포함된다.

2 기초 세포

개념확인

Page 45

1. 형질막은 선택적인 투과성을 가진다.
2. 세포내이입에는 세 가지가 있다: 포음작용, 포식작용, 수용체매개세포내이입. 포음작용은 세포바깥물질로 채워진 pinosomes이라는 소포가 형성된다. 포식작용은 고형의 물질을 함유하는 phagosomes라는 소포를 생산한다. 수용체매개세포내이입은 포음작용과 닮았지만 매우 선택적이다. 피막소포는 막표면에 수용체와 결합할 높은 농도의 특별한 표적 분자를 가지고 있다.
3. 세포질은 (1) 용해된 영양물질, 이온, 단백질, 노폐물을 포함하는 세포안액체인 시토졸과 (2) 세포안에서 특별한 기능을 수행하는 구조물인 세포소기관의 두 가지로 구분된다.
4. 사립체는 ATP를 생산한다. 특정한 세포에서 사립체의 수는 그 세포의 에너지 요구량에 따라 다양하다. 만약 세포가 많은 수의 사립체를 가진다면 그 세포의 에너지 요구량은 매우 높은 것이다.
5. 난소와 고환의 세포는 많은 양의 무과립세포질그물(SER)을 함유한다. 이곳에서 무과립세포질그물의 기능은 스테로이드 호르몬의 합성이다.

Page 47

1. 교통연접은 세포와 세포 사이에 이온, 작은 분자, 조절단백질의 통과를 허용하는 단백질의 통로다. 이 통로는 세포기능의 조정력을 용이하도록 도와준다.
2. 폐쇄연접에서 두 형질막의 지질부분은 세포사이의 세포사이공간을 밀봉하도록 단단하게 결합된다. 고정연접은 세포의 가쪽면이나 아래 위치하는 바닥판에 세포를 연결한다.

Page 48

1. 세포분열은 세포 수와 크기의 증가를 만드는 세포 번식의 방식이다.
2. 유사분열은 체세포의 분열과정 중에 나타나는 과정이다. 세포유전물질의 정확한 복제이며, 두 개의 새로 형성된 딸세포에 반절을 분배한다.
3. 사이기는 G_1, S, G_2 기로 나눈다. G_1기에서, 두 개의 기능적인 세포들을 만들기 위해 세포소기관과 시토졸을 생산한다. S기에서는 염색체가 복제된다. G_2기는 유사분열 이전에 마지막으로 단백질을 합성하는 시기이다. G_0기에 있는 사이기 세포는 유사분열을 준비 하지 않지만, 모든 다른 정상적인 세포기능은 수행한다. 유사분열은 전기, 중기, 후기, 말기의 네 단계로 이루어진다. 전기에서 방추사가 형성되고 핵막은 사라진다; 중기에서 염색분체는 중기판을 따라 배열한다; 후기에서 염색분체는 분리되고 방추사를 따라 반대쪽으로 움직인다; 말기에서 핵막은 다시 출현하며, 염색체들은 점차적으로 풀리며, 딸세포들은 세포질분열로 서로 분리된다.

단원 연습문제

단계 1. 정의와 용어

1. E; 2. G; 3. H; 4. B; 5. D; 6. I; 7. C; 8. F; 9. A; 10. B; 11. C; 12. D; 13. 그림 2.1을 보시오. 14. D; 15. B; 16.C; 17. C; 18. B

단계 2. 개념 정리

1. 핵막은 부분적으로 시토졸로부터 핵형질을 분리하고 있으며, 특수한 핵의 기능을 수행하고 촉진하는데 필요하다.
2. 세포이론의 세 가지 기본개념은:
   (a) 세포는 모든 식물과 동물의 구조적인 기본 단위가 된다.
   (b) 세포는 기존에 존재했던 세포의 분열에 의해 생겨난다.
   (c) 세포는 모든 생명 기능들을 수행하는 가장 작은 구조적 단위이다.

3. 물질이 세포에 출입하는 네 가지 수동적 과정은 확산, 삼투압, 여과, 촉진확산이다.
4. 유사점: 두 과정은 운반단백질을 이용한다. 차이점: 촉진확산의 경우 물질들은 고농도에서 저농도로 농도기울기가 낮은쪽으로 움직이며 ATP형태로 소비되는 에너지를 소모하지 않는다. 능동운반에서는 물질들이 저농도에서 고농도로 농도기울기에 반대 방향으로 움직이고, ATP분해로 생성되는 에너지가 필요한 과정이다.
5. 물질이 형질막을 가로질러 통과할 수 있도록 제한하는 세 가지 요소는 분자의 크기, 막을 가로지르는 농도기울기, 분자의 용해도이다.
6. 세포소기관은 특정한 기능을 수행하는 세포내 구조물이다. 세포소기관은 두 개의 큰 범주로 나누어진다: (1) 비막성소기관은 항상 시토졸과 접촉하고 있다. (2) 막성세포소기관은 시토졸로부터 내용물을 분리시켜주는 막으로 둘러싸여 있다.
7. a. 사이기; b. 이른전기; c. 늦은전기; d. 중기; e. 후기; f. 말기; g. 세포질분열
8. 형질막의 일반적인 기능은
   (a) 물리적인 격리
   (b) 환경에 따른 출입조절
   (c) 자극 반응성
   (d) 구조적인지지

단계 3. 종합적 사고

1. 신체 조직은 신선한 물보다 물질의 농도가 높다. 그래서 시간이 지나면 삼투압이 피부안으로 물을 끌어 당겨 피부가 팽창하고 주름지게 된다.
2. 피부 표층의 세포들은 뒤틀림과 장력 혹은 박리에 저항할 수 있는 매우 강력한 세포 연접인 부착반점이 풍부하여 서로 밀접하게 부탁되어 있다.
3. 분자의 수송이 농도기울기에 반하여 움직이고(저농도에서 고농도로), 막을 통과하는데 에너지가 요구되기 때문에 이러한 형태의 운반은 능동운반이다.

3 기초 조직과 초기 발생학

개념확인

Page 63

1. 아니다. 단층편평상피는 감염, 마모, 탈수에 대해 충분한 보호작용을 제공할 수 없으므로, 피부에서는 발견되지 않는다.
2. 온분비는 분비작용이 일어나는 동안 샘세포 전체가 파괴된다. 보다 많은 분비를 위해 소실되었던 세포를 보충하기 위해 세포재생이 요구된다.
3. 부분분비가 이루어지는 동안, 분비물과 세포질의 꼭대기 일부분은 함께 방출된다.
4. 단층원주상피는 보호 작용을 하며, 그리고 분비와 흡수에 연관되어 있을 것이다.

Page 76

1. 결합조직을 세 가지 기본적인 성분은 특수한 세포, 세포바깥단백질섬유, 바탕질이라 불리는 액체로 구성된다.
2. 고유결합조직은 끈적끈적한 바탕질에 다양한 유형의 세포들과 세포바깥섬유로 이루어진 결합조직이다. 지지성 결합조직(뼈와 연골)은 고유결합조직보다 다양하지 않은 세포집단과 치밀하게 출현하는 섬유 들을 함유하는 기질로 이루어져 있다. 기질은 겔 같거나(연골) 석회화(뼈) 되어 있다.
3. 고유결합조직에는 고정세포와 유주세포, 두 종류의 세포가 존재한다. 고정세포는 섬유모세포, 섬유세포, 고정큰포식세포, 지방세포, 중간엽세포, 멜라닌세포이다. 유주세포는 자유큰포식세포, 비만세포, 림프구, 형질세포, 호중구, 호산구이다.

Page 79

1. 점막이 외부와 교통하고 있는 통로를 덮고 있으며, 병원균의 침입을 막아주는 장벽을 형성한다. 장막은 배쪽몸안의 세분된 공간을 덮고 있으며, 벽쪽과 내장쪽의 두 부분으로 구성된다. 이 마주보는 두 면 사이의 마찰을 최소화하는 것이 장막의 주된 기능이다. 윤활막은 윤활관절을 덮고 있으며, 윤활막은 윤활액을 분비한다. 윤활액은 윤활관절의 표면을 매끄럽게 하고 영양을 공급한다.

Page 80

1. 얕은 근막의 또 다른 이름은 피부밑층 또는 피부밑조직이다. 이층은 아래에 위치하는 조직과 기관을 피부와 분리하여 절연체와 충전물로 작용하고, 피부나 아래에 위치하는 구조물들을 독립적으로 운동할 수 있게 한다.
2. 장막밑근막(subserous fascia)은 몸공간을 덮고 있는 장막과 깊은근막 사이에 존재한다. 이 층은 장막을 깊은근막으로부터 분리해주기 때문에, 근육이나 근육성 장기들의 움직임이 연약한 안층을 심하게 왜곡시키지 않는다.

Page 82

1. 근육조직은 수축을 위해 특수화되어있다.
2. 심장근육과 뼈대근육은 둘 다 가로무늬근육이다. 심장근육은 세포 중앙에 위치하는 하나의 핵을 가진다. 뼈대근육세포는 핵막 주변부에 위치하는 많은 핵을 가지고 있다. 민무늬근육은 가로무늬가 없으며, 세포중앙에 위치하는 하나의 핵을 가진다.

Page 83

1. 신경조직은 전기적인 자극을 한 장소에서 다른 장소로 전도하기 위해 특수화 되어있다.
2. 신경조직에서 발견되는 두 가지 유형의 세포는 신경원과 신경아교세포이다. 신경원은 전기적 자극을 전도하기 위하여 특수화되어 있다. 신경아교세포는 신경원의 지지작용을 위해 특수화되고, 세포사이 조직의 구성을 조정하며, 신경원에 영양을 공급한다.

Page 83

1. 조직이 노화되면, 조직의 복구와 유지는 점점 비효율적이 되며, 많은 조직의 구조와 화학적 구성은 변화한다.

단원 연습문제

단계 1. 정의와 용어

1. J; 2. H; 3. A; 4. C; 5. F; 6. G; 7. I; 8. B; 9. E; 10. D;
11. a. 이행상피; b. 힘줄; c. 유리연골; d. 뼈대근육; e. 민무늬근육 12. C;
13. C; 14. D; 15. D; 16. C; 17. A; 18. D

단계 2. 개념 정리

1. 세포는 구조적 기능적인 기본 단위이며, 하나의 단위로 함께 작용하는 세포들의 집단을 조직이라 한다(제한된 기능을 수행하는 특수화된 세포와 세포생산물의 집단).
2. B
3. D
4. 힘줄은 뼈대근육을 뼈에 부착시켜주는 치밀규칙결합조직의 다발이다. 인대는 힘줄과 유사하나, 언제나 뼈와 뼈를 연결하며, 힘줄보다 상당히 많은 탄력섬유를 포함한다.
5. 외분비는 피부표면이나 상피의 표면으로 방출되는 도관이 존재한다; 내분비는 세포사이질액체를 통해 혈액으로 방출된다.
6. 상피표면에 있는 섬모의 존재는 상피표면을 덮고 있는 점액을 이동시키며, 호흡상피 표면을 깨끗하게 유지하고 있음을 의미한다.
7. 피부는 성긴결합조직층에 의해 근육으로부터 분리되어 있다. 성긴결합조직은 속을 채워주고 두 층이 상당히 독립적으로 움직일 수 있도록 탄력성을 부여한다. 그러므로 피부를 꼬집는다해도 아래 있는 근육에는 영향을 주지 않는다.
8. 힘줄은 치밀규칙결합조직의 다발로 이루어져 있으며, 반면 널힘줄은 편평한 힘줄을 닮은 결합조직의 판 또는 리본으로 이루어져 있다. 널힘줄은 근육의 표면을 덮고, 다른 근육 또는 구조물에 근육을 붙이는데 도움을 준다.
9. 발아세포는 보통 상피의 가장 깊은 층에서 발견되는 줄기세포이다. 이 세포들은 상피표면에서 소실되거나 파괴되는 세포들을 대체하기 위해 분열한다.

단계 3. 종합적 사고

1. DNA, RNA, 막성분의 존재는 분비과정 동안에 세포가 파괴되었다는 사실을 의미한다. 이것은 온분비로 분비작용이 일어난 것이다.
2. 호흡상피에서 흡연 자극에 대한 반응으로 점액이 생성된다. 호흡계통의 많은 세포에서 발견되는 섬모는 위쪽을 향해 매질하는 것처럼 움직이고, 호흡상피에서 생성된 점액은 식도 위치까지 운반되어 삼키거나 제거된다. 섬모 파괴는 점액의 제거를 방해하며, 오직 기침에 의해서만 점액을 배출할 수 있다.
3. 뼈대근육섬유와 같이 심장근육섬유는 분열하지 않는다. 그러나 심장근육은 허혈에 의해 손상된 뼈대근육조직을 회복하기 위해서 분열하는 근육위성세포가 없기 때문에 허혈에 노출된 심장근육섬유는 죽고 심근경색으로 급작스럽게 사망한다.

4 외피계통

개념확인

Page 95

1. 상피는 외피계통의 표면을 덮고 있다; 결합조직은 견인력과 유연성을 제공한다; 민무늬근육은 진피의 혈관에서 발견되며 그리고 또한 외피의 털과도 관련된다. 신경조직은 민무늬근육의 활동을 조절하고 또한 외피에서 발견되는 수많은 감각구조와 관련된다.

Page 100

1. 표피의 세 번째층은 과립층이다.
2. 각질화과정은 표피세포의 각질생성을 말하며, 이것은 표피의 과립층에서 일어난다. 각질섬유(케라틴섬유)는 과립층의 세포 내부에서 생긴다, 각질섬유가 생산되면, 이 세포들은 점차 얇아지고 납작해지며, 그들의 형질막은 두꺼워지고 투과성은 감소하게 된다. 이 세포들이 죽게 되면, 치밀하게 쌓이게 되어 투명층과 각질층을 형성한다.
3. 표피의 색깔은 진피의 혈액공급과 두 가지 색소인 카로틴과 멜라닌의 양적 차이에 의해 기인된다
4. 표피능선은 진피 속으로 들어간 표피의 깊은 층으로 형성되며, 두 영역 사이의 접촉 면적을 넓히고 있다. 진피유두는 인접한 표피능선들 사이로 돌출된 진피의 돌출물이다.

Page 103

1. 피부분할선은 피부절개시 분할선에 따라 평행하게 절개하면 피부가 닫힌 상태가 되지만, 직각으로 절개하면 잘린 탄력섬유가 움추려 들어 열린 상태로 당기므로 임상적으로 중요하다. 피부분할선을 따라 절개하면 피부분할선에 직각으로 절개한 것보다 흉터가 작아지고 보다 빠른 치유를 할 수 있다.
2. 피부로 공급되는 동맥과 정맥들은 그물층의 경계를 따라 피부밑층에서 서로 연결된 망을 형성한다. 이 망은 피부혈관얼기라 한다.

Page 104

1. 피부밑층은 아래의 조직들과 관계에서 피부의 위치를 안정시키는데 중요하다. 피부밑층에 있는 지방은 에어지저장과 충격완화 역할을 제공한다.

Page 112

1. 털은 많은 기능을 제공한다. 털의 기능 중 중요한 것은 다음과 같다; 머리의 털은 자외선으로부터 머리피부를 보호하고, 머리에 대한 충격을 완화시키며, 머리뼈의 절연체로서 기능을 제공한다. 콧구멍 입구의 털은 외부 입자들의 진입을 막는다; 속눈썹은 눈의 표면에서 비슷한 기능을 수행한다. 신경조직과 연관되므로, 한 개의 털의 움직임도 의식하는 수준에서 느낄 수 있으며 중요한 감각입력을 제공한다.
2. 가는털(vallus hair), 중간털(intermediate hair), 굵은털(terminal hair)
3. 부분분비땀샘은 점성이 있고 혼탁하며 잠재적으로 냄새가 날 수 있는 분비물을 생산한다. 이 분비물은 여러 종류의 유기질 성분을 포함한다. 일부는 냄새가 나며, 일부는 피부 박테리아에 의해 대사되었을 때 냄새를 생산한다. 탈취제는 냄새를 감추기 위해 사용된다. 샘분비 땀샘은 주로 염화나트륨, 대사산물, 노폐물을 함유하고 있는 수용성 분비물을 생성한다. 샘분비물은 대부분 물이고, 일반적으로 땀이라고 한다.
4. 자유모서리(free edge); 가쪽손톱주름(lateral nail fold); 손톱위허물(eponychium); 몸쪽손톱주름(proximal nail fold); 손톱뿌리(nail root); 손톱아래주름(hyponychium).

Page 113

1. 기계적인 스트레스는 바닥층의 세포를 보다 빠르게 분열하도록 하여 굳은살(callus)이 형성된다.

Page 114

1. 피부가 얇아진다; 랑거한스세포의 수가 감소한다; 비타민 D 생성이 감소한다; 멜라닌세포의 활동이 감소한다; 분비샘의 활동이 감소한다; 진피이 혈액공급이 줄어든다; 털주머니는 기능적으로 정지한다; 진피는 얇아지기 시작한다; 피부 복구과정이 더 느리게 진행된다; 털과 몸의 지방 분포를 나타내는 이차성징이 변한다.

단원 연습문제

단계 1. 정의와 용어

1. E; 2. F; 3. D; 4. G; 5. C; 6. H; 7. B; 8. I; 9. A; 10. a. 표피; b. 진피; c. 피부기름샘; d. 털세움근; e. 층판소체; f. 땀샘; 11. A; 12. D; 13. a. 손톱뿌리; b. 손톱위허물; c. 끝마디뼈; d. 손톱아래허물; 14. B; 15. B; 16. B; 17. C; 18. A; 19. A;

단계 2. 개념 정리

1. 밝은 피부를 가진 사람은 멜라닌 세포에서 멜라닌을 조금 생성하므로 매우 유해한 자외선 흡수에 대한 방어 능력이 떨어진다. 보다 많은 자외선이 피부 깊은 층에 도달하기 때문에 큰 손상을 일으킬 수 있다.
2. 기계적 스트레스는 바닥층의 세포들이 더욱 빠르게 분열하도록 하고, 상피의 두께는 증가한다.
3. 피부가 늘어나서 원래의 크기로 수축하지 않는다면, 피부는 주름지고 늘어나면서 망상의 임신선을 만든다.
4. 케라틴은 과립층에서 많은 양이 생성된다. 케라틴 섬유는 각질화과정 중 세포내에서 서로 맞물리고, 세포는 얇아지고 편평해지며, 결과적으로 탈수된다. 케라틴은 표피 가장 바깥층의 구조를 유지하는데 중요하고 방수 작용에 참여한다. 부가적으로 케라틴은 털과 손발톱의 기본 적인 구성성분이 된다.
5. 다른 층들과 비교하여 피부밑층은 (a) 매우 탄력적이며, (b) 혈관의 분포가 풍부하고, (c) 살아있는 기관을 가지지 않는다.
6. 그러한 활동은 피부표면으로 분비되는 잠재적인 냄새 물질의 분비량을 줄이거나, 이 분비물에 작용하는 박테리아의 활동을 억제할 것이다.
7. 청색증인 사람은 피부에 공급되는 혈액순환이 지속적으로 감소한다. 그 결과 피부는 푸른색을 띠게 되며, 청색증(cyanosis)이라 부른다.
8. 노인들은 진피로의 혈액 공급과 땀샘의 활동이 둘 다 떨어진다. 이러한 복합적인 작용은 나이 든 사람들이 고온에 노출되었을 때, 체온을 발산하여 체온을 낮추기 어렵게 만든다.

단계 3. 종합적 사고

1. 피부분할선은 분할선과 평행하게 절개하는 경우 빠르게 회복되고 흉터가 묻히지만, 반면에 직각으로 절개하는 경우 잘린 탄력섬유가 다시 꼬이면서 상처가 남게 되므로 외과적으로 중요하다.
2. 손바닥과 발바닥은 두꺼운 표피로 이루어져 있고, 표피에는 투명층이라는 층이 존재한다. 이 두꺼운 층은 약물의 확산률을 천천히 떨어뜨리고 효율성도 상당히 떨어지게 된다.

5 뼈대계통
뼈조직과 뼈대의 구조

개념확인

Page 126

1. 만일 뼈에서 칼슘염에 대한 아교질(collagen)의 비율이 증가되면 뼈는 더욱 유연해지지만 뼈의 경도는 감소된다.
2. 동심상으로 배열된 층판 구조는 뼈단위(osteon)이다. 뼈단위는 치밀뼈에서 잘 관찰된다. 긴뼈의 뼈끝(epiphysis)은 주로 해면뼈로 이루어지고 뼈몸통(diaphysis)은 치밀뼈로 구성되기에, 이 표본은 긴뼈의 뼈몸통이다.
3. 뼈파괴세포는 뼈바탕질을 분해하는 기능이 있기에, 그 뼈는 무기질이 감소되고 약해질 것이다.
4. 골절의 치유는 방해받을 것이다.

Page 134

1. 넙다리뼈와 같은 긴뼈는 성장기 동안 뼈끝과 뼈몸통사이에 뼈끝연골이 존재한다. 뼈끝연골이 점차 좁아지면서 뼈의 길이성장이 멈추게 된다. 넙다리뼈의 X-선 영상에서 뼈끝연골이 확인되면 뼈가 성장 중인 상태이고, 뼈끝연골이 관찰되지 않으면 성장이 중지된 상태이다.
2. (1) 섬유결합조직에서 뼈모세포는 뼈되기중심에서 뼈바탕질성분을 분비한다. (2) 성장은 조각뼈라고하는 작은 뼈기둥에 있는 뼈되기중심으로부터 바깥쪽으로 일어난다.(3) 시간이 지남에따라 뼈는 해면뼈가 되며 그 후 뼈재구성이 진행되어 치밀뼈가

만들어진다.
3. 뼈의 두께성장은 뼈의 표면에 뼈조직이 첨가되는 부가성장(appositional growth) 방식으로 진행된다. 이 방식에서 뼈막세포는 뼈모세포로 분화하여 뼈 표면에 새로운 뼈조직을 첨가하므로 두께가 증가된다.
4. 뼈끝연골이란 뼈끝과 뼈몸통 사이에 있는 비교적 폭이 좁은 연골층이며, 뼈몸통끝에 위치한다. 뼈끝연골의 뼈끝쪽은 계속 증식되고, 뼈몸통쪽은 뼈조직으로 점차 대치되기에 뼈의 길이성장이 이루어진다. 즉 뼈의 길이 성장에서 중심적인 역할을 하는 구조이다.

Page 135
1. 뼈 성장에는 뼈에 가해지는 물리적인 스트레스 역시 중요하게 작용된다. 근육이 강화되면 뼈에 부가되는 힘이 증가하게 될 것이며, 그로 인해서 뼈가 더욱 두꺼워질 것이다.
2. 비타민 D는 정상 칼슘 조절에 중요한 인자이다. 칼시토닌은 뼈파괴세포의 활성을 억제한다. 부갑상선호르몬은 뼈파괴세포를 활성화시키며 비타민 D의 활성형인 칼시트리올(calcitriol)의 존재 하에서 작은창자에서의 칼슘 흡수를 촉진하며, 콩팥에서의 칼슘 재흡수를 촉진한다. 비타민 A 및 C 그리고 성장호르몬 및 성호르몬도 뼈 성장에 관여한다.
3. 15세는 뼈형성율이 뼈흡수율보다 높으며, 반면 30세는 그 비율이 유사하게 진행될 것이다.

Page 140
1. 칼슘이 적은 음식을 섭취한 사람의 뼈는 시간이 지남에따라 뼈파괴세포에 의한 뼈흡수가 증가하고, 뼈모세포에 의한 뼈축적이 감소하므로 뼈의 양이 감소하게 된다.

단원 연습문제

단계 1. 정의와 용어

1. a. 뼈의 몸통끝의 관절면; b. 뼈몸통; c.뼈끝; 뼈의 먼쪽끝의 관절면; 2. B; 3. A; 4. B; 5. B; 6. A; 7. A; 8. A; 9. A; 10. B

단계 2. 개념 정리

1. c
2. a
3. 막뼈되기에서 뼈는 섬유결합조직이나 중간엽세포에서 발생한다. 연골뼈되기에서 뼈는 연골주형에서 대치된다.
4. 성장되면서 뼈끝단연골의 성장 속도는 점차 감소되는 반면, 뼈모세포의 활성은 점차 증가되어 뼈끝연골판의 폭이 점차 줄어든다. 뼈끝연골판이 사라지면 뼈의 길이 성장은 중지되며, 뼈끝과 뼈몸통이 연결된 구조를 보인다.
5. 해면뼈는 다양한 방향에서 스트레스를 받는 부위에서 주로 관찰된다. 긴뼈의 끝에 위치한 해면뼈에서 뼈잔기둥은 서로 격자 형태로 연결되어 있기에 다양한 방향에서 오는 스트레스에 잘 견딜 수 있다.
6. 긴뼈의 직경은 부가성장 방식으로 증가된다. 이 방식에서 뼈막의 세포들은 뼈모세포로 분화되고 이 세포에서 뼈바탕질을 생산하여 뼈의 표면에 새로운 뼈가 첨가된다.
7. 치유가 완성된 부분은 원래의 부위보다 다소 두껍고 더욱 강하게 된다.
8. 골절의 치유과정에는 칼슘염 및 인산염이 많이 요구된다. 따라서 이러한 무기질 성분이 적은 식품만을 주로 섭취하면 골절의 치유는 느려진다.
9. 종자뼈는 주로 작고 둥글고 편평하다. 종자뼈는 힘줄(tendon) 속에서 발달되기에 윤활관절 주위에서 흔히 발생된다. 봉합뼈는 작고 납작하며 불규칙한 형태를 지니며 주로 머리뼈의 봉합선에서 관찰된다.
10. 뼈되기(ossification)란 다른 조직이 뼈조직으로 대치되는 과정을 말하며, 석회화(calcification)란 조직에 칼슘염이 침착되는 것을 말한다.

단계 3. 종합적 사고

1. 처음에는 골절된 부위가 출혈로 인한 혈종으로 붓게 될 것이다. 시간이 지나면서 골절된 부위의 속면에서는 해면뼈가 형성되어 부러진 뼈가 연결되며, 바깥면에서는 연골의 증식으로 인한 애벌뼈(가골, callus)가 형성되어 연결이 보강된다. 이로 인해서 부러진 뼈 사이가 종대되어 보인다. 애벌뼈(가골)는 시간이 지나면서 점차 뼈재형성 과정을 통해서 치밀뼈로 대치되고 부러진 부위는 약간의 흔적만이 남게 된다.
2. 어린 아이의 뼈바탕질은 석회화된 칼슘염 및 인산염보다 아교섬유의 비율이 상대적으로 높아 뼈는 비교적 유연하다. 이런 이유로 어린 아이에서는 부전골절(greenstick fracture)이 보다 흔한 종류이다. 나이가 들면서 석회화된 무기질의 비율이 아교섬유보다 높아져 뼈는 더욱 단단해지기에 부전골절이 발생되는 경우는 감소된다.

6 뼈대계통 몸통뼈대

개념확인

Page 148
1. 머리뼈와 관련된 뼈: 6개의 귓속뼈와 1개의 목뿔뼈
2. 머리안의 기능은 뇌를 보호한다. 머리안을 구성하는 뼈는 뒤통수뼈, 마루뼈, 관자뼈, 나비뼈, 보습뼈로 구성된다.

Page 148
1. 시상봉합
2. 시옷봉합

Page 165
1. 속목정맥은 뒤통수뼈와 관자뼈에 의해서 형성된 목정맥구멍을 통해서 머리뼈공간을 나온다.
2. 터어키안장은 나비뼈의 구조이며 뇌하수체를 수용한다.
3. 후각을 담당하는 신경섬유는 코안 점막에 있으며, 이 신경은 체판을 지나 뇌로 전달된다. 벌집뼈 체판 형성에 장애가 초래되면 후각신경이 뇌로 연결되지 못하며 따라서 후각 결여가 뒤따른다.

Page 171
1. 얼굴뼈는 위턱뼈, 보습뼈 및 아래턱뼈와 쌍으로 구성된 광대뼈, 코뼈, 눈물뼈, 코선반뼈 및 입천장뼈로 이루어진다. 얼굴머리뼈는 소화기 및 호흡기의 입구를 형성하고 보호하며, 많은 근육이 부착된다.

Page 172
1. 코곁굴은 머리뼈의 무게를 가볍게 하며, 점액을 분비하고 발성의 공명장치로서 작용한다. 위턱뼈, 이마뼈, 나비뼈 및 벌집뼈에 각각 코곁굴이 있으며 모두 코안과 교통된다.
2. 눈확복합체는 7개의 뼈로 구성: 입천장뼈, 광대뼈, 이마뼈, 눈물뼈, 위턱뼈, 나비뼈 및 벌집뼈

Page 172
1. 숫구멍은 태아 머리뼈의 뇌머리뼈를 연결하는 섬유결합조직이 있는 부위이다.
2. (a) 앞숫구멍은 이마봉합, 시상봉합 및 관상봉합이 만나는 지점에 형성된 가장 큰 숫구멍이다. (b) 뒤숫구멍은 시상봉합과 시옷봉합이 만나는 지점에 형성된 숫구멍이다. (c) 앞가쪽숫구멍은 관상봉합과 비늘봉합이 만나는 지점에 형성된 숫구멍이다. (d) 뒤가쪽숫구멍은 시옷봉합과 비늘봉합이 만나는 지점에 형성된 숫구멍이다.

Page 183
1. 치아돌기는 제1 목뼈의 몸통이 분리되어 제2 목뼈인 중쇠뼈에 부속된 구조이다. 목과 머리가 연결되는 부위에서 관찰된다.
2. 척주는 목부분, 등부분, 허리부분, 엉치부분 및 꼬리부분 이라는 5부위로 구성된다. 목뼈는 삼각형의 척추뼈구멍, 양분된 가시돌기 및 가로돌기구멍이 특징이다. 등뼈는 둥근 척추뼈구멍, 하트 모양의 몸통, 갈비뼈와 관절되는 2부위의 갈비오목이 특징이다. 허리뼈는 삼각형의 척추뼈구멍, 타원형이며 큰 몸통, 뭉툭한 가로돌기 및 가시돌기가 특징이다. 엉치뼈는 5개의 엉치척추뼈가 유합된 뼈이고, 꼬리뼈는 3개에서 5개의 꼬리척추뼈가 유합된 뼈이다.
3. 척주는 목굽이, 등굽이, 허리굽이, 엉치굽이라는 굽이가 있다.

Page 186
1. 심폐소생술을 부적절하게 실시하면 갈비뼈 또는 복장뼈의 골절이 발생될 수 있다. 특히 칼돌기 부위에서 자주 발생된다.
2. 안쪽의 갈비뼈면은 오목하고 갈비뼈몸통의 안쪽 아랫면에는 혈관 및 신경이 지나는 통로인 갈비뼈고랑이 형성되어 있다.

단원 연습문제

단계 1. 정의와 용어

1. B; 2. E; 3. H; 4. J; 5. I; 6. A; 7. D; 8. G; 9. F; 10. C; 11. D;
12. A; 13. a. 이마뼈; b. 나비뼈; c. 시옷봉합; d. 광대뼈의 관자돌기; e. 붓돌기;
14. a. 가시돌기; b. 고리판; c. 가로돌기; d. 고리뿌리 15. A; 16. A; 17. A;
18. D; 19. A; 20. A; 21. D

단계 2. 개념 정리

1. 고리뼈는 그 속에 수용되는 척수의 원활한 움직임을 제공하기 위해서 다른 척추뼈와는 다른 외형적 특징으로 충분한 공간을 형성하고있다. 이러한 여분의 공간으로 머리가 움직이는 동안에 척수가 다른 구조에 의해서 압박되는 것이 방지된다.
2. 나비뼈몸통의 위면에는 뇌의 아래에서 돌출된 뇌하수체를 수용하는 뇌하수체오목이라는 깊게 들어간 부위가 있다. 이 오목을 주위에서 경계하는 부분이 안장(터어키안) 이다.
3. 윗몸의 체중을 이루는 대부분의 구조는 척주의 앞쪽에 놓이기에 이차굽이가 없다면 신체의 체중심은 척주의 앞쪽에 위치하게 될 것이다. 전방으로 돌출된 이차굽이인 허리굽이가 형성됨으로서 체중심은 몸통의 중앙에 놓이며, 따라서 직립보행시 몸의 중심 균형이 유지된다.
4. 탄력성이 풍부한 목덜미인대는 제7목뼈에서 바깥뒤통수뼈능선까지 넓게 연결되며, 각 목뼈의 가시돌기에 부착되어 있다. 머리를 세울시 목덜미인대는 활의 시위와 같은 역할로 근육의 작용 없이도 머리를 고정하는 기능을 지닌다.
5. 코곁굴 점막은 외부의 환경적 자극에 반응해서 점액분비가 항진된다. 이러한 자극으로는 온도 및 습도의 급격한 변화, 자극성 가스의 흡입, 또는 세균 및 바이러스 감염 등을 들 수 있다.
6. 허리뼈는 체중의 대부분을 지탱하는 부위이기에 척추뼈몸통이 가장 크다.
7. 관자뼈 바위부분의 속에는 청각 및 평형감각을 받아들이는 속귀(internal ear)가 위치한다.
8. 후각을 담당하는 신경은 벌집뼈 체판에 형성된 작은 구멍을 통해서 머리뼈공간으로 진입된다.

단계 3. 종합적 사고

1. 감기 또는 독감으로 인한 코안 점막 염증이 코곁굴로 확산되어 부비동염이 초래되기도 한다. 특히 위턱굴에 저류된 염증삼출물은 중력으로 인해서 코안으로 잘 배출되지 못해 축농증을 초래하기 쉽다. 이로 인해서 얼굴부분의 중압감을 느끼게 된다. 위턱굴의 염증은 어금니의 뿌리로 확산되어 치통을 초래하기도 한다.
2. 광대뼈로 지칭되는 얼굴의 특징은 눈확아래의 광대뼈 뒤쪽돌기와 관절하는 관자뼈의 앞쪽돌기에 의해 이루어진다. 이러한 특징은 얼굴에서 현저하게 돌출하여 이 돌기 위쪽에 있는 눈확을 보호한다. 눈이 크게 보이는 것에 대한 불만은 정상적인 크기의 눈알보다 큰 눈을 가지고 있어 정상보다 더 큰 눈알이 자리잡고 있는 부위가 정상보다 크기 때문이다. 사진이 잘 받는 모델의 눈은 그녀의 연조직의 구조의 배열 및 얼굴뼈의 이상한 배열을 감추어주는 분장과 관계가 있다.

7 뼈대계통 팔다리뼈대

개념확인

Page 202

1. 빗장뼈는 어깨뼈와 복장뼈를 연결하고 이로 인해 어깨뼈의 운동 범위를 제한한다. 빗장뼈가 부러지면 어깨뼈는 더 넓은 운동 범위를 가지게 되지만 더 불안정하게 될 것이다.
2. 아래팔이 해부학적 위치에 있을 때 가쪽에는 노뼈가 위치한다.
3. 팔꿈치머리는 팔꿈치의 뾰족한 부위이다. 팔꿉관절을 펼때 팔꿈치머리는 위팔뼈 뒷면의 팔꿈치오목으로 들어가서 지나치게 펴짐을 막는다.
4. 빗장뼈는 복장뼈자루와 관절을 이루는 팔이음뼈와 몸통뼈대 사이의 유일한 직접적 연결이다.

Page 218

1. 볼기뼈를 이루는 세 가지 뼈는 엉덩뼈, 궁둥뼈, 두덩뼈이다.
2. 종아리뼈는 무릎관절에 포함되지 않고 몸무게를 지탱하지 않지만 많은 다리 근육의 부착점이 되기 때문에 중요하다. 종아리뼈가 골절되면 근육의 비정상적 작용 때문에 다리를 정상적으로 움직일 수 없어 걷기가 어렵고 고통스럽게 된다. 또한 종아리뼈는 발목 관절을 안정시키는데 도움을 주기도 한다.
3. 마크는 발꿈치뼈가 골절되었을 가능성이 가장 높다.
4. 임신과 출산에 대한 적응으로 크게 6가지의 다른 점이 있다: 아래골반문의 확장; 엉치뼈와 꼬리뼈의 굴곡이 덜함(남성은 앞쪽인 아래골반문쪽으로 나옴); 더 넓고 더 둥근 위골반문; 상대적으로 크고 낮은 골반; 엉치뼈 정도의 높이는 아니지만 더 가쪽으로 튀어나온 엉덩뼈; 두덩뼈사이의 아래쪽 각이 100° 이상인 넓은 두덩아래각.
5. 발등굽힘을 할 때는 몸무게 전체가 발꿈치뼈에 가해진다. 발바닥쪽굽힘을 하거나 "발가락으로 서 있기"를 할 때는 목말뼈와 발꿈치뼈가 더 앞쪽의 발목뼈를 통해 몸무게를 발허리뼈와 발가락뼈로 전한다.

Page 219

1. 표 7.1에 성인 뼈대의 성적차이를 결정하는데 사용되는 부위별 특징들을 설명하였다.

단원 연습문제

단계 1. 정의와 용어

1. B; 2. E; 3. G; 4. J; 5. C; 6. I; 7. F; 8. A; 9. H; 10. D;
11. a. 봉우리; b. 부리돌기; c. 관절오목; d. 어깨뼈가시 12. C;
13. a. 팔꿈치머리; b. 갈고리돌기; c. 노패임; d. 자뼈거친면 14. A; 15. D;
16. C; 17. a. 앞볼기근선; b. 위앞엉덩뼈가시; c. 아래뒤엉덩뼈가시;
d. 두덩뼈위가지; 18. C

단계 2. 개념 정리

1. 뼈대의 나이를 판단하려면 다음의 일부 또는 전부를 따져봐야 한다: 뼈끝판의 융합, 무기질 함량, 뼈 표지의 크기와 거친 정도, 치아, 아래턱뼈의 질량, 척추사이원반의 크기
2. 몸무게는 발의 세로활을 따라 전달되기 때문이다. 인대와 힘줄은 발꿈치뼈를 발허리뼈의 먼쪽에 묶어서 이 활을 유지시킨다. 정상적으로 서 있을 때 발의 가쪽부분이 대부분의 몸무게를 지탱한다. 이 부분의 발바닥활은 안쪽보다 굴곡이 덜 하다.
3. 팔을 편 상태에서 손바닥으로 넘어지면 큰 힘이 빗장뼈와 복장뼈자루 사이의 관절에 영향을 주게 되므로 빗장뼈 안쪽 부분의 골절이 흔히 일어난다.
4. 정강뼈는 무릎관절의 일부로 몸무게를 발목과 발에 전달한다. 종아리뼈는 무릎관절에 포함되지 않으며 발목과 발에 몸무게를 전달하지 않는다.
5. 자뼈의 팔꿈치머리는 팔꿈치의 뾰족한 곳이다. 팔꿈치를 펼 때 이 돌기는 위팔뼈 뒤쪽의 팔꿈치오목으로 들어가 아래팔이 상대적으로 지나치게 펴지는 것을 방지한다.
6. 몸무게는 입방뼈와 쐐기뼈를 통해 발허리뼈로 전해진다.

단계 3. 종합적 사고

1. 뼈엉성증(osteoporosis)은 생기면 몸에서 칼슘이 감소하여 뼈가 약해지고 부서지기 쉽다. 골반과 다리의 뼈는 몸무게를 지탱한다. 이 뼈들이 약해지면 몸무게를 충분히 지탱하지 못하게 되어 무게가 많이 실릴 때 뼈가 부서질 수 있다. 반면 어깨관절은 무게를 지탱하는 관절이 아니며 엉덩관절처럼 큰 무게가 실리거나 강한 근육의 수축이 일어나지 않기 때문에 어깨관절에서 뼈가 부러지는 일은 흔하지 않다.
2. 머리뼈의 여러 특징은 개인의 성별을 드러낸다. 또한 뼈의 거친 정도, 두덩결합의 각, 골반의 폭, 넙다리뼈의 각 등의 다른 뼈대도 특징을 나타낸다.

8 뼈대계통 관절

개념확인

Page 229

1. 부동관절에서는 어떤 상대적인 움직임도 일어날 수 없다. 반면에 반관절에서는 약간의 움직임이 가능하다.
3. 마찰 감소와 용해된 가스, 영양물질, 노폐물의 분배

Page 235

1. 일축성관절: 경첩관절과 중쇠관절; 이축성관절: 타원관절과 안장관절; 삼축관절: 절구관절

2. (a) 벌림, (b) 뒤침, (c) 굽힘

Page 235

1. 턱관절은 경첩관절로서 관절주머니는 느슨하며, 상대적으로 편평한 관절면은 작은 미끄럼운동을 가능하게 해준다. 이러한 움직임은 음식을 잘게 부수는 미끄럼운동에 중요한 역할을 한다.
2. 턱관절의 연골판은 수평으로 뻗어 있고, 관절공간을 두 개의 방으로 나눈다. 결국 턱관절은 실제로는 두 개의 윤활관절로서 하나는 관자뼈와 관절원반 사이에, 또 다른 하나는 관절원반과 턱뼈 사이에 존재한다.

Page 238

1. 앞세로인대; 뒤세로인대; 황색인대; 가시사이인대; 가시위인대
2. 연골결합은 C_2에서 S_2까지의 모든 척추의 척추몸통사이에서 관찰된다. 돌기사이관절은 인접한 척추뼈의 위, 아래 관절돌기 사이에서 관찰되는 윤활관절이다.

Page 241

1. 어깨밑주머니가 어깨관절에 있기 때문에, 이 조직의 염증(윤활주머니염)은 테니스 선수에서 발견될 수 있다. 이런 이상은 테니스 라켓을 휘두르는 것과 같은 어깨의 반복적인 움직임과 관련이 된다. 조깅을 하는 사람은 무릎관절에 손상을 입을 위험이 더 많을 것이다.
2. 오목테두리는 섬유연골성 고리로서 어깨뼈의 관절오목을 깊게하여 오목위팔관절을 안정화한다.

Page 243

1. 팔꿉관절은 (1) 위팔뼈와 자뼈, (2) 위팔뼈와 노뼈 사이의 관절로서 엎침과 뒤침을 불가능하게 하는 관절이다. 몸쪽과 먼쪽 노자관절은 아래팔의 엎침과 뒤침을 가능하게한다.
2. 팔굽관절은 (1) 위팔뼈의 도르래와 자뼈의 도르래패임 (2) 위팔뼈의 작은머리와 노뼈머리사이 의 관절이다.

Page 245

1. (1) 바닥쪽노손목인대; (2) 등쪽노손목인대; (3) 안쪽곁인대; (4) 가쪽곁인대; (5) 손목뼈사이인대; (6) 손가락손목관절
2. 굽힘/폄과 벌림/모음

Page 246

1. 넙다리머리를 둘러싸고있는 뼈절구는 강한 관절주머니, 강하게 지지하고 있는 인대, 치밀한 근육덩어리에 의해서 엉덩관절을 안정화시킨다. 이러한 안정감때문에 엉덩관절의 탈구보다 넙다리목의 골절이나 돌기들 사이에서 골절이 흔히 잘 일어난다.

Page 249

1. 앞십자인대와 뒤십자인대는 무릎관절의 관절주머니속인대이다. 이들은 정강뼈의 융기사이융기에서부터 넙다리뼈의 관절융기까지 이어져 있다. 이 인대들은 넙다리뼈의 앞뒤 움직임을 제한하고, 넙다리뼈와 정강뼈의 관절돌기가 정렬하도록 한다.

Page 254

1. 정강종아리관절
2. 세개의 관절이 발목관절의 안쪽과 가쪽을 안정화시킨다: (1) 몸쪽정강종아리관절, (2) 먼쪽정강종아리관절, (3)종아리목말관절.

Page 254

1. 관절염은 윤활관절을 침범하는, 모든 류마티즘과 관련된 질환도 모두 포함한다. 관절염은 항상 관절연골의 손상을 동반하는데, 그 원인은 다양하다.

Page 255

1. 근육을 둘러싸고있는 결합조직은 뼈의 뼈막과 윤활관절의 관절주머니와 연속되어 있다.

단원 연습문제

단계 1. 정의와 용어

1. I; 2. D; 3. H; 4. C; 5. G; 6. B; 7. F; 8. A; 9. E; 10. D; 11. D; 12. a. 미끄러짐관절; b. 경첩관절; c. 타원관절; d. 안장관절; e. 중쇠관절; f. 절구관절; 13. 봉우리빗장인대; 14. 어깨세모근밑주머니; 15. 부리봉우리인대; 16. 부리돌기; 15. C; 16. A

단계 2. 개념 정리

1. 관절은 매우 운동성이 좋으면서 동시에 강도가 강할 수 없다. 관절의 움직임의 범위가 크면 클수록 그 관절은 더 약해진다. 그리고 그 반대 또한 성립한다. 예를 들어 가장 강한 형태의 관절인 부동관절은 어떤 움직임도 허용하지 않는다.
2. 융합되기 전에 한 뼈의 두 부분이 연골선에서 결합되어 있는데 이를 연골결합이라고 한다. 일단 연골판이 없어지면 더 이상의 관절은 존재하지 않게 되며, 움직일 수 없는 뼈융합이 형성된다.
3. 정강목말관절이나 발목관절은 정강뼈의 먼쪽 관절면과 안쪽복사, 종아리뼈의 가쪽복사 그리고 목말뼈의 도르래와 가쪽 관절면로 구성된다. 발목관절의 인대들(안쪽 삼각인대와 세 개의 가쪽인대)에 의해 지지되는 복사와 지방덩이는 발목의 뼈들이 옆으로 미끄러지는 것을 방지한다.
4. 관절연골은 뼈의 관절면을 덮고 있다. 이것은 몸 어디에서나 있는 유리연골과 비슷하게 생겼다. 하지만 연골막이 없으며, 기질에는 어떤 다른 연골보다 더 많은 수분을 갖고 있다.
5. 관절주머니의 보조인대와 아교섬유들, 한 방향으로는 움직일 수 있고 다른 방향으로는 움직이지 못하게 하는 관절면의 형태, 관절을 구성하는 뼈에 붙어 있는 힘줄의 장력 그리고 관절을 둘러싸고 있는 근육이 바로 관절의 운동 범위를 제한하는 요인이다.
6. 윤활관절을 완전히 둘러싸고 있는 관절주머니는 관절을 구성하는 뼈의 뼈막과 연결되어 있다. 보조인대는 관절주머니가 부분적으로 두꺼워진 것이다. 관절주머니가쪽인대는 관절주머니의 바깥쪽에 있으며 관절주머니속인대는 관절주머니의 안쪽에 있다. 위팔노자관절에서 관절주머니는 강한 인대들로 강화되어 있다. 가쪽곁인대는 관절의 가쪽면을 안정시킨다. 머리띠인대는 노뼈 머리를 자뼈 몸쪽에 결합한다. 관절의 안쪽면은 안쪽곁인대가 지지한다.
7. 뼈의 끝은 서로 맞물려 있고 치밀결합조직에 의해 함께 결합되어 봉합선을 형성한다. 치아가 이틀뼈에 둘러싸여 결합되는 것은 또 다른 형태의 부동관절이다. 이러한 섬유성연결을 치아인대라고 한다.
8. 앞으로 향하고 있는 손바닥을 뒤로 향하게 하는 손목과 손의 운동을 엎침이라 한다. 휘돌림은 모든 형태의 각운동(굽힘, 폄, 모음, 벌림)을 수행하는 특수한 형태의 관절 움직임이다.
9. 나이가 듦에 따라 개별 척추사이원반 안의 속질핵의 수분량은 줄어든다. 척추사이원반의 수분 손실로 인해 척추가 짧아지게 된다.

단계 3. 종합적 사고

1. 채찍질손상이라는 용어는 추락이나 급가속, 급감속의 경우처럼 몸의 위치를 갑자기 바꿀 때 입게 되는 손상을 설명하는 데에 사용한다. 균형을 잡는 근육들은 머리를 안정적으로 유지할 정도로 충분히 강하진 않다. 근육과 인대의 손상과 척수의 잠재적 손상과 함께 목뼈가 부분적 또는 완전히 탈구되는 위험한 결과가 초래될 수도 있다. 머리의 움직임이 채찍이 철썩하는 것과 닮아서 채찍질손상이라고 한다.
2. 무릎이 굽혀져 있을 때는 안쪽 또는 가쪽의 충격에 반응하여 무릎이 움직일 수 있다. 그러나 무릎이 펴져 있을 때는(planted) 무릎이 잠겨 있는 상태가 된다. 이 위치에서 안쪽곁인대 및 가쪽곁인대와 앞십자인대가 팽팽한 상태가 된다. 그래서 이 때 손상을 입을 가능성이 높다.

9 근육계통 뼈대근육조직과 근육의 구성

개념확인

Page 240

1. 추울 때 뼈대근육의 불수의적인 수축이 일어나는 것이 떨림의 원인이다. 근육이 수축할 때 ATP를 사용하여 열이 생산되고 체온을 유지하는데 도움을 준다.

Page 246

1. 뼈대근육을 현미경으로 보면 가로무늬가 보인다. 이는 근육잔섬유인 액틴과 미오신의 배열이 근육에서 가로무늬를 만들기 때문이다.
2. 트로포미오신과 트로포닌 단백질은 액틴과 미오신 사이의 상호작용의 조절에 관여한다.

Page 251

1. 수축 시, A띠의 폭은 똑같이 유지되나 I띠는 줄어든다.
2. 종말수조는 근육세포질그물의 확장된 방으로서 칼슘이온을 저장한다. 이 칼슘이온은 뼈대근육세포의 수축이 시작될 때 필요하다. 가로세관은 두 종말수조 사이에 샌드위치처럼 위치한다. 가로세관은 근육세포막이 함입된 것으로 자극을 전도하는 기능을 가진다. 자극이 도달하면 종말수조에서 칼슘이온이 방출되고 근육수축이 일어난다.

Page 251

1. 운동신경세포의 가지(branch) 수에 달려있다. 적은 수의 가지(곁가지)는 단지 몇 개의 근육섬유만 활성화할 수 있다.
2. 근긴장도는 서있는 동안에 몸의 자세를 유지하는데 관여한다. 아세틸콜린의 작용을 차단하는 화학물질의 주입은 뼈대근육의 활동전위 생성을 차단한다. 이 때문에 근긴장도는 감소하거나 완전히 제거되고 근육은 관절을 안정시킬 수 없고 서있는 자세를 유지할 수 없다.

Page 254

1. 단거리달리기 선수는 비교적 짧은 거리를 전력 질주해야 하기 때문에 많은 양의 에너지가 요구된다. 이러한 에너지를 공급하기 위해 근육은 무산소대사로 전환된다. 무산소대사는 에너지 생산에 있어서 산소대사만큼 효율적이지 않다. 그뿐만 아니라 산성 노폐물도 생성된다. 부족한 에너지 생산과 노폐물의 적체는 피로의 원인이 된다. 마라톤선수는 산소대사로 에너지의 대부분을 얻는다. 이는 훨씬 효율적이면서 무산소대사보다 노폐물도 적게 생성된다.

Page 254

1. 평행근: 평행한 배열이 단일 근육섬유의 기능적 특성과 더 비슷하다.

Page 257

1. 발가락 관절을 굽히는 긴 근육이다.
2. 협동근은 특정한 동작을 수행할 때 주작용근을 도와 수축하는 근육이다.

Page 257

1. 제3형 지렛대; 제2형 지렛대; 제1형 지렛대
2. 무릎뼈를 제거한다면 넙다리네갈래근이 만드는 힘의 양에 유의한 감소가 일어날 것이다. 왜냐하면 무릎인대가 부착되는 각도에 변화가 생기기 때문이다.

Page 257

1. 뼈대근육은 나이가 들면 섬유성 결합조직이 증가한다. 이 과정을 섬유화라고 한다. 섬유화는 근육을 덜 유연하게 만들고 아교섬유는 움직임과 혈액순환을 방해한다. 스트레칭을 계속하는 것은 이런 효과를 감소시킬 것이다.

단원 연습문제

단계 1. 정의와 용어

1. C; 2. A; 3. B; 4. C; 5. A; 6. C; 7. D; 8. B; 9. a. 제2형 지렛대; b. 제1형 지렛대; c. 제3형 지렛대

단계 2. 개념 정리

1. C
2. D
3. C
4. C
5. 신경자극이 신경근육연접의 종말단추에 도달하여, 연접틈새 내로 아세틸콜린이 분비된다. 분비된 아세틸콜린은 근육세포막의 수용기와 결합하고, 국소적으로 막전위를 변화시킨다. 발생된 전기적 신호는 근육세포막의 표면을 따라 전도된다.
6. 1,500개의 섬유를 가진 운동단위는 강력하고, 큰 운동을 수행한다. 운동단위가 더 많은 수의 섬유를 가진다면 더 강력한 수축이 가능하지만 미세한 조절력은 떨어진다.
7. 중복구역에서 가는잔섬유는 굵은잔섬유 사이를 지나간다. 이곳에서 가는잔섬유와 굵은잔섬유가 상호작용하여 교차다리를 형성한다. 그 결과로 수축이 일어나고 장력이 발생한다.

단계 3. 종합적 사고

1. 역도는 무산소 지구력(anaerobic endurance)을 필요로 한다. 학생들은 단기간 최대근력 운동법 (short-term maximum strength)으로 빠른섬유를 발달시키길 원했던 것 같다. 점증저항운동 같은 자주, 짧게, 그러나 강렬하게 하는 운동으로 이것이 가능하다. 빠른섬유의 반복된, 철저한 자극은 더 많은 사립체가 생기게 하고 당분해 효소의 농도를 높이고 근육의 크기와 힘을 증가시킨다(근육비대).
2. 근육 생검은 다리근육 속의 백색근육섬유와 적색근육섬유의 비율을 결정하는데 사용된다. 백색근육의 비율이 높은 사람은 훌륭한 단거리 선수가 될 확률이 적색근육이 많은 사람보다 더 높다. 반대로 적색근육의 비율이 더 높은 사람은 훌륭한 장거리 선수가 될 확률이 백색근육의 비율이 높은 사람보다 높다.

10 근육계통 몸통근육

개념확인

Page 290

1. 몸통근육은 위치와/또는 기능을 기초로 네 개의 무리로 나뉜다. 이 무리는 (1) 머리와 목의 근육, (2) 척주근, (3) 빗근과 곧은근, (4) 샅과 골반가로막근이다. 머리와 목의 근육은 얼굴, 혀, 후두, 눈을 움직이고 척주의 근육은 척주를 굽히고, 펴고, 돌린다. 빗근과 곧은근은 흡기와 호기 중에 가슴벽을 움직이며 또한 배안을 압박하고 척주를 돌린다. 샅과 골반가로막의 근육은 골반안의 장기를 지지하고 엉치뼈와 꼬리뼈의 관절을 굽히며 요도와 항문을 통과하는 물질의 이동을 조절한다.

Page 299

1. 얼굴표정근은 머리뼈 표면에서 일어난다.
2. 인두근은 삼키기의 초기에 중요하다.

Page 301

1. 척주세움근은 자체기원등근육의 중간층에 속한다.
   척주세움근이 양쪽에서 함께 수축하면 척주를 편다. 한쪽만 수축하면 척주를 가쪽으로 굽힌다.
2. 적은 수의 자체기원등근육이 척주를 굽힌다. 왜냐하면 (1) 많은 큰 몸통근육이 수축하면 척주를 굽힐 수 있고, (2) 체중의 대부분은 척주의 앞쪽에 놓여 있어 중력이 척주를 구부리는 경향이 있기 때문이다.

Page 307

1. 바깥갈비사이근에 대한 손상은 호흡과정에 장애를 일으킨다.

Page 308

1. 샅과 골반가로막의 근육은 골반안의 장기를 지지하고 엉치뼈와 꼬리뼈의 관절을 굽히며 요도와 항문을 통과하는 물질의 이동을 조절한다.

단원 연습문제

단계 1. 정의와 용어

1. H; 2. D; 3. A; 4. I; 5. F; 6. B; 7. J; 8. E; 9. C; 10. G; 11. B; 12. B; 13. (a) 코근; (b) 입둘레근; (c) 넓은목근; (d) 관자근; (e) 깨물근 14. A; 15. B; 16. C ;17. (a) 뭇갈래근; (b) 허리네모근; (c) 등엉덩갈비근; (d) 허리엉덩갈비근; (e) 척주세움근; 18. A; 19. C; 20. A; 21. D

단계 2. 개념 정리

1. C
2. A
3. B
4. C
5. 굽힘근의 작용과 더불어 중력이 몸통의 앞쪽 움직임을 돕는다. 척주의 앞쪽의 무게 때문에 앞쪽을 향한 움직임이 쉽다.
6. 혀의 모든 바깥기원근육과 자체기원근육은 삼키기 과정에 여러 측면에서 관여한다. 혀에 놓이는 음식물의 위치를 조절하고 바른 위치에서 삼키기가 시작되게 한다.
7. 배속빗근의 수축 작용: 배를 압박; 갈비뼈를 내림; 척주를 굽힘, 가쪽굽힘, 돌림.
8. 목앞근은 후두의 위치를 잡고, 아래턱과 입의 바닥을 내리고 혀근와 인두근의 안정을 위한 기초가 된다.

9. 가로막은 주된 호흡근이다. 이것은 몸통근육에 속한다. 왜냐하면 가슴벽의 다른 근육들과 발생학적으로 연결되기 때문이다.
10. 척주세움근과 뭇갈래근 그리고 목빗근이 여기에 속한다. 이 근육들은 머리의 위치를 조절하고 자세를 불수의적으로 유지하며 머리를 수의적으로 움직이게 한다.

단계 3. 종합적 사고

1. 골반의 아래쪽 경계는 샅이다. 항문삼각의 근육은 샅의 뒤쪽 부위를 형성한다. 골반가로막은 근육막이며 항문삼각의 바탕이 된다. 앞쪽으로 비뇨생식가로막의 속를 지나서 두덩결합까지 뻗어 있다. 조임근은 항문구멍 주위를 둘러싼다.
2. 이마근과 눈살근의 수축으로 메리의 눈썹이 올라가고 이마에 주름이 진다(이마근) 그리고 코가 움직이고 콧구멍의 모양과 위치가 바뀐다. 눈썹이 올라가고 콧구멍이 커지는 것은 그녀가 이 만남에서 좀 불쾌함을 느낀다고 볼 수 있다.

11 근육계통 팔다리근육

개념확인

Page 317

1. 근육의 작용선은 근육의 장력이 작용하는 선(이는곳과 닿는곳을 연결한 선이 관절을 지나는 선)이다. 한 근육의 작용선을 안다면 그 근육의 기능을 쉽게 알 수 있다.
2. 팔이음뼈와 팔과 관련된 네 무리의 근육은 (1) 팔이음뼈를 잡아주는 근육 (2) 위팔을 움직이는 근육 (3) 아래팔과 손을 움직이는 근육 (4) 손과 손가락을 움직이는 근육이다.

Page 331

1. 이 힘줄들은 손의 닿는곳에 도달하기 전에 윤활힘줄집을 통과한다.
2. 이 두꺼운 근막은 폄근지지띠이다.
3. 어깨삼각근이 어깨에서 위팔의 주된 벌림근이다.
4. 자쪽손목굽힘근에 대한 손상은 손목의 굽힘과 모음에 장애를 일으킨다.
5. 네모엎침근과 손뒤침근은 팔꿉의 굽힘과 폄없이 노뼈를 돌린다.

Page 333

1. 아래팔의 앞칸 얕은층에서 발견되는 네 근육은 자쪽손목굽힘근, 긴손바닥근, 노쪽손목굽힘근, 원엎침근이다.
2. 위팔과 아래팔의 뒤칸은 모두 노신경이 지배한다.

Page 349

1. 두덩근, 엉덩근, 넙다리곧은근이 넙다리신경의 지배를 받는다.
2. 무릎의 폄근을 총칭하여 넙다리네갈래근이라 한다.
3. 긴종아리근과 짧은종아리근이 종아리뼈에서 일어나는 발의 바깥기원근육이다.
4. 긴종아리근과 짧은종아리근이 발의 가쪽번짐근이다.
5. 발꿈치뼈에서 일어나는 발의 자체기원근육은 짧은발가락폄근, 엄지벌림근, 짧은발가락굽힘근, 새끼벌림근 그리고 발바닥네모근이다.

Page 352

1. 종아리 가쪽칸의 두 근육은 발의 가쪽번짐과 발바닥굽힘 작용을 한다.
2. 종아리 뒤칸의 깊은층의 근육은 긴발가락굽힘근(제2–5발가락관절을 굽힘; 발목을 발바닥굽힘), 긴엄지굽힘근(엄지발가락관절을 굽힘; 발목을 발바닥굽힘), 오금근(무릎관절에서 정강뼈를 안쪽돌림), 그리고 뒤정강근(발을 안쪽번짐; 발목을 발바닥굽힘)이다.
3. 넙다리의 안쪽칸에 속하는 근육이 엉덩관절에서 넙다리를 모으는 작용을 가진다.
4. 종아리 뒤칸의 얕은층의 근육은 장딴지근(발목을 발바닥굽힘; 무릎관절을 굽힘), 가자미근 (발목을 발바닥굽힘), 장딴지빗근(발목을 발바닥굽힘; 무릎관절을 굽힘)이다.

단원 연습문제

단계 1. 정의와 용어

1. C; 2. K; 3. I; 4. G; 5. J; 6. D; 7. F; 8. B; 9. E; 10. H; 11. A; 12. B; 13. B; 14. B; 15. D; 16. D

단계 2. 개념 정리

1. C
2. D
3. B
4. B
5. 위팔두갈래근은 어깨관절(굽힘), 팔꿉관절(굽힘), 그리고 노자관절(뒤침)에서 작용한다.
6. 무릎관절을 가쪽에서 지지하고 엉덩관절에서 굽힘과 벌림 운동으로 무용수에서 발달하는 근육은 넙다리근막긴장근이다.
7. 넙다리의 모음근과 발꿈치힘줄이 가장 많이 스트레칭된다. 무용수가 발레 바에 발을 올리고 앞으로 숙인다면 넙다리뒤근육무리도 또한 스트레칭된다.
8. 손의 자체기원근육은 손과 손가락의 섬세한 조절에 관여한다.
9. 이 두 근육, 넙다리근막긴장근과 큰볼기근은 무릎의 가쪽 버팀대 역활을 하는 아교섬유띠인 엉덩정강띠를 함께 당긴다. 엉덩정강띠는 사람이 한발로 균형을 잡을 때 특히 중요하다.
10. 손목과 발목을 팔찌나 발찌처럼 감싸는 결합조직띠로서 손과 발의 폄근과 굽힘근 힘줄이 이 띠의 속을 지나간다. 이 지지띠가 팔다리의 표면에서 힘줄을 잡아두기 때문에 힘줄이 효과적으로 손과 발의 위치를 변화시킬 수 있다.

단계 3. 종합적 사고

1. 손의 자체기원근육은 정확하게 쥐게 하고 작은 움직임이 가능하게 하여 필기구로 글을 쓰거나 정밀한 표시를 할 수 있게 한다. 한편 팔의 큰 근육은 글을 쓰거나 그림을 그리는 동안 팔이 적당한 위치를 유지하도록 한다.
2. 제이콥은 아마도 반막근과 반힘줄근에 손상을 입은 것 같다. 이 두 근육의기능이 주로 제이콥이 가진 증상과 관련된다.
3. 비록 가슴근은 가슴 위를 가로질러 위치하지만 닿는곳은 위팔뼈의 큰결절이다. 이 근육은 수축 시 어깨에서 위팔뼈의 굽힘, 모음, 안쪽돌림에 관여한다. 이 근육이 손상되었다면 이런 위팔의 동작에 부분적으로 장애가 발생할 것이다.

13 신경계통 신경조직

개념확인

Page 373

1. 신경계통의 두 가지 해부학적 분류는 중추신경계통과 말초신경계통이다.
2. 말초신경계통의 날신경은 몸신경계통과 자율신경계통으로 나눈다.

Page 375

1. 신경조직에서 관찰되는 두 종류의 세포는 신경세포와 신경아교세포이다.
2. 신경아교세포가 분열능력을 갖고있다.

Page 379

1. 별아교세포는 혈액-뇌장벽을 유지하는 것을 돕는다.
2. 희소돌기아교세포는 축삭을 둘러싸는데 미엘린집이라 한다.

Page 385

1. 말초신경계통의 감각신경은 보통 거짓홑극신경세포이다. 그래서, 이 조직은 감각기관과 가장 관련성이 있을 것이다.

Page 386

1. 왈러변성은 손상된 말초신경 말단의 퇴화와 재생과정이다.

Page 386

1. 미엘린집은 신경세포의 전도속도를 증가시킨다. 그래서, 활동전위를 50m/s 속도 전도하는 것이 미엘린집 신경섬유이다.
2. 흥분성이란 전기적 임펄스를 전도하는 원형질막의 능력이다.

Page 388

1. 만일 종말단추가 소포성연접 부위에서 적절한 양의 아세틸콜린을 방출하지 않는다면, 연접뒤막의 활동전위는 발생하지 않을 것이다.

Page 389

1. 퍼짐은 하나의 신경세포에서 몇 개의 신경세포 혹은 하나의 신경세포 풀에서 다수의 신경세포 풀로 정보가 퍼져나가는 형태이다. 모임은 하나의 연접뒤신경세포에

여러 개의 신경연접이 이루어지거나 혹은 여러 개의 신경세포 풀이 하나의 신경세포 풀에 연접할 때 발생한다.

Page 390

1. 중추(center)는 공통된 기능을 가진 신경세포체의 집합을 말한다. 중추신경계에서 공통된 시작점, 종착지 그리고 기능을 가진 축삭의 묶음을 신경로(tract)라 한다. 뇌와 신체의 나머지 부분을 이어주는 이러한 중추와 신경로를 경로(pathway)라 부른다.

단원 연습문제

단계 1. 정의와 용어

1. C; 2. J; 3. H; 4. E; 5. B; 6. I; 7. F; 8. D; 9. A; 10. G; 11. B; 12. D; 13. D; 14. A; 15. C; 16. a. 두극신경세포; b. 무축삭신경세포; c. 뭇극신경세포; d. 거짓홑극신경세포

단계 2. 개념 정리

1. D
2. B
3. C
4. 곁가지 연접은 하나의 신경세포를 다른 여러 개의 세포에 동시에 연결할 수 있도록 해준다.
5. 외수용기는 촉각, 온각, 압각, 시각, 후각, 청각 그리고 미각의 형태로 외부환경에 대한 정보를 제공해준다. 내수용기는 소화계통, 호흡계통, 심장혈관계통, 비뇨계통 그리고 생식계통을 감시하고 미각, 깊은 압력 그리고 통증의 감각을 제공한다.
6. 혈액-뇌장벽은 혈액내에 정상적으로 존재하는 호르몬과 다른 화학물질이 신경세포 기능을 파괴할 수 있기 때문에 온몸순환으로부터 신경조직을 분리시키기 위해 필요하다.
7. 중추신경계통은 감각정보와 운동명령을 통합하고 조정하는 역할을 한다. 이것은 또한 지성, 기억, 학습 그리고 감정 등의 고위중추기능을 담당한다. 말초신경계통은 중추신경계통으로 감각정보를 전달하고 운동명령을 말초조직으로 전달한다.
8. 몸신경계통은 뼈대근 수축을 조절하는데, 이것은 수의적이거나 혹은 불수의적이다. 자율신경계통은 민무늬근, 심장근 그리고 샘분비기능을 조절한다.
9. 무소포성연접은 두 세포가 틈새이음에 의해 연결되어 있기 때문에 소포성연접에 비해 자극전도에 있어 훨씬 효과적이다. 그리고 마치 공통의 세포막을 공유하는 것처럼 기능한다. 그러나 소포성연접은 신경세포막이 흥분성과 억제성 자극에 연속적으로 영향을 받을 수 있기 때문에 좀더 자유로운 편이다. 무소포성연접의 세포막은 단순히 하나의 세포에서 다른 하나의 세포로 신호를 전하는 반면, 소포성연접은 다수의 연접을 거치는 정보를 조정한다.
10. 직렬처리에 있어 정보는 하나의 신경세포나 신경세포 풀에서 다른 신경세포 혹은 신경세포 풀로 연쇄적으로 전달된다. 병렬처리는 몇 개의 신경세포 혹은 몇 개의 신경세포 풀이 한 번에 동일한 정보를 처리할 때 유발된다.

단계 3. 종합적 사고

1. 활동전위는 무미엘린집 신경섬유보다 미엘린집 신경섬유가 보다 더 빠르게 전달한다. 미엘린집 손상은 운동신경이 신호를 효과근육에 전달하는 시간을 느리게 한다. 이러한 반응시간 지연으로 근육 활동의 조정능력이 다르게 나타난다. 이러한 상황은 신생아의 경우와 매우 유사하다. 신생아는 처음 첫 해 동안은 미엘린집이 아직 완전하지 않기 때문에 손과 발을 잘 움직이지 못한다. 동일한 근육을 지배하는 모든 운동신경의 미엘린집 파괴가 동일하지 않기 때문에, 어떤 신경섬유들은 정상적으로 반응하지만 또한 어떤 신경섬유는 반응이 느려서, 불규칙하고 조절이 되지 않는 수축을 유발한다.
2. 왈더변성(Wallerian degeneration)으로 알려진 과정에서 손상부위로부터 먼 축삭의 기능이 떨어지고 큰포식세포가 찌꺼기들을 잡아먹기 위해 들어온다. 이 부위의 슈반세포가 분리되어 원래의 축삭의 경로를 따라가는 단단한 세포띠를 형성한다. 신경세포가 회복됨에 따라 축삭은 손상부위로 자라고 슈반세포가 그것을 둘러싼다. 만약 축삭이 슈반세포의 적절한 띠를 따라 말초로 자란다면, 결과적으로 정상적인 연접을 재형성할 것이다. 만약 성장을 멈추거나 다른 방향으로 자란다면, 정상적인 기능이 돌아오지 못한다.
3. 철수 아버지의 추측은 옳지 않다. 철수의 질병을 치료하기 위해서는 사용되는 모든 약물이 혈액-뇌장벽을 통과해야만 한다. 혈액-뇌장벽의 통과를 촉진하기 위해서 높은 농도의 항생제 투여가 필요한 것이다.

14 신경계통 척수와 척수신경

개념확인

Page 396

1. 감각신경의 세포체는 척수신경절 속에 있다.
2. 말총은 종말끈과 기다란 앞뿌리와 뒤뿌리로 구성되어 있으며, 꼬리쪽으로 뻗어있다.

Page 400

1. 척수를 싸고 있는 뇌척수액은 거미막과 연막 사이의 공간인 거미막밑공간에 있다.
2. 척수와 신경뿌리를 둘러싸는 3층의 척수막이 있다. 깊은쪽(척수)에서 바깥쪽으로 이들 3층은 연막, 거미막, 경막이다.
3. 두 가지의 척수팽대는 목팽대와 허리엉치팽대이다. 이 부위의 척수는 회색질 속에 있는 신경세포의 세포체 수가 증가하여 크기가 증가하였다. 이 부위의 척수분절은 팔과 다리에 분포한다.
4. 척수신경절에는 감각신경의 세포체가 있다.

Page 402

1. 폴리오바이러스(poliovirus)는 몸운동신경에 있기 때문에, 몸운동신경의 세포체가 있는 척수의 앞뿔에서 발견할 수 있을 것이다.
2. 오름로는 감각정보를 뇌로 전달한다. 내림로는 운동명령을 척수로 보낸다.

Page 404

1. 맨 바깥층을 신경바깥막이라고 한다. 신경바깥막은 신경전체를 둘러싼다. 중간층인 신경다발막은 신경을 축삭다발로 나눈다. 한 묶음을 다발이라고 한다. 신경섬유막은 가장 안쪽 층으로 각각의 축삭을 싸고 있다.
2. 회색교통가지와 백색교통가지는 척수신경을 근처의 자율신경절과 연결한다. 백색교통가지는 미엘린집 신경섬유인 신경절이전축삭을 신경에서 자율신경절까지 연결한다. 회색교통가지는 무미엘린집 신경축삭을 신경절에서 신경으로 연결한다.

Page 404

1. 가로막신경은 목신경얼기에서 일어나 가로막을 신경지배한다. 목신경얼기 중에서 특히 가로막신경이 손상되면 호흡에 심각한 영향을 미치며, 질식에 의하여 사망한다.
2. 팔신경얼기가 손상되었을 것이다.

Page 418

1. (1) 자극의 도착과 수용기의 활성, (2) CNS로 정보중계, (3) 정보처리, (4) CNS에서 운동신경 활성, (5) 말초효과기의 반응.
2. 단연접반사는 감각신경이 직접 운동신경과 연접한다. 다연접반사는 자극과 반응 사이에 하나 이상의 연접을 갖고 있다.

단원 연습문제

단계 1. 정의와 용어

1. D; 2. I; 3. A; 4. G; 5. B; 6. C; 7. J; 8. F; 9. H; 10. E; 11. a. 뒤정중고랑; b. 척수신경절; c. 백색질; d. 앞뿌리; e. 앞정중틈새; 12. D; 13. D; 14. B; 15. D; 16. A; 17. B; 18. B; 19. C; 20. C; 21. D

단계 2. 개념 정리

1. D
2. D
3. A
4. 뇌막은 견고한 보호덮개로 세로로는 물리적인 안정을 이루고, 충격흡수를 위한 용액이 들어갈 공간을 제공한다.
5. 반사는 즉시적이고 불수의적인 반응이지만, 수의적인 몸운동은 의식적인 조절 하에서 이루어진다.
6. 감각정보가 손상될 것이다.
7. 신경 사이의 정보전달 시에는 연접에서 일정한 시간이 소요된다. 그러므로, 반사에서 연접의 수가 많을수록 더 많은 시간이 소요된다. 단연접반사는 오직 한 개의 연접이 있다. 그래서 반응시간이 매우 빠르다. 다연접반사에서는 많은 연접이 있기 때

문에 시간이 보다 지연된다.

8. 목부위에서, 척수신경의 첫 번째 쌍은 C_1으로 머리뼈와 첫째목뼈 사이로 나온다. 그 이후로 목신경은 각 목뼈 다음의 번호를 붙인다. 예를 들어서, C_2 신경은 C_1 목뼈 밑으로 나오고, C_3 신경은 C_2 목뼈 밑으로 나온다. 그렇게 해서 C_8 신경은 C_7 목뼈 밑으로 나온다.
9. 치아인대는 척수가 옆으로 움직이는 것을 막아준다.
10. 성인의 척수는 L1 또는 L2까지 성장한다. 이 지점 아래의 척추뼈구멍 안에서 척수막은 말총과 상당량의 CSF를 비교적 견고하게 싸고 있다.

단계 3. 종합적 사고

1. 배곧은근은 가쪽 가장자리를 따라서 뒤쪽으로 들어오는 T_7–T_{12}의 지배를 받기 때문에 항상 가쪽으로 오므라든다. 만일 근육의 안쪽으로 오므라들면 신경은 손상될 수 있으며, 근육은 마비된다.
2. 해당 부위 척수의 오름로가 압박을 받고 있을 것이다.
3. 척수 앞뿔의 신경세포는 뼈대근육의 활성을 지배하는 몸운동신경이다. 척수의 허리분절은 엉덩이와 다리에 있는 근육인 뼈대근육 조절한다. 손상 결과 한 남성은 대부분의 다리 근육 조절이 힘들게 될 것이며, 걷는다거나 평형을 유지하는데 문제가 생길 것이다.

15 신경계통 척수의 감각로와 운동로

개념확인

Page 424

1. (a) 오름감각로는 다음과 같은 일반적인 구성과 해부학적 양식을 갖는다: (i) 만약 감각정보가 의식적이라면 오름로는 3개의 신경세포로 구성된다. 뒤기둥은 이 신경로의 한 예이다. 1단계 신경세포(FON)는 수용기에서 척수까지 전달하며, 세포체는 척수신경절 속에 있다. 1단계 신경세포는 척수 또는 뇌줄기에서 2 단계 신경세포와 연접한다. 2단계 신경세포(SON)는 시상까지 전달하며, 그 곳에서 대뇌 겉질까지 전달하는 3단계 신경세포(TON)와 연접한다. 전형적으로 FON 또는 SON은 반대쪽으로 교차할 것이다. (ii) 만약 오름 감각정보가 무의식적이라면 2개의 신경세포로 구성된다. 척수소뇌로는 이 감각로의 한 예이다. FON은 척수에서 SON과 연접할 것이다. SON은 같은 쪽 소뇌에 전달한다.
   (b) 내림운동로는 2개의 신경세포로 구성된다. (i) 위운동신경세포(UMN)는 대뇌겉질 또는 뇌줄기에서 시작될 것이다. UMN은 뇌줄기 또는 척수에 전달하며, 그곳에서 아래운동신경세포(LMN)와 연접할 것이다. (ii) LMN은 뇌줄기 또는 척수를 나와 뼈대근육과 연접할 것이다. (iii) 대부분 내림운동로는 숨뇌 또는 척수에서 반대편으로 교차 할 것이다.

Page 430

1. 척수 뒷기둥의 널판다발은 신체하부의 촉각과 압각에 관한 정보를 뇌를 전달하는 기능을 담당한다.

Page 434

1. (a) 덮개척수로, (b) 안뜰척수로

Page 436

1. 몸운동조절의 모든 단계는 아래운동신경세포의 활성에 영향을 미친다.

단원 연습문제

단계 1. 정의와 용어

1\. H; 2. E; 3. A; 4. F; 5. B; 6. G; 7. C; 8. I; 9. D; 10. A; 11. D; 12. D; 13. B; 14. a. 널판다발; b.쐐기다발; c.뒤척수소뇌로; d.앞척수시상로

단계 2. 개념 정리

1. A
2. 1단계 신경세포는 감각을 중추신경계통으로 전달하는 감각신경세포이다.
3. 신체감각뇌도는 감각겉질에서 특정 부위가 차지하는 비율이 실제 신체부위의 면적에 비례하는 것이 아니라 그 신체부위에 분포하는 감각수용기의 수에 따른 것이기 때문에 왜곡되어 보인다.
4. 대뇌핵은 수의적인 운동의 수행에 관련된 움직임을 조절하는 처리중추이다.
5. 안뜰척수로는 속귀로부터의 감각에 반응하여 평형에 대한 불수의적인 조절을 담당한다. 그물척수로는 반사운동과 자율신경기능의 불수의적인 조절을 담당한다.

단계 3. 종합적 사고

1. 아마도 오른쪽 L_2 척수분절 높이의 그 주변 어딘가의 가쪽 척수시상로에 문제가 발생한 것으로 예측된다. 이것을 이해하기 위해서는 (1) 어떤 감각경로가 다리로부터 감각정보를 전달하는지, (2) 어디서 교차하는지, (3) 어느 척수분절에서 엉덩이와 다리로 연결되는지를 확인해야 하며, 14장의 피부분절 그림에 자세히 나타나 있다.
2. 철수의 척수 문제는 특히 뒤기둥 속에 위치할 것이며 쐐기다발의 가쪽 부위 일 것이다. 이것을 이해하기 위해서는 (1) 팔로부터 무슨 신경로가 미세한 접촉, 압력, 진동 및 고유감각정보를 전달하는지, (2) 안쪽–가쪽 규칙에 따라 철수의 증상과 맞는 신경로 부위가 손상되었음을 결정할 필요가 있을 것이다.

16 신경계통 뇌와 뇌신경

개념확인

Page 444

1. 성인 뇌의 주요부위 6곳은 대뇌, 사이뇌, 중간뇌, 다리뇌, 소뇌, 숨뇌이다.
2. 가쪽뇌실은 각 대뇌반구 속에 있다. 셋째뇌실은 사이뇌 속에 있으며, 넷째뇌실은 다리뇌와 소뇌 사이에서 시작된다. 숨뇌의 하단에서 넷째뇌실은 좁아지며 척수의 중심관으로 연결된다.

Page 449

1. 경막은 뇌 사이로 연장되어 대뇌낫, 소뇌천막, 소뇌낫, 안장가로막을 형성한다.
2. 혈액–뇌장벽은 일반적인 혈액순환과 CNS를 격리한 것이다.

Page 451

1. 숨뇌에는 세 가지 핵이 있다: 연계핵, 뇌신경핵, 자율신경핵

Page 452

1. 오름섬유, 내림섬유, 가로섬유가 다리뇌를 지나간다. 오름섬유와 내림섬유의 CNS의 다른 부위를 연결하며, 가로섬유는 두 소뇌반구를 연결하며 다리뇌 핵을 반대쪽 소뇌반구에 연결한다.

Page 452

1. 네둔덕은 중간뇌의 덮개 안에 있다. 위둔덕 2개는 시각반사 중추이고, 아래둔덕 2개는 청각반사 중추이다.

Page 456

1. 체온의 변화는 사이뇌의 한 부분인 시상하부의 시각앞핵을 자극 할 것이다.
2. 시상은 의식과 무의식 상태에서 몸운동활성을 조절한다.

Page 460

1. 위소뇌다리, 중간소뇌다리, 아래소뇌다리는 소뇌를 대뇌, 뇌줄기, 척수에 연결한다.
2. 소뇌의 두 가지 주기능은 몸의 자세근육 조정과 몸의 수의적 운동 및 불수의적 운동을 계획하고 미세 조정한다.

Page 471

1. 이마엽에는 수의적인 근육활동을 수행하는 일차운동겉질이 있다. 더불어, 앞이마엽겉질은 정보를 통합하고 지적기능을 수행한다. 마루엽의 일차감각겉질은 몸감각정보를 받아들인다. 뒤통수엽은 시각자극을 감지하는 시각겉질을 갖고 있다. 관자엽에는 청각과 후각자극을 인식하는 청각겉질과 후각겉질이 있다.
2. 대뇌의 백색질 속에 있는 주요 축삭군 세 가지는 다음과 같다. (1) 연합섬유, 동일 대뇌반구 안에서 신경겉질의 영역을 연결하는 신경로; (2) 맞교차섬유, 두 대뇌반구를 연결하는 신경로; (3) 투사섬유, 대뇌와 뇌의 다른 영역이나 척수와 연결하는 신경로이다.

Page 481

1. 혀의 운동을 관장하는 뇌신경은 혀밑신경이다.
2. 얼굴신경에는 맛을 감지하는 감각신경이 있다.

단원 연습문제

단계 1. 정의와 용어

1. (a) 시상; (b) 뇌들보; (c) 중간뇌수도관; (d) 소뇌; (e) 다리뇌; 2. B; 3. A; 4. D; 5. D; 6. A; 7. B; 8. D; 9. C; 10. D; 11. D

단계 2. 개념 정리

1. B
2. A
3. 손상은 이마엽의 앞이마엽겉질에서 일어났을 것이다.
4. 고유감각수용기로부터 자극은 올리브핵을 통과하여 소뇌로 전달된다.
5. 큰소리 방향으로 머리를 움직이는데 관여하는 신경핵은 아래둔덕이다.
6. 눈의 기능에 관여하는 뇌신경은 II, III, IV, V, VI 이다.
7. 이 사람은 변연계가 손상되었을 것이다.
8. 혈액-뇌장벽이 다소 완벽하지 못하다는 것은 모세혈관 내피의 투과성이 매우 높다는 것을 암시한다. 이 투과성은 시상하부핵이 순환하는 호르몬에 노출되게 하며, 시상하부 호르몬이 혈류 속으로 확산되게 한다.

단계 3. 종합적 사고

1. 이러한 상태를 안면마비라고 하며, 얼굴신경의 염증이 원인이다. 발작성 삼차신경통과는 쉽게 구분이 되며, 보통 통증이 없고 수일에서 수 주일 이내에 증상이 없어진다.
2. 그 사람은 경막바깥출혈 일 것이며, 뇌막혈관 중 하나의 동맥이 파열되어 경막바깥공간으로 혈액이 흘러 들어갔으며 매우 심한 손상이다. 파열 정도에 따라서 다소 간의 혈액이 공간 속으로 들어갔을 것이다. 그러한 손상의 경우 뇌가 압박 당하고 있고 정상적인 혈액공급이 이루어지지 않기 때문에 치료하지 않으면 100% 사망하게 되고, 치료해도 약 50% 정도는 사망한다.

17 신경계통
자율신경계통

개념확인

Page 488

1. 신경절이전신경세포는 세포체가 중추신경계에 위치하며, 축삭은 말초신경계통의 신경절로 뻗어 있다; 신경절신경세포는 세포체가 말초신경계통의 신경절에 위치하고, 축삭은 효과기 세포를 신경지배 한다.
2. 노르에피네프린은 대부분의 신경절이후 교감신경말단에서 분비되는 신경전달물질이다.
3. 심장근과 민무늬근, 분비샘 그리고 모든 기관의 지방조직

Page 497

1. 척주앞신경절(곁신경절) 속에서 연접하고 있는 신경세포는 척수의 아래가슴과 위허리부분에서 기원하여 척주앞신경절에 도달하기 전에 연접하지 않고 척주옆신경절(교감사슬신경절)을 통해 지나간다.
2. 세포에서의 베타수용기 차단은 이러한 조직들의 교감신경 자극을 감소시키거나 방지할 것이다. 이것은 결국 심장박동과 수축력을 감소시키고, 심장벽의 민무늬근을 이완시킨다. 이러한 조합은 혈압을 낮추게 된다.
3. 척주옆신경절은 척주의 양쪽에 위치한다. 곁신경절(척주앞신경절)은 척주의 앞에 위치한다.

Page 500

1. 벽속신경절은 표적기관의 조직 속에 있다.
2. (1) 교감신경의 신경절이전섬유는 광범위하게 퍼져서 동시에 많은 내장기관과 조직에 분포한다. 그리고 (2) 부신속질에서 분비되는 E과 NE은 몸 전체의 조직과 기관에 여향을 미친다.
3. 이러한 신경절은 표적장기의 조직 속에 위치한다.
4. (1) 교감신경의 신경절이전신경섬유의 광범위한 분지는 다양한 내장기관과 조직들에 연속적으로 교감신경신호를 보낸다. (2) 부신속질의 에피네프린과 노르에피네프린 분비는 전신의 조직과 기관에 영향을 미친다.

Page 503

1. 내장반사는 자율신경계통의 가장 단순한 기능적 단위이다. 내장반사는 고위중추, 특히 시상하부에 의해 조정되거나, 촉진되고 또는 억제되는 자율신경성 운동반응을 만들어낸다.
2. 복강신경얼기, 아래창자간막신경얼기 그리고 아랫배신경얼기

단원 연습문제

단계 1. 정의와 용어

1. C; 2. G; 3. H; 4. D; 5. I; 6. A; 7. E; 8. J; 9. B; 10. F; 11. D; 12. B; 13. C; 14. D; 15. D; 16. C; 17. B; 18. C; 19. B; 20. D

단계 2. 개념 정리

1. D
2. A
3. B
4. D
5. 에피네프린과 노르에피네프린을 분해하는 효소는 혈액 내에 존재하지 않으며, 말초조직에는 매우 적은 양이 존재한다.
6. 부교감신경은 오직 일부 뇌신경에 의해 지배되는 내장기관과 가슴안 및 배골반안 속에 위치한 내장기관을 지배한다. 교감신경은 신경절이전신경섬유의 광범위한 곁가지를 통해 넓게 퍼진다. 이러한 연결을 통해 전신의 기관과 조직에 다다른다.
7. 척주옆신경절은 척수의 가슴허리구역으로부터 신경절이전신경섬유가 나와서 지배하며, 신경절이전신경섬유와 특정 신체부위를 신경지배하는 각각의 신경절로부터 나온 축삭에 의해 연결되어 있다. 척주앞신경절은 척주앞에 위치한 복부의 자율신경얼기의 한 부분이다. 신경절이전신경섬유는 내장신경으로써 척주앞신경절을 지배한다. 벽속신경절 또는 종말신경절은 부교감신경계통의 한 부분이다. 이들은 내장기관의 조직 가까이 혹은 속에 존재한다.
8. 자율신경계통의 교감신경은 "투쟁 또는 도피"상황에서 대사를 촉진하고, 각성을 증가시키고, 응급상황에 대처하도록 자극한다. 부교감신경은 "휴식과 안정" 상태에서 신체를 이완시키고 영양분을 흡수하고 에너지를 저장하도록 촉진한다.
9. 신경절이전신경세포라 불리는 내장운동신경은, 신경절이전신경섬유라 불리는 그들의 축삭이 중추신경계통으로부터 나와서 세포체가 중추신경 바깥의 신경절에 위치한 신경절신경세포에 연접한다.

단계 3. 종합적 사고

1. 위장은 미주신경을 통한 자율신경계 자극을 차단하면 소화샘의 자극이 감소되어 샘 분비를 줄인다. 이러한 것은 위장벽의 궤양을 약화시킬 수 있다.
2. 호너증후군은 얼굴 한쪽 부분의 교감성 신경절이후신경 지배의 손상에 의해 유발된다. 증상은 전형적으로 손상된 측에 한정되어, 눈물 분비 이상, 땀 분비 장애, 눈의 현저한 동공축소, 눈처짐 등이 나타난다.
3. 에피네프린으로 처치해야 한다. 이것은 교감신경활성에서 처럼 허파의 기도를 확장시킬 것이다. 따라서 호흡기도의 수축이 완화될 것이다.

18 신경계통
일반감각과 특수감각

개념확인

Page 511

1. 자유신경종말은 화학자극, 압력, 온도 변화, 또는 물리적 손상에 반응할 수 있다.
2. 긴장성 수용기는 항상 활동적이다. 반면에 위상성 수용기는 정상적으로 비활동적이나 짧은 시간만 활동적이 된다.
3. 감각이란 중추신경계에 도달하는 감각정보이다.
4. 일반감각에는 온각, 통각, 촉각, 압각, 진동각 그리고 고유감각이 속한다.

Page 515

1. 통각수용기가 자극된다면 손에 통증을 느낄 것이다.
2. 고유수용기는 다리의 위치와 움직임에 대한 정보를 받아서 중추신경계, 특히 소뇌로 전달한다. 이러한 정보가 차단되면 균형 잡힌 운동을 할 수 없어서 아마도 걷기가 불가능할 것이다.
3. 기계수용기의 세 종류는 촉각수용기, 압력수용기 그리고 고유수용기이다.

Page 517

1. 당신의 친구가 틀렸다. 의식 수준을 높이는 다른 자극과 달리 후각은 시상을 지나가지 않는다.

Page 519

1. 일차맛감각은 단맛, 짠맛, 신맛, 쓴맛이다.
2. 감기에 걸리면 공기 중의 입자들이 후각수용기에 도달하지 못하여 음식의 맛을 잘 알 수 없게 된다.
3. 미각수용기는 각각의 맛봉오리에 밀집되어 존재한다. 혀 유두가 맛봉오리를 가지고 있다.
4. 혀의 세 종류의 유두는 실유두, 버섯유두, 성곽유두이다.

Page 531

1. 두개의 작은 근육이 수축하여 고막과 귓속뼈를 격렬한 움직임으로부터 보호한다. 고막긴장근과 등자근이다.
2. . "아니오"하고 머리를 흔드는 운동은 가쪽 반고리관의 털세포를 자극한다. 뇌는 이 자극을 머리가 움직이는 것으로 해석한다.
3. 예를 들어, 시끄러운 소리에 지속적으로 노출되어 부동섬모가 손상된다면, 청력이 소실되고 결과적으로 난청을 유발할 것이다.
4. 달팽이관은 안뜰관과 고실관 사이에 샌드위치처럼 위치한다. 청각의 털세포는 달팽이관에 위치한다.

Page 542

1. 불충분한 눈물생성은 먼저 각막에 영향을 준다. 왜냐하면 각막은 혈관이 없고 각막의 세포는 산소와 영양분을 표면을 흐르는 눈물에서 얻기 때문이다.
2. 비정상적인 높은 안구내압에는 2가지 구조물이 영향을 가장 많이 받는다. (1) 쉴렘관(방수가 더 이상 여기에 쉽게 접근할 수 없다.), (2) 시각신경(신경섬유가 비틀어지고 시각에 문제가 생긴다.)
3. 원뿔세포없이 태어난 사람은 단지 흑백만 볼 수 있다(단색시). 매우 시력이 나쁘게 된다.
4. 섬모체돌기는 섬모체의 상피가 주름잡힌 것이다. 섬모체에는 섬모체근이 있어서 수정체의 원근조절을 돕는다.

단원 연습문제

단계 1. 정의와 용어

1. (a) 뒤공간; (b) 뒤방; (c) 수정체; (d) 홍채; 2. C; 3. D; 4. D; 5. B; 6. B; 7. C; 8. B; 9. C; 10. C; 11. (a) 달팽이; (b) 고실; (c) 고막; (d) 반고리뼈관

단계 2. 개념 정리

1. A
2. D
3. C
4. 각 수용기는 특징적인 민감도를 가진다. 예를 들면, 촉각수용기는 압력에 아주 민감하지만 화학적 자극에는 무감각하다.
5. 털세포의 부동섬모가 운동섬모쪽으로 기울어질 때 신경전달물질의 분비량은 증가된다.
6. 속귀에서 털세포는 감각 수용기로서 역할을 한다.
7. 감각성 적응이란 지속적인 자극에 대한 민감도의 감소를 가리킨다. 수용기는 초기에는 강하게 반응하지만, 신경연접의 피로 등과 같은 이유로 감각섬유의 활동성은 점차적으로 감소하게 된다.
8. 감각의 부호화는 자극의 강도 및 지속시간, 변화, 움직임에 관하여 정보를 제공한다.
9. 층판소체가 손상되면 꼬집는 것과 같은 직접적인 압력에 대한 감각에 문제가 생긴다.
10. 뼈미로는 단단한 뼈 껍질로서 막미로를 둘러싸고 보호한다.

단계 3. 종합적 사고

1. 아마도 물혹을 제거하면서 후각상피의 일부분이 손상되거나 파괴되었을 것이다. 이것 때문에 냄새 분자들을 감지하는 표면적이 줄어들고 그래서 자극의 강도가 감소했을 것이다. 그 결과, 수술 전에 비하여 수술 후에는 동일한 냄새를 맡기 위해서 보다 더 많은 자극이 필요하다.
2. 제라드는 가운데귀에 감염증을 가지고 있다. 대부분의 경우는 세균성 감염으로 주로 어린이와 유아에서 발견되는 병이다. 상부 호흡기 감염 중에 감염균이 귀인두관을 통해서 가운데귀 속으로 들어가서 발생한다. 유아와 어린이는 성인에 비하여 귀인두관이 짧고 더 수평에 가까워서 감염에 취약하다. 감염이 진행되면 가운데귀 속은 농으로 차게 되고 가운데귀 속의 압력이 올라가서 결국에는 고막의 파열이 일어날 수 있다. 치료에 항생제가 필요하다.
3. 감기에 걸리면 코안과 입안의 점막이 붓고 점액으로 코가 막히게 될 것이며, 코의 위쪽에 있는 후각상피에 냄새분자가 도달하지 못해서 음식의 냄새를 맡지 못하게 될 것이다. 우리가 인식하는 맛의 상당 부분은 후각과 실제로 관련이 있으며, 냄새를 맡지 못하면 식욕도 감소한다.

19 내분비계통

개념확인

Page 549

1. 시상하부는 뇌하수체의 호르몬 분비를 조절하는 뇌의 영역이다.
2. 표적세포는 특이호르몬이 존재할 때 이 호르몬에 반응하는 말초세포이다. 호르몬은 세포의 대사 활동을 변화시킨다.

Page 554

1. 신경뇌하수체에는 시상하부에 세포체가 있는신경세포의 말단 축삭이 있다. 이 신경세포가 자극을 받으면 말단 축삭은 신경분비물질(옥시토신 또는 항이뇨호르몬)을 방출한다. 대부분 샘뇌하수체의 내분비세포는 시상하부에서 분비된 조절인자의 분비에 의하여 조절된다.

Page 556

1. 혈액내 존재하는 대부분의 갑상샘호르몬은갑상샘-결합글로불린(thyroid-binding globulin) 단백질과 결합하고 있다. 이는 티록신의 큰 저장소임을 나타내며, 중요한 호르몬의 농도가 빠르게 변화되는 것에 대비하고 있다. 이러한 형태로 많은 양이 저장되어 있기 때문에 갑상샘을 제거한 후에도 호르몬 공급이 고갈되는 데는 수 일이 걸린다.

Page 557

1. 부갑상샘을 제거하면 혈중내 칼슘이온의 농도가 감소한다. 음식물 섭취로 칼슘과 비타민 D를 증가시키면 이를 상쇄시킬 수 있다.

Page 557

1. 가슴샘은 가슴안의세로칸에 위치하고 있다.

Page 560

1. 영향을 받은 부신의 부위는 토리층이다.결핍된 호르몬은 알도스테론이다.

Page 560

1. EPO는 지구력을 요구하는 운동선수들이 적혈구세포의 생성과 성숙을 증가시키기 위한 "혈액도핑"에 사용된다.

Page 563

1. 이자섬은내분비이자를 구성한다. 분비되는 주요 호르몬으로는글루카곤, 인슐린 및 소마토스타틴이 있다.

Page 563

1. 고환에서는 테스테스테론과인히빈을 생성한다. 테스테스테론은 기능적인 정자 생성을 촉진하고, 남성 생식관의분비샘을 유지하고, 이차성징에 영향을 미치고, 근육의 성장을 촉진한다. 인히빈은뇌하수체앞엽에서 FSH의 분비를 억제한다.

Page 566

1. 멜라토닌은 수면패턴역할을 하고 있는 사람의 일주기성리듬을 조절하는데 도움을 줄 수 있다. 멜라토닌 복용은 국제 여행객이 여러 시간대를 횡단한 후 더 규칙적으로 잠들도록 하여"시차병(jet lag)"을 극복하는데 도움을 줄 수 있다.

Page 566

1. 생식기관 호르몬(reproductive hormone)들

단원 연습문제

단계 1. 정의와 용어

1. C; 2. I; 3. F; 4. B; 5. H; 6. J; 7. A; 8. G; 9. E; 10. D; 11. B; 12. D; 13. C; 14. D; 15. C; 16. A; 17. A; 18. C; 19. B

단계 2. 개념 정리

1. B
2. B
3. 신경계통은 지방세포, 근육세포, 샘세포, 신경세포에 위치하며, 즉시 빠른 시간에 효과를 발휘한다. 내분비계통은 모든 조직에 광범위하고 점진적으로 오랜 기간 동안 효과를 발휘한다.
4. 호르몬의 네 가지 유형의 화학적 구조는 아미노산 유도체, 펩타이드 호르몬, 스테로이드 호르몬 및 아이코사노이드이다.
5. 신체에서 주요 표적은 모든 세포이다. 정자의 기능적인 성숙을 지지하고, 뼈대근육에서 단백질 합성, 남성의 이차성징 및 관련 행동양식에 관여한다.
6. 갑상샘호르몬은 에너지의 이용, 산소소비 및 세포의 성장과 발육을 증가시킨다.
7. 부갑상샘호르몬은 칼슘농도의 저하에 반응하여 부갑상샘에서 생산된다. 부갑상샘호르몬은뼈파괴세포의 자극, 뼈모세포의 억제, 비뇨기를 통한 칼슘이온의 배출을 감소시키고, 창자에서 칼슘이온의 흡수(콩팥에서 칼시트리올 생산을 자극)를 촉진하여 혈액내 칼슘이온농도가 정상으로 돌아올 때까지 체액내 칼슘이온의 농도를 증가시킨다.
8. 멜라토닌은 FSH와 LH 분비를 자극하는 시상하부-방출자극호르몬의 생산을 억제하여, 정자, 난자 및 생식기관의 성숙을 지연시킨다.
9. 모세혈관그물은 뇌하수체 문맥계통의 일부이다. 시상하부의 모세혈관은시상하부핵에서 분비된 조절인자를 흡수하여 뇌하수체 앞엽으로 보내주기 위하여 문맥과 결합한다. 여기서 문맥은 2차 모세혈관을 분지하고, 이곳에서 조절인자는 혈관을 떠나 앞엽의 내분비세포를 자극한다.

단계 3. 종합적 사고

1. 뇌하수체에서 성장호르몬(GH)의 분비는 성장호르몬-방출호르몬(GH-RH)에 의하여 촉진되고, 성장호르몬-방출억제호르몬 또는 소마토스타틴(소마토트로핀 방출억제인자 SR-IF)에 의하여 억제된다. 대부분의 뇌하수체 종양은 선단거대증과 같이 지나치게 성장을 촉진시키며, 뇌하수체 내 성장자극세포(somatotrophs)가 지나치게 성장하는 종양이다. 뇌하수체내 성장자극세포가 지나치게 성장하면 혈중내 성장호르몬의 농도를 증가시킨다.
2. 두 가지 질환에는 (1) 요붕증 그리고 (2) 당뇨병이 있다. 요붕증은 뇌하수체 뒤엽에서 ADH가 분비되지 않아 발생한다. 배뇨현상이 증가하여 결과적으로 탈수현상이 발생한다. 당뇨병은 인슐린 생성이 부족하여 혈당이 증가하고 소변 생산이 증가한다.
3. (1) 시상하부에서 샘뇌하수체의적절한 TSH 생산을 촉진하도록 방출인자를 충분하게 분비할 수 없거나, (2) 정상적인 자극에샘뇌하수체가 정상 수준의 TSH를 생산할 수도 없거나, (3)갑상샘이 TSH의 자극에 정상적으로 반응할 수 없다.
4. 두 종류의 콩팥호르몬은 혈압과 혈액량을 증가시키기 위하여 간접적으로 작용하며, 심장에서 분비되는 호르몬에 의하여 반대작용을 한다. (1) 콩팥세포에서 방출되는 레닌은 간에서 생산되어 혈액을 순환하고 있는 안지오텐지노겐을안지오텐진 I으로 변화시키고, 안지오텐진 I은 허파의 모세혈관에 의하여 안지오텐진 II로 변화된다. 안지오텐진 II는 부신에서알도스테론의 분비를 자극하여 콩팥에서 Na+ 이온과수분을 보유하여 소변을 통한 체액 손실을 감소시켜 혈액양과 혈압을 증가시킨다. (2) 두 번째 호르몬인 에리트로포이에틴(erythropoietin, EPO)은 골수에서적혈구의 생산을 자극하고, 혈압과 산소 농도가 저하될 때 방출된다. 결국 EPO는 혈액양을 증가시키고 산소운반 능력을 증가시킨다. (3) 혈압 또는 혈액양이 지나치게 증가할 때, 오른심방에 있는 심장근육은 심방나트륨이뇨펩타이드(strial natriuretic hormone, ANP)를 생산한다. ANP는 ADH와 알도스테론의 방출을 억제하여 콩팥에서 Na+ 이온과 수분 손실을 자극하여 점차적으로 혈액양과 혈압을 감소시킨다.

20 심장혈관계통
혈액

개념확인

Page 575

1. 혈액은몸이 너무 따뜻할 때는 열을 따뜻한 곳으로부터 피부로 이동시키거나 몸이 너무 차가울 때는 중요한 기관으로 나르기도 한다. 혈액 순환이 현저히 느려지면 스스로 식히거나 따뜻하게 하는 능력을 방해 받을 수 있다.
2. 혈액이 부족한 사람은 혈액의 부피가 적기 때문에 비정상적으로 낮은 혈압을 나타낸다.
3. 전체혈액은 적혈구, 백혈구, 혈소판과 같은 다수의 혈구가 포함되어 있다. 이러한 요소들에 의해 혈액이걸죽하고 잘 흐르지 않는 점도가 있는 용액의 성질을 가진다.

Page 584

1. 적혈구용적 수치는대략적인 적혈구의 백분율이다. 적혈구는 혈액 부피의 42%를 차지한다.
2. 적혈구는 쌓이거나 연전(염주)을 형성하는 능력이 있기 때문에 따로 떨어져 있는 적혈구에 비해 좁은 혈관을 쉽게 지날 수 있다. 또한 적혈구는 유연성이 있기 때문에 작은 모세혈관을 비집고 들어갈 수 있다.
3. 감염된 상처 부위에 많은 수의 호중성 백혈구를 발견될 것이다.
4. 과립에는 히스타민이 들어 있어, 분비되면상처부위의 염증반응을 유도한다.

Page 586

1. 에리트로포이에틴(적혈구생성촉진인자)는 적혈구모세포와 간세포의 분열속도를 촉진시키고 적혈구 성숙을 빠르게 한다.
2. 다기능성 줄기세포는 모든 혈구를 생산한다.
3. 핵의 분출로 적혈구모세포가그물적혈구로 전환되며, 이는 적혈구 성숙의 마지막 단계를 나타낸다.
4. 거대핵세포는다기능성줄기세포로부터 유래하였으며 혈소판을 생성한다.

단원 연습문제

단계 1. 정의와 용어

1. a.호염기성백혈구, b. 림프구, c.호중성 백혈구, d.호산성 백혈구, e.단핵구 2. D; 3. D; 4. B; 5. B; 6. D; 7. C; 8. D; 9. A; 10. B; 11. C

단계 2. 개념 정리

1. C
2. D
3. C
4. 농축세포용적을 적혈구용적이라고한다. 이는 백분율로 나타내며, 혈액 샘플에서 적혈구의 대략적인 부피와유사하다.결과적으로적혈구용적 수치는농축적혈구용적 또는간단하게 농축세포용적으로 부른다.
5. 응집반응은 파열된 부분의 혈관벽을 메꾸어서 혈압과 심장혈관 기능에 심각한 영향을 줄수도 있는 혈액부피의 변화를 방지한다.
6. 성숙한 거대핵세포는세포질을 작은 막성 소포로 둘러싸서 분리하고, 이를 혈소판이라 한다.
7. 2차 림프구조는 비장, 편도 그리고 림프절이다.
8. 지질단백질은 세포질에 쉽게 용해되는 단백질 지질분자이다. 어떤 지질단백질은 말초 조직으로 불용성 지질을 수송 한다.
9. 혈액형이 O형인 사람들은 항A와 항B 항체를 세포질에 가지고 있다. 따라서 그들은 AB형 공혈자로부터 혈액을 받지 못한다. 왜냐하면 AB형의 혈액에는 표면 항원 A와 B를 모두 가지고 있어서 교차반응이 일어나기 때문이다.

단계 3. 종합적 사고

1. 높은 고도에서 적혈구세포는 대기 중에 산소가 희박하기 때문에 적은 양의 산소를 운반할 수 밖에 없다. 이러한 상황은 산소가 결핍된 조직으로부터적혈구생성촉진인자가 다량 방출되어 이에 대한 반응으로 적혈구 수가 증가하는 현상인 적혈구과다증을 일으킨다. 다수의 적혈구를 가지는 것은 개개의 적혈구의 낮은 산소포화농도를 보완하여 혈액의 총산소량을 증가시키기 위함이다. 따라서 운동선수가 다시 낮은 곳으로 내려왔을 때, 혈액이 더 많은 산소를 운반할 수 있게 되고, 지구력이 높

아지고 경기에서 더 좋은 성적을 낼 수 있다.

2. 지라의 주요한 기능은 늙고, 망가지고, 닳아버린 적혈구를 파괴하는 것이다. 지라의 크기가 커짐에 따라 적혈구를 제거할 수 있는 능력이 증가하며 이에 따라 빈혈이 생긴다. 감소한 적혈구의 수는 산소를 조직에 운반하는 혈액의 능력을 떨어뜨리고 따라서 물질대사는 감소한다. 이것은 피곤한 느낌과 에너지가 부족한 현상을 야기한다. 정상보다 적은 수의 적혈구 때문에 피부를 통한 혈액색은 붉지 않게 되어 창백하거나 하얀 피부색을 가지게 된다.
3. 넓은 의미에서 항생제는 병원성과 비병원성의 광범위한 세균을 죽이는데 작용한다. 이러한 항생제를 복용했을 때, 이들은 장에 분포하는 많은 수의 정상적인 세균까지 죽이게 된다. 이 세균들은 비타민 K를 생성하는데 이들을 제거함으로써 응고과정에 중요한 응고전구인자(프로트롬빈)이 간에서 생성되는데 중요한 역할을 하는 비타민 K가 감소된다. 혈액내에서프로트롬빈이 감소하면 코안통로의 혈관 파괴와 같이 응집에 의해 빠르게 봉합되는 일상적인 상처까지도 빠르게 회복시키지 못하고 코피가 나는 등의 결과를 가져오게 된다.

21 심장혈관계통 심장

개념확인

Page 592

1. 심장혈관계통의 두 개의 순환경로는 혈액을 허파로 분출하는 허파순환과 나머지 온몸 부위로 혈액을 분출하는 온몸순환이 있다.

Page 593

1. 심장막안은 심장의 내장쪽표면과 심장주머니의 벽쪽표면 사이의 작은 공간이다. 이 공간에는 심장막액이 차있고, 윤활액으로 작용하여 맞닿은 면 사이의 마찰을 줄여 준다.

Page 596

1. 심장근육조직과 뼈대근조직을 구분하는 가장 명백한 특징은 심장근육세포는 세포 중앙에 핵을 가진 작은 세포라는 점이다. 부가적으로 이들은 기계적, 화학적 그리고 전기적으로 이웃한 세포와 사이원반을 통해 연결되어 있다.
2. 심장근육세포는 사이원반이라고 하는 특수화된 연접공간을 통해 이웃 세포들과 연결되어 있다. 사이원반에서세포막은 부착반점에 의해 서로 묶여 있고, 세포의 근육섬유는 세포막에 닿아 있으며 틈새이음이 세포를 연결한다.

Page 599

1. 심방과 심실 사이의 고랑은 방실사이고랑이다.
2. 심장바닥은 심장의 넓은 위부분으로, 주요 혈관의 시작부위와 두 심방의 윗면을 포함한다.

Page 602

1. 판막은 심실이 수축할 때 심실에서 심방으로 혈액이 역류하는 것을 방지하기 때문에이들이 없다면 혈액은 심방으로 되돌아간다.
2. 심실이 수축하기 시작하면꼭지근육과힘줄끈이당겨져방실판막을 닫는다. 꼭지근육은 수축에 반응하여심방을 향해 판막을 밀어내는 힘과 맞선다.

Page 605

1. 오른심장동맥이굴심방결절에 혈액을 공급한다.
2. 왼심장동맥은 (a) 왼심실의 대부분, (b) 오른심실 일부, (c) 왼심방의 대부분, (d) 심실사이막 앞 2/3부위에 혈액을 공급한다.

Page 607

1. 이 세포들이 작용하지 않게 되면심장은 방실결절에 의해 조절되는 속도에 따라 느리게 계속 뛰게 될 것이다

Page 607

1. 결절세포의 세포막은 자발적으로탈분극이 되고, 결절세포는 전기적으로 다른 세포, 심장전도근육섬유(전도계근섬유) 그리고 심장근육세포와 연결되어 있기 때문에 수축은 전도계 전체에 퍼져나가심장근육세포의 수축을 일으킨다. 수축 시기는 심방과 심실의 심장근육조직으로 전달되는 수축 자극의 전파속도와 분포에 의해 조절된다.

Page 610

1. 노르에피네프린(NE)분비는결절세포와 수축세포에 있는 베타 수용체의 자극을 통해 수축력과 심장박동수를 증가시킨다. 아세틸콜린(Ach) 분비는 결절세포와 수축세포에 있는 무스카린 수용체의 자극을 통해 수축력과 심장박동수를 감소시킨다.

단원 연습문제

단계 1. 정의와 용어

1. F; 2. E; 3. H; 4. C; 5. B; 6. J; 7. G; 8. A; 9. I; 10. D; 11. D; 12. (a) 위대정맥; (b) 심실사이막; (c) 허파동맥; (d) 왼온목동맥; 13. B; 14. C; 15. A; 16. C

단계 2. 개념 정리

1. C
2. C
3. C
4. 심장근육세포는 각각의 심장근육세포가 조직화된 근육원섬유를 포함하고 있어서 뼈대근섬유와 유사하며, 이들의 근육원섬유마디(근절)의 배열은 심장근육세포에 줄무늬를 생기게 한다.
5. 반달판막은 심방벽이 수축하지 않기때문에 근육 버팀대가 필요로 하지 않으며, 첨판의 상대적 위치가 안정적이다.
6. 박동조율세포는 자발적으로 탈분극되는 세포이다. 정상적인 박동조율세포는 최고속도에서 탈분극된다. 박동조율세포의 능력을 가진 다른 그룹은 방실결절, 방실다발, 오른다발갈래, 왼다발갈래 그리고 푸르킨예섬유이다.
7. 심장막액은심장막에서 분비되며 윤활액으로 작용하여 내장쪽심장막과벽쪽심장막 사이의 마찰을 감소시킨다.
8. 왼심실은 가장 두꺼운 벽을 가지는데, 이는 체순환을 위하여 높은 혈압을 생성하기 위해 필요하다.
9. 결절세포는 세포막이 자발적으로 탈분극되기 때문에 특이하다. 결절세포는 심장 수축속도를 조절하는 역할을 한다.
10. 노르에피네프린분비는 결절세포와 수축세포의 베타수용체를 자극함으로써 심장박동수와 수축력을 높인다.

단계 3. 종합적 사고

1. Harvey가 역류하는 승모판을 가진다면 이런 현상이 나타날 것이다. 방실판막이 적절하게 닫히지 못했을 때, 심방으로 역류된 혈액은비정상적인 심장소리 혹은 잡음을 낸다.만약 이러한 소리가 수축기의 초기에 나타난다면 이는 방실판막에 이상이 있음을 가리키는 것인데 왜냐하면 이 때에 판막이 막 닫히고 심실의 혈액은 증가된 압력하에 놓이기 때문이다. 따라서 역류의 가능성이 가장 커진다. 만약 소리가 수축기의 끝이나 이완기 초기에 들린다면 역류하는 대동맥 반달판막의 소리일 것이다.
2. 빠른맥이 일어나면 심장 박동은 비정상적으로 빨라진다. 심박이 빨라질수록, 수축기 사이에 혈액을 다시 채울 수 있는 시간은 짧아진다. 결과적으로 어느 정도의 시간이 지나면 심장에는 점점 적은 양의 혈액이 채워지고 따라서 적은 양의 혈액을 방출한다. 일회박출량이 감소하면심장박출량도 감소한다. 심박출량이중추신경계에 충분하게 혈액을 공급할 만큼 떨어지게 되면, 의식 불명이 된다.
3. 아세틸콜린이 방출되면심장박동수가 줄어들게 된다.

22 심장혈관계통 혈관과 순환

개념확인

Page 625

1. 이 혈관들은 정맥이다. 동맥과 세동맥은 두껍고 잘 발달된 중간막에 상대적으로 많은 양의 민무늬근육조직이 있다.
2. 동맥계에서 혈압은 혈액을 모세혈관으로 밀어낸다. 정맥쪽의 혈압이 매우 낮으면다른 힘이 혈액의 이동이 유지되도록 돕는다. 세정맥과중형정맥벽의 판막이 심장을 향해 한 방향으로의 혈액의 흐름만 허용하기 때문에 모세혈관 쪽으로 혈액이 역행하는 것을 막는다.
3. 넙다리동맥은 근육형동맥이다.

Page 626

1. 정맥수축은정맥벽의민무늬근육이 수축하는 것이다. 이로 인해 정맥계의 혈액용적은 감소하고 혈액을 동맥계로 보내 동맥계의 혈액용적을정상적으로 유지한다.

Page 627

1. 대동맥에서 말초에 이르는 혈관을 해부학적으로 정확하게 기술할 수 있게 된다.

Page 627

1. 오른심실에서 나가는 혈액은 산소량이 적다.

Page 640

1. 목동맥은 뇌를 포함하여 머리와 목의 구조물에 혈액을 공급한다.
2. 오른위팔동맥은위팔두갈래근 부위에 있는 동맥이다.
3. 바깥엉덩동맥은넓적다리에서 넙다리동맥이된다.
4. 속목동맥의 손상이 항상 뇌손상으로 연결되지는 않는데, 이는 척추동맥도 뇌에 혈액을 공급하기 때문이다.

Page 649

1. 피부정맥은 피부를 통해 열 손실을 촉진하기 위해 이완된다.
2. 위대정맥은 머리, 목, 가슴, 어깨 그리고 팔로부터 혈액을 받는다.
3. 창자로부터 온 혈액은 소화기로부터 흡수된 많은 양의 포도당, 아미노산 그리고 다른 종류의 영양분과 독성물질을 포함한다. 이들은 일반적인 체순환 과정으로 혈액이 진입하기 이전에 상대적으로 안정하게 체내의 조성을 유지하기 위해 간에서 대사된다.

Page 650

1. 출생시에 주요 혈관과 심장에서 일어나는 중요한 변화는 다음과 같다. (1) 허파 혈관들은 확장한다. (2) 동맥관은 허파순환을 통한 혈액 흐름을 유도하기 위해 수축한다. 그리고 (3) 판막이 타원구멍을 막는다.

Page 652

1. 동맥의 탄력성은 갑작스런 혈압의 상승에도혈관이 확장할 수 있도록 한다. 그러한 능력이 감소되면 동맥벽이 찢어지거나 팽창될 수도있다.

단원 연습문제

단계 1. 정의와 용어

1. C; 2. D; 3. F; 4. J; 5. I; 6. H; 7. A; 8. G; 9. E; 10. B;
11. (a) 팔머리동맥; (b) 위팔동맥; (c) 노동맥; (d) 바깥엉덩동맥; (e) 앞정강동맥; (f) 오른온목동맥; (g) 왼빗장밑동맥; (h) 온엉덩동맥; (i) 넙다리동맥;
12. (a) 바깥목정맥; (b) 위팔정맥; (c) 팔오금중간정맥; (d) 노정맥; (e) 큰두렁정맥; (f) 속목정맥; (g) 위대정맥; (h) 온엉덩정맥; (i) 넙다리정맥
13. B; 14. A; 15. D; 16. D

단계 2. 개념 정리

1. D
2. B
3. B
4. 허파동맥, 온목동맥,빗장밑동맥그리고 온엉덩동맥은탄력형 동맥의 예이다.
5. 동굴모세혈관은 간, 골수, 부신에서 발견된다.
6. 이들은 세동맥과세정맥 사이의 직접적인 연결이다.
7. 이들은 혈액의 역류를 막고 구획을 지음으로써 혈액이심장으로 돌아가도록 돕는다.
8. 팔머리동맥, 왼목동맥, 그리고 왼빗장밑동맥은대동맥활에서 분지하는 탄력형 동맥이다.
9. 위대정맥은 머리, 목, 어깨 그리고 팔로부터 혈액을 받는다.
10. 혈액은 허파순환을 지나지 않고 오른심방에서왼심방으로 곧바로 흐를 수 있다.

단계 3. 종합적 사고

1. 이끌정맥은뇌정맥굴로 들어가는 얕은순환과깊은순환을연결한다. 눈의 표면 부분의 감염은 앞뇌정맥동으로 전이될 수 있고,이는 수막염이 될 수 있다. 그러므로 표면에서 기인한 감염이 깊은 곳까지 퍼지지 않도록 하는 것은 중요하다.
2. 물의 온도가 높기 때문에 몸의 체온을 낮추기 위해 더 많은 혈액을 피부정맥으로 보냈다. 피부정맥의 팽창은 혈액을 팔과 다리로 이동시키는데 이는 심장으로 가는 정맥량을 감소시킨다. 돌아오는 정맥이 감소되어심장박출량이 감소되고 뇌로 가는 혈액량이 적어져서 뇌에 산소공급이 줄어들었다.이는 어지럽게 느끼고 창백해지는 이유이며 심하면 사망에 이를 수도 있다.
3. 심부전(심장기능상실)의 경우, 심장은 혈액을 순환시킬 만큼 충분한 동력을 제공하지 못하게 된다. 혈액은 사지에 고이게 되며 모세혈관에 더 많은 체액이 쌓일수록 혈액의 정수압은 증가하고 삼투압은 감소한다. 체액 축적은 림프액이 유입되는 한계를 넘어 결과적으로 부종이 일어나고 눈에 띄게 붓게 된다.

23 림프계통

개념확인

Page 660

1. 림프계통은 신체를 방어하는데 필수적인 림프구를 생산하고, 유지하고 분배한다.
2. 림프는 체액을 혈류로 다시 보내기 때문에 주요 림프관이 파괴되면 혈액량의 치명적인 감소를 초래한다.

Page 660

1. 첫 번째 모세혈관

Page 663

1. 허리림프관줄기, 창자림프관줄기, 기관지세로칸림프관줄기, 빗장밑림프관줄기, 목림프관줄기
2. 가슴림프관은 가로막 아래의 몸의 양쪽부분과 가로막 위의 몸 왼쪽 부분을 림프를 받는다. 오른림프관에 가로막 위의 몸 오른쪽의 림프가 들어온다.

Page 666

1. T 림프구는 신체의 순환 림프구의 약 80% 정도이다.
2. 일부 B 림프구는 기억 림프구로 분화하여 다시 항원이 나타날 때 활성화될 것이다. 그래서 존의 신체는 보다 빨리 효과적으로 면역반응을 증가시켜 어떠한 질병의 증후도 물리칠 수 있을 것이다.
3. 신체는 항원에 대하여 언제나 필요한 유형의 림프구의 요구에 따라 빠르고 힘있게 반응하여야 한다. 이러한 능력이 없으면, 신체의 면역반응은 더욱 느리고 약해져 감염 또는 질환에 의하여 희생될 수도 있다.

Page 666

1. 무리림프소절(Peyer's patches).

Page 675

1. 림프절은 전략적으로 손상과 침입에 민감한 신체 부위에 위치한다.
2. 가슴샘에 있는 모세혈관은 사이질액과 순환계사이의 자유로운 물질교환이 일어나지 않는다. 만약 된다면 순환하고 있는 항원이 성숙되기 전에 T 림프구의 발생을 자극할 것이다.
3. 림프절은 활성화된 림프절내 큰포식세포와 림프구의 숫적 증가에 의하여 감염 중에 커진다.

Page 675

1. 노화가 진행됨에 따라, 우리 몸의 림프계통은 질병과 싸우는데 덜 효과적이게 된다. T세포는 항원에 덜 반응하게 되고 결과적으로 감염에 반응하는 세포독성 T세포 수도 줄어들게 된다. 도움 T세포의 수 또한 줄어들게 되므로, B세포의 반응이 줄어들게 되어 항원에 노출된 후에도 재빠르게 항체수가 늘어나지 않게 된다. 이러한 복합적인 원인으로 바이러스와 세균에 대한 감수성이 증가하게 된다.

단원 연습문제

단계 1. 정의와 용어

1. C; 2. J; 3. E; 4. B; 5. F 6. D; 7. A; 8. I; 9. H; 10. G;
11. (a) 편도; (b) 목림프절; (c) 오른림프관; (d) 가슴샘; (e) 가슴림프관팽대; (f) 허리림프절; (g) 막창자꼬리; (h) 다리의 림프관; (i) 팔의 림프관; (j) 겨드랑림프관; (k) 가슴림프관; (l) 젖샘의 림프관; (m) 지라; (n) 점막관련림프조직(MALT); (o) 골반림프절; (p) 고샅림프절; 12. D; 13. D;

14. C; 15. A; 16. A; 17. A; 18. B; 19. D; 20. C

단계 2. 개념 정리

1. C
2. C
3. B
4. 혈액-가슴샘 장벽은 순환하고 있는 항원에 의하여 성숙 전 T 림프구의 발생을 자극하는 것을 방지한다.
5. 지라동맥과 지라정맥은 지라문을 통하여 지나간다.
6. 가슴림프관은 가로막 아래쪽 신체영역과 가로막 위쪽 신체의 왼쪽 부위로부터 온 림프를 모은다.
7. T 림프구는 가장 흔한 형태의 림프구이다.
8. 림프부종은 림프관내 손상된 판막 또는 파괴된 림프관에 의한 조직내 종창이다.
9. 미성숙 또는 활성화된 림프구는 똑같은 유형의 추가적인 림프구를 생산하기 위하여 분열한다.
10. 무리림프소절(Peyer's patches)은 작은창자의 점막을 둘러싸고있는 상피 안쪽의 고유층내에서 발견된다.

단계 3. 종합적 사고

1. 만약 탐이 전에 홍역에 걸렸다면, 노출된 후 항체매개면역의 결과에 의해 바로 혈액 내 상당한 양의 면역글로불린이 있을 것이다. 만약, 이 전에 질병에 걸리지 않았거나 일차반응의 초기 단계였다면 그의 혈액에는 항체의 농도가 상승하였을 것이다.
2. 알레르기는 알레르기 유발물질인 항원이 비만세포나 호염기구의 표면과 결합하는 특이항체와 결합할 때 일어난다. 알레르기가 있는 사람은 특이 알레르기 유발물질에 대하여 항체를 만든다. 이론적으로 적어도 돼지풀에 대한 특이항체와 결합하는 분자는 알레르기 유발물질과의 결합을 억제하여 알레르기를 완화시키는데 도움이 된다.
3. 모세림프관은 신체의 대부분의 부위에서 발견되고, 모세림프관은 암세포가 지나가는 것에 대한 저항성이 거의 없어 종종 이 모세림프관을 따라 퍼져서 정착을 한다.

24 호흡계통

개념확인

Page 681

1. 호흡계통의 6가지 기능은 다음과 같다.: (1) 허파의 가스교환면으로 공기를 보내고 받는다.; (2) 환경변이(environmental variation)로부터 호흡면을 보호한다.; (3) 병원체로부터 호흡계통을 방어한다.; (4) 가스교환을 위한 넓은 면적을 제공한다.; (5) 혈액량, 혈압, 체액 pH조절을 보조한다.; (6) 말하기, 노래부르기, 또는 비언어적 의사소통을 위한 소리를 생성한다.
2. 점액상승은 호흡계통의 하부에 존재하는데, 호흡상피조직의 섬모가 인두쪽으로 밀어내어 호흡전도로를 깨끗하게 하는 역할을 한다.

Page 685

1. 코인두, 입인두, 후두인두
2. 비갑개는 흡입된 공기에 난기류를 유발한다. 이러한 공기의 움직임을 느리게 하고 공기를 비강의 축축하고, 따뜻한 벽에 접촉하도록 만든다. 공기흐름의 난류는 공기의 여과, 가습 그리고 가온에 필수적이다. 이러한 과정은 하부호흡계통의 좀더 민감한 부분을 보호한다. 만약 비강이 곧은 벽의 관모양이라면 난류는 감소될 것이다.

Page 688

1. 방패연골은 성문과 기관의 입구를 보호한다.
2. 음식물을 삼키는 동안, 후두덮개는 성문쪽으로 접혀서 음식물과 음료가 호흡전도로로 들어가는 것을 막아준다.
3. 목소리의 높이가 점점 낮아진다.
4. 성문은 후두자체근 없이 닫힐 수 없다. 그러므로, 음식물은 호흡기전도로로 들어갈 수 있다.

Page 688

1. 커다란 음식물이나 음료가 삼켜질 때 식도가 확장되어 질 수 있도록 기관연골은 C자 형태를 띄고 있다.
2. 기관은 전형적인 호흡상피조직을 가지고 있는데, 중층상피조직, 섬모상피조직 그리고 원주상피조직 등이 그것이다.
3. 기관연골은 호흡이 일어나는 동안 기도의 과신전과 붕괴를 방지함으로써 기도가 열려있고 기능을 유지하도록 한다.

Page 689

1. 우른허파기관지는 더 큰 직경을 가고 있으며, 더 가파른 각으로 허파 안으로 뻗어 있다.

Page 697

1. 만성적인 흡연은 기도의 상피조직을 손상시킨다. 섬모는 열에 의해서 세포표면으로부터 떨어져 나가고, 여과를 거치지 않은 많은 수의 입자들이 자극받은 상피조직을 보호하기 위해 분비된 과도한 점액 안에 갇히게 된다. 이러한 여러 가지 상황이 많은 양의 두꺼운 점액이 전도로로부터 청소되어지는 것을 어렵게 만든다. 기도로부터 이러한 물질들을 제거하기 위해 기침반사가 나타난다.
2. 점액의 과도한 생성은 작은 기도의 폐쇄를 유발하여 호흡효율성의 감소를 초래한다.
3. 여과와 가습은 공기가 이 지점에 다다를 때까지 완료되므로, 이러한 구조물의 필요성은 사라진다.
4. 표면활성제가 각 허파꽈리의 안쪽면을 덮고 있는데, 표면장력을 감소시키고 허파꽈리가 붕괴되는 것을 방지하는데 도움을 준다.

Page 700

1. 흉막액은 호흡을 하는 동안 벽쪽면과 내장쪽면 사이의 윤활제 역할을 한다.

Page 702

1. 아니다. 허파로의 공기의 흐름을 증가시키기 위하여 그 선수는 똑바로 서서 가로막과 바깥갈비근육 그리고 부속호흡근들을 사용하여 가슴공간의 최대로 확대시켜야 한다.

Page 703

1. 아기가 첫 숨을 내쉬는 동안, 압력을 변화시키기 위해 공기는 허파로 들어간다. 용액은 전도로 바깥으로 밀려나오고, 허파꽈리는 즉각적으로 공기로 확장된다. 허파순환이 활성화되고, 이것은 타원구멍과 동맥관을 폐쇄시킨다.

Page 703

1. 노화가 진행됨에 따라 허파속의 탄력조직의 위축 때문에 폐가 확장되고 수축되지 못한다. 게다가 갈비연골의 변화와 갈비뼈와 척주 사이의 관절변화 때문에 가슴공간의 확장이 쉽게 되지 않는다. 이러한 변화만으로도 노인들이 숨을 쉬기가 점점 더 어려워진다.

단원 연습문제

단계 1. 정의와 용어

1. I; 2. J; 3. A; 4. H; 5. G; 6. D; 7. B; 8. E; 9. C; 10. F; 11. (a) 코안; (b) 코인두; (c) 후두; (d) 기관; 12. A; 13. D; 14. B; 15. B; 16. D; 17. C; 18. B; 19. B

단계 2. 개념 정리

1. D
2. A
3. C
4. 오른허파는 3개의 엽을 가지고 있다.
5. 기관지확장증은 기도의 확대이다.
6. 그것들은 미세한 입자들을 탐식한다.
7. 중격은 허파를 허파소엽으로 분리한다.
8. 하나의 군은 성대주름의 긴장도를 조절하고, 다른 군은 성문의 개폐를 조절한다.
9. 성문의 개폐와 관련된 후두연골은 잔뿔연골과 모뿔연골이다.
10. 이것은 설골과 식도의 입구 사이에 위치하는 부위를 포함한다.

단계 3. 종합적 사고

1. 천식은 호흡전도부가 비정상적으로 민감해지고 예민해진 경우에 발생하는데, 대개 흡입된 공기 속의 항원에 대한 노출의 결과이다. 가장 중요한 증상은 전도로 벽의

부종과 팽창이다. 기관지목의 벽안의 민무늬근의 수축은 내강의 크기를 줄인다. 그리고 점액생성을 촉진시킨다. 합쳐서, 이러한 모든 요소들은 허파의 정상적인 가스교환의 기능을 감소시킨다.

2. 태아가 출생했을 때 즉시 질식해 죽지 않았다면, 내쉰 첫 숨이 허파를 확장시키고 약간의 공기가 허파 속에 갇혔을 것이다. 허파를 꺼내서 물속에 두고 뜨는지를 살펴봄으로써, 부검의는 허파 속에 공기가 있는지 없는지를 결정할 수 있게 된다. 다른 측정과 검사가 태아가 숨을 쉬었는지(허파 속에 공기) 아니면 출생시에 사망했는지(허파가 붕괴되고 적은 양의 용액)를 결정할 수 있도록 사용될 수 있다.

25 소화계통

개념확인

Page 715

1. 점막을 구성하는 것은 (1) 점막상피(위치에 따라서 단순원주상피 또는 중층편평상피); (2) 상피조직 아래의 고유판, 허파꽈리조직; 그리고 (3) 동심층으로 정렬된 민무늬근 섬유의 띠인 muscularis mucosae이다. 소화관의 점막은 점액성 막의 한 예로서 흡수와 분비 기능을 모두 수행한다.
2. 창자간막은 소화관으로 들어오고 나가는 혈관, 신경 그리고 림프구의 통로를 제공한다. 이것은 또한 부착된 장기의 상대적인 위치를 안정화 시켜준다.
3. 꿈틀운동은 소화관의 길이로 물체를 이동시키는 근육수축파이다. 분절운동은 작은창자와 큰창자 속의 물질을 휘젓고 섞는 역할을 하는데 특정방향으로의 망상운동(net movement)을 생성하지는 않는다.
4. 이것은 늘어난 민무늬근이 새로운 형태에 적응할 수 있도록 하고 필요한 경우 수축할 수 있는 능력을 갖는다.

Page 721

1. 입안은 입안점막에 의해 덮여 있는데, 이것은 비각질중층편평상피세포로 구성되어 있다.
2. 식사 시에 침은 입을 적셔주고 미뢰를 자극하는 화학물질을 분해한다. 침은 소화효소인 아밀라아제를 포함하고 있는데, 이것은 탄수화물의 화학적 분해를 개시한다.
3. 탄수화물은 입안의 아밀라아제에 의해 분해된다.
4. 앞니(절치)가 사과를 한 입 베어 입안으로 보내면 송곳니(견치)가 사과의 거친 표면과 과육을 자른다. 그러면 사과는 앞어금니(소구치)와 어금니(대구치)로 가서 으깨지고 갈려져서 마지막으로 삼켜지게 된다.

Page 723

1. 목구멍은 입안과 인두 사이의 구멍이다.
2. 기술된 과정은 삼키기 또는 연하이다.

Page 724

1. 입안단계는 연하과정의 유일한 수의적인 단계이다.
2. 가슴앓이 증상이 나타났다면 아래식도조임근이 완전히 닫히질 않아서 강한 위산이 아래식도로 들어와서 산의 역류를 유발했을 것이다.

Page 728

1. 큰그물막은 둘러싼 장기들을 지지하고 복강면으로부터 장기에 완충작용을 하고, 중요한 에너지 저장고이며, 절연체로써의 역할을 한다.
2. 상피조직은 위장의 내면을 덮는 넓은 점액층을 생성하는데 이것은 강한 산과 효소로부터 보호해주는 역할을 한다. 손상받은 어떤 세포도 빠르게 대체된다.
3. 주세포는 펩시노겐을 분비한다. 소아에서는 레닌과 소화성 리파아제도 분비한다.
4. 내분비세포(enteroendocrine cell)에 의해 생성된 가스트린은 벽세포와 주세포의 분비를 자극한다.

Page 734

1. 작은창자표면의 특징적인 구조는 내장융모를 지지하는 돌림주름(plicae circulare)을 포함한다. 융모는 끝부분이 미세융모로 덮여있는 단순원주상피세포에 의해 덮여있다. 이러한 정렬은 소화와 흡수면적을 200 m2 이상으로 증가시켜준다.
2. 돌림주름은 흡수에 용이한 표면적을 크게 증가시켜주는 내장표면의 주름이다.
3. 창자샘은 새로운 상피세포를 생산하는 줄기세포를 가지고 있어서 표면상피세포를 재생시키고 유미즙(chyme)에 세포내 효소를 추가한다. 게다가 장선은 여러 가지 내장호르몬을 생성하는 세포를 포함하고 있다.
4. 샘창자는 위장으로부터 들어오는 유미즙을 섞는 그릇으로서의 역할을 한다.

Page 745

1. 낭성섬유증은 당분, 전분, 지질, 핵산, 단백질의 소화를 방해하는 질환이다.
2. 간은 혈류로 들어가기 전에 혈액으로부터 영양분과 독소를 뽑아내는 대사조절자로서의 역할을 한다. 이것은 또한 혈액저장고로서의 역할을 하며, 오래되거나 손상받은 적혈구를 제거하고, 혈장단백질을 합성함으로써 혈액을 조절한다. 마지막으로 간은 쓸개즙을 합성하고 분비한다.
3. 온쓸개이자관팽대조임근의 수축은 쓸개와 작은창자 사이의 전도로를 폐쇄하고 쓸개즙이 작은창자로 들어가는 것을 막아준다.
4. 이자는 소화효소와 완충액을 생성하고(외분비기능), 호르몬(내분비기능)을 생성한다.

단원 연습문제

단계 1. 정의와 용어

1. C; 2. A; 3. D; 4. F; 5. J; 6. G; 7. H; 8. E; 9. I; 10. B;
11. (a) 입안, 치아, 혀; (b) 간; (c) 쓸개; (d) 이자; (e) 큰장차; (f) 침샘;
(g) 인두; (h) 식도; (i) 위; (j) 작은창자; (k) 항문; 12. A; 13. C; 14. D;
15. C; 16. D; 17. (a) 점막층; (b) 점막밑층; (c) 근육층; (d) 장막; 18. D;
19. A; 20. B; 21. A

단계 2. 개념 정리

1. C
2. A
3. C
4. 리파아제는 지질을 공격한다.
5. 온쓸개이자관팽대조임근은 쓸개와 작은창자 사이의 전도로를 폐쇄하고 쓸개즙이 작은창자로 들어가는 것을 막아준다.
6. 쓸개는 쓸개즙을 저장하고 농축한다.
7. 쿠퍼세포는 간의 병원균, 세포찌꺼기 그리고 손상받은 혈액세포를 제거한다.
8. 곧창자 전의 잘룩창자의 마지막 부위는 구불잘룩창자이다.
9. 유미(lacteal)는 국소적인 모세혈관으로 들어가지 않는 물질들을 수송한다. 이러한 물질들은 결국 가슴림프관(thoracic duct)을 통해 순환계에 도달한다.
10. 가스트린 분비는 위장으로 음식물이 들어가면서 촉발된다.

단계 3. 종합적 사고

1. 부검시 법의학자는 피해자의 위장 내용물을 검사하였고 위장이 육안적으로 비어 있는 것을 발견하였다. 음식물이 위장을 완전하게 떠나는데는 4시간 이상이 걸리므로, 피해자는 살인피의자에 의해 지목된 시간에 저녁식사를 하지 않은 것이 명백하다.
2. (1) 위식도조임근, (2) 아래식도조임근, (3) 유문조임근, (4) 돌막창자판막, (5) 속항문조임근 그리고 (6) 바깥항문조임근은 소화관의 내강을 수축하여 음식물의 이동을 조절한다. 단지 마지막의 바깥항문조임근만이 몸운동신경지배의 뼈대근으로 구성되어져서 의식적인 수의적 조절이 가능하다.
3. 아래의 6개의 조직학적 층이 소화관의 벽을 형성한다. (1) 점막상피세포, (2) 고유판, (3) 점막내근육(muscularis mucosae), (4) 점막밑층, (5) 근육층 그리고 (6) 장막층 또는 바깥막.

26 비뇨계통

개념확인

Page 763

1. 콩팥은 더 많은 물을 흡수할 것이고, 에리트로포이에틴(erythropoietin)을 분비하고 레닌을 분비할 것이다.
2. 콩팥동맥으로부터 토리로 들어가는 혈액의 경로는 다음과 같다: 콩팥동맥 → 구역동맥 → 엽사이동맥 → 활꼴동맥 → 겉질방사상동맥 → 들세동맥 → 토리. 토리로부터 콩팥정맥으로 돌아가는 혈액의 흐름은 다음과 같다: 토리 → 날세동맥 → 세뇨관주위모세혈관/곧은혈관 → 세정맥 → 소엽사이정맥 → 활꼴정맥 → 소엽사이정맥 → 콩팥정맥.
3. 토리로부터 작은콩팥잔으로의 여과는 다음과 같은 경로를 따른다: 토리 → 토리주

머니공간 → 토리쪽곱슬세관 → 내림다리 → 콩팥단위고리 → 오름다리 → 먼쪽곱슬세관 → 연결세관 → 집합관 → 유두관 → 작은콩팥잔.

4. 여과는 수동적인 과정인데 이온과 분자들이 크기에 따라 이동하는 것이다. 이것은 만약 구멍이 유기노폐물이 통과할만큼 크다면 물, 이온 그리고 다른 중요한 유기분자들도 이동할 수 있다는 것을 의미한다. 이것은 여과의 몇 가지 원소가 소변의 생성이 완료되기 전에 능동적으로 재흡수되는 이유이다.
5. 콩팥단위고리는 관의 용액으로부터 추가적인 수분과 더 높은 비율의 Na+, Cl− 이온을 흡수하는 역할을 한다. 이것은 수질안에서 주변조직의 높은 삼투압농도에 기인한다.

Page 768

1. 요관의 폐쇄는 소변이 콩팥깔때기로부터 방광으로의 이동을 방해한다.
2. 방광을 덮고 있는 점막은 방광주름(rugae)이라는 주름을 형성하는데, 방광이 가득 찼을 때 늘어날 수 있도록 해준다.
3. 방광은 앞쪽과 위쪽 모서리로부터 뻗어 있는 정중배꼽인대와 방광의 측면을 따라서 지나가는 가쪽배꼽인대에 의해 고정된다.

Page 769

1. 노화가 진행됨에 따라 항이뇨호르몬에 대한 감수성이 떨어지게 되므로 더 자주 화장실에 가게 된다. 게다가 요도조임근이 근긴장성(muscle tone)을 잃게 되므로 수의적으로 소변을 참는데 덜 효과적이게 된다.

단원 연습문제

단계 1. 정의와 용어

1. C; 2. A; 3. I; 4. F; 5. J; 6. B; 7. E; 8. H; 9. D; 10. G;
11. (a) 콩팥굴; (b) 콩팥깔대기; (c) 콩팥문; (d) 콩팥유두; (e) 요관; (f) 겉질; (g) 속질; (h) 콩팥피라밋; (i) 작은콩팥잔; (j) 큰콩팥잔; (k) 콩팥엽; (l) 콩팥기둥; (m) 콩팥막; 12. D; 13. A; 14. C; 15. B; 16. B; 17. D; 18. D; 19. C; 20. C; 21. C

단계 2. 개념 정리

1. B
2. B
3. B
4. 토리는 콩팥단위의 확장된 공간(토리주머니)안에 들어가 있다.
5. 이것은 토리모세혈관을 감싸는 돌기를 가진 커다란 발세포를 가지고 있다.
6. 토리곁복합체는 레닌과 에리트로포이에틴 2개의 호르몬을 분비한다.
7. 방광삼각은 요관구와 요도의 입구부분에 의해 경계되어지는 방광의 삼각형부위이다.
8. 바깥요도조임근은 수의적인 조절이 가능하다.
9. 토리쪽곱슬세관의 주요기능은 흡수이다.
10. 방광주름은 소변으로 가득찰 때 방광이 늘어날 수 있게 해준다.

단계 3. 종합적 사고

1. 바깥요도조임근만이 배뇨의 의식적인 수의적 조절이 가능하므로 아이가 근육의 신경조절이 성숙할 때까지 선택적으로 소변배출을 억제하는 것은 육체적으로 불가능하다. 내요도괄약근은 수의적인, 몸신경계통 조절이 불가능하므로 대개 2세 이전에는 화장실 훈련을 시키는 것보다 부모가 아이의 배뇨반사의 시간을 예측하는 것이 유리하다.
2. 장거리달리기와 같은 격렬한 운동은 교감신경흥분을 유발하고, 이것은 콩팥의 수입소동맥의 강한 혈관수축을 자극한다. 이러한 혈관은 혈액을 콩팥소체에 전달하기 때문에 그들의 수축은 토리여과의 비율을 감소시킨다. 혈액을 더 많이 보내므로 콩팥으로의 혈액 흐름이 더 감소된다. 콩팥으로의 혈액흐름이 계속적으로 감소되어 운동하는 동안의 수분손실로 이어져 마라톤과 관련된 오랜 운동기간의 결과로 콩팥기능이상의 잠재성이 증가한다.
3. 증가된 자궁이 여성의 방광의 위와 뒷부분에 위치하게 되면서 방광을 아래로 누르게 된다. 방광이 단지 부분적으로 찼어도 압력이 증가되어 배뇨반사를 유발하게 된다. 또한 태아의 분만이 가까워질수록 아이가 방광을 발로 차게 되어 배뇨반사를 유발하기도 한다.

27 생식계통

개념확인

Page 774

1. 정관, 고환혈관들, 신경, 림프관 등이 정삭의 몸통을 구성한다.
2. 고샅굴은 배안과 음낭을 연결하는 가느다란 통로로 보통 닫혀 있다. 그러나 정삭의 존재로 배벽에서 약한 부분이 남아있게 된다.
3. 배안의 온도는 정자를 생산하기에 너무 높기 때문에 고환은 온도가 보다 낮은 배안 바깥의 음낭안에 위치하게 된다.
4. 혈액-고환장벽은 주변의 사이질액에서 정세관의 내부를 분리한다. 버팀세포를 통한 물질수송은 정세관 내부의 안정적인 환경을 유지하기 위하여 엄격히 통제된다.
5. 정자는 버팀세포와 분리된 후에 정세관의 속공간에 놓이게 된다. 정자는 곧은정세관을 따라 고환그물을 통과해 부고환으로 이동하며 이 곳에서 약 2주간 기능적인 성숙이 완료된다. 부고환을 떠나 정관으로 들어가게 되면 수개월간 저장될 수 있다. 그런 후 정자는 사정관과 요도를 통해 체외로 배출된다.

Page 787

1. 난포세포는 발생 중인 난자에 영양분을 제공해주며 에스트로겐을 분비한다. 난포세포는 난포액을 분비하여 난포의 성장을 촉진한다. 배란이 일어나면 빈 난포에 남아 있는 난포세포는 황색체를 형성한다.
2. 난관 안의 상처는 자궁으로 향하는 접합자의 통로를 막아 불임을 야기한다. 이것은 난관의 감염을 일으키는 골반의 염증성 질병으로 인해 발생할 수 있다.
3. 난소안의 일차 및 이차난포의 확장은 자궁주기의 증식기와 같은 시기에 일어난다.
4. 하나의 젖샘관팽대가 막힌다고 해서 젖꼭지로 모유가 나오는 것을 막지 않는다. 각 젖샘은 보통 15~20개 사이의 젖샘관팽대를 가지고 있기 때문이다.
5. 프로락틴, 성장호르몬, 인간태반성락토겐은 젖샘을 자극하여 체세포분열을 활성화하여 수유에 필요한 젖샘세포를 형성한다.

Page 802

1. 폐경은 에스트로겐과 프로게스테론의 혈중농도 감소를 동반하므로, 난소, 자궁, 질을 지지하는 결합조직을 약화시키게 만든다. 이러한 상태로 인하여 폐경 후 여성에게 자궁의 위치가 변하는 결과를 초래할 수 있다.
2. 테스토스테론 호르몬 대체요법은 노년의 남성에게 성욕을 증가시키는 것으로 여겨지고 있다.

단원 연습문제

단계 1. 정의와 용어

1. I; 2. A; 3. D; 4. F; 5. J; 6. C; 7. B; 8. H; 9. G; 10. E;
11. (a) 요도전립샘부분; (b) 요도해면체; (c) 정관; (d) 음경; (e) 부고환; (f) 고환; (g) 바깥요도구멍; (h) 음낭; (i) 정낭; (j) 전립샘; (k) 사정관; (l) 요도망울샘; 12. D; 13. B; 14. B; 15. D; 16. (a) 난소; (b) 자궁관; (c) 큰질어귀샘; (d) 음핵; (e) 소음순; (f) 대음순; (g) 자궁근육층; (h) 자궁바깥막; (i) 자궁속막; (j) 자궁; (k) 질천장; (l) 자궁목; (m) 질; 17. B; 18. C; 19. A; 20. B; 21. D

단계 2. 개념 정리

1. B
2. D
3. D
4. 정자세포의 머리는 염색체를 포함한 핵을 가지고 있다.
5. 첨단체는 수정의 첫 번째 단계에 관련된 효소를 가지고 있다.
6. 세미날프라스민은 전립샘에서 생산된다. 남성의 요로감염을 막는 항생물질이다.
7. 난포액은 난포를 빠르게 확장시킨다.
8. 월경 동안 자궁속막의 기능층이 소실된다.
9. 착상 후에 바로 인간융모막생식샘호르몬(hCG)이 감지될 수 있다.
10. 고환은 보통 발생 7개월에 하강하기 시작한다.

단계 3. 종합적 사고

1. 제리는 여전히 발기를 할 수 있다. 발기의 형성은 척수의 엉치분절(손상된 곳의 아

랫부분)에 의해 조절되는 부교감신경성 반사에 의한다. 음경의 접촉자극은 발기를 조절하는 부교감성 반사를 일으킨다. 또한 교감신경성 경로에 의해서도 발기를 경험할 수 있다. 이는 척수의 T12~L2분절(손상된 곳의 윗부분)에서 지배하기 때문이다. 고위중추에 의한 자극은 음경으로 향하는 혈관에 대한 교감성 긴장을 감소시킬 수 있어서 발기를 일으킨다.

2. 자궁속막의 세포는 에스트로겐과 프로게스테론 호르몬에 대한 수용체를 가지고 있어서 자궁몸통에 세포가 존재한다면 두 호르몬에 동일하게 반응하게 된다. 에스트로겐의 영향 하에서 세포는 월경주기의 시작에 따라 증식하게 되며 선조직과 혈관을 발달시키며 프로게스테론의 지배 하에는 더욱 발달하게 된다. 이러한 급격한 조직 크기와 특성의 변화는 주변조직을 압박하거나 다른 방식으로 기능을 방해하게 된다. 이러한 간섭은 주기적인 통증을 일으킨다.
3. 성행위를 통해 전염된 병원체는 직접 질, 자궁, 자궁관을 통하여 여성의 배안으로 들어가 복막염을 일으킨다. 남성의 경우 이러한 접근 경로를 가지고 있지 않다. 여성의 요도는 상대적으로 짧으며 질과 항문 근처에 있으므로, 성교의 결과 간접적으로 요도로 상행한 샅의 정상 미생물군에 의해 때때로 요도의 감염(요도염)과 방광감염(방광염)이 일어난다. 남성 요도는 보다 길기 때문에 요로감염이 일어날 가능성이 낮다.

28 생식계통 발생학과 사람발생

개념확인

Page 808

1. 출생 전 발생은 임신에서 분만까지의 기간이며, 출생 후 발생은 출생 시에 시작하여 성숙기까지 계속된다.

Page 810

1. 정자는여성생식관내에서 일어나는 수정능획득을 거칠 때까지 수정을 위한 준비가 되어 있지 않다.
2. 난모세포는 난포세포의 층으로 둘러싸여 있다. 정자의 첨단체에는하일알루론산분해효소가 있어서 인접한 난포세포 사이의 결합을 끊는다. 수정이 이루어질 수 있도록 결합을 충분히 제거하기 위해서는 하나 혹은 두 개의 정자는 충분치 않고 적어도 백개의 정자가 효소를 분비해야 한다.
3. 난모세포는난모세포활성화를 거친다. 이는 급격한 대사의 상승, 다른 정자의 수정을 막기 위한 세포막의 변화 그리고 감수분열을 완료한다.

Page 818

1. 주머니배의속세포덩이는최종적으로 배아로 발달한다.
2. 융합영양막은 자궁상피를 침식해 들어간다. 융합영양막에 의해 자궁샘의 일부는 소화 흡수되어 속세포덩이로 확산 전달된다.
3. 중배엽층에서 뼈대계통, 근육계통, 내분비계통, 심장혈관계통, 림프계통, 비뇨계통, 생식계통 및 체강의 내벽이 형성된다. 또한 결합조직도 형성한다.
4. 태반은 모체의 동맥과 하나의 배꼽정맥을 가지고 있으며 융모막융모에서 영양분을 교환한다. 태반은 모체와 배아에 중요한 호르몬을 합성한다.

Page 822

1. 확장단계에 자궁목이 이완되어 태아는 자궁목으로 밀려 내려오는데 보통 8시간 이상이 걸린다.
2. 태반단계 동안 비어있는 자궁은 수축되어 크기가 줄어들며 자궁속막과 태반 사이의 연결이 끊기어 태반의 배출이 일어난다.

Page 823

1. 동맥혈에 노폐물이 쌓이면 콩팥에서 오줌으로 여과된다. 토리여과는 정상이지만 오줌은 완전히 농축되지 않는다. 결과적으로 오줌으로 인한 수분 손실이많아 신생아는 성인보다 더 많은 수분을 필요로 한다.
2. 걱정할 필요 없다. 신생아의 전형적인 심장박동수는 분당 120~140회이고 호흡수는 분당 30회가 정상으로 어른에 비해 상당히 높다.

단원 연습문제

단계 1. 정의와 용어

1. F; 2. G; 3. J; 4. B; 5. H; 6. D; 7. I; 8. C; 9. A; 10. E;
11. (a) 벽쪽탈락막; (b) 바닥쪽탈락막; (c) 양막; (d) 융모막; (e) 피막탈락막
12. C; 13. B; 14. A; 15. C; 16. B; 17. C; 18. A; 19. B; 20. A

단계 2. 개념 정리

1. D
2. B
3. C
4. 분할은 제1석달에 수정 후 즉각적으로 일어나는 일련의 세포분열이다.
5. 원시선은 세포가 이동하고종자층 분리가 시작되는배아원반의 중심선이다.
6. 사람융모막생식샘호르몬은 착상 후 바로 영양막에서 생산된다. 이것은 황색체에 더 많은 프로게스테론을 생산하도록 신호를 보낸다.
7. 양성혼합은 남성풋핵과여성풋핵의 융합이다.
8. 난황주머니는 혈액세포 형성의 기능을 한다.
9. 기관형성은 기관형성의 과정을 말한다.
10. 제1석달은 처음 12주 동안에 기관형성을 위한 기초가 확립되기 때문에 결정적 시기이다.

단계 3. 종합적 사고

1. 단지 하나의 정자가 하나의 난자에 수정된다는 남편의 말은 사실이지만 정자수가 충분히존재하지 않으면 수정될 가능성은 희박하다. 여성생식계통에 들어간 수백만 개의 정자들 대부분은 자궁에 도달하기 전에 죽거나 기능을 잃게 된다. 산성 환경, 온도, 질분비물내의 면역글로불린 등은 정자들을 죽게 만드는 요소들이다. 많은 정자들은 여행을 마칠 수 없으며 일단 이차난모세포에 도달하더라도 부챗살관을 통과해야 한다. 이를 위해 백개 혹은 그 이상의 정자의 효소가 필요하다. 만약 사정시 적은 수의 정자가 포함되어 있다면 난자에 도달하는 정자가 없을 수도 있으며 수정이 불가능하게 된다.
2. 분할, 창자배형성, 기관형성과 같은 과정들은 임신 초기 3개월 동안 일어나기 때문에 배아의 발생은 제1석달 동안에 파열될 수 있다. 초기 배아의 각 세포들이 다양한 조직을 형성하므로 초기 배아발생이 붕괴되면 더 많은 구조에 영향을 미친다. 발생 10주 동안 풍진에 감염되면 선천성 심장결손, 백내장, 청각장애, 정신지체를 일으킬 수 있다. 제1석달의 말에 이르러 모든 주요한 기관계통의 기초가 형성되므로 이 시기 이후의 손상은 단지 특정 기관이나 계통에만 영향을 미칠 것이다.

■ 어근, 접두사, 접미사와 연결형

많은 영어 단어가 다른 언어, 특히 라틴어와 그리스어로 된 어근을 사용한다. 많은 해부학 용어들이 로마와 그리스 해부학자가 집필한 해부학 서적을 통해 소개된 것이 사실이다. 몇 가지 어근과 접두사, 접미사, 결합형식이 대부분의 생리학적, 해부학적 용어에 포함되어 있다.

a-, *a-*, without: avascular
ab-, *ab*, from: abduct
-ac, *-akos*, pertaining to: cardiac
ad-, *ad*, to, toward: adduct
aden-, adeno-, *adenos*, gland: adenoid
af-, *ad*, toward: afferent
-al, *-alis*, pertaining to: brachial
-algia, *algos*, pain: neuralgia
ana-, *ana*, up, back: anaphase
andro-, *andros*, male: androgen
angio-, *angeion*, vessel: angiogram
anti-, ant-, *anti*, against: antibiotic
apo-, *apo*, from: apocrine
arachn-, *arachne*, spider: arachnoid
arthro-, *arthros*, joint: arthroscopy
-asis, -asia, state, condition: homeostasis
astro-, *aster*, star: astrocyte
atel-, *ateles*, imperfect: atelectasis
baro-, *baros*, pressure: baroreceptor
bi-, *bi-*, two: bifurcate
blast-, -blast, *blastos*, precursor: blastocyst
brachi-, *brachium*, arm: brachiocephalic
brady-, *bradys*, slow: bradycardia
bronch-, *bronchus*, windpipe, airway: bronchial
cardi-, cardio-, -cardia, *kardia*, heart: cardiac
-centesis, *kentesis*, puncture: thoracocentesis
cerebro-, *cerebrum*, brain: cerebrospinal
chole-, *chole*, bile: cholecystitis
chondro-, *chondros*, cartilage: chondrocyte
chrom-, chromo-, *chroma*, color: chromatin
circum-, *circum*, around: circumduction
-clast, *klastos*, broken: osteoclast
coel-, -coel, *koila*, cavity: coelom
contra-, *contra*, against: contralateral
cranio-, *cranium*, skull: craniosacral
cribr-, *cribrum*, sieve: cribriform
-crine, *krinein*, to separate: endocrine
cyst-, -cyst, *kystis*, sac: blastocyst
desmo-, *desmos*, band: desmosome
di-, *dis*, twice: disaccharide
dia-, *dia*, through: diameter
diure-, *diourein*, to urinate: diuresis
dys-, *dys-*, painful: dysmenorrhea
-ectasis, *ektasis*, expansion: atelectasis
ecto-, *ektos*, outside: ectoderm
ef-, *ex*, away from: efferent
emmetro-, *emmetros*, in proper measure: emmetropia
encephalo-, *enkephalos*, brain: encephalitis
end-, endo-, *endos*, inside: endometrium
entero-, *enteron*, intestine: enteric
epi-, *epi*, on: epimysium
erythema-, *erythema*, flushed (skin): erythematosis
erythro-, *erythros*, red: erythrocyte
ex-, *ex*, out, away from: exocytosis
ferr-, *ferrum*, iron: transferrin
-gen, -genic, *gennan*, to produce: mutagen
genicula-, *geniculum*, kneelike structure: geniculate
genio-, *geneion*, chin: geniohyoid
glosso-, -glossus, *glossus*, tongue: hypoglossal
glyco-, *glykys*, sugar: glycogen
-gram, *gramma*, record: myogram
-graph, -graphia, *graphein*, to write, record: electroencephalograph
gyne-, gyno-, *gynaikos*, woman: gynecologist
hem-, hemato-, *haima*, blood: hemopoiesis
hemi-, *hemi-*, half: hemisphere
hepato-, *hepaticus*, liver: hepatocyte
hetero-, *heteros*, other: heterosexual
histo-, *histos*, tissue: histology
holo-, *holos*, entire: holocrine
homeo-, homo-, *homos*, same: homeostasis
hyal-, hyalo-, *hyalos*, glass: hyaline
hydro-, *hydros*, water: hydrolysis
hyo-, *hyoeides*, U-shaped: hyoid
hyper-, *hyper*, above: hyperpolarization
ili-, ilio-, *ilium:* iliac
infra-, *infra*, beneath: infraorbital
inter-, *inter*, between: interventricular
intra-, *intra*, within: intracapsular
ipsi-, *ipse*, itself: ipsilateral
iso-, *isos*, equal: isotonic
-itis, *-itis*, inflammation: dermatitis
karyo-, *karyon*, body: megakaryocyte
kerato-, *keros*, horn: keratin
kino-, -kinin, *kinein*, to move: bradykinin
lact-, lacto-, -lactin, *lac*, milk: prolactin
-lemma, *lemma*, husk: plasmalemma
leuko-, *leukos*, white: leukocyte
liga-, *ligare*, to bind together: ligase
lip-, lipo-, *lipos*, fat: lipoid
lyso-, -lysis, -lyze, *lysis*, dissolution: hydrolysis
mal-, *mal*, abnormal: malabsorption
mamilla-, *mamilla*, little breast: mamillary
mast-, masto-, *mastos*, breast: mastoid
mega-, *megas*, big: megakaryocyte
mero-, *meros*, part: merocrine
meso-, *mesos*, middle: mesoderm
meta-, *meta*, after, beyond: metaphase
mono-, *monos*, single: monocyte
morpho-, *morphe*, form: morphology
-mural, *murus*, wall: intramural
myelo-, *myelos*, marrow: myeloblast
myo-, *mys*, muscle: myofilament
natri-, *natrium*, sodium: natriuretic
neur-, neuro-, *neuron*, nerve: neuromuscular
oculo-, *oculus*, eye: oculomotor
oligo-, *oligos*, little, few: oligopeptide
-ology, *logos*, the study of: physiology
-oma, *-oma*, swelling: carcinoma
onco-, *onkos*, mass, tumor: oncology
-opia, *ops*, eye: optic
-osis, *-osis*, state, condition: neurosis
osteon, osteo-, *os*, bone: osteocyte
oto-, *otikos*, ear: otoconia
para-, *para*, beyond: paraplegia
patho-, -path, -pathy, *pathos*, disease: pathology
pedia-, *paidos*, child: pediatrician
peri-, *peri*, around: perineurium
-phasia, *phasis*, speech: aphasia
-phil, -philia, *philus*, love: hydrophilic
-phobe, -phobia, *phobos*, fear: hydrophobic
-phylaxis, *phylax*, a guard: prophylaxis
physio-, *physis*, nature: physiology
-plasia, *plasis*, formation: dysplasia
platy-, *platys*, flat: platysma
-plegia, *plege*, a blow, paralysis: paraplegia
-plexy, *plessein*, to strike: apoplexy
podo-, *podon*, foot: podocyte
-poiesis, *poiesis*, making: hemopoiesis
poly-, *polys*, many: polysaccharide
presby-, *presbys*, old: presbyopia
pro-, *pro*, before: prophase
pterygo-, *pteryx*, wing: pterygoid
pulp-, *pulpa*, flesh: pulpitis
retro-, *retro*, backward: retroperitoneal
-rrhea, *rhein*, flow, discharge: amenorrhea
sarco-, *sarkos*, flesh: sarcomere
scler-, sclero-, *skleros*, hard: sclera
semi-, *semis*, half: semitendinosus
-septic, *septikos*, putrid: antiseptic
-sis, state, condition: metastasis
som-, -some, *soma*, body: somatic
spino-, *spina*, spine, vertebral column: spinodeltoid
-stomy, *stoma*, mouth, opening: colostomy
stylo-, *stylus*, stake, pole: styloid
sub-, *sub*, below: subcutaneous
syn-, *syn*, together: synthesis
tachy-, *tachys*, swift: tachycardia
telo-, *telos*, end: telophase
therm-, thermo-, *therme*, heat: thermoregulation
-tomy, *temnein*, to cut: appendectomy
trans-, *trans*, through: transudate
-trophic, -trophin, -trophy, *trophikos*, nourishing: adrenocorticotropic
tropho-, *trophe*, nutrition: trophoblast
tropo-, *tropikos*, turning: troponin
uro-, -uria, *ouron*, urine: glycosuria

용어의 기원

표 A.1 Eponyms

용어	동의어	참고
세포 (2장)		
Golgi apparatus		Camillo Golgi (1844~1926), 이탈리아 조직학자; 1906년 노벨상 수상
Krebs cycle	Tricarboxylic or citric acid cycle	Hans Adolph Krebs (1900~1981), 영국 생화학자; 1953년 노벨상 수상
뼈대계통 (5~8장)		
Colles fracture		Abraham Colles (1773~1843), 아일랜드 외과의사
Haversian canals	Central canals, Osteonic canal	Clopton Havers (1650~1702), 영국 해부학자/현미경전문가
Haversian systems	Osteons	Clopton Havers (1650~1702), 영국 해부학자/현미경전문가
Pott's fracture		Percivall Pott (1714~1788), 영국 외과의사
Sharpey's fiber	Perforating fibers	William Sharpey (1802~1880), 스코틀랜드 조직학자/생리학자
Volkmann's canals	Perforating canals	Alfred Wilhelm Volkmann (1800~1877), 독일 외과의사
Wormian bones	Sutural bones	Olas Worm (1588~1654), 덴마크 해부학자
근육계통 (9~11장)		
Achilles tendon	Calcaneal tendon	Achilles, 그리스 신화의 영웅
Cori cycle		Carl Ferdinand Cori (1896~1984)와 Gerty Theresa Cori (1896~1957), 미국생화학자; 1947년 노벨상 수상
신경계통 (13~17장)		
Broca's center	Speech center	Pierre Paul Broca (1824~1880), 프랑스 외과의사
Foramina of Luschka	Lateral foramina	Hubert von Luschka (1820~1875), 독일 해부학자
Foramen of Magendie	Median foramen	Franc¸ois Magendie (1783~1855), 프랑스 생리학자
Foramen of Munro	Interventricular foramen	John Cummings Munro (1858~1910), 미국 외과의사
Nissl bodies	Chromatophilic substance	Franz Nissl (1860~1919), 독일 신경과의사
Purkinje cells		Johannes E. Purkinje (1787~1869), 체코슬로바키아 생리학자
Nodes of Ranvier	Myelin sheath gap	Louis Antoine Ranvier (1835~1922), 프랑스 생리학자
Island of Reil	Insula	Johann Christian Reil (1759~1813), 독일 해부학자
Fissure of Rolando	Central sulcus	Luigi Rolando (1773~1831), 이탈리아 해부학자
Schwann cells		Theodor Schwann (1810~1882), 독일 해부학자
Aqueduct of Sylvius	Aqueduct of midbrain	Jacobus Sylvius (Jacques Dubois, 1478~1555), 프랑스 해부학자
Sylvian fissure	Lateral sulcus	Franciscus Sylvius (Franz de le Boe, 1614~1672), 네덜란드 해부학자
Pons varolii	Pons	Costanzo Varolio (1543~1575), 이탈리아 해부학자
감각기능 (18장)		
Organ of Corti		Alfonso Corti (1822~1888), 이탈리아 해부학자
Eustachian tube	Auditory tube	Bartolomeo Eustachio (1520~1574), 이탈리아 해부학자
Golgi tendon organs	Tendon organs	세포의 Golgi apparatus 참조 (2장)
Hertz (Hz)		Heinrich Hertz (1857~1894), 독일 물리학자
Meibomian glands		Heinrich Meibom (1638~1700), 독일 해부학자
Corpuscles of Meissner	Tactile corpuscles	Georg Meissner (1829~1905), 독일 생리학자
Merkel's discs	Tactile discs	Friedrich Siegismund Merkel (1845~1919), 독일 해부학자
Pacinian corpuscles	Lamellated corpuscles	Filippo Pacini (1812~1883), 이탈리아 해부학자
Ruffini's corpuscles		Angelo Ruffini (1864~1929), 이탈리아 해부학자
Canal of Schlemm	Scleral venous sinus	Friedrich S. Schlemm (1795~1858), 독일 해부학자
Glands of Zeis		Edward Zeis (1807~1868), 독일 안과의사
내분비계통 (19장)		
Islets of Langerhans	Pancreatic islets	Paul Langerhans (1847~1888), 독일 병리학자
Interstitial cells of Leydig	Interstitial cells	Franz von Leydig (1821~1908), 독일 해부학자

표 A.1 Eponyms(계속)

용어	동의어	참고
심장혈관계통(20~22장)		
Bundle of His		Wilhelm His (1863~1934), 독일 의사
Purkinje cells	See under The Nervous System (Chapters 13-17)	신경계통 참조 (13~17장)
Starling's law		Ernest Henry Starling (1866~1927), 영국 생리학자
Circle of Willis	Cerebral arterial circle	Thomas Willis (1621~1675), 영국 의사
림프계통(23장)		
Hassall's corpuscles	Thymic corpuscles	Arthur Hill Hassall (1817~1894), 영국 의사
Kupffer cells	Stellate reticuloendothelial cells	Karl Wilhelm Kupffer (1829~1902), 독일 해부학자
Langerhans cells		내분비계통의 Islets of Langerhans 참조 (19장)
Peyer's patches	Aggregated lymphoid nodules	Johann Conrad Peyer (1653~1712), 스위스 해부학자
소화계통(24장)		
Adam's apple	Laryngeal prominence of thy-roid cartilage	성경 참조
Bohr effect		Cristian Bohr (1855~1911), 덴마크 생리학자
Boyle's law		Robert Boyle (1621~1691), 영국 물리학자
Charles law		Jacques Alexandre Cesar Charles (1746~1823), 프랑스 물리학자
Dalton's law		John Dalton (1766~1844), 영국 물리학자
Henry's law		William Henry (1775~1837), 영국 화학자
소화계통(25장)		
Plexus of Auerbach	Myenteric plexus	Leopold Auerbach (1827~1897), 독일 해부학자
Brunner's glands	Duodenal submucosal glands	Johann Conrad Brunner (1653~1727), 스위스 해부학자
Kupffer cells	Stellate reticuloendothelial cells	림프계통 참조 (23장)
Crypts of Lieberkuhn	Intestinal crypts (Intestinal glands)	Johann Nathaniel Lieberkuhn (1711~1756), 독일 해부학자
Plexus of Meissner	Submucosal plexus	감각기능의 Corpuscles of Meissner 참조 (18장)
Sphincter of Oddi	Hepatopancreatic sphincter	Ruggero Oddi (1864~1913), 이탈리아 의사
Peyer's patches	Aggregated lymphoid nodules	림프계통 참조 (23장)
Duct of Santorini	Accessory pancreatic duct	Giovanni Domenico Santorini (1681~1737), 이탈리아 해부학자
Stensen's duct	Parotid duct	Niels Stensen (1638~1686), 덴마크 의사/성직자
Ampulla of Vater	Duodenal ampulla	Abraham Vater (1684~1751), 독일 해부학자
Wharton's duct	Submandibular duct	Thomas Wharton (1614~1673), 영국 의사
Foramen of Winslow	Epiploic foramen	Jacob Benignus Winslow (1669~1760), 프랑스 해부학자
Duct of Wirsung	Pancreatic duct	Johann Georg Wirsung (1600~1643), 독일 의사
비뇨계통(26장)		
Bowman's capsule	Glomerular capsule	Sir William Bowman (1816~1892), 영국 의사
Loop of Henle	Nephron loop	Friedrich Gustav Jakob Henle (1809~1885), 독일 조직학자
Glands of Littre	Urethral glands	Alexis Littre (1658~1726), 프랑스 외과의사
생식계통(27~28장)		
Bartholin's glands	Greater vestibular glands	Casper Bartholin, Jr. (1655~1738), 덴마크 해부학자
Cowper's glands	Bulbo-urethral glands	William Cowper (1666~1709), 영국 외과의사
Fallopian tube	Uterine tube/oviduct	Gabriele Falloppio (1523~1562), 이탈리아 해부학자
Graafian follicle	Tertiary follicle	Reijnier de Graaf(1641~1673), 네덜란드 의사
Interstitial cells of Leydig	Interstitial cells	내분비계통 참조 (19장)
Sertoli cells	Nurse cells (Sustentacular cells)	Enrico Sertoli (1842~1910), 이탈리아 조직학자

찾아보기

T

찾아보기

ㅇ